TRAUMA & GEWALT
FORSCHUNG UND PRAXISFELDER

Handbuch der Psychotraumatologie

Herausgegeben
von Heide Glaesmer,
Silke Birgitta Gahleitner,
Ingo Schäfer und
Carsten Spitzer

5., überarbeitete und
erweiterte Auflage

Klett-Cotta

Gründungsherausgeber:
Günter H. Seidler

Herausgeber der ersten beiden Auflagen:
Günter H. Seidler, Harald J. Freyberger und Andreas Maercker

Herausgeberinnen und Herausgeber der dritten und vierten Auflage:
Günter H. Seidler, Harald J. Freyberger, Heide Glaesmer und Silke Birgitta Gahleitner

MIX
Papier | Fördert gute Waldnutzung
FSC® C089473

Klett-Cotta
www.klett-cotta.de

Cover: Bettina Herrmann, Stuttgart,
unter Verwendung einer Abbildung von Waranya/Adobe Stock
Gesetzt von Eberl & Koesel Studio, Kempten
Gedruckt und gebunden von Beltz Grafische Betriebe GmbH, Bad Langensalza
Lektorat: Thomas Reichert
Projektmanagement: Ulrike Albrecht
ISBN 978-3-608-98783-6
E-Book ISBN 978-3-608-12271-8
PDF-E-Book ISBN 978-3-608-20683-8

5., überarbeitete und erweiterte Auflage, 2024

Bibliografische Information der Deutschen Nationalbibliothek
Die Deutsche Nationalbibliothek verzeichnet diese Publikation in der Deutschen Nationalbibliografie; detaillierte bibliografische Daten sind im Internet über http://dnb.d-nb.de abrufbar.

Inhalt

F Interventionen

Zur Einführung

Vorwort

Liebe Leser:innen,

Sie halten die grundlegend überarbeitete und inzwischen 5. Auflage des *Handbuchs der Psychotraumatologie* in den Händen. Seit der ersten Auflage 2011 hat sich die Psychotraumatologie sehr dynamisch entwickelt. Diese aktualisierte Auflage integriert viele dieser Entwicklungen. So wurden die Kapitel neu organisiert und neben einer Überarbeitung aller bereits enthaltenen Kapitel wurden auch neue Beiträge hinzugefügt.

Die Herausgeberschaft des Handbuches liegt in den Händen der Herausgeber:innen der Zeitschrift *Trauma und Gewalt*. Mit dem Tod von Harald Freyberger im Jahr 2018 und dem Ausscheiden von Günter Seidler sind auch die zwei letzten Gründungsherausgeber nun nicht mehr beteiligt. Ihnen verdankt – gemeinsam mit allen anderen bisherigen Herausgeber:innen – das Handbuch seinen breiten Blick auf die verschiedensten Felder der Psychotraumatologie als interdisziplinäre Wissenschaft, aber auch das klare Bekenntnis zur Forschungs- wie zur Praxisperspektive. Auch die neue Auflage fühlt sich diesen Perspektiven verpflichtet und bietet, dank dem großen Kreis der beteiligten Autor:innen, einen breiten Überblick über das Forschungs- und Praxisfeld Psychotraumatologie.

Wir wünschen Ihnen eine anregende Lektüre und hoffen, mit dem Handbuch Ihre tägliche Arbeit in Forschung, Lehre und Praxis zu unterstützen.

Die Herausgeber:innen
Heide Glaesmer, Silke Birgitta Gahleitner, Ingo Schäfer und Carsten Spitzer

HEINZ-PETER SCHMIEDEBACH

Zur Geschichte der Psychotraumatologie[1]

Psychische Reaktionen auf erschütternde Ereignisse sind seit der Antike bekannt. In der Ilias wird erzählt, wie sich Achill nach dem Tod seines Freundes Patroklos auf die Erde warf, die Haare raufte und weinte. Die Mittel zur Überwindung solcher »Nervenzusammenbrüche« waren eine tröstende Umsorgung der Betroffenen oder eine im Ritual vollzogene gemeinsame Trauer. Die professionelle Auseinandersetzung mit Traumafolgestörungen, die erst im 19. Jahrhundert begann und mit modernen Lebens- und Arbeitsweisen und der Schaffung neuer Sozial- und Krankenversorgungssysteme verbunden ist, warf Fragen nach den Ursachen für die psychischen Folgeerscheinungen und nach gezielten therapeutischen Interventionen auf. Dominierten zunächst die Ärzte und Psychiater diese Debatten, so beteiligten sich später noch andere Professionen wie Juristen und Psychologen. Die Diskussionen kreisten mehr oder weniger um die zentrale Frage, wie sich im Hinblick auf ein körperliches und/ oder psychisches Trauma das Verhältnis von Körper und Psyche gestaltete, welche Mechanismen für die diagnostizierten Symptome verantwortlich und welche individuelle Disposition (Konstitution) möglicherweise gegeben waren. Auch die Bedeutung des Unbewussten und der Wille, nicht zuletzt die Frage der Simulation, spielten eine Rolle. Die im Verlaufe dieser Debatten immer wieder sich ändernden Namen wie z. B. »Railway Spine«, »traumatische Neurose« oder »Posttraumatische Belastungsstörung« sind Hinweise darauf, wie sich die Ansichten zu Ätiologie, Pathogenese, Therapie etc. änderten und wie sich die sozialen Bewertungen verschoben. Auch die zeitgenössischen unterschiedlichen sozialen, rechtlichen und politischen Bedingungen waren dabei von einem bestimmenden Einfluss. Die Entwicklung der letzten 150 Jahre war dadurch gekennzeichnet, dass sich auf der einen Seite das Spektrum traumatisierender Ursachen sehr stark erweiterte, auf der anderen die Zahl der möglichen Diagnosen immer mehr abnahm, bis sich schließlich der Terminus »Posttraumatische Belastungsstörung« als zentrale Diagnose durchsetzte.

1 Dieses Kapitel erschien erstmals in dem Band *Traumafolgestörungen*, hrsg. von Andreas Maercker, 2019, Springer. Abdruck mit Genehmigung von SPRINGER NATURE CUSTOMER SERVICE CENTER GmbH (SNCSC). Herzlichen Dank an Heinz-Peter Schmiedebach und Andreas Maercker für ihr Einverständnis.

Von der Vielfalt der Diagnosen

Als einer der ersten brachte der Londoner Chirurg John Eric Erichsen die Persistenz von psychovegetativen Störungen in seiner Schrift *On railway and other injuries of the nervous system* kausal mit einem Unfall in Verbindung (Erichsen, 1866). Obwohl er als Schöpfer des Terminus »Railway Spine« bezeichnet wird, lehnte er diesen Begriff ab und sprach von einer »concussion of the spine«. Diese Rückenmarkserschütterung sei ein häufiger Effekt von Eisenbahnunfällen und Folge einer Gewalteinwirkung, ohne dass man allerdings genau die »molecular changes« im Rückenmark beschreiben könne. Sekundär komme es zu entzündlichen Veränderungen des Rückenmarks, die nach einer gewissen Latenz zu Rückenschmerzen, Empfindungs- und Bewegungsstörungen in den Extremitäten, Verstopfung, Funktionsstörungen im Urogenitalbereich etc. führten. Auch die Beteiligung des Gehirns sei durch Gedächtnis-, Denk- und Schlafstörungen gegeben.

Die vermehrte Aufmerksamkeit gegenüber diesen Traumafolgestörungen zu diesem Zeitpunkt war von verschiedenen kulturellen, wissenschaftlichen, sozialen und rechtlichen Gegebenheiten bestimmt (Fischer-Homberger, 1970, 1975). So stand die Eisenbahn als Produkt der industriellen Revolution für die Überwindung großer Entfernungen in nie da gewesener Schnelligkeit, als ein Symbol für den neuen Rhythmus der Moderne, der Reisen, Güteraustausch und die Erschließung neuer Regionen in ungeahntem Ausmaß möglich zu machen versprach. Doch die zahlreichen Eisenbahnunfälle verwiesen auf die Gefährlichkeit und die damit verbundenen Risiken. Dementsprechend wurde mithilfe von Versicherungen und Schadensersatzansprüchen eine sozialpolitische Versöhnung mit der neuen Innovation angestrebt. In England existierte seit 1846 der Fatal Accidents Act, der zum ersten Mal Schadenersatzansprüche möglich machte und 1864, zwei Jahre vor der Publikation von Erichsen, durch einen Zusatzartikel auch die Opfer von Eisenbahnunfällen einbezog. Darüber hinaus hat auch die neuroanatomische und physiologische Forschung um die Mitte des 19. Jahrhunderts mit ihren Arbeiten zu der spinalen Reflexlehre, der Nervenelektrizität (Brazier, 1988) und der Gehirnarchitektonik (Hagner, 2008) mannigfache Anregungen geboten, um die in Frage stehenden Phänomene mithilfe dieser neuen wissenschaftlichen Erkenntnisse zu interpretieren. Auch wenn Erichsen dem Erschrecken und der Angst, die eine akute oder chronische Entzündung bewirken können (Erichsen, 1866, S. 47–48), und damit einer psychischen Reaktion eine gewisse Rolle bei dem Entstehen der Symptome zusprach, so stand dennoch die somatische Grundlage ganz im Vordergrund.

Auch Hermann Oppenheim, der in Berlin von 1883 bis zu seiner Publikation 1889 über die traumatische Neurose rund einhundert Fälle zusammengetragen hatte – meistens verunglückte Industriearbeiter, deren Störungen teilweise nach der neu geschaffenen Unfallversicherung zu entschädigen waren –, maß anatomisch-physiologischen Alterationen eine wichtige Bedeutung bei. Als mögliche Ursachen kam u. a. ein vermehrter Blutdurchfluss durch das Gehirn ebenso in Frage wie »molekulare« Veränderungen. Oppenheim lehnte allerdings die Myelitis als Ursache für die Symptome ab und betrachtete das Gehirn als zentralen Ort des Geschehens. Der Versuch, anhand postmortaler Untersuchungen eine Korrelation zwischen der zu

Lebzeiten erkennbaren Symptomatik und postmortalen Veränderungen herzustellen, zeigte in Anbetracht der recht wenigen Fälle keine überzeugenden Ergebnisse. Die Beobachtung, dass bestimmte Individuen nach einem Schreckereignis funktionelle Störungen und/oder anatomische Veränderungen aufweisen und andere nicht, führte zu der Frage nach einer besonderen individuellen Beschaffenheit des Nervensystems. Beeinflusst von der Degenerationstheorie und dem Erblichkeitsparadigma wurde eine individuelle Anfälligkeit auf der Basis einer »neuropathischen/psychopathischen Belastung« angenommen, d h. eine Disposition des Nervensystems in Form einer unsichtbaren strukturellen und materialen Differenz, die auch als Ausdruck einer hereditären »Minderwertigkeit« galt.

Im Laufe der Jahre sprach Oppenheim den psychischen Faktoren als Ursache eine immer wichtigere Rolle zu. Sowohl die erlebte Angst wie auch die Erschütterung der Psyche benannte er als pathogenetische Faktoren und führte aus, dass die körperlichen Verletzungen keine wesentliche Bedeutung gewinnen würden, »wenn nicht die krankhaft alterirte Psyche in ihrer abnormen Reaction auf diese körperlichen Beschwerden die dauernde Krankheit« schüfe (Oppenheim 1892, S. 178). Diese Verschiebungen in Oppenheims Konzept waren dem Umstand geschuldet, dass er sich verstärkt mit den Theorien Jean-Martin Charcots zur Hysterie (Micale, 1990, 2001) auseinandersetzen musste und vor diesem Hintergrund sein Konzept zu überprüfen hatte. Obwohl Oppenheim die traumatische Neurose als eigene Entität begriff und sie nicht unter die Hysterie subsumieren wollte, wie dies Charcot tat, konzidierte er, dass in wenigen Fällen sogar hysterische Formen der psychischen Alteration unter den Traumapatienten beobachtet werden könnten (Oppenheim, 1892, S. 130). Als Therapie empfahl er in erster Linie das Fernhalten von Schädlichkeiten und eine nicht beschwerliche Tätigkeit. Der Einhaltung von Ruhe maß er eine hohe Relevanz zu. In einigen Fällen half die Behandlung des Kopfes mit galvanischem Strom gegen Kopfschmerz, Schwindel und Schlaflosigkeit, bei anderen Patienten griff er zu Brompräparaten und verabreichte Sulfonal, Paraldehyd oder in schweren Fällen Chloralhydrat und Morphium (Oppenheim, 1892, S 189–194).

Schon in den 1880er-Jahren folgen nicht alle den Vorstellungen Oppenheims. Der Leipziger Neurologe und Psychiater Paul Julius Möbius zählte die traumatische Neurose zur Hysterie (Möbius, 1888). Oppenheim selbst trug zu einer Grenzverwischung bei, als er zugestand, dass es Fälle gebe, die man ohne Bedenken als traumatische Hysterie oder traumatische Neurasthenie bezeichnen könne (Oppenheim, 1892, S. 9). Die zunehmende Nähe und Überschneidung zwischen traumatischer Neurose, Hysterie und Neurasthenie und die für eine Begutachtung nötige Abgrenzung provozierte eine intensive Debatte unter den Fachleuten. Bei all diesen Diagnosen kam die Frage der individuellen Disposition ins Spiel. Beim Vorliegen einer besonderen Disposition in Form einer hereditären Nervenschwäche bedeutete dies, dass ein körperliches oder psychisches Trauma lediglich eine Triggerfunktion für das Entstehen der Symptome haben konnte, aber eben keine eigene ursächliche Bedeutung. Als im Jahre 1916 im Ersten Weltkrieg die Erörterung der Kriegsneurose einen Höhepunkt erreichte, wurde das Oppenheimsche Konzept endgültig verlassen (Lerner, 2001) und vermehrt Hysterie und Neurasthenie diagnostiziert.

Die von dem Neurologen George Miller Beard aus New York zwischen 1869 und 1883 immer wieder beschriebene »American Nervousness« breitete sich unter dem Begriff der Neurasthenie in Europa aus (Gijswijt-Hofstra & Porter, 2001). Das Aufkommen der Neurasthenie sollte auch die Bewertung des Traumas bei den psychovegetativen Störungen beeinflussen. Wenn die Verbreitung der Neurasthenie als modernes Leiden an die sich rapide verändernden kulturellen, industriellen und sozialen Neuerungen, besonders in den Städten, im »nervösen Zeitalter« (Radkau, 1998) geknüpft war, dann war auch eine Zunahme unter den Arbeitern wahrscheinlich. Im Auftreten von starken Erschöpfungszuständen, geknüpft an eine permanente psychische Überlastung mit Verlust psychischer Energie aufgrund von lärmenden und beschleunigten Arbeits- und Lebensbedingungen, sah man eine typische Zivilisationskrankheit. Untersuchungen bestätigten die Ausbreitung der Neurasthenie auch unter Arbeitern (Leubuscher & Bibrowicz, 1905). Bei Bestehen einer Neurasthenie sprach man dem Trauma nur eine Triggerfunktion zu.

Auch eine traumatische Genese von Psychosen kam vereinzelt zur Sprache. Schon 1883 sprach Emil Kraepelin von Psychosen, die sich unter dem Einfluss der kleinen Reize des täglichen Lebens entwickeln würden (Kraepelin, 1883, S. 16); 1901 benutzte er den Begriff der »Schreckpsychose«, die z. B. durch chronische körperliche Überanstrengung oder tiefgreifende anhaltende Gemütserregung entstehen könne. Bei diesen Schreckpsychosen bestehe eine tiefgreifende Umwälzung der gesamten Gemütslage, wobei die Störungen nur langsam, unter Umständen überhaupt nicht mehr, weggehen würden (Kraepelin, 1901, S. 266). Auch Karl Kleist hielt 1918 echte Psychosen nach psychischen Traumata für möglich, die er ebenfalls als Schreckpsychosen bezeichnete. Er führte diese Zustände nicht auf organische Hirnschädigungen zurück und betonte, dass sie auch ohne psychopathische Veranlagung entstehen könnten (Kleist, 1918). Möglicherweise durch die heftige Opposition Bonhoeffers gegen diese Ansicht konnten sich diese vereinzelten Positionen zur traumatischen Genese von Psychosen aber in der Fachwelt nicht durchsetzen.

Zwischen 1880 und 1914 förderte zudem ein versicherungsrechtlicher Hintergrund die Erörterung der traumatischen Neurose (Schmiedebach, 1999). In Preußen existierte seit 1838 ein Gesetz zur Entschädigung bei Eisenbahnunfällen, das 1871 auf die Beschäftigten in Bergwerken, Steinbrüchen und Fabriken ausgedehnt worden war. In einem mehrjährigen Reformprozess wurde schließlich im Deutschen Reich ein neues Unfallversicherungsgesetz im Juli 1884 verabschiedet, das nach verschiedenen Veränderungen 1911 27 Millionen Personen betraf. In diesem Kontext bestimmte die traumatische Neurose in Abgrenzung zur Hysterie und Neurasthenie mit ihrer auf einen konkreten Unfall bezogenen Ätiologie die ärztliche Begutachtungspraxis. Obwohl die Anzahl derjenigen, die aufgrund einer traumatischen Neurose eine Berentung erhielten, nur 0,26–2 % aller berenteten Industriearbeiter ausmachte (Bleuler, 1918, S. 388), gewann bald die Frage der Simulation eine wachsende Bedeutung, die auch nach dem Ersten Weltkrieg weiter diskutiert wurde (Moser, 1991; Neuner, 2011). Im Kampf gegen die Simulation blieben politische Stellungnahmen und Angriffe auf die Sozialdemokratie nicht aus. Einige Sanatorien seien Zentren sozialdemokratischer Aktivitäten, wo Patienten darin trainiert würden, Symptome der traumatischen Neurose vorzugeben (Seeligmüller, 1891, S. 981–982).

Eine weitere entscheidende Verschiebung hinsichtlich der Pathogenese ergab sich aus der neuen Bedeutung, die der Vorstellung und dem Willen als ursächliche Faktoren zugesprochen wurden. 1891 sprach Möbius von einem durch »ein mit Vorstellung verbundenes Wollen« und bemühte die Mechanismen der Suggestion, die bei den entsprechenden Personen die Symptomatik hervorrufen würden (Möbius, 1891). Durch die Betonung des Willens unterstellte er ein mehr oder weniger vorsätzliches Agieren, was den pathologischen Charakter der Störung relativierte und das Verhalten mit einem Status des Bewusstseins in Verbindung brachte. In diesem Kontext entstand der Begriff der »Begehrungsvorstellung« (Fischer-Homberger, 1975), hervorgerufen durch eine fragwürdige Versicherungsgesetzgebung. Robert Gaupp, Direktor der Nervenklinik in Tübingen, betonte zudem die starke Rolle der Affekte, benannte die »gefühlsstarken Vorstellungen« als den Kern der Störung. Damit kennzeichnete er die Vorstellungen und Gefühle der betroffenen Person als pathologisch (Gaupp, 1906). Auf der Grundlage dieser Überlegungen sprachen sich viele Ärzte für die Kürzung der Renten oder eine Einmalzahlung aus. Zudem verlangte man Zwangsmaßnamen, um die Patienten zur Arbeit zu zwingen oder sie zur Arbeit zu erziehen (Leppman, 1906). Der Wandel vom somatischen zu einem Leiden der individuellen Willens- und Gefühlskonstellation bei besonderer Disposition war also bereits vor dem Ersten Weltkrieg weitgehend vollzogen (Lengwiler, 2000).

Nervenleiden und Krieg

Unter den Bedingungen des Krieges erfuhren diese bereits vorhandenen Positionen eine Verstärkung (Hofer, 2004; Eckart, 2005). Zudem entwickelten die Psychiater neue Systeme zur effektiven Nutzung der verbleibenden Arbeitskraft der ca. 180 000 betroffenen Soldaten der deutschen Armeen. Dabei blieben die Diagnosen für den posttraumatischen Symptomkomplex mit Lähmungen, Zittern, Sprach- und Sehstörungen etc. unterschiedlich. Von 100 psychisch auffälligen Soldaten an der Berliner Charité, die dort von 1915–1918 stationär aufgenommen worden waren, konstatierten die Ärzte bei 45 eine psychopathische Konstitution, bei 46 eine Hysterie (Linden et al., 2012). Nach den Untersuchungen von Petra Peckl, die sich auf eine Stichprobe von 352 Krankenakten von »Kriegsneurotikern« aus dem Bestand des Bundesarchiv-Militärarchivs stützte, wurden die sich darbietenden psychischen Störungen nur zu rund 10 % mit dem Begriff der Neurose gefasst. Zum größten Teil stellen die Ärzte die Diagnose Hysterie (rund 39 %) oder Neurasthenie (rund 36 %), wobei die Neurasthenie keineswegs nur den Offiziersdienstgraden vorbehalten war, sondern auch Mannschaftsdienstgrade betraf. Die Diagnose Hysterie allerdings besaß bei den Ärzten eine häufig feststellbare abwertende Konnotation (Peckl, 2014). Da Wille und Vorstellungen im Zentrum beim Kampf gegen die Symptome standen, ging es den Ärzten primär um die Umpolung des Willens, was in ca. einem Drittel der Fälle durch radikale und brutale Maßnahmen (Riedesser & Verderber, 1996) erreicht werden sollte. In der Therapie der Neurasthenie und der Hysterie zeigten sich Unterschiede. Während die Neurastheniker eher zurückhaltend, insbesondere durch roborierende Kost, Beruhigungsmittel (z.B. Brom, Veronal) und die Verordnung von ausgedehnten Ruhezeiten behandelt wurden, kamen bei rund 43% der Hysteriker rigide Mittel in Anwendung (Peckl 2014, S. 62). Hierzu zählten z.B. die Applikation von schmerzhaften Strömen, Zwangsexerzieren oder die sog. Überrumpelungsmethode, bei der kräftige Wechselströme unter Zuhilfenahme von Wortsuggestion in Befehlsform und Ausnutzung des Subordinationsverhältnisses eine Heilung in nur einer Sitzung erzwingen sollten. Der Patient sollte dem Willen des Arztes in einer Zwangsbehandlung unterworfen werden, dem er nicht ausweichen konnte. Darüber hinaus war die Gewöhnung oder Erziehung zur Arbeit voranzutreiben und eine möglichst baldige militärische Verwendung oder Integration in Arbeitszusammenhänge zu erreichen. Dazu entwickelte man ein modernes Managementsystem, bei dem die sich in Rekonvaleszenz befindlichen Soldaten einer mehrstufigen Begutachtung unterzogen wurden, die das Ziel hatte, die einzelne Person entsprechend der individuellen Leistungsmöglichkeit einer Arbeitsstelle oder einer militärischen Aufgabe auch ohne endgültige Heilung zuzuführen. Um die Gewöhnung an die Arbeit und eine unmittelbare Verfügbarkeit der Arbeitskräfte zu nutzen, wurden teilweise Neurotikerstationen in der Nähe von Fabriken und Landwirtschaftsbetrieben eingerichtet (Lerner, 2003). In diesem neu geschaffenen, nach Bedarfsanalysen und zweckbestimmter Ressourcennutzung ausgerichteten System waren die Ärzte in ihrem Zusammenwirken mit Militär, Ministerien und Betrieben in einen »rationellen« Funktionsablauf eingebunden. Hinsichtlich der Entlassungszahlen gibt es von Einrichtung zu Einrichtung unterschiedliche Ergebnisse. Etwa ein Viertel der Neurastheniepatienten wurde als kriegsverwendungsfähig eingeschätzt, gut 30% als garnisonsverwendungsfähig, also als nicht frontdiensttauglich, und 16% als arbeitsverwendungsfähig. Bei den Hysteriepatienten sahen die Zahlen anders aus. Nur 14% galten als kriegsverwendungsfähig, 26% als garnisonsverwendungsfähig; als arbeitsverwendungsfähig wurden rund 24% eingestuft, jedoch erhielten ca. 22% eine Klassifizierung als dienstunbrauchbar (Peckl, 2014, S.79).

Obwohl es verschiedene Gemeinsamkeiten zwischen den deutschen und den französischen Ärzten im Hinblick auf Genese und Therapie der »Kriegsneurosen« gab, so sind doch auch Differenzen erkennbar. So spielte z.B. die Frage nach den Rentenansprüchen in Frankreich eine weit geringere Rolle, obwohl bei ähnlicher Gesetzeslage auch 1915 der Begriff der »sinistroses de guerre« in die Debatte eingeführt wurde (Michl, 2007, S. 214). Auch das Konzept der Neurasthenie erzielte weit weniger Resonanz. Grundsätzlich war in Frankreich ein stärkeres Interesse an den psychischen Mechanismen, wie sie in den Unfall- und Kriegsverletzungen auftraten, an der Frage nach dem Zusammenhang zwischen den mechanischen und seelischen Erschütterungen festzustellen. Eine weit größere Bedeutung wiesen die französischen Ärzte der Angst und den Emotionen zu. Während in Deutschland eine ängstliche-depressive Grundstimmung bei einzelnen Patienten als eine Prädisposition für diverse Erkrankungen angesehen wurde, unternahmen die französischen Ärzte den Versuch, die Kriegsangst in ihren physischen und psychischen Erscheinungsformen zu erfassen und ihre pathologische Wirkung auf den Gesamtorganismus zu bestimmen. Dabei gingen sie davon aus, dass durch die Kriegsaffekte Angst auch erworben werden konnte. Angst stelle eine Brücke zu den Emotionsneurosen her, die bereits vor dem Krieg in der französischen Psychiatrie erörtert wurden und denen durch die Erfahrungen des Krieges vermehrt Aufmerksamkeit gewidmet werden sollte (Michl, 2007, S. 253–259). In England zeigte das »shell-shock treatment« ein weites Spektrum, in dem die Applikation von faradischen Strömen, Medikamenten (Brom) und eine ruhebestimmte Erholung in Anwendung kamen, allerdings abhängig vom militärischen Rang wie auch vom Typ des Hospitals, bei dem Peter Leese drei Qualitätsstufen unterscheidet. Die Diagnose der Neurasthenie hat nach seinen Untersuchungen in der englischen Kriegspsychiatrie eine wichtigere Rolle als in Frankreich gespielt (Leese, 2001).

Auch im Zweiten Weltkrieg wurden in der Wehrmacht kriegsneurotische Symptome ausgemacht, wenngleich auch verstärkte Verschiebungen zu psychosomatischen Symptomkomplexen existierten (Kloocke et al., 2005a). Da es keinen Sanitätsbericht gibt und die Diagnosebezeichnungen nach wie vor sehr unterschiedlich waren, liegen kaum valide Zahlen vor. Im Vergleich der unterschiedlichen Aussagen scheint eine Zahl von 3–5 % aller Lazaretteinweisungen für die Nerven- und Geisteskrankheiten wahrscheinlich, wobei diese Zahl auch psychotische Störungen einschließt, also nicht ausschließlich »kriegsneurotische« Fälle betrifft. Bei dem Versuch, die Verwirrung bei den diagnostischen Benennungen zu überwinden und Begriffe, die einen Zusammenhang zwischen Krieg und psychischen Symptomen herstellten, zu vermeiden, wurde auf der 4. Tagung der beratenden Fachärzte 1944 entschieden, eine Differenzierung danach vorzunehmen, ob eine somatische Störung vorliege oder nicht. Danach wurde eine abnorme Erlebnisreaktion, die sich nur im psychischen Bereich abspielte und keine Somatisierungen aufwies, von einer psychogenen Funktionsstörung unterschieden. Bei dieser »abnormen seelischen Reaktion« traten körperliche Erscheinungen wie Zittern, Lähmung, Kontrakturen etc. auf. Hinsichtlich der Therapie griff man auf das Arsenal des Ersten Weltkriegs zurück, allerdings ergänzt durch die Elektrokrampftherapie, die als neue Errungenschaft das Spektrum verstärkte und verschiedentlich zur Anwendung kam. Bei der Versorgung traumatisierter Soldaten kam ein Staffelungssystem zur Anwendung. In einer ersten Stufe wurden die Soldaten zunächst in frontnahe Ruheräume gebracht. Besserten sich die Symptome nach einer gewissen Zeit nicht, so kamen sie ins nächste Feldlazarett. War auch hier kein zufriedenstellendes Ergebnis zu erzielen, so verlegte man die Person in ein Kriegslazarett mit einer eigenen Nervenabteilung. Stellte sich auch hier keine nachhaltige Besserung ein, so konnte der Patient entweder in ein Reservelazarett des Ersatzheeres in der Heimat überführt oder im Falle einer »Behandlungsunfähigkeit« in eine Sonderabteilung des Ersatzheeres abkommandiert werden. In diesen Abteilungen wurde unter Anwendung eines strengen Regimes versucht, den Charakter und die Disziplin des Betroffenen zu stärken, um brauchbare Soldaten für das Feldheer zu erhalten. Schon bei der Einweisung in die Sonderabteilung wurden die Kranken darüber informiert, dass, sollte eine Rückversetzung in die Truppe nicht möglich sein, Kriegsgericht oder eine Überführung in ein Konzentrationslager drohe. Einige dieser Wehrmachtsangehörige sind in Vernichtungslagern ermordet worden (Blaßneck, 2000, S. 61).

Diskussion nach 1945

In den deutschsprachigen Lehrbüchern der Psychiatrie wurde das psychische Trauma nach 1945 kaum thematisiert. In den 1970er-Jahren etablierte sich für anhaltende psychotraumatische Störungen der ICD-8-Terminus »abnorme Erlebnisreaktion«. Anfang der 1990er-Jahre fand die Bezeichnung »Posttraumatische Belastungsstörung« Eingang in die Lehrbücher (Kloocke et al., 2005b). Bereits zu Beginn der 1960er-Jahre haben in den USA verschiedene Veranstaltungen stattgefunden, bei denen sowohl die Folgen des Holocausts als auch die Folgen von Gewalt bei anderen Katastrophen erörtert und relativ uniforme Symptombilder unabhängig von der Art der Gewalteinwirkung festgestellt wurden (Venzlaff et al., 2004). 1964 publizierten von Baeyer et al. ein umfassendes Werk, das die verschiedenen extremen Belastungssituationen im Zusammenhang mit dem Nationalsozialismus und die dabei erlittenen Traumatisierungen und ihre Auswirkungen auf Psyche und Persönlichkeit zum Thema machte. Dabei werden die durch Schreck und Angst angestoßenen psychischen Veränderungen in einem komplexen Bezugssystem verortet. So wird bei der Erörterung der traumatischen Neurose z. B. auf die Beteiligung bewusstseinsferner Persönlichkeitsschichten, in denen der Mensch seinen »Komplexen« preisgegeben ist, verwiesen. Zudem fragen die Autoren, ob nicht überhaupt eine mehr an dem »Sinngehalt des traumatischen Erlebens selbst« anknüpfende Betrachtungsweise zu einem besseren und wirklichkeitsnäheren Verständnis für abnormes Erleben und Verhalten in und nach extremen Belastungssituationen führen könne. Im Zusammenhang mit der Erörterung des Begriffs des psychischen Traumas werden die erweiterten und komplizierten Zusammenhänge wie u. a. die »energetisch-psychodynamische Theorie der Schule Freuds« und schließlich auch »die existential-anthropologische Forschung« genannt. Damit sei das psychische Trauma aus seiner »Isolierung« herausgetreten; dennoch könne nicht ganz auf den abgenutzten Begriff verzichtet werden, da der Mensch ein verletzliches Wesen sei, bei dem die Läsionen der »seelisch-geistigen Gefügeordnung« nun einmal krankmachende Wirkung entfalten können (von Baeyer et al., 1964, S. 34). Die Autoren setzen sich mit einem breiten Spektrum von Läsionsmöglichkeiten auseinander, zu denen u. a. Kriegsbelastung, Deportation und Verfolgungsbelastungen, Gefangenschaft, Hunger, Flucht, Zwangssterilisationen, soziale und kulturelle Entwurzelung gehören. Damit ist spätestens 1964 ein Tableau von bislang in dieser Umfänglichkeit nicht gegebenen Traumatisierungsmöglichkeiten benannt. Die Psychiater schlugen jedoch keine übergeordnete Diagnose für alle diese auf ein Trauma zurückzuführenden Störungen vor. Zur diagnostischen Klassifizierung der erlebnisreaktiven Folgen wurden u. a. die chronisch-reaktive Depression wie paranoide Fehlhaltungen erörtert. In der Folgezeit hat besonders der Vietnamkrieg mit seinen Folgen die Herausbildung einer eigenen Psychotraumatologie sehr unterstützt (Seidler, 2013, S. 10). Das Spektrum auslösender Schädigungen erweiterte sich ab den 1960er-Jahren kontinuierlich – u. a. spielte bald die Verletzung einer körperlich-sexuellen Integrität eine wichtige Rolle –, gleichzeitig reduzierte sich die Zahl der diagnostischen Möglichkeiten, bis 1980 eine einzige übergeordnete Diagnose ins DSM-III aufgenommen wurde: die Posttraumatische Belastungsstörung (PTBS). Einer der Psychiater, der in seinen Arbeiten seit 1976 maßgeblich Untersuchungen für die empirische Identifikation der Kriterien für die PTSB publizierte, war Mardi Horowitz (Horowitz, 2011). Aktuell werden die Häufigkeiten der PTBS in Abhängigkeit von der Art des Traumas folgendermaßen angegeben: ca. 40 % nach Vergewaltigung, ca. 35 % nach sexuellem Missbrauch in der Kindheit, ca. 25 % nach anderen Gewaltverbrechen, ca. 25 % bei zivilen Kriegsopfern, ca. 15 % bei ehemaligen Soldaten, ca. 35 % bei Folter- und Verfolgungsopfern, ca. 10 % bei schweren Verkehrsunfällen (Maercker, 2017, S. 31–32). Vor dem Hintergrund dieses erweiterten Ursachenverständnisses konnten in der neueren deutschen Geschichte auch die Traumafolgen der Haft in DDR-Gefängnissen unter dieser Diagnose erforscht werden. Dabei erfolgte aber keine Beschränkung auf die Haftfolgen, sondern es wurden auch die psychischen Auswirkungen der politischen Verfolgungen thematisiert (Spitzer et al., 2007; Freyberger & Spitzer, 2014), und in diesem Kontext wurde von politischen Traumatisierungen in der DDR gesprochen (Trobisch-Lütge & Bomberg, 2015). Die Übergänge zwischen physischer und psychischer Traumatisierung durch Haft und alltägliche Repression gelten als fließend (Priebe et al., 1996), sodass die Alltagserfahrungen in der DDR traumatische Züge annehmen konnten. Diese Erweiterung des Traumabegriffs auf das Alltagserleben in politischen Diktaturen wird in Deutschland paradigmatisch am Beispiel der DDR erforscht. Dabei gilt es zu berücksichtigen, dass mit den von der »operativen Psychologie« der DDR-Staatssicherheit intendierten Zersetzungen einzelner Personen mithilfe der Erkenntnisse der Psychologie (Richter, 2001) eine besondere Traumatisierungsursache im Alltag der DDR gegeben war.

Die skizzierte Entwicklung macht deutlich, wie sich das Psychische im Kontext einer Traumatisierung, ausgehend von den psychovegetativen Störungen nach Eisenbahnunfällen auf der Basis einer Myelitis, zu einer eigenständigen, den Menschen auszeichnenden Sphäre erweitert hat. Dabei zeigt die mittlerweile anerkannte Vielfalt der Traumatisierungsursachen, die unter einer einzigen Diagnose klassifiziert werden, wie sich das Psychische dem Körperlichen, zumindest was die Verletzbarkeit betrifft, gleichberechtigt angenähert hat. Dieser Prozess war sowohl von professionellem Input getragen wie auch von sozialpolitischen Veränderungen, politischen Gegebenheiten, wechselnden anthropologischen Vorstellungen, psychodynamischen Konzepten und differenten Menschenbildern beeinflusst.

Literatur

Blaßneck K. (2000). *Militärpsychiatrie im Nationalsozialismus. Kriegsneurotiker im Zweiten Weltkrieg*. Würzburg: Deutscher Wissenschaftsverlag.

Bleuler E. (1918). *Lehrbuch der Psychiatrie*. 2. Aufl. Berlin: Julius Springer.

Brazier M. A. B. (1988). *A history of neurophysiology in the 19th century*. New York: Raven Press.

Eckart W. U. (2005). Kriegsgewalt und Psychotrauma im Ersten Weltkrieg. In: Seidler G. H. & Eckart W. (Hrsg.). *Verletzte Seelen. Möglichkeiten und Perspektiven einer historischen Traumaforschung*). Gießen: Psychosozial-Verlag, 85–105.

Erichsen J. E. (1866). *On railway and other injuries of the nervous system*. London: Walton & Maberly.

Fischer-Homberger E. (1970). Railway Spine und traumatische Neurose: Seele und Rückenmark. *Gesnerus*, 27, 96–111.

Fischer-Homberger E. (1975). *Die traumatische Neurose. Vom somatischen zum sozialen Leiden*. Bern: Hans Huber.

Freyberger H. J. & Spitzer C. (2014). Zersetzung als eine Maßnahme politischer Verfolgung in der DDR. In: Bräher E. & Wagner W. (Hrsg.). *Kein Ende mit der Wende? Perspektiven aus Ost und West*. Gießen: Psychosozial-Verlag, 267–276.

Gaupp R. (1906). Der Einfluss der deutschen Unfallgesetzgebung auf den Verlauf der Nerven- und Geisteskrankheiten. *Münchener Medizinische Wochenschrift*, 53, 2233–2237.

Gijswijt-Hofstra M. & Porter R. (Hrsg.) (2001). *Cultures of neurasthenia. From Beard to the First World War*. Amsterdam, New York: Rodopi (Clio Medica, 63).

Hagner M. (2008). *Homo cerebralis. Der Wandel vom Seelenorgan zum Gehirn*. Frankfurt a. M.: Suhrkamp.

Hofer H. G. (2004). *Nervenschwäche und Krieg. Modernitätskritik und Krisenbewältigung in der österreichischen Psychiatrie (1880–1920)*. Wien: Böhlau.

Horowitz M. J. (2011). *Stress response syndromes: PTSD, grief, adjustment, and dissociative disorders*. 5. Aufl. Lanham: Jason Aronson.

Kleist K. (1918). Schreckpsychosen. *Allgemeine Zeitschrift für Psychiatrie*, 74, 171–172, 432–510.

Kloocke R., Schmiedebach H.-P. & Priebe S. (2005a). Psychological injury in the two world wars: Changing concepts and terms in German psychiatry. *History of Psychiatry*, 16, 43–60.

Kloocke R., Schmiedebach H.-P. & Priebe S. (2005b). Psychisches Trauma in deutschsprachigen Lehrbüchern der Nachkriegszeit – die psychiatrische »Lehrmeinung« zwischen 1945 und 2002. *Psychiatrische Praxis*, 32, 327–333.

Kraepelin E. (1883). *Compendium der Psychiatrie. Zum Gebrauche für Studirende und Aerzte*. Leipzig: Abel.

Kraepelin E. (1901). *Einführung in die psychiatrische Klinik*. Leipzig: Barth.

Leese P. (2001). »Why are they not cured?« British shellshock treatment during the great war. In: Micale M. S. & Lerner P. (Hrsg.). *Traumatic pasts. History, psychiatry, and trauma in the modern age, 1870–1930*. Cambridge, UK: Cambridge University Press, 205–221.

Lengwiler M. (2000). *Zwischen Klinik und Kaserne. Die Geschichte der Militärpsychiatrie in Deutschland und der Schweiz 1870–1914*. Zürich: Chronos.

Leppman A. (1906). Die Behandlung schwerer Unfallneurosen. Eine Umfrage, veranstaltet von der Redaktion der Aertzlichen Sachverständigen-Zeitung. *Aerztliche Sachverständigen-Zeitung*, 415–418, 438–441, 473–481.

Lerner P. (2001). From traumatic neurosis to male hysteria: The decline and fall of Hermann Oppenheim, 1889–1919. In: Micale M. S. & Lerner P. (Hrsg.). *Traumatic pasts. History, psychiatry, and trauma in the modern age, 1870–1930*. Cambridge, UK: Cambridge University Press, 149–171.

Lerner P. (2003). *Hysterical men. War, psychiatry and the politics of trauma in Germany. (1890–1930)*. Ithaca: Cornell University Press.

Leubuscher P. & Bibrowicz W. (1905). Die Neurasthenie in Arbeiterkreisen. *Deutsche Medizinische Wochenschrift*, 31, 820–824.

Linden S. C., Hess V. & Jones E. (2012). The neurological manifestations of trauma: Lessons from World War I. *European Archive of Psychiatry and Clinical Neurosciences*, 262, 253–264.

Maercker A. (2017). *Trauma und Traumafolgestörungen*. München: C. H. Beck.

Micale M. S. (1990). Charcot and the idea of hysteria in the male: Gender, mental science, and medical diagnosis in late nineteenth-century France. *Gesnerus*, 34, 363–411.

Micale M. S. (2001). Jean-Martin Charcot and *les névroses traumatiques:* From medicine to culture in French trauma theory of the late nineteenth century. In: Micale M. S. & Lerner P. (Hrsg.). *Traumatic pasts. History, psychiatry, and trauma in the modern age, 1870–1930*. Cambridge, UK: Cambridge University Press, 115–139.

Michl S. (2007). *Im Dienste des Volkskörpers. Deutsche und französische Ärzte im ersten Weltkrieg* (Kritische Studien zur Geschichtswissenschaft, Bd. 177). Göttingen: Vandenhoek & Ruprecht.

Möbius P. J. (1888). Ueber den Begriff der Hysterie. *Centralblatt für Nervenheilkunde und Psychiatrie*, 11, 66–71.

Möbius P. J. (1891). Weitere Bemerkungen über Simulation bei Unfall-Nervenkranken. *Münchener Medizinische Wochenschrift*, 38, 677–680.

Moser G. (1991). Der Arzt im Kampf gegen »Begehrlichkeit und Rentensucht« im deutschen Kaiserreich und in der Weimarer Republik. In: *Jahrbuch für kritische Medizin, 16. Das Risiko zu erkranken* (Argument Sonderband AS 193). Hamburg: Argument-Verlag, 166–183.

Neuner S. (2011). *Politik und Psychiatrie. Die staatliche Versorgung psychisch Kriegsbeschädigter in Deutschland 1920–1939* (Kritische Studien zur Geschichtswissenschaft, Bd. 197). Göttingen: Vandenhoek & Ruprecht.

Oppenheim H. (1892). *Die traumatischen Neurosen nach den in der Nervenklinik der Charité in den 8 Jahren 1883–1891 gesammelten Beobachtungen*. 2., erweit. Aufl. Berlin: August Hirschwald.

Peckl P. (2014). Krank durch die »seelische Einwirkung des Feldzuges«? Psychische Erkrankungen der Soldaten im Ersten Weltkrieg und ihre Behandlung. In: Prüll L. & Rauh P. (Hrsg.). *Krieg und medikale Kultur. Patientenschicksale und ärztliches Handeln in der Zeit der Weltkriege 1914 – 1945*. Göttingen: Wallstein, 30–89.

Priebe S., Denis D. & Bauer M. (Hrsg.) (1996). *Eingesperrt und nie mehr frei. Psychisches Leiden nach politischer Haft in der DDR*. Darmstadt: Steinkopff.

Radkau J. (1998). *Das Zeitalter der Nervosität. Deutschland zwischen Bismarck und Hitler*. Darmstadt: Wissenschaftliche Buchgesellschaft.

Richter H. (2001). *Die Operative Psychologie des Ministeriums für Staatssicherheit der DDR*. Frankfurt a. M.: Mabuse.

Riedesser P. & Verderber A. (1996). *»Maschinengewehre hinter der Front.« Zur Geschichte der deutschen Militärpsychiatrie*. Frankfurt a. M.: Fischer Taschenbuch Verlag.

Schmiedebach H.-P. (1999). Post-traumatic neurosis in nineteenth-century Germany: A disease in political, juridical and professional context. *History of Psychiatry*, 10, 27–57.

Seeligmüller A. (1891). Weitere Beiträge zur Frage der traumatischen Neurosen und der Simulation bei Unfallneurosen. *Deutsche Medizinische Wochenschrift*, 27, 960–963, 981–982, 1001–1003, 1019–1020.

Seidler G. H. (2013). Einleitung: Geschichte der Psychotraumatologie. In: Maercker A. (Hrsg.). *Posttraumatische Belastungsstörungen*. 4. Aufl. Berlin, Heidelberg: Springer, 3–12.

Spitzer C., Ulrich I., Plock K., Mothes J., Drescher A., Gürtler L., Freyberger H. J. & Barnow S. (2007). Beobachtet, verfolgt, zersetzt: Psychische Erkrankungen bei Betroffenen nichtstrafrechtlicher Repressionen in der ehemaligen DDR. *Psychiatrische Praxis*, 34, 81–86.

Trobisch-Lütge S. & Bomberg K.-H. (Hrsg.) (2015). *Verborgene Wunden. Spätfolgen politischer Traumatisierung in der DDR und ihre transgenerationale Weitergabe*. Gießen: Psychosozial-Verlag.

Venzlaff U., Dulz B. & Sachsse, U. (2004). Zur Geschichte der Psychotraumatologie. In: Sachsse U. (Hrsg.). *Traumazentrierte Psychotherapie. Theorie, Klinik und Praxis*. Stuttgart: Schattauer, 5–29.

von Baeyer W. R., Häfner H. & Kisker K. P. (1964). *Psychiatrie der Verfolgten*. Berlin, Göttingen, Heidelberg: Springer.

A

Psychologische und biologische Grundlagen der Psychotraumatologie

ANDREA B. HORN UND ANDREAS MAERCKER

1. Psychologische Theorien zum Verständnis der Posttraumatischen Belastungsstörung

Die Posttraumatische Belastungsstörung ist definiert als eine Störung von diversen psychischen Prozessen infolge eines traumatischen Erlebnisses. In diesem Kapitel soll ein kurzer Überblick über die in diesem Zusammenhang relevanten Prozesse und deren konzeptionelle Fassung im Rahmen der Forschung zur Posttraumtischen Belastungsstörung (PTBS) und zur komplexen PTBS (kPTBS) gegeben werden. Dabei wird zunächst kurz auf die konstituierenden psychischen Phänomene eingegangen und dann ein kurzer Überblick über bestehende psychologische Modelle der Störungen gegeben. Einige dieser Modelle werden dann in den Kapiteln »Die Traumatheorie in den kognitiv-verhaltenstherapeutischen Verfahren« von Birgit Kleim (Kap. B2) sowie »Trauma und Gedächtnis« von Nathalie Wahlsdorf et al. (Kap. A9) in diesem Handbuch vertieft beschrieben.

1.1 Psychische Phänomene im Rahmen der Posttraumatischen Belastungsstörung

Die PTBS und die kPTBS zeichnen sich durch vielschichtige Muster von Störungen diverser psychischer Prozesse aus. Neben Störungen des affektiven Erlebens sind spezifische Konditionierungs- und Gedächtnisphänomene zu beobachten. Dissoziative Phänomene sind für die PTBS und kPTBS – im Unterschied zu vielen anderen psychischen Störungen – charakteristisch, während ihr mit anderen Störungen gemein ist, dass kognitive Bewertungsprozesse eine ätiologisch zentrale Rolle spielen. Zudem ist eine Veränderung der sozialen Wirklichkeit infolge des Traumas durch Einflüsse auf sozio-interpersonelle Prozesse eine wichtige weitere Ebene psychischer Prozesse, die es im Rahmen dieser Störungen zu beachten gilt.

1.1.1 Affekte und Emotionsregulation

Nach dem früher maßgeblichen DSM-IV war eine Voraussetzung für die Diagnose einer PTBS das Erleben von *Furcht* bis *Todesangst*, *Hilflosigkeit* oder *Horror* während des Traumas. Die Begrenzung auf diese Kriterien wird diskutiert, denn in der neueren Forschung ergibt sich, dass auch *Scham*, *Ärger* und *Ekel* vorherrschende Affekte im Rahmen von Ereignissen sein können, die durchaus als im engeren Sinne traumatisch zu bezeichnen sind (siehe zusammenfassend Brewin & Holmes, 2003). Entsprechend hat man im DSM-5 – wie auch im ICD-Klassifikationssystem – auf die emotionalen Reaktionen als Voraussetzung für die PTBS verzichtet, was der beobachteten Vielfalt möglicher emotionaler Reaktionen auf ein Trauma Rechnung trägt. Weiterhin hat sich der affektiv geprägte Zustand der völligen *Selbstaufgabe, mental defeat,* während des Traumas als wichtiger Risikofaktor für eine schwerere Ausprägung der PTBS erwiesen (Ehlers et al., 2000).

Traumatische Erlebnisse sind aber auch dadurch gekennzeichnet, dass ihre emotionalisierende Wirkung über die Situation des Traumas selber hinaus wirksam wird – eine Erkenntnis, der in den neueren Konzepten über die Ausprägung und Aufrechterhaltung von psychischen Folgeerscheinungen eines traumatischen Erlebnisses immer mehr Raum gegeben wird. Hier spielen insbesondere *Ärger, Scham, Schuld-, Rache-* und *Ungerechtigkeitsgefühle* eine wichtige Rolle, weil sie häufig im Rahmen der Störungen auftreten. Diese affektiven Erlebensweisen zählen zu den sogenannten *sozialen Affekten,* da ihr Erleben immer in einem sozialen Bezugsrahmen stattfindet (siehe zusammenfassend Maercker & Horn, 2013). Wenn man die posttraumatischen Symptome mit Hilfe von Netzwerkanalysen untersucht, erweist sich das DSM-5-Symptom »anhaltend negatives Gefühlserleben« über Studien hinweg als zentraler Knoten, d. h. als besonders mit einer Vielzahl anderer Symptome verbunden (Birkeland et al., 2020).

Der verstärkte Fokus auf genuin affektive Prozesse im Kontext der Traumafolgen macht den Umgang mit diesen Affekten, der zu Aufrechterhaltung, Verstärkung oder eben Abflachung dieses affektiven Erlebens führt, zu einem zentralen Mechanismus für die Erklärung von einigen posttraumatischen Phänomenen. Dieser Umgang mit eigenen emotionalen Reaktionen wird als Emotionsregulation begrifflich gefasst (Aldao et al., 2010) und ist von transdiagnostischer Bedeutung; d. h., es handelt sich um einen grundlegenden Mechanismus, der in unterschiedlichen Problemen psychischer Gesundheit eine Rolle spielt. Die Wichtigkeit emotionaler Dysregulation für die Entwicklung und den Schweregrad posttraumatischer Symptome ist in den letzten Jahren empirisch bestätigt worden, z. B. ist für die in der ICD11 eingeführte Diagnose der kPTBS affektive Dysregulation, also die ungünstig funktionierende Regulation von Gefühlen, ein Diagnosekriterium.

Eine gestörte Emotionsregulation kann als wichtiger, grundlegender Mechanismus im Kontext insbesondere der komplexen posttraumatischen Symptomatik angesehen werden. Eine theoretische Annahme hierbei ist, dass die Entwicklung und Aufrechterhaltung eines funktionalen Umgangs mit Emotionen und Stimmungen, deren Grundlagen in der sozio-affektiven Entwicklung der Kindheit und Jugend liegt, nachhaltig durch traumatische Erlebnisse beeinträchtigt wird, insbesondere, wenn diese früh in der Entwicklung und gehäuft auftraten (Cloitre et al., 2009). Aus entwicklungspsychologischer Perspektive sind dabei die Entwicklung sozialer und emotionaler Kompetenzen untrennbar miteinander verbunden. Eine Störung des Aufbaus dieser Kompetenzen lässt entsprechend nicht nur affektive, sondern auch soziale Einschränkungen erwarten, was bei der kPTBS-Diagnose auch in deren Diagnosekriterien berücksichtigt wird (Maercker, 2019).

1.1.2 Gedächtnis

Die PTBS ist durch ein verstärktes Auftreten von beunruhigenden intrusiven Erinnerungen gekennzeichnet, gleichzeitig werden häufig Amnesien in Bezug auf die Details des traumatischen Ereignisses berichtet. Dieses als widersprüchlich erscheinende Muster konnte in einer Vielzahl von Studien repliziert werden: Hoch emotionalisierte traumatische Erinnerungen tendieren dazu, in der Folge häufig und lebendig wiedererlebt zu werden (Pillemer, 1998), sind aber eben auch desorganisierter und mit Lücken behaftet (Foa et al., 1995). Eine besondere Form von Gedächtnisphänomenen sind sogenannte *Flashbacks,* die durch das unmittelbare Wiedererleben sensorischer Details wie lebendiger Bilder oder Geräusche aus dem Traumakontext gekennzeichnet sind, die aber auch sehr fragmentiert auftreten können. Sie sind besonders belastend, da sie nicht das Ergebnis von gezielten Versuchen des Wiedererinnerns *(unwanted trauma memories)* sind, sondern sich unvermittelt aufdrängen. Sie gelten als klinisches Phänomen, das *charakteristisch für die Symptomatik* einer PTBS ist und zu dessen Kennzeichen ein *gestörtes Zeiterleben (nowness* der wiedererlebten Erinnerungen) und eine *Kontextlosigkeit* in Bezug auf den Zusammenhang sonstiger autobiographischer Erinnerungen gehören (siehe dazu die Übersicht bei Ehlers, 2010, und das duale Repräsentationsmodell von Brewin et al., 2010, siehe Abschnitt 1.2.1).

1.1.3 Dissoziation

Dissoziation kann definiert werden als jede Art von zeitweisem Zusammenbruch dessen, was wir als relativ kontinuierliche, aufeinander bezogene Prozesse des Erlebens der Welt um uns herum, der Vergangenheit sowie der eigenen Identität – als kontinuitätstiftende Instanz zwischen der eigenen Vergangenheit und Zukunft – wahrnehmen (Spiegel & Cardeña, 1991; vgl. Kapitel C4). Als dissoziative Phänomene im Rahmen der PTBS sind folgende Symptome zu nennen: *emotionale Taubheit (numbing), Derealisierung, Depersonalisierung* und *out of body*-Erfahrungen. Die Dissoziation wird häufig als evolutionär sinnvolles, defensives Reagieren des Organismus auf eine massive Bedrohung der körperlichen Unversehrtheit konzeptionalisiert, eine Reaktion, die insbesondere dann auftritt, wenn die Bedrohung als nicht – etwa durch kämpferische Verteidigung – beeinflussbar erlebt wird und mit Phänomenen vergleichbar ist, wie sie bei Tieren in Bedrohungssituationen als *freezing* auftauchen. Bei chronischer Traumatisierung im Entwicklungskontext kann es zu struktureller Dissoziation kommen, für die eine Desintegration der Persönlichkeit und von deren Subsystemen kennzeichnend ist und bei der eine kPTBS eine Rolle spielen kann (Nijenhuis & Mattheß, 2006).

1.1.4 Kognitive Bewertung

Die genannte Bewertung des Bedrohungsgehalts und der eigenen Ressourcen, damit umzugehen, ist ein Beispiel für *kognitive Bewertungsprozesse* (*appraisal,* Lazarus & Folkman, 1984). Die Bewertung erlebter Ereignisse als nicht kontrollierbar und vorhersagbar führt in der Folge zum Auftreten von Passivität und Ängstlichkeit, ein Zusammenhang, der im Tierversuch wiederholt belegt worden ist (*Theorie der erlernten Hilflosigkeit;* vgl. Peterson & Seligman, 1983); eine solche Bewertung wurde später als Erklärung zumindest für Taubheits- und Passivitätsphänomene im

Rahmen einer PTBS angenommen (siehe zusammenfassend Foa et al., 1989). Der Komplexität der als Folge eines Traumas auftretenden kognitiven Prozesse eher gerecht werden spätere Ansätze wie das kognitive Modell von Ehlers und Clark (2000): Die nach dem Trauma vorherrschende negative Bewertung des Traumas und seine Konsequenzen (»Ich bin nirgends sicher«, »Ich habe es nicht anders verdient«) führen zu einer anhaltenden Wahrnehmung von Bedrohung und Beschädigung und den entsprechenden affektiven Korrelaten, was als Faktor interpretiert wird, der die posttraumatischen Symptome aufrechterhält. Dabei steht die Bewertung des Traumas im Zusammenhang mit allgemeinen Einstellungen im Vordergrund. Schon in den frühen theoretischen Fassungen posttraumatischer Phänomene haben Janoff-Bulman (1985) und Horowitz (1976/1997) auf die Wichtigkeit der Folgen von Traumaerlebnissen für allgemeine Einstellungen – wie den Glauben an eine gerechte, kontrollierbare, bedeutungsvolle Welt und die eigene Unverletzlichkeit – verwiesen, Grundannahmen, die im Rahmen von Bewertungsprozessen nach dem Trauma empfindlich gestört werden (siehe den Begriff der *shattered assumptions* bei Janoff-Bulman, 1985).

1.1.5 Sozio-interpersonelle Prozesse

Welch große Bedeutung es für die psychische Gesundheit insbesondere nach dem Erleben eines Traumas hat, ob die Welt, das Selbst und vor allem die soziale Umgebung als freundlich bzw. positiv oder feindlich bzw. negativ gesehen wird, ist schon seit den ersten Konzeptionalisierungen der PTBS diskutiert worden (Horowitz, 1976/1997). Neuere Metaanalysen unterstreichen die Wichtigkeit von sozio-interpersonellen Prozessen: Soziale Unterstützung erweist sich in der Metaanalyse von Brewin und Kollegen (2000) als protektiver Faktor in Bezug auf die Ausprägung einer klinisch signifikanten PTBS und zeigt dabei eine Effektstärke, die größer ist als bei »harten« Kriterien, zu denen Charakteristika des Traumas oder im Rahmen der Theorie erwartete Phänomene wie bestimmte kognitive Vulnerabilitäten gehören. Soziale Unterstützung wird meistens über das subjektive Erleben erhoben, dass man sich unterstützt und nicht allein fühlt, wenn es darauf ankommt. Somit spiegelt dieses Maß so etwas wie das Erleben eines allgemeinen sozio-interpersonellen Eingebettetseins wider – was tatsächlich eine Vielzahl von Aspekten beinhaltet. In der aktuellen Literatur wird entsprechend dafür plädiert, differenziertere Maße für derartige Prozesse zu entwickeln (Bolger et al., 2000) und auch in der PTBS-Forschung einzusetzen (Maercker & Horn, 2013). Eine neuere konzeptionelle Fassung von sozio-interpersonellen Prozessen im Rahmen der PTBS stellt das Modell der Autoren dar (Maercker & Horn, 2013; Maercker & Hecker, 2016). Hier wird auch darauf hingewiesen, dass Emotionsregulation nicht nur in der Kindheit, sondern in der ganzen Lebensspanne mit sozio-interpersonellen Prozessen verbunden ist, wie neuere Erkenntnisse aus der Attachmentforschung zeigen (Mikulincer & Shaver, 2018), die das Wechselverhältnis zwischen der sozialen Wirklichkeit (z. B. dem Paarverhalten) und dem individuellem emotionalen Erleben der Betroffenen erklären (z. B. Horn & Maercker, 2016; Krutolewitsch et al., 2016). Auf Symptomebene kann man starke interpersonelle Probleme als Zeichen für eine besonders komplexe Symptomatik interpretieren – entsprechend werden persistierende Probleme im sozialen Bereich als ein Kriterium für eine komplexe PTBS, wie sie in der ICD11 eingeführt wurde, angesehen.

1.1.6 Aufrechterhaltungsfaktoren nach dem Trauma

Wie ein traumatisches Erlebnis verarbeitet wird, ist zu einem großen Teil von Aspekten abhängig, die erst nach dem Trauma relevant werden. So ist ganz allgemein eine erhöhte Stressbelastung (z. B. familiärer, beruflicher, finanzieller Stress) ein Risikofaktor für die Entwicklung einer PTBS (Brewin et al., 2000).

Zentral für die Psychotherapie und deren zugrunde liegende Modelle der PTBS (siehe das erwähnte Kapitel von B. Kleim) sind *kognitiv-emotionale Veränderungen* infolge des Traumas. Schon in den ersten Formulierungen des Störungsbildes durch Horowitz (1976/1997) wurde dem Erleben von Schuld, insbesondere der sogenannten Überlebensschuld *(survivor guilt)*, eine wichtige Rolle bei der Aufrechterhaltung von Belastungssymptomen zugesprochen: Kognitive Bewertungen wie »Ich habe Mitschuld an dem, was vorfiel. Ich hätte vielleicht andere, die nicht überlebt haben, retten können …«, implizieren, dass eine Kontrollmöglichkeit über die traumatische Situation bestand, die altruistisch zu nutzen gewesen wäre. Solche Bewertungen, die zum ersten Mal im Zusammenhang mit Holocaust-Überlebenden beschrieben wurden, sind sehr belastend und werden häufig bei Überlebenden unterschiedlicher traumaauslösender Situationen berichtet, bei denen andere zu Tode kamen. Im Weiteren werden die wichtigsten Aspekte der das Trauma aufrechterhaltenden Faktoren noch näher beschrieben, die im Zentrum von Ehlers' und Clarks Modell (2000) stehen und die im sozio-interpersonellen Modell von Maercker und Horn (2013) diskutiert werden.

1.2 Wichtige Modelle

Die psychologischen Modelle der PTBS mussten und müssen sich immer auch dem Anspruch stellen, das klinische Phänomen der PTBS hinlänglich zu beschreiben und dabei heuristisch wertvoll und für die therapeutische Behandlung handlungsleitend zu sein. Die nun kurz vorzustellenden Modelle werden, entsprechend vertieft, auch in den erwähnten Kapiteln zu PTBS und Verhaltenstherapie bzw. Trauma und Gedächtnis (Kap. B2 und A9) vorgestellt werden. Im Folgenden werden die wichtigsten Modelle kurz dargestellt, wobei auf die anfangs beschriebenen grundlegenden psychischen Phänomene der PTBS Bezug genommen wird.

1.2.1 Gedächtnismodelle

Erste Konzepte

Wegweisend für die Theoriebildung der Traumafolgestörung waren die Reflexionen von Mardi Horowitz (1976/1997): Von Haus aus Psychoanalytiker, hob er die große Bedeutung hervor, die das Ringen um eine Integration des erschütternden traumatischen Erlebnisses in die vorher bestehenden Gedächtnisrepräsentanzen vom Selbst, den anderen und der Welt im Rahmen des posttraumatischen Geschehens hat. Häufig überfordert dieser Prozess das psychische System, so dass zur Reduktion der Spannung, die entsteht, weil mit dem Trauma kein zu bisherigen Sichtweisen passender Sinn verbunden werden kann, vermeidende Abwehrmechanismen zum Zuge kommen. Gleichzeitig besteht ein fundamentales Bedürfnis nach Assimilation des Geschehenen, was wiederum die Phänomene des Wiedererlebens erklären könnte.

Lerntheoretische Ansätze: das Furchtstrukturmodell

Aus lerntheoretischer Perspektive wurde von Foa und Kozak (1986) zur Erklärung der PTBS das Furchtstrukturmodell vorgeschlagen, auf dem die Expositionsbehandlung bei einer PTBS beruht: Unter Berufung auf die *Zwei-Faktoren-Theorie* von Mowrer (1960) wird hier eine konditionierte Kopplung von Angst an kognitive Repräsentanzen von traumarelevantem Gedächtnismaterial angenommen.

Bezugnehmend auf die Studien von Lang (1979) wird darüber hinaus von einem *Netzwerkmodell* des Traumagedächtnisses ausgegangen. Die sogenannten Knoten des semantischen Netzwerks des Gedächtnisses repräsentieren neben den Gedächtnisinhalten auch die emotionalen respektive physiologischen Reaktionen auf das Ereignis – insbesondere bezüglich des Bedrohungsgehalts des Traumas. Dieses Gedächtnismodell geht also von einer integrierten Repräsentation von emotionalen und kognitiven Informationen aus, die Teil eines allgemeinen Reaktionsprogramms ist: Je umfassender das Furchtnetzwerk, von desto mehr Schlüsselreizen – sensorischer wie inhaltlicher Art – kann es aktiviert werden, und desto ausgeprägter ist die Symptomatik. Foas *Furchtstrukturmodell* integriert damit neben den basalen konditionierten Reaktionen auch die subjektive Bedeutung, die dem Trauma zugeordnet wird, und öffnet sich somit gegenüber konzeptionell kognitiven ätiologischen und therapeutischen Ansätzen.

> **Die Zwei-Faktoren-Theorie von Mowrer (1960)**
>
> Der erste Faktor repräsentiert die *klassische Konditionierung.* Ein zunächst neutraler Reiz wird aufgrund zeitlich und räumlich kontingenten Auftretens mit einem Aspekt der traumatisierenden Situation assoziiert, der direkt – also ohne vorherige Lernerfahrung – Angst oder andere vegetativ geprägte Reaktionen auslöst, wie beispielsweise die direkte Bedrohung von körperlicher oder physischer Unversehrtheit. Dies führt im ungünstigen Fall zu einer Generalisierung der Reaktion auf verschiedene Reize, die während der Traumatisierung mit der Reaktion gekoppelt waren oder konditioniert wurden (z. B. Alarmsirenengeräusche mit Angst und Schrecken bei Fliegerangriffen). Nach Mowrers Zwei-Faktoren-Theorie spielt aber auch eine *operante Konditionierung* bei der Entstehung und insbesondere Aufrechterhaltung von Angststörungen eine Rolle: Die *Vermeidung* von konditionierten angstauslösenden Stimuli (z. B. der Ort, wo die Traumatisierung stattfand) führt zeitlich kontigent zu einer sogenannten *negativen Verstärkung,* da ein negativer Zustand (ängstlich, unruhig) unterbrochen wird. So wird das Vermeidungsverhalten operant verstärkt und eine Löschung der klassischen Konditionierungsprozesse höchst unwahrscheinlich.

Die Dual Representation Theory (Duales Repräsentationsmodell)

Während in den bisher dargestellten Gedächtnismodellen keine qualitativen Unterschiede zwischen normalen und traumabezogenen Gedächtnisstrukturen postuliert wurden, geht die Dual Representation Theory (Brewin et al.,

2010) von zwei qualitativ distinkten, parallel arbeitenden Gedächtnissystemen aus. Sogenannte VAM-Erinnerungen (»*v*erbally *a*ccessible *m*emory«) sind, wie der Name sagt, verbal zugänglich und in den Kontext anderer autobiografischer Erinnerungen eingebettet. Bei traumatischen Erinnerungen im VAM-System wäre also von einer Repräsentation innerhalb des Kontexts von Vergangenheit, Gegenwart und Zukunft der Person auszugehen. Diese Erinnerungen sind aufgrund ihrer verbalen Kodierung kommunizierbar und Bewertungen und Umbewertungen zugänglich, aber insofern limitiert, als sie nur die bewusst zugängliche Anteile der traumatischen Erfahrung abspeichern. Dahingegen sind die Erinnerungen im SAM-System (»*s*ituational *a*ccessible *m*emory«) nicht im verbalen Code abgespeichert, sondern repräsentieren die auf basaler Ebene und nicht notwendigerweise bewusst wahrgenommenen Sinneseindrücke aufgrund internaler und externaler Stimuli. Im Rahmen eines traumatischen Erlebnisses kann es sich hierbei genauso um körperliche Angst- und Erregungssymptome wie um visuelle, akustische, olfaktorische Details des Ereignisses handeln. Diese Erinnerungen sind weitgehend dekontexualisiert und nicht in die autobiografische Erinnerung integriert, was die sensorische Unmittelbarkeit und den gestörten Zeitbezug im Rahmen des Erlebens von Flashbacks erklären kann. Auch die häufig nicht bewusst zugänglichen Assoziationen zwischen Auslöserreizen (Triggern) und Flashbacks wären so nachvollziehbar. Brewin und Kollegen (2010) formulieren in der aktuellen Form der Dual Representation Theory auch Hypothesen über die neuroanatomischen Korrelate der beiden Systeme und ihrer Mechanismen. Klinisch impliziert das Modell, dass die PTBS eine hybride Störung ist, bei der sowohl im VAM-System verbal zugängliche, kontextualisierte Bewertungsprozesse zu modifizieren sind wie auch sich in Flashbacks äußernde, rein sensorisch gespeicherte SAM-Erinnerungen mit neuen SAMs überschrieben werden müssen, wenn eine Symptomreduktion angestrebt wird. Diese Sicht auf posttraumatisches Wiedererleben kam auch in den Veränderungen zu DSM-5 und ICD-11 zum Ausdruck, bei denen Flashbacks nun sauberer getrennt von kognitiven Intrusionen als exklusiv posttraumatisch definiert und bewertet wurden (Brewin, 2015).

1.2.2 Kognitive Modelle

Kognitive Schemata sind im Gedächtnis vorliegende Informationsmuster, welche die Informationsverarbeitung steuern und organisieren. Wie bereits erwähnt, spielen sie bereits bei den ersten Konzeptionalisierungen der PTBS von Horowitz eine Rolle (Horowitz 1976/1997), der auf die Wichtigkeit der Integration neuer Erfahrungen in die bestehenden Strukturen der Sicht von sich selbst, Welt und Mitmenschen hinwies. Auch im ursprünglichen Furchtstrukturmodell von Foa war die Bedeutung von kognitiven Bewertungsprozessen bereits theoretisch angelegt. Folgerichtig entwickelten Foa und Rothbaum (1998) ihr Furchtstrukturmodell weiter: In dem erweiterten Modell werden bereits vor dem Trauma vorliegende rigide positive kognitive Schemata bezüglich eigener Kontrollmöglichkeiten und einer Sicht auf die Welt als sicheren Ort als Faktoren mit einbezogen, welche die Vulnerabilität für die Entwicklung einer klinisch signifikanten PTBS und insgesamt eine ungünstige Entwicklung posttraumatischer Symptome wahrscheinlicher machen. Diese rigiden Annahmen, die schon vor dem

Trauma bestanden, werden dann durch bestimmte kognitive Bewertungsmuster nach dem Trauma noch verstärkt und führen letztlich zum anderen Extrem, dem Erleben von andauernder Schwäche, Verletzlichkeit und Bedrohung. Janoff-Bulman (1985) spricht in diesem Zusammenhang von erschütterten Einstellungen *(shattered assumptions)*, die einen chronischen Verlauf der posttraumatischen Symptomatik begünstigen.

Das Modell von Ehlers und Clark (2000) baut auf diesen Überlegungen auf. Anke Ehlers und David M. Clark weisen besonders auf das Paradox hin, dass sich bei der PTBS, obwohl das Trauma in der Vergangenheit liegt, die starke Angst oft auch auf die Zukunft erstreckt. Sie erklären dies durch eine bestimmte Tendenz der Informationsverarbeitung, die zu der Bewertung führt, dass weiterhin eine akute Bedrohung für die Person und deren Zukunft besteht. Der Beitrag des Modells von Ehlers und Clark hinsichtlich der Relevanz bestimmter negativer Bewertungen der Situation (»Ich bin und bleibe ein Opfer«), der eigenen Person (»Ich verdiene es, dass mir schlimme Sachen passieren«), aber auch der posttraumatischen Symptomatik (»Meine Symptome werden nie vergehen, mein Leben ist ruiniert«) ist von großer klinischer Bedeutung. Weiterhin weisen Ehlers und Clark (2000) auf die Gefahr des »Nicht-zu-Ende-Denkens« aufgrund kognitiver Vermeidung hin und sehen die Integration der fragmentierten traumabezogenen Gedächtnisinhalte – neben der Überschreibung von konditionierten Stimulus-Antwort-Assoziationen – als wichtiges therapeutisches Ziel an.

1.2.3 Das sozio-interpersonelle Kontextmodell

Alle bisher vorgestellten psychologischen Modelle gehen von einem primär individuenzentrierten Ansatz aus. Im Mittelpunkt stehen innerpsychische Prozesse wie gedankliche Bewertungen und Repräsentationen, Gedächtnis, Affekt und Dissoziation. Diese Prozesse passieren aber nicht im luftleeren Raum, vielmehr ist das Individuum in einen sozio-interpersonellen Kontext eingebettet. Ein Beispiel mag dies verdeutlichen: Eine Person wird aus politischen Gründen inhaftiert und wird gefoltert, was sie stark traumatisiert. Sie kehrt aus der Haft in ihren vorherigen sozialen Kontext zurück und wird dort von einem liebenden, verständnisvollen Partner unterstützt, von einem Freundeskreis voller Anerkennung für ihr mutiges Verhalten willkommen geheißen und mit aufrichtigem Interesse eingeladen, über ihre Erfahrungen und Erlebnisse zu sprechen, wenn sie das möchte. In den Medien wird währenddessen unterstrichen, wie wichtig die Zivilcourage der ehemaligen politischen Häftlinge war.

Ein Gegenbeispiel könnte folgendermaßen aussehen: Nach der exakt selben Art der Traumatisierung kehrt der ehemalige Häftling zurück, fühlt sich von seinen nahestehenden Vertrauten missverstanden, die ihn »überbeschützen« und wegen seiner Traumafolgesymptome für wunderlich und nicht wirklich lebensfähig halten. Seine Umgebung scheint nicht gut auszuhalten, wenn er von seinen Erlebnissen spricht. Er erlebt dies als ungerecht, schämt sich für seine Symptome und gewöhnt sich ab, über seine Erlebnisse und deren Folgen zu sprechen. Gleichzeitig muss er um eine Rente kämpfen, während seine Peiniger selbstverständlich berentet werden, und die gesellschaftlichen Reaktionen und Haltungen, die er gegenüber politisch Gefangenen wahrnimmt, sind sehr heterogen.

Die genannten Faktoren – sozialer Affekt auf *individueller Ebene*, interpersonelle Prozesse wie soziale Unterstützung und Disclosure auf der Ebene der *nahen Beziehungen* sowie Haltungen und Tendenzen auf der Ebene von *Gesellschaft und Kultur* – spielen eine zentrale Rolle für die Ausprägung einer posttraumatischen Symptomatik (siehe Abb. 1).

Das von Maercker und Horn (2013) vorgeschlagene sozio-interpersonelle Modell legt einen Fokus auf die beschriebenen Prozesse. Deren Bedeutung verdeutlichen die genannten Beispiele: Die soziale Wirklichkeit der Betroffenen beeinflusst und formt nicht nur genuin interpersonelle Prozesse, die in bisherigen Modellen häufig gänzlich vernachlässigt wurden. Sie steht auch in engem Wechselspiel mit intrapsychischen Prozessen wie kognitiver Umstrukturierung, Unterbrechung von vermeidenden kognitiven, verhaltensbezogenen und emotionsregulatorischen Strategien und damit der Ermöglichung von Habituation sowie der Integration fragmentierter Gedächtnisinhalte. Ein Gedanke, der naheliegend ist, wenn man die interaktionellen Prozesse einer Psychotherapie betrachtet, die ebenso in interpersonellen Interaktionen des Alltags von Betroffenen zu erwarten sind, der allerdings konzeptionell bisher unterrepräsentiert war.

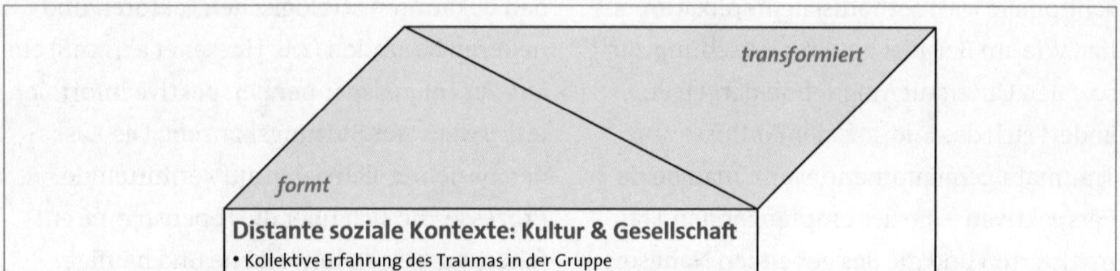

Abb. 1: Das sozio-interpersonelle Kontextmodell der PTBS

Zentrale Begriffe des Modells sind Abbildung 1 zu entnehmen. Es folgt einem Kontextebenenansatz, der zwischen individueller Ebene und der Ebene der nahen Beziehungen und entfernterer Gruppenzugehörigkeit unterscheidet. Soziale Affekte gelten in diesem Zusammenhang als wichtige Phänomene auf *individueller Ebene.* Auf der Ebene der nahen Beziehungen wird – unter Bezugnahme auf die bestehende Forschung – neben der sozialen Unterstützung besonderer Wert auf die Rolle von *Disclosure* (Selbstöffnung) und empathiebezogenen Prozessen gelegt (Müller & Maercker, 2006).

All diese Prozesse finden zwischen mindestens zwei Personen in Interaktion statt; diesen interaktionellen Charakter interpersoneller Prozesse gilt es zu berücksichtigen, was konzeptionelle wie methodische Implikationen hat. Wie am Beispiel neuerer Forschung zur sozialen Unterstützung schon dargelegt, ändert sich das Bild sozialer Einflüsse auf Traumafolgephänomene, wenn man beide Perspektiven – die des empfangenden Traumatisierten und die des gebenden Nahestehenden – berücksichtigt. Auf der Ebene distanter Gruppenzugehörigkeit können der kollektive Charakter von Traumaerfahrungen, neben anderen kulturellen Einflüssen aber auch *gesellschaftliche Wertschätzung (social acknowledgement*, Maercker & Müller, 2004) und *Ungerechtigkeitserleben* eine wichtige Rolle für die Symptomentwicklung infolge eines Traumas spielen.

Neuere durch das Modell informierte Studien belegen dessen Annahmen auf der Ebene des nahen sozialen Umfelds (z. B. Krutolewitsch et al., 2016) wie auf der Ebene »traumatisierter Gesellschaften« (Maercker & Hecker, 2016) und erweitern es auch auf die Anpassungsreaktion auf starke Stressoren (Lorenz et al., 2018). Für die künftige Traumafolgenforschung möchte das Modell weiterhin dazu inspirieren, die genannten Prozesse über die Zeit und auf ökologisch valide Art und Weise zu erfassen, um durch die Forschung Einblicke in soziale Wirklichkeiten zu bekommen, die eine zentrale Rolle für die Befindlichkeit aller Menschen, aber insbesondere auch traumatisierter Individuen spielen.

1.2.4 Das Kaskadenmodell der kPTBS

Wie der Name nahelegt, sind bei der kPTBS zusätzliche komplexe Mechanismen anzunehmen, die über den Rahmen der für die PTBS diskutierten Zusammenhänge hinausgehen. Maercker und Kolleginnen (2022) beschreiben im Kaskadenmodell der kPTBS zusätzlich zu den bekannten ätiologischen Faktoren und neueren Befunden (z. B. Hecker et al., 2018) ein aus der Lebensspannenperspektive informiertes, erweitertes Störungskonzept. Die Kaskaden beziehen sich dabei auf vermittelnde Prozesse, die sich über die Lebenspanne entfalten, ausgelöst durch frühe und häufige Traumatisierung in der Kindheit, meist in einem Beziehungskontext. Dies stört die sozio-affektive Entwicklung und führt zu problematischen Bindungs- und Beziehungsmustern (Charuvastra & Cloitre, 2008), die wiederum in sozialen Situationen auch in späteren Entwicklungsphasen in eher maladaptive sozio-interpersonelle Prozessen gemäß dem sozio-interpersonellen Models (siehe Abschnitt 1.2.3) münden können. Neben interpersonellen Ressourcen wie sozialer Unterstützung berücksichtigt das Modell auch intrapersonelle, selbstregulatorische Stärken wie Selbstwirksamkeit als zentrales Konstrukt in diesem Bereich. Weiterhin werden Traumata, die im Erwachsenenalter, also nach sensiblen Phasen sozio-affektiver Entwicklung, stattfinden, in diesem Modell berücksichtigt. Die Berücksichtigung dieser entwicklungspsychologisch informierten Lebensspannenperspektive verspricht ein besseres Verständnis für die komplexen, biografisch prägenden Formen von Traumatisierungen und deren Behandlung.

1.3 Literatur

Aldao A., Nolen-Hoeksema S. & Schweizer S. (2010). Emotion-regulation strategies across psychopathology: A meta-analytic review, *Clinical Psychology Review*, 30 (2), 217–237.

Birkeland M. S., Greene T. & Spiller T. R. (2020). The network approach to posttraumatic stress disorder: A systematic review, *European Journal of Psychotraumatology*, 11 (1): 1700614; doi: 10.1080/20008198.2019.1700614.

Bolger N., Zuckerman A. & Kessler, R. C. (2000). Invisible support and adjustment to stress. *Journal of Personality and Social Psychology*, 71, 953–961.

Brewin C. R. (2015). Re-experiencing traumatic events in PTSD: New avenues in research on intrusive memories and flashbacks, *European Journal of Psychotraumatology*, 6 (1): 27180. Im Internet: https://www.tandfonline.com/doi/full/10.3402/ejpt.v6.27180 (Zugriff: 10.11.2023).

Brewin C. R. & Holmes E. A. (2003). Psychological theories of posttraumatic stress disorder. *Clinical Psychology Review*, 23, 339–376.

Brewin C. R., Andrew B. & Valentine J. D. (2000). Meta-analysis of risk factors for posttraumatic stress disorder in trauma-exposed adults. *Journal of Consulting and Clinical Psychology*, 68, 748–766.

Brewin C. R., Gregory J. D., Lipton M. & Burgess N. (2010). Intrusive images in psychological disorders: Characteristics, neural mechanisms, and treatment implications. *Psychological Review*, 117, 210–232.

Charuvastra A.& Cloitre M. (2008). Social bonds and posttraumatic stress disorder. *Annual Review of Psychology*, 59 (1), 301–328; https://doi.org/10.1146/annurev.psych.58.110405.085650.

Cloitre M., Stolbach B. C., Herman J. L., van der Kolk B, Pynoos R., Wang, J. & Petkova E. (2009). A developmental approach to complex PTSD: Childhood and adult cumulative trauma as predictors of symptom complexity. *Journal of Traumatic Stress*, 22 (5), 399–408.

Ehlers A. (2010). Understanding and treating unwanted trauma memories in posttraumatic stress disorder. *Zeitschrift für Psychologie/Journal for Psychology*, 218, 141–145.

Ehlers A. & Clark D. M. (2000). A cognitive model of posttraumatic stress disorder. *Behaviour Research & Therapy*, 38, 319–345.

Ehlers A., Maercker A. & Boos A. (2000) Predictors of chronic PTSD following political imprisonment: The role of mental defeat, alienation, and perceived permanent change. *Journal of Abnormal Psychology*, 109, 45–55.

Foa E. B. & Kozak M. J. (1986). Emotional processing of fear: Exposure to corrective information. *Psychological Bulletin*, 99, 20–35.

Foa E. B. & Rothbaum B. O. (1998). *Treating the trauma of rape: Cognitive behavioral therapy for PTSD.* New York: Guilford Press.

Foa E. B., Molnar C. & Cashman L. (1995). Change in rape narratives during exposure to therapy for posttraumatic stress disorder. *Journal of Traumatic Stress*, 8, 675–690.

Foa E. B., Steketee G. & Rothbaum O. B. (1998). Behavioral/cognitive conceptualization of posttraumatic stress disorder. *Behavior Therapy*, 20, 155–176.

Hecker T., Huber S., Maier T. & Maercker A. (2018). Differential associations among PTSD and complex PTSD symptoms and traumatic experiences and postmigration difficulties in a culturally diverse refugee sample. *Journal of Traumatic Stress*, 31 (6), 795–804; https://doi.org/10.1002/jts.22342.

Heinrichs M., Wagner D., Schoch W., Soravia L. M., Hellhammer D. H. & Ehlert U. (2005). Predicting posttraumatic stress symptoms from pretraumatic risk factors: A 2-Year prospective follow-up study in firefighters. *American Journal of Psychiatry*, 162, 2276–2286.

Horn A. B. & Maercker A. (2016). Intra- and interpersonal emotion regulation and adjustment symptoms in couples: The role of co-brooding and co-reappraisal. *BMC Psychology*, 4 (1), 51.

Horowitz M. J. (1976/1997). *Stress response syndromes* (1. Aufl. 1976; 3., erw. Aufl. 1997). Northvale, NJ: Aronson.

Janoff-Bulman R. (1985). The aftermath of victimization: Rebuilding shattered assumptions. In: Figley C. R. (Hrsg.). *Trauma and its wake*. New York: Brunner/Mazel, 15–35.

Krutolewitsch A., Horn A. B. & Maercker A. (2016). Co-Rumination im Kontext des sozio-interpersonellen Modells der PTBS. *Zeitschrift für Klinische Psychologie und Psychotherapie*, 45 (2), 121–131.

Lang P. J. (1979). A bio-informational theory of emotional imagery. *Journal of Psychophysiology*, 16, 495–512.

Lazarus R. S. & Folkman S. (1984). *Stress, appraisal and coping*. New York: Springer.

Lee K. A., Vaillant G. E., Torrey W. C. & Elder G. H. (1995). A 50-year prospective study of the psychological sequelae of Word War II combat. *American Journal of Psychiatry*, 152, 516–522.

Lorenz L., Perkonigg A. & Maercker A. (2018). A socio-interpersonal approach to adjustment disorder: The example of involuntary job loss. *European Journal of Psychotraumatology, 9 (1), 1425576. Im Internet:* https://www.tandfonline.com/doi/full/10.1080/20008198.2018.1425576 (Zugriff: 26. 6. 2018).

Maercker A. (1998). *Posttraumatische Belastungsstörungen: Psychologie der Extrembelastungsfolgen bei Opfern politischer Gewalt*. Lengerich: Pabst (ab 2002: eBook bei www.ciando.de).

Maercker A. (2019). *Traumafolgestörungen* (5., neu bearb. Aufl.). Heidelberg: Springer.

Maercker A. & Hecker T. (2016). Broadening perspectives on trauma and recovery: A socio-interpersonal view of PTSD, *European Journal of Psychotraumatology*, 7 (1), 10.3402/ejpt.v7.29303. Im Internet: https://www.tandfon line.com/doi/full/10.3402/ejpt.v7.29303 (Zugriff: 26. 6. 2018).

Maercker A. & Horn A. B. (2013). A socio-interpersonal perspective on PTSD: The case for environments and interpersonal processes. *Clinical Psychology & Psychotherapy*, 20 (6), 465–481.

Maercker A. & Müller J. (2004). Social acknowledgement as a victim or survivor: A scale to measure a recovery factor of PTSD. *Journal of Traumatic Stress*, 17, 345–351.

Maercker A., Schützwohl M. & Beauducel A. (2000). Trauma severity and initial reactions as precipitating factors for posttraumatic stress disorder and chronic dissociation. *Journal of Traumatic Stress*, 13, 651–660.

Maercker A., Bernays F., Rohner S. L. & Thoma, M. V. (2022). A cascade model of complex posttraumatic stress disorder centered on childhood trauma and maltreatment, attachment, and socio-interpersonal factors. *Journal of Traumatic Stress*, *35*, 446–460. https://doi.org/10.1002/jts.22756.

Marmar C. R., Weiss D. S. & Metzler T. J. (1998). Peritraumatic dissociation and posttraumatic stress disorder. In: Bremner J. D. & Marmar C. R. (Hrsg.). *Trauma, memory, and dissociation*, Washington: American Psychiatric Press, 229–252.

Meffert S. M., Metzler T. J., Henn-Hase C., McCaslin S., Inslicht S., Chemtob C., Neylan T. & Marmar C. (2008). A prospective study of trait anger and PTSD symptoms in police. *Journal of Traumatic Stress*, 21, 410–416.

Mikulincer M. & Shaver P. R. (2018). Attachment orientations and emotion regulation. *Current Opinion in Psychology*, 25, 6–10.

Mowrer O. H. (1960). *Learning theory and behavior*. Hoboken, NJ: Wiley.

Müller J. & Maercker A. (2006). Disclosure und wahrgenommene gesellschaftliche Wertschätzung als Opfer als Prädiktoren von PTB bei Kriminalitätsopfern. *Zeitschrift für Klinische Psychologie und Psychotherapie*, 35, 49–58.

Nijenhuis E. R. & Mattheß H. (2006). Traumabezogene strukturelle Dissoziation der Persönlichkeit. *PiD – Psychotherapie im Dialog*, 7 (04), 393–398.

Nolen-Hoeksema S. & Morrow J. (1991). A prospective study of depression and posttraumatic stress symptoms after a natural disaster: The 1989 Loma Prieta Earthquake. *Journal of Personality and Social Psychology*, 61, 115–121.

Peterson C. & Seligman M. E. P. (1983). Learned helplessness and victimization. *Journal of Social Issues*, 2, 103–116.

Pillemer D. B. (1998). *Momentous events, vivid memories*. Cambridge, MA: Harvard University Press.

Spiegel D. & Cardeña E. (1991). Disintegrated experience: The dissociative disorders revisited. *Journal of Abnormal Psychology*, 100, 366–378.

ANDREAS MAERCKER, LAURA PIELMAIER UND SILKE BIRGITTA GAHLEITNER

2. Risikofaktoren, Resilienz und posttraumatische Reifung

Durch die Betonung eines ätiologischen Moments als notwendiges Störungskriterium nehmen die Traumafolgestörungen PTBS und komplexe PTBS, eine Sonderstellung unter den psychischen Störungen ein. Dass jedoch eine traumatische Erfahrung keineswegs eine hinreichende Bedingung für die Störungsentwicklung darstellt, wird nicht zuletzt durch die in vielen epidemiologischen Studien bestätigte Tatsache deutlich, dass die meisten Personen nach einem Trauma keine Traumafolgestörung entwickeln (Brewin et al., 2000, Steinert et al., 2015). Vielmehr ist vom Zusammenwirken einer Reihe bio-psycho-sozialer und kultureller Faktoren auszugehen, die zu unterschiedlichen Zeitpunkten (prä-, peri- und posttraumatisch) und mit unterschiedlicher Dauer einwirken und von denen es abhängt, ob eines der Störungsbilder ausgebildet bzw. aufrechterhalten wird. Dabei können bestimmte Einflüsse das Risiko einer Störung erhöhen (Risikofaktor), während andere trotz Exposition mit extrem aversiven Bedingungen protektiv wirken (Schutzfaktor). In diesem Kapitel werden viele dieser Faktoren für die PTBS und die kPTBS gemeinsam dargestellt; allerdings werden in Abschnitt 2.3 dann die wenigen bisher für die kPTBS bekannten Faktoren besonders zusammengefasst.

Als Resilienz bezeichnet man allgemein die Widerstandskraft gegenüber Belastungen, d. h. die Fähigkeit, dem Schädigungspotential diverser biopsychosozialer Risikokonstellationen zu widerstehen bzw. diese unter Rückgriff auf persönliche und sozial vermittelte Ressourcen zu überwinden und als Anlass für Entwicklung zu nutzen. Mit diesem Begriff wurde zunächst in der Entwicklungspsychopathologie untersucht, unter welchen Bedingungen trotz aversiver Lebensumstände eine unbeschadete, gesunde Entwicklung erfolgen kann (u. a. Werner, 2000). Der frühere Fokus auf genetische und angeborene Eigenschaften oder einmal erlernte Fähigkeit hat sich inzwischen zu einem dynamischen und flexiblen Verständnis von Resilienz gewandelt, einer »dynamischen Fähigkeit, die sich im Lebenslauf verstärken oder abbauen und in verschiedenen Lebensbereichen unterschiedlich stark ausgeprägt sein kann« (Fröhlich-Gildhoff & Rönnau-Böse, 2022, S. 733). Fingerle (2011, S. 213) spricht von »Bewältigungskapital«. Auch Southwick et al. (2014, S. 1) positionieren das Konzept als Kontinuum und »defined differently in the context of individuals, families, organizations, societies, and cultures«.

Bei Aufkommen der PTBS als neues Störungskonzept Anfang der 1970er Jahre spielte zunächst auch der salutogenetische Ansatz von Antonovsky (1987) eine wichtige Rolle. In der Folgezeit wurde dieser jedoch zugunsten einer eher störungsspezifischen Perspektive zunächst in den Hintergrund gedrängt. Im Zuge einer allgemeinen Perspektivänderung im Bereich der Psychopathologie – weg von einer rein defizitorientierten, hin zu einer verstärkt kompetenz- und ressourcenfokussierenden Orientierung – werden in neuerer Zeit auch in Bezug auf Traumafolgen positive Veränderungen im Sinne psychischer Reifung in den Blickpunkt gerückt – darauf nimmt seit einigen Jahren der Begriff der posttraumatischen Reifung Bezug.

Im Folgenden werden zunächst einige methodisch hochwertige Studien vorgestellt, die die Befunde zu Einflussfaktoren der PTBS metaanalytisch auswerteten. Anschließend wird das multifaktorielle Rahmenmodell der PTBS mit seiner Unterscheidung zwischen dem Trauma vorausgehenden (prätraumatischen), gleichzeitigen (peritraumatischen) und nachfolgenden (posttraumatischen) Faktoren (Maercker, 2019) erläutert, das weitere Befunde integriert. Dem schließen sich die kPTBS-Befunde an. Abschließend soll das Konzept der posttraumatischen Reifung im Mittelpunkt stehen.

2.1 Risiko- und Schutzfaktoren inbesondere der PTBS

2.1.1 Vorbemerkung zur Forschungsmethodik

Um Faktoren zu identifizieren, die das Auftreten der Symptomatik bzw. die Chronifizierung der Traumafolgestörungen bedingen oder verhindern, bedarf es aufwendiger prospektiver Längsschnittstudien. Für Aussagen über ätiologisch relevante prätraumatische Bedingungen wäre sogar ein Studienbeginn vor Eintritt des Traumas erforderlich. Derartige Daten liegen jedoch nur für sehr wenige Merkmale und für eng umgrenzte Traumapopulationen vor (z. B. Feuerwehrleute oder Militär). Die meisten Studien sind dagegen Querschnittstudien mit retrospektiver Erfassung potentieller Einflussfaktoren der Traumafolgestörungen. Die Ergebnisse können daher möglicherweise verzerrt sein, was u. a. durch störungsbedingte kognitive Veränderungen bewirkt sein kann.

Auch ist es meist nicht möglich, zwischen Risiko- und Schutzfaktoren zu unterscheiden bzw. deren komplexes biopsychosoziales Zusammenwirken (Überblick bei Gahleitner et al., 2013) nachzuvollziehen. Das Fehlen eines risikoerhöhenden Einflusses kann schützend sein, muss es aber nicht. Ein Beispiel hierfür ist der Einfluss sozialer Unterstützung. Negative Interaktionen scheinen viel stärker positiv mit der PTB-Symptomatik verknüpft zu sein, als unterstützende Interaktionen negativ assoziiert sind (Guay et al., 2006). Nichtsdestotrotz steht inzwischen fest, »that the empirical study of this construct needs to be approached from a multiple level of analysis perspective that includes genetic, epigenetic, developmental, demographic, cultural, economic, and social variables« (Southwick et al., 2014, S. 1).

2.1.2 Risikofaktoren der PTBS – Ergebnisse aus Metaanalysen

Wichtige Metaanalysen gab es bereits in den 2000er Jahren (Brewin et al., 2000; Ozer et al., 2003); dazu kommen neuere, die sich aber methodisch einschränkten (z. B. auf Vorhersage des vollen Diagnosestatus: Tortella-Feliu et al., 2019). Brewin et al. (2000) untersuchten 14 potentielle Risikofaktoren, zu denen mindestens vier Studien vorlagen (vgl. Tab. 1). Sämtliche Variablen zeigten einen hochsignifikanten Zusammenhang mit der PTB-Symptomatik, wenn auch meist mit kleinen Effekten. Die stärksten Assoziationen wurden festgestellt für:

- Mangel an sozialer Unterstützung,
- belastende Lebensbedingungen nach dem Trauma,
- Traumaintensität.

Tab. 1: Ergebnisse der Metaanalysen von Brewin et al. (2000) und Ozer et al. (2003) zu Risikofaktoren der PTBS

Metaanalyse von Brewin et al. (2000)				
Risikofaktor	**Anzahl Studien**	**Stichproben-größe**	**Range der Effektstärke *r***	**Gewichtetes mittleres *r***
Frühere Traumata	14	5147	-.05–.36	.12
Frühere psych. Auffälligkeiten	22	7307	.00–.29	.11
Kindesmissbrauch	9	1746	.07–.30	.14
Andere negative Kindheitserfahrungen	14	6969	.09–.60	.19
Psych. Auffälligkeiten in der Familie	11	4792	.07–.28	.13
Traumaintensität	49	13653	-.14–.76	.23
Mangel an sozialer Unterstützung	11	3276	-.02–.54	.40
Lebensbelastung	8	2804	.26–.54	.32
Weibliches Geschlecht	25	11261	-.04–.31	.13
Geringes Alter	29	7207	-.38–.28	.06
Niedriger sozioökonom. Status	18	5957	.01–.38	.14
Geringe Bildung	29	11047	-.11–.37	.10
Geringe Intelligenz	6	1149	.08–.38	.18
Ethnische Minderheit	22	8165	-.27–.39	.05
Metaanalyse von Ozer et al. (2003)				
Risikofaktor	**Anzahl Studien**	**Stichproben-größe**	**Range der Effektstärke *r***	**Gewichtetes mittleres *r***
Frühere Traumata	23	5308	.00–.46	.17
Frühere Anpassungsleistung	23	6797	-.13–.47	.17
Psych. Auffälligkeiten in der Familie	9	667	-.06–.43	.17
Wahrgenommene Lebensbedrohung	12	3524	.13–.49	.26
Peritraumatische Emotionen	5	1755	.15–.55	.26
Peritraumatische Dissoziation	16	3534	.14–.94	.35
Wahrgenommene Unterstützung	11	3537	-.57–.07	-.28

Für einige Faktoren variierten die Effektstärken stark zwischen den Studien, wobei die vergleichsweise geringen Effektstärken für frühere psychische Auffälligkeiten, Missbrauch in der Kindheit und familiäre Vorbelastung durch psychische Störungen am homogensten waren. Sehr starke Variabilität zeigte sich zwischen Studien mit Stichproben aus dem Militär im Vergleich zu Stichproben nach zivilen Traumata.

Die zweite Metaanalyse (Ozer et al., 2003) betrachtet sieben verschiedene Risikofaktoren der PTBS. Auf die Untersuchung demografischer Merkmale wurde verzichtet. Auch bei dieser Metaanalyse zeigten sich für alle betrachteten Faktoren signifikante Assoziationen mit der PTB-Symptomatik, am stärksten ausgeprägt für peritraumatische Dissoziation, gefolgt von wahrgenommener Unterstützung. Prätraumatische Faktoren zeigten geringere Effektstärken, die jedoch weniger stark zwischen den Studien variierten. Auch diese Metaanalyse stellte gewisse Unterschiede der Zusammenhangsstärken in Abhängigkeit vom Untersuchungsdesign fest.

In einer systematischen Überblicksstudie von Steinert, Hofmann, Leichsenring und Kruse (Steinert et al., 2015) wurden die Risikofaktoren für den Verlauf untersucht. Am häufigsten bestätigten sich soziale Faktoren (acht Studien) sowie komorbide psychische Störungen bzw. eine psychiatrische Vorgeschichte (sechs Studien).

Für das PTBS-Kernsymptom der Intrusionen zu allen Arten schwer belastender Lebensereignisse wurde ein umfassender systematischer Überblick von 106 Studien erstellt (Marks et al., 2018). Dieser fand für die sog. Prä-event-Faktoren wie kognitiv-emotionalen Grundeinstellungen (engl.: *appraisals*) kleine bis mittlere statistische Effekte. Für Peri-event-Faktoren wie die frühere Dissoziationsneigung wurden keine oder sehr kleine Effekte gefunden, für Post-event-Faktoren wie eine katastrophisierende Interpretation des traumatischen Erlebnisses mittlere bis hohe Effekte.

Beide Metaanalysen (von Marks et al. sowie Steinert et al.) heben damit hervor, dass posttraumatischen Faktoren möglicherweise die bedeutsameren Risikofaktoren sind als prä- und peritraumatische Faktoren. Wenn, wie bei Tortella-Feliu et al. (2019), nur Studien mit der PTBS-Volldiagnose untersucht werden, sind allerdings die prätraumatischen Faktoren die wichtigsten, insbesondere die psychischen Vorerkrankungen. Im Folgenden werden diese Befunde sowie weitere als evident erscheinende Faktoren in ein multifaktorielles Rahmenmodell der PTBS integriert.

2.2 Multifaktorielles Rahmenmodell der PTBS

Abbildung 1 teilt die beschriebenen und weitere Risiko- bzw. Schutzfaktoren der PTBS entsprechend dem Zeitpunkt ihres Auftretens in prä-, peri- und posttraumatische Faktoren ein (Maercker, 2019). Die beiden im Modell dargestellten Ebenen der individuell-biografischen sowie der soziokulturellen Faktoren bzw. Kontexte haben sich als weitere fruchtbare Unterscheidung in der Betrachtung des biopsychosozialen Zusammenwirkens herausgestellt. Beispielsweise variiert schon die Häufigkeit des Auftretens traumatischer Erlebnisse in Abhängigkeit vom jeweiligen Kulturraum, und individuelle Verarbeitungsstile werden durch den jeweiligen soziokulturellen Kontext mitbestimmt.

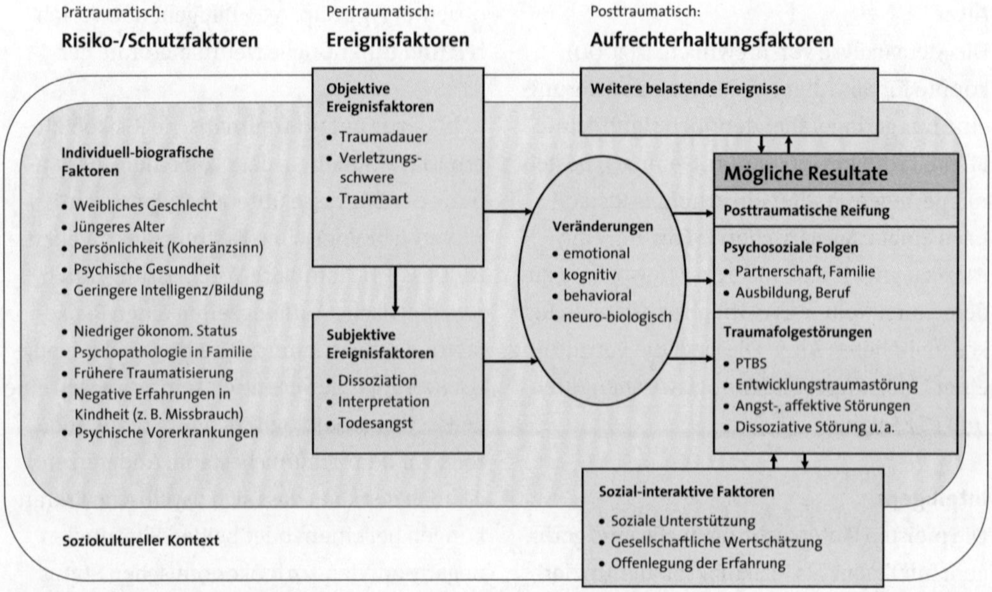

Abb. 1: Rahmenmodell zu Risiko- und Schutzfaktoren der PTBS (Maercker, 2019)

2.2.1 Prätraumatische Faktoren

Weibliches Geschlecht

Aus epidemiologischen Studien ist bekannt, dass Frauen im Vergleich zu Männern etwa doppelt so häufig eine PTBS entwickeln (vgl. Metaanalyse von Tolin & Foa, 2006). Verschiedene Erklärungen für diesen ausgeprägten Geschlechtereffekt werden diskutiert, möglich ist etwa eine Konfundierung mit der Traumaexposition, denn die Wahrscheinlichkeiten für verschiedene Traumata variieren stark – Frauen sind zwar insgesamt seltener traumatischen Erfahrungen ausgesetzt, dafür aber vermehrt den stark pathogenen Traumaarten wie sexuellem Missbrauch und Vergewaltigung. Darüber hinaus bleibt das Risiko, PTBS-Symptome zu entwickeln, für Frauen selbst nach Kontrolle der Traumaart doppelt so hoch, und diese sind stärker ausgeprägt und bleiben länger bestehen. Als weitere mögliche Erklärungen kommen geringeres Alter bei der Traumatisierung, stärkere Wahrnehmung von Bedrohung und Kontrollverlust, stärkere peritraumatische Dissoziation, mangelhafte soziale Unterstützungsressourcen, verstärkter Missbrauch von Alkohol als Bewältigungsstrategie, geschlechtsspezifische akute psychobiologische Reaktion in Frage (Gahleitner, 2022). Zudem muss berücksichtigt werden, dass Traumaphänomene »vergeschlechtlicht« wahrgenommen werden (Bange, 2000). Einige neuere Studien mit Kriegsveteranen legen die Vermutung nahe, dass sich bei sehr extremen Traumatisierungen kaum noch ein Geschlechtereffekt zeigt (Nemeroff et al., 2006). In qualitativen Prozessstudien zeigt sich überdies, dass es zu verschiedenen Zeiten im Bewältigungsverlauf traumatischer Belastungen zu großen Unterschieden, aber auch Gemeinsamkeiten zwischen den Geschlechtern kommen kann, die sich in querschnittlichen Untersuchungen nicht auffinden lassen (Gahleitner, 2005; Kimerling et al., 2002).

Alter

Die Metaanalyse von Brewin et al. (2000) konnte für das Alter bei der Traumatisierung eine nur geringe, aber dennoch signifikante Effektstärke von .06 finden. Demnach besteht mit geringerem Alter ein erhöhtes Risiko, nach einer traumatischen Erfahrung eine PTBS zu entwickeln. Maercker (1999) fand zudem einen weiteren Anstieg des relativen Risikos im höheren Alter. Dies legt die Vermutung einer U-förmigen Beziehung zwischen Alter und PTBS nahe.

Intelligenz

Die meisten Untersuchungen, die eine geringere Intelligenz als Risikofaktor identifizierten, stammen aus Militärstichproben, bei denen vor Kriegseinsätzen und damit vor potentiell traumatischen Erfahrungen zu Rekrutierungszwecken Testungen durchgeführt wurden. Neuerdings bemühen sich Kognitionsforscher, genauer zu spezifizieren, welche Aspekte der Intelligenz zu einer erhöhten Vulnerabilität führen. Dabei wird verstärkt der Kapazität des Arbeitsgedächtnisses eine große Rolle zugeschrieben, meist operationalisiert als die Fähigkeit, Aufmerksamkeit zwischen verschiedenen Aufgaben zu verteilen sowie »hin- und herpendeln« zu lassen und dabei ungewollte Inhalte zu unterdrücken.

Frühere Psychopathologie und Traumatisierungen

Eine Vorgeschichte mit Traumaerfahrung oder chronischem Stress gilt als unspezifischer Risikofaktor für affektive und Angststörungen im Allgemeinen. Insbesondere wenn derartige Erfahrungen in frühen Lebensjahren stattfanden, werden vulnerabilisierende Auffälligkeiten in den für die Stressbewältigung relevanten neurobiologischen Systemen beobachtet (vgl. Kap. A5: »Bildgebende Verfahren und funktionelle Neuroanatomie der PTBS«).

In Bezug auf prätraumatische Risikofaktoren ist festzuhalten, dass von einer Überlappung der Einflüsse untereinander und mit weiteren biologischen Faktoren auszugehen ist. Dass eine familiäre Vorbelastung durch psychiatrische Auffälligkeiten einen Risikofaktor darstellt, kann z. B. teilweise über genetische Vorgänge vermittelt sein, etwa weil eine gewisse neurobiologische Vulnerabilität bereits vor dem Trauma bestand. Andererseits ist auch denkbar, dass sich psychische Erkrankungen bei einem oder beiden Elternteilen negativ auf den sozioökonomischen Status und erreichbaren Bildungsstand und die psychosoziale Entwicklung auswirken sowie einen Risikofaktor für aversive Erfahrungen in der Kindheit darstellen (Mattejat & Remschmidt, 2008; Ravens-Sieberer et al., 2007).

Chancenstruktur und soziokulturelle Einflüsse

Die Bedingungen des Aufwachsens haben sich verändert. Die Anforderungen und Erwartungen an Kinder und Jugendliche bei gleichzeitiger Enttraditionalisierung, Säkularisierung und Leistungsverdichtung (Beck, 2020) bergen eine Reihe von Risiken und einen zunehmenden Verlust kultureller Einbettung und sozialer Einbindung (Keupp, 2012). Wer mit einer guten Ressourcenausstattung die rasant wechselnden Lebensumstände und Lebenskonstellationen beim Aufwachsen flexibel nutzen kann, sieht sich einem attraktiven Angebot an Lebensgestaltungsmöglichkeiten gegenüber. »Über Bewältigungskapital zu verfügen bedeutet, Ressourcen zu identifizieren, zu nutzen und über sie zu reflektieren, um eigene Ziele zu erreichen, das eigene Potential von Problemen und Krisen weiter zu entwickeln und am gesellschaftlichen Leben teilzunehmen« (Fingerle, 2011, S. 213; vgl. auch Rönnau-Böse & Fröhlich-Gildhoff, 2020).

In der Gruppe benachteiligter Kinder und Jugendlicher jedoch verdichten sich multiple sozioökonomische Problemlagen, die Akkumulation biologischer und sozialer Risikofaktoren und ein Mangel an Ressourcen und Bewältigungsmöglichkeiten zu einem hochgradigen Entwicklungsrisiko. »Die Wahrscheinlichkeit, psychische Auffälligkeiten zu entwickeln, wird [...] in hohem Maße vom Sozialstatus und der Kumulation biologischer und sozialer Risikofaktoren moduliert« (Beck, 2012, S. 115). Das Ergebnis ist eingebettet in umfassende nationale und weltweite Studien (u. a. Mielck, 2011; Wilkinson & Pickett, 2016). Der Kinder- und Jugendgesundheitssurvey KiGGS (Ravens-Sieberer et al., 2007) spricht in diesem Kontext von der sog. »neuen Morbidität«. Der Zusammenhang gilt auch umgekehrt, bekannt geworden durch die ACE-Studie: Kinder, die ein frühes Trauma erlitten haben, geraten ungleich häufiger in Armut, Arbeitslosigkeit, Mittellosigkeit, Krankheitsrisiken, Wohnungslosigkeit – bzw. haben eine unzureichende oder unsichere Unterkunft – und soziale Gefährdung (Felitti, 2002; Bellis et al., 2014).

Schutzfaktoren

Egle und Hardt (2005) stellen eine Übersicht zu individuell-biografischen Schutzfaktoren zusammen: Sind die psychische und körperliche Gesundheit allgemein gut, die Stresstoleranz groß und bestehen adäquate Kontrollüberzeugungen und Selbstwirksamkeitserwartung, die garantieren, dass in Extremsituationen die Handlungsfähigkeit bewahrt bleibt, so erhöht sich die Wahrscheinlichkeit, dass eine potentiell traumatisierende Erfahrung ohne fortbestehende Symptome verarbeitet werden kann. Dies gilt ebenso bei geringer psychosozialer Gesamtbelastung und dem Bestehen positiver sozialer Kontakte, im Sinne einer dauerhaften Verfügbarkeit von verlässlichen Bezugspersonen, familiärer Stabilität und sicherem Bindungsverhalten.

Bei berufsbedingt vorhersehbarer, wiederholter Exposition mit Extremsituationen, wie u. a. bei Rettungskräften, Feuerwehr und militärischem Personal, sind umfangreiche Berufserfahrung und Wissen in Bezug auf potentiell traumatische Situationen und mögliche Belastungsreaktionen von protektivem Wert.

Kohärenzgefühl

In den 1980er Jahren wurde neu das Konstrukt des Kohärenzsinns als Persönlichkeitsmerkmal beschrieben, das die Fähigkeit umfasst, belastende Ereignisse geistig einzuordnen, zu verstehen und als sinnhaft zu bewerten (Antonovsky, 1987). Personen, die im Laufe ihrer Entwicklung einen ausgeprägten Kohärenzsinn ausbilden konnten, nehmen Situationen prinzipiell als handhabbar wahr und fühlen sich den jeweiligen Anforderungen gewachsen. Obwohl das Konzept theoretisch sehr sinnvoll erscheint und sich in autobiografischen Berichten von Traumaüberlebenden Hinweise auf derartige Persönlichkeitszüge finden, erwies sich der Fragebogen zur Erfassung des Kohärenzsinns als relativ unvalide. Ein revidierter Fragebogen wurde von Bachem und Maercker (2018) vorgelegt und zeigt bessere psychometrische Eigenschaften.

2.2.2 Peritraumatische Faktoren

Während des Traumas auftretende Einflussfaktoren kann man in objektive und subjektive Ereignismerkmale einteilen. Ein sogenannter *Dosiseffekt* in Bezug auf Charakteristika des traumatischen Ereignisses wurde in vielen Studien bestätigt (Brewin et al., 2000). Demnach sind wiederholte und längerdauernde Ereignisse, Unfälle, die mit erheblichen physischen Verletzungen einhergehen, und Situationen, die von Menschen verursacht wurden und eine absichtliche Schädigung beinhalten, pathogener als einmalige, zufällige und weniger bedrohliche Ereignisse.

Subjektive Ereignismerkmale

Bei den Traumadefinitionen der neueren Diagnosemanuale (DSM-5 und ICD-11) wurde die vormals notwendige subjektive Komponente (z. B. das Erleben intensiver Furcht, Hilflosigkeit und/oder Schrecken, DSM-IV) weggelassen, da eine wesentliche Gruppe von Betroffenen mit PTBS nach einer Traumaexposition keine solchen Emotionen zeigte. Spezifischere subjektive Ereignismerkmale wie während des Traumas erlebte Todesangst, mentale Selbstaufgabe und intensive Schuld- und Schamgefühle sind sehr wohl mit einer späteren PTB-Symptomatik assoziiert. Auch die subjektive Interpretation des Ereignisses und die zugeschriebene Bedeutung für das folgende Leben sowie dysfunktionale Gedanken bezüglich initialer Reaktionen auf das Ereignis können als subjektive Charakteristika des Traumas verstanden werden.

Dissoziation

Dissoziatives Erleben ist durch Derealisation und/oder Depersonalisation gekennzeichnet. Einige Personen fühlen sich während eines traumatischen Ereignisses als Beobachter des Geschehens, als steckten sie nicht mehr im eigenen Körper oder wären betäubt. Häufig wird ein derartiges Erleben als Verteidigungsreaktion zur Abwehr der überwältigenden Belastung einer Situation beschrieben. Die längerfristige Adaptivität von peritraumatischer Dissoziation wird dagegen angezweifelt, denn in vielen Studien zeigte sich ein positiver Zusammenhang mit einer späteren PTB-Symptomatik (z. B. Breh & Seidler, 2007). Einen ausführlichen Überblick zum Zusammenhang zwischen PTBS und dissoziativen Phänomenen gibt das Kapitel zur komplexen Posttraumatischen Belastungsstörung (siehe Kap. C2).

2.2.3 Posttraumatische Faktoren

Nach der Exposition gegenüber einem potentiell traumatisierenden Ereignis treten bei den meisten Personen anfänglich akute Belastungsreaktionen auf (siehe Kap. C1: »Die Posttraumatische Belastungsstörung«). Im günstigen Fall kommt es nachfolgend zu einer Wiederherstellung der prätraumatischen Gesundheit und zur Integration des Erlebten oder es entwickelt sich eine manifeste posttraumatische Belastungsreaktion. Posttraumatische Faktoren, die zur Gesundung oder aber zur Manifestation beitragen, werden allgemein auch als *Aufrechterhaltungsfaktoren* bezeichnet. Zum einen sind das Lebensereignisse, die eine zusätzliche Belastung für den Traumaüberlebenden bedeuten.

Beispielsweise kann eine während des Traumas erworbene körperliche Behinderung dauerhaft zu Schwierigkeiten bei der Wahrnehmung beruflicher und familiärer Rollenfunktionen führen. Eventuell darauf folgende Probleme am Arbeitsplatz und zu Hause werden zu chronischen Stressoren und behindern den Erholungsprozess oder verstärken die Belastungssymptomatik zusätzlich. Sichtbar wird dabei immer wieder: »In order to develop effective interventions to enhance resilience, it is critical to understand that humans are embedded in families, families in organizations and communities, and communities in societies and cultures« (Southwick et al., 2014, S. 12). Luthar (2006, S. 780) folgert daraus: »Resilience rest fundamentally on relationship«. Fröhlich-Gildhoff und Rönnau-Böse (2017) sprechen von »kompensatorischen Beziehungen« (S. 64; vgl. auch bereits Keilson, 2005 [1979]; vgl. auch Kap. F3: »Beziehungs- und Milieuarbeit in Traumapädagogik, Traumaberatung und Traumatherapie«).

Ein Fehlen der wahrgenommenen sozialen Unterstützung erwies sich auch in den beiden Metaanalysen als einer der wichtigsten Aufrechterhaltungsfaktoren posttraumatischer Belastungssymptomatik. Bei der metaanalytischen Auswertung von Ozer und Kollegen (2003) wurde deutlich, dass sich dieser Zusammenhang mit zunehmender Zeit nach dem Trauma verändert. Das belegen auch neuere Längsschnittuntersuchungen, die zeigten, dass eine kurze Zeit nach dem Trauma wahrgenommene Unterstützung aus dem Umfeld protektiv gegenüber einer PTBS wirkt, während zu einem späteren Zeitpunkt eine chronifizierte Symptomatik zu einem Mangel an (wahrgenommener) sozialer Unterstützung führen kann (z. B. Kaniasty & Norris, 2008).

Das sozio-interpersonelle Model der PTBS von Maercker und Horn (siehe ausführlich Kap. A1: »Psychologische Theorien zum Verständnis der Posttraumatischen Belastungsstörung«) stellt eine Reihe von zwischenmenschlichen und gesellschaftlichen Faktoren heraus, die ebenfalls zur Aufrechterhaltung der Symptomatik beitragen. In mehreren Studien konnte gezeigt werden, dass Personen, die sich nach einem traumatischen Ereignis weniger wertgeschätzt und anerkannt sowie von Familie, Freunden und dem weiteren sozialen Umfeld unverstanden fühlten, Schwierigkeiten mit der Bewältigung des Erlebten hatten. Ebenso hing der Erholungsprozess von der Art und Weise, über das Trauma zu sprechen, ab. Im Vergleich zum breiten Konzept der wahrgenommenen sozialen Unterstützung ermöglichen diese Konzepte – soziale Anerkennung als Traumaopfer und Offenlegen des Traumas – detailliertere Einblicke in zwischenmenschliche Prozesse, die sich nach dem Trauma vollziehen (siehe auch Kap. A8: »Sozialwissenschaftliche Perspektiven auf traumatische Belastungen«; ebenso Kap. E1: »Aufarbeitung des sexuellen Kindesmissbrauchs als gesellschaftliche Aufgabe«).

Der kulturelle Kontext und die sich aus ihm ergebenden Risikofaktoren wurden seit 2010 in steigendem Maße untersucht. Dabei wurden insbesondere die Werteorientierungen als Risiko- und Schutzfaktoren in mehreren Ländern und verschiedenen Betroffenengruppen (z. B. Soldaten im Auslandseinsatz) studiert. Aus der Menge vieler Einzelbefunde zeichnete sich ab, dass eine hohe Ausprägung in den Wertegruppen *Traditionalismus* und *Self-Enhancement* wie (indirekte) Risikofaktoren für PTBS wirkt und auf der anderen Seite die Wertegruppen *Offenheit für Wandel* und *Selbstüberwindung* als Schutzfaktoren wirken; allerdings können längerfristige Traumatisierungen dazu führen, dass die erstgenannten Wertegruppen auf Kosten der zweitgenannten ansteigen (Heim et al., 2017, Zimmermann et al., 2015).

2.3 Komplexe PTBS

Für die kPTBS gibt es noch keine zusammenfassende Metaanalyse. Einzelstudien zeigen – wenn man sie in das Rahmenmodell (Abb. 1) einordnet – folgendes Bild: Jüngeres Alter bei Traumabeginn ist ein Risiko (Guzman-Torres et al., 2023; Hyland et al., 2017). Bei den objektiven Ereignisfaktoren kommt die Bekanntschaft mit dem Täter hinzu (Dorr et al., 2018, Gutzmann-Torres et al, 2023, Hyland et al., 2020); bei den subjektiven ist die Dissoziation besonders wirkmächtig, wie Fung et al. (2022) anhand einer Zusammenfassung von 24 Studien nachwiesen. Zwischen die Ereignis- und spätere Aufrechterhaltungsfaktoren sollten, wie Maercker et al. (2022) argumentierten, entwicklungspsychologische Risikofaktoren wie Bindungsstile eingefügt werden. Hier ist insbesondere eine ängstliche Bindung ein kPTBS-Risikofaktor (Karatzias et al., 2018, Maercker et al., 2022). Bei den posttraumatischen Faktoren fanden sich neben geringer sozialer Unterstützung auch bemerkenswerte Einzelfaktoren wie ein chronischer Schlafmangel, zu hoher arbeitsbezogener Stress und »Leidensausdrucks-Unterdrückung« (d. h. nicht weinen oder ein neutrales Gesicht zeigen) (Karatzias et al., 2018, Steel et al., 2021). Als Schutzfaktoren erwiesen sich »wohltuende Kindheitserlebnisse« (z. B. mindestens eine freundliche Erziehungsperson, gute häusliche Routinen, persönliche Religiosität oder Spiritualität) (Karatzias et al., 2020) (siehe Kap. A1: »Psychologische Theorien zum Verständnis der Posttraumatischen Belastungsstörung«).

2.4 Posttraumatische Reifung

Berichte von Überlebenden extremer Traumatisierung dokumentieren häufig neben negativen Auswirkungen auch subjektiv erlebte Wachstumsprozesse in Bezug auf eine neue Sinnfindung, Identitätsentwicklung oder gar das Erlangen von »Weisheit«. Das Konzept der posttraumatischen Reifung hat im Gegensatz zum Resilienzbegriff einen direkten Traumabezug; es wurde durch die klinische Beobachtung geprägt, dass manche Betroffene nach einer traumatischen Erfahrung von einer positiven Transformation berichten, im Sinne einer Umdeutung des Erlebten sowie der Folgen und von darüber hinausgehenden psychischen Reifungsprozessen. Beiden Konzepten ist gemeinsam, dass im Zusammenhang mit Gesundheitsrisiken eine kompetenz- und ressourcenfokussierende Haltung eingenommen wird.

In der Konzeptualisierung von Tedeschi und Calhoun, die den Begriff in die Psychotraumatologie einführten, wird die posttraumatische Reifung nicht als Epiphänomen, sondern als Resultat der Auseinandersetzung mit der traumatischen Erfahrung beschrieben (z. B. Calhoun & Tedeschi, 2006). Dieser Prozess geht über die Wiederherstellung des prätraumatischen Funktionsniveaus hinaus, denn die subjektiv erlebte Reifung des Traumaüberlebenden beinhaltet eine neue positive Selbst- und Weltsicht sowie ein Wachstum in verschiedenen Lebensbereichen:

- Intensivierung der Wertschätzung des Lebens,
- Intensivierung persönlicher Beziehungen,
- Bewusstwerden der eigenen Stärken,
- Entdecken neuer Möglichkeiten,
- Intensivierung eines spirituellen Bewusstseins.

Diese Mehrdimensionalität bedingt auch die Sichtweise, dass zwischen einer Krisenfokussierung einerseits und einer Wachstumsorientierung andererseits nicht polarisiert werden sollte, vielmehr handelt es sich bei den psychopathologischen Folgen traumatischer Erfahrungen einerseits und der posttraumatischen Reifung andererseits um unabhängige Dimensionen, die nicht linear aufeinander bezogen werden können. Entwickelt ein Traumaüberlebender keine Traumafolgestörung, so bedeutet das nicht, dass sich subjektiv ein Gefühl der Reifung eingestellt haben muss. Polarisiert werden sollte hier auch deshalb nicht, weil Begrifflichkeiten wie posttraumatische Reifung sonst in der Gefahr sind, als Bumerang missbraucht zu werden. »Fehlende« Resilienz oder nicht sichtbares posttraumatisches Wachstum ist jedoch nicht als Defizit zu verstehen, wie das Konzept zuweilen missverstanden wird, sondern unterliegt dem Einfluss zahlreicher äußerer Bedingungen im gesamten Lebensverlauf (Gabriel, 2005; Opp & Fingerle, 2007), die sich in der Regel unserer vollständigen Einschätzung entziehen.

Zwar beschreiben die meisten Autoren die posttraumatische Reifung als adaptiven Prozess, im Sinne einer gelungenen Anpassung an das Erlebte und dessen Integration, eindeutige empirische Belege für einen positiven Zusammenhang mit der psychischen Gesundheit stehen jedoch noch aus. Zoellner und Maercker (2006) leiten aus der Forschungsliteratur ab, dass lediglich die wenigen bisher vorliegenden Längsschnittstudien Hinweise auf einen längerfristigen positiven Gesundheitseffekt einer subjektiv erlebten posttraumatischen Reifung geben, während eine Vielzahl an querschnittlichen Untersuchungen keine Zusammenhänge mit der PTB-Symptomatik und Gesundheitsmaßen aufzeigen. Zur Erklärung dieser heterogenen Befundlage und klinischer Erfahrungen schlugen die Autoren ein Zweikomponentenmodell vor, das *Januskopfmodell posttraumatischer Reifung*. Danach haben Aussagen zum subjektiven Wachstum nach einer Traumatisierung zwei Seiten, die unter Berücksichtigung zeitlicher Aspekte beide adaptiv sein können:

- positive psychische Anpassung im Sinne des ursprünglichen Konzepts posttraumatischer Reifung,
- illusorische Komponente, bei der sich eine posttraumatische Reifung als Wunschdenken zur Selbsttäuschung oder -beruhigung ausdrückt (»Es muss doch für etwas gut gewesen sein«).

Die zweite Komponente scheint als palliative Bewältigungsstrategie unmittelbar nach dem traumatischen Ereignis hilfreich zu sein, um extreme emotionale Reaktionen zu ertragen, jedoch längerfristig als Form kognitiver Vermeidung die Auseinandersetzung mit dem Erlebten zu behindern. Zoellner und Maercker (2006) schlussfolgern, dass das Konstrukt zum jetzigen Zeitpunkt theoretisch nur unzureichend differenziert beschrieben ist und dass weitere Langzeitstudien notwendig sind, bei denen Wachstumsprozesse auch multimethodal erfasst werden, um die Funktionalität subjektiver posttraumatischer Reifung abschließend beurteilen zu können. Trotz dieser konzeptuellen Schwierigkeiten sollte in der klinischen Praxis eine offene und achtsame Haltung gegenüber möglichen Wachstumsprozessen eingenommen werden, ohne diese Prozesse zu forcieren.

Neue Forschung hat zudem gezeigt, dass die individuelle posttraumatische Reifung eher ein Phänomen westlicher Gesellschaften mit stark individualisierten Lebensformen zu sein scheint. Im Gegensatz dazu ist in anderen Regionen der Welt eher die Gemeinschaft im Blick und nicht das Einzelindividuum, wenn es um das Wahrnehmen und Berichten möglicher positiver Veränderungen nach einer Traumatisierung geht. Meili und Maercker (2019) zeigen, dass es nicht nur eine sehr große Anzahl von metaphorischen Ausdrücken gibt, die wie »Reifung« und »Wachstum« individuelle Phänomene beschreiben, sondern auch Metaphern, die das Familien- und das Gruppenwohl zum Inhalt haben (z. B. sich wiederaufrichtende Bambus-Haine).

2.5 Ausblick

In den vergangenen Jahrzehnten haben zahlreiche Studien dazu beigetragen, Faktoren zu identifizieren, die das Risiko für eine PTBS nach einer Traumatisierung beeinflussen. Die Ergebnisse fanden ihren Niederschlag in der Ätiologie und Behandlung der PTBS. Dabei liefern prä- und peritraumatische Faktoren wertvolle Hinweise darauf, welche Personen möglicherweise verstärkt betroffen sein könnten, während insbesondere posttraumatische Faktoren direkte Ansatzpunkte für unterstützende und therapeutische Maßnahmen bei einer bereits aufgetretenen Symptomatik darstellen. Viele der berichteten Befunde sind jedoch nur vorläufig und bedürfen weiterer empirischer Untermauerung, denn sie beruhen auf querschnittlichen Untersuchungen mit eng umgrenzten Traumagruppen. Weiterhin sind daher prospektive Längsschnittuntersuchungen mit möglichst vielen Überlebenden unterschiedlicher Traumata und die Anwendung fortgeschrittener wissenschaftlicher Methoden erforderlich, um das komplexe Wirkungsgefüge aus einzelnen Schutz- und Risikofaktoren zu verstehen. Die aktuell verstärkte Beachtung resilienzbasierter Forschungsansätze ist besonders im Hinblick auf den Ausbau präventiver Interventionen sehr fruchtbar.

2.6 Literatur

Antonovsky A. (1987). *Unraveling the mystery of health*. San Francisco: Jossey-Bass.

Bachem R. & Maercker A. (2018). Development and psychometric evaluation of a revised Sense of Coherence Scale. *European Journal of Psychological Assessment,* 34 (4), 206–215; doi: https://doi.org/10.1027/1015-5759/a000323.

Bange D. (2000). Sexueller Missbrauch an Jungen. Wahrnehmungstabus bei Männern in der sozialen Arbeit und in der Sozialverwaltung. In: Lenz H.-J. (Hrsg.). *Männliche Opfererfahrungen. Problemlagen und Hilfeansätze in der Männerberatung*. Weinheim: Juventa, 285–300.

Beck N. (2012). Kinder und Jugendliche in Therapeutischen Gruppen. In: Gahleitner S. B. & Homfeldt H. G. (Hrsg.). *Kinder und Jugendliche mit speziellem Versorgungsbedarf. Beispiele und Lösungswege für Kooperation der sozialen Dienste*. Weinheim: Juventa, 115–132.

Beck U. (2020). *Risikogesellschaft. Auf dem Weg in eine andere Moderne*. 24. Aufl. Frankfurt a. M.: Suhrkamp.

Bellis M. A., Lowey H., Leckenby N., Hughes K. & Harrison D. (2014). Measuring mortality and the burden of adult disease associated with adverse childhood experiences in England: A national survey. *Journal of Public Health,* 37 (3), 445–454. Im Internet: https://www.ncbi.nlm.nih.gov/pmc/articles/PMC4552010/pdf/fdu065.pdf (Zugriff: 05. 06. 2023).

Breh D. C. & Seidler G. H. (2007). Is peritraumatic dissociation a risk factor for PTSD? *Journal of Trauma & Dissociation,* 8 (1), 53–69.

Brewin C. R., Andrews B. & Valentine J. D. (2000). Meta-analysis of risk factors for posttraumatic stress disorder in trauma-exposed adults. *Journal of Consulting and Clinical Psychology,* 68 (5), 748–766.

Calhoun L. & Tedeschi R. (Hrsg.) (2006). *Handbook of posttraumatic growth: Research and practice*. New York u. a.: Erlbaum.

Dorr F., Sack M. & Bengel J. (2018). Validierung des Screenings zur komplexen Posttraumatischen Belastungsstörung (SkPTBS) – Revision. *Psychotherapie – Psychosomatik – Medizinische Psychologie*, 68 (12), 525–533.

Egle U. T. & Hardt J. (2005). Pathogene und protektive Entwicklungsfaktoren für die spätere Gesundheit. In: Egle U. T., Hoffmann S. O. & Joraschky P. (Hrsg.). *Sexueller Missbrauch, Misshandlung, Vernachlässigung*. 3., vollst. aktual. u. erw. Aufl. Stuttgart: Schattauer, 20–34.

Felitti V. J. (2002). Belastungen in der Kindheit und Gesundheit im Erwachsenenalter: die Verwandlung von Gold in Blei. *Zeitschrift für Psychosomatische Medizin und Psychotherapie*, 48 (4), 359–369. Im Internet: http://www.fruehe-kindheit.net/download/Gold-zu-Blei-2002.pdf (Zugriff:29. 05. 2023).

Fingerle M. (2011). Resilienz deuten – Schlussfolgerungen für die Prävention. In: Zander M. (Hrsg.). *Handbuch Resilienzförderung*. Wiesbaden: VS, 208–218.

Fröhlich-Gildhoff K. & Rönnau-Böse M. (2017). Die Verbindung von Resilienzperspektive und (personzentrierter) Kinderpsychotherapie. *Psychotherapie Forum*, 22 (3), 63–75.

Fröhlich-Gildhoff K. & Rönnau-Böse M. (2022). Resilienz. In: Deutscher Verein für öffentliche und private Fürsorge (DV) (Hrsg.). *Fachlexikon der sozialen Arbeit*. 9., vollst. überarb. u. aktual. Aufl. Baden-Baden: Nomos, 733–734.

Fung H. W., Chien W. T., Lam S. K. K. & Ross C. A. (2022). The relationship between dissociation and complex post-traumatic stress disorder: A coping review. *Trauma, Violence, & Abuse*, 24 (5), 2966–2982; doi: doi.org/10.1177/15248380221120835.

Gabriel T. (2005). Resilienz – Kritik und Perspektiven. *Zeitschrift für Pädagogik*, 51 (2), 207–217.

Gahleitner S. B. (2005). *Sexuelle Gewalt und Geschlecht. Hilfen zur Traumabewältigung bei Frauen und Männern*. Gießen: Psychosozial-Verlag.

Gahleitner S. B. (2022). Genderaspekte in der Behandlung von Patientinnen und Patienten mit komplexen Traumafolgestörungen. In: Sack M., Sachsse U. & Schellong J. (Hrsg.). *Komplexe Traumafolgestörungen. Diagnostik und Behandlung von Folgen schwerer Gewalt und Vernachlässigung*. 2., aktual. u. erg. Aufl. Stuttgart: Schattauer, 659–674.

Gahleitner S. B., Hintenberger G. & Leitner A. (2013). Biopsychosozial – zur Aktualität des interdisziplinären Modells in Psychotherapie, Beratung und Supervision. *Resonanzen*, 1 (1), 1–14. Im Internet: https://www.resonanzen-journal.org/index.php/resonanzen/article/view/188/245 (Zugriff: 05. 06. 2023).

Guay S. P., Billette V. R. & Marchand A. (2006). Exploring the links between posttraumatic stress disorder and social support: Processes and potential research avenues. *Journal of Traumatic Stress*, 19 (3), 327–338.

Guzman Torres E., Krause-Utz A. & Sack M. (2023). Predictors of complex PTSD: The role of trauma characteristics, dissociation, and comorbid psychopathology. *Borderline Personality Disorder and Emotion Dysregulation*, 10 (1), 1–6.

Heim E., Wegmann I. & Maercker A. (2017). Cultural values and the prevalence of mental disorders in 25 countries: A secondary data analysis. *Social Science & Medicine*, 189, 96–104.

Hyland P., Murphy J., Shevlin M., Vallières F., McElroy E., Elklit, A., Christoffersen M. & Cloitre M. (2017). Variation in post-traumatic response: The role of trauma type in predicting ICD-11 PTSD and CPTSD symptoms. *Social Psychiatry and Psychiatric Epidemiology*, 52, 727–736.

Hyland P., Shevlin M., Fyvie C., Cloitre M. & Karatzias T. (2020). The relationship between ICD-11 PTSD, complex PTSD and dissociative experiences. *Journal of Trauma & Dissociation*, 21 (1), 62–72.

Kaniasty K. & Norris F. H. (2008). Longitudinal linkages between perceived social support and posttraumatic stress symptoms: Sequential roles of social causation and social selection. *Journal of Traumatic Stress*, 21 (3), 274–281.

Karatzias T., Shevlin M., Hyland P., Brewin C. R., Cloitre M., Bradley A. et al. (2018). The role of negative cognitions, emotion regulation strategies, and attachment style in complex posttraumatic stress disorder: Implications for new and existing therapies. *British Journal of Clinical Psychology*, 57 (2), 177–185.

Karatzias T., Shevlin M., Fyvie C., Grandison G., Garozi M., Latham E., Sinclair M., Ho G. W. K.,

McAnee G., Ford J. D. & Hyland P. (2020). Adverse and benevolent childhood experiences in Posttraumatic Stress Disorder (PTSD) and Complex PTSD (CPTSD): Implications for trauma-focused therapies. *European Journal of Psychotraumatology,* 11 (1), 1793599.

Keilson H. (2005). *Sequentielle Traumatisierung bei Kindern. Untersuchung zum Schicksal jüdischer Kriegswaisen.* Unveränd. Nachdr. der Erstausg. Gießen: Psychosozial-Verlag (Original 1979).

Keupp H. (2012). Alltägliche Lebensführung in der fluiden Gesellschaft. In: Gahleitner S. B. & Hahn G. (Hrsg.). *Übergänge gestalten, Lebenskrisen begleiten.* Bonn: Psychiatrie-Verlag, 34–51.

Kimerling R., Ouimette P. & Wolfe J. (Hrsg.) (2002). *Gender and PTSD.* New York: Guilford Press.

Luthar S. S. (2006). Resilience in development: A synthesis of research across five decades. In: Cicchetti D. & Cohen D. J. (Hrsg.). *Developmental psychopathology.* Bd. 3: *Risk, disorder, and adaptation.* 2., überarb. Aufl. New York: Wiley, 739–795.

Maercker A. (1999). Lifespan psychological aspects of trauma and PTSD: Symptoms and psychosocial impairments. In: Maercker A., Schützwohl M. & Solomon Z. (Hrsg.). *Posttraumatic stress disorder: A lifespan developmental perspective.* Seattle: Hogrefe & Huber, 7–42.

Maercker A. (Hrsg.) (2019). *Traumafolgestörungen.* 5. Aufl. Heidelberg: Springer.

Maercker A., Bernays F., Rohner S. L. & Thoma M. V. (2022). A cascade model of complex posttraumatic stress disorder centered on childhood trauma and maltreatment, attachment, and socio-interpersonal factors. *Journal of Traumatic Stress,* 35 (2), 446–460.

Marks E. H., Franklin A. R. & Zoellner L. A. (2018). Can't get it out of my mind: A systematic review of predictors of intrusive memories of distressing events. *Psychological Bulletin,* 144 (6), 584– 640; doi: https://doi.org/10.1037/bul0000132.

Mattejat F. & Remschmidt H. (2008). Kinder psychisch kranker Eltern. *Deutsches Ärzteblatt,* 105 (23), 413–418. Im Internet: http://www.aerzteblatt.de/pdf/105/23/m413.pdf (Zugriff: 5. 6. 2023).

Meili I. & Maercker A. (2019). Cultural perspectives on positive responses to extreme adversity: A playing field for metaphors. *Transcultural Psychiatry,* 56 (5), 1056–1075.

Mielck A. (2011). Soziale Ungleichheit und Gesundheit/Krankheit. In: Bundeszentrale für gesundheitliche Aufklärung (BZgA) (Hrsg.). *Leitbegriffe der Gesundheitsförderung und Prävention.* Köln: BZgA, 510–516.

Nemeroff C. B., Bremner J. D., Foa E. B., Mayberg H. S., North C. S. & Stein M. B. (2006). Posttraumatic stress disorder: A state-of-the-science review. *Journal of Psychiatric Research,* 40 (1), 1–21.

Opp G. & Fingerle M. (Hrsg.) (2007). *Was Kinder stärkt. Erziehung zwischen Risiko und Resilienz.* 2., völlig neu bearb. Aufl. München: Ernst Reinhardt.

Ozer E. J., Best S. R., Lipsey T. L. & Weiss D. S. (2003). Predictors of posttraumatic stress disorder and symptoms in adults: A meta-analysis. *Psychological Bulletin,* 129 (1), 52–73.

Ravens-Sieberer U., Wille N., Bettge S. & Erhart M. (2007). Psychische Gesundheit von Kindern und Jugendlichen in Deutschland. Ergebnisse aus der BELLA-Studie im Kinder- und Jugendgesundheitssurvey (KiGGS). *Bundesgesundheitsblatt – Gesundheitsforschung – Gesundheitsschutz,* 50 (5–6), 871–878.

Rönnau-Böse M. & Fröhlich-Gildhoff K. (2020). *Resilienz und Resilienzförderung über die Lebensspanne.* 2., erw. u. aktual. Aufl. Stuttgart: Kohlhammer.

Southwick S. M., Bonanno G. A., Masten A. S., Panter-Brick C. & Yehuda R. (2014). Resilience definitions, theory, and challenges: Interdisciplinary perspectives. *European Journal of Psychotraumatology,* 5 (1), 1–14. Im Internet: https://www.ncbi.nlm.nih.gov/pmc/articles/PMC4185134/pdf/EJPT-5-25338.pdf (Zugriff: 05. 06. 2023).

Steel C., Tehrani N., Lewis G., & Billings J. (2021). Risk factors for complex posttraumatic stress disorder in UK police. *Occupational Medicine,* 71 (8), 351–357.

Steinert C., Hofmann M., Leichsenring F. & Kruse J. (2015). The course of PTSD in naturalistic long-term studies: High variability of outcomes. A systematic review. *Nordic Journal of Psychiatry,* 69 (7), 483–496.

Tolin D. F. & Foa E. B. (2006). Sex differences in trauma and posttraumatic stress disorder: A quantitative review of 25 years of research. *Psychological Bulletin*, 132 (6), 959–992. Im Internet: https://www.apa.org/pubs/journals/releases/bul-1326959.pdf (Zugriff: 05.06.2023).

Tortella-Feliu M., Fullana M. A., Pérez-Vigil A., Torres X., Chamorro J., Littarelli S. A., Solanes A., Ramella-Cravaro V., Vilar A., González-Parra J. A., Reichenberg A., Mataix-Cols D., Vieta E., Fusar-Poli P., Ionnidis J. P. A., Stein M. B., Radua J. & de la Cruz, L. F. (2019). Risk factors for posttraumatic stress disorder: An umbrella review of systematic reviews and meta-analyses. *Neuroscience & Biobehavioral Reviews*, 107, 154–165.

Werner E. E. (2000). Protective factors and individual resilience. In: Shonkoff J. P. & Meisels S. J. (Hrsg.). *Handbook of early childhood intervention*. 2., überarb. Aufl. Cambridge: Cambridge University Press, 115–132.

Wilkinson R. G. & Pickett K. (2016). *Gleichheit ist Glück. Warum gerechte Gesellschaften für alle besser sind*. 5., neu ausgest. Aufl. Berlin: Tolkemitt bei Zweitausendeins (englisches Original 2009).

Zimmermann P., Firnkes S., Kowalski J., Backus J., Alliger-Horn C., Willmund G., Hellenthal A., Bauer A., Petermann F. & Maercker A. (2015). Zusammenhänge zwischen Psychischer Symptomatik und Persönlichen Werten bei Bundeswehrsoldaten nach einem Auslandseinsatz. *Psychiatrische Praxis*, 42 (8), 436–442.

Zoellner T. & Maercker A. (2006). Posttraumatic growth in clinical psychology – a critical review and introduction of a two component model. *Clinical Psychology Review*, 26 (5), 626–653.

HEIDE GLAESMER UND CARSTEN SPITZER

3. Transgenerationale Aspekte traumatischer Erfahrungen

3.1 Einleitung

Neben den Folgen, die traumatische Erfahrungen für die Betroffenen selbst haben, sind Konsequenzen für nachfolgende Generationen schon lange diskutiert und inzwischen auch wissenschaftlich untersucht worden. Ursprünglich bei den Kindern von Holocaustüberlebenden beobachtet, kann eine transgenerationelle Weitergabe auch bei Nachkommen anderer traumatisierter Gruppen, z. B. Folterüberlebenden, Opfern politischer Gewalt, Kriegsüberlebenden, Überlebenden von Genoziden, festgestellt werden. Die transgenerationale Weitergabe hat sich mittlerweile als allgemein anerkanntes Paradigma für Traumafolgen in der zweiten, dritten, und möglicherweise auch späteren Generationen als Rahmenkonzept etabliert.

Meist wird von transgenerationaler Weitergabe, Übertragung oder Transmission gesprochen, was eine einseitige Gerichtetheit impliziert. Diese unidirektionale Weitergabe erscheint für biologisch orientierte Forschungsansätze sinnvoll, ist jedoch aus der Perspektive der biografischen und familiensystemischen Forschung allenfalls bedingt tragfähig, weil hier von bidirektionalen Austauschprozessen zwischen Generationen ausgegangen werden muss. Daher wurde vorgeschlagen, von »generationsübergreifenden Traumaaspekten« zu sprechen (Kellermann, 2011).

3.2 Das integrative Modell transgenerationaler Übertragung

Mit dem integrativen Modell transgenerationaler Übertragung von Kellermann (2001a), welches aus der Forschung an Holocaustüberlebenden und für diese Forschung entwickelt wurde, lassen sich sehr unterschiedliche und zum Teil kaum aufeinander bezogene Forschungsfelder zusammenführen. Das Modell lässt sich auch auf andere Zielgruppen übertragen bzw. für diese adaptieren (z. B. für die Folgen des Zweiten Weltkrieges Glaesmer et al., 2011; für die Folgen politischer Inhaftierung Glaesmer, 2015).

In früheren Forschungsansätzen wurden noch direkte (z. B. PTBS der Mutter führt zu PTBS beim Kind) und indirekte Übertragung (z. B. PTBS der Mutter beeinträchtigt ihr Erziehungsverhalten und führt zu einer Deprivation des Kindes) unterschieden. Bei einem derartigen Vorgehen waren jedoch Ätiologie und Manifestation der Übertragung oft nicht klar zu trennen, weshalb Kellermann Inhalte

Tab. 1: Inhalte transgenerationaler Übertragung (nach Kellermann, 2001a)

Inhaltsbereich	Typische Befunde
Selbst	Beeinträchtigter Selbstwert mit persistierenden Identitätsproblemen Überidentifikation mit dem »Opferstatus« der Eltern Hohe Leistungsorientierung, um die Verluste der Eltern zu kompensieren Auftrag, Ersatz für verlorene Angehörige zu sein
Kognition	Katastrophisierende Erwartungen Sorgenvolle Beschäftigung mit dem Thema »Tod« Belastung durch holocaustassoziierte Reize
Affektivität	Vernichtungsängste und Alpträume mit Verfolgung Missstimmungen im Zusammenhang mit Gefühlen von Verlust und Trauer Ungelöste Konflikte im Zusammenhang mit Ärger und Schuld
Interpersonelle Funktionen	Übermäßige familiäre Bindung und Abhängigkeit oder übermäßige Unabhängigkeit und Schwierigkeiten, enge Bindungen einzugehen bzw. mit interpersonellen Konflikten umzugehen

(vgl. Tab 1) und Prozesse (vgl. Tab. 2) der Übertragung in seinem Modell unterscheidet und die Begriffe direkte und indirekte Übertragung verlässt (Kellermann, 2001a).

Ob und welche (spezifischen) psychopathologischen Auffälligkeiten bei den Kindern von Holocaustüberlebenden vorliegen, wird bis heute kontrovers diskutiert. Während sich in Allgemeinbevölkerungsstudien kein Unterschied zwischen den Nachkommen der Holocaustüberlebenden und Kontrollgruppen finden lässt, scheint eine Untergruppe von ca. 15 % an dem sogenannten »second-generation-syndrome« zu leiden und dafür Hilfe zu suchen (Kellermann, 2011). Zu den spezifischen psychischen Charakteristika dieses Syndroms zählen eine Prädisposition für Posttraumatische Belastungsstörungen (PTBS), Schwierigkeiten hinsichtlich Trennung-Individuation und ein widersprüchliches Zusammenspiel aus Resilienz und Vulnerabilität im Umgang mit Stress (Dashorst et al., 2019; Kellermann, 2001b). Dass ein Großteil der Kinder von Holocaustüberlebenden psychopathologisch nicht schwerer beeinträchtigt ist als die Allgemeinbevölkerung, betont die Relevanz von adaptiver Bewältigung und Resilienz (Goodman, 2013; vgl. auch Kapitel A2).

Neben den Inhalten der Übertragung beschreibt Kellermann (2001b) vier theoretische Bezugsmodelle der transgenerationalen Weitergabe und damit verbunden vier zentrale Übertragungsprozesse (Tab. 2).

Tab. 2: Theoretische Modelle der transgenerationalen Übertragung traumatischer Erfahrungen (nach Kellermann, 2011, und Glaesmer et al., 2011)

Theorie	Medium der Weitergabe	Zentraler Weitergabefaktor
Psychodynamische Theorie	das Unbewusste	Unbewusste Emotionen
Soziokulturelle Theorie	Sozialisation	Modelllernen und Erziehung
Familien-System-Theorie	Kommunikation	Enmeshment (»Verstrickung«)
Biologische Theorien	Genetische Disposition	Erbliche Vulnerabilität für PTBS

3.2.1 Psychodynamische Konzepte zur transgenerationalen Übertragung

Die vielfältigen psychodynamischen Konzepte konvergieren in der Annahme, dass traumaassoziierte, unbewusste Emotionen und nicht integrierte Selbstanteile an die nächste Generation weitergegeben werden (Kellermann, 2001a). Zentrale Mechanismen der transgenerationalen Übertragung sind die unbewusste Externalisierung und Projektion des ungelösten bzw. ungenügend verarbeiteten Traumas an die Kinder, die das »Material« in einem Prozess der projektiven Identifikation ihrerseits aufnehmen, absorbieren und sich aneignen (Kellermann, 2011). Das Kind übernimmt diese Inhalte, weil es wünscht, so zu sein wie seine Eltern, aber auch, weil es dem Wunsch der Eltern entsprechen möchte. Unbewusst passt es Motive, Verhaltensmuster und Selbstrepräsentanzen an (Bohleber, 2009). Diesem Verständnis nach dient der Prozess der projektiven Identifizierung der Reduktion negativer Affekte der Eltern. Der Elternteil übermittelt Gefühle wie Trauer, Wut oder Schuldgefühle, die er aufgrund ihres belastenden Charakters nicht bei sich behalten kann und die nicht mit anderen erwachsenen Partner:innen geteilt werden können (Kogan, 2009). Die Übermittlung dieser Affekte erfolgt im »leiblichen Handeln«. Der Elternteil gibt über Körperhaltung, Bewegung, Gestik, Mimik, Blick, Stimme, durch gewährte bzw. versagte Berührungen, aber auch gewaltsame Übergriffe traumatische Erfahrungen bzw. die damit verbundenen Emotionen weiter (Grünberg & Straub, 2001).

Andere Psychoanalytiker:innen betonen die Relevanz der traumatisch bedingten Schädigung bis zur Auflösung von Grenzen im intrapsychischen und interpersonellen Raum (Kogan, 2009; Rauwald & Quindeau, 2020). Die beschädigten Grenzen erschweren oder verhindern eine sichere Differenzierung zwischen Selbst und Objekt, zwischen Realität und Fantasie sowie zwischen Vergangenheit und Gegenwart. Die fragile Grenze zwischen Selbst und Objekt wird metaphorisch als eine Art »durchlässige Membran« verstanden: Traumatisches Material kann so ungehindert durch einen inadäquaten Reizschutz von Mutter oder Vater auf das Kind übergehen. Die unklare Grenze zwischen Fantasie und Realität lässt dieses Material auch für das Kind zur Wirklichkeit werden. Auch die durchlässigen zeitlichen Grenzen zwischen Vergangenheit und Gegenwart führen bei den Kindern dazu, dass sie in zwei Realitäten leben. Durch die Vermischung von Gestern und Heute entsteht ein Gefühl der »fragmentierten Realität« (Bohleber, 2009).

Auch die Ersatz- oder Kompensationsfunktion für verlorene Angehörige ist ein häufig diskutiertes Thema. So tragen zum Beispiel die Nachkommen die Vornamen von verstorbenen Angehörigen und sind mit unbewussten Botschaften und Aufträgen konfrontiert (Wardi, 1997). Holocaustüberlebende lassen ihren Kindern oft ein Übermaß an Fürsorge und behütender Liebe zukommen, wodurch Bindungen und Abhängigkeiten gefördert und die elterlichen Wünsche nach symbiotischer Nähe und Kontrolle befriedigt werden (Straub, 2002). Die Kinder wiederum sind bemüht, die Wunden der Eltern nicht erneut aufzureißen, und sind so mitunter übermäßig mit den elterlichen Bedürfnissen identifiziert. Ihre Autonomiewünsche werden infolgedessen von heftigen Schuldgefühlen begleitet, eine freie Identitätsentwicklung wird behindert (Bohleber, 2009). Zum Teil wurde auch eine völlige Rollenumkehr beobachtet, indem die Kinder die fürsorgerischen und protektiven Aufgaben der Eltern übernahmen (Straub, 2002).

3.2.2 Familiensystemische Übertragungsmechanismen

Das familiäre Umfeld kann entscheidend dazu beitragen, ob und wie es zu einer Weitergabe elterlicher Traumatisierungen an die Kinder kommen kann. So wurden manche Familien von Holocaustüberlebenden als geradezu abgeschottete Systeme beschrieben, in denen beide Seiten, Eltern und Kinder, unter Verleugnung eigener Wünsche und Bedürfnisse immerzu bestrebt sind, die jeweils andere Seite vor schmerzlichen Erfahrungen bzw. Erinnerungen zu bewahren (»conspiracy of silence«). Die wechselseitige Identifikation der Generationen führt dazu, dass die Eltern gewissermaßen durch die Kinder leben und diese wiederum die traumatische Vergangenheit ihrer Eltern erleben (Bar-On et al., 1998; Kellermann, 2011).

Hinsichtlich der familiären Kommunikation werden zwei prototypische Muster beschrieben: einerseits Tabuisierung (»Totschweigen«), andererseits übermäßig häufige Berichte von den traumatischen Erfahrungen und über diese, unter Umständen verbunden mit dem direkten Miterleben der posttraumatischen Psychopathologie der Eltern. Die letztere Variante scheint wirkmächtiger hinsichtlich der Weitergabe zu sein, insbesondere dann, wenn keine andere Bezugsperson als »protektiver Puffer« für das Kind verfügbar ist (Kellermann, 2011). Aber auch ein »Schweigepakt« kann in den Kindern eine Mischung aus Schuld und Wut induzieren (Bar-On et al., 1998).

Der Bindung zwischen Eltern und Kindern kommt eine wichtige vermittelnde Rolle zu. Zentraler pathogener Bindungsstil ist der desorganisierte Modus als Folge nicht überwundener Trauer und anderer traumatischer Erfahrungen (Bar-On et al., 1998). Dieser Bindungsstil führt zu ängstlichem, ängstigendem, hilflosem und inkonsistentem elterlichen Erziehungsverhalten und kann darüber auch beim Kind eine Bindungsdesorganisation hervorrufen. Alle hier erläuterten Aspekte tragen ebenfalls zu den bereits oben dargestellten Rollenverkehrungen zwischen Eltern und Kindern bei, die in dem Begriff des »enmeshment« (Verstrickung) gut auf den Punkt gebracht werden.

3.2.3 Soziokulturelle Transmissionsmodelle

Die transgenerationale Weitergabe ist nicht allein in das nähere familiäre Umfeld eingebettet, sondern in einen größeren soziokulturellen Kontext, zu dem beispielsweise die Peergroup oder andere Gemeinschaften gehören, denen sich Betroffene zugehörig fühlen. Daher beeinflusst auch die Gesellschaft mit ihren herrschenden impliziten und expliziten Normen, Wertehaltungen und Überzeugungen sowohl Inhalt als auch Modus der Weitergabe, z. B. über den politisch-gesellschaftlichen Diskurs, der die historische Wahrheit zum Thema macht oder nicht, über die Anerkennung von Verursachung und Schuld und über Fragen von Aufarbeitung und »Wiedergutmachung«, die etwa im Kontext sozialer Entschädigungsleistungen Bedeutung haben (Bohleber, 2009; Freyberger & Freyberger, 2007). So wie in Familien das Trauma entweder verschwiegen oder dysfunktional permanent wiederholt werden kann, so kann auch eine Gesellschaft in Extremvarianten damit umgehen. Dazu gehört beispielsweise die

Frage, ob überhaupt und in welchem Ausmaß Opfer von Traumatisierungen gesellschaftlich und juristisch Anerkennung finden und ob und wie sie eventuell materiell entschädigt werden.

Soziokulturelle Faktoren spielen insbesondere dann eine wichtige Rolle, wenn eine ethnische oder religiöse Gruppe als Ganzes Traumatisierungen ausgesetzt ist bzw. war. Während die Begriffe »Massen-« sowie »kollektives Trauma« betonen, dass eine größere Gruppe gemeinschaftlich traumatisiert ist, kennzeichnet gerade der sozialwissenschaftlich geprägte Terminus »historisches Trauma« die über Generationen anhaltenden Spätfolgen traumatischer Erfahrungen und schließt damit eine transgenerationale Traumaweitergabe ein (Kizilhan, 2018; Maercker, 2023). Als Beispiele seien hier der Holocaust und andere Genozide, brutale Vertreibungen oder die gewaltvolle Unterdrückung ganzer Gruppen genannt. Die traumatischen Erlebnisse hallen in der Gemeinschaft nach und wirken als kollektive Erfahrung auf die betroffene Gruppe zurück: Sie beeinflussen ihr kollektives Bewusstsein (etwa in Form des Zusammengehörigkeits- und Identitätsgefühls) und ihr kollektives Gedächtnis und verändern Narrative der Gruppe und über sie, soziale Axiome und kulturelle Praktiken. Das wiederum wirkt sich auf die individuelle Traumaverarbeitung und gegebenenfalls die transgenerationale Weitergabe aus. Die engen Verflechtungen und wechselseitigen Beeinflussungen von intrapsychisch-individuellen Faktoren, dem näheren sozialen Umfeld sowie Kultur und Gesellschaft werden in dem sozio-interpersonellen Kontextmodell anschaulich elaboriert (Maercker & Hecker, 2016; Woodhouse et al., 2018).

3.2.4 Biologische Übertragungsmechanismen

Die umfangreiche neurobiologische Forschung zu den strukturellen und funktionellen Risikofaktoren, Korrelaten und Folgen von traumatischem Stress und einer eventuell folgenden PTBS (vgl. dazu die Kapitel A4 bis A6) ist auf die nachfolgende sowie weitere Generationen ausgeweitet worden. Dabei kommen Zwillingsstudien zu dem Ergebnis, dass es möglicherweise Genotypen gibt, die das Risiko sowohl für traumatische Erfahrungen als auch für die Entwicklung einer PTBS nach einem Trauma erhöhen. Allerdings wird der Grad der Erblichkeit sehr unterschiedlich beziffert, so dass hier kein abschließendes Urteil möglich ist (Daskalakis et al., 2018). Eine möglicherweise genetisch bedingte Vulnerabilität erklärt auch nicht, ob und wie eine Traumatransmission von der Eltern- auf die Kinder- und Enkelkindergeneration biologisch funktioniert. Erste Hinweise ergaben sich daraus, dass bei nicht-traumatisierten Kindern ähnliche Auffälligkeiten in der Hypothalamus-Hypophysen-Nebennierenrinden-Achse (HHNA) zu finden sind wie bei ihren traumatisierten Eltern, konkret erniedrigte Cortisolspiegel und eine erhöhte Glucocorticoid-Rezeptorsensitivität; diese Befunde waren besonders ausgeprägt, wenn die traumatisierte Mutter an einer PTBS litt (Lehrner & Yehuda, 2018).

Diese Befunde können gut mit dem Konzept der fetalen Programmierung erklärt werden: Die Lebensbedingungen der Mutter und ihr Stoffwechsel beeinflussen das intrauterine Milieu, in dem sich der Embryo bzw. Fötus entwickelt. Bei Störungen dieses Milieus, etwa durch eine Dysregulation der HHNA auf Seiten der Mutter, passt sich der reifende Organismus daran an, was in entwicklungssensiblen Phasen zu einer »Fehlprogrammierung«

im Sinne dauerhafter struktureller und funktioneller Veränderungen führen kann. Da sich die HHNA etwa in der 22. Schwangerschaftswoche entwickelt, wirken sich traumatische Einflüsse auf die werdende Mutter besonders gravierend auf die Stressachse ihres Kindes aus (Lehrner & Yehuda, 2018).

Beispielhaft ist hier eine prospektive Studie zum Anschlag auf das World Trade Center vom 9. September 2001 zu nennen. Yehuda et al. (2005) untersuchten den Zusammenhang zwischen dem Cortisolspiegel von Müttern (die zum Zeitpunkt des Anschlages schwanger waren) und dem Cortisolspiegel ihrer Kinder. Diejenigen Mütter, die eine PTBS entwickelten, wiesen einen niedrigeren Cortisolspiegel auf als jene, die nicht an einer PTBS erkrankten. Bei den Kinder der Mütter mit PTBS war die Cortisolkonzentration im ersten Lebensjahr ebenfalls niedriger. Am deutlichsten zeigte sich dieser Zusammenhang bei den Müttern, die während des Anschlages im letzten Drittel der Schwangerschaft waren. Weil die biologische Reifung mit der Geburt nicht abgeschlossen ist, beeinflussen auch frühe postnatale Umweltfaktoren wie etwa das Bindungs- und Fürsorgeverhalten der Eltern die Entwicklung des zentralen und peripheren Nervensystems und des Immunsystems. Dies kann abermals exemplarisch an der HHNA illustriert werden, denn viele Befunde zeigen übereinstimmend, dass sich das elterliche Fürsorgeverhalten auf Cortisolspiegel und Stressphysiologie ihrer Kinder auswirkt (Voegtline et al., 2022).

Die »biologische Einbettung« von traumatischem Stress erfolgt über epigenetische Mechanismen (vgl. Kapitel A6), die auch bei der intergenerationalen Traumaübertragung eine zentrale Rolle spielen (Zhou & Ryan, 2023). In der biologischen Forschung meint »intergenerational« die Weitergabe von der traumatisierten Generation (meist mit G0 bezeichnet) zur Kindergeneration (G1); transgenerational bedeutet hingegen die Weitergabe von G0 zu G2, also von der traumatisierten zur Enkelgeneration. Der biologische Mechanismus der transgenerationalen Transmission beruht auf Veränderungen in den Geschlechts- oder Keimzellen. In diesem Fall könnte man davon sprechen, dass die Effekte der Traumatisierung im biologischen Sinn tatsächlich vererbt sind; bei der intergenerationalen Weitergabe sind diese Effekte hingegen angeboren, aber nicht vererbt. Zusammenfassend lässt sich festhalten, dass die biologischen Übertragungswege vielfältig, komplex und keineswegs abschließend erforscht sind (Lehrner & Yehuda, 2018; Zhou & Ryan, 2023).

3.3 Empirische Evidenz zur transgenerationalen Traumatransmission

Die psychotraumatologische Auseinandersetzung mit transgenerationalen Prozessen ist sehr durch Studien mit Holocaustüberlebenden und ihren Nachkommen geprägt. Sie begann nach einer langen Phase des Schweigens im Wesentlichen in den 1960er Jahren aus einem klinisch-therapeutischen Impetus heraus und möglicherweise aufgrund eigener Betroffenheit in Ländern, in denen sich viele Überlebende niedergelassen hatten und »helfende Berufe« ausübten (Held, 2014; Kellermann, 2011). Daraus ist eine Fülle klinischer, speziell psychoanalytischer Arbeiten erwachsen, die sich sehr detailliert mit Psychopathologie, Psychodynamik und Behandlungen der Betroffen beschäftigen. Die Breite und Tiefe sowie der wissenschaftliche Wert dieser Auseinandersetzung haben dabei möglicherweise zu unzulässigen Generalisierungen und einer Überbetonung der Beschädigungen der Folgegeneration(en) geführt (Held, 2014). Der israelische Psychiater Micha Neumann (1999), 1932 in Berlin geboren und als Kleinkind nach Palästina emigriert, äußerte, dass in Israel keine gesicherten Befunde dazu vorlägen, wie hoch die Zahl der Holocaustüberlebenden und ihrer Nachkommen sei, die eindeutige psychische Beeinträchtigungen aufweisen. Passend dazu finden Metaanalysen zu dieser Thematik, in die sowohl klinische als auch Allgemeinbevölkerungsstichproben eingeschlossen wurden, keine Hinweise auf stärkere psychopathologische Belastungen oder ein geringeres psychosoziales Funktionsniveau der Generation der Kinder von Holocaustüberlebenden als in Bezug auf Vergleichsgruppen ohne traumatisierte Eltern (Barel et al., 2010; van IJzendoorn et al., 2003). Auch für die Enkelgeneration belegt eine Metaanalyse keine relevanten Auffälligkeiten (Sagi-Schwartz et al., 2008). Die Kinder anderer Opfergruppen wie z. B. Kriegsveteranen oder Überlebende des Hamburger Feuersturms unterscheiden sich ebenfalls nicht systematisch von vergleichbaren Kindern ohne traumatisierte Eltern (Lamparter & Holstein, 2013).

Bedeuten diese Befunde nun, dass es keine transgenerationale Traumatransmission gibt? Um sich einer Antwort auf diese Frage zu nähern, möchten wir einige Aspekte genauer betrachten und diskutieren. Dabei besteht für uns kein Zweifel, dass die Effekte traumatischer Erfahrungen von einer Generation auf die nächste und eventuell weitere Einfluss nehmen und dass Kinder von den Menschen geprägt werden, mit denen sie aufwachsen. Der quantitative Umfang und das qualitative Ausmaß, die besonderen Risikokonstellationen, aber auch protektive Faktoren und die zugrunde liegenden Mechanismen sind jedoch keineswegs abschließend geklärt und tragen zur Komplexität der Frage bei.

Möglicherweise ist eine elterliche Traumatisierung eine notwendige, aber keine hinreichende Bedingung dafür, dass diese sich auf die Kinder auswirkt. Dafür spricht eine Vielzahl an Forschungsergebnissen, die nahelegen, dass insbesondere jene Kinder betroffen sind, deren traumatisierte Eltern eine PTBS oder andere Traumafolgestörungen entwickeln (Leen-Feldner et al., 2013). Aus der Holocaust-Forschung ist zudem bekannt, dass Kinder von Eltern, die beide Überlebende sind, wesentlich häufiger Auffälligkeiten zeigen als Kinder mit »nur« einem betroffenen Elternteil (Dashorst et al., 2019). Dieser Befund verweist darauf, dass das elterliche Erziehungsverhalten und das Familienklima eine Traumaweitergabe an die Kinder ermöglichen, aber eben auch verhindern können.

Für die Folgegeneration der Holocaustüberlebenden wird angenommen, dass eine Untergruppe von ca. 15 % an Symptomen leidet, die mit dem Trauma ihrer Eltern zusammenhängen (Kellermann, 2011). Im Umkehrschluss bedeutet dies, dass bei etwa 85 % keine klinisch relevanten Auswirkungen festzustellen sind. Bei der großen Mehrheit hat also keine transgenerationale Traumaweitergabe im Sinne negativer direkter oder indirekter Effekte stattgefunden. Hier ist also von einer erheblichen Resilienz respektive Salutogenese auszugehen, die sowohl bei der traumatisierten Generation als auch bei den Folgegenerationen bestehen kann (Kellermann, 2011; Friedberg & Malefakis, 2022). Tatsächlich scheint sich auch in der jüngeren Forschung zur transgenerationalen Traumaübertragung ein Perspektivwechsel zu vollziehen: Es stehen nun weniger die Beschädigungen der Kindergeneration im

Zentrum der Aufmerksamkeit, sondern stärker protektive Faktoren, Resilienz, adaptives Coping und posttraumatische Reifung (vgl. Kapitel A2; Ali et al., 2023). Dies gilt gleichermaßen für den Holocaust wie für andere historische Traumata (vgl. z. B. Dekel et al., 2013; Henderson et al., 2021). Gerade salutogenetische Aspekte sowie die Voraussetzungen und Mechanismen einer konstruktiven Bewältigung der elterlichen Traumatisierung spielen sowohl auf der individuellen als auch der kollektiven Ebene eine zentrale Rolle, um ihre destruktiven Auswirkungen für die Kinder und Enkel begrenzen und an ihnen wachsen zu können (vgl. z. B. Ali et al., 2023; Hirschberger, 2018; Kaufman et al., 2023).

Dass initial der klinische und Forschungsfokus zur transgenerationalen Traumaweitergabe – im Kontext des Holocaust nach einer ungebührlich langen Phase des Schweigens, die von psychoanalytischer Seite als Verleugnung gedeutet wurde (Held, 2014) – auf den Beschädigungen der Folgegeneration(en) lag, kann auch als individuelles und kollektives Gegenübertragungsphänomen verstanden werden: Sowohl die Kinder der Opfer als auch diejenigen der Täter haben das Thema aus den unterschiedlichsten intrapsychischen Motiven wie etwa Identifikation mit den Opfern und Anerkennung ihres Leids, Abgrenzung von den (meist väterlichen) Tätern oder Bewältigung von Schuldgefühlen so intensiv aufgegriffen. Zudem kann die »Annahme der Transgenerationalität« und die daraus resultierende klinisch-wissenschaftliche Perspektive auf die Prozesse auch als bewusste und akzeptierte Mitverarbeitung der Belastung durch die Kindergeneration begriffen werden (Lamparter & Holstein, 2013), also als ein konstruktiver, potentiell versöhnlicher Prozess zwischen den Generationen.

3.4 Fazit und Ausblick

Das Paradigma der transgenerationalen Traumatransmission hat sich in vielen wissenschaftlichen Disziplinen als Konzept etabliert, um die Auswirkungen traumatischer Erfahrungen einer Generation auf ihre Nachfahren zu verstehen und zu erforschen. Während initial insbesondere auf die negativen Auswirkungen für die Kinder und Enkel und die vielfältigen Mechanismen der Weitergabe fokussiert wurde, ist inzwischen evident, dass keineswegs alle traumatisierten Eltern ihre Belastungen weitergeben und bei weitem nicht alle Kinder durch und von ihren traumatisierten Eltern beschädigt sind. Damit wird der Blick auf protektive und Risikokonstellationen sowie Aspekte der Resilienz, der Bewältigung und Salutogenese sowie der posttraumatischen Reifung gelenkt, die in einem hochkomplexen und zeitlich dynamischen Wechselspiel untereinander und über die Generationen hinweg zum Tragen kommen. Auch wenn die Forschung zu diesen Aspekten noch keineswegs als fortgeschritten, geschweige denn als abgeschlossen gelten kann, so liegt hier das Potential für Prävention und Intervention, die dazu beitragen können, dass noch weniger destruktive Aspekte traumatischer Erfahrungen von einer Generation zur nächsten weitergegeben werden.

3.5 Literatur

Ali D. A., Figley C. R., Tedeschi R. G., Galarneau D. & Amara S. (2023). Shared trauma, resilience, and growth: A roadmap toward transcultural conceptualization. *Psychological Trauma: Theory, Research, Practice and Policy*, 15 (1), 45–55.

Barel E., Van IJzendoorn M. H., Sagi-Schwartz A. & Bakermans-Kranenburg M. J. (2010). Surviving the Holocaust: A meta-analysis of the long-term sequelae of a genocide. *Psychological Bulletin*, 136 (5), 677–698.

Bar-On D., Eland J., Kleber R. J., Krell R., Moore Y., Sagi A., Soriano E., Suedfeld P., van der Velden P. G. & van IJzendoorn M. H. (1998). Multigenerational perspectives and coping with Holocaust experiences: An attachment perspective for understanding the developmental sequelae of trauma across generations. *International Journal of Behavioural Development*, 22 (2), 315–338.

Bohleber W. (2009). Wege und Inhalte transgenerationaler Weitergabe. Psychoanalytische Perspektiven. In: Radebold H., Bohleber W. & Zinnecker J. (Hrsg.). *Transgenerationale Weitergabe kriegsbelasteter Kindheiten*. Weinheim: Juventa, 107–118.

Dashorst P., Mooren,T. M., Kleber R. J., de Jong P. J. & Huntjens R. J. C. (2019). Intergenerational consequences of the Holocaust on offspring mental health: A systematic review of associated factors and mechanisms. *European Journal of Psychotraumatology*, 10 (1), 1654065.

Daskalakis N. P., Rijal C. M., King C., Huckins L. M. & Ressler K. J. (2018). Recent genetics and epigenetics approaches to PTSD. *Current Psychiatry Reports*, 20 (5), 30; https://doi.org/10.1007/s11920-018-0898-7.

Dekel S., Mandl C. & Solomon Z. (2013). Is the Holocaust implicated in posttraumatic growth in second-generation Holocaust survivors? A prospective study. *Journal of Traumatic Stress*, 26 (4), 530–533.

Freyberger H. J. & Freyberger H. (2007). Zur Geschichte der Begutachtungspraxis bei Holocaust-Überlebenden. *Trauma & Gewalt*, 1, 286–292.

Friedberg A. & Malefakis D. (2022). Resilience, trauma, and coping. *Psychodynamic Psychiatry*, 50 (2), 382–409.

Glaesmer H. (2015). Transgenerationale Übertragung traumatischer Erfahrungen. Wissensstand und theoretischer Rahmen und deren Bedeutung für die Erforschung transgenerationaler Folgen politischer Inhaftierung und Verfolgung. In: Drescher A., Rüchel U. & Schöne J. (Hrsg.). *Bis ins vierte Glied. Transgenerationale Traumaweitergabe. Die Landesbeauftragte für Mecklenburg-Vorpommern für die Unterlagen des Staatssicherheitsdienstes der ehemaligen DDR*, 15–35.

Glaesmer H., Reichmann-Radulescu A., Brähler E., Kuwert P. & Muhtz C. (2011). Transgenerationale Übertragung traumatischer Erfahrungen. Wissensstand und theoretischer Rahmen und deren Bedeutung für die Erforschung transgenerationaler Folgen des Zweiten Weltkriegs in Deutschland. *Trauma & Gewalt*, 5 (4), 2–15.

Goodman R. D. (2013). The transgenerational trauma and resilience genogram. *Counselling Psychology Quarterly*, 26 (3–4), 386–405; doi: 10.1080/09515070.2013.820172.

Grünberg K. & Straub J. (2001). Die Gegenwart der Vergangenheit. In: Grünberg K. & Straub J. (Hrsg.). *Unverlierbare Zeit. Psychosoziale Spätfolgen des Nationalsozialismus bei Nachkommen und Opfern*. Tübingen: edition diskord, 7–38.

Held T. (2014). Child Survivors der Nazi-Verfolgung: Was haben wir damals verstanden und was nicht? *Psyche*, 68, 681–703.

Henderson Z. R., StephensT. N., Ortega-Williams A. & Walton Q. L. (2021). Conceptualizing healing through the African American experience of historical trauma. *The American Journal of Orthopsychiatry*, 91 (6), 763–775.

Hirschberger G. (2018). Collective trauma and the social construction of meaning. *Frontiers in Psychology*, 9, 1441.

Kaufman J., Khan,M., Shepard Payne J., Mancini J. & Summers White Y. (2023). Transgenerational inheritance and systemic racism in America. *Psychiatric Research and Clinical Practice*, 5 (2), 60–73.

Kellermann N. P. F. (2001a). Psychopathology in children of Holocaust survivors: A review of the research literature. *Israel Journal of Psychiatry*, 38 (1), 36–46.

Kellermann N. P. F. (2001b). Transmission of Holocaust trauma – an integrative view. *Psychiatry*, 64 (3), 256–267.

Kellermann N. P. F. (2011). »Geerbtes Trauma« – Die Konzeptualisierung der transgenerationellen Weitergabe von Traumata. In: *Tel Aviver Jahrbuch für deutsche Geschichte*, Bd. 39, 137–160.

Kizilhan, J. I. (2018). Überlegungen zur transgenerationalen Transmission von Traumatisierungen und Traumabehandlung. *Trauma & Gewalt*, 12, 202–212.

Kogan I. (2009). *Flucht vor dem Selbstsein*. Stuttgart: Klett-Cotta.

Lamparter U. & Holstein C. (2013). Was ist gefolgt? Erste Ergebnisse zur Transmission der Erfahrung des Hamburger Feuersturms (1943) zwischen der ersten und der zweiten Generation. In: Lamparter U., Wiegand-Grefe S. & Wierling D. (Hrsg). *Zeitzeugen des Hamburger Feuersturms 1943 und ihre Familien*. Göttingen: Vandenhoeck & Ruprecht, 274–292.

Leen-Feldner E. W., Feldner M. T., Knapp A., Bunaciu L., Blumenthal H. & Amstadter A. B. (2013). Offspring psychological and biological correlates of parental posttraumatic stress: Review of the literature and research agenda. *Clinical Psychology Review*, 33 (8), 1106–1133.

Maercker A. (2023). How to deal with the past? How collective and historical trauma psychologically reverberates in Eastern Europe. *Frontiers in Psychiatry*, 14, 1228785.

Maercker A. & Hecker T. (2016). Broadening perspectives on trauma and recovery: A socio-interpersonal view of PTSD. *European Journal of Psychotraumatology*, 7, 29303.

Neumann M. (1999). Psychische Folgen für die Kinder der Naziopfer. In: Friedmann A., Glück E. & Vyssoki D. (Hrsg.). *Überleben der Shoah – und danach*. Wien: Picus, 100–108.

Rauwald M. & Quindeau I. (2020). Mechanismen der transgenerationalen Weitergabe elterlicher Traumatisierungen. In: Rauwald M. (Hrsg.). *Verebte Wunden*. Weinheim: Beltz, 68–78.

Sagi-Schwartz A., van IJzendoorn M. H. & Bakermans-Kranenburg M. J. (2008). Does intergenerational transmission of trauma skip a generation? No meta-analytic evidence for tertiary traumatization with third generation of Holocaust survivors. *Attachment & Human Development*, 10 (2), 105–121.

Straub J. (2002). Unverlierbare Zeit, verkennendes Wort. Nach der Shoah: Sekundäre Traumatisierung der »zweiten Generation«. In: Platt K. (Hrsg.), *Reden von Gewalt*. München: Wilhelm Fink Verlag, 271–302.

Van IJzendoorn M. H., Bakermans-Kranenburg M. J. & Sagi-Schwartz A. (2003). Are children of Holocaust survivors less well-adapted? A meta-analytic investigation of secondary traumatisation. *Journal of Traumatic Stress*, 16 (5), 459–469.

Voegtline K. M., Dhaurali S., Wainger J. & Lauzon S. (2022). Ontogeny of the dyad: the relationship between maternal and offspring neuroendocrine function. *Current Psychiatry Reports*, 24 (5), 297–306.

Wardi D. (1997). *Siegel der Erinnerung. Das Trauma des Holocaust. Psychotherapie mit Kindern von Überlebenden*. Stuttgart: Klett-Cotta.

Woodhouse S., Brown R. & Ayers S. (2018). A social model of Posttraumatic Stress Disorder (PTSD): Interpersonal trauma, attachment, group identification, disclosure, social acknowledgement and negative cognitions. *Journal of Theoretical Social Psychology*, 2, 35–48.

Yehuda R. & Lehrner A (2018). Intergenerational transmission of trauma effects: Putative role of epigenetic mechanisms. *World Psychiatry*, 17 (3), 243–257.

Yehuda R., Engel S. M., Brand S. R., Seckl J., Marcus, S. M. & Berkowitz G. S. (2005). Transgenerational effects of posttraumatic stress disorder in babies of mothers exposed to the world trade center attacks during pregnancy. *Journal of Clinical Endocrinology & Metabolism*, 90 (7), 4115–4118.

Zhou A. & Ryan J. (2023). Biological embedding of early-life adversity and a scoping review of the evidence for intergenerational epigenetic transmission of stress and trauma in humans. *Genes*, 14 (8), 1639.

KATJA WINGENFELD, CARSTEN SPITZER UND MARTIN DRIESSEN

4. Psychobiologische Grundlagen

Die psychobiologische Forschung untersucht die wechselseitigen Zusammenhänge zwischen Verhalten und Erleben einerseits und biologischen Funktionen andererseits. Im Rahmen der Psychotraumatologie gilt ein Interesse der psychobiologischen Stressreaktion. Eine besondere Rolle spielen dabei die Hypothalamus-Hypophysen-Nebennierenrinden-Achse (HHNA) und das noradrenerge System. Die Stressregulationssysteme interagieren eng mit den anderen biologischen Systemen des Menschen, beispielhaft und für die PTBS relevant sind u. a. die Hypothalamus-Hypophysen-Gonaden-Achse, das Oxytocin-System und das Endocannabinoid-System.

Mit Übernahme der Diagnose »Posttraumatische Belastungsstörung« in das DSM-III zu Beginn der 1980er Jahre gewann die Erforschung biologischer Ursachen der PTBS zunehmend an Bedeutung. Epidemiologischen Studien, die zeigten, dass 1.) nur eine Minderheit von Personen nach einem Trauma eine PTBS entwickelte und dass 2.) traumatische Ereignisse allgemein häufiger auftreten als angenommen, führten zu einem Paradigmenwechsel bezüglich des konzeptuell vermuteten Zusammenhangs zwischen Traumaexposition und der Entwicklung einer PTBS. Anstelle einer »normalen« Reaktion auf ein Trauma wurde die PTBS nun als eine Störung solcher biologischen Reaktionen beschrieben, die mit Genesung und physiologischer Homöostase assoziiert sind.

Ein wichtiges Anliegen ist es, psychobiologische Veränderungen spezifischen Symptomen der PTBS, wie der erhöhten Erregbarkeit oder intrusiven Erinnerungen, zuzuordnen. Darüber hinaus stellt sich die Frage, inwieweit biologische Veränderungen Vulnerabilitätsfaktoren sind, die bereits vor einer Traumatisierung bestehen, oder eher als Folgen der Traumaexposition bzw. als Epiphänomene der PTBS verstanden werden können. Ein wichtiges Thema für die Zukunft ist es, die Ergebnisse aus der klinischen Grundlagenforschung für die Therapie nutzbar zu machen. Erste Ansätze zu »augmentierter« Psychotherapie bestehen bereits, bedürfen jedoch weiterer Untersuchung.

4.1 Veränderungen der physiologischen Stressreaktion bei einer PTBS

Grundlage für das Verständnis psychobiologischer Korrelate bei der PTBS ist die Kenntnis der physiologischen Stressreaktion. Die Aktivierung der Stresssysteme führt normalerweise zu einer adaptiven Stressreaktion auf der Verhaltens- und körperlichen Ebene, die die Überlebensfähigkeit eines Individuums steigert. Die Stressreaktion wird größtenteils durch zwei interagierende Systeme, die Hypothalamus-Hypophysen-Nebennierenrinden-Achse (HHNA) und das Locus-coeruleus/Noradrenalin-System (LC/NA-System) gesteuert. Unmittelbar nach Auftreten des Stressors wird Noradrenalin vom Locus coeruleus im Hirnstamm und Adrenalin vom Nebennierenmark in den Blutkreislauf ausgeschüttet. Einige Minuten später wird das Corticotropin-Releasing Hormon (CRH) von parvocellulären Neuronen im Nucleus paraventricularis des Hypothalamus in das Pfortadersystem freigesetzt, was im anterioren Hypophysenlappen die Ausschüttung von adrenocorticotrophem Hormon (ACTH) stimuliert. ACTH wiederum bewirkt die Ausschüttung von Glucocorticoiden, insbesondere von Cortisol, aus der Nebennierenrinde.

Die HHNA wird besonders dann aktiviert, wenn sich ein Individuum um Orientierung bemüht. Dies geschieht in neuartigen, mehrdeutigen Situationen, die als unvorhersehbar und unkontrollierbar erlebt werden. Die Aktivierung der HHNA wird durch ein negatives Feedback über die Bindung von Cortisol an Glucocorticoid-Rezeptoren in den Amygdalae, den Hippocampi, im Hypothalamus und im vorderen Hypophysenlappen reguliert, was zu einer Wiederherstellung des hormonellen Gleichgewichts führt. Eine zügige Rückkehr zum Ausgangsniveau (»Recovery«) gilt als günstig und wird als ein wichtiger Resilienzfaktor angesehen. Kommt es durch eine wie-

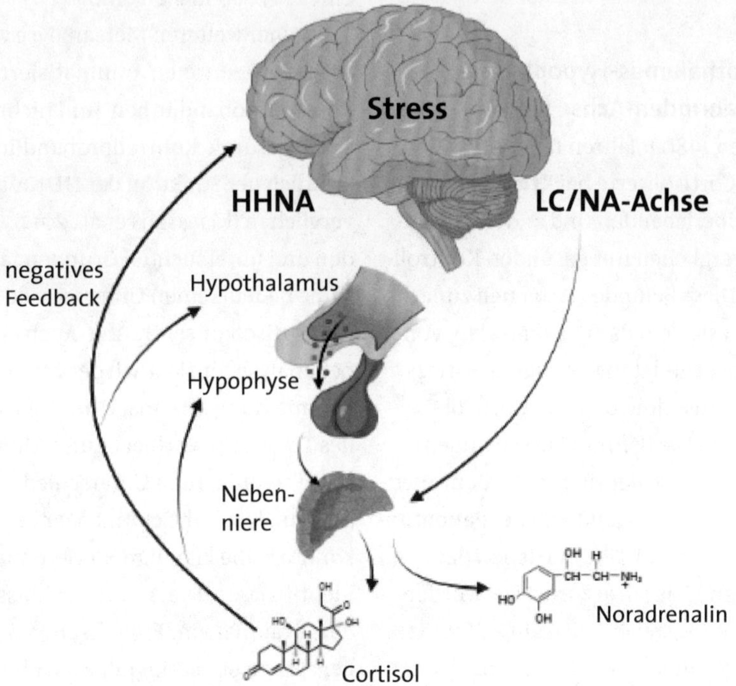

Abb. 1: Die physiologische Stressreaktion: Hypothalamus-Hypophysen Nebennierenrinden-Achse und Locus-coeruleus/Noradrenalin-System

derholte Stressexposition jedoch zu einer anhaltenden starken Aktivierung des Stresssystems, kann dies zu Veränderungen im negativen Feedback-System und in der Stresshormonkonzentration führen.

Studien zur physiologischen Stressreaktion bei einer PTBS können wie folgt unterteilt werden: 1.) Beobachtungen unter Ruhebedingung (*baseline)* mit Messung physiologischer Parameter im Blut, Urin, Speichel oder in der Cerebrospinalflüssigkeit (CSF); sowie 2.) Provokationsstudien mit Aktivierung des Stresssystems durch traumaspezifische Stimuli (z. B. Traumaskripte), nicht-traumaassoziierte Stressoren oder durch biologische Substanzen (z. B. CRH-Stimulation). Von besonderem Interesse ist auch die Fähigkeit zur Erholung des Individuums vom Stressor, endokrinologisch erfassbar z. B. über Messungen der Feedbacksensitivität der HHNA.

4.1.1 Hypothalamus-Hypophysen-Nebennierenrinden-Achse (HHNA)

Bereits in den 1980er Jahren fanden Studien verringerte Cortisolwerte bei Kriegsveteranen, Holocaust-Überlebenden und anderen Traumaopfern, verglichen mit gesunden Kontrollprobanden. Diese Befunde erschienen zunächst rätselhaft, da sie dem damals zentralen, von Hans Selye begründeten Paradigma – Stress verstärkt die Ausschüttung von Cortisol – widersprachen. Die Befundlage war zudem nicht konsistent, die deutlichste Evidenz niedrigerer Cortisolspiegel fand sich bei Patient:innen mit chronischer PTBS, bei denen das Trauma schon viele Jahre zurücklag. Mittlerweile liegt eine ausreichende Zahl an Studien vor, um die gefundenen Veränderungen der Cortisolausschüttung bei PTBS metaanalytisch betrachten zu können. Dabei fand sich zumeist ein recht heterogenes Befundbild hinsichtlich der basalen Cortisolspiegel bei Patient:innen mit einer PTBS (Meewisse et al., 2007), und Subgruppenanalysen legten nahe, dass verringerte Cortisolspiegel bei PTBS vor allem bei Frauen, nach physischem oder sexuellem Missbrauch und am Nachmittag vorliegen (Morris et al., 2012; Pan et al., 2020). In einer neueren Meta-Analyse mit über 100 Studien zeigten sich verringerte Cortisolspiegel jedoch eher am Vormittag (Schumacher et al., 2019). Darüber hinaus waren Cortisolspiegel bei Patient:innen mit einer PTBS niedriger, verglichen mit gesunden Kontrollpersonen ohne Traumatisierung, jedoch nicht im Vergleich zu traumatisierten gesunden Kontrollpersonen (Meewisse et al., 2007). Es scheint also, dass Unterschiede in der Cortisol-Konzentration eher allgemein mit einer Traumaexposition und nicht per se mit der Diagnose einer PTBS assoziiert sind.

In einer weiteren Metaanalyse wurden PTBS-Patient:innen, traumatisierte gesunde Kontrollproband:innen und nicht-traumatisierte gesunde Kontrollproband:innen hinsichtlich der Funktion der HHNA miteinander verglichen (Klaassens et al., 2012). Zwischen den drei untersuchten Gruppen fanden sich keine bedeutsamen Unterschiede in der basalen Cortisolkonzentration. Auch eine Subgruppenanalyse hinsichtlich der Methode der Cortisolmessung (Plasma, Urin, Speichel), der Art des Traumas, Geschlecht und Alter erbrachte keine signifikanten Unterschiede. Auch die Metaanalyse von Schumacher et al. (2019) konnte keine klaren moderierenden Faktoren identifizieren. Die Autoren schlussfolgern, dass Traumata im Erwachsenenalter im Gegensatz zu einer biografisch frühen Traumatisierung die basale HHNA-Funktion offenbar weniger deutlich beeinflussen. Jedoch sind auch die Ergebnisse bezüglich basaler HHNA-Veränderungen bei Menschen mit früher Traumatisierung uneinheitlich (Schar et al., 2022).

Neben basalen Messungen der HHNA-Aktivität ist die Überprüfung der Feedbacksensitivität der HHNA von großem Interesse. Studien mit niedrig dosiertem Dexamethason, einem synthetisierten Cortisolpräparat, ergaben vielfach eine verstärkte Feedbacksensitivität der Achse bei PTBS (Morris et al., 2012). So wurde diskutiert, dass Hypocortisolismus bei einer PTBS möglicherweise infolge einer verstärkten Sensitivität der HHNA für ein negatives Feedback durch Glucocorticoide auftritt. Befunde zu erhöhter Glucocorticoid-Rezeptorbindung und -funktion unterstützen die Vermutung einer sogenannten erhöhten negativen Feedback-Sensitivität der HHNA bei einer PTBS. Eine verstärkte Cortisolsuppression nach Dexamethasongabe und damit eine erhöhte HHNA-Feedback-Sensitivität fand sich jedoch auch bei im Erwachsenenalter traumatisierten Personen ohne PTBS (Klaassens et al., 2012). Eine neue Metaanalyse kommt zu dem Schluss, dass Patient:innen mit einer PTBS im Vergleich zu Kontrollgruppen zwar eine besonders ausgeprägte HHNA-Feedbacksensitivität zeigen, die Effekte jedoch eher klein und statistisch nicht signifikant sind (Schumacher et al., 2019).

Die Befunde einer verstärkten Feedbackregulation und von verringerten Cortisolspiegeln wurden häufig als Folge von oder Anpassung an eine initial erhöhte Aktivität der HHNA mit einer verstärkten hypothalamischen CRH-Aktivität interpretiert. Mit dieser Hypothese übereinstimmend wurden erhöhte CRH-Konzentrationen in der Cerebrospinalflüssigkeit von Patient:innen mit einer PTBS gemessen. CRH ist ein wichtiger zentraler Botenstoff und Veränderungen im CRH-System stehen möglicherweise im Zusammenhang mit der PTBS-Symptomatik. So weisen Tierstudien darauf hin, dass erhöhte CRH-Spiegel zu einigen Hauptsymptomen der PTBS – wie konditionierte Furchtreaktionen, erhöhte Schreckreaktion, Sensitivierung bei Stressexposition und Hyperarousal – beitragen könnten. Beim Menschen erlaubt die Gabe von exogenem CRH eine Einschätzung der Reaktivität der Hypophyse. Es konnte eine abgeschwächte ACTH-Reaktion nach einer CRH-Stimulation gefunden werden, was die Hypothese unterstützt, dass die PTBS mit einer erhöhten hypothalamischen CRH-Aktivität und einer entsprechenden (kompensatorischen) Down-Regulation von hypohysären CRH-Rezeptoren assoziiert ist. Es liegen jedoch nur sehr wenige derartige Provokationsstudien vor, so dass eine metaanalytische Betrachtung noch nicht erfolgen konnte.

Während Cortisolspiegel bei Patient:innen mit einer PTBS intensiv untersucht wurden, wurden einem weiteren Hormon der HHNA, Dehydroepiandrosteron (DHEA), welches nach Stimulation von ACTH synchron mit Cortisol von der Nebennierenrinde abgesondert wird, sowie seinem Sulfat-Derivat DHEA-S bisher vergleichsweise wenig Aufmerksamkeit geschenkt. DHEA und DHEA-S werden Anti-Glucocorticoid-Effekte zugesprochen, sie wirken so schädlichen Folgen von Stress entgegen und sind neuroprotektiv. Über die Auswirkungen von längerfristigen Veränderungen in der Konzentration und Wirkweise dieser Hormone weiß man jedoch wenig. Erste Übersichtsarbeiten bei der PTBS zeigten, dass Patient:innen mit einer PTBS, aber auch traumatisierte Personen ohne PTBS im Vergleich zu nicht-traumatisierten Kontrollpersonen höhere DHEA- und DHEA-S-Konzentrationen aufwiesen (van Zuiden et al., 2017), insbesondere am Abend (Schumacher et al., 2019).

Neben eher basalen Veränderungen der HHNA-Regulation ist auch die Reaktion auf aktuelle Stressoren für das Verständnis der PTBS wichtig. Patient:innen mit PTBS zeigen eine erhöhte Reaktivität auf trauma-assoziierte Stimuli im Vergleich zu traumatisierten Personen ohne PTBS (siehe auch Abschnitt 4.1.2). Während jedoch einige Studien eine verstärkte Cortisolreaktion fanden, gibt es auch Hinweise auf eine verminderte Ansprechbarkeit der HHNA. Interessanterweise wurde eine verringerte Cortisolantwort auf einen psychosozialen Laborstressor (ohne Traumabezug) mehrfach gefunden, so auch in einer unserer Studien (Metz et al., 2020). Allerdings scheint dieses Muster nicht PTBS-spezifisch zu sein, sondern wurde relativ konsistent auch für Menschen mit lebensgeschichtlich früher Traumatisierung oder Borderline Persönlichkeitsstörung gezeigt.

Wie oben erwähnt, gibt es Hinweise, dass endokrinologische Veränderungen Vulnerabilitätsfaktoren für die Ausbildung einer PTBS darstellen. So konnte wiederholt gezeigt werden, dass Personen mit einer geringen basalen Cortisolaktivität ein größeres Risiko hatten, infolge einer Traumatisierung eine PTBS zu entwickeln (Steudte-Schmiedgen et al., 2015). Dies scheint besonders bei Menschen mit lebensgeschichtlich früher »Vor-Traumatisierung« der Fall zu sein (Galatzer-Levy et al., 2017). Auch im Rahmen der Therapieforschung beginnt man zunehmend endokrine Faktoren zu betrachten. Ein Ziel ist es, Marker für den Therapieerfolg zu identifizieren. Erste Hinweise existieren zudem, dass die Gabe von Hydrocortison vor einer therapeutisch geplanten Exposition den Psychotherapieerfolg positiv beeinflusst (Yehuda et al., 2015). Allerdings ist hier die Literatur widersprüchlich und weitere Forschung dringend notwendig. Veränderungen der HHNA-Regulation durch psychotherapeutische Maßnahmen konnten bislang nicht eindeutig nachgewiesen werden (Schumacher et al., 2018).

4.1.2 Locus-coeruleus-Noradrenalin-Achse (LC/NA-Achse)

Wegen seiner vielfältigen Funktionen bei der Regulation der autonomen Stressreaktion und seiner Wirkung für die Enkodierung von emotionalen Gedächtnisinhalten gilt dem Hormon und Neurotransmitter Noradrenalin bei der Erforschung der Pathophysiologie der PTBS ein besonderes Interesse. Noradrenalin, das zur Klasse der Katecholamine gehört, wird in Neuronen des Locus coeruleus synthetisiert, der zu verschiedenen Hirnarealen wie dem präfrontalen Cortex, der Amygdala, dem Hippokampus und Hypothalamus projiziert. In der Interaktion mit CRH fördert Noradrenalin die Furchtkonditionierung und die Enkodierung emotionaler Gedächtnisinhalte und erhöht die Erregbarkeit und Vigilanz. Im peripheren Nervensystem führt Stress zur Ausschüttung von Noradrenalin und Adrenalin im Nebennierenmark und leitet eine adaptive Alarmreaktion ein. Die Effekte von Noradrenalin werden über postsynaptische $\alpha1$-, $\beta1$- und $\beta2$-Rezeptoren vermittelt, während der $\alpha2$-Rezeptor als präsynaptischer Rezeptor die Ausschüttung von Noradrenalin hemmt. Der konsistenteste Befund in neuroendokrinen Studien der PTBS ist eine erhöhte basale noradrenerge Aktivität, sowohl zentral als auch peripher. Mittlerweile konnte eine große Metaanalyse zeigen, dass die Konzentration von Katecholaminen, insbesondere Noradrenalin, bei PTBS-Patient:innen im Vergleich zu gesunden Kontrollproband:innen erhöht ist (Pan et al., 2018).

Auf trauma-assoziierte Stimuli reagieren PTBS-Betroffene mit einer verstärkten Katecholamin-Ausschüttung, einer erhöhten Herzrate und Hautleitfähigkeit. Hinweise auf eine verminderte Anzahl an α_2-adrenergen Rezeptoren auf Thrombozyten lassen zudem auf eine Hyperaktivität des noradrenergen Systems und eine kompensatorische Gegenregulation bei einer PTBS schließen. Auch Symptom-Provokationsstudien weisen in diese Richtung: Die Verabreichung des selektiven noradrenergen α_2-Rezeptorantagonisten Yohimbin (welcher noradrenerge Neurone durch Blockierung der α_2-Rezeptoren aktiviert) rief bei Patient:innen mit einer PTBS Symptome wie Intrusionen, Flashbacks und erhöhte autonome Reaktionen hervor. Sie reagierten außerdem – im Vergleich zur Kontrollgruppe – mit einer höheren Zunahme der Plasma-Noradrenalin-Metaboliten.

Da Noradrenalin die Enkodierung von Furchterinnerungen fördert, Cortisol dagegen den Abruf emotionaler Gedächtnisinhalte blockiert, könnte die Konstellation aus erhöhter noradrenerger Aktivität und relativem Hypocortisolismus zu einer verstärkten Enkodierung und einem Mangel an Hemmung des Abrufs traumatischer Erinnerungen führen, wodurch möglicherweise Intrusionen bei einer PTBS begünstigt werden. Übereinstimmend mit dieser Hypothese wurde berichtet, dass der Noradrenalin-Spiegel im 24-Stunden-Urin positiv mit der Schwere intrusiver Erinnerungen korrelierte (Heim & Nemeroff 2009). In einer retrospektiven Analyse konnte zudem gezeigt werden, dass die Gabe von Doxazozin, einem α-1-adrenergen Rezeptorantagonisten, das Auftreten von Alpträumen bei Patient:innen mit PTBS reduzieren kann (Roepke et al., 2017). Inwieweit eine (erhöhte) noradrenerge Aktivierung während eines Traumas die Ausbildung einer PTBS-Symptomatik begünstigt, ist unklar. In einer Studie wurde gesunden Frauen ein emotional belastender Filmausschnitt gezeigt. Zuvor wurde das noradrenerge System mittels Yohimbin-Gabe pharmakologisch aktiviert. Es zeigte sich, dass spontane Erinnerungen an diesen Filmausschnitt in der Yohimbin-Gruppe länger auftraten als bei Frauen in der Kontrollgruppe (Rombold et al., 2016). Dieser Effekt zeigte sich nicht nach einer Aktivierung des HHNA-Systems. Dies kann als weiterer Hinweis darauf interpretiert werden, dass insbesondere eine verstärkte noradrenerge Aktivierung mit dem Symptomkomplex intrusiver Erinnerungen assoziiert ist.

4.2 Andere für die PTBS relevante biologische Systeme

Im Folgenden werden exemplarisch Befunde zu einigen für die PTBS relevanten biologischen Systemen dargestellt. Dabei wird auf das Endocannabinoid-System, die Hypothalamus-Hypophysen-Gonaden-Achse und das Oxytocin-System eingegangen. Auf die Schilddrüse, das Vasopressinsystem oder das Immunsystem kann nicht eingegangen werden. Das Thema Genetik wird in Kapitel A6 behandelt.

4.2.1 Das Endocannabinoid-System (eCBS)

Die Hypothalamus-Hypophysen-Nebennieren-Achse interagiert mit den anderen zentralen Hormonachsen des Körpers. Neure Forschungen weisen zudem auf eine Relevanz des Zusammenspiels mit dem Endocannabinoid-System (eCBS) bei der kurz- und langfristigen Regulation der Stressreaktion hin. Endogene (und exogene) Cannabinoide wirken u. a. anti-inflammatorisch, neuroprotektiv und analgetisch. Das eCBS umfasst Endocannabinoide wie Anandamide (AEA) und 1- und 2-Arachidonoylglycerol (1-AG, 2-AG), Cannabinoid-Rezeptoren (CB1R und CB2R) und metabolische Enzyme zu deren Abbau.

Im zentralen Nervensystem ist vor allem der CB1-Rezeptor verbreitet, besonders stark im fronto-limbischen System exprimiert; er ist an der Steuerung emotionaler und kognitiver Funktionen beteiligt. Neben den endogenen Liganden binden auch exogene Cannabinoide an CB-Rezeptoren, die bekanntesten sind die in der Cannabispflanze vorkommenden Phytocannabinoide Δ-9-Hydrocannabinol (THC) und Cannabidiol (CBD). Im Rahmen der Regulation der Stressreaktion spielen AEA und 2-AG unterschiedliche Rollen: Im Ruhezustand übt AEA einen hemmenden Einfluss auf die HHNA aus. Bei Stress kommt es durch die Ausschüttung von CRH zu einer kurzzeitig sinkenden AEA-Konzentration. Die während der Stressreaktion ausgeschütteten Glucocorticoide führen anschließend jedoch zu einer Erhöhung der 2-AG, welche durch den inhibitorischen Einfluss auf die HHNA die Stressreaktion reduziert und so auch langfristige Habituationsprozesse ermöglicht. Das eCBS hat somit eine wichtige regulatorische Wirkung auf die HHN-Achsenfunktion und trägt zur dynamischen Homöostase der HHN-Achse bei.

THC scheint Lernprozesse, insbesondere die Bildung von emotionalen Gedächtnisinhalten, zu beeinflussen, wie z. B. Angstkonditionierungsexperimente zeigten. Mittlerweile fanden mehrere Studien, dass THC die Verarbeitung emotionaler Informationen beeinträchtigt. Dies könnte mit einer durch THC verringerten Aktivierung der Amygdala in Reaktion auf emotionale Stimuli zusammenhängen.

Auch bezüglich der PTBS wird diskutiert, dass das eCBS eine wichtige Rolle bei der Stressregulation sowie der Gedächtniskonsolidierung und damit der Entstehung der Symptomatik spielen könnte. So konnten in einer Reihe von Studien niedrigere Endocannabinoid-Spiegel bei Patient:innen mit PTBS gefunden werden (Hill et al., 2018). Auch im Verlauf der Erkrankung könnte eine verringerte Aktivität des eCBS insofern eine mediierende Rolle spielen, als THC die Furcht-Extinktion beeinflusst.

Einige Fallberichte und kleinere Studien führen zudem aus, dass die »Selbstmedikation« mit THC durch die Patient:innen zu verbessertem Schlaf, weniger Arousal, Angst und Alpträumen führt. Klinische Studien stehen indes noch aus.

4.2.2 Hypothalamus-Hypophysen-Gonaden-Achse (HHGA)

Eine Vielzahl von Studien belegt, dass Frauen ein deutlich höheres Risiko für die Entwicklung einer PTBS aufweisen als Männer (vgl. Kapitel A7). Lebensgeschichtlich früher traumatischer Stress wie sexueller Missbrauch ist als relevanter Risikofaktor in diesem Zusammenhang lange bekannt. Als ein möglicher biologischer Faktor werden zunehmend Veränderungen in den Geschlechtshormonsystemen diskutiert. Vor allem den Östrogenen wird eine wichtige Rolle im Zusammenhang mit psychischen Erkrankungen, besonders affektiven Störungen zugesprochen. Neben der »klassischen« Rolle in der Regulation des

Menstruationszyklus und der Reproduktion wird betont, das Östrogene neurotroph, neuroprotektiv und »psychoprotektiv« sind (Gillies & McArthur, 2010). Östrogene werden nicht nur in den Ovarien synthetisiert, sondern auch im Gehirn durch die Umwandlung von Testosteron durch das Enzym Aromatase. Dementsprechend findet sich im Gehirn eine hohe Dichte an Östrogen-Rezeptoren, z. B. im präfrontalen Kortex und in temporalen Regionen, wie auch dem Hippokampus. So sind Östrogene in Lernen und Gedächtnis, Emotions- und Stressregulation involviert und sind damit ein wichtiger Teil der hormonellen Mediation cortical-limbischer Regulationsprozesse (Taxier et al., 2020). Östrogene scheinen dabei einen fördernden Einfluss auf kognitive Prozesse zu haben, wiederum insbesondere im Bereich emotionaler Gedächtnisprozesse, wie auch der Furchtkonditionierung.

Niedrige Östrogenspiegel (aber auch Rezeptorveränderungen) werden mit einem erhöhten Risiko für affektive Symptome wie Ängstlichkeit und Depressivität diskutiert. Besonders Zeiten hormoneller Veränderungen – wie die Pubertät, die Post-partum-Phase und die Menopause – scheinen vulnerable Phasen für die Ausbildung psychischer Symptome zu sein. Aber auch in der späten Lutealphase, wenn die Östrogenspiegel sinken, sind affektive Irritationen nicht selten.

In Bezug auf die PTBS konnte u. a. gezeigt werden, dass bei sexuell traumatisierten Frauen ein negativer Zusammenhang zwischen Symptomschwere der PTBS und Östrogenspiegel bestand (Rieder et al., 2022). Zudem zeigten Frauen mit PTBS und niedrigen Östrogenspiegeln eine erhöhte Schreckreaktion in einem Angstkonditionierungsexperiment. Insgesamt besteht für die PTBS aber noch dringender Forschungsbedarf.

4.2.3 Oxytocin

Oxytocin ist ein Neuropeptid von überragender Bedeutung für eine Vielzahl weiblicher Reproduktionsprozesse sowie für Geburt und Stillen, aber auch Bindungsverhalten im Allgemeinen. Oxytocin übt zudem einen hemmenden Einfluss auf die Aktivität der HHNA aus. Demnach wird ihm eine protektive Wirkung unter Stress zugeschrieben, da es prosoziales Verhalten zu verstärken und Angst zu reduzieren scheint.

Bei der PTBS konnten mittlerweile in mehreren Studien verringerte Oxytocin Werte z. B. im Plasma oder der Cerebrospinalflüssigkeit gezeigt werden. Insbesondere für lebensgeschichtlich frühe traumatische Erfahrungen erscheint ein Zusammenhang mit Veränderungen im Oxytocin-System als theoretisch plausibel und konnte in einer Metaanalyse für emotionale Traumatisierung gezeigt werden (Donadon et al., 2018). Besonders ausgeprägt schien die Assoziation zwischen verringertem Oxytocin und emotionaler Traumatisierung bei Patentinnen mit PTBS zu sein. Jedoch sind die Zusammenhänge komplex: So scheint Oxytocin die Entstehung intrusiver Erinnerungen eher zu begünstigen.

Dies steht in Einklang mit Befunden, die eine verbesserte Genauigkeit in der Emotionserkennung nach exogener Oxytocin-Gabe bei gesunden Proband:innen zeigten, aber auch bei verschiedenen klinischen Populationen (u. a. der Borderline Persönlichkeitsstörung). Auch gibt es erste Hinweise auf eine potentiell therapeutische Wirkung einer intranasalen Oxytocin-Gabe im Sinne einer verbesserten Emotionserkennung bei gesunden Personen mit heterogenen Kindheitstraumata und einer erhöhten emotionalen Empathie bei gesunden Personen und Personen mit Borderline Persönlichkeitsstörung.

Vor diesem Hintergrund untersuchen in neuerer Zeit verschiedene Forschergruppen, inwieweit die Wirkungen von Oxytocin für die PTBS-Behandlung therapeutisch nutzbar gemacht werden könnte, z. B. ob die Gabe von Oxytocin die Effektivität einer Expositionstherapie verstärken kann. Erste positive Hinweise liegen bereits vor, jedoch fehlen größere kontrollierte Studien (Giovanna et al., 2020). Wichtig ist zu berücksichtigen, dass die Wirkungen von Oxytocin nicht nur von verschiedenen Personenvariablen beeinflusst werden, sondern auch stark kontextabhängig zu sein scheinen (Soziale-Salienz-Hypothese).

4.3 Fazit

Zahlreiche biologische Systeme sind in die Entstehung und Aufrechterhaltung der PTBS involviert. Während eine verstärkte Aktivität des noradrenergen Systems gut belegt ist, ist die Datenlage bezüglich der HHNA uneinheitlicher. Es existieren aber einige Befunde, die auf eine erhöhte negative Feedback-Sensitivität der HHNA sowie verringerte Cortisolspiegel hinweisen. Dabei kommt frühen (gegebenenfalls schon pränatalen) traumatischen Stresserfahrungen möglicherweise eine größere Bedeutung für die Dysregulation psychoneuroendokrinologischer Systeme zu als solchen in späteren Lebensphasen. Derartige Veränderungen könnten zu einem vulnerablen Phänotyp mit erhöhtem Risiko für die Entwicklung einer PTBS führen. Auch genetische und epigenetische Faktoren spielen in diesem Zusammenhang eine wichtige Rolle (vgl. Kapitel A6).

Die biologischen Systeme arbeiten nicht isoliert voneinander, sondern sind multipel vernetzt und beeinflussen und regulieren sich gegenseitig. Exemplarisch wurden das Endocannabinoid-System, die Rolle von Östrogenen und Oxytocin dargestellt. Dabei wurde eine eher reduzierte Aktivität dieser Systeme als Risikofaktor für eine PTBS identifiziert (vgl. Abb. 2). Insbesondere ein fundiertes Wissen bezüglich der Rolle von Östrogenen und Oxytocin könnte zu einem besseren Verständnis der ausgeprägten Geschlechtsunterschiede bei der PTBS beitragen und möglicherweise die Entwicklung neuer Therapieansätze vorantreiben.

Es ist noch viel Forschung notwendig: Prospektive Längsschnittstudien könnten weitere Erkenntnisse in Bezug auf die Frage erbringen, ob neuroendokrine Dysregulationen Teil der PTBS-Symptomatik infolge eines Traumas darstellen oder ob bereits vor dem Trauma existierende hormonelle Veränderungen das

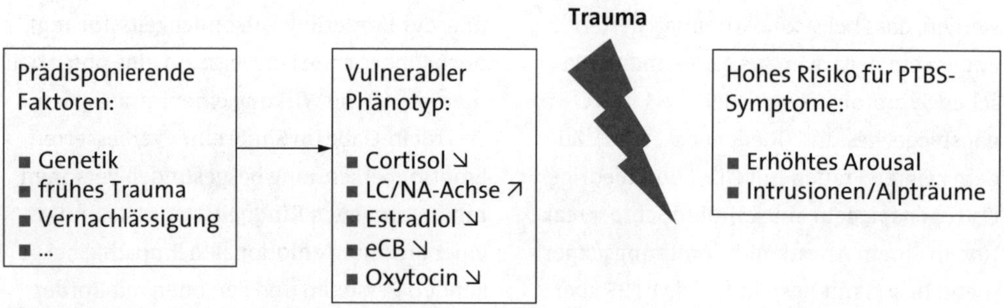

Abb. 2: Faktoren bei der Entwicklung einer PTBS

Risiko der Entwicklung einer PTBS erhöhen. Außerdem sollte der Zeitverlauf endokriner Veränderungen weiter untersucht werden. Von besonderem Interesse ist aber die Frage, inwieweit sich die Ergebnisse aus der Grundlagenforschung in verbesserte Präventions- und Behandlungsstrategien überführen lassen.

4.4 Literatur

Donadon M. F., Martin-Santos R. & Osorio F. L. (2018). The associations between oxytocin and trauma in humans: A systematic review. *Frontiers in Pharmacology*, 9, 154.

Galatzer-Levy I. R., Ma S., Statnikov A., Yehuda R. & Shalev A. Y. (2017). Utilization of machine learning for prediction of post-traumatic stress: A re-examination of cortisol in the prediction and pathways to non-remitting PTSD. *Translational Psychiatry*, 7 (3), e0.

Gillies G. E.& McArthur S. (2010). Estrogen actions in the brain and the basis for differential action in men and women: A case for sex-specific medicines. *Pharmacological Reviews*, 62 (2), 155–198.

Giovanna G., Damiani S., Fusar-Poli L., Rocchetti M., Brondino N., de Cagna F., Mori A. & Politi P. (2020). Intranasal oxytocin as a potential therapeutic strategy in post-traumatic stress disorder: A systematic review. *Psychoneuroendocrinology*, 115, 104605.

Heim C. & Nemeroff C. B. (2009). Neurobiology of posttraumatic stress disorder. *CNS Spectrum*, 14 (1, Suppl. 1), 13–24.

Hill M. N., Campolongo P., Yehuda R. & Patel S. (2018). Integrating endocannabinoid signaling and cannabinoids into the biology and treatment of posttraumatic stress disorder. *Neuropsychopharmacology*, 43 (1), 80–102.

Klaassens E. R., Giltay E. J., Cuijpers P., van Veen T. & Zitman F. G. (2012). Adulthood trauma and HPA-axis functioning in healthy subjects and PTSD patients: A meta-analysis. *Psychoneuroendocrinology*, 37 (3), 317–331.

Meewisse M.-L., Reitsma J. B., de Vries G.-J., Gersons B. P. R. & Olff M. (2007). Cortisol and posttraumatic stress disorder in adults. *British Journal of Psychiatry*, 191, 387–392.

Metz S., Duesenberg M., Hellmann-Regen J., Wolf O. T., Roepke S., Otte C. & Wingenfeld K. (2020). Blunted salivary cortisol response to psychosocial stress in women with posttraumatic stress disorder. *Journal of Psychiatric Research*, 130, 112–119.

Morris M. C., Compas B. E. & Garber J. (2012). Relations among posttraumatic stress disorder, comorbid major depression, and HPA function: A systematic review and meta-analysis. *Clinical Psychology Review*, 32 (4), 301–315.

Pan X., Kaminga A. C., Wen S. W. & Liu A. (2018). Catecholamines in post-traumatic stress disorder: A systematic review and meta-analysis. *Frontiers in Molecular Neuroscience*, 11, 450.

Pan X., Kaminga A. C., Wen S. W., Wang Z., Wu X. & Liu A. (2020). The 24-hour urinary cortisol in post-traumatic stress disorder: A meta-analysis. *PLoS One*, 15 (1), e0227560.

Rieder J. K., Kleshchova O. & Weierich M. R. (2022). Trauma characteristics moderate the relation between estradiol and trauma-related symptoms. *Journal of Traumatic Stress*, 35 (1), 246–256.

Roepke S., Danker-Hopfe H., Repantis D., Behnia B., Bernard F., Hansen M. L. & Otte C. (2017). Doxazosin, an alpha-1-adrenergic-receptor antagonist, for nightmares in patients with posttraumatic stress disorder and/or borderline personality disorder: A chart review. *Pharmacopsychiatry*, 50 (1), 26–31.

Rombold F., Wingenfeld K., Renneberg B., Hellmann-Regen J., Otte C. & Roepke S. (2016). Influence of the noradrenergic system on the formation of intrusive memories: An experimental approach with a trauma film paradigm. *Psychological Medicine*, 46, 2523–2534.

Schar S., Mürner-Lavanchy I., Schmidt S. J., Koenig *J. & Kaess M. (2022).* Child maltreatment and hypothalamic-pituitary-adrenal axis functioning: A systematic review and meta-analysis. *Frontiers in Neuroendocrinology*, 66, 100987.

Schumacher S., Niemeyer H., Engel S., Cwik J. C. & Knaevelsrud C. (2018). Psychotherapeutic treatment and HPA axis regulation in posttraumatic stress disorder: A systematic review and meta-analysis. *Psychoneuroendocrinology*, 98, 186–201.

Schumacher S., Niemeyer H., Engel S., Cwik J. C., Laufer S., Klusmann H. & Knaevelsrud C. (2019). HPA axis regulation in posttraumatic stress disorder: A meta-analysis focusing on potential moderators. *Neuroscience and Biobehavioral Reviews, 100,* 35–57.

Steudte-Schmiedgen S., Stalder T., Schönfeld S., Wittchen H. U., Trautmann S., Alexander N., Miller R. & Kirschbaum C. (2015). Hair cortisol concentrations and cortisol stress reactivity predict PTSD symptom increase after trauma exposure during military deployment. *Psychoneuroendocrinology,* 59, 123–133.

Taxier L. R., Gross K. S. & Frick K. M. (2020). Oestradiol as a neuromodulator of learning and memory. *Nature Reviews Neuroscience,* 21 (10), 535–550.

van Zuiden M., Haverkort S. Q., Tan Z., Daams J., Lok A. & Olff M. (2017). DHEA and DHEA-S levels in posttraumatic stress disorder: A meta-analytic review. *Psychoneuroendocrinology,* 84, 76–82.

Yehuda R., Bierer L. M., Pratchett L. C., Lehrner A., Koch E. C., Van Manen J. A., Flory J. D., Makotkine I. & Hildebrandt T. (2015). Cortisol augmentation of a psychological treatment for warfighters with posttraumatic stress disorder: Randomized trial showing improved treatment retention and outcome. *Psychoneuroendocrinology,* 51, 589–97.

PETER KLAVER

5. Bildgebende Verfahren und funktionelle Neuroanatomie der PTBS

Dieses Kapitel gibt einen Überblick über die wichtigsten strukturellen und funktionellen Veränderungen des Gehirns, die mit der PTBS in Verbindung gebracht worden sind, und ist wie folgt aufgebaut: Zunächst wird ein Modell vorgestellt, das die PTBS mit veränderten neuronalen Netzwerken in Verbindung bringt. Anschließend wird über die strukturellen Veränderungen im Gehirn berichtet, die in der Kindheit und im Erwachsenenalter nach einer Traumatisierung festgestellt worden sind. Darüber hinaus werden funktionelle Befunde, die durch bildgebende und elektrophysiologische Verfahren ermittelt wurden, diskutiert. Abschließend wird erörtert, inwieweit diese Befunde neurobiologische Vorbedingungen oder Folgeerscheinungen widerspiegeln und welche Auswirkungen therapeutische Maßnahmen auf die Gehirnstruktur und -funktion haben.

5.1 Ein funktionell-neuroanatomisches Modell der PTBS

Die funktionellen und strukturellen Gehirnveränderungen, die am häufigsten mit der PTBS in Verbindung gebracht werden, betreffen das limbische System und verwandte Gehirnregionen. Dazu gehören subkortikale Bereiche und die Amygdala (Mandelkern) sowie die beiden Hippokampi und Teile des anterioren Cingulums. Diese Regionen werden häufig mit Gedächtnisfunktionen in Verbindung gebracht. In diesem Zusammenhang haben Brewin et al. (2010) ein funktionelles neuroanatomisches Modell vorgeschlagen, das zwei Gedächtnisphänomene bei Patienten mit PTBS zu erklären versucht (Abb. 1).

Erstens leiden Patienten mit PTBS unter Intrusionen, d. h. unwillkürlichen Erinnerungen, die durch Sinnesreize oder Assoziationen ausgelöst werden können. Brewin et al. ordnen diese unwillkürlichen Erinnerungen einem separaten Gedächtnissystem zu, dem »situationally accessible memory« (SAM), zu Deutsch: »situationell zugängliche Erinnerungen«. Ein zweites Problem bei Patienten mit PTBS ist ihre reduzierte Fähigkeit, freiwillige Erinnerungen abzurufen. Traditionell wird der Abruf freiwilliger Erinnerungen mit dem »verbally accessible memory« (VAM), zu Deutsch: »verbal zugängliche Erinnerungen«, in Verbindung gebracht. Die Grundannahme der überarbeiteten dualen Repräsentationstheorie pathologischer Intrusionen (vgl. auch Kap. A1) ist, dass im Vergleich zu gesunden Personen die SAM-Netzwerke über- und die

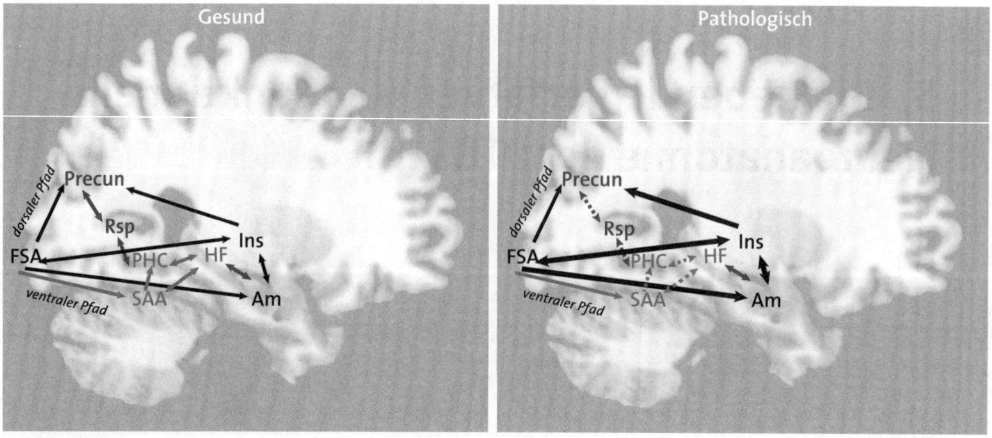

Abb. 1: Funktionell-neuroanatomisches Modell der PTBS nach Brewin et al. (2010)

In Abbildung 1 ist die überarbeitete duale Repräsentationstheorie der visuellen Intrusionen schematisch dargestellt (Brewin et al. 2010). Auf der linken Seite sind die neuronalen Netze von gesunden Personen dargestellt, auf der rechten Seite die von Patienten mit PTBS. Die Gedächtnisstrukturen, die sensorische Repräsentationen enthalten, sind schwarz hervorgehoben und stellen das SAM-System dar (SAM für »situationally accessible memory«). Kontextuelle Repräsentationen sind grau eingefärbt und stellen das VAM-System dar (VAM für »verbally accessible memory«). Regionen und Verbindungen, die anderweitig mit dem Gedächtnis und der visuellen Vorstellungskraft zusammenhängen, sind in Dunkelgrün dargestellt. Bei gesunden Menschen sind das VAM- und das SAM-System im Gleichgewicht. Bei Patienten mit PTBS sind die Verbindungen zwischen Regionen im SAM-System stärker (dickere Pfeile) und die Verbindungen im VAM-System schwächer (gestrichelte Pfeile) als bei gesunden Personen. Dieses Ungleichgewicht kann dazu führen, dass sensorische Reize schneller mit emotionalen Assoziationen aus der egozentrischen Perspektive abgerufen werden als mit abstrakten und allozentrischen Konzepten über vergangene Ereignisse. Dies wiederum führt zu einem starken emotionalen Wiedererleben mit dem Gefühl, sich in die damalige Situation zurückversetzt zu fühlen (sogenannte »Flashbacks«).
Die Abkürzungen und Funktionen der Gehirnregionen: Ins (Insula: introzeptive sensorische Repräsentation), Am (Amygdala: affektive Wahrnehmung), HF (Hippokampusformation: konzeptuelle Repräsentation mit allozentrischer räumlicher Repräsentation), SAA (sensorische Assoziationsgebiete: konzeptuelle Repräsentation mit allozentrischer sensorischer Information), FSA (frühe sensorische Areale: extrazeptive sensorische Repräsentation), Precun (Precuneus: mentale Imagination), Rsp (retrosplenialer Kortex und posteriorer parietaler Kortex: allozentrisch-egozentrische Umsetzung), PHC (parahippokampaler Kortex: allozentrische Szeneninformation). Die anatomische Zuordnung kann aufgrund der zweidimensionalen Abbildung nur als annähernd interpretiert werden.

des VAM unterrepräsentiert sind (Brewin et al., 2010). Die unterschiedliche Gewichtung der beiden neuronalen Netzwerke könnte zum Verständnis von Gedächtnisphänomenen bei Patienten mit PTBS beitragen, zumal verschiedene Befunde das Modell stützen.

5.2 Gehirnstruktur bei einer PTBS

Studien mit bildgebenden Verfahren haben häufig gezeigt, dass beide Hippokampi bei Patienten mit PTBS ein geringeres Volumen aufweisen als bei Kontrollpersonen. Dies zeigte sich in mehreren Unterregionen des Hippokampus, insbesondere CA1, CA3, Gyrus dentatus und Subiculum (Ben-Zion et al., 2023). Laut einer Metaanalyse wurde deutlich, dass das Volumen des Hippokampus bei PTBS-Patienten im Vergleich zu Kontrollpersonen im Durchschnitt um 6,9 % im linken und um 6,6 % im rechten Hippokampus verringert ist (Smith, 2005). Die Auswirkungen einer Posttraumatischen Belastungsstörung auf das Hippokampus-Volumen scheinen unabhängig von Geschlecht oder Kindheitstrauma zu sein (Logue et al., 2018). Der Schweregrad der PTBS-Symptome hängt auch mit dem Hippokampus-Volumen zusammen, wobei kleine Volumina mit Intrusionssymptomen assoziiert sind (Logue et al., 2018).

Die ersten Theorien zur Neurobiologie der PTBS postulierten, dass Kortison eine schädigende Wirkung auf den Hippokampus habe, denn viele Studien deuten darauf hin, dass ein Trauma die Kortisonregulation in der Hypothalamus-Hypophysen-Nebennierenrinden-Achse (HHNA) stört (siehe auch Kapitel A4), was zu einer Schädigung des Hippokampus führt. Neuere Studien kritisieren jedoch dieses neurobiologische Modell, denn weder Quer- noch Längsschnittstudien haben gezeigt, dass die Dauer der PTBS einen Einfluss auf die Hippokampus-Atrophie hat.

Auch die Art und die Häufigkeit des Traumas (z. B. Kriegseinsatz oder sexueller Missbrauch) scheinen keinen Einfluss auf das Hippokampus-Volumen zu haben (Logue et al., 2018). Zudem weist nicht nur der Hippokampus Volumenunterschiede auf, sondern auch andere Hirnareale, was das Postulat seiner zentralen Rolle im Cortisol-Regelkreis schwächt. Weiterhin sind die größten Unterschiede im Hippokampusvolumen festzustellen, wenn Patienten mit Kontrollpersonen verglichen werden, die kein Trauma erlebt haben. Die Unterschiede sind deutlich geringer, wenn PTBS-Patienten mit traumatisierten Kontrollpersonen ohne PTBS verglichen werden; dies deutet darauf hin, dass die Volumenunterschiede bereits vor dem Trauma vorhanden waren.

Diese Hypothese wird wiederum durch Befunde gestützt, die darauf hinweisen, dass PTBS-Patienten bereits vor dem Trauma Anomalien in der Gehirnentwicklung aufweisen (Gurvits et al., 2000). Darüber hinaus zeigten Gilbertson und Kollegen, dass sich eineiige Zwillinge im Hippokampus-Volumen nicht unterschieden, unabhängig davon, ob eines der Geschwister nach der Vietnamkriegserfahrung eine PTBS entwickelte oder nicht. Darüber hinaus korrelierte das Hippokampus-Volumen negativ mit dem Schweregrad der PTBS-Symptome des traumatisierten Geschwisters, während die nicht traumatisierten Geschwister bei gleichem Hippokampus-Volumen keine PTBS entwickelten. Diese Ergebnisse legen nahe, dass ein prätraumatisch größerer Hippokampus vor der Entwicklung einer PTBS schützt (Gilbertson et al., 2002).

Dies passt zu der Hypothese, dass akuter und chronischer Stress biphasische Auswirkungen auf die funktionellen und strukturellen Veränderungen des Hippokampus haben (McEwen, 2001). In der ersten Phase schützen Stress und die damit einhergehende erhöhte Kortisonausschüttung vor Schäden an den Neuronen im Hippokampus. In der zweiten Phase kann eine chronische Exposition zu einer dauerhaft verringerten Plastizität im Hippokampus (insbesondere im Gyrus dentatus) führen, was die Anfälligkeit gegenüber externen Stressoren erhöht. In diesem Zusammenhang würde eine PTBS nur nach traumatischen Ereignissen auftreten, wenn der Hippokampus entweder bereits durch Stress im Zusammenhang mit Ereignissen geschädigt ist, die lange vor dem traumatischen Ereignis stattfanden, insbesondere durch frühkindlichen Stress oder wenn er biologisch reduzierte Reserven hat (Gilbertson et al., 2002). Die letzte Hypothese ist wahrscheinlicher, da Kindheitstraumata kein Prädiktor für das Hippokampus-Volumen sind (Logue et al., 2018).

In Zusammenhang mit der Schwere der PTBS-Symptome werden auch Volumenunterschiede im anterioren Cingulum und im Nucleus caudatus diskutiert. Eine Metaanalyse zeigte, dass das Volumen der Amygdala in beiden Hemisphären bei Patienten mit PTBS kleiner ist. Allerdings war nur die rechte Amygdala signifikant kleiner (Logue et al., 2018). Darüber hinaus wurden strukturelle und mikrostrukturelle Unterschiede im Corpus callosum und anderen Regionen in der weißen Substanz des Frontallappens und des rechten Seitenventrikels festgestellt, die nicht weit vom anterioren Cingulum entfernt sind und Bereiche des limbischen Systems verbinden (Kim et al., 2006, Logue et al., 2018). Diese Ergebnisse werden durch Beobachtungen zu metabolischen Veränderungen im vorderen Hippokampus, anterioren Cingulum und in den Basalganglien ergänzt (Karl & Werner, 2010).

5.3 Gehirnfunktion bei einer PTBS

Auch funktionelle Studien bei Patienten mit PTBS zeigen ein verändertes Aktivierungsmuster in Gehirnbereichen, die mit dem limbischen System zusammenhängen (Francati et al., 2007). Methoden, die Aktivierungsmuster in neuronalen Netzwerken abbilden, deuten ebenfalls darauf hin, dass nicht nur selektive Bereiche betroffen sind. Vielmehr scheinen sich diese Aktivierungen störend auf die Aktivität in neuronalen Netzwerken auszuwirken, die mit der Konzentrationsfähigkeit und dem Arbeitsgedächtnis zusammenhängen. Darüber hinaus konnten elektrophysiologische Veränderungen festgestellt werden, die auf spezifische Veränderungen in der Reizverarbeitung hinweisen.

5.3.1 Befunde mit Hilfe von bildgebenden Verfahren

Die meisten Studien zur Messung und Visualisierung der Hirnaktivität bei einer PTBS verwenden SPECT (*single photon emission computed tomography*, dt. Einzelphotonen-Emissions-Computertomographie), PET (Positronen-Emissions-Tomographie) oder funktionelle Magnetresonanztomographie (fMRT). Bei diesen Studien wird häufig versucht, während der Messung Symptome zu provozieren. Dazu werden z. B. traumabezogene Skripte präsentiert. Die neuronale Aktivität in dieser Bedingung und in einer neutralen Bedingung wird verglichen. Andere Paradigmen verwenden auch Wortlisten, emotionale Bilder oder Varianten des Stroop-Tests mit traumatisch gezeichnetem Material.

Amygdala und die Kontrolle der Emotionen in neuronalen Netzwerken

Interessanterweise weisen fMRT-Studien darauf hin, dass bei der PTBS neben dem Hippokampus vor allem die benachbarte Amygdala eine Rolle spielt, eine Hirnregion, die für ihre zentrale Bedeutung bei der Verarbeitung emotionaler Reize bekannt ist. Häufig berichten diese Studien von einer erhöhten Aktivierung der rechten Amygdala bei PTBS-Patienten – als neuronale Reaktion auf emotionale oder traumabezogene Reize –, selbst wenn diese Reize nicht bewusst wahrgenommen wurden (Hendler et al., 2003). Das Ausmaß der Aktivierung steht in direktem Zusammenhang mit den Symptomen und der wahrgenommenen

Intensität von Flashbacks und Angstzuständen (Shin et al., 2006).

Eine Metaanalyse hat gezeigt, dass ein neuronales Netzwerk mit der PTBS assoziiert ist. Dieses Netzwerk umfasst das vordere, mittlere und hintere Cingulum, den bilateralen medialen frontalen Gyrus (orbitofrontaler Kortex), den mittleren frontalen Gyrus und die linke Insula, den rechten Hippokampus und den parahippokampalen Gyrus, den bilateralen superioren temporalen Gyrus und thalamische Kerne (Boccia et al., 2016). Im Vergleich zu PTBS-Patienten, die ein Kriegstrauma oder eine Naturkatastrophe erlebt hatten, zeigten Patienten mit körperlichen oder sexuellen Gewalterfahrungen eine höhere Aktivität im mittleren Cingulum (Boccia et al., 2016). Insbesondere im anterioren Cingulum wurde eine negative Korrelation zwischen dem Schweregrad der Symptome und der neuronalen Aktivität festgestellt, während eine positive Korrelation zwischen dem Schweregrad der Symptome und der Aktivität in der Amygdala und der Insula gefunden wurde. Daraus wurde die Hypothese abgeleitet, dass die medialen Frontalhirnareale nicht in der Lage sind, die Amygdala-Aktivität zu unterdrücken, was zu erhöhten Angst- und Stressreaktionen führt (Pitman et al., 2012).

Gilboa und Kollegen testeten diese Hypothese in einer Studie zur funktionellen Konnektivität (Gilboa et al., 2004). Sie fanden jedoch heraus, dass bei PTBS-Patienten keine Hemmung des anterioren Cingulums in Bezug auf die Amygdala bestand, sondern dass diese eine aktivierende Wirkung auf mediale frontale und andere Bereiche hatte. Dies deutet darauf hin, dass die Emotionskontrolle bei einer PTBS zwar vermindert ist, dies aber nicht mit einer verminderten Aktivität des vorderen Cingulums zusammenhängt. Insgesamt wird von einer reduzierten Top-down-Regulierung der Amygdala und einer verstärkten Bottom-up-Regulierung durch die Amygdala ausgegangen (Chen et al., 2018). Eine der wenigen längsschnittlichen Studien, welche die akuten Nachwirkungen eines Traumas untersuchte, untermauerte die spezifische Rolle der Amygdala in den neuronalen Netzwerken und zeigte, dass die Aktivität des Netzwerks zwischen Amygdala und sensomotorischen sowie emotionsbezogenen Gehirnregionen nach einem Trauma für das Auftreten späterer PTBS-Symptome prädiktiv ist (Belleau et al., 2020).

»Default mode« und andere neuronale Netzwerke

Seit einigen Jahren wird auch das »Default Mode«-Netzwerk (DMN) zunehmend mit verschiedenen psychischen Störungen in Verbindung gebracht. Das DMN ist definiert durch eine erhöhte Aktivität während einer Messung ohne Aufgabe (Ruhe) im Vergleich zur neuronalen Aktivität, wenn eine Aufgabe gestellt wird. Es hat sich gezeigt, dass nur ein Teil des Gehirns aktiv an der Reizverarbeitung im Zusammenhang mit einer Aufgabe beteiligt ist. Im Gegensatz dazu sind bestimmte Hirnareale, die über große Teile des Gehirns verteilt sind, im Ruhezustand aktiver oder werden während der Aufgabenausführung aktiv unterdrückt. Dieses Netzwerk von Hirnarealen scheint also an internen und an mentalen Prozessen beteiligt zu sein, die weniger auf die Außenwelt und mehr auf autobiografische Erinnerungen und selbstreflexive Prozesse ausgerichtet sind. Außerdem hat sich gezeigt, dass diese Areale anatomisch und funktionell mit Bereichen des limbischen Systems verbunden sind.

Bei Patienten mit einer PTBS ist die funktionelle Konnektivität innerhalb des DMN weniger stark ausgeprägt (Lanius et al., 2010). Eine Erklärung könnte sein, dass anatomische Verbindungen oder Gehirnregionen innerhalb dieses Netzwerks beeinträchtigt sind. Eine andere Erklärung ist, dass die Gehirnregionen, die das Netzwerk bilden, weniger gut funktionieren und dass dadurch mehr »Rauschen« im Netzwerk entsteht und die enge Zusammenarbeit innerhalb des Netzwerks verloren geht. Eine dritte Möglichkeit ist, dass Gehirnregionen außerhalb des Netzwerks Störungen verursachen.

Tatsächlich haben Studien Belege für jede dieser Möglichkeiten gefunden. Einerseits wurde festgestellt, dass die Verbindungen zwischen den Bereichen des Netzwerks bei Patienten mit einer PTBS nicht so stark waren wie bei Patienten ohne PTBS (Kim et al., 2006). Funktionelle und anatomische Verbindungen hingen sowohl mit der Symptomschwere als auch mit der Art des Traumas zusammen (Reuveni et al., 2016). Andererseits wurde festgestellt, dass bestimmte Bereiche des Netzwerks im Vergleich zu Kontrollgruppen einen Volumenverlust aufweisen (Jatzko et al., 2005). Es wurde auch berichtet, dass während einer Aufgabe, die das Arbeitsgedächtnis herausfordert, die funktionelle Konnektivität zwischen Bereichen im DMN bei PTBS-Patienten höher ist. Gesunde Kontrollpersonen scheinen besser in der Lage zu sein, die neuronale Aktivität im DMN zu unterdrücken und zwischen Zuständen der Hinwendung zu internen und zu externen Prozessen zu wechseln (Daniels et al., 2010).

Bei Patienten mit einer PTBS wurde auch eine erhöhte Konnektivität innerhalb des Salienznetzwerks und eine erhöhte Konnektivität zwischen dem DMN und dem Salienznetzwerk festgestellt (Sripada et al., 2012). Das Salienznetzwerk verbindet den dorsalen Gyrus cinguli mit anderen Hirnregionen und ist mit der Verarbeitung und Filterung von bedeutungsvollen und hervorstechenden Reizen assoziiert. Die erhöhte Konnektivität könnte mit einer Hyperarousal-Symptomatik (d. h. erhöhter Vigilanz während einer Ruhephase) in Verbindung gebracht werden. Obwohl die Ursachen dieser dysfunktionalen Netzwerkaktivität innerhalb und zwischen den Netzwerken unklar sind, kann man zu dem Schluss kommen, dass die PTBS-Symptomatik mit einer Dysbalance zwischen den Netzwerken zusammenhängt, die für die nach innen und nach außen gerichteten Informationsprozesse verantwortlich sind.

5.3.2 Befunde mit Hilfe von psychophysiologischen Verfahren

Psychophysiologische Ansätze mit ereigniskorrelierten Potentialen (EKP) haben im Vergleich zu fMRT-Studien eine viel bessere zeitliche Auflösung (in der Größenordnung von Millisekunden), aber eine schlechtere räumliche Auflösung (Butt et al., 2019). Der Schwerpunkt im Bereich der Psychotraumatologie liegt hier auf verschiedenen EKP, die mit einer PTBS in Verbindung gebracht werden: P200, N200 und P300.

EKP sind kleine, aber systematische Fluktuationen im elektrischen Signal (EEG), welche an der Schädeloberfläche gemessen werden können. Diese systematischen Fluktuationen können herausgefiltert werden, wenn viele gleichartige Reize den Probanden zuerst z. B. visuell auf einem Bildschirm oder akustisch über einen Kopfhörer angeboten werden und die Probanden diese dann unter systematischen Bedingungen verarbeiten. Das elektrische Signal, welches währenddessen gemessen wird, kann dann gemittelt werden, und positive und negative Potentialänderungen können gegenüber einem Referenzpotential aufgezeigt werden. Diese Potentialänderungen haben eine Amplitude in der Größenordnung von selten mehr als wenigen Mikrovolt.

Der Schwerpunkt im Bereich der Psychotraumatologie liegt auf EKP, die entweder mit der Verarbeitung von beachteten oder von nicht beachteten Reizen in Verbindung stehen. Bei Aufgaben, in denen Patienten mit PTBS bestimmte akustische oder visuelle Reize beachten müssen, zeigte sich, dass die neuronale Antwort reduziert war. Zum Beispiel die P300, P3 oder »Oddball-P3«. In diesen Studien wird eine Reihe ähnlicher Stimuli präsentiert, in die seltene Stimuli (10–20 % Wahrscheinlichkeit des Auftretens) gemischt sind. In den meisten Fällen besteht die Anweisung darin, auf diese seltenen Zielreize zu reagieren (z. B. durch Drücken eines Knopfes). In einer anderen Version des Paradigmas werden seltene Distraktoren angeboten. Die P300 auf die Zielreize wird auch als P3b bezeichnet, die P300 auf die Distraktoren als P3a. Die P3b wird hauptsächlich an zentroparietalen Elektroden und die P3a hauptsächlich an frontozentralen Elektroden registriert. Eine verringerte P3b-Amplitude und eine längere P3b-Latenz werden häufig bei Personen mit PTBS festgestellt. Dies deutet auf eine reduzierte Kapazität des Arbeitsgedächtnisses hin, Informationen zu aktualisieren. Die verringerte P3b-Amplitude wurde auch mit erhöhten Vermeidungssymptomen der Patienten assoziiert.

Andere Aufgaben konzentrierten sich auf die Verarbeitung von Reizen, die nicht beachtet werden. Zum Beispiel ist die »Mismatch Negativity« (MMN) ein EKP, der bei akustischen unbeachteten Reizen erhöhte Reaktion zeigt, wenn ein Ton abweicht. Diese MMN wird mit dem sensorischen Gedächtnis in Verbindung gebracht und der Detektion von Abweichungen, ohne dass darauf Aufmerksamkeit gelenkt wird. Diese MMN ist bei PTBS-Patienten erhöht. Die Erhöhung steht mit der Schwere des Traumas und der allgemeinen Symptomatik in Verbindung. Auch die P3a, die bei unbeachteten Distraktoren auftritt, ist bei PTBS-Patienten erhöht, wenn diese neue, emotionale und traumabezogene Reize wahrnehmen. Die Stärke der neuronalen Antwort ist assoziiert mit Symptomen des Wiedererlebens von Trauma oder mit der allgemeinen Symptomstärke.

Andere psychophysiologische Studien erwähnen veränderte Fluktuationen im EEG-Spektrum, insbesondere im Alpha-Band (8–12 Hz) (Lobo et al., 2015), oder frontale Alpha-Band-Asymmetrien (Butt et al., 2019), wobei Hypothesen zu dem Zusammenhang mit einer PTBS fehlen. Dennoch könnten in Zukunft interessante Ergebnisse folgen, da sie für das Verständnis der neurobiologischen Mechanismen, der therapeutischen Intervention durch Neurofeedback und der zugrunde liegenden Netzwerkaktivität relevanter sind als die EKP-Studien, die sich auf die Informationsverarbeitung konzentrieren.

Zusammenfassend zeigen diese Studien, dass Patienten mit einer PTBS eine veränderte Reizverarbeitung aufweisen, insbesondere wenn der Kontext traumabezogen ist. Einerseits werden bestimmte irrelevante Reize nicht gut herausgefiltert, möglicherweise weil die Unterscheidungsfähigkeit bei PTBS-Patienten beeinträchtigt ist, während andererseits bestimmte Reize intensiver wahrgenommen werden, insbesondere wenn sie in einem mit dem Trauma verbundenen Kontext präsentiert werden. Diese unterschiedlichen EKP sind vermutlich in verschiedenen Netzwerken von Hirnarealen angesiedelt. Daher ist es schwierig, die Elektrophysiologie direkt mit Hirnstrukturen in Verbindung zu bringen. Es gibt nur sehr wenige Studien, in denen eine direkte Verbindung zwischen elektrophysiologischen Korrelaten und hirnanatomischen Befunden hergestellt werden konnte. Eine Ausnahme bildet eine Studie von Araki et al. (2005). Sie untersuchten Opfer des Terroranschlags auf die Tokioter U-Bahn (1995) und zeigten, dass diejenigen, die eine PTBS entwickelten, zum einen niedrigere P300-Amplituden aufwiesen und zum anderen ein geringeres Cingulumvolumen hatten und dass beide Phänomene miteinander korrelierten.

5.4 Risikofaktoren und Folgeerscheinungen

Die obige Übersicht legt nahe, dass auch neurobiologische Auffälligkeiten als Risikofaktor für eine PTBS angesehen werden können. Vor allem ein kleinerer Hippokampus wurde in diesem Zusammenhang als möglicher Risikofaktor diskutiert (Gilbertson et al., 2002), und im Rahmen des biphasischen Stressmodells (McEwen, 2001) könnten frühkindliche Stressereignisse auch die hippokampale Vulnerabilität erhöhen, da sich der Hippokampus im Alter von 3 bis 6 Jahren stark entwickelt. Es gibt jedoch auch Hinweise darauf, dass ein kleinerer Hippokampus nicht ausschließlich mit einer PTBS assoziiert ist, denn kleinere Hippokampi und eine im Volumen reduzierte Amygdala wurden auch bei anderen psychischen Störungen gefunden, die mit traumatischen Erfahrungen in Verbindung gebracht werden, wie z. B. der dissoziativen Identitätsstörung, der Borderline-Persönlichkeitsstörung oder depressiven Störungen (vgl. auch Kapitel C4, C7 und C9). Auch traumatisierte Kinder mit einer PTBS haben selten kleinere Hippokampi, aber bei Erwachsenen, die entweder in der Kindheit oder im Erwachsenenalter eine traumatisierende Erfahrung gemacht haben, wurde häufig ein verringertes Hippokampusvolumen festgestellt. Traumatisierte Kinder mit einer PTBS haben selten kleinere Hippokampi, aber sie haben häufiger ein geringeres Volumen in der grauen und weißen Substanz im Frontalbereich. Es wurde auch ein Geschlechtsunterschied festgestellt, der darauf hindeutet, dass Jungen mit einer PTBS häufiger neuroanatomische Veränderungen haben als Mädchen (De Bellis & Keshavan, 2003). Dieser Unterschied zwischen Kindern und Erwachsenen und zwischen den Geschlechtern könnte damit zusammenhängen, dass sich das Gehirn in der Kindheit und Jugend geschlechtsdifferentiell entwickelt, insbesondere in den Frontalhirnbereichen (Bos et al., 2018).

5.5 Therapeutische Interventionen

Nicht nur PTBS-Symptome, sondern auch damit einhergehende neuroanatomische Veränderungen können durch Interventionen rückgängig gemacht werden. Die positive Wirkung von Antidepressiva beruht auf der Neurogenese im Hippokampus. Im Tierversuch hat sich gezeigt, dass der Serotonin-Wiederaufnahmehemmer Paroxetin die Atrophie des Hippokampus rückgängig macht (Malberg et al., 2000). In mehreren Studien mit PTBS-Patienten wurde berichtet, dass das Hippokampusvolumen nach der Paroxetin-Behandlung um etwa 5 % zunahm. Die verbale Gedächtnisleistung verbesserte sich, während die Symptome von Intrusion, Vermeidung und Erregung bei PTBS-Patienten abnahmen (Vermetten et al., 2003).

Darüber hinaus haben auch einige nicht-medikamentöse Behandlungen nachweislich zu neurobiologischen Veränderungen geführt. Studien zum Eye Movement Desensitization and Reprocessing (EMDR; vgl. Kapitel F7) zeigen eine Normalisierung der Gehirnaktivität im linken präfrontalen Kortex und im anterioren Cingulum (Ohtani et al., 2009). Auch die P3a-Reaktion auf traumabezogene Reize wurde nach einer EMDR-Behandlung reduziert (Lamprecht et al., 2004).

Neuere Studien, welche mittels Neurofeedback die Gehirnaktivität modulieren, zeigen eine vielversprechende therapeutische Wirkung. So zeigten PTBS-Patienten, die mittels Rückmeldung Schwingungen vom EEG im Alphaband verstärken konnten, eine Symptomreduktion. Die Patienten normalisierten nicht nur ihre Gehirnaktivität im EEG, sondern zeigten auch eine verbesserte Konnektivität im DMN und im Salienznetzwerk (Nicholson et al., 2020).

Schließlich wurde nach einer Achtsamkeitstherapie auch eine Zunahme der Konnektivität zwischen dem dorsolateralen präfrontalen Kortex und dem anterioren und posterioren Cingulum festgestellt, die mit einer Verringerung der PTBS-Symptome verbunden war (King et al., 2016). Die Assoziation zwischen der Symptomreduktion und der Verbesserung der Konnektivität stand im Zusammenhang mit Vermeidung und Hyperarousal, jedoch nicht mit Intrusionen.

Eine Studie, in der die Wirkung einer Psychotherapie auf das Hippokampus-Volumen untersucht wurde, zeigte keine signifikanten Unterschiede bei PTBS-Patienten vor und nach der Behandlung (Lindauer et al., 2005), während eine andere Studie zeigte, dass ein größeres Hippokampus-Volumen vor der Behandlung eine höhere Wahrscheinlichkeit des Behandlungserfolgs voraussagte, was die Hypothese einer schützenden Eigenschaft eines größeren Hippokampus-Volumens unterstützt (Rubin et al., 2016). Ähnliche Ergebnisse wurden auch in einer in jüngerer Zeit durchgeführten Metaanalyse berichtet, die ergab, dass eine erhöhte Aktivität im anterioren Cingulum und geringere Aktivität in der Amygdala vor der Behandlung den Therapieerfolg vorhersagen und dass dieser auch mit einer erhöhten Aktivität im Hippokampus, im dorsolateralen präfrontalen Kortex und im anterioren Cingulum sowie mit einer verringerten Aktivität in der Amygdala und der Insula verbunden war (Malejko et al., 2017).

5.6 Fazit für die Praxis

Bisherigen Studien erlauben keine vollständig konsistente Einschätzung, ob neurobiologische Veränderungen eine Folge der PTBS oder ein Risikofaktor für die Entwicklung einer PTBS sind. Fortschritte in präklinischen Ansätzen und der verstärkte Einsatz integrativer bildgebender Verfahren bzw. deren Kombination mit psychophysiologischen Methoden werden zu einem besseren Verständnis der neurobiologischen Grundlagen der Psychotraumatologie beitragen. Dass neurobiologische Veränderungen mittels medikamentöser und nicht-medikamentöser Therapien rückgängig gemacht werden können, lassen hoffen, dass in Zukunft nicht nur die neurobiologischen Mechanismen der PTBS besser verstanden werden, sondern auch wirksamere Methoden zur Minderung der Folgen traumatischer Erfahrungen gefunden werden.

5.7 Literatur

Araki T., Kasai K., Yamasue H., Kato N., Kudo N., Ohtani T. et al. (2005). Association between lower P300 amplitude and smaller anterior cingulate cortex volume in patients with posttraumatic stress disorder: A study of victims of Tokyo subway sarin attack. *Neuroimage,* 25 (1), 43–50.

Belleau E. L., Ehret L. E., Hanson J. L., Brasel K. J., Larson C. L. & deRoon-Cassini T. A. (2020). Amygdala functional connectivity in the acute aftermath of trauma prospectively predicts severity of posttraumatic stress symptoms. *Neurobiology of Stress,* 12, 100217.

Ben-Zion Z., Korem N., Fine N., Katz S., Siddhanta M., Funaro M. C., Duek O., Spiller T. R., Danbock S., Levy I., Harpaz-Rotem I. (2023). Structural neuroimaging of hippocampus and amygdala subregions in post-traumatic stress disorder (PTSD): A scoping review. *Biological Psychiatry: Global Open Science,* 4 (1), 120–134.

Boccia M., D'Amico S., Bianchini F., Marano A., Giannini A. M. & Piccardi L. (2016). Different neural modifications underpin PTSD after different traumatic events: An fMRI meta-analytic study. *Brain Imaging and Behavior,* 10, 226–37.

Bos M. G. N., Wierenga L. M., Blankenstein N. E., Schreuders E., Tamnes C. K. & Crone E. A. (2018). Longitudinal structural brain development and externalizing behavior in adolescence. *Journal of Child Psychology and Psychiatry,* 59 (10), 1016–72.

Brewin C. R., Gregory J. D., Lipton M. & Burgess N. (2010). Intrusive images in psychological disorders: Characteristics, neural mechanisms, and treatment implications. *Psychological Review,* 117 (1), 210–32.

Butt M., Espinal E., Aupperle R. L., Nikulina V. & Stewart J. L. (2019). The electrical aftermath: Brain signals of post-traumatic stress disorder filtered through a clinical lens. *Frontiers in Psychiatry,* 10, 368.

Chen F., Ke J., Qi R., Xu Q., Zhong Y., Liu T., Li J. et al. (2018). Increased inhibition of the amygdala by the mPFC may reflect a resilience factor in post-traumatic stress disorder: A resting-state fMRI Granger causality analysis. *Frontiers in Psychiatry,* 9, 516.

Daniels J. K., McFarlane A. C., Bluhm R. L., Moores K. A., Clark C. R., Shaw M. E. et al. (2010). Switching between executive and default mode networks in posttraumatic stress disorder: Alterations in functional connectivity. *Journal of Psychiatry and Neuroscience,* 35 (4), 258–66.

De Bellis M. D. & Keshavan M. S. (2003). Sex differences in brain maturation in maltreatment-related pediatric posttraumatic stress disorder. *Neuroscience and Biobehavioral Reviews,* 27 (1–2), 103–17.

Francati V., Vermetten E. & Bremner J. D. (2007). Functional neuroimaging studies in posttraumatic stress disorder: Review of current methods and findings. *Depression and Anxiety,* 24 (3), 202–18.

Gilbertson M. W., Shenton M. E., Ciszewski A., Kasai K., Lasko N. B., Orr S. P. et al. (2002). Smaller hippocampal volume predicts pathologic vulnerability to psychological trauma. *Nature Neuroscience,* 5 (11), 1242–7.

Gilboa A., Shalev A. Y., Laor L., Lester H., Louzoun Y., Chisin R. et al. (2004). Functional connectivity of the prefrontal cortex and the amygdala in posttraumatic stress disorder. *Biological Psychiatry,* 55 (3), 263–72.

Gurvits T. V., Gilbertson M. W., Lasko N. B., Tarhan A. S., Simeon D., Macklin M. L. et al. (2000). Neurologic soft signs in chronic posttraumatic stress disorder. *Archives of General Psychiatry,* 57 (2), 181–6.

Hendler T., Rotshtein P., Yeshurun Y., Weizmann T., Kahn I., Ben-Bashat D. et al. (2003). Sensing the invisible: Differential sensitivity of visual cortex and amygdala to traumatic context. *Neuroimage,* 19 (3), 587–600.

Jatzko A., Schmitt A., Kordon A. & Braus D. F. (2005). Bildgebende Befunde bei der posttraumatischen Belastungsstörung (PTBS): Literaturübersicht. *Fortschritte der Neurologie-Psychiatrie,* 73 (7), 377–91.

Karl A. & Werner A. (2010). The use of proton magnetic resonance spectroscopy in PTSD research – meta-analyses of findings and methodological review. *Neuroscience and Biobehavioral Reviews,* 34 (1), 7–22.

Kim S. J., Jeong D. U., Sim M. E., Bae S. C., Chung A., Kim M. J. et al. (2006). Asymmetrically altered integrity of cingulum bundle in posttraumatic stress disorder. *Neuropsychobiology,* 54 (2), 120–5.

King A. P., Block S. R., Sripada R. K., Rauch S., Giardino N., Favorite T. et al. (2016). Altered default mode network (DMN) resting state functional connectivity following a mindfulness-based exposure therapy for posttraumatic stress disorder (PTSD) in combat veterans of Afghanistan and Iraq. *Depression and Anxiety*, 33, 289–99.

Lamprecht F., Kohnke C., Lempa W., Sack M., Matzke M. & Munte T. F. (2004). Event-related potentials and EMDR treatment of post-traumatic stress disorder. *Neuroscience Research*, 49 (2), 267–72.

Lanius R. A., Bluhm R. L., Coupland N. J., Hegadoren K. M., Rowe B., Theberge J. et al. (2010). Default mode network connectivity as a predictor of post-traumatic stress disorder symptom severity in acutely traumatized subjects. *Acta Psychiatrica Scandinavica*, 121 (1), 33–40.

Lindauer R. J., Vlieger E. J., Jalink M., Olff M., Carlier I. V., Majoie C. B. et al. (2005). Effects of psychotherapy on hippocampal volume in outpatients with post-traumatic stress disorder: A MRI investigation. *Psychological Medicine*, 35 (10), 1421–31.

Lobo I., Portugal L. C., Figuera I., Volchan E., David I., Pereira M. G. & de Oliveira L. (2015). EEG correlates of the severity of posttraumatic stress symptoms: A systematic review of the dimensional PTSD literature. *Journal of Affective Disorders*, 183, 210–20.

Logue M. W., van Rooij S. J. H., Dennis E. L., Davis S. L., Hayes J. P., Stevens J. S., Densmore M. et al. (2018). Smaller hippocampal volume in posttraumatic stress disorder: A multisite ENIGMA-PGC study: Subcortical volumetry results from posttraumatic stress disorder consortia. *Biological Psychiatry*, 83 (3), 244–53.

Malberg J. E., Eisch A. J., Nestler E. J. & Duman R. S. (2000). Chronic antidepressant treatment increases neurogenesis in adult rat hippocampus. *Journal of Neuroscience*, 20 (24), 9104–10.

Malejko K., Abler B., Plener P. L. & Straub J. (2017). Neural correlates of psychotherapeutic treatment of post-traumatic stress disorder: A systematic literature review. *Frontiers in Psychiatry*, 8, 85.

McEwen B. S. (2001). Plasticity of the hippocampus: Adaptation to chronic stress and allostatic load. *Annals of the New York Academy of Sciences*, 933 (1), 265–77.

Nicholson A. A., Ros T., Densmore M., Frewen P. A., Neufeld R. W. J., Théberge J., Jetly R. & Lanius R. A. (2020). A randomized, controlled trial of alpha-rhythm EEG neurofeedback in posttraumatic stress disorder: A preliminary investigation showing evidence of decreased PTSD symptoms and restored default mode and salience network connectivity using fMRI. *NeuroImage, Clinical*, 28, 102490.

Ohtani T., Matsuo K., Kasai K., Kato T. & Kato N. (2009). Hemodynamic responses of eye movement desensitization and reprocessing in posttraumatic stress disorder. *Neuroscience Research*, 65 (4), 375–83.

Pitman R. K., Rasmusson A. M., Koenen K. C., Shin L. M., Orr S. P., Gilbertson M. W., Milad M. R. et al. (2012). Biological studies of post-traumatic stress disorder. *Nature Reviews Neuroscience*, 13 (11), 769–87.

Reuveni I., Bonne O., Giesser R., Shragai T., Lazarovits G., Isserles M. et al. (2016). Anatomical and functional connectivity in the default mode network of post-traumatic stress disorder patients after civilian and military-related trauma. *Human Brain Mapping*, 37, 589–99.

Rubin M., Shvil E., Papini S., Chhetry B. T., Helpman L., Markowitz J. C., Mann J. J. et al. (2016). Greater hippocampal volume is associated with PTSD treatment response. *Psychiatric Research*, 252, 36–39.

Sapolsky R. M. (2000). Glucocorticoids and hippocampal atrophy in neuropsychiatric disorders. *Archives of General Psychiatry*, 57 (10), 925–35.

Shin L. M., Rauch S. L. & Pitman R. K. (2006). Amygdala, medial prefrontal cortex, and hippocampal function in PTSD. *Annals of the New York Academy of Sciences*, 1071, 67–79.

Smith M. E. (2005). Bilateral hippocampal volume reduction in adults with post-traumatic stress disorder: A meta-analysis of structural MRI studies. *Hippocampus*, 15, 798–807.

Sripada R. K., King A. P., Welsch R. C., Garfinkel S. N., Wang X., Sripada C. S. & Liberzon I. (2012). Neural dysregulation in posttraumatic stress disorder: Evidence for disrupted equilibrium between salience and default mode network. *Psychosomatic Medicine*, 74 (9), 904–11.

Vermetten E., Vythilingam M., Southwick S. M., Charney D. S. & Bremner J. D. (2003). Long-term treatment with paroxetine increases verbal declarative memory and hippocampal volume in posttraumatic stress disorder. *Biological Psychiatry*, 54 (7), 693–702.

ANDREA J. J. KNOP, CHRISTINE HEIM UND HANS J. GRABE

6. Genetik und Epigenetik

Biografisch frühe Traumatisierungen wie Misshandlung während der Kindheit oder der Verlust wichtiger Bezugspersonen können die psychische und körperliche Gesundheit im Erwachsenenalter langfristig beeinflussen. Insbesondere während sensibler Zeitfenster der Hirnentwicklung führen belastende Kindheitserfahrungen zu langanhaltenden Veränderungen in stressregulatorischen Systemen – Veränderungen, welche ein erhöhtes Krankheitsrisiko über die Lebensspanne zur Folge haben können. Zentrale Mechanismen dieser »Einbettung« belastender Kindheitserfahrungen sind epigenetische Prozesse in stressregulatorischen Genen sowie genetische Risikofaktoren, welche die Krankheitsvulnerabilität oder -resilienz maßgeblich beeinflussen, indem sie die Zugänglichkeit für epigenetische Veränderungen regulieren.

In diesem Kapitel werden wir nach einer Übersicht über die klinischen und (neuro-) biologischen Konsequenzen von Kindesmisshandlung auf die Rolle sensibler Entwicklungszeitfenster eingehen. Im Folgenden werden wir die Relevanz von Gen-Umwelt-Interaktionen und epigenetischen Veränderungen in der Krankheitsentstehung näher beleuchten. Abschließend werden wir Implikationen der komplexen Zusammenhänge zwischen psychosozialen, epigenetischen und endokrinen Faktoren für Forschung und Therapie aufzeigen.

6.1 Epidemiologie und klinische Folgen früher traumatischer Erfahrungen

Die Grundlage für die lebenslange Gesundheit wird in frühen Phasen der kindlichen Entwicklung gelegt. Kindesmisshandlung, welche emotionalen, körperlichen und sexuellen Missbrauch sowie emotionale und körperliche Vernachlässigung umfasst, ist einer der gravierendsten und weitestverbreiteten Risikofaktoren für die Entwicklung eines breiten Spektrums an psychischen Störungen und physischen Erkrankungen sowie für eine erhöhte Mortalitätsrate über die Lebensspanne hinweg (Grummitt et al., 2021).

Globale Schätzungen berichten Prävalenzen von 13 % für sexuellen Missbrauch bis 36 % für emotionale Misshandlung (Stoltenborgh et al., 2015). Unter Berücksichtigung weiterer Formen früher traumatischer Erfahrungen steigen die geschätzten Prävalenzen auf knapp 50 %, wobei oft verschiedene Formen früher Trauma-Erfahrungen gemeinsam vorkommen (Heim et al., 2019). Einer deutschlandweiten Umfrage zufolge berichtet etwa ein Drittel aller Erwachsenen, mindestens eine Form der Misshandlung in ihrer Kindheit erlebt zu haben (Häuser et al., 2011). Damit gewinnt die Frage, wie solche Belastungen regelrecht »unter die Haut gelangen« und langfristig die Gesundheit der Betroffenen beeinflussen können, zunehmend an Bedeutung.

Belastende Kindheitserfahrungen werden mit einem stark erhöhten Risiko für eine Vielzahl psychischer Störungen, einschließlich der Depression (major depressive disorder; MDD) sowie der Posttraumatischen Belastungsstörung (PTBS) in Zusammenhang gebracht (Heim et al., 2008; Heim & Binder, 2012). Edwards und Kollegen (2003) konnten Dosis-Wirkungsbeziehungen zwischen frühen traumatischen Erfahrungen und einer psychischen Belastung im Erwachsenenalter aufzeigen. Zudem haben belastende Kindheitserfahrungen auch Auswirkungen auf einen früheren Krankheitsbeginn, einen chronischen und schwereren Verlauf sowie einen schlechteren Behandlungserfolg des jeweiligen Störungsbildes (Nanni et al., 2012). Über verschiedene Störungsbilder hinweg stellen frühe traumatische Erfahrungen übereinstimmend einen wichtigen Risikofaktor für suizidales Verhalten dar (Heim & Binder, 2012).

Belastende Kindheitserfahrungen werden auch mit einem deutlich erhöhten Risiko für chronische körperliche Krankheiten – wie kardiovaskuläre, immunologische und respiratorische Erkrankungsbilder, metabolische Störungen und chronische Schmerzen – sowie einer verringerten Lebensdauer in Zusammenhang gebracht (Grummit et al., 2021). Von frühen traumatischen Erfahrungen Betroffene weisen häufig multiple psychische Störungen und physische Erkrankungen komorbid auf, sodass sich vermutlich infolge belastender Kindheitserfahrungen Veränderungen in neuronalen und peripheren stress- und emotionsregulatorischen Systemen etablieren, welche eine Fehlanpassung an weitere Umwelterfahrungen zur Folge haben und somit die Entstehung vielfältiger Krankheiten über die Lebensspanne hinweg begünstigen.

6.2 Langfristige (neuro-)biologische Folgen früher traumatischer Erfahrungen

Frühe traumatische Erfahrungen sind mit Dysregulationen in neuronalen, endokrinen, metabolischen sowie immunologischen Systemen assoziiert – Dysregulationen, die mit einem erhöhten Risiko für eine Vielzahl stressassoziierter Erkrankungen verbunden sind. Nach dem Konzept der frühen Programmierung ist das Gehirn in frühen Entwicklungsphasen aufgrund seiner hohen Plastizität für die Effekte belastender Erfahrungen während der Kindheit besonders anfällig (Lupien et al., 2009). Man nimmt an, dass frühe traumatische Erfahrungen langanhaltende »Spuren« im kindlichen Gehirn hinterlassen, welche die Entwicklung neuronaler Schaltkreise zur Stress- und Emotionsregulation stören und zu einer dysfunktionalen Verarbeitung von Stress im späteren Leben führen; dies begünstigt die Entwicklung stressassoziierter Erkrankungen.

So konnte gezeigt werden, dass Frauen mit frühen traumatischen Erfahrungen eine deutlich stärkere hormonelle sowie autonome Stressantwort infolge eines psychosozialen Stresstests aufweisen als nicht-traumatisierte Frauen, insbesondere bei Vorliegen einer klinischen Depression (Heim et al., 2008). Auch viele andere Befunde weisen auf eine Überaktivierung der Hypothalamus-Hypophysen-Nebennierenrinden-Achse (HHNA) und auf eine folglich erhöhte Stress-Reaktivität hin (vgl. auch Kap. A4).

Neben einer Hochregulierung stressvermittelnder neuronaler Systeme findet sich gleichzeitig eine Herunterregulierung stresspuffernder neuronaler Systeme infolge früher traumatischer Erfahrungen. Das gilt insbesondere für das oxytocinerge System als wichtigem Gegenspieler der HHNA, welchem eine stressprotektive Funktion zugesprochen wird. So nimmt man an, dass Dysfunktionen im oxytocinergen System zu einer verminderten Widerstandsfähigkeit (Resilienz) gegenüber Stress beitragen. Dies lässt den Schluss zu, dass die adulte Stress- und Krankheitsvulnerabilität infolge belastender Kindheitserfahrungen aus einem sich entwickelnden Ungleichgewicht zwischen stressvermittelnden und stresspuffernden neuronalen Systemen resultiert (Heim et al., 2008).

Eine langfristig erhöhte Sekretion von Glukokortikoiden und Katecholaminen infolge früher traumatischer Erfahrungen kann durch eine dauerhaft gesteigerte Freisetzung von Glukose und Fettsäuren zu schwerwiegenden physiologischen Veränderungen wie Bluthochdruck, Insulinresistenz und Übergewicht führen, die mit einem erhöhten Risiko für kardiovaskuläre Erkrankungen assoziiert sind (Danese & McEwen, 2012). Über die Regulation proinflammatorischer Zytokine übt Cortisol zudem eine immunsupprimierende Wirkung aus. Eine langfristig veränderte Synthese von Zytokinen infolge einer initialen Immunsuppression kann zu Autoimmunerkrankungen führen. Eine systemische Inflammation ist eine der am häufigsten replizierten biologischen Veränderungen infolge früher Trauma-Erfahrungen (Danese & Lewis, 2017). Interessanterweise zeigen sich diese inflammatorischen Effekte bereits kurz nach einer Trauma-Exposition in der frühen Kindheit (Entringer et al., 2020).

Erhöhte Cortisol- und Zytokin-Konzentrationen infolge belastender Kindheitserfahrungen können auch toxische Effekte auf neuronale Strukturen haben, die an der Stress- und Emotionsverarbeitung beteiligt sind. So weisen Teicher et al. (2016) auf ein verringertes Volumen des Hippokampus, des präfrontalen Kortex (prefrontal cortex; PFC) und des anterioren cingulären Kortex (anterior cingulate cortex; ACC) sowie auf ein vergrößertes Volumen der Amygdala infolge früher traumatischer Erfahrungen hin. Diese strukturellen Veränderungen korrespondieren mit funktionellen Auffälligkeiten, wie etwa einer verringerten hippokampalen sowie einer gesteigerten Amygdala-Aktivität und einer verringerten fronto-limbischen Konnektivität (McCrory et al., 2011).

Weitere Befunde zeigen Veränderungen in spezifischen kortikalen Repräsentationsfeldern und Nervenverbindungen zwischen bestimmten kortikalen Arealen in Abhängigkeit von der erlebten Misshandlungsform. So wird sexueller Missbrauch mit einer kortikalen Verdünnung im genitalen Repräsentationsfeld des primären somatosensorischen Kortex assoziiert. Ebenso zeigt sich ein Zusammenhang zwischen emotionalen Misshandlungserfahrungen und einer Verdünnung des ACC sowie des Precuneus – kortikale Regionen, welchen eine bedeutende Rolle bei der Wahrnehmung eigener psychischer sowie physischer Zustände zukommt (Heim et al., 2013). Bei verbaler Misshandlung findet sich eine weniger stark ausgeprägte Nervenfaserverbindung *(Fasciculus arcuatus)* zwischen den Arealen für das Sprachverständnis (Wernicke-Areal) und denen für die Sprachproduktion (Broca-Areal) bei gleichzeitiger Volumenzunahme des primären auditorischen Kortex. Zudem ist das visuelle Miterleben von häuslicher Gewalt mit einer Verdünnung des sekundären visuellen Kortex sowie mit einer verminderten visuell-limbischen Nervenfaserverbindung assoziiert (Teicher & Samson, 2016; Teicher et al., 2016). Man nimmt an, dass ein solcher Abbau von kortikalem Gewebe mit einer verringerten Verarbeitung lokalisationsspezifischer sensorischer Erfahrungen assoziiert ist. Dieser Prozess kann als eine Form des sensorischen Gatings verstanden werden (Heim et al., 2013). Aus psychobiologischer Sicht wird ihm eine potentiell protektive Funktion zugeschrieben, den Organismus vor der Verarbeitung weiterer traumatischer Erfahrungen dieser Art zu schützen. Gleichzeitig könnten diese Veränderungen ein wichtiges neurobiologisches Korrelat für die Entwicklung spezifischer Verhaltensprobleme oder psychischer Störungen sein.

6.3 Sensible Zeitfenster der Hirnentwicklung

Neben der Art der biografisch frühen Traumatisierung spielt auch ihr Zeitpunkt für die Entwicklung hirnstruktureller und -funktioneller Veränderungen eine zentrale Rolle. Eine breite Basis an Forschungsbefunden zeigt eine besonders starke neuronale Plastizität im frühen Kindesalter, welche für die schnelle Entwicklung diverser kognitiver Prozesse unabdingbar ist. Traumatische Erfahrungen während sensibler Perioden der Hirnentwicklung können mit kritischen Prozessen der Neuro- und Synaptogenese sowie der Reifung von Synapsen und Rezeptoren interferieren und folglich zu einer eingeschränkten neuronalen Plastizität und damit zu hirnmorphologischen sowie -funktionellen Veränderungen sich entwickelnder Hirnareale führen (Teicher & Samson, 2016). Insbesondere die Amygdala, der Hippokampus sowie der präfrontale Kortex, die einer langen postnatalen Entwicklung unterliegen, sind in diesem Zusammenhang für frühe traumatische Erfahrungen vulnerabel (Lupien et al., 2009; Heim & Binder, 2012). Neben der frühen Kindheit mit ihren sensiblen Phasen scheint auch die Pubertät ein kritisches Zeitfenster der Hirnentwicklung darzustellen. In diesem Kontext wird die Rolle von Androgenen und Östrogenen in der Modulation stressregulatorischer Hirnstrukturen sowie der hippokampalen Synaptogenese hervorgehoben. Dies kann zum einen Aufschluss über zahlreiche geschlechtsspezifische Effekte in der Stress- und Krankheitsvulnerabilität geben und zum anderen einen Erklärungsmechanismus für die Manifestation vieler stressassoziierter Störungen im Jugendalter aufzeigen (Heim & Binder, 2012).

Epigenetischen Mechanismen kommt eine zentrale Funktion in der Modulation sensibler Zeitfenster zu, indem sie die Plastizität neuronaler Strukturen regulieren. Man geht davon aus, dass eine dynamische Genregulation die Schnittstelle zwischen einwirkenden Umwelteinflüssen und langfristigen Veränderungen neuronaler Netzwerke während plastischer Entwicklungsphasen bildet. Zu den relevanten epigenetischen Faktoren zählen u. a. der Wachstumsfaktor BDNF sowie ein an der GABA-Synthese beteiligtes Enzym, GAD67 (Takesian & Hensch, 2013).

6.4 Gen-Umwelt-Interaktionen

Da nicht alle Menschen mit belastenden Kindheitserfahrungen stressassoziierte Krankheiten entwickeln, muss die biologische Vulnerabilität eines Individuums auch von genetischen Faktoren determiniert sein. Mit Hilfe von Familien-, Zwillings- und Adoptionsstudien konnte die Rolle genetischer Faktoren in z. B. der Entstehung einer PTBS belegt werden. Vor allem die Zwillingsstudie von Stein und Kollegen (2002) zeigte eine signifikant stärker korrelierte Symptomausprägung bei monozygoten im Vergleich zu dizygoten Zwillingspaaren, die einer vergleichbaren Traumatisierung ausgesetzt waren. Bislang ist es allerdings kaum gelungen, direkte Geneffekte bei der Entstehung einer PTBS nachzuweisen.

Man nimmt folglich an, dass genetische Faktoren eine moderierende Rolle dabei spielen, in welchem Ausmaß frühe traumatische Erfahrungen die Struktur und Funktion unseres Gehirns »programmieren« können und damit zu einer erhöhten Vulnerabilität oder Resilienz gegenüber stressassoziierten Erkrankungen beitragen. Inzwischen ist es gelungen, Kandidatengene zu identifizieren, die über eine solche Gen-Umwelt-Interaktion die Entstehung einer psychischen Beschwerdesymptomatik moderieren. Vor allem Studien zur Ätiologie depressiver Störungen waren Wegbereiter dieser Forschungsrichtung (vgl. Kapitel C7).

Bei der PTBS ist die Wirksamkeit von SSRIs (selektiven Serotonin-Wiederaufnahme-Inhibitoren) bekannt, so dass die molekularbiologische Forschung das auf Chromosom 17q befindliche Serotonintransporter-(SLC6A4-) Gen in ihren Fokus nahm. Ein spezifischer Polymorphismus in der Promotorregion des SLC6A4-Gens (*5-HTTLPR*) beeinflusst maßgeblich seine Transkriptionsaktivität, was zu einer veränderten Funktionalität des Serotoninsystems führt. Der 5-HTTLPR-Polymorphismus besteht in einer durch Gendeletion (eine Form der Chromosomenaberration, bei welcher eine oder mehrere Nukleotidsequenzen bis hin zu gesamten Chromosomen fehlen) verursachten Längenvariation, sodass genotypisch zwischen zwei Allel-Varianten, einem *short*-Allel (s-Allel) und einem *long*-Allel (l-Allel), unterschieden werden kann. Verschiedene Studien konnten einen Interaktionseffekt zwischen dem 5-HTTLPR-Genpolymorphismus und frühen traumatischen Erfahrungen in Bezug auf das Erkrankungsrisiko einer PTBS zeigen. Allerdings existieren inkonsistente Befunde dazu, welche der beiden Genvarianten ein erhöhtes Krankheitsrisiko bedingt (Navarro-Mateu et al., 2019). Grabe und Kolleg:innen (Grabe et al., 2009) legten in einer groß angelegten Gen-Umwelt-Studie mit über 1600 Probanden bei homozygoten l-Allel-Trägern ein deutlich gesteigertes PTBS-Risiko infolge einer Trauma-Exposition dar. In Abbildung 1 ist das Maß zur Einschätzung der Auftretenswahrscheinlichkeit (Odds Ratio [OR]) für das Vorliegen einer PTBS dargestellt. Die erste Säule zeigt eine Verdopplung des PTBS-Risikos (OR = 2) bei homozygoten s-Allel-Trägern mit einer hohen Trauma-Exposition (Traumarate > 3) im Vergleich zu einer geringen Trauma-Exposition (Traumarate < 3). Die zweite Säule stellt das PTBS-Risiko bei homozygoten l-Allel-Trägern mit geringer Trauma-Exposition dar (OR = 1.5). Hier zeigt sich interessanterweise also ein direkter Effekt des Risikogenotyps auf die Auftretenswahrscheinlichkeit einer PTBS. Die dritte Säule repräsentiert die aufsummierten Effekte der ersten beiden Säulen. Die vierte Säule stellt das Krankheitsrisiko bei l-Allel-Trägern *und* einer hohen Trauma-Exposition dar.

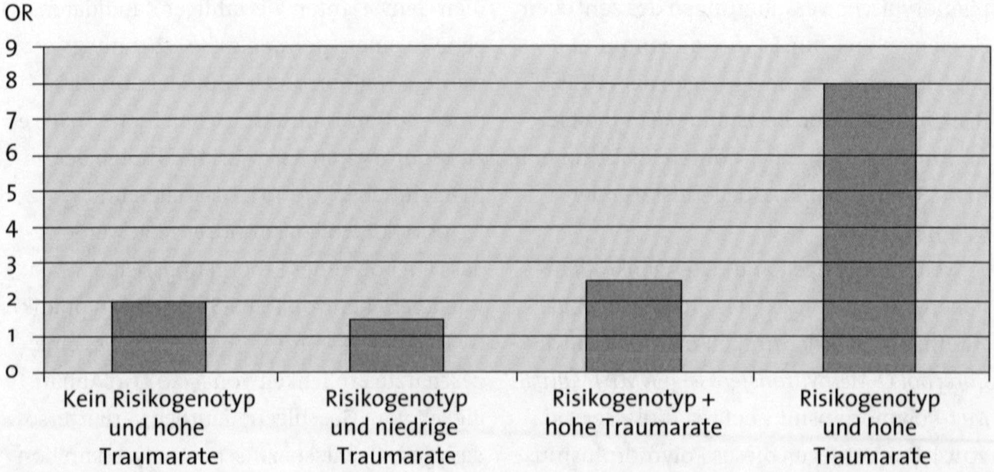

Abb. 1: Odds Ratio (OR) für PTBS bei hohen versus niedrigen Traumaraten (</> 3 Traumata) und dem Vorliegen versus Nicht-Vorliegen des Risikogenotyps (2 »l«-Allele des 5-HTTLPR). Beachte: Die dritte Säule ergibt sich aus der Addition der ersten beiden Säulen. Die vierte Säule wiederum stellt das Risiko für Proband:innen dar, die tatsächlich den Risikogenotyp und eine hohe Traumarate aufweisen (nach Grabe et al., 2009).

In dieser Gruppe zeigt sich eindrucksvoll ein 8-fach erhöhtes Krankheitsrisiko im Vergleich zu s-Allel Trägern mit geringer Trauma-Exposition (OR = 8). Dies weist auf einen überadditiven Gen-Umwelt-Interaktionseffekt hin.

Auch neuere Studien stützen eine moderierende Rolle des 5-HTTLPR-l-Allels in der PTBS-Entstehung (Li et al., 2021). Andere Studien wiederum weisen auf das s-Allel als Risikogenotyp für die Entwicklung einer PTBS hin (Gressier et al., 2013). So scheint es eine Reihe von Einflussfaktoren zu geben, welche die Reaktivität und Vulnerabilität des serotonergen Systems regulieren und somit dazu beitragen, ob das l- oder das s-Allel ein erhöhtes Krankheitsrisiko vermittelt. Neben dem Zeitpunkt der ersten Traumatisierung sowie der Anzahl traumatischer Erfahrungen spielen wahrscheinlich komorbide Erkrankungen und protektive Faktoren eine Rolle.

Darüber hinaus haben sich in den vergangenen Jahren Gen-Umwelt-Studien auf weitere wichtige Kandidatengene im Kontext eines erhöhten PTBS-Risikos infolge früher traumatischer Erfahrungen konzentriert. Die funktionellen Polymorphismen dieser Gene sind mit einer erhöhten Aktivität des hormonellen Stresssystems und/oder einer GR-Resistenz (Glukokortikoidrezeptor-Resistenz) assoziiert. Beispielhaft seien hier das CRH-Rezeptor-1- (CRHR1-) Gen, das GR- (NR3C1-) Gen, das GR-regulierende FK506-Bindeprotein-51-(FKBP5-) Gen sowie das Oxytocinrezeptor-(OXTR-) Gen genannt (Heim & Binder, 2012).

Das FKBP5-Gen dient der Bildung des *FK506-Bindeproteins 51* – ein Hilfsprotein zur Faltung neu synthetisierter Proteine. Ein funktioneller FKBP5-Polymorphismus wird mit einer verringerten GR-Sensitivität infolge früher traumatischer Erfahrungen assoziiert. Dies führt zu einer gestörten Feedback-Regulation der HHNA und einer damit einhergehenden prolongierten physiologischen Stressantwort (Binder, 2009). Darüber hinaus weist eine erhöhte neuronale Aktivität der Amygdala bei FKBP5-Risikoallel-Trägern auf endophänotypische Veränderungen des zentralen Nervensystems hin. Es wird angenommen, dass das gemeinsame Vorliegen der FKBP5-Risikovariante und belastender Kindheitserfahrungen mit einem erhöhten Risiko für eine PTBS-Symptomatik assoziiert ist (Binder, 2009).

Weitere wichtige Kandidatengenstudien haben sich im Kontext des Erlebens früher traumatischer Erfahrungen mit der Rolle des *Catechol-O-Methyltransferase- (COMT-) Val(158) Met*-Polymorphismus befasst (Kolassa et al., 2010). Das Vorliegen dieses Polymorphismus wird mit einer erhöhten katecholaminergen Verfügbarkeit (Dopamin und Noradrenalin) in Zusammenhang gebracht. Zudem legt eine kürzlich veröffentlichte Meta-Analyse dar, dass auch ein Polymorphismus (rs6265) in der Promotorregion des BDNF-Gens, welchem eine zentrale Rolle im neuronalen Wachstum zukommt, einen entscheidenden Effekt auf eine gesteigerte Vulnerabilität gegenüber einer PTBS infolge einer Trauma-Exposition ausübt (Hu et al., 2021). In einer ersten genomweiten Assoziationsstudie zur PTBS wurde bei nicht-verwandten, trauma-exponierten Männern das *Phosphoribosyl-Transferase-Domain-Containing-1*-Gen (PRTFDC1) als möglicher genomweiter Locus identifiziert. Des Weiteren wurden Genorte mit vermutlicher Funktion im Bereich des Immunsystems und des Ubiquitin-Systems identifiziert (Nievergelt et al., 2015).

Neuere Entwicklungen zeigen, dass das Zusammenwirken verschiedener genetischer Loci viel mehr als einzelne Kandidatengene zu einem erhöhten Krankheitsrisiko infolge belastender Kindheitserfahrungen beiträgt, sodass der Fokus zunehmend auf die Erforschung eines »polygenen Risikos« gelegt wurde, bei welchem in genomweiten Assoziationsstudien Genvarianten vielzähliger Kandidatengene zu einem *polygenic risk score* integriert werden (Halldorsdottir & Binder 2017). In einer großen, multiethnischen Meta-Analyse zu genomweiten Assoziationsstudien der PTBS mit über 30000 PTBS-Fällen und 170000 Kontrollen konnte gezeigt werden, dass ein polygenes Erkrankungsrisiko für das Wiedererleben von PTBS-Symptomen prädiktiv ist. Zudem wurde verdeutlicht, dass eine geschätzte Erblichkeit von 5–20 % in Abhängigkeit vom Geschlecht deutlich variierte, sodass geschlechtsspezifische Analysen im Kontext eines erhöhten Krankheitsrisikos als sinnvoll erscheinen. Hierbei konnten für beide Geschlechter verschiedene genomweite Loci identifiziert werden (Nievergelt et al., 2019).

Aus den dargelegten Befunden lässt sich ableiten, dass sich erkrankte Menschen mit belastenden Kindheitserfahrungen von Erkrankten ohne frühe traumatische Erfahrungen hinsichtlich ihrer Stressresponsivität und stressassoziierter (neuro-)biologischer Veränderungen unterscheiden (Teicher & Samson, 2013). Da jedoch nicht alle Menschen infolge einer frühen Trauma-Exposition erkranken und (neuro-)biologische Modifikationen darüber hinaus auch nicht zwingend mit psychopathologischen Auffälligkeiten assoziiert sein müssen, werfen diese Ergebnisse die Frage nach Vulnerabilitäts- und Resilienzfaktoren auf, welche die Krankheitsentwicklung nach frühen traumatischen Erfahrungen beeinflussen. Hierbei ist anzunehmen, dass eine erhöhte Stressvulnerabilität bzw. -resilienz durch genetische Prädispositionen geprägt ist, welche sich auf molekularer Ebene in einer veränderten Genexpression auswirken und nachhaltig endokrine, immunologische, metabole sowie hirnstrukturelle und -funktionelle Veränderungen bedingen können.

Neuere Befunde verdeutlichen die Relevanz der *Differential Susceptibility*-Hypothese, welche eine Sensibilität gegenüber sowohl negativen als auch positiven Erfahrungen im Hinblick auf eine erhöhte Stressvulnerabilität bzw. -resilienz postuliert. In Anlehnung an diese Hypothese zeigen verschiedene Gen-Umwelt-Befunde, dass dieselben Genpolymorphismen, die mit einer erhöhten Vulnerabilität infolge früher Trauma-Erfahrungen assoziiert sind, in einer förderlichen und unterstützenden Umwelt eine gesteigerte Resilienz bedingen können. Dies führt zur Vermutung einer Polymorphismus-assoziierten »Plastizität« von Genen und damit zu der Fokusverschiebung von einer genetisch bedingten Vulnerabilität im Sinne des *Diathese-Stress-Modells* (vgl. Kap. C1) hin zu der Vermutung einer Sensibilität für negative sowie positive Umwelteinflüsse und lässt damit auch eine Betrachtung der positiven Kehrseite sensibler Entwicklungszeitfenster zu. Eine erhöhte Wahrscheinlichkeit positiver sozio-emotionaler und behavioraler Entwicklungsverläufe auf Basis genetischer Dispositionen wird als *Vantage Sensitivity* beschrieben (Bakermans-Kranenburg & van IJzendoorn, 2015) und könnte eine Schlüsselrolle im Zusammenhang mit der Wirksamkeit psychotherapeutischer Interventionen infolge früher Trauma-Erfahrungen einnehmen (De Villiers et al., 2018).

Zusammenfassend weisen Gen-Umwelt-Untersuchungen auf den prädiktiven Wert von Interaktionseffekten in der Krankheitsentstehung hin. Erste Befunde zu der Interaktion verschiedener Genpolymorphismen lassen erahnen, in welch komplexem Zusammenspiel zwischen stressassoziierten Genen (u.a. GR, FKBP5) und Systemen (u.a. HHNA, oxytocinerges System) sich traumaassoziierte phänotypische Veränderungen während sensibler Entwicklungsphasen ausbilden (Heim & Binder, 2012).

6.5 Epigenetik

Während einer genetisch determinierten Sensibilität für epigenetische Veränderungen eine moderierende Rolle in der Stress- und Krankheitsvulnerabilität zugeschrieben wird, bedingen epigenetische Veränderungen die (neuro-)biologische Einbettung einer erhöhten Vulnerabilität für Stress und stressassoziierte Erkrankungen infolge belastender Kindheitserfahrungen. Durch die Epigenetik ist es Umweltfaktoren also möglich, »Gedächtnisspuren« im Genom zu hinterlassen (Binder, 2020). Epigenetischen Modifikationen kommt somit eine vermittelnde (mediierende) Funktion zwischen einer Trauma-Exposition und einem erhöhten Krankheitsrisiko zu. Hierbei wird auf die Genexpression, d.h. auf die Übersetzung der genetischen Information in die jeweilig festgelegten Proteine, Einfluss genommen, ohne dass dabei eine strukturelle Veränderung der DNA stattfindet. Epigenetische Veränderungen umfassen die DNA-(De-)Methylierung, Histonmodifikationen sowie nicht-proteinkodierende RNAs. Im Folgenden wird tiefergehend auf die Rolle der DNA- und der Hydroxy-Methylierung eingegangen, welche eine kovalente Veränderung von Nukleotiden – insbesondere in cytosin- und guaninreichen Sequenzen – umfassen (Binder, 2020).

Wichtige Grundlagenstudien aus der Tierforschung haben den Weg für die epigenetische Forschung im Humanbereich geebnet. So konnte bei Ratten eindrucksvoll gezeigt werden, dass ein gesteigertes mütterliches Fürsorgeverhalten bei den Jungtieren zu einer verminderten DNA-Methylierung in der GR-Promotorregion im Hippokampus führt, welche mit einer gesteigerten GR-Expression assoziiert ist. Eine Folgearbeit verdeutlichte, dass der Effekt einer starken mütterlichen Pflege auf epigenetische Veränderungen im Glukokortikoid-System durch einen erhöhten Serotonin-(5-*Hydroxytryptamin* [5-HT]-)Spiegel vermittelt wird. Dieser bewirkt über eine intrazelluläre Signaltransduktionskaskade eine verstärkte Bindung des Transkriptionsfaktors *Nerve-growth-factor-inducible factor A* (NGFI-A) im GR-Promotor, was zu einer Demethylierung in dieser DNA-Sequenz führt. Geringe mütterliche Fürsorge ist hingegen mit einer erhöhten DNA-Methylierung im GR-Promotorgen verbunden, welche aufgrund einer verringerten GR-Expression und einer sich daraus ergebenden dysfunktionalen negativen Feedback-Regulation maßgeblich die physiologische und behaviorale Stressreaktion im weiteren Leben beeinflusst (Weaver, 2007).

In Anlehnung an die oben aufgeführten Befunde fokussierten sich erste Humanstudien auf epigenetische Veränderungen in spezifischen stressregulatorischen Kandidatengenen, wie dem NR3C1 und dem FKBP5, welche eine zentrale Rolle im Glukokortikoid-Regelkreis zur Regulation der HHNA spielen. So konnte infolge einer frühen Trauma-Exposition eine langanhaltende DNA-Hypermethylierung in der NR3C1-Promotorregion in humanem hippokampalem Postmortem-Gewebe gezeigt werden, welche mit einer verringerten Bindung des Transkriptionsfaktors NGFIA und demzufolge mit einer verminderten GR-Genexpression assoziiert war (McGowan et al., 2009). Die Befunde einer erhöhten DNA-Methylierung in der NR3C1-Promotorregion konnten anhand von Untersuchungen in Blutproben gestützt werden (Perroud et al., 2011). Außerdem wurde eine DNA-Demethylierung in funktionellen Sequenzen des FKBP5-Gens bei FKBP5-Risikoallel-Trägern mit einer erhöhten Cortisolausschüttung infolge früher traumatischer Erfahrungen in Verbindung gebracht (Klengel & Binder, 2015). Eine Übersichtsarbeit von Turecki und Meaney (2016) verdeutlicht, dass etwa 90 % aller Humanstudien eine Hypermethylierung im GR-Promotorgen infolge belastender Kindheitserfahrungen zeigen (Turecki & Meaney, 2016).

Frühe traumatische Erfahrungen beeinflussen jedoch nicht nur einzelne Gene, sondern haben auch genomweite Auswirkungen. Labonté und Kollegen (Labonté et al., 2012) bestätigten anhand von Untersuchungen an menschlichem postmortalem Gewebe, dass Misshandlungserfahrungen in der Kindheit zu genomweiten epigenetischen Modifikationen im Hippokampus führen. Neuere Untersuchungen weisen auf die Rolle einer veränderten DNA-Methylierung in Oligodendrozyten im ACC infolge von Kindesmisshandlung hin. Diese führt zu einer verminderten Myelinisierung und kann somit Auswirkungen auf die strukturelle kortiko-limbische Konnektivität haben (Lutz et al., 2017). Außerdem konnte infolge früher Trauma-Erfahrungen eine verminderte DNA- und Hydroxy-Methylierung im κ-Opioid-Rezeptor in insulären Strukturen gezeigt werden, welche GR-gesteuert zu einer verringerten Expression dieses Rezeptors führt (Lutz et al., 2018). Diese erfahrungsgesteuerten Mechanismen können maßgeblich zu einer veränderten Stressreaktivität infolge belastender Kindheitserfahrungen beitragen. Eine kürzlich veröffentlichte Studie unserer Forschungsgruppe zeigt auf, dass traumaassoziierte epigenetische Modifikationen im Speichel in Teilen bereits auch eine Exposition gegenüber aversiven pränatalen Einflüssen widerspiegeln (Martins et al., 2021). Inwieweit von epigenetischen Veränderungen in peripheren Geweben jedoch auf zentrale Mechanismen geschlossen werden kann, ist umstritten (Binder, 2020). Des Weiteren ist bisher unklar, welche funktionelle Relevanz solche epigenomweiten Methylierungsmuster für die Betroffenen haben (Parade et al., 2021). Periphere epigenetische Modifikationen könnten aufgrund ihrer gravierenden Auswirkungen auf das endokrine und immunologische System einen wichtigen Biomarker in der Ätiologie stressassoziierter psychischer wie physischer Krankheiten darstellen (Houtepen et al., 2016).

Die Forschung der letzten Jahre konnte eindrücklich zeigen, dass epigenetische Veränderungen nicht irreversibel sind, sondern dynamisch durch Umwelteinflüsse gesteuert werden können. So weisen Befunde aus der Tierforschung darauf hin, dass stressassoziierte epigenetische Veränderungen im Laufe des weiteren Lebens durch förderliche Umwelterfahrungen überschrieben werden können. Beispielsweise konnte gezeigt werden, dass die epigenetischen Effekte eines verminderten mütterlichen Fürsorgeverhaltens durch ein sogenanntes »Cross-Fostering«, bei welchem die biologischen Nachkommen von Müttern mit einem starken Pflegeverhalten und solchen mit einem schwachen Fürsorgeverhalten untereinander vertauscht werden, umgekehrt werden können (Weaver, 2007). Eine longitudinale Humanstudie zeigte darüber hinaus, dass nicht nur frühe traumatische Erfahrungen, sondern auch die Teilnahme an einem psychosozialen Präventionsprogramm direkt nach der Geburt mit epigenetischen Veränderungen im Erwachsenenalter in Zusammenhang gebracht werden kann (O'Donnell et al., 2018). Des Weiteren deuten erste klinische Studien auf periphere epigenetische Effekte von psychotherapeutischen Interventionen hin. Diese Befunde haben das Potential einer Kompensation oder gar Umkehrung der biologischen und klinischen Folgen belastender Kindheitserfahrungen (Binder, 2020).

6.6 Klinische und translationale Implikationen

Insgesamt zeigt sich ein hochkomplexes Zusammenspiel zwischen der kindlichen Erfahrungswelt, genetischen Prädispositionen und endophänotypischen Veränderungen in der Entstehung stressassoziierter Erkrankungen. Hierbei wird die Relevanz sensibler Entwicklungszeitfenster deutlich, in welchen sich infolge früher traumatischer Erfahrungen spezifische hirnstrukturelle sowie -funktionelle Modifikationen zu etablieren scheinen, die das Erkrankungsrisiko für stressassoziierte Störungen erhöhen. So haben die oben aufgeführten Studienbefunde das langfristige Ziel, (neuro-)biologische Marker, genetische Faktoren sowie Symptomkonstellationen für die Entwicklung personalisierter mechanismengesteuerter Interventionen zu nutzen. Solche Behandlungsansätze fokussieren somit viel mehr auf die zugrunde liegenden Mechanismen als auf die Symptome stressassoziierter Erkrankungen infolge belastender Kindheitserfahrungen.

Eine potentielle Kompensation hirnstruktureller Auffälligkeiten durch molekulare Mechanismen stellt demzufolge eine wichtige Grundlage für die Entwicklung neuer Therapieansätze dar. Hierbei sind vor allem genregulatorische Prozesse verschiedener stressassoziierter Hormon- und Neurotransmittersysteme relevant. In diesem Zusammenhang wird derzeit erforscht, inwiefern sich therapeutische Interventionen auf das DNA-Methylierungsmuster stressrelevanter Gene auswirken. So können epigenetische Veränderungen infolge psychotherapeutischer Interventionen einen wichtigen Beitrag zum Verständnis kompensatorischer Mechanismen liefern, die der Entwicklung und Aufrechterhaltung stressassoziierter psychischer Störungen entgegenwirken. Zudem wird diskutiert, ob eine Kombination aus psychotherapeutischen Interventionen und epigenetisch wirkenden pharmakologischen Ansätzen (z. B. FKBP5-Modulatoren; Pöhlmann et al., 2018) bei der Behandlung der Folgen früher Traumatisierungen wirksam sein könnte.

Basierend auf den Erkenntnissen einer erhöhten Sensibilität gegenüber Umwelteinflüssen während biologisch determinierter Entwicklungsperioden kann man davon ausgehen, dass das Gehirn während dieser sensiblen Zeitfenster aufgrund einer ausgeprägten Neuroplastizität auch für reversible Entwicklungsprozesse empfänglich ist. So wird vermutet, dass eine Intervention, mit welcher man in der Folge früher traumatischer Erfahrungen möglichst zeitnah und noch innerhalb einer hierfür sensiblen Periode beginnt, besonders erfolgreich der Einbettung der (neuro-)biologischen Folgen sowie der Krankheitsmanifestation entgegenwirken kann (Heim et al., 2019). Ein verbessertes Verständnis der molekularen Grundlagen sensibler Phasen der Hirnentwicklung kann zudem zu der Entwicklung innovativer Therapieansätze beitragen, welche sich darauf konzentrieren, solche Zeitfenster einer erhöhten Plastizität erneut zu öffnen und damit die neurobiologischen Folgen belastender Kindheitserfahrungen umkehren zu können. Im Rahmen solcher Überlegungen ist es jedoch wichtig hervorzuheben, dass entwicklungsbedingte neurobiologische Veränderungen möglicherweise einen relevanten Adaptionsmechanismus darstellen. Während eine solche Anpassung also vorerst einen protektiven Charakter haben kann, ist sie über die Lebensspanne hinweg mit einer erhöhten Stress- und Krankheitsvulnerabilität verbunden.

6.7 Literatur

Bakermans-Kranenburg M. J. & van IJzendoorn M. H. (2015). The hidden efficacy of interventions: Gene × environment experiments from a differential susceptibility perspective. *Annual Review of Psychology*, 66 (1), 381–409.

Binder E. B. (2009). The role of FKBP5, a co-chaperone of the glucocorticoid receptor in the pathogenesis and therapy of affective and anxiety disorders. *Psychoneuroendocrinology*, 34S, S186 – S195.

Binder E. B. (2020). Stress und Epigenetik. In: Egle U. T., Heim C., Strauß B. & von Känel R. (Hrsg.). *Psychosomatik – neurobiologisch fundiert und evidenzbasiert: Ein Lehr- und Handbuch* (3. Aufl.). Stuttgart: Kohlhammer, 139–146.

Danese A. & McEwen B. S. (2012). Adverse childhood experiences, allostasis, allostatic load, and age-related disease. *Physiology & Behavior*, 106 (1), 29–39.

Danese A. & Lewis S. J. (2017). Psychoneuroimmunology of early-life stress: The hidden wounds of childhood trauma? *Neuropsychopharmacology*, 42 (1), 99–114.

De Villiers B., Lionetti F. & Pluess M. (2018). Vantage sensitivity: A framework for individual differences in response to psychological intervention. *Social Psychiatry and Psychiatric Epidemiology*, 53 (6), 545–554.

Edwards V. J., Holden G. W., Felitti,V. J. & Anda R. F. (2003). Relationship between multiple forms of childhood maltreatment and adult mental health in community respondents: Results from the adverse childhood experiences study. *American Journal of Psychiatry*, 160 (8), 1453–1460.

Entringer S., de Punder K., Overfeld J., Karaboycheva G., Dittrich K., Buss C. et al. (2020). Immediate and longitudinal effects of maltreatment on systemic inflammation in young children. *Development and Psychopathology*, 32 (5), 1725–1731.

Grabe H. J., Spitzer C., Schwahn C., Marcinek A., Frahnow A., Barnow S., Lucht M., Freyberger H. J. et al. (2009). Serotonin transporter gene (SLC6A4) promoter polymorphisms and the susceptibility to posttraumatic stress disorder in the general population. *American Journal of Psychiatry,* 166 (8), 926–933.

Gressier F., Calati R., Balestri M., Marsano A., Alberti S., Antypa N. & Serretti A. (2013). The 5-HTTLPR polymorphism and posttraumatic stress disorder: A meta-analysis. *Journal of Traumatic Stress,* 26 (6), 645–53.

Grummitt L. R., Kreski N. T., Kim S. G., Platt J., Keyes K. M. & McLaughlin K. A. (2021). Association of childhood adversity with morbidity and mortality in US adults: A systematic review. *JAMA Pediatrics,* 175 (12), 1269–1278.

Halldorsdottir T. & Binder E. B. (2017). Gene x environment interactions: From molecular mechanisms to behavior. *Annual Review of Psychology,* 68, 215–241.

Häuser W., Schmutzer G., Brähler E. & Glaesmer H. (2011). Maltreatment in childhood and adolescence: Results from a survey of a representative sample of the German population. *Deutsches Ärzteblatt International,* 8 (17), 287–94.

Heim C. & Binder E. B. (2012). Current research trends in early life stress and depression: Review of human studies on sensitive periods, gene-environment interactions, and epigenetics. *Experimental Neurology,* 233 (1), 102–111.

Heim C., Newport D. J., Mletzko T., Miller A. H. & Nemeroff C. B. (2008). The link between childhood trauma and depression: Insights from HPA axis studies in humans, *Psychoneuroendocrinology,* 33 (6), 693–710.

Heim C. M., Mayberg H. S., Mletzko T., Nemeroff C. B. & Pruessner J. C. (2013). Decreased cortical representation of genital somatosensory field after childhood sexual abuse. *American Journal of Psychiatry,* 170 (6), 616–623.

Heim C. M., Entringer S. & Buss C. (2019). Translating basic research knowledge on the biological embedding of early-life stress into novel approaches for the developmental programming of lifelong health. *Psychoneuroendocrinology,* 105, 123–137.

Houtepen L. C., Vinkers C. H., Carrillo-Roa T., Hiemstra M., van Lier P. A., Meeus W. et al. (2016). Genome-wide DNA methylation levels and altered cortisol stress reactivity following childhood trauma in humans. *Nature Communications,* 7, 10967.

Hu X.-Y., Wu Y.-L., Cheng C.-H., Liu X.-X. & Zhou L. (2021). Association of brain-derived neurotrophic factor rs6265 G>A polymorphism and post-traumatic stress disorder susceptibility: A systematic review and meta-analysis. *Brain and Behavior,* 11 (5), e02118.

Klengel T. & Binder E. B. (2015). FKBP5 allele-specific epigenetic modification in gene by environment interaction. *Neuropsychopharmacology,* 40 (1), 244–246.

Kolassa I. T., Kolassa S., Ertl V., Papassotiropoulos A. & De Quervain D. J. (2010). The risk of posttraumatic stress disorder after trauma depends on traumatic load and the catechol-o-methyltransferase Val(158)Met polymorphism. *Biological Psychiatry,* 67 (4), 304–308.

Labonté B., Suderman M., Maussion G., Navaro L., Yerko V., Mahar I. et al. (2012). Genome-wide epigenetic regulation by early-life trauma. *Archives of General Psychiatry,* 69 (7), 722–731.

Li G., Wang L., Cao C., Fang R., Hall B. J., Elhai J. D., et al. (2021). Post-traumatic stress symptoms of children and adolescents exposed to the 2008 Wenchuan Earthquake: A longitudinal study of 5-HTTLPR genotype main effects and gene-environment interactions. *International Journal of Psychology,* 56 (1), 22–29.

Lupien S. J., McEwen B. S., Gunnar M. R. & Heim C. (2009). Effects of stress throughout the lifespan on the brain, behaviour and cognition. Nature Reviews, *Neuroscience,* 10 (6), 434–45.

Lutz P.-E., Tanti A., Gasecka A., Barnett-Burnes S., Kim J. J., Zhou Y. et al. (2017). Association of a history of child abuse with impaired myelination in the anterior cingulate cortex: Convergent epigenetic, transcriptional, and morphological evidence. *American Journal of Psychiatry,* 174 (12), 1185–1194.

Lutz P.-E., Gross J. A., Dhir S. K., Maussion G., Yang J., Bramoulle A. et al. (2018). Epigenetic regulation of the kappa opioid receptor by child abuse. *Biological Psychiatry,* 84 (10), 751–761.

Martins J., Czamara D., Sauer S., Rex-Haffner M., Dittrich K., Dörr P. et al. (2021). Childhood adversity correlates with stable changes in DNA methylation trajectories in children and converges with epigenetic signatures of prenatal stress. *Neurobiology of Stress,* 15, 100336.

McCrory E., De Brito S. A. & Viding E. (2011). The impact of childhood maltreatment: A review of neurobiological and genetic factors. *Frontiers in Psychiatry,* 2, 48.

McGowan P. O., Sasaki A., D'Alessio A. C. D., Dymov S., Labonté B., Szyf M., Turecki G. & Meaney M. J. (2009). Epigenetic regulation of the glucocorticoid receptor in human brain associates with childhood abuse. *Nature Neuroscience,* 12 (3), 342–348.

Nanni V., Uher R. & Danese A. (2012). Childhood maltreatment predicts unfavorable course of illness and treatment outcome in depression: A meta-analysis. *American Journal of Psychiatry,* 169 (2), 141–151.

Navarro-Mateu F., Escámez T., Quesada M. P., Alcaráz M. J., Vilagut G., Salmerón D. et al. (2019). Modification of the risk of post-traumatic stress disorder (PTSD) by the 5-HTTLPR polymorphisms after Lorca's earthquakes. *Psychiatry Research,* 282, 112640.

Nievergelt C. M., Maihofer A. X., Mustapic M., Yurgil K. A, Schork N. J., Miller M. W. et al. (2015). Genomic predictors of combat stress vulnerability and resilience in U.S. Marines: A genome-wide association study across multiple ancestries implicates PRTFDC1 as a potential PTSD gene. *Psychoneuroendocrinology,* 51, 459–471.

Nievergelt C. M., Maihofer A. X., Klengel T., Atkinson E. G., Chen C.-Y., Choi K. W. et al. (2019). International meta-analysis of PTSD genome-wide association studies identifies sex- and ancestry-specific genetic risk loci. *Nature Communications,* 10 (1), 4558.

O'Donnell K. J., Chen L., MacIsaac J. L., McEwen L. M., Nguyen T., Beckmann, K. et al. (2018). DNA methylome variation in a perinatal nurse-visitation program that reduces child maltreatment: A 27-year follow-up. *Translational Psychiatry,* 8 (1), 15.

Parade S. H., Huffhines L., Daniels T. E., Stroud L. R., Nugent N. R. & Tyrka A. R. (2021). A systematic review of childhood maltreatment and DNA methylation: Candidate gene and epigenome-wide approaches. *Translational Psychiatry,* 11 (1), 1–33.

Perroud N., Paoloni-Giacobino A., Prada P., Olié E., Salzmann A., Nicastro R. et al. (2011). Increased methylation of glucocorticoid receptor gene (NR3C1) in adults with a history of childhood maltreatment: A link with the severity and type of trauma. *Translational Psychiatry,* 1 (12), 12.

Pöhlmann M. L., Häusl A. S., Harbich D., Balsevich G., Engelhardt C., Feng X. et al. (2018). Pharmacological modulation of the psychiatric risk factor FKBP51 alters efficiency of common antidepressant drugs. *Frontiers in Behavioral Neuroscience,* 12, 262.

Stein M. B., Jang K. L., Taylor S., Vernon P. A. & Livesley W. J. (2002). Genetic and environmental influences on trauma exposure and posttraumatic stress disorder symptoms: A twin study. *American Journal of Psychiatry,* 159 (10), 1675–1681.

Stoltenborgh M., Bakermans-Kranenburg M. J., Alink L. R. A. & van IJzendoorn M. H. (2015). The prevalence of child maltreatment across the globe: Review of a series of meta-analyses. *Child Abuse Review,* 24 (1), 37–50.

Takesian A. E. & Hensch T. K. (2013). Balancing plasticity/stability across brain development. *Progress in Brain Research,* 207, 3–34.

Teicher M. H. & Samson J. A. (2013). Childhood maltreatment and psychopathology: A case for ecophenotypic variants as clinically and neurobiologically distinct subtypes. *American Journal of Psychiatry,* 170 (10), 1114–1133.

Teicher M. H. & Samson J. A. (2016). Annual research review: Enduring neurobiological effects of childhood abuse and neglect. *Journal of Child Psychology and Psychiatry, and Allied Disciplines,* 57 (3), 241–266.

Teicher M. H., Samson J. A., Anderson C. M. & Ohashi K. (2016). The effects of childhood maltreatment on brain structure, function and connectivity. *Nature Reviews Neuroscience,* 17 (10), 652–666.

Turecki G. & Meaney M. J. (2016). Effects of the social environment and stress on glucocorticoid receptor gene methylation: A systematic review, *Biological Psychiatry,* 79 (12), 87–96.

Weaver I. C. G. (2007). Epigenetic programming by maternal behavior and pharmacological intervention. Nature versus nurture: Let's call the whole thing off. *Epigenetics,* 2 (1), 22–28.

CARSTEN SPITZER UND KATJA WINGENFELD

7. Geschlechtsspezifische Aspekte der Posttraumatischen Belastungsstörung

7.1 Einleitung

Bei der Darstellung von Geschlechtsspezifika ist zunächst auf die generelle Unterscheidung zwischen dem biologischen Geschlecht (»sex«) und dem soziokulturellen Geschlecht (»gender«) hinzuweisen. Allerdings ist diese Unterscheidung – gerade in dem weiten Feld der Psychotraumatologie – nicht trennscharf, denn viele Aspekte wie etwa Persönlichkeitsmerkmale, Bewältigungsstile oder Ansprechen auf die Behandlung werden sowohl von biologischen als auch soziokulturellen Faktoren beeinflusst.[1] Zudem beschränkt sich diese Übersicht auf geschlechtsrelevante Aspekte, die im Zusammenhang mit der Posttraumatischen Belastungsstörung (PTBS) als *der* prototypischen Erkrankung relevant sind. Deren Prävalenz ist in der Allgemeinbevölkerung, in klinischen sowie in Hoch-Risikopopulationen bei Frauen höher als bei Männern, und es hat sich konsistent gezeigt, dass Frauen gut zwei- bis dreimal so häufig betroffen sind wie Männer (Christiansen & Berke, 2020; Hiscox et al., 2023; Koenen et al., 2017).

Diese Unterschiede können nicht allein auf eine höhere Trauma-Prävalenz bei Frauen zurückgeführt werden, da Männer generell häufiger traumatischen Erfahrungen ausgesetzt sind als Frauen (Kessler et al., 2017; Koenen et al., 2017). Die Prävalenz sexueller Traumatisierung, die mit einem hohen Risiko für die Entwicklung einer PTSD assoziiert ist, liegt bei Frauen jedoch deutlich höher als bei Männer. Somit kommt der konditionalen Wahrscheinlichkeit, also dem Risiko für die Entwicklung einer PTBS nach einem Trauma große Bedeutung zu (Kessler et al., 2017). Diese schwankt zwischen 3 % und 20 % und ist bei Frauen deutlich höher als bei Männern.

Diese Variationsbreite lässt sich nur mittels eines biopsychosozialen Krankheitsverständnisses erklären. Zudem ist davon auszugehen, dass das Geschlecht in dem komplexen Wechselspiel zwischen biologischen, psychischen und soziokulturellen Faktoren sowohl mediierende wie auch moderierende Effekte hat (Christiansen & Berke, 2020). Vor diesem Hintergrund versucht dieses Kapitel, den aktuel-

---

1 In diesem Kapitel wird eine überwiegend naturwissenschaftliche Perspektive mit Fokus auf dem biologischen Geschlecht eingenommen; dabei ist uns sehr bewusst, dass auch das soziokulturelle Geschlecht eine wichtige Rolle in dem weiten Feld der Psychotraumatologie spielt (vgl. dazu z. B. Villamor-García & Sáez de Adana, 2019) und der Genderbegriff über die sogenannten cisgeschlechtlichen Identitäten hinaus eine Vielzahl anderer Dimensionen wie etwa lesbisch, schwul, a- oder bisexuell, transgender oder -sexuell, intersexuell, queer und fluid umfasst.

len Wissensstand zu Geschlechtsspezifika bei der PTBS, ihren Risikofaktoren und anderen klinisch relevanten Aspekten darzulegen.

7.2 Trauma-bezogene Merkmale

Hierzu zählen die Art des Traumas und das Alter bei der Traumatisierung, die gesicherte Risikofaktoren für die Entwicklung einer PTBS darstellen (Tortella-Feliu et al., 2019).

Hinsichtlich des Traumatypus berichten Frauen relevant häufiger als Männer über *interpersonelle Traumatisierungen* wie körperliche Gewalt, Vergewaltigung respektive sexuellen Missbrauch in der Kindheit. Gerade diese interpersonelle Komponente hat einen erheblichen Einfluss auf die pathogene Potenz des Traumas. So ist das konditionale Risiko, nach einer Vergewaltigung an einer PTBS zu erkranken, deutlich höher als bei einer Naturkatastrophe (Kessler et al., 2017). Zudem ist das konditionale PTBS-Risiko nicht nur bei den verschiedenen Traumatypen, sondern auch bei Männern und Frauen unterschiedlich, wenn sie die gleiche traumatische Erfahrung machen (Kessler et al., 2017). So ist die Wahrscheinlichkeit für eine PTBS nach einem gewaltsamen Angriff bei Frauen höher als bei Männern (Breslau & Anthony, 2007).

Hinsichtlich des Alters bei der Traumatisierung konnten verschiedene Studien zeigen, dass Frauen ein höheres PTBS-Risiko nach Kindheitstraumatisierungen haben als Männer, wobei sich dieser Unterschied bei Traumatisierungen nach der Pubertät egalisierte (Olff et al., 2007). Die negativen Effekte von massivem und/oder chronischem traumatischem Stress in vulnerablen psycho-sexuellen Entwicklungsphasen sind dabei für beide Geschlechter deutlich höher als nach abgeschlossener Entwicklung, insbesondere mit Blick auf die sich entwickelnden zentral-nervösen Strukturen (Teicher et al., 2018). Je früher in der Ontogenese die Traumatisierung erlitten wird, desto gravierender die psychopathologischen Folgen, wobei auch hier differentielle Effekte des Alters und der Art des Traumas zum Tragen kommen (Dunn et al., 2017).

7.3 Risikofaktoren

Die Vorgeschichte von Traumatisierungen spielt insofern eine wichtige Rolle, als Traumaopfer im Vergleich zu nicht-traumatisierten Menschen eine höhere Wahrscheinlichkeit haben, abermals traumatische Erfahrungen zu erleiden, was als sogenannte »Reviktimisierungstendenz« bezeichnet wird. Am besten ist die Reviktimisierung in Bezug auf sexuellen Missbrauch in der Kindheit untersucht: Knapp 50 % der Betroffenen erleben in ihrem weiteren Leben eine erneute sexuelle Traumatisierung (Walker et al., 2019), wodurch das Risiko für die Entwicklung einer PTBS steigt (Cividanes et al., 2019). Dabei belegen Meta-Analysen, dass knapp 25 % der Frauen, jedoch deutlich weniger Männer in ihrer Kindheit sexuell missbraucht wurden (Qu et al., 2022). Neuere Ansätze verfolgen die Frage, ob die Reviktimisierung relativ spezifisch ist, d. h. ob bestimmte traumatische Erfahrungen das erneute Erleben genau dieses Traumatyps nach sich ziehen (Frugaard Stroem et al., 2019). Unklar ist, ob eine Vortraumatisierung per se die PTBS-Wahrscheinlichkeit bei erneuter Traumatisierung erhöht oder dies nur dann zutrifft, wenn dem initialen Trauma Symptome einer PTBS folgten (Breslau et al., 2008). Möglicherweise senkt ein vorangegangenes Trauma die Schwelle für die Entwicklung einer PTBS bei erneuter Traumatisierung bei Frauen stärker als bei Männern (Breslau & Anthony, 2007).

Auch vorbestehende psychische Erkrankungen erhöhen im Falle einer Traumatisierung das Risiko für eine PTBS deutlich; dies gilt insbesondere für Angsterkrankungen, somatoforme und depressive Störungen (Kessler et al., 2018). Gerade diese Erkrankungen sind bei Frauen deutlich häufiger als bei Männern (Farhane-Medina et al., 2022; Sikes-Keilp & Rubinow, 2021). Möglicherweise kommen hier geschlechtsspezifische Effekte zum Tragen: Während depressive Frauen nach einem Trauma wahrscheinlicher eine PTBS entwickeln als nicht-depressive Frauen, gilt dieser Zusammenhang nicht für Männer. Genau umgekehrt scheint es bei vorbestehenden Angststörungen zu sein, die bei Männern, aber nicht bei Frauen das konditionale PTBS-Risiko erhöhen (Christiansen & Elklit, 2008).

Weitere meta-analytisch gesicherte Vulnerabilitäts- und Risikofaktoren der PTBS (Tortella-Feliu et al., 2019) mit klaren Geschlechtseffekten stellen Persönlichkeitseigenschaften dar. Dazu gehören insbesondere die sich überlappenden Konstrukte Neurotizismus und negative Affektivität, die bei Frauen stärker ausgeprägt sind als bei Männern (Weisberg et al., 2011). Neuere Untersuchungen zeigen interessanterweise, dass Männer mit hohen Neurotizismuswerten für die Entwicklung einer PTBS besonders anfällig sind (Cyniak-Cieciura et al., 2022).

Die hier dargestellten Befunde lassen sich aus sozialwissenschaftlicher Perspektive mit der Betonung des soziokulturellen Geschlechtsbegriffs mit einer anderen Schwerpunktsetzung interpretieren, denn Geschlechtsrollenzuschreibungen und -erwartungen führen zu sehr unterschiedlichen Arten der Traumaverarbeitung bei Frauen und Männern (Gahleitner & Reddemann, 2014; Villamor-Garcia & Sáez de Adana, 2019). So weist eine traumatische Erfahrung Frauen eher den Opferstatus zu als Männern und vergrößert für Frauen die Gefahr einer »Opferkarriere«. Dieser Umstand könnte jenseits biologischer Faktoren erklären, warum Frauen bei erneuter Traumatisierung eher eine PTBS entwickeln als Männer. Ähnlich lässt sich argumentieren, dass weniger die biologische Ausstattung als Sozialisationsfaktoren dazu beitragen, dass Frauen häufiger als Männer an den psychischen Störungen leiden, die mit einem erhöhten PTBS-Risiko assoziiert sind. Auch Konstrukte wie Männlichkeit, maskuline Ideale und die gefühlte Belastung, wenn diesen Idealen nicht entsprochen wird, sind als Risikofaktoren für eine PTBS identifiziert worden (Christiansen & Berke, 2020).

Diese Überlegungen verdeutlichen, dass es sehr wünschenswert wäre, wenn die sozial- und naturwissenschaftlichen Ansätze nicht wie bisher weitgehend unabhängig voneinander existierten, sondern hier ein wechselseitig befruchtender Dialog stattfinden könnte.

7.4 Peritraumatische Faktoren

Während und unmittelbar nach einer Traumatisierung kommt es zu einer Vielzahl biologischer, psychischer und sozialer Reaktionen. Hinsichtlich der *psychischen Antworten* spielen Bewertungen des Ereignisses eine zentrale Rolle. Die Wahrnehmung von belastenden Ereignissen als gefährlich, bedrohlich und unkontrollierbar ist ein wirkmächtiger Risikofaktor bzw. Prädiktor für die Entwicklung einer PTBS. Potentiell traumatische Erlebnisse werden von Frauen tatsächlich häufiger und stärker als unvorhersehbar, unkontrollierbar und überwältigend erlebt als von Männern (McLean & Anderson, 2009).

Während die Bedeutung einer peritraumatischen Dissoziation, d. h. des Erlebens dissoziativer Symptome unmittelbar vor, während und kurz nach der Traumatisierung, für die Entwicklung einer PTBS kontrovers diskutiert wird, legt eine aktuelle Meta-Analyse geschlechtssepzifische Zusammenhänge nahe: Bei Frauen scheint eine peritraumatische Dissoziation das Risiko für eine PTBS zu erhöhen, bei Männern hingegen nicht (Cyniak-Cieciura et al., 2022).

Aus der allgemeinen Stress- und Angstforschung ist bekannt, dass Frauen eine höhere Angstbereitschaft haben als Männer. Dazu tragen generelle Vulnerabilitätsfaktoren wie negative Affektivität und Ängstlichkeit als Persönlichkeitsmerkmale ebenso bei wie eine höhere Angst- und Ekelsensitivität (McLean & Anderson, 2009; Norr et al., 2015). Insbesondere die Furchtkonditionierung ist bei den Geschlechtern unterschiedlich, wobei bei Frauen der Erwerb der Furchtreaktion (Akquisition) stärker und das Extinktionslernen geringer ausgeprägt ist als bei Männern (Day & Stevenson, 2020). Phänomenologisch äußert sich dies dann bei Frauen – im Vergleich zu Männern – als intensivere und häufigere angstbedingte Übererregung, einschließlich Furcht, Panik, Hilflosigkeit und Unkontrollierbarkeit. Möglicherweise sind auch Geschlechtsunterschiede in Gedächtnisprozessen bei dem höheren PTBS-Risiko von Frauen relevant (Tronson & Keiser, 2019).

Vermutlich spielen Östrogene dabei eine wichtige Rolle, denn sie beeinflussen die Furchtkonditionierung und reduzieren das Furchtextinktionslernen (Li & Graham, 2017). Zudem interagieren sie mit den Stresshormonsystemen und modifizieren die Effekte von Cortisol auf (emotionale) Gedächtnisprozesse (Merz & Wolf, 2017). Vereinfacht dargestellt, verbessert Cortisol die Gedächtniskonsolidierung, beeinträchtigt jedoch den Abruf. Verringerte Östrogenlevel oder die Einnahme oraler Kontrazeptiva scheinen damit zu interferieren und darüber Unterschiede zwischen Männern und Frauen zu verstärken.

Hinzu kommen geschlechtsdifferentielle Effekte der protektiven Faktoren Resilienz im Allgemeinen und Selbstwirksamkeit im Besonderen. Während mittlerweile entsprechende Unterschiede zwischen Frauen und Männer als gesichert gelten können, sind die zugrunde liegenden Mechanismen weitgehend unklar (Fallon et al., 2020).

7.5 Geschlechtsspezifika bei manifester PTBS

7.5.1 Phänomenologie und Komorbidität

Die wenigen Studien zur geschlechtsspezifischen *PTBS-Phänomenologie* kommen übereinstimmend zu dem Ergebnis, dass in Bezug auf diese keine substantiellen Unterschiede zwischen Frauen und Männern bestehen (Gay et al., 2020). Trotz des rasant gestiegenen Interesses an dem dissoziativen Subtyp der PTBS, muss gegenwärtig offen bleiben, ob es diesbezüglich Geschlechtsunterschiede gibt (White et al., 2022). Möglicherweise haben Frauen mehr intrusive Erinnerungen an das Trauma als Männer (Hsu et al., 2018), die ihrerseits – im Vergleich zu Frauen – vermehrt Schlafstörungen aufweisen (Hiscox et al., 2023).

Generell besteht eine starke Assoziation zwischen der PTBS und einer Vielzahl anderer psychischer Störungen und somatischer Erkrankungen. Dabei liegen meta-analytisch gesicherte Hinweise auf *geschlechtsspezifische Komorbiditätsprofile* vor (Hiscox et al., 2023). So haben Frauen eine höhere Wahrscheinlichkeit, unter komorbiden Depressionen, Angst-, Ess- und (Borderline-)Persönlichkeitsstörungen zu leiden, während bei Männern substanzbezogene Störungen, traumatische Hirnverletzungen und Schlafstörungen häufiger vorkommen (Hiscox et al., 2023). Bezüglich der Störungen durch illegale Drogen ist folgender Befund einer Längsschnittstudie mit Kriegsveteranen interessant: Bei Männern stellt eine PTBS einen Risikofaktor für einen spätere Drogenabhängigkeit dar; bei Frauen sind Drogenprobleme hingegen ein Prädiktor für die Schwere einer folgenden PTBS (Livingston et al., 2021). Abschließend bleibt zu betonen, dass in Komorbiditätsstudien vermutlich Effekte der untersuchten Populationen sowie der jeweiligen Methodik zum Tragen kommen, denn eine Meta-Analyse, die spezifisch und ausschließlich die Assoziation von PTBS und Depression untersuchte, fand in diesem Punkt keine Unterschiede zwischen Männern und Frauen (Rytwinski et al., 2013).

Auch das somatische Komorbiditätsprofil scheint Geschlechterdifferenzen aufzuweisen: Eine aktuelle Meta-Analyse legt nahe, dass bei Männern der Zusammenhang zwischen PTBS einerseits und kardiovaskulären Erkrankungen sowie dem Morbus Parkinson deutlich stärker ausgeprägt ist als bei Frauen, die wiederum ein höheres Risiko haben, zusätzlich an einem metabolischen Syndrom und einer Demenz zu erkranken (Hiscox et al., 2023). Trotz dieser Hinweise bleibt das Bild der geschlechtsdifferentiellen Assoziationen komplex und unvollständig, v. a. hinsichtlich der ätiopathogenetischen Mechanismen.

7.5.2 Verlauf und Therapie

Zum natürlichen Verlauf der PTBS existieren widersprüchliche Befunde: Während manche Studien keine Geschlechtsunterschiede finden (Kessler et al., 2017), legen aktuelle Metaanalysen nahe, dass sich die Erkrankung bei Frauen trotz einer initial höheren Symptomschwere in den ersten sechs Monaten häufiger zurückbildet als bei männlichen Betroffenen (Diamond et al., 2022). Innerhalb verschiedener Verlaufstypen findet sich eine Erholung von der Symptomatik häufiger bei Patientinnen, der Verlaufstyp mit einem verzögerten Beginn nach dem Trauma hingegen öfter bei Männern (Hiscox et al., 2023).

Geschlechtsunterschiede in Bezug auf das Ansprechen auf Behandlungen sind in den letzten Jahren vermehrt in den wissenschaftlichen Fokus gerückt. Eine erste Metaanalyse und Übersicht zu dieser Thematik (Wade et al., 2016) kam zu dem Schluss, dass Frauen von trauma-fokussierenden Psychotherapien im Hinblick auf einen Rückgang der PTBS-Symptomatik mehr profitieren als Männer. Auch neuere Psychotherapiestudien replizieren, dass die Symptomreduktion bei Frauen größer und – in einzelnen Untersuchungen – auch schneller, d. h. mit geringerer Therapiedosis, erreicht wird als bei Männern (Hiscox et al., 2023). Hinsichtlich wirksamer Psychotherapien ist jedoch nach wie vor unklar, wer wann von welcher psychotherapeutischen Intervention profitiert, also auch, welche Methode welche geschlechtsspezifischen Vor- oder Nachteile hat (Cusack et al., 2016).

Psychopharmakastudien haben geschlechtsdifferentiellen Effekten eher selten und mit inkonsistenten Ergebnissen Aufmerksamkeit geschenkt. Während sich in manchen Untersuchungen keine Unterschiede zwischen Frauen und Männern hinsichtlich der Symptomreduktion nach einer lege artis durchgeführten Pharmakotherapie fanden, zeigte eine andere Studie, dass Frauen stärker von einer Medikation mit selektiven Serotonin-Wiederaufnahmehemmern profitierten als Männer (Hiscox et al., 2023).

Hinsichtlich der Inanspruchnahme des Gesundheitssystems scheinen Frauen häufiger eine Psychotherapie in den ersten sechs Monaten nach Diagnosemitteilung aufzusuchen als Männer, gleichzeitig zeigen sie aber auch höhere Abbruchraten (Hiscox et al., 2023). Studien zum geschlechtsdifferentiellen Inanspruchnahmeverhalten in Abhängigkeit vom Traumatyp, der PTBS-Schwere und -dauer, der Stichprobe sowie von anderen relevanten Parametern stehen jedoch aus, so dass die dargestellten Zusammenhänge als vorläufig einzustufen sind.

7.6 Neurobiologie

Die hier dargestellten Unterschiede sind neurobiologisch vermittelt, wobei die hohe Komplexität der psychotraumatologischen Neurobiologie (vgl. Kap. A4 bis A6) durch eine geschlechstdifferentielle Perspektive weiter verstärkt wird. Zudem sind die erheblichen Schwierigkeiten zu bedenken, die dem Forschungsgegenstand immanent sind. Dazu gehören die Definition respektive Unterscheidung von Stress im Allgemeinen und Trauma im Besonderen, die Frage, ob die Ergebnisse für traumatisierte Personen gelten oder spezifischer nur für jene, bei denen sich nach der Traumatisierung auch eine PTBS entwickelt hat, und v. a. die Frage nach der (kausalen) Relevanz von Zusammenhängen. Gerade der zuletzt genannte Aspekt bedarf Längsschnittstudien, um belastbar herauszuarbeiten, ob Befunde eher als Ursache respektive Risikofaktor eines Traumas bzw. einer PTBS zu werten sind oder als deren Folgeerscheinung. Diese Überlegung unterstreicht die Bedeutung einer Lebensspannenperspektive, in der die Art und der Zeitpunkt der traumatischen Erfahrungen sowie das Geschlecht der Traumatisierten wesentlich berücksichtigt werden (Hodes & Epperson, 2019).

So kann mittlerweile als gesichert gelten, dass die biologische Basis aller stress-relevanten Prozesse durch pränatale Erfahrungen geprägt wird, die ihrerseits geschlechtsspezifische Auswirkungen haben: Bei Männern erhöht pränataler und früher postnataler Stress das Risiko für Störungen in der Sozialisation, Aufmerksamkeit und Kognition. Hingegen scheinen Frauen gegenüber den unmittelbaren Auswirkungen von pränatalem Stress widerstandsfähiger zu sein, aber dafür anfälliger in Phasen hormoneller Aktivierung und Fluktuation, einschließlich Pubertät, Schwangerschaft und Perimenopause. Beispielsweise wirkt sich Stress bei Mädchen in der Pubertät stärker aus als bei Jungen, was ihr erhöhtes Risikos für Traumafolgestörungen partiell erklärt (Hodes & Epperson, 2019).

Unabhängig von diesen methodisch und erkenntnistheoretisch relevanten Überlegungen hat sowohl die »klassische« präklinische und klinische Stressforschung als auch die sich rasant entwickelnde »Omics-Forschung« zahlreiche und interessante Zusammenhänge herausgearbeitet, die im Hinblick auf Geschlechtsunterschiede relevant sind. Hier können nicht einmal annähernd alle Befunde dargestellt werden, so dass der interessierte Leser v. a. auf Übersichten zu den Omics von Trauma und PTBS verwiesen sei:

- Genomik (Ponomareva et al., 2021);
- Epigenomik (Núñez-Rios et al., 2022);

- Transkriptomik (Wang et al., 2022);
- Metabolomik (Zhu et al., 2022).

Der sexuelle Dimorphismus des Gehirns zeigt sich nicht nur in Morphologie und Funktionalität zentralnervöser Strukturen und Netzwerke, sondern auch und gerade in den Stresssystemen, namentlich der Hypothalamus-Hypophysen-Nebennierenrinden-Achse (HHNA) und dem Locus-coeruleus/Noradrenalin-System (vgl. dazu auch Kapitel A4; Hiscox et al., 2023; Seligowski et al., 2020). Beide Systeme werden auf komplexeWeise von Geschlechtshormonen ko-reguliert: Während Androgene die Aktivität der HHNA zu dämpfen scheinen, wird diese von Östrogenen verstärkt, aber von Gestagenen wiederum abgeschwächt (Sze & Brunton, 2020). Diese Wirkungen finden sich physiologisch bei einmaligem, akutem Stress. Offen ist jedoch, welche Mechanismen und Effekte bei chronischem Stress und aufgrund von Traumatisierungen dysregulierten Stresssystemen zum Tragen kommen und welche Rolle dabei Neuropeptide wie z. B. Oxytocin spielen, deren Spiegel zwischen Frauen und Männern differieren (Seligowski et al., 2020; Sze & Brunton, 2020). Ähnlich unklar ist, ob bei strukturellen und funktionellen Auffälligkeiten des zentralen und autonomen Nervensystems infolge von traumatischen Stress bzw. bei Vorliegen einer PTBS geschlechtsspezifische Effekte wirksam sind (Hiscox et al., 2023; Seligowski et al., 2020).

7.7 Resümee und Ausblick

Geschlechtsspezifische Aspekte im Feld der Psychotraumatologie haben in den letzten Jahrzehnten zunehmende Aufmerksamkeit erfahren. Dabei ist deutlich geworden, auf welch komplexe Weise sowohl das biologische als auch das soziokulturelle Geschlecht mit Ereignis-, Risiko- und Schutzfaktoren verwoben ist und welche Bedeutung diese Dimensionen für die Prävention, Diagnostik und Therapie haben. Es ist zu vermuten, dass die Komplexität dieser Thematik durch die Erkenntnisse der »Omics-Forschung« weiter steigen wird.

Jenseits dieser auf das biologische Geschlecht ausgerichteten Darstellung wird vermutlich die sich rasant entwickelnde Thematik um Geschlechtsidentität und -konstruktion eine Herausforderung für die Wissenschaft und den klinisch-praktischen Alltag werden. So zeigt eine aktuelle Metaanalyse (Marchi et al., 2023), dass lesbische, schwule, bisexuelle, transgender und queere Menschen im Vergleich zur heterosexuellen Allgemeinbevölkerung ein höheres Risiko für traumatische Erfahrungen und die Entwicklung einer PTBS haben.

Am abschließenden Beispiel der Intersexualität wird deutlich, dass das biologische und soziokulturelle Geschlecht keineswegs trennscharfe Begriffe sind. Gerade hier zeigt sich, dass die gesellschaftliche Haltung zu intersexuellen Menschen und der medizinisch-therapeutische Umgang mit ihnen diese zu einer besonders vulnerablen Gruppe für vielfältige traumatische Erfahrungen macht (Khanna, 2021).

Die dargestellten Befunde unterstreichen einerseits, dass geschlechtsspezifische Ansätze zu einem besseren Verständnis der pathogenetischen Mechanismen der PTBS und ihrer Behandlung beitragen können; andererseits machen sie den erheblichen Forschungsbedarf in diesem Feld deutlich.

7.8 Literatur

Breslau N. & Anthony J.C. (2007). Gender differences in the sensitivity to posttraumatic stress disorder: An epidemiological study of urban young adults. *Journal of Abnormal Psychology,* 116, 607–611.

Breslau N., Peterson E.L. & Schultz L.R. (2008). A second look at prior trauma and the posttraumatic stress disorder effects of subsequent trauma: a prospective epidemiological study. *Archives of General Psychiatry,* 65, 431–437.

Christiansen D.M. & Berke E.T. (2020). Gender- and sex-based contributors to sex differences in PTSD. *Current Psychiatry Reports*, 22 (4), 19.

Christiansen D.M. & Elklit A. (2008). Risk factors predict posttraumatic stress disorder differently in men and women. *Annals of General Psychiatry,* 7, 24.

Cividanes G.C., Mello A.F. & Mello M.F. (2019). Revictimization as a high-risk factor for development of posttraumatic stress disorder: A systematic review of the literature. *Revista Brasileira de Psiquiatria*, 41, 82–89.

Cusack K., Jonas D.E., Forneris C.A., Wines C., Sonis J., Middleton J.C., Feltner C., Brownley K.A., Olmsted K.R., Greenblatt A., Weil A. & Gaynes B.N. (2016). Psychological treatments for adults with posttraumatic stress disorder: A systematic review and meta-analysis. *Clinical Psychology Review*, 43, 128–141.

Cyniak-Cieciura M., Popiel A., Kendall-Tackett K. & Zawadzki B. (2022). Neuroticism and PTSD symptoms: Gender moderates the mediating effect of peritraumatic emotions and dissociation. *Psychological Trauma: Theory, Research, Practice and Policy,* 14 (3), 462–470.

Day H.L.L. & Stevenson C.W. (2020). The neurobiological basis of sex differences in learned fear and its inhibition. *The European Journal of Neuroscience,* 52 (1), 2466–2486.

Diamond P.R., Airdrie J.N., Hiller R., Fraser A., Hiscox L.V., Hamilton-Giachritsis C. & Halligan S.L. (2022). Change in prevalence of post-traumatic stress disorder in the two years following trauma: A meta-analytic study. *European Journal of Psychotraumatology,* 13 (1), 2066456; https://doi.org/10.1080/20008198.2022.2066456.

Dunn E.C., Nishimi K., Powers A. & Bradley, B. (2017). Is developmental timing of trauma exposure associated with depressive and posttraumatic stress disorder symptoms in adulthood? *Journal of Psychiatric Research*, 84, 119–127.

Fallon I.P., Tanner M.K., Greenwood B.N. & Baratta M.V. (2020). Sex differences in resilience: Experiential factors and their mechanisms. *The European Journal of Neuroscience,* 52 (1), 2530–2547; https://doi.org/10.1111/ejn.14639.

Farhane-Medina N.Z., Luque B., Tabernero C. & Castillo-Mayén R. (2022). Factors associated with gender and sex differences in anxiety prevalence and comorbidity: A systematic review. *Science Progress*, 105 (4), 368504221135469.

Frugaard Stroem I., Aakvaag H.F. & Wentzel-Larsen T. (2019). Characteristics of different types of childhood violence and the risk of revictimization. *Violence Against Women,* 25, 1696–1716.

Gahleitner S. & Reddemann L. (2014). Trauma und Geschlecht – ein Verhältnis mit vielen Schattierungen. *Trauma & Gewalt*, 8 (3), 180–190.

Gay N.G., Wisco B.E., Jones E.C. & Murphy A.D. (2020). Posttraumatic stress disorder symptom network structures: A comparison between men and women. *Journal of Traumatic Stress,* 33 (1), 96–105.

Hiscox L.V., Sharp T.H., Olff M., Seedat S. & Halligan S.L. (2023). Sex-based contributors to and consequences of Post-traumatic Stress Disorder. *Current Psychiatry Reports,* 25 (5), 233–245.

Hodes G.E. & Epperson C.N. (2019). Sex differences in vulnerability and resilience to stress across the life span. *Biological Psychiatry*, 86 (6), 421–432; https://doi.org/10.1016/j.biopsych.2019.04.028

Hsu C.K., Kleim B., Nicholson E.L., Zuj D.V., Cushing P.J., Gray K.E., Clark L. & Felmingham K.L. (2018). Sex differences in intrusive memories following trauma. *PloS One*, 13 (12), e0208575.

Kessler R.C., Aguilar-Gaxiola S., Alonso J., Benjet C., Bromet E.J., Cardoso G., Degenhardt L., de Girolamo G., Dinolova R.V., Ferry F., Florescu S., Gureje O., Haro J.M., Huang Y., Karam E.G., Kawakami N., Lee S., Lepine J.P., Levinson D., Navarro-Mateu F., Pennell B.E., Piazza M., Posada-Villa J., Scott K.M., Stein D.J., Ten Have M., Torres Y., Viana M.C., Petukhova M.V.,

Sampson N. A., Zaslavsky A. M. & Koenen K. C. (2017). Trauma and PTSD in the WHO World Mental Health Surveys. *European Journal of Psychotraumatology*, 8 (sup. 5), 1353383.

Kessler R. C., Aguilar-Gaxiola S., Alonso J., Bromet E. J., Gureje O., Karam E. G., Koenen K. C., Lee S., Liu H., Pennell B. E., Petukhova M. V., Sampson N. A., Shahly V., Stein D. J., Atwoli L., Borges G., Buntin B., de Girolamo G., Gluzman S. F., Haro J. M. et al. (2018). The associations of earlier trauma exposures and history of mental disorders with PTSD after subsequent traumas. *Molecular Psychiatry*, 23 (9), 1892–1899.

Khanna N. (2021). Invisibility and trauma in the intersex community. In: Lund E. M., Burgess C. & Johnson A. J. (Hrsg.), *Violence against LGBTQ+ persons*. Cham: Springer, 185–194; https://doi.org/10.1007/978-3-030-52612-2_14.

Koenen K. C., Ratanatharathorn A., Ng L., McLaughlin K. A., Bromet E. J., Stein D. J., Karam E. G., Meron Ruscio A., Benjet C., Scott K., Atwoli L., Petukhova M., Lim C. C. W., Aguilar-Gaxiola S., Al-Hamzawi A., Alonso J., Bunting B., Ciutan M., de Girolamo G., Degenhardt L., Gureje O., Haro J. M., Huang Y., Kawakami N., Lee S., Navarro-Mateu F., Pennell B. E., Piazza M., Sampson N., Ten Have M., Torres Y., Viana M. C., Williams D., Xavier M. & Kessler R. C. (2017). Posttraumatic stress disorder in the World Mental Health Surveys. *Psychological Medicine*, 47, 2260–2274.

Li S. H. & Graham B. M. (2017). Why are women so vulnerable to anxiety, trauma-related and stress-related disorders? The potential role of sex hormones. *The Lancet Psychiatry*, 4, 73–82.

Livingston N. A., Lee D. J., Mahoney C. T., Farmer S. L., Cole T., Marx B. P. & Keane T. M. (2021). Longitudinal assessment of PTSD and illicit drug use among male and female OEF-OIF veterans. *Addictive Behaviors*, 118, 106870; https://doi.org/10.1016/j.addbeh.2021.106870.

Marchi M., Travascio A., Uberti D., De Micheli E., Grenzi P., Arcolin E., Pingani L., Ferrari S. & Galeazzi G. M. (2023). Post-traumatic stress disorder among LGBTQ people: A systematic review and meta-analysis. *Epidemiology and Psychiatric Sciences*, 32, e44; https://doi.org/10.1017/S2045796023000586.

McLean C. P. & Anderson E. R. (2009). Brave men and timid women? A review of the gender differences in fear and anxiety. *Clinical Psychology Review*, 29, 496–505.

Merz C. J. & Wolf O. T. (2017). Sex differences in stress effects on emotional learning. *Journal of Neuroscience Research*, 95, 93–105.

Norr A. M., Albanese B. J., Allan N. P. & Schmidt N. B. (2015). Anxiety sensitivity as a mechanism for gender discrepancies in anxiety and mood symptoms. *Journal of Psychiatric Research*, 62, 101–107.

Núñez-Rios D. L., Martínez-Magaña J. J., Nagamatsu S. T., Andrade-Brito D. E., Forero D. A., Orozco-Castaño C. A. & Montalvo-Ortiz J. L. (2022). Central and peripheral immune dysregulation in posttraumatic stress disorder: Convergent multi-omics evidence. *Biomedicines*, 10 (5), 1107.

Olff M., Langeland W., Draijer N. et al. (2007). Gender differences in posttraumatic stress disorder. *Psychological Bulletin*, 133, 183–204.

Ponomareva O. Y. & Ressler K. J. (2021). Genomic factors underlying sex differences in trauma-related disorders. *Neurobiology of Stress*, 14, 100330.

Qu X., Shen X., Xia R., Wu J., Lao Y., Chen M., Gan Y. & Jiang C. (2022). The prevalence of sexual violence against female children: A systematic review and meta-analysis. *Child Abuse & Neglect*, 131, 105764.

Rytwinski N. K., Scur M. D., Feeny N. C. & Youngstrom E. A. (2013). The co-occurence of major depressive disorder among individuals with posttraumatic stress disorder: A meta-analysis. *Journal of Traumatic Stress*, 26, 299–309.

Seligowski A. V., Harnett N. G., Merker J. B. & Ressler K. J. (2020). Nervous and endocrine system dysfunction in posttraumatic stress disorder: An overview and consideration of sex as a biological variable. *Biological Psychiatry. Cognitive Neuroscience and Neuroimaging*, 5 (4), 381–391.

Sikes-Keilp C. & Rubinow D. R. (2021). In search of sex-related mediators of affective illness. *Biology of Sex Differences*, 12 (1), 55.

Sze Y. & Brunton P. J. (2020). Sex, stress and steroids. *The European Journal of Neuroscience*, 52 (1), 2487–2515.

Teicher M. H., Anderson C. M., Ohashi K., Khan A., McGreenery C. E., Bolger E. A., Rohan M. L. & Vitaliano G. D. (2018). Differential effects of childhood neglect and abuse during sensitive exposure periods on male and female hippocampus. *Neuroimage*, 169, 443–452.

Tortella-Feliu M., Fullana M. A., Pérez-Vigil A., Torres X., Chamorro J., Littarelli S. A., Solanes A., Ramella-Cravaro V., Vilar A., González-Parra J. A., Andero R., Reichenberg A., Mataix-Cols D., Vieta E., Fusar-Poli P., Ioannidis J. P. A., Stein M. B., Radua J., & Fernández de la Cruz L. (2019). Risk factors for posttraumatic stress disorder: An umbrella review of systematic reviews and meta-analyses. *Neuroscience and Biobehavioral Reviews*, 107, 154–165.

Tronson N. C. & Keiser A. A. (2019). A dynamic memory systems framework for sex differences in fear memory. *Trends in Neurosciences*, 42 (10), 680–692.

Villamor-García A. & Sáez de Adana E. (2019). Gender differences in Posttraumatic Stress Disorder. In: Sáenz-Herrero, M. (Hrsg.), *Psychopathology in women*. Cham: Springer, 671–700; https://doi.org/10.1007/978-3-030-15179-9_28.

Wade D., Varker T., Kartal D., Hetrick S., O'Donnell M. & Forbes D. (2016). Gender differences in outcomes following trauma-focused interventions for posttraumatic stress disorder: Systemativ review and meta-analysis. *Psychological Trauma: Theory, Research, Practice, and Policy*, 8, 356–364.

Walker H. E., Freud J. S., Ellis R. A., Fraine S. M. & Wilson L. C. (2019). The prevalence of sexual revictimization: A meta-analytic review. *Trauma, Violence & Abuse*, 20, 67–80.

Wang J., Zhao H. & Girgenti M. J. (2022). Posttraumatic Stress disorder brain transcriptomics: Convergent genomic signatures across biological sex. *Biological Psychiatry*, 91 (1), 6–13; https://doi.org/10.1016/j.biopsych.2021.02.012.

Weisberg Y. J., DeYoung C. G. & Hirsh J. B. (2011). Gender differences in personality across the ten aspects of the Big Five. *Frontiers in Psychology*, 2, 178.

White W. F., Burgess,A., Dalgleish T., Halligan S., Hiller R., Oxley A., Smith P. & Meiser-Stedman R. (2022). Prevalence of the dissociative subtype of post-traumatic stress disorder: A systematic review and meta-analysis. *Psychological Medicine*, 52 (9), 1629–1644.

Zhu Y., Jha S. C., Shutta K. H., Huang T., Balasubramanian R., Clish C. B., Hankinson S. E. & Kubzansky L. D. (2022). Psychological distress and metabolomic markers: A systematic review of posttraumatic stress disorder, anxiety, and subclinical distress. *Neuroscience and Biobehavioral Reviews*, 143, 104954.

SILKE BIRGITTA GAHLEITNER UND JULIA GEBRANDE

8. Sozialwissenschaftliche Perspektiven auf traumatische Belastungen

8.1 Einleitung

Eine Traumatisierung stellt immer eine Verletzung der Integritäten eines Menschen dar, deren Bewältigung unterschiedliche biopsychosoziale Dimensionen umfasst. Dafür bedarf es eines Netzwerks unterschiedlicher Professionen, das die physischen, psychischen, kognitiven, moralischen, sozialen und rechtlichen Integritäten der Menschen berücksichtigt, wahrt und achtet oder wiederherzustellen anstrebt (Gebrande, 2021). Während Konzepte aus Medizin und Psychologie innerhalb der Psychotraumatologie bereits zahlreich rezipiert werden, haben Theoriebildungen aus Soziologie, Pädagogik und Sozialer Arbeit sich bisher noch wenig eingebracht. Nachfolgend sollen diese Perspektiven herausgearbeitet und in ihrem Zusammenwirken mit der Psychotraumatologie veranschaulicht werden.

8.2 Ein biopsychosoziales Verständnis traumatischer Belastungen

In der Antike bezog man den Menschen »ganzheitlich« mit all seinen Sinnen und Umfeldfaktoren in Unterstützungs- und Behandlungsvorgänge ein. Allerdings sprach man zu dieser Zeit den Göttern die letztendliche Wirkkraft zu. Insofern ist es nicht uninteressant, dass der Leib-Seele-Dualismus, der in seinem Ursprung auf Descartes (1960 [1641]) zurückgeführt wird, im Anschluss an den 30-jährigen Krieg in einer Zeit der Glaubenskrise aufkam (Toulmin, 1994). Der Unterstützungs- und Behandlungsdiskurs wird bis heute vom Leib-Seele-Dualismus geprägt. Eine Reihe internationaler Untersuchungen zeigt jedoch seit Jahrzehnten auf, dass psychosoziale Faktoren die wichtigsten Mediatoren zwischen psychischer sowie körperlicher Gesundheit und materieller Benachteiligung darstellen (WHO, 2001). Auch die Forschung zur Interaktion traumatischer Belastungen und sozialer Prozesse kommt zu diesem Ergebnis (Brewin et al., 2000; Ozer et al., 2003). In den letzten Jahrzehnten haben diese Überlegungen noch zusätzlich an Bedeutung gewonnen (vgl. Franzkowiak et al., 2011). Im Zuge von Prozessen der kulturellen Freisetzung aus traditionellen Lebensformen hat sich der Alltag in modernen Gesellschaften verändert (Beck, 1986).

Dies hat positive wie negative Konsequenzen für Entwicklungs-, Sozialisations- und Identitätsprozesse (vgl. Keupp, 2012). So gibt es z. B. keine klaren Vorstellungen mehr »von gelungenen Sozialisationsprozessen und typischen Biografieverläufen« (Böhnisch et al., 2009, S. 9; vgl. auch »Disembedding-Prozesse« nach Giddens, 2017, S. 33–43). Kulturelle Deutungsmuster und Normalitätsvorstellungen haben sich zugunsten neuer – zunehmend virtueller – Formen der Identitätsgestaltung und Vernetzung verändert. Einem Teil der Bevölkerung stehen dafür zahlreiche Ressourcen und Möglichkeiten zur Verfügung, aber auch vielfältige Übergänge und Brüche sind zu bewältigen. Diese erfordern flexible Orientierungs- und Reflexionsleistungen (Sennett, 2010).

Die damit verbundenen Anforderungen bringen für Menschen, die über wenige Ressourcen verfügen, Risiken und Belastungen (Beck, 1986) mit sich. Dies gilt insbesondere für Menschen mit traumatischen Erfahrungen. In einer umfassenden Studie zu frühen Traumata in der Kindheit (ACE-Studie zu »adverse childhood experiences«; Felitti, 2002) zeigte sich longitudinal: Menschen, die ein frühes Trauma erlitten haben, leiden ungleich häufiger an Armut, Arbeitslosigkeit, Mittellosigkeit, unzureichender oder unsicherer Unterkunft bzw. Wohnungslosigkeit und sind somit deutlich stärker gefährdet, zu erkranken und auch früher zu sterben. Um die Versorgung traumatisierter Menschen am aktuellen Bedarf auszurichten, muss folglich neben einer Reihe anderer Aufgaben auch eine adäquate professionelle Antwort auf die Überforderungen durch aktuelle Lebensverhältnisse bereitgestellt werden. Dafür bedarf es geeigneter Konzepte und Erklärungsmodelle (vgl. z. B. entsprechende Bemühungen auf Basis der Systemtheorie bei Sommerfeld et al., 2011; Sommerfeld & Rüegger, 2013).

Solche und verwandte Überlegungen haben bereits im letzten Jahrhundert zu biopsychosozialen Konzeptbildungen geführt (vgl. Engel, 1979; Engel, 1980; Uexküll, 1963; Uexküll & Wesiack, 1996; erweitert Egger, 2005; Egger, 2022; im Überblick Gahleitner et al., 2013). Dabei wird versucht, Krankheit und Gesundheit über Konzepte und theoretische Ansätze aus Medizin, Psychologie, Soziologie, Pädagogik und Sozialer Arbeit interdisziplinär zu verknüpfen – auch und besonders im Trauma- und Resilienzbereich (vgl. dazu das Konzept der fluiden Resilienz von Southwick et al., 2014). Gerade die Bewältigung traumatischer Erlebnisse kann dadurch unterstützt werden, dass Risikofaktoren und Vulnerabilitäten möglichst eingeschränkt und reduziert werden, während die Schutzfaktoren und die Widerstandsfähigkeit sowie die Resilienz eines Menschen gestärkt und gefördert werden (Wustmann, 2020, S. 122 f.; zu Risiko- und Resilienzaspekten vgl. auch Kap. A2: »Risikofaktoren, Resilienz und posttraumatische Reifung«). Daher wird in der psychosozialen Traumatologie die Förderung dynamischer Resilienzfaktoren als zentral für die Arbeit mit traumatisierten Kindern, Jugendlichen und Erwachsenen erachtet. »Im Paradigma der Resilienz werden in der Kindheit erfahrene Traumata und Stressoren nicht ausgeblendet, deren pathogene Wirksamkeit steht aber nicht im Fokus der Aufmerksamkeit. Statt nach Defiziten wird vielmehr nach Ressourcen, nach Möglichkeiten gelingender Auseinandersetzung, nach heilenden Kräften gesucht, die in der Persönlichkeit des Kindes selbst und/oder in einer unterstützenden sozialen Umwelt liegen und in der Regel genutzt werden, um bereits im Kindesalter oder langfristig im Erwachsenenalter den Risiken nachhaltiger psychischer Beschädigung etwas Positives entgegensetzen zu können« (Fooken & Zinnecker, 2007, S. 7 f.).

Aus diesen und ähnlichen Überlegungen

heraus haben sich in den letzten Jahren traumasensible Soziale Arbeit, Traumaberatung und Traumapädagogik entwickelt, um traumatisierte Adressat:innen in psychosozialen und pädagogischen Settings adäquat unterstützen zu können.

8.3 Sozialwissenschaftliche Aspekte von Traumatisierungen

Die zentrale Bedeutung der sozialen Dimension der Anerkennung des Leids von Menschen nach traumatischen Erfahrungen wird vernachlässigt, wenn eine Traumatisierung ausschließlich als Störung oder Krankheit statt als eine Verletzung eines Menschen durch Widerfahrnisse wie Menschenrechtsverletzungen, Gewalt, Kriege oder auch Naturkatastrophen betrachtet wird (Gebrande, 2021). Viele Traumatisierungen sind die Folge von gesellschaftlich bestimmten Machtverhältnissen sowie Dominanz- und Ungleichheitsstrukturen in Form von struktureller Gewalt und Diskriminierung. Leicht kann diese Erkenntnis aus dem Blick geraten, wenn die Folgen von Gewalt als etwas Individuelles und als Einzelschicksal individualisiert und entkontextualisiert werden (Brenssell, 2018, S. 124). Die kritische Auseinandersetzung mit Traumata aus sozialwissenschaftlicher Sicht mündet damit in der Frage, ob eine Sprache gefunden werden kann, die das Leid der Menschen anerkennt, ohne sie deshalb als verrückt abzustempeln (Becker, 2003, S. 71). Jeder Hilfeprozess benötigt daher einen doppelten Ansatz: »Behandelt man Trauma als rein intrapsychischen Prozess, verleugnet man die gesellschaftlichen Dimensionen. Spricht man ausschließlich von den politischen und kollektiven Aspekten, verleugnet man die reale individuelle Wunde« (Becker, 2014, S. 165 f.), denn »Trauma [...] ist etwas Individuelles und Gesellschaftliches, etwas Politisches und Persönliches zugleich« (Brenssell, 2018, S. 123). Daher ist es wichtig, den Blick über die individuellen medizinischen und psychologischen Perspektiven hinaus auf die gesellschaftlichen Verhältnisse zu lenken. Statt eine Traumatisierung reduziert als einen biologischen Stressvorgang im Gehirn zu betrachten, der allein mit Neurotechniken behandelt werden kann, sollten auch die sozialen und politischen Ebenen in den Blick genommen werden, was eine Analyse der gesellschaftlichen Machtverhältnisse einschließt (ebd., S. 138).

Denn nicht selten sind es »sozial benachteiligte ›Alltagsumwelten‹, einschließlich ökonomischer Mangelsituationen, die mit [...] biopsychosozialen Gesundheitsproblemen verknüpft sind« (Pauls & Reicherts, 2013, S. 58). Internationale wie auch Untersuchungen aus dem deutschsprachigen Raum belegen, dass bei Familien mit niedrigem sozioökonomischem Status die Krankheitshäufigkeit am höchsten ist: In diesen Familien kommt es öfter zu (traumatischen) Verletzungen, Familienmitglieder konsumieren mehr psychoaktive Substanzen, haben ein schlechteres Ernährungsverhalten, sind häufiger übergewichtig und insgesamt öfter physisch und psychisch beeinträchtigt (vgl. u. a. BMAS, 2021; Mielck, 2011). Auf diese Weise kristallisiert sich als größter Einflussfaktor aller erfassten gesundheitlichen und sozialen Probleme weltweit soziale Ungleichheit heraus (Wilkinson & Pickett, 2016). Traumatische Belastungen nehmen dabei eine Spitzenstellung ein (Felitti, 2002).

Aus dieser Perspektive kann Krankheitsentstehung gar nicht anders denn als multikausaler, nonlinearer Prozess begriffen werden, der sich im Zusammenwirken von biologischen, psychologischen, sozialen, kulturellen, politischen und ökonomischen Verhältnissen vollzieht (Gahleitner & Pauls, 2022; Sommerfeld et al., 2010). Auch Antonovskys (1979) sozialmedizinische Überlegungen zur Salutogenese lassen sich hier verorten. Aus der Perspektive der Soziologie erarbeitete Honneth (2021) ein Anerkennungsgefüge aus verschiedenen Dimensionen, die neben den Primärbeziehungen (mit Verknüpfung zur Bindungstheorie nach Bowlby, 2006) auch Rechtsverhältnisse und Solidaritätserfahrungen, also auch strukturelle Aspekte, in die Überlegungen miteinbeziehen.

Auf der anderen Seite führen positive Supporterfahrungen zu psychischen wie (neuro-)physiologischen Veränderungen: »Unsere sozialen Einbindungen in ein soziales Netzwerk werden über soziale Regulation, soziale Kontrolle und vor allem soziale Unterstützung zu so etwas wie einem ›sozialen Immunsystem‹« (Weinhold & Nestmann, 2012, S. 65; vgl. auch bereits Caplan, 1974). Inzwischen existieren fundierte Studien zur gesundheitssoziologischen Forschung (vgl. u. a. Hurrelmann, 2010; Kolip & Hurrelmann, 2002), Kinder- und Jugendgesundheitsforschung (u. a. KiGGS: Thyen & Scriba, 2007; Klipker et al., 2018), Forschung sozioökonomischer Merkmale in ihrer Wirkung auf Gesundheit (vgl. u. a. Franzkowiak et al., 2011; Homfeldt & Sting, 2006), Forschung sozialer Integration und psychischer Krankheit (vgl. u. a. Sommerfeld et al., 2011) und zur Forschung im Bereich der Netzwerktheorien (vgl. Übersichten bei Laireiter, 2009; Nestmann, 2010). Ein Mangel an Respekt, Wertschätzung, Ansehen, Anerkennung und sozialer Einbettung sind offenbar gewichtige Faktoren mit negativem Einfluss auf Gesundheit und Lebenserwartung.

Gemeinsam mit psychologischen Ergebnissen aus der Forschung zur Stressbewältigung ist dies auch sehr bedeutsam für die Bewältigung traumatischer Erfahrungen (vgl. u. a. Buchwald et al., 2004; Lazarus & Folkman, 2015). Auch in der Traumaforschung erwies sich – insbesondere posttraumatisch betrachtet – fehlende (wahrgenommene) soziale Unterstützung in drei Metaanalysen (Brewin et al., 2000; Ning et al., 2023; Ozer et al., 2003; Prati & Pietrantoni, 2009) als einer der wichtigsten Faktoren zur Aufrechterhaltung posttraumatischer Belastungssymptomatik, besonders wenn nach der Ursprungstraumatisierung bereits mehrere Jahre vergangen waren. Zum selben Ergebnis kommen ein systematischer Review von Steinert et al. (2015) und mehrere aktuelle Projekte (u. a. Laslo-Roth et al., 2022; Maercker et al., 2017; zu Risiko- und Resilienzaspekten vgl. Kap. A2: »Risikofaktoren, Resilienz und posttraumatische Reifung«).

Dieser Zusammenhang zeigt sich interessanterweise auch in umgekehrter Richtung: Traumaerfahrung kann dazu führen, weniger soziale Unterstützung aktiv einzuholen (Kaniasty & Norris, 2008). »Psychogenese und Soziogenese können demnach als zwei verschiedene Perspektiven auf den gleichen Menschen verstanden werden, die interdependent und verflochten sind und sich interdependent und verflochten entwickeln bzw. verändern« (Sommerfeld et al., 2010, S. 21). Angeregt durch die zunehmende Forschung in diesem Bereich, insbesondere jedoch durch die vorliegenden Versorgungsnotstände, haben die Berichte der Weltgesundheitsorganisation (WHO, 1986; WHO, 2001) die Verschränkung biopsychosozialer Prozesse und Strukturen sowie das interdisziplinäre Versorgungsdefizit seit Jahrzehnten aufgegriffen (vgl. Franzkowiak et al., 2011; Homfeldt & Sting, 2006; Pauls, 2013a). 1986 als »Ottawa-Charta« von der WHO verabschiedet, 2001 erneut bekräftigt, gilt das Zusammenwirken biologischer, psychischer und sozialer Faktoren in Bezug auf die Entstehung, Behandlung und Prävention von Erkrankungen als Basisvoraussetzung für ein umfassend orientiertes Gesundheitsverständnis. Betont wird auch immer wieder, dass die Bedeutung und die Komplexität der sozialen Dimension in Gesundheitskontexten immer noch und immer wieder erheblich unterschätzt werden (vgl. Sommerfeld et al., 2008).

8.4 Pädagogische Wurzeln zum Traumaverstehen

Die mittlerweile zum Fachbegriff gewordene Traumapädagogik fokussierte ab den 1990er-Jahren zunächst Kinder und Jugendliche. Eine traumasensible Soziale Arbeit umfasst sowohl die Traumapädagogik, die sich eher auf den stationären Bereich sowie die Betreuung von Kindern und Jugendlichen bezieht, als auch die Traumaberatung, die sich eher ambulant in der psychosozialen Versorgung und in den Fachberatungen von erwachsenen Betroffenen verortet. Soziale Arbeit arbeitet nicht traumatherapeutisch im Sinne einer Konfrontation, Durcharbeitung und Integration der traumatischen Erfahrungen, aber sie kann informieren, stabilisieren, motivieren, eine Traumatherapie vorbereiten, ergänzen oder im Nachhinein eine Umsetzung in den Alltag begleiten (Gebrande, 2021). Einen großen Anteil der psychosozialen Traumaarbeit, insbesondere bei komplexen Traumata, leisten Fachkräfte der Sozialen Arbeit und Pädagogik, z. B. in Einrichtungen der Kinder- und Jugendhilfe oder mit schwer belasteten Erwachsenen in Einrichtungen für Menschen mit chronischen psychischen Erkrankungen, im Strafvollzug sowie in der Obdachlosenhilfe. In den vergangenen Jahren haben sich daher unter dem Stichwort »Traumapädagogik« psychosozial ausgerichtete Konzepte für diverse Bereiche ausdifferenziert, um durch spezifische Fort- und Weiterbildungen einerseits und die Schaffung tragfähiger Strukturen in den Institutionen andererseits diesen anspruchsvollen Arbeitsbereich besser auszugestalten (vgl. Weiß et al., 2016).

Die Traumapädagogik entstand, um Antworten auf die Fragen jener Adressat:innen zu finden, die oft als »hard to reach«-Klientel oder »Systemsprenger:innen« beschrieben werden. Hinter diesen Begriffen aber verschwindet leicht, dass die Verminderung von Gewalt und Gewaltverhältnissen eine gesellschaftliche Aufgabe darstellt. Genau betrachtet geht es bei der »hard to reach«-Klientel um »ethical loneliness« (Stauffer, 2015): Dieser Begriff macht deutlicher, dass es sich um eine Verfassung absoluter Ausgesetztheit, Verlassenheit und toxischer Einsamkeit handelt, verbunden mit dem Verlust des Vertrauens, je wieder Teil einer von Mitmenschlichkeit geprägten Gesellschaft sein zu können (ebd., S. 15). Überlebende von schwerer Gewalt, Diskriminierung und Missbrauch sind daher auf Mitmenschen angewiesen, die ihre Geschichten als Zuhörer:innen bezeugen, dableiben und in ihrer Einfühlungsbereitschaft nicht überfordert sind (ebd., S. 109 f.). Dies ist die Voraussetzung für Betroffene, wieder Vertrauen zu entwickeln und sich in einer menschlichen Gemeinschaft hinreichend sicher fühlen zu können. Andernfalls, so Stauffer (2015, S. 140 f.), wird das Unrecht gesellschaftlich und strukturell fortgeschrieben.

Diese Idee ist nicht neu. Viele Inhalte und Methoden der Traumapädagogik wurzeln bereits in den historischen Traditionen der Sozialen Arbeit und Pädagogik. Freuds Psychoanalyse z. B. gewann im ersten Drittel des 20. Jahrhunderts in pädagogischen Kreisen deutlich mehr Einfluss als in der Psychiatrie. Als einer der ersten Vertreter der pädagogischen Anwendung der Psychoanalyse entwickelte Aichhorn (2005 [1925]) ein Konzept für die Arbeit mit sozial benachteiligten Jugendlichen. Insbesondere aber prägte Bernfeld (u. a. 2019 [1925]) als von der Jugendbewegung inspirierter Reformpädagoge und Sozialist die psychoanalytische Pädagogik und ihren reflexiven Modus sowie ihre Umfeldkontextualisierung (zusammenfassend Dörr, 2018). Viele emanzipatorische pädagogische Konzepte fokussierten sich insbesondere in den 1920er-Jahren auf Selbstbeteiligung und Selbstbestimmung der Mädchen und Jungen (Giesecke, 1999). Auch Bettelheim (2007; Bettelheim, 1999; Bettelheim, 1990) in der Orthogenic School in Chicago sowie Redl und Wineman (1990) im »Pioneer House«, einem kleinen Erziehungsheim in einem Elendsviertel von Detroit, sowie Korczak (2018 [1919]), der im Warschauer Ghetto ein Waisenhaus betrieb (Korczak (2003 [1941]), erarbeiteten kritische Stellungnahmen zu expertokratischen Vorgehensweisen und entwickelten milieutherapeutische Konzepte für Kinder mit Problemlagen, die im herkömmlichen Setting einer Psychotherapie nicht ausreichend zu behandeln waren.

An diese Grundmaxime knüpfen auch Überlegungen zum »pädagogischen Milieu« an (Böhnisch, 1994). Ähnlich wie im »therapeutischen Milieu« soll das förderliche soziale Klima des pädagogischen Milieus als »biografisch verfügbarer sozialräumlicher und sozialemotionaler Kontext« (ebd., S. 222) Geborgenheit, Verlässlichkeit und gegenseitigen Respekt bereitstellen und damit Bewältigungs- und Gestaltungskompetenz fördern. Auf diese Weise können Chancen eröffnet werden, innerhalb der Gemeinschaft biografische Verletzungen zu aktualisieren und schonend, im Rahmen des Alltags neue, alternative Lebenserfahrungen zu machen (vgl. Kap. F3: »Beziehungs- und Milieuarbeit in Traumapädagogik, Traumaberatung und Traumatherapie«). Die förderliche Wirkung der Milieuarbeit zeigen auch aktuelle Jugendhilfestudien auf (u. a. Wesenberg et al., 2019). Im Zentrum stehen dabei stets die verstehend gestalteten Grundhaltungen der psychoanalytischen Pädagogik (Weiß, 2021, S. 83–86) und die Anforderungen an die Institution als möglichst sicheren Ort des Aufwachsens. Daraus entstanden die heutigen Grundlagenkonzepte der Traumapädagogik: traumazentrierte Pädagogik (Uttendörfer, 2008), Pädagogik des sicheren Orts (Kühn, 2006), Pädagogik der Selbstbemächtigung (Weiß, 2023a; Weiß, 2023b), traumapädagogische Gruppenarbeit (Bausum, 2011), Stabilisierung und (Selbst-)Fürsorge als institutioneller Auftrag (Lang, 2023) und die bereits eingeführten milieutherapeutischen Konzepte (Gahleitner, 2021).

8.5 Konzepte der Sozialen Arbeit zum Umgang mit Traumata

Nach der globalen Definition der International Association of Schools of Social Work (IASSW) und der International Federation of Social Workers (IFSW) besteht das Ziel Sozialer Arbeit in der Stärkung und Befreiung der Menschen. Soziale Arbeit vertraut entsprechend ihrem fachlichen Selbstverständnis und ihrem professionellen Ethikkodex auf die Kraft der Menschen, ihr Leben selbst zu gestalten. Sozialarbeiter:innen verstehen es in diesem Sinne als ihren Auftrag, Menschen in Bezug auf ihre Selbstbestimmung, Partizipation und gleichberechtigte Teilhabe am gesellschaftlichen Leben zu unterstützen und dort Partei zu ergreifen, wo diesem Anspruch gesellschaftliche Rahmenbedingungen entgegenstehen (IFSW & IASSW, 2014).

Entgegen der Wahrnehmung in der Öffentlichkeit hat sie mit ihren Handlungsansätzen, Konzepten und Methoden der traumasensiblen, psychosozialen Beratung, der Traumapädagogik und der Stabilisierung bereits jetzt in den breitgefächerten Arbeitsfeldern von Gesundheitswesen, Sozialpsychiatrie und Beratungs- sowie Anlaufstellen einen großen Anteil an der Arbeit mit traumatisierten Menschen (Gahleitner & Schulze, 2009, S. 4). Durch ihren Fokus auf »lebenspraktische Hilfen, die zu einer positiven Veränderung von Wohn-, Arbeits- und Beziehungsverhältnissen beitragen« (Mosser & Schlingmann, 2013, o. S.), stellt die Soziale Arbeit eine wichtige Ergänzung der traditionellen Perspektiven auf Gesundheit und Krankheit dar. Dabei bewegen sich pädagogische Fachkräfte immer in einem Spannungsfeld, Differenzen (u. a. durch Herkunft, Sprache, Hautfarbe, Geschlecht oder Behinderung, aber auch durch die Traumafolgen) zwar zu berücksichtigen, aber gleichzeitig Personen nicht auf diese Differenzen zu reduzieren. Soziale Arbeit sollte daher die besonderen Bedürfnisse von Menschen mit traumatischen Erfahrungen berücksichtigen und sich zudem gegenüber den facettenreichen Selbstartikulationen der Individuen hintanstellen. Sie haben zwar Traumatisierungen erlebt, sie bringen aber auch unglaublich viele Stärken, Kompetenzen, Kräfte und Überlebenswillen mit. Eine traumasensible Soziale Arbeit knüpft an diese Ressourcen an und richtet den Blick auch auf die gesellschaftliche Anerkennung (Mayer & Gebrande, 2024).

Soziale Arbeit richtet daher die Aufmerksamkeit insbesondere auf Verletzungen derjenigen Gruppen, die historisch Gewalt erlebt haben, und untersucht Konstruktionsprozesse, bei denen eine privilegierte »Wir«-Gruppe und eine abgewertete Gruppe der zu »Anderen« gemachten Personen hergestellt werden (z. B. »wir« und »die Flüchtlinge«, »wir« und »die Behinderten«). Dieser Prozess der »Veranderung« bzw. des »Othering« steht im Zentrum differenztheoretischer Analysen. Die Schwierigkeit besteht darin, Unterschieden gerecht zu werden, ohne Unterschiede zu machen, wie Fraser (2016) das Umverteilungs-Anerkennungs-Dilemma am Beispiel rassistischer Diskriminierung beschreibt: »Während die Logik der Umverteilung darin besteht, der ›Rasse‹ als solcher jedes Gewicht zu nehmen, besteht die Logik der Anerkennung darin, die Besonderheit der Gruppe aufzuwerten« (ebd., S. 46). Soziale Arbeit sollte daher einerseits die besonderen Bedürfnisse aller Menschen wahrnehmen, aber nicht gleichzeitig wieder eine Betonung der Unterschiede reproduzieren. Hierzu bedarf es auf der professionellen Ebene wie auch in den jeweils institutionellen bzw. organisatorischen Kontexten der Bereitschaft, das eigene fachliche Handeln in Hinblick auf seinen Beitrag an gesellschaftlichen (Un-)Gleichheitsverhältnissen zu reflektieren (Großmaß & Mayer, 2018; Schulze et al., 2018) und eigene Normalitätsvorstellungen zu hinterfragen, mit denen die eigenen Privilegien generiert werden und Grenzziehungen erfolgen. Die zwangsläufig bei der Arbeit auftretenden eigenen Vorstellungen und Stereotype zu reflektieren, gehört daher zum Alltag von Fachkräften in diesem Bereich (Kizilhan, 2013).

Deutlich wird: Der beraterische Raum ist »kein extraterritorialer, in dem nach objektiven Regeln diagnostiziert und interveniert wird. Vielmehr ist auch er Ausdruck eines bestimmten kulturellen Normgefüges« (Rommelspacher & Wachendorfer, 2008, S. 1338). Allein die Vorstellung, was noch »normal« oder bereits »pathologisch« ist, wie Soziale Arbeit und Beratung funktionieren und wie vorgegangen wird, beinhaltet ethnozentristische Vorannahmen. Man kann daher »den anderen erst zuhören, wenn man sich eingesteht, dass man selbst nicht alles weiß« (ebd., S. 1351). Sehr viel mehr als die Bemühung, »rücksichtsvoll« reagieren zu wollen, helfen aufmerksame, authentische Offenheit und das stets kritische Hinterfragen der eigenen Zuschreibungen und Normvorstellungen – gepaart mit einer steten Toleranz für das interaktive Geschehen innerhalb der Gesprächssituation. Mecheril (2002) nennt diese Fähigkeit »Kompetenzlosigkeitskompetenz«. Eng verbunden mit dieser Kompetenz ist in diesem Arbeitsfeld die Bedeutung der Anerkennung. Menschen mit traumatischen und Diskriminierungerfahrungen sind von der Gesellschaft »disconnected« und »disempowered« (Herman, 1992, S. 51 ff.). Als Gegengewicht sind daher Sozialität, Anerkennung und Solidarität gefragt. Nicht ohne Grund hat Honneth (2021) Anerkennung als Grundbegriff jeglicher Sozialität formuliert.

8.6 Interdisziplinäre Konzepte zum Umgang mit Traumata

Die Bedeutung einer respektvollen, authentischen, verbindlichen und vertrauenswürdigen Grundhaltung gegenüber verletzten Menschen lässt sich bereits im humanistischen Beziehungsprinzip der Wertschätzung nach Rogers (2004 [1957]) finden. Durch den Vertrauensverlust in sich selbst, das Gegenüber und die Gesellschaft wird Bindung mit der Grundvoraussetzung von Vertrauen zu einem kostbaren Gut (Rothballer, 2017). Zu Beginn ist die Kluft nach vielen vorangegangenen schlechten Erfahrungen daher häufig unüberwindlich. Es muss also zunächst wieder Vertrauen geschaffen werden (Überblick: Gahleitner, 2020, bes. S. 25–28, 55–58), was bedeutet, dass Fachkräfte in »Vorleistung« gehen und vorab »Vertrauen schenken« (Luhmann, 2014, bes. S. 79–85) müssen. Ist durch eine authentische, respektvolle und vertrauensfördernde Haltung eine Beziehung gewachsen, können sich Räume des Verstehens entfalten. Eine lange vermisste positive Beziehungserfahrung, eine »schützende Inselerfahrung« (Gahleitner, 2005, S. 63), also immer wieder ein Neu-Anknüpfen an eine konstruktive Veränderungsmöglichkeit, kann viel bewirken.

Hier finden sich bindungssensible Handlungskonzepte wieder, z. B. das Konzept der Feinfühligkeit nach Ainsworth (1977 Gelungene Beziehungssituationen werden auf diese Weise – ähnlich wie in der Kindheitsentwicklung – zu einem grundlegenden Prinzip der weiteren Entwicklung (Gahleitner, 2017, 2020, 2021; traumaspezifisch Karatzias et al., 2020). Auf dieser Basis können negative Lebensereignisse über Unterstützungs- und Mentalisierungsprozesse in Resilienz transformiert werden (Fröhlich-Gildhoff & Rönnau-Böse, 2018). In der Bindungs- und Milieutheorie spricht man von »korrigierenden emotionalen Erfahrungen« (Cremerius, 1979, bes. S. 588–590; vgl. bereits Alexander & French, 1946, S. 66–70.) oder »emotional-orientierten Dialog[en]« (Kühn, 2023, S. 35; vgl. dazu die Ergebnisse von Karatzias et al., 2020. So wird es möglich, innerhalb der Gemeinschaft für biografische Verletzungen aktualisiert und schonend – im Rahmen eines geschützten, aber realen Alltags – neue, alternative Erfahrungen an diese Stelle zu setzen (Böhnisch, 2023, bes. S. 28 f.).

Ein stark auf interdisziplinäre Perspektiven ausgerichtetes Konzept zum Verständnis der Bewältigung schwieriger Lebensereignisse ist das Konzept der Handlungsbefähigung – in Anlehnung an Grundmann (2006, 2010), Straus und Höfer (2017) sowie Straus (2013, 2015) –, das mit den Dimensionen Sinnhaftigkeit, Verstehbarkeit, Selbstwirksamkeit, Optimismus und soziale Zugehörigkeit operiert und damit z. B. ein »vielversprechendes Spektrum zum Verständnis der Bewältigung sexualisierter Gewalt zur Verfügung« (Caspari, 2021, S. 201) stellt. Das Konzept verbindet weitere zentrale Konzepte aus dem Lebensbewältigungsbereich wie den Agency-Ansatz (vgl. Glöckler, 2011; Homfeldt, 2014), den Capability-Ansatz (Nussbaum, 2022; Sen, 2020), Netzwerk- und Soziale-Unterstützungs-Ansätze (Kupfer, 2015; Nestmann, 2010) und den Salutogenesegedanken (Antonovsky, 1997). Hilfreich an dem Konzept (vgl. umfassend Caspari et al., 2022; zur Entstehung des Konzepts Keupp, 2022; zur Anwendung des Konzepts auf den Bereich sexualisierter Gewalterfahrung Caspari, 2022) ist, dass hier im »Zentrum nicht die klinisch relevanten Folgen von Belastungen im Sinne von Krankheiten und Störungen standen, sondern die Fragen, wie Bewältigungsprozesse möglich sind und welche Ressourcen dafür erforderlich sind und gefördert werden sollten« (Keupp, 2022, o. S.). Diese soziale Dimension von Traumata erweitert die Perspektive hin zu einer institutionellen, rechtlichen und gesellschaftlichen Anerkennung des Leids und Unrechts von traumatisierten Menschen, was sich positiv auf Bewältigungsprozesse auswirken kann, denn »traumatische Situationen und die Verarbeitungs- und Selbstheilungsversuche der Betroffenen haben wesentlich eine soziale Dimension« (Fischer & Riedesser, 2020, S. 69). Für die Bewältigung spielt es eine zentrale Rolle, ob Betroffenen angemessene gesellschaftliche Wertschätzung und Unterstützung zukommt. Das verantwortliche Sich-Erkennen der Allgemeinheit im besonderen Leid der Betroffenen, das Bemühen um Hilfe für sie, die Anerkennung von Gerechtigkeit und Würde sind vor allem bei absichtlich herbeigeführten Traumata für den Bewältigungsprozess von großer Bedeutung. Derartige traumatische Situationen enden erst, »wenn die zerstörte zwischenmenschliche und ethische Beziehung durch Anerkennung von Verursachung und Schuld wiederhergestellt wurde. [...] Daher heilt Zeit allein nicht alle Wunden« (Fischer & Riedesser, 2020, S. 81).

Ein aktuelles Beispiel für die Annahme gesellschaftlicher Verantwortung ist die Arbeit der Unabhängigen Kommission zur Aufarbeitung sexuellen Kindesmissbrauchs, die im Jahr 2016 mit dem Auftrag der gesellschaftlichen Aufarbeitung sexualisierter Gewalt gegen Kinder und Jugendliche in Deutschland ihre Arbeit aufgenommen hat (Überblick zur bisherigen Forschungsarbeit: Aufarbeitungskommission, o. J.). Ihr Ziel ist es, Wege der Anerkennung von Unrecht aufzuzeigen und dabei alle Tatkontexte in zwei unterschiedlichen politischen Systemen und deren jeweiligen Umgang mit den Betroffenen in den Blick zu nehmen. »Im Zentrum der Arbeit stehen die Betroffenen und ihre Erlebnisse in der Kindheit. Die Kommission will sichere Räume öffnen, die das Erzählen über Erfahrungen sexuellen Missbrauchs in der Familie, im Sportverein, in einem Heim oder einem Internat möglich machen« (Sabine Andresen, zit. in

Aufarbeitungskommission, 2017, S. 6). Diese »Erweiterung des Blickwinkels ist in Deutschland von hoher Aktualität, da durch die Arbeit der Unabhängigen Aufarbeitungskommission ein veränderter gesellschaftlicher Umgang mit sexualisierter Gewalt markiert wird und Betroffene – nicht als ›Opfer‹, sondern als politische Akteure (Keupp, 2017) – gesellschaftliche Strukturen mitgestalten, die zum Schutz vor sexualisierter Gewalt beitragen und bessere Bedingungen zur Bewältigung solcher Erfahrungen ermöglichen sollen« (Caspari, 2021, S. 211; vgl. Kap. E1: »Aufarbeitung des sexuellen Kindesmissbrauchs als gesellschaftliche Aufgabe«).

8.7 Schluss und Ausblick

Aus den erläuterten Sozialisations- und Lebensbedingungen erwachsen zunehmend demografisch, kulturell oder strukturell benachteiligte Adressat:innen, die multiproblembelastet sind und vom Versorgungssystem schlecht erfasst werden. Gemeinsam ist diesen »hard to reach«-Klient:innen (Brackertz, 2007; vgl. umfassend Giertz et al., 2021), dass sie – zumeist aufgrund schwer erschütterter Bindungserfahrungen – sozial schlecht integriert sind und ihr Vertrauen in Menschen und Institutionen durch zahlreiche Abbrüche zerstört wurde. Armut, Arbeitslosigkeit, Ausgrenzung, psychosoziale Problemlagen und manifeste psychische und physische Krankheiten häufen sich. Auf der Suche nach Ursachen arbeitet Brackertz (2007) demografische, kulturelle, strukturelle sowie verhaltensbedingte Aspekte heraus, die dazu führen, dass diese Klient:innen von Hilfsangeboten kaum profitieren können. »Zum einen führt die Begrenzung von Ressourcen zur Erschwerung von Ermöglichungsperspektiven und zum anderen führen die organisationalen Umstrukturierungen zur ›Abwendung‹ von einer eigentlichen NutzerInnenorientierung« (Hanses & Homfeldt, 2009, S. 153). Dies betrifft nicht etwa nur »arme« Länder, sondern auch in Gesellschaften mit einer starken Ungleichheitsverteilung nehmen soziale und gesundheitliche Probleme zu (vgl. Wilkinson & Pickett, 2016). Für Menschen, die (früh) traumatische Erfahrungen gemacht haben, gilt dies in besonderer Weise.

In Ergänzung bzw. im Kontrast zu Disziplinen im Gesundheitsbereich wie der Psychologie und der Medizin setzt daher Soziale Arbeit und Pädagogik am sozialen Unterstützungspotenzial an, indem sie bei defizitären sozialstrukturellen Faktoren kompensierend und bei sozialen Problemlagen und Ungleichheitsverhältnissen im Alltag unterstützend wirkt und somit – im Sinne eines doppelten Fokus – menschliches Verhalten weder unabhängig von den individuellen noch von den sozialen Lebensverhältnissen begreift (Pauls, 2013a, bes. S. 56–64). In der Disziplin der Sozialen Arbeit und Pädagogik ist daher – entgegen dem an vielen Stellen zugrunde gelegten psychophysischen Dualismus – ein »sozio-psycho-biologische[s]« (Pauls, 2013b, S. 167; vgl. bereits Sommerfeld et al., 2011) Verständnis der »person in environment« (vgl. Richmond, 1917), der »Person in ihrer Welt« (vgl. Thomae, 1969), von Beginn an verwurzelt. Professionelle Hilfe ist aus dieser Perspektive in erster Linie »soziale Praxis« (Hanses & Richter, 2011, S. 137), Gesundheit ein »sozialer Herstellungsprozess« (ebd., S. 138; vgl. bereits Goffman, 2018 [1974]). Während Medizin und Psychologie eher auf Verhaltensauffälligkeiten und Symptome fokussieren, wird hier in belastenden Lebenssituationen niedrigschwellig Unterstützung bereitgestellt bzw. in Selbsthilfe- und Solidaritätszusammenhänge hinein unterstützt.

Letztlich geht es darum, eine Versorgungslandschaft bereitzustellen, die als Orientierungsangebot »zwischen den Anforderungen der gesellschaftlichen Funktionssysteme und den Verarbeitungsmöglichkeiten der individuellen Psyche [...] [hilft], die Exklusion [...] möglichst niedrig zu halten« (Großmaß, 2006, S. 5). Dafür werden Konzepte und Modelle benötigt, die Traumata in einen komplexen und prozessualen Rahmen stellen und multidimensional verstehen, wie z. B. das Konzept der Handlungsbefähigung. Auf diese Weise können Traumata unter bestimmten Bedingungen auch verstanden werden »als Potenzial für Zuwachs an Kompetenz und Lebenserfahrung« (Caspari, 2021, S. 206; vgl. Kap. A2: »Risikofaktoren, Resilienz und posttraumatische Reifung«), ohne die destruktive Kraft und Wirkung von Gewaltphänomenen dabei aus den Augen zu verlieren.

8.8 Literatur

Aichhorn A. (2005). *Verwahrloste Jugend. Die Psychoanalyse in der Fürsorgeerziehung. Zehn Vorträge zur ersten Einführung*. 11. Aufl. Bern: Huber (Original 1925).

Ainsworth M. D. S. (1977). Feinfühligkeit versus Unfeinfühligkeit gegenüber Signalen des Babys. In: Grossmann K. E. (Hrsg.). *Entwicklung der Lernfähigkeit in der sozialen Umwelt*. München: Kindler, 98–107 (englisches Original 1974).

Alexander F. G. & French T. M. (1946). *Psychoanalytic therapy. Principles and application*. New York: Ronald.

Antonovsky A. (1979). *Health, stress and coping. New perspectives on mental and physical wellbeing*. San Francisco, CA: Jossey-Bass.

Antonovsky A. (1997). *Salutogenese. Zur Entmystifizierung der Gesundheit*. Tübingen: DGVT (englisches Original 1987).

Aufarbeitungskommission (Unabhängige Kommission zur Aufarbeitung sexuellen Kindesmissbrauchs) (2017). *Geschichten, die zählen. Zwischenbericht*. Berlin: Aufarbeitungskommission. Im Internet: https://www.dgfpi.de/files/homepage/Aktuelles/News%202017/2017-06-14_Aufarbeitungskommission_Zwischenbericht_Juni_2017_komprimiert_1.pdf (Zugriff: 30. 08. 2023).

Aufarbeitungskommission (Unabhängige Kommission zur Aufarbeitung sexuellen Kindesmissbrauch) (o.J.). *Studien & Projekte – Forschung zu sexuellem Kindesmissbrauch*. Berlin: Aufarbeitungskommission. Im Internet: https://www.aufarbeitungskommission.de/kommission/forschung-studien-kindesmissbrauch/ (Zugriff: 30. 08. 2023).

Bausum J. (2011). Ressourcen der Gruppe zur Selbstbemächtigung. »Ich bin und ich brauche euch«. In: Bausum J., Besser L., Kühn M. & Weiß W. (Hrsg.). *Traumapädagogik. Grundlagen, Arbeitsfelder und Methoden für die pädagogische Praxis*. 2., erg. und korr. Aufl. Weinheim: Juventa, 185–194.

Beck U. (1986). *Risikogesellschaft. Auf dem Weg in eine andere Moderne*. Frankfurt a. M.: Suhrkamp.

Becker D. (2003). Flüchtlinge und Trauma. Interview mit David Becker. In: Projekttutorien »Lebenswirklichkeiten von Flüchtlingen in Berlin«/»Behörden und Migration« (Hrsg.). *Verwaltet, entrechtet, abgestempelt – wo bleiben die Menschen? Einblicke in das Leben von Flüchtlingen in Berlin*. Berlin: Freie Universität Berlin, 67–74. Im Internet: https://www.lateinamerika-tage.de/wp-content/uploads/2009/02/0611david-becker_trauma.pdf (Zugriff: 29. 08. 2023).

Becker D. (2014). *Die Erfindung des Traumas. Verflochtene Geschichten*. 3. Aufl. Gießen: Psychosozial-Verlag.

Bernfeld S. (2019). *Sisyphos oder die Grenzen der Erziehung*. 14. Aufl. Frankfurt a. M.: Suhrkamp (Original 1925).

Bettelheim B. (1990). *Der Weg aus dem Labyrinth. Leben lernen als Therapie*. Neu ausgest. Ausg. München: dtv (englisches Original 1974).

Bettelheim B. (1999). *So können sie nicht leben. Die Rehabilitierung emotional gestörter Kinder.* 2. Aufl. Stuttgart: Klett-Cotta (englisches Original 1964).

Bettelheim B. (2007). *Liebe allein genügt nicht. Die Erziehung emotional gestörter Kinder.* 2., unveränd. Aufl. d. Neuausg. Stuttgart: Klett-Cotta (englisches Original 1950).

Böhnisch L. (1994). *Gespaltene Normalität. Lebensbewältigung und Sozialpädagogik an den Grenzen der Wohlfahrtsgesellschaft.* Weinheim: Juventa.

Böhnisch L. (2023). *Milieu und Milieubildung. Einführung in die milieuorientierte Soziale Arbeit.* Weinheim: Beltz Juventa.

Böhnisch L., Lenz K. & Schröer W. (2009). *Sozialisation und Bewältigung. Eine Einführung in die Sozialisationstheorie der zweiten Moderne.* Weinheim: Juventa.

Bowlby J. (2006). *Bindung und Verlust.* München: Ernst Reinhardt (englische Originale: Bd. 1 [Attachment] 1969, Bd. 2 [Separation] 1973, Bd. 3 [Loss] 1980).

Brackertz N. (2007). *Who is hard to reach and why?* Hawthorne, Australia: The Swinburne Institute. Verfügbar unter: http://library.bsl.org.au/jspui/bitstream/1/875/1/Whois_htr.pdf [29. 08. 2023].

Brenssell A. (2018). Traumaverstehen. In: Brenssell A. & Weber K. (Hrsg.). *Störungen.* 5. Aufl. Hamburg: Argument, 123–150.

Brewin C. R., Andrews B. & Valentine J. D. (2000). Meta-analysis of risk factors for posttraumatic stress disorder in trauma-exposed adults. *Journal of Consulting and Clinical Psychology,* 68 (5), 748–766.

Buchwald P., Schwarzer C. & Hobfoll S. E. (2004). *Stress gemeinsam bewältigen. Ressourcenmanagement und multiaxiales Coping.* Göttingen: Hogrefe.

Bundesministerium für Arbeit und Soziales (BMAS) (2021). *Lebenslagen in Deutschland. Der Sechste Armuts- und Reichtumsbericht der Bundesregierung.* Berlin: BMAS. Verfügbar unter: https://www.bmas.de/SharedDocs/Downloads/DE/Soziale-Sicherung/6-arb-langfassung.pdf [29. 08. 2023].

Caplan G. (1974). *Support systems and community mental health.* New York: Behavioral Publications.

Caspari P. (2021). *Gewaltpräventive Einrichtungskulturen. Theorie, Empirie, Praxis.* Wiesbaden: Springer VS.

Caspari P. (2022). Was kann das Konzept der Handlungsbefähigung zur Erklärung von Bewältigungsverläufen nach sexualisierter Gewalt beitragen? *Forum Gemeindepsychologie,* 27 (1), Art. 4. Im Internet: http://gemeindepsychologie.de/200.html (Zugriff: 29. 08. 2023).

Caspari P., Dill H. & Weinhandl K. (Hrsg.) (2022). Handlungsbefähigung – Beiträge zu einem wegweisenden gemeindepsychologischen Konzept anlässlich des 70. Geburtstages von Florian Straus [Themenheft]. *Forum Gemeindepsychologie,* 17. Im Internet: http://gemeindepsychologie.de/195.html (Zugriff: 29. 08. 2023).

Cremerius J. (1979). Gibt es *zwei* psychoanalytische Techniken? *Psyche,* 32 (7), 577–599.

Descartes R. (1960). *Meditation über die Grundlage der Philosophie.* Hamburg: Meiner (französisches Original 1641).

Dörr M. (2018). Psychoanalytische Pädagogik. In: Otto H.-U. & Thiersch H. (Hrsg.). *Handbuch Soziale Arbeit. Grundlagen der Sozialarbeit und Sozialpädagogik.* 6., überarb. Aufl. München: Ernst Reinhardt, 1223–1235.

Egger J. W. (2005). Das biopsychosoziale Krankheitsmodell. Grundzüge eines wissenschaftlich begründeten ganzheitlichen Verständnisses von Krankheit. *Psychologische Medizin,* 16 (2), 3–12.

Egger J. W. (2022). *Psychosoziale, psychosomatische und psychotherapeutische Medizin. Materialien für die bio-psycho-soziale Praxis.* Graz: Leykam.

Engel G. L. (1979). Die Notwendigkeit eines neuen medizinischen Modells: Eine Herausforderung der Biomedizin. In: Keupp H. (Hrsg.). *Normalität und Abweichung. Fortsetzung einer notwendigen Kontroverse.* München: Urban & Schwarzenberg, 63–85.

Engel G. L. (1980). The clinical application of the biopsychosocial model. *The American Journal of Psychiatry,* 137 (5), 535–544.

Felitti V. J. (2002). Belastungen in der Kindheit und Gesundheit im Erwachsenenalter: die Verwandlung von Gold in Blei. *Zeitschrift für Psychosomatische Medizin und Psychotherapie,* 48 (4), 359–369. Im Internet: http://www.fruehe-kindheit.net/download/Gold-zu-Blei-2002.pdf (Zugriff: 29.08.2023).

Fischer G. & Riedesser P. (2020). *Lehrbuch der Psychotraumatologie.* 5., aktual. u. erw. Aufl. München: Ernst Reinhardt.

Fooken I. & Zinnecker J. (Hrsg.) (2007). *Trauma und Resilienz. Chancen und Risiken lebensgeschichtlicher Bewältigung von belasteten Kindheiten.* Weinheim: Juventa.

Franzkowiak P., Homfeldt H.G. & Mühlum A. (2011). *Lehrbuch Gesundheit.* Weinheim: Juventa.

Fraser N. (2016). *Die halbierte Gerechtigkeit. Schlüsselbegriffe des postindustriellen Sozialstaats.* 3. Aufl. Frankfurt a. M.: Suhrkamp (englisches Original 1997).

Fröhlich-Gildhoff K. & Rönnau-Böse M. (2018). Resilienz, Resilienzförderung und Personzentrierter Ansatz. *Gesprächspsychotherapie und Personzentrierte Beratung,* 49 (2), 62–68. Im Internet: https://pce-literature.org/publications/resilienz-resilienzfoerderung-und-person zentrierter-ansatz-2018.pdf (Zugriff: 29.08.2023).

Gahleitner S. B. (2005). *Neue Bindungen wagen. Beziehungsorientierte Therapie bei sexueller Traumatisierung.* München: Ernst Reinhardt.

Gahleitner S. B. (2017). *Soziale Arbeit als Beziehungsprofession. Bindung, Beziehung und Einbettung professionell ermöglichen.* Weinheim: Beltz Juventa.

Gahleitner S. B. (2020). *Professionelle Beziehungsgestaltung in der psychosozialen Arbeit und Beratung.* 2., überarb. u. erw. Aufl. Tübingen: DGVT.

Gahleitner S. B. (2021). *Das pädagogisch-therapeutische Milieu in der Arbeit mit Kindern und Jugendlichen. Trauma- und Beziehungsarbeit in stationären Einrichtungen.* 3., aktual. Aufl. Köln: Psychiatrie Verlag.

Gahleitner S. B. & Pauls H. (2022). Psychosoziale Diagnostik. In: Deutscher Verein für öffentliche und private Fürsorge (DV) (Hrsg.). *Fachlexikon der Sozialen Arbeit.* 9., völlig überarb. u. aktual. Aufl. Berlin: DV, 694–695.

Gahleitner S. B. & Schulze H. (2009). Psychosoziale Traumatologie – eine Herausforderung für die Soziale Arbeit. *Klinische Sozialarbeit,* 5 (2), 4–7.

Gahleitner S. B., Hintenberger G. & Leitner A. (Hrsg.) (2013). Biopsychosoziale Dialoge – ›State of the Art‹, Entwicklungen und Perspektiven [Themenheft]. *Resonanzen,* 1 (1). Im Internet: https://www.resonanzen-journal.org/index.php/resonanzen/issue/view/10 (Zugriff: 30.08.2023).

Gebrande J. (2021). *Soziale Arbeit nach traumatischen Erfahrungen. Grundkenntnisse für den Umgang mit traumatisierten Menschen.* Baden-Baden: Nomos.

Giddens A. (2017). *Konsequenzen der Moderne.* 8. Aufl. Frankfurt a. M.: Suhrkamp (englisches Original 1990).

Giertz K., Große L. & Gahleitner S. B. (Hrsg.) (2021). *Hard to reach. Schwer erreichbare Klientel unterstützen.* Köln: Psychiatrie-Verlag.

Giesecke H. (1999). *Die pädagogische Beziehung. Pädagogische Professionalität und die Emanzipation des Kindes.* 2. Aufl. Weinheim: Juventa.

Glöckler U. (2011). *Soziale Arbeit der Ermöglichung. »Agency«-Perspektiven und Ressourcen des Gelingens.* Wiesbaden: VS.

Goffman E. (2018). *Rahmen-Analyse. Ein Versuch über die Organisation von Alltagserfahrungen.* 10. Aufl. Frankfurt a. M.: Suhrkamp (englisches Original 1974).

Großmaß R. (2006). Beratung als »neue Profession« – Anstöße und Entwicklungen im Umfeld des Psychotherapeutengesetzes (Deutschland 1999) (Kurzfassung eines Vortrags). Im Internet: https://www.ash-berlin.eu/fileadmin/Daten/_userHome/69_grossmassr/ASH_Berlin_Gro%C3%9Fma%C3%9F_Beratung_als_%E2%80%9E_neue_Profession%E2%80%9C_%E2%80%93_Anst%C3%B6%C3%9F_e_und_Entwicklungen.pdf (Zugriff: 15.1.2024).

Großmaß R. & Mayer M. (2018). Gender, Diversity und Intersektionalität als Herausforderung an Beratung. In: Schulze H., Höblich D. & Mayer M. (Hrsg.). *Macht – Diversität – Ethik in der Beratung. Wie Beratung Gesellschaft macht.* Opladen: Budrich, 165–186.

Grundmann M. (2006). *Sozialisation. Skizze einer allgemeinen Theorie.* Konstanz: UVK.

Grundmann M. (2010). Handlungsbefähigung – Eine sozialisationstheoretische Perspektive. In: Otto H.-U. & Ziegler H. (Hrsg.). *Capabilities – Handlungsbefähigung und Verwirklichungschancen in der Erziehungswissenschaft.* 2. Aufl. Wiesbaden: VS, 131–142.

Hanses A. & Homfeldt H.G. (2009). Biografisierung der Lebensalter in Zeiten eines sich transformierenden Wohlfahrtsstaates. Herausforderung und Optionen für die Soziale Arbeit. In: Kessl F. & Otto H.-U. (Hrsg.). *Soziale Arbeit ohne Wohlfahrtsstaat? Zeitdiagnosen, Problematisierungen und Perspektiven*. Weinheim: Juventa, 149–164.

Hanses A. & Richter P. (2011). Die soziale Konstruktion von Krankheit. Analysen biographischer Selbstthematisierungen an Brustkrebs erkrankter Frauen und ihre Relevanz für eine Neubestimmung professioneller Praxis. In: Oelerich G. & Otto H.-U. (Hrsg.). *Empirische Forschung und Soziale Arbeit. Ein Studienbuch*. Wiesbaden: VS, 137–150.

Herman J. L. (1992). *Trauma and recovery. From domestic abuse to political terror*. London: Harper Collins.

Homfeldt H. G. (2014). Agency und psychosoziale Intervention. In: Gahleitner S. B., Hahn G. & Glemser R. (Hrsg.). *Psychosoziale Interventionen*. Köln: Psychiatrie-Verlag, 54–70.

Homfeldt H. G. & Sting S. (2006). *Soziale Arbeit und Gesundheit. Eine Einführung*. München: Ernst Reinhardt.

Honneth A. (2021). *Kampf um Anerkennung. Zur moralischen Grammatik sozialer Konflikte*. 11., unveränd. Aufl. Frankfurt a. M.: Suhrkamp (letzte überarb. Aufl. 2003, Erstaufl. 1992).

Hurrelmann K. (2010). *Gesundheitssoziologie. Eine Einführung in sozialwissenschaftliche Theorien von Krankheitsprävention und Gesundheitsförderung*. 7. Aufl. Weinheim: Juventa.

IFSW & IASSW (International Federation of Social Workers & International Association of Schools of Social Work) (2014). *Global definition of social work*. Rheinfelden, Schweiz: IFSW. Im Internet: https://www.ifsw.org/global-definition-of-social-work/ (Zugriff: 30. 08. 2023).

Kaniasty K. & Norris F. H. (2008). Longitudinal linkages between perceived social support and posttraumatic stress symptoms: Sequential roles of social causation and social selection. *Journal of Traumatic Stress*, 21 (3), 274–281.

Karatzias T., Shevlin M., Fyvie C., Grandison G., Garozi M., Latham E., Sinclair M., Ho G. W. K., McAnee G., Ford J. D. & Hyland P. (2020). Adverse and benevolent childhood experiences in Posttraumatic Stress Disorder (PTSD) and Complex PTSD (CPTSD): Implications for trauma-focused therapies. *European Journal of Psychotraumatology*, 11 (1), Art. 1793599.

Keupp H. (2012). Alltägliche Lebensführung in der fluiden Gesellschaft. In: Gahleitner S. B. & Hahn G. (Hrsg.). *Übergänge gestalten, Lebenskrisen begleiten*. Bonn: Psychiatrie-Verlag, 34–51.

Keupp H. (2017). Überleben und? Wie die Gewalterfahrungen verarbeitet werden. Vortrag bei der Tagung der Evangelischen Akademie Tutzing »Kindheitsverletzungen«, 21. 10. 2017 in Tutzing.

Keupp H. (2022). Ein Konstrukt im Werden: Saugwurzeln der Handlungsbefähigung. *Forum Gemeindepsychologie*, 27 (1), Art. 1. Im Internet: http://gemeindepsychologie.de/197.html (Zugriff: 30. 08. 2023).

Kizilhan J. I. (2013). *Kultursensible Psychotherapie. Hintergründe, Haltungen und Methodenansätze*. Berlin: VWB

Klipker K., Baumgarten F., Göbel K., Lampert T. & Hölling H. (2018). Psychische Auffälligkeiten bei Kindern und Jugendlichen in Deutschland – Querschnittergebnisse aus KiGGS Welle 2 und Trends. *Journal of Health Monitoring*, 3 (3), 37–45.

Kolip P. & Hurrelmann K. (2002). Geschlecht – Gesundheit – Krankheit. Eine Einführung. In: Hurrelmann K. & Kolip P. (Hrsg.). *Geschlecht, Gesundheit und Krankheit. Männer und Frauen im Vergleich*. Bern: Huber, 13–31.

Korczak J. (2003). Manuskripte aus dem Warschauer Ghetto für das Wochenblatt des Dom Sierot (1941–1942). In: Korczak J. (Hrsg.). *Sämtliche Werke*. Bd. 13: *Ein hartnäckiger Junge. Das Leben des Louis Pasteur. Publizistik für Kinder und Jugendliche. Berichte und Geschichten aus den Waisenhäusern*. Gütersloh: Gütersloher Verlags-Haus, 407–482 (Original 1941).

Korczak J. (2018). *Wie man ein Kind lieben soll*. Göttingen: Vandenhoeck & Ruprecht (polnisches Original 1919).

Kühn M. (2006). Bausteine einer »Pädagogik des Sicheren Ortes« – Aspekte eines pädagogischen Umgangs mit traumatisierten Kindern in der Jugendhilfe. Vortrag bei der Fachtagung »(Akut) traumatisierte Kinder und Jugendliche in Pädagogik und Jugendhilfe« in Merseburg am 17./18. 02. 2006. Im Internet: http://www.jugendsozialarbeit.de/media/raw/martin_kuehn.pdf (Zugriff: 30. 08. 2023).

Kühn M. (2023). »Macht Eure Welt endlich wieder zu meiner!« Anmerkungen zum Begriff der

Traumapädagogik. In: Bausum J., Besser L., Kühn M. & Weiß W. (Hrsg.). *Traumapädagogik. Grundlagen, Arbeitsfelder und Methoden für die pädagogische Praxis*. 4., korr. Aufl. Weinheim: Beltz Juventa, 26–38.

Kupfer A. (2015). *Wer hilft helfen? Einflüsse sozialer Netzwerke auf Beratung*. Tübingen: DGVT.

Laireiter A.-R. (2009). Soziales Netzwerk und soziale Unterstützung. In: Lenz K. & Nestmann F. (Hrsg.). *Handbuch Persönliche Beziehungen*. Weinheim: Juventa, 75–99.

Lang B. (2023). Stabilisierung und (Selbst-)Fürsorge für pädagogische Fachkräfte als institutioneller Auftrag. In: Bausum J., Besser L.-U., Kühn M. & Weiß W. (Hrsg.). *Traumapädagogik. Grundlagen, Arbeitsfelder und Methoden für die pädagogische Praxis*. 4., korr. Aufl. Weinheim: Beltz Juventa, 205–213.

Laslo-Roth R., Sivan G.-L. & Margalit M. (2022). Social participation and posttraumatic growth: The serial mediation of hope, social support, and reappraisal. *Journal of Community Psychology*, 50 (1), 47–63.

Lazarus R. S. & Folkman S. (2015). *Stress, appraisal, and coping*. 11., unveränd. Nachdr. New York: Springer (Original 1984).

Luhmann N. (2014). *Vertrauen. Ein Mechanismus der Reduktion sozialer Komplexität*. 5., durchges. Aufl. Stuttgart: UTB.

Maercker A., Heim E., Hecker T. & Thoma M. V. (2017). Soziale Unterstützung nach Traumatisierung. *Der Nervenarzt*, 88 (1), 18–25.

Mayer M. & Gebrande J. (2024). Gender, Diversity, Intersektionalität – Aufforderungen an Theorie und Praxis Klinischer Sozialarbeit. In: Gahleitner S. B., Gebrande J., Giertz K., Kröger C., Röh D. & Wunderer E. (Hrsg.). *Handbuch Klinische Sozialarbeit*. Weinheim: Beltz Juventa, 139–148.

Mecheril P. (2002). »Kompetenzlosigkeitskompetenz«. Pädagogisches Handeln unter Einwanderungsbedingungen. In: Auernheimer G. (Hrsg.). *Interkulturelle Kompetenz und pädagogische Professionalität*. Opladen: Leske + Budrich, 15–34.

Mielck A. (2011). Soziale Ungleichheit und Gesundheit/Krankheit. In: Bundeszentrale für gesundheitliche Aufklärung (BZgA) (Hrsg.). *Leitbegriffe der Gesundheitsförderung und Prävention*. Köln: BZgA, 510–516.

Mosser P. & Schlingmann T. (2013). Plastische Chirurgie an den Narben der Gewalt – Bemerkungen zur Medizinisierung des Traumabegriffs. *Forum Gemeindepsychologie*, 18 (1), Art. 3. Im Internet: http://www.gemeindepsychologie.de/fg-1-2013_04.html (Zugriff: 30. 08. 2023).

Nestmann F. (2010). Soziale Unterstützung – Social Support. In: Schröer W. & Schweppe C. (Hrsg.). *Enzyklopädie Erziehungswissenschaft Online*. Weinheim: Beltz Juventa, 1–39.

Ning J., Tang X., Shi H., Yao D., Zhao Z. & Li J. (2023). Social support and posttraumatic growth: A meta-analysis. *Journal of Affective Disorders*, 320 (2), 117–132.

Nussbaum M. C. (2022). *Die Grenzen der Gerechtigkeit. Behinderung, Nationalität und Spezieszugehörigkeit*. 3. Aufl. Frankfurt a. M.: Suhrkamp (englisches Original 2006).

Ozer E. J., Best S. R., Lipsey T. L. & Weiss D. S. (2003). Predictors of posttraumatic stress disorder and symptoms in adults: A meta-analysis. *Psychological Bulletin*, 129 (1), 52–73.

Pauls H. (2013a). *Klinische Sozialarbeit. Grundlagen und Methoden psycho-sozialer Behandlung*. 3. Aufl. Weinheim: Beltz Juventa.

Pauls H. (2013b). Psychosoziale Beratung als Antwort auf aktuelle Entwicklungen. In: Gahleitner S. B., Maurer I., Ploil E. O. & Straumann U. (Hrsg.). *Personzentriert beraten: alles Rogers? Theoretische und praktische Weiterentwicklungen Personzentrierter Beratung*. Weinheim: Beltz Juventa, 164–174.

Pauls H. & Reicherts M. (2013b). Allgemeine Basiskompetenzen für sozialtherapeutische Beratung – ein Konzept zur Systematisierung. In: Pauls H., Stockmann P. & Reicherts M. (Hrsg.). *Beratungskompetenzen für die psychosoziale Fallarbeit. Ein sozialtherapeutisches Profil*. Freiburg: Lambertus, 57–78.

Prati G. & Pietrantoni L. (2009). Optimism, social support, and coping strategies as factors contributing to posttraumatic growth: A meta-analysis. *Journal of Loss and Trauma*, 14 (5), 364–388.

Redl F. & Wineman D. (1990). *Kinder, die hassen. Fehlfunktionen des Ich bei milieugeschädigten Kindern*. 4. Aufl. d. Neuausg. 1984. München: Piper (englisches Original 1951).

Richmond M. E. (1917). *Social diagnosis*. New York: Sage.

Rogers C. R. (2004). Die notwendigen und hinreichenden Bedingungen für Persönlichkeitsentwicklung durch Psychotherapie. In: Rogers C. R. & Schmid P. F. (Hrsg.). *Person-zentriert. Grundlagen von Theorie und Praxis.* 4. Aufl. d. 2., erw. Aufl. von 1995. Mainz: Grünewald, 165–184 (englisches Original 1957).

Rommelspacher B. & Wachendorfer U. (2008). Interkulturelle Therapie. In: Hermer M. & Röhrle B. (Hrsg.). *Handbuch der therapeutischen Beziehung.* Bd. 2: *Spezieller Teil.* Tübingen: DGVT, 1337–1360.

Rothballer M. (2017). Auf der Suche nach Vertrauen – Beziehungsarbeit mit unbegleiteten minderjährigen Flüchtlingen. *Jugendhilfe,* 55 (1), 72–78.

Schulze H., Höblich D. & Mayer M. (Hrsg) (2018). *Macht – Diversität – Ethik in der Beratung. Wie Beratung Gesellschaft macht.* Opladen: Budrich.

Sen A. K. (2020). *Die Idee der Gerechtigkeit.* 2. Aufl.. München: C. H. Beck (englisches Original 2009).

Sennett R. (2010). *Der flexible Mensch. Die Kultur des neuen Kapitalismus.* 8. Aufl. Berlin: Berliner Taschenbuch Verlag (englisches Original 1998).

Sommerfeld P. & Rüegger C. (2013). Soziale Arbeit in der Sozialen Psychiatrie. In: Rössler W. & Kawohl W. (Hrsg.). *Soziale Psychiatrie. Das Handbuch für die psychosoziale Praxis.* Bd. 2: *Anwendung.* Stuttgart: Kohlhammer, 396–406.

Sommerfeld P., Hollenstein L. & Krebs M. (2008). *Entwicklungsperspektiven der Sozialen Arbeit in der integrierten Psychiatrie Winterthur. Bericht eines kooperativen Entwicklungsprojekts.* Olten, Schweiz: Fachhochschule Nordwestschweiz. Im Internet: https://irf.fhnw.ch/bitstream/handle/11654/22335/arbeitsfeldanalyse.pdf (Zugriff: 30. 08. 2023).

Sommerfeld P., Dällenbach R. & Rüegger C. (2010). Entwicklung durch Kooperation. Instrumente und Verfahren der Sozialen Arbeit in der Psychiatrie – Einblicke in ein kooperatives Forschungs- und Entwicklungsprojekt. *Schweizerische Zeitschrift für Soziale Arbeit,* 5 (8–9), 8–34.

Sommerfeld P., Hollenstein L. & Calzaferri R. (2011). *Integration und Lebensführung. Ein forschungsgestützter Beitrag zur Theoriebildung in der Sozialen Arbeit.* Wiesbaden: VS.

Southwick S. M., Bonanno G. A., Masten A. S., Panter-Brick C. & Yehuda R. (2014). Resilience definitions, theory, and challenges: interdisciplinary perspectives. *European Journal of Psychotraumatology,* 5 (1), 1–14. Im Internet: https://www.ncbi.nlm.nih.gov/pmc/articles/PMC4185134/pdf/EJPT-5-25338.pdf (Zugriff: 30. 08. 2023).

Stauffer J. (2015). *Ethical loneliness. The injustice of not being heard.* New York: Columbia University Press.

Steinert C., Hofmann M., Leichsenring F. & Kruse J. (2015). The course of PTSD in naturalistic long-term studies: High variability of outcomes. A systematic review. *Nordic Journal of Psychiatry,* 69 (7), 483–496.

Straus F. (2013). Schlüsselkompetenz für ein gelingendes Leben. Handlungsbefähigung als Konzept zur Stärkung junger Menschen. In: Deutsche Vereinigung für Jugendgerichte und Jugendgerichtshilfen (DVJJ) (Hrsg.). *Jugend ohne Rettungsschirm. Dokumentation des 29. Deutschen Jugendgerichtstages vom 14.–17. September 2013 in Nürnberg.* Mönchengladbach: Forum-Verlag Godesberg, 295–303.

Straus F. (2015). Handlungsbefähigung und Empowerment in Selbsthilfegruppen. *Verhaltenstherapie & Psychosoziale Praxis,* 47 (2), 297–304.

Straus F. & Höfer R. (2017). *Handlungsbefähigung und Zugehörigkeit junger Menschen. Ergebnisse aus einer Längsschnittstudie in SOS-Kinderdörfern.* München: SOS Kinderdorf. Im Internet: https://www.sos-kinderdorf.de/resource/blob/8574/3c55ab6673933a121a8571b0121bcd7d/spi-themenband-1-data.pdf (Zugriff: 12. 01. 2024).

Thomae H. (1969). Die biographische Methode in der Psychologie. In: Thiel M. (Hrsg.). *Enzyklopädie der geisteswissenschaftlichen Arbeitsmethoden.* Bd. 7: *Methoden der Psychologie und Pädagogik.* München: Oldenbourg, 121–158.

Thyen U. & Scriba P. C. (Hrsg.) (2007). Themenheft: Psychische Gesundheit von Kindern. *Bundesgesundheitsblatt – Gesundheitsforschung – Gesundheitsschutz,* 50 (5/6).

Toulmin S. E. (1994). *Kosmopolis. Die unerkannten Aufgaben der Moderne.* Frankfurt: Suhrkamp (englisches Original 1990).

Uexküll T. v. (1963). *Grundfragen der psychosomatischen Medizin.* Reinbek: Rowohlt.

Uexküll T. v. & Wesiack W. (1996). Wissenschaftstheorie: ein bio-psycho-soziales Modell. In: Uexküll T. v. (Hrsg.). *Psychosomatische Medizin*. München: Urban & Schwarzenberg, 13–52.

Uttendörfer J. (2008). Traumazentrierte Pädagogik. Von der Entwicklung der Kultur eines »Sicheren Ortes«. *Unsere Jugend*, 60 (2), 50–65.

Weinhold K. & Nestmann F. (2012). Soziale Netzwerke und soziale Unterstützung in Übergängen. In: Gahleitner S. B. & Hahn G. (Hrsg.). *Übergänge gestalten, Lebenskrisen begleiten*. Bonn: Psychiatrie-Verlag, 52–67.

Weiß W. (2021). *Philipp sucht sein Ich. Zum pädagogischen Umgang mit Traumata in den Erziehungshilfen*. 9., vollst. überarb. Aufl. Weinheim: Beltz Juventa.

Weiß W. (2023a). Selbstbemächtigung – ein Kernstück der Traumapädagogik. In: Bausum J., Besser L.-U., Kühn M. & Weiß W. (Hrsg.). *Traumapädagogik. Grundlagen, Arbeitsfelder und Methoden für die pädagogische Praxis*. 4., korr. Aufl. Weinheim: Beltz Juventa, 148–166.

Weiß W. (2023b). »Wer macht die Jana wieder ganz?« Über Inhalte von Traumabearbeitung und Traumaarbeit. In: Bausum J., Besser L., Kühn M. & Weiß W. (Hrsg.). *Traumapädagogik. Grundlagen, Arbeitsfelder und Methoden für die pädagogische Praxis*. 4., korr. Aufl. Weinheim: Beltz Juventa, 14–23.

Weiß W., Kessler T. & Gahleitner S. B. (Hrsg) (2016). *Handbuch Traumapädagogik*. Weinheim: Beltz.

Wesenberg S., Frank C., Andrade M. d., Weber M. & Gahleitner S. B. (2019). *BEGEVAL. Begleitevaluation der Therapeutischen Jugendwohngruppen in Berlin*. Goßmannsdorf: ZKS. Im Internet: https://zks-medien.de/wp-content/uploads/2022/10/Sandra-Wesenberg_2021_Tiergestuetzte-Interventionen.pdf (Zugriff: 30. 08. 2023).

Wilkinson R. G. & Pickett K. (2016). *Gleichheit ist Glück. Warum gerechte Gesellschaften für alle besser sind*. 5., neu ausgest. Aufl. Berlin: Haffmans & Tolkemitt (englisches Original 2009).

WHO (World Health Organization) (1986). *Ottawa-Charta zur Gesundheitsförderung*. Genf: WHO. Im Internet: https://apps.who.int/iris/bitstream/handle/10665/349654/WHO-EURO-1986-4044-43803-61669-ger.pdf (Zugriff: 30. 08. 2023).

WHO (World Health Organization) (2001). *The World Health Report 2001. Mental health: new perspectives, new hope*. Genf: WHO. Im Internet: https://apps.who.int/iris/bitstream/handle/10665/42390/WHR_2001.pdf (Zugriff: 30. 08. 2023).

Wustmann C. (2020). *Resilienz. Widerstandsfähigkeit von Kindern in Tageseinrichtungen*. 8. Aufl. Berlin: Cornelsen.

NATHALIE WAHLSDORF, MARIE ROXANNE SOPP UND TANJA MICHAEL

9. Trauma und Gedächtnis

9.1 Allgemeine Gedächtnisstruktur

Um die Auswirkungen von traumatischen Ereignissen auf das Gedächtnis zu verstehen, ist es zunächst erforderlich, die Struktur des Gedächtnisses zu betrachten. Das Langzeitgedächtnis wird in einen deklarativen (expliziten) und einen non-deklarativen (impliziten) Anteil unterteilt. Das deklarative Gedächtnis umfasst bewusste Erinnerungen an Fakten und an Ereignisse; entsprechend unterscheidet man ein episodisches und ein semantisches Gedächtnis (Squire et al., 1993). Das episodische Gedächtnis umfasst autobiografische Erinnerungen, die in einem bestimmten räumlichen und zeitlichen Kontext stehen (z. B. die letzte Geburtstagsfeier). Das semantische Gedächtnis beinhaltet allgemeines Wissen über die Welt (z. B. Berlin ist die Hauptstadt Deutschlands). Deklarative Gedächtnisinhalte sind dadurch gekennzeichnet, dass sie willentlich abgerufen werden können. Ereignisse und Fakten können bewusst erinnert und reproduziert werden (Elzinga & Bremner, 2002). Diese Eigenschaften sind bei non-deklarativen Gedächtnisinhalten nicht gegeben. Der Gedächtnisabruf zeigt sich unbewusst/indirekt in Verarbeitungs- oder Leistungsveränderungen (Squire, 2009).

Non-deklarative Gedächtnisinhalte umfassen affektives und behaviorales Wissen. Dazu gehören beispielsweise das Erlernen von Fähigkeiten und Gewohnheiten, Priming und konditioniertes) Lernen. Diese Gedächtnisinhalte können implizit erworben werden und sind entsprechend vom deklarativen Gedächtnis) und den spezifischen Episoden, in denen das Lernen stattgefunden hat, unabhängig (Squire et al., 1993). Die beiden Gedächtnissysteme arbeiten häufig parallel. So kann ein aversives Ereignis in der Kindheit, wie von einem Hund gebissen zu werden, zu einem deklarativen Gedächtniseintrag) für das Ereignis selbst führen. Gleichzeitig kann dies auch zu einem non-deklarativen Gedächtniseintrag führen, der sich beispielsweise in einer langanhalten Angst vor Hunden äußert.

9.1.1 Dem Gedächtnis zugrundeliegende Gehirnstrukturen

Den verschiedenen Gedächtnissystemen liegen unterschiedliche Gehirnstrukturen zugrunde. Zwei zentrale Strukturen sind der Hippokampus und der Neokortex. Der Hippokampus und seine zugehörigen Strukturen sind wichtig für die Speicherung deklarativer Gedächtnisinhalte) sowie für deren Konsolidierung und Reorganisation (Squire, 2009). Darüber hinaus ist der Hippokampus für die kontextuelle Einordnung gespeicherter Gedächtnisinhalte wichtig, etwa Ort und Zeit des gespeicherten Ereignisses (Davachi & Dobbins, 2008). Erinnerungen werden initial im Hippokampus gespeichert. Über mehrere Wochen werden die Inhalte reorganisiert und teilweise in andere Hirnstrukturen, wie den Neokortex, ausgelagert (Zola-Morgan & Squire, 1990). Entsprechend ist der Neokortex wichtig für die langfristige Speicherung deklarativer Gedächtnisinhalte. Gemäß der *Standard Consolidation Theory* fungiert der Hippokampus als schnelles Lernsystem, während der Neokortex die Informationen langsamer, jedoch langfristig speichert (McClelland et al., 1995). Der Hippokampus kodiert einmalig auftretende Episoden (Ereignisse, Erfahrungen) in komprimierter Form und mit zeitlich begrenzter Stabilität. Die einzelnen Elemente der Episode werden dabei neokortikal abgespeichert und sind anhand der hippokampalen Repräsentation miteinander verknüpft (Barry & Maguire, 2018). Durch wiederholte Reaktivierung der hippokampalen Repräsentation und Koaktivierung der korrespondierenden neokortikalen Gedächtnisspuren findet eine Umverteilung der Gedächtnisinhalte vom Hippokampus zum Neokortex statt. Diese Konsolidierungsprozesse, die zu einem großen Teil im Schlaf stattfinden, ermöglichen die Integration in das bestehende Langzeitgedächtnis (McClelland et al., 1995). Darüber hinaus ist der Neokortex wichtig für implizite Gedächtnisprozesse, wie etwa Priming (Gotts et al., 2012) und Konditionierung (Takehara-Nishiuchi & McNaughton, 2008).

9.1.2 Auswirkungen von traumatischen Ereignissen auf das Gedächtnis

Trauma als Form von extremem Stress hat starke Auswirkungen auf das Gedächtnis. Die reale oder antizipierte Gefahr während eines Traumas löst diverse neuroendokrine Reaktionen aus, die wiederum Einfluss auf neurobiologische Prozesse und damit auf das Gedächtnis haben (Wolf, 2017). Zwei neuroendokrine Systeme sind dabei von zentraler Bedeutung: das noradrenerge System) und die Hypothalamus-Hypophysen-Nebennierenrinden (HHN-) Achse. Das noradrenerge System ist für schnelle Reaktionen bei Stress, wie etwa Flucht-oder-Kampf-Reaktionen (Elzinga & Bremner, 2002), verantwortlich. Die schnelle Ausschüttung von (Nor-)Adrenalin bei Stress führt zu Hypervigilanz, selektiver Aufmerksamkeit sowie zu konzeptgesteuerten Kontrollprozessen (Hermans et al., 2014). Dadurch werden saliente und relevante Merkmale der Umgebung verstärkt enkodiert (Wiemers et al., 2013). Befunde zeigen, dass der Effekt von Adrenalin auf den präfrontalen Kortex und limbische Strukturen, wie die Amygdala, dabei zentral ist (Cahill et al., 1996). Diese Strukturen spielen u. a. auch eine wichtige Rolle für Konditionierung) (LeDoux, 2000). Entsprechend zeigen Untersuchungen, dass Stress zu einem verstärkten Erwerb von konditionierten) Angstreaktionen führt (Luethi et al., 2008). Dies ist besonders im Kontext traumatischer Ereignisse relevant, da angenommen wird, dass Konditionierungslernen) ein Mechanismus ist, der ungewollten, belastenden Erinnerungen an das Trauma (sog. Intrusionen) zugrunde liegt (Streb et al., 2017). Wird eine Person Opfer sexuellen Missbrauchs, kann beispielsweise der rote Pullover des Täters zu einem konditionierten) Hinweisreiz werden. In weiterer Folge können rote Pullover künftig konditionierte Reaktionen) in Form intrusiver Erinnerungen) und Angstreaktionen auslösen.

Im Nachgang eines stressreichen Ereignisses begünstigt eine noradrenerg vermittelte Amygdalaaktivierung die Konsolidierung neuer Gedächtnisspuren. Dies wird über synaptisches Tagging vermittelt, also eine Kennzeichnung der jeweiligen Gedächtnisspur für nachfolgende Konsolidierungsprozesse (Richter-Levin & Akirav, 2003). Diese präferentielle Konsolidierung scheint teilweise im Schlaf stattzufinden (Sopp et al., 2017). Der spätere Abruf jener konsolidierten Gedächtnisspuren kann eine erneute Adrenalinausschüttung mit einhergehender Aktivierung der Amygdala initiieren. Entsprechend kann die stressassoziierte Gedächntnisspur bei jedem Abruf erneut verstärkt werden. Die noradrenerge Reaktion) hat darüber hinaus einen hemmenden Einfluss auf den medialen präfrontalen Kortex, der normalerweise die Amygdala hemmt (Elzinga & Bremner, 2002). Dies trägt zur Verstärkung der genannten Auswirkungen bei.

Zeitlich verzögert zum Einsetzen der noradrenergen Reaktion wird die HHN-Achse aktiviert, welche die Ausschüttung von Nebennierenhormonen wie Glukokortikoiden (z. B. Cortisol) initiiert. Die Freisetzung von Cortisol hat Auswirkungen auf gedächtnisrelevante Hirnstrukturen und beeinflusst entsprechend Gedächtnisbildungsprozesse (Bentz et al., 2010). Glukokortikoide verbessern die Gedächtniskonsolidierung für emotional erregende Informationen. Dieser Effekt hängt von der gleichzeitigen Aktivierung des noradrenergen Systems ab. Des Weiteren wird der Abruf von alten Gedächtnisinhalten erschwert, wenn erhöhte Glukokortikoid-Spiegel vorliegen (ca. 15–30 Minuten nach Einsetzen des Stressors). So wird sichergestellt, dass die Aufmerksamkeit beim Stressor bleibt und nicht durch eventuell situativ getriggerte alte Gedächtnisinhalte abgelenkt wird. Außerdem wird so die Konsolidierung des belastenden Ereignisses geschützt. Ungefähr eine Stunde nach Einsetzen eines Stressors treten genomische Glukokortikoid-Wirkungen auf, von denen angenommen wird, dass sie die Konsolidierung von neuen Erfahrungen behindern und somit bei langanhaltenden Stressoren zu Gedächtnislücken beitragen können (de Quervain et al., 2017).

Stress scheint nicht nur die Stärke von Gedächtnisspuren zu beeinflussen, sondern auch ihre Qualität. So werden innerhalb eines emotionalen Ereignisses zentrale Merkmale explizit besser erinnert als periphere Details, z. B. das Geschlecht des Täters besser als die Länge seiner Haare. Dieser Effekt wird auch als *Central-Peripheral-Trade-Off-Effekt* bezeichnet und konnte bereits in verschiedenen Untersuchungen belegt werden (Kensinger et al., 2007). Ein weiterer, gut bestätigter Effekt ist der emotionsinduzierte Trade-Off-Effekt (Bouvarel et al., 2022). Untersuchungen konnten zeigen, dass bei zeitgleicher Präsentation emotionale Informationen besser erinnert werden als neutrale (Kensinger et al., 2007). Ein konkretes Beispiel für diesen Effekt ist der Waffenfokuseffekt. Hierbei führt das Vorhandensein von emotionalen Inhalten, wie einer Waffe, zu schlechteren Erinnerung an periphere Details wie die Kleidung des Täters (Fawcett et al., 2013). In Bezug auf implizite Gedächtnisinhalte zeigen sich allerdings für periphere Details verstärkte Priming- und Konditionierungseffekte), die dafür verantwortlich gemacht werden, dass intrusives Wiedererleben) des Traumas häufig durch periphere Details getriggert wird (Holz et al., 2014; Brueckner et al., 2019; Sopp et al., 2021).

9.2 Zuvor vergessene und (wieder) aufgetretene Erinnerungen an Traumata

Das verzögerte Erinnern traumatischer Ereignisse ist bis heute eines der kontroversesten Themen der Psychologie und rückte insbesondere in den 1990er-Jahren aufgrund einer Häufung von Fällen sogenannter Recovered Memories (RM) in den Fokus. RM bezeichnen zuvor vergessene und schließlich wiedererlangte Erinnerungen an traumatische Erfahrungen, insbesondere sexuellen Missbrauch in der Kindheit (Clancy et al., 2000). Bei einigen dieser Fälle ließen sich Hinweise auf einen tatsächlich stattgefundenen Missbrauch finden, während in vielen Fällen Evidenz fehlte. Verifizierte Fälle von RM werden psychoanalytisch damit begründet, dass insbesondere traumatische Ereignisse unbewusst verdrängt und später durch psychotherapeutische Techniken wie Hypnose und Guided Imagery wiedererlangt werden können (Loftus & Davis, 2006). Fälle unbegründeter RM stellten wiederum die Zuverlässigkeit von Erinnerungen infrage und ließen erstmals den Begriff der »False Memories« aufkommen. Demzufolge waren es vor allem die suggestiven Therapiemethoden, die zu Veränderungen von Gedächtnisinhalten führten oder gar die Entstehung falscher Erinnerungen zur Folge hatten.

Prospektive und retrospektive Befragungen zeigten, dass ein geringer Prozentsatz der Opfer sexuellen Missbrauchs keine kontinuierlichen bewussten Erinnerungen an diesen hat (Goodman et al., 2003). Mittels klassischer Gedächtnisexperimente ließ sich ebenfalls zeigen, dass es möglich ist, Inhalte – auch emotionaler und aversiver Natur – unbeabsichtigt zu vergessen und schließlich durch geeignete Abrufschlüssel wiederzuerinnern (Smith & Moynan, 2008).

Die frühere Überzeugung, dass Verdrängung hierbei ein wichtiger Mechanismus ist, bietet jedoch keinen adäquaten Erklärungsansatz. Vielmehr scheinen andere Mechanismen für RM verantwortlich zu sein. Zum einen lässt sich eine schlechtere Erinnerung an traumatische Ereignisse durch die o. g. stressbedingten Defizite in der Bildung von deklarativen Gedächtnisinhalten erklären. Darüber hinaus können das subjektive Erleben während des Ereignisses und die spätere Neuinterpretation eine Rolle spielen. Befragungen ergaben, dass die Mehrheit der Opfer sexuellen Kindesmissbrauchs diesen zunächst nicht als traumatisch und sexuell, sondern lediglich als seltsam, verwirrend oder unangenehm wahrnahmen (Clancy & McNally, 2005). Aufgrund dessen wurde das Ereignis vermutlich nicht als traumatische Erfahrung, sondern als normales Erlebnis enkodiert, welches erst rückblickend im Erwachsenenalter als sexueller Missbrauch interpretiert werden konnte (McNally & Geraerts, 2009). Weitere mögliche Ursachen für das vorübergehende Vergessen des Erlebnisses können etwa fehlende Abrufschlüssel und bewusstes Vermeiden des Nachdenkens über das Ereignis sein (McNally & Geraerts, 2009). Darüber hinaus ist es möglich, dass Menschen mit RM das Ereignis nicht zum ersten Mal erinnern, sondern lediglich frühere Perioden des Erinnerns vergessen haben (Schooler et al., 1997).

Im Falle realer RM lassen sich demnach verschiedene gedächtnispsychologische Erklärungsansätze heranziehen, wieso diese verzögert auftreten. Es stellt sich jedoch die Frage, weshalb es zu vermeintlichen RM kommen kann, deren Echtheit sich nicht verifizieren oder widerlegen lässt. Inzwischen ist bestätigt, dass das Erzeugen falscher Erinnerungen unter experimentellen Bedingungen möglich ist (Otgaar et al., 2022). Mittels des Falschinformationsparadigmas konnte gezeigt werden, dass das Erwähnen falscher Informationen zu einer geringeren Rate korrekter Antworten in anschließenden Befragungen führen kann (Loftus & Palmer, 1974). Eine mögliche Erklärung solch falscher und fehlerhafter Erinnerungen bietet die Theorie rekonstruktiver Erinnerungen. Demnach werden Gedächtnisinhalte nicht präzise reproduziert, sondern aus verschiedenen Informationen und Quellen rekonstruiert (Schacter & Addis, 2007).

Verschiedene neurobiologische Befunde liefern Hinweise darauf, dass der Hippokampus maßgeblich an diesen rekonstruktiven Prozessen beteiligt sein könnte (Barry & Maguire, 2018). Demnach wird beim Abruf einer nahe zurückliegenden Erinnerung im Hippokampus anhand verschiedener neokortikal gespeicherter Elemente eine kohärente Szene des Ereignisses aktiviert. Im Laufe der Zeit zerfallen die hippokampalen Gedächtnisspuren, während durch Konsolidierungsprozesse Assoziationen im Neokortex zwischen den einzelnen Elementen entstehen. Wird die Erinnerung einige Zeit später wieder ins Gedächtnis gerufen, rekonstruiert der Hippokampus eine kohärente Version der ursprünglichen Szene aus den konsolidierten neokortikalen Elementen. Diese Repräsentation bleibt für begrenzte Zeit im Hippokampus bestehen, während die Elemente im Neokortex erneut konsolidiert werden, wodurch die Assoziationen zwischen ihnen weiter verstärkt werden. Während dieser Rekonsolidierung sind die Erinnerungen instabil und für Verzerrungen anfällig. Weit zurückliegende Erinnerungen sind besonders anfällig für Fehlinformationen während des Abrufs. Elemente, die in ursprünglichen Erinnerungen nicht vorhanden sind, können nun fälschlich in die rekonstruierte Szene aufgenommen werden. Diese werden anschließend wiederum im Neokortex abgespeichert. Dadurch kann es nun durch Falschinformationen und Rekonsolidierung zur Veränderung und Verzerrung von Gedächtnisspuren kommen (Barry & Maguire, 2018).

9.3 Triggerwarnungen und ungewolltes Erinnern an Traumata

Eine Triggerwarnung (TW) ist ein expliziter Hinweis, dass der nachfolgende Inhalt (z. B. Text, Film) Themen behandelt, die bei traumatisierten Personen gegebenenfalls Intrusionen) oder negative emotionale Reaktionen auslösen können (Bridgland & Takarangi, 2021). Ursprünglich wurden diese Warnungen beim Austausch über erlebte sexuelle Traumata in Online-Foren verwendet, um zu vermeiden, dass andere Betroffene Intrusionen beim unvorbereiteten Lesen der Inhalte erleben. Mittlerweile haben sich TW weit über die Grenze spezialisierter Online-Foren hinaus verbreitet und werden etwa in Bildungseinrichtungen, sozialen und anderen Medien verwendet (Wilson, 2015). Befürworter sehen darin die Möglichkeit, dass Betroffene sich emotional vorbereiten, Inhalte vermeiden und damit negative Reaktionen, Intrusionen) und Stress reduzieren können (Lockhart, 2016).

Inzwischen gibt es viele Studien, die die Auswirkungen von TW untersuchen. Untersuchungen bei gesunden Probanden, die neuen Reizen wie negativen Filmen (Sanson et al., 2019), Bildern (Bridgland et al., 2019) und Textpassagen (Bellet et al., 2018) ausgesetzt wurden, zeigen, dass das Betrachten einer Warnung negative antizipatorische Reaktionen verstärkt, jedoch wenig Auswirkungen auf die nachfolgenden Reaktionen auf das potenziell belastende Material hat. Auch bei Personen mit traumatischer Vergangenheit und traumarelevanten Inhalten konnte der Stress durch TW nicht gemindert werden (Jones et al., 2020). TW scheinen also offenbar nicht dazu beizutragen, negative Reaktionen auf belastendes Material zu mindern (Bridgland & Takarangi, 2021). Es deutet sich sogar an, dass TW negative Effekte haben können. So können TW über antizipatorische Erwartungen zu einer erhöhten Aufmerksamkeit für negative Reize und erhöhten Stress führen (Bridgland et al., 2019).

Auch aus gedächtnispsychologischer Sicht ist die Wirksamkeit von TW fraglich. Die Warnungen sollen das Auftreten intrusiver Erinnerungen verhindern, was jedoch durch Studienergebnisse widerlegt wurde (Sanson et al., 2019). Dies erscheint als wenig überraschend, da Intrusionen) wie eingangs geschildert auf impliziten Gedächtnismechanismen beruhen und somit nicht der bewussten Kontrolle unterliegen. Entsprechend erscheint es als plausibel, dass TW den impliziten Gedächtnisabruf nicht hemmen können. Demgegenüber können antizipatorische negative Erwartungen aufgrund von TW einen emotionalen Zustand auslösen, der das Auftreten von Intrusionen) begünstigen kann.

Es gibt außerdem erste Hinweise darauf, dass erinnerungsbezogene Emotionen durch TW beeinflusst werden können. Typischerweise verblassen Details und Emotionen (Walker & Skowronski, 2009), die mit negativen Ereignissen verbunden sind, mit der Zeit. Entsprechend konnte in einer Studie von Bridgland und Takarangi (2021) eine Abnahme negativer Charakteristika in Bezug auf negative Erinnerungen gezeigt werden. Diese Abnahme war jedoch geringer, wenn vor der Präsentation des Materials eine TW eingeblendet wurde.

Letztlich könnten TW sogar die Art und Weise, wie wir uns an negative Ereignisse erinnern, verändern. Unter Einbeziehung der zuvor vorgestellten Gedächtnisprinzipien könnten TW dazu führen, dass Menschen ihre negativen Erinnerungen als belastender wahrnehmen oder gar ihre Erinnerungen so rekonstruieren, dass sie mit negativen Einschätzungen übereinstimmen (Bridgland & Takarangi, 2021). Auch ist vorstellbar, dass TW zum Abruf verblasster, und damit unvollständiger, Gedächtnisspuren in Bezug auf negative Ereignisse führen. Auf die TW folgende Inhalte könnten dann diese Gedächtnisspuren verzerren und zu einer Rekonsolidierung fehlerhafter Erinnerungen führen. Solche Auswirkungen sollten künftig untersucht werden.

9.4 Fazit

Zusammenfassend lässt sich sagen, dass verschiedene Formen des Gedächtnisses existieren, für deren Speicherung verschiedene Hirnareale verantwortlich sind. Vor allem der Hippokampus, der Neokortex sowie ihr Zusammenspiel sind für die Speicherung, Konsolidierung und Reaktivierung von Gedächtnisinhalten essenziell. Intensiver Stress – wie er während eines Traumas auftritt – hat unterschiedliche Auswirkungen auf implizite und explizite Gedächtnisprozesse. Bisher deutet sich an, dass Stress zu einer Verstärkung des impliziten Gedächtnisses führt. Für episodische Gedächtnisinhalte zeigt sich ein komplexeres Bild. Hier sind verstärkende Effekte insbesondere für zentrale Elemente des Ereignisses zu beobachten und periphere Aspekte werden u. U. sogar schlechter erinnert.

Auf Basis der dargestellten Gedächtnisprinzipien ist das Auftreten sog. Recovered Memories realer Traumatisierung als prinzipiell möglich zu erachten. Ebenso ist es jedoch möglich, dass derartige Erinnerungen aufgrund falscher Informationen oder Rekonstruktionsfehler auftreten. Beim Auftreten von Recovered Memories sollte deshalb besonderes Augenmerk auf die *Umstände* des Auftretens gelegt werden (insbes. den möglichen Einsatz suggestiver Therapie- und Befragungsmethoden).

Zuletzt wurde auf Basis der dargestellten Gedächtnisprinzipien die Wirksamkeit von Triggerwarnungen zur Minderung negativer Reaktionen erwogen. Sowohl theoretisch als auch empirisch lassen sich keine Wirksamkeitshinweise ableiten. Es zeigt sich sogar, dass Triggerwarnungen negative antizipatorische Erwartungen und Stress auslösen können, was wiederum Intrusionen begünstigen kann.

9.5 Literatur

Barry D.P. & Maguire E.A. (2018). Remote memory and the hippocampus: A constructive critique. *Trends in Cognitive Sciences*, 23 (2), 128–142.

Bellet B.W., Jones P.J. & McNally R.J. (2018). Trigger warning: Empirical evidence ahead. *Journal of Behavior Therapy and Experimental Psychiatry*, 61, 134–141.

Bentz D., Michael T., De Quervain D.J. & Wilhelm F.H. (2010). Enhancing exposure therapy for anxiety disorders with glucocorticoids: From basic mechanisms of emotional learning to clinical applications. *Journal of Anxiety Disorders*, 24 (2), 223–230.

Bouvarel D., Gardette J., Saint-Macary M. & Hot P. (2022). Emotional scene remembering: A combination of disturbing and facilitating effects of emotion? *Frontiers in Behavioral Neuroscience*, 16; https://doi.org/10.3389/fnbeh.2022.992242.

Bridgland V.M.E. & Takarangi M.K.T. (2021). Danger! Negative memories ahead: The effect of warnings on reactions to and recall of negative memories. *Memory*, 29 (3), 319–329.

Bridgland V.M.E., Green D.M., Oulton J.M. & Takarangi M.K.T. (2019). Expecting the worst: Investigating the effects of trigger warnings on reactions to ambiguously themed photos. *Journal of Experimental Psychology: Applied*, 25 (4), 602–617.

Brueckner A.H., Lass-Hennemann J., Wilhelm F.H., De Sá D.S.F. & Michael T. (2019). Cortisol administration after extinction in a fear-conditioning paradigm with traumatic film clips prevents return of fear. *Translational Psychiatry*, 9 (1), 128.

Cahill L., Haier R.J., Fallon J.B., Alkire M.T., Tang C.Y., Keator D., Wu J.C. & McGaugh J.L. (1996). Amygdala activity at encoding correlated with long-term, free recall of emotional information. *Proceedings of the National Academy of Sciences of the United States of America*, 93 (15), 8016–8021.

Clancy S.A. & McNally R.J. (2005). Who needs repression? Normal memory processes can explain »forgetting« of childhood sexual abuse. *The Scientific Review of Mental Health Practice: Objective Investigations of Controversial and Unorthodox Claims in Clinical Psychology, Psychiatry, and Social Work*, 4 (2), 66–73.

Clancy S.A., Schacter D.L., McNally R.J. & Pitman R.K. (2000). False recognition in women reporting recovered memories of sexual abuse. *Psychological Science*, 11 (1), 26 – 31.

Davachi L. & Dobbins I.G. (2008). Declarative memory. *Current Directions in Psychological Science*, 17 (2), 112–118.

De Quervain D.J., Schwabe L. & Roozendaal B. (2017). Stress, glucocorticoids and memory: Implications for treating fear-related disorders. *Nature Reviews Neuroscience*, 18 (1), 7–19.

Elzinga B.M. & Bremner J.D. (2002). Are the neural substrates of memory the final common pathway in posttraumatic stress disorder (PTSD)? *Journal of Affective Disorders*, 70 (1), 1–17.

Fawcett J., Russell E.W.B., Peace K.A. & Christie J.M. (2013). Of guns and geese: A meta-analytic review of the ›weapon focus‹ literature. *Psychology Crime & Law*, 19 (1), 35–66.

Goodman G.S., Ghetti S., Quas J.A., Edelstein R.S., Alexander K.W., Redlich A.D., Cordon I.M. & Jones D.R. (2003). A prospective study of memory for child sexual abuse. *Psychological Science*, 14 (2), 113–118.

Gotts S.J., Chow C.C. & Martin A. (2012). Repetition priming and repetition suppression: Multiple mechanisms in need of testing. *Cognitive Neuroscience*, 3 (3–4), 250–259.

Hermans E.J., Henckens M.J.A.G., Joëls M. & Fernández G. (2014). Dynamic adaptation of large-scale brain networks in response to acute stressors. *Trends in Neurosciences*, 37 (6), 304–314.

Holz E., Lass-Hennemann J., Streb M., Pfaltz M.C. & Michael T. (2014). Effects of acute cortisol administration on perceptual priming of trauma-related material. *PLoS ONE*, 9 (9), e104864.

Jones P.J., Bellet B.W. & McNally R.J. (2020). Helping or harming? The effect of trigger warnings on individuals with trauma histories. *Clinical Psychological Science*, 8 (5), 905 – 917.

Kensinger E.A., Garoff-Eaton R.J. & Schacter D.L. (2007). Effects of emotion on memory specificity: Memory trade-offs elicited by negative visually arousing stimuli. *Journal of Memory and Language*, 56 (4), 575–591.

LeDoux J.E. (2000). Emotion circuits in the brain. *Annual Review of Neuroscience*, 23 (1), 155–184.

Lockhart E.A. (2016). Why trigger warnings are beneficial, perhaps even necessary. *First Amendment Studies*, 50 (2), 59–69.

Loftus E.F. & Davis D. (2006). Recovered memories. *Annual Review of Clinical Psychology*, 2 (1), 469–498.

Loftus E.F. & Palmer J. (1974). Reconstruction of automobile destruction: An example of the interaction between language and memory. *Journal of Verbal Learning and Verbal Behavior*, 13 (5), 585–589.

Luethi M., Meier B. & Sandi C. (2008). Stress effects on working memory, explicit memory, and implicit memory for neutral and emotional stimuli in healthy men. *Frontiers in Behavioral Neuroscience*, 2; https://doi.org/10.3389/neuro.08.005.2008.

McClelland J.L., McNaughton B.L. & O'Reilly R.C. (1995). Why there are complementary learning systems in the hippocampus and neocortex: Insights from the successes and failures of connectionist models of learning and memory. *Psychological Review*, 102 (3), 419–457.

McNally R.J. & Geraerts E. (2009). A new solution to the recovered memory debate. *Perspectives on Psychological Science*, 4 (2), 126–134.

Otgaar H., Howe M.L. & Patihis L. (2022). What science tells us about false and repressed memories. *Memory*, 30 (1), 16–21.

Richter-Levin G. & Akirav I. (2003). Emotional tagging of memory formation – in the search for neural mechanisms. *Brain Research Reviews*, 43 (3), 247–256.

Sanson M., Strange D. & Garry M. (2019). Trigger warnings are trivially helpful at reducing negative affect, intrusive thoughts, and avoidance. *Clinical Psychological Science*, 7 (4), 778–793.

Schacter D.L. & Addis D.R. (2007). The cognitive neuroscience of constructive memory: Remembering the past and imagining the future. *Philosophical Transactions of the Royal Society B*, 362 (1481), 773–786.

Schooler J.W., Bendiksen M. & Ambadar Z. (1997). Taking the middle line. In: Conway M.A. (Hrsg.), *Recovered memories and false memories.* Oxford: Oxford University Press, 251–292.

Smith S.M. & Moynan S.C. (2008). Forgetting and recovering the unforgettable. *Psychological Science*, 19 (5), 462–468.

Sopp M.R., Michael T., Weeß H. & Mecklinger A. (2017). Remembering specific features of emotional events across time: The role of REM sleep and prefrontal theta oscillations. *Cognitive, Affective & Behavioral Neuroscience*, 17 (6), 1186–1209.

Sopp M.R., Friesen E., Schäfer S.K., Brueckner A.H., Wirth B.E., Weber J., Lass-Hennemann J. & Michael T. (2021). Wakefulness impairs selective consolidation of relevant trauma-associated memories resulting in more frequent intrusions. *Behaviour Research and Therapy*, 136, 103776.

Squire L.R. (2009). Memory and brain systems: 1969–2009. *The Journal of Neuroscience*, 29 (41), 12711–12716.

Squire L.R., Knowlton B.J. & Musen G. (1993). The structure and organization of memory. *Annual Review of Psychology*, 44 (1), 453–495.

Streb M., Conway M.A. & Michael T. (2017). Conditioned responses to trauma reminders: How durable are they over time and does memory integration reduce them? *Journal of Behavior*

Therapy and Experimental Psychiatry, 57, 88–95.

Takehara-Nishiuchi K. & McNaughton B. L. (2008). Spontaneous changes of neocortical code for associative memory during consolidation. *Science*, 322 (5903), 960–963.

Walker W. R. & Skowronski J. J. (2009). The fading affect bias: But what the hell is it for? *Applied Cognitive Psychology*, 23 (8), 1122–1136.

Wiemers U. S., Sauvage M. M., Schoofs D., Hamacher-Dang T. C. & Wolf O. T. (2013). What we remember from a stressful episode. *Psychoneuroendocrinology*, 38 (10), 2268–2277.

Wilson R. (2015). Students' requests for trigger warnings grow more varied. *The Chronicle of Higher Education*, 14. 9. 2015. https://www.chronicle.com/article/students-requests-for-trigger-warnings-grow-more-varied/ (Zugriff: 15. 1. 2024).

Wolf O. T. (2017). Stress and memory retrieval: Mechanisms and consequences. *Current Opinion in Behavioral Sciences*, 14, 40–46.

Zola-Morgan S. & Squire L. R. (1990). The primate hippocampal formation: Evidence for a time-limited role in memory storage. *Science*, 250 (4978), 288–290.

B

Die Traumatheorie in den Hauptschulen der Psychotherapie

WERNER BOHLEBER

1. Die Traumatheorie in der Psychoanalyse

1.1 Einleitung

Beim Trauma handelt es sich um ein Konzept, das ein äußeres Ereignis oder, allgemeiner gesprochen, Einwirkungen der Außenwelt mit ihren spezifischen Folgen für die innere psychische Realität verknüpft. In dieser Verbindung von Innen und Außen liegt die Komplexität des psychoanalytischen Traumabegriffs, aber auch seine Unschärfe begründet. In der klinischen Praxis wird oft nicht genügend zwischen dem äußeren Ereignis, dem Prozess der Traumatisierung, dem traumatischen Zustand und den bleibenden pathologischen Veränderungen differenziert. Außerdem werden immer wieder Phänomene als traumatisch bezeichnet, die dies streng genommen gar nicht sind. Meiner folgenden Darstellung der Traumatheorie liegt deshalb eine restriktivere Fassung des Begriffs zugrunde, die rein innere Ursachen, wie etwa ein endogenes, lediglich aus überaus starken Triebkonflikten stammendes Trauma, oder aber auch pathogene Entwicklungsdefizite oder Entwicklungskonflikte aus der Definition ausnimmt.

Es sind die äußeren Ereignisse, vor allem die großen Katastrophen des 20. Jahrhunderts und die durch sie erlebten und erlittenen Extremerfahrungen, die die Entwicklung des Traumabegriffs voranbrachten. Nach dem Ersten Weltkrieg entwickelte Freud seine psychoökonomische Traumatheorie. Die Leiden der Überlebenden des Holocaust konfrontierten mit Extremerfahrungen und deren Auswirkungen, die bis dahin nicht bekannt waren, aber nun verstanden und konzeptuell erfasst werden mussten. Weitere Impulse zu theoretischen Reformulierungen traumatischer Phänomene stammten dann aus der gesellschaftlichen Debatte um den sexuellen Missbrauch und aus dem nach dem Vietnamkrieg eingeführten Konzept der Posttraumatischen Belastungsstörung.

1.2 Sigmund Freuds psychoökonomische Konzeption des Traumas

Breuer und Freud (Breuer & Freud, 1895d) fassten die Erinnerung an das Trauma als einen Fremdkörper im psychischen Gewebe auf, der dort seine Wirkung so lange entfaltet, bis er durch ein affektives Erinnern und die Abreaktion des eingeklemmten Affektes seine Fremdkörperstruktur verliert. Hysteriker leiden »größtenteils an Reminiszenzen« (ebd., S. 86). Breuer und Freud sprachen von abgespaltenen Vorstellungsgruppen und Erinnerungen, die aber nicht gänzlich vom umgebenden seelischen Netzwerk abgeschottet seien. Die pathogene Organisation verhalte sich weniger wie ein Fremdkörper als vielmehr wie ein »Infiltrat«. In der Therapie kann es deshalb auch nicht darum gehen, den Fremdkörper einfach zu entfernen, sondern die Abspaltung und Isolation der traumatischen Erinnerung müsse aufgehoben werden, um »der Zirkulation den Weg in ein bisher abgesperrtes Gebiet zu bahnen« (Breuer & Freud, 1895d, S. 295).

1897 gab Freud seine bis dahin vertretene Verführungstheorie auf, dass ein sexueller Missbrauch in der Kindheit traumatisch und damit als für die hysterische Symptomatik ursächlich anzusehen sei. Es handele sich bei den Erzählungen seiner Patientinnen nicht um wirkliche Erlebnisse, sondern um Fantasien. Gemeinhin wird angenommen, dass diese Wende in der Theorie aufgrund der Entdeckung des Ödipus-Komplexes und der unbewussten Fantasien erfolgte. Blass & Simon (1994) präzisieren allerdings zu Recht, dass nicht die Entdeckung ödipaler Phantasien der entscheidende Grund war, sondern die Erkenntnis, dass es möglich ist, eine Fantasie als Realität wahrzunehmen, und dass uns Fantasien auf dieselbe Weise wie reale Ereignisse beeinflussen können. Freud war dadurch gezwungen, von einer ziemlich komplexen Interaktion von Evidenz, Theoretisieren und Fantasie sowohl bei sich selbst als auch bei seinen Patienten auszugehen. Freuds Abwendung von der Rolle der Verführung öffnete den Weg zu einer komplexeren Traumatheorie, die zwar deren innere, auf der Entwicklungsgeschichte der Triebe beruhenden Aspekte betonte, aber dennoch die äußere Realität traumatischer Situationen nicht in Abrede stellte.

Der Erste Weltkrieg zwang Freud und seine Schüler, sich mit den Kriegsneurosen und der pathogenen Wirkung von Außenweltfaktoren zu beschäftigen. Ein psycho-ökonomischer Aspekt trat in den Vordergrund, den er in »Jenseits des Lustprinzips« (1920 g) mit dem Konzept des Reizschutzes weiterentwickelte. Dieser wird im traumatischen Erleben durchbrochen, die anstürmenden Quantitäten von Erregung sind zu groß, um gemeistert und psychisch gebunden zu werden. Die traumatisierende Erregungsmenge setzt das Lustprinzip, das mit einer Vermeidung von Unlust arbeitet, außer Kraft. An seine Stelle tritt der Wiederholungszwang als psychisches Prinzip. Im posttraumatischen Traum kehrt die traumatische Situation wieder. Für Freud liegt die Funktion dieser repetitiven Träume, die Angst erzeugen, in der Reizbewältigung, bei der die übergroße Erregungsmenge abreagiert und psychisch gebunden werden soll, wodurch das Lustprinzip letztendlich wieder in Kraft gesetzt wird.

In »Hemmung, Symptom und Angst« (1926d) setzte sich Freud implizit mit Otto Ranks Konzept des Geburtstraumas auseinander. Er nahm das Konzept der automatischen Angst wieder auf, wie er es für die Aktualneurosen entwickelt hatte. Die übergroße Erregungsmenge in der traumatischen Situation erzeugt eine massive automatische Angst, die das Ich überflutet und es absolut hilflos macht. Die automatische Angst hat einen unbestimmten Charakter und ist objektlos. In einem ersten Bewältigungsversuch versucht das Ich sie in Signalangst zu verwandeln und dadurch die absolute Hilflosigkeit in eine Erwartung zu transformieren. Die innere Aktivität, die das Ich entfaltet, wiederholt »eine abgeschwächte Reproduktion der traumatischen Situation«, »in der Hoffnung, deren Ablauf selbsttätig leiten zu können« (Freud, 1926d,

S. 200). Gelingt es, wird die traumatische Situation als eine abschätzbare Gefahrensituation verinnerlicht. Die Angst wird symbolisiert und das Trauma erlangt dadurch eine hermeneutische Struktur und wird integrierbar.

Für Freud kann eine traumatische Situation sowohl durch übermäßige Triebregungen als auch durch äußere, reale Ereignisse entstehen. Das jeweils variierende Verhältnis von äußerem Ereignis und inneren Faktoren konzeptualisiert er als Ergänzungsreihe, bestimmt es aber darüber hinaus nicht genauer. Entscheidend ist ein Zuviel an Erregung und ein gelähmtes hilfloses Ich, das außerstande ist, den seelischen Spannungszuwachs abzuführen und psychisch zu binden. Auch wenn wir heute nicht mehr mit Freuds Energie- und Erregungsvorstellungen arbeiten, so sind dennoch sein Verständnis des plötzlichen, überwältigenden Einbruchs des traumatischen Geschehens in die seelische Organisation und die Aufgabe, das Eingebrochene mit Hilfe des Wiederholungszwanges seelisch zu binden, ebenso aktuell wie sein Konzept der Hilflosigkeit des Ichs und der automatischen Angst. Arnold Cooper definiert in Anlehnung an Freud das Trauma folgendermaßen: »Ein psychisches Trauma ist ein Ereignis, das die Fähigkeit des Ichs abrupt überwältigt, für ein minimales Gefühl der Sicherheit und integrativen Vollständigkeit zu sorgen, und führt zu einer überwältigenden Angst oder Hilflosigkeit oder dazu, dass diese droht, und es bewirkt eine dauerhafte Veränderung der psychischen Organisation« (Cooper, 1986, S. 44).

Während der nächsten Jahrzehnte rückten in der Theoriediskussion der Psychoanalyse die traumatischen Ursachen gegenüber den triebbedingten Konflikten an den Rand. Das war auch dem Umstand geschuldet, dass viele Analytiker die Aufgabe der Psychoanalyse darin sahen, die psychische Realität und das Schicksal der unbewussten Fantasien zu untersuchen, während die Beschäftigung mit der äußeren Realität in den Hintergrund trat. Eine Ausnahme bildete Sándor Ferenczi. Er war überzeugt, dass das traumatische Moment in der Pathogenese der Neurosen vernachlässigt werde. Die Nichtbeachtung der äußeren Faktoren führe zu falschen Schlussfolgerungen und zu vorschnellen Erklärungen der neurotischen Phänomene aufgrund von inneren Dispositionen. Für Ferenczi nimmt darüber hinaus die Beziehung zum Objekt einen zentralen Platz in der Verursachung von traumatischen Neurosen ein. Seine theoretischen Vorstellungen repräsentieren eine von Freuds psychoökonomischer Konzeption abweichende alternative Modellvorstellung.

1.3 Die Entwicklung eines Objektbeziehungsmodells des Traumas

Ferenczi (1933) untersuchte vor allem das Trauma des sexuellen Missbrauchs. Das traumatische Ereignis zerstört im Kind das Gefühl der Sicherheit. Der Erwachsene, einer der Garanten dieses Sicherheitsgefühls und des Vertrauens, stößt es in einen Zustand totaler Hilflosigkeit. Um seelisch zu überleben, ist das Kind gezwungen, sich in seiner ungeheuren Angst und Schutzlosigkeit mit dem Täter zu identifizieren, um auf diese Weise ein Bild des Erwachsenen festhalten zu können, wie es vor der traumatischen Attacke war. Damit aber introjiziert das Kind auch die Schuld des Erwachsenen, die es nun sich selbst zuschreibt. Ferenczi betont, dass zur traumatischen Situation noch etwas Zweites hinzukommen muss, damit ein Trauma entsteht, nämlich das Fehlen der Unterstützung durch vertraute Erwachsene, in der Regel durch die Mutter. Deren Missbilligung, Gleichgültigkeit oder Verleugnung bildet das Element, das das eigentliche Geschehen erst traumatisch macht (Peláez, 2009).

Ferenczi hat viele spätere Erkenntnisse der Traumaforschung vorweggenommen wie z. B. die Vorstellung einer Agonie und eines »toten Ich-Stücks« als Folge des Traumas, die Fragmentierung der Persönlichkeit, die Lähmung der Affekte und der Wahrnehmung, die Spaltung des Ichs in eine beobachtende Instanz, die dem Selbst helfen möchte, und in einen preisgegebenen Teil des Selbst. Weil Ferenczi entgegen den ödipalen Fantasien die Realität des sexuellen Missbrauchs betonte und weil er den Wiederholungszwang nicht dem Todestrieb zuordnete, wurden seine Vorstellungen vom Trauma in der psychoanalytischen Community lange ignoriert und verfielen dem Vergessen. Erst Ferenczis Schüler Michael Balint (1969) brachte sie wieder in die Diskussion. Spätere Untersuchungen bestätigten, dass nicht in erster Linie die physischen Verletzungen des Kindes die traumatische Störung verursachen, sondern als pathogenstes Element erwies sich die Misshandlung oder der Missbrauch durch die Person, die es für Schutz und Fürsorge braucht.

Der objektbeziehungstheoretische Ansatz eröffnete den Blick darauf, dass bei einer schweren Traumatisierung auch die innere, schützende, Sicherheit gebende Kommunikation zwischen Selbst- und Objektrepräsentanzen zusammenbricht. Die traumatische Realität zerstört den empathischen Schutzschild, den das verinnerlichte Primärobjekt bildet,[1] und destruiert das Vertrauen auf die kontinuierliche Präsenz guter Objekte und die Erwartbarkeit mitmenschlicher Empathie. Dadurch entstehen Inseln traumatischer Erfahrungen von Verlassenheit, die von der inneren Kommunikation abgekapselt bzw. abgespalten sind.

In den 1950er und 1960er Jahren haben die Untersuchungen der defizitären Bedingungen der frühen Mutter-Kind-Interaktionen wichtige Beiträge zu diesem objektbeziehungstheoretischen Modell geliefert. Erforscht wurde, wie traumatische Ereignisse in den präödipalen Entwicklungsphasen später schwere Neurosen mit Störungen der Ich-Entwicklung, Depressionen, Charakterstörungen und Perversionen nach sich ziehen können. Vielfältige Situationen wurden untersucht, in denen die Mutter als Reizschutz für das Kind versagte und das Kind einer es überfordernden und überwältigenden Trennungs- bzw. Verlassenheitsangst ausgesetzt war. Solche Zustände von frühem innerem Stress wirken als »silent trauma« (Hoffer, 1952). Ernst Kris (1956) führte für untergründig wirkende Dauerbelastungen des Kindes den Begriff des *Belastungstraumas* ein. Anna Freud und ihre Mitarbeiterinnen (1949) haben schon während des Zweiten Weltkriegs die Auswirkungen von Bombenangriffen auf Kleinkinder untersucht. René Spitz (1965) erforschte die Folgen des Entzugs affektiver Zufuhr. Donald Winnicott (1965) beschrieb das Entstehen eines falschen Selbst als Folge traumatischer Erfahrungen in der frühen Kindheit. Masud Khan (1963) prägte den Begriff des kumulativen Traumas, das aus wiederholtem Versagen der Mutter in ihrer Funktion als Reizschutz für das kleine Kind resultiert. Joseph Sandler (1967) spricht von retrospektivem Trauma, bei dem die Wahrnehmung einer besonderen

1 Vorbereitet durch die neuere Säuglingsforschung wird hier das Konzept des Reizschutzes aus dem psychoökonomischen Modell in Objektbeziehungsbegriffen reformuliert.

Situation die Erinnerung an eine frühere Erfahrung wachruft, die dann unter den gegenwärtigen Bedingungen traumatisch wird. John Bowlby (1953) erforschte die verschiedenen Formen früher Deprivationstraumata.

Mit allen diesen Untersuchungen rückten die Objekte des Kindes und die Beziehung zu ihnen in den Mittelpunkt der Betrachtung. Der Trauma-Begriff wurde dadurch aber auch der Gefahr ausgesetzt, im Übermaß ausgeweitet und auf alle möglichen Defizite der Mutter-Kind-Beziehung angewandt zu werden, wodurch er seine Spezifität zu verlieren drohte.

1.4 Die Folgen des Holocaust in ihrer Bedeutung für die psychoanalytische Traumatheorie

Durch die seelischen Folgen des Holocaust für die Überlebenden und ihre Nachkommen erzwang sich eine extreme traumatische Realität Eingang in die psychoanalytische Theorie. Die bis dahin gängigen Traumatheorien erwiesen sich als unzureichend, die spezifischen Symptome und das Erleben der Überlebenden zu erfassen. Der Monate und Jahre dauernde Terror, die physische Grausamkeit, der quälende Hunger, die Ohnmacht und die Dehumanisierung, der Verlust der Familie, das Miterleben von Folter und Mord, all das überschritt das für die Psyche Erträgliche bei weitem. Festgestellt wurden schwere psychosomatische Reaktionen, chronisch reaktive Depressionen, chronisch reaktive Aggressionen, die Gefahr einer fortschreitenden narzisstischen Entleerung und eine chronische Apathie. Niederland subsumierte 1968 diese extremtraumatischen Folgen unter den Begriff des »Überlebenden-Syndroms« (Niederland, 1980). Henry Krystal (Krystal, 1968; Krystal, 1988) beschrieb den extremtraumatischen Prozess, der mit einem »katanoiden Zustand« beginnt und wie ein affektiver und kognitiver Filter wirkt. Schreitet dieser Prozess fort, mündet er in einen Roboter-Zustand. Erstarrung und Abstumpfung sind die Folgen, die alle Schmerzreaktionen und Affekte blockieren und die kognitiven Fähigkeiten zunehmend einengen. Wird der Prozess nicht aufgehalten, kann am Ende der psychogene Tod stehen. Hans Keilson (1979) erforschte die Auswirkungen der extremen Belastungssituation für jüdische Kriegswaisen, die in Verstecken überlebt hatten. Er prägte den Begriff der *sequentiellen Traumatisierung.* Für Dori Laub und seine Mitarbeiter steht der Zusammenbruch der empathisch-kommunikativen Dyade zwischen dem Selbst und seinen guten inneren Objekten im Zentrum extremer Traumatisierung (Laub & Auerhahn, 1991; Laub & Podell, 1995). Im Trauma verstummt das gute innere Objekt als empathischer Vermittler zwischen Selbst und Umwelt, was absolute innere Einsamkeit und äußerste Trostlosigkeit zur Folge hat. Die Zerstörung der Fähigkeit, die Erfahrung der traumatischen Situation zu symbolisieren und ihre Bedeutung zu erfassen, ist mit unterschiedlichen Metaphern beschrieben worden: als Fremdkörper im seelischen Gewebe, als »schwarzes Loch« (Kogan, 1995), als »innere Krypta« (Abraham & Torok, 2001). Diese Art von Einkapselung traumatischen Erlebens, die man bei Holocaust-Überlebenden vorfand, wurde in anderen Zusammenhängen als dissoziative Abwehr konzeptualisiert.

Der Traumatisierte kann den traumatischen Kern seiner Erfahrung nicht in einem Narrativ zum Ausdruck bringen. Viele Holocaust-Überlebende machten die Erfahrung, dass erst die Gegenwart eines empathischen Zuhörers die Möglichkeit eröffnete, Fragmenten ihres Erlebens eine narrative Form zu geben mit einer sequentiellen Ordnung in ein Vorher und Nachher (Laub, 2000). Verschiedene Projekte, die die Erfahrungen von Holocaust-Überlebenden mittels Video-Interviews dokumentierten, haben gezeigt, dass Zeugnis zu geben für die Opfer eine wichtige therapeutische Bedeutung hat. Holocaust, Krieg und ethnische Verfolgung sind sogenannte »man made disasters«, die auf eine Vernichtung der geschichtlich-sozialen Existenz des Menschen zielen. Um die traumatische Erfahrung in ein übergeordnetes Narrativ einbinden zu können, bedarf es auch eines gesellschaftlichen Diskurses über die historische Wahrheit des traumatischen Geschehens und über dessen Verleugnung und Abwehr. Die Opfer sind gleichzeitig Zeugen einer besonderen geschichtlichen Realität (Bohleber, 2007).

Seit den 1970er Jahren sind Forschungsarbeiten erschienen, die bei Kindern von Holocaust-Überlebenden das Auftreten von Symptomen beschrieben, die Hinweise auf die traumatischen Erfahrungen der Eltern enthielten. Deren extreme Traumatisierungen überstiegen die seelische Verarbeitungsfähigkeit. Sie drangen auch in das Leben ihrer Kinder ein, die sich mit den übermittelten Fragmenten der Geschichte ihrer Eltern identifizierten. Das Trauma der Eltern wurde so zu einem besonderen organisierenden Faktor im Leben der Kinder. Daraus ergab sich die Erkenntnis, dass politische und soziale Katastrophen eine Gesellschaft so nachhaltig erschüttern, dass wir uns noch in den Generationen danach mit den traumatischen Auswirkungen auseinandersetzen müssen. Sie erzeugen neben den unmittelbaren Folgen für die Betroffenen, für die Kinder der Opfer, aber auch für die der Täter eine Reihe besonderer Identifizierungsprobleme und Generationskonflikte.

1.5 Integration des psychoökonomischen und des objektbeziehungstheoretischen Modells

Die objektbeziehungstheoretischen Konzeptionen stellen einen großen Fortschritt im Verständnis des Traumas dar. Dennoch benötigen wir beide Modelle, das objektbeziehungstheoretische ebenso wie das psychoökonomische Modell, um die massive traumatische Erfahrung zu konzeptualisieren, die die Basis des Erwartbaren zerbricht, indem sie das Vertrauen in die gemeinsame, symbolisch vermittelte Welt, die uns vorbewusst verbindet, zerstört (Bohleber, 2012). Das destruktive Element, die unmittelbare traumatisierende Gewalt, bleibt ein »Zuviel«, ein massiver Überschuss, der die seelische Struktur durchbricht und zunächst nicht symbolisiert werden kann. Baranger et al. (1988) betonen, dass die neueren Objektbeziehungstheorien des Traumas Gefahr laufen, die Verbindung zwischen der traumatischen Situation und der Angst aufzulösen. Der ökonomische Aspekt der Angst ist für sie das zentrale Faktum des Traumas, dabei greifen sie auf Freuds Begriff der »automatischen Angst« zurück. Im Unterschied zur Signalangst ist der Einzelne hier einer namenlosen, nicht zu lokalisierenden Gefahr ausgeliefert, deren Natur ihm nicht bekannt ist. Diese Angst ist so primitiv, dass sie nur in ökonomischen Termini als »reines Trauma« beschrieben werden kann. Nachträglich versucht dann der Traumatisierte dem Trauma eine Bedeutung zu geben und es in ein verstehbares kausales Handlungssystem einzufügen.

Die Integration der beiden Trauma-Modelle half Psychoanalytikern, die quantitativen Auswirkungen des Traumas nicht überzubetonen.

Zwar wird das Selbst als Autor seiner Erinnerungen im traumatisierenden Moment ausgeschaltet, aber klinisch spricht vieles dafür, dass es nicht zu einer vollständigen dissoziativen Abkapselung der traumatischen Erinnerung vom übrigen assoziativen Netzwerk kommt, denn sonst wären sie vollständig aus dem Fluss der sonstigen seelischen Dynamik und aus der Überformung durch bewusste und unbewusste Fantasien ausgeschlossen (Oliner, 1996). Diamond (2023) betont, dass das Trauma mit der präexistierenden inneren Welt interagiert. Er spricht deshalb von einer »triadischen Natur des Traumas« und ergänzt den psychoökonomischen und den objektbeziehungstheoretischen Aspekt durch den des strukturellen intrapsychischen Konflikts und dessen traumabedingter Defizite. Die psychoanalytische Traumaforschung der letzten Jahre (McBride & Murphy, 2019) bestärkt die Auffassung, dass der traumatisierte Patient nicht einfach ein passives Opfer der äußeren traumatischen Realität ist, sondern dass das Trauma immer beides ist: eine psychoökonomische und psychobiologische Reaktion sowie deren Interaktion mit der inneren vorher bestehenden Welt, ihren unbewussten Fantasien, Konflikten und Abwehrstrukturen.

1.6 Neuere Entwicklungen der psychoanalytischen Traumatheorie

In den letzten 25 Jahren ist das psychoanalytische Verständnis zum Trauma wesentlich erweitert worden. Als wichtige Anstöße dafür und als Ausgangspunkte können zwei Entwicklungen gelten.

1.) Seit den 1980er Jahren haben der sexuelle Missbrauch und allgemein die Misshandlung von Kindern ein zunehmendes gesellschaftliches Interesse gefunden. Missbrauch und Inzest waren über Jahrzehnte innerhalb der Psychoanalyse kein Thema. Ihre langanhaltende theoretische und klinische Vernachlässigung hatte mit der Sorge zu tun, dadurch die zentrale Bedeutung des Ödipus-Komplexes in Frage zu stellen. Man schaute deshalb bei diesem Sachverhalt eher auf die ödipalen Fantasien des Kindes anstatt auf das, was dem Kind von Seiten des Erwachsenen angetan worden war. Hier hat ein grundlegendes Umdenken stattgefunden. Zunehmend erschienen Arbeiten zum sexuellen Missbrauch und zur Kindesmisshandlung in der psychoanalytischen Literatur.

2.) Innerhalb der Psychiatrie, aber auch innerhalb der Psychoanalyse waren die nachhaltigen Folgen der Kriegstraumatisierungen des Ersten und auch des Zweiten Weltkriegs in der Zeit danach wieder in Vergessenheit geraten und die Forschungen wurden nicht weitergeführt. Das änderte sich nach dem Vietnam-Krieg mit der Einführung der diagnostischen Kategorie der »Posttraumatischen Belastungsstörung« in die psychiatrische Nomenklatur. Jetzt wurde anerkannt, dass die persistierenden psychischen Reaktionen auf schreckliche Ereignisse eine spezifische Störung darstellen. Eine intensive psychiatrische, psychologische und neurowissenschaftliche Forschung begann, deren Ergebnisse auch die psychoanalytische Erforschung traumatischer Störungen beeinflussten.

1.6.1 Das Schicksal des Begriffs der Dissoziation und das Konzept der dissoziierten Selbstzustände

Die überwältigende affektive Erregung in der traumatischen Situation beeinträchtigt mehr oder weniger massiv die Fähigkeit, Erinnerungsspuren in mentalen Selbst- und Objektrepräsentanzen zu organisieren. Sie werden in der Regel eingekapselt und von einer Reihe schützender Vermeidungsmechanismen, wie Abspaltung und Verleugnung, umgeben. Bei diesen Phänomenen sprechen wir heute von *dissoziativer Abwehr* bzw. von *dissoziierten Selbst-Zuständen.*

Der Begriff der Dissoziation ist erst in den letzten 20 Jahren wieder in die psychoanalytische Diskussion zurückgekehrt. Breuer und Freud hatten sich in den Anfängen der Psychoanalyse mit abnormen Bewusstseinszuständen und ihrer Dissoziation befasst, um damit bei der traumatisch bedingten Hysterie abgespaltene Vorstellungsgruppen zu bezeichnen, die zu einem doppelten Bewusstsein werden und assoziativ nicht mit dem normalen Bewusstseinszustand verbunden werden können. Im Gegensatz zu Pierre Janet konzeptualisierte Freud die Dissoziation als Konfliktgeschehen. Das pathogene Erlebnis erscheint dem Ich als unerträglich und ruft das Bestreben nach Abwehr und Vergessenwollen auf den Plan. Freud gab dann den Begriff der Dissoziation zugunsten der Verdrängung auf. Nur sein später Begriff der Spaltung, durch die Selbstzustände voneinander getrennt gehalten werden, erinnerte noch daran. Die Dissoziation verschwand lange Zeit aus dem Vokabular der Psychoanalyse. Die einzige Ausnahme bildete Ronald Fairbairn. Jeweils unterschiedlich wurde das Konzept der Spaltung in der Kleinianischen Psychoanalyse, bei Otto Kernberg und bei Heinz Kohut verwendet, aber alle ließen dabei das Trauma und dessen Verständnis außer Acht.

In der neueren Traumaforschung wird die Dissoziation als spezifische Reaktion des Ichs in einer traumatische Situation bezeichnet (Eckhardt-Henn, 2017). Dissoziative Störungen wurden vor allem bei Kriegstraumata, bei sexuellem Missbrauch, bei körperlicher Misshandlung und bei schwerer emotionaler Vernachlässigung von Kindern vorgefunden. Die Dissoziation kann plötzlich oder vorübergehend auftreten, abgestuft oder chronisch verlaufen. Als ihr zentrales Merkmal gilt die Unterbrechung der integrativen Funktionen des Bewusstseins, des Gedächtnisses und der Identität. Dissoziierte, desintegrierte oder fragmentierte Selbst-Zustände entstehen, weil durch die exzessive Erregung in der traumatischen Situation die integrativen Funktionen beeinträchtigt oder außer Kraft gesetzt sind. Je nach Massivität der traumatischen Situation bleibt das Ich als erlebende und verarbeitende Instanz in unterschiedlichem Ausmaß gegenwärtig. Davon hängt ab, in welcher Form die Erinnerung an das Trauma organisiert ist und inwieweit sie als dem Selbst zugehörig erlebt wird, was bis zu einem dissoziativen »Das bin nicht ich«-Selbst gehen kann. Der mentale Inhalt der Selbst-Zustände reicht von bewussten konkreten Erinnerungen an das Ereignis bis zu isolierten visuellen Fragmenten, die einen ins Bewusstsein einbrechenden und verfolgenden Charakter haben, aber zeitlich und räumlich nicht zugeordnet werden können.

All diese Phänomene haben durch die Behandlung von traumatisierten Patienten Eingang in die psychoanalytische Theorie gefunden. Über die psychische Organisation des dissoziierten Materials und ihr Niveau der Symbolisierung bestehen unterschiedliche konzeptuelle Auffassungen (Bohleber, 2017). Es kann als nicht verbal organisiertes Erinnerungsfragment aufgefasst werden, zumeist wird es aber als eine schwach symbolisierte Mischung von Erinnerung und unbewusster Fantasie verstanden, denn der Zusammenbruch des aktiven Ichs in der traumatischen Situation kann lange bestehende und verdrängte bedrohliche Fantasien, archaische Überzeugungen oder Ängste aktivieren, die als wahr geworden erlebt werden und sich fast unauflösbar mit der Erinnerung verbinden.

Die meisten modernen psychoanalytischen Arbeiten verstehen den Mechanismus der Dissoziation als einen dynamischen, aber misslingenden Abwehrprozess, der zu einer Abspaltung von mentalen Inhalten, Erinnerungen und dazugehörigen Selbstzuständen führt (primäre Dissoziation). Zuerst ein Schutz vor Übererregung und Schmerz, kann die Dissoziation ihre Funktion wechseln und später auch als neurotische Abwehr gegen unerträgliche Gefühle oder affektive Selbstzustände eingesetzt werden (sekundäre Dissoziation) (Brenner, 2018). Die relationale Psychoanalyse versteht die Dissoziation als einen normalen psychischen Mechanismus, mit dem multiple Selbst-Zustände, die miteinander assoziiert sind, je nach Situation voneinander getrennt gehalten werden können. Bei einer traumatisch erzeugten pathologischen Dissoziation wird diese Separation verfestigt. Der dissoziierte Selbstzustand wird abgespalten, wodurch die subjektive Konsistenz und Kontinuität des Selbst gesichert werden kann (Howell & Itzkowitz, 2016).

1.6.2 Die Rolle der traumatischen Erinnerungen und ihre Rekonstruktion in der analytischen Behandlung

Die heutige Traumaforschung (McFarlane, 2010) hat erkannt, dass nicht in erster Linie das unmittelbare traumatische Erleben die biologischen und psychologischen Folgen bewirkt, sondern dass die zunehmenden und persistierenden intrusiven Erinnerungen als entscheidender pathologisierender Faktor zu gelten haben. Sie bestehen häufig aus sensorischen Fragmenten der traumatischen Erfahrung, wie unerträglichen Bildern, körperlichen Empfindungen oder plötzlich einschießenden Gedanken u. a. m. Die sich wiederholenden Intrusionen sensibilisieren den Organismus für assoziierte subtile Stimuli, die wiederum die traumatischen Erinnerungen aktivieren können, wodurch die Intrusionen schrittweise intensiviert und verschärft werden. Die traumatische Erinnerung bleibt so »ein gegenwärtig wirkendes Agens« (Breuer & Freud, 1893a, S. 85). Freud entwickelte das Konzept des Wiederholungszwangs für die sich wiederholenden Intrusionen, den er als einen Versuch des Ichs verstand, dem Lustprinzip wieder zur Wirksamkeit zu verhelfen. Heute wissen wir, dass der Wiederholungszwang diese Funktion nach und nach verliert, die Intrusionen chronifizieren sich und werden vom Ich als reine, hilflos machende Überwältigung erfahren. Die Frage, wie ein traumatisch gelähmtes Selbst seine innere Aktivität wiedererlangen kann, stellt nicht nur die Psychoanalyse, sondern auch andere Therapieverfahren vor behandlungstechnische Probleme. Die Rückgewinnung dessen, was in der heutigen Forschung die »Agency des Selbst« (Selbstwirksamkeit) genannt wird, ist dabei einer der zentralen Faktoren therapeutischer Veränderung (Bohleber & Leuzinger-Bohleber, 2016).

Traumatische Erfahrungen dringen in den Kernbereich des Selbst ein und beeinflussen die Selbst- und Objektrepräsentanzen sowie die unbewussten Konflikt- und Abwehrstrukturen. Traumatische Erinnerungen, die nicht oder nur wenig symbolisiert sind, tauchen häufig fragmentiert durch Enactments in der therapeutischen Übertragung und Gegenübertragung auf. Die Aufdeckung und Rekonstruktion der Realität des Traumas und der dazugehörigen Affekte, d. h. seine Historisierung, wie fragmentarisch oder annähernd sie auch sein mag, ist die Voraussetzung, um die Auswirkungen auf die seelische Struktur therapeutisch bearbeitbar zu machen und die Überformung der traumatischen Erfahrung mit unbewussten Fantasien und Bedeutungen, die Schuldgefühle und Bestrafungstendenzen beinhalten, aufzuklären und verstehbar zu machen. Damit werden Fantasie und traumatische Realität entflochten und das Selbst erhält einen entlastenden Verstehensrahmen, der auch das Empfinden der eigenen Selbstwirksamkeit stärkt.

Die große Bedeutung, die die Rekonstruktion der traumatischen Realität in der Behandlung von traumatisierten Patienten hat, hilft auch innerhalb der psychoanalytischen Behandlungstechnik, die ausschließliche Betonung der analytischen Arbeit im Hier-und-Jetzt des Übertragungs-Gegenübertragungsgeschehens zu relativieren. Das Trauma ist damit in der psychoanalytischen Behandlungstechnik zum Platzhalter der Erinnerung geworden (Bohleber, 2007).

1.7 Literatur

Abraham N. & Torok M. (2001). Die Topik der Realität: Bemerkungen zu einer Metapsychologie des Geheimnisses. *Psyche – Zeitschrift für Psychoanalyse und ihre Anwendungen*, 55, 539–544.

Balint M. (1969). Trauma und Objektbeziehung. *Psyche – Zeitschrift für Psychoanalyse und ihre Anwendungen*, 24, 1970, 346–358.

Baranger M., Baranger W. & Mom J. (1988). The infantile psychic trauma from us to Freud: Pure trauma, retroactivity and reconstruction. *International Journal of Psycho-Anaylsis*, 69, 113–128.

Blass R. B. & Simon B. (1994). The value of the historical perspective to contemporary psychoanalysis: Freud's »Seduction hypothesis«. *International Journal of Psycho-Anaylsis*, 75, 677–694.

Bohleber W. (2007). Erinnerung, Trauma und kollektives Gedächtnis – Der Kampf um die Erinnerung in der Psychoanalyse. *Psyche – Zeitschrift für Psychoanalyse und ihre Anwendungen*, 61, 293–321.

Bohleber W. (2012). *Was Psychoanalyse heute leistet. Identität und Intersubjektivität, Trauma und Theorie, Gewalt und Gesellschaft.* Stuttgart: Klett-Cotta.

Bohleber, W. (2017). Dissoziation – Abwehr – Spaltung: Psychoanalytische Konzeptionen. In: Eckhardt-Henn A. & Spitzer C. (Hrsg.). *Dissoziative Bewusstseinsstörungen. Grundlagen, Klinik, Therapie.* Stuttgart: Schattauer, 144–155.

Bohleber W. & Leuzinger-Bohleber M. (2016). The special problem of interpretation in the treatment of traumatized patients. *Psychoanalytic Inquiry*, 36, 60–76.

Bowlby J. (1953). *Frühe Bindung und kindliche Entwicklung.* München/Basel: Ernst Reinhardt 2001.

Brenner I. (2018). *Die dunkle Materie der Seele: Dissoziation und dissoziative Identitätsstörungen als Folge schwerer Traumatisierungen.* Gießen: Psychosozial-Verlag.

Breuer J. & Freud S. (1893a): Über den psychischen Mechanismus hysterischer Phänomene. Vorläufige Mitteilung. *GW 1*, 81–98.

Breuer J. & Freud S. (1895d). Studien über Hysterie. *GW I*, 75–312.

Cooper A. (1986). Toward a limited definition of psychic trauma. In: Rothstein A. (Hrsg.). *The reconstruction of trauma. Its significance in clinical work.* Madison: International Universities Press, 41–56.

Diamond M. (2023). Die Wiederkehr des Verdrängten. Dissoziation und Psychoanalyse der traumatisierten Psyche neu betrachtet. *Psyche – Zeitschrift für Psychoanalyse und ihre Anwendungen*, 61, 293–321.

Eckhardt-Henn A. (2017). Dissoziation als spezifische Abwehrfunktion schwerer traumatischer Erlebnisse – eine psychoanalytische Perspektive. In: Eckhardt-Henn A. & Spitzer C. (Hrsg.). *Dissoziative Bewusstseinsstörungen.* 2. Aufl. Stuttgart: Schattauer, 127–143.

Ferenczi S. (1933). Sprachverwirrung zwischen den Erwachsenen und dem Kind. In: Ders.: *Schriften zur Psychoanalyse.* Bd. II. Frankfurt a. M.: Fischer, 303–313.

Freud A. & Burlingham D. (1949). Kriegskinder. In: Dies. *Heimatlose Kinder. Zur Anwendung psychoanalytischen Wissens auf die Kindererziehung.* Frankfurt a. M.: Fischer, 3–61.

Freud S. (1920 g). Jenseits des Lustprinzips. *GW XIII,* 1–69.

Freud S. (1926d). Hemmung, Symptom und Angst. *GW XI,* 21–115.

Hoffer W. (1952). The mutual influences in the development of ego and id: Earliest stages. *Psychoanalytic Study of the Child,* 7, 31–41.

Howell E. F. & Itzkowitz S. (Hrsg.) (2016). *The dissociative mind in psychoanalysis.* Abingdon: Routledge.

Keilson H. (1979). *Sequentielle Traumatisierung bei Kindern.* Stuttgart: Enke.

Khan M. (1963). Das kumulative Trauma. In: Ders.: *Selbsterfahrung in der Therapie.* München: Kindler 1977, 50–70.

Kogan I. (1995). *Der stumme Schrei der Kinder. Die zweite Generation der Holocaust-Opfer.* Frankfurt a. M.: Fischer 1998.

Kris E. (1956). The recovery of childhood memories in psychoanalysis. *Psychoanalytic Study of the Child,* 11, 54–88.

Krystal H. (Hrsg.) (1968). *Massive psychic trauma.* New York: International Universities Press.

Krystal H. (1988). *Integration and self-healing. Affect, trauma, alexithymia.* Hillsdale: The Analytic Press.

Laub D. (2000). Eros oder Thanatos? Der Kampf um die Erzählbarkeit des Traumas. *Psyche – Zeitschrift für Psychoanalyse und ihre Anwendungen,* 54, 850–894.

Laub D. & Auerhahn C. (1991). Zentrale Erfahrung des Überlebenden: Die Versagung von Mitmenschlichkeit. In: Stoffels H. (Hrsg.). *Schicksale der Verfolgten. Psychische und somatische Auswirkungen von Terrorherrschaft.* Berlin: Springer, 254–276.

Laub D. & Podell D. (1995). Art and trauma. *International Journal of Psycho-Anaylsis,* 76, 991–1005.

McBride T. & Murphy M. (Hrsg.) (2019). *Trauma and the destructive-transformative struggle: Clinical perspectives.* London and New York: Routledge.

McFarlane A. (2010). The long-term costs of traumatic stress: Intertwined physical and psychological consequences. *World Psychiatry,* 9, 3–10.

Niederland W. (1980). *Folgen der Verfolgung: Das Überlebenden-Syndrom. Seelenmord.* Frankfurt a. M.: Suhrkamp.

Oliner M. (1996). Äußere Realität. Die schwer fassbare Dimension der Psychoanalyse. *Jahrbuch der Psychoanalyse,* 37, 9–43.

Peláez M. G. (2009). Trauma theory in Sandor Ferenczi's writings of 1931 and 1932. *International Journal of Psychoanalysis,* 90, 1217–1233.

Sandler J. (1967). Trauma, strain, and development. In: Furst S. (Hrsg.). *Psychic trauma.* New York: Basic Books, 154–174.

Spitz R. (1965). *Vom Säugling zum Kleinkind.* Stuttgart: Klett 1972.

Winnicott D. W. (1965). *Reifungsprozesse und fördernde Umwelt.* München: Kindler 1974.

BIRGIT KLEIM

2. Die Traumatheorie in den kognitiv-verhaltenstherapeutischen Verfahren

2.1 Einleitung

Seit der ersten Beschreibung der Posttraumatischen Belastungsstörung (PTBS) und deren Aufnahme in das Diagnostische Manual Psychischer Störungen 1980 (APA, 1980) entstanden verschiedene Theorien zur Entstehung und Aufrechterhaltung des Störungsbildes, die der Entwicklung psychotherapeutischer Ansätze als maßgebliche Grundlage dienten. Das Kapitel liefert zunächst eine Übersicht über die wesentlichen Erklärungsmodelle, die in einem direkten Bezug zur kognitiven Verhaltenstherapie (KVT) stehen, einem der aktuellen First-line-Verfahren zur Behandlung der PTBS. Die KVT konzentriert sich auf die Identifizierung und Änderung von dysfunktionalen Gedanken, Überzeugungen und Verhaltensweisen, die im Zusammenhang mit traumatischen Erfahrungen stehen. Ziel ist es, Patient:innen zu helfen, ein besseres Verständnis für die Auswirkungen des Traumas auf Denken, Emotionen und Verhalten zu entwickeln, die Traumaerinnerung zu bearbeiten und schrittweise eine neue, adaptivere Art des Umgangs mit Erinnerungsreizen zu erlernen. Die KVT für PTBS basiert auf Techniken wie der kognitiven Umstrukturierung und der Expositionstherapie. Theoretisch fundiert und inspiriert wurde die KVT von verschiedenen theoretischen Modellen. Dazu gehören vor allem lerntheoretische Modelle, Modelle kognitiver Schemata und kognitive Modelle sowie neurobiologische Modelle. Alle diese Modelle haben kontinuierlich zum Verständnis der Entwicklung, Aufrechterhaltung und Chronifizierung der Reaktionen auf ein traumatisches Ereignis beigetragen. Wie es zu einer »Übersetzung« dieser Theorie in kognitiv-verhaltenstherapeutische Ansätze kommt, soll in diesem Kapitel kurz aufgezeigt werden.

2.2 Erklärungsmodelle der PTBS im Überblick

Die Erklärungsmodelle der PTBS, die der KVT maßgeblich zugrunde liegen, können in verschiedenen Kategorien zusammengefasst werden: *lerntheoretische Modelle* (Foa & Kozak, 1986), Modelle kognitiver Schemata (Horowitz, 1986; Janoff-Bullman, 1992), *kognitive Modelle* (Foa et al., 1989; Ehlers & Clark, 2000) sowie *neurobiologische Modelle* (e. g., Pitman, 1993, Brewin et al., 1996).

Neurobiologische Modelle der PTBS beruhen vor allem auf Befunden aus der Grundlagenforschung, u. a. Tierstudien (Pitman, 1993).

Solche Tiermodelle bieten als Modelle der Stressexposition die Möglichkeit, die biologischen Substrate der Reaktion auf diese Stressoren genau zu untersuchen, zu manipulieren und somit besser zu verstehen, und haben zur Theorienbildung wesentlich beigetragen. Stressreaktionen und PTBS werden in biologischen Modellen mit hormonellen und neurobiologischen Veränderungen in Zusammenhang gebracht.

Als Pionier dieser Forschungsrichtung erklärte Kolb (1987) die exzessive Stimulierung des Zentralnervensystems während einer Traumatisierung zur Ursache einer darauffolgenden neurobiologischen Veränderung. Weiterhin konnte aufgezeigt werden, wie derartige Veränderungen zu einer beeinträchtigten Lern- und Anpassungsleistung sowie einer verminderten Reizdiskrimination führen (Yehuda et al., 1996). Neurobiologische Theorien der PTBS zeigen weiterhin auf, wie traumatische Erfahrungen tiefgreifende Veränderungen in der Funktionsweise des Gehirns auslösen können. Hier wird angenommen, dass die Konfrontation mit einem traumatischen Ereignis die Aktivität in der Amygdala des Gehirns erhöht. Dieser Bereich ist vor allem für die Verarbeitung von emotionalen Erinnerungen verantwortlich. Gleichzeitig wird eine Verringerung der Aktivität in präfrontalen Hirnregionen postuliert und es konnte gezeigt werden, dass diese für die Regulation von Emotionen und Verhaltenskontrolle wichtig sind. Vieles deutet darauf hin, dass die Schaltkreise zwischen präfrontalem Kortex und Amygdala bei der Regulierung von Furcht und Angst eine Rolle spielen, und immer mehr zugrunde liegende molekulare Mechanismen sind inzwischen bekannt (Barchiesi et al., 2022).

Neueste Theorien fokussieren weiterhin auf die Beteiligung epigenetischer Faktoren in der Entstehung der PTBS. Konkret beschreibt die Epigenetik Veränderungen in der Genexpression, die nicht auf Änderungen der Sequenz selbst zurückzuführen sind, sondern durch Umweltfaktoren beeinflusst werden können (Thumfart et al., 2022). Traumatische Erfahrungen können solche epigenetischen Veränderungen beeinflussen und langfristige Auswirkungen auf die Gehirnfunktion haben (Krause et al., 2020). Interessanterweise konnte auch aufgezeigt werden, dass psychotherapeutische Intervention wie die KVT Auswirkungen auf die DNA-Methylierung an spezifischen Loci haben können, die mit einer Kindheitstraumatisierung zusammenhängen, und damit also epigenetische Veränderungen durch KVT beeinflussbar sind (Moser et al., 2022).

Neurobiologische Modelle der PTBS haben mit zur Entwicklung der KVT beigetragen, indem sie unser Verständnis der PTBS verbessert und die Integration verschiedener Ansätze und Techniken ermöglicht haben. Tiefgreifende neurobiologische Auswirkungen traumatischer Erfahrungen auf das Gehirn und das Nervensystem konnten integriert werden, indem beispielsweise in der KVT Techniken angewendet werden, die gezielt darauf abzielen, das Nervensystem zu regulieren und die Verarbeitung zu verbessern. So werden in der Konfrontation Patient:innen beispielsweise schrittweise mit traumabezogenen Reizen konfrontiert, um emotionale Übererregung auf diese Reize zu reduzieren. Studien weisen darauf hin, dass Psychotherapie mit einer Normalisierung einiger dieser neurobiologischen Veränderungen einhergeht (Fischer et al., 2022).

Lerntheoretische Modelle fokussieren auf Gedächtnisprozesse bzw. spezifische Gedächtnisphänomene, die durch die Traumatisierung verändert werden. Die klassische lerntheoretische Erklärung der PTBS lieferte Mowrer (1956) mit dem Zwei-Faktoren-Modell der Angstentstehung, das Prinzipien der klassischen und operanten Konditionierung vereint. Demnach führt ein traumatisches Ereignis in einer ersten Phase der klassischen Konditionierung zu einer Kopplung von Angst mit dem traumatischen Schlüsselreiz und in einer zweiten Phase durch eine operante Konditionierung zu Vermeidungsverhalten in Bezug auf diesen Reiz. Verhaltensweisen, die die Begegnung mit dem konditionierten Stimulus beenden (z. B. Flucht) oder durch die die Begegnung umgangen werden kann (Vermeidung), führen somit zu einer negativen Verstärkung, und die zuvor konditionierte aversive Reaktion wird beendet oder bleibt ganz aus. Dadurch nimmt das Vermeidungs- oder Fluchtverhalten zu. Diese einfache Theorie kann jedoch die komplexe Symptomatik der PTBS nicht vollständig erklären.

In einer einflussreichen Theorie der emotionalen Verarbeitung traumatischer Erfahrungen beschrieben Foa und Kozak (1986) die Gedächtnisstrukturen nach einer Traumatisierung als »Furchtstruktur« (vgl. auch Kap. A1 in diesem Band). Diese Furchtstruktur besteht aus verschiedenen Elementen: kognitiven (Erklärungen und Kognitionen), physiologischen (körperliche Reaktionen) und emotionalen (Emotionen wie Trauer, Furcht etc.). In der Furchtstruktur sind diese Elemente miteinander verbunden. Es entsteht somit eine umfassende Gedächtnisspur mit vielen Elementen. Diese ist sehr leicht zu aktivieren, wenn eines der Elemente aktiviert ist. Reize oder Merkmale wie z. B. Gerüche oder Geräusche, die zeitlich mit dem Trauma zusammenfallen, können somit vergleichbare Reaktionen und Intrusionen bis hin zu Flashbacks auslösen.

Aktuell sind in der Literatur einige gut belegte Lernanomalien bei PTBS bestätigt und diese Befunde haben für die KVT große Relevanz. Dazu gehören eine verlangsamte Habituation, ein eingeschränktes Extinktionslernen, Übergeneralisierung der konditionierten Angst, eine verstärkte kontextbezogene Angst und Defizite beim Erlernen von Sicherheitsanzeichen (Lissek et al., 2015).

Kognitive Modelle basieren auf der Annahme, dass die Art und Weise, wie Menschen über traumatische Erfahrungen nachdenken, ihr emotionales Erleben und Verhalten beeinflusst. Dabei geht es vor allem um die Bewertung und Interpretation von traumatischen Erfahrungen, die durch kognitive Verzerrungen und negative Überzeugungen beeinflusst werden können. Weiterhin spielt das Traumagedächtnis eine zentrale Rolle in den meisten kognitiven Theorien, das zu den dysfunktionalen kognitiven Prozessen maßgeblich beiträgt. Konkret geht es dabei vor allem darum, wie das Trauma abgespeichert und abgerufen wird.

Nach einem traumatischen Ereignis muss die Erfahrung in bestehende Grundannahmen integriert werden. Gemäß der Theorie der »Shattered assumptions«, einer Theorie der kognitiven Schemata, von Janoff-Bulman (1989) scheitert diese Integration jedoch zunächst aufgrund der Informationen, die den bestehenden Schemata deutlich widersprechen und somit schemadiskrepant sind. Jedoch kann die Diskrepanz durch kognitive Prozesse gelöst werden. Positive Reinterpretation ist beispielsweise ein Attributionsstil, der Gefühle der andauernden Vulnerabilität vermeidet und weitere dysfunktionale Kognitionen lösen und somit funktional sein kann.

In einem der prominentesten *kognitiven Modelle* postulieren Ehlers und Clark (2000; vgl. auch Kap. A1), dass die chronische PTBS vor allem durch eine Störung des Gedächtnisses gekennzeichnet ist. Diese wird durch eine unvollständige Erinnerung des Traumas bzw. des Ablaufs der Traumatisierung erkennbar. Weiterhin geht man davon aus, dass eine ungenügende Einbindung des traumatischen Ereignisses in das autobiografische Gedächtnis zu willentlich schwer abrufbaren Erinnerungen und einem Gefühl des Ereignisses als kontextlos führt, so dass dieses leicht durch physikalische Reize getriggert werden kann (Foa et al., 1995; van der Kolk & Fisler, 1995). Dementsprechend nehmen Menschen mit einer PTBS charakteristischerweise noch nach der Traumatisierung ein Gefühl der aktuellen Bedrohung wahr, obwohl das Trauma oft bereits Jahre vergangen ist. Dieses Gefühl hat nach dem Modell von Ehlers und Clark mehrere Quellen. Zum einen entsteht die Beurteilung der Bedrohung durch eine übermäßig negative Einschätzung des Traumas bzw. der daraus folgenden Konsequenzen. Ein weiterer Faktor ist die dysfunktionale Bearbeitung im Traumagedächtnis. Dieses ist meist fragmentiert und wenig elaboriert. Dadurch kann es

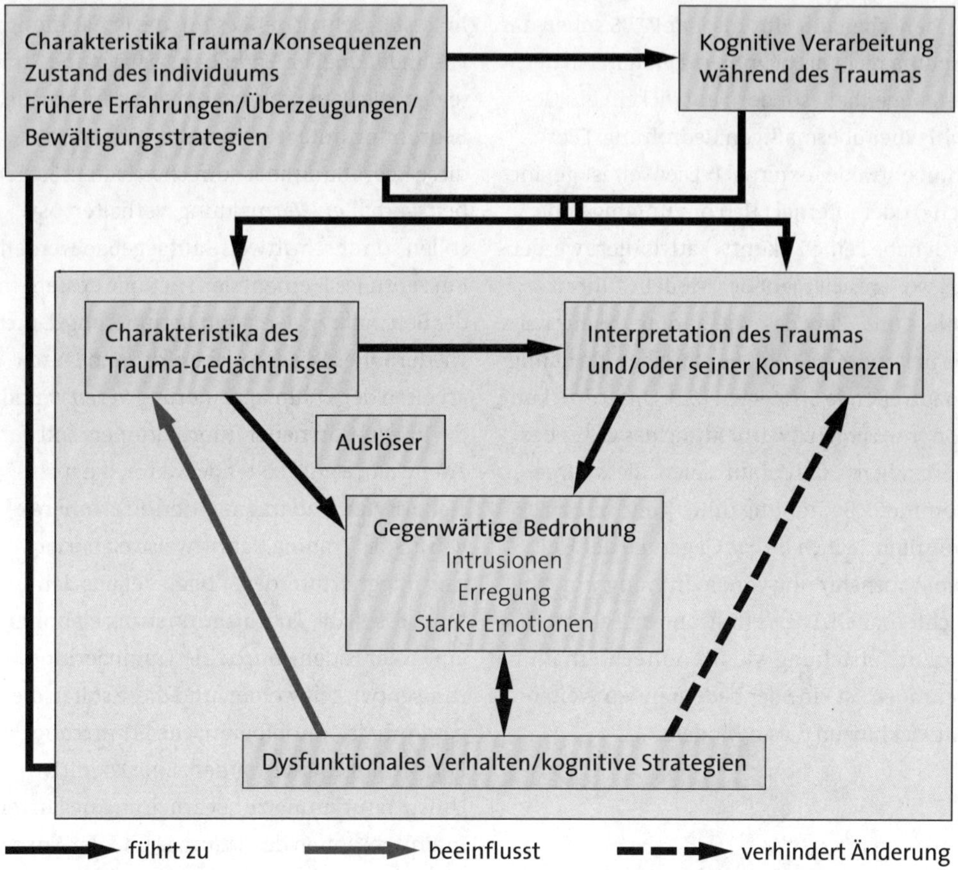

Abb. 1: Kognitives Modell der PTBS durch Ehlers und Clark, das die Rolle der Kognitionen und des Traumagedächtnisses bei der Entstehung und Aufrechterhaltung der PTBS beschreibt (nach Ehlers & Clark, 2000)

wiederum durch passende Trigger – d. h. Reize, die mit dem Trauma in Verbindung stehen – wachgerufen werden. Implizit abgespeicherte Reize, d. h. konditionierte Reaktionen, können schnell durch assoziierte Reize aktiviert werden. Letztere können einfache perzeptuelle Reize sein, etwa die Farbe oder Form eines Gegenstandes, der während des Traumas vorhanden war. Nach einem Autounfall kann beispielweise ein greller Lichtstrahl (traumabezogener Reiz: helles Licht des entgegenkommenden Autos kurz vor der Kollision) einen solchen Trigger darstellen. Dies kann dazu führen, dass in einer völlig anderen Situation plötzlich Traumaerinnerungen hervorgerufen werden.

Menschen mit chronischer PTBS sehen das Trauma nicht als begrenztes Ereignis in der Vergangenheit, sondern entwickeln ein Gefühl einer übermäßigen Bedrohung. Diese kann entweder external (»Die Welt ist gefährlich«) oder internal (»Ich bin unfähig« oder »Ich habe keine Zukunft«) attribuiert werden. Als weiteres Element des Modells führen Ehlers und Clark das sogenannte »Sicherheitsverhalten« ein. Damit beschreiben sie häufig anzutreffende Strategien (z. B. Unterdrückung von Intrusionen, Vermeidung des Ortes des Geschehens), die darauf zielen, die wahrgenommene Bedrohung unter Kontrolle zu bekommen. Jedoch ist das Gegenteil der Fall: Die Wahrnehmung von Bedrohung wird aufrechterhalten. Die Definition von Faktoren, die zur Entstehung wie zur Aufrechterhaltung beitragen, ist eine der bedeutenden Weiterentwicklungen dieses Modells.

2.3 Von der Theorie zur Psychotherapie

Am Beispiel des kognitiven Modells der PTBS von Ehlers und Clark kann die Umsetzung von der Theorie zur Therapie gut veranschaulicht werden. Wie in Kapitel F6 »Die traumafokussierte kognitive Verhaltenstherapie« erwähnt, basieren aktuelle KVT-Verfahren auf Theorien der entsprechenden Störung, die u. a. verschiedene Gedächtnis- und Informationsverarbeitungsprozesse thematisieren. Ehlers und Clark haben dazu eine Therapie entwickelt, die die im Modell als für die Entstehung und Aufrechterhaltung der PTBS maßgeblich postulierten Faktoren einzeln angeht (Ehlers, 1999). Im ersten Schritt geht es um die Behandlung von individuellen Verhaltensweisen und Strategien, die Patienten zwar anwenden, um die Bedrohung unter Kontrolle zu bringen, die diese Bedrohung aber aufrechterhalten. Sicherheitsverhalten, Vermeidungsverhalten usw. sollen somit schrittweise aufgegeben werden. Ein zentrales Element der Therapie besteht in der Behandlung der Traumaerinnerung. Durch wiederholtes Wiedererleben, d. h. ein Durcharbeiten der Traumaerinnerung *in sensu* und die Integration neuer Informationen, soll der zweite aufrechterhaltende Faktor, die nicht elaborierten und fragmentierten Erinnerungen an das Trauma, schrittweise elaboriert und integriert werden. Abgeleitet aus dem Modell, soll die Traumaerinnerung elaboriert, ein »roter Faden« durch die Traumaerinnerung entwickelt werden und diese soll in die gesamthafte autobiografische Erinnerung der Person eingebettet werden. Eine kognitive Umstrukturierung zur Bearbeitung negativer Interpretationen des Traumas und der Konsequenzen folgt als nächster Schritt.

Schritt für Schritt werden somit zentrale

Komponenten des Modells und umschriebene Problembereiche bezüglich Gedächtnis, Kognitionen, Emotionen und des Verhaltens therapeutisch moduliert. Das Modell bietet in seiner Gesamtheit eine hervorragende Grundlage zur Erarbeitung eines gemeinsamen Modells mit dem Patienten (Ehlers, 1999), was gegebenenfalls in einer einfacheren Version erfolgen kann.

Die kognitive Therapie ist eine der effektiven, evidenzbasierten Therapien der PTBS. Es gibt jedoch im Rahmen der Verhaltenstherapie weitere psychotherapeutische Verfahren zur Behandlung der PTBS. Zentral ist dabei die Unterscheidung in traumafokussierte versus nicht-traumafokussierte Behandlungstechniken. Als traumafokussiert werden diejenigen Ansätze definiert, bei denen der Fokus auf der Verarbeitung der Erinnerung an das traumatische Ereignis und seiner Bedeutung liegt. Nicht-traumafokussierte Behandlungstechniken sind als Therapieansätze definiert, deren Hauptaugenmerk nicht auf der Verarbeitung der Erinnerung an das traumatische Ereignis und/oder seiner Bedeutung liegt. Stattdessen liegt der Schwerpunkt dieser Ansätze auf der Vermittlung von Fertigkeiten der Emotionsregulation, des Umgangs mit posttraumatischen Belastungssymptomen oder der Lösung aktueller Probleme, z. B. stabilisierende Gruppenprogramme (z. B. Dorrepaal et al., 2012) oder das Programm »Sicherheit finden« (Najavits, 2002), ein kognitiv-behaviorales Therapieprogramm, welches PTBS-Symptome und komorbide substanzbezogene Störungen adressiert. Einige Therapiekonzepte kombinieren traumafokussierte und nicht-traumafokussierte Techniken, häufig in einem phasenbasierten Vorgehen. Dazu gehören die Therapieprogramme STAIR NT (Skills Training in Affective and Interpersonal Regulation Narrative Therapy; Cloitre et al., 2002) und die DBT-PTBS (Dialektisch-Behaviorale Therapie-PTBS; Bohus et al., 2013). Beide integrieren Interventionen zur Behandlung komplexer Traumafolgestörungen, die zunächst auf Emotionsregulation oder Skillstraining abzielen, mit traumafokussierten, expositionsbasierten Interventionen, in denen konkret die Traumaerinnerungen thematisiert und modifiziert werden. Auch diese Programme basieren auf Modellen der Störung, die in therapeutische Modelle übersetzt wurden.

2.4 Wirksamkeit traumafokussierter kognitiver Verhaltenstherapien

Die traumafokussierte Psychotherapie kann insgesamt als wirksame Therapie angesehen werden. Dies wird von aktuellen Metaanalysen bestätigt. So fanden Cusack et al. (2016) in ihrer Metaanalyse Hinweise auf eine hohe Wirksamkeit verschiedener Varianten der traumafokussierten KVT sowie für EMDR (siehe Kap. F7 von Schubbe & Gruyters). Gerger et al. (2014) berichten von hohen Effektstärken bei verschiedenen psychotherapeutischen Ansätzen, konstatieren jedoch, dass die robusteste Evidenz für expositionsbasierte und kognitive Varianten der TF-KVT besteht. Für erwachsene Überlebende von Kindheitstraumata konnte ebenfalls gezeigt werden, dass traumafokussierte Therapien zu signifikant höheren Effektstärken im Behandlungserfolg im Vergleich zu Verfahren ohne Trauma-Fokussierung führen (Ehring et al., 2014). Weiterhin konnte gezeigt werden, dass die Effekte der Therapie auch nachhaltig und langfristig (Weber et al., 2021) sowie von der gleichzeitigen Einnahme von Psychopharmaka unabhängig sind (Hoppen & Morina, 2023). Aktuelle Studien sowie ein Review legen weiterhin nahe, dass die KVT, vor allem die traumafokussierte Therapie, die Symptome der komplexen PTBS wirksam verbessert. Es sind jedoch prospektive Untersuchungen mit validierten Messungen erforderlich, um aktuelle und neue Behandlungen zu bewerten und persönliche Marker für die Wirksamkeit der Behandlung der komplexen PTBS noch genauer zu ermitteln (Melegkovits et al., 2022).

Einige Studien zeigen auch, dass internetbasierte Therapieprogramme bezüglich der Reduktion von PTBS-Symptomen effektiv sind (Sijbrandi et al., 2016). Selbst die sogenannte self-guided Online-CBT (d. h., ein computerisiertes Programm oder Modul, das zur Selbsthilfe entwickelt wurde und auf den Prinzipien der kognitiven Verhaltenstherapie basiert) erwies sich als wirksame Intervention, die PTBS-Symptome reduzierte (Reitsma et al., 2023). In Erwartung einer Replikation dieser Ergebnisse könnten frühe Online-Interventionen in der Praxis auf breiter Basis eingesetzt werden, um die Behandlung von Trauernden in Not zu verbessern. Dieser Bereich befindet sich aktuell im Aufbau und Aufbruch, nicht zuletzt aufgrund der deutlichen Kostenersparnis im Vergleich zu den Face-to-face-Therapien. Auch für spezifische und hochrelevante Patientenpopulationen, wie z. B. Flüchtlinge, zeigen sich hohe Effektstärken bei verschiedenen Varianten traumafokussierter KVT (Lambert & Alhassoon, 2015; Nosè et al., 2017).

Insgesamt zeigen die Studien, dass die KVT bei der Behandlung von PTBS sowie komplexer PTBS eine große Wirksamkeit aufweist. Patient:innen und spezifische Populationen haben individuelle Bedürfnisse und Symptome, die eine Anpassung der Behandlung erfordern können. Ausgebildete Traumatherapeut:innen gehen in einer »State-of-the-art«-Therapie auf diese speziellen Bedürfnisse der Patient:innen ein.

2.5 Aktive Wirkmechanismen der KVT für PTBS: Prozessforschung

Die KVT ist ein wirksames Verfahren zur Behandlung der PTBS. Wodurch wirken jedoch kognitiv-verhaltenstherapeutische Ansätze bei einer PTBS? Die beschriebenen Theorien haben zur Wirkweise der Therapien und zu den aktiven Wirkmechanismen klare Prozesse und entsprechende Annahmen formuliert. Eine Reihe von Studien hat die Frage untersucht, welche Teile und Komponenten der Therapie diese effektiv machen. Ergebnisse dieser Studien sind hochrelevant, um Kliniker:innen zum einen eine Grundlage für die Auswahl einer Methode zur Behandlung von Patient:innen zu geben. Zum anderen kann eine Behandlung nur auf der Basis eines soliden Verständnisses ihrer aktiven Mechanismen weiter verfeinert und optimiert werden. Die Ergebnisse können weiterhin bei der Entwicklung personalisierter Therapien helfen, bei denen die Behandlung individuell auf spezifische Patient:innen mit spezifischen Symptom- und Problemkonstellation zugeschnitten wird. Wie bereits angedeutet ist die KVT effektiv, es besteht jedoch Raum zur Verbesserung (Loerinc et al., 2015). Nur wenn die aktiven Wirkmechanismen einer Therapie bekannt sind, können Elemente der Therapie entsprechend angepasst bzw. bestehende Module eines Therapieprogramms verändert bzw. noch verfeinert werden. So gehört beispielsweise die Extinktion der traumaassoziierten Furcht, d. h. Habituation und graduelle Reduktion der Angst, zwischen und innerhalb der Psychotherapiesitzungen, vor allem wenn eine Traumakonfrontation den Hauptanteil der Sitzungen ausmacht, zu den angenommenen Wirkmechanismen der KVT bei einer PTBS. Dies wurde für die prolongierte Expositionstherapie (PE) untersucht, eine Form der KVT bei einer PTBS. Während die Befunde zur Habituation innerhalb der Sitzungen gemischt sind (Foa & McLean, 2016), konnte die Extinktion im Verlauf der PE-Therapiesitzungen mit einem besseren Outcome assoziiert werden (z. B. Stripada et al., 2013; Foa & McLean, 2016). Dies bestätigt einen angenommenen, relevanten Mechanismus der Wirksamkeit der KVT bei einer PTBS.

Evidenz besteht außerdem für die Reduktion dysfunktionaler Kognitionen im Rahmen der KVT bei einer PTBS. Diese wird von der Mehrzahl der Modelle und KVT-orientierten Therapien als zentraler Gesichtspunkt angesehen. Dies bestätigen mehrere Studien zur traumafokussierten KVT durch Mediationsanalysen, in denen auch die zeitliche Abfolge der Veränderung berücksichtigt wurde (Kleim et al., 2013; Schumm et al., 2015). Genauer gesagt, wurden in diesen Studien negative Kognitionen sowie eine PTBS-Symptomatik regelmäßig, d. h. pro Psychotherapiesitzung, über den Verlauf der Psychotherapie hinweg gemessen. Es konnte gezeigt werden, dass eine Reduktion negativer traumabezogener Kognitionen einen signifikanten Mediator der Symptomreduktion darstellt. Diese Kognitionen sind hochindividuell und idiosynkratisch: »Ich bin schuld«; »Ich hätte es verhindern können«; »Mein Leben wird nie wieder das gleiche sein«; »Meine Intrusionen bedeuten, dass ich verrückt werde«. In der Therapie werden diese Kognitionen durch verschiedene Techniken bearbeitet und modifiziert, z. B. durch Sokratische Fragen, direktes Hinterfragen einer Kognition oder auch durch einen Besuch des Ortes des Geschehens, der oft zur Revision negativer Annahmen führt.

2.6 Zusammenfassung

Das Kapitel präsentierte eine Übersicht über bestehende Erklärungsmodelle der PTBS mit einem Fokus auf neurobiologischen, lerntheoretischen und kognitiven Modellen, die die kognitive Verhaltenstherapie im Kontext der Behandlung der PTBS beeinflusst haben. Am Beispiel des kognitiven Modells der PTBS und der kognitiven Therapie von Ehlers und Clark wurde die Umsetzung eines theoretischen Erklärungsmodells in die Therapie veranschaulicht. Eine derartige traumafokussierte Psychotherapie gehört zu den wirksamen Therapien der PTBS. Dies wird von aktuellen Metaanalysen bestätigt.

Nachdem die Wirksamkeit der traumafokussierten KVT eindeutig ausgewiesen werden konnte und aktuelle Leitlinien diese entsprechend als eine der »First-line«-Therapien für die PTBS vorschlagen, sind Kliniker aktuell dabei, die Therapieform für möglichst viele Gruppen zu optimieren, z. B. für Geflüchtete und Personen mit verschiedenen kulturellen Hintergründen. Weiterhin ist die Forschung aktuell darum bemüht, die Wirkmechanismen genauer herauszuarbeiten und empirisch zu belegen. Auf dieser Basis kann die Therapie weiter verfeinert und optimiert werden und Möglichkeiten der zusätzlichen Anreicherung durch pharmakologische, kognitive und verhaltensbasierte Interventionen können untersucht werden.

2.7 Literatur

APA (American Psychiatric Association) (1980). *Diagnostic and statistical manual of mental disorders* – DSM-III. 3. Aufl., Washington, DC: American Psychiatric Association. Dt.: *Diagnostisches und Statistisches Manual Psychischer Störungen. DSM-III.* Dt. Bearb. u. Einf. von K. Koehler & H. Saß. Weinheim u. a.: Beltz 1984.

Barchiesi R., Chanthongdee K., Petrella M., Xu L., Söderholm S., Domi E., Augier G., Coppola A., Wiskerke J., Szczot I., Domi A., Adermark L., Augier E., Cantù C., Heilig M.& Barbier E. (2022). An epigenetic mechanism for over-consolidation of fear memories. *Molecular Psychiatry,* 27 (12), 4893–4904; doi: 10.1038/s41380-022-01758-6.

Bernstein E. M. & Putnam F. W. (1986). Development, reliability, and validity of a dissociation scale. *Journal of Nervous and Mental Disease,* 174, 727–735.

Bohus M., Dyer A. S., Priebe K., Krüger A., Kleindienst N., Schmahl C., Niedtfeld I. & Steil R. (2013). Dialectical behaviour therapy for posttraumatic stress disorder after childhood sexual abuse in patients with and without borderline personality disorder: A randomised controlled trial. *Psychotherapy and Psychosomatics, 82 (4), 221–233.*

Brewin C. R., Dagleish T. & Joseph S. (1996). A dual representation theory of posttraumatic stress disorder. *Psychological Review,* 103, 670–686.

Bryant R. A., Dawson K. S., Azevedo S., Yadav S., Cahill C., Kenny L., Maccallum F., Tran J., Rawson N., Tockar J., Garber B. & Keyan D. (2023). Augmenting trauma-focused psychotherapy for post-traumatic stress disorder with brief aerobic exercise in Australia: A randomised clinical trial. *Lancet Psychiatry,* 10 (1), 21–29; doi: 10.1016/S2215-0366(22)00368-6.

Brunet A., Saumier D., Liu A., Streiner D. L., Tremblay J. & Pitman, R. K. (2018). Reduction of PTBS symptoms with pre-reactivation propranolol therapy: A randomized controlled trial. *American Journal of Psychiatry,* 175 (5), 427–433.

Cloitre M., Koenen K. C., Cohen L. R. & Han H. (2002). Skills training in affective and interpersonal regulation followed by exposure: A phase-based treatment for PTSD related to childhood abuse. *Journal of Consulting and Clinical Psychology,* 70, 1067–1074.

Cusack K., Jonas D., Forneris C. A., Wines C., Sonis J., Middleton J. C., Feltner C., Brownley K. A., Olmsted K. R., Greenblatt A., Weil A. & Gaynes B. N. (2016). Psychological treatments for adults with posttraumatic stress disorder: A systematic review and meta-analysis. *Clinical Psychology Review,* 43, 128–41.

Dorrepaal E., Thomaes K., Smit J. H., van Balkom A. J., Veltman D. J., Hoogendoorn A. W. & Draijer N. (2012). Stabilizing group treatment for complex posttraumatic stress disorder related to child abuse based on psychoeducation and cognitive behavioural therapy: A multisite randomized controlled trial. *Psychotherapy and Psychosomatics,* 81 (4), 217–25.

Ehlers A. (1999). *Posttraumatische Belastungsstörungen.* Göttingen: Hogrefe.

Ehlers A. & Clark D. M. (2000). A cognitive model of posttraumtic stress disorder. *Behavior Research and Therapy,* 38 (4), 319–345.

Ehlers A., Clark D. M., Dunmore E., Jaycox L., Meadows E. & Foa E. B. (1998). Predicting response to exposure treatment in PTSD: The role of mental defeat and alienation. *Journal of Traumatic Stress,* 11 (3), 457–71.

Ehring T., Welboren R., Morina N., Wicherts J. M., Freitag J. & Emmelkamp P. M. (2014). Meta-analysis of psychological treatments for posttraumatic stress disorder in adult survivors of childhood abuse. *Clinical Psychology Review,* 34 (8), 645–57.

Fischer S., Schumacher S. & Daniels J. (2022). Neurobiological changes in posttraumatic stress disorder and their reversibility by psychotherapy. A narrative review. *Zeitschrift für Klinische Psychologie und Psychotherapie,* 51 (2), 77–86.

Foa E. B. & Hearst-Ikeda, D. (1996). Emotional dissociation in response to trauma: An information-processing approach. In: Michelson L. K. & Ray W. J. (Hrsg.). *Handbook of dissociation: Theoretical, empirical and clinical perspectives.* New York: Plenum Press, 207–224.

Foa E. B. & Kozak M. J. (1986). Emotional processing of fear: Exposure to correcting information. *Psychological Bulletin,* 99 (1), 20–35.

Foa E. B. & McLean C. P. (2016). The efficacy of exposure therapy for anxiety-related disorders and its underlying mechanisms: The case of OCD and PTSD. *Annual Review of Clinical Psychology,* 12, 1–28.

Foa E. B., Steketee G. & Rothbaum B. O. (1989). Behavioural/cognitive conceptualization of post-traumatic stress disorder. *Behavior Therapy,* 20, 155–176.

Foa E. B., Hearst-Ikeda D. & Perry K. J. (1995). Evaluation of a brief cognitive-behavioral program for the prevention of chronic PTSD in recent assault victims. *Journal of Consulting and Clinical Psychology,* 63 (6), 948–55.

Gerger H., Munder T. & Barth J. (2014). Specific and nonspecific psychological interventions for PTSD symptoms: A meta-analysis with problem complexity as a moderator. *Journal of Clinical Psychology,* 70 (7), 601–15.

Hoppen T. & Morina N. (2023). Psychological interventions for adult post-traumatic stress disorder are effective irrespective of concurrent psychotropic medication intake: A meta-analysis of randomized controlled trials. *Psychotherapy and Psychosomatics*, 92(1), 27–37; doi: 10.1159/000527850.

Horowitz M. J. (1986). Stress-response syndromes. A review of posttraumatic and adjustment disorder. *Hospital and Community Psychiatry,* 37 (3), 241–249.

Hyland P., Shevlin M., Fyvie C. & Karatzias T. (2018). Posttraumatic stress disorder and complex Posttraumatic stress disorder in DSM-5 and ICD-11: Clinical and behavioral correlates. *Journal of Traumatic Stress,* 31 (2), 174–180.

Janet P. (1904). L'amnésie et la dissociation des souverirs par l'émotion. *Journal de Psychologie,* 4, 417–453.

Janoff-Bulman R. (1989). Assumptive worlds and the stress of traumatic events: Applications of the schema construct. *Social Cognition,* 7, 113–136.

Janoff-Bulman R. (1992): *Shattered assumptions: Toward a new psychology of trauma*. New York: Free Press.

Kleim B., Grey N., Wild J., Nussbeck F. W., Stott R., Hackmann A., Clark D. M. & Ehlers A. (2013). Cognitive change predicts symptom reduction in Cognitive Therapy for PTBS. *Journal of Consulting and Clinical Psychology,* 81 (3), 383–93.

Kolb L. C. (1987). A neuropsycholog hypothesis explaining post-traumatic stress disorder. *American Journal of Psychiatry,* 144, 989–995.

Koopman C., Classen C. & Spiegel D. (1994). Predictors of posttraumatic stress symptoms among survivors of the Oakland/Berkeley, Calif., firestorm. *American Journal of Psychiatry,* 151, 888–894.

Krause B. J., Artigas R., Sciolla A. F. & Hamilton J. (2020). Epigenetic mechanisms activated by childhood adversity. *Epigenomics*, 12(14), 1239–1255; doi: 10.2217/epi-2020-0042.

Lambert J. E. & Alhassoon O. M. (2015). Trauma-focused therapy for refugees: Meta-analytic findings. *Journal of Counseling Psychology,* 62 (1), 28–37.

Loerinc A. G., Meuret A. E., Twohig M. P., Rosenfield D., Bluett E. J. & Craske M. G. (2015). Response rates for CBT for anxiety disorders: Need for standardized criteria. *Clinical Psychology Review,* 42, 72–82.

Melegkovits E., Blumberg J., Dixon E., Ehntholt K., Gillard J., Kayal H,. Kember T., Ottisova L., Walsh E., Wood M., Gafoor R., Brewin C., Billings J., Robertson M. & Bloomfield M. (2022). The effectiveness of trauma-focused psychotherapy for complex post-traumatic stress disorder: A retrospective study. *European Psychiatry,* 66 (1), e4; doi: 10.1192/j.eurpsy.2022.2346.

Moser S., Martins J., Czamara D. et al. (2022). DNA-methylation dynamics across short-term, exposure-containing CBT in patients with panic disorder. *Translational Psychiatry,* 12, 46; https://doi.org/10.1038/s41398-022-01802-7.

Mowrer O. H. (1956). Two-factor learning theory reconsidered, with special reference to secondary reinforcement and the concept of habit. *Psychology Review,* 63 (2), 114–28.

Najavits L. (2002). *Seeking safety: A treatment manual for PTSD and substance abuse.* New York: Guilford Press.

Nosè M., Ballette F., Bighelli I., Turrini G., Purgato M., Tol W. & Barbui C. (2017). Psychosocial interventions for post-traumatic stress disorder in refugees and asylum seekers resettled in high-income countries: Systematic review and meta-analysis. *PloS ONE,* 12 (2), e0171030.

Ozer E. J., Best S. S., Lipsey T. L. & Weiss D. S. (2003): Predictors of posttraumatic stress disorder and symptoms in adults: A meta-analysis. *Psychological Bulletin,* 129, 52–73.

Pitman R. K. (1993). Biological findings in post-traumatic stress disorder: Implications for DSM-IV classification. In: Davidson J. R. T. & Foa E. B. (Hrsg.), *Posttraumatic stress disorder: DSM-IV and beyond.* Washington, DC: American Psychiatric Press, 173–190.

Powers M. B., Medina J. L., Burns S., Kauffman B. Y., Monfils M., Asmundson G. J., Diamond A., McIntire C. & Smits J. A. (2017). Exercise augmentation of exposure therapy for PTBS: Rationale and pilot efficacy data. *Cognitive Behavior Therapy,* 44 (4), 314–27.

Reitsma L., Boelen P. A., de Keijser J. & Lenferink L. I. M. (2023). Self-guided online treatment of disturbed grief, posttraumatic stress, and depression in adults bereaved during the COVID-19 pandemic: A randomized controlled trial. *Behavior Research and Therapy,* 163, 104286; doi: 10.1016/j.brat.2023.104286.

Schumm J. A., Dickstein B. D., Walter K. H., Owens G. P. & Chard K. M. (2015). Changes in posttraumatic cognitions predict changes in posttraumatic stress disorder symptoms during cognitive processing therapy. *Journal of Consulting and Clinical Psychology,* 83 (6), 1161–6.

Sijbrandij M., Kunovski I. & Cuijpers P. (2016). Effectiveness of internet-delivered cognitive e behavioural therapy for posttraumatic stress disorder: A systematic review and meta-analysis. *Depression and Anxiety,* 33 (9), 783–91.

Spiegel D., Koopman C., Cardeña E. & Classen C. (1996). Dissociative symptoms in the diagnosis of acute stress disorder. In: Michelson L. K. & William J. R. (Hrsg.). *Handbook of dissociation: Theoretical, empirical and clinical perspectives.* New York: Plenum Press, 367–380.

Stripada R. K., Garfinkel S. N. & Liberzon I. (2013). Avoidant symptoms in PTSD predict fear circuit activation during multimodal fear extinction. *Frontiers of Human Neuroscience,* 7, 672. Im Internet: https://www.frontiersin.org/articles/10.3389/fnhum.2013.00672/full (Zugriff: 11. 9. 2018).

Thumfart K. M., Jawaid A., Bright K., Flachsmann M. & Mansuy I. M. (2022). Epigenetics of childhood trauma: Long term sequelae and potential for treatment. *Neuroscencei Biobehavioral Review,* 132, 1049–1066; doi: 10.1016/j.neubiorev.2021.10.042.

Trimble M. D. (1985). Post-traumatic stress disorder: History of a concept. In: Figley C. R. (Hrsg.). *Trauma and its wake.* Bd. 1: *The study and treatment of Post-Traumatic Stress Disorder.* New York: Brunner/Mazel, 5–14.

van der Kolk B. A. & Fisler R. (1995). Dissociation and the fragmentary nature of traumatic memories: Overview and exploratory study. *Journal of Traumatic Stress,* 8, 505–525.

van der Kolk B. A. & van der Hart O. (1991). The intrusive past: The flexibility of memory and the engraving of trauma. *American Imago,* 48, 425–454.

Weber M., Schumacher S., Hannig W., Barth J., Lotzin A., Schäfer I., Ehring T. & Kleim B. (2021). Long-term outcomes of psychological treatment for posttraumatic stress disorder: A systematic review and meta-analysis. *Psychological Medicine.,* 51 (9), 1420–1430; doi: 10.1017/S003329172100163X.

Yehuda R., Levengood R. A., Schmeidler J., Wilson A., Guo L. A. & Gerber D. (1996). Increased pituitary activation following metyrapone administration in post-traumatic stress disorder. *Psychoneuroendocrinology,* 21, 1–16.

JOCHEN ECKERT UND EVA-MARIA BIERMANN-RATJEN

3. Die Traumatheorie in der Humanistischen Psychotherapie

3.1 Vorbemerkung

Der nachfolgende Beitrag erschien in den bisherigen Auflagen dieses Handbuchs als Thematisierung der Traumatheorie, die im Rahmen des Verfahrens Gesprächspsychotherapie (GPT) entwickelt worden ist.

Den Namen Gesprächstherapie (GT) als Bezeichnung für das von dem amerikanischen Psychologen Carl R. Rogers entwickelte Klientenzentrierte Therapiekonzept (client-centered therapy) hat der Hamburger Psychologieprofessor Reinhard Tausch geprägt. Er nahm damit Rücksicht auf die bis zur Verabschiedung des Psychotherapeutengesetzes (PsychThG) 1999 geltende deutsche Rechtslage, die Psychologen (m/w/d) eine eigenständige heilkundliche Tätigkeit (»Psychotherapie«) untersagte.

Nicht nur die Rechtslage in Deutschland hat sich geändert. Auch Rogers' Therapiekonzept, das von ihm in den 1940er-Jahren in den USA begründet wurde, hat sich seitdem weiterentwickelt. Diese Entwicklungen schlugen sich nicht nur in der Bezeichnung des Konzepts nieder: Aus *nicht-direktiver* wurde *klientenzentrierte* und dann *personzentrierte* Psychotherapie. Hinzu kamen konzeptuelle Weiterentwicklungen, die dem Prozess des emotionalen Erfahrens (»experiencing«) in einer Psychotherapie eine zentrale Bedeutung zuwiesen, wie »Focusing« und »Emotionsfokussierte Therapie« (EFT), so dass heute versucht wird, die Benennung der Gesprächspsychotherapie diesen Weiterentwicklungen anzupassen. So hat das wichtigste deutschsprachige Publikationsorgan der Gesprächspsychotherapie, die Zeitschrift *PERSON*, im Titel den Zusatz »Internationale Zeitschrift für Personzentrierte und Experienzielle Psychotherapie und Beratung« und das Journal des Weltverbands ist die Zeitschrift *Person-Centered & Experiential Psychotherapies*.

Diesem Umstand wird auch in Deutschland Rechnung getragen: Die Bezeichnung »Gesprächspsychotherapie« wird erweitert benutzt: »Gesprächspsychotherapie/Personzentriert-experienzielle Psychotherapie«.

In der wissenschaftlichen Literatur werden im Bereich Psychotherapie in der Regel vier theoretische Grundkonzeptionen bzw. Paradigmen (im Sinne von Kuhn, 2023 [1962]) unterschieden: das psychoanalytische/psychodynamische, das verhaltenstherapeutische, das humanistische und das systemische Paradigma. Rogers selbst ordnete seinen Ansatz dem humanistischen Paradigma zu.

Da sich in der wissenschaftlichen Community kein Konsens darüber entwickelte, welche essenziellen Grundannahmen das humanistische Paradigma ausmachen, versammelten sich unter diesem Namen auch Behandlungsmethoden, die häufig weder theoretisch noch empirisch ausreichend fundiert waren.

Einen Vorschlag, der definitorisch umreißt, was den gemeinsamen Kern humanistischer Psychotherapien ausmacht, hat Kriz (2023, S. 19) vorgelegt: Eine »phänomenologische Grundhaltung verbunden mit einem spezifischen Menschenbild«. Wir greifen diesen Vorschlag auf und stellen unter der Paradigmenbezeichnung »Humanistische Psychotherapie« im Sinne von Kriz die Traumatheorie vor, die ausgehend von der Therapietheorie Carl R. Rogers' (1902–1987) entwickelt worden ist.

Die Grundannahme von Rogers' Therapietheorie besagt, dass die Psychotherapie ein Prozess der Selbstentwicklung innerhalb einer bestimmten Beziehung ist. Eine traumatische Erfahrung wird im Rahmen dieser Therapietheorie nicht nur als die Erfahrung der Bedrohung durch die Außenwelt aufgefasst, sondern auch als eine massive Bedrohung des Selbstkonzepts. Ein Trauma ist eine Erschütterung des gesunden Prozesses der Verarbeitung von Erfahrung (vgl. aktuell Gahleitner et al., 2022a, Gahleitner et al., 2022b).

3.2 Was kennzeichnet Rogers' Therapiekonzept?

Als Gesprächspsychotherapeuten werden in Deutschland die Psychotherapeuten bezeichnet, deren Therapiekonzept auf den amerikanischen Psychologen Carl Rogers (1902–1987) zurückgeht. Vom Klientenzentrierten Konzept wird gesprochen, wenn es um die theoretischen Vorstellungen von Gesprächspsychotherapeuten geht.

Das Klientenzentrierte Konzept geht davon aus, dass sich die Entwicklung zur Person selbstorganisiert vollzieht und – unter förderlichen Entwicklungsbedingungen – in eine konstruktiv-adaptive Richtung geht. Es wird eine Aktualisierungstendenz angenommen, dass der menschliche Organismus mit einer Tendenz ausgestattet ist, alle seine Kapazitäten so zu entwickeln, dass sie ihn erhalten und fördern, und zwar nach eigenen inneren Regeln (Eckert et al., 2006).

Ein wesentlicher Teil der Aktualisierung besteht in der Entwicklung eines Selbstkonzepts, eines mentalen – geistigen und bewusstseinsfähigen – Bildes von sich selbst in der Welt. Dieses hat einen großen Einfluss darauf, wie und was erlebt und mental repräsentiert wird. Das Selbstbild oder Selbstkonzept verändert sich im Verlauf des psychotherapeutischen Prozesses in der Weise, dass Selbsterfahrungen gemacht werden können, die bisher nicht in das Selbstkonzept integriert werden konnten, nicht mit dem bestehenden Selbstbild vereinbar waren und daher Angst und/oder andere Gefühle der Bedrohung ausgelöst hatten oder gänzlich abgewehrt – d. h. aus dem bewussten Erleben ausgeschlossen – worden waren.

Wenn die Erfahrungen einer Person, die im Selbstkonzept repräsentiert werden, nur einem Teil ihrer tatsächlichen bewusstseinsfähigen Erfahrungen entsprechen, wird im Rahmen des Klientenzentrierten Konzepts von Inkongruenz gesprochen. Es gibt viele Formen von Inkongruenz. Erfahrungen können abgewehrt sein, gar nicht oder nur verzerrt bewusst oder einseitig oder gespalten im Bewusstsein repräsentiert sein. Sie können abgelehnt werden, nicht als die eigenen angesehen, als unvereinbar mit Idealvorstellungen von sich selbst erlebt werden. Inkongruenz kann auch in der Form erlebt werden, dass die Person Erfahrungen macht, in denen sie sich nicht versteht oder die ihr bisheriges Weltbild erschüttern, oder dass sie Gefühle erlebt, die keinen Sinn haben. Inkongruenz kann darin bestehen, dass komplexe emotionale Erlebnisinhalte nur unvollständig symbolisiert werden. Schmerzen und andere körperliche Beschwerden z. B. können auf Inkongruenz hinweisen, nämlich darauf, dass die zu ihnen gehörenden Erfahrungen und Gefühle nicht vollständig, sondern nur in ihren körperlichen Aspekten bewusst werden. Alle diese Erfahrungen von Inkongruenz sind mit Gefühlen verbunden, die wiederum mehr oder weniger vollständig bewusst und verstanden sein können. Im Zustand von Inkongruenz, wenn die Person spürt, dass sie durch Erfahrungen, die sie macht, bedroht werden kann – es wird dann von Vulnerabilität gesprochen, wenn sie ahnt, dass sie mehr Erfahrungen macht, als ihr bewusst werden, und vor allem Erfahrungen macht, die nicht mit ihrem Selbstbild zu vereinbaren sind und es so in Frage stellen –, wird Angst erlebt.

Ziel einer Psychotherapie im Rahmen des Klientenzentrierten Konzepts (= Gesprächpsychotherapie/Personzentriert-experienzielle Psychotherapie) ist die Reduktion von Inkongruenz. Die Bedingung für den therapeutischen Prozess, der zu diesem Ziel, der Reduktion von Inkongruenz, durch eine Veränderung – und zwar eine Weiterentwicklung des Selbstkonzepts – führt, besteht nach Rogers in einem psychologischen Kontakt zwischen Therapeut und Patient, in dem sich der Patient mit seinem inneren Erleben befasst, vor allem mit seinem Erleben von Inkongruenz, und dabei zumindest im Ansatz wahrnehmen kann, dass ihn der Therapeut

- in seinem Erleben in seinem inneren Bezugsrahmen – das ist die eigene Sicht auf das eigene Erleben und die eigene Person – empathisch versteht
- und dabei in allen seinen Erfahrungen, auch in denen von Inkongruenz, gleichermaßen positiv beachtet – Gesprächspsychotherapeuten/Personzentriert-experienzielle Therapeuten sprechen auch davon, dass sie den Klienten unbedingt wertschätzen oder dass sie ihn bedingungsfrei positiv beachten –,
- während der Therapeut kongruent ist, sich seiner gesamten eigenen Erfahrung in der Beziehung zum Patienten bewusst werden könnte und dem Patienten dementsprechend offen und echt als eine reale Person begegnet.

Dass der Patient eine solche Beziehung erfährt, ist nicht die Voraussetzung für die Psychotherapie, sondern *ist* die Therapie.

Im Verlauf des psychotherapeutischen Prozesses nimmt die Angst des Klienten ab. Er kann seine Aufmerksamkeit zunehmend auf seine innere Erfahrung richten und kann so zunehmend auch Inkongruenz zwischen seinen Erfahrungen und seinem Selbstkonzept wahrnehmen. Es werden Erfahrungen bewusst bzw. gemacht, die bisher abgewehrt worden sind und/oder mit Angst verbunden als nicht mit dem Selbstkonzept vereinbar erlebt worden sind. Sie können nun als persönliche Erfahrungen angenommen und in die Selbsterfahrung integriert werden. Dadurch verändert sich das Selbstkonzept, es erweitert sich, und das Erleben von Inkongruenz wird seltener. Das Selbstkonzept wird durch immer weniger Erfahrungen als bedroht erlebt. Die Person integriert immer mehr Selbsterfahrung in ihr Selbstkonzept, das dadurch differenzierter und flexibler wird.

Rogers hat also die Psychotherapie als einen Prozess der Selbstkonzeptentwicklung in einer

Beziehung definiert, in welcher der Klient bedingungsfreie positive empathische Beachtung für seine Erfahrung, so wie sie sich ihm aus seiner Perspektive – in seinem eigenen inneren Bezugsrahmen – darstellt, erlebt.

Ähnlich wie Winnicott (1976), der davon ausgegangen ist, dass sich das Kind zunächst in den Augen seiner Mutter sieht, und Bowlby (2005), der von der Entwicklung eines inneren Arbeitsmodells gesprochen hat – einem Abbild der Erfahrungen, die das Kind mit seinen Bindungsbedürfnissen im Umgang mit den Personen macht, an die es sich bindet –, gehen Gesprächspsychotherapeuten davon aus, dass sich aus Selbsterfahrungen nicht nur in der Psychotherapie, sondern auch im Verlauf der kindlichen Entwicklung in Bindungsbeziehungen ein Selbstkonzept entwickelt. Selbsterfahrungen werden in Abhängigkeit davon als solche erkannt und in ein Selbstkonzept integriert, in dem das Kind erlebt, dass es in ihnen bedingungsfrei positiv empathisch beachtet wird.

Jede in das Selbstkonzept integrierte Erfahrung ist also nicht nur eine Erfahrung, in der sich die Person selbst erlebt hat und die sie für sich selbst bewertet hat, sondern zugleich eine Erfahrung, von einer anderen Person empathisch verstanden und damit auch von ihr positiv bewertet, angenommen worden zu sein.

Indem sich das Selbstkonzept entwickelt, entwickelt sich auch eine Tendenz, es zu erhalten. Sobald sich ein erstes Selbstkonzept gebildet hat, beurteilt die Person – der Aktualisierungstendenz, sich zu erhalten und zu entwickeln, entsprechend – Erfahrungen nicht mehr nur im Hinblick darauf, ob sie solche sind, die den Organismus erhalten und seiner Entfaltung dienen. Sie beurteilt ihre Erfahrungen nun auch als zu ihrem Selbstkonzept passend oder nicht. Erfahrungen können, wie oben ausgeführt, mit dem Selbstkonzept kongruent sein. Sie können aber auch inkongruent sein. Und Inkongruenz wird als Bedrohung erlebt.

Sobald das Kind ein erstes Selbstkonzept entwickelt hat, erlebt es also Erfahrungen, in denen es zuvor nicht von einer wichtigen Bezugsperson empathisch verstanden und nicht bedingungsfrei wertgeschätzt worden ist, als nicht mit seinem Selbstkonzept vereinbar. Und es erlebt nun auch die Erfahrung, von einer wichtigen Bezugsperson nicht empathisch verstanden und nicht bedingungsfrei wertgeschätzt zu werden, als solche als bedrohlich, denn alle in das Selbstkonzept integrierten Erfahrungen beinhalten auch die Erfahrung, bedingungsfrei positiv beachtet zu werden. Die Erfahrung, nicht empathisch verstanden und/oder nicht bedingungsfrei positiv beachtet zu werden, passt also nicht zu den in das Selbstkonzept integrierten Erfahrungen.

Wie jede andere Erfahrung einer Bedrohung kann Inkongruenz Angst auslösen und in dieser bewusst werden. Sie kann aber auch nur teilweise bewusst werden, z. B. als Verteidigungs- oder Fluchtimpulse, als Aggression oder als Depression erlebt werden.

Auch in den Erfahrungen von Inkongruenz oder Angst, in der Verteidigung gegen die Erfahrung oder der Flucht vor ihr, kann eine Person von einer anderen empathisch und bedingungsfrei positiv beachtet werden, und insofern können auch Erfahrungen von Inkongruenz und der Abwehr von Erfahrung in das Selbstkonzept integriert werden. In der Regel wird in Verbindung mit der Integration einer Erfahrung von Inkongruenz und der Erfahrung, in dieser verstanden und angenommen zu werden, auch die Erfahrung integrierbar, durch die Inkongruenz entstanden war.

Im Klientenzentrierten Konzept wird eine

Person als umso gesünder betrachtet, je offener sie für ihre Selbsterfahrung ist und je mehr sie sich selbst in ihrem Erleben verstehen und akzeptieren kann – was wiederum von ihrem Selbstkonzept abhängig ist bzw. davon, wie genau und zuverlässig sie von ihren wichtigen Bezugspersonen in ihren Erfahrungen und darin, wie sie selbst sie bewertet hat bzw. was sie für sie selbst bedeutet haben, empathisch verstanden und angenommen worden ist und sich heute selbst differenziert sehen, verstehen und annehmen kann.

3.3 Was ist ein Trauma und wie wird es erlebt?

Im Folgenden wird beschrieben, was eine Person, die eine traumatische Erfahrung macht, aus der Sicht des Gesprächspsychotherapeuten betrachtet, erlebt. In Anschluss daran wird dieses Erleben in der Sprache des klientenzentrierten Konzepts dargestellt.

In der Psychopathologie gilt als Trauma eine Erfahrung, die erschüttert bzw. verletzt. Sie führt bei fast jedem zu einem nachhaltigen Einschnitt im normalen Prozess der Erlebnisverarbeitung.

In einer traumatischen Situation schaltet der Körper reflexhaft auf ›Überlebensreaktion‹ um. Zu dieser gehören die natürlichen Reaktionsmöglichkeiten Kampf oder Flucht. Wenn Kampf und Flucht unmöglich bzw. sinnlos sind, kommt es zu einer Situation extremer Ohnmacht bzw. Hilflosigkeit. Die typische Folge traumatischer Ereignisse wird nach dem internationalen Klassifikationsschlüssel ICD-11 (WHO, 2019) als »Posttraumatische Belastungsstörung (PTBS)« oder »Post-Traumatic-Stress-Disorder (PTSD)« bezeichnet (vgl. Gysi, 2018). Die Symptome sind durch ein Wiedererleben des traumatischen Ereignisses in Intrusionen, Flashbacks oder Albträumen charakterisiert, oft verbunden mit starken Emotionen. Es kommt auch zu einer Vermeidung von Gedanken und Erinnerungen an das Ereignis und zu einer anhaltenden Wahrnehmung erhöhter gegenwärtiger Gefahr (vgl. WHO, 2021). Das Ausmaß der Folgen ist jedoch von der Art, den Umständen und der Dauer des Ereignisses und eventuell vorhandenen oder nicht vorhandenen schützenden Faktoren abhängig.

Terr, eine amerikanische Kinderpsychiaterin, schlug daher bereits 1991 die Aufteilung von Typ I für einmalige und Typ II für komplexe Traumata vor (Terr, 1991, S. 10). Die »komplexe Posttraumatische Belastungsstörung (kPTBS)« wurde in die neue ICD-11 aufgenommen. Das zugrunde liegende Trauma wird dort als ein »extrem bedrohliches oder entsetzliches Ereignis oder eine Reihe von Ereignissen« beschrieben (Gysi, 2018, S. 1). Charakterisiert ist die kPTBS – zusätzlich zu den oben beschriebenen Symptomen – durch schwere und tiefgreifende Probleme der Affektregulation, andauernde Ansichten über sich selber als minderwertig, unterlegen oder wertlos, verbunden mit tiefgreifenden Gefühlen von Scham, Schuld oder Versagen und andauernden Schwierigkeiten in tragenden Beziehungen oder im Gefühl der Nähe zu anderen (ebd., S. 2).

Es gilt heute als gesichert, dass das Stressverarbeitungssystem in der Folge von Traumatisierungen alteriert bleiben kann. Das heißt, dass sich das Körpererleben nicht wieder normalisiert. Die Person bleibt dünnhäutig, reizbar, schnell übererregt, und zwar somatisch bedingt. Die Schwelle für Triggerreize bleibt herabgesetzt. So kann es z. B. zu phobischen oder zwanghaften Entwicklungen kommen, deren Grundlage die niemals benennbar werdende Reaktion auf Triggerreize ist, und zu Somatisierungsstörungen, die als Körper-Flashbacks zu verstehen sind.

Bei der Beschreibung von Entwicklungen in der Folge von komplexen, oft schon in frühen Lebensjahren erfolgenden und sich über lange Zeiträume wiederholenden Traumatisierungen z. B. durch (sexuellen) Missbrauch (vgl. auch Sack et al., 2013) wird entsprechend darauf hingewiesen, dass sich solche Traumatisierungen direkt auf die Gehirnentwicklung und die Strukturen der Stressverarbeitung auswirken und, damit verbunden, auf die kognitiven und emotionalen Entwicklungen. Sie haben eine gestörte oder von Anfang an defizitäre Entwicklung der Bindung zur Folge und, damit zusammenhängend, der inneren Arbeitsmodelle: der emotionalen Schemata und der mit diesen verbundenen Vorstellungen von sich selbst und der Welt.

3.4 Was ist ein Trauma aus der Sicht der Gesprächspsychotherapie?

Aus der Sicht des Gesprächspsychotherapeuten bedeutet eine traumatische Situation auch das Erleben akuter Inkongruenz (Biermann-Ratjen, 2003). Die traumatische Erfahrung beinhaltet nicht nur das Erleben einer Bedrohung durch die Außenwelt. Sie stellt auch eine massive Bedrohung des Selbstkonzepts dar. Die traumatische Erfahrung ist nicht mit den Erfahrungen zu vereinbaren, die in das Selbstkonzept integriert werden können. Traumatische Erfahrungen passen nicht in das Selbst- und Weltbild und erschüttern es.

Die akute Belastungsreaktion beinhaltet auch den Versuch, diese Erfahrung und die Wahrnehmung ihrer Bedeutung, die in den eigenen spontanen Reaktionen deutlich wird, bzw. die Selbsterfahrung in der traumatischen Situation nicht bewusst werden zu lassen. Dementsprechend beginnt die Belastungsreaktion mit einer Art von »Betäubung«. Der Erfahrung wird der Zutritt zum Bewusstsein verweigert. Es kann zu unvollständigen Symbolisierungen des Erlebens von Bedrohung und Ohnmacht auf der körperlichen bzw. motorischen Ebene kommen, zu motorischen Unruhezuständen und Überaktivität oder zu einer Lähmung bis hin zum Stupor. Und die zum Erleben der akuten Inkongruenz gehörende Angst wird meistens vor allem in ihren vegetativen Anzeichen erlebt.

In der PTBS wird die chronifizierte Inkongruenz erlebt. Einerseits wird in Intrusionen immer wieder erlebt, wie die Abwehr gegen das Bewusstwerden der traumatischen Erfahrung und gegen die persönliche Reaktion auf sie zusammenbricht und diese Intrusionen sich unkontrolliert und unverarbeitet Zugang zum Bewusstsein verschaffen und damit das Selbstkonzept in Frage stellen. Andererseits unterbrechen Intrusionen einen allgemeinen Zustand der Konstriktion, der Verschlossenheit gegenüber der Erfahrung nach außen und nach innen, und die vor allem ängstlichen und depressiven Gefühle, die diese Erfahrung begleiten. Intrusionen und Konstriktion stellen die beiden Seiten der Inkongruenz dar: ein Erleben, das offenkundig nicht mit dem Selbstkonzept zu vereinbaren ist, auf der einen Seite und im Wechsel damit auf der anderen Seite das Erleben von Angst und Anspannung in der Unterdrückung oder Vermeidung möglicherweise bedrohlicher Erfahrung. Birck (2001, S. 48) bezeichnet diese Dynamik von Annäherung und Vermeidung als »dyadischen Angelpunkt posttraumatischer Bewältigungsversuche«.

Das Erleben der chronifizierten Inkongruenz in der Posttraumatischen Belastungsstörung ist stark durch dissoziative Phänomene gekennzeichnet. Dissoziieren bedeutet für Gesprächspsychotherapeuten vor allem, dass Zusammenhänge im komplexen Gefüge emotionaler Erlebnisinhalte unkenntlich gemacht werden. Im Prozess des Bewusstwerdens emotionaler Erlebnisinhalte, der Symbolisierung von Erfahrung, tauchen im Bewusstsein Körperempfindungen, Vorstellungen (Bilder), Gefühle, Gedanken und Worte auf, die sich gegenseitig erklären und Sinn geben. Erfahrung und ihre Bedeutung wird in diesen verschiedenen Modalitäten reflektiert. Wenn Bilder, Affekte, Körperempfindungen, Gedanken und Worte isoliert oder voneinander dissoziiert auftreten, können sie als sinnlos erlebt werden, als unverständlich oder fremd oder auch als unakzeptabel. Zum Beispiel können Leeregefühle auftreten, wenn Affekte dissoziiert werden, Handlungsimpulse werden als bedrohlich erlebt, wenn unklar ist, in welchem Zusammenhang mit welchen Vorstellungen oder Gefühlen sie stehen, usw.

Das Erleben in der chronifizierten Posttraumatischen Belastungsstörung, das sich wiederholende Wiedererleben des Traumas und vor allem der eigenen Reaktionen in der traumatischen Situation, aber auch das Erleben im Zustand der Konstriktion, in der Verschlossenheit gegenüber der Erfahrung, weil sie die Erinnerung an das Trauma wachrufen könnte, ist vielfältig und durch verschiedene Formen von Dissoziation gekennzeichnet.

Komplexere Formen der Posttraumatischen Belastungsstörung sind dadurch gekennzeichnet, dass die Person dauernd zum Reagieren mit Konfusion und Orientierungsverlust auf der einen Seite neigt, zum Reagieren mit Affektüberflutung, Panikattacken und Kontrollverlust, häufig aggressiver Art, und vor allem mit Angst vor diesen Reaktionen auf der Gegenseite, was zu – der Art des Vermeidungsverhaltens oder der Art des Dissoziierens entsprechenden – hysterischen, süchtigen, depressiven, phobischen und zwanghaften Entwicklungen führen kann.

Zu den posttraumatischen Entwicklungen, auch als Traumafolgestörungen bezeichnet, werden heute auch Persönlichkeitsstörungen in der Folge von frühen, langfristigen und komplexen Traumatisierungen gezählt. Im Vordergrund der Problematik dieser Patienten stehen aus der Sicht des Gesprächspsychotherapeuten eine ausgeprägte Instabilität bzw. Zerbrechlichkeit des Selbstkonzepts und der Selbstachtung und die Gefühle, in denen sie dies erleben bzw. zu vermeiden versuchen, dass sie es erleben: ihre sog. Vulnerabilität.

Auf die Möglichkeiten der gesprächspsychotherapeutischen Behandlung gehen wir in einem weiteren Artikel in Teil F dieses Handbuchs ein.

3.5 Literatur

Biermann-Ratjen E.-M. (2003). Das gesprächspsychotherapeutische Verständnis von Psychotrauma. *PERSON*, 7 (2), 128–134.

Birck A. (2001). *Die Verarbeitung sexualisierter Gewalt in der Kindheit bei Frauen in der Psychotherapie.* Berlin: Behandlungszentrum für Folteropfer.

Bowlby J. (2005). *Frühe Bindung und kindliche Entwicklung* (Beiträge zur Kinderpsychotherapie, Bd. 13). 5., neu gestaltete Aufl. München: Ernst Reinhardt (englisches Original 1957).

Eckert J., Biermann-Ratjen E.-M. & Höger D. (2006). *Gesprächspsychotherapie. Lehrbuch für die Praxis.* Heidelberg: Springer.

Gahleitner S. B., Hintenberger G., Nausner L., Pammer B., Pruckner H., Tutsch L. & Willach-Holzapfel A. (2022a). Trauma »humanistisch«

beantworten. In: Gahleitner S. B., Hintenberger G. & Pammer B. (Hrsg.). *Humanistische Traumatherapie in der Praxis. Biografische Verletzungen verstehen und therapeutisch beantworten.* Göttingen: Vandenhoeck & Ruprecht, 29–37.

Gahleitner S. B., Hintenberger G., Nausner L., Pammer B., Pruckner H., Tutsch L. & Willach-Holzapfel A. (2022b). Trauma »humanistisch« wahrnehmen. In: Gahleitner S. B., Hintenberger G. & Pammer B. (Hrsg.). *Humanistische Traumatherapie in der Praxis. Biografische Verletzungen verstehen und therapeutisch beantworten.* Göttingen: Vandenhoeck & Ruprecht, 18–28.

Gysi J. (2018). *Veränderungen im ICD-11 im Bereich Trauma & Dissoziation.* Bern: Sollievo.net.

Kriz, J. (2023) *Humanistische Psychotherapie. Grundlagen – Richtungen – Evidenz.* Stuttgart: Kohlhammer.

Kuhn T. S. (2023). *Die Struktur wissenschaftlicher Revolutionen.* 2., rev. u. um das Postskriptum v. 1969 erg. Aufl. Frankfurt a. M.: Suhrkamp (englisches Original 1962).

Sack M., Sachsse U. & Schellong J. (Hrsg.) (2013). Komplexe Traumafolgestörungen. *Diagnostik und Behandlung von Folgen schwerer Gewalt und Vernachlässigung.* Stuttgart: Schattauer.

Terr L. C. (1991). Childhood traumas: An outline and overview. *American Journal of Psychiatry,* 148 (1), 10–20.

Winnicott D. W. (1976). *Von der Kinderheilkunde zur Psychoanalyse.* München: Kindler (englisches Original 1958).

WHO (World Health Organization) (2019). *ICD-11. International Classification of Diseases.* 11th revision. The global standard for diagnostic health information. Genf: WHO. Im Internet: https://icd.who.int/en/ (Zugriff: 29.08.2023).

WHO (World Health Organizatio) (2021). 6B40 Post traumatic stress disorder. In: World Health Organization (WHO) (Hrsg.). *ICD-11 for mortality and morbidity statistics.* Genf: WHO. Im Internet: https://icd.who.int/browse11/l-m/en#/http%253a%252f%252fid.who.int%252ficd%252fentity%252f2070699808 (Zugriff: 29.08.2023).

REINERT HANSWILLE

4. Trauma und Systemische Therapie

Die traumatherapeutische Spurensuche in der Geschichte der systemischen Familientherapie gestaltet sich zum einen schwierig, weil es »*die* systemische Therapie« und »die Traumatherapie« natürlich so nicht gibt, zum anderen sind in der psychotherapeutischen Literatur bis in die 1990er Jahre die Worte »Trauma« und »Traumafolgestörung« fast gänzlich gemieden worden.

4.1 Spurensuche in den Anfängen der Familientherapie

Die Gründerinnen und Gründer der Familientherapieschulen der 1950er und 1960er Jahre sind zum Teil durch Forschungen und ihre praktische Arbeit zur Schizophrenie bekannt geworden. Andere hatten ihre primäre Wirkungsstätte in den Slums der amerikanischen Großstädte. Familientherapeutinnen und -therapeuten der ersten Jahre arbeiteten wie viele Kolleginnen und Kollegen in der Gegenwart mit Familien, die als »Multiproblemfamilien« bezeichnet werden. Heute wissen wir, dass viele dieser Familien bzw. einzelne Familienmitglieder durch die Auswirkungen komplexer Traumatisierungen und Traumafolgestörungen, die nicht selten über die Generationen hinweg weitergegeben werden, in diese ausweglose Situation gekommen sind.

Viele der bekannten Familientherapeuten und systemischen Therapeuten haben mit einer Klientel gearbeitet, die Symptome zeigt, die an Traumafolgestörungen erinnern. So stellen die Ideen von S. Minuchin, dem Gründer der strukturellen Familientherapie (vgl. Minuchin, 1992), viele Anregungen zur Verfügung, die auch heute noch für traumatisierte Systeme interessant sind. Er sah es für Familien als wichtig an, dass klare Regeln und Strukturen, deutliche Grenzen zwischen den Subsystemen Großeltern, Eltern, Kinder und den außerfamilialen Systemen existieren. Er ging davon aus, dass klare Regeln und Strukturen Familien stabil und sicher machen. Für ihn war es wichtig, dass destabilisierende Interaktionen in der Familie reduziert werden, um eine gute Entwicklung zu ermöglichen.

Virginia Satir war die Gründungspersönlichkeit der wachstums- und ressourcenorientierten Familientherapie. Ihre Überlegungen konzentrieren sich auf die Förderung von persönlichem und familiärem Wachstum, Stärkung der Ressourcen, das Finden einer kongruenten Kommunikation in der Familie. Ihr Ansatz enthält viele stabilisierende Elemente und Konzeptionen. Sie entwickelte vier Kommunikationsstile oder Überlebenshaltungen, die sie in den frühen 1960er Jahren als »Extrakt« aus ihrer Arbeit mit Familien konzipierte. Sie scheinen die von späteren Autoren beschriebenen Persönlichkeitsanteile, die sich bei traumatischem Stress bilden, vorwegzunehmen. V. Satir zeigt in ihrer Arbeit, wie diese Überlebenshaltungen miteinander »in Kommunikation sind« und den Stress in der Familie erhöhen können und wie so traumatisierte Systeme entstehen. Die vier Überlebensstrategien bzw. Kommunikationsstile sind *beschwichtigen, anklagen/beschuldigen, übertrieben vernünftig bzw. übermäßig rational sein* und *ablenken bzw. irrelevant reagieren.*

Der *Beschwichtiger* (placating) zeichnet sich durch eine Opferhaltung aus, Affekte sind Schwäche und Hilflosigkeit, das Verhalten ist durch nachgeben, entschuldigen, jammern, betteln charakterisiert, die Menschen fühlen sich wie ein Nichts. Selbstaufopferung, Selbstverleugnung sind Ausdruck des Gefühls völliger Wertlosigkeit. Psychisch wirken sie depressiv, neurotisch und suizidal. Physisch reagieren sie oft mit Magenproblemen, Übelkeitsgefühlen, Migräne, Diabetes und Verstopfung. Die Atmung ist flach, es bedarf vieler Energie, in dieser Haltung zu bleiben, und erzeugt extreme Angst. Nach den Kategorien des *Window of Tolerance* befinden sie sich oft in einem Zustand von Hypoarousal. Sie sind nach den Beschreibungen der strukturellen Dissoziation der emotionalen Persönlichkeit (EP) der Unterwerfung sehr nah. Die Ressourcen dieser Überlebensstrategie sind Sensibilität und liebevolles Verhalten.

Die *anklagende* oder *beschuldigende* (blaming) *Überlebenshaltung* zeigt die Affekte *anklagen, Aggressivität, Wut* und *Kampf.* Dazu gehören eine kraftvolle Körperhaltung und eine hohe innere Spannung, Menschen mit dieser Haltung weisen Schuld zu, urteilen, haben eine kräftige Stimme und, in dieser Reaktion, eine hohe Adrenalinausschüttung, die ihnen hilft, ihre schwachen Gefühle nicht zu spüren und zu verdrängen. Sie erleben sich als isoliert und einsam, häufig auch paranoid, Muskelverspannungen, Rückenprobleme, Kreislaufprobleme, hoher Blutdruck, Asthma gehören zu den häufigen physischen Reaktionen. Die anklagende Haltung liegt nahe bei einem intrusiven Verarbeitungsmuster von Belastungssituationen, sie sind eher im Hyperarousal (Übererregung). In der Theorie der strukturellen Dissoziation ähnelt diese Überlebensstrategie der EP des Kampfes. Die Ressourcen dieses Typs sind Dominanz und Führungsstärke.

Übertrieben vernünftig oder *übermäßig rationalisierend sein* (being super-reasonable/computing) ist die dritte Überlebensstrategie. Zu ihr gehören Affekte wie Unnahbarkeit – man muss nach außen cool und gelassen sein, und das um jeden Preis. Das wird durch äußere Kontrolle – nur nicht auffallen – und zwanghaftes Vermeiden versucht. Der Körper wirkt steif, sozial sind diese Menschen zurückgezogen, soziopathisch und zwanghaft, die konstriktiven Verarbeitungsmuster stehen für diese Reaktionen im Vordergrund. Gefühle werden nicht gezeigt, aus Sorge vor Triggern. Die Menschen ziehen sich zurück und leiden unter Einsamkeit, sie wirken rigide, prinzipientreu, langweilig bis zu katatonen Zuständen, zudem gleichförmig, kontrolliert und ausdruckslos. Ihre Ressource ist die Intelligenz.

Ablenken oder *irrelevantes Reagieren* (being irrelevant/distracting) ist die vierte Überlebensstrategie. Reaktionsweisen sind Verwirrung, psychotische Verhaltensformen, Hyperaktivität, inadäquates Verhalten. Physiologisch finden sich ein gestresstes zentrales Nervensystem, Übelkeitsgefühle, typisch für die innere Erfahrungswelt solcher Menschen ist ein Satz wie: »Es gibt keinen Platz für mich, niemand kümmert sich um mich.« Sie stören, fallen auf, um bemerkt zu werden. Sie wirken sprunghaft ziellos, in frühen Lebensphasen werden sie oft als unterhaltsam erlebt oder als hyperaktiv. Sie weichen allen Situationen aus, die ihnen auch nur im geringsten Maße Stress machen könnten. Ihr Stress wirkt auf sie lebensbedrohlich, und sie tun alles, um ihm auszuweichen. Viele dissoziative Klientinnen und Klienten zeigen Verhaltensweisen, die zu dieser Reaktion gehören. Flucht-EPs zeigen ebenfalls ähnliche Symptome. Ihre Ressourcen sind Kreativität, Spaß und Spontaneität.

4.2 Die Entdeckung des inneren Systems

Virginia Satir begann bereits sehr früh, mit inneren Anteilen zu arbeiten. Sie nannte sie »unsere vielen Gesichter«, methodisch schlugen sich diese Überlegungen in der Methode der »Parts-Party« nieder. Dabei geht es darum, die inneren Ressourcen zu identifizieren, zu transformieren, um sie dann zu integrieren.

In den 1980er Jahren erkannten viele Systemiker, dass eine systemische Therapie, die vorzugsweise auf die Veränderungen interpersoneller Muster zielt, gerade bei traumatisierten Menschen schnell an innerpsychische Grenzen stoßen wird. Die Auseinandersetzung mit inneren Anteilen wurde von R. Schwarz, G. Schmidt und anderen aufgegriffen.

R. Schwartz hat die Ideen des inneren Systems in seinem Modell der inneren Familie konzipiert. Sein Ansatz unterscheidet sich von Überlegungen aus der Tiefenpsychologie oder Psychoanalyse vor allem dadurch, dass er die systemische Dynamik der Anteile untereinander und in Bezug aufs Selbst in den Mittelpunkt stellt. Ganz im Sinne der systemischen Theorie nutzt er die fraktale Struktur von lebenden sozialen Systemen in seinem Ansatz, bei dem das äußere System durch die einzelnen Individuen geprägt wird, jedes Individuum durch seine unterschiedlichen Anteile, und jeder Anteil wiederum viele Anteile besitzt, die alle miteinander in Interaktion stehen und sich gegenseitig beeinflussen. Alle Teile sind fähig, sich zu verändern und zu entwickeln, und werden als autonome Systeme verstanden. »Ein Teil ist nicht nur ein vorübergehender emotionaler Zustand oder ein gewohnheitsmäßiges Gedankenmuster. Vielmehr ist es ein zentrales autonomes Denksystem, das seinen eigenen Emotionsbereich, Ausdrucksstil, seine eigenen Fähigkeiten, Wünsche und seine eigene Weltsicht hat. In anderen Worten, es ist, als enthielte jeder von uns eine Gesellschaft von Leuten, von denen jeder ein anderes Alter, andere Interessen, Talente und Temperamente hat. In diesem Sinne sind wir alle multiple Persönlichkeiten, obwohl nur die wenigsten von uns an einer multiplen Persönlichkeitsstörung leiden« (Schwartz, 1997, S. 61 f.). In diesem Verständnis sind Menschen mit einer dissoziativen Identitätsstörung (DIS) so schwer traumatisiert worden, das sich ihre Teile in völliger Isolierung voneinander erleben. Ähnlich wie das Ehepaar Watkins (Watkins & Watkins, 2003) sieht Schwartz zwischen »multiplen« und »normalen« Menschen keinen grundsätzlichen Unterschied, sondern unterschiedliche Ausprägungen in der inneren Differenzierung. Er unterscheidet drei Formen von Anteilen:

1. *die Manager:* Diese Teile verhalten sich schützend und strategisch. Sie kontrol-

lieren die Umgebung und wollen Sicherheit. Ihre Hauptaufgabe besteht darin, die »Verbannten« in der Verbannung zu halten. Sie weisen deutliche Strukturen von Abwehrmechanismen auf;
2. *die Verbannten* sind sensible *Anteile*, die starke Affekte und Gefühle zeigen. Sie werden von Managern isoliert und weggesperrt, zum Schutz vor sich selbst oder des gesamten Systems;
3. *die Feuerbekämpfer* reagieren fast automatisiert, wenn die Verbannten erregt sind. Sie werden sofort aktiv, wenn die Verbannten durch die Manager nicht mehr kontrolliert werden können. Sie agieren oft in Form von Symptomen und haben deutliche dissoziative Merkmale.

Alle Anteile können sowohl im inneren wie im äußeren System auftreten, ihre Interaktionen und dass sie sich gegenseitig beeinflussen werden in der Therapie für hilfreiche und heilende Prozesse genutzt.

Die Heidelberger Schule um H. Stierlin beschäftigt sich seit den frühen 1990er Jahren mit Modellen eines inneren Systems. Er spricht in diesem Zusammenhang von einer systemischen »Anteilspsychologie«. In diesem Zusammenhang ist auch der Ansatz von Schmidt (2004) entstanden. Sein Modell der »Konferenz der inneren Familie« geht davon aus, dass die äußeren Systeme eine Entsprechung in der Innenwelt finden. Deshalb kommt es auch zu ähnlichen systemischen Prozessen von Koalitionen, Ausschluss, Triangulation, symmetrischer Eskalation etc. Er nutzt dabei die Metapher eines inneren Konferenzleiters, um die inneren Prozesse zu beruhigen und Kooperation anzuregen. Sein Ansatz beruht auf der Integration aller Teile und deren Akzeptanz. Das Selbst hat eine zentrale Position bei der Integration. Für die innere Arbeit nutzt er viele systemische und hypnotherapeutische Überlegungen. Die Durchlässigkeit von Innenwelt und Außenwelt ist dabei von zentraler Bedeutung.

4.3 Die mehrgenerationalen Ansätze

Die mehrgenerationalen Überlegungen der Familientherapie haben bereits zu einem sehr frühen Zeitpunkt auf die Weitergabe von Traumatisierungen hingewiesen. I. Boszormenyi-Nagy hat bereits 1973 gezeigt, wie Schuld, Leid, Gewalt in Familien über die Generationen hinweg weitergegeben werden und daraus Konflikte und Symptome entstehen. Die Mehrgenerationenperspektive verbindet systemische und psychodynamische Konzepte. Noch heute wird oft auf I. Boszormenyi-Nagys grundsätzliche Arbeit zurückgegriffen, wenn es z. B. um die transgenerationale Traumatisierung von KZ-Opfern und von deren Nachkommen geht oder um die generationsübergreifende Weitergabe von Flucht-, Vertreibungs- und Kriegserfahrungen. Lempa spricht vom »chronischen Gift«, das sich durch unverarbeitete Traumata in der Familie ausbreitet und sich über die Generationen hinweg entwickelt. Auch er weist auf die Bedeutung der mehrgenerationalen Betrachtung hin (Lempa, 2000, S. 145 ff.). R. Yehuda hat in ihrer Untersuchung über Babys von Müttern mit einer PTBS zeigen können, dass bei ihnen die Cortisol-Ausschüttung niedriger ist als bei ihren Altersgenossen, was allgemein als ein Kennzeichen für das Vorliegen einer PTBS angesehen wird. Ferner konnte sie zeigen, dass diese Kinder ein erhöhtes Risiko haben, selbst eine chronische PTBS zu entwickeln (Yehuda et al., 2005). Diese und andere

Befunde zeigen, dass es als sinnvoll erscheint, eine mehrgenerationale Traumaperspektive in Diagnostik und Therapie einzunehmen.

4.4 Die lösungsorientierte Arbeit von Steve de Shazer

Die Überlegungen und Konzeptionen der lösungsorientierten Kurzzeittherapie von S. de Shazer und I. Kim Berg finden sich in vielfältiger Form im »Handwerkszeug« der Traumatherapie. Die Betonung der Lösung, der Lösungsressourcen, der Lösungswelt hat diesen Ansatz immer schon auch für schwere Probleme und Symptome interessant gemacht. Die Philosophie Ludwig Wittgensteins bildet für de Shazer eine wichtige Rahmung seiner Überlegungen. Wittgenstein (1989 [1922]) sagt: »Die Welt des Glücklichen ist eine andere als die des Unglücklichen« (Tractatus, 6.43). Die lösungsorientierte Kurzzeittherapie nutzt die Resilienzen der Klienten und unterstützt die Entwicklung ihrer Selbstwirksamkeit. Der Fokus liegt dabei auf Gegenwart und Zukunft des Klienten. Der sogenannte »Solution Talk« anstelle des oft üblichen »Problem Talk« stellt eine Art »Priming« für Lösungswelten dar, wodurch entsprechende neuronale Vernetzungen angeregt werden können. Lösungsorientierung schafft Strukturen, die im Alltag der Klienten immer wieder in Fragmenten auftauchen und dann in Verknüpfung mit den Lösungsbildern erweitert werden. So können nach und nach Lösungslandschaften im Klienten entstehen, die immer öfter seinen Alltag prägen und stabilisieren.

In der lösungsorientierten Therapie gehören die Nutzung dessen, was »klappt«, der Ausbau und die Stärkung der Ressourcen, der Aufbau einer positiven Gegenwelt zu den Grundlagen. Methodisch wird das gestaltet durch die Arbeit mit Skalen, Ausnahmefragen, hypothetische Fragen, die Anbahnung von Lösungen, die Wunderfrage etc. Fast alle methodischen Überlegungen sind traumatherapeutisch nutzbar, weil der Ansatz als solcher affektregulierend wirkt.

4.5 Die 1980er Jahre – die Gewaltdiskussion erreicht die Familientherapie

C. Figley kommt sicherlich das Verdienst zu, sich als erster Familientherapeut mit den Auswirkungen einer PTBS auf das Familiensystem beschäftigt zu haben. Selbst ein Vietnam-Veteran, entwickelte er einen familientherapeutischen Ansatz für die Arbeit mit traumatisierten Soldaten. 1989 erschien sein Buch *Helping traumatized families* (Figley 1989), leider wurden seine sehr fruchtbaren Überlegungen zur traumatherapeutischen Arbeit mit Familien kaum weitergeführt. Dafür entwickelte sich ungefähr zur gleichen Zeit eine andere traumatherapeutische Spur in der systemischen Welt: Die Diskussion auf Kongressen und Tagungen wurde von den Themen »Gewalt« und »sexuelle Gewalt in Familien« beherrscht, was sich auch in vielen Veröffentlichungen niederschlug. Am bekanntesten wurden die Publikationen von C. Madanes (1997): *Sex, Liebe und Gewalt*, von T. Trepper und M. J. Barrett (1991): *Inzest und Therapie*, ein Buch, das wie ein therapeutisches Handbuch einen Therapieplan und Leitfaden entwickelt, und aus dem Mailänder Team von S. Cirillo und P. Di Blasio (1989): *Familiengewalt. Ein systemischer Ansatz.* Sie stellen ihr Therapiekonzept im Rahmen des Erfahrungskontextes des CAF (Centro die aiuto al bambinino maltrattato e alla famiglia in crisi) vor. Im gleichen thematischen Rahmen erschienen das Buch *Resolving sexual abuse* von Y. Dolan (1991), ebenso: *Traumaorganisierte Systeme. Systemische Therapie bei Gewalt und sexuellem Mißbrauch in Familien* von A. Bentovim (1995). Alle Autorinnen und Autoren sprechen sich gegen ein allgemeines Verständnis der Therapeuten als neutral aus, positionieren sich eindeutig zum Thema der Macht (wandten sich gegen die Idee, »Macht« sei nur eine Metapher, wie es von einigen Familientherapeuten verstanden wurde, siehe dazu u. a. Dell, 1989), sie wenden sich aber auch gegen die Einseitigkeit der Opfer-Täter-Dichotomie oder den Mythos, alle Mitglieder des Familiensystems wären gleich in Bezug auf Macht, Verantwortung, Einfluss. Sie versuchen, sexuelle Gewalt und physische und psychische Gewalt im Kontext und in der Dynamik des Familiensystems zu begreifen, kombinieren dies mit individuellen, biografischen Merkmalen und nutzen das Umfeld der Familie für den therapeutischen Prozess. Dabei stehen die Sicherheit und Stabilität des Opfers und des Familiensystems nach der Trennung vom Täter, die Beendigung der Leugnungsprozesse und die Befreiung aus der Opferrolle durch Stärkung der Selbstwirksamkeit im Vordergrund.

4.6 Aufstellungen und Traumatherapie

F. Ruppert veröffentlichte 2002 sein Buch *Verwirrte Seelen. Der verborgene Sinn von Psychosen. Grundzüge einer systemischen Psychotraumatologie.* Seine Basis sind die Psychotraumatologie und die Aufstellungsarbeit. Er unterscheidet in seinem Ansatz folgende vier Formen von psychischen Traumen, denen er bestimmte Symptome schwerer psychischer Erkrankungen zuweist:

- *Existenztraumen*: Situationen auf Leben und Tod, in denen die Kontrolle über das eigene Leben verloren geht. Symptome: Ängste und Panikstörungen.
- *Verlusttraumen:* Verlust einer oder mehrerer wesentlicher seelischer Bindungen, z. B. Tod der Mutter oder eines Kindes. Symptome: schwere depressive Erscheinungen.
- *Bindungstraumen:* Traumatisierung des Bindungsbedürfnisses, so dass die Fähigkeit verloren geht, sich auf emotionale zwischenmenschliche Beziehungen einzulassen. Symptome: Borderline-Persönlichkeitsstörungen.
- *Bindungssystemtraumen:* Hier wird das gesamte Bindungssystem durch bestimmte Ereignisse traumatisiert, z. B. durch sexuelle Gewalt oder Mord in der Familie. Symptome: Psychotische Verwirrtheitszustände und Schizophrenien (vgl. Ruppert, 2002, S. 130 ff.).

In seinen nachfolgenden Veröffentlichungen hat Ruppert seinen Ansatz weiter entfaltet, der auch von anderen Autoren aufgegriffen wird.

Die Bedeutung von Aufstellungen im Rahmen einer systemischen Psychotraumatologie wird sehr kontrovers diskutiert. Selbst wenn die Aufstellungsarbeit frei von »ideologischen Überhöhungen« und »phänomenologischen Zuschreibungen« ist, so ist dieser Ansatz nur mit Vorsicht und behutsam in der Psychotraumatologie zu verwenden. Kurz soll hier das Für und Wider diskutiert werden.

Aufstellungsarbeit ist in den meisten Fällen eine eher konfrontative Methode, durch die Inszenierung der Systemkräfte in der Aufstellung besteht im therapeutischen Prozess ständig die Gefahr der Retraumatisierung oder zumindest der Aktivierung von traumatisierten Persönlichkeitsanteilen. Trigger können aufgrund der hohen Prozessorientierung und spontanen Systementwicklung z. B. durch die stellvertretenden Wahrnehmungen der Systemmitglieder kaum verhindert werden und bewirken so häufig die Gefahr der Destabilisierung bei den Klienten. Sehr kritisch ist auch zu sehen, dass häufig die Aufstellung nicht in einen längeren Therapieprozess integriert ist, was nicht selten dazu führt, dass Klienten mit Traumafolgestörungen sich nach einer Aufstellung wieder zurückziehen und die Einstellung verfestigt wird, sie seien nicht »therapiefähig«. Andererseits bietet die Methode vielfältige Chancen, z. B. mehrgenerationale Traumatisierungen, Traumaweitergaben zu erarbeiten, familiäre Bindungssysteme sichtbar und spürbar zu machen, Systemressourcen zu aktivieren etc. Aufstellungen sind als ergänzendes methodisches Instrument in einer Traumatherapie eine Bereicherung, als allein eingesetztes Instrument ohne traumatherapeutische Einbettung und Kompetenz des Therapeuten eher schädlich.

4.7 Die moderne Traumatherapie erreicht die Systemische Therapie – die vergangenen 10 Jahre und die Zukunft

Im deutschsprachigen Raum nimmt die traumatherapeutische Literatur seit Ende der 1990er Jahre rasant zu, die Veröffentlichungen aus dem Bereich der Systemischen Therapie griffen das Thema mit einer leichten Verzögerung auf. Den Anfang machte das *Lehrbuch der systemischen Therapie und Beratung,* Bd. 2: *Das störungsspezifische Wissen* von J. Schweitzer und A. von Schlippe (2006). Dort findet sich ein Kapitel zum Thema »Posttraumatische Belastungsstörungen – Sicherheit gemeinsam wieder herstellen«. Diese Veröffentlichung ist für die »systemische Welt« von Bedeutung, weil hier durch bekannte Vertreter ein offensiver Umgang mit Diagnosen und störungsspezifischem Wissen gezeigt wird.

In den vergangenen Jahren sind grundlegende Publikationen hinzugekommen, die im deutschen Sprachraum erstmalig versuchen, einen systemischen Ansatz als Grundlage für eine traumatherapeutische Konzeption zu nutzen. 2022 erschien in der 4. Auflage das Buch *Systemische Traumatherapie – Konzepte und Methoden für die Praxis* von R. Hanswille und A. Kissenbeck. Die Autoren verbinden das Know-how der Traumatherapie mit den konzeptionellen und methodischen Ideen der Systemischen Therapie und entwickeln daraus systemische Zugänge für die Traumatherapie. Das Buch will Familientherapeuten einen Überblick über die Traumatherapie geben und sie anregen, ihr eigenes Werkzeug traumatherapeutisch zu nutzen und mit traumatherapeutischen Überlegungen zu kombinieren. Ihm geht es darum, die Dynamiken und Prozesse des inneren Systems und der äußeren Systeme miteinander zu verbinden und therapeutisch zu nutzen. Traumatherapeutisch verwenden sie zunächst das Konzept der strukturellen Dissoziation von O. van der Hart und E. Nijenhuis (van der Hart et al., 2008) als Metatheorie und verbinden diese mit den bedeutsamen systemischen Parametern wie Kontextorientierung, Ressourcenorientierung, Lösungsorientierung, Kybernetik zweiter Ordnung etc. Aus diesen eher theoretischen Überlegungen werden dann die methodischen Zugänge der Systemtherapie traumatherapeutisch weiterentwickelt und beschrieben. Der zweite Teil des Buches stellt ein umfangreiches praxisorientiertes Modell einer systemischen Traumatherapie mit Kindern, Jugendlichen und ihren Familien vor. Dabei werden Möglichkeiten einer traumaorientierten Systemdiagnostik gezeigt sowie ein traumatherapeutisches Evaluationsmodell für Interventionen und Lösungen und ein umfangreiches Modell für die Arbeit mit traumatisierten Systemen.

A. Korittko und K. H. Pleyer legten dann 2010 ihr Buch *Traumatischer Stress in der Familie. Systemtherapeutische Lösungswege* vor. Sie skizzieren darin einen Ansatz einer traumaorientierten systemischen Familientherapie bei außerfamilialen Traumatisierungen. Im Jahr 2016 erschien von Alexander Korittko das Buch *Posttraumatische Belastungsstörungen bei Kindern und Jugendlichen*; darin stellt er ein ausführliches Konzept zur Behandlung von Kindern und Jugendlichen vor, die unter einer Traumafolgestörung leiden. Dabei berücksichtigt er innerfamiliäre wie auch außerfamiliäre Traumatisierungen und stellt entsprechende Behandlungstechniken vor.

Außerdem sind in vielen Handbüchern, Lexika, Lehrbüchern etc. zahlreiche Beiträge zur systemischen Traumatherapie veröffentlicht und Projekte beschrieben worden.

Bücher, Beiträge in Handbüchern und Herausgeberbänden und auch viele aktuelle Zeitschriftenaufsätze zeigen das große Interesse innerhalb der Familientherapie/Systemischen Therapie, sich mit traumatherapeutischen Gedanken auseinanderzusetzen, und zeugen von einer vielfältigen traumatherapeutischen Praxis.

Im englischsprechenden Ausland finden sich in den vergangenen Jahren ebenfalls viele Veröffentlichungen, Studien und Behandlungskonzepte im Bereich systemischer Traumatherapie (siehe dazu Kap. F 10 in diesem Buch).

Beachtenswert ist außerdem die traumapädagogische Bewegung, die u. a. auf Basis des systemischen Arbeitens in vielen Kontexten, z. B. in Schulen und der Jugendhilfe, bedeutsame Arbeit leistet. Zahlreiche Veröffentlichungen weisen darauf hin.

Grob lassen sich innerhalb der Systemischen Therapie der Gegenwart zwei traumatherapeutische Strömungen beobachten:

- Die eine geht davon aus, dass die Systemische Therapie mit ihrem lösungs- und ressourcenorientierten Ansatz ausreichend Möglichkeiten besitzt, um Menschen mit Traumafolgestörungen zu behandeln. C. Oestereich meint: »Systemische Therapeuten und Berater finden in ihrem systemischen Werkzeugkoffer alles Nötige zur Behandlung vor: ressourcenorientiertes systemisches Denken und systemisches Handwerkszeug« (Oestereich, 2010, S. 110).
- Die andere Strömung versteht den systemischen Ansatz als Handlungs- und Theorierahmen, der aus ihrer Sicht aber mit spezifischen traumatherapeutischen Theorien, Methoden, Diagnosen und Behandlungskonzepten angereichert wird. Dieser eher methodenintegrative Ansatz wird z. B. in dem genannten Buch von Hanswille und Kissenbeck (2022) und bei Korittko (2016) beschrieben.

Eine Vielzahl von unterschiedlichsten Projekten, Forschungen, Veröffentlichungen, Weiterbildungen, Workshops zum Bereich der Traumatherapie zeigt das rege Interesse an diesem Thema und den Menschen und Systemen, die an Traumafolgestörungen leiden. In der Praxis finden sich Projekte, die Aufstellungsarbeit und Traumatherapie verbinden wollen, Kombinationen von familientherapeutischen Ansätzen mit systemischer Einzeltherapie für die Behandlung der Traumatisierungen von Flüchtlingen, Kombinationsmodelle, bei denen EMDR in familien- und paartherapeutischen Zusammenhängen genutzt wird, systemtherapeutische Ansätze in der Behandlung von dissoziativ gestörten Kindern, Traumatherapie und Familiensysteme, Supervisions- und Coachingkonzepte für die Begleitung von traumatisierten Systemen, familientherapeutische Ansätze in der Behandlung von sekundärer Traumatisierung, co-traumatische Prozesse in stationären und teilstationären Kontexten, hypnosystemische Konzepte in der Traumatherapie, gruppentherapeutische Konzepte in stationären Kontexten auf systemischem Hintergrund u. v. a. Nicht zuletzt durch die vielen Menschen, die ihre Heimat wegen Krieg, Verfolgung, Terror etc. verlassen haben, sind zahlreiche Projekte zur traumatherapeutischen Arbeit mit diesen Menschen entstanden, Projekte, in denen systemisch gearbeitet wird. Nicht nur in diesen Fällen wird die Bedeutung von Gemeinschaft, Bindung und Familie für die therapeutische Begleitung wiederentdeckt (siehe dazu Kap. F 10). Die Traumatherapie ist inzwischen in der Systemischen Therapie angekommen und nicht mehr aus ihr wegzudenken, zu bunt und vielfältig bereichert sie die therapeutische Praxis. Die sozialrechtliche Anerkennung der Systemischen Therapie im Jahr 2018/2023[1] durch den G-BA (Gemeinsamer Bundesausschuss) und damit die Regelfinanzierung durch die gesetzlichen Krankenkassen wird zukünftig die Entwicklung traumatherapeutischer Konzepte, Projekte, Forschungen mit systemischem Hintergrund weiter beschleunigen.

1 2018 wurde die Systemische Therapie für Erwachsene, 2023 für Kinder und Jugendliche sozialrechtlich anerkannt.

4.8 Literatur

Bentovim A. (1995). *Traumatisierte Systeme. Systemische Therapie bei Gewalt und sexuellem Missbrauch in Familien.* Mainz: Grünewald Verlag.

Breitenbach G. & Requardt H. (2012). *Komplex-systemische Traumatherapie und Traumapädagogik.* Kröning: Asanger.

Cirillo S. & Di Blasio P. (1989). *Familiengewalt. Ein systemischer Ansatz.* Stuttgart: Klett-Cotta.

De Shazer S. (1992). *Das Spiel mit den Unterschieden – Wie therapeutische Lösungen lösen.* Heidelberg: Carl-Auer.

Dell P. (1989). Violence and the systemic view: The problem of power. *Family Process,* 28, 1–14.

Dolan Y. (1991): *Resolving sexual abuse.* New York u. a.: Norton 1991.

Dolan Y. (2000). *Schritt für Schritt zur Freude zurück. Das Leben nach traumatischen Erfahrungen.* Heidelberg: Carl-Auer 2009.

Figley C. (1989). *Helping traumatized families.* San Francisco: Jossey Bass.

Hanswille R. (2010). Supervision in traumaorganisierten Systemen. *Zeitschrift für systemische Therapie und Beratung,* 3, 118–124.

Hanswille R. (2014). Traumatisierungen. In: Levold T. & Wirsching M. (Hrsg.). *Systemische Therapie und Beratung – das große Lehrbuch.* Heidelberg: Carl-Auer, 403–409.

Hanswille R. (2016). Traumafolgen und Belastungsreaktionen. In: Hanswille R. (Hrsg.). *Handbuch systemische Kinder- und Jugendlichenpsychotherapie.* 2. Aufl. Göttingen: Vandenhoeck & Ruprecht, 282–288.

Hanswille R. & Kissenbeck A. (2022). *Systemische Traumatherapie. Konzepte und Methoden für die Praxis.* 4. Aufl. Heidelberg: Carl-Auer.

Jegodtka R. & Luitjens P. (2016). *Systemische Traumapädagogik: Traumasensible Begleitung und Beratung in psychosozialen Arbeitsfeldern.* Göttingen: Vandenhoeck & Ruprecht.

Kissenbeck A. (2012). Systemische Traumatherapie. In: Hensel T. &. Landolt M. A. (Hrsg.). *Trau-*

matherapie bei Kindern und Jugendlichen. 2., aktual. u. erw. Aufl. Göttingen: Hogrefe, 261–283.

Korittko A. (2016). *Posttraumatische Belastungsstörungen bei Kindern und Jugendlichen.* Heidelberg: Carl Auer.

Korittko A. & Pleyer K. H. (2010). *Traumatischer Stress in der Familie. Systemtherapeutische Lösungswege.* Göttingen: Vandenhoeck & Ruprecht.

Lempa W. (2000). Familientherapie mit Traumapatienten. In: Lemprecht F. (Hrsg.). *Praxis der Traumatherapie.* Stuttgart: Klett-Cotta, 145–163.

Madanes C. (1997). *Sex, Liebe und Gewalt. Therapeutische Strategien zur Veränderung.* Heidelberg: Carl-Auer.

Minuchin S. (1992). *Familie und Familientherapie. Theorie und Praxis struktureller Familientherapie.* 9. Aufl. Freiburg: Lambertus.

Oestereich C. (2010). Überleben? – Zurück ins Leben! *Zeitschrift für systemische Therapie und Beratung,* 3, 100–110.

Ruppert F. (2002). *Verwirrte Seelen. Der verborgene Sinn von Psychosen. Grundzüge einer systemischen Psychotraumatologie.* München: Kösel.

Satir V. (1990). *Kommunikation – Selbstwert – Kongruenz. Konzepte und Perspektiven familientherapeutischer Arbeit.* Paderborn: Junfermann.

Schmidt G. (2004). *Liebesaffären zwischen Problem und Lösung. Hypnosystemisches Arbeiten in schwierigen Kontexten.* Heidelberg: Carl-Auer.

Schwartz C. R. (1997). *Systemische Therapie mit der inneren Familie.* Stuttgart: Pfeiffer bei Klett-Cotta.

Schweitzer J. & v. Schlippe A. (2006). *Lehrbuch der systemischen Therapie und Beratung.* Bd. 2: *Das störungsspezifische Wissen.* Göttingen: Vandenhoeck & Ruprecht.

Trepper T. S. & Berret M. (1991). *Inzest und Therapie. Ein (system)therapeutisches Handbuch.* Dortmund: Verlag modernes Lernen.

van der Hart O., Nijenhuis E. R. S. & Steele K. (2008): *Das verfolgte Selbst. Strukturelle Dissoziation und die Behandlung chronischer Traumatisierung.* Paderborn: Junfermann.

Watkins J. G. & Watkins H. (2003). *Ego-States, Theorie und Therapie,* Heidelberg: Carl-Auer.

Wittgenstein L. (1989). *Tractatus logico-philosophicus.* 22. Aufl. Frankfurt a. M.: Suhrkamp (Originalausg. 1922).

Yehuda R., Engel S. M., Brand S. R., Seckl J., Marcus S. M. & Berkowitz G. S. (2005). Transgenerational effects of posttraumatic stress disorder in babies of mothers exposed to the World Trade Center attacks during pregnancy. *Journal of Clinical Endocrinology and Metabolism,* 90, 4115–4118.

C

Krankheitsbilder und Komorbiditäten

DAVID EBERLE, FRANK WAGNER UND ANDREAS MAERCKER

1. Die Posttraumatische Belastungsstörung

1.1 Einleitung

Die Posttraumatische Belastungsstörung (PTBS) beruht im Gegensatz zu den meisten anderen psychischen Störungen auf dem Zusammenhang von Symptomen mit einem vorausgegangenen extrem belastenden oder *traumatischen* Ereignis, welches als für die Entwicklung der Störung ursächlich angesehen wird. Der Zusammenhang ist hierbei sowohl chronologisch – die Symptome beginnen unmittelbar oder mit einer bestimmten Latenz nach dem Ereignis – als auch inhaltlich durch die Symptomgruppen Wiedererleben, Vermeidungsverhalten und anhaltende Wahrnehmung einer erhöhten aktuellen Bedrohung bzw. Hyperarousal definiert. Nachfolgend werden die diagnostischen Kriterien der PTBS näher erläutert.

1.2 Diagnostische Kriterien der Posttraumatischen Belastungsstörung

Die PTBS wird in den zwei international gebräuchlichsten Diagnosesystemen, der *Internationalen Klassifikation psychischer Störungen (ICD)* und dem *Diagnostischen und Statistischen Manual Psychischer Störungen (DSM)*, überwiegend übereinstimmend definiert. Im

Tab. 1: Kriterien der PTBS nach ICD-11

Posttraumatische Belastungsstörung nach ICD-11 (6B40)
A. Das Vorliegen eines oder mehrerer extrem bedrohlicher oder entsetzlicher Ereignisse.
B. Wiedererleben des traumatischen Ereignisses in der Gegenwart in Form von äußerst lebhaften aufdringlichen Erinnerungen, Flashbacks oder Albträumen. Das Wiedererleben kann über eine oder mehrere Sinnesmodalitäten erfolgen und wird typischerweise von starken oder überwältigenden Emotionen, insbesondere Angst oder Entsetzen, und starken körperlichen Empfindungen begleitet.
C. Vermeidungsverhalten, z. B. Vermeidung von Erinnerungen an das traumatische Ereignis oder Vermeidung von Aktivitäten, Situationen oder Personen, die mit dem traumatischen Ereignis assoziiert sind.
D. Anhaltende Wahrnehmung einer erhöhten aktuellen Bedrohung. Dies kann sich z. B. als eine erhöhte Wachsamkeit oder als gesteigerte Schreckreaktionen ausdrücken.
E. Die Symptome dauern mindestens einige Wochen an und verursachen deutliche Beeinträchtigungen in verschiedenen Lebensbereichen.

Tab. 2: Kriterien der PTBS nach ICD-10

Posttraumatische Belastungsstörung nach ICD-10 (F43.1)
A. Die Betroffenen sind einem kurz oder lang anhaltenden Ereignis oder Geschehen von außergewöhnlicher Bedrohung bzw. katastrophalem Ausmaß ausgesetzt, das nahezu bei jedem tiefgreifende Verzweiflung auslösen würde.
B. Anhaltendes Wiedererleben des Traumas durch aufdringliche Flashbacks, lebendige Erinnerungen, sich wiederholende Träume oder durch innere Bedrängnis in Situationen, die dem Trauma ähneln oder damit in Zusammenhang stehen.
C. Umstände, die dem Trauma ähneln oder damit in Zusammenhang stehen, werden tatsächlich oder möglichst vermieden. Dieses Vermeiden bestand nicht vor dem belastenden Ereignis.
D. Entweder 1 oder 2: 1. Teilweise oder vollständige Unfähigkeit, einige wichtige Aspekte des Traumas zu erinnern. 2. Anhaltende Symptome (nicht vorhanden vor dem Ereignis) mit zwei der folgenden Merkmale: 1. Schlafstörungen 2. Reizbarkeit oder Wutausbrüche 3. Konzentrationsprobleme 4. Erhöhte Schreckhaftigkeit
E. Die Symptomatik tritt innerhalb einiger Wochen bis Monate nach dem traumatischen Ereignis auf. In einigen Fällen kann ein späterer Beginn berücksichtigt werden, dies sollte aber gesondert angegeben werden.

Tab. 3: Kriterien der PTBS nach DSM-5-TR und DSM-5

Posttraumatische Belastungsstörung nach DSM-5-TR (F43.10) und DSM-5 (309.81)
A. Konfrontation mit tatsächlichem oder drohendem Tod, ernsthafter Verletzung oder sexueller Gewalt auf eine (oder mehrere) der folgenden Arten: 1. Direktes Erleben eines oder mehrerer traumatischer Ereignisse. 2. Persönliches Erleben eines oder mehrerer traumatischer Ereignisse bei anderen Personen. 3. Erfahren, dass einem nahen Familienmitglied oder einem engen Freund ein oder mehrere traumatische Ereignisse zugestoßen sind. Im Falle von tatsächlichem oder drohendem Tod des Familienmitgliedes oder Freundes muss das Ereignis bzw. müssen die Ereignisse durch Gewalt oder einen Unfall bedingt sein. 4. Die Erfahrung wiederholter oder extremer Konfrontation mit aversiven Details von einem oder mehreren derartigen traumatischen Ereignissen (z. B. Ersthelfer, die menschliche Leichenteile aufsammeln, oder Polizisten, die wiederholt mit schockierenden Details von Kindesmissbrauch konfrontiert werden). Eine Konfrontation durch elektronische Medien, Fernsehen, Spielfilme oder Bilder erfüllt das Kriterium A4 nicht, es sei denn, diese Konfrontation ist berufsbedingt.
B. Vorhandensein eines (oder mehrerer) der folgenden Symptome des Wiedererlebens, die auf das oder die traumatischen Ereignisse bezogen sind und die nach dem oder den traumatischen Ereignissen aufgetreten sind: 1. Wiederkehrende, sich aufdrängende belastende Erinnerungen an das oder die traumatischen Ereignisse. 2. Wiederkehrende belastende Träume, deren Inhalte und/oder Affekte sich auf das oder die traumatischen Ereignisse beziehen. 3. Dissoziative Reaktionen, bei denen die Person fühlt oder handelt, als ob sich das oder die traumatischen Ereignisse wieder ereignen würden. (Diese Reaktionen können in einem Kontinuum auftreten, bei dem der völlige Wahrnehmungsverlust der Umgebung die extremste Ausdrucksform darstellt.) 4. Intensive oder anhaltende psychische Belastung bei der Konfrontation mit inneren oder äußeren Hinweisreizen, die einen Aspekt des oder der traumatischen Ereignisse symbolisieren oder an Aspekte desselben bzw. derselben erinnern. 5. Deutliche körperliche Reaktion bei der Konfrontation mit inneren oder äußeren Hinweisreizen, die einen Aspekt des oder der traumatischen Ereignisse symbolisieren oder an Aspekte desselben bzw. derselben erinnern.

Posttraumatische Belastungsstörung nach DSM-5-TR (F43.10) und DSM-5 (309.81)
C. Anhaltende Vermeidung von Reizen, die mit dem oder den traumatischen Ereignissen verbunden sind und die nach dem oder den traumatischen Ereignissen begannen. Dies ist durch eines (oder beide) der folgenden Symptome gekennzeichnet: 1. Vermeidung oder Bemühungen, belastende Erinnerungen, Gedanken oder Gefühle zu vermeiden, die sich auf das oder die Ereignisse beziehen oder eng mit diesem/diesen verbunden sind. 2. Vermeidung oder Bemühungen, Dinge in der Umwelt (Personen, Orte, Gespräche, Aktivitäten, Gegenstände, Situationen) zu vermeiden, die belastende Erinnerungen, Gedanken oder Gefühle hervorrufen, die sich auf das oder die Ereignisse beziehen oder eng mit diesem bzw. diesen verbunden sind.
D. Negative Veränderungen von Kognitionen und der Stimmung im Zusammenhang mit dem oder den traumatischen Ereignissen. Die Veränderungen haben nach dem oder den traumatischen Ereignissen begonnen oder sich verschlimmert und sind durch zwei (oder mehr) der folgenden Symptome gekennzeichnet: 1. Unfähigkeit, sich an einen wichtigen Aspekt des oder der traumatischen Ereignisse zu erinnern (typischerweise durch dissoziative Amnesie und nicht durch andere Faktoren wie Kopfverletzungen, Alkohol oder Drogen bedingt). 2. Anhaltende oder übertriebene negative Überzeugungen oder Erwartungen, die sich auf die eigene Person, andere Personen oder die Welt beziehen (z. B. »Ich bin schlecht«, »Man kann niemandem trauen«, »Die ganze Welt ist gefährlich«, »Mein Nervensystem ist dauerhaft ruiniert«). 3. Anhaltende verzerrte Kognitionen hinsichtlich der Ursache und Folgen des oder der traumatischen Ereignisse, die dazu führen, dass die Person sich oder anderen die Schuld zuschreibt. 4. Andauernder negativer emotionaler Zustand (z. B. Furcht, Entsetzen, Wut, Schuld oder Scham). 5. Deutlich vermindertes Interesse oder verminderte Teilnahme an wichtigen Aktivitäten. 6. Gefühle der Abgetrenntheit oder Entfremdung von anderen Personen. 7. Anhaltende Unfähigkeit, positive Gefühle zu empfinden (z. B. Glück, Zufriedenheit, Gefühle der Zuneigung).
E. Deutliche Veränderungen des Erregungsniveaus und der Reaktivität im Zusammenhang mit dem oder den traumatischen Ereignissen. Die Veränderungen haben nach dem oder den traumatischen Ereignissen begonnen oder sich verschlimmert und sind durch zwei (oder mehr) der folgenden Symptome gekennzeichnet: 1. Reizbarkeit und Wutausbrüche (ohne oder aus geringfügigem Anlass), welche typischerweise durch verbale oder körperliche Aggressionen gegenüber Personen oder Gegenständen ausgedrückt werden. 2. Riskantes und selbstzerstörerisches Verhalten. 3. Übermäßige Wachsamkeit (Hypervigilanz). 4. Übertriebene Schreckreaktionen. 5. Konzentrationsschwierigkeiten. 6. Schlafstörungen (z. B. Ein- oder Durchschlafschwierigkeiten oder unruhiger Schlaf).
F. Das Störungsbild (Symptome unter Kriterium B, C, D und E) dauert länger als 1 Monat.
G. Das Störungsbild verursacht in klinisch bedeutsamer Weise Leiden oder Beeinträchtigungen in sozialen, beruflichen oder anderen wichtigen Funktionsbereichen.
H. Das Störungsbild ist nicht Folge der physiologischen Wirkung einer Substanz (z. B. Medikament, Alkohol) oder eines medizinischen Krankheitsfaktors.
Darüber hinaus kann als Subtyp näher bestimmt werden, ob zusätzlich dissoziative Symptome wie Depersonalisation oder Derealisation vorliegen und ob der Beginn der PTBS verzögert war, d. h. der Abstand zu dem oder den traumatischen Ereignissen mehr als 6 Monate beträgt.

DSM ist die PTBS etwas umfassender definiert als in der ICD, was sich in den nachfolgenden Diagnosekriterien widerspiegelt. Die PTBS-Kriterien nach ICD-11 und ICD-10 sind in den Tabellen 1 und 2 abgebildet. Aktuell stellt die ICD-10 (WHO, 1992) in vielen Ländern noch die Grundlage der psychopathologischen Diagnostik dar. In Zukunft wird die ICD-10 aber überall durch die neuere Version, die ICD-11 (WHO, 2022), abgelöst. Entsprechend wird die neuste Version des DSM, das DSM-5-TR (APA, 2022), das bisherige DSM-5 (APA, 2013) zeitnah ersetzen. Die PTBS-Kriterien nach DSM-5-TR und DSM-5 sind jedoch identisch; sie werden in Tabelle 3 dargestellt.

1.2.1 Das Ereigniskriterium

Gemäß ICD-11 ist das Ereigniskriterium (auch A-Kriterium genannt) erfüllt, wenn die betroffene Person einem oder mehreren Ereignissen von extrem bedrohlicher oder entsetzlicher Natur ausgesetzt war. Auf eine weitere Spezifizierung des Ereigniskriteriums wurde verzichtet, da vor allem das Symptommuster für eine valide Diagnostizierung der PTBS hinzugezogen werden sollte. In der ICD-10 ist ein traumatisches Ereignis definiert als belastendes Ereignis mit außergewöhnlicher Bedrohung oder katastrophenartigem Ausmaß, das bei fast jedem eine tiefe Verzweiflung hervorrufen würde.

Die Definition des Ereigniskriteriums nach DSM-5-TR und DSM-5 ist breiter gefasst als in der ICD. Traumata werden dort als Ereignisse beschrieben, die eine Konfrontation mit dem Tod, ernsthafter Verletzung oder sexueller Gewalt auf unterschiedliche Arten beinhalten (siehe Tab. 3). In beiden Diagnosesystemen sind Traumata also als Ereignisse definiert, welche einen besonders bedrohlichen oder entsetzlichen Charakter aufweisen und sehr stark über alltägliche belastende Ereignisse hinausgehen.

1.2.2 Wiedererleben

Personen mit einer PTBS erleben Aspekte des traumatischen Ereignisses ungewollt erneut in Form von sich aufdrängenden Erinnerungsbruchstücken oder Sinneseindrücken. Diese sich aufdrängenden sensorischen Eindrücke nennt man *Intrusionen* bzw. *Flashbacks* und sind mehr als ein bloßes Wiedererinnern. Sie sind vielmehr ein Stück ungewolltes Neudurchleben des traumatischen Ereignisses oder von Aspekten des Ereignisses – mit allen Sinnesqualitäten und allen Emotionen, als ob das Ereignis in der Gegenwart erneut stattfände. Das Wiedererleben kann in Form von Bildern, Geräuschen, Gerüchen, Geschmacksempfindungen oder Körperwahrnehmungen auftreten und zu einem intensiven Erleben von Bedrohung führen. Ausgelöst werden solche intrusiven Sinneseindrücke in der Regel von Schlüsselreizen (»Triggern«), die eine Assoziation zum traumatischen Ereignis beinhalten. Hierzu gehören z. B. – im Vergleich zum ursprünglichen Geschehen bzw. Erleben – ähnliche Gegenstände, Situationen, Geräusche, Gerüche, aber auch Jahrestage oder Berichte in den Medien. Die Stärke des Wiedererlebens kann quantitativ wie auch qualitativ differieren und bis hin zu schwereren Überflutungszuständen, die kaum kontrollierbar sind, reichen. Dieser Zustand kann einige Sekunden bis Stunden andauern.

Eine weitere Form von Wiedererleben stellen Albträume dar, wobei die Bandbreite der Trauminhalte von lebhaften Wiederholungen der traumatischen Situation bis hin zu leicht verzerrten Darstellungen des Ereignisses reicht. Dabei müssen die Albträume einen Bezug zum traumatischen Ereignis haben, um als Wiedererleben geltend gemacht werden zu können. Albträume können auch bei nicht-traumatisierten Personen und unter verschiedensten Bedingungen auftreten. Um eine Fehldiagnostizierung der PTBS zu vermeiden, sollte das Auftreten von Albträumen deshalb differenziert exploriert werden.

1.2.3 Vermeidungsverhalten

Erinnerungen an das Trauma gehen in der Regel mit sehr belastendem emotionalem Erleben einher, weshalb Betroffene diese belastenden Erinnerungen, Gedanken und Gefühle vermeiden wollen, z. B. durch den Versuch, Gedanken zu unterdrücken, wegzuschieben oder sich abzulenken, was aber meist nicht gelingt. In der Regel werden auch Situationen, Menschen, Gespräche, Gegenstände oder Örtlichkeiten gemieden, die mit dem Trauma assoziiert sind. Die Betroffenen hoffen so, die Wahrscheinlichkeit zu minimieren, dass sie Reizen ausgesetzt werden, die intrusive Erinnerungen und Sinneseindrücke des Traumas auslösen.

Eine weitere Form der Vermeidung stellt das sogenannte Sicherheitsverhalten dar. Dieses beinhaltet Verhaltensweisen, die eine befürchtete Wiederholung der Katastrophe verhindern oder deren Auswirkungen minimieren sollen. Hierzu gehören beispielsweise überzogene Schutz- und Kontrollmaßnahmen oder die Mitnahme von Gegenständen, die subjektive Sicherheit geben sollen. Bisher stellte auch das Numbing (deutsch: Betäubtsein) ein mit Vermeidung assoziiertes Kennzeichen der PTBS dar. Darunter fällt z. B. eine Verminderung der Interessen, emotionale Abflachung, eingeschränkte Zukunftsperspektiven sowie das Gefühl, von anderen Personen abgeschnitten zu sein oder nicht dazuzugehören. In der neuen ICD-11 wird auf das Numbing als diagnostisches Merkmal der PTBS gänzlich verzichtet. Numbing wird hier eher als depressive Begleitsymptomatik verstanden, welche nicht als PTBS-Kriterium geltend gemacht werden sollte (Maercker & Eberle, 2022).

1.2.4 Anhaltende Bedrohungswahrnehmung/Hyperarousal

Ein Hyperarousal (auch psychovegetative Übererregung genannt) ist ein Zustand, in dem sich das autonome Nervensystem in ständiger Alarmbereitschaft befindet. Die Erregungsschwelle ist hierbei gesenkt, sodass schon kleinste Belastungen zu übersteigerter Schreckhaftigkeit oder Reizbarkeit führen können. Die Betroffenen sind dabei hypervigilant, d. h. in übersteigertem Maße wachsam gegenüber allen möglichen Reizen. Evolutionstheoretisch betrachtet ist Hyperarousal ein funktionaler Mechanismus, der den Menschen angesichts von Gefahren zu überleben hilft, indem er die Sinne schärft, wachhält und Energiereserven mobilisiert, die zu einer Kampf- oder Fluchtreaktion befähigen. Bei Traumatisierten ist jedoch die Fähigkeit zur Unterscheidung zwischen dem Vorliegen einer realen Bedrohung und In-Sicherheit-Sein deutlich beeinträchtigt, neutrale Reize können mit dem Trauma assoziiert und als gefährlich interpretiert werden. Dies führt dazu, dass sich das autonome Nervensystem in ständiger Alarmbereitschaft befindet, was zu Schlafstörungen, Konzentrationsstörungen und erhöhter Reizbarkeit führen kann. Für das DSM-5 wurde zusätzlich selbstgefährdendes und selbstschädigendes Verhalten in das Hyperarousal-Cluster mit aufgenommen.

Etwas anders gestaltet es sich in der ICD-11. Schlafprobleme, Reizbarkeit und Konzentrationsschwierigkeiten, wie sie auch in der ICD-10 als Teil von Hyperarousal aufgeführt sind, wurden in der ICD-11 nicht mehr berücksichtigt. Grund dafür ist, dass diese Symptome als für die PTBS zu unspezifisch betrachtet werden. Deshalb wurde dieses Symptomcluster eingeengt und neu als anhaltende Wahrnehmung einer erhöhten aktuellen Bedrohung betitelt, welche eine größere Wachsamkeit und gesteigerte Schreckreaktionen beinhaltet.

1.2.5 Zeitlicher Verlauf der PTBS

Gemäß ICD-11 müssen die PTBS-Symptome nach dem traumatischen Ereignis über mindestens einige Wochen hinweg bestehen bleiben, um eine entsprechende Diagnose stellen zu können. Auch die ICD-10 ist bezüglich der Erstmanifestation einer PTBS relativ unspezifisch und legt den Beginn auf wenige Wochen bis Monate nach dem Trauma fest. Nach dem DSM-5-TR und dem DSM-5 ist eine PTBS frühestens 1 Monat nach einem traumatischen Ereignis zu diagnostizieren.

In der US-amerikanischen National Comorbidity Study (Kessler et al., 1995), einer umfassenderen epidemiologischen Untersuchung, zeigte sich bei einem großen Teil der von einer PTBS Betroffenen eine Symptomrückbildung innerhalb der ersten 12 Monate nach einem traumatischen Ereignis. Allerdings zeigte etwa ein Drittel aller von der PTBS Betroffenen auch nach Jahren noch anhaltende PTBS-Symptome. Begaben sich die Betroffenen jedoch in psychotherapeutische Behandlung, waren diese nach drei Jahren immerhin zur Hälfte beschwerdefrei, während die Hälfte der von einer PTBS Betroffenen, die nicht behandelt wurden, erst nach mehr als fünf Jahren beschwerdefrei war.

Die PTBS lässt sich in verschiedene Verlaufstypen unterteilen (Solomon et al., 2012). Viele Menschen weisen eine hohe Resilienz auf und zeigen nach einer Traumatisierung lediglich geringe posttraumatische Symptome. Dies wird als resilienter Verlaufstyp bezeichnet. Bei einem weiteren Verlaufstyp berichten Betroffene nach einem Trauma von starken posttraumatischen Reaktionen, welche sich jedoch rasch und deutlich abschwächen. Bei einem chronischen Verlaufstyp treten stark ausgeprägte PTBS-Symptome auf. Dieses Zustandsbild ist meist andauern, d. h. bei fehlender Therapie findet meist keine symptomatische Verbesserung statt. Schließlich gibt es einen weiteren Verlaufstyp, bei dem die PTBS-Symptomatik erst eine gewisse Zeit nach dem Trauma auftritt. Bei diesem Verlaufstyp, bei dem sich die PTBS mit einer Latenz von mindestens 6 Monate manifestiert, spricht man von einer PTBS mit verzögertem Beginn bzw. einer »Delayed-onset PTSD«. In einer Untersuchung von Bryant und Harvey (2002) traf dieser Verlaufstyp auf etwa 5 % aller Betroffenen zu. In der klinischen Praxis könnte dieses Phänomen aber häufiger auftreten. In einigen Fällen ist es sogar möglich, dass ein traumatisches Ereignis erst viele Jahre nach dem initialen Trauma, z. B. nach einem erneuten Unfall oder einem sonstigen Trigger-Ereignis, eine PTBS hervorruft.

1.3 Epidemiologie

Die Prävalenz (Auftretenshäufigkeit) einer PTBS ist von der Prävalenz von traumatischen Ereignissen abhängig. Darüber hinaus spielen für die Entwicklung einer PTBS weitere Faktoren eine Rolle, u. a. die Art, Schwere und Dauer eines Traumaereignisses. Internationale Studien berichten von Lebenszeitprävalenzen bezüglich der Konfrontation mit einem traumatischen Ereignis von 40 % bis 60 % (Breslau, 2002; de Vries & Olff, 2009). Im deutschsprachigen Raum ist diese Prävalenz mit ca. 24 % deutlich geringer (Hauffa et al., 2011). Als Lebenszeitprävalenz von traumatischen Ereignissen ist hier der Anteil an Personen zu verstehen, dem mindestens einmal im Leben ein traumatisches Ereignis widerfahren ist. Ein beträchtlicher Teil aller Menschen wird somit im Leben mit mindestens einem traumatischen Ereignis konfrontiert.

Im deutschsprachigen Raum entwickeln etwa 12 % aller von einem Traumaereignis Betroffenen das Vollbild einer PTBS (Maercker et al., 2008), wobei die bedingte Prävalenzrate bei Hochrisikogruppen und nach besonders schweren Trauamereignissen (»man-made disasters« oder Kriegserfahrungen) deutlich höher ausfallen kann. In Bezug auf unterschiedliche Stressoren kann z. B. davon ausgegangen werden, dass die PTBS-Prävalenz bei einem schweren Unfall bei etwa 13 % liegt (Hauffa et al., 2011; Maercker et al., 2008). Bei sexuellem Missbrauch bzw. einer Vergewaltigung liegt die Prävalenz jedoch deutlich erhöht, nämlich bei 38–43 %. Diese an Ereignisse gebundene Prävalenzen sind vor allem als Wahrscheinlichkeiten zu interpretieren, eine PTBS nach einem entsprechenden Ereignis zu entwickeln; grundsätzlich können alle möglichen belastenden Ereignisse eine PTBS verursachen. Letztendlich sind die subjektive Wahrnehmung und Verarbeitung sowie die individuelle Vulnerabilität dafür entscheidend, ob sich bei der betroffenen Person eine Psychopathologie in Form einer PTBS manifestiert.

Internationale Studien zeigen, dass die Lebenszeitprävalenz der PTBS zwischen 2 % und 14 % liegt, wobei diese Prävalenz stark vom kulturellen Kontext der untersuchten Population abhängt (Atwoli et al., 2015; Breslau, 2002; Oakley et al., 2021). Schätzungen der PTBS-Prävalenz im deutschsprachigen Raum liegen bei ca. 2,9 % (Hauffa et al., 2011; Maercker et al., 2008). Die Prävalenzraten bei Frauen sind allgemein höher als bei den Männern (Breslau, 2002; Hauffa et al., 2011; Maercker et al., 2008). Als Grund für die höheren PTBS-Prävalenzen bei Frauen wird ein Zusammenspiel zwischen hormonellen Eigenschaften, genetischer Prädisposition und weiteren Einflussfaktoren angenommen (siehe z. B. Christiansen & Berke, 2020).

1.4 Risikofaktoren der PTBS

Ein traumatisches Ereignis ist eine unabdingbare Voraussetzung für die Entwicklung einer PTBS, reicht aber zu deren Erklärung nicht aus, und zwar deshalb nicht, weil nach einem solchen Ereignis ein größerer Teil der Betroffenen keine PTBS entwickelt. Die Fähigkeit einer Person, ein Traumaereignis zu bewältigen, ist mit Faktoren wie den persönlichen Grundeinstellungen und Überzeugungen, traumatischen Vorerfahrungen, sozialer Unterstützung, persönlichen Ressourcen oder biologischer Prädisposition assoziiert. In Bezug auf Risikofaktoren wird oft das Vulnerabilitäts-Stress-Modell der PTBS (Harvey & Yehuda, 1999) hinzugezogen, welches auch Diathese-Stress-Modell genannt wird. Dieser Ansatz versucht, die unterschiedliche Entwicklung psychischer Störungen bei verschiedenen Menschen beim Vorliegen der gleichen Stressoren durch die Annahme einer Diathese bzw. einer speziellen Vulnerabilität zu erklären.

Diesen Modellen liegt die Annahme zugrunde, dass eine Vulnerabilität (d. h. eine multifaktoriell vermittelte, dispositionelle Verletzbarkeit oder Schwäche) und die Einwirkung von Stressoren in komplementärer Wirkung die Manifestation der Störung bedingen. Eine Störung ist demnach stets eine Interaktion von individuellen Faktoren und Umweltfaktoren. Von dieser Perspektive aus gesehen reicht weder ein traumatisches Ereignis noch das alleinige Vorhandensein von Risikofaktoren für die Entwicklung einer PTBS aus.

Grundsätzlich geht man also davon aus, dass die Manifestation und Aufrechterhaltung einer PTBS durch viele verschiedene Faktoren bedingt wird. Maercker und Augsburger (2019) konzipierten deswegen ein multifaktorielles Rahmenmodell der PTBS, welches fünf ätiologische Faktorgruppen differenziert. Darin enthalten sind Risiko- bzw. Schutzfaktoren (z. B. frühere Traumatisierung oder Geschlechtszugehörigkeit), Ereignisfaktoren (z. B. Dauer des Traumas), Aufrechterhaltungsfaktoren (z. B. kognitive Veränderungen), Ressourcen (z. B. soziale Anerkennung und Unterstützung) sowie posttraumatische Prozesse und Resultate (z. B. Gedächtnisveränderungen). Die Ätiologie einer PTBS beruht gemäß diesem Modell auf einem komplexen Zusammenspiel dieser verschiedenen Einflussfaktoren. Auch Brewin et al. (2000) konnten in einer Meta-Analyse verschiedene PTBS-Risikofaktoren identifizieren. Die Untersuchung konnte u. a. frühere Traumatisierungen und weitere psychische Störungen, den Bildungsstand und das Geschlecht als besonders relevante Risikofaktoren identifizieren. Die Metaanalyse zeigte jedoch, dass die Faktoren während und nach der Traumatisierung (z. B. Art des Traumas oder soziale Unterstützung) einen größeren Einfluss auf die Manifestation und Aufrechterhaltung der PTBS haben als die Risikofaktoren vor dem Trauma.

1.5 Differentialdiagnostik

Die PTBS zeigt diverse Ähnlichkeiten und Überschneidungen zu anderen psychischen Störungen. In der ICD-11 und im DSM-5-TR wurde eine neue Gruppe der spezifisch belastungsbezogenen Störungen (ICD-11, engl.: *disorders specifically associated with stress)* eingeführt. Alle diese Störungen werden durch ein belastendes Lebensereignis ausgelöst, weshalb eine fundierte Differentialdiagnostik angezeigt ist. Die Gruppe der spezifisch belastungsbezogenen Störung beinhaltet beispielsweise die Anpassungsstörung. Diese wird typischerweise durch nicht traumatische, aber dennoch sehr belastende Ereignisse ausgelöst wie z. B. eine Trennung vom Partner bzw. der Partnerin, ein ungewollter Arbeitsplatzverlust oder eine schwere Krankheit. Auch wenn betroffene Personen durch solche Ereignisse eine starke Belastung erleben können, sind diese Ereignisse nicht durch extreme Überforderung oder Todesangst gekennzeichnet, wie dies bei Ereignissen meist der Fall ist, welche eine PTBS auslösen. Auch das Symptommuster der Störungen unterscheidet sich. Die Anpassungsstörung gemäß ICD-11 ist durch Präokkupation bzw. ein gedankliches Verhaftetsein mit dem Ereignis sowie Anpassungsschwierigkeiten, z. B. in der Form von Konzentrationsschwierigkeiten, Schlafproblemen oder einer Unfähigkeit, sich zu erholen, gekennzeichnet. Präokkupation weist eine besondere Nähe zum Wiedererleben der PTBS auf. Das gedankliche Verhaftetsein bzw. die gedankliche Beschäftigung mit den belastenden Lebensereignissen kann bei Personen mit einer Anpassungsstörung so stark und persistent auftreten, dass es fälschlicherweise als Wiedererleben und Symptom einer PTBS eingestuft werden könnte. Wie bereits erwähnt ist das Wiedererleben bei der PTBS jedoch durch eine starke Hier-und-jetzt-Qualität der Erinnerung gekennzeichnet. Präokkupation kann zwar auch eine starke emotionale Qualität mit sich bringen, wird von den Betroffenen aber nicht so erlebt, als fände das belastende Ereignis in der Gegenwart erneut statt.

Eine neue Diagnose in der Gruppe der spezifisch belastungsbezogenen Störungen ist die anhaltende Trauerstörung (vgl. Kap. C3 von Rita Rosner und Birgit Wagner). Diese wird durch den Tod einer nahestehenden Person verursacht und ist hauptsächlich durch Präokkupation und/oder eine starken Sehnsucht nach der verstorbenen Person gekennzeichnet. Wie die Anpassungsstörung besitzt auch die anhaltende Trauerstörung typischerweise keine traumatische Qualität im engeren Sinn und zieht deshalb auch nicht die typischen PTBS-Symptome wie Wiedererleben nach sich. In einigen Fällen kann der Verlust einer nahestehenden Person allerdings einen traumatischen Kontext besitzen. Dies ist z. B. der Fall, wenn der gewaltsame Tod der nahestehenden Person direkt beobachtet bzw. miterlebt wurde. Hierfür wird auch der Begriff »traumatische Trauer« verwendet. Sofern bei einem solchen Fall die Symptome der PTBS und zusätzlich die Symptome der anhaltenden Trauerstörung vollständig und deutlich ausgeprägt sind, sollte die Vergabe beider Diagnosen in Betracht gezogen werden. Die anhaltende Trauerstörung und diverse weitere psychische Störungen wie die komplexe PTBS, dissoziative Störungen oder traumabedingte Suchtprobleme werden in den nachfolgenden Kapiteln separat dargestellt. Dabei werden auch zusätzliche differentialdiagnostische Aspekte und Komorbiditäten erläutert.

1.6 Literatur

APA (American Psychiatric Association) (2013). *Diagnostic and statistical manual of mental disorders. DSM-5.* 5. Aufl. Washington, DC: APA.

APA (American Psychiatric Association) (2022). *Diagnostic and statistical manual of mental disorders.* 5. Aufl., text rev. DSM-5-TR. Washington, DC: APA; https://doi.org/10.1176/appi.books.9780890425787.

Atwoli L., Stein D. J., Koenen K. C. & McLaughlin K. A. (2015). Epidemiology of posttraumatic stress disorder: Prevalence, correlates and consequences. *Current Opinion in Psychiatry,* 28 (4), 307–311; https://doi.org/10.1097/YCO.0000000000000167.

Breslau N. (2002). Epidemiologic studies of trauma, posttraumatic stress disorder, and other psychiatric disorders. *Canadian Journal of Psychiatry,* 47 (10), 923–929.;https://doi.org/10.1177/070674370204701003.

Brewin C. R., Andrews B. & Valentine J. D. (2000). Meta-analysis of risk factors for posttraumatic stress disorder in trauma-exposed adults. *Journal of Consulting and Clinical Psychology,* 68 (5), 748–766; https://doi.org/10.1037/0022-006X.68.5.748.

Bryant R. A. & Harvey A. G. (2002). Delayed-onset posttraumatic stress disorder: A prospective evaluation. *Australian and New Zealand Journal of Psychiatry*, 36 (2), 205–209; https://doi.org/10.1046/j.1440-1614.2002.01009.x.

Christiansen D. M. & Berke E. T. (2020). Gender- and sex-based contributors to sex differences in PTSD. *Current Psychiatry Reports,* 22 (19), 4–9 ; https://doi.org/10.1007/s11920-020-1140-y.

de Vries G.-J. & Olff M. (2009). The lifetime prevalence of traumatic events and posttraumatic stress disorder in the Netherlands. *Journal of Traumatic Stress,* 22 (4), 259–267; https://doi.org/10.1002/jts.20429.

Harvey P. D. & Yehuda R. (1999). Strategies to study risk for the development of PTSD. In: Yehuda R. (Hrsg.). *Risk factors for posttrauma-*

tic stress disorder. Washington, D.C.: American Psychiatric Press, 1–22.
Hauffa R., Rief W., Brähler E., Martin A., Mewes R. & Glaesmer, H. (2011). Lifetime traumatic experiences and posttraumatic stress disorder in the German population: Results of a representative population survey. *The Journal of Nervous and Mental Disease*, 199 (12), 934–939; https://doi.org/10.1097/NMD.0b013e3182392c0d.
Kessler R.C., Sonnega A., Bromet E., Hughes M. & Nelson C.B. (1995). Posttraumatic stress disorder in the National Comorbidity Survey. *Archives of General Psychiatry*, 52 (12), 1048–1060; https://doi.org/10.1001/archpsyc.1995.03950240066012.
Maercker A. & Augsburger M. (2019). Die posttraumatische Belastungsstörung. In: Maercker A. (Hrsg.). *Traumafolgestörungen*. 5. Aufl. Berlin, Heidelberg: Springer, 13–45.
Maercker A. & Eberle D.J. (2022). Disorders specifically associated with stress in ICD-11. *Clinical Psychology in Europe*, 4, 1–16; https://doi.org/10.32872/cpe.9711
Maercker A., Forstmeier S., Wagner B., Glaesmer H. & Brähler E. (2008). Posttraumatische Belastungsstörungen in Deutschland. Ergebnisse einer gesamtdeutschen epidemiologischen Untersuchung. *Nervenarzt*, 79, 577–586; https://doi.org/10.1007/s00115-008-2467-5.
Oakley L.D., Kuo W.C., Kowalkowski J.A. & Park W. (2021). Meta-analysis of cultural influences in trauma exposure and PTSD prevalence rates. *Journal of Transcultural Nursing*, 32 (4), 412–24; https://doi.org/10.1177/104365962199390.
Solomon Z., Horesh D., Ein-Dor T. & Ohry A. (2012). Predictors of PTSD trajectories following captivity: A 35-year longitudinal study. *Psychiatry Research*, 199 (3), 188–194; https://doi.org/10.1016/j.psychres.2012.03.035.
WHO (World Health Organization) (1992). *International statistical classification of diseases and related health problems*. 10. Aufl. ICD-10. Bern: Huber.
WHO (World Health Organization) (2022). *International statistical classification of diseases and related health problems*. 11. Rev. ICD-11; https://icd.who.int/.

INGO SCHÄFER UND ANNETT LOTZIN

2. Die komplexe Posttraumatische Belastungsstörung

2.1 Symptombild

Nach lang andauernden oder sich wiederholenden traumatischen Erfahrungen, aus denen ein Entkommen nur schwer oder gar nicht möglich ist (z. B. Gewalt in der Kindheit, anhaltende häusliche Gewalt oder Folter), zeigen Betroffene ein breites Spektrum an Symptomen, welche durch die Diagnosekriterien der Posttraumatischen Belastungsstörung (PTBS) nur unzureichend abgedeckt sind. Solche traumatischen Erfahrungen können erhebliche Beeinträchtigungen der affektregulativen Fähigkeiten, der Beziehungsfähigkeit sowie der persönlichen Grundüberzeugungen nach sich ziehen, die über die Kernsymptome der PTBS weit hinausgehen. Für dieses Symptombild wird häufig der Begriff der *komplexen Posttraumatischen Belastungsstörung* (kPTBS) verwendet.

Von einer komplexen PTBS Betroffene erleben die eigenen Affekte und Impulse als wenig steuerbar. Häufig werden (langfristig) schädigende Strategien zur Steuerung der Affektivität eingesetzt, wie Selbstverletzung und Substanzkonsum. Persönliche Grundüberzeugungen sind oft dauerhaft negativ gefärbt: Betroffene schätzen sich als inkompetent und wenig liebenswert ein. Von der Umwelt und anderen Menschen wird erwartet, dass sie wenig vertrauenswürdig und unberechenbar sind. Als Folge der genannten Probleme haben Betroffene meist Schwierigkeiten in sozialen Beziehungen. Häufig ist für sie darüber hinaus eine anhaltend dysphorische oder depressive Stimmung charakteristisch, die von Hoffnungslosigkeit, Verzweiflung, Scham und Schuld geprägt ist und in chronische Suizidalität münden kann. Um solche komplexen Symptombilder angemessener als bislang in der Diagnostik und Behandlung zu berücksichtigen, wurde in der ICD-11 die neue Diagnosekategorie der kPTBS neben der Diagnose der (»klassischen«) PTBS eingeführt (Maercker et al., 2022). Im *Diagnostischen und Statistischen Manual Psychischer Störungen* (DSM-5; APA, 2013) wurden hingegen Symptome der kPTBS in die bestehende Diagnosekategorie der PTBS integriert und diese durch einen dissoziativen Subtypus erweitert.

2.2 Entwicklung des Konzepts

Bereits in den 1950er und 1960er Jahren wurde deutlich, dass langjährige und massive traumatische Erfahrungen bei Betroffenen zu dauerhaften Schädigungen führen. Eine Grundlage der Fachdiskussionen zu diesem Zeitpunkt waren Beschreibungen der Auswirkungen traumatischer Erfahrungen bei Holocaust-Überlebenden (Venzlaff, 1958). Die amerikanischen Forscherinnen Ann Burgess und Lynda Holmstrom (1974) beschrieben in den 1970er Jahren mit dem »Rape Trauma Syndrome« die komplexen Symptome von Vergewaltigungsopfern, wie allgemeine Ängste und Irritabilität, Vermeidung von Beziehungen mit Männern, Veränderung der Sexualität, Ängste, allein zu sein, Verlust an Selbstbewusstsein und Selbstwirksamkeit, Selbstbeschuldigung und Alpträume.

In den 1980er und 1990er Jahren wurden schließlich Studien veröffentlicht, die einen Zusammenhang zwischen Kindheitstraumatisierungen und der Entwicklung psychischer Störungen im Erwachsenenalter aufzeigten (z. B. Bryer et al., 1987). Hierbei wurde deutlich, dass zum einen wiederholt auftretende, zum anderen durch Menschen verursachte Traumatisierungen besonders schwerwiegende psychische Schädigungen nach sich ziehen.

Die amerikanische Psychiaterin Leonore Terr (1991) unterschied daher zwischen einmaligen, zeitlich umgrenzten und in der Öffentlichkeit stattfindenden Traumatisierungen wie Unfällen, Naturkatastrophen oder Kriegserlebnissen (Typ-I) sowie sich wiederholenden Traumata, wie etwa Kindesmisshandlung, sexueller Missbrauch oder Vernachlässigung, die oft durch nahestehende Personen über einen längeren Zeitraum heimlich erfolgen (Typ-II). Während sie die Kernsymptomatik der Posttraumatischen Belastungsstörung mit Typ-I-Traumatisierungen in Verbindung brachte, beschrieb sie für Typ-II-Traumatisierungen ein breiteres Spektrum an Folgen, wie etwa mangelhafte Selbstwirksamkeitserwartungen, Probleme mit der Emotionsregulation, Somatisierung und Dissoziationsneigung (Terr, 1991).

Auch die amerikanische Psychiaterin und Traumaforscherin Judith Herman wies darauf hin, dass nach besonders schwerwiegenden und langjährigen Traumatisierungen bei den Betroffenen komplexe Symptome auftreten, die durch die Symptomkriterien der PTBS nur unzureichend erfasst werden, so dass sie bereits zu Beginn der 1990er Jahre den Begriff der *komplexen PTBS* (engl. complex PTSD) einführte (Herman, 1992a). Nach Herman umfasst die kPTBS ein weites Spektrum an Traumafolgen, welches bei Betroffenen nach chronischem sexuellem Missbrauch, Vernachlässigung oder Misshandlung in der Kindheit, aber auch nach Kriegserfahrungen oder Gewalt durch politische Regime beobachtet werden kann. Als Folge dieser traumatischen Erfahrungen beschrieb Herman bei Betroffenen Störungen der Affektregulation, der Selbstwahrnehmung, der Glaubens- und Wertvorstellungen, der Beziehungsgestaltung und der Sexualität. Zusätzlich wurde deutlich, dass Betroffene häufig an somatischen Beschwerden und dissoziativen Symptomen leiden. Herman wies darauf hin, dass diese Symptome eine direkte Folge der komplexen traumatischen Erfahrungen darstellen, Betroffene jedoch oft der Fehldiagnose einer Persönlichkeitsstörung ausgesetzt seien (Herman, 1992b).

Im Zuge der Entwicklung der 4. Auflage des *Diagnostischen und Statistisches Manuals Psychischer Störungen* (DSM-IV; APA, 1994) wurde eine Expertengruppe (u. a. Judith Herman, Bessel van der Kolk und David Pelcovitz) einberufen, die beauftragt wurde, einen Vorschlag für ein Diagnosekonzept zur Beschreibung des Symptombildes nach chronischen interpersonalen Traumatisierungen zu erarbeiten. Hierzu wurden Literaturrecherchen und Feldstudien durchgeführt (van der Kolk et al., 2005), auf deren Basis die Arbeitsgruppe das Konzept der »Disorder of Extreme Stress Not Otherwise Specified« (DESNOS, dt. »Störung durch Extrembelastung, nicht anderweitig bezeichnet«) erarbeitete. Das DESNOS-Konzept beschreibt Veränderungen in sechs Symptombereichen (van der Kolk et al., 2005):

1. *Veränderungen in der Regulation von Affekten und Impulsen* (Affektregulation, Steuerungsfähigkeit von Ärger, selbstschädigendes Verhalten, Suizidalität, Schwierigkeiten der Steuerungsfähigkeit sexueller Beteiligung, exzessives Risikoverhalten);
2. *Veränderungen in Aufmerksamkeit und Bewusstsein* (Amnesien, dissoziative Episoden und Depersonalisation);
3. *Veränderungen der Selbstwahrnehmung* (Gefühl der Ineffektivität, Gefühle von Schuld, Scham, Gefühl bzw. Empfinden, dauerhaft beschädigt und von der Umwelt isoliert zu sein);
4. *Veränderungen der Wahrnehmung des Täters* (Übernahme verzerrter Überzeugungen, Idealisierung, Präokkupation durch Gedanken an den Täter);
5. *Veränderungen der Beziehungen zu anderen* (Unfähigkeit zu vertrauen, Reviktimisierung, Viktimisierung anderer);
6. *Somatisierung* (gastrointestinale Symptome, chronische Schmerzen, kardiopulmonale Symptome, Konversionssymptome, sexuelle Funktionsstörungen);
7. *Veränderungen von Lebenseinstellungen* (Verzweiflung und Hoffnungslosigkeit, Verlust früherer stützender Grundüberzeugungen).

DESNOS sollte die Folgen besonders schwerer, wiederholter bzw. langanhaltender Traumatisierungen wie psychische, körperliche oder sexuelle Gewalterfahrungen in der Kindheit, aber auch die Folgen von Kriegs- und Foltererfahrungen, Konzentrationslagerhaft oder Entführungen beschreiben. Auf Grundlage der vorliegenden Studiendaten wurde angenommen, dass DESNOS mit Traumatisierungen in einem frühen (vs. späten) Lebensalter und interpersonalen Traumatisierungen (vs. Unfällen oder Naturkatastrophen) einhergeht.

Die Arbeitsgruppe schlug vor, das DESNOS-Konzept als diagnostische Kategorie in das DSM-IV aufzunehmen (van der Kolk et al., 2005). Obwohl die Ergebnisse der durchgeführten Feldstudien die Konstruktvalidität des DESNOS-Konzepts unterstrichen, wurde DESNOS schließlich nicht als eigenständige Diagnosekategorie in das DSM-IV aufgenommen. Das Konzept erlangte lediglich den Status als zusätzliches klinisches Beschreibungsmerkmal der PTBS (»Problems Related to Abuse and Neglect«) und wurde in den Anhang des DSM-IV aufgenommen. Im Zuge der Entwicklung des DSM-5 wurde die Aufnahme der kPTBS erneut diskutiert, aber sie wurde nach wie vor nicht als eigenständige Diagnose aufgenommen.

Ein weiteres wichtiges Konzept im Bereich der Traumafolgestörungen wurde ebenfalls von einer Arbeitsgruppe um Bessel van der Kolk entwickelt. Diese Arbeitsgruppe kritisierte an dem bestehenden Konzept der PTBS, dass es nicht entwicklungssensibel sei (van der Kolk et al., 2005). Um der Beobachtung Rechnung zu tragen, dass sich die Symptome der PTBS bei Kindern und Jugendlichen anders ausgestalten als bei Erwachsenen und bei Ersteren häufig fehldiagnostiziert werden, schlug die Arbeitsgruppe vor, eine entwicklungsspezifische Traumafolgestörung für Kinder und Jugendliche in das DSM-5 aufzunehmen. Das Konzept der *Traumaentwicklungsstörung* (engl. Developmental Trauma Disorder, DTD; van der Kolk, 2009) systematisiert die komplexen Symptome von Kindern und Jugendlichen nach chronischen interpersonalen Traumatisierungen einschließlich emotionaler Vernachlässigung in drei Symptombereichen (1. affektive und physiologische Dysregulation oder Dissoziation; 2. Probleme bei der Verhaltens- und Aufmerksamkeitssteuerung; 3. Schwierigkeiten der Selbstwertregulation und Beziehungsgestaltung). Die Diagnose der *Traumaentwicklungsstörung* wurde u.a. aufgrund bislang insgesamt unzureichender empirischer Belege nicht in das DSM-5 aufgenommen.

In der ICD-10 wurde mit der *Andauernden Persönlichkeitsänderung nach Extrembelastung* (F62.0; Dilling et al., 1991) im Kapitel zu Persönlichkeitsstörungen eine überdauernde Persönlichkeitsveränderung beschrieben, welche durch die Auswirkungen von extremen Belastungen charakterisiert ist und damit zumindest in Bezug auf die zugrunde liegenden Traumatisierungen dem Konzept der DESNOS ähnelt. Sie wurde als Grundlage für die gutachterliche Anerkennung der psychischen Folgen von Konzentrationslagerhaft, Folter oder Verfolgung durch das Regime des Nationalsozialismus entwickelt (Sack, 2012). Zur Diagnose gehören unflexibles Verhalten, eine feindselige oder misstrauische Haltung gegenüber der Umwelt und sozialer Rückzug sowie chronische Gefühle der Leere, Hoffnungslosigkeit und Entfremdung, chronische Anspannung und das Gefühl ständiger Bedrohung (Dilling et al., 1991). Das Konzept beschreibt damit eine überdauernde Persönlichkeitsveränderung, welche nicht auf einer vorbestehenden Persönlichkeitsstörung basiert. Da die Diagnose empirisch unzureichend validiert ist und zudem den Nachteil hat, nur auf Traumatisierungen im Erwachsenenalter anwendbar zu sein, wurde sie in der ICD-11 nicht mehr aufgeführt.

2.2.1 Aktuelle Konzepte

Die aktuellen Überarbeitungen der PTBS-Konzepte im DSM-5 und in der ICD-11 haben sich in den letzten Jahren in sehr unterschiedliche Richtungen entwickelt. Während in der ICD-11 die PTBS nur durch ihre wesentlichen Symptome aus den Bereichen Wiedererleben, Vermeidung und vegetative Übererregung beschrieben ist und eine zweite Diagnose der komplexen PTBS eingeführt wurde (Maercker et al., 2022), wurde im DSM-5 versucht, im Rahmen eines einzigen Diagnosekonzepts der PTBS eine möglichst umfassende Beschreibung der Symptomatik zu erreichen, die auch »komplexe« Symptome einschließt. So sind im DSM-5 anhaltende negative kognitive und emotionale Veränderungen als Kriterien der PTBS (APA, 2013) benannt. Diese betreffen vor allem Scham, Schuld, Ekel, ein Gefühl von anhaltender übermäßiger Erregung, Misstrauen, eine gesteigerte Risikobewertung und eine geringere Gefahrentoleranz (APA, 2013). Damit ist das Symptomspektrum der PTBS im DSM-5 im Vergleich zur ICD-11 deutlich breiter gefasst.

Für die Diagnose der komplexen PTBS nach ICD-11 wird ein extrem belastendes oder lang andauerndes traumatisches Ereignis vorausgesetzt, aus dem ein Entkommen schwierig oder unmöglich ist (Box 1). Zu dieser Kategorie traumatischer Erfahrungen zählen Formen organisierter Gewalt wie Folter, Zwangsarbeit oder Genozide, aber auch andauernde häusliche Gewalt sowie sexuelle oder körperliche Gewalt in der Kindheit.

Box 1: Diagnosekriterien der komplexen PTBS nach ICD-11 (dt. Übers. des ICD-11 Beta Draft; WHO, 2018)

A. Traumakriterium

- Vorliegen eines Ereignisses oder einer Serie an Ereignissen von extrem bedrohlicher oder entsetzlicher Natur, am häufigsten anhaltende oder sich wiederholende Ereignisse, in Bezug auf die ein Entkommen schwierig oder unmöglich ist,
- z. B. Folter, Sklaverei, Genozid, anhaltende häusliche Gewalt, wiederholte sexuelle oder körperliche Gewalt in der Kindheit.

B. Kernsymptome der PTBS

- Wiedererleben des traumatischen Ereignisses in Form von intrusiven Erinnerungen, Flashbacks oder Alpträumen.
- Vermeidung von Gedanken und Erinnerungen an das Ereignis oder Vermeidung von Aktivitäten, Situationen und Personen, die daran erinnern.
- Gefühl einer anhaltenden Bedrohung, das sich z. B. durch erhöhte Wachsamkeit oder verstärkte Schreckreaktionen zeigt.

C. Weitere Beeinträchtigungsbereiche

- Schwere und tiefgreifende Probleme der Emotionsregulation.
- Anhaltende Überzeugung in Bezug aufs eigene Selbst, minderwertig, nichtig oder wertlos zu sein, begleitet von tiefgreifenden und anhaltenden Gefühlen von Scham, Schuld und Versagen, die auf das traumatische Ereignis bezogen sind.
- Anhaltende Schwierigkeiten, Beziehungen aufrechtzuerhalten und sich anderen nahe zu fühlen.

Zusätzlich zu den Kernsymptomen der PTBS (Wiedererleben, Vermeidung, anhaltendes Gefühl der Bedrohung) müssen sog. Störungen der Selbstorganisation (engl. »Disturbances in Self-Organization (DSO)«) vorliegen. Diese betreffen anhaltende und tiefgreifende Beeinträchtigungen der Emotionsregulation, des Selbstkonzeptes und der Gestaltung von Beziehungen.

2.2.2 Empirische Befunde zu aktuellen Konzepten

Die Konzeptualisierung der PTBS und der komplexen PTBS (kPTBS) als zwei separate Krankheitsentitäten wird durch empirische Befunde gestützt. In der Mehrheit der vorliegenden Studien fanden sich bei Personen mit traumatischen Erfahrungen mindestens zwei Subgruppen, die sich in ihrem Symptomprofil unterschieden (z. B. Brewin et al., 2017; Redican et al., 2021): Eine Gruppe berichtete von starken Symptomausprägungen in den drei Symptombereichen Wiedererleben, Vermeidung und dem Gefühl anhaltender Bedrohung, jedoch von geringen Symptomausprägungen in den drei Bereichen der kPTBS, die Störungen der Selbstorganisation beschreiben. Eine zweite Gruppe wies hingegen starke Symptomausprägungen in allen sechs Symptombereiche der kPTBS auf (Wiedererleben, Vermeidung, Gefühl der Bedrohung, Affektdysregulation, negatives Selbstkonzept, Beziehungsstörungen). Eine Reihe von Studien verglich verschiedene Faktormodelle der PTBS und der kPTBS. Die Mehrheit der Studienbefunde in klinischen Stichproben (z. B. Frost et al., 2019; Karatzias et al., 2017; Redican et al., 2022; Shevlin et al., 2017) spricht für ein Zwei-Faktoren-Modell, bei dem die Symptomcluster der PTBS und der Störungen der Selbstorganisation unterschiedliche, aber korrelierte Faktoren zweiter Ordnung darstellen, die sich jeweils durch drei Symptombereiche beschreiben lassen (PTBS: Wiedererleben, Vermeidung, Gefühl der Bedrohung; Störungen der Selbstorganisation: Affektdysregulation, negatives Selbstkonzept und Beziehungsstörungen). Neben diesem Modell zeigte sich empirisch insbesondere in nicht-klinischen Stichproben auch ein Sechs-Faktoren-Modell (Wiedererleben, Vermeidung, Gefühl der Bedrohung, Affektdysregulation, negatives Selbstkonzept und Beziehungsstörungen); übergeordnete Faktoren der PTBS oder kPTBS verbesserten die Passung des Modells an die Daten nicht (Brewin et al., 2017; Redican et al., 2021). Insgesamt könnten diese Ergebnisse darauf hinweisen, dass die Symptombilder der PTBS und der kPTBS insbesondere bei stärkerer Ausprägung der Symptomatik (d. h. in klinischen Stichproben) trennscharf sind. Erste Studien zur Dimensionalität der PTBS- und der kPTBS-Symptomatik (Wolf et al., 2015) weisen jedoch darauf hin, dass die PTBS und die kPTBS einen gemeinsamen dimensionalen Faktor bilden könnten, d. h. mit zunehmender Schwere sowohl die PTBS als auch die kPTBS-Symptomatik zunimmt. Ungeachtet dieser zumindest teilweise heterogenen Befundlage scheint angesichts der ausgeprägten Funktionsbeeinträchtigung bei der kPTBS die Unterscheidung von der PTBS als separates Störungsbild aus klinischer Sicht ausgesprochen sinnvoll, um Betroffenen eine angemessene störungsspezifische Behandlungsplanung zu ermöglichen (Karatzias et al., 2017).

Häufig diskutiert wird die Überlappung des Konzeptes der kPTBS mit der Borderline-Persönlichkeitsstörung (BPS; z. B. MacIntosh et al., 2015). Cloitre et al. (2014a) untersuchten Symptomprofile von Personen mit PTBS, kPTBS und BPS und fanden Hinweise darauf, dass sich das Konzept der BPS empirisch vom Konzept der kPTBS abgrenzen lässt. Personen mit einer BPS bildeten eine separate Gruppe, die sich vor allem hinsichtlich einer instabileren Beziehungsgestaltung und einer ausgeprägteren Impulsivität sowie mehr selbstverletzender und suizidaler Verhaltensweisen von Personen mit einer kPTBS unterschieden (Cloitre et al., 2014a). Von ähnlichen Befunden berichteten Owczarek und Kollegen (Owczarek et al., 2023), welche in einem Sample mit multipel traumatisierten Personen den Zusammenhang der Symptome aus beiden Störungskategorien untersuchten. Die Ergebnisse zeigten eine diskriminante Validität beider Störungskonzepte, ebenso wie bei Cyr et al. (2021). Auch diese Autoren plädieren deshalb für eine Unterscheidung von kPTBS, PTBS und BPS und sprechen sich für einen integrativen Ansatz zum Verständnis von Traumafolgestörungen, Diagnose und Behandlung aus.

2.3 Behandlung

Bereits seit längerer Zeit besteht Konsens darüber, dass eine erfolgreiche Therapie der komplexen PTBS (kPTBS) analog zur Behandlung der klassischen PTBS eines traumafokussierten Vorgehens bedarf (Cloitre et al., 2012). Kontrovers wird diskutiert, ob sogenannte phasenbasierte Behandlungen, bei denen traumafokussierte Ansätze mit Interventionen kombiniert werden, die spezifische Störungen der Selbstorganisation adressieren, bei der Behandlung der kPTBS überlegen oder ob traumafokussierte Ansätze alleine ausreichend sind. Coventry et al. (2020) kamen in ihrer Metaanalyse zu dem Ergebnis, dass phasenbasierte Ansätze für Patient:innen nach komplexen Traumatisierungen am vielversprechendsten seien. Andere (Sekundär-)Analysen konnten dagegen zeigen, dass auch traumafokussierte Ansätze ohne zusätzliche Interventionen Effekte auf ein negatives Selbstkonzept (Banz et al., 2022) sowie auf interpersonelle Probleme bei Patient:innen mit einer PTBS haben (Karatzias et al., 2019). Weiter kam eine Studie von Oprel et al. (2021) im direkten Vergleich eines phasenbasierten Ansatzes und zweier traumafokussierter Ansätze bei 149 Patient:innen mit PTBS nach Misshandlungen in der Kindheit zu dem Ergebnis, dass eine phasenbasierte Therapie einer reinen traumafokussierten Behandlung in Bezug auf die Reduktion von PTBS-Symptomen, aber auch auf sekundäre Outcomes wie Emotionsregulation oder interpersonelle Probleme nicht überlegen war. Nach wie vor liegen allerdings kaum Studien vor, die Patient:innen mit einer nach der ICD-11 diagnostizierten komplexen PTBS untersuchten. Verschiedene Autor:innen weisen zudem darauf hin, dass eine polarisierende Sichtweise, die von der Überlegenheit einer der beiden Vorgehensweisen (phasenbasiert vs. nicht-phasenbasiert) ausgeht, der Heterogenität innerhalb der Gruppe von Patient:innen mit komplexen Traumafolgestörungen nicht gerecht wird (z. B. Cloitre, 2015; Dyer & Corrigan, 2021).

Aktuell liegen zwei manualisierte Therapieverfahren vor, die traumafokussierte Ansätze mit Interventionen zur Behandlung von Störungen der Selbstorganisation kombinieren. Das von Cloitre und Kolleg:innen entwickelte *Skillstraining zur affektiven und interpersonellen Regulation/Narrative Therapie* (STAIR/NT; Cloitre et al., 2014b; Cloitre et al., 2024) wurde speziell zur Behandlung von Patient:innen mit komplexer PTBS entwickelt. Es beinhaltet in der ersten Behandlungsphase Skills zur Emotionsregulation und die Bearbeitung dysfunktionaler interpersonaler Schemata (STAIR). In der zweiten Behandlungsphase werden traumatische Erinnerungen mittels eines narrativen Verfahrens (NT) bearbeitet. In einer Dismantling-Studie zeigte sich bei 162 Frauen mit Gewalterfahrungen in der Kindheit in der »STAIR/NT«-Behandlungsgruppe eine stärkere Reduktion von PTBS-Symptomen und Problemen der Affektregulation im Vergleich zu den Gruppen, bei denen nur eines der beiden Therapiemodule (STAIR oder NT) in Kombination mit unterstützender Beratung angewandt wurde (Cloitre et al., 2010). In einer neueren Studie von Raabe et al. (2022) wurde STAIR in Kombination mit einer anderen traumafokussierten Methode (Imagery Rescripting) mit traumafokussierter Arbeit alleine und einer Wartelisten-Bedingung bei 61 Patient:innen mit Gewalterfahrungen in der Kindheit verglichen. In der Gruppe, bei der zusätzlich zur traumafokussierten Arbeit acht STAIR-Sitzungen stattgefunden hatten, fand sich drei Monate nach der Behandlung ein höherer Anteil von Patient:innen, der keine PTBS-Diagnose mehr erfüllte, als in der Gruppe, bei der lediglich die traumafokussierte Intervention durchgeführt worden war (86 % vs. 70 %). Insgesamt sind die Befunde zur Überlegenheit von STAIR/NT gegenüber nicht-phasenbasierten Programmen bislang jedoch heterogen (Lorbeer et al., 2022).

Eine weiteres Behandlungsprogramm (*Dialektisch-Behaviorale Therapie-PTBS*, DBT-PTBS Bohus et al., 2011) basiert auf den Prinzipien der DBT und integriert weitere Behandlungsansätze einschließlich der traumafokussierten Behandlung von PTBS-Symptomen. In einer ersten Studie wurde die Wirksamkeit der DBT-PTBS im stationären Rahmen bei 74 Frauen geprüft, die aufgrund von sexuellen Gewalterfahrungen in der Kindheit eine PTBS entwickelt hatten (Bohus et al., 2013). Die Behandlung erwies sich im Vergleich zu einer Standardbehandlung (psychotherapeutische Interventionen mit Ausnahme von DBT-PTBS) als effektiver dabei, die PTBS-Symptomatik und die Dissoziationsneigung zu reduzieren. In einer weiteren, ambulanten Studie (Bohus et al., 2020) erhielten 193 Patientinnen mit PTBS nach sexueller Gewalt in der Kindheit bis zu 45 Sitzungen DBT-PTBS bzw. Cognitive Processing Therapy (CPT; Resick et al., 2016). Bei den Patientinnen der DBT-PTBS-Gruppe fanden sich geringere Drop-out-Raten (25 % vs. 39 % in der CPT-Gruppe) und höhere Remissionsraten (58 % vs. 40 %).

Sowohl zu phasenbasierten als auch zu nichtphasenbasierten Therapien von Patient:innen mit PTBS nach komplexen Traumatisierungen liegen demnach ermutigende Befunde vor. Allerdings existieren nach wie vor zu wenige methodisch hochwertige Studien bei Patient:innen mit einer nach der ICD-11 diagnostizierten komplexen PTBS. Zudem wäre eine Ausweitung auf andere Stichproben als Personen mit Gewalterfahrungen in der Kindheit wünschenswert, etwa Patient:innen mit Flucht- und Foltererfahrungen, um das Wissen zur Behandlung der Gruppe der schwer betroffenen Patient:innen mit komplexer PTBS zu erweitern.

2.4 Literatur

APA (American Psychiatric Association) (1994). *Diagnostic and statistical manual of mental disorders* – DSM-IV. 4. Aufl. Washington, D. C.: APA.

APA (American Psychiatric Association) (2013). *Diagnostic and statistical manual of mental disorders* – DSM-5. Washington, D. C.: APA.

Banz L., Stefanovic M., von Boeselager M., Schäfer I., Lotzin A., Kleim B. & Ehring T. (2022) Effects of current treatments for trauma survivors with posttraumatic stress disorder on reducing a negative self-concept: A systematic review and meta-analysis. *European Journal of Psychotraumatology*, 13 (2), 2122528.

Bohus M., Dyer A. S., Priebe K., Krüger A. & Steil R. (2011). Dialektisch Behaviorale Therapie für posttraumatische Belastungsstörung nach sexualisierter Gewalt in der Kindheit und Jugend (DBT-PTSD). *Psychotherapie, Psychosomatik und Medizinische Psychologie*, 61 (3), 140–147.

Bohus M., Dyer A. S., Priebe K., Krüger A., Kleindienst N., Schmahl C., Niedtfeld I. & Steil R. (2013). Dialectical behaviour therapy for posttraumatic stress disorder after childhood sexual abuse in patients with and without borderline personality disorder: A randomised controlled trial. *Psychotherapy and Psychosomatics*, 82 (4), 221–233.

Bohus M., Kleindienst N., Hahn C., Müller-Engelmann M., Ludäscher P., Steil R., Fydrich T., Kuehner C., Resick P. A., Stiglmayr C., Schmahl C. & Priebe K. (2020) Dialectical behavior therapy for posttraumatic stress disorder (DBT-PTSD) compared with cognitive processing therapy (CPT) in complex presentations of PTSD in women survivors of childhood abuse: A randomized clinical trial. *JAMA Psychiatry*, 77 (12), 1235 – 1245.

Brewin C. R., Cloitre M., Hyland P., Shevlin M., Maercker A., Bryant R. A. et al. (2017). A review of current evidence regarding the ICD11 proposals for diagnosing PTSD and complex PTSD. *Clinical Psychology Review*, 58, 1–15.

Bryer J. B., Nelson B. A., Miller J. B. & Krol P. A. (1987). Childhood sexual and physical abuse as factors in adult psychiatric illness. *The American Journal of Psychiatry*, 144 (11), 1426 – 1430.

Burgess A. W. & Holmstrom L. L. (1974). Rape trauma syndrome. *American Journal of Psychiatry*, 131 (9), 981–986.

Cloitre M. (2015) The »one size fits all« approach to trauma treatment: Should we be satisfied? *European Journal of Psychotraumatology*, 6, 27344; doi: 10.3402/ejpt.v6.27344.

Cloitre M., Koenen K. C., Cohen L. R. & Han H. (2002). Skills training in affective and interpersonal regulation followed by exposure: A phase-based treatment for PTSD related to childhood abuse. *Journal of Consulting and Clinical Psychology*, 70 (5), 1067–1074.

Cloitre M., Stovall-McClough K. C., Nooner K., Zorbas P., Cherry S., Jackson C. L., Gan W. & Petkova, E. (2010). Treatment for PTSD related to childhood abuse: A randomized controlled trial. *American Journal of Psychiatry*, 167 (8), 915–924.

Cloitre M., Courtois C. A., Ford J. D., Green B. L., Alexander P., Briere J. et al. (2012). *The ISTSS expert consensus treatment guidelines for complex PTSD in adults.* Deerfield, IL: International Society for Traumatic Stress Studies. Im Internet: https://www.istss.org/ISTSS_Main/media/Documents/ISTSS-Expert-Consensus-Guidelines-for-Complex-PTSD-Updated-060315.pdf (Zugriff: 31. 12. 2023).

Cloitre M., Garvert D. W., Weiss B., Carlson E. B. & Bryant R. A. (2014a). Distinguishing PTSD, Complex PTSD, and Borderline Personality Disorder: A latent class analysis. *European Journal of Psychotraumatology*, 5, 25097; doi: 10.3402/ejpt.v5.25097.

Cloitre M., Cohen L. R. & Koenen K. C. (2014b) *Sexueller Missbrauch und Misshandlung in der Kindheit: Ein Therapieprogramm zur Behandlung komplexer Traumafolgen.* Göttingen: Hogrefe.

Cloitre M., Cohen L. R., Ortigo K. M., Jackson C. & Koenen K. C. (2024). *Behandlung der Folgen interpersoneller Traumatisierung. Das Programm STAIR/NT.* 2. Aufl. Göttingen: Hogrefe.

Coventry P.A., Meader N., Melton H., Temple M., Dale H., Wright K., Cloitre M., Karatzias T., Bisson J., Roberts N. P., Brown J. V. E., Barbui C., Churchill R., Lovell K., McMillan D. & Gilbody S. (2020). Psychological and pharmacological interventions for posttraumatic stress disorder and comorbid mental health problems following complex traumatic events: Systematic review and component network meta-analysis. *PLoS Med*, 17 (8), e1003262.

Cyr G., Godbout N., Cloitre M. & Bélanger C. (2022) Distinguishing among symptoms of posttraumatic stress disorder, complex posttraumatic stress disorder, and borderline personality disorder in a community sample of women. *Journal of Traumatic Stress*, 35 (1), 186–196.

Dilling H., Mombour W. & Schmidt M. H. (1991). *Internationale Klassifikation psychischer Störungen: ICD-10, Kapitel V (F) Klinisch-diagnostische Leitlinien.* Bern: Huber.

Dyer K. F. W & Corrigan J. P. (2021). Psychological treatments for complex PTSD: A commentary on the clinical and empirical impasse dividing unimodal and phase-oriented therapy positions. *Psychological Trauma Theory Research Practice and Policy*, 13 (8), 869–876.

Frost R., Hyland P., McCarthy A., Halpin R., Shevlin M. & Murphy J. (2019). The complexity of trauma exposure and response: Profiling PTSD and CPTSD among a refugee sample. *Psychological Trauma Theory Research Practice and Policy*, 11, 165–175.

Herman J. L. (1992a). Complex PTSD: A syndrome in survivors of prolonged and repeated trauma. *Journal of Traumatic Stress*, 5 (3), 377–391.

Herman J. L. (1992b). *Trauma and recovery*. New York: HarperCollins.

Karatzias T., Shevlin M., Fyvie C., Hyland P., Efthymiadou E., Wilson D. et al. (2017). Evidence of distinct profiles of Posttraumatic Stress Disorder (PTSD) and Complex Posttraumatic Stress Disorder (CPTSD) based on the new ICD-11 Trauma Questionnaire (ICDTQ). *Journal of Affective Disorders*, 207, 181–187.

Karatzias T., Murphy P., Cloitre M., Bisson J., Roberts N., Shevlin M., Hyland P., Maercker A., Ben-Ezra M., Coventry P., Mason-Roberts S., Bradley A. & Hutton P. (2019). Psychological interventions for ICD-11 complex PTSD symptoms: Systematic review and meta-analysis. *Psychological Medicine*, 49 (11), 1761–1775.

Lorbeer N., Knaevelsrud C. & Niemeyer H. (2022). STAIR und STAIR/NT zur Behandlung der Posttraumatischen Belastungssymptomatik: Ein systematischer Übersichtsartikel. *Verhaltenstherapie*, 32 (3), 104–116.

MacIntosh H. B., Godbout N. & Dubash N. (2015). Borderline personality disorder: Disorder of trauma or personality, a review of the empirical literature. *Canadian Psychology/Psychologie Canadienne*, 56, 227–241.

Maercker A., Cloitre M., Bachem R., Schlumpf Y. R., Khoury B., Hitchcock C. & Bohus M (2022). Complex post-traumatic stress disorder. *Lancet*, 400 (10345), 60–72.

Oprel D. A. C., Hoeboer C. M., Schoorl M., de Kleine R. A., Cloitre M., Wigard I. G., van Minnen A. & van der Does W. (2021). Effect of Prolonged Exposure, intensified Prolonged Exposure and STAIR+Prolonged Exposure in patients with PTSD related to childhood abuse: A randomized controlled trial. *European Journal of Psychotraumatology*, 12 (1), 1851511.

Owczarek M., Karatzias T., McElroy E., Hyland P., Cloitre M., Kratzer L., Knefel M., Grandison G., Ho G., Morris D. & Shevlin M. (2023). Borderline personality disorder (BPD) and complex posttraumatic stress disorder (CPTSD): A network analysis in a highly traumatized clinical sample. *Journal of Personality Disorders*, 37 (1), 112–129.

Raabe S., Ehring T., Marquenie L., Arntz A. & Kindt M. (2022) Imagery Rescripting as a stand-alone treatment for posttraumatic stress disorder related to childhood abuse: A randomized controlled trial. *Journal of Behavior Therapy and Experimental Psychiatry*, 77, 101769.

Redican E., Nolan E., Hyland P., Cloitre M., McBride O., Karatzias T., Murphy J. & Shevlin M. (2021). A systematic literature review of factor analytic and mixture models of ICD-11 PTSD and CPTSD using the International Trauma Questionnaire. *Journal of Anxiety Disorders*, 79, 102381.

Redican E., Cloitre M., Hyland P., McBride O., Karatzias T., Murphy J. & Shevlin M. (2022). The latent structure of ICD-11 posttraumatic stress disorder (PTSD) and complex PTSD in a general population sample from USA: A factor mixture modelling approach. *Journal of Anxiety Disorders*, 85, 102497.

Resick P. A., Monson C. M. & Chard K. M. (2016) *Cognitive processing therapy for PTSD: A comprehensive manual*. New York: Guilford Press.

Sack M. (2012). *Komplexe Traumafolgestörungen: Diagnostik und Behandlung von Folgen schwerer Gewalt und Vernachlässigung*. Stuttgart: Schattauer.

Shevlin M., Hyland P., Karatzias T., Fyvie C., Roberts N., Bisson J. I., Brewin C. R. & Cloitre, M. (2017). Alternative models of disorders of traumatic stress based on the new ICD-11 proposals. *Acta Psychiatrica Scandinavica*, 135 (5), 419–428.

Terr L. C. (1991). Childhood traumas: An outline and overview. *American Journal of Psychiatry*, 148 (1), 10–20.

Van der Kolk B. A. (2009). Entwicklungstrauma-Störung: Auf dem Weg zu einer sinnvollen Diagnostik für chronisch traumatisierte Kinder. *Praxis der Kinderpsychologie und Kinderpsychiatrie*, 58 (8), 572–586.

Van der Kolk B. A., Roth S., Pelcovitz D., Sunday S. & Spinazzola J. (2005). Disorders of extreme stress: The empirical foundation of a complex adaptation to trauma. *Journal of Traumatic Stress*, 18 (5), 389–399.

Venzlaff U. (1958). *Die psychoreaktiven Störungen nach entschädigungspflichtigen Ereignissen (die sogenannten Unfallneurosen)*. Berlin, Heidelberg: Springer.

Wolf E. J., Miller M. W., Kilpatrick D., Resnick H. S., Badour C. L., Marx B. P. et al. (2015). ICD-11 complex PTSD in US national and veteran samples: Prevalence and structural associations with PTSD. *Clinical Psychological Science*, 3 (2), 215–229.

RITA ROSNER UND BIRGIT WAGNER

3. Anhaltende Trauerstörung

Trauer nach dem Tod einer nahestehenden Person ist ein normaler, wenn auch häufig sehr schmerzhafter und langwieriger Prozess, der psychische und physische Beschwerden zur Folge haben kann. Trauernde zeigen in den Jahren nach dem Verlust eine deutlich erhöhte Mortalitäts- und Morbiditätsrate. Dennoch entwickeln nur wenige Trauernde tatsächlich eine pathologische Symptomatik, die vergleichsweise länger andauert und intensiver und schmerzhafter erlebt wird als bei der Mehrheit der Trauernden. Pathologische Trauerprozesse wurden über die Jahrzehnte mit unterschiedlichen Begriffen beschrieben, wie »Traumatische Trauer«, »Komplizierte Trauer« und »Anhaltende Trauerstörung«. Durch die Verankerung in der ICD-11 hat sich allerdings der Begriff »Anhaltende Trauerstörung« (ATS) durchgesetzt und wir verwenden diesen Begriff nun durchgehend, auch wenn einzelne zitierte Studien noch auf älteren Begriffen und dazugehörigen Kriterien basieren.

3.1 Normale Trauer

Trauer nach dem Verlust einer nahestehenden Person wird individuell unterschiedlich erlebt und ausgedrückt, ist stark von kulturellen Normen beeinflusst und kann als ein natürliches und nicht-pathologisches Phänomen bezeichnet werden. Aber auch ein normaler Trauerprozess kann durch eine starke Sehnsucht nach der verstorbenen Person und intensive Traurigkeit gekennzeichnet sein und wird durch die Todesumstände, intrapsychische und soziale Faktoren beeinflusst. Dennoch sind normal Trauernde trotz der starken Negativsymptomatik (z. B. Traurigkeit, Trennungsschmerz) nach einiger Zeit wieder in der Lage, sich ihren sozialen Beziehungen und ihrem Alltag zuzuwenden. Der Tod einer nahestehenden Person gehört zu einem Leben gleichermaßen dazu wie die Geburt oder andere existenzielle Lebensabschnitte. Das heißt, Trauer ist an sich keine psychische Erkrankung, sondern ist Teil des Spektrums von Lebenserfahrungen eines jeden Menschen. Dies bestätigte sich auch in einer repräsentativen deutschen Studie, deren Daten 2019, also kurz vor der Covid-19-Pandemie, erhoben wurden (Rosner et al., 2021). Bei 1,5 % der Befragten wurde eine ATS gemäß ICD-11 gefunden. Dies bedeutet, dass insgesamt mehr als 98 % keine ATS entwickelten.

In den vergangenen Jahren gab es eine Reihe von Theorien, die versuchten, den normalen Trauerprozess zu beschreiben. Zu den ältesten und am weitesten verbreiteten Modellen gehören die Phasenmodelle der Trauerverarbeitung (z. B. Kübler-Ross, 1973). Obwohl diese Phasenmodelle sehr häufig zitiert werden, konnten sie bisher kaum empirisch abgesichert werden. Zu den neueren Modellen der Trauerverarbeitung, welche die Balance zwischen Trauerarbeit und der wiederherstellungsorientierten Zuwendung zu neuen Aufgaben aufzeigen, gehört das *Duale Prozess-Modell* (Stroebe & Schut, 1999). Danach spielen zwei Verarbeitungsprozesse eine wichtige Rolle und wechseln sich während des Trauerverarbeitungsprozesses kontinuierlich ab: 1.) verlustorientiertes Verarbeiten (z. B. Trauerarbeit, Auflösen der Bindung zur verstorbenen Person) und 2.) wiederherstellungsorientiertes Bewältigen (z. B. neue Rollen übernehmen und neue Beziehungen aufnehmen, neue Dinge unternehmen). Im Modell wird die fortwährende Oszillation zwischen verlustorientierter und wiederherstellungsorientierter Bewältigung beschrieben.

Eine Minderheit der Trauernden erlebt anstelle einer graduellen Abnahme der Trauersymptomatik, dass die Trauer intensiv und langanhaltend bleibt.

3.2 Anhaltende Trauerstörung in der ICD-11

In der ICD-10 konnten Diagnosen aufgrund einer pathologischen Trauerreaktion nur unter den Diagnosen der Anpassungsstörung, Depression oder der Posttraumatischen Belastungsstörung eingeordnet werden. Die ATS wurde in die ICD-11 schließlich als eigenständige Störung aufgenommen. Die ATS beschreibt vor allem das starke Verlangen und die schmerzhafte Sehnsucht nach der verstorbenen Person, welche über einen längeren, mindestens sechsmonatigen Zeitraum anhält (WHO, 2022) (siehe Tab. 1). Der zentrale Aspekt einer einheitlichen Diagnose ist die Verbesserung von diagnostischen Instrumenten und Psychotherapieangeboten.

Tab. 1: Diagnostische Kriterien der Anhaltenden Trauerstörung (nach ICD-11)

1. Anhaltende Trauerreaktion nach dem Tod einer nahestehenden Person (z. B. Partner:in, Kind, Elternteil).
2. Ausgeprägte Sehnsucht nach der verstorbenen Person, welche begleitet wird durch starke emotionale Schmerzen (z. B. Traurigkeit, Schuldgefühle, Wut, Verleugnung, Schwierigkeiten, den Tod anzunehmen, das Gefühl, einen Teil des eigenen Selbst verloren zu haben, die Unfähigkeit, eine positive Stimmung zu erleben, emotionale Taubheit, Schwierigkeiten bei der Beschäftigung mit sozialen oder anderen Aktivitäten).
3. Die Trauerreaktion persistiert über einen atypisch langen Zeitraum nach dem Verlust (mindestens 6 Monate).
4. Die Trauerreaktion übersteigt die erwarteten sozialen, kulturellen oder religiösen Normen für die jeweilige Kultur und den Kontext der Einzelnen.
5. Trauerreaktionen, welche über längere Zeiträume andauern und sich aufgrund des kulturellen und religiösen Kontextes der Person als eine normative Trauerzeit deuten lassen, werden als normale Trauerreaktionen angesehen und erhalten keine Diagnose.

3.3 Anhaltende Trauerstörung im DSM-5-TR

Obwohl für die Veröffentlichung des DSM-5 (APA, 2013) ein klinischer Diagnosevorschlag für die ATS vorlag (Prigerson et al., 2009), wurde dieser zunächst nicht mit in das Klassifikationssystem aufgenommen. Als Begründung wurde eine nicht ausreichende empirische Evidenz angegeben, dass die ATS eine eigenständige klinische Diagnose darstellt. Aus diesem Grund wurde im DSM-5 zunächst

Tab. 2: Diagnose für die ATS im DSM-5-TR

A. Ereigniskriterium	Tod einer nahestehenden Person vor mind. 12 Monaten
B. Seit dem Tod mit einem signifikanten klinischen Ausmaß an fast jedem Tag für mind. einen Monat	■ Verlangen und Sehnsucht ■ Beschäftigung mit den Todesumständen
C. Seit dem Tod mind. 3 der Symptome mit einem signifikanten klinischen Ausmaß an fast jedem Tag für mind. einen Monat	Als wäre ein Teil von einem selbst gestorben; Unglauben über den Tod; Vermeidung von Erinnerungen, dass der Mensch tot ist; intensiver emotionaler Schmerz (z. B. Wut, Trauer) Emotionale Taubheit; Bedeutungslosigkeit des Lebens; intensive Einsamkeit
D. Beeinträchtigungskriterium	Beeinträchtigung des sozialen, beruflichen Lebens
E. Kongruenz mit soziokulturellen Normen	Nicht kongruent mit kulturellen und religiösen Normen
F.	Symptome können nicht durch andere psychische Erkrankungen erklärt werden

die *persistierende komplexe Trauerstörung* als eine Forschungsdiagnose mit aufgenommen. In der Überarbeitung DSM-5-TR sind nun die Benennung und die Kriterien an die ICD-11 angeglichen und ist die ATS als eigenständige Diagnose mit aufgenommen. Der größte Unterschied zwischen den beiden Klassifikationssystemen liegt in dem Zeitkriterium von 12 Monaten im DSM-5-TR gegenüber den 6 Monaten in der ICD-11.

3.4 Differentialdiagnostik und Komorbidität

3.4.1 Anhaltende Trauerstörung und Posttraumatische Belastungsstörung

Ähnlich wie bei der PTBS ist ein ätiologisches Ereignis, das Trauma bzw. der Tod einer nahestehenden Person, Teil des Syndroms. Aus diesem Grund stellt sich die grundlegende Frage, inwieweit sich der Tod einer nahestehenden Person und ein *allgemein* traumatisches Erlebnis voneinander unterscheiden. Betrachtet man die Symptomatik der ATS, so fallen vor allem die PTBS-ähnlichen Symptome auf, wie beispielsweise intrusive Symptome, das Vermeiden von Erinnerungen (bei der ATS: an die verstorbene Person) und Gefühlsstarre seit dem Verlust. Das Vermeidungsverhalten bezieht sich allerdings im Gegensatz zur PTBS nicht nur auf ein spezifisches Ereignis (z. B. ein traumatisches Ereignis, die Umstände des Todes), sondern es werden zum einen Erinnerungen vermieden, die mit der verstorbenen Person in Zusammenhang stehen, so dass über die Verstorbenen in Familien häufig nicht gesprochen wird; und zum andern kann auch vermieden werden, den Tod zu akzeptieren (z. B. wird dauernd über den Verstorbenen gesprochen). Das PTBS-Symptom der Übererregtheit und die Angst vor dem Wiedererleben des traumatischen Ereignisses spielen bei der ATS kaum eine Rolle.

Sowohl PTBS als auch die ATS haben Intrusionen als wichtiges Kernsymptom, wobei diese sich qualitativ unterscheiden können. Intrusionen der PTBS beinhalten negative, belastende und überwiegend von Angst begleitete Erinnerungen an das traumatische Ereignis, wohingegen sich die Intrusionen bei der ATS auf den Verstorbenen beziehen und auch als positiv und tröstend erlebt werden können. Trotz der Unterschiede treten bei rund 15 % der Betroffenen die ATS und die PTBS komorbid auf.

3.4.2 Anhaltende Trauerstörung und Depression

Die anhaltende Trauerstörung und Depressionen überlappen sich nur zum Teil in ihren Symptomen. Der wesentliche Unterschied zwischen einer ATS und Depression liegt in der Zeitdauer einer normalen Trauerreaktion. Während bei den meisten Trauernden die Schwere der Trauersymptomatik nach einiger Zeit graduell abnimmt, wird bei der Depression mitunter ein längerer Verlauf der depressiven Episoden beobachtet (Fox & Jones, 2013). Typische Symptome der Depression wie beispielsweise negative Selbstabwertung, motorische Verlangsamung, Gefühle von Wertlosigkeit werden bei Trauernden deutlich seltener gefunden. Trotz der Überschneidungen kommen die meisten neueren Studien zum Schluss, dass die beiden Störungen unterschieden werden können (z. B. Aoun et al., 2021). Trotzdem kann eine Komorbidität von ATS und Depression vorliegen. Newson et al. (2011) berichten in ihrer repräsentativen Studie zur »Komplizierten Trauer« (Prävalenz und Charakteristika) für das höhere Erwachsenenalter eine Komorbidität von 9,7 % für Depressionen bei denjenigen, die an einer ATS leiden, in klinischen Stichproben werden jedoch deutlich höhere Werte gefunden. Des Weiteren kann die falsche Diagnose einer Depression zu einer inkorrekten Verschreibung von Antidepressiva führen, im Versuch, die eigentlichen Trauersymptome zu behandeln. Das ist insofern problematisch, als es keine nachgewiesene Wirksamkeit von Antidepressiva bei einer Trauerstörung gibt (Shear et al., 2016).

3.5 Klinische Diagnostik

Obwohl es mittlerweile eine Vielzahl von Messinstrumenten zur Erfassung der ATS gibt, liegen doch aufgrund der schnellen Veränderungen in den entsprechenden Versionen des DSM und der ICD häufig verschiedene Versionen vor. Eine Übersicht zur aktuellen Verwendung unterschiedlicher Messinstrumente zur Erfassung der ATS gibt der Artikel von Treml et al. (2020).

Im Rahmen von Behandlungsstudien wurde das Interview PG-13 (Prolonged Grief-13; Prigerson et al., 2009) zur Diagnose der ATS eingesetzt. Eine adaptierte deutsche Version, die um weitere Items z. B. aus der ICD-11 ergänzt ist (PG-13+9; Vogel et al., 2018), findet sich unter http://www.trauer-therapie.de.

Das weltweit am häufigsten verwendete Selbstbeurteilungsmaß ist das Inventory of Complicated Grief (ICG; Prigerson et al. 1995). Es umfasst 19 Items und zeigt zufriedenstellende psychometrische Kennwerte. Werte über 25 gelten dabei als Indikator für eine ATS, wobei spätere Studien einen strengeren Cut-off-Wert von 30 vorgeschlagen haben. Aktuell liegt eine Version zu den neuen ATS-DSM-5-TR-Kriterien vor (Prigerson et al., 2021), die zwar bereits ins Deutsche übersetzt wurde (Arbeitsgruppe Psychotraumatologie KU Eichstätt 2021, https://endoflife.weill.cornell.edu/sites/default/files/file_uploads/pg13-r-german.pdf), aber noch nicht validiert ist.

Zwei weitere Neuentwicklungen sind das Traumatic Grief Inventory, Self-Report Version (TGI-SR+; Lenferink et al., 2022; verfügbar in vielen Sprachen unter: https://de.global-psychotrauma.net/grief), das alle neueren diagnostischen Entwicklungen abdeckt, und die International Prolonged Grief Disorder Scale (IPGDS) (Killikelly et al., 2020; verfügbar unter: file:///C:/Users/ppa540/Downloads/IPGS-B_DE.pdf).

Wichtig: International ist das ICG in der Fragebogenform das am weitesten verbreitete Messinstrument.

3.6 Therapie

3.6.1 Metaanalysen und Wirksamkeitsstudien

Die Effektivitätsforschung zur Therapie der ATS ist mit den Problemen der Begriffsvielfalt und der mangelnden Differenzierung zwischen pathologischer und normaler Trauer konfrontiert. Entsprechend unterscheiden die älteren veröffentlichten Metanalysen zur Behandlungseffektivität bei Trauer nicht zwischen Befunden zu pathologischen und zu normalen Prozessen. In den Jahren 1999 und 2000 erschienen drei Metaanalysen zum Thema »Behandlungseffektivität« (Übersicht bei Rosner et al., 2015). Insgesamt waren die Effektstärken bei den Metaanalysen, die nur randomisierte kontrollierte Studien berücksichtigten, klein (ES um 0.12). Eine weitere Metaanalyse zeigte zwar einen mittleren Effekt, berücksichtigte aber auch unkontrollierte Studien. Da sich aber Symptome und Intensität der Trauer vor allem im ersten Jahr nach dem Verlust in der Regel von selbst stark zurückentwickeln, ist es insbesondere im Bereich der Trauer notwendig, kontrollierte Studien durchzuführen: Eine Intervention muss gegenüber dem normalen Verlauf bessere Ergebnisse zeigen.

In den neueren Literaturübersichten zeigte sich, dass sich die allgemeine Effektivität der Interventionen nicht wesentlich verbessert hat: Die Effektstärken für die Behandlung normaler Trauer sind klein (Currier et al., 2008: d = 0,16; Wittouck et al., 2011: d = 0,03). In einer typischen Studie aus dieser Gruppe wird allen Trauernden eine psychotherapeutische Intervention angeboten, egal ob bei den Trauernden Symptome über das normale Maß hinaus vorliegen oder nicht. Studien mit Patient:innen mit klinisch relevanten Trauersymptomen zeigen mittlere Effektstärken (Currier et al., 2008, d = 0,51; Wittouck, et al., 2011: d = 0,53; Johannsen et al., 2019, g = 0,41). Studien dieser Gruppe verwenden üblicherweise »ein« erschwerendes Kriterium. Die Patient:innen sollten etwa eine bestimmte generelle Symptomschwere haben oder etwa die Kriterien für eine Major Depression erfüllen. Die besten Effektstärken werden dann gefunden, wenn die Patient:innen die Kriterien für eine ATS erfüllen. Neuere randomisierte kontrollierte Studien (RCTs) zur Behandlung der ATS zeigen sogar große Effekte. Im Folgenden sollen nun einige aktuelle, vielversprechende psychotherapeutische Interventionen mit *sehr hohen* Effektstärken vorgestellt werden.

3.6.2 Complicated Grief Treatment (CGT)

Die CGT besteht aus drei Therapiephasen (Shear et al., 2005) mit insgesamt 14 bis 18 Doppelstunden. In Phase 1 stehen das Sammeln von Informationen, der Aufbau der therapeutischen Beziehung, Psychoedukation und die Planung der Intervention im Vordergrund. Phase 2 besteht aus Exposition, strukturierter Verhaltensänderung und einer aktiven Arbeit an den Erinnerungen. Phase 3 beinhaltet entweder eine weitere Exposition oder Interventionen aus der Interpersonellen Psychotherapie (IPT).

In Phase 1 (etwa drei Sitzungen) wird die Beziehungsgeschichte erhoben und eine umfangreiche Diagnostik durchgeführt. Weiterhin werden die Patient:in und eine nahestehende Person, meist ein Familienmitglied, über die Behandlung aufgeklärt, und die Therapeut:in entwickelt zusammen mit der Patient:in individuelle Ziele und Pläne zu deren Umsetzung. Da viele »kompliziert Trauernde« eine schwankende Behandlungsmotivation zeigen, ist es von besonderer Wichtigkeit, dass die Therapeutin/der Therapeut die Tiefe der Trauer und die Ziele der Patient:innen bezüglich ihrer Trauerintensität anerkennt und Aspekte der motivationsfördernden Interviewmethoden verwendet, um eine mögliche Ambivalenz aufzudecken und aufzulösen.

Die zweite Phase der CGT dauert in etwa sechs Sitzungen und enthält die eigentliche aktive Behandlung der Trauersymptome. Diese besteht aus einer Exposition *in sensu,* die sich meist auf den Tod und seine Begleitumstände bezieht, kombiniert mit einer Intervention zur Verhaltensänderung, die ähnlich einer Konfrontation in vivo durchgeführt wird (zur Exposition *in sensu* bzw. *in vivo* vgl. den Beitrag »Die traumafokussierte kognitive Verhaltenstherapie«, Kap. F6). Die Expositionen werden innerhalb kurzer Zeit wiederholt, bis die emotionale Intensität des Erlebens nachlässt. Während die ersten Expositionen für die Patient:innen sehr schmerzhaft sind, verringert sich die Belastung meist relativ schnell und die Exposition wird nur noch bezüglich der am intensivsten erlebten Gedanken und Erinnerungen wiederholt. Mit der erfolgreichen Exposition kommt es zu einem kohärenteren und vollständigeren Narrativ des Verlustereignisses. Dies führt wiederum zu einer Verringerung der Verwirrung über den Tod und letztendlich zur Akzeptanz des Geschehens. Schuld, Scham und andere unangenehme Emotionen und Kognitionen, die während der Exposition auftauchen, werden dadurch dann neu bewertet.

Eine ähnliche, aber fast entgegengesetzte Problematik ist die Intensität, mit der manche Trauernde sich immer wieder an die Verstorbene bzw. den Verstorbenen erinnern. Dieses Verhalten schützt zwar vor Verlustgefühlen, verhindert aber, dass sich die oder der Trauernde auf neue soziale Aktivitäten und Beziehungen einlässt. Die Expositionsübungen zielen in diesem Fall auf Trennungsängste und Schuldgefühle ab. Ein weiteres Ziel der Behandlung ist der Aufbau von positiven und tröstenden Erinnerungen an die Verstorbene bzw. den Verstorbenen. Manchmal entwickeln sich diese positiven Erinnerungen nach den Expositionsübungen spontan, manchmal müssen sie therapeutisch stimuliert werden. In Phase 3 wird dann weiter mit Exposition gearbeitet oder es werden IPT-Interventionen – bezogen auf Rollenübergänge – verwendet.

In der Summe liegen zur CGT derzeit eine Reihe von Studien und Adaptationen z. B. für Gruppen vor, so dass sie als die am besten untersuchte Intervention gelten kann. Kritisch anzumerken ist das Fehlen einer unbehandelten Kontrollbedingung als Vergleich und das in den Studien verwendete Ratingverfahren zur Einschätzung der Komplizierten Trauer, das nur von der Arbeitsgruppe um Shear verwendet wird.

3.6.3 Kognitive Verhaltenstherapie

Boelen et al. (2007) haben ein kognitives Modell der Komplizierten Trauer erarbeitet und leiten daraus ihre Interventionen ab. Zentral sind dabei drei Prozesse, die in Zusammenhang mit der Symptomatik der Komplizierten Trauer und mit dem Ziel einer Verbesserung der Symptomatik bearbeitet werden müssen: 1.) Elaboration und Integration des Verlustes, 2.) die Bearbeitung dysfunktionaler Überzeugungen und Interpretationen und 3.) der Abbau ängstlichen und depressiven Vermeidungsverhaltens.

In einer ersten Phase wird eine Reihe trauerspezifischer Informationen erhoben, wie etwa, ob der Verlust als vorübergehend oder als dauerhaft empfunden wird oder welche Charakteristika die Intrusionen haben. Maladaptive Kognitionen werden erfasst. Gleichzeitig erfolgen Psychoedukation und Normalisierung der Symptome. Zentral für die Behandlung ist, dass erfasst wird, welche Prozesse die Symptomatik aufrechterhalten. Als Behandlungsfokus wird der Prozess gewählt, der den größten Beitrag zur Aufrechterhaltung der Symptomatik liefert. Sollte dies die Thematik von Prozess 1) sein, wählen die Autoren eine Exposition *in sensu*. Um eine emotionale Überflutung zu vermeiden, gehen die Therapeut:innen graduiert vor und verwenden auch Schreibaufgaben. Eine In-vivo-Exposition wird bei Bedarf, also wenn eine Vermeidung von Erinnerungstriggern vorliegt, verwendet. Sollten dysfunktionale Gedanken den Behandlungsfokus bilden, werden die üblichen Methoden einer kognitiven Umstrukturierung verwendet.

Bryant et al. (2014) entwickelten ebenfalls eine kognitive Verhaltenstherapie mit Konfrontationsanteilen. Diese wird mit Ausnahme von vier Konfrontationssitzungen im Einzelsetting über 10 Wochen in doppelstündigen Gruppensitzungen durchgeführt. Dabei zeigte sich die mit Konfrontation angereicherte Intervention einer rein kognitiven Intervention überlegen.

3.6.4 Integrative kognitive Verhaltenstherapie

Basierend auf den oben dargestellten Interventionen und Metaanalysen wurde ein Manual zu einer integrativen kognitiven Verhaltenstherapie entwickelt, das in zwei Versionen, für eine stationäre Gruppentherapie und für eine ambulante Einzeltherapie, vorliegt (Rosner et al., 2015). Das stationäre Manual enthält zusätzlich zur KVT kunsttherapeutische Elemente und entspricht insgesamt 11 Doppelstunden. Das ambulante Manual umfasst 20 Einzelstunden, gefolgt von bis zu drei Auffrischungsstunden, und kann mit Einzelinterventionen aus der Systemischen Therapie und der Gestalttherapie erweitert werden. Die Evaluation beider Manuale führte zu hohen Effektstärken. Auch hier lassen sich drei Phasen unterscheiden: In Phase 1 wird intensiv an einem Beziehungsaufbau gearbeitet und der Stellenwert einer möglicherweise vorliegenden Ambivalenz gegenüber einer Veränderung geklärt. Um die Beziehung zu verbessern, werden neben den bekannten Methoden auch Bilder und Gegenstände, die an die Verstorbene bzw. den Verstorbenen erinnern, gemeinsam in der Therapiestunde betrachtet. Im stationären Setting wird hier eine kunsttherapeutische Stunde eingeschoben, in der in einem Bild, einer Skulptur oder einem Musikstück der Verlust deutlich gemacht wird. Gleichzeitig wird der Verlust aktualisiert, indem von Anfang an in der Vergangenheit über die Verstorbene/den Verstorbenen gesprochen wird. Eine mögliche Ambivalenz kann hier mit motivationsfördernden Interviewmethoden bearbeitet werden.

Für Phase 2 ergeben sich vier mögliche Schwerpunkte: 1.) die Bearbeitung von Schuldgefühlen, 2.) die Anpassung an veränderte Lebensbedingungen, 3.) die Funktion der Trauer als Mittel zur Aufrechterhaltung der Bindung zur/zum Verstorbenen, 4.) Vermeidungssymptomatik. Je nach Fokus kommen unterschiedliche Interventionen zum Einsatz. Schuldgefühle werden etwa mit Methoden der KVT bearbeitet. In jedem Falle wird eine Exposition *in sensu* bezüglich der schmerzhaftesten Aspekte des Verlustes durchgeführt. Dies sind häufig Aspekte, die mit dem eigentlichen Tod zusammenhängen, wie etwa, dass die Patientin bzw. der Patient nicht beim Sterbeprozess anwesend war, oder etwa schwierige Umstände bei der Beerdigung.

Neben der Konfrontation ist für viele Patient:innen aber auch eine Umbewertung des Geschehens hilfreich. Ziel ist hier der Aufbau positiver und tröstlicherer Erinnerungen. In Phase 3 steht die veränderte Beziehung zu der bzw. dem Verstorbenen im Vordergrund. Themen sind hier, wie die Beziehung aufrechterhalten werden kann und welche Eigenschaften oder Botschaften der bzw. des Verstorbenen die Patientin/der Patient leben möchte (z. B. auf die eigenen Interessen besser achten, Mitgefühl für schwierige Personen entwickeln).

3.6.5 Psychopharmakotherapie

Die Datenbasis aus psychopharmakologischen Studien ist bislang sehr begrenzt (für eine Übersicht siehe Djelantik et al., 2021) und es wurde keine Wirksamkeit in Bezug auf Trauersymptome gefunden. In der bisher umfangreichsten Studie von Shear et al. (2016) wurden 395 Patient:innen in vier Bedingungen randomisiert: 1.) Citalopram, 2.) Placebo, 3.) Psychotherapie für Komplizierte Trauer (Complicated Grief Treatment, CGT) + Citalopram und 4.) CGT + Placebo. Dabei zeigte sich CGT + Placebo der reinen Placebobedingung überlegen. Die Kombination CGT und Citalopram war der reinen CGT-Bedingung nicht überlegen. Citalopram war der Placebobedingung nicht überlegen. Nur komorbide depressive Symptome verbesserten sich signifikant, wenn die Psychotherapie mit Citalopram kombiniert wurde.

> Generell ist eine Psychotherapie in der Folge eines Verlustes nicht immer sinnvoll, denn dies wäre eine Pathologisierung eines zwar schmerzhaften, aber nicht krankheitswertigen Prozesses. Psychotherapeutische Interventionen sind in diesem Fall nicht effektiv. Erst wenn eine ATS oder eine andere psychische Störung vorliegt, ist eine Intervention sinnvoll. Alle bisher vorliegenden effektiven Interventionen ähneln sich in wichtigen Komponenten. So werden in allen Interventionen neben einer Konfrontation in sensu Methoden der kognitiven Umstrukturierung verwendet. Eine Empfehlung für eine Psychopharmakatherapie kann derzeit nicht ausgesprochen werden.

3.7 Literatur

APA (American Psychiatric Association) (2013). *Diagnostic and statistical manual of mental disorders. DSM-5.* 5. Aufl. Washington, DC: APA.

APA (American Psychiatric Association) (2022). *Diagnostic and statistical manual of mental disorders.* (5. Aufl., text rev. DSM-5-TR). Washington, DC: APA Publishing.

Aoun E. G., Porta G., Melhem N. M. & Brent D. A (2021). Prospective evaluation of the DSM-5 persistent complex bereavement disorder criteria in adults: Dimensional and diagnostic approaches. *Psychological Medicine,* 51 (5), 825–834.

Boelen P. A., de Keijser J., van den Hout M. A. & van den Bout J. (2007). Treatment of complicated grief: A comparison between cognitive-behavioral therapy and supportive counselling. *Journal of Consulting and Clinical Psychology,* 75 (2), 277–284.

Bryant R. A, Kenny L., Joscelyne A., Rawson N., Maccallum F., Cahill C., Hopwood S., Aderka I. & Nickerson A. (2014). Treating prolonged grief disorder: A randomized clinical trial. *JAMA Psychiatry,* 71 (12), 1332–1339.

Currier J. M., Neimeyer R. A. & Berman J. S. (2008). The effectiveness of psychotherapeutic interventions for bereaved persons: A comprehensive quantitative review. *Psychological Bulletin,* 134 (5), 648–661.

Djelantik A. A. A. M. J., Bui E., O'Connor M., Rosner R., Robinaugh D. J., Simon N. M. & Boelen P. A. (2021). Traumatic grief research and care in the aftermath of the COVID-19 pandemic. *European Journal of Psychotraumatology,* 12 (1), 1957272.

Fox J. & Jones K. D. (2013). DSM-5 and bereavement: The loss of normal grief? *Journal of Counseling & Development,* 91 (1), 113–119.

Johannsen M., Damholdt M. F., Zachariae R., Lundorff M., Farver-Vestergaard I. & O'Connor M. (2019). Psychological interventions for grief in adults: A systematic review and meta-analysis of randomized controlled trials. *Journal of Affective Disorders,* 253, 69–86.

Killikelly C., Zhou N., Merzhvynska M., Stelzer E. M., Dotschung T., Rohner S., Sun L. H. & Maercker A. (2020). Development of the international prolonged grief disorder scale for the ICD-11: Measurement of core symptoms and culture items adapted for Chinese and German-speaking samples. *Journal of Affective Disorders,* 277, 568–576.

Kübler-Ross E. (1973). *Interviews mit Sterbenden.* Stuttgart: Kreuz-Verlag.

Lenferink L. I. M., Eisma M. C., Smid G. E., de Keijser J. & Boelen P. A. (2022). Valid measurement of DSM-5 persistent complex bereavement disorder and DSM-5-TR and ICD-11 prolonged grief disorder: The Traumatic Grief Inventory-Self Report Plus (TGI-SR+). *Comprehensive Psychiatry,* 112, 152281.

Newson R. S., Boelen P. A., Hek K., Hofman A. & Tiemeier H. (2011). The prevalence and characteristics of complicated grief in older adults. *Journal of Affective Disorders,* 132 (1–2), 231–238.

Prigerson H. G., Maciejewski P. K., Reynolds C. F., Bierhals A. J., Newsom J. T., Fasiczka A., Frank E., Doman J. et al. (1995). Inventory of complicated grief: A scale to measure maladaptive symptoms of loss. *Psychiatry Research,* 59 (1–2), 65–79.

Prigerson H. G., Horowitz M. J., Jacobs S. C., Parkes C. M., Aslan M., Goodkin K. Raphael B., Marwit S. J. et al. (2009). Prolonged grief disorder: Psychometric validation of criteria proposed for DSM-V and ICD-11. *PLoS Medicine,* 6, e1000121.

Prigerson H. G., Boelen P. A., Xu J., Smith K. V. & Maciejewski P. K. (2021). Validation of the newly proposed DSM criteria for prolonged grief disorder and the PG-13-Revised (PG-13-R) scale. *World Psychiatry,* 20, 1 – 11.

Rosner R., Pfoh G., Rojas R., Brandstätter M., Rossi R., Lumbeck G., Kotoučová M., Hagl M. & Geissner E. (2015). *Anhaltende Trauerstörung: Manuale für die Einzel- und Gruppentherapie.* Göttingen: Hogrefe.

Rosner R., Comtesse H., Vogel A. & Doering B. K. (2021). Prevalence of prolonged grief disorder. *Journal of Affective Disorders, 287,* 301–307.

Shear M. K., Frank E., Houck P. R. & Reynolds C. F. 3rd. (2005). Treatment of complicated grief: A randomized controlled trial. *JAMA,* 29, 2601–08.

Shear M. K., Reynolds C. F., Simon N. M., Zisook S., Wang Y., Mauro C. et al. (2016). Optimizing treatment of complicated grief: A randomized clinical trial. *JAMA Psychiatry,* 73 (7), 685–694.

Stroebe M. & Schut H. (1999). The dual process model of coping with bereavement: Rationale and description. *Death Studies,* 23 (3), 197–224.

Treml J., Kaiser J., Plexnies A. & Kersting A. (2020). Assessing prolonged grief disorder: A systematic review of assessment instruments. *Journal of Affective Disorders,* 274, 420–434.

Vogel A., Pfoh G. & Rosner R. (2017). PG13+9: Interview for prolonged grief-Revised and extended translation of the PG-13. Katholische Universität Eichstätt-Ingolstadt.

Wittouck C., van Autreve S., de Jaegere E., Portzky G. & van Heeringen K. (2011). The prevention and treatment of complicated grief: A meta-analysis. *Clinical Psychology Review,* 31 (1), 69–78.

WHO (World Health Organization) (2023). *International statistical classification of diseases and related health problems.* 11. Aufl. ICD-11. Genf: WHO. Im Internet: https://icd.who.int/browse11/l-m/en (Zugriff: 15. 01. 2023).

CARSTEN SPITZER

4. Dissoziative Störungen

4.1 Einleitung

Dissoziative Symptome und Störungen gehören klinisch und konzeptuell zu den schillerndsten Phänomenen in der Psychotraumatologie (Mentzos, 2015; Eckhardt-Henn & Spitzer, 2017). So differiert nicht nur die nosologische Stellung der dissoziativen Störungen in der ICD und dem DSM, sondern es bleibt auch offen, welche klinischen Bilder darunter zu subsumieren sind (Spitzer & Freyberger, 2017). Beispielsweise werden die Konversionsstörungen – also Erkrankungen mit einer Körpersymptomatik, die eine neurologische Ursache nahelegt, ohne dass sich diese bestätigen lässt – in der ICD zu den dissoziativen Störungen gezählt, im DSM jedoch den somatoformen Störungen zugerechnet. In der unklaren nosologischen Stellung spiegeln sich auch wechselhafte und widersprüchliche theoretische Modelle wider (Eckhardt-Henn & Spitzer, 2017).

4.2 Historischer Rückblick

Historisch und inhaltlich ist der Dissoziationsbegriff eng mit dem Konzept der Hysterie verbunden (Ellenberger, 2005). Dieser Krankheitsbegriff bezeichnete eine Vielzahl psychischer und körperlicher Funktionsstörungen ohne ausreichendes organisches Korrelat, häufig in Kombination mit einer dramatisierenden, emotionalisierenden und daher als »unecht« empfundenen Symptomdarbietung. Derartige klinische Bilder wurden bereits in der ägyptischen Hochkultur beobachtet, in der angenommen wurde, dass eine im Körper umherwandernde Gebärmutter für die vielfältige Symptomatik verantwortlich sei. Die griechische Antike übernahm diese Vorstellung und prägte den Terminus Hysterie (von dem griechischen Begriff »hystera« für Gebärmutter).

Erste wissenschaftliche Auseinandersetzungen mit diesen Störungsbildern datieren aus der Neurologie des 19. Jahrhunderts. Paul Briquet legte mit seiner Systematisierung eine erste, phänomenologisch orientierte Ausdifferenzierung der schillernden und unscharfen Hysterie vor. Jean-Martin Charcot entdeckte, dass sich hysterische Symptome unter Hypnose auflösen und induzieren lassen. Er vermutete, dass alterierte Bewusstseinsanteile den Pathomechanismus darstellen. Dies veranlasste seinen Schüler Pierre Janet zur Einführung des Konzepts der Dissoziation als Erklärungsmodell für hysterische Phänomene.

Nach ihm sind sogenannte »psychologische Automatismen« in ihrer Gesamtheit in einem phänomenalen Bewusstsein vereint. Durch traumatische Erfahrungen können sich einzelne Elemente abspalten, die dadurch der willentlichen Kontrolle entzogen werden. In der Folge wirken diese jedoch eigendynamisch weiter und sind so für die hysterischen Symptome verantwortlich. Die Bereitschaft zu dieser Dissoziation hängt dabei nicht allein von der Schwere des Traumas, sondern vielmehr von der individuellen Disposition ab. Janet formulierte somit ein erstes Diathese-Stress-Modell von Dissoziation (Ellenberger, 2005).

Auch für Sigmund Freud spielten in seinen ersten Auseinandersetzungen mit der Hysterie Traumatisierungen, insbesondere intrafamiliäre sexuelle Grenzverletzungen, und ein dissoziativer Bewusstseinszustand eine wesentliche Rolle. In seiner weiteren Theoriebildung relativierte er jedoch die Bedeutung realtraumatischer Erfahrungen zugunsten triebbedingter, konflikthafter intrapsychischer Prozesse. Für ihn bestand der zentrale Mechanismus der Hysterie im Konversionsprozess, d. h. der Umsetzung eines intrapsychischen Konflikts in ein körperliches Symptom, welches den Konflikt symbolhaft darstellt. Der innerseelische Konflikt besteht dabei zwischen verbotenen, nicht zugelassenen Wünschen (meist sexueller Natur), die ins Bewusstsein drängen, und den Strebungen, die diese Wünsche nicht zulassen. Um diesen Konflikt zu lösen, werden die Triebregungen in ein symbolisches Körpersymptom umgewandelt, ohne jedoch ins Bewusstsein zu gelangen (Mentzos, 2015; Ellenberger, 2005).

Die anfänglich komplementären Konzepte der Dissoziation und der Konversion entwickelten sich in der Folgezeit vergleichsweise unabhängig voneinander. Innerhalb der psychoanalytischen Gemeinschaft spielte das Konversionsmodell die zentrale Rolle für das Verständnis hysterischer Phänomene (Mentzos, 2015), während der Dissoziationsbegriff fast völlig in Vergessenheit geriet (vgl. dazu auch Kap. B1: »Die Traumatheorie in der Psychoanalyse« von Werner Bohleber). Auch außerhalb des psychoanalytischen Diskurses verlor das Konstrukt der Dissoziation ab etwa 1910 seine Erklärungskraft. Mit der zunehmenden Anerkennung der epidemiologischen und klinischen Bedeutung kindlicher Traumatisierungen und der klinischen Relevanz von traumatischem Stress bei den Kriegsveteranen des Vietnamkrieges wurde seit den 1970er Jahren das Konzept wiederentdeckt. So unterschiedlich beide Opfergruppen sind, so zeigen sie doch übereinstimmend, dass spezifische psychische und körperliche Beschwerden – wie beispielsweise Gedächtnislücken, Entfremdungserleben, vorübergehende Analgesie und Bewegungslosigkeit – als Folgen traumatischer Erlebnisse verstanden werden können.

Während die sehr heterogenen dissoziativen Symptome durchaus im Kontext von Realtraumatisierungen auftreten und auch als diagnostische Kriterien für die akute Belastungsreaktion und die Posttraumatische Belastungsstörung Eingang in die Klassifikationssysteme gefunden haben, ist auf der kategorialen Ebene der Zusammenhang zwischen Trauma und dissoziativen Störungen keineswegs monokausal, sondern komplexer.

4.3 Gegenwärtige Definition und Ätiopathogenese

Das DSM-5 formuliert als Kernmerkmal der dissoziativen Störungen »eine Störung und/oder Unterbrechung der normalen Integration von Bewusstsein, Gedächtnis, Identität, Emotionen, Wahrnehmung, Körperbild, Kontrolle motorischer Funktionen und Verhalten« (Falkai & Wittchen, 2018; S. 397), die »häufig in der Nachwirkung traumatischer Erlebnisse« (ebd.) auftrete. Im DSM-5 sind die dissoziativen Störungen direkt neben, aber nicht als Teil der Trauma- und belastungsbezogenen Störungen platziert.

Die ICD-10 definiert als ihr »allgemeines Kennzeichen« einen »teilweisen oder völligen Verlust der normalen Integration der Erinnerung an die Vergangenheit, des Identitätsbewusstseins, der Wahrnehmung unmittelbarer Empfindungen sowie der Kontrolle von Körperbewegungen« und hält fest, dass sich »die Symptome [...] in enger Beziehung zu psychischer Belastung entwickeln« können (Dilling & Freyberger, 2001; S. 167).

Gemäß der ICD-11 (WHO 2019/2021) ist das zentrale Charakteristikum »eine unwillkürliche Unterbrechung oder Diskontinuität der normalen Integration eines oder mehrerer der folgenden Bereiche: Identität, Empfindungen, Wahrnehmungen, Affekte, Gedanken, Erinnerungen, Kontrolle über Körperbewegungen oder Verhalten«. Ein Zusammenhang mit Traumatisierungen oder psychosozialen Belastungen wird nicht explizit formuliert.

Diese konvergierenden, gleichwohl nicht deckungsgleichen Definitionen von Dissoziation zeigen einerseits, dass Störungen der integrativen Funktionen sowohl auf psychischer Ebene (z. B. Gedächtnis oder Identitätsempfinden) als auch auf körperlicher Ebene vorkommen. Andererseits wird deutlich, dass für das Verständnis dissoziativer Störungen ein vielschichtiges Vulnerabilitäts-Stress-Modell geeignet ist, in dem vielfältige genetische, neurobiologische und psychosoziale Faktoren zusammenwirken. Grundlegende Annahme ist dabei, dass die dissoziative Symptomatik als komplexe Reaktion auf eine Belastungssituation zu verstehen ist, die gerade bei Menschen mit einer erhöhten Dissoziationsneigung auftritt und die infolge von Lernerfahrungen die spätere Disposition steigert, unspezifische Belastungen mit einer Dissoziation zu »beantworten« (Eckhardt-Henn & Spitzer, 2017).

Ein integratives Modell unterscheidet zunächst zwischen dissoziativen Symptomen und Störungen als akuten Zuständen *(state)* sowie einer als Dissoziationsneigung zu bezeichnenden Prädisposition. State- und Trait-Dissoziation interagieren dabei im Sinne des Vulnerabilitäts-Stress-Modells: Während es bei einer hohen Dissoziationsneigung für die Symptomauslösung, also die Manifestation von dissoziativen Störungen, nur geringer psychosozialer Belastungen bedarf, können massive Traumatisierungen auch bei psychisch Gesunden ohne entsprechende Disposition dissoziative Phänomene hervorrufen. Zur Symptomauslösung kommt es immer dann, wenn die Belastung den individuellen Reizschutz überfordert bzw. die Reizverarbeitungskapazitäten übersteigt. Der bewusst weit gefasste Begriff der Belastung kann ein Realtrauma, aber auch interpersonelle oder intrapsychische Konflikte betreffen. Die Dissoziation fungiert dabei – zumindest in der Akutsituation – als Möglichkeit, die mit der Belastung verbundenen aversiven Affekte nicht zu spüren bzw. die Belastung über eine subjektive Dekontextualisierung zu »bewältigen«. Gelingt diese Bewältigungsstrategie, kommt es zu einer kurzfristigen Entlastung. Qua operanter Konditionierung kann in der Folge die Schwelle für dissoziationsauslösende Hinweisreize sinken, also eine Generalisierung eintreten. Auf diese Weise beeinflusst die State-Dissoziation die Dissoziationsneigung.

Diese Prädisposition wiederum wird von vielen anderen Faktoren wie genetischen Einflüssen, persönlichkeitspsychologischen Merkmalen, der individuellen Lebens- und Lerngeschichte inklusive biografisch frühen Realtraumatisierungen, fortgesetzter emotionaler Deprivation, gestörten Bindungserfahrungen und psychosozialen Belastungen in vulnerablen Phasen der psychosexuellen Entwicklung sowie neurobiologischen Dysregulationen determiniert. Führen diese Determinanten in einem komplexen Wechselspiel zu einer hohen Dissoziationsneigung, können bereits alltägliche psychosoziale Belastungen, die eindeutig nicht als Trauma zu qualifizieren sind, dissoziative Phänomene auslösen. Abbildung 1 veranschaulicht dieses Modell.

4.4 Klinische Bilder und Klassifikation

Wie bereits angedeutet, ist es aus klinischer Perspektive sinnvoll, die dissoziativen Störungen in zwei Gruppen zu unterteilen, die jedoch einen großen Überschneidungsbereich aufweisen:

- dissoziative Bewusstseinsstörungen (Dissoziation rein auf der psychischen Ebene; Eckhardt-Henn & Spitzer, 2017),
- Konversionsstörungen oder funktionelle neurologische Störungen (Dissoziation ausschließlich auf der Körperebene; Popkirov, 2020).

Eine Übersicht über die einzelnen klinischen Bilder und ihre Klassifikation in ICD-10, ICD-11 und DSM-5 gibt Tabelle 1.

4.4.1 Dissoziative Bewusstseinsstörungen

Die *dissoziativen Bewusstseinsstörungen* umfassen die Amnesie, die Fugue, die Depersonalisations-Derealisationsstörung, den Stupor, Trance- und Besessenheitszustände, das Gan-

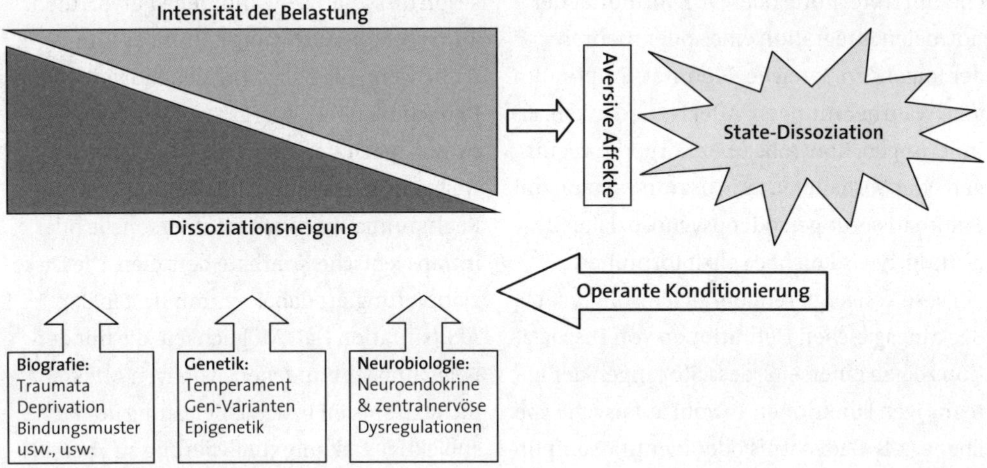

Abb. 1: Integratives Modell zur Dissoziation

Tab. 1: Übersicht über die dissoziativen Störungen in ICD und DSM

ICD-10	ICD-11	DSM-5
Dissoziative Amnesie (F44.0) Dissoziative Fugue (F44.1)	Dissoziative Amnesie (6B61) ■ mit dissoziativer Fugue (6B61.0) ■ ohne dissoziative Fugue (6B61.1)	Dissoziative Amnesie (300.12) ■ mit Fugue (300.3)
Dissoziative Fugue (F44.1)	s. o.	s. o.
Dissoziativer Stupor (F44.2)	–	
Dissoziative Trance- und Besessenheitszustände (F44.3)	■ Trancestörung (6B62) ■ Besessenheitstrance-Störung (6B63)	
Multiple Persönlichkeit (F44.81)	■ Dissoziative Identitätsstörung (6B64) ■ Partielle Dissoziative Identitätsstörung (6B65)	Dissoziative Identitätsstörung (300.14)
Depersonalisations-/ Derealisationsstörung (F48.1)	Depersonalisations-/Derealisationsstörung (6B66)	Depersonalisationsstörung (300.6)
Dissoziative Bewegungsstörungen (F44.4)	Dissoziative Störung mit neurologischen Symptomen (6B60) ■ Sehstörung ■ Hörstörung ■ Schwindel oder Benommenheit ■ Andere Empfindungsstörungen ■ Nicht-epileptische Anfälle ■ Sprachstörung ■ Parese oder Schwäche ■ Gangstörung ■ Bewegungsstörung ■ Kognitive Symptome	
Dissoziative Krampfanfälle (F44.5)		
Dissoziative Sensibilitäts- und Empfindungsstörungen (F44.6)		
Dissoziative Störungen, gemischt (F44.7)		
Ganser-Syndrom (F44.80)	Andere spezifische dissoziative Störungen (6B6Y; z. B. Ganser-Syndrom) Sekundäres dissoziatives Syndrom (6E65)	Andere spezifische dissoziative Störungen (300.15)
Nicht näher bezeichnete dissoziative Störungen (F44.9)	Nicht spezifische dissoziative Störungen (6B6Z)	Nicht näher bezeichnete dissoziative Störungen (300.15)

ser-Syndrom, andere näher bezeichnete dissoziative Störungen und die dissoziative Identitätsstörung (die in der ICD-10 noch multiple Persönlichkeitsstörung heißt).

Die *dissoziative Amnesie* ist durch eine defizitäre Erinnerung an persönlich relevante Informationen wie die eigene Identität, wichtige Lebensereignisse oder -abschnitte gekennzeichnet. Die Amnesie bezieht sich somit auf das autobiografisch-deklarative Gedächtnis, wobei die vergessenen Inhalte ganz überwiegend traumatischen Charakter haben oder die psychische Integrität massiv in Frage stellen. In der Regel ist die Amnesie unvollständig, selektiv und im Verlauf fluktuierend, übersteigt jedoch immer das Ausmaß natürlicher Vergesslichkeit.

Bei der *dissoziativen Fugue* kommt es zu einer zielgerichteten Ortsveränderung (etwa ein plötzliches, unerwartetes Weggehen von zu Hause, vom Arbeitsplatz), die über die gewöhnliche Alltagsaktivität des Betroffenen hinausgeht, in Kombination mit einer Amnesie. In diesen Zuständen sind basale psychosoziale Kompetenzen wie z. B. die Selbstversorgung weitgehend erhalten, so dass die Betroffenen auf Außenstehende unauffällig wirken. Während die ICD-10 die dissoziative Amnesie und die Fugue als zwei Entitäten auflistet, subsumiert die ICD-11 die Fugue als eine Variante der dissoziativen Amnesie (vgl. Tab. 1).

Bei der *Depersonalisationsstörung* wird das eigene Selbst als verändert, entfremdet und unwirklich wahrgenommen. Gedanken, Gefühl und Handlungen werden als nicht mehr zum Selbst gehörig erlebt. Die Betroffenen schildern, dass sie »wie Roboter« funktionieren, das eigene Tun erscheint automatenhaft. Auch einzelne Körperteile werden als verändert (viel dicker oder dünner, wie tot) empfunden. Obwohl die Patienten nach außen unauffällig bleiben, erleben sie ihren Zustand als ich-dyston. Auch die emotionale Reagibilität ist deutlich eingeschränkt, was häufig als quälend erlebt wird. Im Extremfall versuchen Betroffene durch Selbstverletzungen den Depersonalisationszustand vorübergehend zu beenden.

Der *dissoziative Stupor* zeichnet sich durch eine beträchtliche Verringerung oder ein vollständiges Fehlen willkürlicher Spontanbewegungen, der Sprache und der normalen Reaktionen auf Licht, Geräusche oder Berührung aus. Im Gegensatz zu organisch stuporösen Bildern ist der Muskeltonus normal und die aufrechte Haltung und die Atmung bleiben erhalten. Gerade beim dissoziativen Stupor ist eine schnelle Differentialdiagnostik wichtig, weil sich daraus erhebliche therapeutische Konsequenzen ergeben. In der ICD-11 und im DSM-5 wird der Stupor nicht als eigenständige Entität geführt und ist unter den anderen spezifischen dissoziativen Störungen zu kodieren.

Dissoziative Trance- und Besessenheitszustände sind überwiegend in Entwicklungsländern zu beobachten und sind durch einen vorübergehenden Verlust der persönlichen Identität und Umgebungswahrnehmung gekennzeichnet. Einerseits kommt es zu tranceartigen Bildern mit Bewusstseinseinengung und eingeschränkter Psychomotorik. Andererseits finden sich Zustandsbilder, bei denen die Betroffenen davon überzeugt sind, sie würden von einer Gottheit, einem Geist oder einer unheimlichen Kraft beherrscht. Dieser Überzeugung folgt ihr Verhalten, was dadurch oft bizarr und inadäquat wirkt. Die ICD-11 differenziert zwischen der reinen Trancestörung und der Besessenheitstrance-Störung.

Das führende Merkmal des *Ganser-Syndroms* stellt das sogenannte »haarscharfe« Vorbeiantworten im Gespräch dar: So antworten beispielsweise die Betroffenen auf die Frage: »Wie viel ist 2 plus 2?« mit »5«. Diese Störung kommt sehr selten vor und wird überwiegend in forensischen Settings berichtet. In der ICD-11 wird sie unter den anderen spezifischen dissoziativen Störungen aufgeführt.

Als charakteristisch für die (partielle) *dissoziative Identitätsstörung* (DIS) gilt das Vorhandensein von zwei oder mehreren verschiedenen Persönlichkeiten bzw. Persönlichkeitsanteilen innerhalb eines Individuums, wobei jeweils nur eine in Erscheinung tritt. Jeder Teil hat sein eigenes Gedächtnis, eigene Vorlieben und Verhaltensweisen, so dass diese »Identitäten« für den Betreffenden und gelegentlich auch für Außenstehende in sich schlüssig und abgeschlossen wirken. Diese »Teile« übernehmen in unterschiedlich zeitlichem Ausmaß die volle Kontrolle über das Verhalten der Betroffenen. In der Regel haben die verschiedenen Persönlichkeitsanteile keinen Zugang zu der Existenz oder den Erinnerungen der anderen Anteile. Klinisch wegweisend ist die direkte Beobachtung eines Wechsels zwischen den verschiedenen Persönlichkeit(santeil)en; solche Wechsel werden im Englischen als »switches« bezeichnet (Gast, 2017). Bei dem voll ausgeprägten Störungsbild bestehen ausgeprägte Diskontinuitäten in der Wahrnehmung des Selbst und der Handlungsfähigkeit, während bei der partiellen DIS diese Diskontinuitäten nicht so stark ausgeprägt sind. Auch übernehmen bei der partiellen DIS die nichtdominanten Persönlichkeitsanteile nicht regelmäßig die exekutive Kontrolle über das Bewusstsein und die Funktionsweise der Person. Die nosologische Stellung der DIS ist umstritten, die umfassendste Kritik findet sich in dem sogenannten soziokognitiven Modell der DIS (Spanos, 2001).

Im DSM-5 werden unter den *anderen näher bezeichneten dissoziativen Störungen* (Other Specified Dissociative Disorder) Bilder mit dissoziativen Symptomen beschrieben, die nicht die Kriterien für eine spezifische dissoziative Störung erfüllen. Typische Beispiele hierfür sind chronische und wiederkehrende Syndrome gemischter dissoziativer Symptome, bei welchen die Identitätsstörungen mit weniger ausgeprägten Diskontinuitäten des Bewusstseins des eigenen Selbst einhergehen (Typ 1; die in der ICD-11 als partielle DIS kodiert wird), Fälle von Identitätsstörungen infolge anhaltender und intensiver Manipulationen unter Zwangsbedingungen (z. B. »Gehirnwäsche«, Gedankenbeeinflussung, Indoktrination in Gefangenschaft oder Rekrutierung durch Sekten bzw. Kulte; Typ 2), akute dissoziative Reaktionen auf belastende Ereignisse (Typ 3) oder die dissoziative Trance (Typ 4).

4.4.2 Konversions- bzw. funktionelle neurologische Störungen

Während das DSM-5 die dissoziativen Störungen mit einer neurologischen Symptomatik als eine Variante unter die Kategorie der somatischen Belastungs- und verwandter Störungen subsumiert, gehören sie in der ICD zur Kategorie der dissoziativen Störung. Die ICD-10 gebraucht den Begriff der Konversionsstörungen quasi synonym und fasst darunter Bewegungsstörungen, Krampfanfälle sowie Sensibilitäts- und Empfindungsstörungen; die ICD-11 differenziert die dissoziativen Störung mit neurologischen Symptomen noch weiter aus (vgl. Tab. 1).

Die *dissoziativen Bewegungsstörungen* umfassen alle psychogenen Dysfunktionen der Willkürmotorik, wobei Lähmungen aller Schweregrade am häufigsten sind. Es kommen jedoch auch A- bzw. Dysphonien, Dysarthrien, Dyskinesien und Koordinationsstörungen (z. B. Ataxie, Abasie und Astasie) vor. Oft gleicht die Symptomatik tatsächlichen neurologischen Erkrankungen, etwa einer brachiofazial betonten Hemiparese bei einem cerebralen Insult oder einem »bunten« Bild wie bei der multiplen Sklerose.

Dissoziative Krampfanfälle ähneln in ihrer Vielgestaltigkeit epileptischen Anfällen. Die klinische Symptomatik reicht dabei von nichtkonvulsiven Synkopen (»Ohnmachtsanfälle«) über »Wutanfälle« mit Kratzen, Schlagen oder Beißen bis zu Anfällen, bei denen es zu rhythmischen Bewegungen kommt, die als Koitusäquivalente interpretiert wurden (z. B. »arc de cercle«) und daher auch »symbolische Anfälle« genannt werden. Im Gegensatz zu epileptischen Anfällen finden sich bei den dissoziativen Anfällen keine lichtstarren Pupillen, kaum Zungenbisse, Einnässen oder -koten, keine vegetative Dysregulation (z. B. Blutdruckspitzen, Zyanose oder Hypersalivation) und wenig schwere Verletzungen.

Dissoziative Sensibilitäts- und Empfindungsstörungen sind durch Veränderungen bzw. Ausfälle der Sensibilität und Sensorik gekennzeichnet. Klinisch kommt es zu Dys-, Hypästhesien und Anästhesien, die in ihrer Ausdehnung häufig nicht den anatomisch-physiologischen Strukturen (z. B. Dermatomen) folgen, sondern vielmehr den laienhaften Vorstellungen des Patienten entsprechen (»schneidermusterartige« Verteilung, z. B. eine handschuhartig begrenzte Anästhesie). Unter dieser Diagnose werden auch Störungen des Visus bis zur Blindheit, Hörstörungen bis zur Taubheit und Anosmie subsumiert. Liegt mehr als eine dissoziative Störung vor (z. B. eine motorische und sensible Hemisymptomatik), sollte eine dissoziative Störung, gemischt, diagnostiziert werden.

4.5 Epidemiologie

Die Prävalenz für dissoziative Bewusstseinsstörungen liegt in der Allgemeinbevölkerung zwischen 2 und 5 %, wobei abhängig von der Erfassungsmethodik und dem kulturellen Hintergrund die Angaben variieren (Spitzer & Freyberger, 2017). Die Konversionsstörungen sind mit einer Lebenszeitprävalenz von 0,6 % in der mitteleuropäischen Allgemeinbevölkerung deutlich seltener.

Bei psychiatrischen Patienten liegen die Prävalenzraten bei bis zu 30 %. Klinisch werden die dissoziativen Störungen allerdings häufig übersehen. Funktionelle neurologische Störungen finden sich im stationär neurologischen Bereich bei ca. 8–9 % aller Patienten und im stationär psychiatrischen Bereich bei ca. 6–8 % der Patienten (Popkirov, 2020).

Frauen sind häufiger betroffen als Männer (im Verhältnis von etwa drei zu eins; Ausnahme ist die Depersonalisations-/Derealisationsstörung mit einem Geschlechterverhältnis von eins zu eins). In klinischen Populationen liegt bei ca. 75 % der Patienten der Erkrankungsbeginn zwischen dem 17. und 32. Lebensjahr. Dissoziative Störungen, die durch ein hohes Ausmaß an Desintegration psychischer Funktionen (Krampfanfälle, DIS) gekennzeichnet sind, verlaufen in der Regel eher chronisch. Hingegen zeigen Amnesien, Bewegungs-, Sensibilitäts- und Empfindungsstörungen häufig einen episodenhaften Verlauf. Patienten mit dissoziativen Störungen weisen eine hohe Komorbidität mit Persönlichkeitsstörungen (ca. 30 %), Phobien und anderen Angsterkrankungen (25–90 %), depressiven (70–90 %) und somatoformen Störungen (ca. 15 %) auf.

Das Risiko einer ungünstigen Prognose steigt mit dem Ausmaß der Komorbidität, mit dem Zeitpunkt einer adäquaten Diagnosestellung und der Erkrankungsdauer. Als problematisch erweist sich vor allem bei Patienten mit Konversionsstörungen, dass sie zum Teil über lange Zeiträume als neurologisch erkrankt verkannt werden.

4.6 Diagnostik

Während das DSM-5 für die einzelnen dissoziativen Störungen ausführliche diagnostische Kriterien formuliert, aber nicht für die übergeordnete Kategorie, fordert die ICD-10 für alle dissoziativen Störungen das Vorliegen aller folgenden drei Diagnosekriterien:

- klinische Charakteristika, wie sie für die einzelnen Störungen (Amnesie, Fugue, Anfälle, Paresen etc.) typisch sind;

- keine körperliche Erkrankung, welche die Symptome ausreichend erklären könnte;
- Nachweis einer psychogenen Verursachung, d. h. zeitlicher Zusammenhang mit einer psychosozialen Belastung (auch wenn eine solche vom Patienten selbst geleugnet wird).

Die ICD-10 konzipiert die dissoziativen Störungen somit nicht als Ausschlussdiagnosen; demgegenüber entfällt in der ICD-11 der »positive Nachweis« eines Zusammenhangs mit einer psychosozialen Belastung. Vielmehr wird lediglich gefordert, dass die Symptomatik »nicht auf die direkten Wirkungen eines Medikaments oder einer Substanz, einschließlich Entzugserscheinungen, zurückzuführen [ist], [...] sich nicht besser durch eine andere psychische Störung, eine Verhaltensstörung oder eine neurologische Entwicklungsstörung, eine Schlaf-Wach-Störung, eine Erkrankung des Nervensystems oder einen anderen Gesundheitszustand erklären [lässt] und [...] nicht Teil einer anerkannten kulturellen, religiösen oder spirituellen Praxis« ist.

Zur erweiterten Symptomerfassung, diagnostischen Sicherheit und Verlaufsmessung können ergänzend psychometrische Verfahren als Screeninginstrumente oder im Sinne diagnostischer Interviews eingesetzt werden. International ist die Selbstbeurteilungsskala *Dissociative Experiences Scale* am besten etabliert, die als Kurz- und Langversion sowie in einer modifizierten deutschen Version als *Fragebogen zu Dissoziativen Symptomen* (FDS) vorliegt (Spitzer et al., 2015). Sie weist eine gute Validität, Reliabilität bzw. diagnostische Spezifität/Sensitivität auf und erfasst die dissoziative Symptomatik auf den Ebenen Amnesie, Absorption/imaginatives Erleben, Derealisation und Depersonalisation. Für die kategoriale Diagnostik hat sich das in deutscher Übersetzung vorliegende *Strukturierte Klinische Interview für DSM-IV – Dissoziative Störungen* (SKID-D; Gast et al., 2000) gut bewährt. Für die spezifische Diagnostik der Depersonalisations-/Derealisationsstörung kann das strukturierte Interview der Depersonalization Severity Scale genutzt werden, das mit sieben Items die Schwere der Symptomatik innerhalb der letzten vier Wochen erfasst (Michal et al., 2014). Als Selbstbeurteilungsinstrument können verschiedene Versionen der Cambridge Depersonalization Scale (Michal et al., 2014) empfohlen werden.

4.7 Therapie

4.7.1 Evidenzbasierung

Die empirische Evidenz zur Wirksamkeit von psychosozialen Behandlungsansätzen für dissoziative Störungen ist unzureichend (Ganslev et al., 2020). Randomisiert-kontrollierte Therapiestudien sind fast ausschließlich für Patienten mit dissoziativen, nicht-epileptischen Anfällen durchgeführt worden (Carlson & Nicholson Perry, 2017), aber auch hier lässt sich aufgrund der unbefriedigenden Datenlage keine Empfehlung für eine spezifische therapeutische Intervention ableiten. Zur Psychotherapie der *dissoziativen Störungen auf psychischer Ebene* liegt bislang nur eine randomisiert kontrollierte Studie vor (Bækkelund et al., 2022), deren Ergebnisse uneinheitlich sind. Unkontrollierte, Prä-Post-Studien sprechen für einen positiven Effekt einer Psychotherapie. In einer Übersichtsarbeit von Brand et al. (2009) werden mittlere bis große Effektstärken für die Bereiche Dissoziation, Depressivität, posttraumatische Symptomatik, emotionale Instabilität und somatoforme Symptomatik berichtet. Die Gesamteffektstärke über alle Studien und Ergebnisvariablen wird mit 0,71 angegeben.

Deutschsprachige Leitlinien im Bereich der dissoziativen Störungen liegen ausschließlich für die Depersonalisations-Derealisationsstörung vor (Michal et al., 2014). Eine Psychotherapie wird darin als Methode der Wahl beschrieben. Zur Behandlung der DIS liegen von der International Society for the Study of Trauma and Dissociation (2014) Expertenempfehlungen vor.

Psychopharmakologische Behandlungsansätze, z. B. mit Opioidantagonisten, haben sich klinisch bislang nicht so durchsetzen können, dass ein Medikament als »Anti-Dissoziativum« zugelassen wäre.

4.7.2 Dissoziative Bewusstseinsstörungen

Die Behandlung der DIS ist nach übereinstimmender Expertenempfehlung (International Society for the Study of Trauma and Dissociation, 2014) nach folgenden vier Phasen zu gestalten:

1. Stabilisierung mit Fokus auf Sicherheit, Symptomkontrolle und Affektregulation,
2. Förderung der Kommunikation zwischen den Teilpersönlichkeiten,
3. Traumabearbeitung und Integration der Teilpersönlichkeiten,
4. postintegrative Psychotherapie.

Es wird darauf abgezielt, ein zunehmendes Gefühl innerer Verbundenheit und Beziehungen zwischen den alternierenden Persönlichkeitsanteilen zu fördern. Die Patienten sollen ein zunehmendes Gefühl für ein einheitliches und alltagstaugliches Selbst entwickeln. Als übergeordnetes Therapieziel gilt die vollständige Integration aller Teilidentitäten in die Gesamtpersönlichkeit (Gast, 2017).

Auch für die anderen dissoziativen Bewusstseinsstörungen wird ein phasenorientiertes modulares und kognitiv-verhaltenstherapeutisch orientiertes Vorgehen empfohlen (Priebe et al., 2013):

1. Symptome verstehen und Veränderungsmotivation verstärken, inklusive Problem- und Verhaltensanalyse sowie Informationsvermittlung;
2. Symptome erkennen und reduzieren, dabei Erarbeitung von Frühwarnzeichen, von antidissoziativen Fertigkeiten und Kontingenzmanagement der Konsequenzen;
3. akute Anfälligkeit reduzieren;
4. situationsüberdauernde Anfälligkeit reduzieren mit Verbesserung der Affektregulation;
5. Auslösesituationen verstehen und modifizieren;

Für die eventuell erforderliche Auseinandersetzung mit und Bearbeitung von traumatischen Erlebnissen, inneren Konflikten oder interpersonellen Schwierigkeiten muss unbedingt eine ausreichende Stabilität und Affektregulation vorliegen.

4.7.3 Konversions- und funktionelle neurologische Störungen

Eine Psychotherapie gilt auch als Mittel der Wahl zur Behandlung der Konversionsstörungen (Popkirov, 2020). Dabei ist zu beachten, dass die Initiierung einer Psychotherapie ein besonderes Problem darstellt: Aufgrund ihrer körperlichen Funktionsausfälle haben die Betroffenen häufig ein somatisches Krankheitskonzept, das eventuell durch eine umfangreiche Organdiagnostik iatrogen fixiert wurde.

Die Vorstellung, körperlich krank zu sein, impliziert aus Sicht der Betroffenen die Indikation für organmedizinische Behandlungsansätze, aber nicht für eine Psychotherapie. Weitere Herausforderungen für eine angemessene Versorgung dieser Patienten resultieren daraus, dass sie sich regelhaft zwischen verschiedenen medizinischen Fachrichtungen und Versorgungsstrukturen bewegen und die Behandler-Patient-Beziehung oft von beiden Seiten als schwierig erlebt wird (Spitzer et al., 2018).

Das klinische Management sollte daher idealerweise interdisziplinär, schweregradgestuft, kooperativ, koordiniert und phasenorientiert sein (Baslet et al., 2016). Zentral ist eine enge Kooperation und Koordination zwischen allen Behandlern, möglichst im Rahmen eines gemeinsam abgestimmten Therapiekonzepts und entlang eines strukturierten Gesamtbehandlungsplans. Hilfreich kann dabei eine Orientierung an folgender Einteilung der Behandlungsphasen sein:

1. Diagnosemitteilung als erste therapeutische Intervention,
2. Anbindung an die psychosoziale Medizin,
3. Psychotherapie,
4. Langzeitbehandlung.

Bei Patienten mit chronischen Verläufen, niedrigem psychosozialem Funktionsniveau und dysfunktionalem Inanspruchnahmeverhalten des Gesundheitssystems ist die Langzeitbehandlung von entscheidender Bedeutung. Gerade in dieser u. U. langjährigen Behandlungsphase spielt die interdisziplinäre, multiprofessionelle und koordinierte Zusammenarbeit zwischen allen an der Behandlung Beteiligten eine enorm wichtige Rolle, insbesondere wenn auch nach einer Psychotherapie die Symptomatik fortbesteht (Baslet et al., 2016).

Bei krisenhaften Zuspitzungen kann eine stationäre Behandlung hilfreich sein; neben den dafür üblichen Indikationskriterien gelten bei funktionellen neurologischen Störungen folgende Merkmale als Hinweise auf eine stationäre Behandlungsbedürftigkeit (Spitzer et al., 2018):

- Die Schwere der Symptomatik lässt keine ambulante Behandlung zu;
- Therapieresistenz im ambulanten Setting;
- hohe und komplexe Komorbidität mit anderen psychischen Störungen;
- Symptomverschiebungen und suizidale Krisen;
- ungenügende Behandlungsmotivation respektive fehlende Belastbarkeit für den ambulanten Therapieprozess, rein somatisches Krankheitsverständnis;
- hohe biografische Belastung;
- große interaktionelle Probleme in der Behandler-Patient-Beziehung.

Gerade die Spezifika stationärer Therapie wie Multimodalität, Multiprofessionalität und die aktive Milieugestaltung können für diese Patientengruppe dadurch hilfreich sein, dass suggestive, passiv-rezeptive ebenso wie aktivierende und non-verbale Ansätze in vielfältiger und sehr individueller Weise kombiniert und auf den einzelnen Patienten abgestimmt werden können.

4.8 Literatur

Bækkelund H., Ulvenes P., Boon-Langelaan S. & Arnevik E. A. (2022). Group treatment for complex dissociative disorders: A randomized clinical trial. *BMC Psychiatry*, 22 (1), 338.

Baslet G., Seshadri A., Bermeo-Ovalle A., Willment K. & Myers L. (2016). Psychogenic non-epileptic

seizures: An updated primer. *Psychosomatics,* 57, 1–17.
Brand B. L., Classen C. C., McNary S. W. & Zaveri P. (2009). A review of dissociative disorders treatment studies. *Journal of Nervous and Mental Disease,* 197, 646–654.
Carlson P. & Nicholson Perry K. (2017). Psychological interventions for psychogenic non-epileptic seizures: A meta-analysis. *Seizure,* 45, 142–150.
Dilling H. & Freyberger H. J. (Hrsg.) (2001). *Taschenführer zur ICD-10 Klassifikation psychischer Störungen.* Bern: Huber.
Eckhardt-Henn A. & Spitzer C. (Hrsg.) (2017). *Dissoziative Bewusstseinsstörungen.* 2. Aufl. Stuttgart: Schattauer.
Ellenberger H. F. (2005). *Die Entdeckung des Unbewussten.* Zürich: Diogenes.
Falkai P. & Wittchen H. U. (Hrsg.) (2018). *Diagnostisches und Statistisches Manual Psychischer Störungen DSM-5®.* Göttingen: Hogrefe.
Ganslev C. A., Storebø O. J., Callesen H. E., Ruddy R. & Søgaard U. (2020). Psychosocial interventions for conversion and dissociative disorders in adults. *The Cochrane Database of Systematic Reviews,* 7, CD005331.
Gast U. (2017). Die Dissoziative Identitätsstörung. In: Eckhardt-Henn A. & Spitzer C. (Hrsg.). *Dissoziative Bewusstseinsstörungen.* 2. Aufl. Stuttgart: Schattauer, 310–341.
Gast U., Zündorf F. & Hofmann A. (2000). *Strukturiertes Klinisches Interview für DSM-IV – Dissoziative Störungen (SKID-D).* Göttingen u. a.: Hogrefe.
International Society for the Study of Trauma and Dissociation (2014). Expertenempfehlung für die Behandlung der Dissoziativen Identitätsstörung (DIS) bei Erwachsenen. *Trauma & Gewalt,* 8 (1), 7–71 (Themenheft »Expertenempfehlung für die Behandlung der Dissoziativen Identitätsstörung bei Erwachsenen«, Hrsg. Gast U. & Wirtz G.).
Mentzos S. (2015). *Hysterie. Zur Psychodynamik unbewusster Inszenierungen.* 11. Aufl. Göttingen: Vandenhoeck & Ruprecht.
Michal M., Eckhardt-Henn A., Heidenreich T., Stiglmayr C., Tebartz van Elst L. & Schmahl C. (2014). Leitlinie zur Diagnostik und Behandlung des Depersonalisations-Derealisationssyndroms. AWMF-Leitlinie. Im Internet: https://register.awmf.org/assets/guidelines/051-030l_S2k_Depersonalisations_Derealisationssyndrom-abgelaufen_2014-09.p (Zugriff: 14. 2. 2024).
Priebe K., Schmahl C. & Stiglmayr C. (2013). *Dissoziation.* Berlin: Springer.
Popkirov S. (2020). *Funktionelle neurologische Störungen.* Berlin: Springer.
Spanos N. P. (2001). *Multiple identities and false memories: A sociocognitive perspective.* Washington, DC: American Psychological Association.
Spitzer C. & Freyberger H. J. (2017). Klassifikatorische Ansätze und Epidemiologie. In: Eckhardt-Henn A. & Spitzer C. (Hrsg.). *Dissoziative Bewusstseinsstörungen.* 2. Aufl. Stuttgart: Schattauer, 219–231.
Spitzer C., Stieglitz R. D. & Freyberger H. J. (2015). *Fragebogen zu dissoziativen Symptomen (FDS). Ein Selbstbeurteilungsverfahren zur syndromalen Diagnostik dissoziativer Phänomene. Testmanual zur Kurz- und Langform (FDS-20 und FDS).* 3. Aufl. Bern: Huber.
Spitzer C., Freyberger H. J. & Eckhardt-Henn A. (2018). Dissoziative Anfälle – eine Übersicht aus psychosozialer Perspektive. *Epileptologie,* 35, 100–109.
WHO (World Health Organization) (Hrsg.) (2019/2021). *International Classification of Diseases, Eleventh Revision (ICD-11).* https://icd.who.int/browse11.

INGO SCHÄFER

5. Traumatisierung und Sucht

5.1 Einleitung

Substanzmissbrauch und -abhängigkeit, im Folgenden als »substanzbezogene Störungen« bezeichnet, zählen zu den häufigsten Folgen traumatischer Erfahrungen. Studien an der Allgemeinbevölkerung weisen darauf hin, dass nach sexueller und/oder körperlicher Gewalt in der Kindheit 14–35 % der Betroffenen während ihres Lebens an einer substanzbezogenen Störung leiden, verglichen mit 3–12 % der Personen ohne diese Erfahrungen (z. B. Mullen et al., 1993; MacMillan et al., 2001). Bei Vorliegen einer Posttraumatischen Belastungsstörung (PTBS) erhöht sich die Lebenszeitprävalenz substanzbezogener Störungen in der Allgemeinbevölkerung auf 22–43 % (Jacobsen et al., 2001). Patient:innen, die sich aufgrund früher Traumatisierungen in Therapie befinden, leiden zu 30–35 % während ihres Lebens an einer substanzbezogenen Störung (z. B. Levitt & Cloitre, 2005), und mindestens 30–50 % der Patient:innen in Suchtbehandlung berichten von Gewalterfahrungen in frühen Lebensabschnitten (z. B. Simpson & Miller, 2002).

Im Folgenden wird ein Überblick über Zusammenhänge zwischen traumatischen Erfahrungen und substanzbezogenen Störungen, über die Häufigkeit und klinische Bedeutung von Traumatisierungen bei Personen in Suchtbehandlung und den aktuellen Stand traumatherapeutischer Ansätze für diese Patientengruppe gegeben.

5.2 Traumatisierung als Risikofaktor für Sucht

5.2.1 Substanzbezogene Störungen nach traumatischen Erfahrungen

Epidemiologische Studien belegen, dass frühe interpersonelle Traumatisierungen mit späteren Substanzproblemen assoziiert sind. Dies gilt bereits für den Einstieg in problematischen Konsum im Jugendalter. Shin et al. (2013) fanden bei einer repräsentativen Stichprobe von mehr als 8000 Jugendlichen, deren Entwicklung bis zum Alter von 24 bis 32 Jahren nachverfolgt wurde, dass körperliche Misshandlung und Vernachlässigung robuste Risikofaktoren für exzessiven Konsum nicht nur im Jugend-, sondern auch im jungen Erwachsenenalter waren. Entsprechende Zusammenhänge fanden sich auch nach Kontrolle des Bildungsstandes der Eltern und des familiären Einkommens im Jugendalter, des Alkoholgebrauchs der Eltern und Peers sowie weiterer relevanter Risikofaktoren. Inzwischen wurde in vielen Untersuchungen eine breitere Perspektive eingenommen, die neben verschiedenen Formen von Gewalt und Vernachlässigung auch weitere belastende Kindheitserfahrungen berücksichtigt (z. B. Quinn et al., 2019; Broekhof et al., 2023). Während sich darin auch Einflüsse anderer früher Belastungen auf spätere Suchtprobleme fanden, zeigten sich die stärksten Zusammenhänge wiederholt mit früher Gewalt und Vernachlässigung (z. B. Broekhof et al., 2023).

5.2.2 Mögliche Mechanismen

Verschiedene Erklärungsansätze können einen Beitrag dazu leisten, den Einfluss früher Traumatisierungen auf spätere Suchtprobleme zu verstehen. So können interpersonelle Traumatisierungen zu psychischen Folgen führen, die die Entwicklung substanzbezogener Störungen begünstigen. Dabei handelt es sich neben Problemen im Bereich der Emotionsregulation u. a. um Beeinträchtigungen des Selbstwerts und des Identitätsgefühls, um maladaptive kognitive Schemata und dysfunktionale Copingstrategien (Cohen & Hien, 2006). Epidemiologische Studien verwiesen u. a. auf externalisierende Verhaltensweisen als Mediatoren (z. B. Quinn et al., 2019; Otten et al., 2019). So schlugen Otten et al. (2019) ein Kaskaden-Modell vor, nach dem frühe Traumatisierungen über eine reduzierte inhibitorische Kontrolle in der Kindheit mit Verhaltensproblemen und schließlich mit Substanzkonsum im Jugendalter assoziiert sind. Andere Studien fokussierten mehr auf die neurobiologischen Folgen früher Traumatisierungen, etwa Veränderungen der für substanzbezogene Störungen relevanten neuroendokrinen Stressantwort (z. B. Schäfer et al., 2010; al'Absi, 2020). Hien et al. (2021) versuchten verschiedene Forschungslinien, in denen neurokognitive Einflüsse früher Traumatisierungen auf Substanzkonsum im Mittelpunkt standen, in einem übergreifenden Rahmen zusammenzufassen. Klinisch besonders bedeutsam ist die sogenannte »Selbstmedikations-Hypothese«. Alkohol- oder Drogenkonsum stellt ihr zufolge einen – teilweise erfolgreichen – Versuch dar, schmerzvolle oder in anderer Weise schwer zu ertragende emotionale Zustände zu beeinflussen und weitere Traumafolgen, wie Rückzugsverhalten oder Probleme mit sozialen Kontakten, erträglicher zu machen. Diese Hypothese wird durch eine Reihe experimenteller Studien zum Einfluss von posttraumatischen Symptomen auf das Suchtverlangen (»Craving«) gestützt. Untersuchungen, die »Ecological Momentary Assessment« als Methode zur Datenerfassung im Alltag nutzten, bestätigten die entsprechenden Zusammenhänge, wiesen allerdings auch auf den Einfluss moderierender Variablen, etwa des Ausmaßes der Symptomatik, von Copingstilen oder subjektiven Erwartungen hin (Lane et al., 2019).

5.3 Befunde bei Personen mit substanzbezogenen Störungen

5.3.1 Prävalenz traumatischer Erfahrungen

Bei Personen mit substanzbezogenen Störungen finden sich gegenüber der Allgemeinbevölkerung erhöhte Raten traumatischer Erfahrungen. Frühe Untersuchungen befassten sich dabei vor allem mit sexueller und/oder körperlicher Gewalt in der Kindheit. Je nach Art der Erhebung und der untersuchten Stichprobe berichten 30–90 % der befragten Patient:innen von mindestens einer dieser Formen früher Gewalt. Simpson und Miller legten eine

Übersicht über 47 Studien bei weiblichen Patientinnen mit substanzbezogenen Störungen vor. Darin kamen Sie zu einer durchschnittlichen Prävalenzrate früher sexueller Gewalt von 45 %. Bei männlichen Patienten fand sich in 20 Studien eine Rate von 16 %. Zu körperlicher Gewalt in der Kindheit wurden 19 Studien mit weiblichen und 12 Studien mit männlichen Patienten berücksichtigt. Erfahrungen früher körperlicher Gewalt waren darin von durchschnittlich 39 % der weiblichen und 31 % der männlichen Patienten berichtet worden (Simpson & Miller, 2002). Eine neuere Meta-Analyse fasste die Befunde bei opioidbezogenen Störungen zusammen und berücksichtigte neben körperlicher und sexueller Gewalt in der Kindheit auch emotionale Gewalt und verschiedene Formen von Vernachlässigung (Santo et al., 2021). In Bezug auf sexuelle Gewalt fand sich eine Prävalenz von 41 % bei Frauen und 16 % bei Männern. Über beide Geschlechter hinweg wurde körperlicher Gewalt von 38 %, emotionale Gewalt von 43 %, körperliche Vernachlässigung von 38 % und emotionale Vernachlässigung von 42 % der Befragten berichtet. Wie auch bei anderen Populationen finden sich bei Betroffenen mit substanzbezogenen Störungen unterschiedliche Profile von frühen Belastungen, etwa ausschließlich emotionale Vernachlässigung, sexuelle Gewalt kombiniert mit emotionaler Vernachlässigung oder weitere Kombinationen von Formen früher Gewalt und Vernachlässigung (z. B. Lotzin et al., 2016).

> Etwa 30 % der Männer und 50 % der Frauen in Suchtbehandlung berichten von körperlicher und/oder sexueller Gewalt in der Kindheit. Bei Personen mit Drogen- oder Mehrfachabhängigkeit finden sich oft höhere Raten.

Substanzbezogene Störungen sind nicht nur mit Erfahrungen früher Gewalt, sondern auch mit Gewalterfahrungen in späteren Lebensphasen assoziiert (z. B. Peirce et al., 2016), wobei besonders für Frauen ein stark erhöhtes Risiko besteht (Kilpatrick et al., 1997; Grundmann et al., 2018). So fanden Grundmann et al. (2018), dass bei Patientinnen mit substanzbezogenen Störungen, die von sexueller Gewalt in ihrer Kindheit berichteten, die Wahrscheinlichkeit, im späteren Leben erneut von Gewalt betroffen zu sein, 7-fach höher war als bei Frauen ohne diese Erfahrungen. Die Gründe für diese Zusammenhänge sind komplex. Bestimmte Konsumsituationen machen den Kontakt zu potentiellen Tätern wahrscheinlicher und Risikosituationen können in intoxikiertem Zustand weniger gut eingeschätzt werden. Bei Drogenabhängigen führen Beschaffungsprostitution und die Gewaltbereitschaft in der »Szene« zu einem drastisch erhöhten Risiko traumatischer Erfahrungen. Aber auch generelle Risikofaktoren für eine spätere Viktimisierung bei von einem Trauma Betroffenen – etwa Probleme, sich in Beziehungen zu schützen – spielen eine Rolle (Woerner et al., 2016). Beide Problembereiche, die Folgen früherer Traumatisierungen und die Begleitumstände der Abhängigkeit, sind also häufig eng miteinander verwoben.

Besonders klare Zusammenhänge bestehen zwischen Substanzproblemen und bestimmten Formen sexueller Gewalt. So konnte für Opfer sexueller Gewalt, bei der sich der Täter zunutze macht, dass das Opfer nach Substanzgebrauch schwer intoxikiert ist (engl. »incapacitated rape«), oder die Intoxikation durch den Täter absichtlich herbeigeführt wurde (engl. »drug-alcohol facilitated rape«), klar gezeigt werden, dass bei ihnen bereits vor den Delikten häufiger Substanzmissbrauch vorlag als bei Opfern anderer Formen sexueller Gewalt. Weiter belegen zahlreiche Befunde die hohe Gefährdung von Personen mit substanzbezogenen Störungen durch häusliche Gewalt, zumeist durch ebenfalls suchtkranke Partner. Moore et al. (2008) kamen in einer Metaanalyse von 96 Studien zu Gewalt in der Partnerschaft von Drogenkonsumenten zu dem Ergebnis, dass das Ausmaß der Gewalt mit der Schwere des Drogenkonsums und der drogenbezogenen Probleme assoziiert war. Dieser Zusammenhang fand sich unabhängig vom Geschlecht der konsumierenden und/oder Gewalt ausübenden Person. Foran und O'Leary (2008) fanden ähnliche Zusammenhänge in einer Metaanalyse von Studien zu Gewalt in Partnerschaften bei Personen mit Alkoholproblemen. Allerdings waren Frauen hier stärker als Männer von Gewalt betroffen, insbesondere wenn sie sich in Behandlung befanden und stärkere Alkoholprobleme vorlagen. Zudem sind wie bei anderen Personengruppen auch bei Suchtkranken frühe Gewalterfahrungen und posttraumatische Störungen signifikant mit weiteren Gewalterfahrungen im Erwachsenenalter assoziiert.

> Personen mit substanzbezogenen Störungen sind auch in späteren Lebensabschnitten häufiger körperlicher und/oder sexueller Gewalt ausgesetzt als die Allgemeinbevölkerung. Risikofaktoren sind die Schwere der Abhängigkeit, ebenfalls suchtkranke Partner, frühere Gewalterlebnisse und komorbide posttraumatische Störungen.

5.3.2 Komorbide psychische Störungen

Bei traumatisierten Patient:innen mit substanzbezogenen Störungen finden sich hohe Raten weiterer psychischer Störungen. Die meisten Befunde liegen dabei zur Posttraumatischen Belastungsstörung (PTBS) vor. Wie die Häufigkeit traumatischer Erfahrungen variiert auch die Häufigkeit der PTBS je nach untersuchter Stichprobe. Bei Frauen mit Suchterkrankungen finden sich doppelt so hohe PTBS-Raten wie bei Männern (z. B. Mills et al., 2006) und es zeigen sich Zusammenhänge mit der Art der konsumierten Substanz. So beträgt bei Personen mit Substanzstörungen in der Allgemeinbevölkerung die 12-Monats-Prävalenz der PTBS über alle Substanzen hinweg 5–12 % (Mills et al., 2006; Blanco et al., 2013), liegt bei Sedativa, Opioiden und Amphetaminen jedoch deutlich höher (24–33 %; Mills et al., 2006). Bei Personen mit Substanzstörungen in Behandlung findet sich eine Punktprävalenz der PTBS von bis zu 50 % (Schäfer & Najavits, 2007), die ebenso in Abhängigkeit von Geschlecht und konsumierter Substanz variiert wie in der Allgemeinbevölkerung. So finden sich bei alkoholbezogenen Störungen niedrigere Raten, wobei auch bei Alkoholpatient:innen die Punktprävalenz in der Regel über 10 % liegt (Debell et al., 2014).

Um die hohen PTBS-Raten bei Suchtpatient:innen zu erklären, wurden unterschiedliche Hypothesen aufgestellt (Schäfer & Najavits, 2007). Wie oben beschrieben, werden psychotrope Substanzen von vielen Betroffenen eingesetzt, um beeinträchtigende Symptome in der Folge traumatischer Erfahrungen zu lindern (»Selbstmedikations-Hypothese«). Weiter erhöht das Vorliegen einer Suchterkrankung die Wahrscheinlichkeit traumatischer Erfahrungen und damit das Risiko, eine PTBS zu entwickeln (»Hochrisiko-Hypothese«). Dabei ist auch von Bedeutung, dass bei Personen mit substanzbezogenen Störungen aufgrund einer veränderten Prozessierung traumatischer Erfahrungen eine höhere Wahrscheinlichkeit besteht, die Störung nach einer Traumaexposition zu entwickeln (»Vulnerabilitäts-Hypothese«). Schließlich werden in jüngerer Zeit auch gemeinsame neurobiologische Grundlagen beider Störungen diskutiert.

> Suchtpatient:innen in Behandlung weisen eine Punktprävalenz der PTBS von 10–50 % auf. Erklärungsansätze bieten u. a. die »Selbstmedikations-«, die »Hochrisiko-« und die »Vulnerabilitäts-Hypothese«.

Auch für weitere psychische Störungen bei Personen mit Suchterkrankungen – etwa Depressionen, Angststörungen und Persönlichkeitsstörungen – wurden Zusammenhänge mit frühen Traumatisierungen berichtet. So fanden Clark et al. (2003) in einer prospektiven Studie mit 400 Jugendlichen mit alkoholbezogenen Störungen, dass sexueller Missbrauch und Misshandlung sowohl mit »primären« Depressionen als auch mit »sekundären« Depressionen, die nach Beginn der Suchterkrankung auftraten, assoziiert waren. Elliott et al. (2016) konnten anhand von Daten des »National Epidemiologic Survey on Alcohol and Related Conditions« (NESARC) zeigen, dass Symptome der Borderline-Persönlichkeitsstörung und der Antisozialen Persönlichkeitsstörung den Zusammenhang zwischen Misshandlung in der Kindheit und anhaltenden Abhängigkeitsproblemen mediieren. Insgesamt stellen »Mehrfachdiagnosen« bei traumatisierten Personen mit substanzbezogenen Störungen eher die Regel als die Ausnahme dar. Mills et al. (2006) fanden in einer Studie bei der australischen Allgemeinbevölkerung, dass zwei Drittel der Personen mit einer Suchterkrankung und einer komorbiden PTBS zusätzlich die Diagnose einer Persönlichkeitsstörung aufwiesen, zwei Drittel die Kriterien für eine zusätzliche affektive Störung erfüllten und etwa die Hälfte die Kriterien für eine Angststörung. Angesichts dieser Zusammenhänge erscheint es bei vielen Betroffenen nur begrenzt als sinnvoll, substanzbezogene Störungen als »Komorbidität« posttraumatischer Störungen zu konzeptualisieren. Insbesondere nach frühen Traumatisierungen ist Substanzkonsum offensichtlich ein – klinisch nicht selten besonders bedeutsamer – Aspekt einer komplexen Gesamtproblematik.

5.3.3 Auswirkungen von Traumatisierungen und Traumafolgen auf den Verlauf substanzbezogener Störungen

Traumatisierungen und deren Folgen sind mit einem schweren Verlauf substanzbezogener Störungen assoziiert. Für Suchtpatient:innen mit einer PTBS wurden häufig ein besonders früher Beginn der Abhängigkeit und eine längere »Suchtkarriere« mit häufigerem polyvalentem Konsum und mehr Vorbehandlungen berichtet sowie eine größere aktuelle Schwere der Abhängigkeit. Weiter finden sich bei betroffenen Patient:innen größere kognitive Einschränkungen und mehr körperliche Probleme, mehr interpersonelle Probleme, Impulsivität, Überdosierungen und Suizidgedanken sowie erneute Opfererfahrungen (z. B. Cohen & Hien, 2006; Grundmann et al., 2018; Gidzgier et al., 2023). Vergleichbare klinische Besonderheiten zeigen sich in Studien, die nicht posttraumatische Störungen, sondern interpersonelle Traumatisierungen als Prädiktorvariable wählten (z. B. Schäfer et al., 2009; Lake et al., 2015). In verschiedenen Studien waren sowohl frühe Traumatisierungen als auch posttraumatische Störungen mit einem schlechteren Ansprechen auf die Suchtbehandlung assoziiert. So wurde für betroffene Patient:innen gezeigt, dass sie eine geringere Therapieadhärenz und kürzere Abstinenzphasen aufwiesen (z. B. Kumar et al., 2016; Peirce et al., 2016); berichtet wurde von einer größeren Häufigkeit stationärer Aufenthalte, einer insgesamt höheren Inanspruchnahme von Hilfsangeboten und schlechteren Therapieergebnisse anhand verschiedener Outcome-Parameter (z. B. Ouimette et al., 2003). Insgesamt sind die Befunde zu Zusammenhängen jedoch heterogen (Hildebrand et al., 2014; Parisi et al., 2022).

5.4 Traumatherapie bei Personen mit substanzbezogenen Störungen

Zu allen traumaspezifischen Interventionen liegen auch bei Personen mit substanzbezogenen Störungen inzwischen positive Erfahrungen vor. Dabei wird eine integrative Behandlung, die von Anfang an Elemente aus der Sucht- und der Traumatherapie phasengerecht miteinander kombiniert, gegenüber sequentiellen Behandlungsansätzen als erfolgversprechender angesehen. Ihre Vorteile werden u. a. darin gesehen, dass im Falle von Symptomexazerbationen sowohl auf die Trauma- als auch auf die Suchtproblematik flexibler eingegangen werden kann. So kann bei Patient:innen mit Substanzabhängigkeit, die eine komorbide PTBS aufweisen, ein höheres Risiko bestehen, in frühen Abstinenzphasen erneut Substanzen zu konsumieren, das durch Strategien zum Umgang mit Traumafolgesymptomen reduziert werden kann. Auch eine traumafokussierte Behandlung der PTBS erfordert ausreichende Strategien zum Umgang mit Belastung, um Rückfälle in Substanzkonsum zu vermeiden. Wenn die individuelle Konstellation es zulässt, können aber auch sequentielle Ansätze erfolgversprechend sein. So kann etwa, wenn lediglich ein schädlicher Gebrauch von Substanzen, aber keine Abhängigkeit besteht, dieser in manchen Fällen im Rahmen der üblichen Behandlungsstrategien für Traumafolgestörungen berücksichtigt werden.

> Trauma- und Suchtproblematik sollten in der Regel integrativ behandelt werden. Sucht- und traumaspezifische Interventionen müssen dabei phasengerecht miteinander kombiniert werden.

Inzwischen liegt eine größere Anzahl von Studien zu Patient:innen mit einer Suchterkrankung vor, die zeigen konnten, dass eine komorbide PTBS auch bei dieser Zielgruppe sicher und effektiv behandelt werden kann. Wie bei von einer PTBS Betroffenen ohne komorbide substanzbezogene Störung wurden dabei sowohl traumafokussierte als auch nicht-traumafokussierte Ansätze überprüft. In den meisten Behandlungskonzepten wurden die jeweiligen Ansätze aus der Traumatherapie mit Interventionen aus dem Suchtbereich kombiniert. In einer systematischen Übersicht über Therapiestudien zur Behandlung der Komorbidität von PTBS und substanzbezogenen Störungen kamen Roberts et al. (2022) zu dem Ergebnis, dass in Bezug auf die Kernsymptomatik der PTBS traumafokussierte Ansätze zu Behandlungsende der Standardbehandlung für diese Patientengruppe überlegen waren, bei allerdings nur moderater Effektstärke. Zusätzlich fanden sich 6–13 Monate nach der Behandlung auch bescheidene Effekte auf den Alkoholkonsum. In einer Analyse, der ein großer, gepoolter Datensatz aus 36 Therapiestudien zugrunde lag, kamen Hien et al. (2023) zu dem Ergebnis, dass die Kombination aus traumafokussierter und medikamentöser Behandlung mit Anti-Craving-Substanzen am vielversprechendsten für eine effektive Behandlung der Komorbidität von PTBS und substanzbezogenen Störungen sei. Bei Betrachtung anderer Outcomes als der PTBS-Kernsymptomatik scheinen auch Ansätze, die weitere Traumafolgen adressieren, wie das Therapieprogramm »Sicherheit finden« (Najavits, 2009), positive Effekte aufzuweisen, etwa auf Störungen der Emotionsregulation (Schäfer et al., 2019) und andere Symptombereiche (Najavits & Hien, 2013).

Zusammenfassend kann gesagt werden, dass sowohl traumafokussierte als auch nicht-traumafokussierte Interventionen aus dem Traumabereich auch bei PTBS-Patient:innen mit komorbiden substanzbezogenen Störungen sicher eingesetzt werden können. Die existierenden Studien legen positive Effekte von integrativen Ansätzen mit Traumafokus in Bezug auf die PTBS sowie in geringerem Umfang auch auf die Suchtsymptomatik nahe. Die Evidenz in Bezug auf die Wirksamkeit nicht-traumafokussierter Ansätze auf die PTBS-Kernsymptomatik ist bislang gering, wobei positive Effekte auf andere Symptombereiche berichtet wurden.

PTBS-Betroffenen mit komorbiden substanzbezogenen Störungen sollten Behandlungen angeboten werden, die traumafokussierte Ansätze und evidenzbasierte Interventionen aus der Suchttherapie integrieren.

5.5 Literatur

al'Absi M. (2020). The influence of stress and early life adversity on addiction: Psychobiological mechanisms of risk and resilience. *International Review of Neurobiology*, 152, 71–100.

Blanco C., Xu Y., Brady K., Pérez-Fuentes G., Okuda M. & Wang S. (2013). Comorbidity of posttraumatic stress disorder with alcohol dependence among US adults: Results from National Epidemiological Survey on Alcohol and Related Conditions. *Drug and Alcohol Dependence*, 132, 630–638.

Broekhof R., Nordahl H. M., Tanum L. & Selvik S. G. (2023) Adverse childhood experiences and their association with substance use disorders in adulthood: A general population study (Young-HUNT). *Addictive Behaviors Reports*, 30, 17, 100488.

Clark D. B., De Bellis M. D., Lynch K. G., Cornelius J. R. & Martin C. S. (2003). Physical and sexual abuse, depression and alcohol use disorders in adolescents: Onsets and outcomes. *Drug and Alcohol Dependence*, 69, 51–60.

Cohen L. R. & Hien D. A. (2006). Treatment outcomes for women with substance abuse and PTSD who have experienced complex trauma. *Psychiatric Services*, 57, 100–106.

Debell F., Fear N. T., Head M., Batt-Rawden S., Greenberg N., Wessely S. & Goodwin L. (2014). A systematic review of the comorbidity between PTSD and alcohol misuse. *Social Psychiatry and Psychiatric Epidemiology*, 49, 1401–1425.

Elliott J. C., Stohl M., Wall M. M., Keyes K. M., Skodol A. E., Eaton N. R., Shmulewitz D., Goodwin R. D., Grant B. F. & Hasin D. S. (2016). Childhood maltreatment, personality disorders and 3-year persistence of adult alcohol and nicotine dependence in a national sample. *Addiction*, 111, 913–923.

Foran H. M. & O'Leary K. D. (2008). Alcohol and intimate partner violence: A meta-analytic review. *Clinical Psychology Review*, 28, 1222–1234.

Grundmann J., Lincoln T., Luedecke D., Bong S., Schulte B., Verthein U. & Schäfer I. (2018). Traumatic experiences and posttraumatic stress disorder in patients with alcohol dependence. *Substance Use and Misuse*, 53, 677–685.

Gidzgier P. A., Bari M., López-Atanes M., Lotzin A., Grundmann J., Hiller P., Schneider B. & Schäfer I. (2023). Improving care for SUD patients with complex trauma-relationships between childhood trauma, dissociation, and suicidal behavior in female patients with PTSD and SUD. *Frontiers in Psychiatry*, 13, 1047274.

Hien D. A., López-Castro T., Fitzpatrick S., Ruglass L. M., Fertuck E. A. & Melara R. (2021). A unifying translational framework to advance treatment research for comorbid PTSD and substance use disorders. *Neuroscience & Biobehavioral Reviews*, 127, 779–794.

Hien D. A., Morgan-López A. A., Saavedra L. M., Ruglass L. M., Ye A., López-Castro T., Fitzpatrick S., Killeen T. K., Norman S. B., Ebrahimi C. T. & Back S. E. (2023). Project harmony: A meta-analysis with individual patient data on behavioral and pharmacologic trials for comorbid posttraumatic stress and alcohol or other drug use disorders. *American Journal of Psychiatry*, 180, 155–166.

Hildebrand A., Behrendt S. & Hoyer J. (2014). Treatment outcome in substance use disorder patients with and without comorbid posttraumatic stress disorder: A systematic review. *Psychotherapy Research*, 2, 565–582.

Jacobsen L. K., Southwick S. M. & Kosten T. R. (2001). Substance use disorders in patients with posttraumatic stress disorder: A review of the literature. *American Journal of Psychiatry*, 158, 1184–1190.

Kilpatrick D. G., Acierno R., Resnick H. S., Saunders B. E. & Best C. L. (1997). A 2-year longitudinal analysis of the relationships between violent assault and substance use in women. *Journal of Consulting and Clinical Psychology*, 65, 834–847.

Kumar N., Stowe Z. N., Han X. & Mancino M. J. (2016). Impact of early childhood trauma on retention and phase advancement in an outpatient buprenorphine treatment program. *American Journal on the Addictions*, 25, 542–548.

Lake S., Hayashi K., Milloy M. J., Wood E., Dong H., Montaner J. & Kerr T. (2015). Associations between childhood trauma and non-fatal overdose among people who inject drugs. *Addictive Behaviors*, 43, 83–88.

Lane A. R., Waters A. J. & Black A. C. (2019) Ecological momentary assessment studies of comorbid PTSD and alcohol use: A narrative review. *Addictive Behaviors Reports*, 17, 10, 100205.

Levitt J. T. & Cloitre M. (2005). A clinician's guide to STAIR/MPE: Treatment for PTSD related to childhood abuse. *Cognitive and Behavioral Practice*, 12, 40–52.

Lotzin A., Haupt L., von Schönfels J., Wingenfeld K. & Schäfer I. (2016). Profiles of childhood trauma in patients with alcohol dependence and their associations with addiction-related problems. *Alcoholism: Clinical and Experimental Research*, 40, 543–552.

MacMillan H. L., Fleming J. E., Streiner D. L., Lin E., Boyle M. H., Jamieson E., Duku E. K. et al. (2001). Childhood abuse and lifetime psychopathology in a community sample. *American Journal of Psychiatry* 158, 1878–1883.

Mills K. L., Teesson M., Ross J. & Peters L. (2006). Trauma, PTSD, and substance use disorders: Findings from the Australian National Survey of Mental Health and Well-Being. *American Journal of Psychiatry*, 163, 652–658.

Moore T. M., Stuart G. L., Meehan J. C., Rhatigan D. L., Hellmuth J. C. & Keen S. M. (2008). Drug abuse and aggression between intimate partners: A meta-analytic review. *Clinical Psychology Review*, 28, 247–274.

Mullen P. E., Martin J. L., Anderson J. C., Romans S. E. & Herbison G. P. (1993). Childhood sexual abuse and mental health in adult life. *British Journal of Psychiatry*, 163, 721–732.

Najavits L. M. (2009). *Posttraumatische Belastungsstörung und Substanzmissbrauch. Das Therapieprogramm »Sicherheit finden«*. Göttingen: Hogrefe.

Najavits L. M. & Hien D. (2013). Helping vulnerable populations: A comprehensive review of the treatment outcome literature on substance use disorder and PTSD. *Journal of Clinical Psychology*, 69, 433–479.

Otten R., Mun C. J., Shaw D. S., Wilson M. N. & Dishion T. J. (2019). A developmental cascade model for early adolescent-onset substance use: The role of early childhood stress. *Addiction*, 114, 326–334.

Ouimette P. C., Moos R. H. & Finney J. W. (2003). PTSD treatment and 5-year remission among patients with substance use and posttraumatic stress disorders. *Journal of Counseling and Clinical Psychology*, 71, 410–414.

Parisi A., Jordan B., Jensen T. & Howard M. O. (2022). The impact of sexual victimization on substance use disorder treatment completion: A systematic review and meta-analysis. *Substance Abuse*, 43, 131–142.

Peirce J. M., Brooner R. K., King V. L. & Kidorf M. S. (2016). Effect of traumatic event reexposure and PTSD on substance use disorder treatment response. *Drug and Alcohol Dependence*, 158, 126–231.

Quinn K., Frueh B.C., Scheidell J., Schatz D., Scanlon F. & Khan M.R. (2019). Internalizing and externalizing factors on the pathway from adverse experiences in childhood to non-medical prescription opioid use in adulthood. *Drug and Alcohol Dependence*, 197, 212–219.

Roberts N.P., Lotzin A. & Schäfer I. (2022). A systematic review and meta-analysis of psychological interventions for comorbid post-traumatic stress disorder and substance use disorder. *European Journal for Psychotraumatology*, 13, 2041831.

Santo T. Jr, Campbell G., Gisev N., Tran L.T., Colledge S., Di Tanna G.L. & Degenhardt L. (2021). Prevalence of childhood maltreatment among people with opioid use disorder: A systematic review and meta-analysis. *Drug and Alcohol Dependence*, 219, 108459.

Schäfer I. & Najavits L.M. (2007). Clinical challenges in the treatment of patients with PTSD and substance abuse. *Current Opinion in Psychiatry*, 20, 614–618.

Schäfer I., Verthein U., Oechsler H., Deneke C., Riedel-Heller S. & Martens M. (2009). What are the needs of alcohol dependent patients with a history of sexual abuse? A case-register study in a metropolitan region. *Drug and Alcohol Dependence*, 105, 118–125.

Schäfer I., Teske L., Schulze-Thüsing J., Homann K., Reimer J., Haasen C., Hissbach J. & Wiedemann K. (2010). Impact of childhood trauma on Hypothalamic-Pituitary-Adrenocorticol (HPA) activity in alcohol dependent patients. *European Addiction Research*, 16, 108–114.

Schäfer I., Lotzin A., Hiller P., Sehner S., Driessen M., Hillemacher T., Schäfer M., Scherbaum N., Schneider B. & Grundmann J. (2019). A multisite randomized controlled trial of Seeking Safety vs. Relapse Prevention Training for women with co-occurring posttraumatic stress disorder and substance use disorders. *European Journal for Psychotraumatology*, 10, 1577092.

Shin S.H., Miller D.P. & Teicher M.H. (2013). Exposure to childhood neglect and physical abuse and developmental trajectories of heavy episodic drinking from early adolescence into young adulthood. *Drug and Alcohol Dependence*, 127, 31–38.

Simpson T.L. & Miller W.R. (2002). Concomitance between childhood sexual and physical abuse and substance use problems. A review. *Clinical Psychology Review*, 22, 27–77.

Woerner J., Kopetz C., Lechner W.V. & Lejuez C. (2016). History of abuse and risky sex among substance users: The role of rejection sensitivity and the need to belong. *Addictive Behaviors*,62, 73–78.

INGO SCHÄFER

6. Traumatisierung und Psychose

6.1 Einleitung

Die Debatte über die Bedeutung traumatischer Erlebnisse für die Entstehung von Psychosen hat gerade im deutschsprachigen Raum eine lange Tradition. So gab es bis in die zweite Hälfte des vergangenen Jahrhunderts eine lebhafte Diskussion über die Frage, wie »psychogene Psychosen« als Folge von Kriegs- oder Hafterlebnissen zu bewerten seien (Kloocke et al., 2010). Noch in den 1960er und bis in die 1980er Jahre fand das Konzept der »reaktiven Psychose« Eingang in ICD-8 und DSM-III, verschwand jedoch später wieder zugunsten der »akuten psychotischen Störung« bzw. der »brief psychotic disorder« (Witztum & van der Hart, 2008). Nach einer Phase, in der eher biologische Modelle im Vordergrund standen (Schäfer, 2009), hat sich die Bedeutung traumatischer Erfahrungen bei psychotischen Erkrankungen in den letzten zwei Dekaden zu einem stetig wachsenden Forschungsfeld entwickelt.

Anders als in der historischen Diskussion stehen dabei nicht mehr Erlebnisse im Erwachsenenalter, sondern interpersonelle Traumatisierungen in Kindheit und Jugend im Mittelpunkt. Aus klinischer Perspektive sind Zusammenhänge zwischen frühen Traumatisierungen und der aktuellen Symptomatik bei psychotischen Patient:innen sowie »komorbide« posttraumatische Störungen bei Psychosen von besonderer Bedeutung. Klinisch ebenfalls sehr relevant, aber wesentlich weniger gut untersucht sind die bei schweren posttraumatischen Störungen zu beobachtenden psychotischen Symptome.

> Zusammenhänge zwischen Traumatisierungen und psychotischen Syndromen können aus verschiedenen Blickwinkeln betrachtet werden:
> Traumatisierungen stellen einen Risikofaktor für die Entstehung psychotischer Erkrankungen dar und beeinflussen deren klinisches Erscheinungsbild. Weiter treten psychotische Symptome im Rahmen schwerer posttraumatischer Störungen auf, wie der Posttraumatischen Belastungsstörung oder dissoziativen Störungen.

6.2 Frühe Traumatisierung als Risikofaktor für Psychosen

6.2.1 Befunde zu Zusammenhängen

Interpersonelle Traumatisierungen in Kindheit und Jugend stellen einen unspezifischen Risikofaktor für das Auftreten späterer psychischer Störungen dar (Hogg et al., 2023). Auch zu psychotischen Störungen wurden inzwischen eine große Anzahl populationsbasierter Studien publiziert, die Zusammenhänge zwischen frühen traumatischen Erfahrungen und psychotischen Syndromen belegen konnten, teilweise im Sinne einer Dosis-Wirkungs-Beziehung (Varese et al., 2012; Allardyce et al., 2023). So fand sich in einer frühen Studie von Janssen et al. (2004) bei einer repräsentativen Bevölkerungsstichprobe in den Niederlanden, dass psychiatrisch unauffällige Personen, die bei der Erstuntersuchung von sexuellem Missbrauch oder körperlicher Misshandlung in der Kindheit berichteten, auch nach Kontrolle möglicher weiterer Einflussfaktoren im Verlauf der folgenden zwei Jahre – verglichen mit Personen ohne solche Erfahrungen – mehr als sieben Mal wahrscheinlicher behandlungsbedürftige psychotische Symptome entwickelten.

6.2.2 Mögliche Mechanismen

Mögliche Mechanismen, die zu einer Erhöhung des Psychoserisikos im Sinne einer »erworbenen Vulnerabilität« oder »Sensitivierung« durch frühe Traumatisierungen beitragen, werden zum einen in den neurobiologischen Folgen früher Traumatisierungen vermutet. Dies betrifft z. B. Veränderungen der neuroendokrinen Stressantwort, die auch für psychotische Erkrankungen von Bedeutung ist. Auch die Aktivität verschiedener Neuromodulatoren, etwa des »brain-derived neurotrophic factor« (BDNF), scheint durch frühe negative Entwicklungseinflüsse geprägt zu werden, mit möglichen Konsequenzen für die neuronale Entwicklung. Schließlich werden aufgrund von tierexperimentellen Befunden und ersten Humanstudien direkte Auswirkungen auf das dopaminerge System diskutiert.

> Während im Hinblick auf die Entstehung psychotischer Erkrankungen der Begriff der »Vulnerabilität« nicht selten mit »genetischen Einflüssen« gleichgesetzt wurde, kann im Sinne des ursprünglichen »Vulnerabilitäts-Stress-Modells« davon ausgegangen werden, dass auch frühe Traumatisierungen und andere negative Umwelteinflüsse maßgeblich zu einer erhöhten Vulnerabilität in Bezug auf spätere psychotische Syndrome beitragen.

Weiter werden die kognitiven und emotionalen Langzeitfolgen früher Traumatisierungen als Mediatoren bei der späteren Entstehung psychotischer Erkrankungen angesehen. Im Mittelpunkt psychologischer Modelle stehen dabei u. a. negative emotionale Zustände, geringer Selbstwert und ungünstige kognitive Schemata, aber auch Symptome der Posttraumatischen Belastungsstörung und Dissoziation (Alameda et al., 2020). Generell wird von Gen-Umwelt-Interaktionen ausgegangen, bei denen frühe Traumatisierungen mit weiteren Umwelteinflüssen wie Cannabiskonsum oder Migrationserfahrungen zusammenwirken (z. B. D'Andrea et al., 2023).

6.3 Klinische Bedeutung traumatischer Erfahrungen bei Psychosepatient:innen

6.3.1 Prävalenz traumatischer Erfahrungen bei Psychosepatient:innen

Während Zusammenhänge zwischen Traumatisierungen und psychotischen Erkrankungen erst in den letzten ein bis zwei Jahrzehnten intensiver überprüft wurden, ist bereits seit langem bekannt, dass die Raten von Gewalterfahrungen bei Psychosepatient:innen hoch sind. Morgan und Fisher (2007) kamen in einer Übersicht über 20 Studien zu dem Ergebnis, dass im Mittel 42 % der weiblichen und 28 % der männlichen Patient:innen von sexuellem Missbrauch berichten, 35 % bzw. 38 % von körperlicher Misshandlung. Von mindestens einer Form früher Gewalt berichteten jeweils 50 % der Patient:innen. Weitere Formen früher Traumatisierungen wie emotionale Misshandlung und Vernachlässigung, wurden nur in wenigen Untersuchungen berücksichtigt, dann jedoch bei einem erheblichen Teil der Patient:innen zusätzlich oder als einzige Form früher Traumatisierungen festgestellt. Zudem erscheint es als naheliegend, dass etablierte Konzepte, die ungünstige familiäre Interaktionsmuster bei Psychosepatient:innen für den Ausbruch und Verlauf der Erkrankung verantwortlich machen (z. B. das »Expressed Emotion«-Konzept), ebenfalls Aspekte emotionaler Traumatisierungen wie elterliche Kälte, Kritik und Feindseligkeit abbilden. Auch in späteren Lebensabschnitten sind Patient:innen mit psychotischen Erkrankungen deutlich häufiger als die Allgemeinbevölkerung sexueller oder körperlicher Gewalt ausgesetzt (de Vries et al., 2019). Neben ihren oft problematischen sozialen Lebensumständen wird für diese Häufung u. a. verantwortlich gemacht, dass Patient:innen mit psychotischen Störungen im Rahmen der Erkrankung riskante Verhaltensweisen zeigen oder aufgrund von krankheitsbedingten Einschränkungen gefährliche Situationen möglicherweise falsch einschätzen.

> Risikofaktoren für das Erfahren von Gewalt nach Ausbruch der Erkrankung sind instabile Wohnverhältnisse, Substanzmissbrauch, junges Erkrankungsalter, Cluster-B-Persönlichkeitsstörungen und ein höheres Ausmaß an anderer Psychopathologie sowie physische oder sexuelle Traumatisierungen in der Vorgeschichte.

6.3.2 Klinische Besonderheiten

Psychosepatient:innen, die in der Kindheit körperlich misshandelt oder sexuell missbraucht wurden, unterscheiden sich von Patient:innen, denen dies nicht widerfahren ist, in Bezug auf die Symptomatik und den Krankheitsverlauf. So wurde, wie auch bei anderen psychischen Störungen, wiederholt berichtet, dass frühe Traumatisierungen mit einem geringeren Alter bei der Ersterkrankung assoziiert sind. In klinischen Stichproben fanden sich bei traumatisierten Psychosepatient:innen mehr depressive Symptome und Ängstlichkeit, mehr Suizidalität und selbstverletzendes Verhalten, mehr Substanzmissbrauch, mehr sexuelles Risikoverhalten und mehr Probleme in nahen Beziehungen. Weiter wurden Zusammenhänge mit stärkeren kognitiven Einschränkungen und einem schlechteren Ansprechen auf rehabilitative Maßnahmen berichtet.

> Typische traumaassoziierte Symptome wie Suizidalität, Depressivität und Substanzmissbrauch finden sich auch bei psychotischen Patient:innen mit positiver Traumaanamnese in besonderem Maße. Im klinischen Alltag sollte neben Suizidalität und Selbstverletzung besonders die Tendenz zur Reviktimisierung berücksichtigt werden.

Einer der am häufigsten berichteten Unterschiede betrifft ein signifikant stärkeres Ausmaß an Positivsymptomen bei traumatisierten Patient:innen, insbesondere an Halluzinationen verschiedener Sinnesmodalitäten, wobei es bei den meisten Formen früher Traumatisierungen auch Zusammenhänge mit stärkeren depressiven Symptomen und mehr Negativsymptomatik bei Psychosen gibt (Alameda et al., 2021). Vernachlässigung im Kindesalter scheint dagegen spezifischer mit Negativsymptomatik und depressiven Symptomen assoziiert zu sein (Alameda et al. 2021). Zusammenhänge zwischen frühen Traumatisierungen und Halluzinationen finden sich über die Grenzen diagnostischer Kategorien hinweg und auch bei nicht-klinischen Stichproben. Wiederholt wurde auch berichtet, dass sich Wahninhalte und Halluzinationen mit traumatischen Erfahrungen in Zusammenhang bringen lassen. So fanden sich nach sexuellem Missbrauch mehr sexuell gefärbte Wahninhalte oder es handelte sich bei imperativen, zu Suizid oder selbstverletzendem Verhalten auffordernden Stimmen um die der Täter. Andere Untersuchungen fanden subtilere Zusammenhänge. Ihre Befunde weisen darauf hin, dass Patient:innen mit frühen Traumatisierungen akustische Halluzinationen häufiger als feindselig und bedrohlich erleben oder dass diese mit mehr Schuld- und Schamgefühlen verbunden sind (z. B. Schroeder et al., 2017).

6.3.3 Komorbide posttraumatische Störungen

In Untersuchungen zur Prävalenz einer komorbiden Posttraumatischen Belastungsstörung (PTBS) fanden sich bei Personen, die sich aufgrund schizophrener oder affektiver Psychosen in Behandlung befanden, zumeist Raten von 15 % bis 50 %, oft in Zusammenhang mit sexuellem Missbrauch oder Misshandlung in der Kindheit. Allerdings wird die Störung offensichtlich nach wie vor nur bei einem kleineren Teil der betroffenen Patient:innen angemessen diagnostiziert.

> Die Diagnose einer komorbiden PTBS wird nur bei einem kleinen Teil der betroffenen Patient:innen in der klinischen Praxis gestellt und in der Therapie adäquat berücksichtigt.

PTBS-Symptome können dabei maßgeblich zu einem ungünstigeren Verlauf psychotischer Störungen beitragen. So stellen Intrusionen eine zusätzliche chronische Belastung dar, können bereits vorhandene Schlafstörungen verstärken und Einschränkungen der Realitätstestung weiter begünstigen. Vermeidungsverhalten kann sozialen Rückzug fördern und vegetative Übererregung das bereits erhöhte Erregungsniveau bei psychotischen Patient:innen weiter steigern. Zudem kann es durch eine Reihe traumaassoziierter Probleme, wie komorbiden Substanzmissbrauch, indirekt zu einer Verschlechterung der psychotischen Symptomatik kommen (Mueser et al., 2002).

Eine weitere, bei Psychosepatient:innen erst wenig untersuchte Folge traumatischer Erfahrungen stellen dissoziative Syndrome dar (Übersicht bei Schäfer et al., 2019). Wie bei anderen Gruppen von Patient:innen zeigen dissoziative Symptome auch bei psychotischen Patient:innen Zusammenhänge mit frühen Traumatisierungen und könnten – wie Suizidalität oder Substanzkonsum – eine unabhängige Folge dieser Erlebnisse darstellen (Schäfer et al., 2012). In Bezug auf Wechselwirkungen mit der psychotischen Symptomatik werden dabei unterschiedliche Mechanismen diskutiert. So könnten dissoziative Symptome dadurch, dass sie den Bezug zur eigenen Person und der Außenwelt verändern, die Entstehung psychotischer Symptome begünstigen. Umgekehrt könnte die »desorganisierend wirkende Kraft« psychotischer Entwicklungen die Manifestationsschwelle dissoziativer Phänomene bei Patient:innen senken, die aufgrund früher Traumatisierungen entsprechend prädisponiert sind. Zumindest bei einer Subgruppe von Patient:innen weisen schwere dissoziative Symptome auf eine komorbide dissoziative Störung oder auf Mischzustände hin. So wurde in Untersuchungen, die bei Psychosepatient:innen klinische Interviews zu dissoziativen Störungen einsetzten, bei jeweils mindestens 10 % der Patient:innen die Diagnose einer schweren dissoziativen Störung gestellt (Schäfer et al., 2019).

6.4 Psychotische Symptome bei posttraumatischen Störungen

Sowohl bei Patient:innen mit dissoziativen Störungen als auch bei solchen mit schwerer PTBS sind nicht selten auch psychotische Symptome, etwa Halluzinationen verschiedener Sinnesmodalitäten und Wahn, zu beobachten (Übersicht bei Braakman et al., 2009). Während frühe Studien zu dieser Thematik vor allem Populationen von Kriegsveteranen untersuchten, berichteten Untersuchungen der letzten Jahre bei Stichproben von Geflüchteten mit Traumafolgestörungen, dass 30 bis 40 % entsprechende Symptome nannten (z. B. Rathke et al., 2020). Von manchen Autor:innen wird ein Zusammenhang mit realen traumatischen Erfahrungen als differentialdiagnostisches Kriterium genannt, das es erlaube, halluzinatorische Phänomene bei einer PTBS von denen schizophrener Patient:innen zu unterscheiden. Allerdings können auch Halluzinationen bei PTBS-Patient:innen Elemente beinhalten, die nicht Gegenstand der traumatischen Erfahrung waren (Braakman et al., 2009). Andererseits können Halluzinationen bei Patient:innen mit schizophrenen oder affektiven Psychosen in deutlichem Zusammenhang zu Traumatisierungen stehen (vgl. Abschnitt 6.3.2: »Klinische Besonderheiten«). Patient:innen mit dissoziativen Störungen schließlich können bei zusätzlichen Belastungen psychotisch dekompensieren oder permanent Positivsymptome wie akustische Halluzinationen aufweisen. Manche Autor:innen berichteten sogar, dass »Erstrangsymptome« nach Kurt Schneider bei Patient:innen mit schweren dissoziativen Störungen häufiger zu finden seien als bei Personen mit Psychosen aus dem schizophrenen Formenkreis. Einen Versuch der Abgrenzung stellt sowohl bei der PTBS als auch bei dissoziativen Störungen die Verwendung der Begriffe »Pseudohalluzinationen« oder »dissoziative Halluzinationen« dar, im Gegensatz zu »echten Halluzinationen« bei Patient:innen mit psychotischen Erkrankungen. Allerdings basieren diese Konstrukte auf klinischen Annahmen und haben keine empirische Grundlage, so dass ihre nosologische und diagnostische Bedeutung kontrovers diskutiert wird. Insgesamt besteht zu psychoseähnlichen Symptomen bei posttraumatischen Störungen und möglichen dimensionalen Übergängen zwischen beiden Syndromen noch erheblicher Forschungsbedarf.

6.5 Traumatisierung durch eine Psychose

Traumatisierungen können nicht nur zur Entstehung von Psychosen beitragen, sondern auch die Folge der Erkrankung und ihrer Behandlung sein. Offensichtlich ist dies im Falle von Zwangsmaßnahmen wie Fixierung oder Zwangsmedikation. Aber auch die Psychose-Symptomatik selbst kann traumatisierenden Charakter haben, etwa im Fall von stark belastenden Halluzinationen oder wahnhaften Erlebensweisen, die nicht selten mit Todesangst einhergehen. Inzwischen wurde deutlich, dass beides, belastende Erfahrungen im Rahmen der Behandlung, aber auch die Symptomatik selbst, nicht selten zur Entstehung einer PTBS führen kann. Gerade in Bezug auf die Psychose-Symptomatik wurde zunächst kontrovers diskutiert, inwieweit das A-Kriterium der PTBS nach DSM-IV als erfüllt angesehen werden kann (vgl. Abschnitt 1.2.1 in Kapitel C1: »Die Posttraumatische Belastungsstörung«). Eine wachsende Anzahl von Untersuchungen zum Thema lässt dies jedoch inzwischen als fraglos erscheinen. Diese Studien ergaben, dass 11 bis 67 % aller Untersuchten die diagnostischen Kriterien für eine PTBS im Anschluss an eine Behandlung erfüllten (Berry et al., 2013). Dabei wurden teilweise sowohl Symptomatik als auch Behandlungserfahrungen einbezogen, teilweise nur eine der beiden Formen von potentiell traumatischen Erlebnissen, und es besteht in Bezug auf die angemessene Erfassung von psychosebezogenen PTBS-Syndromen weiterer Forschungsbedarf (Fornells-Ambrojo et al., 2016). Eine besonders gefährdete Gruppe bilden offensichtlich Personen, die bereits in früheren Lebensabschnitten traumatischen Erfahrungen ausgesetzt waren. Weiter kommen der Schwere der Psychosesymptomatik und dem Bewältigungsstil in Bezug auf die psychotische Erfahrung besondere Bedeutung zu. Von ersten Erfahrungen mit einem Behandlungsprogramm zur Reduktion posttraumatischer Symptome im Anschluss an eine erste psychotische Episode wurde von Jackson et al. (2009) berichtet. Vielversprechende Befunde gab es laut Wullschleger et al. (2021) in Bezug auf eine Intervention, die darauf abzielte, posttraumatische Symptome nach Zwangsbehandlungen zu reduzieren.

6.6 Klinische Implikationen

6.6.1 Diagnostik

Trotz der hohen Prävalenz traumatischer Erfahrungen und posttraumatischer Störungen bei Patient:innen mit psychotischen Syndromen wird eine systematische Diagnostik bei ihnen seltener durchgeführt als bei anderen Personengruppen. Häufig befürchten Therapeut:innen, dass bereits das Ansprechen von Traumatisierungen zu einer weiteren Destabilisierung der Patient:innen führen werde. Klinische Erfahrungen zeigen dagegen, dass diese Befürchtung zumeist unbegründet ist. Im Gegenteil kann es wesentlich zur Stabilisierung Betroffener beitragen, wenn bislang wenig nachvollziehbare Symptome und Verhaltensweisen im Kontext der Traumavorgeschichte verständlicher werden und Hilfe bei deren Bewältigung angeboten wird.

Ein weiterer Grund für die seltenere Diagnostik bei Psychosepatient:innen scheinen Zweifel an der Verlässlichkeit der Berichte zu sein. Auch diese Vorbehalte sind jedoch unbegründet. So konnten Untersuchungen zu den psychometrischen Eigenschaften etablierter Instrumente bei Psychosepatient:innen zeigen, dass Traumatisierungen und posttraumatische Störungen auch bei dieser Gruppe von Patient:innen reliabel und valide erfasst werden können (z. B. Fisher et al., 2009).

6.6.2 Therapie

Aufgrund der großen Häufigkeit von Traumatisierungen bei Patient:innen mit Psychosen und anderen schweren psychischen Erkrankungen wird insbesondere im angloamerikanischen Raum seit langem gefordert, therapeutische Angebote unabhängig vom jeweiligen Setting traumainformiert zu gestalten (Muenzenmaier et al., 2023). Weiter begann man in den letzten Jahren, auch traumaspezifische Interventionen an die Bedürfnisse psychotischer Patient:innen anzupassen. Dazu zählen Therapieprogramme, die einen Schwerpunkt auf Stabilisierung und den Aufbau von Bewältigungsstrategien legen. Dies betrifft etwa das STAIR-Modell (Cloitre et al., 2024); vgl. auch Abschnitt 2.3 in Kapitel C2: »Die komplexe Posttraumatische Belastungsstörung«), das auch bei Patient:innen mit psychotischen Störungen erfolgreich eingesetzt wurde (Trappler & Newville, 2007). Auch traumafokussierte Verfahren können, wie inzwischen gezeigt werden konnte, bei Psychosepatient:innen mit komorbider PTBS sicher und effektiv eingesetzt werden (van der Gaag & van den Berg, 2017). Van den Berg et al. (2015) verglichen in einer randomisierten Studie bei Psychosepatient:innen mit PTBS die Behandlung mit prolongierter Exposition bzw. EMDR mit einer Wartelistenkontrollgruppe. Dabei zeigten sich gute Effekte auf die PTBS-Symptomatik, ohne dass es in den Behandlungsgruppen zu vermehrten negativen Ereignissen, etwa im Sinne von stationären Aufnahmen, kam. Eine Metaanalyse zu Behandlungsstudien bei Patient:innen mit schweren psychischen Erkrankungen ergab nicht nur große Effekte einer traumafokussierten Behandlung auf die PTBS-Symptomatik, sondern auch Effekte auf die allgemeine Psychopathologie und die Positivsymptomatik (Grubaugh et al., 2021). Sowohl EMDR als auch die Ansätze der kognitiven Verhaltenstherapie wurden inzwischen spezifisch an die Behandlung von Psychosepatient:innen angepasst (Hardy et al., 2023). Schließlich stellt die psychotherapeutische Arbeit mit Stimmenphänomenen gerade bei traumatisierten Psychosepatient:innen einen vielversprechenden Therapieansatz dar, da diese Phänomene häufig Zusammenhänge mit traumatischen Erfahrungen und deren Folgen zeigen (Thomas et al., 2014).

6.7 Literatur

Alameda L., Rodriguez V., Carr E., Aas M., Trotta G., Marino P., Vorontsova N., Herane-Vives A., Gadelrab R., Spinazzola E., Di Forti M., Morgan C. & Murray R. M. (2020). A systematic review on mediators between adversity and psychosis: Potential targets for treatment. *Psychological Medicine,* 50 (12), 1966–1976.

Alameda L., Christy A., Rodriguez V., Salazar de Pablo G., Thrush M., Shen Y., Alameda B., Spinazzola .E, Iacoponi E., Trotta G., Carr E., Ruiz Veguilla M., Aas M., Morgan C. & Murray R. M. (2021). Association between specific childhood adversities and symptom dimensions in people with psychosis: Systematic review and meta-analysis. *Schizophrenia Bulletin,* 47 (4), 975–985.

Allardyce J., Hollander A.C., Rahman S., Dalman C. & Zammit S. (2023). Association of trauma, post-traumatic stress disorder and non-affective psychosis across the life course: A nationwide prospective cohort study. *Psychological Medicine,* 53 (4), 1620–1628.

Berry K., Ford S., Jellicoe-Jones L. & Haddock G. (2013). PTSD symptoms associated with the experiences of psychosis and hospitalisation: A review of the literature. *Clinical Psychology Review,* 33, 526–538.

Braakman M.H., Kortmann F.A.M. & van den Brink W. (2009). Validity of ›post-traumatic stress disorder with secondary psychotic features‹: A review of the evidence. *Acta Psychiatrica Scandinavica,* 119 (1), 15–24.

Cloitre M., Cohen L.R., Ortigo K.M., Jackson C. & Koenen K.C. (2024). *Behandlung der Folgen interpersoneller Traumatisierung. Das Programm STAIR/NT.* 2. Aufl. Göttingen: Hogrefe.

D'Andrea G., Lal J., Tosato S., Gayer-Anderson C., Jongsma H.E., Stilo S.A., van der Ven E., Quattrone D., Velthorst E., Berardi D., Rossi Menezes P., Arango C., Parellada M., Lasalvia A., La Cascia C., Ferraro L., La Barbera D., Sideli L., Bobes J., Bernardo M., Sanjuán J., Santos J.L., Arrojo M., Del-Ben C.M., Tripoli G., Llorca P.M., de Haan L., Selten J.P., Tortelli A., Szöke A., Muratori R., Rutten B.P., van Os J., Jones P.B., Kirkbride J.B., Murray R.M., di Forti M., Tarricone I. & Morgan C. (2023). Child maltreatment, migration and risk of first-episode psychosis: Results from the multinational EU-GEI study. *Psychological Medicine*, 53 (13), 6150–6160.

de Vries B., van Busschbach J.T., van der Stouwe E.C.D., Aleman A., van Dijk J.J.M., Lysaker P.H., Arends J., Nijman S.A. & Pijnenborg G.H.M. (2019). Prevalence rate and risk factors of victimization in adult patients with a psychotic disorder: A systematic review and meta-analysis. *Schizophrenia Bulletin,* 45 (1), 114–126.

Fisher H.L., Craig T.K., Fearon P., Morgan K., Dazzan P., Lappin J., Hutchinson G., Doody G.A. et al. (2009). Reliability and comparability of psychosis patient's retrospective reports of childhood abuse. *Schizophrenia Bulletin;* doi: 10.1093/schbul/sbp103.

Fornells-Ambrojo M., Gracie A., Brewin C.R. & Hardy A. (2016). Narrowing the focus on the assessment of psychosis-related PTSD: A methodologically orientated systematic review. *European Journal of Psychotraumatology*, 7, 32095.

Grubaugh A.L., Brown W.J., Wojtalik J.A., Myers U.S. & Eack S.M. (2021). Meta-analysis of the treatment of posttraumatic stress disorder in adults with comorbid severe mental illness. *Journal of Clinical Psychiatry,* 82 (3), 20r13584.

Hardy A., Keen N., van den Berg D., Varese F., Longden E., Ward T. & Brand R.M. (2023). Trauma therapies for psychosis: A state-of-the-art review. *Psychology and Psychotherapy: Theory, Research and Practice,* 97 (1), 74–90; doi: 10.1111/papt.12499.

Hogg B., Gardoki-Souto I., Valiente-Gómez A., Rosa A.R., Fortea L., Radua J., Amann B.L. & Moreno-Alcázar A. (2023). Psychological trauma as a transdiagnostic risk factor for mental disorder: An umbrella meta-analysis. *European Archives of Psychiatry and Clinical Neuroscience*, 273 (2), 397–410.

Jackson C., Trower P., Reid I., Smith J., Hall M., Townend M., Barton K., Jones J. et al. (2009). Improving psychological adjustment following a first episode of psychosis: A randomised controlled trial of cognitive therapy to reduce post psychotic trauma symptoms. *Behaviour Research and Therapy,* 47, 454–462.

Janssen I., Krabbendam L., Bak M., Hanssen M., Vollebergh W., de Graaf R. & van Os J. (2004). Childhood abuse as a risk factor for psychotic experiences. *Acta Psychiatrica Scandinavica,* 109, 38–45.

Kloocke R., Schmiedebach H.-P. & Priebe S. (2010). Trauma und Psychose in der deutschen Psychiatrie – Eine historische Analyse. *Psychiatrische Praxis, 37 (3), 142*–147 ; http://dx.doi.org/10.1055/s-0029-1223421.

Morgan C. & Fisher H. (2007). Environment and schizophrenia: Environmental factors in schizophrenia: Childhood trauma – a critical review. *Schizophrenia Bulletin,* 33, 3–10.

Muenzenmaier K., Conan M., Stephens Langdon G., Kobayashi T. & Schneeberger A.R. (2023). *Developing trauma informed services for psychosis. A multidisciplinary journey towards healing*. London: Routledge.

Mueser K.T., Rosenberg S.D., Goodman L.A. & Trumbetta S.L. (2002). Trauma, PTSD, and the course of severe mental illness: An interactive model. *Schizophrenia Research*, 53, 123–143.

Rathke H., Poulsen S., Carlsson J. & Palic S. (2020). PTSD with secondary psychotic features among trauma-affected refugees: The role of torture and depression. *Psychiatry Research,* 287, 112898.

Schäfer I. (2009). Traumatisierungen bei Psychosepatienten: Weitere Argumente gegen das »bio-bio-bio Modell«? *Psychiatrische Praxis,* 36, 205–207.

Schäfer I., Fisher H. L., Aderhold V., Huber B., Hoffmann-Langer L., Golks D., Karow A., Ross C., Read J. & Harfst T. (2012). Dissociative symptoms in patients with schizophrenia: Relationships with childhood trauma and psychotic symptoms. *Comprehensive Psychiatry,* 53 (4), 364–371.

Schäfer I., Aderhold V., Freyberger H. J., Spitzer C. & Schroeder K. (2019). Dissociative symptoms in schizophrenia spectrum disorders. In: Moskowitz A., Dorahy M. & Schäfer I. (Hrsg.). *Psychosis, trauma and dissociation: Evolving perspectives on severe psychopathology*. 2. Aufl. London: John Wiley & Sons, 179–194.

Schroeder K., Ehlers S. & Schäfer I. (2017). Akustische Halluzinationen bei Patienten mit Schizophrenie-Spektrums-Störungen: Unterschiede der Phänomenologie in Abhängigkeit von Gewalterfahrung in der Kindheit. *Trauma & Gewalt,* 11 (3), 196–205.

Thomas N., Hayward M., Peters E., van der Gaag M., Bentall R. P., Jenner J., Strauss C., Sommer I. E., Johns L. C., Varese F., García-Montes J. M., Waters F., Dodgson G. & McCarthy-Jones S. (2014). Psychological therapies for auditory hallucinations (voices): Current status and key directions for future research. *Schizophrenia Bulletin,* 40, Suppl. 4, 202–212.

Trappler B. & Newville H. (2007). Trauma healing via cognitive behavior therapy in chronically hospitalized patients. *Psychiatric Quarterly,* 78, 317–325.

van den Berg D. P., de Bont P. A., van der Vleugel B. M., de Roos C., de Jongh A., van Minnen A. & van der Gaag M. (2015). Prolonged exposure vs eye movement desensitization and reprocessing vs waiting list for posttraumatic stress disorder in patients with a psychotic disorder: A randomized clinical trial. *JAMA Psychiatry,* 72 (3), 259–267.

van der Gaag M. & van den Berg D. (2017). Traumabehandlung bei Psychose. *Trauma & Gewalt,* 3, 216–233.

Varese F., Smeets F., Drukker M., Lieverse R., Lataster T., Viechtbauer W., Read J., van Os J. & Bentall R. P. (2012). Childhood adversities increase the risk of psychosis: A meta-analysis of patient-control, prospective and cross-sectional cohort studies. *Schizophrenia Bulletin,* 38 (4), 661–671.

Witztum E. & van der Hart O. (2008). Hysterical psychosis: A historical review and empirical evaluation. In: Moskowitz A., Schäfer I. & Dorahy M. (Hrsg.). *Psychosis, trauma and dissociation: Emerging perspectives on severe psychopathology*. London: John Wiley & Sons, 21–33.

Wullschleger A., Vandamme A., Mielau J., Renner L., Bermpohl F., Heinz A., Montag C. & Mahler L. (2021). Effect of standardized post-coercion review session on symptoms of PTSD: Results from a randomized controlled trial. *European Archives of Psychiatry and Clinical Neuroscience,* 271 (6), 1077–1087.

JESSIE MAHLER UND HANS J. GRABE

7. Depressive Störungen

7.1 Einleitung

Das Erleben eines traumatischen Ereignisses konfrontiert Menschen *per definitionem* mit einer Situation, deren objektive Charakteristik ihre subjektiven Bewältigungsmöglichkeiten überschreitet und die mit einem intensiven Gefühl von Hilflosigkeit, Ohnmacht und Entsetzen einhergeht. Oftmals führen Traumata zu einer erheblichen Erschütterung des Selbst- und auch des Weltbildes und hinterlassen substanzielle Beeinträchtigungen, die die weitere Lebensgestaltung überschatten. Der Zusammenhang zwischen dem Erleben eines Traumas und dem Auftreten einer Posttraumatischen Belastungsstörung (PTBS) ist gut belegt, allerdings entwickeln nur 15 bis 50 % der Traumatisierten tatsächlich eine PTBS. Im therapeutischen Kontext leiden Traumatisierte häufig unter anderen sichtbaren Folgen und Beschwerden wie z. B. affektiven Störungen, Angsterkrankungen oder Substanzabhängigkeiten. Aus dem breiten Spektrum psychischer Erkrankungen ist die PTBS somit nur eines der möglichen Störungsbilder, die infolge von Traumata entstehen können. Insbesondere depressive Störungen (Major Depressive Disorder, MDD) und Angststörungen stellen die häufigsten komorbiden Störungen dar, die allerdings auch unabhängig von einer PTBS nach einem Trauma auftreten können.

Welche spezifischen Faktoren ein Individuum prädisponieren, nach einer Traumatisierung ausschließlich an einer PTBS, an einer Depression oder komorbid an beiden psychischen Störungen zu erkranken, ist eine wesentliche, bisher noch nicht vollständig beantwortete Fragestellung. Aktuelle Forschungsbemühungen fokussieren zur Beantwortung dieser Frage auf entwicklungspsychopathologische Aspekte und postulieren, dass es u. a. von der neurobiologischen Gehirnentwicklung abhängt, welche Art der Störung das Trauma hervorruft. Möglicherweise können zugleich neuere Ansätze, die die genetische Prädisposition eines Individuums und deren Interaktion mit Umweltfaktoren untersuchen, detaillierter bezüglich dieser Problematik Aufschluss geben. Erste Ergebnisse deuten darauf hin, dass genetische Polymorphismen hierbei wahrscheinlich von erheblicher Relevanz sind, da sie vermutlich in der Wechselwirkung mit Traumata das spezifische Erkrankungsrisiko eines Individuums moderieren.

7.2 Depressive Störungen: Prävalenz, Symptomatik und Ätiologie

Depressive Störungen gehören in der westlichen Welt zu den häufigsten Erkrankungen und stellen laut einer Schätzung der Weltgesundheitsorganisation nach dem Myokardinfarkt weltweit die zweithäufigste Ursache für Funktionseinschränkungen und Mortalität dar. Exakte Zahlen zur Prävalenz depressiver Erkrankungen hängen von Stichproben und Diagnosekriterien ab, wobei davon ausgegangen wird, dass die Punktprävalenz in Deutschland zwischen 5 und 10 % beträgt und damit ca. 4 Millionen Menschen der deutschen Bevölkerung aktuell an einer behandlungsbedürftigen Depression leiden. Im Laufe ihrer gesamten Lebensspanne leiden schätzungsweise zwischen 14 und 20 % (8 bis 12 % der Männer, 10 bis 25 % der Frauen) an einer depressiven Episode. Jüngste Studien deuten auf eine Tendenz zur Zunahme depressiver Erkrankungen, insbesondere in jüngeren Altersgruppen, hin, wobei allerdings berücksichtigt werden muss, dass neben dem realen Anstieg der Prävalenzraten auch verbesserte diagnostische Verfahren entwickelt worden sind. Eine gedrückte Stimmung, Erschöpfung und Ermüdbarkeit sowie Interessenverlust gehören zu den Kernsymptomen einer depressiven Episode und werden häufig von einer Verminderung des Antriebs, kognitiven Einschränkungen und somatischen Beschwerden begleitet (Tab. 1).

Angesichts der Heterogenität der ätiopathologischen Befunde wird eine multifaktorielle Ätiopathogenese angenommen, bei der genetische, biologische und psychosoziale Faktoren interagieren (Abb. 1). In der derzeitigen Modellvorstellung zur multifaktoriellen Pathogenese der Depression nach dem Vulnerabilitäts-Stress-Coping-Modell kommt traumatischen Ereignissen als relevanter Risikofaktor eine wesentliche Bedeutung zu.

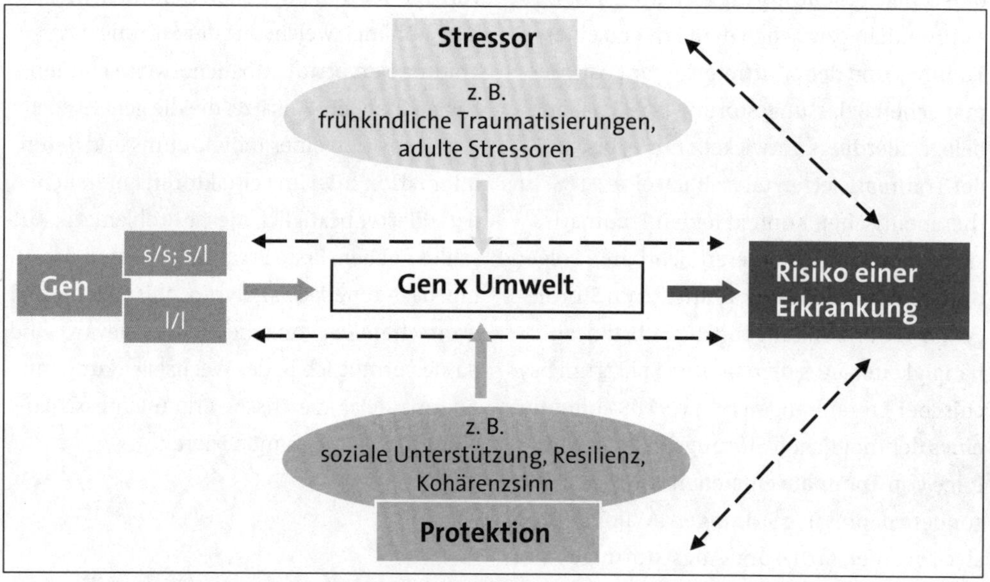

Abb. 1: Modell der Gen-Umwelt-Interaktion

Tab. 1: ICD-10-Kriterien einer depressiven Episode

Mindestens zwei der folgenden drei Hauptsymptome über mindestens zwei Wochen: ■ depressive Stimmung ■ Verlust von Interesse oder Freude ■ erhöhte Ermüdbarkeit **sowie bei leichten Episoden mindestens zwei, bei mittelschweren mindestens drei und bei schweren Episoden mindestens vier der folgenden Zusatzsymptome:** ■ verminderte Konzentration und Aufmerksamkeit ■ vermindertes Selbstwertgefühl und Selbstvertrauen ■ Schuldgefühle und Gefühl von Wertlosigkeit ■ negative und pessimistische Zukunftsperspektive ■ Suizidgedanken oder erfolgte Selbstverletzungen oder Suizidhandlungen ■ Schlafstörungen ■ verminderter Appetit

7.3 Die Assoziation zwischen Trauma, PTBS und MDD

Epidemiologische Studien konnten nachweisen, dass das Erleben von Traumatisierungen – mit oder ohne nachfolgende PTBS – mit einem deutlich erhöhten Risiko für komorbide psychische Erkrankungen einhergeht. Zwischen 50 und 98 % der nach einem Trauma an einer PTBS Erkrankten erfüllen über die PTBS-Diagnose hinaus die Kriterien für mindestens eine weitere Achse-I-Störung, wobei depressive Störungen mit einer Prävalenz zwischen 26 und 48 % unter den PTBS-Erkrankten zu den am häufigsten auftretenden komorbiden Störungen gehören.

Die hohen Komorbiditätsraten sollten allerdings mit Vorsicht interpretiert werden. Aufgrund einer möglichen Symptomüberlappung zwischen PTBS und MDD (z. B. Schlaf- oder Konzentrationsstörungen) und der gerade noch in älteren Studien eingesetzten, wenig sensitiven Erhebungsinstrumente und Diagnosekriterien könnte die beschriebene hohe Komorbidität zum einen auf einen methodischen Artefakt im Sinne einer falsch-positiven Diagnosestellung zurückzuführen sein. Zum anderen bleibt zu berücksichtigen, dass es sich bei der Mehrzahl der in den Studien erfassten Daten um retrospektive Angaben handelt, die womöglich Erinnerungsfehlern und -verzerrungen, sogenannten Recall Biases, unterliegen.

7.3.1 PTBS und MDD: Traumafolgestörungen gleichen oder distinkten Ursprungs?

Bezüglich der Frage, ob es sich bei PTBS und MDD um voneinander distinkte Folgeerscheinungen handelt oder ob beiden Störungen eine gemeinsame Vulnerabilität zugrunde liegt, werden in der Literatur verschiedene mögliche Modelle kontrovers diskutiert.

Breslau et al. (2000) untersuchten anhand sowohl retrospektiver als auch prospektiver epidemiologischer Daten, inwiefern durch traumatische Ereignisse – über die PTBS-induzierende Wirkung hinaus – das Risiko für eine depressive Erkrankung ansteigt. Ihre Ergebnisse zeigen, dass bei Traumatisierten, die eine PTBS entwickelten, das Risiko für eine depressive Störung um ein Vielfaches erhöht war. Allerdings zeichnete sich der Befund eines erhöhten Depressionsrisikos unter den Traumatisierten ohne PTBS nicht ab, was eine gemeinsame Diathese für beide Erkrankungen nahelegt. Hiermit im Einklang stehen die Untersuchungsergebnisse von O'Donnell, Creamer und Pattison (O'Donnell et al., 2004), nach denen eine komorbid auftretende PTBS und Depression sowie eine nach dem Trauma zeitlich verzögert einsetzende MDD einem einzelnen übergeordneten Konstrukt von traumatischem Stress zugeschrieben werden. Lediglich die reine depressive Störung, die ohne zeitliche Verzögerung nach einem Trauma auftritt, ist ihrer Ansicht nach konzeptuell davon abzugrenzen. Für die Annahme einer gemeinsamen Vulnerabilität beider Störungen sprechen ebenfalls Befunde zu verschiedenen Risikofaktoren wie z. B. familiäre Depressionshäufung, erlebter Missbrauch im Kindesalter oder weibliches Geschlecht, die Prädiktoren sowohl für eine PTBS als auch eine Depression darstellen.

Abweichend davon argumentieren u. a. Blanchard et al. (1998), dass die infolge von Traumatisierungen auftretende PTBS und/oder MDD als distinkte Störungsbilder konzeptualisiert werden sollten. Zwar sind beide Störungen aufgrund ihrer hohen Symptomüberlappung miteinander korreliert, allerdings können beide als unabhängige Folgen eines Traumas entstehen. In Übereinstimmung mit weiteren Ergebnissen, wonach beide Erkrankungen nach einem Trauma nicht zwingend in chronologischer Reihenfolge – mit einer PTBS als primärer und der MDD als sekundärer Störung – auftreten, befürworten sie die Hypothese einer differenziellen Prädisposition beider Traumafolgestörungen.

7.3.2 Prädisponierende Faktoren traumaassoziierter Störungen

Andere Studien greifen die Frage nach spezifischen Faktoren auf, die ein Individuum prädisponieren, nach einem Trauma entweder an einer PTBS, einer MDD oder komorbid an beiden Störungsbildern zu erkranken. Möglicherweise entscheidet die Natur des Traumas darüber, welche psychische Erkrankung komorbid zu einer PTBS entsteht.

Zudem lassen einige Befunde vermuten, dass die Charakteristik möglicher, vor dem Trauma vorliegender psychopathologischer Auffälligkeiten ein relevanter Prädiktor ist, aufgrund dessen sich die nach einer Traumatisierung auftretende Psychopathologie signifikant mit einer Sensitivität von 72 % und einer Spezifität von 90 % vorhersagen lässt (Smith et al., 1990). Die Chronologie in der Abfolge von Traumatisierung und Depression könnte daher bedeutsam sein und beide könnten sich wechselseitig beeinflussen: Ist ein Individuum schon einmal an einer depressiven Störung erkrankt, steigt zum einen sein Risiko für das Erleben traumatischer Ereignisse, und zum anderen erhöht sich depressionsbedingt seine Anfälligkeit für den PTBS-induzierenden Effekt eines Traumas (Breslau et al., 1997).

Anhand der Daten einer Hochrisiko-Gruppe australischer Feuerwehrmänner konnten McFarlane und Papay (1992) zeigen, dass das Vorliegen zusätzlicher traumaunabhängiger psychosozialer Stressoren sowohl vor als auch nach einem Trauma mit darüber entscheidet, ob es zur Entstehung einer reinen PTBS oder zur zusätzlichen Ausprägung einer Depression kommt.

7.3.3 Entwicklungspsychopathologische Konzepte

Weitere Studien deuten darauf hin, dass das Alter, in dem die Traumatisierung erfolgt, ein Prädiktor für die Prävalenz und die Schwere der PTBS ist. So konnten Maercker und seine Kollegen (2004) zeigen, dass das Alter zum Zeitpunkt der Traumatisierung und die damit zusammenhängende neurobiologische Hirnentwicklung eine differenzielle Wirkung auf den späteren Störungscharakter haben.

Sie postulieren einen alters- bzw. entwicklungsbedingten Ansatz psychopathologischer Erscheinungen: Die Entstehung einer PTBS erfordert eine gewisse neurobiologische Reifung der Gedächtnisprozesse und der Modulation von Emotionen und Arousal. Insbesondere das Erleben von Intrusionen setzt die Aufnahme, Verarbeitung und Analyse verschiedenster sensorischer Informationen voraus, was wiederum von der Reife zentralnervöser, v.a. frontokortikaler Strukturen abhängt. Diese Reife wird allerdings nicht vor der Adoleszenz erreicht, so dass es eine altersabhängige Differenzierung in der Vulnerabilität für traumaassoziierte Störungen gibt. Ihre Daten aus einer Stichprobe von 1966 jungen Frauen zeigen, dass ein Trauma im Kindesalter das Risiko für eine MDD, nicht aber für eine PTBS signifikant erhöht. Aktuelle Forschungstrends, die der Frage nachgehen, inwieweit Traumata die Expression von Genen (z.B. über Genmethylierung) und somit die Integrität neuronaler Netze und Strukturen verändern, können plausibel an diesem vorgeschlagenen Konzept ansetzen und es essenziell hinsichtlich neurobiologischer und neurochemischer Aspekte erweitern.

7.4 Veränderungen in der Stressreaktivität infolge früher Traumatisierungen

Aus epidemiologischen Studien geht hervor, dass insbesondere biografisch frühe Traumata das Risiko erhöhen, im Erwachsenenalter an einer depressiven Störung zu erkranken. Depressive Erkrankungen treten häufig nach belastenden Lebensereignissen und akutem Stress auf. Doch scheinbar ist es nicht der Stress *per se*, der die Pathogenese der depressiven Symptomatik bedingt, vielmehr geht man heute davon aus, dass Traumatisierungen im Kindes- und Jugendalter die Sensitivität gegenüber Stress und Belastung in späteren Lebensphasen erhöhen. Auf der Suche nach einer Erklärung dafür haben viele Studien multiple neuroendokrine, neurochemische und neuroanatomische Veränderungen bei depressiven Patienten gefunden, die von frühen Traumatisierungen wie Missbrauch oder Vernachlässigung berichteten. Diese Veränderungen betreffen vor allem neuronale Verschaltungen und periphere Kreisläufe, die entscheidend in die Regulation von Stress und die Modulation von Emotionen involviert sind. Während sensibler Phasen der Gehirnentwicklung im Kindes- und Jugendalter scheinen wichtige Gehirnregionen besonders sensitiv gegenüber aversiven Erfahrungen zu sein, so dass Traumata verschiedene Gehirnregionen und neuronale Prozesse zum Teil irreversibel prägen, was dann zu einer erhöhten Reaktivität auf Stress führt.

7.4.1 Neuroendokrine und neurodegenerative Folgen

Die bisher am besten erforschte psychoneuroendokrine Folge von Stress und Traumatisierung ist eine chronisch veränderte Funktionsweise der Hypothalamus-Hypophysen-Nebennierenrinden-Achse (HHNA) (vgl. dazu auch Kapitel A4 »Psychobiologische Grundlagen«). Gesunde Menschen haben eine angemessen regulierte Aktivität der HHN-Achse, die auf Stress weder zu gering noch überschießend reagiert.

Sowohl bei Patienten mit einer PTBS als auch bei solchen mit einer MDD findet man stattdessen eine Dysregulation der HHN-Achse, die sich bei beiden Störungen jedoch durch unterschiedliche Merkmale charakterisieren lässt. Die vordergründigste psychoneuroendokrine Auffälligkeit depressiver Patienten ist der Hyperkortisolismus, d. h. eine chronische Überaktivität der HHN-Achse und eine damit einhergehende dysregulierte Stressantwort. Neben der Hyperaktivität von CRH-Neuronen konnten bei depressiven Patienten weiterhin eine veränderte Aktivität von CRH am CRH-Rezeptor 1 in extrahypothalamischen Regionen, eine erhöhte CRH-Konzentration in der Cerebrospinalflüssigkeit und eine veränderte CRHR1-Messenger-RNA gefunden werden.

Eine langanhaltende Cortisolfreisetzung übt eine toxische Wirkung auf hippokampale Neuronen aus und verursacht einen Verlust ihrer appikalen Dendriten und ihrer dendritischen Verästelung, so dass chronischer Stress zudem vermutlich hirnstrukturelle Veränderungen induziert. BDNF (brain-derived neurotrophic Factor), ein neurotropher Faktor, der maßgebend in die neuronale Zellentwicklung und -differenzierung involviert ist, schützt bei Gesunden neuronale Zellstrukturen, z. B. im Hippokampus und präfrontalen Kortex, vor der schädigenden Wirkung von Stress. Durch frühe Traumata kann sich indes über Methylierungsprozesse die BDNF-Genexpression verändern, was in der Konsequenz zu einer verringerten BDNF-Aktivität und einer damit assoziierten Beeinträchtigung der Neurogenese führt. Sowohl bei Patienten mit einer PTBS als auch bei solchen mit einer MDD konnte eine möglicherweise dadurch mitbedingte Atrophie des Hippokampusvolumens gefunden werden. Einhergehend mit dem toxischen Cortisoleffekt begrenzt die mangelnde Genese hippokampaler Neuronen die inhibitorische Kontrolle der HHN-Achsen-Aktivität.

Zusammenfassend scheint eine infolge früher Traumata persistierende Störung der neuroendokrinen Stressverarbeitung zu neuroanatomischen Veränderungen zu führen, die gemeinsam die biologische Grundlage einer erhöhten erworbenen Vulnerabilität gegenüber Stress im Erwachsenenalter darstellen.

7.5 Genetik und Gen-Umwelt-Interaktion depressiver Störungen

Neben den beschriebenen neuroendokrinen Prozessen und neurodegenerativen Veränderungen wird die biologische Vulnerabilität eines Individuums überdies von genetischen Faktoren mitbestimmt, die einen erheblichen Anteil an der Varianz bei der Entstehung psychischer Erkrankungen erklären. Mit Hilfe von Familien-, Zwillings- und Adoptionsstudien konnte die familiäre Häufung des Auftretens depressiver Erkrankungen auf breiter Basis belegt werden: Im Vergleich zur Allgemeinbevölkerung haben Verwandte depressiver Patienten ein etwa drei- bis fünffach erhöhtes Risiko, selbst an einer Depression zu erkranken. Die Heritabilität depressiver Erkrankungen wird auf 35 bis 40 % geschätzt, wobei noch nicht vollständig erfasst werden konnte, welche Gene zu diesem Risiko beitragen.

In den letzten Jahren wurden zunehmend die klassischen Kandidatengenstudien durch sogenannte genomweite Assoziationsstudien wesentlich ergänzt, um genetische Marker, die über das gesamte Genom verteilt sind, hypothesenfrei zu identifizieren und somit Hinweise auf genetische Risikovarianten psychischer Erkrankungen zu finden. Mit Hilfe von Genchips können bis zu mehrere Millionen genetischer Varianten pro Patient:in analysiert werden. Für depressive Störungen hat es inzwischen eine Reihe derartiger Assoziationsstudien gegeben (Major Depressive Disorder Working Group et al., 2013; Wray et al., 2018). In der bisher größten Studie mit 135 458 Patient:innen und 344 901 Kontrollen wurden bislang 44 genomweit signifikante Loci identifiziert, die ein Risiko für die Entstehung depressiver Störungen darstellen. Die identifizierten Gene werden signifikant in Gehirngeweben und v. a. von Nervenzellen exprimiert. In der aktuellesten Studie konnten insgesamt schon 243 Risikogenorte beschrieben werden (Als et al., 2023).

Bisher ist es jedoch kaum gelungen, direkte Geneffekte bei der Entstehung einer MDD nachzuweisen. Neuere Studien untersuchen daher gezielt die Wechselwirkung zwischen genetischer Prädisposition und belastenden Lebensereignissen oder Traumatisierungen und verfolgen die Hypothese, dass in Abhängigkeit von speziellen Genotypen das Risiko für Krankheitsprozesse signifikant variiert.

Bei der Analyse von Gen-Umwelt-Interaktionen bei depressiven Störungen konzentrierte man sich lange auf das serotonerge System. Einer der wesentlichen Indikatoren für die Bedeutung dieses Systems ist die Wirksamkeit der selektiven Serotonin-Wiederaufnahmehemmer (SSRI) in der Pharmakotherapie depressiver Patient:innen. Inzwischen ist es gelungen, Kandidatengene zu identifizieren, die über eine derartige Gen-Umwelt-Interaktion die Entstehung einer depressiven Symptomatik moderieren. Ein vielfach untersuchtes Kandidatengen ist das auf dem Chromosom 17q befindliche Serotonintransportergen (SLC6A4). Ein Polymorphismus in der Promoterregion des Serotonintransportergens (5-HTTLPR) beeinflusst maßgebend seine Transkriptionsaktivität, was eine veränderte Funktionalität des Serotoninsystems bedingt. Der 5-HTTLPR-Polymorphismus besteht in einer durch Deletion verursachten Längenvariation von 44 Basenpaaren, so dass genotypisch zwischen zwei Allel-Varianten, einem s- bzw. short-Allel und einem l- bzw. long-Allel, unterschieden werden kann.

Erstmals wurde die Interaktion zwischen 5-HTTLPR-Polymorphismus und Umweltbelastungen von Caspi et al. (2003) empirisch bestätigt, und auch in weiteren Untersuchungen konnte eine erhöhte depressive Symptombelastung durch diese Interaktion nachgewiesen werden (Grabe et al., 2010). Zwar beziehen sich die bestehenden Forschungsarbeiten zu der beschriebenen Gen-Umwelt-Interaktion überwiegend auf belastende Lebensereignisse des Erwachsenenalters, allerdings konnten einige Studien diesen genetisch modulierten depressiogenen Effekt ebenso für kindliche (Kaufman et al., 2004) wie auch adulte Traumata (Grabe et al., 2009) nachweisen. Culverhouse et al. (2018) kombinierten 31 Datensätze mit 38 802 Proband:innen und führten Metaanalysen durch. In diesen Analysen wurden keine Subgruppen oder Variablen gefunden, mit denen eine Interaktion zwischen Stress und dem 5-HTTLPR-Genotyp nachgewiesen werden konnte. Allerdings ist von deutlich subtileren bzw. komplexeren Effekten auszugehen. So zeigten Bonk et al. (2020) eine Interaktion zwischen Kindheitstrauma, Vitamin-D-Plasmaspiegeln und dem 5-HTTLPR bezüglich depressiver Erkrankungen. Ebenso zeigten van der Auwera et al. (2014) eine signifikante Gen-Gen-Umwelt-Interaktion mit einem funktionellen Polymorphismus des geschwindigkeitsbestimmenden Gens der Serotoninsynthese, der Tryptophan Hydroxylase 2 (TPH2) und dem 5-HTTLPR.

Da in einer Vielzahl von Studien die Assoziation zwischen einer Dysregulation der HHNA-Achse und einer MDD belegt werden konnte, ist es nicht verwunderlich, dass auch hier nach Kandidatengenen gesucht wurde, die die physiologische Reaktion auf Stress moderieren. Das CRH-Rezeptor1-Gen (CRHR1) ist ein solches Kandidatengen, das je nach Ausprägung eine differenzielle Stressantwort bewirkt. Der CRHR1 ist ein G-Protein-gekoppelter Rezeptor, der in frontalen kortikalen Arealen, im Frontalhirn, Gehirnstamm, Cerebellum, in der Amygdala und der anterioren Hypophyse lokalisiert ist und nach der Bindung von CRH angstassoziiertes Verhalten hervorruft sowie die Aufmerksamkeitssteuerung, exekutive Funktionen, die bewusste Wahrnehmung und die Gedächtniskonsolidierung emotionaler Stimuli beeinflusst. Verschiedene Studien bestätigen, dass ein aus drei Polymorphismen zusammengesetzter Haplotyp innerhalb dieses CRHR1-Gens das Depressionsrisiko im Erwachsenenalter durch frühe Traumatisierungen moderiert (Bradley et al., 2008).

Ferner befindet sich ein relevanter Polymorphismus, der an der Regulierung der HHNA-Achse beteiligt ist und darüber wahrscheinlich das Risiko einer MDD nach frühen Traumatisierungen moderiert, im FKBP5-Gen. Das durch dieses Gen transkribierte Protein bindet an den im ZNS weitverbreiteten Glukokortikoidrezeptor und reguliert seine Affinität gegenüber Cortisol. Das Risikoallel des FKBP5-Gens ist mit einer verminderten Sensitivität des Glukokortikoidrezeptors, gestörten Feedbackmechanismen und dem bei Depressiven beschriebenen Hypercortisolismus assoziiert (Binder, 2009).

Zudem konnte gezeigt werden, dass auch der Val66Met-Polymorphismus des BDNF-Gens, der in einer Substitution der Aminosäure Valin durch Methionin besteht und zu einer reduzierten BDNF-Aktivität führt, mit einem erhöhten Risiko, an MDD zu erkranken, einhergeht. So moduliert der Val66Met-Polymorphismus zusammen mit dem 5-HTTLPR-Polymorphismus und kindlicher Misshandlung im Sinne einer dreifachen Interaktion das Depressionsrisiko (Wichers et al., 2008).

In einem innovativen Ansatz haben Coleman und Kolleg:innen 126 522 Personen europäischer Herkunft genotypisiert und mittels genomweiter Analysestrategien die Heritabilität der depressiven Erkrankung bestimmt. Neu hierbei war, dass zwischen traumabelasteten und unbelasteten Proband:innen unterschieden wurde: Die Heritabilität traumabelasteter Proband:innen (24 %) bezüglich der depressiven Erkrankung war tatsächlich höher als bei unbelasteten (12 %). Diese Ergebnisse zeigen, dass der genetische Beitrag zur Depression bei traumabelasteten Proband:innen höher ist als bei Proband:innen mit Depression ohne Trauma (Coleman et al., 2020). Dies spricht für die Bedeutung der Gen-Umwelt-Interaktionen bei der Entstehung depressiver Erkrankungen.

7.6 Lerntheoretische Aspekte der Assoziation zwischen Trauma und Depression

Ausgehend von einem bio-psychosozialen Entstehungsmodell depressiver Störungen kommt – zusätzlich zu den biologischen Erkrankungsfaktoren – den psychologischen Verarbeitungsmechanismen eine große und ebenso entscheidende Bedeutung zu. Ende der 1960er Jahre entwickelten Seligmann (Seligman, 1972) und seine Mitarbeiter das Konzept der gelernten Hilflosigkeit, das sich sowohl in Tiermodellen als auch in Humanexperimenten zur Erklärung der Entstehung einer Depression etablierte. Nach diesem Konzept führen aversive Reize allein nicht notwendigerweise zu tiefgreifenden negativen psychischen Konsequenzen, sondern entscheidend ist vielmehr die Nicht-Kontrollierbarkeit dieser Reize. Erfährt ein Individuum, dass sich bestimmte negative Erfahrungen, vom eigenen Verhalten nicht beeinflussbar, wiederholen, entsteht Hilflosigkeit.

An Ratten konnte gezeigt werden, dass die Wirkung einer identischen Anzahl und Intensität von Schmerzreizen weniger beeinträchtigend ist, wenn sie diesen aversiven Reizen durch planvolles Verhalten entgehen können, als wenn sie ihnen hilflos ausgeliefert sind. In Humanexperimenten konnte dieses Konzept entsprechend bestätigt werden. Wenn Personen in einer bestimmten Situation Hilflosigkeit sowie die Unmöglichkeit, die Dinge selbst zu steuern, erleben, resultiert daraus zudem die Erwartung, auch in Zukunft auf entsprechende Situationen keinen Einfluss ausüben zu können. Das erlernte Hilflosigkeitserleben bei traumatischen Ereignissen, speziell bei wiederholten Taumatisierungen wie beispielsweise anhaltenden Missbrauchs- oder Vernachlässigungserfahrungen in frühen Lebensphasen, Folter oder Krieg und dem damit einhergehenden veränderten Attributionsstil, stellt einen entscheidenden lerntheoretischen Vulnerabilitätsfaktor für depressive Erkrankungen dar.

7.7 Zusammenfassung und Ausblick

Die derzeitige Studienlage verdeutlicht, dass die Posttraumatische Belastungsstörung nur eine von zahlreichen psychischen Konsequenzen infolge eines Traumas darstellt; im Rahmen epidemiologischer Untersuchungen konnten hohe Komorbiditätsraten belegt werden. Depressive Erkrankungen gehören dabei zu den häufigsten komorbiden Störungen. Allerdings zeigt sich, dass eine Depression auch als distinktes Störungsbild nach einer Traumatisierung entstehen kann, vor allem, wenn diese in frühen Lebensphasen auftritt.

Bezüglich der Frage, ob beide Störungsbilder einer gemeinsamen Vulnerabilität und Diathese unterliegen, existieren kontrovers diskutierte Hypothesen und Befunde. Ferner konnte bislang noch nicht hinreichend geklärt werden, welche Faktoren dazu beitragen, ob sich in der Folge eines Traumas eine PTBS, eine MDD oder beide Erkrankungen komorbid entwickeln. Maercker et al. (2004) versuchen, dieser Frage auf der Grundlage eines altersbzw. entwicklungsdeterminierten Ansatzes nachzugehen. Dabei postulieren sie, dass für die Entstehung einer PTBS, insbesondere intrusiver Symptome, eine gewisse neurobiologische Reifung stattgefunden haben muss, die jedoch nicht vor der Adoleszenz abgeschlossen ist. Ihre Untersuchungsergebnisse stützen die Hypothese, dass frühe Traumatisierungen mit einem erhöhten Risiko für depressive Störungen in späteren Lebensphasen assoziiert sind, Traumatisierungen während oder nach der Adoleszenz hingegen eher mit einer PTBS-Symptomatik einhergehen.

Aktuelle Forschungsvorhaben mit genomweiten, Gen-Gen- und Gen-Umwelt-Interaktionsanalysen können die vorliegenden Befunde essenziell erweitern und zu einem detaillierten Ursachenverständnis depressiver Störungen infolge von Stress und belastenden Lebensereignissen beitragen. Vielfach konnte bereits empirisch der Stellenwert der Interaktion zwischen genetischen Polymorphismen, z. B. im Serotonintransporter- oder BDNF-Gen, und belastenden oder traumatischen Ereignissen für die Entstehung psychischer Erkrankungen nachgewiesen und repliziert werden. Allerdings bleibt es auch weiterhin eine wesentliche Aufgabe, die genauen genetischen Mechanismen und deren Wechselwirkungen zu verstehen, die die Entstehung einer Depression begünstigen. Warum einige Traumatisierte eher eine PTBS entwickeln, während andere hingegen an einer Depression erkranken, bleibt bis heute eine nur unvollständig geklärte Frage und bedarf weiterer Forschungsbemühungen.

Es sollte, abschließend gesagt, nicht außer Acht gelassen werden, dass neben den Risikofaktoren auch protektive Faktoren wie z. B. die individuelle Resilienz, die Verfügbarkeit von Coping-Strategien oder soziale Unterstützungsprozesse das Erkrankungsrisiko signifikant moderieren. Insofern ist es wichtig, die übliche Forschung zu Risikofaktoren systematisch um protektive Faktoren zu ergänzen und dies auch auf die Interaktion mit genetischen Faktoren auszudehnen.

7.8 Literatur

Als T. D., Kurki M. I., Grove J., Voloudakis G., Therrien K., Tasanko E., Nielsen T. T., Naamanka J., Veerapen K., Levey D. F., Bendl J., Bybjerg-Grauholm J., Zeng B., Demontis D., Rosengren A., Athanasiadis G., Bækved-Hansen M., Qvist P., Bragi Walters G., Thorgeirsson T., Stefánsson H., Musliner K. L., Rajagopal V. M., Farajzadeh L., Thirstrup J., Vilhjálmsson B. J., McGrath J. J., Mattheisen M., Meier S., Agerbo E., Stefánsson K., Nordentoft M., Werge T., Hougaard D. M., Mortensen P. B., Stein M. B., Gelernter J., Hovatta I., Roussos P., Daly M. J., Mors O., Palotie A., Børglum A. D. (2023). Depression pathophysiology, risk prediction of recurrence and comorbid psychiatric disorders using genome-wide analyses. *Nature Medicine*, 29 (7), 1832–1844.

Binder E. B. (2009). The role of FKBP5, a co-chaperone of the glucocorticoid receptor in the pathogenesis and therapy of affective and anxiety disorders. *Psychoneuroendocrinology*, 34, Suppl. 1, 186–95.

Blanchard E. B., Buckley T. C., Hickling E. J. & Taylor A. E. (1998). Posttraumatic stress disorder and comorbid major depression: Is the correlation an illusion? *Journal of Anxiety Disorders*, 12 (1), 21–37.

Bonk S., Hertel J., Zacharias H. U., Terock J., Janowitz D., Homuth G., Nauck M., Völzke H., Meyer zu Schwabedissen H., van der Auwera S. & Grabe, H. J. (2020). Vitamin D moderates the interaction between 5-HTTLPR and childhood abuse in depressive disorders. *Scientific Reports*, 10 (1), 22394.

Bradley R. G., Binder E. B., Epstein M. P., Tang Y., Nair H. P., Liu W., Gillespie C. F., Berg T., Evces M., Newport D. J., Stowe Z. N., Heim C. M., Nemeroff C. B., Schwartz A., Cubells J. F. & Ressler K. J. (2008). Influence of child abuse on adult depression: Moderation by the corticotropin-releasing hormone receptor gene. *Archives of General Psychiatry*, 65 (2), 190–200.

Breslau N., Davis G. C., Peterson E. L. & Schultz L. (1997). Psychiatric sequelae of posttraumatic stress disorder in women. *Archives of General Psychiatry*, 54 (1), 81–7.

Breslau N., Davis G. C., Peterson E. L. & Schultz L. R. (2000). A second look at comorbidity in victims of trauma: The posttraumatic stress disorder-major depression connection. *Biological Psychiatry*, 48 (9), 902–9.

Caspi A., Sugden K., Moffitt T. E., Taylor A., Craig I.W., Harrington H., McClay J., Mill J., Martin J., Braithwaite A. & Poulton R. (2003). Influence of life stress on depression: Moderation by a polymorphism in the 5-HTT gene. *Science*, 301 (5631), 386–89.

Coleman J. R. I., Peyrot W. J., Purves K. L., Davis K. A. S., Rayner C., Choi S. W., Hübel C., Gaspar H. A., Kan C., van der Auwera S., Adams M. J., Lyall D. M., Choi K. W., on the behalf of Major Depressive Disorder Working Group of the Psychiatric Genomics Consortium, Dunn E. C., Vassos E., Danese A., Maughan B., Grabe H. J. et al. (2020). Genome-wide gene-environment analyses of major depressive disorder and reported lifetime traumatic experiences in UK Biobank. *Molecular Psychiatry*, 25 (7), 1430–1446.

Culverhouse R. C., Saccone N. L., Horton A. C., Ma Y., Anstey K. J., Banaschewski T., Burmeister M., Cohen-Woods S., Etain B., Fisher H. L., Goldman N., Guillaume S., Horwood J., Juhasz G., Lester K. J., Mandelli L., Middeldorp C. M., Olié E., Villafuerte S., Air T. M. et al. (2018). Collaborative meta-analysis finds no evidence of a strong interaction between stress and 5-HTTLPR genotype contributing to the development of depression. *Molecular Psychiatry*, 23 (1), 133–142.

Grabe H. J., Spitzer C., Schwahn C., Marcinek A., Frahnow A., Barnow S., Lucht M., Freyberger H. J., John U., Wallaschofski H., Volzke H. & Rosskopf D. (2009). Serotonin transporter gene (SLC6A4) promoter polymorphisms and the susceptibility to posttraumatic stress disorder in the general population. *American Journal of Psychiatry*, 166 (8), 926–33.

Grabe H. J., Schwahn C., Appel K., Mahler J., Schulz A., Spitzer C., Barnow S., John U., Freyberger H. J., Rosskopf D. & Volzke H. (2010). Update on the 2005 paper: Moderation of mental and physical distress by polymorphisms in the 5-HT transporter gene by interacting with social stressors and chronic disease burden. *Molecular Psychiatry* (Online-Publ. April 2010).

Kaufman J., Yang B. Z., Douglas-Palumberi H., Houshyar S., Lipschitz D., Krystal J. H. & Gelernter J. (2004). Social supports and serotonin transporter gene moderate depression in maltreated children. *Proceedings of the National Academy of Sciences of the United States of America*, 101 (49), 17316–21.

Maercker A., Michael T., Fehm L., Becker E. S. & Margraf J. (2004). Age of traumatisation as a predictor of post-traumatic stress disorder or major depression in young women. *British Journal of Psychiatry*, 184, 482–87.

Major Depressive Disorder Working Group of the Psychiatric GWAS Consortium, Ripke S., Wray N. R., Lewis C. M., Hamilton S. P., Weissman M. M., Breen G., Byrne E. M., Blackwood D. H,., Boomsma D. I., Cichon S., Heath A. C., Holsboer F., Lucae S., Madden P. A., Martin N. G., McGuffin P., Muglia P., Noethen M. M., Penninx B. P., Pergadia M. L., Potash J. B., Rietschel M., Lin D., Müller-Myhsok B., Shi J., Steinberg S., Grabe H. J., Lichtenstein P., Magnusson P., Perlis R. H., Preisig M., Smoller J. W., Stefansson K., Uher R., Kutalik Z., Tansey K. E., Teumer A., Viktorin A., Barnes M. R., Bettecken T., Binder E. B., Breuer R., Castro V. M., Churchill S. E., Coryell W. H., Craddock N., Craig I. W., Czamara D., De Geus E. J., Degenhardt F., Farmer A. E., Fava M., Frank J., Gainer V. S., Gallagher P. J., Gordon S. D., Goryachev S., Gross M., Guipponi M., Henders A. K., Herms S., Hickie I. B., Hoefels S., Hoogendijk W., Hottenga J. J., Iosifescu D. V., Ising M., Jones I., Jones L., Jung-Ying T., Knowles J. A., Kohane I. S., Kohli M. A., Korszun A., Landen M., Lawson W. B., Lewis G., Macintyre D., Maier W., Mattheisen M., McGrath P. J., McIntosh A., McLean A., Middeldorp C. M., Middleton L., Montgomery G. M., Murphy S. N., Nauck M., Nolen W. A., Nyholt D. R., O'Donovan M., Oskarsson H., Pedersen N., Scheftner W. A., Schulz A., Schulze T. G., Shyn S. I., Sigurdsson E., Slager S. L., Smit J. H., Stefansson H., Steffens M., Thorgeirsson T., Tozzi F., Treutlein J., Uhr M., van den Oord E. J., Van Grootheest G., Völzke H., Weilburg J. B., Willemsen G., Zitman F. G., Neale B., Daly M., Levinson D. F. & Sullivan P. F. (2013). A mega-analysis of genome-wide association studies for major depressive disorder. *Molecular Psychiatry*, 18 (4), 497–511.

McFarlane A. C. & Papay P. (1992). Multiple diagnoses in posttraumatic stress disorder in the victims of a natural disaster. *Journal of Nervous and Mental Disease*, 180 (8), 498–504.

O'Donnell M. L., Creamer M. & Pattison P. (2004). Posttraumatic stress disorder and depression following trauma: Understanding comorbidity. *American Journal of Psychiatry*, 161 (8), 1390–96.

Seligman M. E. (1972). Learned helplessness. *Annual Review of Medicine*, 23, 407–12.

Smith E. M., North C. S., McCool R. E. & Shea J. M. (1990). Acute postdisaster psychiatric disorders: Identification of persons at risk. *American Journal of Psychiatry*, 147 (2), 202–26.

Van der Auwera S., Janowitz D., Schulz A., Homuth G., Nauck M., Völzke H., Rose M., Meyer zu Schwabedissen H., Freyberger H. J. & Grabe, H. J. (2014). Interaction among childhood trauma and functional polymorphisms in the serotonin pathway moderate the risk of depressive disorders. *European Archives of Psychiatry and Clinical Neuroscience*, 264, Suppl 1, S45 – S54.

Wichers M., Kenis G., Jacobs N., Mengelers R., Derom C., Vlietinck R. & van Os J. (2008). The

BDNF Val(66)Met x 5-HTTLPR x child adversity interaction and depressive symptoms: An attempt at replication. *American Journal of Medical Genetics. Part B, Neuropsychiatric Genetics*, 147B (1), 120–23.

Wray N. R., Ripke S., Mattheisen M., Trzaskowski M., Byrne E. M., Abdellaoui A., Adams M. J., Agerbo E., Air T. M., Andlauer T. M. F., Bacanu S. A., Bækvad-Hansen M., Beekman A. F. T., Bigdeli T. B., Binder E. B., Blackwood D. R. H., Bryois J., Buttenschøn H. N., Bybjerg-Grauholm J., Ca, N., ... Major Depressive Disorder Working Group of the Psychiatric Genomics Consortium (2018). Genome-wide association analyses identify 44 risk variants and refine the genetic architecture of major depression. *Nature Genetics*, 50 (5), 668–681.

MYRIAM THOMA

8. Trauma und Demenz

Durch die global stetig ansteigende Lebenserwartung gehören demenzielle Erkrankungen inzwischen zu den häufigsten psychischen Störungen. Aktuell leben weltweit schätzungsweise über 55 Mio. Menschen mit einer Demenz (Gauthier et al., 2021). Da demenzielle Erkrankungen mit dem höheren Lebensalter verbunden sind, bedeutet das, dass Menschen mit viel Lebenserfahrung betroffen sind, zu denen auch traumatische Erlebnisse gehören (z. B. Gewalt, Kriege, Naturkatastrophen). Studien zur Prävalenz der Posttraumatischen Belastungsstörung (PTBS) im Alter zeigten, dass in den durch den Zweiten Weltkrieg betroffenen Ländern ungefähr die Hälfte der über 60-Jährigen von mindestens einem traumatischen Erlebnis (im Sinne des A-Kriteriums nach DSM-PTBS-Definition) berichtet. Die PTBS-Prävalenz in älteren Kohorten ist in diesen Regionen um das Zwei- bis Dreifache höher als in jüngeren Kohorten (z. B. Maercker et al., 2008).

In diesem Kapitel sollen zwei Interaktionsmöglichkeiten zwischen Demenzen und Trauma/PTBS beschrieben werden:

- Stellt ein Trauma/eine PTBS einen Risikofaktor für eine demenzielle Erkrankung dar? Damit verbunden ist die Frage, ob es beim Vorliegen einer Demenz zu einer Trauma-/PTBS-Reaktivierung kommen kann.
- Können demenzielle Erkrankungen ihrerseits als potenziell traumatisierende Erfahrungen aufgefasst werden? Hierbei muss zwischen einerseits den Demenzpatient:innen und andererseits den Angehörigen oder Pflegenden unterschieden werden.

Da die degenerative Demenz vom Alzheimer-Typ (kurz: Alzheimer-Demenz) in der Literatur am umfangreichsten behandelt wurde, bezieht sich der Großteil der im Folgenden aufgelisteten und dargestellten Forschung auf die Alzheimer-Demenz.

8.1 Demenzielle Erkrankungen

Demenzielle Erkrankungen sind klinisch folgenschwere psychische Störungen. Es handelt sich hierbei um über Alternsnormen hinausgehende Muster von kognitiven, psychischen, verhaltensmäßigen und körperlichen Symptomen, die insbesondere zu kognitiven Leistungseinschränkungen führen. Dazu gehören Beeinträchtigungen des Gedächtnisses, des Denkens und der Fähigkeit, Alltagsaktivitäten uneingeschränkt auszuüben. Die Alzheimer-

Krankheit ist die häufigste Ursache für die Entwicklung einer Demenz und verursacht schätzungsweise 60–70 % der aktuellen Demenzfälle (WHO, 2023). Die Ätiologie der Alzheimer-Demenz ist multifaktoriell. Sie wird durch biologisch-genetische Faktoren determiniert, doch beeinflussen im Rahmen komplexer hirnphysiologischer Mechanismen viele weitere Faktoren die Entstehung und Progression des Störungsbilds (James & Bennett, 2019). Dazu gehören gemischte Formen von Gehirnpathologien, kardiovaskuläre Risikofaktoren, der Bildungsstatus, unterschiedliche körperliche, kognitive, soziale und Freizeitaktivitäten, der Ernährungsstil sowie Schlafstörungen (James & Bennett, 2019). Zusätzlich werden psychologische Faktoren wie spezifische Persönlichkeitszüge (z. B. Extraversion) und affektive Zustände (z. B. Depression) zu den Risikofaktoren gezählt (siehe z. B. Terracciano et al., 2014).

Neben der erhöhten Prävalenz demenzieller Erkrankungen ist bei Menschen über 75 Jahren zusätzlich die ansteigende Prävalenz leichter kognitiver Beeinträchtigung (Mild Cognitive Impairment, MCI) zu beachten (Alexander et al., 2015). Abzugrenzen von den Demenzen und dem MCI ist die Pseudodemenz. Mit diesem Begriff werden kognitive Leistungseinbußen beschrieben, welche das klinische Erscheinungsbild einer neurodegenerativen Erkrankung annehmen. Ihnen liegen aber pathogenetisch depressive oder eine Reihe anderer psychischen Störungsbilder (z. B. Psychosen oder Manie) zugrunde (Connors et al., 2019). Beim Vorliegen einer Pseudodemenz sind die kognitiven Leistungseinbußen reversibel, sofern die zugrunde liegende psychische Störung erfolgreich behandelt wird (Connors et al., 2019).

8.2 Trauma/PTBS als Risikofaktoren für Demenzen

Es besteht die Annahme, dass das kumulative Erleben von stressreichen Lebenssituationen, chronischer Stress, Traumata und/oder PTBS über die Lebensspanne die Entwicklung von kognitiven Leistungseinbußen und von demenziellen Erkrankungen im höheren Lebensalter begünstigen können (Greenberg et al., 2014). Generell wurden geringere kognitive Fähigkeiten bei PTBS-Patient:innen im Vergleich zu Personen ohne PTBS gefunden (Schuitevoerder et al., 2013). Im Besonderen sind es die Gedächtnisfähigkeit sowie die Lernfähigkeit, bei denen sich bei PTBS-Patient:innen deutliche Einbußen zeigen.

Bezüglich des Zusammenhangs zwischen PTBS und Demenz konnte in einem systematischen Review gezeigt werden, dass das Erleben einer PTBS im mittleren Lebensalter das Risiko für die Entwicklung einer Demenz im späteren Lebensalter signifikant erhöht (Desmarais et al., 2020). Den bisher deutlichsten Hinweis dazu erbrachte eine groß angelegte Studie mit US-Kriegsveteranen (Yaffe et al., 2010). Basierend auf Daten von ca. 200 000 Kriegsveteranen wurde in einer Längsschnittstudie die Wahrscheinlichkeit des Entstehens einer Alzheimer-Demenz bei Personen mit PTBS mit der bei solchen ohne PTBS verglichen. Die Ergebnisse zeigen, dass Personen mit einer PTBS im Alter ein fast doppelt so hohes Risiko haben, an Alzheimer-Demenz zu erkranken, wie Personen ohne PTBS. Das deutliche Ergebnis blieb auch dann annähernd stabil, wenn weitere demografische, medizinische oder psychiatrische Faktoren (z. B. Komorbiditäten) in Kontrollanalysen berücksichtigt wurden. Eine neuere Beobachtungsstudie weist jedoch darauf hin, dass möglicherweise die pharmakologische Behandlung mit Antipsychotika und nicht das Störungsbild selber zu einem erhöhten Demenzrisiko bei PTBS-Patient:innen führt (Roughead et al., 2017).

Zusammenfassend lässt sich sagen, dass Studien zum Einfluss von Stress auf die Entwicklung einer Demenz zwar immer wieder einen Zusammenhang herstellen konnten, dass die Effektstärken jedoch jeweils eher klein waren und bisher keine kausalen Zusammenhänge nachgewiesen werden konnten (Greenberg et al., 2014).

8.3 Lang-verzögert (neu) auftretende/reaktivierte PTBS bei älteren, an Demenz erkrankten Patient:innen

In der Literatur wird verschiedentlich von einer lang-verzögert (neu) auftretenden oder reaktivierten PTBS im höheren Lebensalter berichtet, welche von einem viel früher erlebten Trauma herstammt. Ein systematisches Review und eine Metaanalyse vorhandener Daten konnten aufzeigen, dass bei etwa einem Viertel aller PTBS-Fälle die PTBS verzögert (d. h. später als sechs Monate nach dem traumatischen Ereignis) auftritt. Risikopopulationen für das Entwickeln einer verzögert auftretenden PTBS scheinen Kriegsveteranen sowie andere Risikoberufsgruppen, wie zum Beispiel Feuerwehrpersonal oder Polizist:innen, zu sein (Utzon-Frank et al., 2014). Das spezifische Auftreten einer lang-verzögert (neu) auftretenden oder reaktivierten PTBS wurde bisher bei älteren Menschen mit (und ohne) Demenz kaum systematisch untersucht. Dies hängt vermutlich damit zusammen, dass die Kriterien einer PTBS bei Patient:innen mit einer Demenz schwierig(er) zu erfassen sind, da die PTBS-Symptome entweder als neuropsychiatrische Symptome/Verhaltensstörungen interpretiert werden (welche häufig im Zusammenhang mit einer Demenz auftreten) oder von diesen überdeckt werden. Es kann jedoch auch damit im Zusammenhang stehen, dass sich das Störungsbild bei älteren Menschen mit einer Demenz vermutlich durch eine andere Symptompräsentation zeigt (van Dongen et al., 2022). Van Dongen et al. (2022) konnten aufzeigen, dass sich das klinische Bild der PTBS bei Patient:innen mit einer Demenz hauptsächlich durch Symptome wie Irritierbarkeit, Wut, anhaltende negative emotionale Zustände sowie Schlafstörungen präsentiert, das Vermeidungsverhalten jedoch nicht vorhanden zu sein scheint (oder möglicherweise nicht adäquat erfasst werden kann).

Dennoch existieren einige Studien, welche sich dem Phänomen der lang-verzögert (neu) auftretenden oder reaktivierten PTBS im höheren Lebensalter gewidmet haben. Beispielsweise haben Desmarais et al. (2020) im Rahmen eines systematischen Reviews untersucht, ob der Ausbruch einer Demenz ein Risikofaktor für die verzögert auftretende PTBS (bzw. deren symptomatische Manifestierung) im Alter sein kann. Die Studie konnte zeigen, dass die sogenannte Late-onset-Alzheimer-Demenz (Ausbruch nach dem 65. Lebensjahr) und die vaskuläre Demenz das Risiko für ein verzögertes Auftreten, für ein Wiederauftreten oder für eine Verschlechterung einer PTBS erhöhen (Desmarais et al., 2020).

8.4 Demenzerkrankung als ein kritisches Lebensereignis

8.4.1 Demenzerkrankung als ein kritisches Lebensereignis für Betroffene

Eine Demenz-Diagnose zu erhalten bedeutet, dass man erfährt, dass man an einer unheilbaren und fortschreitenden Krankheit leidet. Dies kann als ein kritisches Lebensereignis gewertet werden. Es ist eher nicht oder nur sehr selten davon auszugehen, dass eine Demenzerkrankung oder die Mitteilung der Diagnose als medizinisches Trauma wirken wird. Dennoch kann eine Demenz-Diagnose zu einer Vielzahl von Belastungen führen, wie in mehreren Studien gezeigt werden konnte. Die Belastungen, welche mit der Diagnose einer Demenz im Zusammenhang stehen, zeigen sich u. a. durch das erhöhte Suizidrisiko nach der Diagnosestellung. In einer landesweit repräsentativen Fall-Kontroll-Studie mit knapp 600 000 Personen in England, wo in einem Zeitraum von 2001 bis 2019 Daten gesammelt wurden, hat sich gezeigt, dass das Suizidrisiko vor allem bei Betroffenen, welche vor dem 65. Lebensjahr die Diagnose erhalten hatten oder die komorbide Störungen hatten, und insbesondere in den ersten drei Monaten nach der Diagnosestellung erhöht war (Alothman et al., 2022). Bei Patient:innen, die jünger als 65 Jahre waren und sich innerhalb von drei Monaten nach der Diagnose selbst töteten, war das Suizidrisiko 6.69-mal höher (95 % CI, 1.49–30.12) im Vergleich zu Personen ohne Demenz (Alothman et al., 2022).

Je nachdem, wie die Umstände der Bekanntgabe der Diagnose sind, kann diese ein mehr oder ein weniger negatives Erlebnis darstellen. Anhand der Ergebnisse eines systematischen Reviews konnte gezeigt werden, dass sich die Mitteilung der Demenzdiagnose insbesondere dann negativ auf die Demenzkranken, deren betreuende Angehörige und Pflegekräfte auswirken kann, wenn die Bekanntgabe der Diagnosestellung ein einmaliges Ereignis ist (und nicht in Form eines Prozesses in einem multidisziplinären Team durchgeführt wird), keine hoffnungsvollen Aspekte miterörtert werden oder kein Aufbau einer emotionalen Beziehung zwischen Patient:in und Diagnosesteller:in stattgefunden hat (Yates et al., 2021). Die Pflegenden berichten, dass sie Informationen über den weiteren Verlauf der Störung brauchen und dass sie es bevorzugen, wenn die Diagnose auf eine realistische, jedoch mit Hoffnung verbundene Art und Weise mitgeteilt wird (Yates et al., 2021).

Im schweren Stadium einer Demenz, wenn Betroffene auf die Pflege von Dritten angewiesen sind, sind Demenz-Patient:innen dem Risiko ausgesetzt, von Seiten der Pflegenden Misshandlung zu erfahren. In einer Studie von Cooper et al. (2009) berichtete rund ein Drittel der Personen, die im familiären Rahmen Demenzkranke pflegen, bereits einmal einen Patienten/eine Patientin wesentlich misshandelt zu haben, wobei verbale Misshandlungen (Anschreien) im Vordergrund standen. Das Faktum, dass diese Misshandlungen nur selten physischer Natur sind oder gar regelmäßig vorkommen, weist darauf hin, dass dabei in der Regel nicht vorsätzliche Absicht bestand, sondern dass eine Überforderung in der Pflege die Ursache für den Übergriff war. Inwiefern solche Erlebnisse bei den betroffenen Demenzkranken psychische Störungen in Form einer PTBS auslösen, ist bisher empirisch nicht untersucht.

8.4.2 Demenzerkrankung als traumatische Belastung für Angehörige und Pflegende

Betreuende und pflegende Angehörige sowie professionelle Pflegepersonen von Demenz-Patient:innen sind einem erhöhten Risiko ausgesetzt, chronischen Stress und soziale Isolation zu erleben. Für diese Belastungen sind insbesondere die im Verhalten zum Ausdruck kommenden und affektiven Krankheitssymptome von Bedeutung. Beispielsweise ist körperliche Gewalt oder hochgradige Aggression (z. B. in Form von Schlagen, Treten, Beißen) gegenüber den pflegenden Personen ein bekanntes problematisches Verhalten, welches schätzungsweise bei mehr als 20 % der Patient:innen mit einer Demenz vorkommt und vermutlich einer der stärksten Prädiktoren für eine Heimplatzierung der Betroffenen ist (Wharton & Ford, 2014). Die Konfrontation mit konkreten problematischen Verhaltensweisen, aber auch die sich allgemein verschlechternde Lage der Patient:innen kann zu intensiven Gefühlen von Verlust und Trauer, aber auch zu Ablehnung und Aggression vonseiten der Pflegenden führen.

Die andauernde Belastung durch Pflegeaufgaben kann negative Konsequenzen für das psychische Befinden und die körperliche Gesundheit der Pflegenden haben, was sich beispielsweise in Form eines erhöhten Risikos für die Entwicklung von Depressionen und chronischen körperlichen Krankheiten zeigen kann (Kovaleva et al., 2018). Dabei hat sich gezeigt, dass Personen, die Kriegsveteranen pflegen, die sowohl an einer PTBS als auch an einer Demenz erkrankt sind, ein höheres Risiko für negative Folgen der Pflege haben als solche, die Betroffene pflegen, welche lediglich an einer Demenz (d. h. ohne PTBS) erkrankt sind (Pinciotti et al., 2017). Gründe für dieses erhöhte Risiko waren die häufigeren neuropsychiatrischen Verhaltensprobleme der Kranken (z. B. Schreien, Agitation), die größeren Schwierigkeiten, die Gedächtnisprobleme der Betroffenen nachzuvollziehen, und eine stärke körperliche Belastung für die Gesundheit der betreuenden Angehörigen (Pinciotti et al., 2017).

8.5 Ausblick

Insgesamt ist über die Interaktion der beiden Krankheitsbilder Demenz und PTBS bisher eher wenig bekannt. Schon durch die Häufigkeit der beiden Störungen in der Bevölkerung liegt es nahe, die möglichen Wechselwirkungen zwischen diesen beiden Störungsbildern genauer zu untersuchen. Aufgrund der Tatsache, dass sich die PTBS im Alter symptomatisch klinisch anders präsentiert als in jüngeren Altersgruppen, sowie aufgrund der Beobachtungen, dass Demenz-Patient:innen mit einer PTBS die PTBS-Symptomatik vermutlich subklinisch präsentieren, ist eine klare Unterscheidung der beiden Störungsbilder schwierig. Für die Therapie bedeutet dies, dass in der klinischen Arbeit mit älteren Menschen stets auch traumatische Erfahrungen und/oder eine PTBS in der Anamnese systematisch erfasst werden sollten.

Zusätzlich sollte der Forschungsfokus bei beiden Störungsbildern verstärkt auf Resilienz- und Schutzfaktoren gerichtet werden, d. h. auf salutogenetische Prozesse, welche in der Aufrechterhaltung der psychischen Gesundheit trotz der Erfahrung von traumatischen Erlebnissen zentral sind (Höltge et al., 2017): dies vor allem auch bei älteren Menschen, da diese im Hinblick auf die PTBS-Forschung und, seit der Einführung der ICD-11, auch bezüglich der Erforschung der komplexen PTBS eine nach wie vor vernachlässigte Altersgruppe sind (Maercker et al., 2022).

8.6 Literatur

Alexander M., Perera G., Ford L., Arrighi H. M., Foskett N., Debove C., Novak G. & Gordon M. F. (2015). Age-stratified prevalence of mild cognitive impairment and dementia in European populations: A systematic review. *Journal of Alzheimer's Disease,* 48 (2), 355–359; https://doi.org/10.3233/JAD-150168.

Alothman D., Card T., Lewis S., Tyrrell E., Fogarty A. W. & Marshall C. R. (2022). Risk of suicide after dementia diagnosis. *JAMA Neurology,* 79 (11), 1148–1154.; https://doi.org/10.1001/jamaneurol.2022.3094.

Connors M. H., Quinto L. & Brodaty H. (2019). Longitudinal outcomes of patients with pseudodementia: A systematic review. *Psychological Medicine,* 49 (5), 727–737; https://doi.org/10.1017/S0033291718002829.

Cooper C., Selwood A., Blanchard M., Walker Z., Blizard R. & Livingston G. (2009). Abuse of people with dementia by family carers: Representative cross sectional survey. *BMJ: British Medical Journal,* 338 (7694), 583–586; https://doi.org/10.1136/bmj.b155.

Desmarais P., Weidman D., Wassef A., Bruneau M.-A., Friedland J., Bajsarowicz P., Thibodeau M.-P., Herrmann N. & Nguyen Q. D. (2020). The interplay between post-traumatic stress disorder and dementia: A systematic review. *The American Journal of Geriatric Psychiatry,* 28 (1), 48–60; https://doi.org/10.1016/j.jagp.2019.08.006.

Gauthier S., Rosa-Neto P., Morais J. A. & Webster C. (2021). *World Alzheimer Report 2021: Journey through the diagnosis of dementia*. London: Alzheimer's Disease International. Im Internet: https://www.alzint.org/u/World-Alzheimer-Report-2021.pdf (Zugriff: 28. 2. 2024).

Greenberg M. S., Tanev K., Marin M.-F. & Pitman R. K. (2014). Stress, PTSD, and dementia. *Alzheimer's & Dementia,* 10 (3, Supplement), 155–165; https://doi.org/10.1016/j.jalz.2014.04.008.

Höltge J., Maercker A. & Thoma M. V. (2017). PTBS im Alter. Erkennen und Behandeln. *Psychotherapie im Alter,* 14 (4), 399–414; https://doi.org/10.30820/1613-2637-2017-4-399.

James B. D. & Bennett D. A. (2019). Causes and patterns of dementia: An update in the era of redefining Alzheimer's disease. *Annual Review of Public Health,* 40 (1), 65–84; https://doi.org/10.1146/annurev-publhealth-040218-043758.

Kovaleva M., Spangler S., Clevenger C. & Hepburn K. (2018). Chronic stress, social isolation, and perceived loneliness in dementia caregivers. *Journal of Psychosocial Nursing and Mental Health Services,* 56 (10), 36–43; https://doi.org/10.3928/02793695-20180329-04.

Maercker A., Forstmeier S., Wagner B., Glaesmer H. & Brähler E. (2008). Post-traumatic stress disorder in Germany: Results of a nationwide epidemiological study. *Der Nervenarzt,* 79, 577–586; https://doi.org/10.1007/s00115-008-2467-5.

Maercker A., Bernays F., Rohner S. L. & Thoma M. V. (2022). A cascade model of complex post-traumatic stress disorder centered on childhood trauma and maltreatment, attachment, and socio-interpersonal factors. *Journal of Traumatic Stress,* 35 (2), 446–460; https://doi.org/10.1002/jts.22756.

Pinciotti C. M., Bass D. M., McCarthy C. A., Judge K. S., Wilson N. L., Morgan R. O., Snow A. L. & Kunik M. E. (2017). Negative consequences of family caregiving for veterans with PTSD and dementia. *The Journal of Nervous and Mental Disease,* 205 (2), 106–111; https://doi.org/10.1097/NMD.0000000000000560.

Roughead E. E., Pratt N. L., Kalisch Ellett L. M., Ramsay E. N., Barratt J. D., Morris P. & Killer G. (2017). Posttraumatic stress disorder, antipsychotic use and risk of dementia in veterans. *Journal of the American Geriatrics Society,* 65 (7), 1521–1526; https://doi.org/10.1111/jgs.14837.

Schuitevoerder S., Rosen J. W., Twamley E. W., Ayers C. R., Sones H., Lohr J. B., Goetter E. M., Fonzo G. A., Holloway K. J. & Thorp S. R. (2013). A meta-analysis of cognitive functioning in older adults with PTSD. *Journal of Anxiety Disorders,* 27 (6), 550–558; https://doi.org/10.1016/j.janxdis.2013.01.001.

Terracciano A., Sutin A. R., An Y., O'Brien R. J., Ferrucci L., Zonderman A. B. & Resnick S. M. (2014).

Personality and risk of Alzheimer's disease: New data and meta-analysis. *Alzheimer's & Dementia,* 10 (2), 179–186; https://doi.org/10.1016/j.jalz.2013.03.002.

Utzon-Frank N., Breinegaard N., Bertelsen M., Borritz M., Eller N. H., Nordentoft M., Olesen K., Rod N. H., Rugulies R. & Bonde J. P. (2014). Occurrence of delayed-onset post-traumatic stress disorder: A systematic review and meta-analysis of prospective studies. *Scandinavian Journal of Work, Environment & Health,* 40 (3), 215–229; https://doi.org/10.5271/sjweh.3420.

van Dongen D. H. E., Havermans D., Deckers K., Olff M., Verhey F. & Sobczak S. (2022). A first insight into the clinical manifestation of post-traumatic stress disorder in dementia: A systematic literature review. *Psychogeriatrics,* 22 (4), 509–520; https://doi.org/10.1111/psyg.12830.

Wharton T. C. & Ford B. K. (2014). What is known about dementia care recipient violence and aggression against caregivers? *Journal of Gerontological Social Work,* 57 (5), 460–477; https://doi.org/10.1080/01634372.2014.882466.

WHO (World Health Organization) (2023). *Dementia*; https://www.who.int/news-room/fact-sheets/detail/dementia (Zugriff: 28. 2. 2024).

Yaffe K., Vittinghoff E., Lindquist K., Barnes D., Covinsky K. E., Neylan T., Kluse M. & Marmar C. (2010). Posttraumatic stress disorder and risk of dementia among US veterans. *Archives of General Psychiatry,* 67 (6), 608–613; https://doi.org/10.1001/archgenpsychiatry.2010.61.

Yates J., Stanyon M., Samra R. & Clare L. (2021). Challenges in disclosing and receiving a diagnosis of dementia: A systematic review of practice from the perspectives of people with dementia, carers, and healthcare professionals. *International Psychogeriatrics,* 33 (11), 1161–1192; https://doi.org/10.1017/S1041610221000119.

MIRIAM BIERMANN, FRANK ENNING, INGA NIEDTFELD, JULIANE RAUSCH UND CHRISTIAN SCHMAHL

9. Persönlichkeitsstörungen

In diesem Kapitel werden die Interaktion zwischen traumatischen Lebensereignissen und der Entwicklung von Persönlichkeitsstörungen sowie Behandlungsmöglichkeiten dargestellt. Wir beschreiben zunächst die aktuelle Entwicklung in den Klassifikationssystemen ICD-11 und DSM-5 für Persönlichkeitsstörungen. Anschließend, im zweiten Teil, gehen wir auf die Auswirkungen von traumatischen Erfahrungen auf Selbst und Identität sowie sozial-kognitive Prozessen und Emotionsregulation ein, für die Persönlichkeitsentwicklung wichtige Bereiche. Im dritten Teil des Kapitels werden die wichtigsten Therapieformen für die Behandlung von Persönlichkeitsstörungen mit einem besonderen Fokus auf dem Trauma dargestellt.

9.1 Persönlichkeitsstörungen in ICD-11 und DSM-5

Persönlichkeitsstörungen (PS) haben den Ruf, sehr stabil und weitgehend unbehandelbar zu sein. Patienten mit PS beklagen sich auch häufig darüber, dass sie ignoriert oder falsch behandelt werden, und in der Tat sind die Betroffenen häufig mit der Stigmatisierung konfrontiert – nicht nur in der Öffentlichkeit, sondern auch bei Behandlern –, dass sie schwierig und unbehandelbar seien und viel Zeit in Anspruch nähmen (Herpertz et al., 2022). Die epidemiologische Situation bezüglich PS ist dramatisch: Persönlichkeitsstörungen haben eine 12-Monats-Prävalenz von 10–12 % in der Allgemeinbevölkerung und eine besonders hohe Prävalenz von bis zu 40 % bei ambulant und stationär behandelten psychiatrischen Patient:innen; die Lebenserwartung ist bei den Betroffenen um 5,0–9,3 Jahre reduziert (Jacobi et al., 2021).

Die Diagnostik von PS ist nach wie vor schwierig. Die konventionellen kategorialen Diagnosesysteme haben die Entwicklung eines differenzierteren Verständnisses und individualisierter Behandlungsansätze zum Teil negativ beeinflusst. Die kategorialen Diagnosen haben den Nachteil, dass sie sehr heterogene Gruppen von Betroffenen erfassen. Die kategoriale Klassifizierung von PS gewährleistet zwar zuverlässige Diagnosen, allerdings zu Lasten deutlicher konzeptioneller Unschärfen. Die Forschung der letzten beiden Dekaden deutet darauf hin, dass es keine scharfen Grenzen zwischen PS und der nicht-pathologischen Persönlichkeit gibt; vielmehr lassen sich PS am besten durch ein Kontinuum charakterisieren. Darüber hinaus führt die konzeptionelle Unschärfe zu einer hohen Anzahl von Komorbiditätsdiagnosen, zur häufigen Diagnose »Persönlichkeitsstörung, nicht anderweitig spezifiziert« und zu einem Unvermögen, die Probleme eines Betroffenen umfassend zu verstehen, was jedoch für die individuelle Fallformulierung und Behandlungsplanung entscheidend ist.

Vor zehn Jahren versuchte daher das Alternative Modell für Persönlichkeitsstörungen (AMPD) in Abschnitt III des DSM-5 diesen Problemen entgegenzuwirken, indem es sowohl kategoriale als auch dimensionale Klassifizierungsansätze in einer hybriden Weise einbezog. Im Jahr 2022 wurde die neue Ausgabe der Internationalen Klassifikation der Krankheiten der WHO, die ICD-11, veröffentlicht. Sie nimmt eine innovative dimensionale Perspektive auf PS ein, indem sie klinische Diagnosen auf der Grundlage des Schweregrads der Beeinträchtigungen der Selbst- und interpersonellen Funktionen beschreibt und prominente pathologische Merkmalsdomänen abgrenzt. Die ICD-11 umfasst die Bewertung von Störungen in verschiedenen Lebenskontexten (z. B. Freunde, Familie, Arbeitsplatz) und verdeutlicht so die Wechselwirkungen zwischen der Persönlichkeit des Einzelnen und seinem Umfeld. Der neue ICD-11-Ansatz geht sogar noch über das DSM hinaus, indem er auf kategoriale PS-Typen (mit Ausnahme des BPD-Specifiers) verzichtet.

Es besteht eine große Ähnlichkeit zwischen den beiden dimensionalen Modellen; die ICD-11-Schweregraddiagnosen decken sich weitgehend mit dem AMPD-Kriterium A, das Beeinträchtigungen der Persönlichkeitsfunktion beschreibt und dabei zwischen Selbst- und interpersoneller Funktion unterscheidet. Die dominanten Merkmalsdomänen nach ICD-11 sind ebenfalls nahe am AMPD-Kriterium B konzeptualisiert und umfassen negative Affektivität, Verschlossenheit, Antagonismus/Dissozialität, Enthemmung und Anankasmus/Kompulsivität (anstelle von Psychotizismus im AMPD). In der ICD-11 werden Merkmale nicht auf Kontinua zwischen zwei gegensätzlichen Polen definiert (z. B. emotionale Stabilität vs. negative Affektivität), sondern auf den Pol mit hoher klinischer Relevanz beschränkt. Interessanterweise legen Strukturgleichungsmodelle nahe, dass die Borderline-PS eine allgemeine Anfälligkeit für eine Psychopathologie mit sich bringen kann, die die Kernmerkmale von PS am oberen Ende des Schweregrads aufweist (Gluschkoff et al., 2021; Sharp et al., 2015).

9.2 Persönlichkeitsstörung und Trauma

Die Ätiologie der Persönlichkeitsstörungen wird in einem Zusammenspiel biopsychosozialer Einflussfaktoren vermutet, in dem neben einer biologischen Prädisposition (genetische Vulnerabilität, Temperament des Kindes) vor allem negativen psychosozialen Erfahrungen (z. B. emotionaler oder körperlicher Missbrauch, Vernachlässigung, Abwertung, Gewalt) eine zentrale Bedeutung zukommt. Vor diesem Hintergrund rückte die Untersuchung der Komorbidität von Persönlichkeitsstörungen sowie Trauma und stressbedingten Störungen in den letzten Jahren zunehmend in den wissenschaftlichen Fokus. Eine konzeptuelle Einordnung der im Diathese-Stress-Modell postulierten negativen psychosozialen Erfahrungen in die Trauma-Definition gegenwärtiger Diagnosesysteme zeigt, dass die darunter gefassten aversiven Kindheitserfahrungen zu einem Teil der im DSM-5 postulierten

Definition eines Traumas, welches den »tatsächlichen oder drohenden Tod, schwere Verletzungen oder sexuelle Gewalt« beinhaltet (APA, 2013, S. 271), entsprechen. Darüber hinaus weisen verschiedene wissenschaftliche Untersuchungen zur Ätiologie und Aufrechterhaltung von Persönlichkeitsstörungen auf aversive Kindheitserfahrungen (AKE) hin, die nicht der engen Definition eines Traumas nach DSM-5 entsprechen. Dabei ist zu berücksichtigen, dass Persönlichkeitsstörungen und Traumatisierungen im engeren Sinne im Gegensatz zu Persönlichkeitsstörungen und aversiven Kindheitserfahrungen offenbar unterschiedlich starke Zusammenhänge aufweisen.

In Korrelationsstudien werden immer wieder Zusammenhänge zwischen Kindheitstraumata gemäß dem konservativen Traumabegriff und den meisten Kriterien und Diagnosen von Persönlichkeitsstörungen festgestellt. Allerdings ist bislang nicht geklärt, ob Kindheitstraumata direkt mit Persönlichkeitsstörungen zusammenhängen oder ob gemeinsame familiäre Faktoren (z. B. gemeinsame Umwelt- oder genetische Faktoren) diese Zusammenhänge besser erklären. In einer Zwillingsstudie (N = 449 Paare, 45 % eineiig [MZ]) wurden zwar Zusammenhänge zwischen Kindheitstraumata und Kriterien für Persönlichkeitsstörungen festgestellt, allerdings erklärten Kindheitstraumata nicht mehr als 1 % der Varianz, sodass die Effekte insgesamt als gering zu bewerten sind (Berenz et al., 2013). Nachdem gemeinsame familiäre Faktoren in der diskordanten Zwillingsstichprobe berücksichtigt wurden, zeigte sich ein Zusammenhang zwischen Kindheitstraumata und der Anzahl der Kriterien für eine Borderline- und Antisoziale Persönlichkeitsstörung, allerdings waren auch hier die Effekte eher gering, was darauf hindeutet, dass der in der gesamten Stichprobe beobachtete kleine Effekt wahrscheinlich besser durch gemeinsame genetische und/oder umweltbedingte Faktoren erklärt werden kann.

Bislang gibt es nur eine Übersichtsarbeit, die die Komorbidität von Persönlichkeitsstörungen und Posttraumatischer Belastungsstörung untersucht hat. Die Ergebnisse zeigen eine Komorbiditätsrate von 35 % (Range: 21–52 %). Die differenzierte Betrachtung einzelner Persönlichkeitsstörungen wies für das Vorliegen einer PTBS ein Risiko von 22–26 % bei paranoiden, unsicher-vermeidenden oder Borderline-Persönlichkeitsstörungen auf (Friborg et al., 2013).

9.2.1 Selbst und Identität

Aversive Kindheitserfahrungen (AKE) im weiteren Sinne sind ein wichtiger Risikofaktor für die Entwicklung einer PS, da mit einer Geschichte von Missbrauch oder Vernachlässigung in der Kindheit ein vierfach erhöhtes Risiko für die Diagnose einer PS im Erwachsenenalter festgestellt wurde (Back et al., 2021). Es wird angenommen, dass eine fehlende emotionale Spiegelung durch frühe Bezugspersonen das Bewusstsein für die eigenen emotionalen, motivationalen und kognitiven Zustände in der sich entwickelnden Persönlichkeit beeinträchtigt sowie die Unterscheidung zwischen Selbst und Anderen behindert; dies könnte eine wichtige Vorstufe von Mentalisierungsdefiziten sein, die sich wiederum auf die Identität und zwischenmenschliche Probleme auswirken. Die dyadische Bindung zwischen Eltern und Kind, die auf biologischer Verhaltens-Synchronizität und der Aktivierung verwandter Gehirn- und neuroendokriner Systeme beruht, bildet die Grundlage für weitere Bindungen und fördert Gesundheit und Wohlbefinden während des gesamten Lebens. Für die Borderline-Persönlichkeitsstörung (BPS) wurde nachgewiesen, dass eine dysfunktionale Elternschaft, z. B. Bindungs-Störungen, mütterliche Intrusivität bzw. Inkonsequenz oder gestörte mütterliche Kommunikation, ein Risikofaktor für die Entwicklung der Störung ist. Die meisten Belege gibt es für ein spezifisches Muster zwischen AKE und dem internalisierenden Spektrum, nämlich negative Affektivität, Detachment und Psychotizismus. Da die Emotionsregulation eng mit der Entwicklung der eigenen Identität und der Selbststeuerung verbunden ist, können AKE die Selbststeuerung bei Jugendlichen besonders beeinträchtigen. Die Adoleszenz ist eine besonders verletzliche Phase in Bezug auf die Hirnreifung und den Übergang zum Erwachsenenalter und ein Entwicklungszeitraum, in dem sich PS häufig zum ersten Mal manifestieren (NHMRC, 2012; Lieb, 2020).

Was die Beeinträchtigung der Selbst-Funktionalität betrifft, so führen AMPD und ICD-11 zwei Komponenten auf: erstens eine gestörte Identität (gekennzeichnet durch Schwierigkeiten, sich auf verschiedene soziale Rollen einzulassen, verbunden mit einer subjektiven oder objektiven Inkohärenz in Gedanken, Gefühlen und Verhalten) und zweitens eine gestörte Selbststeuerung (unklare Motivation und fehlende Lebensziele). In AMPD/ICD-11 werden außerdem ein problematisches Selbstwertgefühl (Schwierigkeiten bei der Aufrechterhaltung eines stabilen und positiven Selbstbildes) und eine unzureichende Selbsteinschätzung (Tendenz zur Fehleinschätzung der eigenen Fähigkeiten) als Unterbereiche genannt. Zu beachten ist allerdings, dass sich die Operationalisierungen von Selbst- und interpersoneller Funktion zwischen AMPD und ICD-11 unterscheiden.

9.2.2 Sozial-kognitive Prozesse und Emotionsregulation

Aufgrund der Vielzahl negativer Konsequenzen traumatischer Kindheitserfahrungen kommt der Untersuchung der zugrunde liegenden Mechanismen besondere Bedeutung zu. In der bisherigen Forschung wurden zwei psychische Funktionsbereiche, die für die Entstehung von Persönlichkeitsstörungen von besonderer Relevanz sind, im Zusammenhang mit Trauma untersucht: soziale Kognition und Emotionsregulation. Für beide Funktionen wird angenommen, dass ein Trauma zu einer Veränderung des Prozesses führen kann, und zwar im Sinne einer kurzfristig adaptiven Anpassung, die jedoch langfristig zu Einschränkungen in wichtigen Funktionsbereichen (emotionales Erleben, interpersonellen Funktion) führen kann.

Traumatische Kindheitserfahrungen wurden in der Vergangenheit wiederholt mit negativen Folgen für die Emotionsregulation im Erwachsenenalter in Verbindung gebracht. Ein etablierter Zusammenhang findet sich zwischen traumatischen Kindheitserfahrungen und *intrapersoneller Emotionsregulation,* der selbständigen Regulation eigener *Emotionen.* Eine adaptive intrapersonelle Emotionsregulation zeichnet sich nach Gratz und Roemer (2004) durch Klarheit, Verständnis, Akzeptanz und Aufmerksamkeit gegenüber eigenen Emotionen, durch Impulskontrolle, zielorientiertes Verhalten trotz vorherrschender negativer Emotionen und die Fähigkeit aus, angemessene Emotionsregulationsstrategien flexibel einzusetzen. Emotionsdysregulation tritt hingegen dann auf, wenn maladaptive Strategien angewandt werden oder Personen an der Implementation adaptiver Emotionsregulationsstrategien scheitern. Eine dysfunktionale intrapersonelle Emotionsregulation konnte mit einer Reihe negativer Auswirkungen auf die mentale Gesundheit, einem allgemein höheren Niveau an Psychopathologie sowie der BPS in Verbindung gebracht werden. Auch antagonistische Persönlichkeitseigenschaften (Narzissmus, Machiavellismus und Psychopathie) waren mit einem dysfunktionalen Emotionsregulationsstil assoziiert. Insbesondere wurde eine Dosis-Wirkungs-Beziehung zwischen der Schwere kindlicher Traumatisierung und Dysfunktionen der intrapersonellen Emotionsregulation ermittelt. Emotionale Dysregulation mediiert den Zusammenhang zwischen traumatischen Kindheitserfahrungen und psychischen Erkrankungen im Erwachsenenalter. Morris et al. (2007) erklärten diesen Zusammenhang insbesondere damit, dass sich traumatisierte Kinder mit großer Wahrscheinlichkeit in einem familiären Umfeld befinden, in welchem Eltern und andere Erziehungsberechtigte kein Vorbild für eine effektive Emotionsregulation darstellen und gleichzeitig die emotionalen Reaktionen ihrer Kinder unzureichend validieren oder gar bestrafen. Eine beeinträchtigte Emotionssozialisation, für die Erziehungsberechtigte in der Kindheit die primäre Quelle sind, kann somit die Folge sein.

Weitaus seltener wurde untersucht, inwiefern sich unterschiedliche Formen traumatischer Kindheitserfahrungen differentiell auf spezifische Aspekte der Emotionsregulation auswirken, jedoch scheint ein Missbrauch mit einer erhöhten emotionale Reaktivität und Impulskontrollproblemen zusammenzuhängen, wohingegen Vernachlässigung mit kognitiven Defiziten in Zusammenhang gebracht wurde (McLaughlin et al., 2014). In einer größeren Stichprobe von BPS-Betroffenen wurden sowohl emotionaler Missbrauch als auch emotionale Vernachlässigung als wichtige Einflussfaktoren für eine spätere dysfunktionale Emotionsregulation herausgestellt (Bertele et al., 2022). Bei detaillierter Betrachtung der adaptiven Emotionsregulation zeigt sich, dass zwei wichtige Grundvoraussetzungen emotionale Aufmerksamkeit und Klarheit sind. Darüber hinaus gibt es einige Hinweise darauf, dass Vernachlässigung in der Kindheit Schwierigkeiten beim Mentalisieren, beim Erkennen und beim Beschreiben von Gefühlen sowie bei deren Verwendung als Motivator für das eigene Verhalten begünstigen kann. In Übereinstimmung dazu wurde gefunden, dass Alexithymie, eine Persönlichkeitseigenschaft, die mit Schwierigkeiten der Identifikation und Kommunikation persönlicher Gefühle einhergeht, positiv mit emotionaler Vernachlässigung assoziiert ist, während dies nicht für physischen oder sexuellen Kindesmissbrauch galt. Vernachlässigungserfahrungen könnten somit den Erwerb adaptiver Emotionsregulationsstrategien beeinträchtigen.

Abgesehen von der bislang häufig untersuchten intrapersonellen Emotionsregulation ist ein wichtiger, aber oftmals unzureichend betrachteter Aspekt die *interpersonelle Emotionsregulation* (Zaki & Williams, 2013). Diese beschreibt in ihren Grundzügen die Zuwendung zu anderen Personen, um Hilfe und Unterstützung bei der Modulation eigener Emotionen zu erhalten. Nach Thompson (1994) werden die meisten Emotionen im frühen Kindesalter durch das Einwirken von Eltern und anderen Erziehungsberechtigen mediiert und co-reguliert. Diese primär durch Eltern initiierte Emotionsregulation liefert viele Vorteile, wie die Beruhigung und Entspannung von Kleinkindern, fördert gleichzeitig aber auch den Erwerb konkreter Emotionsregulationsstrategien. Im Kontrast dazu sind direkte und indirekte Interaktionen bei traumatisierten Kindern und Jugendlichen oftmals durch einen unsensiblen, unvorhersehbaren oder gar bedrohlichen Austausch geprägt, welcher den Einsatz interpersoneller Emotionsregulationsstrategien im späteren Leben beeinflussen könnte. Auch das Ausbleiben sogenannter Sicherheitssignale, insbesondere von Gefühlen der Zugehörigkeit, die durch interpersonelle Emotionsregulation entstehen, könnte bei Betroffenen besonders entscheidend sein. Ähnlich wie bei den Befunden zur intrapersonellen Emotionsregulation könnte eine interpersonelle Emotionsregulation somit als potenzieller mediierender Mechanismus zwischen traumatischen Kindheitserfahrungen und nachfolgenden psychischen Erkrankungen wirken. Insbesondere für Persönlichkeitsstörungen, die in ihrem Kern v. a. durch interpersonelle Probleme charakterisiert sind, erscheinen Zusammenhänge zwischen traumatischen Erfahrungen und einer dysfunktionalen interpersonellen Emotionsregulation höchst plausibel, sind aber bisher unzureichend empirisch untersucht.

Auch in Bezug auf die soziale Kognition, insbesondere die adäquate Wahrnehmung und Verarbeitung sozialer Signale, erscheinen frühe traumatische Erlebnisse als wichtige Einflussfaktoren. Beispielsweise geht das kognitive Modell der Posttraumatischen Belastungsstörung davon aus, dass die Erfahrung eines Traumas negative Kognitionen über die Welt, andere Menschen und sich selbst hervorrufen kann. Besonders prominent werden hier Annahmen über potentielle Interaktionspartner:innen genannt, insbesondere Misstrauen (z. B. »Ich kann niemandem vertrauen«) sowie das Gefühl der Bedrohung durch andere (z. B. »andere könnten mir schaden«). Übereinstimmend mit diesem Modell haben Studien an Menschen mit traumatischen Kindheitserlebnissen gezeigt, dass AKE tatsächlich mit verstärktem Misstrauen (Hepp et al., 2021) sowie einer größeren Sensibilität für Bedrohungen verbunden sind. Auch in klinischen Stichproben mit BPS-Betroffenen wurden ein verstärktes Misstrauen und eine größere Sensibilität für Bedrohungen nachgewiesen.

9.3 Therapie

Die Erforschung der psychosozialen und (neuro-)biologischen Grundlagen von Trauma und Persönlichkeitsstörungen hat in den letzten Jahren schrittweise zu einem besseren Verständnis von Störungen wie der PTBS und der BPS beigetragen. Insbesondere in Bezug auf die BPS als schwere und häufige psychische Störung – gekennzeichnet durch ein tiefgreifendes Muster der Instabilität in zwischenmenschlichen Beziehungen, bezüglich der Affektregulation und des Selbstbildes der Patient:innen sowie durch erhöhte Impulsivität – liegen mit der Dialektisch-Behavioralen Therapie, der Schematherapie, der Mentalisierungsbasierten Therapie sowie der Übertragungsfokussierten Psychotherapie vier gut etablierte und evidenzbasierte Behandlungskonzepte zur Reduktion der Kernsymptome vor.

9.3.1 Dialektisch-Behaviorale Therapie

Die *Dialektisch-Behaviorale Therapie (DBT)* ist eine spezifische Form der Verhaltenstherapie, die von Marsha Linehan entwickelt wurde und sich auf die Verbesserung der Emotionsregulation und der sozialen Interaktionsfähigkeiten konzentriert. Sie wurde ursprünglich zur Behandlung von Frauen mit chronischer Suizidalität und BPS entwickelt (Linehan, 1993).

Die DBT war die erste Psychotherapie, die sich in kontrollierten Studien für die BPS als wirksam erwiesen hat (Linehan et al., 2015). In den letzten Jahren wurde die DBT vielfältig modifiziert, für andere Störungsbilder erweitert und an verschiedene Behandlungssettings angepasst, u. a. die PTBS.

Die DBT ist ein modular organisiertes, störungsspezifisches Behandlungsprogramm, das Einzeltherapie mit Skills-Gruppentraining kombiniert und zusätzlich Telefoncoaching und die Beratung des Behandlerteams organisiert. Ursprünglich als ambulante Therapie konzipiert, wurden insbesondere im europäischen Raum auch (teil-)stationäre Anwendungsformen erfolgreich etabliert. Hierbei handelt es sich um Intensivprogramme, denen ein klar abgesteckter zeitlicher Rahmen und eine elektive Aufnahme zugrunde liegt (Bohus & Wolf-Arehult, 2013).

Die DBT basiert auf klaren Prinzipien und Regeln. Je nach Schweregrad der Störung liegt der Schwerpunkt der Behandlung auf der Vermittlung von spezifischen Fertigkeiten (Skills) zur Bewältigung von Krisen oder auf der Verbesserung der Emotionsregulation, des Selbstkonzeptes und der sozialen Interaktion. Methodisch umfasst die DBT ein weites Feld evidenzbasierter Interventionen, die jeweils auf der Basis individueller Problemanalyse eingesetzt werden (Bohus & Wolf-Arehult, 2013; Linehan, 1993). Die Standard-DBT umfasst Einzeltherapie, kombiniert mit Skillstraining in der Gruppe, bedarfsorientiertes Telefoncoaching zur Krisenbewältigung und die Beratung innerhalb des therapeutischen Teams. Dieser multimodale Behandlungsansatz ermöglicht, dass Patient:innen im Skillstraining Verhaltensfertigkeiten erlernen, wohingegen motivationale Themen in der Einzeltherapie adressiert werden.

Ein wesentliches Element ist die Vermittlung von sogenannten »Skills« als kurze und präzise Selbstinstruktionen, die darauf abzielen, automatisierte, intrapsychische Verarbeitungs- und Verhaltensmuster zu unterbrechen und zu verändern. Sie können eingesetzt werden, um extreme Stress-, Spannungs- und Dissoziationszustände ohne problematisches Verhalten zu bewältigen, um maladaptive Emotionen zu modulieren und um automatisierte Kognitionen zu verändern. Mittlerweile gibt es auch interaktive Lernprogramme und Smartphone-Apps sowie videobasierte Skillsgruppen.

Die *DBT-PTBS* ist ein vielversprechendes Verfahren zur Behandlung der PTBS. Sie basiert auf der DBT und kombiniert diese mit spezifischen Elementen, die speziell auf PTBS-Patient:innen zugeschnitten sind, v. a. *Expositionsübungen* (Bohus et al., 2013). Sie ist ein Behandlungskonzept für Personen, die sowohl unter einer BPS als auch unter einer PTBS leiden und traumatische Erfahrungen in der Kindheit und Jugend erlebt haben.

Die Behandlung der PTBS infolge von Missbrauch in Kindheit und Jugend stellt eine besondere Herausforderung dar und erfordert spezielle Kompetenzen. Kernpunkte der Problematik sind:

1. Ein hohes Maß an Stress und Dissoziation: Betroffene Patient:innen sind anfällig für emotionale Übererregung oder schwere dissoziative Symptome während der Exposition, was das emotionale Lernen hemmen und zu dysfunktionalem bzw. selbstschädigendem Verhalten führen kann. Das Training von Belastungstoleranz- und antidissoziativen Fähigkeiten vor und während der Expositionsphase kann diese Probleme mildern.
2. Chronizität und hohe Komorbidität: Eine deutlich höhere Anzahl von Patient:innen

mit BPS hat eine komorbide PTBS, verglichen mit Patient:innen mit anderen psychischen Störungen. Angesichts der chronischen Natur der BPS und der engen Verbindung zwischen BPS und PTBS kann die Behandlung der komorbiden Störungen schwierig sein. Das Modulsystem der Behandlung kann hier helfen, indem es eine individualisierte und flexible Therapie ermöglicht, die sich an die spezifischen Symptome und Bedürfnisse der Patient:innen anpasst.

Die DBT-PTBS kann sowohl stationär als auch ambulant eingesetzt werden. Therapiestudien haben gezeigt, dass die DBT-PTBS im Vergleich zu etablierten Traumatherapien wie der Cognitive Processing Therapy (CPT) eine höhere Wirksamkeit auf die Trauma- und Borderlinesymptomatik hat.

Die *STAGE II DBT* ist eine Weiterentwicklung, die auf den erfolgreichen Elementen der DBT-PTBS basiert. Sie ermöglicht eine strukturierte Behandlung für Patient:innen mit schweren Problemen der Emotionsverarbeitung und kann auch bei Patient:innen ohne sexuelle oder körperliche Traumatisierung angewendet werden. Insbesondere wird die als traumatisch erlebte Invalidierung als soziales Trauma validiert und in den Behandlungsfokus gesetzt (Bohus, i. Vb.). Im Zentrum steht die formalisierte, wiederholte In-sensu-Exposition gegenüber invalidierenden Erfahrungen in der Kindheit und Adoleszenz, um eine rasche und grundlegende Bearbeitung der dysfunktionalen Emotionsverarbeitung zu erreichen. Das Therapieprogramm beinhaltet zusätzlich die Fokussierung auf prägende Beziehungserfahrungen und die Antizipation von Problemen in der therapeutischen Beziehung.

9.3.2 Schematherapie

Die Schematherapie ist eine integrative psychologische Therapie, die sich aus der kognitiven Verhaltenstherapie entwickelt hat, sich aber stark auf interpersonelle, psychodynamische und erfahrungsorientierte Techniken stützt. Der Begriff »Schema« stammt aus der Theorie der Informationsverarbeitung, wonach Informationen im menschlichen Gedächtnis nach Themen geordnet sind. Die Schemata bilden sich aus einer nonverbalen Speicherung von Sinneswahrnehmungen, Erfahrungen, Emotionen und der ihnen zugeschriebenen Bedeutung bereits ab dem frühen Kindesalter (Rijkeboer & Huntjens, 2007; Young, 2005). Schemata wirken als Filter, durch die Individuen die Welt ordnen, interpretieren und vorhersagen. Young entwickelte die Schematherapie zur Behandlung tiefgreifender, langfristiger psychischer Erkrankungen, die auf die traditionelle kognitive Therapie nicht ansprechen. Gemäß der S3-Leitlinie gehört die Schematherapie zu den empirisch abgesicherten, empfohlenen Psychotherapien für die BPS.

Ihre theoretische Grundlage bildet die Annahme, dass stabile, überdauernde frühe maladaptive Schemata den Kern komplexer oder chronischer psychischer Erkrankungen bilden, deren Ursprung aversive Erfahrungen und Traumata in der Kindheit sind. Empirische Studien untermauern diese Annahme und deuten darauf hin, dass frühe maladaptive Schema die Beziehung zwischen negativen Kindheitserfahrungen und einer Psychopathologie im Erwachsenenalter vermitteln (Carr & Francis, 2010). In der Entwicklung der Schematherapie wurde festgestellt, dass insbesondere komplexe Persönlichkeitsstörungen nicht durch ein einziges Set von maladaptiven Schemata charakterisiert sind, sondern durch verschiedene Sets, die durch denselben

Auslöser und als Gruppe von Schemata aktiviert werden können. Aus diesem Grund führte Young (2002) das Konzept der Schema-Modi ein. Das sind relativ unabhängig organisierte Denk-, Gefühls- und Verhaltensmuster, welche direkt beobachtet und gemessen werden können, da sie die emotionalen und kognitiven Zustände und Bewältigungsreaktionen darstellen, die zu einem bestimmten Zeitpunkt aktiv sind. Modi werden durch emotionale Ereignisse ausgelöst, und ein Individuum kann sehr schnell von einem Modus in einen anderen wechseln. Ein dysfunktionaler Modus ist insbesondere durch maladaptive Schemata oder Bewältigungsreaktionen gekennzeichnet, die sich in belastenden Emotionen, Vermeidungsreaktionen oder selbstschädigenden Verhaltensweisen äußern. Die genaue Erarbeitung der aversiven Kindheitserfahrungen oder Traumatisierung und daraus resultierender Modi ist für die Fallkonzeption in der Schematherapie von zentraler Bedeutung (Young, 2002).

Die umfassende Aufarbeitung negativer Kindheitserfahrungen erfolgt mit spezifischen Techniken, u. a. aus der Gestalttherapie (z. B. Dialoge mit dem leeren Stuhl), sowie erlebnisorientierten Techniken aus der emotionsorientierten Therapie (Erleichterung der emotionalen Verarbeitung traumatischer Erfahrungen). Ein Schwerpunkt liegt auf der Nutzung der therapeutischen Beziehung im Sinne einer »Nachbeelterung« (Reparenting) oder »begrenzten Nachbeelterung« (Parenting), welche eine begrenzte Befriedigung damals unerfüllter Bedürfnisse ermöglicht. Therapeuten helfen den Patient:innen, dysfunktionale Muster und funktionale Wege zu entdecken, um ihre Bedürfnisse angemessen zu befriedigen, und zwar auf eine nicht-direktive Weise (Dadomo et al., 2016).

Eine schematherapeutische Behandlung von PS und Trauma greift aversive Kindheitserfahrungen bzw. Traumatisierungen durch prägende Bezugspersonen (z. B. Eltern) bereits in der Exploration der Schemata und daraus resultierender Modi auf. Im Hinblick auf Traumatisierungen in der Kindheit, die nicht von primären Bezugspersonen ausgingen, oder auf Traumatisierungen, die erst im Erwachsenenalter aufgetreten sind, erarbeitet die Schematherapie, wie frühkindliche maladaptive Schemata vor der Traumatisierung die Vulnerabilität für die Entwicklung einer PTBS erhöht und wie nachfolgende Erfahrungen die PTBS aufrechterhalten haben (Boterhoven de Haan et al., 2019).

Eine Schematherapie kann sowohl im Einzel- als auch im ergänzenden Gruppensetting durchgeführt werden, wobei Forschungsbefunde ausschließlich auf Studien mit Patient:innen mit einer BPS beruhen (z. B. Farrell et al., 2009; Giesen-Bloo et al., 2006; Nadort et al., 2009).

Eine Übersichtsarbeit zur Effektivität der Schematherapie bei psychischen Erkrankungen deutet auf ihre Effektivität bei PS hin, wobei die Qualität der eingeschlossenen Studien gering war (Taylor et al., 2017). Eine Übersichtsarbeit zur Wirksamkeit der Schematherapie bei einer PTBS zeigt, dass sie zu positiven Effekten bei störungsspezifischen Symptomen und frühen maladaptiven Schemata führen kann. Allerdings wurden auch hier für die meisten Studien erhebliche methodische Einschränkungen festgestellt (Peeters et al., 2022). Bis heute liegt keine Studie vor, die die Wirksamkeit bei PS und komorbider Traumafolgestörung untersucht hätte.

9.3.3 Mentalisierungsbasierte Psychotherapie

Die Mentalisierungsbasierte Psychotherapie (MBT) wurde von Anthony Bateman und Peter Fonagy zur Behandlung von Patient:innen mit BPS entwickelt. Mentalisierung bezeichnet hier die Fähigkeit, sich innere, mentale Gründe für das eigene sowie das Verhalten anderer vorzustellen und zu reflektieren. Damit werden psychische Prozesse als dem eigenen Verhalten, aber auch dem Verhalten anderer (auch z. B. Emotionen, Kognitionen, Wünsche und Ziele) zugrunde liegend betrachtet und erklärbar (Fonagy et al., 2022).

Indiziert ist die MBT für Patient:innen mit Schwierigkeiten in der Affektregulation, die mit Mentalisierungsproblemen in Verbindung gebracht werden oder die ein niedriges Funktionsniveau der Persönlichkeit aufweisen. Für die spezifischen Erfordernisse von traumatisierten und komplex traumatisierten Patient:innen wurden entsprechende Trauma-Module innerhalb der MBT entwickelt (Luyten & Fonagy, 2019).

Bei Patient:innen mit einer BPS ist die Fähigkeit reduziert, zufriedenstellende und bedeutungsvolle zwischenmenschliche Bindungen einzugehen sowie eigene innere Zustände zu mentalisieren und epistemisch zu vertrauen (Smits et al., 2022). Aufgrund der wachsenden Evidenz, dass diese drei Kernfähigkeiten durch (komplexe) Traumatisierungen beeinträchtigt werden, sollte deren Relevanz reflektiert werden. In einer randomisiert-kontrollierten Studie zur Wirksamkeit verschieden intensiver ambulanter MBT-Formen (tagesklinisch vs. ambulant) mit Patient:innen mit einer BPS wurde der Einfluss einer Kindheitstraumatisierung auf das Therapieergebnis erfasst. Während eine ambulante Therapie bei einer Traumatisierung in der Kindheit wenig Einfluss auf die Verbesserung von BPS-assoziierten Merkmalen sowie das psychosoziale Funktionsniveau hatte, schienen Patient:innen mit einer BPS und einem hohen Grad an Kindheitstraumatisierung im Hinblick auf die Schwere der BPS-Symptomatik innerhalb eines tagesklinischen Behandlungsrahmens schneller zu profitieren (Smits et al., 2022).

Ziel der MBT ist die Wiederherstellung bzw. Förderung effektiven Mentalisierens, d. h. die Verbesserung der Wahrnehmung der eigenen Innenwelt, die Bereicherung der Selbstrepräsentation, die Verbesserung der Wahrnehmung von Gedanken und Gefühlen anderer und die Ausbildung allgemeiner Werte und einer Haltung, die Komplexität und Relationismus einem Reduktionismus mit absoluten Sicherheiten in Bezug auf »richtig und falsch« sowie moralischen Wertungen vorzieht. Es wird die Fähigkeit gefördert, Verständnis für das eigene Verhalten, das der anderen sowie die Wechselwirkung zwischen beidem zu entwickeln. Der Fokus liegt dabei nicht auf den Kognitionen, sondern auf den Emotionen. Dabei bietet die therapeutische Beziehung einen Raum zur Exploration aufkommender oder bisher nicht mentalisierter Emotionen und damit letztlich von solchen Emotionen in einer Bindungsbeziehung. Dadurch wird in gemeinsamer Exploration der Zugang zu den Repräsentanzen dieser Emotionen ermöglicht.

Mentalisieren ist eine Fähigkeit mit dynamischen Bezügen. So kann bspw. durch starke Affektzustände diese Fähigkeit insoweit erschwert oder verhindern werden, dass es zu verzerrten Repräsentationen kommt. Um ein effektives Mentalisieren wiederherzustellen, muss die zugrunde liegende Emotion zunächst einmal mentalisiert werden, was u. U. eine aktivere Haltung der Therapeutin bzw. des Therapeuten erfordert.

Bei eingeschränkter Mentalisierungsfähigkeit wird auf *prämentalistische Denkmodi* zurückgegriffen. Diese können als Vorläufer betrachtet werden und kennzeichnen das psychische Erleben vor dem Erreichen eines reifen Mentalisierungsmodus. Diese Vorläuferstufen können zu Fehleinschätzungen des eigenen und des Verhaltens anderer führen, was wiederum in dysfunktionalem Beziehungserleben und der Aufrechterhaltung von Symptomen resultieren kann. Es werden drei klinisch beobachtbare Formen der Prämentalisierung unterschieden: der *teleologische Modus*, der *Modus der psychischen Äquivalenz* sowie das sog. *Pseudomentalisieren*.

Für eine reliable Veränderung durch die Förderung der Mentalisierung ist außerdem eine (weitestgehend unbewusste) Bereitschaft der Patient:innen notwendig, die vom Gegenüber (bspw. vom Therapeuten/der Therapeutin) gesendeten Informationen und Signale als vertrauenswürdig und sicher, für das Individuum relevant und generalisierbar anzusehen. Im Laufe der Therapie soll »epistemisches Vertrauen« etabliert werden, indem der Therapeut/die Therapeutin der Patientin bzw. dem Patienten Annahmen über das Zustandekommen von Problemen transparent mitteilt. Die Patient:innen erfahren damit wiederholt, wie von Therapeutenseite eine deutlich hinweisende Kommunikation erfolgt, und können zunehmend Informationen über sich und andere annehmen sowie ein empathisches Verständnis entwickeln.

Die MBT besteht aus einer Kombination von Einzel- und Gruppensitzungen und ist insgesamt auf eine Dauer von ca. 12 bis 18 Monaten angelegt, wobei die wöchentliche Frequenz in Abhängigkeit vom jeweiligen Therapierahmen variieren kann (ambulant zumeist wöchentlich). Die Behandlung ist in vier Phasen mit jeweils spezifischen Zielformulierungen eingeteilt. Es erfolgt zunächst (*erste Phase)* eine Standarddiagnostik (u. a. in Bezug auf Achse-I- und Achse-II-Störungen sowie Symptombelastung). Danach werden individuelle Mentalisierungsdefizite erfasst (durch spezifische Anamnese oder Selbstberichtinstrumente) und als Fokus der Behandlung formuliert. Auf dieser Basis wird eine schriftliche Fokusformulierung inklusive eines Krisenplans (z. B. zum Umgang mit Suizidalität) erstellt. Darin werden erste Hypothesen über Zusammenhänge zwischen individuellen Auslösern dysfunktionalen Verhaltens und aversiven Erlebens sowie dem Verlust der Fähigkeit zur Mentalisierung formuliert und es wird versucht, die hieraus resultierenden Konsequenzen, die Problematik und aufrechterhaltende Momente darzustellen. In der folgenden *zweiten Behandlungsphase* findet eine 12 Sitzungen umfassende Psychoedukation statt, um die Grundprinzipien der MBT zu vermitteln. Die *dritte Behandlungsphase* stellt den Hauptteil der MBT dar. Besonders in Situationen, in denen Hochrisiko- oder Problemverhalten auftritt, in Situationen starker Affektivität, in Konfliktsituationen in (Bindungs-)Beziehungen oder bei wahrgenommener Zurückweisung soll die Mentalisierungsfähigkeit verbessert werden. Hierzu dient nicht nur die Exploration des Patienten bzw. der Patientin in der therapeutischen Beziehung, sondern auch die Rückmeldung durch die Gruppe in den fortlaufenden Gruppensitzungen. In der letzten und *vierten Phase* werden Abschied und Trennung thematisiert und, spätestens drei Monate vor Abschluss der Therapie, weitere Herausforderungen samt möglichen Bewältigungsstrategien gemeinsam antizipiert. Daran anschließen sollte sich ein individueller Termin zur Besprechung des Verlaufs, z. B. 14-tägige kurze Einzelsitzungen.

Die therapeutische Haltung in der MBT gleicht eher jener der kognitiv-behavioralen störungsspezifischen Therapieansätze als der in den klassisch psychodynamischen Therapien. Vor dem Hintergrund einer primär nichtwissenden authentischen Haltung wird die Angemessenheit des psychischen Erlebens zunächst einmal anerkannt, unabhängig davon, ob es schon verstanden wurde. Durch supportive Techniken wird die Patientin bzw. der Patient in ihrem/seinem Erleben validiert, und gemeinsam soll so die Grundlage dafür geschaffen werden, Beziehungserfahrungen aus verschiedenen Perspektiven reflektieren und mentalisieren zu können. Dazu exploriert die Therapeutin/der Therapeut mentale Befindlichkeiten, nutzt Klärungen als Technik, gleicht ihr/sein Verständnis über die inneren Zustände der Patientin bzw. des Patienten immer wieder mit dieser bzw. diesem ab, fragt affektfokussiert sowie auf das interpersonelle Erleben ausgerichtet und nutzt neben selektiver Selbstoffenbarung gegebenenfalls Interventionen, die ein Mentalisieren herausfordern (*Challenge*). Die MBT-Gruppensitzungen dienen darüber hinaus dazu, dysfunktionale Mentalisierungsprozesse im interpersonellen Kontext herauszuarbeiten, verstehbar zu machen und so das empathische Verständnis zu verbessern.

9.3.4 Übertragungsfokussierte Psychotherapie

Die Übertragungsfokussierte (Transference-focused) Psychotherapie (TFP) basiert auf dem objektbeziehungstheoretischen Modell von Otto Kernberg, in dem von einer Entwicklung der Persönlichkeit durch interaktive Prozesse in den frühesten Beziehungen ausgegangen wird (Kernberg & Caligor, 2005). Ziel der TFP ist es, durch die *Analyse der Übertragung* innerhalb der therapeutischen Beziehung eine zunehmende Integration zuvor gespaltener Selbst- und Objektrepräsentanzen zu erreichen sowie die sukzessive Auflösung der Identitätsdiffusion.

Die TFP nutzt dabei Reaktionen im Rahmen der Gegenübertragung, um gemeinsam mit den Patient:innen durch Beobachtung und Deutung von Rollenzuschreibungen und Identifizierungen im therapeutischen Rahmen ein Bild von deren inneren Erfahrungswelten zu skizzieren. In einem nächsten Schritt werden dann fragmentierte Selbst- und Objektanteile integriert. Da ein rein kognitives Verstehen dieser Zusammenhänge nicht ausreicht, handelt die TFP-Therapeutin/der TFP-Therapeut in einer Art und Weise, die ein Verstehen emotionaler Beziehungserfahrungen erlaubt und damit letztlich eine Veränderung der gegenwärtigen Situation durch die Patientin bzw. den Patienten selbst ermöglicht.

Hierbei beruft sich die TFP in ihrem Kern auf das *Container-Modell* von Wilfried Bion, das, stark verkürzt, einen Teilaspekt der Entwicklung symbolischen Denkens und der Affektdifferenzierung konzeptualisiert. Die Fähigkeit der primären Bezugsperson (bei Bion namentlich der Mutter), die Affekte des Kindes einerseits zu erkennen und in sich aufzunehmen sowie diese andererseits zu modifizieren und strukturiert so zurückzugeben, dass dem Kind wiederum das Verstehen von Seiten der Mutter signalisiert wird, sowie deren Vermögen, die teilweise für es selbst (noch) nicht aushaltbaren Selbstaspekte zu halten, wird als sog. *Containing* (Bion, 1992) bezeichnet. Es handelt sich also um die therapeutische Fähigkeit, den Affekt der Patientin bzw. des Patienten verstehend aufzunehmen und somit etwas potenziell Destruktives in etwas Greifbares und gleichzeitig Haltbares sowie Erträgliches umzuwandeln. So kann bspw. (in Analogie zur entwicklungspsychologischen Funktion dieses Prozesses) gegenüber der Patientin/dem Patienten ein bei ihr/ihm wahrgenommener Affekt wie Wut von der Therapeutin bzw. dem Therapeuten verbal mitgeteilt (gespiegelt) und gleichzeitig dadurch signalisiert werden, dass die Therapeutin/der Therapeut diese Wut nicht nur ertragen kann, sondern dass sie bzw. er auch (gegebenenfalls im Unterschied zu Wahrnehmungen in früheren Bindungsbeziehungen) nicht mit Wut und Zerstörung auf die Patientin/den Patienten reagiert. Die Grundvoraussetzung für diese gelingende affektiv-authentische Kommunikation ist, dass die Emotionen der Patientin/des Patienten von der Therapeutin bzw. dem Therapeuten verstanden werden, wiederum in Analogie zur Fähigkeit der primären Bezugsperson, die emotionalen Signale des Kindes zu verstehen und zu ertragen. Dieses Containment stellt insbesondere bei Patient:innen mit destruktiven Beziehungserfahrungen hohe Anforderungen an die Therapeutin (den Therapeuten) und ihren (seinen) Umgang mit der Identifikation der Patientinnen bzw. Patienten mit destruktiven Anteilen bzw. deren Abwehr.

Die zentrale Technik der TFP ist die *Deutung,* d. h. eine verbale Intervention, die der Patientin (dem Patienten) bis dahin unbewusste Zusammenhänge zwischen Erfahrungen, biografischen Bezügen und Handlungsmotiven und ihrem (seinem) Verhalten, Symptomen und sozialem Umfeld aufzeigen und für sie (ihn) verstehbar machen kann.

Zu den spezifischen Techniken, die hierzu eingesetzt werden, zählen u. a. die Klärung, Konfrontation, die Bemühung, die Dynamik im Hier und Jetzt in der Übertragungsbeziehung zu aktualisieren, Erkennen und Benennen des affektiven Wiedererlebens der Patientin (des Patienten), Containment der Rollenzuschreibung inklusive des dazugehörigen Affekts, Benennen der gegebenenfalls aktivierten Rollen, Wahrnehmung der Reaktion der Patientin bzw. des Patienten sowie Wahrnehmung der gegebenenfalls veränderten Gegenübertragung und Deutung der psychodynamischen Hintergründe der aktuellen Dyade. Übergeordnet ist die Notwendigkeit, die äußere Realität der Patient:innen zur Abwendung therapieschädigender Umstände im Blick zu behalten. Die *priorisierenden Themen* der einzeltherapeutischen Sitzungen sind dabei mit der hierarchischen Aufstellung von Themen aus anderen Therapieschulen vergleichbar. Taucht im Verlauf der Therapie eine Bedrohung auf, wird diese zunächst von der Therapeutin/dem Therapeuten aufgeklärt, u. U. auch unter Aufgabe der technischen Neutralität, um den Fortbestand der Therapie zu gewährleisten. Hierdurch sowie durch den spezifischen Umgang mit Übertragung und Gegenübertragung wird in einer Traumatherapie verhindert, dass potentiell retraumatisierende Erinnerungen, Selbstbeschuldigungstendenzen und Regression gefördert werden.

Die Wirksamkeit der TFP wurde in mehreren randomisiert-kontrollierten Studien gezeigt. Die TFP wurde als ambulante Einzeltherapie erwachsener Patient:innen mit einer BPS mit zwei Sitzungen pro Woche für zwei bis drei Jahre konzipiert. Eine TFP-Behandlung zielt nicht nur auf die Reduktion der Symptome ab, sondern auf eine Reifung der Persönlichkeit mit der Möglichkeit, gelingende zwischenmenschliche Beziehungen und eine zufriedenstellende soziale und berufliche Leistungsfähigkeit zu erlangen, weshalb die TFP-Behandlung u. U. länger in Anspruch genommen wird. Inzwischen gibt es Behandlungssettings, die für den stationären Rahmen konzipiert wurden (Dulz et al., 2022) und deren Wirksamkeit in diesem Setting (u. a. 12 Wochen Mindestbehandlungsdauer) auch empirisch nachgewiesen wurde.

9.4 Literatur

APA (American Psychiatric Association) (2013). *Diagnostic and statistical manual of mental disorders. DSM-5.* 5. Aufl. Washington, DC: APA.

Back S. N., Flechsenhar A., Bertsch K. & Zettl M. (2021). Childhood traumatic experiences and dimensional models of personality disorder in DSM-5 and ICD-11: Opportunities and challenges. *Current Psychiatry Reports,* 23 (9), 60; https://doi.org/10.1007/s11920-021-01265-5.

Berenz E. C., Armstadter A. B., Aggen S. H., Knudsen G. P., Reichborn-Kjennerud T., Gardner C. O. & Kendler K. S. (2013). Childhood trauma and personality disorder criterion counts: A co-twin control analysis. *Journal of Abnormal Psychology,* 122 (4), 1070–1076; https://doi.org/10.1037/a0043238.

Bertele N., Talmon A., Gross J. J., Schmahl C., Schmitz M. & Niedtfeld I. (2022). Childhood maltreatment and borderline personality disorder: The mediating role of difficulties with emotion regulation. *Journal of Personality Disorders,* 36 (3), 264–276.

Bion W. (1992). *Lernen durch Erfahrung.* Frankfurt a. M.: Suhrkamp.

Bohus M. (i. Vb.). *Skillstraining für Borderline-Patienten.* 3. Aufl. Stuttgart: Klett-Cotta.

Bohus M. & Wolf-Arehult M. (2013). *Interaktives Skillstraining für Borderline-Patienten: das Therapeutenmanual.* Stuttgart: Schattauer.

Bohus M., Dyer A. S., Priebe K., Krüger A., Kleindienst N., Schmahl C., Niedtfeld I. & Steil R. (2013). Dialectical behaviour therapy for posttraumatic stress disorder after childhood sexual abuse in patients with and without borderline personality disorder: A randomised controlled trial. *Psychotherapy and Psychosomatics,* 82 (4), 221–233; https://doi.org/10.1159/000348451.

Boterhoven de Haan K. L., Fassbinder E., Hayes C. & Lee C. W. (2019). A schema therapy approach to the treatment of posttraumatic stress disorder. *Journal of Psychotherapy Integration,* 29 (1), 54–64; https://doi.org/https://psycnet.apa.org/doi/10.1037/int0000120.

Carr S. N. & Francis A. J. (2010). Early maladaptive schemas and personality disorder symptoms: An examination in a non-clinical sample. *Psychology and Psychotherapy: Theory, Research and Practice,* 83 (4), 333–349; https://doi.org/https://doi.org/10.1348/147608309X481351.

Dadomo H., Grecucci A., Giardini I., Ugolini E., Carmelita A. & Panzeri M. (2016). Schema therapy for emotional dysregulation: Theoretical implication and clinical applications. *Frontiers in Psychology,* 7, 1987; https://doi.org/https://doi.org/10.3389/fpsyg.2016.01987.

Dixon-Gordon K. L., Haliczer L. A., Conkey L. C. & Whalen D. J. (2018). Difficulties in interpersonal emotion regulation: Initial development and validation of a self-report measure. *Journal of Psychopathology and Behavioral Assessment,* 40, 528–549.

Dulz B., Lohmer M., Kernberg O. F., Wlodarczyk O. & Dammann G. (2022). *Borderline-Persönlichkeitsstörung – Stationäre Übertragungsfokussierte Psychotherapie.* Göttingen: Hogrefe.

Farrell J. M., Shaw I. A. & Webber M. A. (2009). A schema-focused approach to group psychotherapy for outpatients with borderline personality disorder: A randomized controlled trial. *Journal of Behavior Therapy and Experimental Psychiatry,* 40 (2), 317– 328; https://doi.org/https://doi.org/10.1016/j.jbtep.2009.01.002.

Fonagy P., Gergely G., Jurist E. L. & Target, M. (2022). *Affektregulierung, Mentalisierung und die Entwicklung des Selbst.* 8. Aufl. Stuttgart: Klett-Cotta.

Friborg O., Martinussen M., Kaiser S., Øvergård K. T. &n Rosenvinge J. H. (2013). Comorbidity of personality disorders in anxiety dosorders: A meta-analysis of 30 years of research. *Journal of Affective Disorders,* 145 (2), 143–155; https://doi.org/10.1016/j.jad.2012.07.004.

Giesen-Bloo J., Van Dyck R., Spinhoven P., Van Tilburg W., Dirksen C., Van Asselt T., Kremers I., Nadort M. & Arntz A. (2006). Outpatient psychotherapy for borderline personality disorder: Randomized trial of schema-focused therapy vs transference-focused psychotherapy.

Archives of General Psychiatry, 63 (6), 649–658; https://doi.org/doi:10.1001/archpsyc.63.6.649.

Gluschkoff K., Jokela M. & Rosenstrom T. (2021). General psychopathology factor and borderline personality disorder: Evidence for substantial overlap from two nationally representative surveys of U.S. adults. *Personality Disorders*, 12 (1), 86–92; https://doi.org/10.1037/per0000405.

Gratz K. L. & Roemer L. (2004). Multidimensional assessment of emotion regulation and dysregulation: Development, factor structure, and initial validation of the difficulties in emotion regulation scale. *Journal of Psychopathology and Behavioral Assessment*, 26, 41–54.

NHMRC (National Health and Medical Research Council) (2012). *Clinical practice guideline for the management of borderline personality disorder*. Melbourne: NHMRC.

Hepp J., Schmitz S. E., Urbild J., Zauner K. & Niedtfeld I. (2021). Childhood maltreatment is associated with distrust and negatively biased emotion processing. *Borderline Personality Disorder and Emotion Dysregulation*, 8 (1), 1–14; https://doi.org/10.1186/s40479-020-00143-5.

Herpertz S. C., Schneider I., Renneberg B. & Schneider A. (2022). Patients with personality disorders in everyday clinical practice. Implications of the ICD-11. *Deutsches Ärzteblatt International*, 119, 1–7; https://doi.org/10.3238/arztebl.m2021.0356.

Kernberg O. F. & Caligor E. (2005). A psychoanalytic theory of personality disorders. In: Lenzenweger M. F. & Clarkin J. F. (Hrsg.). *Major theories of personality disorder*. 2. Aufl. New York u. a.: Guilford Press, 114–156.

Jacobi F., Grafiadeli R., Volkmann H. & Schneider I. (2021). Krankheitslast der Borderline-Persönlichkeitsstörung: Krankheitskosten, somatische Komorbiditat und Mortalitat. *Nervenarzt*, 92 (7), 660–669; https://doi.org/10.1007/s00115-021-01139-4.

Lieb K., Stoffers-Winterling, J. & die Leitliniengruppe (2020). Die neuen S3-Leitlinien: Borderline-Persönlicheitsstörung. *Psychotherapie Forum*, 24 (3–4),87 f.

Linehan M. M. (1993). *Borderline personality disorder: Clinical and empirical perspectives*. New York: Guilford Press.

Linehan M. M., Korslund K. E., Harned M. S., Gallop R. J., Lungu A., Neacsiu A. D., McDavid J., Comtois K. A. & Murray-Gregory A. M. (2015). Dialectical behavior therapy for high suicide risk in individuals with borderline personality disorder: A randomized clinical trial and component analysis. *JAMA Psychiatry*, 72 (5), 475–482; https://doi.org/10.1001/jamapsychiatry.2014.3039.

Luyten P. & Fonagy, P. (2019). Mentalizing and trauma. In: Bateman A. & Fonagy P. (Hrsg.). *Handbook of mentalizing in mental health practice*. 2. Aufl. Washington, DC: American Psychiatric Publishing, 79–99.

McLaughlin K. A., Sheridan M. A. & Lambert H. K. (2014). Childhood adversity and neural development: Deprivation and threat as distinct dimensions of early experience. *Neuroscience & Biobehavioral Reviews*, 47, 578–591.

Morris A. S., Silk J. S., Steinberg L., Myers S. S. & Robinson L. R. (2007). The role of the family context in the development of emotion regulation. *Social Development*, 16 (2), 361–388.

Nadort M., Arntz A., Smit J. H. Giesen-Bloo J., Eikelenboom M., Spinhoven P., van Asselt T., Wensing M. & van Dyck R. (2009). Implementation of outpatient schema therapy for borderline personality disorder with versus without crisis support by the therapist outside office hours: A randomized trial. *Behaviour Research and Therapy*, 47 (11), 961–973; https://doi.org/https://doi.org/10.1016/j.brat.2009.07.013.

Peeters N., van Passel B. & Krans J. (2022). The effectiveness of schema therapy for patients with anxiety disorders, OCD, or PTSD: A systematic review and research agenda. *British Journal of Clinical Psychology*, 61 (3), 579–597; https://doi.org/https://doi.org/10.1111/bjc.12324.

Rijkeboer M. & Huntjens R. (2007). EMS's in forensic settings: An implicit measure of insufficient self-control/self-discipline: A pilot study. (Konferenzbeitrag) Barcelona: World Congress of Behavioral Cognitive Therapy.

Sharp C., Wright A. G., Fowler J. C., Frueh B. C., Allen J. G., Oldham J. & Clark L. A. (2015). The structure of personality pathology: Both general (›g‹) and specific (›s‹) factors? *Journal of Abnormal Psychology*, 124 (2), 387–398; https://doi.org/10.1037/abn0000033.

Smits M. L., Luyten P., Feenstra D. J., Bales D. L., Kamphuis J. H., Dekker J. J. M., Verheul R. &

Busschbach J. J. V. (2022). Trauma and outcomes of mentalization-based therapy for individuals with borderline personality disorder. *American Journal of Psychotherapy*, 75 (1), 12–20; doi: 10.1176/appi.psychotherapy.20210027.

Taylor C. D., Bee P. & Haddock G. (2017). Does schema therapy change schemas and symptoms? A systematic review across mental health disorders. *Psychology and Psychotherapy: Theory, Research and Practice*, 90 (3), 456–479; https://doi.org/https://doi.org/10.1111/papt.12112.

Thompson R. A. (1994). Emotion regulation: A theme in search of definition. *Monographs of the Society for Research in Child Development*, 59 (2–3), 25–52.

Widiger T. A. & Hines A. (2022). The Diagnostic and Statistical Manual of Mental Disorders, alternative model of personality disorder. *Personality Disorders: Theory, Research, and Treatment*, 13 (4), 347.

Young, J. E. (2002). Schema-focused therapy for borderline personality disorder. In: Simos, G. (Hrsg.). *Cognitive behaviour therapy: A guide for the practicing clinician.* Bd. 2. London: Taylor & Francis, 201–227.

Young J. E. (2005). Schema-focused cognitive therapy and the case of Ms. S. *Journal of Psychotherapy Integration*, 15 (1), 115; https://doi.org/https://psycnet.apa.org/doi/10.1037/1053-0479.15.1.115.

Zaki J. & Williams W. C. (2013). Interpersonal emotion regulation. *Emotion, 13 (5), 803.*

JONAS TESARZ

10. Somatoforme Störungen und Schmerz

10.1 Einleitung

Die weitreichenden Folgen psychischer Traumata auf die körperliche Gesundheit sind seit langem bekannt und der Einfluss von Stress auf das Schmerz- und Körpererleben ist wissenschaftlich gut belegt (Seidler, 2013). Psychische Traumata und chronische Schmerzen bilden oftmals eine unheilvolle Allianz, die nur schwer zu durchbrechen ist. Diese Verbindung zu lösen wird oft durch das Auftreten weiterer somatoformer Beschwerden und psychischer Begleiterkrankungen erschwert. Die Betroffenen leiden dann nicht nur unter Schmerzen, sondern oft unter einer erweiterten Symptomatik, die sich durch verstärkte und generalisierte Schmerzen, einen Mangel an Freude, komplexe Ängste und Bedrohungserleben, Schlafstörungen, Konzentrationsprobleme sowie diffuse weitere körperliche Beschwerden auszeichnet.

Ein verwandter Begriff, der häufig im Zusammenhang mit somatoformen Störungen verwendet wird, ist der der »funktionellen Störung«. Dabei handelt es sich um Erkrankungen, bei denen bestimmte Körperfunktionen beeinträchtigt sind, aber keine nachweisbaren strukturellen Veränderungen vorliegen. Die entsprechenden Symptome können sich auf verschiedene Bereiche des Körpers auswirken, wie zum Beispiel den Herz-Kreislauf-Bereich, den Magen-Darm-Trakt, die Atmungsorgane, das Harn- und das Nervensystem.

Die zugrunde liegenden Ursachen sind derzeit noch nicht gut verstanden, gemeinsam ist all diesen Beschwerden jedoch, dass für sie in der Regel keine klaren medizinischen Ursachen gefunden werden können. Ein wichtiger Faktor, der bei der Entstehung und Aufrechterhaltung von somatoformen Störungen und chronischen Schmerzen diskutiert wird, sind psychische Traumata und belastende Kindheitserfahrungen. Extrem belastende Erfahrungen können zu langanhaltenden neuroendokrinen und psychophysischen Stressreaktionen führen, die über verschiedene neurofunktionelle Prozesse einen anhaltenden Einfluss auf die biologischen und psychischen Mechanismen der Schmerzwahrnehmung und -verarbeitung ausüben und die Wahrnehmung und das Erleben des eigenen Körpers nachhaltig verändern können.

In den letzten Jahren haben zahlreiche Studien zu einem enormen Wissenszuwachs in diesem Bereich geführt (Leisner et al., 2014; Tesarz et al., 2015a). Bereits in den 1960er Jahren wurden erste Untersuchungen zum Zusammenhang zwischen traumatischen Lebensereignissen und dem Auftreten chronischer Schmerzen durchgeführt. Damals wurde in retrospektiven Fallkontrollstudien ein signifikanter Zusammenhang zwischen traumatischen Lebensereignissen und dem Auftreten klinischer Schmerzsyndrome wie beispielsweise rheumatoider Arthritis festgestellt (Moos & Solomon, 1965). Eine kritische Überprüfung dieser frühen Studien in den 1980er Jahren ergab jedoch erhebliche methodische Bedenken, insbesondere hinsichtlich der retrospektiven Erfassung traumatischer Lebensereignisse und des damit verbundenen Risikos einer möglichen Verzerrung der Berichterstattung. Vor diesem Hintergrund entstand Mitte der 1990er Jahre erstmals die Forderung nach prospektiven Untersuchungen, um mögliche Langzeitfolgen traumatischer Lebensereignisse für den körperlichen und seelischen Gesundheitszustand der Betroffenen zu erforschen.

10.2 Epidemiologische Zusammenhänge zwischen Trauma, somatoformen Störungen und Schmerz

Eine der einflussreichsten Studien zu den Auswirkungen frühkindlicher Stresserfahrungen und traumatisierender Lebensereignisse ist die sog. »Adverse Childhood Experiences«-(ACE-)Studie. Im Rahmen dieser Studie wurden Krankenversicherungsdaten von über 17 000 Personen im Hinblick auf belastende Kindheitserfahrungen (»Adverse Childhood Experiences«, kurz ACE) und den aktuellen Gesundheitszustand ausgewertet und prospektiv nachverfolgt. Anhand dieser Daten konnten erstmals die gravierenden Langzeitfolgen frühkindlicher Stresserfahrungen und traumatisierender Lebensereignisse für die körperliche Gesundheit im Erwachsenenalter empirisch belegt werden. Belastende Kindheitserfahrungen gingen dabei nicht nur mit einer höheren Wahrscheinlichkeit für Adipositas, Diabetes, Herz-Kreislauf-Erkrankungen, Autoimmunerkrankungen und einer vorzeitigen Mortalität einher (Felitti et al., 1998), sondern erhöhten auch das Risiko für das Auftreten von somatoformen Beschwerden (Anda et al., 2006) und chronischen Schmerzen (Anda et al., 2010). Zudem konnte eine bedeutende Dosis-Wirkungsbeziehung zwischen dem Auftreten von Kopfschmerzen und einer frühen Traumatisierung aufgezeigt werden. Die besondere Bedeutung der ACE-Studie ist heute insbesondere darin zu sehen, dass sie erstmals den folgenschweren Einfluss psychischer Traumata auf die körperliche Gesundheit empirisch valide belegen konnte.

In den letzten beiden Jahrzehnten konnte der Zusammenhang zwischen traumatisierenden Lebensereignissen und dem späteren Auftreten chronischer Schmerzen weiter empirisch untermauert werden, so dass dieser heute als wissenschaftlich gesichert gelten kann. Ein systematisches Review, das insgesamt 71 Studien einschloss, zeigt, dass Menschen mit psychischer Traumatisierung ein 2- bis 4-fach erhöhtes Risiko haben, an somatoformen Störungen zu erkranken (Afari et al., 2014). Das Ziel dieser Studie war es, speziell den Zusammenhang zwischen berichteten Traumata, Posttraumatischer Belastungsstörung (PTBS) und funktionellen somatischen Syndromen wie Fibromyalgie, chronischen generalisierten Schmerzen, chronischem Erschöpfungssyndrom (CFS/ME), temporomandibulären Störungen und Reizdarmsyndrom zu untersuchen. Die Ergebnisse zeigten, dass Personen, die über ein Trauma berichteten, eine 2- bis 3-fach höhere Wahrscheinlichkeit hatten, ein funktionelles somatisches Syndrom zu entwickeln. Dieser Zusammenhang erwies sich in den Sensitivitätsanalysen als relativ robust gegenüber einem möglichen Publikationsbias. Der Zusammenhang war stärker ausgeprägt, wenn Symptome einer Posttraumatischen Belastungsstörung vorlagen. Die Assoziation zwischen berichtetem Trauma und chronischem Erschöpfungssyndrom erwies sich als deutlich stärker als die zwischen Trauma und Reizdarmsyndrom oder Fibromyalgie. Während das Alter zum Zeitpunkt des Traumas keinen Einfluss auf die Ergebnisse hatte, war jedoch die Art des Trauma relevant: So ließ sich die stärkste Assoziation für Traumata mit hohem emotionalem Belastungsgrad (beispielsweise Kampfexposition, emotionaler Missbrauch) nachweisen, während körperliche Missbrauchsarten (wie z. B. körperliche Gewalterfahrungen) geringere Effekte auf die spätere Entwicklung somatoformer Beschwerden und chronischer Schmerzstörungen zu haben schienen (Afari et al., 2014). Diese Zusammenhänge ließen sich auch unabhängig vom Vorliegen einer manifesten PTBS-Symptomatik nachweisen. Neuere Studien bestätigen diese Beobachtungen und weisen darauf hin, dass emotionaler Missbrauch bzw. emotionaler Distress pathophysiologisch von besonderer Relevanz zu sein scheint (Tesarz et al., 2016).

10.3 Theorien zum Zusammenhang zwischen Trauma und Schmerz

Die Tatsache, dass psychische Traumata auch unabhängig vom Vorliegen einer manifesten PTBS-Symptomatik die Entwicklung chronischer Schmerzsyndrome begünstigen, ist insofern von besonderer Relevanz, als sich die meisten bisherigen theoretischen Erklärungsmodelle auf die klinischen Symptome einer manifesten PTBS (Wiedererleben, Vermeidungsverhalten und Hyperarousal) bezogen. Während im Sinne eines »Shared Vulnerability Model« zunächst angenommen wurde, dass gemeinsame prädisponierende, psychologische Risikofaktoren für die komorbide Entwicklung von PTBS-Symptomen und chronischen Schmerzen verantwortlich wären, ging man in der Folge aufgrund der Parallelen zwischen den Entstehungs- und Aufrechterhaltungsprädiktoren für PTBS und chronische Schmerzen von einem Modell der gegenseitigen Aufrechterhaltung (»Mutual Maintenance Model«) aus. Basierend auf solch einem »Teufelskreis«-Modell der gegenseitigen Beeinflussung wurden in der Folge schließlich zusätzlich die klassischen »Fear-Avoidance«-Aspekte der Schmerzchronifizierung aufgegriffen und zu einem erweiterten Zusammenhangsmodell – dem sog. »Perpetual Avoidance Model« – ergänzt. In diesem wurde die zentrale Rolle von Inaktivität und Vermeidungsverhalten bei Patient:innen mit Schmerz- und Traumahintergrund herausgearbeitet (Liedl & Knaevelsrud, 2008).

Alle diese Modelle beziehen sich jedoch auf die Entwicklung einer manifesten PTBS-Symptomatik. Die Frage, welche pathophysiologischen Mechanismen jedoch unabhängig von diesen mit einer PTBS-Diagnose verbundenen Symptomen für die Entwicklung chronischer Schmerzen relevant sind, bleibt in diesen Modellen weitgehend unbeantwortet. Auch konzentrieren sich diese Modelle überwiegend auf die Entwicklung chronischer Schmerzstörungen, und lassen sich daher nur eingeschränkt auf die Entwicklung von funktionellen Körperbeschwerden« wie beispielsweise Schwindel, Durchfälle oder Herzrasen übertragen.

10.3.1 Das Hypermnesia-Hyperarousal-Modell

Eines der wenigen psychobiologischen Konzepte, welches dem Zusammenhang zwischen psychischen Traumata und chronischen Schmerzen auch unabhängig von einer manifesten PTBS-Symptomatik Rechnung trägt, ist das Hypermnesia-Hyperarousal-Modell (Egloff et al., 2014). Dieser phylogenetisch ausgerichtete Erklärungsansatz versucht den Einfluss psychischer Traumata auf das Schmerzempfinden nicht alleine auf der Symptom- oder Verhaltensebene, sondern auch mit Blick auf den neurobiologischen Entstehungshintergrund zu erklären (siehe Abb. 1) (Egloff et al., 2014). Entsprechend diesem Modell zeichnen sich traumatisierende Situationen primär dadurch aus, dass ein Individuum in eine Situation gerät, welche subjektiv eine existentielle Bedrohung darstellt. Um die Wiederholung solcher bedrohlichen Situationen zu vermeiden, wird das Warnsystem »Schmerz« anhaltend nachjustiert: Die Gefahrensituation wird tief im Gedächtnis verankert (»Hypermnesie«) und hinterlässt eine sensorische Übererregbarkeit hinsichtlich potentieller Bedrohungsreize (»Hyperarousal«). Die in diesem Rahmen induzierten neuroplastischen Veränderungen sollen mittels Sensibilisierung und Chronifizierung verbesserte Voraussetzungen schaffen, potentielle Gefahrensituationen in Zukunft frühzeitiger wahrnehmen und ihnen dadurch vorbeugen zu können. Dementsprechend werden im Rahmen exis-

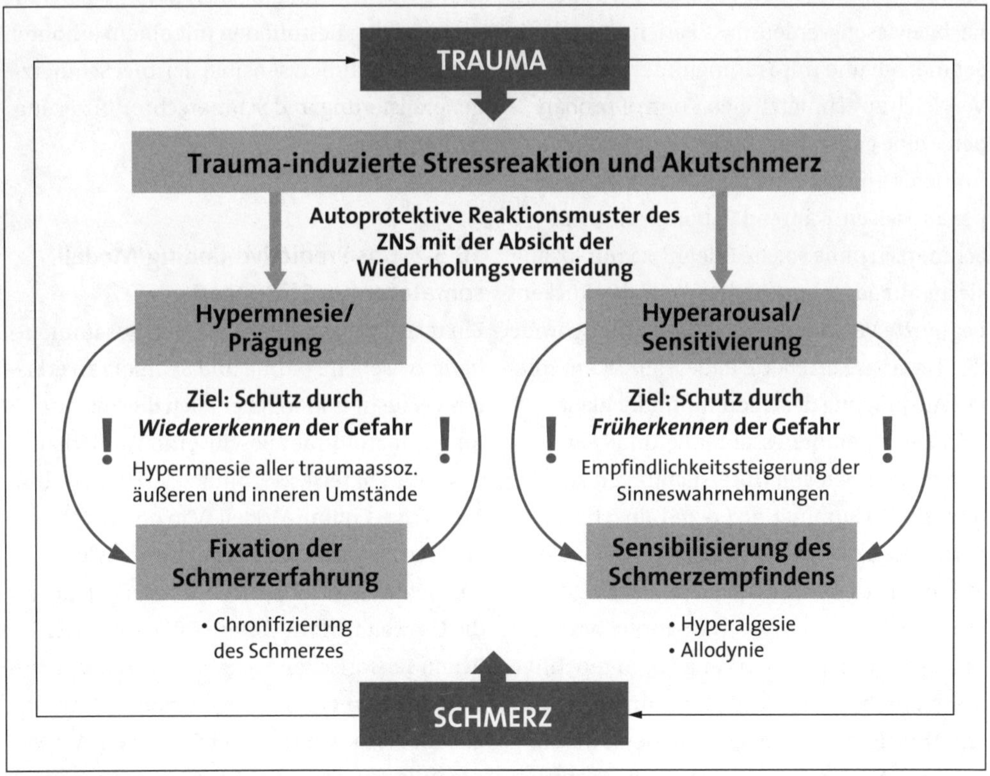

Abb. 1: Hypermnesia-Hyperarousal-Modell zur Schmerz-Trauma-Interaktion (modifiziert nach Tesarz et al., 2015b)

tentieller Stresssituationen psychophysiologische Prozesse angestoßen, welche die Schmerzchronifizierung begünstigen. Dabei scheinen unterschiedliche neurobiologische Mechanismen eine Rolle zu spielen (Glaser, 2014).

Zu dieser Nachjustierung und den damit verbundenen neuroplastischen Veränderungen gehören auch höhere Schmerzintensitäten, eine größere Schmerzausbreitung sowie eine stärkere Beeinträchtigung durch den Schmerz bei Patient:innen mit Schmerzen und frühkindlichen Traumatisierungen im Vergleich zu Schmerzpatient:innen ohne biografisch frühen Stress (Leisner et al., 2014).

Das Vorliegen traumatisierender Lebensereignisse in der Vorgeschichte geht mit spezifischen Veränderungen in der Schmerzwahrnehmung einher (Tesarz et al., 2015a): So konnte nachgewiesen werden, dass Patient:innen mit Schmerzen und mit Traumahintergrund – im Vergleich zu schmerzfreien Kontrollprobanden – eine generalisierte Überempfindlichkeit für tiefe Druckschmerzreize am ganzen Körper aufweisen, während Patient:innen mit Schmerzen ohne solche Erlebnisse nur lokalisierte, auf das schmerzhafte Areal des Rückens begrenzte Veränderungen zeigen. Die Schwere des Traumas korrelierte dabei signifikant mit der Ausprägung der Überempfindlichkeit.

Ein weiterer interessanter Befund zeigte sich im Rahmen von Untersuchungen zur temporalen Summation (»wind-up«) bei Patient:innen mit frühkindlichen emotionalen Missbrauchserfahrungen (Tesarz et al., 2016). Der Begriff »temporale Summation« bezeichnet eine Schmerzverstärkung durch repetitive mechanische Reize. Bei Patient:innen, die emotionalem Missbrauch ausgesetzt waren, ist dieser Mechanismus ungeregelt, weshalb repetitive nozizeptive Reize, wie sie z. B. im Rahmen von myofaszialen Dysfunktionen (z. B. bei Fehlhaltungen) häufig auftreten können, durch eine gebahnte temporale Summation nachhaltigere Effekte im zentralen Nervensystem hervorrufen können als bei Patient:innen ohne solche traumatisierenden Erlebnisse. Bei Patient:innen mit frühkindlichen emotionalen Missbrauchserfahrungen führt also die wiederholte Exposition gegenüber schädlichen Reizen schneller und stärker zu Schmerzen. Dies scheint besonders für Reize aus den myofaszialen Strukturen zu gelten. Für die klinische Praxis bedeutet dies, dass Patient:innen mit psychischen Traumata ein höheres Risiko haben, dass myofasziale Dysfunktionen zu chronischen Schmerzstörungen führen.

In der Zusammenschau dieser Befunde wird ersichtlich, dass es konsistente empirische Evidenz dafür gibt, dass psychische Traumata bei den Betroffenen mit einem erhöhten Risiko für Schmerzsensibilisierung, Schmerzgeneralisierung und Schmerzchronifizierung einhergehen.

10.3.2 Das Predictive-Coding-Modell somatoformer Störungen

Ein relativ neuer Ansatz, der den Zusammenhang zwischen Trauma und Schmerz zu erklären versucht und welcher auch die Entwicklung somatoformer Beschwerden außerhalb des Formenkreises »Schmerz« erlaubt, ist das Predictive-Coding-Modell (Van den Bergh et al., 2017). Dabei wird angenommen, dass das Gehirn kontinuierlich Vorhersagen über die Umwelt trifft und diese mit den tatsächlichen sensorischen Eingängen vergleicht, um unsere Wahrnehmung zu formen. Der Ansatz geht davon aus, dass unser Gehirn ein Modell der Welt erstellt, das auf vergangenen Erfahrungen basiert. Dies gilt auch für die Wahrnehmung und das Erleben des eigenen Körpers. Im Falle von somatoformen Störungen wird angenommen, dass es eine Diskrepanz zwischen den sensorischen Eingängen des Körpers und den Vorhersagen gibt. Das Gehirn kann abnormal starke oder verzerrte Vorhersagen über die körperlichen Empfindungen machen, was zu einer Diskrepanz zwischen den erwarteten und den tatsächlichen sensorischen Signalen führt. Diese Diskrepanz kann dann zu unangemessen starken oder verzerrten körperlichen Symptomen führen. Schmerz und somatoforme Beschwerden können die Folge sein. Traumatische Erfahrungen können zu einer Veränderung der neuronalen Netzwerke und der Informationsverarbeitung im Gehirn führen, insbesondere in Bereichen, die mit der Wahrnehmung und Verarbeitung von körperlichen Empfindungen verbunden sind. Gemäß dem Predictive-Coding-Modell basiert die Wahrnehmung auf Vorhersagen des Gehirns, die auf vergangenen Erfahrungen und gelernten Mustern basieren. Bei Menschen, die traumatische Erfahrungen gemacht haben, können diese Vorhersagen durch die erlebte Traumatisierung gestört sein. Das Gehirn kann überempfindlich gegenüber körperlichen Empfindungen werden oder abnormale Vorhersagen über die Körperempfindungen machen.

Diese gestörten Vorhersagen können dazu führen, dass traumatisierte Personen körperliche Symptome verstärkt wahrnehmen oder als bedrohlich interpretieren. Das Gehirn kann beispielsweise übermäßige Schmerzsignale generieren, selbst wenn keine klaren körperlichen Ursachen vorliegen. Dies kann zu einer erhöhten Empfindlichkeit gegenüber körperlichen Symptomen führen und somit die Entwicklung von somatoformen Störungen begünstigen.

Dies bietet auch eine mögliche Erklärung dafür, warum gerade chronischer Schmerz als ein primäres Bedrohungssignal (des eigenen Körpers) oftmals ein führendes Symptom funktioneller Störungen darstellt.

Es ist jedoch ebenfalls wichtig anzumerken, dass nicht alle Menschen, die traumatische Erfahrungen gemacht haben, zwangsläufig somatoforme Störungen entwickeln. Die Entstehung und Aufrechterhaltung solcher Störungen ist multifaktoriell und kann von individuellen Unterschieden, genetischen Faktoren und anderen psychosozialen Einflüssen abhängen.

Die Einbeziehung des Predictive-Coding-Modells ermöglicht einen Einblick in die neurokognitiven Mechanismen, die die Verbindung zwischen psychischen Traumata und gestörter Körperwahrnehmung bei somatoformen Störungen erklären könnten. Es verdeutlicht, wie traumatische Erfahrungen die Vorhersagen des Gehirns über Körperempfindungen stören und zu einer Verzerrung der Wahrnehmung führen können. Weitere Forschung ist jedoch erforderlich, um diese Zusammenhänge genauer zu verstehen und die klinische Anwendbarkeit des Modells für die Behandlung von somatoformen Störungen zu untersuchen.

In Anbetracht der weitreichenden Auswirkungen dieser Prozesse auf die physische, psychische wie auch soziale »Fitness« der Betroffenen drängt sich die Frage nach dem Sinn und der Zweckmäßigkeit dieses Zusammenhangs auf.

10.4 Die Frage nach dem evolutionsbiologischen Nutzen

Das Symptom Schmerz als Ausdruck einer potentiellen Bedrohung der körperlichen Integrität, sei es durch die physische Auseinandersetzung mit Artgenossen oder durch eine schmerzhafte Erkrankung, besitzt eine zentrale Bedeutung für unser Überleben. Schmerz kann, vereinfacht, als eine Abwehrreaktion unseres Körpers auf potentielle Bedrohungen verstanden werden. Als eine Form der Abwehrreaktion (»defense reaction«; Nesse, 2001) unterscheidet er sich damit ganz wesentlich von anderen körperlichen Symptomen wie beispielsweise einem Ikterus im Rahmen einer Lebererkrankung oder der Dyspnoe im Rahmen einer Herzinsuffizienz, welche als eine Form von Störreaktion (»defect reaction«) Ausdruck der Störungen selbst sind. Es ist daher davon auszugehen, dass das Schmerzempfinden in der Entwicklungsgeschichte der Menschheit in besonderem Maße vom Selektionsdruck der Evolution beeinflusst wurde. Dies gilt besonders für Schmerzen im Zusammenhang mit traumatischen, d. h. potentiell (lebens-)bedrohlichen Ereignissen. Versucht man die Beziehung zwischen psychischen Traumata und chronischem Schmerz aus einer evolutionsbiologischen Perspektive zu verstehen, so ist zu berücksichtigen, dass natürliche Selektion vorrangig den Fortpflanzungserfolg maximiert und nicht die allgemeine Gesundheit. Falls die Neigung zur Schmerzchronifizierung in irgendeiner Weise in den vorangegangenen Generationen eine gesteigerte Reproduktivität begünstigt haben sollte, so wird die natürliche Selektion sich für sie entschieden haben, auch wenn dies im Einzelfall ein erhebliches Leid bedeutet haben kann (Tesarz & Eich, 2017).

10.4.1 Schmerzchronifizierung als ein Prozess der Adaptation an eine bedrohliche Umwelt

Erste Hinweise darauf, dass die im Rahmen traumatischer Erlebnisse induzierten neuroplastischen Prozesse der Schmerzchronifizierung trotz der damit einhergehenden Minderung der physischen Fitness den Fortpflanzungserfolg maximieren können, liefern tierexperimentelle Studien (Crook et al., 2014). Tintenfische, denen einer ihrer Fangarme gewaltsam verletzt wird, bilden in der Regel eine starke Schmerzsensibilisierung an der betroffenen Stelle aus, was neben einem gehandikapten Schwimmverhalten auch zu einer gesteigerten Wachsamkeit führt (Crook et al., 2011; Crook et al., 2013). Dem lässt sich effektiv vorbeugen, wenn man den Tieren vorher eine entsprechende Lokalanästhesie verabreicht, so dass die Abtrennung des Körperteils »schmerzfrei« und daher möglichst »atraumatisch« abläuft. Das Schwimmverhalten ist bei diesen Tieren im Gegensatz zu den traumatisiert-hyperalgetischen Tieren kaum beeinträchtigt. Da Raubfische sich bevorzugt verletzte Zieltiere, d. h. Tiere mit abnormalen Bewegungsmustern, aussuchen, stellt sich im Folgenden die Frage, welche Tintenfische im Vorteil sind: die sensibilisierten Tiere, welche aufgrund ihres gehandikapten Schwimmverhaltens schneller Opfer werden, welche jedoch aufgrund ihrer größeren Wachsamkeit frühzeitiger ausweichen, oder die schmerzfreien Tiere, welche unauffälliger und schneller fliehen können, dafür aber weniger wachsam sind. Die Ergebnisse waren eindeutig: Dadurch, dass die sensibilisierten Tiere ihr Fluchtverhalten früher initiierten, überlebten im Vergleich zu den schmerzfreien Tieren mehr als doppelt so viele – und dies, obwohl die verletzten Tiere mehr als 10-mal häufiger von den Raubfischen gejagt wurden als die unverletzten Tiere. Die Autoren dieser Studie kommen daher zu dem Schluss, dass die persistierende Schmerzsensibilisierung und die damit einhergehenden Änderungen im Verhalten evolutionsbiologisch sinnvolle Adaptationen zur Risikominimierung nach Verletzungen darstellen (Crook et al., 2014).

In diesem Sinne scheinen die im Rahmen traumatischer Erlebnisse induzierten Prozesse der Schmerzchronifizierung durchaus – trotz der scheinbaren Beeinträchtigung der generellen Fitness durch sie – den Fortpflanzungserfolg verbessern zu können, wenn auch, wie es scheint, auf Kosten der allgemeinen Gesundheit. Chronischer Schmerz kann daher evolutionsbiologisch durchaus auch die biologische Fitness erhöhen und somit – zumindest beim Tintenfisch – eine (ehemals) sinnvolle Adaptation an ein bedrohliches Umfeld darstellen.

Ob sich diese Daten aber auf den Menschen übertragen lassen, bleibt fraglich. Da der Mensch jedoch über 95 % seiner Stammesgeschichte als Jäger und Sammler verbracht hat (Challem, 1997), ist davon auszugehen, dass das menschliche Genom ganz wesentlich durch die Umweltbedingungen der Steinzeit geprägt ist. Dies gilt für unser Schmerzempfinden wie auch unsere angeborenen Reaktionen auf Stress.

10.4.2 Das Trauma als Mahnung zu größerer Wachsamkeit

Während heutzutage Stress nur noch selten eine Gefahr für Leib und Leben darstellt und typische trauma-assoziierte Symptome wie intrusives Wiedererleben, Nervosität, Schreckhaftigkeit und Überempfindlichkeit nur noch einen geringen Wert für das Überleben haben, waren solche primären Mechanismen der Stressantwort zur Zeit von Säbelzahntigern und Höhlenbären sicherlich hoch effizient, um das Überleben zu sichern. Gewiss gab es auch damals Regionen, wo das Sammeln mehr im Vordergrund stand als das Jagen (und Gejagtwerden). Umso wichtiger wird es gewesen sein, dass – kam es zu solch einer existentiellen Auseinandersetzung – sich eine entsprechende Situation nicht noch einmal wiederholte. Im Sinne einer Wiederholungsvermeidung bedrohlicher Situationen erscheint es entwicklungsgeschichtlich daher als durchaus zweckmäßig, dass sich eine Bedrohungssituation automatisch tief ins Gedächtnis gräbt. Ein solches Prinzip würde es erlauben, das Warnsystem »Schmerz« an das spezifische Bedrohungslevel der Umwelt anzupassen.

Im Rahmen der »Signaldetektionstheorie« wurde daher postuliert, dass die der Schmerzchronifizierung zugrunde liegenden neurophysiologischen Prozesse mögliche Adjustierungsmechanismen unseres körperlichen Abwehrsystems in Bezug auf potentielle Bedrohungsfaktoren darstellen (Nesse, 2001). Demnach sind emotionale Warnsysteme wie Angst, Schmerz oder auch Depressionssymptome auf Kosten der Spezifität durch eine hohe Sensitivität gekennzeichnet. Das heißt, sie sind so eingestellt, dass sie eher zu falschen Alarmen neigen als dazu, eine wirkliche Gefahr zu übersehen.

Dieses Prinzip wird gemeinhin auch als »Rauchmelder-Prinzip« bezeichnet. Menschen dulden Fehlalarme aus unserem Rauchmelder, weil die Kosten im Falle eines echten Feuers potentiell sehr hoch sind, während die Kosten eines Fehlalarms in der Regel geringer sind. Ähnlich fördert die natürliche Selektion mögliche Fehlalarme, wenn die dadurch gewonnenen reproduktiven Vorteile gegenüber den damit einhergehenden Nachteilen überwiegen.

Mit Blick auf die Zusammenhänge zwischen traumatisierenden Lebensereignissen und dem Auftreten von chronischen Schmerzen liefern diese Überlegungen eine mögliche Erklärung für die mit solchen Erfahrungen verbundenen Veränderungen im Schmerzempfinden: So ist denkbar, dass Schmerzsensibilisierung, Schmerzgeneralisierung und Schmerzchronifizierung mögliche Adjustierungsmechanismen darstellen, welche sich im Laufe unserer Geschichte entwickelt haben, um die Sensititivät unseres Warnsystems »Schmerz« auf Kosten der Spezifität steigern zu können.

Die Fähigkeit zur Schmerzsensibilisierung, Schmerzgeneralisierung und Schmerzchronifizierung wäre dann weder pathologisch noch dysfunktional, sondern sie bedeutete innerhalb des gegebenen Umfeldes einen (reproduktiven) Vorteil – auch dann, wenn diese Merkmale unsere Lebensqualität insgesamt reduzieren. Schmerzsensibilisierung, Schmerzgeneralisierung und Schmerzchronifizierung wären in diesem Sinne Ausdruck eines aktivierten Warnsystems. Da Fehlalarme ebenfalls mit gewissen, wenn auch geringeren »Kosten« verbunden sind (beispielsweise geringeren reproduktiven Chancen durch Einschränkung der sozialen Aktivitäten), ist anzunehmen, dass sich im Laufe der Evolution auch Mechanismen herausgebildet haben, welche eine Anpassung von Sensitivität und Spezifität an die jeweiligen Umweltbedingungen ermöglichen. Während in einem gefahrvollen Umfeld eine gesteigerte Empfindlichkeit für bedrohliche Reize wertvoll sein kann, kann sich diese in einer sicheren Umgebung gegenteilig auswirken.

Vor diesem Hintergrund lässt sich weiter vermuten, dass traumatisierende Situationen einen besonders tiefgreifenden Einfluss auf die Adjustierungsmechanismen unseres Warnsystems »Schmerz« ausüben können. Wenn bereits die einmalige Unterschätzung einer potentiell lebensbedrohlichen Situation den Tod bedeuten kann, ist zu erwarten, dass dieses Alarmsystem so adjustiert werden sollte, dass potentielle Fehlalarme vorprogrammiert sind. Je verlässlicher und je schneller ein Signal erkannt und beantwortet werden soll, umso häufiger und schneller wird es in der Folge zu »Fehlalarmen« kommen. Ist der Rauchmelder nicht scharf genug eingestellt, nützt er uns nichts, ist er dagegen ausreichend empfindlich, müssen wir mit Fehlalarmen leben. Und Fehlalarm heißt in diesem Fall: chronischer Schmerz. Vor dem Hintergrund, dass unser Organismus maßgeblich durch die Umweltbedingungen der Steinzeit geprägt ist, liegt es aus phylogenetischer Perspektive auf der Hand, dass sich Bedrohungssituationen automatisch tief in unser Warnsystem »Schmerz« eingraben und dort eine nachhaltige Adjustierung bewirken, damit sich der betroffene Organismus in Zukunft besser zu schützen und dadurch einer möglichen Wiederholung der Gefahr frühzeitiger auszuweichen vermag.

So ist Schmerz weder Fehler noch Folge einer evolutionsbiologischen Sackgasse, sondern ein außerordentlich potenter Abwehr- und Schutzmechanismus, der sich im Laufe der Evolution entwickelt hat, um die Integrität des Organismus zu wahren. Das nozizeptive System veranlasst den Organismus, sich (bzw. einen beschädigten Bereich) zu schonen und den schädlichen Reiz in Zukunft angemessen zu meiden. Während dies über viele Generationen hinweg eine durchaus zweckmäßige

Anpassungssituation dargestellt haben mag, kann dieses steinzeitliche Erbe für das Individuum unter den heutigen Lebensumständen ein gravierendes Leid bedeuten.

10.5 Therapeutische Implikationen

Aus dem Gesagten lassen sich Implikationen für die Diagnostik und Behandlung der betroffenen Patient:innen ableiten. So sollten Patient:innen mit somatoformen und funktionellen Beschwerden, die über relevante psychische Traumata berichten, gezielt auf generalisierte Veränderungen in der Schmerzwahrnehmung untersucht werden, um frühzeitig intervenieren und gegebenenfalls einer weiteren Chronifizierung vorbeugen zu können. Die oben genannten empirischen sowie psychophysiologischen Befunde stützen die Hypothese, dass Patient:innen mit Schmerz und mit frühkindlichen Stresserfahrungen oder traumatisierenden Lebensereignissen in der Vorgeschichte pathophysiologisch eine eigene Untergruppe darstellen. Eine stärkere Sensibilisierung aller in der Behandlung chronisch schmerzkranker Patient:innen Tätigen für die diagnostische Erkennung dieser Untergruppe ist daher erstrebenswert.

Ferner gibt es zunehmend Evidenz, dass gerade für diese Gruppe der Patient:innen eine auf das lokal schmerzhafte Gebiet begrenzte Therapie zu kurz greift und im Sinne eines mechanismenbasierten und subgruppenspezifischen Therapieansatzes ein ganzheitlicheres Vorgehen als sinnvoller erscheint, welches den zentralnervösen Veränderungen in der Schmerzverarbeitung adäquat Rechnung trägt.

Die meisten schmerzpsychotherapeutischen Verfahren fokussieren derzeit insbesondere auf dysfunktionale Verhaltensmuster und die Vermittlung adäquater Copingstrategien. Eine psychologische Schmerztherapie, welche allein auf kognitiv-verhaltenstherapeutischen Aspekten basiert, könnte in solchen Fällen jedoch nicht ausreichend sein. In Anbetracht der hier angestellten Überlegungen stellt sich die Frage, ob therapeutischen Prinzipien der klassischen Traumatherapie wie z. B. das Vermitteln von Sicherheit und emotionaler Stabilität nicht ein höherer Stellenwert beizumessen ist, als es bisher bei Patient:innen mit somatformen Beschwerden und chronischen Schmerzen oftmals der Fall ist.

Ein neuer und vielversprechender schmerztherapeutischer Ansatz, welcher zum Ziel hat, durch die Bearbeitung ungelöster Traumata, innerpsychischer Konflikte und emotionaler Belastungen das individuelle Bedrohungslevel der Patient:innen wieder zu reduzieren, ist EMDR (Eye Movement Desensitization and Reprocessing; vgl. auch Kapitel F7 in diesem Handbuch). EMDR ist ein etabliertes psychotraumatologisches Therapieverfahren; es ist eine evidenzbasierte psychotherapeutische Methode, die ursprünglich für die Verarbeitung von emotionalem Stress nach psychischer Traumatisierung entwickelt worden ist (Tesarz et al., 2014; Tesarz et al., 2015b). EMDR gilt inzwischen als eine der effektivsten Methoden zur Behandlung von Traumafolgestörungen und der damit einhergehenden emotionalen Belastungen. Als ein etabliertes »Emotionsexpositionsverfahren« aus der Traumatherapie kann EMDR gezielt zur Bearbeitung von emotionalem Distress bei Patient:innen mit chronischen Schmerzen und somatoformen Körperbeschwerden eingesetzt werden, um besonders den Bedrohungsgehalt der körperlichen Beschwerden zu reduzieren. Der exakte Wirkmechanismus von EMDR ist noch nicht vollständig geklärt, es gibt jedoch konsistente Hinweise auf einen eigenständigen neurobiologischen Mechanismus (Baek et al., 2019). Neue Forschungen legen nahe, dass die alternierende bilaterale Stimulation und der duale Aufmerksamkeitsfokus eine eigenständige Bedeutung für die Wirksamkeit der EMDR-Methode haben (Baek et al., 2019). Durch die »duale« Konzentration sowohl auf die »bedrohlichen« inneren Bilder, Gedanken und Gefühle als auch auf das »sichere« Hier und Jetzt durch die sich bewegende Hand des Therapeuten werden die Betroffenen mehr und mehr zu Beobachtern ihrer Erfahrungen (Tesarz et al., 2014). Durch die bilaterale Stimulation wird ein spezifischer Schaltkreis aktiviert, der die obere Vierhügelplatte des Mittelhirns und den mediodorsalen Thalamus einschließt. Dieser Schaltkreis übt eine hemmende Wirkung auf die Amygdala aus. Es ist jedoch noch unklar, ob dieser Effekt durch die Induktion eines Synchronisierungsprozesses von Zeit und Emotion, die Aktivierung der sogenannten Orientierungsreaktion oder durch andere Mechanismen vermittelt wird. Neben diesem EMDR-spezifischen Element der »Desensibilisierung und Reprozessierung« enthält EMDR noch zahlreiche weitere schmerztherapeutische, jedoch EMDR-unspezifische Therapieelemente (z. B. Exposition, Entspannungs- und Hypnotechniken, Verbesserung der Copingfähigkeiten, kognitive Umstrukturierung etc.), die aufgrund des patientenzentrierten Charakters von EMDR sehr individuell auf die jeweiligen Bedürfnisse abgestimmt werden können (Tesarz et al., 2014). EMDR findet daher zunehmend Eingang in die Behandlung von Patient:innen mit chronischen Schmerzen und wird aufgrund seines eher technischen Charakters als eine niederschwellige Psychotherapieform sehr positiv und unvoreingenommen angenommen (Tesarz et al., 2014; Gerhardt et al., 2016). Interessanterweise zeigt EMDR auch Wirkung im Tiermodell (Jauch et al., 2023). Es ist daher wahrscheinlich, dass in naher Zukunft ein besseres Verständnis der zugrunde liegenden Mechanismen erlangt wird, um die Wirksamkeit von EMDR besser zu erklären.

10.6 Literatur

Afari N., Ahumada S. M., Wright L. J., Mostoufi S., Golnari G., Reis V. et al. (2014). Psychological trauma and functional somatic syndromes: A systematic review and meta-analysis. *Psychosomatic Medicine,* 76 (1), 2–11.

Anda R., Felitti V., Bremner J., Walker J., Whitfield C., Perry B. et al. (2006). The enduring effects of abuse and related adverse experiences in childhood. A convergence of evidence from neurobiology and epidemiology. *European Archives of Psychiatry and Clinical Neuroscience,* 256 (3), 174–86.

Anda R., Tietjen G., Schulman E., Felitti V. & Croft J. (2010). Adverse childhood experiences and frequent headaches in adults. *Headache,* 50 (9), 1473–81.

Baek J., Lee S., Cho T., Kim S. W., Kim M., Yoon Y., Kim K. K., Byun J., Kim S. J., Jeong J. & Shin H. S. (2019). Neural circuits underlying a psychotherapeutic regimen for fear disorders. *Nature,* 566 (7744), 339–343; doi: 10.1038/s41586-019-0931-y.

Challem J. (1997). Paleolithic nutrition: Your future is in your dietary past. *Nutrition Science News,* 1, 1–2.

Crook R., Lewis T., Hanlon R. & Walters E. (2011). Peripheral injury induces long-term sensitization of defensive responses to visual and tactile stimuli in the squid Loligo pealeii, Lesueur 1821. *Journal of Experimental Biology,* 214 (19), 3173–85.

Crook R., Hanlon R. & Walters E. (2013). Squid have nociceptors that display widespread long-term sensitization and spontaneous activity after bodily injury. *Journal of Neuroscience,* 33 (24), 10021–6.

Crook R., Dickson K., Hanlon R. & Walters E. (2014). Nociceptive sensitization reduces predation risk. *Current Biology,* 24 (10), 1121–25.

Egloff N., Camara R. J., von Känel R., Klingler N., Marti E. & Ferrari M. L. (2014). Hypersensitivity and hyperalgesia in somatoform pain disorders. *General Hospital Psychiatry,* 36 (3), 284–90.

Felitti V., Anda R., Nordenberg D., Williamson D., Spitz A., Edwards V. et al. (1998). Relationship of childhood abuse and household dysfunction to many of the leading causes of death in adults. The Adverse Childhood Experiences (ACE) Study. *American Journal of Preventive Medicine,* 14 (4), 245–58.

Gerhardt A., Leisner S., Hartmann M., Janke S., Seidler G., Eich W. et al. (2016). Eye movement desensitization and reprocessing vs. treatment-as-usual for non-specific chronic back pain patients with psychological trauma: A randomized controlled pilot study. *Frontiers in Psychiatry,* 7 (201), 1–10.

Glaser D. (2014). The effects of child maltreatment on the developing brain. *The Medico-Legal Journal,* 82 (3), 97–111.

Jauch I., Kamm J., Benn L., Rettig L., Friederich H.-C., Tesarz J., Kuner T.& Wieland S. (2023). 2MDR, a micro-computer-controlled visual stimulation device for psychotherapy-like treatments of mice. *eNeuro,* 10 (6), eNEURO.0394-22.2023.

Leisner S., Gerhardt A., Tesarz J., Janke S., Seidler G. H. & Eich W. (2014). Frühe Missbrauchserlebnisse bei chronischem Kreuzschmerz. Direkte und mediierte Effekte früher Missbrauchserlebnisse auf verschiedene Schmerzdimensionen chronischer nichtspezifischer Kreuzschmerzen. *Der Schmerz,* 28 (6), 600–606.

Liedl A. & Knaevelsrud C. (2008). Chronic pain and PTSD: The perpetual avoidance model and its treatment implications. *Torture,* 18 (2), 69–76.

Moos R. & Solomon G. (1965). Psychologic comparisons between women with rheumatoid arthritis and their nonarthritic sisters. I. Personality test and interview rating data. *Psychosomatic Medicine,* 27, 135–49.

Nesse R. (2001). The smoke detector principle. Natural selection and the regulation of defensive responses. *Annals of the New York Academy of Sciences,* 935, 75–85.

Seidler G. H. (2013). *Psychotraumatologie. Das Lehrbuch.* Stuttgart: Kohlhammer.

Tesarz J. & Eich W. (2017). Trauma und Schmerz: eine evolutionsbiologische Perspektive. *Trauma,* 1, 64–77.

Tesarz J., Leisner S., Gerhardt A., Janke S., Seidler G., Eich W. et al. (2014). Effects of eye movement desensitization and reprocessing (EMDR) treatment in chronic pain patients: A systematic review. *Pain Medicine,* 15 (2), 247–63.

Tesarz J., Gerhardt A., Leisner S., Janke S., Treede R. & Eich W. (2015a). Distinct quantitative sensory testing profiles in nonspecific chronic back pain subjects with and without psychological trauma. *Pain,* 156 (4), 577–86.

Tesarz J., Seidler G. H. & Eich W. (2015b). *Schmerzen behandeln mit EMDR.* Stuttgart: Klett-Cotta (6., völlig überarb. u. erw. Aufl. mit umfangreichen Online-Materialien 2024).

Tesarz J., Gerhardt A., Treede R. & Eich W. (2016). Altered pressure pain thresholds and increased wind-up in adult chronic back pain patients with a history of childhood maltreatment: A quantitative sensory testing study. *Pain,* 157 (8), 1799–1809.

Van den Bergh O., Witthöft M., Petersen S. & Brown R. J. (2017). Symptoms and the body: Taking the inferential leap. *Neuroscience & Biobehavioral Reviews*, 74 (Pt A), 185–203.

D

Spezifische Kontexte

PETER L. ZIMMERMANN

1. Traumatisierungen nach militärischen Einsätzen

1.1 Die Bundeswehr im Auslandseinsatz

Seit Beginn der Auslandseinsätze mit einem Feldlazarett in Phnom Penh/Kambodscha Anfang der 1990er Jahre hat für die Bundeswehr, aber auch für die Gesellschaft der Bundesrepublik Deutschland ein Wandlungsprozess begonnen, der bis heute anhält und sowohl organisatorische Umstrukturierungen als auch eine veränderte Perzeption militärischer Strukturen und militärischen Handelns beinhaltet. Erstmals seit Ende des Zweiten Weltkriegs sind deutsche Soldaten wieder in nennenswerter Zahl außerhalb des Staatsgebietes der Bundesrepublik aktiv, so dass die hier gewonnenen Erfahrungen als Beispiel für moderne militärische Aufgabenbereiche, Strukturen und Problematiken in diesem Beitrag dargestellt und diskutiert werden sollen.

Im Jahr 2010 erreichten die Truppenstellungen mit knapp 7000 Soldaten (darunter 349 Frauen) einen Spitzenwert (Quelle: Bundesministerium der Verteidigung, 2010), seit 2012 ist ein kontinuierlicher Rückgang zu verzeichnen. 2023 waren 1800 Soldaten im Einsatz, davon 179 Frauen.[1] Dazu kamen 867 Abstellungen nach Litauen und 461 in die Slowakei (Quelle: www.bundeswehr.de; → Einsatz). Das Spektrum reicht von rein humanitären Einsätzen, bei denen Sanitätssoldaten der Zivilbevölkerung nach Katastrophen Unterstützung leisten (z. B. nach der Tsunami-Katastrophe in Banda Aceh/Indonesien 2004), über »Peacekeeping Missions« nach Bürgerkriegen (hier wäre der Einsatz in Bosnien-Herzegowina zwischen 1997 und 2013 repräsentativ) bis hin zu Kampfeinsätzen wie in Afghanistan oder Mali. Seit 2022 stellen sich in den Planungen verstärkt mögliche militärische Szenarien im Rahmen der Landes- und Bündnisverteidigung in den Vordergrund, in denen der Umgang mit potentiellen frontnahen psychischen Reaktionen eine maßgebliche Rolle spielt.

Diese Entwicklungen gingen und gehen einher mit gesellschaftlichen Diskussionsprozessen über die Legitimation und die Auswirkungen des deutschen Engagements, welche auch die psychischen Folgen für die beteiligten Soldaten einschließen.

---

1 *Hinweis:* Angesichts der quantitativen Geschlechterverteilung in Auslandseinsätzen und im Sinne einer besseren Lesbarkeit des Textes wird hier durchgängig die männliche Form verwendet. Diese schließt allerdings weibliche Soldaten uneingeschränkt mit ein.

1.2 Symptombilder nach Traumatisierung im militärischen Kontext

Die syndromatische Beschreibung von gesundheitlichen Veränderungen bei Soldaten nach Extrembelastungen hat bereits eine längere Geschichte, in deren Anfangszeit ein Zusammenhang zu psychodynamischen Prozessen häufig noch nicht hergestellt werden konnte.

Während des amerikanischen Bürgerkriegs (1861–1865) tauchten Fallbeschreibungen aus den Lazaretten auf, die im Zusammenhang mit Kampfhandlungen von Palpitationen, Kurzatmigkeit, Schwindel, Schweißneigung und intrathorakalen Druck-/Engegefühlen berichteten. Dieser, *Soldier's Heart* genannte, Symptomkomplex wurde zunächst auf Überdehnungen von Thorax und Herz während des militärischen Dienstes zurückgeführt (Da Costa & Medes, 1871). Eng verbunden mit den Schützengräben des Ersten Weltkriegs waren die »Kriegszitterer«. Insbesondere nach länger anhaltendem Granatfeuer beobachtete man bei exponierten Soldaten ein anhaltendes Zittern einzelner Gliedmaßen oder auch des gesamten Körpers, das sich häufig auch nach einem Rücktransport ins Heimatland nicht besserte. Pathogenetisch zog man zunächst direkte Hirnschädigungen durch Druckeinwirkungen in Betracht (»Shell-Shock«), erst später wurde eine mögliche Psychogenese der Symptomatik erkannt (Nonne, 1934; Zimmermann et al., 2005).

Im Zweiten Weltkrieg kam es zu einem Wandel in der psychogenen Symptomausprägung. Kriegszitterer wurden nur noch vereinzelt oder regional begrenzt beobachtet. Stattdessen traten somatoforme Störungen, vor allem des Gastrointestinaltraktes, so zahlreich auf, dass die Betroffenen in »Magenbataillonen« zusammengefasst wurden, die einen eingeschränkten militärischen Dienst verrichteten. Ursachen für diesen Wandel wurden auf breiter Basis diskutiert und sind u. a. in spezifischen Charakteristika der Kriegsführung, aber auch im gesellschaftspolitischen Umfeld zu suchen (Zimmermann et al., 2005).

Durch den Vietnamkrieg und seine in der amerikanischen Öffentlichkeit deutlich präsenten psychischen Folgen (»Post-Vietnam-Syndrom«) wurde erstmals eine systematische psychiatrische Forschung angestoßen, die 1980 zur Aufnahme der »Posttraumatischen Belastungsstörung« in das DSM-III führte.

Im Zusammenhang mit dem zweiten Golfkrieg (1990–1991) kam es dann erneut zu einer Veränderung. Mehr als 100 000 amerikanische und britische Soldaten berichteten über vegetative Labilität, Schlaf- und Konzentrationsstörungen, Gelenk- und Muskelschmerzen und Depression. Über die Ursachen dieses »Golfkriegssyndroms« herrschte lange Unklarheit. Letztendlich wurde jedoch auch hier eine Psychogenese als eine wahrscheinliche Ursache akzeptiert (Lee & Jones, 2007).

1.3 Epidemiologie

Die Angaben zu Prävalenzraten psychischer Erkrankungen, die nach Einwirkung militärbezogener traumatogener Stimuli zu erwarten sind, schwanken erheblich und bilden damit ein multifaktorielles Geschehen ab. »Peacekeeping Missions«, die im Regelfall nicht mit der Notwendigkeit von Kampfhandlungen, sondern eher mit Kontroll- und Überwachungsaufgaben einhergehen, hinterlassen psychische Folgestörungen bei ca. 5–8 % der

Soldaten (Hahne & Biesold, 2002). Nach einem Kampfeinsatz in Afghanistan litten 11 % der US-amerikanischen Teilnehmer unter psychischen Erkrankungen, demgegenüber aber 19 % der Irak-Veteranen (Hoge et al., 2006).

Auch die deutschen Streitkräfte verfügen inzwischen über empirisch gut abgesicherte Studiendaten. Nach einem Auslandseinsatz in Afghanistan war bei 2,9 % der Rückkehrer die Diagnose einer Posttraumatischen Belastungsstörung (PTBS) zu stellen, bei 20,3 % traten weitere psychische Störungen auf, vor allem Angst-, affektive und Suchterkrankungen (Wittchen et al., 2012). Diese Größenordnungen wurden auch in späteren Studien mit einer Gesamtlast von 19,5 % bestätigt (Wesemann et al., 2022).

Nur ein Teil dieser Soldaten begibt sich auch in medizinische Behandlung. Die medizinischen Versorgungssysteme der amerikanischen Streitkräfte verzeichneten in den Jahren 1998/1999 etwa 6 % der Soldaten in ambulanter psychiatrischer Behandlung. In der Bundeswehr waren es im Jahre 2000 1,5 % der männlichen und 1,4 % der weiblichen Soldaten. Bis zum Jahr 2006 stieg die Zahl in Deutschland allerdings insbesondere bei Soldatinnen signifikant an (3,2 %). Die Veränderungen waren bei Soldatinnen insgesamt signifikant stärker als bei Soldaten. Die Unterschiede wurden auf der Basis sowohl der Zulassung von Frauen für alle Laufbahnen in der Bundeswehr als auch der zunehmenden Intensität von Auslandseinsätzen diskutiert (Zimmermann et al., 2009).

Bei Einsatzrückkehrern hatte nur gut die Hälfte (55 %) der psychisch Erkrankten ein Jahr nach Einsatzende eine psychosoziale Beratung in Anspruch genommen, und nur 10–20 % hatten eine fachgerechte Therapie begonnen (Wittchen et al., 2012).

1.4 Psychotherapeutische und psychodynamische Aspekte in militärischen Systemen

Psychotherapeutisch-psychotraumatologisches Arbeiten im militärischen Kontext unterscheidet sich in einer Reihe von Aspekten vom zivilen Bereich. Faktoren wie die demographische Zusammensetzung der Bundeswehr, das Tätigkeitsspektrum (z. B. Auslandseinsätze oder Pendlertätigkeiten) oder die psychodynamische Verarbeitung der Beschäftigung in einem öffentlichen »Dienstverhältnis« spielen eine Rolle für die symptomatische Ausgestaltung von innerpsychischen Konflikten, aber auch für die Erlebnisverarbeitung nach externen Belastungen.

Dazu gehört z. B., dass militärische Systemstrukturen eine psychische Signalwirkung haben können, die Autoritätskonflikte, aber auch idealisierende Erwartungen der Soldaten begünstigen können. Dies hängt u. a. mit der Altersstruktur der Bundeswehr zusammen. Freiwillig Wehrdienst Leistende und Zeitsoldaten mit kürzeren Verpflichtungsverträgen (4–8 Jahre) treten in der Regel zwischen dem 17. und 25. Lebensjahr in die Bundeswehr ein. Psychotherapeutisches Arbeiten in dieser spät- bis postadoleszenten Entwicklungsphase erfordert u. a. den adäquaten Umgang mit Sozialisierungsdefiziten nach Über- und Untersozialisation, die sich als impulsiv-externalisierende oder passiv-vermeidende Verhaltensmodi äußern können (Blankenburg et al., 2008). Dies hat für ein hierarchisches System wie die Bundeswehr eine besondere Relevanz, da zum einen junge Erwachsene mit strukturellen Defiziten eine Affinität dazu entwickeln können, um einen äußerlich stützenden Rahmen zu erhalten. Auf der anderen Seite zeigt der klinische Alltag psychiatrischer Abteilungen in Bundeswehrkrankenhäusern, wie sehr der Anpassungsdruck der Bundeswehr mit »Befehl und Gehorsam« für diese Personengruppe auch eine pathogene Wirkung haben kann.

Ein weiteres Beispiel für die psychodynamische Auseinandersetzung von Soldaten mit ihrem Rollenbild sind spezifische Kognitionsmuster, die nach Einsatz-Traumatisierungen auftreten und die psychotherapeutische Bearbeitung erschweren können (Abb. 1). Die Thematisierung in einem stationären kognitiv-behavioralen Gruppensetting hat sich in einer qualitativen Untersuchung als hilfreich erwiesen (Alliger-Horn et al., 2010).

In ähnlicher Weise scheinen auch persönliche Wertorientierungen, vor allem Benevolenz, Universalismus und Tradition, mit psychoreaktiver Symptombildung in Verbindung zu stehen (Zimmermann et al., 2014). Auf der Grundlage westlich-liberal sozialisierter Werte kann es durch Erfahrungen im Einsatzland zu moralischen Verletzungen (Moral Injury) kommen, die nicht selten mit Phänomenen wie Schuld, Scham oder Zorn einhergehen und zu einem deutlich erhöhten Leidensdruck beitragen können. Diese Dimension gewinnt daher einen zunehmenden Stellenwert in diagnostischen, präventiven und therapeutischen Konzeptionen im militärischen Kontext (Hellenthal et al., 2017; Zimmermann, 2022; Zimmermann et al., 2022).

→ »Ich muss für meinen Dienstherrn alles tun.«

→ »Der Dienstherr/die Vorgesetzten hat/haben versagt.«

→ »Meine Leistung wird von meinen Vorgesetzten nicht anerkannt.«

→ »Ich habe als Soldat versagt.«

→ »Ich habe meine Kameraden im Stich gelassen.«

→ »Ich muss als Soldat stark und unverletzlich sein.«

→ »Ich darf kein Weichei/Schwächling sein.«

→ »Ich darf keine Gefühle zulassen und Probleme nicht zeigen.«

Abb. 1: Beispiele für potentiell belastende Kognitionen einsatztraumatisierter Soldaten

1.5 Versorgungsstrukturen für psychisch traumatisierte Soldaten am Beispiel der Bundeswehr

1.5.1 Rahmenbedingungen

Die konzeptionelle Basis der einsatz-bezogenen psychosozialen Versorgung in der Bundeswehr stellt das *Drei-Phasen-Drei-Ebenen-Prinzip* dar:

Die *erste Dimension* (Phase) beschreibt die Zeiträume, in denen die Maßnahmen einsetzen (Abb. 2):

1. Einsatzvorbereitung,
2. Einsatzbegleitung,
3. Einsatznachbereitung.

Die *zweite Dimension* (Ebene) beschreibt die Versorgungsstrukturen, in denen Stressprävention bzw. Stressbewältigung, Betreuung und Behandlung durchgeführt werden.

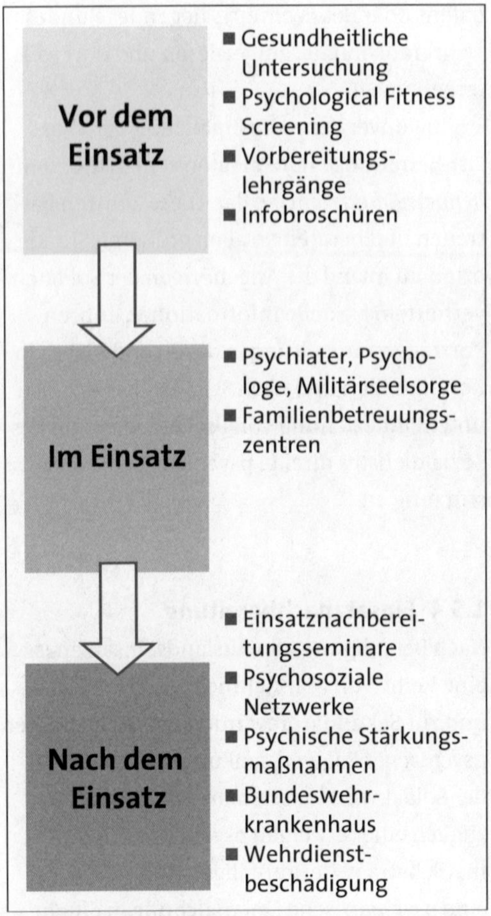

Abb. 2: Elemente des psychosozialen Hilfesystems in der Bundeswehr

- Ebene 1 bezieht sich auf Maßnahmen, die durch Vorgesetzte oder Kameraden der Betroffenen erfolgen können.
- Ebene 2 betrifft den Truppenarzt (Hausarzt), den Truppenpsychologen, Militärseelsorger und Sozialarbeiter, die an der primären gesundheitlichen Versorgung beteiligt sind.
- Auf Ebene 3 werden die der Bundeswehr zugehörigen oder beauftragten zivilen Psychiater sowie ärztlichen und psychologischen Psychotherapeuten tätig.

1.5.2 Primärprävention in der Einsatzvorbereitung

Vor Beginn eines Auslandseinsatzes werden die eingeplanten Soldaten einer allgemeinärztlichen Untersuchung unterzogen. Eine floride psychische Symptomatik (z. B. bei laufender ambulanter Psychotherapie) führt zu einer zumindest vorübergehenden Freistellung von Auslandseinsätzen. Im Zweifelsfall erfolgt eine psychiatrische Begutachtung in einem Bundeswehrkrankenhaus. Zusätzlich kann auf freiwilliger Basis eine psychometrische Screening-Untersuchung durchgeführt werden.

Die Teilnehmer eines Einsatzes werden in mehrwöchigen Lehrgängen mit Hilfe von realitätsnahen Rollenspielen auf potentiell traumatogene Situationen vorbereitet, mit denen sie im Einsatzgeschehen konfrontiert sein können. Zusätzlich werden Entspannungstechniken vermittelt.

Prävention kann internetbasiert unterstützt werden, wie das Beispiel des US-amerikanischen Resilience-Training-Konzeptes zeigt, das multimedial für amerikanische Soldaten mit einsatzbedingten psychischen Belastungen konzipiert wurde (www.armyresilience.army.mil). Seit 2016 verfügt die Bundeswehr über eine Website (www.PTBS-Hilfe.de) sowie eine kostenfreie App (»Coach PTBS«), die eine Vielfalt präventiver psychosozialer Elemente (wie Info-Texte, Podcasts, Audiodateien, Erklärvideos etc.) beinhalten.

1.5.3 Psychosoziale Versorgung im Einsatz

Die psychiatrisch-psychotherapeutische Versorgung von Soldaten im Einsatzgebiet erfolgt, sofern das entsprechende Einsatzmandat dies vorsieht, in den sog. *Feldlazaretten,* die sich in den größeren militärischen Einrichtungen befinden. Das diagnostische Spektrum im Einsatzland umfasst vor allem akute Belastungsreaktionen, Anpassungsstörungen und Posttraumatische Belastungsstörungen, in geringerem Maße auch depressive, somatoforme, Angst- und Alkoholerkrankungen. Die Diagnosenverteilung ist dabei von den jeweiligen militärischen Charakteristika des Einsatzes abhängig (Ungerer et al., 2013). Seit 2014 sind derartige Feldlazarette aufgrund sinkender Truppenstärken nicht mehr eingerichtet worden.

Zudem befinden sich auch ein bis zwei klinische Psychologen sowie ein katholischer und ein evangelischer Geistlicher in den Einsatzgebieten. Zwischen diesen Berufsgruppen besteht eine enge Zusammenarbeit, so dass sich die Aufgaben der ambulanten Gesprächsintervention bei Soldaten in Krisensituationen auf mehrere professionelle Ebenen verteilen (»Psychosoziales Netzwerk«).

Von besonderer Bedeutung ist diese Zusammenarbeit bei Großschadensereignissen wie Attentaten oder größeren Unfällen, bei denen die Notwendigkeit einer interdisziplinären psychosozialen Betreuung besteht.

Bei schweren psychischen Erkrankungen (z. B. Psychosen oder Abhängigkeitserkrankungen) oder bei nicht ausreichend abschätzbarer Prognose der Behandlung vor Ort wird eine *Repatriierung,* d. h. eine Rückführung nach Deutschland auf dem Luftweg, veranlasst. Diese erfolgt nach einer medizinischen Dringlichkeits-Einstufung unterschiedlich schnell und kann im Bedarfsfall binnen eines Tages abgeschlossen sein. Über die Indikation zu einer solchen Rückführung nach Deutschland wird allein auf ärztlicher Ebene entschieden. Nach der Ankunft in Deutschland werden diese Soldaten in ein in der Nähe des Flughafens oder des Wohnorts liegendes Bundeswehrkrankenhaus eingewiesen und dort weiterbehandelt.

Eine unverzichtbare Ergänzung der »Vor-Ort-Betreuung« der Soldaten stellen die *Familienbetreuungszentren* dar. Diese Zentren betreuen und beraten an allen größeren Standorten im Inland die Angehörigen der Soldaten, vermitteln aktuelle Informationen, führen Vortragsveranstaltungen durch und bieten in Konfliktfällen und nach Schadensereignissen unter Einbeziehung von Psychologen und des Sozialdienstes direkte psychosoziale Unterstützung an.

1.5.4 Einsatznachbereitung

Nach Beendigung von Auslandseinsätzen ist eine Reihe von Maßnahmen zum Screening und zur Sekundärprävention einsatzbedingter psychischer Folgeerkrankungen etabliert. Jeder Soldat wird von seinem Truppenarzt bezüglich einer etwaigen psychischen Symptomatik befragt. Bei auffälligen Angaben wird eine psychiatrische Untersuchung in einem Bundeswehrkrankenhaus veranlasst.

Eine psychische Belastung kann auch bei *Einsatznachbereitungsseminaren* auffallen: Im Verlauf der ersten drei Monate nach Einsatzende nehmen alle beteiligten Soldaten verpflichtend an einem drei- bis fünftägigen Seminar teil, bei dem in Gruppen und unter Leitung von ausgebildeten Moderatoren, Psychologen, Sozialarbeitern oder Seelsorgern über den Einsatz und die Wiedereingliederung danach gesprochen wird. Ergibt sich in diesem Rahmen der Verdacht auf eine einsatzbedingte psychische Störung, wird dem Betroffenen eine psychiatrische Untersuchung nahegelegt.

Bei leichteren Beschwerdebildern auf dem

Niveau beginnender psychovegetativer Erschöpfung mit noch nicht evidentem psychiatrischem Krankheitswert kann auch zeitnah und unbürokratisch durch den Soldaten eine dreiwöchige roborierende Kurmaßnahme *(psychische Stärkungsmaßnahme)* in einer zivilen Vertragsklinik beantragt werden. Diese Möglichkeit wird häufig in Anspruch genommen und findet eine hohe Akzeptanz (Zimmermann et al., 2015).

Seit 2009 sind darüber hinaus mehrere niederschwellige Kontaktangebote etabliert worden, die eine Früherkennung und den Zugang erkrankter oder belasteter Soldaten zu den Hilfesystemen erleichtern sollen. Dazu gehören mehrere Internet-Angebote (www.ptbs-hilfe.de, www.angriff-auf-die-seele.de), die bereits erwähnte App (»Coach PTBS«) und eine anonyme, kostenfreie Telefonhotline (Zimmermann et al., 2013).

Seit 2022 ist für eine strukturierte Sekundärprävention ein Manual verfügbar, das im Schwerpunkt durch den psychologischen Dienst verwendet wird und Elemente der allgemeinen Stressprävention mit Hinweisen zum Umgang mit einsatzbezogenen moralischen Konflikten verbindet (Zimmermann 2022).

1.5.5 Therapie einsatzbedingter psychischer Erkrankungen

Die Behandlung einsatzbedingter psychischer Erkrankungen erfolgt vorrangig in multimodalen stationären oder teilstationären Settings in den Bundeswehrkrankenhäusern. Damit ist dem häufig von Soldaten geäußerten Wunsch Rechnung getragen worden, von Therapeuten behandelt zu werden, die über Erfahrungen aus ihrem beruflichen Umfeld und aus Auslandseinsätzen verfügen.

Die in der Bundeswehr angewandten therapeutischen Methoden entsprechen den Empfehlungen der Fachgesellschaften (siehe u. a. S3-Leitlinie der AWMF; Schäfer et al., 2019). Die EMDR-Methode nach F. Shapiro (Eye-Movement Desensitization and Reprocessing) hat dabei einen besonderen Stellenwert (Shapiro, 1998), ebenso die traumafokussierte KVT (kognitive Verhaltenstherapie). In einer kontrollierten Studie ergaben sich Hinweise auf eine Wirksamkeit von EMDR bei einsatztraumatisierten Bundeswehrsoldaten (Köhler et al., 2017). Allerdings war trotz Therapie im Mittel noch eine klinisch relevante traumabezogene Restbelastung zu eruieren, wobei ein Zusammenhang zwischen der therapeutischen Prognose und der Schwere der Traumatisierung bestand (Zimmermann et al., 2007). Alternativ werden auch die Kosten für eine ambulante Traumatherapie oder einen stationären Aufenthalt in einer zivilen Klinik mit traumatologischem Schwerpunkt übernommen.

Seit einigen Jahren wird zunehmend eine strukturierte berufsbezogene Rehabilitation, beginnend bereits während der Akuttherapie, in die Behandlungskonzeptionen der Bundeswehrkrankenhäuser aufgenommen (Langner et al., 2023).

Die Psychotherapie einsatzbedingter psychischer Erkrankungen in der Bundeswehr wird seit 2012 durch Betreuungsangebote für die Angehörigen psychisch erkrankter Soldaten ergänzt. Diese Angebote beinhalten 3- bis 5-tägige kostenfreie Seminare und Informationsveranstaltungen, die interdisziplinär mit psycho-sozialen und seelsorgerischen Elementen, z. T. auch pferde-assistiert, gestaltet werden. In ersten Pilotstudien führten diese zu katamnestisch stabilen Verbesserungen der Lebensqualität bei den betreuten Angehörigen (Wesemann et al., 2015).

Ergänzend kommen seit 2014 kostenfreie Informationsbroschüren zum Umgang mit einsatzbedingten psychischen Erkrankungen für Betroffene und Angehörige sowie auch ein entsprechendes Kinderbuch zur Anwendung (Download vom Portal des Psychotraumazentrums am Bundeswehrkrankenhaus Berlin unter www.bwkrankenhaus.de).

Diese Unterstützungsmöglichkeiten werden wesentlich durch eine Kooperation von Bundeswehreinrichtungen mit der Militärseelsorge im sogenannten »Arbeitsfeld Seelsorge – ASEM« ermöglicht.

Dadurch wurden interdisziplinäre Behandlungsangebote realisiert, u. a. eine dreiwöchige stationäre Gruppentherapie, die auf die Veränderung von Wertorientierungen, moralische Verletzungen sowie Reaktionsformen wie Schuld, Scham und Zorn fokussiert. Erste Daten unter Anwendung der »Compass of Shame«-Skala haben gezeigt, dass dadurch Schamgefühle nachhaltig positiv beeinflusst werden können (Zimmermann 2022; Diekmann et al., 2023).

1.5.6 Begutachtung

Analog zum deutschen Entschädigungsrecht besteht für den Fall psychischer Erkrankungen aufgrund von Einsatzerlebnissen die Möglichkeit, eine Wehrdienstbeschädigung geltend zu machen. Diese wird von Sozialmedizinern und psychiatrischen Fachärzten nach den auch im zivilen Bereich angewandten Richtlinien begutachtet. Wird die Kausalität der Beschädigung anerkannt, kommt es abhängig vom Schweregrad der Beeinträchtigung zu Ausgleichs- oder Rentenzahlungen.

Zusätzlich kann die Dienstzeit bei der Bundeswehr verlängert werden, um eine soziale Absicherung und adäquate Behandlung sicherzustellen (geregelt im »Einsatz-Weiterverwendungsgesetz« sowie in der »Einsatzunfallverordnung«). Auch eine Wiedereinstellung bereits entlassener Soldaten in die Bundeswehr ist auf dieser Grundlage möglich.

Zur Erleichterung der Anwendung der entsprechenden Rechtsvorschriften für die Betroffenen leistet der Sozialdienst der Bundeswehr in einem flächendeckenden Betreuungsnetzwerk praktische Hilfen auch für ehemalige Soldaten. In komplexen Fällen besteht zudem die Möglichkeit, eine ministerielle Ansprechstelle für psychisch und physisch einsatzgeschädigte Soldaten zu nutzen (»Beauftragter PTBS«).

1.6 Perspektiven psychosozialer Versorgung in der Bundeswehr

Obwohl das dargestellte präventive, therapeutische und Nachsorgesystem der Bundeswehr bereits zahlreiche Maßnahmen beinhaltet, besteht in der Bundeswehr – wie auch in anderen Armeen –, worauf Katamnesestudien zum Verlauf posttraumatischer Erkrankungen hinweisen, die Gefahr von Chronifizierungen und prognostisch ungünstigen Verläufen (Zimmermann et al., 2007; Alliger-Horn et al., 2015). Daraus ergab sich für die Bundeswehr die Notwendigkeit, verstärkt innovative, integrative Programme in Prävention und Therapie zu konzipieren und wissenschaftlich zu evaluieren, auch unter Berücksichtigung militärischer Besonderheiten wie moralischer Verletzungen. Aus diesem Grund wurde 2009 am Bundeswehrkrankenhaus Berlin das Forschungs- und Behandlungszentrum für Psychotraumatologie der Bundeswehr (»Psychotraumazentrum«) begründet, das seitdem zahlreiche Projekte in enger Zusammenarbeit mit den psychosozialen Diensten der Bundeswehr sowie in zivil-militärischer Vernetzung umgesetzt hat. Ein entsprechender Forschungsreader ist zum Download verfügbar (Download vom Portal des Psychotraumazentrums am Bundeswehrkrankenhaus Berlin unter www.bwkrankenhaus.de, →Klinik 6).

1.7 Literatur

Alliger-Horn C., Mitte K. & Zimmermann P. (2010). Komorbidität einsatzbedingter psychischer Traumastörungen und ihre Behandlung durch kognitiv-behaviorale Gruppentherapie im BwK Berlin. *Wehrmedizinische Monatsschrift*, 54 (6–7), 182–185.

Alliger-Horn C., Mitte K. & Zimmermann P. (2015). Vergleichende Wirksamkeit vom IRRT und EMDR bei kriegstraumatisierten deutschen Soldaten. *Trauma und Gewalt*, 9 (3), 204–215.

AWMF (2012). S3-*Leitlinie Posttraumatische Belastungsstörung.* Im Internet: www.awmf.org/leitlinien/detail/ll/051-010.html (Zugriff: 4.9.2014).

Blankenburg B., Kölch M. & Mehler-Wex C. (2008). A need for independent adolescence psychiatry and psychotherapy. *Psychiatrische Praxis*, 35 (5), 216–18.

Da Costa T. & Medes J. (1871). On irritable heart; a clinical study of a form of functional cardiac disorder and its consequences. *American Journal of the Medical Sciences*, 61, 18–52.

Diekmann C., Issels L., Alliger-Horn C., Rau H., Fischer C., Thiel T., Willmund G. & Zimmermann P. (2023). Traumatized German soldiers with moral injury – value-based cognitive-behavioral group therapy to treat war-related shame. *Frontiers in Psychiatry*,14, 1173466; doi: 10.3389/fpsyt.2023.1173466.

Hahne H. H. & Biesold K. H. (2002). Präventions- und Behandlungskonzept zur Bewältigung einsatzbedingter psychischer Belastungen bei Soldaten der Bundeswehr. *Praxis klinische Verhaltensmedizin und Rehabilitation*, 57, 39–43.

Hellenthal A., Zimmermann P., Willmund G., Lovinusz A., Fiebig R., Bozoyan C., Maercker A. & Alliger-Horn C. (2017). Einsatzerlebnisse, moralische Verletzungen, Werte und psychische Erkrankungen bei Einsatzsoldaten der Bundeswehr. *Verhaltenstherapie*, 27 (4), 244–252.

Hoge C. W., Auchterlonie J. L. & Milliken C. S. (2006). Mental health problems, use of mental health services, and attrition from military service after returning from deployment to Iraq or Afghanistan. *JAMA*, 295 (9), 1023–32.

Köhler K., Eggert P., Lorenz S., Herr K., Willmund G., Zimmermann P. & Alliger-Horn C. (2017): Effectiveness of Eye Movement Desensitization and Reprocessing in German armed forces soldiers with post-traumatic stress disorder under routine inpatient care conditions. *Military Medicine*, 182 (5), e1672–e1680.

Langner F., Börke A.-K., Heinrich S. & Willmund G. (2023). Interdisziplinäre patientenzentrierte Rehabilitationsteams: Multiprofessionelle Teamarbeit als Erfolgsfaktor für die Zukunft des Rehabilitationsprozesses bei Soldatinnen und Soldaten. *Wehrmedizinische Monatsschrift (WMM)*, 67 (9), 362–367.

Lee H. & Jones E. (2007). Introduction. In: Lee H. & Jones E. (Hrsg.). *War and health. Lessons from the Gulf War.* Chichester: Wiley, 1–4.

Maercker A. (2003). Posttraumatische-Stress-Skala-10 (PTSS-10). In: Hoyer J. & Margraf J. (Hrsg.). *Angstdiagnostik – Grundlagen und Testverfahren.* Berlin: Springer, 401–403.

Nonne M. (1934). Therapeutische Erfahrungen an den Kriegsneurosen in den Jahren 1914–1918. In: Schjerning O. v. (Hrsg.). *Handbuch der ärztlichen Erfahrungen im Weltkriege 1914–1918.* Bd. IV: *Geistes- und Nerven-Krankheiten.* Hrsg. von K. Bonhoeffer. Leipzig: Barth, 102–120.

Schäfer I., Gast U., Hofmann A., Knaevelsrud C., Lampe A., Liebermann P., Lotzin A., Maercker A., Rosner R. & Wöller W. (Hrsg.) (2019). *S3-Leitlinie Posttraumatische Belastungsstörung.* Berlin: Springer.

Shapiro F. (1998). EMDR – *Grundlagen und Praxis.* Paderborn: Junfermann.

Ungerer J., Weeke A., Zimmermann P., Petermann K., Kowalski J. (2013). Akute psychische Störungen deutscher Soldatinnen und Soldaten in Afghanistan. *Zeitschrift für Psychiatrie, Psychologie und Psychotherapie*, 61 (4), 1–5.

Wesemann U., Jensen S., Kowalski L., Gewandt A., Kröger C. & Zimmermann P. (2015). Einsatzbedingte posttraumatische Belastungsstörung im sozialen Umfeld von SoldatInnen. Eine explorative Pilotstudie zur Entwicklung und Evaluierung eines Angehörigenseminars. *Trauma und Gewalt*, 9 (3), 216–225.

Wesemann U., Kowalski J. T., Jacobsen T., Beudt S., Jacobs H., Fehr J., Büchler J. & Zimmermann P. (2016): Evaluation of a technology-based adaptive learning and prevention program for stress response – a randomized controlled trial. *Military Medicine*, 181 (8), 863–871.

Wesemann U., Zimmermann P., Köhler K., Braun C., Heinrich S., Gründler T. O. J., Konhäuser L. & Bühler A. (2022). Erfassung psychischer Störungen vor und nach militärischen Auslandseinsätzen bei Kampftruppen. *Trauma*, 4, 6–18.

Wittchen H. U., Schönfeld S., Kirschbaum K., Thurau C., Trautmann S., Klotsche R. & Zimmermann P. (2012). Traumatic experiences and posttraumatic stress disorder in soldiers following deployment abroad – how big is the hidden problem? *Deutsches Ärzteblatt International*, 109 (35–36), 559–568.

Zimmermann P. (2022). *Trauma und moralische Konflikte. Einführung und Manual für die präventive und therapeutische Arbeit mit Einsatzkräften.* Stuttgart: Klett-Cotta.

Zimmermann P., Hahne H. H., Biesold K. H. & Lanczik M. (2005). Psychogene Störungen bei deutschen Soldaten des Ersten und Zweiten Weltkrieges. *Fortschritte der Neurologie/Psychiatrie*, 73 (2), 91–102.

Zimmermann P., Biesold K. H., Barre K., Lanczik M. H. (2007). Long-term course of posttraumatic stress disorder (PTSD) in German soldiers: Effects of inpatient eye movement desensitization and reprocessing therapy and specific trauma characteristics in patients with non-combat related PTSD. *Military Medicine*, 172 (5), 456–460.

Zimmermann P., Hahne H. H. & Ströhle A. (2009). Psychiatrische Erkrankungen bei Bundeswehrsoldaten. Veränderungen in der Inanspruchnahme medizinischer Versorgungssysteme im Vergleich der Jahre 2000 und 2006. *Trauma und Gewalt*, 3 (4), 316–327.

Zimmermann P., Alliger-Horn C., Willmund G., Dunker S. & Kowalski J. (2013). Integration moderner Medien in das psychosoziale Versorgungsangebot deutscher Soldaten. *Zeitschrift für Psychotraumatologie, Psychotherapiewissenschaft und Psychologische Medizin*, 2, 27–35.

Zimmermann P., Firnkes S., Kowalski J., Backus J., Siegel S., Willmund G. & Maercker A. (2014). Personal values in soldiers after military deployment: Associations with mental health and resilience. *European Journal of Psychotraumatology*, 5, 1–5.

Zimmermann P., Kowalski J. T., Niggemeier-Groben A., Sauer M., Leonhardt R. & Ströhle A. (2015). Evaluation of an inpatient preventive treatment program for soldiers returning from deployment. *Work*, 50 (1), 103–110.

Zimmermann P., Bruns S., Fischer C., Schanze S., Wesemann U. & Muschner P. (2022). Programm zur Sekundärprävention von Traumafolgestörungen und moralischen Konflikten nach militärischen Auslandseinsätzen. *Trauma*, 4, 20–31.

LAURA PIELMAIER, JÖRG ANGENENDT UND ULRICH FROMMBERGER

2. Traumafolgestörungen nach Verkehrsunfällen

Verkehrsunfälle zählen zu den weltweit am häufigsten auftretenden potentiell traumatisierenden Ereignissen. Im Jahr 2021 wurden in Deutschland knapp zweieinhalb Millionen Unfälle polizeilich erfasst, wobei 325 691 Personen körperliche Verletzungen erlitten, 2562 Personen ihr Leben verloren (Statistisches Bundesamt, 2022). Trotz dieser »Allgegenwärtigkeit« von Verkehrsunfällen in unserem Alltag sind sie im Einzelfall unvorhersehbar. Sie sind für die Betroffenen unkontrollierbar und haben ein inhärentes Bedrohungspotential für die körperliche und psychische Unversehrtheit. Die emotionalen Reaktionen auf Unfallereignisse unterscheiden sich interindividuell und im zeitlichen Verlauf sehr stark. Beispielsweise können Ängste bereits unmittelbar während des Unfalls und mit einer Intensität bis zur Todesangst oder erst nach einer anfänglichen Schockphase beim späteren Rekapitulieren des Geschehens und von dessen Folgen auftreten. Die Heterogenität der Reaktionen hängt dabei nicht nur mit den vielfältigen situativen »objektiven« Merkmalen wie den Unfallumständen und der Verletzungsschwere, sondern auch mit dem subjektiven Unfallerleben zusammen.

Die psychopathologischen Folgen von Verkehrsunfällen wurden bisher hauptsächlich mit Fokus auf der Posttraumatischen Belastungsstörung (PTBS) untersucht. Als mögliche weitere psychische Störungen kommen aber auch Angst- und depressive Störungen, Schmerzsyndrome, Substanzmissbrauch oder deren Kombinationen in Betracht. In den meisten Fällen sind die psychischen Belastungs- und Folgereaktionen vorübergehend. Bei einer Minderheit von Unfallverletzten chronifizieren die initialen Symptome jedoch längerfristig. Sie schränken das individuelle Leben der Betroffenen sowie deren Funktionstüchtigkeit massiv ein und bedürfen somit der therapeutischen Intervention.

Im Folgenden werden zunächst epidemiologische Befunde zu Traumafolgestörungen nach Verkehrsunfällen und den Bedingungen, die das Risiko erhöhen, unter einer solchen Störung zu leiden, zusammengetragen. Anschließend wird von Ansätzen zur Prävention und Therapie der Symptomatik sowie von empirischen Befunden zu deren Wirksamkeit berichtet.

2.1 Psychopathologie nach einem Verkehrsunfall

2.1.1 Belastungsreaktionen und methodische Probleme ihrer Messung

Die bevölkerungsbasierte epidemiologische Studie von Kessler, Sonnega, Bromet et al. (Kessler et al., 1995) ergab für die USA eine Lebenszeitprävalenz für Unfälle von etwa 20 % und für eine unfallbedingte PTBS von 8 %. Die Werte aus europäischen Studien liegen gewöhnlich etwas darunter. Inzwischen liegt eine große Anzahl von Einzelstudien in mehreren Ländern zur Prävalenz von PTBS nach Straßenverkehrsunfällen vor. Die Angaben zeichnen sich durch eine hohe Heterogenität aus, mit PTBS-Raten zwischen 6 % und 45 % mindestens einen Monat nach einem Verkehrsunfall (vgl. Heron-Delaney et al., 2013). Die Autoren dieses Überblicksartikels über 35 Primärstudien konnten drei Gründe für die unterschiedlichen Angaben identifizieren: Zum einen unterschieden sich die Studien deutlich hinsichtlich des Erfassungszeitpunkts, wobei mit größerem Abstand zum Unfallereignis tendenziell geringere Prävalenzen berichtet wurden. Weiter wurden in stärker entwickelten Ländern, wie etwa Australien und den USA, niedrigere Prävalenzen gefunden als in Schwellenländern. Hier scheinen sozioökonomische und kulturelle Faktoren eine Rolle zu spielen. Außerdem erbrachten Studien mit größeren und stärker repräsentativen Teilnehmerzahlen eine konservativere Schätzung. Eine Metaanalyse über 15 Studien aus sieben Ländern, die jeweils mindestens 200 Personen untersuchten, ergab eine gepoolte Prävalenz von 22,25 % (95 %-Konfidenzintervall: 16,71–28,33 %) für eine PTBS nach Straßenverkehrsunfällen (Lin et al., 2018). Wichtig ist, bei den genannten Ergebnissen zu beachten, dass sie sich vermutlich lediglich auf die Teilpopulation der Personen beziehen, die in einen Verkehrsunfall mit körperlichen Verletzungen und anschließender medizinischer Versorgung involviert waren (s. auch O'Donnell et al., 2003).

> Eine PTBS tritt bei ca. einem Fünftel von durch Verkehrsunfälle Verletzten auf.

2.1.2 Weitere Psychopathologien nach einem Verkehrsunfall

Wenige Studien liegen vor, die – neben dem Störungsbild der PTBS – explizit von anderen psychopathologischen Auffälligkeiten infolge von Verkehrsunfällen berichten. Die vorliegenden Untersuchungen sind darauf beschränkt, dass sie zumeist zur PTBS vorliegende Komorbiditäten erfassen. Auch hier ist mit Selektionseffekten zu rechnen, denn die Studien wurden in den meisten Fällen mit Verkehrsunfallverletzten durchgeführt, die einer medizinischen Behandlung bedurften. In ihrem Literaturüberblick berichten Beck und Coffey (2007), mit einer Rate von ca. 40 % träten komorbide depressive Episoden nach Verkehrsunfällen ähnlich häufig auf wie nach anderen potentiell traumatisierenden Erlebnissen. Die Schätzungen zum Vorliegen weiterer Angststörungen liegen bei 7–31 %. Sehr häufig sind hierbei spezifische Phobien bezogen auf die Teilnahme am Straßenverkehr zu beobachten. Die Autoren schließen aus den wenigen vorliegenden Studien, schädlicher Substanzmittelgebrauch läge möglicherweise seltener komorbid vor als bei der PTBS nach anderen Traumaarten.

Ein weiterer wichtiger Störungsbereich steht im Zusammenhang mit unfallbedingten Verletzungen, wobei zwischen organischer und psychischer Verursachung oft nur schwer zu unterscheiden ist. Neben organischen Psychosyndromen wie z. B. dem postkontusionellen Syndrom nach einer Hirnverletzung treten nach Unfällen sehr häufig chronische Schmerzsyndrome auf. In einer prospektiven Studie mit Verunfallten, die auf einer Notfallstation versorgt werden mussten, fanden Jenewein et al. (2009) drei Jahre nach dem Unfall bei 45 % der Stichprobe und bei nahezu allen Personen mit einer PTBS-Diagnose (syndromal und subsyndromal) chronische Schmerzen. Angesichts der hohen Komorbiditätsraten wird dem gemeinsamen Auftreten von PTBS und chronischem Schmerz in letzter Zeit vermehrt Aufmerksamkeit geschenkt. Beide Störungsbereiche stehen in komplexer Interaktion: Die für die PTBS typischen physiologischen, affektiven und Verhaltensauffälligkeiten können die Schmerzsymptomatik aufrechterhalten oder sogar verstärken. Umgekehrt beeinflussen die mit chronischen Schmerzen assoziierten kognitiven, affektiven und Verhaltensmerkmale rückwirkend die PTBS-Symptomatik. Beispielsweise können Schmerzen, da sie mit den Verletzungen durch den Unfall assoziiert werden, intrusive Erinnerungen an das traumatische Ereignis oder andere Wiedererlebenssymptome hervorrufen und damit auch zu einem verstärkten Arousal führen. Weiterhin wird angenommen, dass für die parallele Genese von PTBS und chronischem Schmerz eine gemeinsame Vulnerabilität besteht (für einen Überblick siehe Asmundson & Katz, 2009; Frommberger, 2016).

2.2 Symptomverläufe nach Verkehrsunfällen

Die akute Belastungsreaktion (ABR) wird in der ICD-10 als Kategorie genutzt, um initiale, d. h. bis zu wenige Tage nach dem traumatischen Ereignis auftretende Symptome zu erfassen. Im DSM-5 ist die akute Stressstörung (acute stress disorder – abgekürzt: ASD) als frühe Form der PTBS innerhalb der ersten 4 Wochen nach dem traumatisierenden Ereignis konzeptualisiert. Neben Symptomen der PTBS ist dieses Syndrom durch dissoziative Symptome definiert. Bryant und Harvey (1998; Harvey & Bryant, 1999) berichten in Studien mit Verkehrsunfallverletzten eine Rate von etwa 15 % ABR (ASD dürfte im US-Sprachraum verwendet worden sein) im ersten Monat nach dem Unfall. Im Längsschnitt zeigte sich, dass 82 % der zuvor mit einer ASD diagnostizierten Personen sechs Monate nach dem Unfall die Kriterien einer PTBS erfüllten. Von den Personen ohne ASD waren es weitere 11 %, so dass die PTBS-Rate insgesamt 24 % betrug.

Allgemein ist bei der PTBS bei bis zu einem Viertel der Betroffenen mit chronischen Verläufen über mehrere Jahre hinweg zu rechnen (Kessler et al., 1995). Barth et al. (2005) fanden für eine deutsche Stichprobe fünf Jahre nach einem Verkehrsunfall eine PTBS-Rate von 10 % und eine partielle PTBS bei weiteren 14 % der Befragten.

Im Zusammenhang mit einer PTBS nach schweren Verletzungen ist darauf hinzuweisen, dass die Symptomatik auch erst mit zeitlicher Verzögerung auftreten kann. Ein solcher sogenannter »delayed onset« für die PTBS wird bei bis zu einem Viertel der von Traumaerfahrungen Betroffenen beschrieben (Smid et al., 2009; Utzon-Frank et al., 2014). In einer großen Studie bei stationär behandelten Unfallverletzten (n = 834) fand sich nach einem Jahr bei 9 % das Vollbild einer PTBS. Die Hälfte dieser Patienten zeigte dabei eine PTBS mit verzögertem Beginn, die drei Monate nach dem Unfall noch nicht manifest gewesen war (O'Donnell et al., 2013). Nach dem Unfall befinden sich Patienten zunächst in einer geschützten medizinischen Umgebung, in der der Hauptfokus auf der Behandlung der körperlichen Verletzungsfolgen liegt. Häufig erfolgen intensive pharmakologische Behandlungen, z. B. mit Analgetika, die psychisch sedierende Wirkungen haben. Während der Erstbehandlungs- und Rehabilitationsphase sind Unfallopfer häufig von situativen Auslösern traumatischer Erinnerungen, mit denen sie z. B. im Straßenverkehr konfrontiert werden, abgeschirmt. Das Realisieren von Grenzen der medizinischen Behandelbarkeit mit irreversiblen Verletzungsfolgen und die Rückkehr in den Alltag mit gestiegenen Anforderungen können zum verzögerten Auftreten psychischer Folgesyndrome führen. Bislang nicht oder nicht so stark ausgeprägte Symptome manifestieren sich möglicherweise erst unter diesen Bedingungen. Auch sich erst später abzeichnende Belastungen (z. B. Einschränkungen der Erwerbsfähigkeit, Wechsel der beruflichen Tätigkeit, finanzielle Einbußen) können unfallreaktive psychische Störungen begünstigen. Prämorbide Belastungen können auch hier eine zusätzliche, wichtige Rolle spielen (Andrews et al., 2007).

2.3 Vulnerabilität für eine PTBS nach einem Unfall

In Kapitel A2 werden universelle Risiko- und Schutzfaktoren der PTBS aufgeführt und ausführlich diskutiert. Diese gelten prinzipiell auch für eine unfallbedingte PTBS, zumal solche Faktoren häufig in Studien mit »Verkehrsunfallverletzten« identifiziert wurden. Im Folgenden soll daher lediglich auf einige Faktoren eingegangen werden, die speziell bei Verkehrsunfallverletzten eine wichtige Rolle spielen.

Die intuitive Vermutung, dass der Grad der Schwere des Unfalls und das Ausmaß der psychischen Reaktionen direkt korrelieren, hat sich empirisch als nicht wirklich eindeutig erwiesen. Während einige Autoren deutliche Zusammenhänge zwischen den Schweregraden der Verletzung und der posttraumatischen Belastungssymptomatik fanden (z. B. Frommberger et al., 1998), zeigten sich in anderen Studien keine oder nur geringe Korrelationen (Gabert-Quillen et al., 2011). Der Schweregrad der Verletzung wurde dabei auf unterschiedliche Weise operationalisiert; die Kriterien der Einschätzung reichen dabei von einer streng objektiven Beurteilung der Verletzungsschwere (z. B. Injury Severity Score) über die Notwendigkeit einer intensivmedizinischen Behandlung, eines chirurgischen Eingriffs oder die Dauer des Krankenhausaufenthaltes bis hin zu eher subjektiven Einschätzungen des Schweregrads der Verletzungen durch die Betroffenen selbst. Konsistent stärkere Zusammenhänge wurden zwischen den subjektiven Beurteilungen des peritraumatischen Unfallerlebens, wie z. B. der erlebten Todesangst, und der PTBS-Symptomatik gefunden. Relevanter als die initiale Schwere der Verletzungen scheinen zudem im Langzeitverlauf die körperlichen Unfallfolgen zu sein, die sich in funktionellen Einschränkungen, äußerlich sichtbaren körperlichen Entstellungen und (chronischen) Schmerzen äußern können.

Die Frage, ob eine Amnesie in Bezug auf das Ereignis, wie sie bei Hirnverletzungen häufig vorkommt, einen protektiven Effekt gegenüber Belastungsstörungen haben kann, ist bislang nicht abschließend geklärt. Entgegen weitverbreiteten Auffassungen kann sich auch eine PTBS entwickeln, wenn kurzzeitig Bewusstlosigkeit vorlag. Es gibt Hinweise, dass mit zunehmendem Schweregrad des Schädel-Hirn-Traumas (z. B. längere Bewusstlosigkeits- oder Komadauer) PTBS-Symptome seltener auftreten (vgl. z. B. Zatzick et al., 2010). Die Arbeitsgruppe um Bryant hat sich intensiv mit diesem Thema auseinandergesetzt und festgestellt, dass viele Studien aufgrund der Symptomüberlappung zwischen PTBS und durch eine Hirnverletzung bedingten Veränderungen, wie z. B. den Schlaf- und Konzentrationsstörungen, nur bedingt Aussagen zulassen (Bryant, 2001). In eigenen Studien zeigten die Autoren hingegen, dass sich Personen mit und ohne schwere Hirnverletzung nicht hinsichtlich des PTBS-Schweregrades unterschieden. Als mögliche Erklärung für das Auftreten von PTBS-Symptomen, wenn Erinnerungen an das Ereignis selbst fehlen, führen die Autoren implizite Verarbeitungsprozesse auf. Patienten werden z. B. durch Zeugenberichte oder Fotos ihres Unfalls mit dem Geschehenen konfrontiert. Zudem kann das Unfallgeschehen auf einer nicht-expliziten Ebene gespeichert werden. Außerdem bleibt zu beachten, dass auch die Folgen von Verletzungen, einschließlich beängstigender medizinischer Interventionen oder Behandlungsbedingungen, ein Traumatisierungspotential haben können.

Noch nicht abschließend geklärt ist der Stellenwert straf- und sozialrechtlicher Aspekte in der Zeit nach dem Verkehrsunfall (Heron-Delaney et al., 2013; Elbers et al., 2013). Vor allem im angloamerikanischen Raum wird dieser Gesichtspunkt bei Studien zu Folgen von Verkehrsunfällen vermehrt berücksichtigt. Eine längerfristige Verwicklung in einen Rechtsstreit könnte die natürliche Rückbildung von Symptomen behindern. Das ständige Wiedererinnertwerden durch juristische Auseinandersetzungen und Begutachtungen sowie finanzielle Konsequenzen des Unfalls können Ärger- und Schuldgefühle begünstigen. Diese negativen traumabezogenen Emotionen spielen eine wichtige Rolle bei der Aufrechterhaltung von PTBS-Symptomen (vgl. z. B. Ehlers & Clark, 2000; vgl. Kap. A1).

Das Vorliegen komorbider Störungen wirkt sich allgemein negativ auf die Behandlungsprognose für eine PTBS aus (vgl. Kap. F1). Bei Verkehrsunfällen mit Verletzungen wird dies insbesondere in Bezug auf chronische Schmerzen relevant (Asmundson & Katz, 2009; Beck & Coffey, 2007; Frommberger, 2016).

2.4 Psychotherapie bei der PTBS nach einem Verkehrsunfall

Da sich bei einem Großteil der Betroffenen anfänglich auftretende Stressreaktionen ohne weitere Intervention zurückbilden, wird zur Behandlung von akuten Folgen einer psychischen Traumatisierung ein gestuftes Vorgehen empfohlen (z. B. S2k-Leitlinie: »Diagnostik und Behandlung von akuten Folgen psychischer Traumatisierung« der Arbeitsgemeinschaft der Wissenschaftlichen Medizinischen Fachgesellschaften [AWMF] unter der Federführung der DeGPT, DGPPN, DGPs, DGPM und des DKPM; AWMF, 2019). Unmittelbar nach einem Unfall sollen unspezifische Maßnahmen der psychosozialen Akuthilfe angeboten werden. Sie bieten die Möglichkeit, das traumatisierende Potential der Unfallsituation zu »puffern« bzw. zu reduzieren, akute psychische Belastungen zu verringern und langfristigen Folgestörungen im Sinne einer Sekundärprävention vorzubeugen. Gleichzeitig wird eine erste diagnostische Einschätzung der psychosozialen Folgen ermöglicht. Lasogga und Gasch (2011) haben hierzu auf der Grundlage von Interviews mit Unfallopfern und Rettungspersonal sowie der Durchsicht der aktuellen Forschungsliteratur einige Grundregeln zur »psychischen Ersten Hilfe« für Laien und professionelle Helfer aufgestellt (siehe auch Kröger 2013).

Spezifische Ansätze zur Prävention der PTBS nach einer Traumatisierung, die nach dem Motto »one fits all« vorgehen und alle Betroffenen gleichermaßen adressieren, haben sich in der Psychotraumatologie nicht allgemein durchgesetzt. Aufgrund der Gefahr von Re- oder Sekundärtraumatisierungen sollten spezifische Interventionen primär bei Personen durchgeführt werden, die nach einer Vorauswahl als akut besonders schwer belastet gelten und/oder aufgrund weiterer Merkmale ein erhöhtes Risiko aufweisen, längerfristig unter chronischen stressbezogenen Störungen zu leiden. Zur Identifikation dieser Betroffenengruppe wurden sogenannte Screeningverfahren entwickelt, die mit wenig Aufwand in Fragebogenform frühe PTBS-Symptome (z. B. Stieglitz et al., 2002) und weitere Risikofaktoren erfassen. Bei Personen mit auffälliger Ausprägung sollte zur Indikationsstellung anschließend eine ausführliche klinische Diagnostik unter Anwendung gängiger Assessmentverfahren erfolgen (siehe Kap. F1). Zur individuellen Therapieplanung sind weitere diagnostische Schritte wie beispielweise die Erfassung komorbider Störungen, insbesondere chronischer Schmerzen, unverzichtbar.

Allzu häufig bleiben psychische Folgen von Unfällen im weiteren Verlauf unbeachtet und unerkannt. In der primärärztlichen Versorgung ist das Wissen über spezielle Diagnose- und Behandlungsoptionen unzureichend. Vorbehalte, Abwehrmechanismen und Stigmatisierungsängste bei Betroffenen sowie Schnittstellenprobleme bei der Weitervermittlung (Verfügbarkeit, Wartezeiten) können den Zugang zu wirksamen Hilfestellungen erschweren oder unmöglich machen (Angenendt, 2014).

In »stepped-care« Ansätzen wird ein zweistufiges Vorgehen aus frühem Fragebogen-Screening in den ersten (2–4) Wochen und weiterer Verlaufsbeobachtung mit qualifizierter psychodiagnostischer Untersuchung empfohlen, wenn gravierende psychische Belastungssymptome für mehr als 4 bis 6 Wochen fortbestehen (Angenendt, 2014).

Die Gruppe um Bryant und Harvey (Bryant et al., 1998) entwickelte ein traumafokussierendes Verfahren zur Frühintervention, um bei bestehender ASD eine Persistenz der Symptome und somit den chronischen Verlauf einer PTBS zu verhindern. Diese Kurzzeitintervention mit fünf wöchentlichen Sitzungen ist aus der kognitiven Verhaltenstherapie abgeleitet und umfasst eine Psychoedukation über typische posttraumatische Reaktionen, ein Entspannungstraining, imaginative und In-vivo-Exposition sowie die Umstrukturierung posttraumatisch veränderter Kognitionen. In Studien mit verschiedenen Traumagruppen, darunter auch Verkehrsunfallopfer, zeigte die Kurzzeittherapie deutlich bessere Effekte als eine unspezifische Beratung (Bryant & Harvey, 1998). Die Überblicksarbeit von Guest et al. (2016) und die Metaanalysen von Roberts et al.

(2009, 2019a, 2019b) sowie Kliem und Kröger (2013) unterstreichen die Bedeutung der traumafokussierten KVT in der Frühintervention. Ein deutschsprachiges Manual zur psychologischen Frühintervention der ABR haben Kröger et al.(2012) vorgelegt. Die Studienlage zur Effektivität einer psychopharmakologischen Frühintervention zur Verhinderung einer PTBS nach Typ-I-Trauma wie einem Verkehrsunfall ist insgesamt wenig ergiebig. Es gibt z. B. keinen Hinweis auf die Wirksamkeit der sonst bei einer PTBS eingesetzten SSRI oder SNRI in der Prävention einer PTBS. Eine gewisse Evidenz liegt für die Wirksamkeit von Hydrocortison vor (Amos et al., 2014), die aber in späteren Studien nicht bestätigt werden konnte (Bryant 2021).

Trotz der vielversprechenden Wirksamkeitsnachweise bezüglich der indizierten sekundären Prävention bezüglich einer PTBS suchen die meisten Verkehrsunfallverletzten erst dann therapeutische Unterstützung auf, wenn die Symptomatik bereits mehrere Monate andauert und zu längerfristigen Einschränkungen im Alltag führt. Zur Behandlung einer unfallbedingten manifesten PTBS eignen sich prinzipiell alle traumafokussierenden Psychotherapieverfahren, deren Wirksamkeit für die PTBS nachgewiesen wurde (z. B. kognitive Verhaltenstherapie, Eye Movement Desensitization and Reprocessing, vgl. Kap. F6 zur kognitiven Verhaltenstherapie [KVT] und Kap. F7 zu EMDR). Lediglich für die KVT liegen Effektivitätsnachweise aus kontrollierten, randomisierten Studien mit Verkehrsunfallverletzten vor. Sie zeigen, dass selbst mehrere Jahre nach dem Unfall bei ca. 80 % der Betroffenen mit subsyndromaler und syndromaler PTBS eine Therapie erfolgreich sein kann (für einen Überblick siehe Beck & Coffey, 2007). Zum Abbau verkehrsbezogenen Vermeidungsverhaltens, der intensiven Angst, der Wiedererlebenssymptome sowie der Übererregung sind konfrontative Techniken, kombiniert mit einem Entspannungstraining, die Methode der Wahl. Andere intensive negative Emotionen (z. B. Überlebensschuld, Rachegedanken in Bezug auf den Unfallverursacher, Selbstvorwürfe) sprechen weniger auf eine Exposition an und bedürfen der Anwendung kognitiver Strategien. Auch für eine nicht-traumaspezifische, unterstützende Psychotherapie, wie sie als Kontrollbedingung in den genannten Wirksamkeitsstudien zur KVT eingesetzt wurde, konnte eine gewisse Effektivität bezüglich der unfallbedingten PTBS gezeigt werden.

Für den deutschsprachigen Raum haben Zöllner, Karl, Maercker et al. (Zöllner et al., 2005) den von Blanchard und Hickling für Verkehrsunfallverletzte entwickelten KVT-Ansatz aus dem Englischen übertragen, erweitert und um Elemente der kognitiven Therapie von Ehlers und Clark (2000) ergänzt. Zusätzlich zu den in der Behandlung von Typ-I-Traumafolgestörungen üblichen KVT-Standardverfahren wird der Fokus verstärkt auf die Behandlung verkehrsbezogener Ängste und die Umstrukturierung unfallbedingter kognitiver Verzerrungen, die zu starken Ärger- und Schuldgefühlen führen können, gerichtet. Das manualisierte, aber individualisiert anzuwendende Verfahren sieht zehn doppelstündige Sitzungen vor, die sich aus den folgenden Bausteinen zusammensetzen:

- Psychoedukation zur PTBS-Entstehung und -Aufrechterhaltung, Vermittlung der Therapierationale,
- Entspannungstraining zum Stressmanagement,
- Erstellung einer Unfallbeschreibung und Lesekonfrontation,

- In-sensu-Exposition (imaginative Exposition),
- In-vivo-Exposition,
- kognitive Therapie von Ärger- und Schuldgefühlen,
- Offenlegung der Erfahrung gegenüber nahen Angehörigen,
- Integration der Erfahrung in die Lebensgeschichte, posttraumatische Reifung,
- Rückfallprophylaxe.

Einige Themen spielen in der Therapie der PTBS nach Verkehrsunfällen eine besondere Rolle. Das im Abschnitt »Weitere Psychopathologien nach einem Verkehrsunfall« angesprochene komplexe Zusammenspiel von Schmerz- und PTBS-Symptomatik bei Patienten mit verletzungsbedingten Schmerzen legt eine parallele Behandlung beider Symptombereiche nahe, um den gegenseitigen Verstärkungszyklus zu unterbrechen. Es ist dabei wichtig, dass der Patient bzw. die Patientin lernt, zwischen Schmerzen und PTBS-Symptomen als unterschiedliche Unfallfolgen zu differenzieren. Da sich auch zur Behandlung von chronischem Schmerz die KVT als hochwirksame Methode erwiesen hat, empfiehlt es sich, bei Bedarf entsprechende Techniken in die Behandlung der unfallbedingten PTBS zu integrieren, wie z. B. den (Wieder-) Aufbau von physischer Aktivität und die Exposition mit gefürchteten und vermiedenen schmerzverursachenden Situationen sowie angstauslösenden Körperempfindungen (für einen Überblick siehe Asmundson & Katz, 2009).

Schmerzen und andere körperliche Unfallschäden können weitere Einschränkungen der Lebensqualität nach sich ziehen, wenn beispielweise die berufliche Tätigkeit aufgegeben werden muss oder andere Rollen im Leben des Betroffenen nicht weiter ausgeübt werden können bzw. die diesen Rollen entsprechenden Aktivitäten an das neue Niveau der körperlichen und geistigen Leistungsfähigkeit angepasst werden müssen. In diesem Zusammenhang nehmen die Bearbeitung existenzieller Fragen, die Integration des Erlebten in die eigene Biografie und die Entwicklung einer angepassten, veränderten Lebensperspektive einen großen Stellenwert in der Therapie ein.

Eine spezielle psychopharmakologische Behandlung der PTBS nach Verkehrsunfällen ist nicht systematisch untersucht. Hier gelten daher die allgemeinen Empfehlungen der Leitlinien, nach denen die SSRI (Selektive Serotonin-Wiederaufnahmehemmer, z. B. Paroxetin, Sertralin) oder die SNRI (Serotonin-Noradrenalin-Wiederaufnahmehemmer, z. B. Venlafaxin) Mittel der Wahl bei der psychopharmakologischen Behandlung einer PTBS sind (Watts et al., 2013; AWMF, 2019). In Deutschland sind lediglich Paroxetin und Sertralin für die PTBS-Behandlung zugelassen. Benzodiazepine sind bei sowohl der Frühintervention als auch der Therapie der PTBS zu vermeiden, da sie langfristig eher zu mehr PTBS und Depression führen können. Eine psychopharmakologische Behandlung sollte jedoch nicht die alleinige Therapie sein. Eine ausführliche Psychoedukation und eine psychotherapeutisch stützende Behandlung sollten in jedem Falle durchgeführt werden, bevorzugt jedoch eine begleitende Therapie mit KVT oder EMDR (AWMF, 2019).

2.5 Fazit

Verletzungen bei Verkehrsunfällen sind häufige, alltagsnahe Erfahrungen und betreffen sehr viele Menschen. Die individuellen psychischen Reaktionen fallen initial und im weiteren Verlauf sehr unterschiedlich aus. Prä-, peri- und posttraumatische Faktoren spielen dabei eine wichtige Rolle. Ein verhältnismäßig geringer Anteil von Betroffenen leidet dauerhaft unter Symptomen der PTBS und/oder weiteren Traumafolgestörungen. Ein qualifiziertes Monitoring von Belastungsreaktionen sollte schon innerhalb weniger Tage bis spätestens Wochen nach dem Unfall beginnen, um frühzeitig Personen zu identifizieren, bei denen eine über die medizinische Versorgung von Unfallfolgen hinausgehende psychosoziale Unterstützung notwendig ist. Dabei sind Umweltfaktoren, wie etwa die schützende Umgebung von Akut- oder Rehabilitationskliniken oder die soziale Unterstützung der Verletzten, ebenso zu berücksichtigen wie allgemeine Risiko- und Schutzfaktoren der PTBS. Davon abhängig ist im individuellen Fall zu entscheiden, ob eine unspezifische oder traumaspezifische therapeutische Frühintervention indiziert ist. Zur Gewährleistung der beschriebenen Versorgungskette ist eine engmaschige Zusammenarbeit zwischen verschiedenen Fachdisziplinen und Institutionen notwendig. Zur Behandlung manifester Traumafolgestörungen nach Verkehrsunfällen haben sich traumafokussierende Verfahren (KVT, EMDR) als wirksam erwiesen, die neben Stressmanagement und Expositionstherapie auch emotionale Veränderungen wie Ärger- und Schuldgefühle bearbeiten. Flankierend können Antidepressiva wie SSRI oder SNRI – gerade bei komorbider Depression – die Symptomatik reduzieren und die Psychotherapie unterstützen.

2.6 Literatur

Amos T., Stein D. J. & Ipser J. C. (2014). Pharmacological interventions for preventing post-traumatic stress disorder (PTSD). *Cochrane Database of Systematic Reviews*, Issue 7, Art. No. CD006239; doi: 10.1002/14651858.CD006239.pub2.

Andrews B., Brewin C., Philpot, R. & Stewart, L. (2007). Delayed-onset posttraumatic stress disorder: A systematic review of the evidence. *American Journal of Psychiatry*, 164, 1319–1326.

Angenendt J. (2014). Psychische Folge von Unfällen und deren Versorgung. *Bundesgesundheitsblatt*, 57, 666–672.

Asmundson G. J. & Katz J. (2009). Understanding the co-occurrence of anxiety disorders and chronic pain: State-of-the-art. *Depression and Anxiety*, 26, 888–901.

AWMF (2019). S2k-Leitlinie Diagnostik und Behandlung von akuten Folgen psychischer Traumatisierung. AWMF Registernummer 051–027. Version 2.0, Stand 31. 08. 2019. Im Internet: https://register.awmf.org/de/leitlinien/detail/051-027 (Zugriff: 10. 07. 2023).

Barth J., Kopfmann S., Nyberg E., Angenendt J. & Frommberger U. (2005). Posttraumatic stress disorders and extent of psychosocial impairments five years after a traffic accident. *Psycho-Social Medicine*, 2, 1–11. Im Internet: http://www.egms.de/static/de/journals/psm/2005-2/psm000018.shtml (Zugriff: 10. 07. 2023).

Beck J. G. & Coffey S. F. (2007). Assessment and treatment of PTSD after a motor vehicle collision: Empirical findings and clinical observations. *Professional Psychology, Research and Practice*, 38 (6), 629–639.

Bryant R. A. (2001). Posttraumatic stress disorder and traumatic brain injury: Can they co-exist? *Clinical Psychology Review*, 21 (6), 931–948.

Bryant R. A. (2021). A critical review of mechanisms of adaptation to trauma: Implications for early interventions for posttraumatic disorder. *Clinical Psychological Review*, 85, 101981.

Bryant R. A. & Harvey A. G. (1998). Relationship between acute stress disorder and posttraumatic stress disorder following mild traumatic brain injury. *American Journal of Psychiatry*, 155 (5), 625–629.

Bryant R. A., Harvey A. G., Dang S. T., Sackville T. & Basten C. (1998). Treatment of acute stress disorder: A comparison of cognitive-behavioral therapy and supportive counseling. *Journal of Consulting and Clinical Psychology,* 66, 862–866.

Ehlers A. & Clark D. M. (2000). A cognitive model of posttraumatic stress disorder. *Behaviour Research and Therapy,* 38 (4), 319–345.

Elbers N. A., Hulst L., Cuijpers P., Akkermans A. J. & Bruinvels D. J. (2013). Do compensation processes impair mental health? A meta-analysis. *Injury,* 44, 674–683.

Frommberger U. (2016). PTBS, chronische Schmerzen und Stressinduzierte Hyperalgesie (SIH). *Ärztliche Psychotherapie und Psychosomatische Medizin,* 11 (3), 144–149.

Frommberger U., Stieglitz R.-D., Nyberg E., Schlickewei W., Kuner E. & Berger M. (1998). Prediction of Posttraumatic Stress Disorder (PTSD) by immediate reactions to trauma. A prospective study in road traffic accident victims. *European Archives of Psychiatry and Clinical Neuroscience,* 248, 316–321.

Gabert-Quillen C. A., Fallon W. & Delahanty D. L. (2011). PTSD after traumatic injury: An investigation of the impact of injury severity and peritraumatic moderators. *Journal of Health Psychology,* 16 (4), 678–687.

Guest R., Tran Y., Gopinath B., Cameron I. D. & Craig A. (2016). Psychological distress following a motor vehicle crash: A systematic review of preventative interventions. *Injury,* 47, 2415–2423.

Harvey A. G. & Bryant R. A. (1999). Predictors of acute stress following motor vehicle accidents. *Journal of Traumatic Stress,* 12 (3), 519–525.

Heron-Delaney M., Kenardy J., Charlton E. & Matsuoka Y. (2013). A systematic review of predictors of posttraumatic stress disorder (PTSD) for adult road traffic crash survivors. *Injury,* 44, 1413–2.

Jenewein J., Moergeli H., Wittmann L., Büchi S., Kraemer B. & Schnyder U. (2009). Development of chronic pain following severe accidental injury. Results of a 3-year follow-up study. *Journal of Psychosomatic Research,* 66 (2), 119–126.

Kessler R. C., Sonnega A., Bromet E., Hughes M. & Nelson C. B. (1995). Posttraumatic stress disorder in the National Comorbidity Survey. *Archives of General Psychiatry,* 52 (12), 1048–1060.

Kliem S. & Kröger C. (2013). Prevention of chronic PTSD with early cognitive behavioral therapy. A meta-analysis using mixed-effects modeling. *Behaviour Research and Therapy,* 51, 753–761.

Kröger C. (2013). *Psychologische Erste Hilfe.* Göttingen u. a.: Hogrefe.

Kröger C., Ritter C. & Bryant R. (2012). *Akute Belastungsstörung.* Göttingen: Hogrefe.

Lasogga F. & Gasch B. (2011). *Notfallpsychologie.* 2. Aufl. Heidelberg: Springer.

Lin W., Gong L., Xia M. & Dai W. (2018). Prevalence of posttraumatic stress disorder among road traffic accident survivors: A PRISMA-compliant meta-analysis. *Medicine,* 97 (3), e9693.

O'Donnell M. L., Creamer M., Bryant R. A., Schnyder U. & Shalev A. (2003). Posttraumatic disorders following injury: An empirical and methodological review. *Clinical Psychology Review,* 23 (4), 587–603.

O'Donnell M., Varker T., Creamer M., Fletcher S., McFarlane A., Silove D., Bryant R. & Forbes D. (2013). Exploration of delayed-onset posttraumatic stress disorder after severe injury. *Psychosomatic Medicine,* 75 (1), 68–75.

Roberts N., Kitchiner N., Kenardy J. & Bisson J. (2009). Systematic review and metaanalysis of multiple-sessions early interventions following traumatic events. *American Journal of Psychiatry,* 166, 293–301.

Roberts N. P., Kitchiner N.J., Kenardy J., Lewis C. E. & Bisson, J. I. (2019a). Early psychological intervention following recent trauma: A systematic review and meta-analysis. *European Journal of Psychotraumatology,* 10 (1), 1695486.

Roberts N. P., Kitchiner N. J., Kenardy J., Robertson L., Lewis C. & Bisson J. I. (2019b). Multiple session early psychological interventions for the prevention of post-traumatic stress disorder. *Cochrane Database of Systematic Reviews,* Issue 8, Art. No. CD006869; doi: 10.1002/14651858.CD006869.pub3.

Shalev A. Y., Gevonden M., Ratanatharathorn A. et al. (2019). Estimating the risk of PTSD in recent trauma survivors: Results of the International Consortium to Predict PTSD (ICPP). *World Psychiatry,* 18, 77–87.

Smid G., Mooren T., van der Mast R. et al. (2009). Delayed posttraumatic stress disorder: Systematic review, meta-analysis, and meta-regression analysis of prospective studies. *Journal of Clinical Psychiatry,* 70, 1572–1582.

Statistisches Bundesamt Deutschland (2022). *Verkehrsunfälle. Zeitreihen 2021.* Im Internet: https://www.destatis.de/DE/Themen/Gesellschaft-Umwelt/Verkehrsunfaelle/_inhalt.html#_uvj7d8e77 (Zugriff: 10. 07. 2023).

Stieglitz R., Nyberg E., Albert M., Frommberger U. & Berger M. (2002). Entwicklung eines Screening-Instrumentes zur Identifizierung von Risikopatienten für die Entwicklung einer posttraumatischen Belastungsstörung (PTB) nach einem Verkehrsunfall. *Zeitschrift für Klinische Psychologie und Psychotherapie,* 31, 22–30.

Utzon-Frank N., Breinegaard N., Bertelsen M. et al. (2014). Occurrence of delayed-onset posttraumatic stress disorder: A systematic review and meta-analysis of prospective studies. *Scandinavian Journal of Work, Environment & Health,* 40 (3), 215–229.

Watts B.V., Schnurr P.P., Mayo L., Young-Xu Y., Weeks W.B. & Friedman M.J. (2013). Meta-analysis of the efficacy of treatments for posttraumatic stress disorder. *Journal of Clinical Psychiatry,* 74 (6), e541 – e550.

Zatzick D.F., Rivara F.P., Jurkovich G.J., Hoge C.W., Wang J., Fan M.Y. et al. (2010). Multisite investigation of traumatic brain injuries, posttraumatic stress disorder, and self-reported health and cognitive impairments. *Archives of General Psychiatry,* 67 (12), 1291–1300.

Zöllner T., Karl A., Maercker A., Hickling E.J. & Blanchard E.B. (2005). *Manual zur Kognitiven Verhaltenstherapie von Posttraumatischen Belastungsstörungen bei Verkehrsunfallopfern.* Lengerich: Pabst.

ULRIKE EHLERT UND REBECCA BRÖNNIMANN

3. Traumafolgestörungen bei gefährdeten Berufsgruppen

3.1 Einleitung

Berufsgruppen, die als sogenannte Ersthelfer eine Betreuungsaufgabe bei Überlebenden und Hinterbliebenen oder Bergungsarbeiten während und nach Unfällen, Gewalttaten oder Katastrophen übernehmen, sind gefährdet, im Verlaufe ihres Lebens aufgrund dieser Arbeiten eine psychische Störung zu entwickeln (Greinacher et al., 2019). Bis Anfang der 80er Jahre des 20. Jahrhunderts wurde diese Tatsache in der wissenschaftlichen Forschung kaum beachtet, da sich das Interesse vielmehr auf die unmittelbar betroffenen Opfer von Schadensereignissen bezog. Dies ist insofern erstaunlich, als helfende Berufe und Einsatzkräfte häufiger und deutlich stärker mit traumatischen Ereignissen konfrontiert sind als die Allgemeinbevölkerung. Während in epidemiologischen Untersuchungen weltweit circa 70 % der Befragten mindestens ein traumatisches Erlebnis und 30 % mehr als vier Traumaerfahrungen berichteten (Benjet et al., 2016), erleben nahezu alle Einsatzkräfte der Feuerwehr, der Polizei und der Rettungsdienste regelmäßig Extrembelastungen wie die Konfrontation mit Toten, Sterbenden und Schwerstverletzten. Die genannten Einsatzkräfte sind zwangsläufig traumaexponiert. Zu einer starken psychischen Belastung kommt es, wenn die individuellen Verarbeitungsstrategien für diese negativen Erlebnisse nur unzureichend passen bzw. nicht ausreichend sind. In diesen Fällen kann es zu psychischen Fehlanpassungen kommen, die sich über Tage, Wochen, Monate oder lebenslang hinziehen können. Es können sekundäre traumatische Belastungsstörungen (siehe unten) oder andere psychische Störungen wie Substanzkonsumstörungen, somatische Belastungsstörungen oder depressive Störungen auftreten. Die psychischen Belastungen, die durch die Berufserfahrungen auftreten können, und die Möglichkeit einer psychischen Fehlanpassung infolge dieser berufsbedingten Belastungen werden von den Berufsanfängern der jeweiligen Hochrisikopopulationen als eher unwahrscheinlich eingeschätzt. Dies trifft nicht nur auf Ersthelfer:innen, sondern auch auf Berufsgruppen wie Journalist:innen, Jurist:innen oder Gerichtspersonal zu.

Im Folgenden werden traumaspezifische sowie traumaunspezifische Konsequenzen einer berufsbedingten Traumatisierung bei gefährdeten Berufsgruppen aufgezeigt. Zudem werden verwandte und voneinander abzugrenzende Konzepte der Traumaforschung vorgestellt. Abschließend werden die Faktoren beschrieben, die Einfluss darauf haben, welche Folgen die Belastungen haben können, und es werden verschiedene Implikationen für die Praxis gezeigt.

3.2 Traumaspezifische Folgen

Traumatische Erlebnisse sind im Gegensatz zu allgemeinen psychosozialen Belastungsfaktoren dadurch charakterisiert, dass die Betroffenen mit existentiellen Bedrohungen konfrontiert werden. Allerdings entwickelt nicht jede Person als Konsequenz aus diesen Bedrohungen eine psychische Störung. Die Auswirkungen von traumatischen Ereignissen hängen von der Wahrnehmung und der emotionalen Reaktion der betroffenen Person ab. Gemäß DSM-5 (Falkai & Wittchen, 2015) kann das traumatische Ereignis sowohl direkt als auch indirekt erlebt werden. Es werden neben den tatsächlich Betroffenen explizit auch das enge soziale Umfeld des Betroffenen sowie Helfer und beruflich bedingt konfrontierte Personen als potentielle Traumaopfer genannt.

3.2.1 Primäre versus sekundäre Traumatisierung und resultierende psychische Fehlanpassungen

Der Begriff der sekundären Traumatisierung wurde 1995 von Figley eingeführt. Demzufolge wird der Einfluss des Kontexts und der äußeren Umstände auf die traumatische Erfahrung berücksichtigt und die PTBS in primäre und sekundäre traumatische Belastungsstörung unterteilt. Während bei der primären PTBS die Person selbst das Trauma erlebt, bezieht sich die sekundäre Traumatisierung auf Belastungen, die durch das Wissen über ein traumatisches Ereignis, das einer anderen Person widerfährt oder widerfahren ist, entstehen (Figley, 1995; Maercker & Ehlert, 2001). Das Trauma wird also indirekt erlebt. Zu einer sekundären Traumatisierung kann es beispielsweise bei dem Versuch kommen, einer traumatisierten oder leidenden Person zu helfen (Wagner et al., 1998).

Figley (1995) sieht neben der indirekten Traumaexposition die Empathie mit der traumatisierten Person als elementaren Aspekt bei der Entstehung einer sekundären traumatischen Belastung. Mitgefühl entsteht häufig durch die Identifizierung mit dem oder der primär Betroffenen. Als Konsequenz der sekundären Belastung kann es zu Veränderungen von Kognitionen, Gefühlen und Verhaltensweisen kommen. Symptome sind beispielsweise Ärger, Ängste, depressive Gestimmtheit, ein geringeres Selbstwertgefühl, emotionale Erschöpfung, Konzentrationsschwierigkeiten und veränderte Essgewohnheiten. Des Weiteren treten psychosomatische Symptome wie starke Unruhe, Schlafstörungen, Kopfschmerzen etc. und Belastungen in zwischenmenschlichen Beziehungen auf.

Sind die Copingstrategien und Ressourcen, mit dem Trauma umgehen zu können, nur bedingt passend, besteht das Risiko, dass eine sekundäre traumatische Belastungsstörung (sPTBS) entsteht.

Das Hauptmerkmal der PTBS ist die Entwicklung charakteristischer Symptome wie Vermeidung, Intrusionen, negative Veränderungen von Kognitionen und Stimmung sowie Überreagibilität nach der Konfrontation mit einem traumatischen Ereignis. Dieses beinhaltet das Erleben, das In-Erfahrung-Bringen oder Beobachten eines oder mehrerer Ereignisse, bei dem bzw. denen eine potentielle oder reale Todesgefahr bestand, eine ernsthafte Verletzung oder eine Bedrohung der körperlichen Unversehrtheit sowie eine potentielle oder reale sexuelle Nötigung bei sich oder anderen erfolgten (DSM-5). Folglich können Menschen auch traumatisiert werden, ohne dass sie selbst bedroht oder körperlich verletzt werden. Allein schon das Hören und Wissen von einem traumatischen Ereignis kann genügen, um Menschen zu traumatisieren. Direkte sinnliche Erfahrungen des Traumas sind daher für eine sekundäre Traumatisierung nicht zwingend notwendig.

Es ist davon auszugehen, dass die Zahl der von Gewaltverbrechen, Unfällen und anderen traumatischen Ereignissen Betroffenen mit hoher Wahrscheinlichkeit deutlich unterschätzt wird, da in der Regel nur die unmittelbar Betroffenen berücksichtigt werden, wohingegen Helfer der primären Opfer, Familienangehörige und Freunde oft außer Acht gelassen werden. Sekundäre Traumatisierungen wurden sowohl bei Menschen, die helfende Berufe ausüben, als auch in Familien mit einem traumatisierten Angehörigen, bei Partnern von Opfern sexueller Gewalterfahrungen, bei Partnern und Kindern von Kriegsveteranen mit einer PTBS, von Polizeioffizieren und bei Familienangehörigen schwerkranker Personen gefunden. Auch können Fernseh- und Videokonsum die Wahrscheinlichkeit von sekundären Traumatisierungen durch die Betrachtung potentiell traumatischer Inhalte begünstigen (vgl. beispielsweise Binford et al., 2024).

Die sekundäre Traumareaktion erreicht jedoch nicht immer die Intensität einer primären PTBS. Bei Mitgliedern helfender Berufsgruppen findet sich deshalb gehäuft eine partielle PTBS bzw. ein subsyndromales Beschwerdebild oder es wird von einem berufsbedingten Burn-out gesprochen (Cieslak et al., 2014). Für das Ausmaß der Folgesymptomatik scheint es bedeutsam zu sein, ob ein Trauma direkt oder indirekt erlebt wurde (Lemke, 2006; Reinhard & Maercker, 2004; Motta, 2008). Lerias und Byrne (2003) argumentieren, dass eine sekundäre Traumatisierung zu einer chronischen und mittelstarken Stress- und Angstsymptomatik führe und daher oft unentdeckt bleibe.

3.2.2 Verwandte und voneinander abzugrenzende Konzepte der Traumaforschung

Neben dem Begriff der sekundären Traumatisierung finden sich verschiedene Bezeichnungen, die sich auf unterschiedliche weitere Aspekte der Traumatisierung oder unterschiedliche Phasen der traumatischen Belastung beziehen (Lemke, 2006). Dazu gehören *Vicarious Traumatization* (stellvertretende Traumatisierung), *Compassion Fatigue* (Mitgefühlserschöpfung) und *Burn-out*.

Compassion Fatigue bezieht sich auf die emotionale Erschöpfung von Menschen, die berufsbedingt das Leid von Patienten oder traumatisierten Menschen ertragen und sich empathisch verhalten sollen wie beispielsweise Pflegepersonal auf Palliativstationen oder Feuerwehrleute in New York nach dem Terrorangriff auf das World Trade Center am 11. September 2001 (9/11) (Boscarino et al., 2004).

Als *Vicarious Traumatization* wird die kumulative und überdauernde Transformation kognitiver Schemata und Glaubenssysteme als ein Resultat von empathischem Engagement in Bezug auf Überlebende traumatischer Erlebnisse bezeichnet (Lerias & Byrne, 2003). Die Auftretenswahrscheinlichkeit von Vicarious Traumatization wird u. a. vom früheren psychischen Wohlbefinden, dem Ausmaß sozialer Unterstützung und von den individuellen Copingstrategien beeinflusst. Der Unterschied zum Konzept der sPTBS besteht darin, dass der Fokus bei der Vicarious Traumatization stärker auf die dauerhaft negativ verzerrten Grundüberzeugungen und die daraus entstehenden negativen Folgen wie Depression, Zynismus oder Pessimismus gelegt wird als bei der Gesamtsymptomatik der sPTBS. Bisher gibt es jedoch keine sicheren empirischen Belege, dass sich die Konstrukte der sPTBS, der Compassion Fatigue und der Vicarious Traumatization konzeptuell tatsächlich voneinander unterscheiden (vgl. Craig & Sprang, 2010).

Burn-out ist ein Syndrom mit emotionaler Erschöpfung, Depersonalisation und reduzierter persönlicher Erfüllung, welches infolge dauerhafter emotionaler Überbeanspruchung insbesondere aufgrund eines intensiven Kontaktes zu anderen Menschen auftritt (Maslach et al., 1996). Das *Burn-out*-Syndrom wird ebenso wenig wie die Compassion Fatigue und die Vicarious Traumatization in der ICD-10 oder im DSM-5 als eigenständige Diagnose beschrieben. Im Gegensatz zur sekundären Traumatisierung, der Compassion Fatigue und der Vicarious Traumatization ist die Burn-out-Ätiologie nicht zwingend mit der indirekten Exposition mit traumatischem Material assoziiert. Den Phänomenen gemeinsam ist vielmehr die Bedeutung der Empathie und der damit verbundenen emotionalen Betroffenheit.

3.3 Komorbide psychische Störungen der sekundären traumatischen Belastungsstörung bei berufsbedingten Hochrisikopopulationen

Eine unimorbide Traumafolgestörung liegt bei einer Minderheit der von einer PTBS betroffenen Patient:innen vor. Bei 50 bis 100 % der Patient:innen bestehen eine oder mehrere komorbide psychische Störungen (vgl. Maercker, 2009). Am häufigsten finden sich depressive und Angststörungen, Substanzkonsumstörungen, eine somatische Belastungsstörung oder eine (antisoziale oder Borderline-) Persönlichkeitsstörung. Als Folgen berufsbedingter Traumatisierungen sind bei Einsatzkräften in Rettungsberufen insbesondere Alkoholerkrankungen und depressive Störungen hochprävalent. Generell wurde bei diesen Berufsgruppen eine erhöhte Mortalität festgestellt, deren Ursache möglicherweise in den beobachteten Gesundheitsbeeinträchtigungen und -schädigungen liegt. *Gesundheitsbeeinträchtigungen* äußern sich u. a. in Schlafstörungen, depressiven Verstimmungen, Angstzuständen und sozialem Rückzug. *Gesundheitsschädigungen* entstehen beispielsweise aufgrund von Alkohol-, Nikotin- und Tablettenkonsum, Bewegungs- und Schlafmangel sowie problematischem Essverhalten. Viele Mitarbeiter:innen im Rettungsdienst ernähren sich beispielsweise zu süß, fetthaltig, salzig und hochkalorisch. Die Mahlzeiten werden zudem häufig unkontrolliert und in Eile eingenommen (vgl. Bengel & Heinrichs, 2004).

3.4 Berufsgruppen mit einem erhöhten Risiko für eine berufsbedingte sekundäre Posttraumatische Belastungsstörung

Generell gelten als Hochrisikopopulation für die Entstehung einer psychischen Störung Personen, die aufgrund gut definierter Merkmale besonders gefährdet sind, im Verlauf ihres Lebens daran zu erkranken. Eines dieser Merkmale kann die Zugehörigkeit zu bestimmten Berufsgruppen sein. Die Hochrisikopopulationen, die im Folgenden bezüglich der sPTBS-Prävalenz vorgestellt werden, sind einerseits Berufstätige der klassischen helfenden Berufe, wie beispielsweise Mitarbeiter:innen von Rettungsdiensten, der Feuerwehr und der Polizei, die mit primären Opfern nach traumatischen Ereignissen konfrontiert werden. Andererseits gehören jedoch auch die Berufsgruppen dazu, die traumatisierte Menschen erst in zeitlichem Abstand zum Trauma beraten, informieren oder helfend tätig sind. Hierzu zählen Psychotherapeuten, juristische Experten wie Richter und Anwälte oder Journalisten, die über die traumatischen Ereignisse berichten. Bei allen genannten Berufsgruppen gilt eine traumabedingte Belastungsstörung als Berufsrisiko. In der Forschungsliteratur werden daher die Begriffe »sekundäre« und »berufsbedingte« Traumatisierung häufig gleichgesetzt. Zur Vereinfachung wird im Folgenden ausschließlich die Abkürzung PTBS verwendet.

3.4.1 Einsatzkräfte

Mitarbeiter:innen des Rettungsdienstes, der Feuerwehr und der Polizei werden während des Einsatzgeschehens immer wieder mit gravierenden Stressoren konfrontiert, die nach dem DSM-5 als potentiell traumatisierend eingestuft werden. Bei den Einsätzen handelt es sich meist um akute Schadensereignisse, die unvorhersehbar, unkontrollierbar, in gewissem Sinne mehrdeutig sind und mit der Antizipation negativer Konsequenzen einhergehen. Als besonders folgenschwer gelten Katastropheneinsätze, Naturkatastrophen oder andere Großschadensereignisse. Von einer besonderen psychischen Belastung berichten Einsatzkräfte vor allem dann, wenn Kinder involviert sind.

Einsatzkräfte weisen mehrheitlich Eigenschaften auf, die eine höhere psychische Belastung erlaubten, als das in der Normalbevölkerung der Fall ist. Sie verfügen über eine große Stresstoleranz, eine hohe soziale Kompetenz, ein starkes Bedürfnis nach Anerkennung, einen ausgeprägten Ordnungssinn, eine hohe Kontrollüberzeugung und haben eine starke soziale Verantwortung (vgl. Krampl, 2007). Allerdings fand sich bei professionellen Helfern auch die Tendenz, die eigene Belastung zu bagatellisieren bzw. die eigene Hilfsbedürftigkeit zu verleugnen. Mitchell (1983) prägte hierfür den Begriff des »John-Wayne-Syndroms«. Eine aktuelle Metaanalyse verweist jedoch darauf, dass bei Einsatzkräften ein Umdenken stattgefunden hat und die Heroisierung, möglicherweise auch im Zusammenhang mit der Veränderung traditioneller Männlichkeitsideologien, von den betroffenen Berufsgruppen vermehrt abgelehnt wird (Rees et al., 2022).

Feuerwehr

Zur Arbeit der Feuerwehr gehören das Löschen von Bränden und die Minimierung damit verbundener Brandschäden, Einsätze bei Naturkatastrophen wie Lawinenabgänge oder Erdbeben sowie generelle Hilfeleistung bei Notständen. Neben psychischen Belastungen infolge der Konfrontation mit stark leidenden, verletzten oder toten Menschen sind Feuerwehrleute insbesondere physischen Belastungen bis hin zu einer Lebensbedrohung ausgesetzt. Körperliche Schädigungen können beispielsweise durch die plötzliche Ausbreitung von Bränden als Verbrennungen oder als Vergiftungen infolge des Einatmens toxischer und chemischer Substanzen entstehen.

Erstmals berichtete McFarlane (1989) von Prävalenzraten für eine PTBS von circa 30 % bei Feuerwehrleuten, die er bis zu 29 Monate nach der Bekämpfung eines australischen

Buschfeuers wiederholt nachbefragt hatte. 20 % der Einsatzkräfte nahmen die Situation als lebensbedrohlich wahr und 25 % zogen sich bei der Brandbekämpfung Verletzungen zu. Diese Einsatzkräfte waren somit nicht nur Helfende, sondern auch direkte Opfer.

In einer repräsentativen Befragung von 574 Einsatzkräften der deutschen Berufsfeuerwehr fand unsere Arbeitsgruppe, dass 18,2 % der anonym Befragten sowohl die Kriterien einer PTBS erfüllten als auch über entsprechende psychische Auffälligkeiten berichteten (Wagner et al., 1998). Weitere 46,2 % zeigten ein subsyndromales Störungsbild. Lediglich bei knapp einem Viertel aller Einsatzkräfte fanden sich keine psychischen Auffälligkeiten. Von den Feuerwehrleuten mit einer PTBS zeigten 39,4 % depressive Symptome, bei 60,3 % gab es soziale Dysfunktionen, bei 19,0 % eine Suchtproblematik und 46,6 % klagten über diverse körperliche Beschwerden. Interessanterweise ist die PTBS-Prävalenzrate in der deutschen Stichprobe tiefer als jene, die von McFarlane für die australische Stichprobe gefunden wurde. Dies hängt möglicherweise damit zusammen, dass in der deutschen Studie die Belastungen aufgrund von alltäglichen Routineeinsätzen untersucht wurden, während bei der australischen Stichprobe die Folgestörungen nach einem Großschadensereignis erhoben wurden. Eine Metaanalyse mit 40 Studien belegt PTBS-Quoten von circa 20 % bei dieser Berufsgruppe (Wagner et al., 2021).

Polizei

Als polizeispezifische Beispiele für schwerste Belastungen gelten Schusswaffengebrauch, Kampfhandlungen, der Einsatz bei Verkehrsunfällen mit Todesfolge, bei Suiziden, tödlichen Unfällen von Kindern, Überfällen, dem Bericht von Erlebnissen als Geisel oder als Zeuge einer Gewalttat (Pfeiffer, 1996).

Die PTBS-Prävalenz deutscher Polizeibeamter liegt gemäß einer retrospektiven Studie bei 5 % (Teegen, 2003). Eine partielle PTBS wurde bei 15 % der Beamten aus der untersuchten Stichprobe gefunden. 40 % der Polizisten berichteten zum Zeitpunkt der Erhebung von Intrusionen, wohingegen Symptome von Vermeidung und Übererregung deutlich weniger häufig genannt wurden. 23 % der Polizisten aus der Stichprobe litten unter Depressivität und 43 % berichteten von (psycho-)somatischen Beschwerden (v. a. Rücken- und Kopfschmerzen sowie gastrointestinale Störungen). Schütte et al. (2010) stellten in einer prospektiven Studie, in der 50 deutsche Polizist:innen nach der Konfrontation mit einer schweren beruflichen Belastung im Rahmen der Berufsausübung untersucht wurden, bei 28 % die Diagnose einer PTBS. Bei dieser Gruppe fanden sich zudem eine deutliche Verringerung des globalen Funktionsniveaus und verstärkt psychische Beeinträchtigungen. Eine große Online-Befragung mit mehr als 10 000 teilnehmenden englischen Polizist:innen verweist auf per Fragebogen erhobene Prävalenzen von 8,0 % für eine PTBS und 12,6 % für eine komplexe PTBS.

Rettungsdienst

Rettungsdienste zeichnen sich durch eine enorm hohe Frequenz der Konfrontation mit stark belastenden Ereignissen aus. Zu den Aufgaben des Rettungspersonals (Ärzt:innen, Fachpflegepersonal) gehören die Einleitung von lebensrettenden Maßnahmen bei Notfallpatient:innen, die Stabilisierung des Zustands eines Patienten bzw. einer Patientin, die Überwachung der Vitalparameter und die Herstellung der Transportfähigkeit.

Die Befragung von deutschen Rettungsassistent:innen und -sanitäter:innen (Teegen & Yasui, 2000) zeigte, dass sie im Rahmen ihrer Arbeit mehrfach traumatisiert worden waren. Sie gaben an, dass sie an durchschnittlich 46 Einsätzen beteiligt gewesen seien, bei denen das Rettungspersonal mit schwerverletzten, sterbenden oder toten Menschen konfrontiert wurde. Bei 80 % der Befragten fanden sich Intrusionen, 70 % litten unter Symptomen eines erhöhten Erregungsniveaus. Ein Vermeidungsverhalten wurde bei 42 % festgestellt. Das Vollbild einer PTBS fand sich bei 36 %, eine partielle PTBS bei 32 %. 15 % der Studienteilnehmer:innen litten an chronischen (psycho-)somatischen Störungen und 6 % berichteten von einer depressiven Symptomatik. Trotz einer erheblichen Heterogenität in der Datensammlung konnten Petrie et al. (2018) in ihrer Metaanalyse folgende Prävalenzraten errechnen: 11 % für eine PTBS, je 15 % für eine Depression oder eine Angststörung und 27 % für eine allgemeine psychische Belastung.

3.4.2 Psychotherapeut:innen

Von Psychotherapeut:innen wird erwartet, dass sie in die traumatische Wirklichkeit ihres Klientels eintreten und deren Perspektiven übernehmen können. Ein hohes Maß an Empathiefähigkeit ist eine wichtige Voraussetzung für die psychotherapeutische Arbeit, wobei genau diese Empathiefähigkeit als ein besonderer Risikofaktor für die Entstehung einer sekundären Traumatisierung anzusehen ist. Die andauernde Auseinandersetzung mit Gewalt, Ungerechtigkeit, Verrat und Vertrauensmissbrauch kann nicht nur bei den betroffenen Patient:innen, sondern auch bei den Behandelnden die Überzeugungen in Bezug auf Sinn und Gerechtigkeit des menschlichen Daseins erschüttern. Laut Pearlman und Saakvitne (1995) entstehen sekundäre traumatische Symptome, wenn sich die kognitiven Schemata des Therapeuten/der Therapeutin in Bezug auf die persönliche Sicherheit, auf Kontrolle und Vorhersehbarkeit von Ereignissen unrealistisch negativ verändern. Psychotherapeut:innen können dabei zynisch werden, Motive ihrer Mitmenschen negativ interpretieren und andere als unglaubwürdig wahrnehmen (Hesse, 2002). Unter diesen Umständen kann dem Patienten/der Patientin kaum eine sichere und vertrauensvolle therapeutische Umgebung geboten werden.

Daniels (2006) untersuchte das Phänomen der sekundären Traumatisierung mittels einer Online-Studie mit 926 Psychotherapeut:innen. Die Befragten gaben an, dass im Mittel 46 % ihrer Patient:innen traumatisiert seien. Aus der Gesamtgruppe der befragten Therapeut:innen wurden 19,9 % als mäßig und weitere 9,2 % als schwer sekundär traumatisiert eingeschätzt. Weiterhin zeigte sich, dass eine hohe Empathiefähigkeit mit der Schwere der PTBS-Symptomatik einhergeht. In einer systematischen Übersichtsarbeit von Jurisch, Kolossa und Elbert (Jurisch et al., 2009) fand sich in 10 von 21 Studien ein moderater Zusammenhang zwischen der Trauma-Exposition der Therapeuten durch ihre traumatherapeutische Arbeit und PTBS-Symptomen. Dieser Zusammenhang wurde mit kleinen Effektgrößen in einer neueren Metaanalyse bestätigt (Hensel et al., 2015).

3.4.3 Journalist:innen

Die Berichterstattung über traumatische Ereignisse wie Krisen, Katastrophen und Gewalttaten ist ein wichtiger Bestandteil des journalistischen Berufes. In einer Übersichtsarbeit von Weidmann (2008) wurden zehn Querschnittsstudien zur PTBS-Prävalenz bei Journalist:innen zusammengefasst und bewertet. Die gefundenen Raten für die Verdachtsdiagnose einer PTBS reichen je nach Studie von 4,3 bis zu 13 %. Kriegsberichterstatter:innen wiesen eine PTBS-Prävalenz von 28,6 % auf und litten im Vergleich zu einer Kontrollgruppe (Journalisten:innen ohne Kontakt mit Kriegsgeschehen) häufiger an einer depressiven Störung (7,1 %) oder neigten öfter zu Alkoholmissbrauch (7,1 %) (Feinstein et al., 2002). Moderate Ausprägungen akuter Angstsymptome und Dissoziation wurden bei Journalist:innen gefunden, die Augenzeug:innen einer Vollstreckung der Todesstrafe wurden (Freinkel et al., 1994). Feinstein und Nicolson (2005) befragten Journalist:innen, die über den zweiten Irak-Krieg Bericht erstatteten, und fanden bei 15 % der Untersuchten mindestens moderat belastende Symptome des Wiedererlebens. In einer weiteren Studie mit über 600 Kriegsberichterstatter:innen konnte diese Arbeitsgruppe (Feinstein et al., 2018) zeigen, dass zwar einzelne Symptome der PTBS gehäuft bei diesen Befragten zu finden waren, die Gesamtgruppe jedoch nur moderat betroffen war. Allerdings fand sich auch, dass Journalist:innen und Berichterstatter:innen mit einem geringeren Bildungsniveau häufiger unter einer PTBS litten. Eine generelle Aussage zum Risiko für die Berufsgruppe der Journalist:innen, eine PTBS oder andere psychische Störungen zu entwickeln, lässt sich laut dem Studienüberblick von Weidmann (2008) allerdings nur schwer ableiten, da sich die berücksichtigten Studien methodisch zu stark voneinander unterscheiden.

3.4.4 Juristische Berufsgruppen

Bisher existieren nur wenige Forschungsbeiträge zur berufsbedingten PTBS bei juristischen Berufsgruppen, obwohl Mitarbeiter:innen von Gerichten ebenfalls mit traumatischen Ereignissen wie häuslicher Gewalt, Mord, Vergewaltigung etc. konfrontiert werden. Zudem können PTBS-Symptome einen negativen Einfluss auf juristische Entscheidungsprozesse und damit insgesamt auf das bestehende Rechtssystem haben.

In einer explorativen Untersuchung wurden 105 amerikanische Richter:innen (Jaffe et al., 2003), die in Straf-, Zivil- oder Jugendstrafprozessen tätig waren, gebeten, sich schriftlich zu offenen Fragen hinsichtlich Traumasymptomen, Bewältigungsstrategien und Präventionsmaßnahmen zu äußern. Bei der Auswertung der Antworten fanden sich bei 63 % der Richter:innen Symptome einer sekundären Traumatisierung. Zudem zeigte sich, dass Richter:innen häufiger berufsbedingte Belastungen internalisierten bzw. vermehrt Symptome von Angst, Depression und Somatisierung aufwiesen. Bezüglich einer Externalisierung von Problemen (z. B. Wut, Ärger und Zynismus) wurden keine geschlechtsspezifischen Unterschiede gefunden.

Bei US-amerikanischen Anwält:innen traten PTBS-Symptome deutlich häufiger auf als bei ihrem Administrativpersonal. Dieser Unterschied wird auf die deutlich längeren Kontaktzeiten der Anwält:innen mit traumatisierten Klient:innen zurückgeführt (Levin et al., 2011). In einer früheren Studie verglich die Arbeitsgruppe die Häufigkeit von PTBS-Symptomen bei Anwält:innen, die sich bei ihren Rechtsvertretungen auf häusliche Gewalt und Familienrecht spezialisierten, mit der Häufigkeit solcher Symptome bei Psychotherapeut:innen und Sozialarbeiter:innen (Levin &

Greisberg, 2004). Es zeigte sich, dass Anwält:innen vergleichsweise mehr Symptome einer sekundären Traumatisierung aufwiesen als die beiden anderen Berufsgruppen. Im Allgemeinen führten die Anwälte ihre Symptome auf eine mangelnde psychologische Vorbereitung im Umgang mit Traumatisierten sowie auf das Fehlen einer institutionellen Einrichtung zurück, in der die Möglichkeit gegeben wird, eigene Gefühle zu besprechen und zu reflektieren. Bei einer Gruppe von berufsbedingt traumaexponierten Anwält:innen in Kanada fand sich eine 2,86-fach erhöhte Wahrscheinlichkeit für eine PTBS im Vergleich zu nicht traumaexponierten Anwält:innen und eine selbstberichtete PTBS-Prävalenz von 9 % (Leclerc et al., 2020).

Iversen und Robertson (2021) kamen für dieses noch wenig erforschte Feld der PTBS bei Juristi:innen zu der Erkenntnis, dass die bisher nur wenigen Studien zwar auf ein erhöhtes Vorkommen einer PTBS hinwiesen, aber für eine eindeutige metaanalytische Aussage noch zu wenige Studien vorlägen.

3.4.5 Vergleich der Berufsgruppen

Im Gegensatz zu Einsatzkräften der Polizei und Feuerwehr leiden Einsatzkräfte des Rettungsdienstes häufiger an einer partiellen oder einer voll ausgeprägten PTBS. Teegen (2003) erklärt diesen Sachverhalt u. a. mit dem intensiveren Betreuungskontakt zu den primären Opfern. Zudem nimmt sie an, dass Rettungskräfte häufiger ungünstige Coping-Strategien wie beispielsweise vermehrten Alkoholkonsum zeigen.

Im Vergleich zu anderen gefährdeten Berufsgruppen fallen die Raten posttraumatischer und weiterer psychischer Symptome bei Journalist:innen etwas niedriger aus. Erklärungsmöglichkeiten hierfür sieht Weidmann (2008) in der geringeren Intensität, mit der Journalist:innen den traumatischen Ereignissen ausgesetzt sind. Im Gegensatz zum Rettungsdienst ist bei ihnen die Bergung und Versorgung betroffener Menschen nicht zentral. Zudem verarbeiten sie die Geschehnisse in journalistischen Beiträgen. Dieser Berichtsprozess wirkt möglicherweise vermeidenden Copingstrategien entgegen und fördert die Ausbildung einer kohärenten Gedächtnisrepräsentation.

In der Forschungsliteratur findet sich auch für Psychotherapeut:innen, die im Gegensatz zu anderen Berufsgruppen in der Behandlung von Menschen mit Traumafolgestörungen ausgebildet sind, eine erhöhte Wahrscheinlichkeit für die Entwicklung einer berufsbedingten PTBS. Die empirischen Befunde dazu sind jedoch widersprüchlich. Jurisch, Kolossa und Elbert (Jurisch et al., 2009) lehnen es daher ab, vor den Risiken einer sekundären Traumatisierung zu warnen und Therapeuten zu empfehlen, dass sie traumafokussierte Therapieformen meiden sollten. Deighton, Gurris und Traue (Deighton et al., 2007) konnten in einer Untersuchung von 101 Psychotherapeut:innen aufzeigen, dass nicht die Konfrontation mit den Traumaberichten der Patienten *per se* für die Entwicklung einer PTBS auslösend zu sein scheint, sondern der Grad der Durcharbeitung (in der kognitiven Verhaltenstherapie z. B. die »Traumaexposition«) der traumatischen Erlebnisse.

Sekundäre Belastungsreaktionen bei juristischen Expert:innen, die einen starken Einfluss auf die gerichtliche Urteilsfindung haben können, wurden bisher wenig untersucht. Aufgrund erster explorativer Studien kann aber von einem berufsbedingt erhöhten Risiko ausgegangen werden. Eine vermehrte Integration psychologischen Wissens über den Umgang mit Traumaopfern in die juristische Ausbildung wäre daher wünschenswert.

3.5 Beanspruchung bzw. Belastung der Helfer: Schutz- und Risikofaktoren

Ob es bei gefährdeten Berufsgruppen zu Traumafolgestörungen kommt, wird maßgeblich von *Ereignis-*, *Risiko-* und *Schutzfaktoren*, *Aufrechterhaltungsfaktoren* und *gesundheitsfördernden Faktoren* beeinflusst.

Zu den *Ereignisfaktoren* gehören neben der »Traumadosis« die Unvorhersehbarkeit bzw. Kontrollierbarkeit des traumatischen Geschehens. Die subjektive Wahrnehmung ist für die Schwere der nachfolgenden Reaktion ebenfalls prädiktiv. Ein Gefühl für die eigene Autonomie während der Exposition scheint eine schützende Wirkung zu haben. Die peritraumatische Dissoziation, bei der es in der traumatischen Situation zu Derealisations- und Depersonalisationsphänomenen kommt, scheint sich dagegen ungünstig auf das Ausmaß der späteren PTBS-Symptomatik auszuwirken. Die Belastungsfolgen hängen zudem vom Ausmaß an Verlusten ab. Akute Verletzungen, die zu bleibenden körperlichen Schäden führen, erhöhen das Risiko einer PTBS (Teegen, 2003). Weitere relevante *Ereignisfaktoren* sind die ehrenamtliche vs. professionelle Tätigkeit und ein ländliches vs. städtisches Einzugsgebiet: Professionell Rettende, Berichtende und Betreuende können im Gegensatz zu den freiwilligen Helfer:innen im Rahmen ihrer Tätigkeit eher den Kontakt und den Austausch mit Kolleg:innen suchen; und in den Städten ist die Einsatzfrequenz der helfenden Berufen im Vergleich zu jener auf dem Land erhöht. Allerdings besteht in ländlichen Gebieten vermehrt die Möglichkeit, dass man ein Opfer persönlich kennt, was die Belastung wiederum erhöhen kann.

Risikofaktoren für die Entwicklung einer PTBS sind eigene primäre Traumatisierungen und psychische Erkrankungen vor dem Trauma, ein geringes Einkommens- und Bildungsniveau, die Zugehörigkeit zum weiblichen Geschlecht und ein geringeres Alter zum Zeitpunkt der Traumatisierung (Brewin et al., 2000). Ältere Einsatzkräfte im Rettungswesen berichten über weniger PTBS-Symptome und zeigen weniger Vermeidungsverhalten, wobei dies möglicherweise mit ihrer größeren Lebenserfahrung und einem elaborierteren Umgang mit stressreichen Situationen zusammenhängt (vgl. Lerias & Byrne, 2003). Studien zum Zusammenhang zwischen Berufserfahrung und sekundärer Traumatisierung weisen inkonsistente Ergebnisse auf. Wie oben genannt, fanden wir, dass professionell Helfende mit großer Berufserfahrung tendenziell eher an einer PTBS erkranken (Wagner et al., 1998). Eine mögliche Erklärung hierfür ist die Kumulation sekundärer Traumata (Chung et al., 2015). Andere Autoren (z. B. Hermanutz & Buchmann, 1994) zeigten, dass Rettungspersonal, das bereits Erfahrung mit traumatischen Ereignissen hat, weniger starke Belastungssymptome aufweist. In einer eigenen prospektiven Studie, in der Berufsanfänger der Feuerwehr vor, unmittelbar nach einem Basistraining sowie jeweils 9, 12 und 24 Monate danach untersucht wurden, stellte sich heraus, dass eine hohe Ausprägung an Feindseligkeit und eine geringe Erwartung von Selbstwirksamkeit, zu Beginn der Berufsausbildung zum Feuerwehrmann bzw. zur Feuerwehrfrau erhoben, 42 % der Varianz des Auftretens von PTBS-Symptomen nach zwei Jahren aufgeklärt hat (Heinrichs et al., 2005).

Passive Copingstrategien gelten als die PTBS *aufrechterhaltende Faktoren*. Insbesondere die (kognitive) Vermeidung behindert die notwendige emotionale Verarbeitung des Traumas und bewirkt ein Weiterbestehen der psychopathologischen Symptome. Bei bestimmten Berufsgruppen ist die Möglichkeit, sich über die sekundären traumatischen Erfahrungen mit Kolleg:innen auszutauschen, eingeschränkt. So sind beispielsweise Richter:innen zur Verschwiegenheit verpflichtet und deshalb von Nachbesprechungsprozessen ausgeschlossen. Ungünstig sind zudem kritische mediale Kommentare, die als ungerecht empfunden werden und die das Berufsbild diskreditieren. Beispielsweise fühlen sich vier von fünf Polizist:innen durch mangelnde gesellschaftliche Anerkennung ihrer Person oder ihrer Berufsrolle beeinträchtigt (Teegen et al., 1997).

Soziale Anerkennung und soziale Unterstützung gehören zu den *gesundheitsfördernden Faktoren*. Eriksson et al. (2001) untersuchten heimkehrende Mitarbeiter:innen humanitärer Hilfsorganisationen und zeigten auf, dass jene Mitarbeiter:innen, die im Einsatz häufig mit traumatischen Ereignissen konfrontiert wurden, eine verminderte PTBS-Symptomatik aufwiesen, wenn sie über eine hohe wahrgenommene soziale Unterstützung berichteten. Der positive Effekt von sozialer Unterstützung durch Berufskolleg:innen auf die Vermeidung von Burn-out und Traumafehlanpassung wurde auch für Rettungsdienstangehörige bestätigt (Setti et al., 2016). Auch für Psychotherapeut:innen gilt der PTBS-präventive Effekt von wahrgenommener sozialer Unterstützung (Rzeszutek et al., 2015).

Weitere *gesundheitsfördernde Faktoren* sind Hardiness, Kohärenzsinn und Resilienz. Bei männlichen schweizerischen Bergführern, die trotz berufsbedingt wiederkehrender Traumatisierung (z. B. Lawinenabgänge, Stürze in Gebirgsspalten, Stein-, Eis- und Blitzschlag) eine PTBS-Rate von nur 2,7 % aufwiesen, erhoben wir auch das Ausmaß an Kohärenzsinn. Im Vergleich zu unterschiedlichsten Personen- und Berufsgruppen fanden wir bei der Gruppe der psychisch gesunden Bergführer ein außerordentlich hohes Kohärenzgefühl (Sommer & Ehlert, 2004). Auch die sogenannte posttraumatische Reifung stellt einen Schutzfaktor bei der Reduktion posttraumatischer Störungssymptome dar. So berichten Krutolewitsch und Horn (2017), dass ein wiederholtes Sich-Austauschen über negative traumatische Erfahrungen zwischen Berufskolleg:innen eines Rettungsdienstes zu posttraumatischer Reifung führte. Schließlich ist Humor als eine Ressource bei der Trauamabewältigung anzuführen, denn für Feuerwehrleute konnten Sliter, Kale und Yuan (Sliter et al., 2014) einen Burn-out- und PTBS-puffernden Effekt von Humor nachweisen.

Für die Verminderung des Risikos, als professionelle:r Helfer:in eine akute und/oder eine sekundäre traumatische Belastungsstörung zu entwickeln, ist es von zentraler Bedeutung, eine berufsspezifische adäquate Vorbereitung auf hoch belastende Einsätze anzubieten sowie Interventionen während und im Anschluss an belastende Einsätze zu ermöglichen. Dies sollte in der Regel vom Arbeitgeber im Rahmen der gesetzlich verankerten Fürsorgepflicht gewährleistet werden. Arbeitgeber:innen sind dazu verpflichtet, Arbeitsbedingungen zu schaffen, die jede:n Beschäftigte:n vor Gefahren für Leib, Leben und Gesundheit schützen. Allerdings profitieren gegenwärtig bei weitem nicht alle gefährdeten Berufsgruppen von spezifischen Bewältigungsangeboten.

Die Fürsorgepflicht für die hier vorgestellten Berufsgruppen sowie für weitere spezifische Personengruppen, die im Rahmen ihres Berufes gefährdet sind, eine PTBS zu entwickeln (Pflegekräfte, Ärzt:innen, Lokomotivführer:innen, Mitarbeiter:innen humanitärer Hilfsorganisationen, Seelsorger:innen etc.), sollte mit einem wachsenden Bewusstsein für die Notwendigkeit einer primären, sekundären und tertiären Prävention einhergehen.

3.6 Literatur

Bachmann C. J., Czwikla J., Jacobs H., Fegert J. M. & Hoffmann F. (2021). Prävalenz und Versorgung der Posttraumatischen Belastungsstörung in Deutschland: Eine bundesweite Auswertung von Krankenkassendaten aus den Jahren 2008 und 2017. *Psychiatrische Praxis*, 48, 316–323; doi: 10.1055/a-1347-5410.

Bengel J. & Heinrichs M. (Hrsg.) (2004). *Psychische Belastungen des Rettungspersonals.* Berlin/Heidelberg: Springer.

Benjet C., Bromet E., Karam E. G., Kessler R. C., McLaughlin K. A., Ruscio A. M., Shahly V., Stein D. J., Petukhova M., Hill E., Alonso J., Atwoli L., Bunting B., Bruffaerts R., Caldas-de-Almeida J. M., de Girolamo G., Florescu S., Gureje O., Huang Y., Lepine J. P., Kawakami N., Kovess-Masfety V., Medina-Mora M. E., Navarro-Mateu F., Piazza M., Posada-Villa J., Scott K. M., Shalev A., Slade T., ten Have M., Torres Y., Viana M. C., Zarkov Z. & Koenen K. C. (2016). The epidemiology of traumatic event exposure worldwide: Results from the World Mental Health Survey Consortium. *Psychological Medicine,* 46, 327–343; doi: 10.1017/S0033291715001981.

Binford J., Dolan M., Elhai J. D. & Contractor A. A. (2024). Examining relationships between posttraumatic stress disorder severity and types of media/technology usage. *Psychological Trauma: Theory, Research, Practice and Policy,* 16 (1), 92–97; doi: 10.1037/tra0001333.

Boscarino J. A., Figley C. R. & Adams R. E. (2004). Compassion fatigue following the September 11 terrorist attacks: A study of secondary trauma among New York City social workers. *International Journal of Emergency Mental Health,* 6 (2), 57–66.

Brewin C. R., Andrews B. & Valentine J. D. (2000). Meta-analysis of risk factors for posttraumatic stress disorder in trauma-exposed adults. *Journal of Consulting and Clinical Psychology,* 68, 748–766.

Brewin, C. R., Miller, J. K., Soffia, M., Peart, A. & Burchell, B. (2022). Posttraumatic stress disorder and complex posttraumatic stress disorder in UK police officers. *Psychological Medicine,* 52 (7), 1287–1295; https://doi.org/10.1017/S0033291720003025.

Cieslak R., Shoji K., Douglas A., Melville E., Luszczynska A. & Benight C. C. (2014). A meta-analysis of the relationship between job burnout and secondary traumatic stress among workers with indirect exposure to trauma. *Psychological Services,* 11, 75–86.

Chung I.-S., Lee M.-Y., Jung S.-W. & Nam C.-W. (2015). Minnesota multiphasic personality inventory as related factor for posttraumatic stress disorder symptoms according to job stress level in experienced firefighters: 5-year study. *Annals of Occupational and Environmental Medicine,* 27 (16). eCollection.

Craig C. D. & Sprang G. (2010). Compassion satisfaction, compassion fatigue, and burnout in a national sample of trauma treatment therapist. *Anxiety, Stress, & Coping,* 23 (2), 319–339.

Daniels J. (2006). *Sekundäre Traumatisierung – kritische Prüfung eines Konstruktes.* Diss., Universität Bielefeld, Fakultät für Psychologie und Sportwissenschaft.

Deighton R. M., Gurris N. & Traue H. (2007). Factors affecting burnout and compassion fatigue in psychotherapists treating torture survivors: Is the therapist's attitude to working through trauma relevant? *Journal of Traumatic Stress,* 20 (1), 63–75.

Eriksson C. B., Vande Kemp H., Gorsuch R., Hoke S. & Foy D. W. (2001). Trauma exposure and PTSD symptoms in international relief and development personnel. *Journal of Traumatic Stress,* 14 (1), 1573–6598.

Falkai P. & Wittchen, H.-U. (2015). *Diagnostisches und Statistisches Manual Psychischer Störungen DSM-5.* Göttingen u. a.: Hogrefe.

Feinstein A. & Nicolson D. (2005). Embedded journalists in the Iraq War: Are they at greater psychological risk? *Journal of Traumatic Stress,* 18 (2), 1570–1575.

Feinstein A., Owen J. & Blair N. (2002). A hazardous profession: War, journalists, and psychopathology. *American Journal of Psychiatry,* 159 (9), 1570–1575.

Feinstein, A., Osmann, J. & Patel, V. (2018). Symptoms of PTSD in frontline journalists: A retrospective examination of 18 years of war and conflict. *The Canadian Journal of Psychiatry,* 63 (9), 629–635; https://doi.org/10.1177/0706743718777396.

Figley C. R. (Hrsg.). (1995). *Compassion fatigue: Coping with secondary traumatic stress disorder in those who treat the traumatized.* New York: Brunner/Mazel.

Freinkel A., Koopman C. & Spiegel D. (1994). Dissociative symptoms in media eyewitnesses of an execution. *American Journal of Psychiatry,* 151 (9), 1335–1339.

Greinacher A., Derezza-Greeven C., Herzog W. & Nikendei C. (2019). Secondary traumatization in first responders: A systematic review. *European Journal of Psychotraumatology*, 10 (1), 1562840; doi: 10.1080/20008198.2018.1562840.

Heinrichs M., Wagner D., Schoch W., Soravia L. M., Hellhammer D. H. & Ehlert U. (2005). Predicting posttraumatic stress symptoms from pretraumatic risk factors: A 2-year prospective follow-up study in firefighters. *American Journal of Psychiatry,* 162 (12), 2276–2286.

Hensel J. M., Ruiz C., Finney C. & Dewa C. S. (2015). Meta-analysis of risk factors for secondary traumatic stress in therapeutic work with trauma victims. *Journal of Traumatic Stress,* 28, 83–91.

Hermanutz M. & Buchmann K. (1994). Körperliche und psychische Belastungsreaktionen bei Einsatzkräften während und nach einer Unfallkatastrophe. *Die Polizei,* 11, 294–302.

Hesse A. R. (2002). Secondary trauma: How working with trauma survivors affects therapists. *Clinical Social Work Journal,* 30 (3), 293–309.

Iversen S. & Robertson N. (2021). Prevalence and predictors of secondary trauma in the legal profession: A systematic review. *Psychiatry, Psychology and Law,* 28 (6), 802–822.

Jaffe P. G., Crooks C. V., Dunford-Jackson B. L. & Town M. (2003). Vicarious trauma in judges: The personal challenge of dispensing justice. *Juvenile and Familiy Court Journal (Family Violence Issue),* 54 (4), 1–9.

Jurisch F., Kolossa I.-T. & Elbert T. (2009). Traumatisierte Therapeuten? Ein Überblick über sekundäre Traumatisierung. *Zeitschrift für Klinische Psychologie und Psychotherapie,* 38 (4), 250–261.

Kessler D. G., Sonnega A., Bromet E., Hughes M. & Nelson C. (1995). Post-traumatic stress disorder in the National Comorbidity Survey. *Archives of General Psychiatry,* 52, 1048–1060.

Krampl M. (Hrsg.). (2007). *Einsatzkräfte im Stress: Auswirkungen von traumatischen Belastungen im Dienst.* Kröning: Asanger.

Krutolewitsch A. & Horn A. B. (2017). Posttraumatische Reifung nach berufsbezogener Traumatisierung bei Einsatzkräften. Die vermittelnde Rolle der sozio-interpersonellen Faktoren Disclosure und Co-Rumination. *Psychotherapie und Psychosomatische Medizin*, 67, 203–211.

Leclerc, M.-E., Wemmers, J.-A. & Brunet, A. (2020). The unseen cost of justice: Post-traumatic stress symptoms in Canadian lawyers. *Psychology, Crime & Law,* 26 (1), 1–21; https://doi.org/10.1080/1068316X.2019.1611830.

Lemke J. (Hrsg.) (2006). *Sekundäre Traumatisierung: Klärung von Begriffen und Konzepten der Mittraumatisierung.* Kröning: Asanger.

Lerias D. & Byrne M. K. (2003). Vicarious traumatization: Symptoms and predictors. *Stress and Health,* 19, 129–138.

Levin A. P. & Greisberg S. (2004). Vicarious trauma in attorneys. *Pace Law Review,* 24, 245–252.

Levin A. P., Albert L., Besser A., Smith D., Zelenski A., Rosenkranz S. & Neria Y. (2011). Secondary traumatic stress in attorneys and their administrative support staff working with trauma-exposed clients. *The Journal of Nervous and Mental Disease*, 199, 946–955.

Maercker A. (Hrsg.) (2009). *Posttraumatische Belastungsstörung.* Heidelberg: Springer.

Maercker A. & Ehlert U. (Hrsg.) (2001). *Psychotraumatologie.* Göttingen/Bern/Toronto/Seattle: Hogrefe.

Maslach C., Jackson S. E. & Leiter M. P. (1996). *The Maslach Burnout Inventory Manual*. 2. Aufl. Palo Alto: Consulting Psychologists Press.

McFarlane A. C. (1989). The aetiology of post traumatic morbidity: Predisposing, precipitating, and perpetuating factors. *British Journal of Psychiatry,* 154, 221–228.

Mitchell J. (1983). When disaster strikes: The critical incident stress debriefing process. *Journal of Emergency Medical Services*, 8, 36–39.

Motta R. W. (2008). Secondary trauma. *International Journal of Emergency Mental Health*, 10 (4), 291–298.

Pearlman L. A. & Saakvitne K. W. (Hrsg.) (1995). Trauma and the therapist: *Countertransference and vicarious traumatization in psychotherapy with incest survivors*. London: W. W. Norton.

Petrie K., Milligan-Saville J., Gayed A., Deady M., Phelps A., Dell L., Forbes D., Bryant R. A., Calvo R. A., Glozier N. & Harvey S. B. (2018). Prevalence of PTSD and common mental disorders amongst ambulance personnel: A systematic review and meta-analysis. *Social Psychiatry and Psychiatry Epidemiology*, 53, 897–909; https://doi.org/10.1007/s00127-018-1539-5.

Pfeiffer P. (1996). Reaktionen auf extreme polizeiliche Situationen: Beitrag zum posttraumatischen Stresssyndrom. In: Buchmann K. & Hermanutz, M. (Hrsg.). *Trauma und Katastrophe*. (Texte der Fachhochschule Villingen-Schwenningen) Villingen-Schwenningen, 87–98.

Rees N., Williams J., Hogan C., Smyth L. & Archer T. (2022). Heroism and paramedic practice: A constructivist metasynthesis of qualitative research. *Frontiers in Psychology*, 13, 1016841; https://doi.org/10.3389/fpsyg.2022.1016841.

Reinhard F. & Maercker A. (2004). Sekundäre Traumatisierung, Posttraumatische Belastungsstörung, Burnout und soziale Unterstützung bei medizinischem Rettungspersonal. *Zeitschrift für Medizinische Psychologie*, 13 (1), 29–36.

Rzeszutek M., Partyka M. & Golab A. (2015). Temperament traits, social support, and secondary traumatic stress disorder symptoms in a sample of trauma therapists. *Professional Psychology: Research and Practice*, 46, 213–220.

Schäfer S. K, Schanz C. G., Bergemann N.& Michael T. (2020). Risiko- und Schutzfaktoren psychischer Gesundheit bei Einsatzkräften. *NeuroTransmitter*, 31 (9), 34–41; doi: 10.1007/s15016-020-7480-3.

Schütte N., Bär O., Weiss U. & Heuft G. (2010). Stabilität posttraumatischer Intrusionen bei Polizeibeamten. *Psychotherapeut*, 55, 233–240.

Setti I., Lourel M. & Argentero P. (2016). The role of affective commitment and perceived social support in protecting emergency workers against burnout and vicarious traumatization. *Traumatology*, 22, 261–270.

Sliter M., Kale A. & Yuan Z. (2014). Is humor the best medicine? The buffering effect of coping humor on traumatic stressors in firefighters. *Journal of Organizational Behavior*, 35, 257–272.

Sommer I. & Ehlert U. (2004). Adjustment to trauma exposure. Prevalence and predictors of posttraumatic stress disorder symptoms in mountain guides. *Journal of Psychosomatic Research*, 57, 329–335.

Teegen F. (Hrsg.) (2003). *Posttraumatische Belastungsstörungen bei gefährdeten Berufsgruppen*. Bern: Hans Huber.

Teegen F. & Yasui Y. (2000). Traumaexposition und Posttraumatische Belastungsstörungen bei dem Personal von Rettungsdiensten. *Verhaltenstherapie und Verhaltensmedizin*, 21, 65–83.

Teegen F., Domnick A. & Heerdegen M. (1997). Hochbelastende Erfahrungen im Berufsalltag von Polizei und Feuerwehr: Traumaexposition, Belastungsstörungen, Bewältigungsstrategien. *Verhaltenstherapie und Psychosoziale Praxis*, 29, 583–599.

Wagner D., Heinrichs M. & Ehlert U. (1998). Prevalence of symptoms of posttraumatic stress disorder in German professional firefighters. *American Journal of Psychiatry*, 155, 1727–1732.

Wagner S. L., White N., Buys N., Carey M. G., Corneil W., Fyfe T., Matthews L. R., Randall C., Regehr C., White M., Alden L. E., Krutop E., Fraess-Phillips A. & Fleischmann M. H. (2021). Systematic review of mental health symptoms in firefighters exposed to routine duty-related critical incidents. *Traumatology*, 27 (3), 285–302; https://doi.org/10.1037/trm0000275.

Weidmann A. (2008). Primäre und sekundäre Traumatisierung: Ein Berufsrisiko für Journalisten? *Trauma & Gewalt*, 3, 234–245.

SARAH TRENTZSCH, DORIS FELBINGER, MARILENA DE ANDRADE UND SILKE BIRGITTA GAHLEITNER

4. Häusliche Gewalt

4.1 Einleitung

Dass familiäre und partnerschaftliche Beziehungen als Orte von Zugehörigkeit, Geborgenheit und Sicherheit gelten können, ist in vielen Fällen nur eine Wunschvorstellung. Gewalt, insbesondere sexualisierte sowie häusliche, geschieht meist im engen sozialen Gefüge zwischen Menschen, die einander nahestehen (Godenzi, 1993). Häusliche Gewalt ist also in der Regel mit persönlichen Bindungen und Lebenskonzepten sowie mit sozialräumlichen Strukturen verwoben. Sie ist zudem kein seltenes Ereignis mit bloß privatem Charakter, sondern ein gesellschaftliches Problem beträchtlichen Ausmaßes. Deutschland- und europaweit gibt es seit vielen Jahren intensive Bemühungen, Prävention und Intervention zu verbessern, um das Ausmaß und die Folgen Häuslicher Gewalt einzudämmen.

Es stellt sich daher die Frage, warum trotz all dieser Bemühungen der Erfolg als noch unzureichend betrachtet werden muss, insbesondere im Präventionsbereich, aber auch in der Intervention. Im Fokus steht dabei insbesondere die Frage, wie es gelingen kann, im Sinne der Betroffenen konstruktiv die Gewaltspirale zu durchbrechen. Bisher können bei Weitem nicht alle von Häuslicher Gewalt Betroffenen erreicht werden. Da Häusliche Gewalt zudem in einen gesamtgesellschaftlichen Kontext eingebettet ist, bezeichnet Briere (1996) die vorherrschenden Verhältnisse als »viktimisierende Kultur« (»victimizing culture«, S. 84).

Ohne eine »Wiederherstellung von Selbstwert und Anerkennung« (Böhnisch, 2023, S. 112) ist es daher für Betroffene kaum oder überhaupt nicht leistbar, sich als aktive und handlungsfähige Subjekte zu erkennen und sich dementsprechend mit ihren individuellen Lebensbedingungen auseinanderzusetzen und handlungsfähig zu werden (ebd.). Kommt Gewaltbetroffenen vom Hilfesystem und der Gesellschaft hingegen angemessene Unterstützung zu, können ihr Überlebenswille und ihre Energie geweckt werden und äußerst konstruktive Kräfte entfalten. Dazu sollen im Folgenden einige Anregungen gegeben werden.

4.2 Definitionen, Prävalenzen und Gruppen von Betroffenen

Häusliche Gewalt findet in engen sozialen Beziehungen statt, häufig in der privaten Wohnung. Es gibt keine allgemeinverbindliche sozialwissenschaftliche Definition Häuslicher

Gewalt. Gemäß der Berliner Initiative gegen Gewalt an Frauen (BIG, o. J.) umfasst Häusliche Gewalt alle Formen der körperlichen, sexuellen, seelischen, sozialen und ökonomischen Gewalt zwischen erwachsenen Menschen, die in einer nahen Beziehung zueinander stehen oder gestanden haben. »Häusliche Gewalt« ist als Begrifflichkeit zudem irreführend, weil weder alle darunter gefassten Gewaltakte zu Hause ausgeübt werden noch jede Gewalt erfasst wird, die zu Hause stattfindet. Der Begriff der Häuslichen Gewalt steht vielmehr für den Kontext ausgeübter Gewalt, nicht für eine konkrete Form oder einen festen Ort der Gewaltausübung. Häusliche Gewalt geschieht in der Regel zu Hause, aber auch als gewalttätiges Delikt im öffentlichen Raum oder im digitalen Raum, z. B. in Form von Stalking. Kinder sind immer mit betroffen (BIG, o. J.), denn »Häusliche Gewalt (auch: beobachtete Gewalt) [...] [bedeutet zudem immer] eine Gefährdung des Kindeswohls« (BIG, 2021, S. 2), obwohl dieser Aspekt nicht selten in Definitionen von Häuslicher Gewalt vergessen wird. Kinder werden jedoch durch das Erleben der Gewalt zwischen ihren Eltern geschädigt (Balloff, 2010; Korittko, 2014). Als Erscheinungsformen Häuslicher Gewalt differenzieren Lamnek et al. (2012) daher Partnerschaftsgewalt, Eltern-Kind-Gewalt, Geschwistergewalt und Kind-Eltern-Gewalt (S. 113). Eltern-Kind-Gewalt wird als Kindesmisshandlung bezeichnet, während Kind-Eltern-Gewalt die von Kindern gegen ältere Generationen der Familie (Eltern, Großeltern) gerichtete Gewalt meint. Im Fokus öffentlicher Aufmerksamkeit und fachlicher Betrachtungen jedoch steht im Zuge Häuslicher Gewalt in der Regel die Gewalt zwischen Erwachsenen.

Die Wahrnehmung Häuslicher Gewalt ist durch die statistischen Daten zu Gewalt in heterosexuellen Beziehungen mit einem männlichen Täter geprägt. Jedoch ist inzwischen eine Aufmerksamkeit für die Gewaltbetroffenheit von Männern zu verzeichnen – und für die Tabuisierung auch dieser Gewaltbetroffenheit (Bock, 2003; Gahleitner & Lenz, 2007; Hagemann-White & Lenz, 2002; Jungnitz et al., 2007; Lenz, 2000; Lenz, 2004). Auch das Thema »Partnerschaftsgewalt in homosexuellen Beziehungen« findet vermehrt Beachtung (Cameron, 2003; Coleman, 2013; Ohms, 2009; Stiles-Shields & Carroll, 2015). Aufgrund der demografischen Entwicklung in Deutschland ist zu erwarten, dass zudem das Thema der Häuslichen Gewalt gegen ältere Menschen steigende Aufmerksamkeit erfahren wird (Görgen, 2010; Hartwig & Hensen, 2005; Walentich et al., 2005).

Im deutschen Strafgesetzbuch (StGB) ist der Begriff der »Häuslichen Gewalt« nicht zu finden, da er keinen eigenen Straftatbestand darstellt – vielmehr umfasst Häusliche Gewalt aus juristischer Perspektive eine Vielzahl unterschiedlicher Delikte. In der Auswertung der Polizeilichen Kriminalstatistik (PKS) zur »Partnerschaftsgewalt« für das Berichtsjahr 2022 unterscheidet das Bundeskriminalamt (BKA) folgende Delikte: »Mord und Totschlag (ohne Tötung auf Verlangen); gefährliche Körperverletzung; schwere Körperverletzung; Körperverletzung mit Todesfolge; vorsätzliche einfache Körperverletzung; sexueller Übergriff, sexuelle Nötigung, Vergewaltigung; Bedrohung, Stalking, Nötigung (psychische Gewalt); Freiheitsberaubung; Zuhälterei; Zwangsprostitution; sexuelle Belästigung [...]; Entziehung Minderjähriger« (BKA, 2023, S. 2). Der Begriff der »Partnerschaft« umfasst dabei »Ehepartner, eingetragene Lebenspartnerschaften, Partner nichtehelicher Lebensgemeinschaften und ehemalige Partnerschaften« (ebd.).

Im Jahr 2022 erhielten die Strafverfolgungsbehörden Kenntnis von insgesamt 157 550 Fällen von Partnerschaftsgewalt (ebd., S. 5). Gegenüber dem Vorjahr ist dies ein Anstieg um 9,4 % (ebd.), gegenüber 2018, also über die vergangenen fünf Jahre, sogar um 13 % (ebd., S. 8). Das häufigste Delikt war mit 59,3 % die vorsätzliche einfache Körperverletzung, gefolgt von Bedrohung, Stalking und Nötigung mit 24,2 %, gefährlicher Körperverletzung mit 11,7 %, Vergewaltigung, sexueller Nötigung und sexuellen Übergriffen mit 2,5 %, Freiheitsberaubung mit 1,1 %, Entziehung Minderjähriger mit 0,5 %, sexueller Belästigung mit 0,2 % sowie Mord und Totschlag mit ebenfalls 0,2 % (ebd.). Hinsichtlich der Opfer-Täter:in-Beziehung dominierte der Status »ehemalige Partnerinnen und Partner« (39,5 %) vor »Ehepartnerinnen und Ehepartner« (31,1 %) und »Partnerinnen und Partner einer nichtehelichen Lebensgemeinschaft« (29,1 %) (ebd., S. 6). Mord und Totschlag fielen insbesondere »Ehepartner« (50,5 %) zum Opfer, ehemalige Partner hingegen mehrheitlich Bedrohung, Stalking, Nötigung (67,5 %) oder vollendeter Vergewaltigung, sexueller Nötigung und sexuellen Übergriffen (47,1 %) (ebd., S. 17). Entgegen vielen Erwartungen stiegen die Zahlen Häuslicher Gewalt in der Zeit der Covid-19-Pandemie nicht signifikant an (BKA, 2022, S. 20 f.; Tran Kiem et al., 2021). Während es in anderen Ländern (z. B. England und den USA) zu einem Anstieg von bis zu 35 % kam (Garthus-Niegel el al., 2021), verzeichnete Deutschland im Jahr 2021 zunächst sogar einen Rückgang der Zahlen (BKA, 2022, S. 20 f.). Dies kann z. B. damit in Verbindung stehen, dass der Lockdown keine Möglichkeit für Flucht gab und medizinische Hilfeleistungen erst deutlich verspätet in Anspruch genommen wurden (ebd.). Der Rückgang der Zahlen steht zudem im Kontrast zur Schwere der Verletzungen (ebd.). Für das Berichtsjahr 2022 wurde allerdings ein deutlicher Anstieg der Fallzahlen festgestellt (BKA, 2023, S. 8).

Die dargelegten Analysen der PKS (BKA, 2022; BKA, 2023) beziehen sich jedoch nur auf das »Hellfeld«, d. h. auf Delikte, die den Strafverfolgungsbehörden bekannt wurden. Eine Aussage über das Ausmaß nicht angezeigter Delikte ist auf Grundlage der PKS nicht möglich. Um die tatsächliche Häufigkeit Häuslicher Gewalt zu erfassen, sind Befragungen notwendig, in denen auch nicht angezeigte Taten erhoben werden, also Daten, die häufig im Dunkelfeld bleiben. Bis heute existiert für Deutschland bisher nur eine repräsentative Studie, die 2004 im Auftrag des Bundesministeriums für Familie, Senioren, Frauen und Jugend (BMFSFJ) durchgeführt wurde: die Studie zur »Lebenssituation, Sicherheit und Gesundheit von Frauen in Deutschland« (Müller & Schröttle, 2004). Nach Befragung von mehr als 10 000 Frauen zu ihren Gewalterfahrungen wurde festgestellt, dass rund 25 % der Frauen im Alter von 16 bis 85 Jahren mindestens einmal in ihrem Leben körperliche und/oder sexuelle Gewalt durch ihren Partner erlebt hatten (ebd., S. 29). Diese Größenordnung an Viktimisierungserfahrung wird durch eine 2014 veröffentlichte repräsentative Studie der Europäischen Grundrechteagentur bestätigt, in deren Rahmen 42 000 Frauen in den 28 Mitgliedsstaaten der Europäischen Union befragt wurden (FRA, 2014). In der Studie des BMFSFJ (Müller & Schröttle, 2004, S. 159) lag der Anteil der betroffenen Frauen, die Anzeige erstattet hatten, je nach Delikt zwischen 5 und 26 %. Die weit überwiegende Zahl der Fälle Häuslicher Gewalt entzieht sich damit der Strafverfolgung. Zudem kann davon ausgegangen werden, dass das tatsächliche Ausmaß

Häuslicher Gewalt trotz Einbeziehung des Dunkelfelds ungenau bleibt, da Betroffene auch in diesen Befragungen nicht alle Delikte berichteten – wenn diese nicht erinnert, wegen Vorurteilen und vorherrschenden Mythen nicht als »Gewalt« bewertet oder bewusst nicht mitgeteilt wurden. Gerade bei Delikten im sozialen Nahraum ist die Bereitschaft, von Viktimisierungen zu berichten, grundsätzlich niedrig (für eine Übersicht zu Erhebungsproblemen bei Häuslicher Gewalt in Studien mit Betroffenen vgl. Schröttle, 2012).

Um einen aktuellen Eindruck vom Dunkelfeld im Bereich Partnerschaftsgewalt zu erhalten, wurde daher 2022 vom Bundesministerium für Familie, Senioren, Frauen und Jugend (BMFSFJ), Bundesministerium des Innern und für Heimat (BMI) und Bundeskriminalamt (BKA) die gemeinsame Studie »Lebenssituation, Sicherheit und Belastung im Alltag (LeSuBiA)« initiiert. Sie geht »sogar über die Forderungen der Istanbul-Konvention hinaus, die primär auf Gewalt gegen Frauen gerichtet sind. Bewusst wurde ein geschlechterübergreifender Ansatz gewählt, der dem wachsenden Interesse geschlechterdifferenzierender Untersuchungen nachkommt« (BKA, o. J.), um »einen sensibilisierenden Beitrag in den Bereichen Partnerschaftsgewalt, sexualisierte Gewalt, Stalking und digitale Gewalt« (ebd.) zu leisten.

Ein weiteres Ungleichgewicht im Feld der Erhebung Häuslicher Gewalt betrifft den stets geringen Anteil männlicher Betroffener, 2021 z. B. 19,7 % gegenüber 80,3 % Frauen (BKA, 2022, S. 8). Zum tatsächlichen Ausmaß Häuslicher Gewalt gegen Männer liegen keine repräsentativen Daten vor (Lamnek et al., 2012, S. 191–219), es existiert lediglich eine Pilotstudie mit einer kleinen Stichprobe (Jungnitz et al., 2007). Auch hier liegen Ursachen möglicherweise in der Ausblendung und Tabuisierung des Themas. Einer europaweiten Studie (Costa et al., 2015) zufolge sind Männer durchaus weitreichend betroffen. Die verbreitete Wahrnehmung von Männern als Täter und Frauen als Opfer macht es vielen schwer, sich vorzustellen, dass ein Mann Opfer Häuslicher Gewalt durch seine Partnerin/seinen Partner wird und hierdurch belastet ist (Treibel et al., 2008). In der Folge werden nur wenige Anlaufstellen und nur wenig qualifizierte Hilfe angeboten. Bei männlichen Betroffenen ist daher von einem noch größeren Dunkelfeld auszugehen als bei weiblichen. Bezüglich trans*, inter* oder nicht binärer Personen gilt etwas Ähnliches, obwohl die Gewaltbetroffenheit in diesen Zielgruppen bekannt ist (GEO, 2018; Callander et al., 2019). Auch zu betroffenen schwarzen Frauen und entsprechend rassismussensiblen Hilfsangeboten finden sich wenig Zahlen, trotz der Hinweise ausländischer Studien auf die erhöhte Gewaltbetroffenheit dieser Gruppe (Bent-Goodley et al., 2023).

Zusammenfassend lässt sich sagen, dass Häusliche Gewalt allen Studien und fachspezifischen Institutionen zufolge ein geschlechtsspezifisches Problem ist. Gleichzeitig benötigt es mehr Forschung, um verschiedene Betroffenheiten besser abzubilden.

4.3 Dynamiken und Risikofaktoren Häuslicher Gewalt

Nicht für alle Menschen ist – statistisch betrachtet – das Risiko, Häusliche Gewalt zu erleben, gleich groß. So ist es für Frauen insgesamt deutlich höher als für Männer, und für männliche von Häuslicher Gewalt Betroffene ist das Risiko, keine Hilfe zu bekommen, wiederum größer als für weibliche (Treibel &

Seidler, 2008). Innerhalb der Gruppe der Frauen erhöhen zudem soziostrukturelle, individuelle und beziehungsdynamische Risikofaktoren die Gefährdung durch Häusliche Gewalt (Schröttle, 2012). Aus beziehungsdynamischer Sicht ist das Risiko, von Häuslicher Gewalt betroffen zu sein, in der Phase von Trennung und Scheidung besonders hoch. Bezüglich des Alters ermittelte die Studie des BMFSJF (Müller & Schröttle, 2004) Frauen der jüngeren und mittleren Altersgruppen bis Mitte 40 als besonders gefährdet, Opfer von Partnerschaftsgewalt zu werden. Entgegen dem öffentlich vorherrschenden Bild existiert keine generelle Höherbelastung von Frauen aus formal weniger gebildeten Schichten. Nur im Zusammenwirken mit jungem Alter und schwieriger sozialer Lage erweist sich geringe Bildung als Risikofaktor, sowohl aufseiten der Täter als auch der Betroffenen. Da in gehobenen Bildungs- und Sozialschichten das Thema Häuslicher Gewalt allerdings weitgehend tabuisiert ist – gesellschaftlich wie auch bei den Betroffenen selbst –, wird es dort viel seltener sichtbar. Von den untersuchten Risikofaktoren bedeutet das Erfahren von Gewalt und Missbrauch in der Kindheit den stärksten Prädiktor für das Erleben Häuslicher Gewalt im Erwachsenenalter (Catani & Ruck, 2012; Schröttle, 2012). Elterliche Rollenmodelle können (müssen aber nicht) als ein mögliches Vorbild für eigenes Verhalten dienen (Averdijk et al., 2012). Auch ein Migrationshintergrund ist als Risikofaktor zu nennen (Schröttle & Khelaifat, 2007), das erhöhte Risiko kann allerdings nicht alleine durch den Migrationsstatus erklärt werden, sondern durch die Verknüpfung mit weiteren Risikofaktoren wie mangelnde Ausbildung, fehlende soziale Einbindung und Diskriminierung. Zudem haben insbesondere Frauen mit Behinderungen ein erhöhtes Risiko, Opfer Häuslicher Gewalt zu werden (Schröttle et al., 2013, S. 192).

Häusliche Gewalt ist häufig in eine komplexe Täter-Opfer-Dynamik eingebettet. In der BMFSFJ-Studie (Müller & Schröttle, 2004) berichteten lediglich ca. 40 % der Frauen, die Beziehungsgewalt erlebt hatten, nur von einem einzigen Gewaltwiderfahrnis, alle anderen wurden mehrfach Opfer. »Gut ein Drittel der gewaltbetroffenen Frauen erlebte in der Paarbeziehung Gewalt in einer Häufigkeit und Intensität, die auf Misshandlungsbeziehungen schließen lässt« (ebd., S. 260). Misshandlungsbeziehungen sind durch wiederkehrende Gewalthandlungen geprägt, die im Laufe der Zeit häufig an Intensität zunehmen. Die als »Gewaltspirale« bekannte Dynamik beschreibt die zirkuläre Eskalation von Gewalt: Der Spannungsaufbau in der Paarbeziehung führt zu einem Gewaltausbruch, worauf eine Phase der Entspannung folgt, bis sich das Ganze wiederholt (Hallenberger, 2011; Walker, 1991). Nach dem Gewaltausbruch zeigen gewalttätige Partner häufig Reue und entschuldigen sich bei den Betroffenen. Dadurch wird bei den betroffenen Frauen die Hoffnung aufrechterhalten, der Täter werde sich ändern (Müller & Schröttle, 2004, S. 275).

In sogenannten Hochrisikofällen besteht für von Häuslicher Gewalt Betroffene die akute Gefahr, Opfer von versuchter oder vollendeter Tötung (Femizid) oder von lebensbedrohlichen Verletzungen zu werden.

Verschiedenen Untersuchungen (Dobash & Dobash, 2015; Leuschner & Rausch, 2022; Stöckl et al., 2013) zufolge kann man davon ausgehen, »dass Tötungen von (Ex-)Partnerinnen in heterosexuellen Beziehungen den Großteil der Femizide in Deutschland ausmachen« (Hellmann, 2023). Versuchte und vollendete Tötungsdelikte an der (Ex-)Partnerin können durch die Trennung auch dann ausgelöst werden, wenn es während der Beziehung keine Gewalt gab. So zeigte eine Analyse der Gerichtsakten von 69 Fällen (Greuel, 2009), dass es sich vergleichsweise häufig um geplante Tötungsdelikte handelte, in der Hälfte der Fälle jedoch vorausgehende Häusliche Gewalt nicht polizeibekannt war und der entscheidende Faktor nicht die Eskalation zuvor ausgeübter Gewalt, sondern ein innerer Konflikt des Täters war, wenn die Frau sich seiner Kontrolle entzog und/oder sich trennte (ebd., S. 110 f.).

Unterscheiden lassen sich zwei grundsätzliche Formen: systematische Paargewalt (»intimate terrorism«: Johnson & Leone, 2005), die der Ausübung von Kontrolle und der Beherrschung der anderen Person in der Partnerschaft dient, und »situative Paargewalt« (Peichl, 2008, S. 22, nach engl. »situational couple violence«: Johnson & Leone, 2005; vgl. auch Kavemann, 2018). Systematische Paargewalt bedarf eines erheblich höheren Ausmaßes an Schutz als situative. Unterschätzt wird bis heute, dass systematische Paargewalt häufig von einem jahrelangen generellen Kontrollverhalten eingeleitet wird, das vom klassischen Konzept der Gewalt in Paarbeziehungen nicht erfasst wird. Aufgrund dieser Ausgangsbedingungen ergeben sich unterschiedliche Formen der Gewaltdynamik, die spezifische Hilfemuster erfordern (Johnson & Leone, 2005). Ist Häusliche Gewalt bereits geschehen, so beeinflussen die Coping-Strategien der Betroffenen potentiell die weitere Gewaltdynamik. Eine Studie von Iverson et al. (2013) untersuchte den Zusammenhang zwischen angewandten Coping-Strategien und dem Auftreten weiterer Viktimisierungen. Aktive Bewältigungsstrategien, so zeigt sich, verringerten die Wahrscheinlichkeit weiterer Viktimisierungen, während umgekehrt passive Strategien, die von Vermeidung und Rückzug bestimmt waren, die Wahrscheinlichkeit weiterer Gewalt erhöhten. Im Folgenden soll dies anhand der Darstellung der Folgeerscheinungen noch weitere Aufmerksamkeit finden.

4.4 Folgen Häuslicher Gewalt

Ausmaß und Ausgestaltung der Folgeerscheinungen traumatischer Erfahrungen sind von der Art, den Umständen und der Dauer des Ereignisses sowie von der Nähe der Betroffenen zu der Gewalt ausübenden Person abhängig. Zu den Umständen zählt vor allem, ob es vor, während oder nach der Traumatisierung schützende Faktoren gab. Ein zentraler Schutzfaktor – stabile Bindungsverhältnisse – fällt jedoch bei Häuslicher Gewalt oft aus. Die Nichtverfügbarkeit stabiler Bindungspersonen erhöht das Risiko eines Traumas nicht nur, sie stellt auch für sich ein Traumarisiko dar und erschwert zudem die Bewältigung. Resultat ist häufig ein komplexes System vielfältiger Symptome (Herman, 1993, S. 45–50; Terr, 1995). Für viele von Gewalt Betroffene führt dies auch zu einer Zerstörung innerer Werte. Vertrauen birgt für von Häuslicher Gewalt Betroffene demnach eine Gefahr, denn Vertrauen hat zu Gewalt geführt.

Bei Versuchen, Beziehungen einzugehen, wiederholen sich daher häufig die Enttäuschungen, da es an gesunden Bindungsmustern fehlt. Dabei können sich die erlebten Grenzüberschreitungen und die dabei empfundenen Gefühle von Einsamkeit und Isolation in Distanzlosigkeit manifestieren (Finkelhor & Browne, 1985). Da die eigenen Grenzen für die Betroffenen weder spürbar noch vermittelbar sind, kommt es häufig zu Reinszenierungen und erneuten Ausbeutungssituationen. Hinzu kommen Faktoren wie wirtschaftliche Abhängigkeit, ein starkes Loyalitätsgefühl gegenüber dem Partner/der Partnerin sowie – insbesondere, wenn eigene Viktimisierungserfahrungen in der Kindheit vorliegen – »erlernte Hilflosigkeit« (Seligman, 2016).

Neben dem unmittelbaren körperlichen und psychischen Leid, das Häusliche Gewalt verursacht, birgt sie eine Vielzahl von Risiken für die Betroffenen; dazu gehören ein andauerndes Stresserleben mit der Gefahr nachhaltiger psychischer Schädigung und die Gefahr schwerer körperlicher – im Extremfall tödlicher – Verletzungen. Aufgrund der Vielfältigkeit der Erscheinungsformen Häuslicher Gewalt sind auch die Folgen sehr vielfältig. Angst, Depressionen, Substanzmissbrauch, Panikattacken, Schlafstörungen können »Randerscheinungen« einer komplexen Posttraumatischen Belastungsstörung sein. Diese kann bis zu Störungen der Affekte, der Aufmerksamkeit und des Bewusstseins reichen oder psychosomatische Erscheinungen, Veränderungen im Wertesystem, chronische Langzeitfolgen und Persönlichkeitsveränderungen nach sich ziehen (Herman, 1992, S. 117 f., 1993; Sack et al., 2022).

Komplex Traumatisierte nehmen Reize anders auf und ordnen sie anders zu als Menschen ohne Traumaerfahrung. Das Selbstschutzsystem ist in ständiger Alarmbereitschaft. Trotz des Versuchs, sich den überflutenden Bildern und Zuständen zu entziehen, werden Betroffene immer wieder von »Erinnerungen« heimgesucht, die jedoch nur bruchstückhaft vorliegen (van der Kolk, 1999). In Gerichtsverfahren wird dies nicht selten Betroffenen zur Last gelegt und ihre Glaubwürdigkeit angezweifelt. Bei der Bewältigung der Belastungen spielt daher der stärkende Umgang mit Betroffenen in privaten, gesellschaftlichen und professionellen Netzwerken eine entscheidende Rolle.

Wie Keilson (2005) mit seinem Konzept der »sequenziellen Traumatisierung« bereits vor vielen Jahren zeigte, können spätere viktimisierende Verhältnisse letztlich sogar stärker schädigen als die Ursprungstraumatisierungen, während eine positive Einbettung Bewältigungsaspekte bis hin zu posttraumatischem Wachstum unterstützt (v. Eichborn, 2011; Tedeschi & Calhoun, 1995; Tedeschi et al., 1998). Dieser sozialen Verantwortung wird die Umgebungsgesellschaft – aber auch die professionelle Community – häufig nicht gerecht (Herman, 1992, S. 116 f.). Neben den Gewaltfolgen im Sinne klinischer Diagnosen sind auch die psychosozialen Auswirkungen Häuslicher Gewalt erheblich: Von Häuslicher Gewalt betroffenen Frauen drohen Stigmatisierung und soziale Ausgrenzung (Vogt & Fritz, 2015), noch immer werden sie von Hilfsangeboten nur mangelhaft erreicht (Kavemann, 2012). Dies gilt insbesondere dann, wenn die Betroffenen in der Beziehung bleiben, in der ihnen Gewalt widerfährt, und sie sich nicht trennen. Diese Situation führt häufig zu zusätzlicher sozialer Isolierung, weil das soziale Umfeld kein Verständnis dafür hat, dass eine von Häuslicher Gewalt betroffene Frau »nicht einfach geht«.

4.5 Kinder als Mitbetroffene Häuslicher Gewalt

Auch wenn sie selber keine körperliche Gewalt erfahren, sind Kinder immer als Augen- und/oder Ohrenzeugen von Häuslicher Gewalt mitbetroffen. Sie spüren die Angst, Anpassung und Entwertung der Mutter sowie die

Aggression des Vaters/Partners der Mutter und die generelle Anspannung zwischen den Eltern bzw. der Gewalt ausübenden und der betroffenen Person. Mitbetroffene Kinder haben ein erhöhtes Risiko, Opfer von Misshandlung, Missbrauch oder Vernachlässigung zu werden (vgl. Clemens et al., 2019; Ziegenhain et al., 2021). Daher ist Häusliche Gewalt immer auch ein Kinderschutzthema. Zudem stellt es für Kinder eine existenzielle Bedrohung dar, wenn die Unversehrtheit ihrer Hauptbezugsperson in Gefahr ist.

Bislang werden diese Kinder oft zu spät als von Häuslicher Gewalt Mitbetroffene in den Blick genommen, wenngleich sie die Verletzlichsten in diesem Gefüge sind. Sie können sich nicht alleine daraus befreien und die Erlebnisse auch nicht wie Erwachsene einordnen. In der größten vorliegenden Studie mit Bevölkerungsdaten (Zinzow et al., 2009) erhielten »von den Jugendlichen, die angaben, jemals körperliche Gewalt zwischen ihren Eltern miterlebt zu haben, […] 6,9 Prozent der Jungen und 13,2 Prozent der Mädchen die Verdachtsdiagnose einer Posttraumatischen Belastungsstörung« (Kindler, 2022, S. 19), und die erst beginnende Forschung zu den Auswirkungen miterlebter Häuslicher Gewalt auf Säuglinge und Kleinkinder weist verschiedene starke Stressreaktionen nach (Überblick ebd., S. 18 f.). Kinder brauchen Hilfe von anderen, die dazu in der Lage sind. Für diese Hilfe ist in der Regel die (betroffene) Mutter verantwortlich, die aber durch die Erlebnisse nicht selten in ihrer Erziehungsfähigkeit eingeschränkt ist (vgl. Clemens et al., 2019, S. 98; Heynen, 2013, S. 232). Viele Frauen halten es für besser, nicht mit ihren Kindern über die Gewalt zu sprechen, da sie nicht wissen, wie sie das Thema ansprechen sollten, und Angst haben, die Belastung ihrer Kinder zu verstärken und den Vater als Täter zu benennen. Häufig sind sie überfordert und beschämt.

Der Forschung zufolge haben Kinder gute Chancen, existenzielle Krisen zu verarbeiten, wenn sie kindgerecht angesprochen und aufgefangen werden und nicht als kleine Erwachsene fungieren müssen bzw. wenn Erwachsene ihre Situation richtig einschätzen, Verantwortung dafür übernehmen und sie entlasten, schützen und von Verantwortung für die Mutter entbinden (vgl. Ziegenhain et al., 2021, S. 93; Kavemann, 2013, S. 22). Die Kinder an dieser Schnittstelle aufzufangen und angemessen zu unterstützen, ohne die Solidarität für die Mütter aufzugeben, ist die Aufgabe von Beratungsstellen, sozialen und medizinischen Einrichtungen ebenso wie von Behörden, Polizei und Justiz (vgl. Clemens et al., 2019, S. 98).

4.6 Hilfe für Betroffene

Eingebettet in das »Private« entzieht sich Häusliche Gewalt als Phänomen nicht selten staatlichem Zugriff. Gleichwohl steht der Staat in der Pflicht, die Bevölkerung vor Gewalt zu schützen (Eichhorn, 2017). Die ersten Schritte hierzu machten Autonome Frauenhäuser und Beratungsstellen zu Gewalt im Geschlechterverhältnis schon 1976, in den 1980er Jahren folgte eine Gründungswelle solcher Einrichtungen. »Interventionsprojekte gegen häusliche Gewalt gründeten sich in Deutschland seit Anfang der 1990er Jahre. Sie führten einen Perspektivenwechsel in der Diskussion über häusliche Gewalt herbei. Es wurden zunehmend täterorientierte Interventionsstrategien entwickelt. ›Wer schlägt, der geht‹ wurde zu einem Leitmotiv veränderter staatlicher Intervention. Die Einführung des Gewaltschutzgesetzes Anfang 2002 und die sukzessive Erweiterung fast aller Polizeigesetze der Länder um die polizeiliche Befugnis einer längerfristigen Wegweisung des Täters aus einer Wohnung ist Ausdruck dafür, wie dieses Umdenken gesellschaftliches Handeln verändert hat« (Hagemann-White & Kavemann, 2010, S. 5). Auch der Aktionsplan II zur Bekämpfung der Gewalt gegen Frauen aus dem Jahr 2007 setzte ein Zeichen (BMFSFJ, 2012).

Jedoch machte das Umdenken im Zusammenhang mit dem Prinzip »Wer schlägt, der geht« weder die Frauenhäuser als Zufluchtsort für Frauen und Kinder überflüssig (BMFSFJ & BMJV, 2019, S. 26 f.), noch war damit die Einbindung der Problematik Häuslicher Gewalt in medizinische Grundversorgung und Gesundheitswesen bereits geglückt (Brzank et al., 2004; Wieners & Winterholler, 2016). Die Einrichtungen sind bis heute unterfinanziert und häufig nicht abgesichert, regional nicht bedarfsgerecht verteilt, und es fehlt der Rechtsanspruch auf Schutz und qualifizierte Beratung (Kavemann, 2018).

Mängel bestehen auch hinsichtlich der psychotraumatologischen Versorgung. Leitfrage für eine adäquate Versorgung mit angemessenen Hilfen muss sein: Wie kann ein Neuanfang nach einer derartigen Gewalterfahrung gelingen, und wie kann er von der psychosozialen Hilfelandschaft passgerecht unterstützt werden? Die Akzeptanz eines Angebots hängt davon ab, ob die »subjektive Sichtweise – Wahrnehmung und Deutung des Gewaltverhältnisses – von den Unterstützerinnen und Unterstützern ernst genommen wird« (Kavemann, 2018). Die angesichts der Lebensbedrohung erfahrene Ohnmacht darf sich nicht im Hilfeprozess wiederholen.

Damit von Gewalt betroffene Frauen von psychosozialen, rechtlichen und medizinischen Hilfen erfahren und diese annehmen können, braucht es ein bedarfsgerechtes Unterstützungsangebot. Sie müssen verstehen, was die Hilfen konkret beinhalten, erfahren, wo, wann und wie sie diese anfragen können, und die Hilfen müssen niedrigschwellig, nachvollziehbar, bedarfsgerecht und leicht zugänglich sein. Es »müssten Wege gefunden werden, um Frauen, die stärker sozial isoliert und damit besonders vulnerabel für schwere Gewalt und Misshandlung in Paarbeziehungen sind, besser erreichen und unterstützen zu können« (Schröttle & Ansorge, 2008, S. 193).

Viele von Gewalt betroffene Frauen und ihre Kinder, so zeigt die Praxis, kommen nicht im Hilfesystem an. Es existiert ein erhebliches unerforschtes Dunkelfeld: jene Frauen und Kinder, die bei Polizei und Justiz, aber auch in den Fachberatungsstellen und Frauenhäusern nicht auftauchen, zu denen das Hilfesystem erst nach jahrelanger Gewalt Kontakt bekommt, weil sie schließlich anonyme Angebote telefonischer und digitaler Beratung annehmen oder – über proaktive Kontaktaufnahme nach Polizeieinsätzen oder durch aufmerksame Mitmenschen, die Unterstützungsangebote organisieren – von passenden Hilfen erfahren. Fluchthintergrund, Sprachbarrieren, geringere Bildung sowie Alter (junge Erwachsene und ältere Frauen), gesundheitliche Einschränkungen wie Depression, aber auch die in Gewaltbeziehungen verbreitete Isolation der Betroffenen können Gründe dafür sein (Schröttle & Ansorge, 2008, S. 161, S. 190–196; Wahren, 2023, S. 61–80).

Das weist darauf hin, dass Unkenntnis in Bezug auf Angebote, begrenzter Bewegungsspielraum, mangelndes Selbstvertrauen und fehlende Ressourcen Frauen davon abhalten, von sich aus Hilfseinrichtungen aufzusuchen. Gleichwohl können betroffene Frauen und Kinder in Einrichtungen der Daseinsvorsorge, der sozialen Hilfen, bei Ämtern, Ärzt:innen, in Schulen und Kindertagesstätten durchaus präsent sein und unter Umständen um Hilfe bitten bzw. Mitarbeitenden auffallen. »Das aufsuchende Setting ermöglicht einen leichteren Zugang zu Menschen, denen die Teilhabe am psychosozialen Versorgungssystem aus verschiedenen Gründen erschwert oder nicht möglich ist« (Bräutigam et al., 2011, S. 25).

Ein fachliches aufsuchendes Beratungs- und Begleitungsangebot für Betroffene ermöglicht es, Frauen und Kinder dort zu erreichen und zu beraten, wo sie sich unter Umständen sicher(er) fühlen, ihnen die Umgebung und die Menschen vertraut sind. Sie können aber auch abgeholt und in weitere Hilfen vermittelt werden, können erste Informationen bekommen und eine Orientierung bei den nächsten und unter Umständen ersten Schritten aus der Gewalt erhalten (Wirth, 2011, S. 66–70).

Für Frauen, die nach einer Gewaltbeziehung erste Schritte planen, um sich ein neues Leben aufzubauen, können die gesundheitlichen Folgen der Gewalt eine zusätzliche Hürde dabei sein, sich ein gewaltfreies Leben aufzubauen. »Depressive Verstimmungen und Depressionen können infolge der erlebten Gewalt auftreten und Antriebshemmungen mit sich bringen« (Wahren, 2023, S. 68).

Dabei brauchen Betroffene ihre ganze Energie, um die organisatorischen Fragen zu klären und die nötigen Maßnahmen umzusetzen. Im Fokus stehen u. a. Sicherheitsfragen, die Entscheidung und Klärung der Wohnsituation, Sorgerechts- und Umgangsregelungen für gemeinsame Kinder, die Sicherung der finanziellen Situation. Bei diesen ersten Schritten eine Begleitung zu haben, kann die Aufarbeitung einer Traumatisierung zu einem späteren Zeitpunkt positiv beeinflussen, posttraumatische Reaktionen abfedern und eine massive Krise verhindern. Denn es hat einen erheblichen Einfluss auf traumatische Ereignisse, welche Erfahrungen die Betroffenen mit den Menschen machen, die von den Gewalterlebnissen erfahren, und ob es in der Folge der Traumatisierung schützende Faktoren gibt (Rothkegel, 2022, S. 54–59).

Opfern von schweren Straftaten, die als Zeug:innen aussagen müssen, kann seit 2017 eine psychosoziale Prozessbegleitung beigeordnet werden – auch die Justiz hat diesen Bedarf also offensichtlich erkannt. Eine psychosoziale Prozessbegleitung begleitet Zeug:innen vor, während und nach einem Strafprozess zu Terminen, erklärt das Prozedere und sorgt für Entlastung, um eine Retraumatisierung zu verhindern (Behrmann, 2022, S. 147 f., S. 152–157).

Bei aller Aufmerksamkeit für die Situation der betroffenen Kinder mit ihren spezifischen Belangen und Bedarfen darf man die Situation der Mutter nicht aus dem Blick verlieren. Einerseits heißt Kinderschutz im Kontext Häuslicher Gewalt, die Mutter in ihrer Elternkompetenz zu stärken und ihr zu helfen, ihre Erziehungsfähigkeit wiederzugewinnen und wahrzunehmen. Denn eine gestärkte Mutter ist auch in existenziellen Krisensituationen in der Lage, für ihre Kinder zu sorgen und deren Grenzen zu wahren. Andererseits bedeutet Kinderschutz in der parteilichen Beratung von gewaltbetroffenen Frauen, auch die Perspektive der Kinder in den Blick zu nehmen und die Frauen für die Bedürfnisse der Kinder zu sensibilisieren. Dazu gehören das Vermitteln von Kenntnissen, wie z. B. Auswirkungen Häuslicher Gewalt auf Kinder, kindgerechte Gesprächsführung mit Kindern nach Häuslicher Gewalt, Enttabuisierung der Gewalt, Integration der kindlichen Gefühle (Angst, Wut, Trauer) und Bedürfnisse (Sicherheit, Bindung,

Stabilität) sowie das Ausloten von Ressourcen und Entlastungen für die Kinder außerhalb der Familie, z. B. Freizeitangebote mit Gleichaltrigen, psychosoziale Angebote, verbindliche erwachsene Bezugspersonen (Ziegenhain et al., 2021, S. 79). Die Begleitung der Mütter und ihrer Kinder bei den notwendigen Schritten aus der Gewalt bedarf dieser zwei Blick- und Handlungsrichtungen – Stabilisierung der Mutter und Entlastung der Kinder –, die ein gemeinsames Ziel verfolgen: ein gewaltfreies Leben und die Unterbrechung der Gewaltspirale für die nächste Generation. Entsprechend dürfen angemessene Hilfen »weder das Kinderschutzthema ausblenden noch ihren Auftrag zum Schutz gewaltbetroffener Elternteile so reformulieren, dass diese allein auf ihre Verantwortung für den Schutz ihrer Kinder reduziert und die Folgen des Gewalterlebens auf sie ausgeblendet werden« (ebd., S. 97).

Mit Blick auf die konkrete therapeutische oder beraterische Unterstützung ist neben der therapeutischen Behandlung auch milieuorientierte und traumapädagogische Unterstützung in Betracht zu ziehen (vgl. Kap. F2, F3, F4).

4.7 Schluss und Ausblick

Die einzelnen Schritte auf dem Weg, sich nach einer von Gewalt geprägten Beziehung ein neues Leben aufzubauen, müssen nicht in einer festen Reihenfolge, sondern können auch parallel erfolgen. Zentral im Bewältigungsprozess ist jedoch immer eine bindungs- und traumasensible Begleitung des unmittelbaren Lebensalltags der Betroffenen durch Fachkräfte, die den Bewältigungsprozess sowohl psychosozial als auch fachkompetent in Bezug auf Gewaltdynamik und Sicherheitsfragen unterstützen (Sack et al., 2022). Die jeweils vor Ort eingesetzten Fachkräfte können also etwas bewirken, je nachdem, wie feld- und fachkompetent, bindungs- und traumasensibel z. B. die einzelnen Polizist:innen oder Berater:innen sich im Einsatz verhalten und wie gut sie es bewerkstelligen, gemeinsam ein hilfreiches Netz bereitzustellen.

Entscheidend ist und bleibt aber die gesellschaftliche Kontextualisierung. Häusliche Gewalt entzieht sich potentiell immer wieder der öffentlichen Wahrnehmung. Dies lässt sich auch durch Aufklärungskampagnen, gesetzgeberische und politische Maßnahmen nicht verhindern. Nach derzeitigem Stand des Wissens sind die von Häuslicher Gewalt Betroffenen überwiegend weiblich und die Täter überwiegend männlich. Häusliche Gewalt ist also im Kontext gegenwärtiger Geschlechterverhältnisse zu analysieren. Das heißt, sie ist nicht bloß eine individuelle Situation, sondern ebenso ein strukturelles Problem. Zugleich ist es wichtig zu sehen, dass alle Menschen, in allen Beziehungsformen, Opfer Häuslicher Gewalt werden können. Auch das klinische Traumakonzept erfasst lediglich einen begrenzten Ausschnitt der Folgen und bietet nur auf bestimmten Ebenen Unterstützung bei der Bewältigung. Von Gewalt Betroffene zu unterstützen, erfordert jedoch von allen in den Prozess der Begleitung involvierten Professionellen der Umgebungsgesellschaft eine »reflektierte Parteilichkeit« (Oelschlägel, 2005, S. 275 f.), die die Würde der Betroffenen respektiert und fördert (Reddemann, 2009).

Dies ist jedoch bis heute noch keineswegs selbstverständlich. Aufgrund der Verwobenheit Häuslicher Gewalt mit Geschlecht, Lebensformen, Kultur und sozialen Strukturen bedarf es daher weiterer Forschung und Beschäftigung mit dem Phänomen, um die

Frage, wie Gewalt im persönlichen Nahraum sowohl präventiv verhindert wie auch durch Interventionen aufgefangen werden kann, angemessener zu beantworten.

4.8 Literatur

Averdijk M., Müller-Johnson K. & Eisner M. (2012). *Sexuelle Viktimisierung von Kindern und Jugendlichen in der Schweiz.* Schlussbericht für die UBS Optimus Foundation November 2011. Zürich: UBS Optimus Foundation.

Balloff R. (2010). Häusliche Gewalt, Stalking und die Folgen für die Kinder. *Kindesmisshandlung und -vernachlässigung,* 13 (2), 26–41.

Behrmann A. (2022). Best Practice der Psychosozialen Prozessbegleitung – Anforderungen, Haltung, Handlungsrepertoire. In: Behrmann A., Riekenbrauk K., Stahlke I. & Temme G. (Hrsg.). *Handbuch Psychosoziale Prozessbegleitung.* Opladen: Budrich, 147–166.

Bent-Goodley T., Zonicle A. & Romero-Chandler S. (2023). Perceptions, help-seeking, and high-risk domestic violence in black communities. *Journal of Interpersonal Violence,* 38 (15–16), 9536–9562.

BIG (Berliner Initiative gegen Gewalt an Frauen) (2021). *Ihr Recht bei häuslicher Gewalt. Polizeiliche, strafrechtliche und zivilrechtliche Möglichkeiten des Schutzes.* Berlin: BIG.

BIG (Berliner Initiative gegen Gewalt an Frauen) (o. J.). *Was ist häusliche Gewalt?* Berlin: BIG. Im Internet: https://www.big-berlin.info/page/was-ist-haeusliche-gewalt (Zugriff: 13. 03. 2024).

BKA (Bundeskriminalamt) (2022). *Partnerschaftsgewalt. Kriminalstatistische Auswertung – Berichtsjahr 2021.* Wiesbaden: BKA. Im Internet: https://www.bka.de/SharedDocs/Downloads/DE/Publikationen/JahresberichteUndLagebilder/Partnerschaftsgewalt/Partnerschaftsgewalt_2021.pdf (Zugriff: 18. 09. 2023).

BKA (Bundeskriminalamt) (2023). *Häusliche Gewalt. Bundeslagebild 2022.* Wiesbaden: BKA. Im Internet: https://www.bka.de/SharedDocs/Downloads/DE/Publikationen/JahresberichteUndLagebilder/HaeuslicheGewalt/HaeuslicheGewalt2022.pdf (Zugriff: 18. 09. 2023).

BKA (Bundeskriminalamt) (o. J.). Projektbeschreibung. Wiesbaden: BKA. Im Internet: https://www.bka.de/DE/UnsereAufgaben/Forschung/ForschungsprojekteUndErgebnisse/Dunkelfeldforschung/LeSuBiA/Projektbeschreibung/projektbeschreibung_node.html (Zugriff: 18. 09. 2023).

BMFSFJ (Bundesministerium für Familie, Senioren, Frauen und Jugend) (2012). *Aktionsplan II der Bundesregierung zur Bekämpfung von Gewalt gegen Frauen.* 2. Aufl. Berlin: BMFSFJ. Im Internet: https://www.bmfsfj.de/resource/blob/93228/77ac63e8f600d39c8fb5ae9ed2080653/aktionsplan-ii-zur-bekaempfung-von-gewalt-gegen-frauen-data.pdf (Zugriff: 18. 09. 2023).

BMFSFJ (Bundesministerium für Familie, Senioren, Frauen und Jugend) & BMJV (Bundesministerium der Justiz und für Verbraucherschutz) (2019). *Mehr Schutz bei häuslicher Gewalt. Information zum Gewaltschutzgesetz.* 5. Aufl. Berlin: BMFSFJ. Im Internet: https://www.bmfsfj.de/resource/blob/94308/1167d5f9923366f98e32cc10fd814886/mehr-schutz-bei-haeuslicher-gewalt-data.pdf (Zugriff: 18. 09. 2023).

Bock M. (2003). »Natürlich nehmen wir den Mann mit«. Über Faktenresistenz und Immunisierungsstrategien bei häuslicher Gewalt. In: Lamnek S. & Boatca M. (Hrsg.). *Geschlecht, Gewalt, Gesellschaft.* Opladen: Leske + Budrich, 179–194.

Böhnisch L. (2023). *Lebensbewältigung. Ein Konzept für die Soziale Arbeit.* 3., überarb. u. erw. Aufl. Weinheim: Beltz Juventa.

Bräutigam B., Müller M. & Lüngen S. (2011). Die Kunst, sich einzulassen und dennoch ein anderer zu bleiben – einleitende Gedanken zur aufsuchenden Arbeit. In: Müller M. & Bräutigam B. (Hrsg.). *Hilfe, sie kommen! Systemische Arbeitsweisen im aufsuchenden Kontext.* Heidelberg: Carl-Auer, 20–27.

Briere J. N. (1996). *Therapy for adults molested as children. Beyond survival.* 2., überarb. u. erw. Aufl. New York: Springer.

Brzank P., Hellbernd H. & Maschewsky Schneider U. (2004). Häusliche Gewalt gegen Frauen: Gesundheitsfolgen und Versorgungsbedarf – Ergebnisse einer Befragung von Erste-Hilfe-Patientinnen im Rahmen der S.I.G.N.A.L.-Begleitforschung. *Das Gesundheitswesen,* 66 (3), 164–169.

Callander D., Wiggins J., Rosenberg S., Cornelisse V.J., Duck-Chong E., Holt M., Pony M., Vlahakis E., MacGibbon J. & Cook T. (2019). *The 2018 Australian trans and gender diverse sexual health survey. Report of findings*. Sydney: Kirby Institute. Im Internet: https://genderrights.org.au/wp-content/uploads/2020/03/ATGDSexualHealthSurveyReport_v7.pdf (Zugriff: 18.09.2023).

Cameron P. (2003). Domestic violence among homosexual partners. *Psychological Reports, 93 (2), 410*–416.

Catani C. & Ruck B. (2012). Misshandelte Frauen. Zusammenhänge zwischen Kindesmissbrauch, Beziehungsgewalt und Posttraumatischer Belastungsstörung. *Trauma & Gewalt*, 6 (1), 16–29.

Clemens V., Plener P.L., Kavemann B., Brähler E., Strauß B. & Fegert J.M. (2019). Häusliche Gewalt: Ein wichtiger Risikofaktor für Kindesmisshandlung. *Zeitschrift für Psychiatrie, Psychologie und Psychotherapie*, 67 (2), 92–99.

Coleman V.E. (2013). Ein Eiertanz: Therapie häuslicher Gewalt bei gleichgeschlechtlichen Paaren. In: Hamel J. & Nicholis T.L. (Hrsg.). *Familiäre Gewalt im Fokus. Fakten, Behandlungsmodelle, Prävention*. Frankfurt a.M.: Ikaru, 453–474 (englisches Original 2007).

Costa D., Soares J., Lindert J., Hatzidimitriadou E., Sundin Ö., Toth O., Ioannidi-Kapolo E. & Barros H. (2015). Intimate partner violence: A study in men and women from six European countries. *International Journal for Public Health*, 60 (4), 467–487.

Dobash R.E. & Dobash R.P. (2015). *When men murder women*. Oxford: Oxford University Press.

Eichborn V. v. (2011). Frauenselbsthilfe und Trauma: Posttraumatisches Wachstum als Bildungsprozess. *Klinische Sozialarbeit*, 7 (2), 8–9.

Eichhorn A. (2017). Häusliche Gewalt und Umgang als Menschenrechtsverletzung gegen Frauen. *Soziale Arbeit*, 66 (3), 96–102.

Finkelhor D. & Browne A. (1985). The traumatic impact of child sexual abuse: A conceptualization. *American Journal of Orthopsychiatry*, 55 (4), 530–541.

FRA – Agentur der Europäischen Union für Grundrechte (2014). *Gewalt gegen Frauen: Eine EU-weite Erhebung. Ergebnisse auf einen Blick*. Wien: FRA. Im Internet: http://fra.europa.eu/sites/default/files/fra-2014-vaw-survey-at-a-glance_de_0.pdf (Zugriff: 18.09.2023).

Gahleitner S.B. & Lenz H.-J. (Hrsg.) (2007). *Gewalt und Geschlechterverhältnis. Interdisziplinäre und geschlechtersensible Analysen und Perspektiven*. Weinheim: Juventa.

Garthus-Niegel S., Seefeld L., Mojahed A. & Schellong J. (2021). Häusliche Gewalt im Kontext der COVID-19-Pandemie. *Trauma & Gewalt*, 15 (3), 200–210.

GEO (Government Equalities Office) (2018). *National LGBT survey. Research report*. Manchester, UK: GEO. Im Internet: https://assets.publishing.service.gov.uk/government/uploads/system/uploads/attachment_data/file/721704/LGBT-survey-research-report.pdf (Zugriff: 18.09.2023).

Godenzi A. (1993). *Gewalt im sozialen Nahraum*. Basel: Helbing & Lichtenhahn.

Görgen T. (Hrsg) (2010). *Sicherer Hafen oder gefahrvolle Zone? Kriminalitäts- und Gewalterfahrungen im Leben alter Menschen*. Frankfurt a.M.: Verlag für Polizeiwissenschaft.

Greuel L. (2009). *Forschungsprojekt »Gewalteskalation in Paarbeziehungen«. Abschlussbericht*. Bremen: IPoS. Im Internet: https://polizei.nrw/sites/default/files/2016-11/Gewaltesk_Forschungsproj_lang.pdf (Zugriff: 8.09.2023).

Hagemann-White C. & Lenz H.-J. (2002). Gewalterfahrungen von Männern und Frauen. In: Hurrelmann K. & Kolip P. (Hrsg.). *Geschlecht, Gesundheit und Krankheit. Männer und Frauen im Vergleich*. Bern: Huber, 460–487.

Hagemann-White C. & Kavemann B. (2010). *Gemeinsam gegen häusliche Gewalt. Kooperation, Intervention, Begleitforschung. Forschungsergebnisse der Wissenschaftlichen Begleitung der Interventionsprojekte gegen häusliche Gewalt (WiBIG)*. 3. Aufl. Berlin: BMFSFJ. Im Internet: https://www.bmfsfj.de/blob/93940/26b192eedoce4deeba931decf6985392/gemeinsam-gegen-haeusliche-gewalt-wibig-data.pdf (Zugriff: 18.09.2023).

Hallenberger F. (2011). Häusliche Gewalt – Warum bleiben die Opfer? Aus Liebe. In: Lorei C. (Hrsg.). *Polizei & Psychologie 2009*. Kongressband der Tagung »Polizei & Psychologie« am 27. und 28. Oktober 2009 in Frankfurt am Main. Frankfurt a.M.: Verlag für Polizeiwissenschaft, 15–29.

Hartwig L. & Hensen G. (2005). Gewalt gegen ältere Menschen: Sozialpädagogische Handlungsansätze und familienpolitische Anforderungen. *Neue Praxis,* 35 (5), 476–510.

Hellmann D. F. (2023). Gewalt gegen Frauen in Deutschland. In: Bundeszentrale für politische Bildung (BpB) (Hrsg.). Dossier *Femizide und Gewalt gegen Frauen*. Bonn: BpB. . Im Internet: https://www.bpb.de/themen/gender-diversitaet/femizide-und-gewalt-gegen-frauen/518720/gewalt-gegen-frauen-in-deutschland/ (Zugriff: 18. 09. 2023).

Herman J. L. (1992). *Trauma and recovery. From domestic abuse to political terror*. London: HarperCollins.

Herman J. L. (1993). Sequelae of prolonged and repeated trauma: Evidence for a complex posttraumatic syndrome (DESNOS). In: Davidson J. R. T. & Foa E. B. (Hrsg.). *Posttraumatic stress disorder: DSM-IV and beyond*. Washington, DC: American Psychiatric Press, 213–228.

Heynen S. (2013). Auftrag und Handlungsmöglichkeiten der Jugendhilfe bei häuslicher Gewalt. In: Kavemann B. & Kreyssig U. (Hrsg.). *Handbuch Kinder und häusliche Gewalt*. Wiesbaden: Springer VS, 229–240.

Iverson K. M., Litwack S. D., Pineles S. L., Suvak M. K., Vaughn R. A. & Resick P. A. (2013). Predictors of intimate partner violence revictimization. The relative impact of distinct PTSD symptoms, dissociation, and coping strategies. *Journal of Traumatic Stress,* 26 (1), 102–110.

Johnson M. P. & Leone J. M. (2005). The differential effects of intimate terrorism and situational couple violence. Findings from the National Violence Against Women Survey. *Journal of Family Issues,* 26 (3), 322–349.

Jungnitz L., Lenz H.-J., Puchert R., Puhe H. & Walter W. (2007). *Gewalt gegen Männer: Personale Gewaltwiderfahrnisse von Männern in Deutschland*. Opladen: Budrich.

Kavemann B. (2012). Schutz von Frauen und Kindern bei häuslicher Gewalt. In: Landeskoordinierungsstelle gegen häusliche Gewalt (Hrsg.). *Dokumentation Fachtagung »Mut, sich das Recht zu nehmen – zum Anlass von 10 Jahre Gewaltschutzgesetz« am 6. 9. 2012*. Wiesbaden: LKS Hessen, 9–14.

Kavemann B. (2013). Zusammenhänge zwischen Gewalt gegen Frauen und Gewalt gegen Kinder – Der Blick der Forschung. In: Kavemann B. & Kreyssig U. (Hrsg.). *Handbuch Kinder und häusliche Gewalt*. 3., aktual. u. überarb. Aufl. Wiesbaden: Springer VS, 15–26.

Kavemann B. (2018). Gewalt und Kontrolle in Paarbeziehungen – Anforderungen an Unterstützung und Auswirkungen auf die Gesellschaft. Vortrag bei der 20. Jahrestagung der Deutschsprachigen Gesellschaft für Psychotraumatologie (DeGPT) »Psychotraumatologie im gesellschaftlichen Diskurs«, 02. 03. 2018 in Dresden.

Keilson H. (2005). *Sequentielle Traumatisierung bei Kindern. Untersuchung zum Schicksal jüdischer Kriegswaisen*. Unveränd. Nachdr. der Erstausg. Gießen: Psychosozial-Verlag (Original 1979).

Kindler H. (2022). Auswirkungen häuslicher Gewalt auf Kinder bzw. Jugendliche und Unterstützungsangebote. *Trauma,* 20 (1), 14–21.

Korittko A. (2014). Kinder als Zeugen elterlicher Gewalt. In: Krist M., Wolcke A., Weisbrod C. & Ellermann-Boffo K. (Hrsg.). *Herausforderung Trauma. Diagnosen, Interventionen und Kooperationen der Erziehungsberatung*. Weinheim: Beltz Juventa, 243–260.

Lamnek S., Luedtke J., Ottermann R. & Vogt S. (2012). *Tatort Familie. Häusliche Gewalt im gesellschaftlichen Kontext*. 3., erw. u. überarb. Aufl. Wiesbaden: Springer VS.

Lenz H.-J. (Hrsg) (2000). *Männliche Opfererfahrungen. Problemlagen und Hilfeansätze in der Männerberatung*. Weinheim: Juventa.

Lenz H.-J. (2004). Männliche Opfer – über eine vorsätzliche Wahrnehmungslücke in der viktimologisch-kriminologischen Forschung. In: Bettermann J. & Feenders M. (Hrsg.). *Stalking. Möglichkeiten und Grenzen der Intervention*. Frankfurt a. M.: Verlag für Polizeiwissenschaft, 273–296.

Leuschner F. & Rausch E. (2022). Femizid – Eine Bestandsaufnahme aus kriminologischer Perspektive. *Kriminologie,* 4 (1), 20–37. Im Internet: https://www.kriminologie.de/index.php/krimoj/article/view/175/112 (Zugriff: 18. 09. 2023).

Müller U. & Schröttle M. (Hrsg.) (2004). *Lebenssituation, Sicherheit und Gesundheit von Frauen in Deutschland.* Eine repräsentative Untersuchung zu Gewalt gegen Frauen in Deutschland. Bonn: BMFSFJ. Im Internet: https://www.bmfsfj.de/blob/jump/84328/

langfassung-studie-frauen-teil-eins-data.pdf (Zugriff: 18.09.2023).

Oelschlägel D. (2005). Repolitisierung der Gemeinwesenarbeit. In: Störch K. (Hrsg.). *Soziale Arbeit in der Krise. Perspektiven fortschrittlicher Sozialarbeit*. Hamburg: VSA, 259–277.

Ohms C. (2009). Gewalt und Aggression von Frauen – am Beispiel der häuslichen Gewalt in Liebesbeziehungen zwischen Frauen. *Bewährungshilfe,* 56 (1), 33–44.

Peichl J. (2008). *Destruktive Paarbeziehungen. Das Trauma intimer Gewalt*. Stuttgart: Klett-Cotta.

Reddemann L. (2009). Gleichwertigkeit und Würde: Voraussetzung jeder Behandlung in der Suchtkrankenhilfe. In: Gahleitner S.B. & Gunderson C.L. (Hrsg.). *Gender – Trauma – Sucht. Neues aus Forschung, Diagnostik und Praxis*. Kröning: Asanger, 61–82.

Rothkegel S. (2022). Traumatische Erfahrungen und ihre möglichen Auswirkungen auf die Betroffenen. In: Behrmann A., Riekenbrauk K., Stahlke I. & Temme G. (Hrsg.). *Handbuch Psychosoziale Prozessbegleitung*. Opladen: Budrich, 53–66.

Sack M., Sachsse U. & Schellong J. (Hrsg.) (2022). *Komplexe Traumafolgestörungen. Diagnostik und Behandlung von Folgen schwerer Gewalt und Vernachlässigung*. 2., aktual. u. erg. Neuaufl. Stuttgart: Schattauer.

Schröttle M. (2012). Ausmaß, Schweregrade, Muster und Risikofaktoren von häuslicher Gewalt gegen Frauen (und Männer). Empirische Befunde aus der nationalen und internationalen Dunkelfeldforschung. *Polizei & Wissenschaft,* 12 (4), 5–24.

Schröttle M. & Ansorge N. (2008). *Gewalt gegen Frauen in Paarbeziehungen. Eine sekundäranalytische Auswertung zur Differenzierung von Schweregraden, Mustern, Risikofaktoren und Unterstützung nach erlebter Gewalt.* Berlin: BMFSFJ. Im Internet: https://www.bmfsfj.de/resource/blob/93968/f832e76ee67a623b4d0cdfd3ea952897/gewalt-paarbeziehung-langfassung-data.pdf (Zugriff: 18.09.2023).

Schröttle M. & Khelaifat N. (2007). *Gesundheit – Gewalt – Migration. Eine vergleichende Sekundäranalyse zur gesundheitlichen und Gewaltsituation von Frauen mit und ohne Migrationshintergrund in Deutschland*. Berlin: BMFSFJ. Im Internet: https://www.bmfsfj.de/blob/93964/588d6d5da075d2803f8696dfbbe3d35c/gesundheit-gewalt-migration-langfassung-studie-data.pdf (Zugriff: 18.09.2023).

Schröttle M., Glammeier S., Sallach B., Hornberg C., Kavemann B., Puhe H. & Zinsmeister J. (2013). *Lebenssituation und Belastungen von Frauen mit Behinderungen und Beeinträchtigungen in Deutschland. Ergebnisse der quantitativen Befragung*. Berlin: BMFSFJ. Im Internet: https://www.bmfsfj.de/blob/94206/1d3b0c4c545bfb04e28c1378141db65a/lebenssituation-und-belastungen-von-frauen-mit-behinderungen-langfassung-ergebnisse-der-quantitativen-befragung-data.pdf (Zugriff: 18.09.2023).

Seligman M.E.P. (2016). *Erlernte Hilflosigkeit*. 5., neu ausgest. Aufl. Weinheim: Beltz (englisches Original 1975).

Stiles-Shields C. & Carroll R.A. (2015). Same-sex domestic violence: Prevalence, unique aspects, and clinical implications. *Journal of Sex & Marital Therapy,* 41 (6), 636–648.

Stöckl H., Devries K., Rotstein A., Abrahams N., Campbell J., Watts C. & Moreno C.G. (2013). The global prevalence of intimate partner homicide: A systematic review. *The Lancet,* 382 (9895), 859–865. Im Internet: https://www.thelancet.com/journals/lancet/article/PIIS0140-6736(13)61030-2/fulltext (Zugriff: 18.09.2023).

Tedeschi R.G. & Calhoun L.G. (1995). *Trauma & transformation. Growing in the aftermath of suffering*. Thousand Oaks, CA: Sage.

Tedeschi R.G., Park C.L. & Calhoun L.G. (Hrsg.) (1998). *Posttraumatic growth. Positive change in the aftermath of crisis*. New York: Erlbaum.

Terr L.C. (1995). Childhood traumas. An outline and overview. In: Everly G.S. & Lating J.M. (Hrsg.). *Psychotraumatology. Key papers and core concepts in post-traumatic stress*. New York: Plenum Press, 301–319 (Original 1991).

Tran Kiem C., Bosetti P., Paireau J., Crépey P., Salje H., Lefrancq N., Fontanet A., Benamouzig D., Boëlle P.-Y., Desenclos J.-C., Opatowski L. & Cauchemez S. (2021). SARS-CoV-2 transmission across age groups in France and implications for control. *Nature Communications,* 12 (1), Art. 6895. Im Internet: https://www.ncbi.nlm.nih.gov/pmc/articles/PMC8617041/pdf/41467_2021_Article_27163.pdf (Zugriff: 18.09.2023).

Treibel A. & Seidler G.H. (2008). Werden Gewaltfolgen bei männlichen Opfern unterschätzt?

Ergebnisse eines internetbasierten Experiments. *Neuro aktuell,* 7 (8), 33–37.
Treibel A., Funke J., Hermann D. & Seidler G. H. (2008). Alltagsvorstellungen über Gewaltopfer in Abhängigkeit von Delikt und Geschlecht – eine internetbasierte Studie. *Monatsschrift für Kriminologie und Strafrechtsreform,* 91 (6), 458–470. Im Internet: https://archiv.ub.uni-heidelberg.de/volltextserver/15517/1/Treibel_etal_2008_Gewaltopfer.pdf (Zugriff: 13. 3. 2024).
Van der Kolk B. A. (1999). Zur Psychologie und Psychobiologie von Kindheitstraumata (Developmental Trauma). In: Streeck-Fischer A. (Hrsg.). *Adoleszenz und Trauma.* 2. Aufl. Göttingen: Vandenhoeck & Ruprecht, 32–56.
Vogt I. & Fritz J. (2015). Welche Auswirkungen haben Stigmatisierung und Selbststigmatisierung auf das Hilfesuchverhalten von süchtigen Frauen, die zudem von Gewalt betroffen sind? In: Gahleitner S. B., Frank C. & Leitner A. (Hrsg.). *Ein Trauma ist mehr als ein Trauma. Biopsychosoziale Traumakonzepte in Psychotherapie, Beratung, Supervision und Traumapädagogik.* Weinheim: Beltz Juventa, 52–72.
Wahren J. (2023). *Soziale Arbeit mit gewaltbetroffenen Frauen. Erklärungsmodelle, Interventionen und Kooperationen.* Stuttgart: Kohlhammer.
Walentich G., Wilms Y. & Walter M. (2005). Gewalt gegen ältere Menschen in der häuslichen und institutionellen Pflege. *Bewährungshilfe,* 52 (2), 166–182.
Walker L. E. (1991). Post-traumatic stress disorder in women: Diagnosis and treatment of battered woman syndrome. *Psychotherapy: Theory, Research, Practice, Training,* 28 (1), 21–29.
Wieners K. & Winterholler M. (2016). Häusliche und sexuelle Gewalt gegen Frauen. Implikationen der WHO-Leitlinien für Deutschland. *Bundesgesundheitsblatt – Gesundheitsforschung – Gesundheitsschutz,* 59 (1), 73–80.
Wirth J. V. (2011). Aufsuchen Macht Sinn. In: Müller M. & Bräutigam B. (Hrsg.). *Hilfe, sie kommen! Systemische Arbeitsweisen im aufsuchenden Kontext.* Heidelberg: Carl-Auer, 60–70.
Ziegenhain U., Kindler H. & Meysen T. (2021). Häusliche Gewalt und Kindeswohlgefährdung nach § 1666 BGB. In: Meysen T. & SOCLES – International Centre for Socio-Legal Studies (Hrsg.). *Kindschaftssachen und häusliche Gewalt. Umgang, elterliche Sorge, Kindeswohlgefährdung, Familienverfahrensrecht.* Heidelberg: SOCLES, 71–101. Im Internet: https://b0a41ef3-f7f2-494b-b63d-d460ecdfb6be.filesusr.com/ugd/b52b3f_c0626e5bf4254076b4ef7886ef1cd5fd.pdf (Zugriff: 18. 09. 2023).
Zinzow H. M., Ruggiero K. J., Resnick H., Smith D., Saunders B. & Kilpatrick D. G. (2009). Prevalence and mental health correlates of witnessed parental and community violence in a national sample of adolescents. *Journal of Child Psychology and Psychiatry,* 50 (4), 441–450.

KAI BAUMANN UND MICHAEL LINDEN

5. Verbitterungsemotionen, Verbitterungsstörung und Weisheitstherapie

5.1 Psychologie der Verbitterung

Verbitterung ist ein Gefühl, das in unterschiedlicher Ausprägung vorkommen kann und das jeder Mensch kennt. Es ist analog zu Angst eine »reaktive« Emotion, als Folge von sozialer Zurückweisung und ungerechter und herabwürdigender Behandlung. Gemäß der Emotionspsychologie kann Verbitterung als Emotion höherer Ordnung, also als zusammengesetzte Emotion verstanden werden (Merten 2003), in der neben dem Leitaffekt der Verbitterung Gefühle der Kränkung, der Enttäuschung, der Verzweiflung, der Hilf- und Hoffnungslosigkeit, der Vorwürflichkeit sowie der Wut und vieles mehr zusammenkommen. Aufgrund dieser Komplexität kommt es zu den unterschiedlichsten Verhaltensfolgen oder auch -blockaden, seien es Passivität und sozialer Rückzug oder Umtriebigkeit und aggressive Durchbrüche (Znoj, 2008, Znoj et al., 2016).

Verbitterung kann beispielsweise durch das *Berner Verbitterungs-Inventar, BEI* (Znoj, 2008, Znoj et al., 2016) gemessen werden. Es besteht aus 18 Items und setzt sich aus den Subdimensionen a) emotionale Verbitterung, b) leistungsbezogene Verbitterung, c) Pessimismus/Hoffnungslosigkeit und d) Menschenverachtung zusammen.

Während das BEI eher generelle Verbitterungseinstellungen misst, kann ereignisbezogene reaktive Verbitterung mit der »PTED-Skala« (Linden et al., 2009) erfasst werden. Die aktuelle Fassung umfasst 21 Items und beginnt mit dem Einleitungsstatement: »In den vergangenen Jahren hatte ich ein einschneidendes Lebensereignis zu verkraften ...«, das gefolgt wird von Items wie: »... das mich äußerst gekränkt oder verbittert hat«, oder: »... wodurch sich meine psychische Befindlichkeit deutlich und bis heute negativ verändert hat«.

Es gibt eine umfangreiche wissenschaftliche Forschung zu Verbitterungsaffekten (Linden & Maercker, 2011; Muschalla, 2022; You & Ju, 2020; Linden, 2023). Typische Auslöser sind soziale Ungerechtigkeit (Pirhacova, 1997), Mobbing, Arbeitskonflikte bzw. Arbeitslosigkeit (Sensky et al., 2015; Michailidis & Cropley, 2017), Krankheit (De Sousa & D'souza, 2020) oder sonstige schwerwiegende Lebensereignisse (Jakovljevic, 2012).

Die Erwartung, Gerechtigkeit zu erfahren, oder »der Glaube an eine gerechte Welt« ist angeboren und prägt in vielfacher Weise menschliches Interaktionsverhalten und soziale Beziehungen (Dalbert, 2011). So gehen Menschen davon aus, dass positives Verhalten belohnt und negatives bestraft wird, dass Ehrlichkeit im Umgang miteinander zu erwarten ist und dass man Vertrauen in andere Menschen entwickeln kann. Erfahren Menschen Ungerechtigkeit, dann führt das nicht unmittelbar dazu, dass ihre Überzeugung von dem, was gerecht sei, korrigiert oder aufgegeben wird. Stattdessen wird versucht, die Erfahrung von Ungerechtigkeit in diese Grundüberzeugung zu assimilieren, indem beispielsweise der Grad der Ungerechtigkeit relativiert, eigenes Versagen als mitursächlich angenommen oder auch das Geschehene durch Vergebung relativiert wird (Strelan, 2007). Eine alternative Reaktion ist, zunächst angemessen dagegen aufzubegehren und zu versuchen, wieder Gerechtigkeit herzustellen. Kann das auslösende Ereignis nicht verändert oder rückgängig gemacht werden, kommt es zu Hilf- und Hoffnungslosigkeit sowie Vorwürfen gegen sich selbst, weil man »so etwas« nicht verhindert hat, und zugleich zur Aggression gegen den Verursacher oder das »Schicksal«. Haben Erfahrungen von Ungerechtigkeit , Kränkung und Herabwürdigung eine Qualität und Quantität, die nicht mehr zu assimilieren ist, dann kommt es nicht zu einer adaptiven Verarbeitung, sondern zu Verbitterung.

Verbitterung erweist sich dann als eine »Notfallreaktion«, die einsetzt, wenn alle anderen Handlungsoptionen erschöpft sind. Alexander (1960) hat aus psychoanalytischer Perspektive Verbitterung als »masochistische« Anpassungsreaktion beschrieben sowie als eine Form der Aggression unter Inkaufnahme der Selbstzerstörung. Beispiele sind der Einsatz aller finanziellen Mittel für Prozesse, die absehbar nicht zu gewinnen sind, die Aufgabe jeder Berufstätigkeit bis hin zur Obdachlosigkeit oder sogar erweiterte Suizide (Felber et al., 2010). Dieser Reaktionstyp kann bereits in der Kindheit beobachtet werden (Balder & Linden, 2022).

Was von Menschen als ungerecht erlebt wird, hängt von ihren Grundüberzeugungen ab (Beck et al., 1979; Janoff-Bulman, 1992; Hautzinger, 2008). Werden diese durch Ungerechtigkeiten angegriffen, kann mit dysfunktionalen Reaktionen gerechnet werden. Deren Stärke hängt von der subjektiven Bedeutsamkeit der erlittenen Ungerechtigkeit ab.

5.2 Die Klassifikation von Verbitterungsreaktionen

Die diagnostische Einordnung von Verbitterungsreaktionen hängt von ihrer Dauer, Intensität und ihren Folgen ab. Soweit es sich um eine passagere akute Verbitterungsreaktion handelt, kann diese nach ICD-11 mit der Ziffer QE84 bzw. nach DSM-5 mit der Ziffer 308.3 verschlüsselt werden, im Sinne einer akuten Stressreaktion mit Verbitterungsemotion. Kommt es zu längerer Präokkupation mit dem kritischen Auslöseereignis und zu Anpassungsstörungen, dann ist von einer »Anpassungsstörung mit Verbitterung« zu sprechen (ICD-11: 6B43 adjustment disorder embitterment reaction; bzw. DSM-5: 309.4, Adjustment Disorder with mixed disturbance of emotions and conduct). Ausgeprägte und überdauernde Verbitterungsreaktionen, die zu einer umfassenden Beeinträchtigung nicht nur des Betroffenen, sondern regelhaft auch seiner Umwelt führen, sind als »posttraumatische Verbitterungsstörung (PTED, posttraumatic embitterment disorder)« in der ICD-11 unter 6B4Y (Other specified disorders specifically associated with stress) oder im DSM-5 unter 309.89 (Other specified trauma- and stressor-related disorder) zu verschlüsseln. Bislang unklar ist, ob es neben der PTED im eigentlichen Sinne auch eine komplexe PTED gibt, als Folge repetitiver Erfahrungen von Ungerechtigkeit und Herabwürdigung. Obwohl der nosologische Status der PTED von manchen Autoren kontrovers diskutiert wird, ist dennoch von einer eigenständigen schweren Erkrankung zu sprechen, mit spezieller Ätiologie, charakteristischem Befund, besonderem Verlauf, einschneidenden Beeinträchtigungen im Leben, störungsspezifischen Therapieerfordernissen und nicht zuletzt auch sozialmedizinischen und forensischen Konsequenzen (Linden, 2003; Linden, 2023; Linden et al., 2007, Linden & Arnold, 2021). Diese Erkrankung wurde bereits ausführlich und sehr detailliert von Kraepelin (1915) unter dem Namen des »Querulantenwahns« als »psychogene Erkrankung« oder »traumatische Neurose« beschrieben und von den primären Psychosen und auch den Persönlichkeitsstörungen abgrenzt.

Bei der PTED finden sich neben dem Leitaffekt der Verbitterung Kränkungsgefühle, Hilflosigkeit, Ärger, Beleidigtsein, Selbstaggression oder Vorwürfe gegen sich und andere. Der Betroffene hadert mit dem Schicksal, es kommt zu einer Antriebsblockade und oft auch zur Ablehnung von Hilfsangeboten. Ein Rückzug aus Sozialbeziehungen und dem beruflichen Leben ist eine weitere Folge. Orte und Personen, die mit dem auslösenden Er-

Tab. 1: Diagnostische Kriterien der Posttraumatischen Verbitterungsstörung (PTED)

A Kernkriterien der PTED 1. Es ist ein einmaliges schwerwiegendes negatives Lebensereignis zu identifizieren, in dessen Folge sich die psychische Störung entwickelt hat. 2. Dem Patienten ist dieses Lebensereignis bewusst, und er sieht seinen Zustand als direkte und anhaltende Konsequenz aus dem Ereignis. 3. Der Patient erlebt das kritische Lebensereignis als ungerecht, als Bloßstellung oder Vertrauensbruch. 4. Wenn das kritische Ereignis angesprochen wird, reagiert der Patient mit Verbitterung und emotionaler Erregung. 5. Der Patient berichtet wiederholte intrusive Erinnerungen an das Ereignis. Teilweise ist es ihm sogar wichtig, nicht zu vergessen. 6. Die emotionale Schwingungsfähigkeit ist nicht beeinträchtigt. Der Patient zeigt einen normalen Affekt, wenn er abgelenkt wird, oder er kann beim Gedanken an Rache sogar lächeln.
B Zusatzsymptome der PTED 7. Der Patient nimmt sich als Opfer und hilflos wahr und sieht sich nicht in der Lage, das Ereignis oder seine Ursache zu bewältigen. 8. Der Patient macht sich selbst Vorwürfe, weil er das Ereignis nicht verhindert hat oder nicht damit umgehen kann. 9. Der Patient meint, dass es ihm »egal« sei, wie es ihm gehe, und dass er nicht wisse, ob er die Wunde heilen lassen wolle. 10. Der Patient hat Aggressionsfantasien bis hin zu Aggressionsplanungen. 11. Der Patient hat Suizidgedanken, die bis zu einem erweiterten Suizid gehen können. 12. Die emotionale Grundstimmung ist dysphorisch-aggressiv-depressiv getönt und erinnert auf den ersten Blick an eine Depression mit somatischem Syndrom (sog. endogene Depression). 13. Patienten können eine Reihe unspezifischer somatischer Beschwerden zeigen, z. B. Schlafstörungen, Appetitverlust oder Schmerzen. 14. Der Patient berichtet über eine phobische Symptomatik, die eng mit dem Ort oder Urheber des kritischen Ereignisses verbunden ist. 15. Der Antrieb ist reduziert und wirkt blockiert. Der Patient erlebt sich weniger als antriebsgehemmt, sondern eher, im Sinne einer Antriebsverharrung, als antriebsunwillig.
C Differentialdiagnose Die Symptomatik kann nicht durch eine vorbestehende andere psychische Erkrankung erklärt werden.

eignis zu tun haben, werden gemieden, was vordergründig den Eindruck einer Phobie erwecken kann. Einen Vorschlag zu den diagnostischen Kriterien einer PTED (Linden et al., 2008) gibt Tabelle 1 wieder.

Fallbeispiel

Eine 44-jährige Patientin war 11 Jahre lang mit einem Mann verheiratet, der unter einer Spielsucht litt. Im Laufe der Jahre hatte dieser das ihr durch Erbschaft zugefallene und von ihm verwaltete Vermögen nach und nach verspielt, Teile ihres im Bankschließfach deponierten Schmuckes verkauft und zusätzlich Schulden gemacht. Als ihr die finanzielle Situation klar wurde, beauftragte sie einen Steuerberater mit der Übernahme der finanziellen Geschäfte, hielt aber trotz großer Zweifel und entgegen der Aufforderung aus ihrer Familie weiterhin zu ihrem Mann. Für sie galt, dass man gerade auch in schwierigen Zeiten, in Krankheit und Not als Partner zusammenstehen müsse.

Als ihr Mann sich dann wegen seiner Spielsucht einer stationären Behandlung unterzog, lernte er dort eine andere Frau kennen. Er trennte sich von der Patientin mit der Begründung, jetzt habe er »endlich eine Partnerin gefunden, die ihn verstehe«. Die Patientin war tief getroffen, enttäuscht, beleidigt und gekränkt. Ihre Lebensregel, dass man sich auch in schweren Zeiten auf seinen Partner verlassen können müsse, war zerbrochen, ihr eigener Einsatz und ihre Opfer für die Partnerschaft entwertet. Sie war niedergeschlagen, kraft- und antriebslos, litt unter Schlafstörungen, musste immer wieder an das Vorgefallene denken, was jeweils mit emotionalen Ausbrüchen einherging, sie hatte Wutausbrüche und Rachefantasien, sie verließ kaum noch das Haus, sie hatte Angst, im Ort bekannten Personen zu begegnen, zog sich aus dem Freundeskreis zurück und vermied Kontakte mit der eigenen Familie, die ihr von Beginn an geraten hatte, dem Mann nicht zu helfen. Sie war langfristig arbeitsunfähig.

Das Beispiel zeigt, dass der Auslöser für die Reaktion, im Fallbeispiel eine Trennung, an sich nicht ungewöhnlich ist; entscheidend ist hier nicht der objektive Vorgang oder Auslöser, also die Trennung, sondern dessen subjektive Bewertung durch die Betroffene, d.h. das Appraisal entsprechend dem transaktionalen Stressmodell nach Lazarus (1991). Nach diesem psychologischen Gesetz gibt es kein »Trauma« per se, sondern nur Stressoren. Entscheidend sind dann die subjektive Verarbeitung durch den Betroffenen, seine Bewertungen und Bewältigungskompetenzen. Bei einer Person wird ein Stressor zu »Eu-Stressreaktion« oder »Posttraumatic Growth« führen, eine andere Person wird den Stressor ignorieren und eine dritte darunter zerbrechen. Dies erklärt, dass bei Verbitterungsfällen Umstehende oft nicht nachvollziehen können, warum ein eigentlich lebensübliches Ereignis, wie z. B. eine Partnertrennung, zu solch gravierenden »Traumareaktionen« mit schwerwiegender Lebensbeeinträchtigung führen kann.

5.3 Differentialdiagnostische Überlegungen zur Klassifikation reaktiver und posttraumatischer psychischer Störungen

Verbitterung tritt, analog zur Angst, in verschiedenen Manifestationsformen auf, von normalen passageren Verbitterungsreaktionen bis zur schwer beeinträchtigenden Verbitterungsstörung (Linden & Rotter, 2018). Nach vorläufigen epidemiologischen Untersuchungen gibt mehr als die Hälfte der Menschen in der Normalbevölkerung an, Gefühle von Verbitterung zu erleben, wenn sie an bestimmte Ereignisse der zurückliegenden Jahre denken (Linden et al., 2007, You & Ju, 2020, Muschalla, 2022).

Verbitterung kann auch bei anderen psychischen Störungen auftreten (Rotter, 2011), z. B. bei Anpassungs- oder Angststörungen, Depression oder Persönlichkeitsstörungen. Da die Verbitterungsemotion ihrer Natur nach mit Stimmungsverschlechterung, Angst, aber auch interaktionellen Störungen einhergeht, bleibt zunächst zu klären, ob Verbitterung ein Symptom der entsprechenden Störungen ist oder ob es sich nicht eher um eine primäre Verbitterungsreaktion handelt, die aufgrund der vielfältigen Begleitsymptome verkannt und falsch klassifiziert wurde. Es ist aber auch eine echte Komorbidität denkbar, da beispielsweise Menschen mit Persönlichkeitsstörungen in erhöhtem Maße Kränkungserfahrungen machen und damit auch in der Gefahr stehen, Verbitterungsreaktionen zu entwickeln.

Etwa drei Prozent der Menschen in der Allgemeinbevölkerung berichten, dass sie unter Verbitterungsgefühlen leiden, die so ausgeprägt seien, dass sie zu einem Rückzug von sozialen Aktivitäten und Einschränkungen in der Lebensführung geführt haben (Linden, 2023).

Wegen der Vielgestaltigkeit der Symptomatik haben die meisten Patienten mit Verbitterungsemotionen mit der Zeit von unterschiedlichen Behandlern bereits eine ganze Reihe Diagnosen bekommen. Im Unterschied zu depressiven Erkrankungen ist bei der PTED die affektive Modulation in der Regel ungestört, bei Ablenkung können die Patienten durchaus auch einen wechselnden und holothymen Affekt zeigen. Die Antriebsreduktion erscheint des Weiteren weniger als eine Antriebsminderung, sondern vielmehr als eine aktive dynamische Antriebsblockade.

Die Patienten können über vielfältige Ängste klagen – Angst vor der Zukunft, Angst vor der Begegnung mit anderen Menschen – und sogar ausgeprägte phobische Reaktionen zeigen. Patienten vermeiden Orte oder ganze Stadtteile, die sie an das negative Lebensereignis erinnern. Im Gegensatz zu einer primären Angsterkrankung sind derartige phobische Reaktionen jedoch inhaltlich unmittelbar an das Negativerleben gebunden und sind nicht über die Stimulusqualität des vermiedenen Objekts zu erklären.

Die Patienten klagen über multiple psychosomatische Beschwerden wie Schlafstörungen, Appetitlosigkeit, Muskelverspannungen, Kopfschmerzen, Abgeschlagenheit und anderes. Von daher stellt sich immer auch die Frage nach einer somatoformen Störung. Die PTED-Patienten sind jedoch nicht um ihren Gesundheitszustand besorgt, wie es bei einer Somatisierungsstörung zu erwarten wäre, oder erleben sich auch nicht als vegetativ instabil, wie dies für die autonomen somatoformen Störungen gelten würde, sondern die körperliche Symptomatik ist Ausdruck des allgemeinen schlechten Befindens.

Von besonderem Interesse ist die Abgrenzung zur Posttraumatischen Belastungsstörung (PTBS; vgl. Kap. C1: »Die Posttraumatische Belastungsstörung«). Ähnlich wie die PTBS wird auch die PTED durch ein negatives Erlebnis bzw. ein kritisches Lebensereignis ausgelöst. Es handelt sich jedoch nicht um einen »unbedingt (unconditional)« Hilflosigkeit und Entsetzen auslösenden Stimulus, sondern um ein Erleben von Ungerechtigkeit und Kränkung, wobei die auslösenden Ereignisse nicht objektiv »horrific« sein müssen, sondern von individueller Bedeutsamkeit sind, also vom subjektiven »Appraisal« nach Lazarus (1991) abhängen. Es reichen manchmal scheinbar banale Ereignisse, z. B. eine Negativbewertung im Beruf, ein falsches Wort des Partners, das als Bloßstellung erlebt wird, eine Kündigung, eine Scheidung usw. Der resultierende Affekt ist, anders als bei der PTBS, keine Angst, sondern Verbitterung. Gemeinsam sind beiden Störungen wiederkehrende Erinnerungen mit ständiger Reaktivierung des belastenden Affekts, d. h. Intrusionen.

Die Abgrenzung zur Persönlichkeitsstörung ergibt sich aus der Anamnese. Die klinische Erfahrung zeigt, dass PTED-Patienten in der Regel vor dem Indexereignis psychopathologisch unauffällig waren. Dies erklärt sich u. a. dadurch, dass Menschen da verletzlich sind, wo ihnen Dinge viel bedeuten. Sie waren also verlässliche und einsatzfreudige Mitarbeiter oder Ehegatten, ohne Hinweise auf das Vorliegen einer prämorbiden psychischen Störung (Linden, 2023).

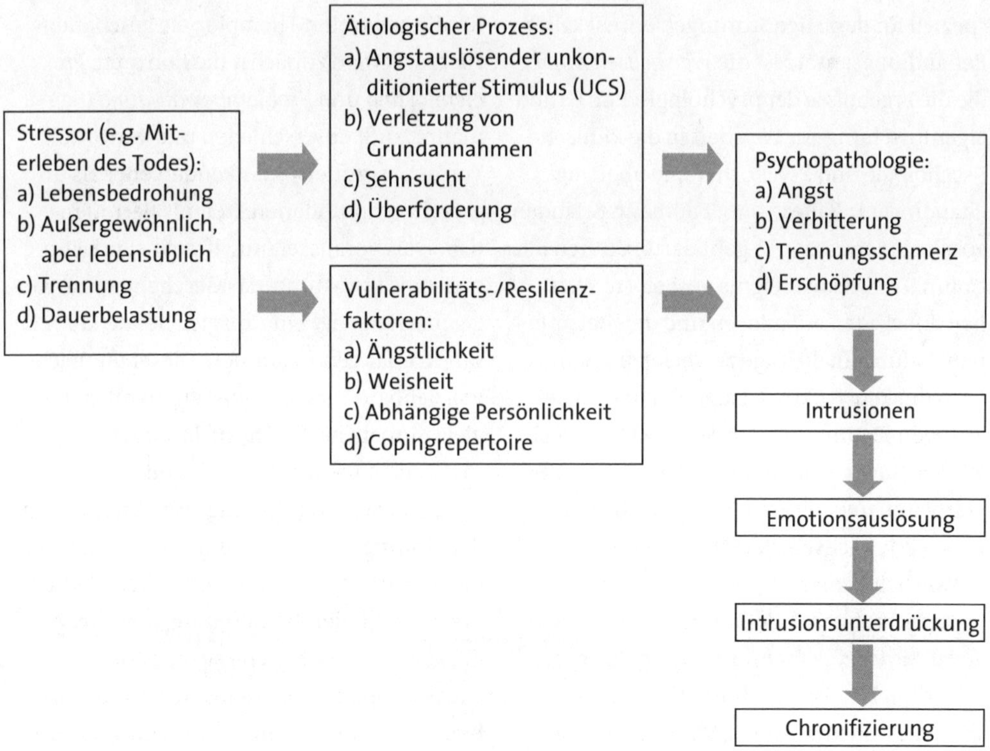

Abb. 1: Entwicklung und Psychopathologie reaktiver und posttraumatischer Störungen

In jedem Fall ist eine präzise Anamnese notwendig. Die Subdifferenzierung »reaktiver psychischer Störungen« erfolgt also nach der vorherrschenden emotionalen Reaktion (Abb. 1). Bei der PTBS ist das Angst, bei der PTED Verbitterung, bei der anhaltenden Trauer »Longing« (Horowitz et al., 1997; vgl. Kap. C3: »Anhaltende Trauerstörung«).

5.4 Weisheitstherapie

Posttraumatische Verbitterungsstörungen haben sich in der klinischen Praxis als schwer behandelbar erwiesen, weil diese Patienten wegen ihrer Resignation und ihres Negativismus therapeutische Hilfe oft zurückweisen bzw. eine Besserung ausschließlich von Änderungen anderer erwarten und nicht sehen, dass sie selbst dazu beitragen müssen. Ein speziell für derartige Störungen entwickelter Behandlungsansatz ist die *Weisheitstherapie,* die die Ergebnisse der psychologischen Grundlagenforschung zur Weisheit in die klinische Psychologie und Psychotherapie überträgt (Staudinger & Baltes, 1996; Baumann & Linden, 2008; Linden, 2023). Es geht darum, durch das traumatisierende Ereignis ausgelöste Weisheitsblockaden aufzulösen und den Betroffenen dadurch in die Lage zu versetzen, sein Problem konstruktiv anzugehen und zu bewältigen (Baumann & Linden, 2008). Zugleich wird versucht, sinnstiftende Perspektiven zu erarbeiten und die Ereignisse mit Hilfe eines Perspektivwechsels zu reattribuieren.

Weisheit kann als »Fähigkeit zur Lösung unlösbarer Probleme« definiert werden (Linden, 2023). Sie ist eine mehrdimensionale psychische Fähigkeit. Dazu gehört, die Welt (Faktenwissen, Kontextualismus, Wertrelativismus), andere Menschen (Perspektivwechsel, Empathiefähigkeit), die eigene Person (Anspruchsrelativierung, Selbstrelativierung, Selbstdistanz), das eigene Erleben (Emotionsakzeptanz, Serenität) und die Zukunft (Ungewissheitstoleranz, Nachhaltigkeitsperspektive) realistisch zu sehen, anzunehmen und in seinem Handeln zu berücksichtigen (Baumann & Linden, 2008; Linden, 2023). Der typische Ablauf einer Weisheitstherapie, die sowohl in der Einzel- wie auch in der Gruppentherapie durchgeführt werden kann, besteht aus den nachfolgend beschriebenen Phasen, in denen verschiedene Techniken angewandt werden (Baumann, 2018).

5.4.1 Herstellen einer Änderungsmotivation

Zur Herstellung einer Änderungsmotivation wird mit den Patienten ein möglicher Rahmen für die konkreten Therapieziele geschaffen. Hierzu werden zunächst die Konzepte *Problemlösung* und *Problembewältigung* (Baumann, 2018) unterschieden und vermittelt. Von einem zutiefst kränkenden oder als ungerecht empfundenen Ereignis Betroffene haben als Voraussetzung für eine Entlastung meist die Erwartung, das Geschehen rückgängig machen oder eine ausgleichende Kompensation erlangen zu können. Dieser gut nachvollziehbare Versuch einer Problemlösung ist viele Monate nach dem auslösenden Ereignis meist nicht mehr realistisch und das Festhalten an dieser Strategie trägt zur Verstetigung der Störung bei. Vor diesem Hintergrund verbleibt den Betroffenen realistischerweise nur noch die Problembewältigung, d. h., die Möglichkeit, das Geschehene zu akzeptieren, also letztlich einen Anpassungsprozess zu vollziehen. Unabhängig vom Verursachungsprozess übernimmt der Betroffene die Verantwortung für die Problemlösung. Demzufolge ist der erste wichtige Schritt, diese unterschiedlichen Strategien zu verstehen, ihre jeweiligen Konsequenzen erkennen und sich schließlich für eine Problembewältigung entscheiden zu können. Dies geschieht etwa durch eine Gegenüberstellung und Evaluation der jeweils kurz- und langfristigen Konsequenzen der bislang verfolgten Bewältigungsstrategien und anderen dysfunktionalen Vorgehens wie z. B. Selbstschädigung durch Alkohol, Suizidversuche oder Problemeskalation durch Racheakte.

5.4.2 Analyse und Modifikation dysfunktionaler Kognitionen

Da Kränkung die Folge von Attributionen und einer subjektiven Bewertung ist, sollte im nächsten Schritt die Bedeutung kognitiver Schemata im Sinne der kognitiven Therapie verdeutlicht werden (Beck et al., 1979). Durch die Suche nach anderen Bewertungen und Perspektiven am Beispiel kleinerer Alltagsprobleme oder Ärgernisse kann hier bereits ein Problemverständnis gefördert werden, wodurch die Compliance für das Rational verbessert und die nachfolgenden Techniken der Weisheitstherapie vorbereitet werden.

5.4.3 Prototypen

Ziel ist es, neue, sinnstiftende und entlastende Perspektiven für ein belastendes Ereignis zu generieren. Diese Perspektiven werden in Form von Meinungen oder Alltagsweisheiten präsentiert, sollen vom Betroffenen reflektiert und hinsichtlich ihrer persönlichen Valenz beurteilt und dann zu einer entlastenden Betrachtung der eigenen Situation weiterentwickelt werden. Zur Umgehung von möglicher Reaktanz, die sich bei direktem Ansprechen der eigenen Probleme entwickeln könnte, werden diese Perspektiven mit Hilfe von Klischeepersonen (Prototypen) indirekt erarbeitet und erst dann hinsichtlich ihrer persönlichen Relevanz bewertet. Bewährt haben sich als Prototypen solche Personen, die klischeemäßig verschiedene Facetten einer hohen Bewältigungskompetenz repräsentieren, wie z. B.:

- *Großmutter:* ist gütig, mitfühlend, hilfsbereit; repräsentiert positive Emotionalität; hat Lebenserfahrung; denkt in langfristigen Zusammenhängen;
- *Manager:* ist zielorientiert; vertritt seine eigenen Interessen; repräsentiert Rationalismus, Pragmatismus, praktische Intelligenz und Ressourcenorientierung;
- *Pfarrer:* ist mitfühlend; kann vergeben; hat Verständnis; repräsentiert das Gute; befasst sich mit Lebenssinn; repräsentiert eine theologische, moralische und philosophische Kompetenz;
- *Person aus einem anderen Kulturkreis:* repräsentiert Lebensgewohnheiten, Glaubensinhalte, Denkweisen, Geschichten, Mythen und Rituale aus einer anderen Kultur.

Zunächst wird allgemein die Fähigkeit zur Durchführung dieser Technik geübt, etwa mit Hilfe des folgenden Übungsbeispiels: »Herr Schmidt hat einen Verein gegründet und darein viel Arbeit und eigene Mittel investiert. Nachdem der Verein nach einer Durststrecke gut angelaufen ist, wird Herr Schmidt von einem bei den anderen Vereinsmitgliedern beliebteren Konkurrenten ausgebootet.«

Anschließend wird gefragt, welche Sicht der Dinge eine lebenserfahrene Großmutter oder ein Manager haben könnten. Die Perspektiven werden zunächst ungefiltert gesammelt, dann hinsichtlich ihrer persönlichen Valenz überprüft und diejenigen, welche die Patientin oder den Patienten emotional ansprechen, werden schließlich im Detail durchgespielt. Das Ziel der Übung ist erreicht, wenn die Betroffenen für sich eine oder mehrere entlastende Perspektiven zur Problembewältigung entwickeln konnten (Baumann, 2018).

5.4.4 Perspektivwechsel

Ein Grund für die Schwierigkeit, Ärger oder Kränkungen bewältigen zu können, ist die Blockade der dafür notwendigen Weisheitskompetenzen (Baumann & Linden, 2008). Der Betroffene bewertet Ereignisse, die für ihn Nachteile haben und eine Kränkung auslösen, als persönlich gegen ihn gerichteten Angriff. Der dadurch ausgelöste Ärger, Abwertungen des Verursachers oder Rachegedanken führen kurzfristig zur Entlastung, verhindern jedoch langfristig die Aktivierung von funktionaleren Bewältigungsstrategien wie z. B. die Suche nach außerhalb der betroffenen Person liegenden Gründen, wie sie durch einen Perspektivwechsel möglich wären.

Die Fähigkeit zum Perspektivwechsel lässt sich in Anlehnung an die dreidimensionale Weisheitstheorie (Ardelt, 2003) als Fähigkeit und Bereitschaft definieren, ein Problem aus den verschiedenen, an einem Konflikt beteiligten Perspektiven zu betrachten. Dies hilft dabei, das Verhalten der Beteiligten, deren Verhaltensweisen und sich daraus ergebende gemeinsame Konflikte besser zu verstehen und zu bewältigen. Ziel ist die Reflexion der dem Verhalten des Verursachers zugrunde liegenden Motive, Kontextbedingungen und Gefühle. Ziel ist zudem eine Schuldreattribution in dem Sinne, dass der Betroffene keine nennenswerte Verantwortung für die zur Verbitterung führenden Ereignisse trägt. Auch hier wird die Technik zunächst an ein oder zwei vorgegebenen Beispielen eingeübt und anschließend auf das konkrete Problem des Patienten bzw. der Patientin angewendet.

5.4.5 Modellsuche

Ziel dieser Technik ist es, positive Modelle für eine funktionale Problembewältigung zu finden. Hier können auch konkrete funktionalere Verhaltensweisen herausgearbeitet werden. Dazu soll sich der Patient eine oder mehrere Personen als »Modell« mit einem idealerweise gleichen oder ähnlichen Problem vorstellen, die das Problem gelassener oder funktionaler bewältigen konnten. Dabei ist darauf zu achten, dass das Modellverhalten nicht nur auf günstigere Umgebungsbedingungen zurückzuführen ist. Diese Personen müssen nicht real existieren oder persönlich bekannt sein, sondern nur in der Vorstellung mit einem bestimmten Problem besser umgehen können.

5.4.6 Methode der unlösbaren Probleme

Verbitterung ist eine sehr mächtige und »brennende« Emotion. Wenn die Patienten auf ihre Probleme angesprochen werden, dann führt dies in der Regel zu erheblichem Arousal, zu eingeengter Weltsicht, zu Starrköpfigkeit, zur Abwehr von Alternativüberlegungen. Daher empfiehlt es sich, Probleme Dritter zu suchen, anhand derer dann gelernt werden kann, wie unlösbare Dilemmata zu lösen oder schwerwiegende Lebensereignisse zu bewältigen sind. Die Therapie folgt dem in der Weisheitsforschung beschriebenen »Salomon-Paradox« (Grossmann & Kross, 2014), das die allgemeinmenschliche Erfahrung beschreibt, dass es sehr viel leichter ist, anderen einen Ratschlag zu geben, als Ratschläge anzunehmen.

Es werden fiktive Lebensprobleme diskutiert, die eine typische Verbitterungsreaktion auslösen könnten. Idealerweise sollten ein Opfer, ein Täter und ein unbeteiligter Beobachter oder auch Nutznießer beteiligt sein. Die Patienten werden dann gebeten, sich in die Rolle des Opfers, aber auch des Täters und der dritten Person hineinzuversetzen. Der Patient wird ermuntert, anhand solcher fiktiver Fallvignetten einmal grundsätzlich zu überlegen, was Menschen tun können, wenn sie in unlösbaren Problemen feststecken. Die Arbeit an Beispielproblemen ermöglicht den Patienten eine größere Flexibilität und Kreativität als die Diskussion anhand der eigenen überwältigenden Probleme. Die Übertragung auf die eigene Situation erfolgt eher beiläufig.

5.5 Ausblick

Verbitterung ist eine häufige Emotion und die Posttraumatische Verbitterungsstörung eine spezielle psychoreaktive Erkrankung mit schwerwiegenden Folgen für den Betroffenen wie die Umwelt. Ihre differentialdiagnostische Abgrenzung ist eine unabdingbare Voraussetzung für adäquate therapeutische Maßnahmen, aber auch sozialmedizinische und forensische Begutachtungen.

5.6 Literatur

Alexander J. (1960). The psychology of bitterness. *International Journal of Psycho-Analysis,* 41, 514–520.

Ardelt M. (2003). Empirical assessment of a three-dimensional wisdom scale. *Research on Ageing,* 25 (3), 275–324.

Balder T. & Linden M. (2022). Embitterment – conception of a potential moderator to dysfunctional and aggressive behaviour in children and adolescents. *Journal of Child & Adolescent Trauma,* 15 (3), 787–794; https://doi.org/10.1007/s40653-021-00407-4.

Baumann K. (2018). Weisheitstherapie zur Behandlung der Posttraumatischen Verbitterungsstörung und anderer Anpassungsstörungen. *Psychotherapeutenjournal,* 2/2018, 123–129.

Baumann K. & Linden M. (2008). *Weisheitskompetenzen und Weisheitstherapie. Die Bewältigung von Lebensbelastungen und Anpassungsstörungen.* Lengerich: Pabst.

Beck A. T., Rush A. J., Shaw B. F. & Emery G. (1979). *Cognitive therapy of depression.* New York: Guilford Press.

Dalbert C. (2011). Embitterment – from the perspective of justice psychology. In: Linden M. & Maercker A. (Hrsg.). *Embitterment.* Wien u. a.: Springer, 30–41.

De Sousa A. & D'souza R. (2020) Embitterment: The nature of the construct and critical issues in the light of COVID-19. *Healthcare,* 27 (8), 304; doi: 10.3390/healthcare8030304.

Felber W., Lammel M., Sutarski S. & Lau S. (Hrsg.) (2010). *Plurale Suizide.* Berlin: Medizinisch Wissenschaftliche Verlagsgesellschaft.

Grossmann I., & Kross E. (2014). Exploring Solomon's paradox: Self-distancing eliminates the self-other asymmetry in wise reasoning about close relationships in younger and older adults. *Psychological Science,* 25 (8), 1571–1580.

Hautzinger M. (2008). Grundüberzeugungen ändern. In: Linden M. & Hautzinger M. (Hrsg.). *Verhaltenstherapiemanual.* 6. Aufl. Berlin: Springer, 173–177.

Horowitz M. J., Siegel B., Holen A., Bonanno G. A., Milbrath C. & Stinson C. H. (1997). Diagnostic criteria for complicated grief disorder. *American Journal of Psychiatry,* 154, 904–910.

Jakovljevic M. (2012). Posttraumatic stress disorder (PTSD): A tailor-made diagnosis for an age of disenchantment and disillusionist. *Psychiatria Danubina,* 24 (3), 238–240.

Janoff-Bulman R. (1992). *Shattered assumptions: Towards a new psychology of trauma.* New York: Free Press.

Kraepelin E. (1915). *Psychiatrie.* Leipzig: Barth Verlag.

Lazarus R. S. (1991). *Emotion and adaption*. New York: Oxford University Press.
Linden M. (2003). The posttraumatic embitterment disorder. *Psychotherapy and Psychosomatics*, 72, 195–202.
Linden M. (2006). Reaktionen auf belastende Lebensereignisse und Anpassungsstörungen. In: Hohagen F. & Nesseler T. (Hrsg.). *Wenn Geist und Seele streiken. Handbuch seelische Gesundheit.* München: Südwest Verlag, 250–261.
Linden M. (2023). *Embitterment, posttraumatic embitterment disorder, and wisdom therapy.* Göttingen: Hogrefe.
Linden M. & Arnold C. P. (2021). Embitterment and posttraumatic embitterment disorder: An old, frequent, and still underrecognized problem. *Psychotherapy and Psychosomatics*, 90, 73–80; doi: 10.1159/000511468.
Linden M. & Maercker A. (Hrsg.) (2011). *Embitterment. Societal, psychological, and clinical perspectives.* Wien u. a.: Springer.
Linden M. & Rotter M. (2018). Spectrum of embitterment manifestations. *Psychological Trauma*, 10, 1–6.
Linden M., Kirchmann S. & Schaub R. T. (1998). Vermutete krankheitsfördernde Einflüsse im Vergleich manischer und depressiver Episoden. In: Stieglitz R. D., Fähndrich E. & Möller H. J. (Hrsg). *Syndromale Diagnostik psychischer Störungen.* Göttingen: Hogrefe, 141–147.
Linden M., Rotter M., Baumann K. & Lieberei B. (2007). *Posttraumatic embitterment disorder. Definition, evidence, diagnosis, treatment.* Cambridge, Mass. u. a.: Hogrefe.
Linden M., Baumann K., Rotter M. & Schippan B. (2008). Diagnostic criteria and the standardized diagnostic interview for posttraumatic embitterment disorder (PTED). *International Journal of Psychiatry in Clinical Practice*, 12, 93–96.
Linden M., Rotter M., Baumann K. & Schippan B. (2009). The Posttraumatic Embitterment Disorder Self-Rating Scale (PTED Scale). *Clinical Psychology and Psychotherapy*, 16, 139–147.
Merten J. (2003). *Einführung in die Emotionspsychologie.* Stuttgart: Kohlhammer.
Michailidis E. & Cropley M. (2017). Exploring predictors and consequences of embitterment in the workplace. *Ergonomics*, 60 (9), 1197–1206.
Muschalla B. (2022). Prevalence and correlates of embitterment in a national representative sample. *Psychopathology*, 56 (3), 231–238; doi: 10.1159/000526457
Pirhacova I. (1997). Perceived social injustice and negative affective states. *Studia Psychologica*, 39, 133–136.
Rotter M. (2011). Embitterment and personality disorder. In: Linden M. & Maercker A. (Hrsg.). *Embitterment.* Wien: Springer, 177–186.
Sack M. (2004). Diagnostische und klinische Aspekte der komplexen posttraumatischen Belastungsstörung. *Der Nervenarzt*, 75, 451–459.
Sensky T., Salimu R., Ballard J. & Pereira D. (2015). Associations of chronic embitterment among NHS staff. *Occupational Medicine*, 65 (6), 431–436.
Staudinger U. M. & Baltes P. B. (1996). Weisheit als Gegenstand psychologischer Forschung. *Psychologische Rundschau*, 47, 57–77.
Strelan P. (2007). The prosocial, adaptive qualities of just world beliefs: Implications for the relationship between justice and forgiveness. *Personality and Individual Differences*, 43, 881–890.
You M. & Ju Y. (2020) Modeling embitterment dynamics: The influence of negative life events and social support mediated by belief in a just world. *Journal of Affective Disorders*, 274, 269–275.
Znoj H. (2008). *BVI. Berner Verbitterungs-Inventar. Manual.* Bern: Huber.
Znoj H. J., Abegglen S., Buchkremer U. & Linden M. (2016). The embittered mind: Dimensions of embitterment and validation of the concept. *Journal of Individual Differences*, 37 (4), 213–222.

DOROTHEA ZIMMERMANN, HANNAH REINWARTH, CHRISTINA RINAS UND TOBIAS LOHS

6. Sexualisierte Gewalt in Kindheit und Jugend

6.1 Einleitung

Die Erfahrung sexualisierter Gewalt in Kindheit und Jugend findet in der Regel in komplexen Kontexten statt. Meist geht es nicht um ein singuläres, schwer belastendes Ereignis, sondern um eine vielgestaltige Dynamik. Sexualisierte Gewalt kann dabei verstanden werden als »jede sexuelle Handlung, die die körperliche oder seelische Integrität einer Person verletzt und in denen [sic!] Machtverhältnisse eine Rolle spielen« (Torenz, 2022, S. 41). In der Gewaltsituation selbst prägt das Erleben absoluten Kontrollverlusts und des Versagens haltender Strukturen die traumatisierende Erfahrung. Zudem werden dabei im Zuge des Machtgefälles auch Generationsgrenzen überschritten und mit sehr subtilen bis hin zu gewaltvollen Täter(*innen)strategien[1] werden die Betroffenen und ihre potentiellen Unterstützer:innen im Vorfeld in ein Beziehungsgeflecht verwoben, wodurch ein neutraler Blick getrübt wird, Sympathien erzielt und Loyalitätskonflikte befördert werden. Dies erschwert es, die Tat mit der angemessenen Zuordnung von Recht und Unrecht wahrzunehmen, und behindert auch die Möglichkeit, Hilfe in Anspruch zu nehmen.

Dem Prozess der Aufdeckung bzw. Offenbarung (Kavemann et al., 2016, bes. S. 181–195) können demnach seitens der Betroffenen schwer auszuhaltende Angst und massive Selbstzweifel entgegenstehen. Scham- und Schuldgefühle und die Furcht vor Stigmatisierung verstärken diese Hemmnisse. Insbesondere im Kontext innerfamiliärer sexualisierter Gewalt zeigen sich solche und ähnliche Dynamiken und Täter(*innen)strategien. Das früh erworbene Misstrauen und die umfassenden Schuld- und Schamgefühle werden durch gesellschaftliche Tabuisierung sowie Stigmatisierung zusätzlich verstärkt. Diese Phänomene sind dem Hilfesystem oftmals schwer zugänglich, insbesondere weil die zunehmende Enttabuisierung sexualisierter Gewalt in den Medien ein anderes Bild zeichnet.

Umso wichtiger ist es, dass die Akteur:innen aus dem psychosozialen Feld sich mit der Dynamik vertraut machen und dieser Erfahrung angemessen und verständnisvoll zu begegnen lernen. Der Artikel reflektiert die spezifischen Folgen sexualisierter Gewalt, bietet einen Einblick in Bewältigungsmöglichkeiten

1 Die Projekte der Berliner Fachrunde sexualisierte Gewalt haben sich auf diese Schreibweise geeinigt, weil sie deutlich macht, dass es mehr männliche Täter gibt, aber weiblich gelesene Menschen nicht übersehen werden dürfen.

und verknüpft die Überlegungen mit den persönlichen Erfahrungen einer jungen Frau, Helima Magur (Name geändert), aus Betroffenenperspektive (vgl. Reinwarth, 2023; Rinas, 2022).[2]

6.2 Spezifika sexualisierter Gewalt

Fallbeispiel Helima Magur: »Ich wurde halt gezwungen … weil der die Macht hatte«: Helima Magur erlebt sexualisierte Gewalt durch den leiblichen Vater in einem Zeitraum von mehreren Jahren. Anwesend ist dabei regelmäßig die Mutter, die die Gewalthandlungen duldet und bagatellisiert. Auf Helima Magurs Nachfrage, warum sie währenddessen nicht eingegriffen habe, sagte sie: »Ich dachte, du bist nur ein dummes Kind, du bekommst es sowieso nicht so richtig mit!« (H1, Abs. 148). Helima Magur erkennt früh: »Ich bin mir selbst überlassen, ich bin hier alleine mit dem Problem« (H1, Abs. 86). Im Alter von 18 Jahren gelingt es ihr, die Familie zu verlassen, und sie wird in einer spezialisierten Jugendhilfeeinrichtung untergebracht.

6.2.1 Sexualisierte Gewalt als Bindungstrauma

Sexualisierte Gewalt weist in ihren biopsychosozialen Auswirkungen im Vergleich zu anderen potentiell traumatisierenden Erfahrungen einige spezifische Charakteristika auf. Frühe und anhaltende Traumatisierungen im sozialen Nahraum werden als besonders gravierende Erfahrungen angesehen. Sexualisierte Gewalt im innerfamiliären Kontext erfüllt daher die Parameter von Bindungstraumatisierungen: Sexualisierte Gewalt ist ein »Angriff auf das intimste Selbst« (Feldmann, 1992, S. 27). Sie führt häufig u. a. zur Erhöhung der Vulnerabilität und zu einer permanenten Stressreaktion – insbesondere dann, wenn Bindungspersonen entweder die Verursacher:innen des Leids sind bzw. keinen adäquaten Schutz bieten (können) und/oder wenn andere Vertrauenspersonen fehlen (Brisch, 2017). Vor allem für Kinder und Jugendliche besteht daher eine nahezu ausweglose Situation: »Die Bindungsfigur, die den ›sicheren Hafen‹ in Angstsituationen darstellen soll, wird selbst zur Quelle der Angst« (Gahleitner, 2005, S. 52). Sexualisierte Gewalt wird von Täter(*innen) zudem häufig gezielt als Mittel der Unterwerfung und Zerstörung der physischen und moralischen Integrität eingesetzt. Bei von sexualisierter Gewalt (Herman, 2018, S. 65) und sexualisierter Folter Betroffenen (Wenk-Ansohn, 2013) können daher besonders starke Schamgefühle auftreten. Erschütterung des Selbstkonzepts, Depressivität, Ängste, (Auto-)Aggressionen, Verwirrung, Sprachlosigkeit sowie Sprachstörungen und Vertrauensverlust sind die Folgen (Gahleitner, 2005, S. 19–34).

Die Situation von Betroffenen ist »häufig von Ohnmacht, Angst, Geheimhaltungsdruck« (Wittmann, 2015, S. 19), aber auch von Ambivalenzen gegenüber den Täter(*innen) geprägt. Dabei fällt es oftmals noch im Erwachsenenalter schwer, die Gewaltspiralen zu durchbrechen, da das Selbstbild negativ konnotiert und »das Gefühl von Selbstachtung, Würde und Selbstwirksamkeit« (Scheffler, 2015, S. 77) weniger ausgeprägt ist. Hier wird auch von Bindungstraumatisierungen (Brisch, 2017) oder komplexen Traumaformen (Steele

2 Alle Zitate des Fallbeispiels sind Reinwarth (2023) und Rinas (2022) entnommen.

et al., 2017) gesprochen. Sie können erhebliche psychopathologische Auswirkungen haben. Häufig werden die Gefühle, die mit dem Trauma verbunden sind, »immer wieder auf intra- und interpersonaler Ebene wiedererlebt« (Gahleitner, 2005, S. 5). »Dysfunktionale Bindungsmuster« (ebd., S. 58) können bei anderen zwischenmenschlichen Beziehungen zu anhaltenden Beziehungsschwierigkeiten, zu Misstrauen und Vertrauensbrüchen führen. Zudem sind die Wahrnehmung und Wahrung von persönlichen Grenzen für die Betroffenen dadurch häufig beeinträchtigt. Dies erhöht die Gefahr einer Reviktimisierung (Gahleitner, 2018, S. 879). Außerdem ist es vielen Betroffenen kaum möglich, Sexualität als etwas Unbelastetes zu erleben, und sie müssen sehr um eine positiv erlebte Sexualität kämpfen (vgl. Gahleitner, 2005, S. 32–34).

Helima Magur sieht die zentrale Ursache für die sexuelle Ausbeutung durch ihren Vater in ihrem weiblichen Körper und hat in der Folge als Heranwachsende eine starke Ablehnung dagegen entwickelt (H1, Abs. 88–90): Immer wieder stellt sie sich vor, sie schneide sich mit dem »Fleischmesser aus der Küche [...] die Brüste ab« (H1, Abs. 88) und verfüttere das Fleisch an die Katzen (ebd.) – in der Hoffnung, dann geschützt zu sein. Immer wieder erlebt sie sich hinsichtlich sexueller Übergriffe mit dem Erwartungsdruck konfrontiert, »warum man nicht geschrien hat, warum man nicht weggelaufen ist. Warum [...] man das nie niemandem sofort erzählt hatte« (H2, Abs. 156). Mit dem Beginn ihres »sexuellen Bewusstseins« beschreibt sie darüber hinaus die Scham infolge der sexualisierten Gewalt, »als solches anzuerkennen, überhaupt zu akzeptieren, mein Vater tut mir das an« (H2, Abs. 256). Stigmatisierende Zuschreibungen haben auch Auswirkungen auf ihre Empfindungen und ihr Selbstwertgefühl: »Selbst wenn [...] ich sage, [...] mein Vater ist ein Straftäter – ich fühle mich irgendwie [...] mit verurteilt, selbst wenn ich nichts damit zu tun hatte« (H2, Abs. 256).

6.2.2 Vermeidung und Überflutung

Es liegt oftmals ein »Mantel des Schweigens« (Mlodoch, 2017, S. 72) über den traumatisierenden Erlebnissen, wofür es multikausale Erklärungsmodelle gibt. Einerseits kann es Ausdruck von »Erinnerungsphänomene[n] sein, des versperrten Zugangs zur eigenen Erinnerung, von Dissoziation und Verdrängung« (ebd.). Andererseits ist das Schweigen eine charakteristische Folgeerscheinung der traumatogenen Wirkung sexualisierter Gewalt, einer Wirkung, die aus einer stigmatisierenden und tabuisierenden Haltung in der Gesellschaft erwächst. Dies steht ferner mit der (oftmals berechtigten) Angst in Verbindung, dass den Betroffenen ohnehin nicht geglaubt würde, sollten sie sich anderen Personen mit ihrem Leid anvertrauen. Herman (2018) zeigt die Dynamik der Traumatisierung mit ihrem konträren Dualitätscharakter auf: dem inneren »Konflikt zwischen dem Wunsch, schreckliche Ereignisse zu verleugnen, und dem Wunsch, sie laut auszusprechen« (S. 11).

Zugrunde liegen hier die charakteristischen Wirkmechanismen von Vermeidung und Überflutung, die als Kerndynamik traumatischer Prozesse betrachtet werden (z. B. Horowitz, 2011, S. 3–8; Reddemann & Sachsse, 1997, S. 116–119): Einerseits werden potentielle Berührungspunkte vermieden, die mit der traumatisierenden Erfahrung verbunden sind, wobei unter Vermeidung auch die Verdrängung bis hin zur Dissoziation gefasst wird. Andererseits werden die Betroffenen immer wieder von Erinnerungen überflutet – über unkontrollierbare Flashbacks, (wiederkehrende) Albträume oder bildliche Erinnerungen an die traumatisierenden Erfahrungen, die als äußerst qualvoll erlebt werden (Mlodoch, 2017, S. 53–55). Zudem lastet auf vielen von sexualisierter Gewalt betroffenen Kindern und Jugendlichen der hohe Geheimhaltungsdruck durch die Familie, mit dem sie grundsätzlich für das Wohl der Familie, insbesondere der Mutter und der Geschwister, verantwortlich gemacht werden (vgl. Gerwert, 1996, S. 134–171). Dies erschwert es ihnen nicht nur, sich an entsprechende Unterstützungssysteme zu wenden, sondern macht allgemein das Aufarbeiten und den weiterführenden Umgang mit den belastenden Erfahrungen schwieriger – auch wenn diese in der Vergangenheit liegen.

In ihren regelmäßig verfassten Tagebucheinträgen schreibt Helima Magur anfangs noch alles auf, »was passiert ist«, ohne sich dessen richtig bewusst zu sein (H1, Abs. 94). Mit Beginn der Adoleszenz entwickelt sie jedoch ein »sexuelles Bewusstsein« (H1, Abs. 47) und erkennt zunehmend, was ihr Vater ihr antut (H1, Abs. 47). Von nun an lässt sie in ihren Tagebucheinträgen alles aus, was die Übergriffe konkretisiert: »Irgendwann hab ich kapiert, ›okay, ich weiß, was das ist, ich schäme mich dafür, ich will das nicht eingestehen‹, und dann hab ich nicht mehr darüber geschrieben. Und dann war das für mich halt sicher, [...] ab 13 war das wieder sicher, weil [...] darin war nichts, was [...] das konkretisiert hat« (H1, Abs. 94). »Ich lebte halt weiter in [...] diesem Zustand der Verdrängung, aber mit so 17, in diesem Jahr, wo ich bei meinem Vater alleine gewohnt habe, musste ich es irgendwann für mich benennen, einfach [weil] es mich derart belastet hat. Weil es einfach offensichtlich war, dass ich ausgeliefert war, es war offensichtlich [...], dass meine Mutter mich völlig alleingelassen hat und dass [es] für mich dann, glaub ich, keine Rettung [gab]. Also hab ich mir selbst gesagt, »ich pass auf mich auf«, und der erste Schritt ist, einfach anzuerkennen, das ist ein Problem, und das ist ernst. Ich wusste nicht, wie ich weitergehe, nachdem ich anerkannt habe, dass es halt ein Problem ist und dass es ernst ist, aber es war einfach der erste Schritt. Und den einzigen Schritt, den ich kannte in dem Moment« (H1, Abs. 94). Das Schweigen über die sexualisierte Gewalterfahrung bricht Helima Magur erst nach Jahren, als bereits volljährige junge Frau. Sie hinterfragt, »ob ich wirklich bereit [...] war, das anzuerkennen und mir einzugestehen, ›das ist tatsächlich ein Trauma, was du erlebt hast‹. Meine Mutter hat sich auch gar nicht bereit gezeigt, drüber zu reden, sie war genauso wie immer, alles verdrängen, alles vertuschen, alles vergessen. [...] ›Das ist nicht so schlimm, dein Vater ist einfach so, [...] nimms mal an und vergess es‹« (H1, Abs. 102). Dies verstärkt ihren Loyalitätskonflikt: »Man hat einfach diesen Instinkt, man will die Familie schützen« (H2, Abs. 257). Der hohe familiäre Geheimhaltungsdruck prägt sie: »Wenn man so aufwächst, [...] lernt man, Sachen sehr gut zu verstecken. [Ich] konnte sehr gut vorspielen, dass ich ein sehr glückliches, sorgenfreies Mädchen war« (H1, Abs. 118–120).

6.2.3 Gesellschaftliche Aspekte

Sexualisierte Gewalt in Kindheit und Jugend ist aufgrund der dargestellten Dynamiken immer auch unter Berücksichtigung gesellschaftsstruktureller und politischer Machtverhältnisse zu betrachten. Diese Perspektive ist auch für das vorliegende Verständnis von Trauma im Bereich menschengemachter (man-made) Desaster insgesamt leitend: Ein Trauma, insbesondere ein sozial verursachtes Trauma, lässt sich nur im gesellschaftlichen Kontext verstehen. Zurzeit wird jedoch eine inflationäre Nutzung des Traumabegriffs sichtbar, wodurch »die politische Dimension von Trauma und Traumaarbeit verlorenzugehen« (Mlodoch, 2017, S. 22) droht. In Anlehnung an Mlodoch (2017) soll hier somit zu einer kritischen Reflexion und zu einem Austausch über eine sozial und politisch kontextualisierte Traumaarbeit angeregt und ein Beitrag zur »Repolitisierung der [...] Traumadebatte« (S. 52) sowie einer Ressourcen stärkenden und Empowerment verleihenden Arbeit mit Betroffenen geleistet werden.

Auf sexualisierte Gewalt bezogen bedeutet dies, dass es immer um die Frage des individuellen Verarbeitens und gleichzeitig um die gesamtgesellschaftliche Einordnung bzw. Kontextualiserung des Erlebten geht. Besonders bei Betroffenheit in der Kindheit und Jugend wird das »Machtverhältnis zwischen Kindern und Erwachsenen [...] als Rahmen der gesellschaftlichen Systematik der Gewaltverhältnisse« (Kavemann et al., 2022, S. 141) deutlich. Sexualisierte Gewalt wird also »nicht kontextfrei verübt, sondern geschieht unter sie ermöglichenden Verhältnissen« (Caspari, 2021, S. 99 f.). Darüber hinaus ist sexualisierte Gewalt keine Rand- oder Ausnahmeerscheinung, sondern ein Alltagsbestandteil vieler (junger) Menschen (Kolshorn & Brockhaus, 2002). Dass Betroffenheiten hier jedoch erheblich variieren, wird durch eine intersektionale Perspektive deutlich, da »Menschen nicht als das eine oder das andere verortet und diskriminiert werden, sondern durch das Zusammenkommen verschiedener Kategorien eine spezifische Form der Diskriminierung erleben« (Zodehougan & Ming Steinhauer, 2018, S. 121).

> Im Interview findet Helima Magur ihre eigenen Worte dafür, dass das Schweigen von Betroffenen – neben interpersonellen Dynamiken – oftmals gesamtgesellschaftliche Ursachen hat: »Viele Mädchen denken [...], ›ich verdränge das lieber, als mich damit auseinanderzusetzen‹ – auch deswegen, weil es halt gesellschaftlich angesagt [ist] von Mädchen, [...] drüber nicht zu reden, über sexuelle Gewalt und so weiter« (H1, Abs. 347).

6.2.4 Frauen- und mädchenspezifische Aspekte

Bis heute prägen tradierte patriarchale Rollenerwartungen bezüglich des weiblichen Geschlechts die gesellschaftlichen Normen und somit auch die weibliche Sozialisation (Konrad, 2019, S. 21–29). Eng in Verbindung damit stehen Vergewaltigungs- und gesellschaftliche Mythen in Bezug auf sexualisierte Gewalt gegen Mädchen und Frauen (Sanyal, 2022, S. 13). Vergewaltigungsmythen sind deskriptive oder präskriptive Überzeugungen über sexualisierte Gewalt gegen Mädchen und Frauen – d. h. über Ursachen, Kontext, Folgen, Täter(*innen), »Opfer« und die Interaktion von Täter(*innen) und »Opfern« –, die dazu dienen, diese Gewalt zu bagatellisieren, zu leugnen oder zu rechtfertigen (Torenz, 2022, z. B. S. 34–37). Auf diese

Weise wird der betroffenen Person eine (Mit-)Schuld zugeschrieben, wodurch auf individueller sowie öffentlicher Ebene eine verzerrte Wahrnehmung und Sichtweise hinsichtlich Schuld und Verantwortung entsteht (»Opferbeschuldigung« oder »Victim Blaming«; Kubitza, 2023, S. 33, unter Bezug auf Gravelin et al., 2019).

In diesem Kontext muss sexualisierte Gewalt auch und besonders als ein geschlechtsspezifisches Phänomen verstanden werden. Sie geht häufig von männlichen Personen aus und richtet sich zum überwiegenden Teil gegen FLINTA*-Personen (Frauen, Lesben, Inter-, nicht binäre, Trans, a-gender; vgl. z. B. IfZ, 2021). Laut Polizeilicher Kriminalstatistik waren 2022 94,4 % der Hellfeld-Tatverdächtigen wegen sexuellen Missbrauchs an Kindern männlich und 5,6 % weiblich (BKA, 2023). Sexualisierte Gewalt wird demnach durch patriarchale Strukturen mit bedingt und dient gleichzeitig dazu, manifestierte, verinnerlichte Geschlechterhierarchien in der Gesellschaft zu konstituieren bzw. beizubehalten (Konrad, 2019, S. 341–350). Diese Dynamik zeigt sich ebenfalls in familiären Strukturen, sodass »weniger die Lokalisation einzelner Personen oder Familien innerhalb unseres sozialen Gefüges für sexuelle Gewalt bedeutsam« ist als vielmehr »die übergeordnete gesellschaftliche Struktur selbst und das damit verbundene Werte- und Normensystem« (Brockhaus & Kolshorn, 1993, S. 93 f.). Aktuell erweitert sich der Blick auch auf heteronormative Strukturen, wodurch (sexualisierte) Gewalt auch als ein Machtmittel zur Regulierung und Aufrechterhaltung einer binären Geschlechterordnung eingesetzt werden kann (Butler, 2023).

Helima Magur reflektiert auch ihre körperlichen Veränderungen während der Pubertät und die damit beginnende sexualisierte Gewalt durch ihren Vater: »Meine Sexualität beziehungsweise meine [...] Rolle als Frau [war] immer etwas, [...] was [m]ich sehr belastet hat, [...] wovor ich mich geschämt habe« (H1, Abs. 27). Nicht nur im Hinblick auf die bereits erfahrene sexualisierte Gewalt, sondern auch bezüglich weiterer potentieller sexueller Grenzverletzungen wird ihr von der Familie zugleich aufgetragen, wie sie sich zu verhalten und zu kleiden hat, da bei »unpassender« Kleidung ein Junge oder Mann »›seine Selbstbeherrschung einfach völlig verlieren würde [und] dir was antun, und das wird auch deine Schuld sein, weil du nicht vorsichtig genug warst!‹« (H2, Abs. 207)

6.2.5 Sexualisierte Gewalt gegen Jungen

Auch wenn Mädchen häufiger von sexualisierter Gewalt betroffen sind, sollte der Blick bewusst auch auf Jungen als Betroffene gerichtet werden. Denn Jungen als von sexualisierter Gewalt Betroffene sind zwar in der Fachliteratur benannt, wurden jedoch im gesellschaftlichen Diskurs, trotz verschiedenster medialer Berichterstattungen (z. B. Freiburg 2023, Berlin 2022, Bergisch Gladbach 2019),[3] weitgehend tabuisiert (Täubrich & Jansen, 2019, S. 61). Der Blick auf mädchenspezifische Aspekte sollte daher zugleich Anlass sein, sich mit den Spezifika betroffener Jungen näher zu beschäftigen.

3 Unter anderem in diesen Städten und in den Jahren gab es große mediale Berichterstattungen über sexualisierte Gewalt an Jungen. Dabei wurde über sexualisierte Gewaltfälle berichtet, bei denen zum Teil viele hundert Betroffene benannt wurden.

Raewyn Connell beschreibt, dass als Jungen sozialisierte Kinder und Jugendliche ab der Geburt ein binäres Geschlechterbild erlernen, das – entlang heteronormativer Vorstellungen – von Abwertungen anderer Männlichkeiten als Folge des Strebens nach Überlegenheit und Souveränitätsansprüchen geprägt ist (Connell, 2015). Das bedeutet, nach Connell, dass Jungen nicht nur erlernen, dass »Männlichkeit« sich über »Weiblichkeit« hierarchisiert, sondern auch, dass es innerhalb von männlichen Gruppen zu gewaltvollen Hierarchisierungen kommt (Stuve & Debus, 2012, S. 52). Dieser bedeutsame Sozialisationsprozess zum Erlernen eines hegemonialen, männlichen Habitus wird durch die von Meuser (2006) beschriebenen »Strukturübungen« (S. 164 ff.; unter Bezug auf Bourdieu, 2020 [1980]) verstärkt. Durch konkurrenzhafte Dynamiken wird aktiv die Wahrnehmung von eigenen Gefühlen und Grenzen verlernt, und körperliche und emotionale Risiken werden in Kauf genommen, um männlich konnotierte Verhaltensweisen zu erlernen (Stuve & Debus, 2012, S. 48).

Dies ist sehr bedeutsam für Jungen, die von sexualisierter Gewalt betroffen sind. In den vorangegangenen Abschnitten wurden bereits viele Hindernisse für Betroffene beschrieben, die eine Aufarbeitung besonders erschweren und die ebenfalls für Jungen gelten, z. B. Täter(*innen)strategien, Scham- und Schuldgefühle, Angst, für das Geschehene und dessen Folgen verantwortlich gemacht zu werden. Resultierend aus der männlichen hegemonialen Sozialisation ergeben sich für Jungen jungenspezifische Hindernisse in der Aufarbeitung und Bewältigung der Belastungen (Täubrich & Jansen, 2019, S. 29). So kann die Vorstellung, dass Täter(*innen) immer männlich seien und Betroffene immer weiblich, bei Jungen zu einer individuellen Negation der eigenen Erfahrung von sexualisierter Gewalt führen. Diese Nicht-Anerkennung der erfahrenen Gewalt wird zusätzlich von der gesellschaftlichen Fremdwahrnehmung unterstützt, dass Jungen davon ja nicht betroffen sein können. Erfahrung von sexualisierter Gewalt steht damit im absoluten Widerspruch zu klassischen Anforderungen an Männlichkeit, die auf Überlegenheit und Souveränität beruhen (Täubrich & Jansen, 2019, S. 34).

Innerhalb von Jungengruppen besteht bei der Thematisierung der eigenen Betroffenheit das Risiko, von anderen Jungen durch homosexuellenfeindliche oder sexistische Bemerkungen oder Angriffe abgewertet und in der Hierarchie der Männlichkeiten untergeordnet zu werden (Connell, 2015). Als Folge davon reagieren viele Jungen mit der Negation der eigenen Betroffenheit und einer komplizenhaften Männlichkeit, um sich im sozialen Gefüge weiterhin zu behaupten und sich damit selbst zu schützen (ebd., S. 31). Das Schweigen über eigene Gewalterfahrungen wird daher sowohl durch Täter(*innen)strategien (z. B. Geheimnisse und Geschenke) als auch durch die hegemoniale Wirksamkeit von Gender noch verstärkt (ebd.). In der Folge ist es unabdingbar, mithilfe von gendersensiblen Haltungen Präventionsangebote anzubieten, weiter auszubauen und Beratungsräume zu schaffen, um Jungen die Möglichkeit zu geben, Alternativen zu hegemonialen Vorstellungen von Geschlecht kennenzulernen. »Bei sexuell missbrauchten Jungen gleich darauf zu schielen, ob sie Täter werden, verstellt den Blick auf ihr Opfersein. Sexuell missbrauchte Jungen sind zuerst einmal Betroffene und haben das Recht, Hilfe zu bekommen, weil sie verletzt worden sind und nicht weil sie irgendwann einmal Täter werden könnten« (Bange, 2022, S. 41).

6.3 Bewältigungsformen

6.3.1 Bewältigung frühkindlicher Verletzungen

Insbesondere bei Bindungstraumatisierungen gilt, dass Betroffene die mangelnde Fürsorge bzw. den mangelnden Schutz von Personen aus ihrem Umfeld mit »einem unausgereiften System psychischer Abwehrmechanismen« (Herman, 2018, S. 109) zu kompensieren versuchen. Diese Bewältigungsmechanismen als Selbstschutzstrategien anzuerkennen, statt sie grundsätzlich zu pathologisieren, ist bedeutsam, da sie für Betroffene zumindest kurzfristig durchaus sinnvoll und entlastend wirken können (Gahleitner, 2005, S. 19–23). Es geht jedoch gerade bei frühkindlichen Traumatisierungen nicht nur um das Vorkommnis der (innerfamiliären) sexualisierten Gewalt an sich, sondern um den gesamten Prozess der aufeinanderfolgenden Ereignisse. Gemäß dem Konzept der sequenziellen Traumatisierung nach Keilson (2005 [1979]) sollte dabei berücksichtigt werden, dass ein Großteil der Betroffenen die Zeit *nach* den traumatischen Geschehnissen »als die eingreifendste und schmerzlichste ihres Lebens« (ebd., S. 58) wahrnimmt.

Dies verdeutlicht abermals die Relevanz der Reaktionen aus dem sozialen Umfeld, der professionellen Unterstützung und der gesellschaftlichen Rahmenbedingungen (Kavemann et al., 2016, S. 25, unter Bezug auf Henry, 1997; vgl. auch Schaumann et al., 2022). Bereits die Zugänge zu Hilfsangeboten müssen sich für von sexualisierter Gewalt Betroffene niedrigschwellig und auf sie zugehend gestalten, wenn die oben beschriebenen Schuld- und Schamdynamiken einbezogen werden. Es gilt, die Betroffenen »mit ihren Ressourcen und Möglichkeiten wahr[zu]nehmen *und* strukturelle Gewalt nicht [zu] vernachlässigen« (Busche et al., 2010, S. 13; Hervorhebung i. Orig.). Im Rahmen geschlechtsspezifischer Gewalt werden häufig Entwertung, Erniedrigung und Entmenschlichung durch die Täter(*innen) von den Betroffenen introjiziert (Ferenczi, 1910; Ferenczi, 1933; Mlodloch, 2017, S. 55) und darüber eine körperliche Abhängigkeit und Zwangsintimität hergestellt.

Als Überlebensstrategie kann bei den von sexualisierter Gewalt Betroffenen eine Identifikation mit dem(*der) Täter(*in) entstehen, indem sie dessen(*deren) Logik und abwertende Perspektive auf sich selbst – einschließlich der Schuldübernahme – verinnerlichen, insbesondere im Rahmen innerfamiliärer sexualisierter Gewalt. Auf diese Weise muss die Loyalität nicht infrage gestellt werden (Hirsch, 1996, S. 201; Mlodloch, 2017, S. 55 f.). Diese Auswirkungen werden durch die bereits benannte Tendenz der Gesellschaft zur Tabuisierung und durch geläufige Vergewaltigungsmythen bzw. Opferbeschuldigung verstärkt (Birck, 2002, S. 34; Roth, 1997, S. 72). Dies bedeutet z. B., für diese Aspekte zu sensibilisieren und zugleich entstigmatisierend zu wirken, auf der individuellen sowie strukturellen Ebene. In diesem Kontext ist es – wie bereits angesprochen – unabdingbar, die intersektionale Perspektive mit einzubeziehen.

6.3.2 Beziehungsdimension

Entlang der oben angesprochenen Auswirkungen im Bindungs- und Beziehungsbereich auf der intra- sowie interpersonellen Ebene stellt ein professionelles Beziehungsangebot im Rahmen eines therapeutisch-pädagogischen Milieus (vgl. auch Kap. F3: »Beziehungs- und Milieuarbeit in Traumapädagogik, Traumaberatung und Traumatherapie«) eine wichtige

Unterstützung bei der Bewältigung der traumatisierenden Erfahrung dar. Hierbei ist die Relevanz einer korrigierenden Alternativerfahrung vonseiten der jeweiligen Fachkräfte zu betonen, die »in deutlichem Gegensatz zu den alten leidvollen Erlebnissen mit den TäterInnen, dem nicht helfenden Umfeld sowie den Beziehungsbotschaften von Demütigung, Ohnmacht, Einsamkeit etc.« (Wittmann, 2015, S. 189) stehen (sollte). Als Anforderung an professionelle Bezugspersonen beinhaltet dies im Kontext sexualisierter Gewalt, »als Antwort auf den Vertrauensmissbrauch eine emotional tragende und ›nachnährende‹ Beziehung möglich zu machen, die von Wertschätzung, Empathie und Authentizität getragen wird« (Gahleitner, 2005, S. 115).

In der Arbeit mit von sexualisierter Gewalt Betroffenen in Therapie, Beratung sowie Begleitung und Betreuung stellt insbesondere der oben erwähnte Umgang mit komplexen Scham- und Schuldgefühlen eine große Herausforderung dar: Es ist erforderlich, internalisierte Phänomene wie Übernahme der Verantwortung für das Geschehene, Introjektionen, Identifikationen mit dem(*der) Täter(*in) sowie beschämtes Schweigen bei den Betroffenen wie auch in der eigenen professionellen Rolle zu erkennen und dem entgegenzusteuern. Um den durch die traumatische Erfahrung erlebten Bruch zwischen der Welt und dem Selbst aufzuarbeiten, sind daher »Unterstützung und Nachbeelterung« (Scheffler, 2015, S. 73) erforderlich, darüber hinaus aber auch, »flexibel und reflektiert mit Nähe und Distanz umzugehen und angemessene Grenzen auszuhandeln« (Gahleitner, 2005, S. 115): Grenzen auf individueller Ebene sowie in der psychsozialen Beziehungsarbeit. Auf diese Weise können »Schutz, Stabilität und Kontinuität sowie eine Ausgangsbasis für Neuerschließungen« (Gahleitner, 2009, S. 164) geschaffen werden. In diesem Kontext ist darauf hinzuweisen, dass Schamgefühle jedoch nicht nur zu Disziplinierung, Anpassung und (Selbst-)Regulierung führen, sondern auch grenzwahrend als eine Art »intersubjektiver Stabilitätsmechanismus« (Valentiner, 2021, S. 42, unter Bezug auf Blankenburg, 1997, S. 179) und als Selbstschutz innerhalb eines sozialen Gefüges fungieren können (Valentiner, 2021, S. 42). Daher muss darauf geachtet werden, dass den Betroffenen mit der Botschaft: »Du musst dich nicht schämen!«, nicht eine Möglichkeit der Zuschreibung von Zugehörigkeit genommen wird.

6.3.3 Gesellschaftliche Dimensionen der Bewältigung

Allerdings ist zu berücksichtigen, Betroffene nicht primär »als ›schützenswert‹ zu betrachten, sondern sie in ihrem Wirken, in ihrem Sein und in ihrem Tun zu bestärken« (Bergold-Caldwell, 2020, S. 13). Der Fokus liegt somit auf der Stärkung individueller Ressourcen, um »Strategien des Selbstschutzes [...] zu entwickeln und zu erproben« (Bültmann, 2013, S. 319). Die Betroffenen können dadurch u. a. bei der »Rückgewinnung eines subjektiven Gefühls von Kontrolle über das eigene Leben« (Lenz, 2014, S. 46) unterstützt werden. Eine Opferfixierung erschwert die Bewältigung auf individueller Ebene (Heynen, 2006, S. 121) und festigt insbesondere bei Mädchen gesellschaftliche Verarbeitungsmuster. Denn in belastenden Situationen, Krisenzeiten und/oder bei traumatisierenden Erlebnissen orientieren sich Menschen häufig an bereits vorgegebenen Strukturen und Symbolsystemen (Gahleitner & Reddemann, 2014, S. 182, unter Bezug auf Böhnisch et al., 2009).

Bei innerfamiliärer sexualisierter Gewalt ist die Wahrscheinlichkeit höher, dass weibliche Betroffene internale Bewältigungs- oder Copingstrategien wie »autoaggressives, selbstschädigendes Verhalten« (Frank & Peine, 2016, S. 133) entwickeln, um den gesellschaftlichen bzw. familiären Rollen- und Verhaltenserwartungen zu entsprechen. Denn hierbei werden »weibliche Attribute mit der sogenannten Opferrolle[4] assoziiert« (Zodehougan & Ming Steinhauer, 2018, S. 125). Jungen hingegen reagieren tendenziell entlang männlich konnotierten Bewältigungsmustern (siehe oben; Gahleitner & Reddemann, 2014). Die tendenziell daraus resultierende (Über-)Anpassung erschwert zugleich die Zugänge zu entsprechenden Hilfesystemen. Oftmals erhöht sich die Sichtbarkeit der Betroffenen erst, wenn sie von den jeweiligen Rollen- und Verhaltensmustern abweichen, wodurch der tatsächliche Hilfebedarf erkannt werden kann (Kirchhart, 2008, S. 39). Es ist also immer auch eine gesellschaftliche Ebene zu berücksichtigen, auf der insbesondere weiblichen Betroffenen »eine Mitverantwortung oder Schuld für das erlittene Leid« (Mlodoch, 2017, S. 57) zugeschrieben wird.

4 Der Opferbegriff impliziert, dass Betroffene, »unabhängig von ihren Erfahrungen, als schwerst traumatisierte, sprachlose, hilf- und wehrlose Wesen« (Jud, 2015, S. 42; unter Bezug auf Kröber, 2010) wahrgenommen werden. Diese Sicht bedeutet für die Betroffenen eher eine Schwächung statt eine Bestärkung. Als Opfer angesehen zu werden, lässt viele Betroffene davor zurückschrecken, über ihre Gewalterfahrungen zu sprechen (vgl. Gerwert, 1996, S. 20–23). Daher versuchen wir im vorliegenden Beitrag den Terminus »Opfer« zu umgehen. Ein völliger Verzicht ist nicht möglich, da er sowohl in einigen vorgestellten Ansätzen als auch in juristischen Auseinandersetzungen genutzt wird.

Auch für Helima Magur ist eine tragfähige, vertrauensvolle Beziehungsebene bedeutsam, zugleich hat sie es als sehr stärkend erlebt, dass ihr durch die Betreuer:innen vermittelt wurde, sie müsse »nicht einfach das mit mir machen lasse[n], was andere von mir wollen oder erwarten« (H2, Abs. 146.). Sie resümiert: »Sie haben versucht, mir etwas zu vermitteln, was auch für [...] meine Zukunft wichtig ist, [...] wenn etwas passiert, [...] wie ich reagieren sollte oder was für Hilfe es gibt« (H2, Abs. 160). Für Helima Magur stellt es zudem eine relevante Erfahrung dar, dass die Betreuer:innen des Trägers ihr »immer bestätigt haben, dass das, was ich mit meinem Vater erlebt hatte, nicht in Ordnung war, [...] sogar strafbar« (H2, Abs. 130–132). Es wird deutlich, wie relevant alternative Erfahrungen mit pädagogischen Bezugspersonen sind, um Helima Magur einen vertrauensvollen Rahmen mit einem Beziehungsangebot zu bieten, neue sowie bestärkende Haltungen aufzuzeigen und sie bei Belastungen aktiv dabei zu unterstützen, sich schützende Räume zu erschließen. Aus der Sicht der jungen Frau braucht es daher darüber hinaus einen gesellschaftlich »geschützten Rahmen« (H1, Abs. 363), damit über gemeinsame Betroffenheit sowie Scham- und Schuldgefühle gesprochen werden kann. Daran anknüpfend spricht Helima Magur das Potential einer bewussten, gemeinsamen Aufarbeitung sexualisierter Gewalt mit anderen betroffenen Mädchen und jungen Frauen an: »Ich fänd's eigentlich schon ziemlich cool, wenn allgemein so das Angebot bestünde, dass junge Mädchen, die bei solchen Trägern wohnen, sich treffen [...] und sich zu dem Thema unterhalten können« (H1, Abs. 344). Sie

> folgert: »Das ist eine Sache, was man kollektiv als Frau in der Gesellschaft ziemlich verdrängt. […] ›Lass uns das zusammen aufarbeiten‹, […] dies würde vielen […] Mädchen helfen, […] daraus sehr viel selbstbewusster und selbstbestimmter raus[zu]kommen« (H1, Abs. 346–350).

6.4 Schlussgedanken

Sexualisierte Gewalt, so wird deutlich, stellt kein isoliertes Einzeldelikt dar, sondern ist mit sozialen und gesellschaftlichen Kontextbedingungen verwoben. Daher muss auch für den Unterstützungs- und Behandlungsbereich diese Ebene stets mitgedacht werden. Kontextualisierte Traumaarbeit konsequent zu Ende gedacht bedeutet daher, die verschiedenen Betroffenheiten von Diskriminierung in den Bewältigungsprozess mit einzubeziehen. Rassistische Gewalt, Ableismus, Klassismus und nicht zuletzt Sexismus zu erfahren, hat jeweils massive Auswirkungen darauf, wie von sexualisierter Gewalt Betroffene Unterstützungsangebote wahrnehmen, sowie auf die Möglichkeit, Vertrauen und eine Vorstellung von eigener Identität zu entwickeln. Hierbei hilft das Konzept der sogenannten »Verbündeten« (Allyship; Washington & Evans, 1991), in dem die Frage der Bewusstheit in Bezug auf die eigenen Privilegien sowie die Anerkennung des Expert:innentums der Betroffenen in die Unterstützung für einen selbstbestimmten Bewältigungsprozess verwoben wird. Auf diese Weise können Wahrnehmen und Aufzeigen eigener Grenzen, Selbstbehauptung, Selbstwertstärkung, Partizipation gestärkt bzw. verankert werden: »So wird ein Bewusstsein für die Gefahr von Grenzüberschreitung geschaffen, individuelle Stärke betont und einer Stigmatisierung sowie Reviktimisierung vorgebeugt« (Gahleitner, 2005, S. 101). Denn »häufig leiden die Betroffenen zusätzlich zu psychischen Folgen an gesellschaftlicher Marginalisierung, Ausgrenzung oder gar Missachtung« (Brandmaier & Ottomeyer, 2016, S. 342).

Insbesondere, um erlebte sexualisierte Gewalt zu enttabuisieren sowie um zur Durchsetzung persönlicher Grenzen und zum Brechen des Schweigens zu befähigen, bedarf es proaktiver Unterstützung vonseiten der Gesellschaft und der Professionellen.

Übergreifend bedarf es dafür solcher Maßnahmen wie Tertiärprävention, um Betroffene, die sexualisierte Gewalt erlebt haben, weiterführend zu stabilisieren und zu »empowern«, damit sie u. a. konsensuale Sexualität für sich erschließen können. »Dazu tragen Sexualaufklärung, die Förderung der Wahrnehmung von Körperempfindungen und Gefühlen sowie der Aufbau sozialer Kompetenzen bei« (Wittmann, 2015, S. 17). Das kann über sexuelle Bildung gelingen und umfasst somit einen klaren Bildungsauftrag. »Dabei muss nicht unbedingt das Präventive reduziert, sondern es sollte eher das aufs Gelingende Bezogene, das Lustorientierte erheblich erweitert und vom Problembehafteten befreit werden« (Winter, 2013, S. 626). Bedeutsam sind auch an dieser Stelle – im Sinne der Herstellung eines heilungsfördernden Milieus – patriarchalen Machtstrukturen und bestehenden Geschlechterhierarchien entgegenzuwirken sowie »eine Skandalisierung sexualisierter Gewalt und ein Arbeiten an gewaltfreien Räumen, in denen jede_r sich ohne Angst bewegen kann (unabhängig von Geschlecht, Hautfarbe, Alter, religiöser Zugehörigkeit, sozioökonomischem Status oder körperlicher Verfasstheit)« (Jagusch, 2018, S. 218). Die gesellschaftliche Dimension hat erheblichen Einfluss auf ein Individuum mit der Erfahrung sexualisierter Gewalt.

In diesem Rahmen sollten Betroffene weniger »als ›traumatisierte Patient*innen‹ oder ›Opfer gesellschaftlicher Macht- und Geschlechterverhältnisse‹ betrachtet« (Caspari, 2021, S. 9) oder »auf ein völlig handlungsunfähiges und hilfloses Objekt« (Brockhaus & Kolshorn, 1993, S. 219) reduziert werden. Zugleich wird durch die Konzentration auf die schmerzhaften Erlebnisse sowie die daraus resultierende Symptomatik mitunter zu wenig berücksichtigt, dass von sexualisierter Gewalt Betroffene »mit ihrem Leben weiterhin zurechtkommen müssen und dass dies vielen unter großen Leistungen und Anstrengungen auch gelingt« (Gahleitner, 2005, S. 9). Die aus dem Erfahren sexualisierter Gewalt resultierenden Verletzungen und Traumata sind nicht zu bagatellisieren, gleichzeitig sollte die »Überlebenskraft« (ebd.) der Betroffenen nicht ignoriert werden. So ist es notwendig, sie als aktive, selbstwirksame und handlungsfähige Akteur:innen auch auf politischer Ebene anzuerkennen, die »gesellschaftliche Strukturen mitgestalten [können], die zum Schutz vor sexualisierter Gewalt beitragen und bessere Bedingungen zur Bewältigung solcher Erfahrungen ermöglichen sollen« (Caspari, 2021, S. 211).

6.5 Literatur

Bange D. (2022). Vom Opfer zum Täter – Mythos oder Realität? In: Briken P., Spehr A., Romer G. & Berner W. (Hrsg.). *Sexuell grenzverletzende Kinder und Jugendliche*. 7. Aufl. Lengerich: Pabst, 27–45.

Bergold-Caldwell D. (2020). Antidiskriminierende Mädchen*arbeit – Empowerment von Anfang an! In: AG Mädchen* in der Jugendhilfe & LAG Mädchen*politik Baden-Württemberg (Hrsg.). *My life, my choice?! Antidiskriminierung und Empowerment in der Arbeit mit Mädchen* & jungen Frauen**. Dokumentation der Fachtagung am 28. & 29.11.2019. Freiburg: AG Mädchen*, 10–16. Im Internet: https://www.ag-maedchen-freiburg.de/wp-content/uploads/2019_AG Maedchen_Dokumentation_Tagung.pdf (Zugriff: 26.06.2023).

Birck A. (2002). *Traumatisierte Flüchtlinge. Wie glaubhaft sind ihre Aussagen?* Heidelberg: Asanger.

BKA (Bundeskriminalamt) (2023). Informationen zu Tatverdächtigen (Aufgliederung nach Delikten, Anzahl Tatverdächtige insgesamt, nach Geschlecht, nach Alter). In: Bundeskriminalamt (BKA) (Hrsg.). *Polizeiliche Kriminalstatistik (PKS) 2022*. Wiesbaden: BKA. Im Internet: https://www.bka.de/DE/AktuelleInformationen/StatistikenLagebilder/PolizeilicheKriminalstatistik/PKS2022/PKSTabellen/BundTV/bundTV.html?nn=211742 (Zugriff: 02.07.2023).

Blankenburg W. (1997). Funktionen der Scham. In: Kühn R., Raub M. & Titze M. (Hrsg.). *Scham – ein menschliches Gefühl. Kulturelle, psychologische und philosophische Perspektiven*. Opladen: Westdeutscher Verlag, 179–187.

Böhnisch L., Lenz K. & Schröer W. (2009). *Sozialisation und Bewältigung. Eine Einführung in die Sozialisationstheorie der zweiten Moderne*. Weinheim: Juventa.

Bourdieu P. (2020). *Sozialer Sinn. Kritik der theoretischen Vernunft*. 11. Aufl. Frankfurt a. M.: Suhrkamp (französisches Original 1980).

Brandmaier M. & Ottomeyer K. (2016). Trauma und Gesellschaft. Zum Verhältnis von Bewältigung und Anerkennung. In: Weiß W., Kessler T. & Gahleitner S. B. (Hrsg.). *Handbuch Traumapädagogik*. Weinheim: Beltz, 342–350.

Brisch K. H. (2017). Trauma ist nicht gleich Trauma. Die spezifischen Auswirkungen von Bindungstraumatisierungen auf Opfer, Täter und Behandler. In: Brisch K. H. (Hrsg.). *Bindungstraumatisierungen. Wenn Bindungspersonen zu Tätern werden*. Stuttgart: Klett-Cotta, 12–22.

Brockhaus U. & Kolshorn M. (1993). *Sexuelle Gewalt gegen Mädchen und Jungen. Mythen, Fakten, Theorien*. Frankfurt a. M.: Campus.

Bültmann G. (2013). Sexualpädagogische Mädchenarbeit. In: Schmidt R. B. & Sielert U. (Hrsg.). *Handbuch Sexualpädagogik und sexuelle Bildung*. 2., erw. u. überarb. Aufl. Weinheim: Beltz Juventa, 313–322.

Busche M., Maikowski L., Pohlkamp I. & Wesemüller E. (2010). Feministische Mädchenarbeit weiterdenken. In: Busche M., Maikowski L., Pohlkamp I. & Wesemüller E. (Hrsg.). *Feministische Mädchenarbeit weiterdenken. Zur Aktualität einer bildungspolitischen Praxis*. Bielefeld: Transcript, 7–20.

Butler J. (2023). *Die Macht der Geschlechternormen und die Grenzen des Menschlichen*. (Jubiläumsausgabe) Berlin: Suhrkamp (englisches Original 2004).

Caspari P. (2021). *Sexualisierte Gewalt. Aufarbeitung und Bewältigung aus einer reflexiv-sozialpsychologischen Perspektive*. Tübingen: DGVT.

Connell R. (2015). *Der gemachte Mann. Konstruktion und Krise von Männlichkeiten*. 4., durchges. u. erw. Aufl. Wiesbaden: Springer VS (englisches Original 1994).

Feldmann H. (1992). *Vergewaltigung und ihre psychischen Folgen. Ein Beitrag zur posttraumatischen Belastungsreaktion*. Stuttgart: Enke.

Ferenczi S. (1910). *Introjektion und Übertragung. Eine psychoanalytische Studie*. Wien: Deuticke.

Ferenczi S. (1933). Sprachverwirrung zwischen den Erwachsenen und dem Kind. Die Sprache der Zärtlichkeit und der Leidenschaft. *Internationale Zeitschrift für Psychoanalyse*, 19 (1/2), 5–15.

Frank C. & Peine E. (2016). Reflektiert die gegenwärtige Traumapädagogik im Kinder- und Jugendhilfebereich die Strukturkategorie Gender? Eine kurze Bestandsaufnahme für den Kinder- und Jugendhilfebereich. In: Weiß W., Kessler T. & Gahleitner S. B. (Hrsg.). *Handbuch Traumapädagogik*. Weinheim: Beltz, 131–138.

Gahleitner S. B. (2005). *Neue Bindungen wagen. Beziehungsorientierte Therapie bei sexueller Traumatisierung*. München: Ernst Reinhardt.

Gahleitner S. B. (2009). Persönliche Beziehungen aus bindungstheoretischer Sicht. In: Lenz K. & Nestmann F. (Hrsg.). *Handbuch Persönliche Beziehungen*. Weinheim: Juventa, 145–170.

Gahleitner S. B. (2018). Bewältigungsprozesse sexueller Gewalt unter Berücksichtigung geschlechterdifferenzierender Aspekte. In: Retkowski A., Treibel A. & Tuider E. (Hrsg.). *Handbuch Sexualisierte Gewalt und pädagogische Kontexte. Theorie, Forschung, Praxis*. Weinheim: Beltz Juventa, 877–885.

Gahleitner S. B. & Reddemann L. (2014). Trauma und Geschlecht – ein Verhältnis mit vielen Schattierungen. *Trauma & Gewalt*, 8 (3), 180–190.

Gerwert U. (1996). *Sexueller Missbrauch an Mädchen aus der Sicht der Mütter. Eine Studie über Erleben und Bewältigung der Mütter betroffener Mädchen*. Frankfurt a. M.: Lang.

Gravelin C. R., Biernat M. & Bucher C. E. (2019). Blaming the victim of acquaintance pape: Individual, situational, and sociocultural factors. *Frontiers in Psychology*, 9, Art. 2422. Im Internet: https://www.ncbi.nlm.nih.gov/pmc/articles/PMC6348335/pdf/fpsyg-09-02422.pdf (Zugriff: 26.06.2023).

Henry J. (1997). System intervention trauma to child sexual abuse victims following disclosure. *Journal of Interpersonal Violence*, 12 (4), 499–512.

Herman J. L. (2018). *Die Narben der Gewalt. Traumatische Erfahrungen verstehen und überwinden*. 5., aktual. Aufl. Paderborn: Junfermann (englisches Original 1992).

Heynen S. (2006). Die Bedeutung subjektiver Theorien für Bewältigungsprozesse nach einer Vergewaltigung. *Freiburger FrauenStudien*, Ausg. 19, 117–143. Im Internet: https://budrich-journals.de/index.php/fgs/article/viewFile/2379/1983 (Zugriff: 26.06.2023).

Hirsch M. (1996). Zwei Arten der Identifikation mit dem Aggressor – nach Ferenczi und Anna Freud. *Praxis der Kinderpsychologie und Kinderpsychiatrie*, 45 (5), 198–205; https://doi.org/10.23668/psycharchives.9751.

Horowitz M. J. (2011). *Stress response syndromes. PTSD, grief, adjustment, and dissociative disorders*. 5., überarb. Aufl. New York: Aronson.

IfZ (Institut fuer Zukunft) (2021). *Statement der »Institut fuer Zukunft«-Crew zur sexuellen Gewalt durch Stefan K.* Leipzig: IfZ. Im Internet: https://ifz.me/wp-content/uploads/2021/04/statement_ifz_02.04.21.pdf (Zugriff: 26.06.2023).

Jagusch B. (2018). Migrationsbiografien und Diversitätsbewusstsein im Kinderschutz. Sensibilität für Kulturalismus und Othering sowie Anregungen für die praktische Umsetzung. In: Böwer M. & Kotthaus J. (Hrsg.). *Praxisbuch Kinderschutz. Professionelle Herausforderungen bewältigen*. Weinheim: Beltz Juventa, 207–221.

Jud A. (2015). Sexueller Kindesmissbrauch – Begriffe, Definitionen und Häufigkeiten. In: Fegert J. M., Hoffmann U., König E., Niehues J. & Liebhardt H. (Hrsg.). *Sexueller Missbrauch von Kindern und Jugendlichen. Ein Handbuch zur Prävention und Intervention für Fachkräfte im medizinischen, psychotherapeutischen und pädagogischen Bereich*. Berlin: Springer, 41–49.

Kavemann B., Graf-van Kesteren A., Rothkegel S. & Nagel B. (2016). *Erinnern, Schweigen und Sprechen nach sexueller Gewalt in der Kindheit. Ergebnisse einer Interviewstudie mit Frauen und Männern, die als Kind sexuelle Gewalt erlebt haben*. Wiesbaden: VS.

Kavemann B., Etzel A. & Nagel B. (2022). »Epistemische Ungerechtigkeit« als theoretischer Zugang zum Verständnis der Folgen von sexueller Gewalt in Kindheit und Jugend. In: Doll D., Kavemann B., Nagel B. & Etzel A. (Hrsg.). *Beiträge zur Forschung zu Geschlechterbeziehungen, Gewalt und privaten Lebensformen. Disziplinäres, Interdisziplinäres und Essays*. Opladen: Budrich, 137–156.

Keilson H. (2005). *Sequentielle Traumatisierung bei Kindern. Untersuchung zum Schicksal jüdischer Kriegswaisen*. Unveränd. Nachdr. der Erstausg. Gießen: Psychosozial-Verlag (Original 1979).

Kirchhart S. (2008). *Inobhutnahme in Theorie und Praxis. Grundlagen der stationären Krisenintervention in der Jugendhilfe und empirische Untersuchung in der Inobhutnahmeeinrichtung für Mädchen*. Bad Heilbrunn: Klinkhardt.

Kolshorn M. & Brockhaus U. (2002). Feministisches Ursachenverständnis. In: Bange D. & Körner W. (Hrsg.). *Handwörterbuch Sexueller Missbrauch*. Göttingen: Hogrefe, 109–116.

Konrad S. (2019). *Das beherrschte Geschlecht. Warum sie will, was er will*. (Ungekürzte Taschenbuchausgabe) München: Piper.

Kröber H.-L. (2010). Opfer. *Forensische Psychiatrie, Psychologie, Kriminologie, 4* (4), 211–212.

Kubitza E. (2023). *Warum sexualisierte Gewalt nicht angezeigt wird. Eine kognitionspsychologische Untersuchung*. Gießen: Psychosozial-Verlag.

Lenz A. (2014). Die Empowermentperspektive in der biopsychosozialen Beratung. In: Bock K., Kupfer A., Simon R., Weinhold K. & Wesenberg S. (Hrsg.). *Beratung und soziale Beziehungen*. Weinheim: Beltz Juventa, 40–51.

Meuser M. (2006). Riskante Praktiken. Zur Aneignung von Männlichkeit in den ernsten Spielen des Wettbewerbs. In: Bilden H. & Dausien B. (Hrsg.). *Sozialisation und Geschlecht. Theoretische und methodologische Aspekte*. Opladen: Budrich, 163–178.

Mlodoch K. (2017). *Gewalt, Flucht – Trauma? Grundlagen und Kontroversen der psychologischen Traumaforschung*. Göttingen: Vandenhoeck & Ruprecht.

Reddemann L. & Sachsse U. (1997). Stabilisierung. *Persönlichkeitsstörungen: Theorie und Therapie, 1* (3), 113–147.

Reinwarth H. I. U. (2023). *Empowerment bezüglich der sexuellen Selbstbestimmung von vulnerablen Mädchen* bzw. jungen Frauen* – eine strukturell-gesellschaftliche Perspektive*. Berlin: ASH.

Rinas C. (2022). *Empowermentperspektiven auf die sexuelle Selbstbestimmung von vulnerablen Mädchen* bzw. jungen Frauen*. Wie wird Empowerment hinsichtlich der sexuellen Selbstbestimmung von Mädchen* bzw. jungen Frauen* erlebt sowie gestaltet?* Berlin: ASH.

Roth G. (1997). *Zwischen Täterschutz, Ohnmacht und Parteilichkeit. Zum institutionellen Umgang mit »Sexuellem Missbrauch«*. Bielefeld: Kleine.

Sanyal M. M. (2022). *Vergewaltigung. Aspekte eines Verbrechens*. 4. Aufl. Hamburg: Nautilus.

Schaumann N., Gudat R. & Andresen S. (2022). Von der Bedeutung der Dritten im Disclosure-Prozess. Die Rolle pädagogischer Fachkräfte als Adressat*innen von Erfahrungen sexualisierter Gewalt. *Trauma & Gewalt, 16* (1), 28–38.

Scheffler S. (2015). Trauma und Gender im sozialstrukturellen Kontext. In: Gahleitner S. B., Frank C. & Leitner A. (Hrsg.). *Ein Trauma ist mehr als ein Trauma. Biopsychosoziale Traumakonzepte in Psychotherapie, Beratung, Supervision und Traumapädagogik*. Weinheim: Beltz Juventa, 73–78.

Steele H., Brown D. & Sinason V. (2017). Bindung und komplexes Trauma. Grundlegende Erwägungen zur Behandlung überlebender Missbrauchsopfer. In: Brisch K. H. (Hrsg.). *Bindungstraumatisierungen: Wenn Bindungspersonen zu Tätern werden*. Stuttgart: Klett-Cotta, 92–112.

Stuve O. & Debus K. (2012). Männlichkeitsanforderungen. Impulse kritische Männlichkeitstheorie für eine geschlechterreflektierte Pädagogik mit Jungen. In: Dissens e. V., Debus K., Könnecke B., Schwerma K. & Stuve O. (Hrsg.).

Geschlechterreflektierte Arbeit mit Jungen an der Schule. Texte zu Pädagogik und Fortbildung rund um Jungen, Geschlecht und Bildung. Berlin: Dissens, 43–60.

Täubrich M. & Jansen M. (Hrsg.) (2019). *Unterstützende Lebenswelten gegen sexualisierte Gewalt schaffen. Ein Praxishandbuch für Fachkräfte, die mit Jungen* arbeiten*. Berlin: Dissens. Im Internet: https://www.dissens.de/fileadmin/Culture_of_Care/Culture_Of_Care_handbuch_de.pdf (Zugriff: 01. 09. 2023).

Torenz R. (2022). *Ja heißt ja? Feministische Debatten um einvernehmlichen Sex*. 2., durchges. u. erw. Aufl. Stuttgart: Schmetterlings-Verlag.

Valentiner D.-S. (2021). *Das Grundrecht auf sexuelle Selbstbestimmung. Zugleich eine gewährleistungsdogmatische Rekonstruktion des Rechts auf die freie Entfaltung der Persönlichkeit*. Baden-Baden: Nomos.

Washington J. & Evans N. J. (1991). Becoming an ally. In: Evans N. J. & Wall V. A. (Hrsg.). *Beyond tolerance: Gays, lesbians and bisexuals on campus*. Alexandria, VA: ACPA, 195–204. Im Internet: https://files.eric.ed.gov/fulltext/ED336682.pdf (Zugriff: 26. 06. 2023).

Wenk-Ansohn M. (2013). Sexualisierte Folter und ihre Folgen. Scham begünstigt chronische posttraumatische Beschwerden und behindert die Kommunikation. In: Bee J., Görling R., Kruse J. & Mühlleitner E. (Hrsg.). *Folterbilder und -narrationen. Verhältnisse zwischen Fiktion und Wirklichkeit*. Göttingen: V&R unipress, 89–96.

Winter R. (2013). Sexualpädagogik in der Jugendhilfe. In: Schmidt R.-B. & Sielert U. (Hrsg.). *Handbuch Sexualpädagogik und sexuelle Bildung*. 2., erw. u. überarb. Aufl. Weinheim: Beltz Juventa, 619–627.

Wittmann A. J. (2015). *Kinder mit sexuellen Missbrauchserfahrungen stabilisieren. Handlungssicherheit für den pädagogischen Alltag*. München: Ernst Reinhardt.

Zodehougan S. & Ming Steinhauer S. (2018). Intersektionalität und sexualisierte Gewalt. In: Retkowski A., Treibel A. & Tuider E. (Hrsg.). *Handbuch Sexualisierte Gewalt und pädagogische Kontexte*. Weinheim: Beltz Juventa, 119–127.

ROBERT BERING, CLAUDIA SCHEDLICH UND GISELA ZUREK

7. Großschadenslagen als potentiell traumatisierende Ereignisse

7.1 Einleitung

In den letzten Jahrzehnten ist eine Zunahme an Großschadenslagen und Katastrophen durch Naturgewalten, technisches Versagen oder terroristische Gewalt zu verzeichnen (vgl. http://www.emdat.be/database). Großschadenslagen erfordern neben der medizinischen auch die Notwendigkeit der psychosozialen Versorgung der Betroffenen und der Einsatzkräfte. Die Psychosoziale Notfallversorgung (PSNV) umfasst die »Gesamtstruktur und die Maßnahmen der Prävention sowie der kurz-, mittel- und langfristigen Versorgung im Kontext von belastenden Notfällen bzw. Einsatzsituationen« (BBK, 2012, S. 20). Aufgrund der Komplexität von Großschadenslagen und der hohen Anzahl Betroffener muss die Psychosoziale Notfallversorgung) (PSNV; BBK, 2012) eingebettet sein in ein umfassendes Psychosoziales Krisenmanagement (PsychKM) (Helmerichs et al., 2017). Übergeordnete Ziele der PSNV sind

- »Prävention von psychosozialen Belastungsfolgen,
- Früherkennung von psychosozialen Belastungsfolgen nach belastenden Notfällen bzw. Einsatzsituationen,
- Bereitstellung von adäquater Unterstützung und Hilfe für betroffene Personen und Gruppen zur Erfahrungsverarbeitung
- sowie die angemessene Behandlung von Psychotraumafolgestörungen und – bezogen auf Einsatzkräfte – einsatzbezogenen psychischen Fehlbeanspruchungsfolgen« (BBK, 2012, S. 20).

Wir können davon ausgehen, dass die Mehrzahl der Betroffenen mit einer vorübergehenden Stressreaktion auf eine Großschadenslage reagiert (vgl. NATO & OTAN, 2008, S. 39). Aus klinischer Sicht handelt es sich jeweils um eine akute Belastungsreaktion (ICD-10: F 43.0), die meist nach einiger Zeit wieder abklingt. Aus diesem Grunde hat die Weltgesundheitsorganisation (WHO) in der aktuellen ICD-11 (WHO, 2022) die Akute Belastungsreaktion nicht mehr unter den psychischen Störungen aufgeführt. Stattdessen gibt es unter den »Sonstigen Faktoren, welche die Gesundheit beeinflussen« die Akute Stressreaktion (QE84). Hierdurch wird auch aus klinischer Sicht betont, dass die Betroffenen zur Rückkehr in die Normalität zunächst vor allem praktische Hilfe und die Wiedererstellung ihrer sozialen Bezugssysteme benötigen. Allerdings entwickelt ein Teil der Betroffenen als Folge einer Großschadenslage längerfristige psychische

Beeinträchtigungen. Der Anteil wird mit einer großen Schwankungsbreite auf 25 % geschätzt (vgl. NATO & OTAN, 2008, S. 36). Insbesondere nach Terroranschlägen sind z. B. deutlich höhere Prävalenzen zu erwarten. In der ICD-10 (WHO, 1993) werden bei »Reaktionen auf schwere Belastungen und Anpassungsstörungen« die Anpassungsstörung (F43.2) und die Posttraumatische Belastungsstörung (F43.1) klassifiziert, in der ICD-11 unter »Spezifisch belastungsbezogene Störungen« die Anpassungsstörung (6B43), die Anhaltende Trauerstörung (6B42), die Posttraumatische Belastungsstörung (PTBS, 6B40) und die »komplexe PTBS« (kPTBS). Da sich auch Depressionen, Angststörungen, somatoforme Störungen oder Abhängigkeitserkrankungen manifestieren können, sprechen wir von Verlaufstypen einer Belastungsstörung (vgl. Bering & Thüm, 2022). Die Anwendung der *Internationalen Klassifikation der Funktionsfähigkeit, Behinderung und Gesundheit* (ICF, 2005) erfordert die Berücksichtigung von Kontextfaktoren, die sich durch Großschadenslagen schlagartig verändern können. Beeinträchtigungen der Aktivität und Teilhabe in allen gesellschaftlichen Lebensbereichen können als Folge der mentalen Funktionsstörungen eintreten, die wiederum in Wechselwirkung mit den negativen Kontextfaktoren stehen. Dieses bio-psycho-soziale Modell der ICF geht Hand in Hand mit dem psychosozialen Ansatz der PSNV.

In den letzten Jahren sind auf nationaler, europäischer und internationaler Ebene eine Vielzahl von Leitlinien zur PSNV entstanden, mit unterschiedlichen Schwerpunkten. Projekte zur PSNV, gefördert von der Europäischen Kommission, konzentrieren sich in ihren Empfehlungen auf Maßnahmen in der Akutsituation und der Einwirkungsphase (Early Intervention) oder sind Behandlungsleitlinien (NICE, 2005). In den Empfehlungen und Behandlungsleitlinien werden die strukturellen und inhaltlichen Aspekte zu wenig konkretisiert, die im Übergang von der akuten zur mittel- und dann langfristigen psychosozialen Versorgung von Betroffenen zu beachten sind. Deshalb liegt ein Schwerpunkt dieses Beitrags auf der Darstellung des *Target Group Intervention Program* (TGIP), das an unterschiedliche Situationstypen angepasst wurde (vgl. Kap. F16 von Bering et al. in diesem Handbuch). Ein wesentlicher Bestandteil des TGIP ist die Planung und Bereitstellung der Angebotsstrukturen anhand von Risiko- und Ressourcenprofilen. Zentral ist die Anwendung des Kölner Risikoindex (KRI), der eine prognostische Einschätzung ermöglicht und Kontrastgruppen mit unterschiedlichem Risikoprofil differenziert. Wir bezeichnen diese Vorgehensweise als prognostisches Screening, da in Verbindung mit der sogenannten Screeningdebatte[1] unterschiedliche Zielsetzungen mit dem Begriff assoziiert sind (vgl. IMPACT, 2007, S. 21 ff.; Bering et al., 2009).

Im Zuge verschiedener Förderungen durch die Europäische Kommission wurde das TGIP an das Anforderungsprofil von Großschadenslagen adaptiert und weiterentwickelt (vgl. Bering et al., 2024).

1 In der Screeningdebatte werden unterschiedliche Erhebungsinstrumente diskutiert, die in der psychosozialen Nachsorge als Interventionsstrategie eingesetzt werden. Man unterscheidet z. B. Screeninginstrumente, die Symptome erheben, von solchen, die Schutz- und Risikofaktoren erheben.

7.2 Initiativen auf nationaler und europäischer Ebene zur PSNV

In den letzten Jahren wurden auf nationaler Ebene Vorschläge zur strukturellen und inhaltlichen Optimierung der PSNV für Betroffene und Einsatzkräfte entwickelt (Beerlage 2009; Helmerichs, 2008). Im Rahmen des vom Bundesamt für Bevölkerungsschutz und Katastrophenhilfe (BBK) initiierten Konsensusprozesses (2007–2010 und fortlaufend) wurden auf empirischer Basis Qualitätsstandards und Leitlinien in der PSNV entwickelt, mit dem Ziel bundesweit verbindlicher Regelungen (BBK, 2012).

In Deutschland haben u.a. die Erfahrungen nach dem Zugunglück in Eschede 1998, dem Amoklauf in Erfurt 2002, der Tsunami-Katastrophe 2004, dem Amoklauf in Winnenden/Wendligen 2009, dem Terroranschlag auf dem Berliner Breitscheidplatz 2016 oder der Flutkatastrophe 2021 zur Überprüfung etablierter Strukturen und der Weiterentwicklung der PSNV beigetragen. Auf europäischer Ebene sind in den letzten 20 Jahren eine Vielzahl von Projekten zu verzeichnen, die auf eine Optimierung der PSNV bei Großschadenslagen abzielen. Nach dem *Wiener Manifest* von 2000 sind hier Projekte zu nennen wie

- die Entwicklung des *European Policy Paper (2001, EPP – Psycho-social Support in Situations of Mass Emergency);*
- *Working together to Support Individuals in an Emergency or Disaster* (2002–2004);
- *Citizens and Resilience* (2005–2007);
- *Prävention psychischer Langzeitfolgen für Opfer von Terroranschlägen und deren Angehörige* (PLOT, 2005–2007);
- *Sharing European Resources for the Victims of Terrorism – EURESTE* (2005–2006 und 2007–2009);
- *Developing Standards for Victims of Terrorism* (2006–2008);
- *Reinforce Rescuers' Resilience by Empowering a well-being Dimension – RED* (2007–2009;
- *SURVIVORS – Joint Response to Loss and Survival in Terrorism* (2007–2009);
- *TENTS – European Network for Traumatic Stress* (2007–2009);
- *Improve the Preparedness to give Psychological Help in Events of Crisis – IPPHEC* (2007–2009);
- *Informed Prepared. Together – IPT* (2008–2009);
- Etablierung eines europaweiten Expertenpools *EU Exchange of Experts in Civil Protection* (seit 2002);
- *European Guideline for Target Group oriented Psychosocial Aftercare – EUTOPA* (2006–2008) und EUTOPA-Implementation (2009–2011);
- *European Network for Psychosocial Crisis Management – Assisting Disabled in Case of Disaster* (EUNAD-IP, 2014–2017).

Gleichermaßen wurden Kinder in von der Europäischen Kommission geförderten Projekten gesondert berücksichtigt. Hierzu zählen:

- *CUIDAR – Cultures of disaster resilience among children and young people* (2015–2018; https://www.lancaster.ac.uk/cuidar/);
- *EU Children of Peace* (seit 2012; https://ec.europa.eu/commission/presscorner/detail/fr/MEMO_15_5585);
- *Preparing schools and kindergardens for hazards.* Red Cross EU Office (2018–2021; https://redcross.eu/projects/making-schools-and-kindergartens-fit-for-natural-disasters).

Wir stellen fest, dass die Bedürfnisse und Bedarfe der Betroffenen und der Einsatzkräfte sowohl für die Akutphase als auch die frühe Übergangsphase im Ergebnis in den unterschiedlichen europäischen Projekten differenziert erfasst sind. Weniger stringent erfolgen die Analyse der Schnittstellenproblematik im Verlauf unterschiedlicher Phasen und die Beachtung der Übergänge von der akuten in die mittel- und langfristige Versorgungsplanung. Diese Perspektive ist ein wesentlicher Schwerpunkt des Konzepts TGIP.

7.3 Module des Target Group Intervention Program

Die EU-Projekte PLOT, EUTOPA, EUTOPA-IP, EUNAD und EUNAD-IP wurden mit der Zielsetzung gefördert, das TGIP einschließlich des Kölner Risikoindex (KRI) an Großschadenslagen anzupassen (www.eutopa-info.eu). Die in vier Sprachen zugänglichen Manuale beinhalten Vorschläge für psychosoziale Maßnahmen in der Akutphase, in der Übergangsphase und Empfehlungen für die Anwendung des KRI, um eine risiko- und ressourcenorientierte Planung der notwendigen Maßnahmen für die mittelfristige und langfristige psychosoziale Versorgung möglich zu machen. Die Manuale fokussieren auf die psychosoziale Notfallversorgung der Betroffenen. Die Planung der Maßnahmen in der *individuellen PSNV* orientiert sich sowohl am Zeitkriterium als auch am Risiko- und Ressourcenprofil der Betroffenen. Wir beschäftigen uns im Folgenden mit den Fragen:

- Zu welchem Zeitpunkt müssen welche Maßnahmen durchgeführt werden?
- Wie können Risikopersonen effizient identifiziert werden?
- Welche Maßnahmen und Interventionen sind für die unterschiedlichen Kontrastgruppen (Selbsterholer-, Wechsler-, Risikogruppe) sinnvoll?[2]

Um auf diese Fragen eine Antwort zu finden, wird der Zeitstrahl in Abbildung 1 in die Akutphase (A), den Übergang von der Akut- in die Einwirkphase (B) und die Einwirkungsphase (C) unterteilt. Darüber hinaus werden die Bausteine des TGIP aus dem Standardablaufplan in risikounabhängige und risikoabhängige Module unterteilt (s. Tab. 1).

Zu den risikounabhängigen Maßnahmen zählen die Akutversorgung Betroffener durch Sicherung und Distanzierung vom Gefahrenbereich, Psychische Erste Hilfe durch Einsatzkräfte und Psychosoziale Akuthilfe (Phase A). Erst nach Abklingen der Schockphase erfolgen Psychoinformation, Anleitung zur Selbsthilfe und das Angebot eines prognostischen Screenings mit dem KRI. Die Ergebnisbesprechung und Kurzberatung schließt die Übergangsphase (B) ab.

Zu den risikoabhängigen Maßnahmen gehören das Monitoring, die traumazentrierte Fachberatung, die Angehörigen- oder Hinterbliebenenberatung, die weiterführende Diagnostik und die Traumaakuttherapie. Auf dem Zeitstrahl sind diese Maßnahmen der Phase C

2 Unser Konzept beruht darauf, dass die Identifizierung von drei »Kontrastgruppen« zielführend ist. Bei den *Selbsterholern* ist mit großer Wahrscheinlichkeit davon auszugehen, dass sie das Ereignis im Rahmen ihres natürlichen Verarbeitungsprozesses mit eigenen Ressourcen und Potentialen bewältigen. Die Gruppe der *Wechsler* steht sozusagen »auf der Kippe«. Entscheidend dafür, ob der traumatische Verlauf in die Erholungsphase oder in eine Chronifizierung übergeht, ist das Ausmaß zusätzlicher sozialer und institutioneller Belastungen nach dem Ereignis. Die Personen der *Risikogruppe* weisen ein hohes Risiko auf, eine chronifizierende PTBS oder andere psychiatrische oder psychosomatische Beschwerdebilder zu entwickeln.

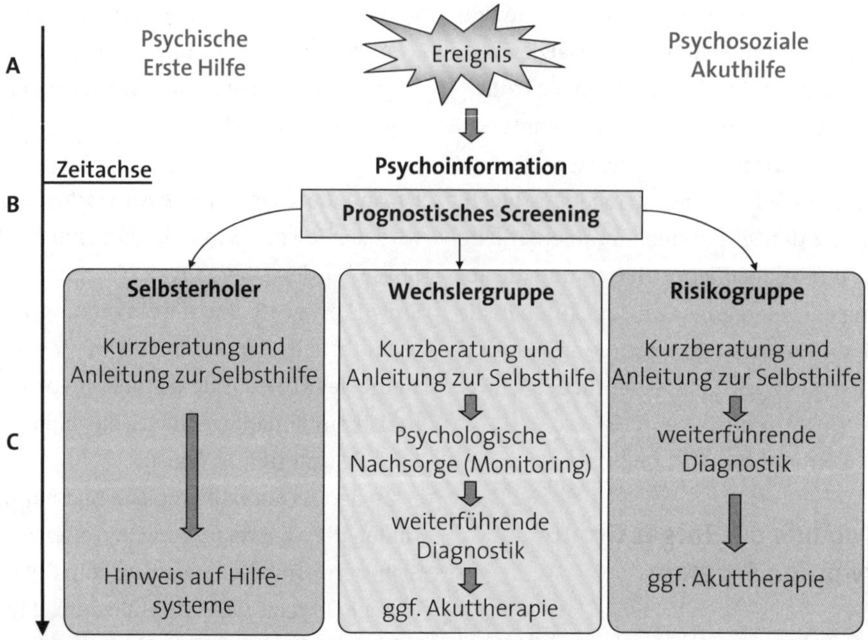

Abb. 1: Standardablaufplan des Target Group Intervention Program

zuzuordnen. Die Versorgungsangebote orientieren sich somit am Zeitstrahl und am Risikoprofil der Betroffenen. Wir müssen uns vom Paradigma der Notfallmedizin lösen, dass Diagnostik im Sinne einer psychologischen Triage am Unfallort bzw. im Krankenhaus möglich wäre. Während Notärzt:innen und Rettungsassistent:innen im Rahmen der medizinischen Triage lebensrettende Interventionen nach Möglichkeit am Unfallort identifizieren und einleiten, müssen Fachkräfte der PSNV den gesamten Prozessverlauf im Blick haben und die Chronifizierung einer Belastungsstörung durch Prozessbegleitung abwenden. Wir sprechen uns gegen das national und international diskutierte Vorgehen einer »psychologischen Triage« am Schadensort aus.

Tab. 1: Kontrastgruppenorientierte Maßnahmen

Risikounabhängige Maßnahmen	Risikoabhängige Maßnahmen
1. Psychische Erste Hilfe 2. Psychosoziale Akuthilfe 3. Administrative und rechtliche Hilfen – psychosoziale Beratung 4. Unterstützung bei der Organisation von Ritualen/Gedenkfeiern 5. Psychoinformation 6. Prognostisches Screening mit dem Kölner Risikoindex 7. Ergebnisbesprechung und Kurzberatung im Einzelsetting 8. Anleitung zur Selbsthilfe	1. Monitoring 2. Weiterführende Diagnostik 3. Traumazentrierte Fachberatung 4. Angehörigenberatung 5. Traumaakuttherapie

In der linken Spalte der Tabelle sind Maßnahmen aufgeführt, die unabhängig vom individuellen Risikoprofil durchgeführt werden sollten. Rechts sind Maßnahmen und Interventionen genannt, die in Abhängigkeit vom erstellten Risikoprofil durchgeführt werden (modifiziert nach Schedlich et al., 2008).

7.3.1 Risikounabhängige Interventionen

Akutversorgung (Phase A)

In der Akutsituation und unmittelbar danach sind zunächst für alle Betroffenen Maßnahmen der primären Versorgung erforderlich. Hierzu gehören Sicherung und Schutz, Distanzierung vom Gefahrenbereich, medizinische Versorgung, Erfüllung von Primärbedürfnissen, Informationen, Herstellung von Kontakt, Begleitung bei der Verabschiedung Verstorbener, Informationen über weiterführende Hilfen sowie Gesprächsangebote. Vorrangige Bedürfnisse in dieser Phase sind die Wiederherstellung von Sicherheit, Beruhigung, das Fördern von individueller und kollektiver Wirksamkeit, Kontakt und soziale Anbindung sowie das Vermitteln von Hoffnung (Hobfoll et al., 2007). Ein zentrales Bedürfnis der Menschen ist, darüber informiert zu werden, was passiert ist und ob nahestehende Menschen wohlauf sind. Fragen der betroffenen Personen zur Situation und zum geplanten Vorgehen sind offen und ehrlich zu beantworten.

Der Übergang (Phase B und C)

Im Anschluss an die Akutsituation beziehen sich die Bedarfe Betroffener – je nach Situationsfaktoren – auf die Sicherung ihres alltäglichen Lebens. Hier gilt es, angepasste Beratungs- und Unterstützungsangebote (z. B. zu finanzieller Unterstützung, zu rechtlichen Fragen, der Suche nach Vermissten) bereitzustellen und den Menschen die Informationen über die Hilfsangebote sicher zukommen zu lassen. Je nach Beeinträchtigung und dem Anliegen kann diese Unterstützung über lange Zeit (Monate bis Jahre) notwendig sein. Auseinandersetzungen um Entschädigung nach technischen Katastrophen sind z. B. oft an langfristige Ermittlungsverfahren gekoppelt. Weiterhin gilt es, die Organisation von Trauergottesdiensten und Gedenkfeiern zu unterstützen und diese zu begleiten.

Im Fall einer Großschadenslage oder Katastrophe müssen schnell eine *Krisenhotline* sowie eine *zentrale Koordinierungsstelle PSNV* etabliert werden, wo Menschen schnell und unbürokratisch multiprofessionelle Unterstützung und Informationen erhalten können *(Phase B und C)*. Dies ist wesentlich, um den Übergang von der Akutphase in die mittel- und langfristige Psychosoziale Notfallversorgung zu gewährleisten. Je nach Schadenslage kann die Etablierung einer anlassbezogenen Koordinierungsstelle über Wochen, aber auch Monate erforderlich sein.

Der schnelle Einsatz und eine stringente Vernetzung der multiprofessionellen Hilfesysteme sind aber nur möglich, wenn schon in der Vorbereitung auf eine komplexe Schadenslage die Angebotsstrukturen recherchiert und Netzwerke aufgebaut wurden. Fragen der Kostenübernahme müssen geklärt und die Versorgungssysteme miteinander vernetzt werden. Einige Bundesländer sind der Empfehlung der *Konsensuskonferenz* gefolgt, eine *Landeszentralstelle PSNV* einzurichten, die diese Funktion in der Vorbereitung übernimmt (BBK, 2012). Im Folgenden widmen wir uns den einzelnen Modulen der PSNV in der mittel- und langfristigen Versorgung nach dem TGIP.

Psychoinformation (Phase B)

Zur Frage, wie Psychoinformation nach Großschadenslagen durchgeführt wird, verweisen wir auf Zurek et al. (2008), wo sie am Beispiel der Nachsorge nach Terroranschlägen dargestellt wird. Wir sprechen hier über Psychoinformation, da ungewiss ist, ob Psychoedukation im engeren Sinne Psychotraumafolgestörungen abwenden kann (Turpin et al., 2005).

Die Forschungslage ist zu ungewiss, um die Wirkfaktoren und Effekte von Psychoedukationen im klinischen Bereich, z. B. bei der Behandlung depressiver Patienten (Pitschel-Walz et al., 2003), auf psychoinformative Maßnahmen im Kontext von Belastungsstörungen nach einer Großschadenslage zu übertragen.

Psychoinformation nach Großschadenslagen beruht nach den Wirkprinzipien von Hobfoll et al. (2007) auf Beruhigung und Wiederherstellung der individuellen und kollektiven Wirksamkeit. Ziel ist, die kognitiven Kontrolloperationen der Betroffenen zu mobilisieren, Compliance für die Möglichkeiten der Selbsthilfe zu erreichen und die Sensibilisierung für weitere Beratungs- und Behandlungsbedarfe zu erhöhen. Aus Sicht der Arbeitsgruppe werden die kognitiven Kontrolloperationen durch Aufklärung über Ausmaß und Ursachen der Katastrophe, über geplante Hilfsmaßnahmen und den Ablauf normaler Stressreaktionen besonders gefördert (z. B. Juen et al., 2011).

Prognostisches Screening mit dem Kölner Risikoindex (Phase B/C)

Im Anschluss an die Information empfiehlt sich, mit dem KRI eine Einschätzung des individuellen Risikoprofils durchzuführen. Der KRI fokussiert auf die differenzierte Erfassung der individuellen Risiko- und Schutzfaktoren, die es erlaubt, in der Gesamtgewichtung eine Prognose über das Risiko einer Psychotraumafolgestörung zu erstellen. Die Erhebung von Risiko- und Schutzfaktoren mit dem KRI sollte frühestens nach der Schockphase und nach Möglichkeit noch im Zeitfenster der Einwirkphase (bis 6 Wochen nach dem Ereignis) durchgeführt werden.

Im Idealfall wird der KRI im Einzelkontakt als Interview durchgeführt, was eine unmittelbare Einschätzung des individuellen Risiko- und Ressourcenprofils und die Besprechung geeigneter Hilfestellungen ermöglicht. Bei geringer Personalkapazität kann der KRI auch als Selbstbeurteilungsfragebogen in Gruppen ausgefüllt werden. Das individuelle Risikoprofil soll jedem Betroffenen jedoch immer im Einzelkontakt mitgeteilt werden.

In die Validierungsversion des Kölner Risikoindex Disaster (KRI-D) wurden spezielle Risikofaktoren integriert, die im Falle einer Großschadenslage oder Katastrophe wirksam werden können.

In den verschiedenen europäischen Leitlinien (IMPACT, 2007; NATO & OTAN, 2008) werden unterschiedliche Empfehlungen zum Screening gegeben. Immer noch besteht Uneinigkeit in der Frage, ob mit Screening die Diagnosestellung, die Symptomerhebung oder die prognostische Erhebung von Risikofaktoren gemeint ist (vgl. Bering et al., 2009). Nach den AWMF-Leitlinien zur Diagnostik und Behandlung von akuten Folgen psychischer Traumatisierung (2019) sollen bei der psychosozialen Ersteinschätzung »der psychische Befund, die äußere Sicherheit, die Risikofaktoren und die verfügbaren Ressourcen erhoben werden. [...] Screeninginstrumente können Schutz- und Risikofaktoren und/oder psychische Symptome erfassen und zur Indikationsstellung für eine Frühintervention eingesetzt werden« (Bengel et al., 2019, S. 4).

Aus unserer Sicht können durch einen früheren Einsatz der Checkliste KRI die prognostische Validität des Erhebungsinstruments besser genutzt und notwendige Interventionen frühzeitiger und damit effizienter eingeleitet werden. Die Anwendung des KRI hat im TGIP eine Weichenstellerfunktion, der grundsätzlich eine klinische Diagnostik nachgeschaltet ist. Die Arbeitsgruppe verweist auf eine vielversprechende Studie mit Bundeswehrsoldaten nach Afghanistaneinsätzen mit großen Effekten der prognostischen Validität von Risikofaktoren (Dunker, 2009). Die frühe Anwendung von Symptomskalen ist kritisch zu überdenken, da auch Selbsterholer eine akute Belastungs- oder Stressreaktion entwickeln können.

Kurzberatung im Einzelsetting (Phase B/C)

Nach der prognostischen Einschätzung mit dem KRI werden im Einzelkontakt mit jeder/jedem Betroffenen ihr/sein persönliches Risikoprofil und die prognostische Einschätzung besprochen. Der persönliche Kontakt erlaubt dem Berater auch die weitere Exploration individueller Ressourcen und der sozialen Einbettung. Wir haben zu beachten, dass der Mangel an sozialer Unterstützung ein wesentlicher Risikofaktor zur Entwicklung von Traumafolgestörungen ist (Brewin et al., 2000; Ozer et al., 2003). Je nach verfügbarem Zeitrahmen haben die Betroffenen im Einzelsetting die Möglichkeit, das Erleben der traumatisierenden Erfahrung anzusprechen.

Anleitung zur Selbsthilfe (Phase B/C)

Eine weitere Maßnahme für alle Kontrastgruppen ist die Anleitung zur Selbsthilfe, die im Einzel-, aber auch im Gruppensetting gegeben werden kann. Vorrangig geht es um die Mobilisierung der individuellen Ressourcen. Den Betroffenen können Techniken und Verhaltensweisen zur Selbstberuhigung und Distanzierung von sie überflutendem traumatischem Material vermittelt werden. Die Techniken unterstützen die kognitiven und emotionalen Kontrollkapazitäten und die individuelle Selbstwirksamkeit und wirken so dem traumatischen Erleben von Hilflosigkeit entgegen.

Psychoinformation, prognostisches Screening, Kurzberatung und die Anleitung zur Selbsthilfe fassen wir als »traumazentrierte Fachberatung« zusammen und sind immer dem Kontext der Schadenslage anzupassen.

7.3.2 Risikoabhängige »Target-Intervention« (Phase C)

Nach der Akutversorgung, der Psychoinformation, dem prognostischen Screening, der Kurzberatung und der Anleitung zur Selbsthilfe werden Maßnahmen angeboten, die sich in Abhängigkeit vom jeweiligen Risikoprofil unterscheiden.

Für die Gruppe der *Selbsterholer* können die bis zu diesem Zeitpunkt angebotenen Maßnahmen zur Unterstützung des Verarbeitungsprozesses ausreichen. Bei Betroffenen, die in die Gruppe der *Wechsler* eingestuft werden, liegt der Fokus auf der Gefahr der Risikopotenzierung durch postsituativ belastende Lebensumstände. Sie benötigen eine Nachsorge im Sinne eines begleitenden Monitorings. Weiterführende Interventionen – wie Beratung oder Traumaakuttherapie – können bei progredienter Entwicklung frühzeitig angeboten werden. Eine regelmäßige Kontaktaufnahme in den Wochen und Monaten nach dem Ereignis sollte vereinbart werden. Die Kontaktaufnahme erfolgt dabei immer durch die professionelle Vertrauensperson, da traumaimmanente Vermeidungstendenzen eine Kontaktaufnahme durch die Betroffenen erschweren können. »Kippt« die Entwicklung in Richtung Chronifizierung, werden weiterführende Maßnahmen analog zur Risikogruppe notwendig. Bei den *Risikopersonen* sollte in jedem Fall eine traumazentrierte Fachberatung erfolgen. In der Einwirkphase liegt dabei der Schwerpunkt auf der Ressourcenstärkung und der Befähigung zur Distanzierung von traumatischen Inhalten. Die individuellen traumakompensatorischen Mechanismen sollen gestärkt und Selbsthilfetechniken zur Stabilisierung angeboten werden. In jedem Fall sollte eine psychotraumatologische Diagnostik durch Heilkundler zu unterschiedlichen Zeiten im postsituativen Verlauf vorgenommen und so die Entwicklung eines psychischen Störungsbildes abgeklärt werden. Falls eine Psychotraumatherapie indiziert ist, ist eine zeitnahe Vermittlung an eine Psychotraumatherapeutin bzw. einen Psychotraumatherapeuten notwendig. Hier bieten unterschiedliche Schulen der Traumatherapie manualisierte Therapieprotokolle an (Bengel et al., 2019).

7.4 Ausblick

Die Erfahrung in Großschadenslagen zeigt, dass in den ersten Stunden häufig ein großes Aufgebot an Helfern zur Stelle ist und den Betroffenen psychosoziale (Akut-)Hilfen anbietet. Problematisch sind die Koordination der Helfenden, die sinnvolle Integration psychosozialer Akuthelfer:innen in die bestehenden Strukturen der Gefahrenabwehr, die Zusammenarbeit der unterschiedlichen Berufsgruppen und der Übergang in die weiterführende Versorgung. Die Folgen, welche eine fehlende Koordination, die mangelnde Integration der unterschiedlichen Berufsgruppen und eine begrenzte Vernetzung für die Betroffenen haben, lassen sich nach Expertenmeinung wie folgt zusammenfassen:

- zeitweise Überversorgung und damit Überforderung der Betroffenen am Schadensort,
- Rückgang der Akzeptanz von psychosozialer Hilfe bei den Betroffenen und in der Bevölkerung,
- Unterversorgung der Betroffenen durch mangelnde Koordination in der akuten, mittel- und langfristigen Versorgung,
- Verunsicherung, Hilflosigkeit und Wut – erneuter Kontrollverlust – bei den Betroffenen,
- Verlust des Vertrauens in die politischen Instanzen.

Um eine nahtlose adäquate Versorgung der Betroffenen zu gewährleisten, müssen strukturelle Überlegungen zur Integration und Koordination der Maßnahmen der PSNV und des Psychosozialen Krisenmanagements weiterentwickelt werden.

Eine mögliche Lösung für die Optimierung mittel- und langfristiger Angebote, die auch durch viele Expert:innen aus den europäischen Ländern vertreten wird, ist die Einrichtung einer Landeszentralstelle mit vorrangig netzwerkorientierter Aufgabenstellung. Flächendeckend sollten qualifizierte Angebotsstrukturen erfasst werden, um die Angebote schnell abrufen zu können. Die Vorbereitung auf die Einrichtung einer anlassbezogenen Koordinierungsstelle ist Teil der Vorbereitungen und sollte in die konzeptionellen Überlegungen einbezogen werden.

Auf europäischer Ebene müssen gemeinsame Schnittstellen identifiziert werden, um vorhandene Ressourcen über die Grenzen hinweg optimal verfügbar machen zu können. Die Projektgruppe EUTOPA-IP geht davon aus, dass das Konzept des TGIP mit einer risikoabhängigen Abstufung der psychosozialen Maßnahmen eine effektive und ökonomische Planung ermöglicht, die auch in einer Großschadenslage eine Optimierung der PSNV von Betroffenen in der mittel- und langfristigen Versorgung gewährleistet.

Ziehen wir Bilanz, so stellen wir fest, dass in

der Zukunft die PSNV eine interdisziplinäre Sprache und Umsetzung benötigt, die den psychosozialen Anforderungen im Großschadensfall gerecht werden kann. Klinische Instrumentarien stoßen hierbei auf Grenzen und sollten um das Teilhabekonzept ergänzt werden, das sich mit der Frage der sozialen und beruflichen Beeinträchtigungen des Alltags befasst (www.eutopa-info.eu).

7.5 Literatur

BBK (Bundesamt für Bevölkerungsschutz und Katastrophenhilfe) (Hrsg.) (2012). *Psychosoziale Notfallversorgung: Qualitätsstandards und Leitlinien.* Teil I und II. 3. Aufl. Bonn: BBK. Im Internet: https://www.bbk.bund.de/SharedDocs/Downloads/BBK/DE/Publikationen/Praxis_Bevoelkerungsschutz/Band_7_Praxis_BS_PSNV_Qualit_stand_Leitlinien_Teil_1_2.pdf?__blob=publicationFile (Zugriff: 28.4.2023).

Beerlage I. (2009). *Qualitätssicherung in der Psychosozialen Notfallversorgung. Deutsche Kontroversen – Internationale Leitlinien.* (Schriften der Schutzkommission, Bd. 2) BBK Bonn: Eigenverlag.

Bengel J., Abilgaard P., Albs B., Frommberger U., Driessen M., Hillebrecht J., Kröger C., Sammet I., Schüssler P., Steil R., Waller C. et al. (2019). *AWMF – S2k-Leitlinie »Diagnostik und Behandlung von akuten Folgen psychischer Traumatisierung«.* Im Internet: https://register.awmf.org/assets/guidelines/051-027l_S2k_Diagnostik_Behandlung_akute_Folgen_psychischer_Traumatisierung_2019-10.pdf (Zugriff: 24.5.2024).

Bering R. & Thüm S. (2022). *Kompendium Traumafolgen. Verlauf, Behandlung & Rehabilitation der komplexen PTBS.* Stuttgart. Klett-Cotta

Bering R., Elklit A., Schedlich C. & Zurek G. (2009). Psychosocial crisis management: The role of screening, risk factors, and psychopharmacology to prevent trauma related disorders. *Zeitschrift für Psychotraumatologie und Psychologische Medizin,* 3, 63–74.

Bering R., Schedlich C. & Zurek G. (2024). *Kompendium Trauma und Akutintervention. Psychosoziale Versorgung in der Opfer- und Katastrophenhilfe* (Traumafolgestörungen – vorbeugen, behandeln und rehabilitieren, Bd. 5), Stuttgart: Klett-Cotta.

Brewin C. R., Andrews B. & Valentin J. D. (2000). Meta-analysis of risk factors for posttraumatic stress disorder in trauma-exposed adults. *Journal of Consulting and Clinical Psychology* 68 (5), 748–66.

Dunker S. (2009). *Prognose und Verlauf der Posttraumatischen Belastungsstörung bei Soldaten der Bundeswehr. Längsschnittstudie zur Neuvalidierung des Kölner Risikoindex-Bundeswehr (KRI-Bw).* Diss. Universität Köln. Im Internet: https://kups.ub.uni-koeln.de/3021/1/100128DissertationDunker.pdf (Zugriff: 28.4.2023).

Helmerichs J. (2008). Psychosoziale Notfallversorgung im Großschadensfall und bei Katastrophen. In: Lassoga F. & Gasch B. (Hrsg.). *Notfallpsychologie. Lehrbuch für die Praxis.* Heidelberg: Springer, 371–389.

Helmerichs J., Karutz H. & Geier W. (2017). Psychosoziales Krisenmanagement. In: Karutz H., Geier W. & Mitschke T. (Hrsg.). *Bevölkerungsschutz.* Berlin, Heidelberg: Springer, 285–300.

Hobfoll S. E., Watson P., Bell C. C., Bryant R. A., Brymer M. J., Friedman M. J., Friedman M., Gersons P. R., de Jong J. T. V. M., Layne C. M., Maguen S., Neria Y., Norwood A.E., Pynoos R. S., Reissman D., Ruzek J. I., Shalev A. Y., Solomon Z., Steinberg A. M. & Ursano R. J. (2007). Five essential elements of immediate and mid-term mass trauma intervention: Empirical evidence. *Psychiatry,* 70 (4), 283–315. Im Internet: https://www.researchgate.net/publication/238789146_Five_Essential_Elements_of_Immediate_and_MidTerm_Mass_Trauma_Intervention (Zugriff: 21.8.2018).

IMPACT (Dutch knowledge & advice centre of post-disaster psychosocial care) (2007). *European Multidisciplinary Guideline. Early psychosocial interventions after disaster, terrorism and other shocking events.* Amsterdam: Impact. Im Internet: http:/eutopa-info.eu/fileadmin/PDF/guideline_English_complete__def_.pdf (Zugriff: 22.8.2018).

Internationale Klassifikation der Funktionsfähigkeit, Behinderung und Gesundheit (ICF) (2005). Deutsches Institut für Medizinische Dokumentation und Information (DIMDI). WHO-Kooperationszentrum für das System Internationaler Klassifikationen. Weltgesundheitsorganisation.

Juen B., Siller H. & Gstrein S. (2011). Psychosoziale Interventionen für akut traumatisierte Personen und deren Wirksamkeit. *Journal für Psychologie,* 19 (3). Im Internet: http://www.journal-fuer-psychologie.de/index.php/jfp/article/view/100/46 (Zugriff: 21. 8. 2018).

NATO & OTAN (2008). *Psychosocial care for people affected by disasters and major incidents. Non-binding guidance.* NATO Joint Medical Committee. Im Internet: https://www.coe.int/t/dg4/majorhazards/ressources/virtuallibrary/materials/Others/NATO_Guidance_Psychosocial_Care_for_People_Affected_by_Disasters_and_Major_Incidents.pdf (Zugriff: 20. 8. 2018).

NICE (National Collaborating Centre for Mental Health & National Institute for Clinical Excellence) (2005). *Post-traumatic stress disorder. The management of* PTSD *in adults and children in primary and secondary care.* London/Leicester: The Royal College of Psychiatrists & The British Psychological Society. Im Internet: https://www.ncbi.nlm.nih.gov/pubmedhealth/PMH0015848/pdf/PubMedHealth_PMH0015848.pdf (Zugriff: 21. 8. 2018).

Ozer E. J., Best S. R., Lipsey T. L. & Weiss D. S. (2003). Predictors of posttraumatic stress disorder and symptoms in adults – a meta-analysis. *Psychological Bulletin,* 129 (1), 52–73.

Pitschel-Walz G., Bäuml J. & Kissling W. (2003). *Psychoedukation Depressionen. Manual zur Leitung von Patienten- und Angehörigengruppen.* München: Urban & Fischer.

Schedlich C., Zurek G., Kamp M. & Bering R. (2008). Adaptation der Zielgruppenorientierten Intervention für die mittel- und langfristige psychosoziale Unterstützung im Katastrophenfall. *Zeitschrift für Psychotraumatologie und Psychologische Medizin,* 2, 75–90.

Turpin G., Downs M. & Mason S. (2005). Effectiveness of providing self-help information following acute traumatic injury; randomised controlled trial. *British Journal of Psychiatry: The Journal of Mental Science*, England, 187, 76–82.

WHO (World Health Organization) (1993). *International statistical classification of diseases and related health problems.* 10. Aufl. ICD-10. Bern: Huber.

WHO (World Health Organization) (2022). *International statistical classification of diseases and related health problems.* 11. Rev. ICD-11; https://icd.who.int/.

Zurek G., Schedlich C. & Bering R. (2008). Traumabasierte Psychoedukation für Betroffene von Terroranschlägen. *Zeitschrift für Psychotraumatologie und Psychologische Medizin,* 2, 63–74.

Zurek G., Schedlich C. & Bering R. (2018). Das Europäische Projekt Survivors für Betroffene nach Terroranschlägen – »To turn the Victory of our Grief into Peace«, *Trauma. Zeitschrift für Psychotraumatologie und ihre Anwendung,* 16 (2) (Schwerpunkt: Amok und Terror), 72–82.

HEIDE GLAESMER, MARIA BÖTTCHE UND SUSAN SIERAU

8. Die Konsequenzen traumatischer Erfahrungen: Eine Lebensspannenperspektive

8.1 Einleitung

Traumatische Erfahrungen in Kindheit und Jugend und über die gesamte Lebensspanne haben vielfältige, komplexe und oft langfristige Folgen, die über Beeinträchtigungen der psychischen Gesundheit weit hinausgehen. Es steht heute außer Frage, dass neben klassischen Traumafolgestörungen und weiteren psychischen Störungen als Folge von Traumatisierungen auch körperliche Erkrankungen gehäuft auftreten und es oft zu einer verstärkten Inanspruchnahme medizinischer Leistungen kommt (Glaesmer, 2014). Auch wenn die Studienlage noch begrenzt ist, gibt es inzwischen deutliche Hinweise, dass die PTBS einen relevanten Risikofaktor für demenzielle Veränderungen darstellt (Günak et al., 2020) und beschleunigte Alterungsprozesse als langfristige Traumafolgen in Betracht gezogen werden müssen (Lohr et al., 2015).

Neben diesen gesundheitlichen Folgen sind aber auch andere Konsequenzen schwerer (v. a. interpersoneller) Traumatisierungen zu berücksichtigen. Traumatische Erfahrungen können zu einer Veränderung der Selbst- und Weltsicht führen – im positiven wie im negativen Sinne. Gerade den positiven Veränderungen wird noch zu wenig Beachtung geschenkt. Es ist aus heutiger Perspektive sinnvoll, sich die Folgen traumatischer Erfahrungen als dualen Prozess vorzustellen, der (positives) Wachstum und (negative) Belastungen beinhaltet (Solomon & Dekel, 2007; Anderson et al., 2020).

Versucht man die Konsequenzen traumatischer Erfahrungen aus einer Lebensspannenperspektive zu betrachten, bedarf es auch einer entwicklungspsychologischen Kontextualisierung, die Reifungsprozesse, lebensalterspezifische Ressourcen und Vulnerabilitäten sowie Entwicklungsaufgaben berücksichtigt. So stellen Missbrauchs- und Vernachlässigungserfahrungen in der Kindheit einen Komplex von Risikofaktoren für die psychische, körperliche und soziale Entwicklung der Betroffenen dar, dessen Wirkung nicht mit dem Kindes- und Jugendalter endet, sondern bis weit ins Erwachsenenalter hineinreicht (Jaffee, 2017). Aus entwicklungspsychologischer Perspektive lässt sich dies vor dem Hintergrund der Vulnerabilität des sich entwickelnden Kindes gut verstehen. Im Kontrast dazu stellt auch das höhere Lebensalter einen besonderen Lebensabschnitt dar, der neben positiven Aspekten auch häufig Verlusterfahrungen (z. B. Verlust sozialer Rollen, naher Angehöriger, Verlust von Leistungsfähigkeit) birgt, die im Kontext von traumatischen Erfahrungen und deren Konsequenzen eine Bedeutung haben (Heuft, 2004).

In diesem Kapitel werden Konzepte und Befunde in Bezug auf Konsequenzen traumatischer Erfahrungen aus einer Lebensspannenperspektive dargestellt, die zu einer Beschreibung mit einer eher mittel- und langfristigen Perspektive beitragen und sowohl positive als auch negative Konsequenzen berücksichtigen.

8.2 Entwicklung der Selbst- und Weltsicht im Kontext traumatischer Erfahrungen

Ein traumatisches Erlebnis fordert nicht nur die individuellen Bewältigungsressourcen eines Individuums heraus, sondern beeinflusst auch, wie ein Individuum die Welt und seinen Platz darin versteht. Auf Basis von sozialpsychologischen und kognitiven Theorien wird ein Trauma auch als eine Erschütterung von positiven fundamentalen Annahmen oder Überzeugungen über das Selbst und die Welt (»world assumptions«; Janoff-Bulman, 1989; Janoff-Bulman, 1992) beschrieben und hat somit nachhaltige Folgen für die psychische Gesundheit über die Lebensspanne eines Individuums. Im frühen Kindesalter werden diese positiven Annahmen, die auch als *Repräsentationen* oder *Schemata* bezeichnet werden, in Beziehungs- und Bindungserfahrungen mit den primären Bezugspersonen entwickelt (Bowlby, 1975). Sie stellen eine Grundlage für die Orientierung in der Welt, das Verstehen von Ereignissen und die Planung von Handlungen dar, erzeugen ein Gefühl von Bedeutung und Selbstwert und die Illusion von Unverletzbarkeit (Janoff-Bulman, 2006; Tedeschi & Calhoun, 2004).

Nach Janoff-Bulman (1992) bestehen diese grundlegenden Überzeugungen aus »benevolence« (Einschätzung der unmittelbaren Umwelt und der Menschen als positiv oder gut), »meaningfulness« (Sinnhaftigkeit, Vorhersagbarkeit und Verstehbarkeit von Ereignissen) und »self worthiness« (Annahme der Beeinflussbarkeit von Ereignissen durch die eigene Person). Im Sinne der »meaningfulness« werden noch zwei Prinzipien beschrieben, die das Auftreten von negativen Ereignissen erklären: das Prinzip der Gerechtigkeit (Unglück passiert demjenigen, der es verdient hat) und das Prinzip der Kontrolle (Unglück passiert demjenigen, der etwas falsch gemacht hat). Diese Annahmen über das Selbst und die Welt erzeugen ein Gefühl von Sicherheit und relativer Unverletzlichkeit und sind Voraussetzung für Wohlbefinden und psychische Gesundheit.

Das theoretische Konzept der primär positiven »world assumptions«, welches ursprünglich für den westlichen Kulturkreis formuliert wurde, bezieht sich vor allem auf sicher gebundene Kinder, die potentiell traumatische Erlebnisse erst im Erwachsenenalter erfahren (Janoff-Bulman, 1992). Frühe chronische Traumatisierungen (z. B. bei Misshandlungs- und Vernachlässigungserfahrungen) oder die Abwesenheit von verlässlichen und sensiblen Bezugspersonen können dagegen zu einer Ausbildung von primär negativen Annahmen über das Selbst und die Welt führen (van der Kolk, 2005).

Ein Ereignis wird dann als traumatisch wahrgenommen, wenn die Diskrepanz zwischen den (durch Akkumulation bisheriger Erfahrungen bereits elaborierten) Annahmen und den neuen Erfahrungen besonders groß ist, wodurch es zur Erschütterung oder einer Infragestellung dieser Annahmen über das

Selbst und die Welt kommt (»shattered assumptions«; Janoff-Bulman, 1992). Dadurch ist erklärbar, warum verschiedene Individuen infolge von vergleichbaren Ereignissen unterschiedliche Reaktionen und Belastungen entwickeln. Grundsätzlich geht die Autorin davon aus, dass sowohl eine plötzliche Erschütterung positiver Annahmen als auch eine Verstärkung negativer Annahmen durch traumatische Ereignisse mit einer erhöhten Wahrscheinlichkeit für die Entwicklung und Aufrechterhaltung von psychischen Symptomen oder Störungen verantwortlich ist (Janoff-Bulman, 1989, 1992, 2006).

Negative Überzeugungen oder Erwartungen in Bezug auf das Selbst, andere Personen oder die Welt sind auch ein Teil des im DSM-5 (APA, 2013) neu beschriebenen Symptomclusters »Negative Veränderungen in Kognitionen und Affekt« innerhalb der dort beschriebenen Diagnosekriterien der Posttraumatischen Belastungsstörung (PTBS). Damit wird der Ansatz von Janoff-Bulman auch in den diagnostischen Kriterien zumindest teilweise berücksichtigt.

Eine gelungene Bewältigung oder Anpassung im Sinne einer »Reparatur« erschütterter Annahmen wird als Posttraumatisches Wachstum (PTW) bezeichnet (Tedeschi & Calhoun, 2004), von dem sowohl Erwachsene als auch Kinder und Jugendliche berichten (Meyerson et al., 2011). Posttraumatisches Wachstum ist durch eine erhöhte Wahrnehmung der eigenen Stärke, die Identifikation neuer Möglichkeiten für den eigenen Lebensweg, ein Gefühl größerer Verbundenheit mit anderen Menschen bzw. größere Wertschätzung zwischenmenschlicher Beziehungen, eine größere Wertschätzung des Lebens sowie veränderte Prioritäten und eine spirituelle Weiterentwicklung charakterisiert. Dies schließt jedoch nicht das Vorhandensein von psychischen Belastungen aus, sondern man geht eher davon aus, dass es eine initiale Belastung braucht, die dann bewältigt wird und zu Wachstum führen kann (Janoff-Bulman, 2006; Tedeschi & Calhoun, 2004). Nach Tedeschi und Calhoun (2006) ist die Wahrscheinlichkeit für PTW bei mittleren adaptiven Ressourcen am größten, so dass ein kurvilinearer Zusammenhang zwischen Resilienz und PTW angenommen wird.

Bisherige Forschung fokussiert hauptsächlich auf Querschnittsstudien, die den zeitlichen Verlauf von PTW nur mangelhaft abbilden können. Eine der wenigen Langzeitstudien zum PTW, die über fast 30 Jahre mit israelischen Kriegsveteranen und ihren Frauen durchgeführt wurde, zeigte, dass es sehr unterschiedliche Langzeitverläufe gibt und PTW einer gewissen Dynamik unterworfen ist. Die unterschiedlichen Verläufe der verschiedenen Facetten (»relating to others«, »new possibilities«, »personal strenght«, »spiritual change«, »appreciation of life«) von PTW machen deutlich, dass es sich nicht um ein homogenes Konstrukt handelt und dass die verschiedenen Unterfacetten vielmehr differenziert betrachtet werden müssen (Bachem et al., 2018).

Eine besondere Form des PTW ist die »psychological preparedness« (Janoff-Bulman, 2006), welche – neben der erfolgreichen Bewältigung des Traumas – einschließt, dass die erschütterten Annahmen auf eine Weise erneuert werden, die diese Annahmen für zukünftige traumatische Ereignisse »standfester« macht (beispielsweise durch eine erhöhte Komplexität und Differenzierung dieser Annahmen). Somit besteht bei Personen mit »psychological preparedness« als Resultat Posttraumatischen Wachstums eine geringere Wahrscheinlichkeit, bei zukünftigen traumatischen Erfahrungen eine gleichermaßen große Erschütterung zu erleben.

Bisher gibt es nur wenige prospektive Studien, die die Auswirkungen eines traumatischen Ereignisses auf die Veränderung von Annahmen über das Selbst und die Welt untersucht haben und somit empirische Belege für die Theorie der »world assumptions« (Janoff-Bulman, 1989, 1992) fanden. Insgesamt ist die Studienlage noch als unzureichend zu betrachten und es bedarf weiterer Längsschnittstudien bezüglich der Veränderung von Annahmen über das Selbst und die Welt nach traumatischen Erfahrungen.

8.3 Langzeitverläufe posttraumatischer Symptomatik

Über die langfristigen Verläufe psychischer Belastungen und insbesondere der PTBS als häufigste Traumafolgestörung ist in den letzten Jahren bei verschiedenen Populationen (z. B. bei Überlebenden von Naturkatastrophen, Armeeangehörigen nach Kriegseinsätzen, Betroffenen und Helfern des Angriffs auf das World Trade Center) geforscht worden. Die Untersuchungszeiträume dieser Studien reichen inzwischen von wenigen Monaten bis über 20 Jahre, wobei gerade bei den langen Untersuchungszeiträumen oft nur sehr wenige Messzeitpunkte vorliegen und die häufig chronisch-fluktuierenden Verläufe damit eher grob beschrieben werden. Üblicherweise werden in diesen Studien vier bis maximal sechs Verlaufstypen (Trajektorien) identifiziert. Dazu zählen (1) ein resistenter/resilienter Verlaufstyp ohne oder mit sehr geringer posttraumatischer Symptomatik über alle Untersuchungszeitpunkte, (2) ein chronischer Verlaufstyp mit ausgeprägter Symptomatik, sodann (3) ein Verlaufstyp mit verzögertem Symptombeginn (»Delayed-onset PTSD«) und (4) ein Verlaufstyp mit initial ausgeprägter, sich schnell verbessernder Symptomatik (z. B. Andersen et al., 2014; Fan et al., 2015; Steenkamp et al., 2012). Werden mehr als vier Verlaufstypen beschrieben, handelt es sich meist um Subdifferenzierungen der vier Typen, die etwa beim zweiten Typus zwischen schweren und moderaten chronischen Verläufen oder subsyndromal zunehmender Symptomatik über die Zeit differenzieren (z. B. Pietrzak et al., 2014).

Grundsätzlich geht man davon aus, dass ein substantieller Anteil der PTBS-Fälle unbehandelt einen chronischen Verlauf nimmt. Je nach Population und Methodik variiert dieser Anteil in verschiedenen Untersuchungen sehr stark, liegt aber häufig zwischen 30 % und 40 % der Fälle (z. B. Andersen et al., 2014; Fan et al., 2015; Steenkamp et al., 2012). In den letzten Jahren hat das Konzept der »verzögert auftretenden PTBS« (Delayed-onset PTSD) zunehmend an Bedeutung gewonnen. Die bisherige Befundlage zeigt, dass etwa ein Viertel aller PTBS-Fälle einen verzögerten Beginn hat, das Vollbild einer PTBS also später als 6 Monate nach dem traumatischen Ereignis vorzufinden ist. In den meisten Fällen liegt dann jedoch eine sogenannte »Brückensymptomatik« vor, das heißt, es finden sich Symptome, die jedoch unter der diagnostischen Schwelle liegen (Utzon-Frank et al., 2014). Der Anteil der PTBS-Fälle mit verzögertem Beginn variiert über verschiedene Studien und steigt u. a. in kriegsassoziierten Kontexten im Vergleich zu zivilen Traumatisierungen, wenn die initialen PTBS-Raten eher niedrig sind, wenn initial mehr subsyndromale PTBS auftritt und wenn die Studienzeiträume länger waren (Galatzer-Levy et al., 2018; Utzon-Frank et al., 2014). Das

Konzept der verzögert auftretenden PTBS hat in das DSM-5 (APA, 2013) und die ICD-11 Eingang gefunden (Maercker et al., 2013).

8.4 Konzepte zur Beschreibung von Traumafolgen im höheren Lebensalter

Ältere Menschen, die im Laufe ihres Lebens traumatische Erfahrungen gemacht haben, berichten häufig, dass die posttraumatische Symptomatik nach Jahrzehnten der Störungsfreiheit (wieder) auftritt oder an Bedeutung gewinnt. Auch im Rahmen klinischer Erfahrungen und in der Psychotherapie mit älteren Menschen wurde in den letzten Jahren deutlicher, dass z. B. die im Zweiten Weltkrieg erlittenen traumatischen Erfahrungen bei vielen Betroffenen nicht ohne Folgen blieben. Die meisten der heute noch Lebenden erfuhren diese Traumata in Kindheit und Jugend und damit in einer Entwicklungsphase mit erhöhter Vulnerabilität und noch nicht voll ausgereiften Bewältigungs- und Anpassungsfähigkeiten. Die Folgen, die das Aufwachsen im Krieg für die Persönlichkeitsentwicklung, die Gestaltung sozialer Beziehungen oder die Ausdifferenzierung von Bewältigungsstrategien gegenüber Anforderungen und Belastungen hat, spielen eine große Rolle für die psychischen Ressourcen, die später bei der Verarbeitung des Alternsprozesses mobilisiert werden müssen. Insbesondere klinische Beobachtungen zeigten, dass die Folgen der traumatischen Erfahrungen häufig erst im höheren Alter artikuliert und im Zusammenhang mit aktuellen psychischen Belastungen gesehen werden (Radebold, 2005). Darüber hinaus wird diskutiert, dass mit sehr hohem Alter die Bewältigungskräfte und damit die Fähigkeit, traumabezogene Erinnerungen und Gefühle abzuwehren, nachlassen. Kommen weitere altersbedingte Stressoren dazu (z. B. Pensionierung, chronische Erkrankungen, Verlust von Freunden und Angehörigen), kommt es zu einer Kumulation von Verlusten, die nicht mehr gut bewältigt werden kann (Averill & Beck, 2000). Heuft (2004) führte hier in Abgrenzung zur Retraumatisierung den Begriff der Trauma-Reaktivierung im Alter ein. Diese späten Auswirkungen der Traumata werden von Heuft (2004) auf folgende Umstände zurückgeführt:

- Ältere Menschen haben mehr Zeit, um bisher Unbewältigtes wahrzunehmen, da sie vom Druck anderer Lebensanforderungen befreit sind.
- Ältere Menschen spüren den unbewussten Druck, sich einer unerledigten Aufgabe noch zu stellen.
- Der Alternsprozess selbst kann als narzisstische Kränkung erlebt werden und so traumatische Inhalte reaktivieren (z. B. Entwickeln von Angst wegen drohender Abhängigkeit und Hilflosigkeit; man ist der Situation so hilflos ausgeliefert wie früher in der traumatischen Situation).

Eine amerikanische Arbeitsgruppe um Eve Davison hat ein breiter angelegtes Konzept entwickelt, in dem normative Faktoren des Alterns sowie individuelle Risiko- und Schutzfaktoren durch die Symptomatik lang zurückliegender Kriegstraumatisierungen beschrieben werden (Late Onset Stress Symptomatology, LOSS) (Davison et al., 2006). Die Autor:innen gehen davon aus, dass viele ältere Menschen mit früheren Kriegserfahrungen im Rahmen des Altersprozesses posttraumatische Symptome entwickeln, die nicht in das enge Diagnoseschema der Posttraumatischen Belastungsstörung zu passen scheinen. Ein Teil der

Betroffenen berichtet auch über eine vermehrte gedankliche Auseinandersetzung ohne eindeutigen Leidensdruck. An dieser Stelle überschneidet sich dieses Konzept mit dem von Heuft, auch er sieht Posttraumatische Belastungsstörungen nicht zwangsläufig als Zeichen einer Trauma-Reaktivierung, sondern sieht ein breites Spektrum psychischer Belastungen. Mit Blick auf die Ursprünge dieses Konzeptes in klinischen Erfahrungen lässt sich dieses umfassendere Verständnis gut herleiten und führt wiederum auch zu einer Passung mit klinischen Erfahrungen und Herausforderungen in der Arbeit mit älteren Patienten mit lange zurückliegenden Traumatisierungen.

Die Arbeitsgruppe um Eve Davison hat das LOSS-Konzept nach über 10 Jahren Forschung und klinischer Erfahrung inzwischen überarbeitet und positive Aspekte integriert. Das »Later Adulthood Trauma Reengagement (LATR)«-Konzept berücksichtigt nunmehr auch Aspekte von Posttraumatischem Wachstum und Resilienz und wird damit dem aktuellen Verständnis von Traumafolgen als dualer Prozess aus negativen und positiven Konsequenzen besser gerecht (Davison et al., 2016). Hintergrund dieser Weiterentwicklung ist eine entwicklungspsychologische Perspektive, die Aspekte von Sinnfindung, Lebensrückblick, Resilienz und Reifung integriert. Damit wird die entwicklungspsychologische Aufgabe der Sinnfindung und Kohärenz im höheren Lebensalter direkt in das Konzept integriert. Das LATR-Konzept ist aus der Arbeit mit älteren Kriegsveteranen entstanden, und die Klärung der Frage, ob es sich auch auf andere Populationen ganz oder in adaptierter Form übertragen lässt, steht noch aus.

8.5 Traumatherapie im höheren Lebensalter

Betrachtet man das Ausmaß, in dem psychiatrisch-psychotherapeutische Leistungen bei älteren Menschen (ab 65 Jahren) in Anspruch genommen werden, so zeigt sich, dass dieses im Vergleich zu jüngeren Personen deutlich geringer ist (Prütz et al., 2021; Rommel et al., 2017). Die Hürden in Bezug auf die Zugänglichkeit psychotherapeutischer Hilfe sind divers und sowohl auf fachlicher Seite (z. B. gesellschaftliches Altersbild; mangelnde Fort- und Weiterbildungsmöglichkeiten) als auch auf Seiten der älteren Menschen zu finden (z. B. eigenes Altersbild, Wahrnehmung eigener Probleme).

In den vergangenen Jahren hat sich das gesellschaftliche Bild vom Alter(n) dahingehend verändert, dass Alter nicht nur als defizitärer Lebensabschnitt gesehen wird, sondern als – bereits beschriebener – dualer Prozess aus positiven und negativen Konsequenzen (Spangenberg et al., 2018). Damit einhergehend haben sich auch bestehende Konzepte und Erklärungsmodelle in der Psychotherapie mit älteren Menschen verändert. Heutige gerontopsychotherapeutische Ansätze umfassen neben den Entstehungs- und Aufrechterhaltungsmodellen psychischer Störungen auch das Wissen über lebensgeschichtliche Zusammenhänge, die Berücksichtigung komorbider psychischer und somatischer Symptome, die Anpassung der Therapie an potentiell langsamere Lernprozesse und sensorische Beeinträchtigungen sowie die Auseinandersetzung mit eigenen Vorstellungen der Therapeutinnen und Therapeuten von Alter und altersbezogenen Ängsten (z. B. Tod und Sterben, Krankheit).

Bei der Behandlung der PTBS als häufigste Traumafolgestörung finden bestehende evidenzbasierte Therapieverfahren wie kognitive Verhaltenstherapie oder narrative Verfahren auch bei älteren Menschen Anwendung. Dabei ist festzuhalten, dass die Evidenz für die Population der über 65-Jährigen noch aussteht, da diese Alterskohorte in den Interventionsstudien in den meisten Fällen exkludiert wurde und somit bestehende Metaanalysen zur Wirksamkeit psychotherapeutischer Verfahren nur für Erwachsene jungen und mittleren Alters existieren (z. B. Lewis et al., 2020).

Erste Studien mit älteren Menschen mit PTBS zeigen aber, dass die Traumakonfrontation als Therapiemethode auch in dieser Population zu einer signifikanten Reduktion der PTBS-Symptome führt (Cook et al., 2017; Thorp et al., 2019) und somit wie auch bei Erwachsenen jungen und mittleren Alters anwendbar ist.

Eine weitere Therapiemethode, die sich bereits in anderen Alterskohorten als wirksam erwiesen hat, ist das narrative Verfahren (Lewis et al., 2020). Hier konnten drei randomisiert-kontrollierte Studien einen signifikanten Rückgang der PTBS-Symptome bei älteren Menschen aufzeigen (Bichescu et al., 2007; Knaevelsrud et al., 2017, Lely et al., 2019). Da der Ansatz der Narration nicht nur der aktuellen Lebensphase Bedeutung zumisst, sondern vor allem auf die gesamte Lebensspanne fokussiert, soll an dieser Stelle noch einmal vertieft auf diese Form der Therapie eingegangen werden.

Das narrative Verfahren der Lebensrückblicktherapie (LRT, »Life-Review-Therapy«) legt den Schwerpunkt auf die gesamte Lebensspanne, die im therapeutischen Prozess chronologisch erinnert und bewertet wird (Lenz et al., 2020). Im gerontopsychotherapeutischen Kontext konnte die Wirksamkeit der LRT bereits für ältere depressive Patienten nachgewiesen werden (Bohlmeijer et al., 2003, Pinquart & Forstmeier, 2012). Für die Behandlung der PTBS bei älteren Menschen fand die LRT durch Maercker (2002) eine erste Anpassung, in der sowohl die biografische Arbeit als auch die Bearbeitung des Traumas im Fokus stehen. Diese Form der Therapie ist vor allem für ältere Menschen geeignet, die bereits in frühen Lebensphasen eine Traumatisierung erfahren haben und aufgrund dieser Traumatisierung im hohen Alter Symptome einer PTBS aufweisen (Knaevelsrud et al., 2017; Zimmermann et al., 2022).

Das Ziel der LRT ist demnach nicht nur die Reduktion der PTBS-Symptomatik, sondern ebenso eine Bewältigung der erlebten Traumata. Diese erfolgt vor allem durch das Erinnern sowohl positiver autobiografischer als auch negativer traumabezogener Bilder, Gedanken und Gefühle. Dieses bilanzierende Erinnern führt zu einer veränderten Wahrnehmung vergangener Lebensphasen und von deren Bedeutung. Die LRT findet in den letzten Jahren auch in anderen Altersgruppen Anwendung. Gemeinsames Merkmal ist hier, dass das Indextrauma eine längere Zeit zurückliegt (Brinkmann et al., 2021; Gawlytta et al., 2022). Die LRT scheint somit ein vielversprechender narrativer Ansatz für die Lebensspanne zu sein.

Ausgehend von den Arbeiten von Maercker (2002) sowie aufbauend auf der evidenzbasierten Narrativen Expositionstherapie (Schauer et al., 2005), wurde die Integrative Testimonial Therapie (ITT; Knaevelsrud et al., 2017) entwickelt. Diese ist in ihrer Ursprungsform eine narrative Schreibtherapie für ältere Menschen, die als Kinder oder Jugendliche traumatisiert wurden und im Alter aufgrund dieser Erlebnisse PTBS-Symptome aufzeigen (Erweiterungen: Brinkmann et al., 2021; Gawlytta et al., 2022). Inhaltlich kombiniert die ITT biografische Ansätze mit der Zeugnistherapie (Cienfuegos & Monelli, 1983) und fokussiert zusätzlich auf traumabezogene dysfunktionale Kognitionen. Ziel dabei ist, neben der Reduktion der PTBS-Symptomatik, die Einordnung der traumatischen Erinnerung in das autobiografische Gedächtnis sowie die Veränderung von problematischen Interpretationen und Bewertungen des Traumas und von dessen Konsequenzen.

Die Therapie wird schriftlich realisiert, d. h. Therapeut:in und Patient:in kommunizieren ausschließlich schriftlich und zeitversetzt miteinander. Diese Schreibtherapie besteht aus insgesamt 11 Texten bzw. 11 Sitzungen, in denen die Patient:innen über 6 Wochen in jeweils 45 Minuten die entsprechenden therapeutischen Aufgaben bearbeiten. In den jeweiligen therapeutischen Texten erhalten die Patien:tinnen sowohl persönliches Feedback in Bezug auf den verfassten Text als auch Instruktionen für die darauf folgenden Texte.

Die ITT umfasst drei verschiedene therapeutische Komponenten, die nacheinander bzw. aufeinander aufbauend von den Patient:innen schriftlich bearbeitet werden: Aufarbeitung der Biografie, Konfrontation mit dem erlebten Trauma in einer frühen Lebensphase, Perspektivwechsel:

- *Aufarbeitung:* Die chronologische biografische Aufarbeitung der gesamten Lebensgeschichte erlaubt eine raumzeitliche Verortung der Traumatisierung in einer früheren Lebensphase. Die Patient:innen werden aufgefordert, in diesen Texten jeweils eine Lebensphase von der Geburt bis zum Hier und Jetzt niederzuschreiben. Dabei bekommen sie vor jeder Schreibsitzung eine Instruktion, in der charakteristische Lebensereignisse und -erfahrungen, die mit dieser Lebensphase (historisch) einhergehen, aufgelistet sind (z. B. Pubertät, Heirat, Kriegsende, Fall der Mauer). Diese Auflistung soll dabei helfen, sich an wichtige positive und negative Ereignisse aus dieser Lebensphase zu erinnern, um diese Erinnerungen dann niederschreiben zu können.
- *Konfrontation mit dem Trauma:* Die explizite narrativ-schriftliche Auseinandersetzung mit dem Trauma erfolgt *in sensu*. Hierbei soll das vergangene traumatische Ereignis mit allen sensorischen Details, körperlichen und emotionalen Reaktionen niedergeschrieben werden. Patient:innen erhalten vor jeder Schreibaufgabe jeweils eine therapeutische Instruktion, in der genau erklärt wird, warum eine schriftliche detaillierte Auseinandersetzung mit dem Trauma wichtig ist und wie diese realisiert werden soll.
- *Perspektivwechsel:* In zwei abschließenden Texten/Briefen wird die damalige Person angesprochen, d. h. die Patient:innen zum Zeitpunkt des Traumas. Sie sollen hier einen positiven und unterstützenden Brief aus ihrer jetzigen Perspektive schreiben, der an die damalige »Person« gerichtet ist, die das traumatische Ereignis gerade erlebt hat. Durch diesen Perspektivwechsel sollen negative Überzeugungen und Selbstvorwürfe als Folge des traumatischen Ereignisses aufgegriffen und bearbeitet werden.

8.6 Fazit

Die Komplexität und Langfristigkeit der Folgen traumatischer Erfahrungen und die Konzeptualisierung in einem dualen Prozess aus negativen und positiven Folgen bilden den Rahmen für zeitgemäße Forschung in der Psychotraumatologie. Es gilt, nicht nur klassische Traumafolgestörungen zu untersuchen, sondern die vielfältigen Aspekte zu berücksichtigen und insbesondere resiliente und positive Entwicklungen nicht aus dem Auge zu verlieren.

In der Versorgung, vom Hausarzt bis zum Psychotherapeuten oder in der Altenpflege, stellt insbesondere die Herstellung einer Verbindung aktueller Beschwerden mit lange zurückliegenden traumatischen Ereignissen eine große Herausforderung dar. Gleichzeitig machen die Forschungsbefunde aber auch deutlich, dass traumatische Erfahrungen ein wichtiger Risikofaktor für verschiedenste Beschwerden sind und deshalb mehr Beachtung bekommen sollten.

8.7 Literatur

Andersen S. B., Karstoft K., Bertelsen M. & Madsen T. (2014). Latent trajectories of trauma symptoms and resilience: The 3-year longitudinal prospective USPER Study of Danish veterans deployed in Afghanistan. *Journal of Clinical Psychiatry,* 75, 1001–1008.

Anderson K., Komproe I., Delić A., Avdibegović E., van Ee E. & Glaesmer H. (2020). A dual-model of posttraumatic stress and posttraumatic growth in a community sample of female conflict-related sexual violence survivors from Bosnia & Herzegovina. *Journal of Human Trafficking, Enslavement and Conflict-Related Sexual Violence,* 1 (1), 65–86.

APA (American Psychiatric Association) (2013). *Diagnostic and statistical manual of mental disorders* – DSM-5. Washington DC u. a.: American Psychiatric Publishing.

Averill P. M. & Beck J. G. (2000). Posttraumatic stress disorder in older adults: A conceptual review. *Journal of Anxiety Disorders,* 14, 133–156.

Bachem R., Mitreuter S., Levin Y., Stein J. Y., Xiao Z. & Solomon Z. (2018). Longitudinal development of primary and secondary posttraumatic growth in aging veterans and their wives: Domain-specific trajectories. *Journal of Traumatic Stress,* 31 (5), 730–741.

Bichescu D., Neuner F., Schauer M. & Elbert T. (2007). Narrative exposure therapy for political imprisonment-related chronic post-traumatic stress disorder and depression. *Behaviour Research and Therapy,* 45 (9), 2212–2220.

Bohlmeijer E., Smit F. & Cuijpers P. (2003). Effects of reminiscence and life review on late-life depression: A meta-analysis. *International Journal of Geriatric Psychiatry,* 18 (12), 1088–1094.

Brinkman H. R., Kowalchyk M. L., Cahn L., Aaronson C. J., Böttche M., Presseau C., Markowitz J. C., Litz B. T., Huckins L., Yehuda R., Knaevelsrud C., Pietrzak R. H. & Feder A. (2021). Internet-based cognitive behavioral therapy versus internet-based modified present-centered therapy for World Trade Center responders and survivors with PTSD: Rationale and design of a randomized controlled trial. *International Journal of Clinical Trials,* 8 (3), 202–210; http://dx.doi.org/10.18203/2349-3259.ijct20212843.

Bowlby J. (1975). *Bindung – eine Analyse der Mutter-Kind-Beziehung.* München: Kindler.

Cienfuegos A. J. & Monelli C. (1983). The testimony of political repression as a therapeutic instrument. *American Journal of Orthopsychiatry,* 53, 43–51.

Cook J. M., McCarthy E. & Thorp S. R. (2017). Older adults with PTSD: Brief state of research and evidence-based psychotherapy case illustration. *The American Journal of Geriatric Psychiatry,* 25 (5), 522–530; https://doi.org/10.1016/j.jagp.2016.12.016.

Davison E. H., Pless A. P., Gugliucci M. R., King L. A., King D. W., Salgado D. M., Spiro III A., Bachrach P. et al. (2006). Late-life emergence of early-life trauma – the phenomenon of lateonset stress symptomatology among aging combat veterans. *Research on Aging,* 28, 84–114.

Davison E.H., Kaiser A.P., Spiro III A., Moye J., King L.A. & King D.W. (2016). From late-onset stress symptomatology to later-adulthood trauma reengagement in aging combat veterans: Taking a broader view. *The Gerontologist,* 56 (1), 14–21.

Fan F., Long K., Zhou Y., Zheng Y. & Liu X. (2015). Longitudinal trajectories of post-traumatic stress disorder symptoms among adolescents after the Wenchuan earthquake in china. *Psychological Medicine,* 45, 2885–2896.

Galatzer-Levy I.R., Huang S.H. & Bonanno G.A. (2018). Trajectories of resilience and dysfunction following potential trauma: A review and statistical evaluation. *Clinical Psychology Review,* 63, 41–55

Gawlytta R., Kesselmeier M., Scherag A., Niemeyer H., Böttche M., Knaevelsrud C. & Rosendahl J. (2022). Internet-based cognitive-behavioural writing therapy for reducing post-traumatic stress after severe sepsis in patients and their spouses (REPAIR): Results of a randomised-controlled trial. *BMJ Open,* 12, e050305; https://doi.org/10.1136/bmjopen-2021-050305.

Glaesmer H. (2014). Traumatische Erfahrungen in der älteren deutschen Bevölkerung – Bedeutung für die psychische und körperliche Gesundheit auf Bevölkerungsebene. *Zeitschrift für Gerontologie und Geriatrie,* 47 (3), 194–201.

Günak M.M., Billings J., Carratu E., Archant N.L., Favarato G. & Oogeta V. (2020). Posttraumatic Stress Disorder as a riskfactor for demention: Systematic review and meta-analysis. *British Journal of Psychiatry,* 217, 600–608.

Heuft G. (2004). Traumatisierung im Lebenslauf und Trauma-Reaktivierung im Alter. *Psychotherapie im Alter,* 3, 23–35.

Jaffee S.R. (2017). Child maltreatment and risk for psychopathology in childhood and adulthood. *Annual Review of Clinical Psychology,* 13, 525–551.

Janoff-Bulman R. (1989). Assumptive worlds and the stress of traumatic events: Applications of the scheme construct. *Social Cognition,* 7 (2), 113–136.

Janoff-Bulman R. (1992). *Shattered assumptions: Towards a new psychology of trauma.* New York, NY: Free Press.

Janoff-Bulman R. (2006). Schema-change perspectives on posttraumatic growth. In: Calhoun L.G. & Tedeschi R.G. (Hrsg.). *Handbook of posttraumatic growth: Research and practice.* Mahwah, NJ: Lawrence Erlbaum, 81–99.

Knaevelsrud C., Böttche M., Pietrzak R.H., Freyberger H.J. & Kuwert P. (2017). Efficacy and feasibility of a therapist-guided internet-based intervention for older persons with childhood traumatization: A randomized controlled trial. *American Journal of Geriatric Psychiatry,* 25 (8), 878–888.

Kruse J. & Herzog W. (2012). Zwischenbericht zum Gutachten »Zur ambulanten psychosomatischen/psychotherapeutischen Versorgung in Deutschland – Formen der Versorgung und ihre Effizienz«. UniversitätsKlinikum Heidelberg, Universitätsklinikum Gießen und Marburg GmbH, im Auftrag der KBV. Im Internet: http://www.kbv.de/media/sp/Gutachten_Psychosomatik_Zwischenbericht.pdf, auch unter: http://www.thorwart-online.de/Gutachten%20Psychotherapie%20KBV-Zwischenbericht%2016.01.2012.pdf (Zugriff: 3.4.2024).

Lely J.C.G., Knipscheer J.W., Moerbeek M., Ter Heide F.J.J., Van Den Bout J. & Kleber R.J. (2019). Randomised controlled trial comparing narrative exposure therapy with present-centred therapy for older patients with post-traumatic stress disorder. *The British Journal of Psychiatry,* 214 (6), 369–377.

Lenz H.J., Zimmermann S. & Forstmeier S. (2020). Der Lebensrückblick und Traumafolgestörungen aus der Perspektive der Lebensspanne. *Trauma & Gewalt,* 14 (4), 288–302.

Lewis C., Roberts N.P., Andrew M., Starling E. & Bisson J.I. (2020). Psychological therapies for post-traumatic stress disorder in adults: Systematic review and meta-analysis. *European Journal of Psychotraumatology,* 11 (1), 1729633.

Lohr J.B., Palmer B.W., Eidt C.A., Aailaboyina S., Mausbach B.T., Wolkowitz O.M., Thorp S.R. & Jeste D.V. (2015). Is post-traumatic stress disorder associated with premature senescence? A review of the literature. *American Journal of Geriatric Psychiatry,* 23 (7), 709–725.

Maercker A. (2002). *Alterspsychotherapie und klinische Gerontopsychologie.* Berlin: Springer.

Maercker A., Brewin C.R., Bryant R.A., Cloitre M., Reed G.M., van Ommeren M., Humayun A., Jones L.M. et al. (2013). Proposals for mental disorders specifically associated with stress in the International Classification of Diseases-11 *The Lancet,* 381 (9878), 1683–1685.

Meyerson D. A., Grant K. E., Carter J. S. & Kilmer R. P. (2011). Posttraumatic growth among children and adolescents: A systematic review. *Clinical Psychology Review,* 31 (6), 949–964.

Pietrzak R. H., Feder A., Singh R., Schechter C. B., Bromet E. J., Katz C. L., Reissman D. B., Ozbay F. et al. (2014). Trajectories of PTSD risk and resilience in World Trade Center responders: An 8-year prospective cohort study. *Psychological Medicine,* 44 (1), 205–219.

Pinquart M & Forstmeier S. (2012). Effects of reminiscence interventions on psychosocial outcomes: A meta-analysis. *Aging & Mental Health,* 16 (5), 541–558; doi: 10.1080/13607863.2011.651434.

Prütz F., Rommel A., Thom J., Du Y., Sarganas G. & Starker A. (2021). Inanspruchnahme ambulanter medizinischer Leistungen in Deutschland – Ergebnisse der Studie GEDA 2019/2020-EHIS. *Journal of Health Monitoring,* 6 (3), 49–71.

Radebold H. (2005). Zeitgeschichtliche Erfahrungen und ihre Folgen – notwendige weitere Perspektive in der Psychotherapie Älterer. *Psychotherapie im Alter,* 4, 75–87.

Rommel A., Bretschneider J., Kroll L. E. et al. (2017). Inanspruchnahme psychiatrischer und psychotherapeutischer Leistungen. Individuelle Determinanten und regionale Unterschiede. *Journal of Health Monitoring,* 2 (4), 3–23; doi 10.17886/RKI-GBE-2017-111.

Schauer M., Neuner F. & Elbert T. (2005). *Narrative exposure therapy – a short term intervention for traumatic stress disorders after war, terror or torture.* Seattle: Hogrefe.

Solomon Z. & Dekel R. (2007). Posttraumatic stress disorder and posttraumatic growth among Israeli ex-pows. *Journal of Traumatic Stress,* 20 (3), 303–312.

Spangenberg L., Zenger M., Glaesmer H., Brähler E. & Strauss B. (2018). Assessing age stereotypes in the German population in 1996 and 2011: Socio-demographic correlates and shift over time. *European Journal of Ageing,* 15 (1), 47–56.

Steenkamp M. M., Dickstein B. D., Salters-Pedneault K., Hofmann S. G. & Litz B. T. (2012). Trajectories of PTSD symptoms following sexual assault: Is resilience the modal outcome? *Journal of Traumatic Stress,* 25, 469–474.

Tedeschi R. G. & Calhoun L. G. (2004). Posttraumatic growth: Conceptual foundations and empirical evidence. *Psychological Inquiry,* 15 (1), 1–18.

Tedeschi R. G. & Calhoun L. G. (2006). Foundations of posttraumatic growth. In: Calhoun, L. G. & Tedeschi R. G. (Hrsg.). *Handbook of posttraumatic growth: Research and practice.* Mahwah, NJ: Lawrence Erlbaum, 3–23.

Thorp S. R., Glassman L. H., Wells S. Y., Walter K. H., Gebhardt H., Twamley E., Golshan S., Pittman J., Pensk, K., Allard C., Morland L. A. & Wetherell J. (2019). A randomized controlled trial of prolonged exposure therapy versus relaxation training for older veterans with military-related PTSD. *Journal of Anxiety Disorders,* 64, 45–54; https://doi.org/10.1016/j.janxdis.2019.02.003.

Utzon-Frank N., Breinegaard N., Bertelsen M., Borritz M., Eller N. H., Nordentoft M., Olesen K., Rod N. H. et al. (2014). Occurrence of delayed-onset post-traumatic stress disorder: A systematic review and meta-analysis of prospective studies. *Scandinavian Journal of Work, Environment & Health,* 40, 215–229.

van der Kolk B. A. (2005). Developmental Trauma Disorder: Toward a rational diagnosis for children with complex trauma histories. *Psychiatric Annals,* 35 (5), 401–408.

Zimmermann S., van der Hal E., Auerbach M., Brom D., Ben-Ezra L., Tischlern R. et al. (2022). Life review therapy for holocaust survivors: Two systematic case studies. *Psychotherapy,* 59 (4), 521–532.

E

Trauma in gesellschaftlichen und kulturellen Kontexten

HEINER KEUPP

1. Aufarbeitung des sexuellen Kindesmissbrauchs als gesellschaftliche Aufgabe

1.1 Die Schweigemauern um die sexualisierte Gewalt erodieren

Seit 2010 beginnt die Schweigeordnung zu bröckeln, die das Thema der sexualisierten Gewalt an Kindern und Jugendlichen fast vollständig aus dem gesellschaftlichen Bewusstsein in Deutschland ausschließen konnte. Die Aufarbeitung von Erfahrungen sexualisierter Gewalt, die Heranwachsende machen mussten, und deren Folgen in ihren Biografien sind also auch in Deutschland ein Thema geworden und haben die politisch-gesellschaftliche Arena erreicht. Es gab einen Vorlauf, der vor allem von der Frauenbewegung in den 70er und 80er Jahren des letzten Jahrhunderts angestoßen wurde und besonders die patriarchalen Strukturen und ihre unauflösliche Verknüpfung von Sexualität und Macht thematisiert hat. Es gab erste Skandalisierungen von Übergriffen in Einrichtungen der Kinder- und Jugendhilfe, die aber bald auch den Diskurs über »Missbrauch des Missbrauchs« zur Folge hatten, der dem Thema einen Teil seiner Stoßkraft nahm. Aus dem Kontext der Frauenbewegung heraus sind auch die sexualisierten Gewaltverhältnisse in Familien thematisiert worden und der Buchtitel *Väter als Täter* (Kavemann & Lohstöter, 1988) hat dazu einen frühen, wichtigen Impuls gesetzt. Und trotzdem hat es vor allem der Missbrauch in Familien nicht geschafft, zu einem Thema öffentlicher Auseinandersetzung zu werden. Erst als auch die Missbrauchserfahrungen von männlichen Heranwachsenden in Eliteinstitutionen von erwachsen gewordenen Betroffenen in die Öffentlichkeit gebracht wurden, veränderte sich die gesellschaftliche Rezeption, aber auch da hat es mehr als ein Jahrzehnt gedauert, bis der schon 1999 veröffentlichte Missbrauch in der Odenwaldschule in einem erschrocken und nervös wirkenden Resonanzraum Widerhall fand. Vielleicht hat in dieser Zeit auch die Debatte um einen verbesserten Kinderschutz eine mobilisierende Wirkung gehabt.

Die Skandalisierung lässt kaum einen Bereich des gesellschaftlichen Lebens aus und die Enttabuisierung gehört zu den Selbstverständlichkeiten einer sich als aufgeklärt begreifenden Gesellschaft. Vor diesem Hintergrund wirkt es auf den ersten Blick paradox, dass die Grenzverletzungen in – zum Teil prominenten – Institutionen so lange aus den öffentlichen Diskursen ausgeklammert waren. Ahnungen und Vermutungen gab es sicherlich wiederholt, aber sie wurden entweder als Einzelfälle abgetan oder als Angriffe z. B. auf die Institution Kirche oder die Reformpädagogik dargestellt. Betroffene, die heute über ihre Gewalterfahrungen in Internaten zu sprechen beginnen, haben vor allem in den 60er, 70er und 80er Jahren wichtige Jahre ihres Heranwachsens dort verbracht. Dass sie jetzt darüber sprechen können, hat sicherlich mit der Tatsache zu tun, dass sie sich jetzt nicht mehr in den »Schweigecontainer« aus Tabus und Scham eingesperrt sehen. Aleida Assmann (2016, S. 55) spricht von einem »repressiven« oder einem »komplizitären Schweigen«, das Täter geschützt und Betroffene in die Isolation traumatisierter Subjekte gedrängt hat.

Mit dem Bröckeln dieser Schweigeordnung überwinden viele Betroffene die Ohnmacht, in die sie durch den »zerstörerischen Pakt des Schweigens« (Assmann, 2017, S. 7) gezwungen wurden. Es sind vor allem solidarische Netzwerke in Selbsthilfegruppen und im Austausch in sozialen Medien, die diesen Prozess ermöglicht haben. Aber letztlich bedurfte es »eines grundlegenden Wertewandels in der Gesellschaft und einer neuen Sensibilität für die Abhängigkeit und Ausbeutung ihrer schwächsten Glieder« (Assmann, 2016, S. 56). Die Bereitschaft, Menschenrechtsverletzungen wahrzunehmen und zu thematisieren, ist größer geworden. Dass dieser Prozess erst begonnen hat und längst nicht die wirklich schwächsten Glieder erreicht hat, wird deutlich, wenn man sich die bisherigen Aufarbeitungsprojekte vergegenwärtigt. Sie haben in Eliteinternaten begonnen und inzwischen auch den Sektor der Heime in kirchlicher oder staatlicher Trägerschaft im Blick – die Einrichtungen der Behindertenhilfe sind in diesen gesellschaftlichen Aufarbeitungsprozess noch kaum einbezogen. Die notwendige Tiefenschärfe beginnt sich erst in kleinen Schritten herzustellen: erst die Kinder und Jugendlichen in den Eliteinternaten, dann die ehemaligen Heimkinder, ganz zuletzt die vergessenen Kinder in Behinderteneinrichtungen und Psychiatrie.

Die Schweigemauern sind längst noch nicht komplett durchbrochen, aber es gab diesen wichtigen kollektiven Offenlegungsprozess, der von ehemaligen Heimkindern zuerst begonnen wurde und der dann vor allem von Betroffenen des Canisiuskollegs, des Klosterinternats Ettal und der Odenwaldschule durch ihren Schritt in die Öffentlichkeit möglich wurde. Er hat eine intensivere gesellschaftliche und politische Auseinandersetzung angestoßen: Runde Tische wurden gebildet, die Position einer Unabhängigen Beauftragten für Fragen des sexuellen Kindesmissbrauchs (UBSKM) wurde geschaffen, ein Betroffenenrat berufen und der Deutsche Bundestag hat die Einrichtung einer Unabhängigen Aufarbeitungskommission beschlossen. Einige Institutionen haben auch wissenschaftliche Aufarbeitungsprojekte in Auftrag gegeben (z. B. das Kloster Ettal und der Trägerverein der Odenwaldschule).

1.2 Was ist unter Aufarbeitung zu verstehen?

Theodor W. Adorno hat 1959 in einem Rundfunkbeitrag in Bezug auf den nationalsozialistischen Massenmord die Frage: »Was bedeutet: Aufarbeitung der Vergangenheit«, gestellt: »Aufgearbeitet wäre die Vergangenheit erst dann, wenn die Ursachen des Vergangenen beseitigt wären. Nur weil die Ursachen fortbestehen, ward sein Bann bis heute nicht gebrochen« (Adorno, 1977, S. 571). Auch wenn man sexualisierte Gewalt gegenüber Kindern und Jugendlichen nicht mit dem Holocaust vergleichen kann, bleibt diese Frage für beide Phänomenbereiche berechtigt.

Die Unabhängige Aufarbeitungskommission (UKASK, 2019, S. 8) hat eine Definition vorgelegt, die für alle Kontexte, in denen sexualisierte Gewalt nachgewiesen ist, Gültigkeit beansprucht:

> »Aufarbeitung soll aufdecken, in welcher Kultur sexueller Kindesmissbrauch in einer Institution stattgefunden hat, welche Strukturen unter Umständen mit dazu beigetragen haben, dass Täter und Täterinnen Kindern und Jugendlichen Gewalt angetan haben, wer davon gewusst hat, aber sie nicht oder spät unterbunden hat. Sie soll sichtbar machen, ob es unter den Verantwortlichen in den Institutionen zu dem Zeitpunkt des Missbrauchs eine Haltung gab, die Gewalt begünstigt und Kinder oder Jugendliche abgewertet hat, und sie will klären, ob und wenn ja warum sexueller Kindesmissbrauch in einer Einrichtung vertuscht, verdrängt, verschwiegen wurde.
> Auf der Basis dieser Erkenntnisse zielt Aufarbeitung auf Anerkennung des Leids und auf die Rechte und Unterstützung erwachsener Betroffener. Sie will einen Beitrag dazu leisten, Kinder und Jugendliche besser zu schützen und ihre Rechte zu etablieren, und sie zielt darauf, die Gesellschaft für die Dimensionen sexuellen Kindesmissbrauchs zu sensibilisieren.
> Durch öffentliche Berichterstattung und Empfehlungen kommt Aufarbeitung zu einem Ergebnis, an das für Prävention angeknüpft werden kann.«

Ich halte die Unterscheidung von Aufklärung und Aufarbeitung für essenziell. In den letzten Jahren sind eine Reihe von Anwaltsgutachten von den Bistümern in Auftrag gegeben worden (in Bayern Regensburg und München-Freising), die vor allem die Verantwortung der jeweiligen Leitungsebenen für den Umgang mit Tätern aus den Diözesen ins Zentrum gerückt haben. Sie haben in sehr vielen Fällen ein Versagen der Diözesanleitungen nachgewiesen. Auch die noch gegebene strafrechtliche Relevanz einzelner Vorgänge ist aufgezeigt worden. In erschreckendem Maße ist die Missachtung der Erfahrungen sexualisierter Gewalt und von deren Folgen für die betroffenen Kindern und Jugendlichen durch die Kirche aufgedeckt worden. Diese Ignoranz gegenüber der psychosozialen Befindlichkeit und lebenslangen Spuren in den Biografien der Betroffenen ist angesichts des moralischen Anspruchs der Kirche ein institutionelles Verbrechen.

Meine hohe Wertschätzung für die juristischen Aufklärungsprojekte ist das eine, aber sie können nicht als Ersatz für die Aufarbeitung der psychosozialen Erfahrungen Betroffener und der soziosystemischen Bedingungen jahrzehntelanger Grenzüberschreitungen im kirchlichen Handlungsfeld eingeordnet werden. Erforderlich sind sozialwissenschaftliche Fallstudien zu einzelnen Tatkontexten, deren Ergebnisse individuelle und systemische Bedingungen und Folgen benennbar machen. Notwendig ist eine sensible, achtsame und vertrauliche Anhörung von Betroffenen, die nur dann möglich ist, wenn die Anhörungen von Personen durchgeführt wird, die von der Täterinstitution unabhängig sind.

Bislang sind alle Aufklärungs- und Aufarbeitungsprojekte durch die Initiative von Betroffenen zustande gekommen. Es kann aber nicht die Aufgabe der Betroffenen sein, Täterinstitutionen zur Aufarbeitung in die Pflicht zu nehmen. Es ist vielmehr eine staatliche Aufgabe, Bedingungen dafür zu schaffen, dass es unabhängige Aufklärung und Aufarbeitung geben kann.

Es ist sinnvoll, eine *Trias der Aufarbeitung* in den Blick zu nehmen:

1.2.1 Die individuelle Aufarbeitung

Auszusprechen, dass man persönlich Missbrauch erlebt hat, ist ein erster Schritt der individuellen Aufarbeitung. Das häufig lange Schweigen – sei es aus Selbstschutz aufgrund der unerträglichen Erinnerung oder wegen des Schweigegebots des Peinigers – wird gebrochen und erlittenes Unrecht benannt. Tabuisierung, Verschleierung und Vertuschung erfolgen im Sinne der Täter und Täterinnen: Solange alle Seiten schweigen, bleiben sie geschützt.

Hier setzt das Angebot zu vertraulichen Anhörungen der Unabhängigen Aufarbeitungskommission an. Von großer Bedeutung sind hier die Angebote von speziellen Beratungsstellen, Psychotherapeutinnen und Psychotherapeuten sowie psychosomatischen Kliniken. Von besonderer Relevanz sind aber die Selbsthilfegruppen von Betroffenen, die eine Auseinandersetzung mit dem individuellen Leid ermöglichen, aber zugleich auch Empowermentprozesse fördern, die eine gesellschaftliche Wirksamkeit erzielen wollen.

1.2.2 Die institutionelle Aufarbeitung

Auch Institutionen sollten sich der eigenen Vergangenheit stellen. Bei Vorwürfen über Missbrauchsfälle muss untersucht werden, welche Strukturen dazu beigetragen haben und wie in der Vergangenheit mit Meldungen über Missbrauch umgegangen wurde. Einzelne Institutionen nehmen ihre Verantwortung zur Aufarbeitung wahr und leiten nach teilweise langen Diskussionsprozessen Untersuchungen ein, sichten Akten, befragen Zeuginnen und Zeugen oder beauftragen Forschungsinstitute, um die Vergangenheit aufzuklären. Hier gibt es einen erheblichen Nachholbedarf: Es gibt kaum eine Institution, die die Initiative zur institutionellen Selbstreflexion und Aufarbeitung der eigenen Geschichte aus sich heraus ergriffen hätte. Es waren in aller Regel einzelne Betroffene und vor allem Selbsthilfenetzwerke von ihnen, die derartige Initiativen angestoßen haben. Die Institutionen müssen gegenüber Betroffenen glaubwürdige Formen der Verantwortung für das übernehmen, was diesen angetan wurde. Wichtig ist: Aktuelle Präventionsprojekte und Schutzkonzepte sind relevant, können aber den Prozess der Aufarbeitung nicht ersetzen. Von Betroffenen wird sehr oft die Forderung formuliert, dass Institutionen Orte der Erinnerung an das ihnen zugefügte Unrecht schaffen sollten. In einzelnen Fällen ist das geschehen.

1.2.3 Die gesellschaftliche Aufarbeitung

Das, was Kindern und Jugendlichen an unterschiedlichen Formen von Gewalt zugefügt wurde, steht in eklatanten Widerspruch zu den Grundrechten, die die Verfassung allen Menschen garantiert. Wenn diese Grundrechte verletzt wurden und werden, ist nach der gesamtgesellschaftlichen und politischen Verantwortung zu fragen und es sind die Gründe zu benennen, warum das »Wächteramt« nicht funktioniert hat. Eine Aufarbeitung kann auf dieser Ebene eine glaubwürdige und öffentlich sichtbare Übernahme der Verantwortung für das erlittene Leid der Betroffenen bedeuten. In Österreich gab es am 17. 11. 2016 eine Veranstaltung des Parlaments mit dem

Titel »Geste der Verantwortung«, in der sich die führenden Repräsentanten von Parlament, Regierung und Kirche gegenüber 300 ehemaligen Heimkindern und Internatsschülern für das diesen angetane Leid entschuldigten und die Verantwortung dafür übernahmen (Parlament Republik Österreich, 2017).

1.3 Sozialwissenschaftliche Studien als Instrument zur Aufarbeitung sexualisierter Gewalt in Institutionen

Einzelne Institutionen, die in aller Regel von Betroffenen mit ihrer unaufgearbeiteten Missbrauchsgeschichte konfrontiert wurden und zur seriösen Rekonstruktion von Bedingungen und Möglichkeiten grenzüberschreitender Handlungen in ihren Institutionen aufgefordert wurden, haben sich an unabhängige Forschungseinrichtungen gewandt und ihnen den Auftrag zu einem sozialwissenschaftlichen Aufarbeitungsprojekt erteilt.

1.3.1 Möglichkeiten und Grenzen sozialwissenschaftlicher Aufarbeitungen

Bis 2010 gab es in der Bundesrepublik Deutschland die Thematisierung und Erforschung von sexualisierter Gewalt in pädagogischen Institutionen und Einrichtungen der Kinder- und Jugendhilfe und in familiären Kontexten punktuell, aber systematische Aufarbeitungsprojekte wurden erst nach 2010 initiiert. Seither hat sich eine Forschungslandschaft entwickelt, die dem Thema einen deutlich höheren Stellenwert verschafft hat und eine breite Palette unterschiedlicher Fragestellungen und methodischer Zugänge aufweist.

Förderprogramme des Bundesforschungsministeriums (BMWF) haben eine Vielzahl von interdisziplinär angelegten Forschungsprojekten auf den Weg gebracht. Sie reichen von epidemiologischen Studien, die verlässliche Daten zum sexuellen Kindesmissbrauch erheben, über die Ermittlung psychosozialer Folgen für Kinder und Jugendliche und ihre weitere Lebensgeschichte bis hin zu institutionellen Kontexten, die den Missbrauch begünstigen. Besonders wichtig sind Projekte geworden, in denen Forschung als ein wichtiger Teil der Aufarbeitung von institutionellen Bedingungen der Entstehung, Vertuschung und schließlich Veröffentlichung von jahrelang erfolgtem sexuellem Missbrauch verstanden wird.

Im Kontext der öffentlichen Resonanz auf die Thematisierung von in pädagogischen Einrichtungen jahrelang erfahrener sexualisierter Gewalt durch ehemalige Schülerinnen und Schüler wurde auch die Notwendigkeit nationaler Aufarbeitungsprojekte erkannt. Die vom Runden Tisch »Sexueller Kindesmissbrauch in Abhängigkeits- und Machtverhältnissen in privaten und öffentlichen Einrichtungen und im familiären Bereich« ausgehenden Initiativen führten zu ersten Forschungsprojekten. So wurden die Briefe und Telefonanrufe, die bei der von der Unabhängigen Beauftragten für Fragen des sexuellen Kindesmissbrauchs (UBSKM) 2010 eingerichteten Anlaufstelle eingegangen sind, bis August 2011 systematisch ausgewertet (Fegert et al., 2013). Das Deutsche Jugendinstitut (DJI) wurde mit einer Studie *Sexuelle Gewalt gegen Mädchen und Jungen in Institutionen* beauftragt, die als deutschlandweite standardisierte Institutionenbefragung durchgeführt wurde (DJI et al., 2011). Auch die Deutsche Bischofskonferenz wurde aktiv und beauftragte die Lebensberatung des Bistums Trier, eine bundesweite *Hotline* mit einer Telefon- und Internetberatung einzurichten, an die sich Betroffene zwischen März 2010 und Dezember 2012 wenden konnten. Hier wurden die eingegangenen Anfragen systematisch ausgewertet (Zimmer et al., 2014). Die Deutsche Bischofskonferenz hat 2014 das Forschungsprojekt »Sexueller Missbrauch an Minderjährigen durch katholische Priester, Diakone und männliche Ordensangehörige« ins Leben gerufen, das bis September 2018 lief (Dreßing et al., 2018). Das ursprünglich mit diesem Projekt beauftragte Kriminologische Forschungsinstitut Niedersachsen hat dann eine eigene Studie zum Missbrauch durch katholische Geistliche durchgeführt, an der sich 2013 insgesamt 113 Betroffene beteiligt haben (Fernau & Hellmann, 2014).

Neben diesen Studien, die bundesweit Daten erhoben haben, gab und gibt es einige differenzierte Fallstudien zur Aufarbeitung des Missbrauchs in einzelnen institutionellen Handlungsfeldern: Evangelische Kirche – Nordkirche (Bange et al., 2014), Elly-Heuss-Knapp-Schule in Darmstadt (Burgsmüller & Tilmann, 2016), Klosterinternate in Ettal (Keupp et al., 2017a) und Kremsmünster/Österreich (Keupp et al., 2017b). Vorgelegt wurden zudem 2017 der Bericht zur Gewalt bei den Regensburger Domspatzen (Weber & Baumeister, 2017) und eine Studie zum sexuellen Missbrauch in der Diözese Hildesheim (Hackenschmied & Mosser, 2017). Bedeutsam waren auch die Aufarbeitungsstudien zur Odenwaldschule (Keupp et al., 2019; Brachmann et al., 2019). Seither sind im Bereich der katholischen Kirche weitere Aufarbeitungsprojekte durchgeführt worden (in den Bistümern München-Freising, Münster, Berlin, Essen, Mainz, Freiburg). Die Evangelische Kirche hat 2020 den Forschungsverbund »ForuM – Forschung zur Aufarbeitung von sexualisierter Gewalt und anderen Missbrauchsformen in der Evangelischen Kirche und Diakonie in Deutschland« beauftragt; die ForuM-Studie wurde Ende Januar 2024 veröffentlicht (Forschungsverbund ForuM, 2024), wobei gerade die Interviews mit Betroffenen, die einen Teil der Studie ausmachen, besonders beeindrucken.

Gerade diese Fallstudien stellen einen besonderen Typus von Forschung dar. Sie geben vor allem den von Missbrauch Betroffenen eine Stimme und sie rekonstruieren in systemischer Absicht lebensweltliche Strukturen in pädagogischen und kirchlichen Institutionen, die Grenzüberschreitungen ermöglicht oder mindestens toleriert haben. In den Mittelpunkt der Forschung rücken dann im Sinne der Reflexiven Sozialpsychologie (Keupp, 2016) einerseits die methodischen Wege, die es erlauben, die subjektiven Erfahrungen und Verarbeitungsformen der beteiligten Akteure zu rekonstruieren, andererseits die Einordnung der Subjekterfahrungen in einen strukturellen Rahmen.

Was können sozialwissenschaftliche Aufarbeitungsprojekte konkret leisten?

1. Sie öffnen den Blick in eine lange Zeit verborgen gebliebene Vergangenheit, wobei folgende Leitfragen im Mittelpunkt stehen: Was ist passiert? Welche Entstehungsbedingungen und Begleiterscheinungen von Gewalt können identifiziert werden? Wie war es möglich, dass Gewalt an Kindern/Jugendlichen lange Zeit nicht aufgedeckt/beendet wurde? Die Blickrichtung ist dabei dual: Sie bezieht sich sowohl auf das individuelle Betroffensein von Kindern und Jugendlichen als auch auf Kontextbedingungen von Gewalt. Der damit verbundene Aufdeckungsanspruch ist sowohl deskriptiv (»Was ist passiert?«) als auch erklärend (»Warum ist es passiert?«).

2. Sie analysieren den gegenwärtigen Umgang mit vergangener institutioneller Gewalt. Im Mittelpunkt steht dabei die Frage, wie sich Institutionen gegenüber Ansprüchen, Bedürfnissen und Forderungen der inzwischen erwachsen gewordenen Betroffenen positionieren. In diesem Zusammenhang tauchen Fragen der institutionellen Abwehr oder auch der Reinszenierung von Gewaltdynamiken auf.
3. Sie entwickeln Vorschläge und Empfehlungen für eine Zukunft der jeweiligen Institution, die sich im Bewusstsein vergangener Missstände dezidiert von Gewalt, ihren Entstehungsbedingungen und Begleiterscheinungen distanziert. Zentral sind hier symbolische Verantwortungsübernahmen (z. B. Mahnmale) und die Implementierung nachhaltig wirksamer Präventionsstrukturen. Grundlegendes Ziel der Aufarbeitung ist das Verstehen. Dieses wird nicht normativ qua wissenschaftlicher Geheimexpertise vermittelt, sondern dialogisch entwickelt (Mosser et al., 2018; Caspari, 2021).

1.3.2 Anforderungen an Aufarbeitungsprojekte

Gegenwärtig lassen sich folgende zentralen Anforderungen an eine sozialwissenschaftliche Aufarbeitung institutioneller Gewalt identifizieren: 1.) Unabhängigkeit des Forschungsteams gegenüber der Institution, 2.) zuverlässige Kooperation der Institution, 3.) Identifikation und Reflexion der Funktionen der Aufarbeitung, 4.) Reflexion des Forschungsprozesses in einer Begleitgruppe, die sich aus Institutionsvertretern und ehemaligen Schülerinnen und Schülern (darunter auf jeden Fall auch Betroffene) zusammensetzt, 5.) ausreichende finanzielle Mittel für mehrdimensionale und zeitaufwendige Datenerhebungen, 6.) praxisorientiertes Verständnis von Aufarbeitung mit dem Ziel einer konstruktiven Bewältigung sowie der Implementierung präventiver Strukturen, 7.) keine Einschränkungen hinsichtlich der Veröffentlichung des Forschungsberichts.

1.4 Die Unabhängige Kommission zur Aufarbeitung sexuellen Kindesmissbrauchs (UKASK)

Mit Beschluss vom 2. Juli 2015 gab der Deutsche Bundestag dem Unabhängigen Beauftragten für Fragen des sexuellen Kindesmissbrauchs (UBSKM) den Auftrag, eine unabhängige Aufarbeitungskommission Kindesmissbrauch für eine Periode bis zum 31. März 2019 einzurichten. Er berief dann die Mitglieder einer interdisziplinären Kommission, die Anfang 2016 ihre Arbeit aufnahm. Inzwischen ist die Kommission bis Ende 2023 berufen und es wird eine gesetzliche Regelung angestrebt, die ihr Wirken auch über diesen Zeitpunkt hinaus sichern soll. Neben den Kommissionsmitgliedern nahmen an allen Sitzungen ständige Gäste der UKASK teil, unter ihnen vor allem auch Vertreterinnen und Vertreter des Betroffenenrates, der die Arbeit des UBSKM kritisch begleitet.

1.4.1 Ziele und Aufgabenprofil der Kommission

In den vorbereitenden Gremien des UBSKM wurden die Ziele, die konkreten Aufgaben und die Arbeitsweise der Kommission erarbeitet.

Als Ziele der Kommission wurde formuliert:

- Betroffenen das Sprechen ermöglichen, jenseits der Gerichtssäle und Therapieräume;

- die Dimensionen der sexuellen Gewalt gegen Kinder und Jugendliche aufzeigen;
- durch Anhörungen erlittenes Unrecht anerkennen und Genugtuung geben; und
- eine breite gesellschaftliche Debatte über besseren Kinderschutz anstoßen.

Aus diesen Zielen wurden als Aufgaben der Kommission bestimmt:

- Missbrauch in Institutionen und im familiären Kontext in der Bundesrepublik Deutschland und der DDR untersuchen;
- Strukturen aufdecken, die Missbrauch in der Vergangenheit ermöglicht und eine Aufarbeitung verhindert haben;
- Forschungsbedarf identifizieren; und
- Eckpunkte einer gelingenden Aufarbeitung von sexuellem Missbrauch modellhaft für Einrichtungen und Organisationen entwickeln.

Untersuchungsformate der Kommission:

- Vertrauliche Anhörungen von Betroffenen, bundesweit, dezentral, in verschiedenen Formaten;
- Durchführung von Zeitzeugengesprächen;
- Durchführung öffentlicher Hearings und Fachveranstaltungen;
- Sichtung und Auswertung schriftlicher Berichte von Betroffenen;
- Archivrecherche und Dokumentenanalyse; und
- Auswertung vorliegender Aufarbeitungsberichte.

Die Anmeldezahlen für vertrauliche Anhörungen erreichten schon im ersten Jahr der Kommission deren Kapazitätsgrenze (inzwischen sind es fast 3000 Anmeldungen). Deshalb wurde ein Netzwerk von Anhörungsbeauftragten aufgebaut, das vertrauliche Anhörungen im ganzen Bundesgebiet durchführen kann. Die vertraulichen Anhörungen werden durch Protokolle und Transkriptionen dokumentiert und können so auch in Forschungsprojekten von wissenschaftlich tätigen Kommissionsmitgliedern ausgewertet werden. Ebenso liegen mehrere Hundert schriftliche Berichte von Betroffenen vor, die ebenfalls wissenschaftlich erschlossen werden.

Neben den vertraulichen Anhörungen werden öffentliche Anhörungen durchgeführt. Priorität hatte das Thema »Missbrauch im familiären Kontext«, es folgte eine Anhörung zu dem Schicksal von Missbrauchsopfern in der DDR und eine zur Rolle der Kirchen und ihrer Institutionen.

1.4.2 Wichtige Erkenntnisse der Unabhängigen Aufarbeitungskommission

Die Kommission hat mit der Aufforderung, »Geschichten, die zählen«, zu berichten, Menschen ermutigt, nicht nur etwas von dem erlebten Unrecht zu erzählen, sondern zu Zeitzeugen einer verdrängten Epoche der deutschen Geschichte zu werden. Das erscheint schon allein deshalb so wichtig, weil sexuelle Gewalt unverändert vielen Kindern und Jugendlichen auch heute schweren Schaden zufügt und die Kommission mit ihrer Tätigkeit zu einer Kultur der Achtsamkeit beitragen möchte.

- Vielen Betroffenen wurde in der Vergangenheit und wird auch heute noch nicht geglaubt. Behörden und Institutionen waren im Umgang mit ihnen nicht hinreichend sensibel. Diese sekundäre Viktimisierung wiegt für Betroffene zum Teil so schwer wie der Missbrauch selbst. Sie erleben in den Anhörungen, dass ihnen geglaubt wird.
- Nach den Anhörungen haben sie oft die

Rückmeldung gegeben, dass die Anhörung durch eine quasi-staatliche Kommission, deren Mitglieder ihnen glauben, auch eine Anerkennung des Unrechts bedeutet, das ihnen angetan wurde.

- Die den Betroffenen in ihrer Kindheit zugefügten Missbrauchsverbrechen haben bei vielen schwerste psychosoziale Folgen, die ihr Leben bestimmen und ohne qualifizierte Beratung und Therapie nicht bewältigt werden können.
- Viele Betroffene haben – meistens unverschuldet – unter- oder abgebrochene Erwerbsbiografien, deren Ursache in dem Missbrauch liegt, und leben heute in prekären Verhältnissen.
- Die Betroffenen, die sich zu den Anhörungen melden, sind häufig sehr starke Persönlichkeiten, die sich auch z. B. in Selbsthilfegruppen engagieren. Sie wollen nicht auf ihr Opferdasein reduziert werden und kämpfen für eine gesellschaftliche Auseinandersetzung mit sexualisierter Gewalt in Familien und Institutionen.
- Nach ihrer Motivation gefragt, sich bei der Kommission zu melden, geben Betroffene häufig an, dass sie sich erhoffen, dass Mädchen und Jungen durch ihren Beitrag künftig besser geschützt werden. Sie sprechen nicht nur für sich selbst, sondern auch für andere Betroffene, die nicht sprechen können oder wollen.
- Die Mitglieder der Aufarbeitungskommission haben eine Aufgabe übernommen, zu der ihnen Betroffene durch ihre Aufdeckung von sexualisierter Gewalt in kirchlichen und pädagogischen Institutionen, im Sport sowie in familiären Kontexten ein »Mandat« übertragen haben. Ohne deren Bereitschaft, die Arbeit der Kommission zu unterstützen, wäre die Aufarbeitung nicht möglich. Ihnen gebührt großer Dank nicht nur seitens der Kommission, sondern auch Politik und Gesellschaft sind zu Dank und Wertschätzung ihnen gegenüber verpflichtet.
- Die im Wissenschaftsbereich tätigen Mitglieder der Aufarbeitungskommission haben mit ihren Forschungsteams 2021 Ergebnisse des Verbundprojektes »Auf-Wirkung« vorgelegt, das vom Bundeswissenschaftsministerium gefördert wurde. Das Projekt stellte sich die Frage, wie Aufarbeitung – auf der Basis von Berichten betroffener Menschen und ausgehend von Analysen vorliegender nationaler und internationaler Aufarbeitungsberichte – perspektivisch einen Beitrag zum Schutz von Kindern und Jugendlichen leisten und zur Stärkung ihrer Selbstbestimmungsrechte beitragen kann. Die Basis des Projektes bildeten Transkripte der Anhörungen.[1]

1.4.3 Schlussfolgerungen aus den bisherigen Anhörungserfahrungen und weitere Perspektiven

- Es bedarf einer gesamtgesellschaftlichen Anerkennung des Unrechts und Leids: Anerkennung z. B. auch durch den deutschen Bundestag nach den Vorbildern etwa von Österreich und der Schweiz. Diese ideelle Anerkennung ist vielen Betroffenen wichtiger als eine finanzielle Entschädigung.
- Aber Politik und Gesellschaft müssen auch auf die noch andauernden Folgen reagieren:
  - Sie müssen dafür sorgen, dass Betroffene schnelle, unbürokratische und passgenaue Hilfen erhalten. »Baustellen« sind

1 Die Leitlinien, die dieses Projekt erarbeitet hat, sind zugänglich: http://auf-wirkung.de/?page_id=345.

u. a. das Opferentschädigungsrecht, die finanzielle Absicherung der spezialisierten Fachberatung und ausreichend qualifizierte Therapieplätze.
  - Behörden/Institutionen/Justiz müssen weiterhin im Umgang mit Betroffenen sensibilisiert und geschult werden.
- Ohne Aufarbeitung kann es keine wirksame Prävention geben, aber Aufarbeitung benötigt Zeit. Von daher sollte die Weiterführung der Kommission mit angemessener finanzieller Ausstattung und auf der Basis einer gesetzlichen Grundlage gesichert werden.
- Die Kommission will weitere Betroffene anhören und als aufsuchende Kommission auch versuchen, solche Betroffenengruppen zu erreichen, die sich bisher nicht oder zu wenig bei ihr gemeldet haben (Menschen mit Migrationshintergrund, Beeinträchtigungen, junge Menschen und Männer). Sie hat Forschungslücken identifiziert, die sie schließen will.
- Wünschenswert ist auch, dass die Kommission dazu berechtigt wird, auf Institutionen und Behörden zuzugehen, die sich bislang zu einer Aufarbeitung nicht bereitgefunden haben. Dazu ist es erforderlich, die institutionelle Handlungsfähigkeit der Kommission verbindlich zu regeln.
- Die ursprünglich befristete Einrichtung der Aufarbeitungskommission ist nicht nur verlängert worden, sondern sollte zusammen mit dem UBSKM-Amt und dem Betroffenenrat durch eine gesetzliche Regelung weitergeführt werden. In diesem Gesetz sollte nicht nur für die Mitglieder der Kommission Rechtsschutz gesichert werden, sondern vor allem auch für Betroffene ein Recht auf Aufarbeitung geschaffen werden.

1.5 Literatur

Adorno T. W. (1977). Was bedeutet: Aufarbeitung der Vergangenheit. In: Adorno T. W. *Gesammelte Schriften.* Bd. 10.2: *Kulturkritik und Gesellschaft.* Teilbd. 2: *Eingriffe. Stichworte. Anhang.* Frankfurt a. M.: Suhrkamp, 555–572. (Original 1959.)

Assmann A. (2016): *Formen des Vergessens.* Göttingen: Wallstein.

Assmann A. (2017): Geheimnis, Schweigen, Reden. Vortrag bei der ersten öffentlichen Anhörung der Unabhängigen Aufarbeitungskommission am 30. 01. 2017 (Manuskript).

Bange D., Enders U., Ladenburger P. & Lörsch M. (2014). *Schlussbericht der unabhängigen Kommission zur Aufarbeitung von Missbrauchsfällen im Gebiet der ehemaligen Nordelbischen Evangelisch-Lutherischen Kirche, heute Evangelisch-Lutherische Kirche in Norddeutschland.* Hamburg, Köln, Bonn. Im Internet: http://kirchegegensexualisiertegewalt.nordkirche.de/fileadmin/user_upload/baukaesten/Baukasten_Kirche_gegen_sexualisierte_Gewalt/Dokumente/Untersuchungsbericht.pdf (Zugriff: 23. 03. 2018).

Brachmann J., Langfeld A. & Schwennigcke B. (2019). *Tatort Odenwaldschule: Das Tätersystem und die diskursive Praxis der Aufarbeitung von Vorkommnissen sexualisierter Gewalt.* Bad Heilbrunn: Klinkhardt.

Burgsmüller C. & Tilmann B. (2016). *Bericht über die Aufarbeitung der sexuellen Missbrauchs-Fälle an Schülern der Elly-Heuss-Knapp-Schule in Darmstadt (1964–1992).* Im Internet: https://kultusministerium.hessen.de/sites/default/files/media/hkm/bericht_ueber_die_aufarbeitung_der_sexuellen_missbrauchsfaelle_an_schuelern_der_elly-heuss-knapp-schule_in_darmstadt_1964-1992.pdf (Zugriff: 12. 07. 2018).

Caspari P. (2021): *Sexualisierte Gewalt. Aufarbeitung und Bewältigung aus einer reflexiv-sozialpsychologischen Perspektive.* Tübingen: dgvt.

DJI (Deutsches Jugendinstitut) (Hrsg.)/Helming E., Kindler H., Langmeyer A., Mayer M., Mosser P., Entleitner C., Schutter S. & Wolff M. (2011). *Sexuelle Gewalt gegen Mädchen und Jungen in Institutionen. Abschlussbericht des DJI-Projekts im Auftrag der Unabhängigen Beauftragten zur Aufarbeitung des sexuellen Kindesmissbrauchs,*

Dr. Christine Bergmann. München: DJI. Im Internet: https://www.dji.de/fileadmin/user_upload/bibs/DJIAbschlussbericht_Sexuelle_Gewalt.pdf (Zugriff: 8. 6. 2018).

Dreßing H., Salize, H. J., Dölling D., Hermann D., Kruse A., Schmitt E., Bannenberg B. et al. (2018). *Sexueller Missbrauch an Minderjährigen durch katholische Priester, Diakone und männliche Ordensangehörige im Bereich der Deutschen Bischofskonferenz.* https://www.dbk.de/file admin/redaktion/diverse_downloads/dossiers_2018/MHG-Studie-gesamt.pdf (Zugriff: 20. 10. 2020).

Fegert J., Rassenhofer M., Schneider T., Seitz A., König L. & Spröber M. (2013). *Sexueller Kindesmissbrauch – Zeugnisse, Botschaften, Konsequenzen: Ergebnisse der Begleitforschung für die Anlaufstelle der Unabhängigen Beauftragten zur Aufarbeitung des sexuellen Kindesmissbrauchs.* Weinheim: Beltz Juventa.

Fernau S. & Hellmann D. F. (Hrsg.) (2014). *KFN-Studie zu sexuellem Missbrauch durch katholische Geistliche.* Baden-Baden: Nomos.

Forschungsverbund ForuM (Hrsg.) (2024). Forschung zur Aufarbeitung von sexualisierter Gewalt und anderen Missbrauchsformen in der Evangelischen Kirche und Diakonie in Deutschland. Abschlussbericht. Im Internet: https://www.forum-studie.de/wp-content/uploads/2024/02/Abschlussbericht_ForuM_21-02-2024.pdf (Zugriff: 20. 3. 2024).

Gauck J. (2013). Bundespräsident Joachim Gauck auf der Jubiläumsfeier »60 Jahre Deutscher Kinderschutzbund« am 3. 5. 2013. http://www.bundespraesident.de/SharedDocs/Reden/DE/Joachim-Gauck/Reden/2013/05/130503-Kinderschutzbund.html (Zugriff: 8. 6. 2018).

Goldbeck L., Allroggen M., Münzer A., Rassenhofer M. & Fegert J. M. (2017). *Sexueller Missbrauch.* Göttingen: Hogrefe.

Hackenschmied G. & Mosser P. (2017). *Gutachten. Untersuchung von Fällen sexualisierter Gewalt im Verantwortungsbereich des Bistums Hildesheim – Fallverläufe, Verantwortlichkeiten, Empfehlungen.* (IPP-Arbeitspapiere, 12) München: IPP. Im Internet: http://www.ipp-muenchen.de/texte/IPP_Muenchen_Gutachten_Bistum_Hildesheim.pdf (Zugriff: 8. 6. 2018).

Kavemann B. & Lohstöter I. (1988). *Väter als Täter. Sexuelle Gewalt gegen Mädchen.* Reinbek b. Hamburg: Rowohlt.

Kavemann B., Nagel B., Doll D. & Helfferich C. (2019). *Erwartungen Betroffener sexuellen Kindesmissbrauchs an die gesellschaftliche Aufarbeitung.* Berlin: UKASK. Im Internet: https://www.aufarbeitungskommission.de/wp-content/uploads/2019/09/Studie_Erwartungen-Betroffener-sexuellen-Kindesmissbrauchs-an-die-gesellschaftliche-Aufarbeitung.pdf (Zugriff: 15. 3. 2024).

Keupp H. (2016). *Reflexive Sozialpsychologie.* Wiesbaden: Springer Fachmedien.

Keupp H., Straus F., Mosser P., Gmür W. & Hackenschmied G. (2017a). *Sexueller Missbrauch und Misshandlungen in der Benediktinerabtei Ettal: Ein Beitrag zur wissenschaftlichen Aufarbeitung.* Wiesbaden: Springer VS.

Keupp H., Straus F., Mosser P., Gmür W. & Hackenschmied, G. (2017b). *Schweigen – Aufdeckung – Aufarbeitung: Sexualisierte, psychische und physische Gewalt im Benediktinerstift Kremsmünster.* Wiesbaden: Springer VS.

Keupp H., Mosser P., Busch B., Hackenschmied G. & Straus F. (2019). *Die Odenwaldschule als Leuchtturm der Reformpädagogik und als Ort sexualisierter Gewalt. Eine sozialpsychologische Perspektive.* Wiesbaden: Springer VS.

Mosser P., Gmür W. & Hackenschmied, G. (2018). Sozialwissenschaftliche Studien als Instrument zur Aufarbeitung sexualisierter Gewalt in Institutionen. In: Retkowski A., Treibel A. & Tuider E. (Hrsg.). *Handbuch sexualisierte Gewalt und pädagogische Kontexte. Praxis, Forschung, Theorie.* Weinheim: Beltz Juventa, 814–821.

Parlament Republik Österreich (Hrsg.) (2017). *Geste der Verantwortung.* Wien: Parlamentsdirektion.

UKASK (Unabhängige Kommission zur Aufarbeitung sexuellen Kindesmissbrauchs) (2017). *Geschichten, die zählen. Zwischenbericht.* Berlin: UKASK. Im Internet: https://www.aufarbeitungskommission.de/wp-content/uploads/2017/06/Zwischenbericht_Aufarbeitungs kommission_Juni_2017.pdf (Zugriff: 11. 6. 2018).

UKASK (Unabhängige Kommission zur Aufarbeitung sexuellen Kindesmissbrauchs) (2019). *Rechte und Pflichten: Aufarbeitungsprozesse in Institutionen. Empfehlungen zur Aufarbeitung sexuellen Kindesmissbrauchs.* Berlin: UKASK. Im Internet: https://www.aufarbeitungskommission.de/mediathek/rechte-und-pflichtenaufarbeitungsprozesse-in-institutionen/ (Zugriff: 20.10.2020).

Weber U. & Baumeister J. (2017). *Hinsehen – Zuhören – Antworten. Vorfälle von Gewaltausübung an Schutzbefohlenen bei den Regensburger Domspatzen.* Regensburg: Manuskript.

Zimmer A., Lappehesen-Lengler D., Weber M. & Götzinger K. (2014). *Sexueller Kindesmissbrauch in kirchlichen Institutionen – Zeugnisse, Hinweise, Prävention.* Weinheim: Beltz Juventa.

HEIDE GLAESMER UND JENNY ROSENDAHL

2. Traumatisierungen im Kontext schwerer körperlicher Erkrankungen und medizinischer Behandlungen

2.1 Einleitung und Begriffsbestimmung

Mit der Aufnahme lebensbedrohlicher Erkrankungen als potentiell traumatisierende Ereignisse ins DSM-IV wurde 1994 ein entscheidender Schritt zur Erforschung medizinischer Traumatisierungen, ihrer Folgen und möglicher Interventionen getan. Dennoch stellen diese Erkrankungen noch immer ein Feld der Psychotraumatologie dar, welches relativ wenig Beachtung findet. Im DSM-5 werden medizinische Traumatisierungen nun wieder etwas enger gefasst. Es wird dort klar betont, dass eine lebensbedrohliche Erkrankung nicht notwendigerweise ein traumatisches Ereignis darstellt. Dagegen werden medizinische Vorfälle (z. B. intraoperative Wachheit oder ein anaphylaktischer Schock) als traumatische Ereignisse und Auslöser einer Posttraumatischen Belastungsstörung (PTBS) in Betracht gezogen. Darüber hinaus kann auch die Beobachtung schwerer Verletzungen oder eines medizinischen Notfalles als traumatisches Ereignis wirken (Falkai &Wittchen, 2013). Die ICD-11 (WHO, 2022) geht einen ähnlichen Weg und benennt akute lebensbedrohliche Erkrankungen und die Zeugenschaft in Bezug auf akute Notfälle oder Verletzungen bei anderen als traumatische Ereignisse im Sinne des A-Kriteriums der PTBS. Dies führt zu einer Schärfung des Verständnisses medizinischer Traumatisierungen.

Hinter dem Begriff »medizinische Traumatisierungen« verbergen sich somit einerseits schwere Erkrankungen und Notfälle, die als traumatische Ereignisse erlebt werden. Andererseits können medizinische Behandlungen selbst traumatisierend wirken und zu einer PTBS führen. Eine aktuelle Metaanalyse aus 292 Studien fand die größte Wahrscheinlichkeit für eine PTBS bei intraoperativer Wachheit (18,5 %) und die niedrigste für epileptische Anfälle (4,5 %; Cyr et al., 2021). In der Folge einer durch medizinische Behandlungen oder medizinische Notfälle ausgelösten PTBS können für die Patient:innen zusätzliche Belastungen durch die Symptomatik der PTBS entstehen, und es ist inzwischen deutlich geworden, dass die Konsequenzen einer komorbiden PTBS über die Belastungen, die mit der Grunderkrankung verbunden sind, weit hinausgehen. Die Prognose der medizinischen Grunderkrankung wird ungünstig beeinflusst und die Mortalität ist z. B. bei Patient:innen mit PTBS nach kardialen Ereignissen deutlich erhöht (Edmondson et al., 2012; Edmondson et al., 2013).

Die Ursachen für diese negativen Folgen sind sowohl auf psychologischer Ebene (ungünstige Bewältigungsversuche, verschlechterte Behandlungscompliance, Vermeidungsverhalten) als auch auf neurobiologischer Ebene (z. B. durch eine veränderte HPA-Dysregulation und inflammatorische Prozesse) zu suchen. Aus Versorgungsperspektive steht die Verbesserung der Identifikation betroffener Patient:innen im Vordergrund. Darüber hinaus sind wirksame und implementierbare Interventionskonzepte bei zum Teil schwer körperlich Erkrankten bislang noch nicht hinreichend untersucht und in die Versorgung implementiert, auch wenn es erste Modellprojekte gibt, die sich der Thematik annehmen.

Im Weiteren werden einige wichtige Kontexte medizinischer Traumatisierungen beschrieben, die Belastung von Angehörigen thematisiert und einige Beispiele für Interventionsmöglichkeiten gegeben. Da die psychotraumatologische Perspektive hier im Vordergrund steht, soll auf andere psychische Störungen infolge medizinischer Traumatisierungen nicht näher eingegangen werden.

2.2 Kontexte

2.2.1 Transplantation

Empfänger transplantierter Organe sind extremen körperlichen und psychischen Stressoren ausgesetzt. Dazu zählen neben der lebensbedrohlichen Primärerkrankung der mit der Transplantation verbundene chirurgische Eingriff, Schmerzen und eine intensivmedizinische Behandlung mit künstlicher Beatmung, wobei ein Delirium möglich ist (Davydow et al., 2015). Zur Häufigkeit Posttraumatischer Belastungsstörungen und damit assoziierter Symptome im Rahmen von Organtransplantationen liegt mittlerweile eine Vielzahl von Studien vor. In einer systematischen Übersichtsarbeit (Davydow et al., 2015), die 23 Studien mit 2833 Patient:innen berücksichtigte, konnten bei Empfängern gespendeter Organe – unabhängig davon, welches Organ ihnen gespendet wurde – Punktprävalenzen für eine PTBS zwischen 1 % (3 Monate nach der Transplantation) und 16 % (durchschnittlich 2,7 Jahre nach der Transplantation) gefunden werden, wenn die Diagnose mittels eines klinischen Interviews erhoben wurde. Punktprävalenzen von PTBS-Verdachtsdiagnosen aufgrund von Selbstberichten in Fragebögen variierten von 0 % (8 Monate nach der Transplantation) bis 46 % (durchschnittlich 1,1 Jahre nach der Transplantation). Werden auch subklinische Ausprägungen der PTBS-Symptomatik berücksichtigt, weist mehr als ein Viertel der Organempfänger eine entsprechende psychische Belastung auf. Bei organtransplantierten Kindern liegt die Häufigkeit klinisch relevanter PTBS-Symptome bei etwa 30 %, wobei diese Schätzungen überwiegend auf Selbstauskünften in Fragebögen beruhen und die Studienlage insgesamt sehr unbefriedigend ist (Supelana et al., 2016).

Als potentielle Risikofaktoren werden neben einer vor der Transplantation vorliegenden psychischen Erkrankung traumatische Ereignisse in der Vorgeschichte und transplantationsbezogene Variablen wie Re-Transplantation, postoperative Komplikationen und akute Organabstoßung diskutiert, wenngleich die Evidenz nicht immer eindeutig ist (Davydow et al., 2015; Supelana et al., 2016).

Auch im Zusammenhang mit allogenen Stammzelltransplantationen wird die Entwicklung einer Posttraumatischen Belastungsstörung diskutiert. In Abhängigkeit von den zur Symptomerfassung verwendeten Methoden und vom Zeitpunkt der Erhebung variieren die Schätzungen zur Häufigkeit stark: Bei erwachsenen Patient:innen liegen die Häufigkeiten zwischen 3 % und 28 % (Mosher et al., 2009; Janicsák et al., 2021), bei stammzelltransplantierten Kindern gab es bei etwa jedem fünften Kind eine PTBS-Diagnose (Taskıran et al., 2016).

durch Intubation bedingte Unfähigkeit zu sprechen, Bewegungsunfähigkeit, künstliche Ernährung über Sonden, eine erschwerte zeitliche Orientierung, gestörter Tag-Nacht-Rhythmus, Sedierung und Sedierungslücken sowie Schwierigkeiten, zwischen Traum und Realität zu unterscheiden (vgl. Gawlytta et al., 2017a).

2.2.2 Intensivmedizinische Behandlung aufgrund kritischer Erkrankung

Im Rahmen einer intensivmedizinischen Behandlung sind die erkrankten Patient:innen mit einer Vielzahl von Belastungsfaktoren konfrontiert (Krauseneck et al., 2007), die sowohl mit den lebensrettenden Maßnahmen (z. B. medizinische Geräte zur Überwachung physiologischer Maße, Dialyse bei Nierenversagen) als auch den situativen Gegebenheiten auf der Intensivstation (ITS) (z. B. zwei Patient:innen pro Zimmer) in Zusammenhang stehen und für die Patient:innen traumatisierend sein können (siehe Box). Zusätzliche Stressoren ergaben sich während der COVID-19-Pandemie durch Isolations- und Schutzmaßnahmen sowie durch Besuchsverbote und -beschränkungen (Schuster et al., 2023).

Mögliche Belastungsfaktoren auf der Intensivstation sind Lärmbelastung bedingt durch medizinische Geräte (z. B. Beatmungs- und Überwachungsgeräte) und Behandlung von Mitpatient:innen, Applikation verschiedener Messinstrumente am und im Körper, wie Elektroden des Elektrokardiographen, Blutdruckmanschette, Blasenkatheter, zentraler Venenkatheter, künstliche Beatmung mit Fremdkörpergefühl durch Tubus, verminderte Kontakt- und Kommunikationsfähigkeit,

Neben einer Vielzahl von körperlichen Einschränkungen leidet ein Großteil der überlebenden Patient:innen nach intensivmedizinischer Behandlung unter kognitiven und psychischen Langzeitfolgen (zusammengefasst unter dem Begriff Postintensive care syndrome (PICS); Needham et al., 2012), unter denen die PTBS eine zentrale Rolle einnimmt. Entsprechend einer systematischen Übersichtsarbeit, die 40 Studien mit insgesamt 4160 Patient:innen berücksichtigt hat, entwickelt etwa jede fünfte Patientin bzw. jeder fünfte Patient (20 %) im ersten Jahr nach einer intensivmedizinischen Behandlung klinisch relevante Symptomwerte einer PTBS, wobei die Punktprävalenz mit Werten zwischen 4 % und 62 % in vorliegenden Studien erheblich variiert (Parker et al., 2015). Aktuelle Daten von Patient:innen mit schwerer COVID-19-Erkrankung weisen auf ähnlich hohe bzw. höhere Prävalenzraten von bedeutsamen PTBS-Symptomen nach intensivmedizinischer Behandlung hin (Taquet et al., 2021b; Janiri et al., 2021).

Als signifikante Prädiktoren für die Entwicklung einer klinisch bedeutsamen PTBS-Symptomatik wurden die Gabe von Benzodiazepinen während des ITS-Aufenthalts und Erinnerungen an erschreckende bzw. beängstigende Erfahrungen auf der Intensivstation identifiziert (Parker et al., 2015). Faktoren wie Geschlecht, Alter, Beatmungs- und ITS-Verweildauer oder psychische Vorerkrankungen konnten nicht einheitlich mit dem Vorhandensein einer PTBS assoziiert werden. Daneben erwies sich das Vorliegen einer schweren Infektion wie z. B. Sepsis oder COVID-19 als Risikofaktor für die Entwicklung einer PTBS nach intensivmedizinischer Behandlung (Wintermann et al., 2016; Taquet et al. 2021a, 2021b). Es konnte weiterhin gezeigt werden, dass Resilienz, d. h. die psychische Widerstandsfähigkeit bzw. Fähigkeit zur flexiblen Anpassung an situative Anforderungen, in einem signifikant negativen Zusammenhang zu posttraumatischen Belastungssymptomen bei Patient:innen nach intensivmedizinischer Behandlung steht und somit ein protektiver Faktor zu sein scheint (Jaenichen et al., 2012). Verschiedene Studien berichten darüber hinaus, dass Kortikosteroide protektiv gegen die Entwicklung von PTBS-Symptomen wirken können, wobei der Wirkmechanismus noch nicht hinreichend geklärt ist (Parker et al., 2015; Schelling et al., 2001).

2.2.3 Intraoperative Wachheit

Ziel einer Allgemeinanästhesie bei operativen Eingriffen ist es u. a., Bewusstsein und Schmerzen auszuschalten. In deutschen Krankenhäusern wurden im Jahr 2021 pro Tag über 40 000 Anästhesien durchgeführt (DGAI & BDA, 2021). Liegen keine spezifischen Risiken vor, kommen Wachheitsphänomene bei etwa 0,1 bis 0,2 % der Anästhesien vor, damit sind in Deutschland Tausende Patient:innen jährlich betroffen (Bischoff & Rundshagen, 2011). Unerwünschte Wachheitsphänomene (Awareness) können mit späteren Erinnerungen an Ereignisse und Empfindungen während der Operation verbunden sein, solche Erinnerungen muss es aber nicht geben. Es werden explizite Erinnerungen (recall) von impliziten Phänomenen unterschieden. Während die expliziten Erinnerungen direkt von den Patient:innen erfragt werden können, sind implizite Phänomene wesentlich schwerer zugänglich (Rundshagen, 2009).

Intraoperative Wachheit wird häufig durch zu leichte Narkosen verursacht. Risikofaktoren dafür sind somatische Begleiterkrankungen, die die Anästhesist:innen zwingen, aufgrund des Allgemeinzustandes der Patient:innen Narkosemittel möglichst niedrig dosiert einzusetzen, aber auch chronische Schmerzzustände mit häufiger Einnahme von Schmerzmitteln oder regelmäßiger Drogenkonsum. Darüber hinaus stellen die Adipositas und die damit einhergehende schwer zu beurteilende Pharmakokinetik ein Risiko dar. Kinder gelten aufgrund der vergleichsweise schnellen Umverteilung von Anästhetika als besondere Risikogruppe. Man geht bei Kindern von 8- bis 10-fach erhöhten Awarenessraten aus (Andrade et al., 2008, Lopez et al., 2007).

Awarenessphänomene können durch eine standardisierte Erfassung direkt postoperativ und wiederholt nach einigen Tagen gut erfasst werden (vgl. dazu Bischoff & Rundshagen, 2011). Es ist dabei zu beachten, dass nur etwa jeder dritte Patient/jede dritte Patientin direkt nach dem Erwachen aus der Narkose darüber berichtet, die meisten Patient:innen berichten erst Tage oder gar Wochen später darüber. Die Wahrnehmungen und Erinnerungen reichen von Geräuschen als häufigste Erinnerung über Angst und Hilflosigkeit, Lähmungsgefühle, Operationsdetails bis hin zu Schmerzen. Awareness- und Recallphänomene können bei den Betroffenen sowohl akute Belastungsreaktionen als auch Posttraumatische Belastungsstörungen hervorrufen. Die Studienlage zur Häufigkeit Posttraumatischer Belastungsstörungen ist noch recht begrenzt und basiert überwiegend auf kleineren Stichproben. Eine aktuelle Metaanalyse weist die Prävalenz der PTBS nach intraoperativer Wachheit mit 18,5 % aus und macht damit deutlich, dass es sich um eine relevante Problematik handelt (Cyr et al., 2021, 8 Studien). Die Möglichkeit der Entwicklung einer PTBS nach intraoperativer Awareness sollte also unbedingt in Betracht gezogen werden und es sollten gegebenenfalls entsprechende diagnostische und therapeutische Maßnahmen eingeleitet werden.

Den Anästhesist:innen kommt – neben der Einleitung einer sachgerechten Narkose und deren Überwachung als wichtigste Präventionsstrategie – vor allem bei der Identifikation von Patient:innen mit Recallphänomenen eine wichtige Rolle zu. Entsprechende Fragen sollten zum Standardrepertoire der Nachsorge nach einer Operation mit Narkose gehören. Grundsätzlich geht man davon aus, dass spontane Remissionen von posttraumatischen Symptomen in den ersten Wochen relativ wahrscheinlich sind. Persistieren die Symptome über längere Zeit, besteht Chronifizierungsgefahr, und Diagnostik und Mitbehandlung durch Psycholog:innen, Psychotherapeut:innen und Psychiater:innen sind dringend angeraten. Erste Hinweise auf die Wirksamkeit psychotherapeutischer Interventionen liegen inzwischen vor (Kim et al., 2021).

2.2.4 Zerebrale und kardiale Notfälle

Zerebrovaskuläre und kardiale Notfälle stellen eine lebensbedrohliche Situation dar, die eine notfallmedizinische Versorgung erforderlich machen und mit Schmerzen und nicht selten auch Todesängsten einhergehen. Schlaganfälle und deren Vorform (Transitorisch-ischämische Attacke, TIA) sind vor allem im höheren Lebensalter sehr häufige Erkrankungen und führen zu vorübergehenden Funktionseinschränkungen oder dauerhaften Behinderungen. Der Schlaganfall gehört zu den häufigsten Todesursachen im höheren Lebensalter. Aufgrund der akuten Symptomatik und der Lebensbedrohlichkeit können Schlaganfälle und TIAs als traumatische Ereignisse erlebt werden, und es besteht das Risiko, dass eine PTBS entwickelt wird. Die Besonderheit – im Gegensatz zu typischen traumatischen Ereignissen – liegt hier in der Tatsache, dass es sich primär nicht um einen externen Stressor handelt, sondern dieser in der Person selbst liegt. Eine auf neun Studien basierende Metaanalyse zeigte, dass 23 % der Patient:innen, die einen Schlaganfall bzw. eine TIA überlebt hatten, im ersten Jahre nach dem Ereignis und 11 % nach mehr als einem Jahr die Kriterien einer PTBS erfüllten (Edmondson et al., 2013).

Ähnlich ist die Befundlage auch für kardiale Notfälle (akutes Koronarsyndrom, Herzinfarkt). Eine Metaanalyse identifizierte eine gemittelte PTBS-Prävalenz von 12 %, wobei hier deutliche Unterschiede zwischen der Erfassung durch ein Selbstberichtsinstrument (16 %) und klinischen Interviews (4 %) gefunden wurden. Darüber hinaus wurde auch gezeigt, dass eine komorbide PTBS den weiteren Krankheitsverlauf ungünstig beeinflusst; so fand sich ein erhöhtes Risiko für eine stationäre Wiederaufnahme aufgrund kardialer Ereignisse (Edmondson et al., 2012). Ähnliche Befunde zeigten sich auch für Patient:innen mit akutem Herzstillstand. 14 % dieser Patient:innen hatten Symptome einer PTBS und auch hier war das Risiko für erneute kardiale Ereignisse und die Mortalität deutlich erhöht (Agarwal et al., 2022). Inzwischen hat sich international der Begriff Cardiac-Disease-Induced PTSD (CDI-PTSD) zur Beschreibung einer PTBS nach kardialen Notfällen etabliert. Es steht inzwischen außer Frage, dass CDI-PTSD neben psychischen Beschwerden mit Adhärenzproblemen, häufigeren Wiedererkrankungen und stationären Aufnahmen sowie einer erhöhten Mortalität einhergeht. Etwas uneinheitlicher sind die Befunde für andere kardiovaskuläre Notfälle und Behandlungen (z. B. Herzstillstand, Defibrillator-Implantation) (Vilchinsky et al., 2017).

Die Evidenzlage zur Wirksamkeit der Behandlung der CDI-PTSD ist noch sehr lückenhaft, es wird jedoch diskutiert, dass hier im Gegensatz zur klassischen PTBS-Behandlung, die sich retrospektiv mit dem Erlebten auseinandersetzt, vor allem prospektive Ansätze zum Krankheitsmanagement eingesetzt werden sollten (Vilchinsky et al., 2017).

2.2.5 Geburtsmedizin

Auch wenn die Geburt eines Kindes in erster Linie als positive Erfahrung gesehen wird, geht aus verschiedenen Studien hervor, dass etwa 20 bis 30 % der Mütter die Geburt ihres Kindes als traumatisches Ereignis erleben. Etwa 10 % der entbundenen Frauen zeigen in den ersten Wochen nach der Geburt eine traumatische Stressreaktion (Ayers, 2004; Olde et al., 2006; Soet et al., 2003). Glücklicherweise entwickeln weniger Frauen ein Symptombild, in dem alle diagnostischen Kriterien einer PTBS erfüllt sind. Eine aktuelle Metaanalyse zeigte, dass 4,7 % der Frauen nach der Entbindung eine PTBS entwickeln (Heyne et al., 2022). Unter bestimmten Risikobedingungen (z. B. nach Frühgeburt, Notkaiserschnitt und Totgeburt) steigt auch das Risiko einer PTBS deutlich an (ca. 16 %) (Grekin & O'Hara, 2014).

Eine Geburt kann als traumatisch erlebt werden, wenn eine Frau während der Entbindung z. B. befürchtet, dass ihr eigenes Leben oder das Leben ihres Kindes bedroht ist. Auch Entbindungen, die aus medizinischer Sicht (z. B. in Bezug auf die Dauer der Geburt und den Entbindungsmodus) als »normal« zu beurteilen sind, können subjektiv als traumatisch erlebt werden und mit posttraumatischen Stressreaktionen assoziiert sein (Andersen et al., 2012; Garthus-Niegel et al., 2013, 2014; Slade, 2006). Das Modell der postpartalen PTBS von Slade (2006) unterscheidet prädisponierende (z. B. Geburtsängste, ungeplante Schwangerschaft, geringe soziale Unterstützung), auslösende (z. B. geringes Kontrollerleben während der Geburt, Abweichungen zwischen erwarteter und tatsächlicher Geburtserfahrung, fehlende Unterstützung durch den Partner bzw. das klinische Personal) und aufrechterhaltende Faktoren.

Die Konsequenzen der peripartalen PTBS sind bislang noch nicht ausreichend systematisch untersucht. Dennoch gibt es bereits jetzt Hinweise darauf, dass dieses Störungsbild bedeutsame Folgen für Mutter und Kind hat und somit frühzeitig diagnostiziert und behandelt werden sollte. Einen Überblick dazu geben Martini et al. (2017).

2.2.6 Angehörige von Patient:innen

Nicht nur bei den betroffenen Patient:innen selbst können die Erfahrungen mit einer schweren Erkrankung und der damit verbundenen medizinischen Behandlung traumatisierend wirken, auch nahe Angehörige haben durch den drohenden Verlust eines geliebten Menschen in der Folge ein Risiko, posttraumatische Belastungssymptome zu entwickeln. Im DSM-5 wird neben dem direkten Erleben eines traumatischen Ereignisses auch die direkte Zeugenschaft, während das Ereignis anderen Menschen passiert, als Traumakriterium konzeptualisiert. Nahe Angehörige schwer erkrankter Menschen, insbesondere Eltern, haben über die Zeugenschaft hinaus in vielen Fällen eine weitaus kompliziertere Rolle, sie sind zugleich Entscheidungsträger und oftmals auch an der Behandlung Beteiligte, z. B. bei Lebend- oder Stammzelltransplantationen (Supelana et al., 2016).

So zeigt etwa jeder vierte bis fünfte Elternteil eines organtransplantierten Kindes eine klinische PTBS-Symptomatik, wobei bei ängstlichen Eltern ein erhöhtes Risiko vorliegt (Supelana et al., 2016). Von den Eltern stammzelltransplantierter Kinder weisen Schätzungen zufolge 8 % – 31 % eine PTBS-Diagnose auf (Manne et al., 2002; Taskıran et al., 2016), bis zu 58 % der Eltern berichten in Selbstauskunft von – mittels Fragebogen erhobenen – klinisch bedeutsamen PTBS-Symptomen (Myers Virtue et al., 2014; Taskıran et al., 2016).

Im Zusammenhang mit einer kritischen Erkrankung und deren intensivmedizinischer Behandlung wurde zur systematisierenden Beschreibung von Langzeitfolgen bei Angehörigen das Konzept des sog. Postintensive care syndrome-family entwickelt (PICS-F). Als zentralen Bestandteil enthält dieses – neben Angststörung, Depression und komplizierter Trauer – die Posttraumatische Belastungsstörung. In einer systematischen Übersichtsarbeit konnten Davidson, Jones & Bienvenu (Davidson et al., 2012) zeigen, dass klinisch relevante PTBS-Symptome bei etwa jedem fünften Angehörigen von kritisch kranken, intensivmedizinisch behandelten Patient:innen auftreten, wobei die Häufigkeiten stark schwanken (13 % – 56 %, 11 Studien). Die PTBS-Prävalenz erwies sich dabei bei Angehörigen erwachsener Patient:innen (Median: 35 %, 5 Studien) als höher, verglichen mit Eltern kritisch kranker Kinder (Median: 18 %, 4 Studien; siehe auch Nelson & Gold, 2012). Die Häufigkeit von klinisch relevanter PTBS-Symptomatik bei Eltern von frühgeborenen, auf der neonatologischen Intensivstation behandelten Kinder variiert zwischen 0 % und 33 % (McKeown et al., 2023; 7 Studien).

Häufig ist eine dyadische Konkordanz der Symptomatik der betroffenen Patient:innen und von deren Angehörigen bzw. Ehe-/Lebenspartnern zu beobachten. So zeigten sich in verschiedenen Studien signifikante Zusammenhänge zwischen der PTBS-Symptomschwere von Patient:innen und Ehe-/Lebenspartner:innen (z. B. Rosendahl et al., 2013; Wintermann et al., 2016), pädiatrischen Patient:innen und deren Elternteil (Rees et al., 2004; Shears et al., 2005) sowie zwischen Vätern und Müttern kritisch kranker Kinder (Bronner et al., 2008).

Die Befundlage zu Risikofaktoren für eine PTBS bei Angehörigen schwer erkrankter Patient:innen ist gemischt. Diskutiert werden beispielsweise demographische Risikofaktoren wie weibliches Geschlecht, jüngeres Alter des Angehörigen bzw. der Patientin/des Patienten, geringeres Bildungsniveau, Status als Ehe- bzw. Lebenspartner:in oder als unverheiratete Elternteil eines schwer erkrankten Kindes. Ebenso wie bei den Patient:innen selbst spielen psychische Vorerkrankungen eine bedeutsame Rolle für die Entwicklung einer PTBS. Darüber hinaus konnte gezeigt werden, dass jene Angehörigen ein höheres Risiko für die Entwicklung einer PTBS aufweisen, die sich während der Zeit der intensivmedizinischen Behandlung nicht ausreichend informiert fühlten, die zur Entscheidungsfindung beitragen mussten oder deren Angehörige auf der ITS verstarben, insbesondere nach einer aktiven Entscheidung zur Beendigung lebenserhaltender Maßnahmen (Azoulay et al., 2005). Zu den Faktoren, die mit PTBS-Symptomen bei Eltern intensivmedizinischer behandelter Kinder in Verbindung gebracht werden, gehören retrospektive Berichte über den während der Einweisung erlebten Stress, eine unerwartete Einweisung, starke Sorgen, dass ihr Kind sterben könnte, das Auftreten einer weiteren Krankenhauseinweisung/eines weiteren traumatischen Ereignisses nach der Indexeinweisung sowie chronische Schuldgefühle (Davydow et al., 2010; McKeown et al., 2023).

2.3 Prävention und Interventionsansätze

Neben den etablierten evidenzbasierten Therapieoptionen in der Behandlung der PTBS wurden in den letzten Jahren erste Angebote spezifisch für Patient:innen nach medizinischer Traumatisierung entwickelt, die bislang allerdings nur in einzelnen Studien in ihrer Wirksamkeit untersucht wurden. Beispielhaft werden im Folgenden das Intensivtagebuch sowie internetbasierte Interventionen vorgestellt.

2.3.1 Intensivtagebuch

Das Intensivtagebuch ist ein Tagebuch, das während des Aufenthaltes auf einer Intensivstation für Patient:innen geschrieben wird. Der Patient bzw. die Patientin kann das Tagebuch später lesen und damit seine/ihre Erfahrungen besser verstehen. Bei dieser Behandlungsoption werden in der Regel auch die Angehörigen der Patient:innen aktiv mit einbezogen.

Während des Aufenthalts auf der Intensivstation wird von den Angehörigen und von Pflegenden ein Tagebuch geführt, in dem die Ereignisse und Entwicklungen während der Bewusstlosigkeit des Patienten bzw. der Patientin niedergeschrieben werden. Nach eigenem Ermessen können die Patient:innen ihr persönliches Tagebuch im Nachhinein lesen. Somit bietet sich ihnen die Möglichkeit, die Zeit der Bewusstseinsstörung zu rekonstruieren und die Erfahrungen auf der Intensivstation zu verstehen. Während die Wirksamkeit des Intensivtagebuchs im Hinblick auf die Reduktion von PTBS-Symptomen im Vergleich zur Standardbehandlung bei Patient:innen mittlerweile nachgewiesen werden konnte (9 Studien mit signifikanter, kleiner Effektstärke; Sun et al., 2021), ist die Evidenz zur Wirksamkeit bei Angehörigen bislang uneindeutig (4 Studien mit nicht-signifikanter, kleiner Effektstärke; Brandao Barreto et al., 2019).

2.3.2 Internetbasierte Interventionen

Internetbasierte Interventionen nutzen meist etablierte, erkrankungsspezifische Behandlungsmanuale, um diese für die asynchrone Kommunikation mit der Therapeutin bzw. dem Therapeuten über das Internet zu adaptieren. Dabei handelt es sich vor allem um Interventionen, die in Form von manualbasierten, therapeutengestützten kognitiv-verhaltenstherapeutischen Schreibtherapien durchgeführt werden. Internetbasierte Therapien stellen eine Ergänzung zu herkömmlichen Therapieangeboten dar und gehen zudem mit medienspezifischen Vorteilen einher. Dazu zählen die geographische und zeitliche Unabhängigkeit, die visuelle Anonymität und die dadurch bedingte Reduktion von Scham und krankheitsbedingten Barrieren sowie vor allem die Möglichkeit der Versorgung von mobilitätseingeschränkten Patient:innen. Letztgenannter Punkt ist für viele betroffene Patientinnen und Patienten aufgrund der häufig schweren körperlichen Langzeitfolgen infolge der o. g. Erkrankungen von großer Bedeutung. Internetbasierte Behandlungsmanuale wurden bislang für verschiedene Zielgruppen bzw. Kontexte entwickelt und evaluiert (Küster et al., 2016), u. a. auch zur Behandlung der PTBS nach medizinischen Traumata. Entsprechende Beispiele werden im Folgenden kurz beschrieben.

Im Rahmen einer internetbasierten expressiven Schreibtherapie für Transplantationspatient:innen (Possemato et al., 2010) wurden die Patient:innen gebeten, in drei Texten über ihre tiefsten Gedanken und Gefühle im Zusammenhang mit ihrer Nierenerkrankung und -transplantation zu schreiben. In einer randomisiert-kontrollierten Studie wurde geprüft, inwiefern die expressive Schreibtherapie Vorteile gegenüber einer Kontrollgruppe hatte, in der die Patient:innen über medizinische Fakten im Zusammenhang mit Erkrankung und Transplantation schreiben sollten. Im Vergleich zu dieser Kontrollgruppe war eine signifikante Verbesserung der transplantationsbezogenen Lebensqualität festzustellen. Die posttraumatische Stresssymptomatik konnte nicht signifikant reduziert werden, jedoch zeigte sich im Vergleich der beiden Behandlungsbedingungen eine kleine bis mittlere Effektstärke (d = 0,42).

Im Gegensatz zur expressiven Schreibtherapie beziehen verschiedene kognitiv-behaviorale Schreibtherapien Rückmeldungen eines Therapeuten bzw. einer Therapeutin in die Therapie ein. So liegt beispielsweise ein adaptiertes Manual einer internetbasierten kognitiv-behavioralen Schreibtherapie speziell für Patient:innen nach intensivmedizinischer Behandlung einer lebensbedrohlichen Erkrankung vor (Gawlytta et al., 2017b). Bei dieser Behandlung werden Patient:innen gebeten, insgesamt zehn Texte zu schreiben. In den ersten drei Texten verfassen die Teilnehmer:innen eine biografische Rekonstruktion der Lebensgeschichte bis zur Erkrankung, in den darauffolgenden vier Texten findet eine In-sensu-Traumaexposition statt. Abschließend wird innerhalb der letzten drei Schreibaufgaben eine kognitive Umstrukturierung angeregt. Eine Besonderheit dieses Behandlungsangebotes ist, dass auch Partner der Patient:innen in die Behandlung eingebunden sind und im Falle einer erhöhten psychischen Belastung ebenfalls an der Behandlung teilnehmen können.

Im Vergleich zu einer Wartelisten-Kontrollbedingung konnten keine signifikanten Vorteile der Schreibtherapie im Hinblick auf die Reduktion der PTBS-Symptomatik festgestellt werden (Analyse aller Studienteilnehmer nach Intent-To-Treat-Prinzip; Gawlytta et al., 2022). Die Patienten und Patientinnen, die die Behandlung abgeschlossen hatten, wiesen jedoch nach der Schreibtherapie eine signifikant geringere PTBS-Symptomschwere auf als vor der Schreibtherapie (Prä-Post-Analyse: d = −2,16; Reck et al., 2023).

Ein ähnliches Behandlungsmanual einer internetbasierten kognitiv-behavioralen Schreibtherapie richtet sich an Eltern, die ein Kind während der Schwangerschaft verloren haben (Kersting et al., 2013). Im Vergleich zu einer Wartelisten-Kontrollgruppe konnten große Effekte der Behandlung auf die PTBS-Symptomatik nachgewiesen werden (d = 0.88).

Weitere Manuale für internetbasierte kognitiv-behaviorale Therapien gibt es für Frauen mit negativen bzw. traumatischen Geburtserfahrungen. Bei Frauen mit klinisch relevanten PTBS-Symptomen nach der Geburt führte die Therapie im Vergleich zu einer Warteliste zu einer signifikanten Reduktion der PTBS-

Symptome (d = 0,82; Nieminen et al., 2016). In einer weiteren Studie, in der Frauen mit negativer Geburtserfahrung, Kaiserschnitt oder starken Blutungen unabhängig von einer klinisch relevanten PTBS-Symptomatik die internetbasierte kognitiv-behaviorale Therapie erhielten, konnten keine Effekte auf die Reduktion der PTBS-Symptomatik nachgewiesen werden (Sjömark et al., 2022).

2.4 Zusammenfassung

Die in diesem Kapitel dargestellten Befunde zeigen, dass medizinische Traumatisierungen ein wichtiges Forschungs- und Handlungsfeld darstellen und in vielen medizinischen Kontexten von Bedeutung sind. Es wird auch deutlich, dass an vielen Stellen die Evidenzlage, insbesondere zur Wirksamkeit von spezifischen Interventionen, noch sehr begrenzt ist. Wichtig ist, dass nicht nur Patient:innen, sondern auch deren Angehörige als potentiell Traumatisierte in Betracht gezogen werden. Die Prävention medizinischer Traumatisierungen bedarf der Aufmerksamkeit für die Thematik und der Schulung des medizinischen Personals. Auch wenn nicht alle medizinischen Traumatisierungen so zu verhindern sind (z. B. die durch kardiale Notfälle), lassen sich z. B. Traumatisierungen durch intraoperative Wachheit durch eine sachgerechte Narkose minimieren.

Ein zweiter wichtiger Aspekt ist die Identifikation der Patient:innen, die von medizinischen Traumatisierungen betroffen sind. Treten posttraumatische Symptome auf und bestehen sie über längere Zeit, bedarf es der Mitbehandlung durch Psychiater und Psychotherapeuten. Schließlich soll auch noch einmal auf die negativen Effekte von medizinischen Traumatisierungen auf z. B. Krankheitsverlauf, Lebenserwartung und Compliance hingewiesen werden.

2.5 Literatur

Agarwal S., Birk J. L., Abukhadra S. L., Roja D. A., Cornelius T. M., Bergman M., Chang B. P., Edmondson D. E. & Kronish I. M. (2022). Psychological distress after sudden cardiac arrest and its impact on recovery. *Current Cardiology Reports*, 24 (10), 1351–1360.

Andersen L. B., Melvaer L. B., Videbech P., Lamont R. F. & Joergensen J. S. (2012). Risk factors for developing post-traumatic stress disorder following childbirth: A systematic review. *Acta Obstetricia et Gynecologica Scandinavica*, 91 (11), 1261–1272.

Andrade J., Deeprose C. & Barker I. (2008). Awareness and memory function during paediatric anaesthesia. *British Journal of Anaesthesia*, 100 (3), 389–396.

Ayers S. (2004). Delivery as a traumatic event: Prevalence, risk factors, and treatment for postnatal posttraumatic stress disorder. *Clinical Obstetrics and Gynecology*, 47 (3), 552–567.

Azoulay E., Pochard F., Kentish-Barnes N., Chevret S., Aboab J., Adrie C. et al. (2005). Risk of posttraumatic stress symptoms in family members of intensive care unit patients. *American Journal of Respiratory and Critical Care Medicine*, 171 (9), 987–94.

Bischoff P. & Rundshagen I. (2011). Unerwünschte Wachheit während der Narkose. *Deutsches Ärzteblatt*, 108 (1–2), 1–7.

Brandao Barreto B., Luz M., Rios M. N. O., Lopes A. A. & Gusmao-Flores D. (2019). The impact of intensive care unit diaries on patients' and relatives' outcomes: A systematic review and meta-analysis. *Critical Care*, 23 (1), 411; https://doi.org/10.1186/s13054-019-2678-0.

Bronner M. B., Knoester H., Bos A. P., Last B. F. & Grootenhuis M. A. (2008). Follow-up after paediatric intensive care treatment: Parental posttraumatic stress. *Acta Paediatrica*, 97 (2), 181–186.

Cyr S, Guo D. X, Marcil M. J., Dupont P., Jobindon L., Benrimoh D., Guertin M. C. & Brouillette,J.

(2021). Posttraumatic Stress Disorder prevalence in medical populations: A systematic review and meta-analysis. *General Hospital Psychiatry*, 69, 81–93.

Davidson J. E., Jones C. & Bienvenu O. J. (2012). Family response to critical illness: Postintensive care syndrome-family. *Critical Care Medicine,* 40 (2), 618–24.

Davydow D. S., Richardson L. P., Zatzick D. F. & Katon W. J. (2010). Psychiatric morbidity in pediatric critical illness survivors: A comprehensive review of the literature. *Archives of Pediatrics & Adolescent Medicine,* 164 (4), 377–385.

Davydow D. S., Lease E. D. & Reyes J. D. (2015). Posttraumatic stress disorder in organ transplant recipients: A systematic review. *General Hospital Psychiatry,* 37, 387–398.

DGAI & BDA (Deutsche Gesellschaft für Anästhesiologie & Intensivmedizin, Berufsverband deutscher Anästhesisten) (2021). Pressemappe 175 Jahre Anästhesie im Jahr 2021. Im Internet: https://www.dgai.de/aktuelles-2/1609-pressemappe-175-jahre-anaesthesie-2021/file.html (Zugriff: 4.4.2024).

Edmondson D., Richardson S., Falzon L., Davidson K. W., Mills M. A. & Neria Y. (2012). Posttraumatic stress disorder prevalence and risk of recurrence in acute coronary syndrom patients: A meta-analytic review. *PLoS One,* 7 (6), e38915; https://doi.org/10.1371/journal.pone.0038915.

Edmondson D., Richardson S., Fausett J. K., Falzon L., Howard V. J. & Kronish I. M. (2013). Prevalence of PTSD in survivors of stroke and transient ischemic attacks: A meta-analytic review. *PLoS One,* 8 (6), e66435; https://doi.org/10.1371/journal.pone.0066435.

Falkai P. & Wittchen H. U. (2013). *Diagnostisches und Statistisches Manual Psychischer Störungen – DSM-5.* Göttingen: Hogrefe.

Garthus-Niegel S., von Soest T., Vollrath M. E. & Eberhard-Gran M. (2013). The impact of subjective birth experiences on post-traumatic stress symptoms: A longitudinal study. *Archives of Women's Mental Health,* 16 (1), 1–10.

Garthus-Niegel S., Knoph C., von Soest T., Nielsen C. S. & Eberhard-Gran M. (2014). The role of labor pain and overall birth experience in the development of posttraumatic stress symptoms: A longitudinal cohort study. *Birth,* 41 (1), 108–115.

Gawlytta R., Wintermann G. B., Jaenichen D., Knaevelsrud C., Niemeyer H., Böttche M. & Rosendahl J. (2017a). Posttraumatische Belastungsstörung nach intensivmedizinischer Behandlung einer Sepsis: Patienten und deren Partner als Betroffene. *Trauma und Gewalt,* 11 (4), 308–318.

Gawlytta R., Niemeyer H., Böttche M., Scherag A., Knaevelsrud C. & Rosendahl J. (2017b). Internet-based cognitive-behavioural writing therapy for reducing posttraumatic stress after intensive care for sepsis in patients and their spouses (REPAIR): Study protocol for a randomised-controlled trial. *BMJ Open,* 7, e014363; doi: 10.1136/bmjopen-2016-014363.

Gawlytta R., Kesselmeier M., Scherag A., Niemeyer H., Boettche M., Knaevelsrud C. & Rosendahl J. (2022). Internet-based cognitive-behavioral writing therapy for reducing posttraumatic stress after severe sepsis in patients and their spouses (REPAIR): Results of a randomized controlled trial. *BMJ Open,* 12, e050305; https://doi.org/10.1136/bmjopen-2021-050305.

Grekin R. & O'Hara M. W. (2014). Prevalence and risk factors of postpartum posttraumatic stress disorder: A meta-analysis. *Clinical Psychology Review,* 34 (5), 389–401.

Heyne C.-S., Kazmierczak M., Souday R., Horesh D., Lambregtse-van den Berg M., Weigl T. & Garthus-Niegel S. (2022). Prevalence and risk factors of birth-related posttraumatic stress among parents: A comparative systematic review and meta-analysis. *Clinical Psychology Review*, 94, 102157.

Jaenichen D., Brunkhorst F. M., Strauß B. & Rosendahl J. (2012). Körperliche und psychische Langzeitfolgen nach intensivmedizinischer Behandlung einer schweren Sepsis bei Patienten und Angehörigen. *Psychotherapie, Psychosomatik, Medizinische Psychologie,* 62 (09/10), 335–343.

Janicsák H., Ungvari G. S. & Gazdag G. (2021). Psychosocial aspects of hematopoietic stem cell transplantation. *World Journal of Transplantation,* 11 (7), 263–276.

Janiri D., Carfì A., Kotzalidis G. D., Bernabei R., Landi F., Sani G. & Gemelli Against COVID-19 Post-Acute Care Study Group (2021). Posttraumatic stress disorder in patients after severe COVID-19 infection. *JAMA Psychiatry,* 78 (5), 567–569.

Kersting A., Dölemeyer R., Steinig J., Walter F., Kroker K., Baust K. & Wagner B. (2013). Brief internet-based intervention reduces posttraumatic stress and prolonged grief in parents after the loss of a child during pregnancy: A randomized controlled trial. *Psychotherapy and Psychosomatics,* 82 (6), 372–381.

Kim M. C., Fricchione,G. L. & Akeju O. (2021). Accidental awareness under general anesthesia: Incidence, riskfactors, and psychological management. *BJA Education*, 21 (4), 154–161.

Krauseneck T., Krähenmann O., von Heimendahl J., Schelling G. & Padberg F. (2007). Psychiatrische Erkrankungen auf der Intensivstation – Teil III: Psychische Reaktionen, affektive Erkrankungen und Angststörungen. *Anästhesiologie, Intensivmedizin, Notfallmedizin, Schmerztherapie,* 42 (3), 180–187.

Küster A., Niemeyer H. & Knaevelsrud C. (2016). Internet-based interventions for posttraumatic stress: A meta-analysis of randomized controlled trials. *Clinical Psychology Review,* 43, 1–16.

Lopez U., Habre W., Laurencon M., Haller G., Van der Linden M. & Iselin-Chaves I. A. (2007). Intra-operative awareness in children: The value of an interview adapted to their cognitive abilities. *Anaesthesia,* 6 2(8), 778–789.

Manne S., DuHamel K., Nereo N., Ostroff J., Parsons S., Martini R., Williams S., Mee L. et al. (2002). Predictors of PTSD in mothers of children undergoing bone marrow transplantation: The role of cognitive and social processes. *Journal of Pediatric Psychology,* 27 (7), 607–617.

Martini J., Weidner K., Junge-Hoffmeister J. & Garthus-Niegel S. (2017). Posttraumatische Belastungsstörung (PTBS) in der Peripartalzeit: Bedingungsfaktoren, diagnostische Besonderheiten und Implikationen für Mutter und Kind. *Trauma und Gewalt,* 11 (4), 280–293.

McKeown L., Burke K., Cobham V. E., Kimball H., Foxcroft K. & Callaway L. (2023). The prevalence of PTSD of mothers and fathers of high-risk infants admitted to NICU: A systematic review. *Clinical Child and Family Psychology Review,* 26 (1), 33–49.

Mosher C. E., Redd W. H., Rini C. M., Burkhalter J. E. & DuHamel K. N. (2009). Physical, psychological, and social sequelae following hematopoietic stem cell transplantation: A review of the literature. *Psycho-Oncology,* 18 (2), 113–127.

Myers Virtue S., Manne S. L., Mee L., Bartell A., Sands S., Gajda T. M. & Darabos K. (2014). Psychological distress and psychiatric diagnoses among primary caregivers of children undergoing hematopoietic stem cell transplant: An examination of prevalence, correlates, and racial/ethnic differences. *General Hospital Psychiatry*, 36 (6), 620–626

Needham D. M., Davidson J., Cohen H., Hopkins R. O., Weinert C., Wunsch H., Zawistowski C., Bemis-Dougherty A. et al. (2012). Improving long-term outcomes after discharge from intensive care unit: Report from a stakeholders' conference. *Critical Care Medicine,* 40 (2), 502–509.

Nelson L. P. & Gold J. I. (2012). Posttraumatic stress disorder in children and their parents following admission to the pediatric intensive care unit: A review. *Pediatric Critical Care Medicine,* 13 (3), 338–347.

Nieminen K., Berg I., Frankenstein K., Viita L., Larsson K., Persson U.et al. (2016). Internet-provided cognitive behaviour therapy of posttraumatic stress symptoms following childbirth – A randomized controlled trial. *Cognitive Behaviour Therapy,* 45 (4), 287–306.

Olde E., van der Hart O., Kleber R. & Van Son M. (2006). Posttraumatic stress following childbirth: A review. *Clinical Psychology Review,* 26 (1), 1–16.

Parker A. M., Sricharoenchai T., Raparla S., Schneck K. W., Bienvenu O. J. & Needham D. M. (2015). Posttraumatic stress disorder in critical illness survivors: A metaanalysis. *Critical Care Medicine,* 43 (5),1121–1129.

Possemato K., Ouimette P. & Geller P. A. (2010). Internet-based expressive writing for kidney transplant recipients: Effects on posttraumatic stress and quality of life. *Traumatology,* 16 (1), 49–54.

Reck J., Gawlytta R., Kesselmeier M., Böttche M., Niemeyer H., Knaevelsrud C. & Rosendahl J. (2023). Differentielle Wirksamkeit einer internetbasierten kognitiv-behavioralen Schreibtherapie zur Reduktion von PTBS-Symptomen nach intensivmedizinischer Behandlung: Ergebnisse einer Per-Protokoll-Analyse. *Psychiatrische Praxis,* 50 (5), 256–263; doi: 10.1055/a-1997-9556.

Rees G., Gledhill J., Garralda M. E. & Nadel S. (2004). Psychiatric outcome following paediatric intensive care unit (PICU) admission: A cohort study. *Intensive Care Medicine,* 30 (8), 1607–1614.

Rosendahl J., Brunkhorst F. M., Jaenichen D. & Strauss B. (2013). Physical and mental health in patients and spouses after intensive care of severe sepsis: A dyadic perspective on long-term sequelae testing the actor-partner interdependence model. *Critical Care Medicine*, 41 (1), 69–75.

Rundshagen I. (2009). Intraoperative Wachheit. *Anästhesiologie & Intensivmedizin*, 50, 296–308.

Schelling G., Briegel J., Roozendaal B., Stoll, C., Rothenhäusler H. B. & Kapfhammer H. P. (2001). The effect of stress doses of hydrocortisone during septic shock on posttraumatic stress disorder in survivors. *Biological Psychiatry*, 50 (12), 978–985.

Schuster M., Deffner T. & Rosendahl J. (2023). Psychische Folgen intensivmedizinischer Behandlung von COVID-19 bei Patienten und Angehörigen. *Psychotherapie. Psychosomatik. Medizinische Psychologie*, 73 (11), 449–456.

Shears D., Nadel S., Gledhill J. & Garralda M. E. (2005). Short-term psychiatric adjustment of children and their parents following meningococcal disease. *Pediatric Critical Care Medicine*, 6 (1), 39–43.

Slade P. (2006). Towards a conceptual framework for understanding post-traumatic stress symptoms following childbirth and implications for further research. *Journal of Psychosomatic Obstetrics & Gynecology*, 27 (2), 99–105.

Sjömark J., Svanberg A. S., Larsson M., Viirman F., Poromaa I. S., Skalkidou A., Jonsson M. & Parling T. (2022). Effect of internet-based cognitive behaviour therapy among women with negative birth experiences on mental health and quality of life – a randomized controlled trial. *BMC Pregnancy and Childbirth*, 22 (1), 835; https://doi.org/10.1186/s12884-022-05168-y.

Soet J. E., Brack G. A. & DiIorio C. (2003). Prevalence and predictors of women's experience of psychological trauma during childbirth. *Birth*, 30 (1), 36–46.

Sun X., Huang D., Zeng F., Ye Q., Xiao H., Lv D., Zhao P. & Cui X. (2021). Effect of intensive care unit diary on incidence of posttraumatic stress disorder, anxiety, and depression of adult intensive care unit survivors: A systematic review and meta-analysis. *Journal of Advanced Nursing*, 77 (7), 2929–2941.

Supelana C., Annunziato R., Kaplan D., Helcer J., Stuber M. & Shemesh E. (2016). PTSD in solid organ transplant recipients: Current understanding and future implications. *Pediatric Transplantation*, 20 (1), 23–33.

Taquet M., Geddes J. R., Husain M., Luciano S. & Harrison P. J. (2021a). 6-month neurological and psychiatric outcomes in 236 379 survivors of COVID-19: A retrospective cohort study using electronic health records. *Lancet Psychiatry*, 8 (5), 416–427.

Taquet M., Luciano S., Geddes J. R. & Harrison P. J. (2021b). Bidirectional associations between COVID-19 and psychiatric disorder: Retrospective cohort studies of 62 354 COVID-19 cases in the USA. *Lancet Psychiatry*, 8 (2), 130–140.

Taskıran G., Sürer Adanır A. & Özatalay E. (2016). Living with the unknown: Posttraumatic stress disorder in pediatric bone marrow transplantation survivors and their mothers. *Pediatric Hematology and Oncology*, 33 (3), 209–218.

Vilchinsky N., Ginzburg K., Fait K. & Foa E. B. (2017). Cardiac-disease-induced PTSD (CDI-PTSD): A systematic review. *Clinical Psychology Review*, 55, 92–106.

WHO (World Health Organization) (2022). *International statistical classification of diseases and related health problems*. 11. Aufl. ICD-11; https://icd.who.int/.

Wintermann G., Weidner K., Strauss B., Rosendahl J. & Petrowski K. (2016). Predictors of posttraumatic stress and quality of life in family members of chronically critically ill patients after intensive care. *Annals of Intensive Care*, 6 (1), 69;. doi: 10.1186/s13613-016-0174-0.

MONIKA HAUSER UND KARIN GRIESE

3. »Zeigt auf die Täter, nicht auf mich.«[1] Sexualisierte Gewalt in bewaffneten Konflikten

3.1 Einleitung

In allen Kriegs- und Konfliktgebieten sind Frauen und Mädchen[2] Vergewaltigungen und anderen Formen sexualisierter Gewalt durch Soldaten, Paramilitärs, Polizisten und auch Zivilisten ausgesetzt. In den letzten Jahren weisen Studien und Berichte zunehmend nach, dass auch Männer und Jungen (Nesterko et al., 2021; Touquet et al., 2020; Sivakumaran, 2010; Chynoweth et al., 2020) sowie LGBTIQ+-Personen[3] (Human Rights Watch, 2020) in größerem Umfang konfliktbezogener sexualisierter Gewalt ausgesetzt sind. Diese spezifische Form von Gewalt bedeutet für die Überlebenden eine extrem demütigende Erfahrung, die zu anderen traumatischen Kriegserlebnissen hinzukommt. Tabu, Beschweigen und Stigmatisierung, Beschämung und Schuldzuweisungen und zum Teil auch die Isolation im sozialen Umfeld erschweren den Zugang zu Unterstützungsangeboten für die Betroffenen. Die Wahrscheinlichkeit, dass sich eine Posttraumatische Belastungsstörung (PTBS) entwickelt, ist nach Vergewaltigungen mit bis zu 50 % besonders hoch (Flatten et al., 2004). Es ist davon auszugehen, dass besonders schwere und wiederholte Gewalterfahrungen im Kriegskontext – wie u. a. auch sexuelle Ausbeutung

1 Studienteilnehmerin und ehemalige Klientin von Medica Zenica in Bosnien und Herzegowina, Medica Zenica & medica mondiale, 2014, S. 5.

2 Wenn wir hier die Begriffe »Frauen«, »Mädchen«, »Männer«, »Jungen« verwenden, schließen wir Transgender-Personen mit ein. Es gibt viele verschiedene Geschlechtsidentitäten, denen sich Menschen zugehörig fühlen können. medica mondiale e. V. versteht weder das sozial konstruierte noch das biologische Geschlecht binär, sondern als ein Spektrum, bei dem »weiblich« und »männlich« die gegenüberliegenden Enden darstellen und es viele weitere Möglichkeiten des Dazwischen gibt. Der Begriff »trans(gender)« bezeichnet Menschen, deren Geschlechtsidentität nicht mit dem ihnen bei der Geburt zugewiesenen Geschlecht übereinstimmt. Nicht-binäre Personen begreifen sich, ungeachtet ihrer Genitalien, weder als Mann oder Frau (siehe https://medicamondiale.org/service/glossar/gender).
Wo möglich, versuchen wir kontextspezifisch und präzise zu formulieren, um welche Personengruppe es geht. In diesem Kapitel geht es um ganz unterschiedliche Menschen, die von patriarchaler Gewalt betroffen sind.
Wir verwenden den Doppelpunkt beim Gendern als eine nicht-binäre Schreibweise, die verdeutlicht, dass zwischen Männern und Frauen noch weitere geschlechtliche Identitätsentwürfe stehen können. Wir verwenden diese Schreibweise auch, wenn wir vermuten, dass es sich um »rein weibliche« Kontexte handelt, um Raum für geschlechtliche Identitäten jenseits von Vermutungen und Zuschreibungen zu lassen.

3 Das Akronym LGBTIQ+ kommt aus dem Englischen und steht für lesbian, gay, bisexual, transgender, intersexual und queer. Das Plus-Zeichen steht für weitere nicht benannte Identitäten (siehe https://medicamondiale.org/service/glossar/lgbtiq/-lsbtiq).

und Folter – eine komplexe Posttraumatischen Belastungsstörung (kPTBS) (Schäfer et al., 2019) zur Folge haben können. Eine individuelle klinische Beschreibung greift zu kurz, um die Hintergründe und Folgen sexualisierter Gewalt im Krieg zu erfassen. Die häufig in großem Ausmaß ausgeübte Gewalt hat meist tiefgreifende Folgen auch auf das soziale Gefüge einer Gesellschaft. Sie wirkt oft ein Leben lang und kann auch in den darauffolgenden Generationen noch ihre Spuren hinterlassen.

3.2 Ausmaß und Hintergründe sexualisierter Kriegsgewalt

3.2.1 Definition und Funktion von sexualisierter Gewalt in bewaffneten Konflikten

Die Vereinten Nationen fassen unter dem Begriff *konfliktbezogene sexuelle Gewalt* »Vergewaltigung, sexuelle Sklaverei, Zwangsprostitution, Zwangsschwangerschaft, Zwangsabtreibung, erzwungene Zwangssterilisation, Zwangsheirat und jede andere Form sexueller Gewalt von vergleichbarer Schwere, die gegen Frauen, Männer, Mädchen oder Jungen verübt wird und die direkt oder indirekt mit einem Konflikt verbunden ist. Der Begriff umfasst auch Menschenhandel mit dem Ziel der sexuellen Gewalt und/oder Ausbeutung, wenn er in Konfliktsituationen erfolgt« (UN Peacekeeping, o. J.; [frei übersetzt durch Verf.]). Der in diesem Artikel verwendete Begriff »sexualisierte Gewalt« hebt das Ausüben von Macht hervor, für die Sexualität als Mittel genutzt wird.

Je nach Kriegskontext wird sexualisierte Gewalt strategisch eingesetzt und funktionalisiert. So wurde sie u. a. in Bosnien-Herzegowina ab 1992, im Kosovo während der kriegerischen Eskalation ab 1998 sowie 1994 beim Völkermord in Ruanda gezielt als Mittel zur Vertreibung von großen Teilen der Bevölkerung eingesetzt. Im Osten der Demokratischen Republik Kongo hält diese Gewalt bis heute an (vgl. medica mondiale, 2024; Türk, 2024; AI, 2024) – nach Schätzungen der Vereinten Nationen sind seit 1998 rund 200 000 Frauen davon betroffen (UN Security Council, 2017). Im Zuge des Völkermordes an religiösen oder ethnischen Minderheiten wie den Jesid:innen im Nordirak übte der sogenannte Islamische Staat 2014 massive sexualisierte Gewalt an Zivilist:innen u. a. in Form von sexueller Versklavung aus (ebd., 2017). Das Terrornetzwerk nutzte die Aussicht auf sexuellen Zugang zu und Macht über Frauen(körper), um neue Mitglieder zu rekrutieren oder Mitglieder für ihre »Leistungen« zu belohnen (ebd.). Seit Beginn des russischen Angriffskriegs auf die Ukraine im Februar 2022 gibt es zahlreiche Berichte, die Vergewaltigungen im Kriegsgebiet dokumentieren (Human Rights Council, 2023). Auch im Kontext der terroristischen Attacke am 7. 10. 23 durch Hamas im Süden Israels wurde in hohem Ausmaß sexualisierte Gewalt ausgeübt.

Wichtig ist festzuhalten, dass Kriegsvergewaltigungen keines expliziten Befehles bedürfen. In vielen Fällen werden sie stillschweigend von Armee- oder paramilitärischer Führung – seien es die reguläre staatliche Armee, Paramilitärs oder auch UN-/Nato-Truppen – ignoriert, toleriert oder sogar indirekt gefördert:

> »Wenn beispielsweise von russischer Seite nichts unternommen wird, was zur Strafverfolgung der Täter beiträgt, dann ist ein Befehl nicht nötig. Ganz im Gegenteil hat Putin die Soldaten, die in der ukrainischen Stadt Butscha für verschiedenste Gräueltaten verantwortlich ge-

> macht werden, öffentlich geehrt. Das ist ein eindeutiger Code, dass diese Art von Gewalt begrüßt wird« (Hauser, 2023; Interview mit S. Arndt).

Schon in Bosnien-Herzegowina und der Demokratischen Republik Kongo gab es Berichte und Studien, die zeigten, dass auch Männer und Jungen sexualisierter Gewalt ausgesetzt waren. Auch in Bezug auf die Syrienkrise wird von einem erschreckend hohen Ausmaß an sexualisierter Gewalt gegen geflüchtete Männer und Jungen berichtet (UNHCR, 2017) und zudem von verstärkter Gewaltausübung gegen Transgender-Frauen und non-binäre Menschen u. a. aufgrund der ihnen zugeschriebenen Geschlechtsidentität und ihres gender-nonkonformen Aussehens oder Verhaltens. Übergriffe erfolgen auch gegen Männer aufgrund ihrer vermuteten homosexuellen Orientierung (Human Rights Watch, 2020). Männer sind u. a. analen und oralen Vergewaltigungen sowie Genitalfolter ausgesetzt oder werden gezwungen, andere Menschen – oft Familienangehörige – zu vergewaltigen oder deren Vergewaltigung beizuwohnen.

Die Möglichkeiten der Funktionalisierung sexualisierter Kriegsgewalt greifen aufgrund der weltweit vorherrschenden ungleichen Geschlechterverhältnisse. So spielt auch bei der Vergewaltigung von Männern die Geschlechterhierarchie eine Rolle. Die Vergewaltigung von Männern ist oft mit vermeintlicher »Entmännlichung«, »Feminisierung« und »Homosexualisierung« assoziiert und greift so die gesellschaftliche Konstruktion von (militarisierter) Männlichkeit in bewaffneten Konflikten an (Sivakumaran, 2007).

Ungleiche Geschlechterverhältnisse und Machtasymmetrien machen auch vor den Organisationen nicht halt, die eigentlich dazu da sein sollten, den Betroffenen zu helfen. Das zeigen die bekannt gewordenen Skandale um sexuelle Ausbeutung, Missbrauch und Belästigung (SEAH, = sexual exploitation, abuse and harassment) im Kontext internationaler Zusammenarbeit und humanitärer Hilfe (UNHCR & SC-UK, 2002; Mednick & Craze, 2022).

Die Komplexität der Bedingungsfaktoren und Unterschiedlichkeit der Tätergruppen darf über eines nicht hinwegtäuschen: Es handelt sich bei sexualisierter Gewalt im Kontext von Kriegen und Konflikten nie um singuläre Ereignisse, die nur im Zeitraum des Konfliktes vorkommen. Sie ist vielmehr als ein Kontinuum von Gewaltstrukturen zu betrachten, die sich aufgrund weltweit vorherrschender ungleicher Geschlechterverhältnisse etabliert haben, bereits in »Friedenszeiten« vorhanden sind und in Postkonfliktgesellschaften weiter persistieren (Krause, 2015). Diese ungleichen Geschlechterverhältnisse basieren auf patriarchalen Machtdynamiken, die sich in heutigen Kriegs- und Konfliktgebieten oft verschränkt mit imperialen und (post-)kolonialen Herrschaftspraktiken entwickelt haben.

> »Überall auf der Welt ist Gewalt gegen Frauen allgegenwärtig, weit verbreitet und inakzeptabel. Gewalt gegen Frauen ist auf vielfältige und sich überschneidende Formen von Diskriminierung und Ungleichheit zurückzuführen und steht in engem Zusammenhang mit der sozialen und wirtschaftlichen Lage von Frauen. Unabhängig davon, ob sie in Zeiten von Konflikten, in der Zeit nach Konflikten oder im so genannten Frieden auftreten, sind die verschiedenen Formen und Erscheinungsformen von Gewalt gegen Frauen gleichzeitig Ursache und Folge von Diskriminierung, Ungleichheit und

Unterdrückung.« (Manjoo, ehemalige UN-Sonderberichterstatterin über Gewalt gegen Frauen, UN General Assembly 2011, S. 6 [frei übersetzt durch Verf.])

3.2.2 Schweigen und Tabuisierung – auch in Deutschland

Es ist davon auszugehen, dass die Mehrheit der Überlebenden von sexualisierter Kriegsgewalt in patriarchal strukturierten Gesellschaften ihr Leben lang über das schweigt, was ihnen widerfahren ist – aus Scham und Angst vor Ausgrenzung, aber auch zu ihrem eigenen Schutz oder dem ihrer Familie. Auch im Nachkriegsdeutschland wurde sexualisierte Gewalt an Frauen (und Männern) im Zweiten Weltkrieg weitgehend tabuisiert, viele der Überlebenden konnten nach dem Krieg oft mit kaum jemandem über ihre schrecklichen Erlebnisse sprechen (Eichhorn & Kuwert, 2011). Im Zweiten Weltkrieg wurden während Flucht und Vertreibung Frauen und Mädchen in großem Ausmaß vergewaltigt, am Ende des Krieges gab es Massenvergewaltigungen durch die Rote Armee und auch Vergewaltigungen durch die westlichen Alliierten (Gebhardt, 2015). Wenig thematisiert ist, dass auch Wehrmachtssoldaten und SS-Angehörige bei ihren Vernichtungsfeldzügen, in Konzentrationslagern und während der Besatzung sexualisierte Gewalt ausübten (Beck, 1999). Sintezza- und Romnifrauen, Jüd:innen, Russ:innen, Pol:innen, Sozialist:innen, Kommunist:innen, lesbische und queere Frauen sowie andere verfolgte Gruppen erfuhren Gewalt durch Zwangsprostitution in vom Nazi-Regime errichteten Bordellen (Amesberger et al., 2004).

3.3 Folgen von Vergewaltigungen im Krieg

Um Überlebenden sexualisierter Kriegsgewalt angemessene Unterstützung anbieten zu können, ist es wichtig, sich mit den Spezifika dieser Form von Traumatisierung auseinanderzusetzen.

3.3.1 Besonderheiten der Traumatisierung durch sexualisierte Gewalt in Kriegs- und Konfliktregionen

Kriegsvergewaltigungen finden häufig im Kontext weiterer traumatisierender Ereignisse statt (wie z. B. Kriegshandlungen, Ermordung oder Bedrohung von Familienmitgliedern). Sie gehen oft mit massiver Gewaltausübung einher, die bewusst darauf abzielt, die Opfer schwer zu verletzen. So werden Gegenstände in die Vagina eingeführt, Frauen werden verstümmelt oder über einen langen Zeitraum von mehreren Männern vergewaltigt, Männer kastriert. Dazu kommen bewusste Erniedrigungen und Demütigungen durch bestimmte Sexualpraktiken, aber auch dadurch, dass Menschen vor den Augen ihrer Angehörigen oder der Gemeinde vergewaltigt und dazu noch verhöhnt und beschimpft werden. Bei Frauen richten sich die Angriffe oft gezielt auf ihre Reproduktionsfähigkeit. Gerade schwangere Frauen erfahren brutalste Gewalt, bei ethnisierten Konflikten werden Frauen zum Teil gezwungen, die Kinder aus der Vergewaltigung auszutragen, um dadurch die gegnerische Kriegspartei zu demütigen und die eigene ethnische Gruppierung zu stärken – wie z. B. in den 1990er Jahren aus dem Krieg in Bosnien bekannt wurde (Isikozlu & Millard, 2010). Viele Frauen werden entführt, über Monate in Lagern festgehalten und sexuell versklavt, ohne zu wissen, ob sie die Lager lebend verlassen werden. Frauen symbolisieren in patriarchalen Gesellschaften meist das Fortbestehen der Nation durch ihre Reproduktionsfähigkeit. Dieser sich zu bemächtigen bedeutet, den Kriegsgegner als Nation zu beschädigen. Der Frauenkörper ist in dieser patriarchalen Logik durch die monopolisierte/alleinige Verfügungsgewalt an den Ehemann gebunden, somit auch an seine Ehre bzw. jene seiner Familie. Darüber wird das soziale Gewebe der Gesellschaft angegriffen. Sexualisierte Gewalt funktioniert also auf verschiedenen Ebenen und ist deshalb so wirkmächtig. Auch Frauen, die als Soldat:innen oder Paramilitärs zwangsrekrutiert werden, erfahren oftmals ein hohes Ausmaß an sexualisierter Gewalt.

Frauen und Mädchen sind in Zeiten von kriegerischen Auseinandersetzungen – durch das Mitansehen oder durch eigenes Erleben der Gewalt – meist mehreren Traumatisierungssequenzen (Keilson, 2005) ausgesetzt: durch den Anstieg von sexuellen Übergriffen vor Kriegsausbruch (z. B. an Checkpoints), durch Vergewaltigungen im Krieg, durch weitere sexualisierte Gewalt und Ausbeutung auf der Flucht und in Flüchtlingslagern. Dabei stellen schon die permanente Bedrohung allein und die damit verbundene Angst eine extreme psychische Belastung dar. Dazu kommt die Sequenz der gesellschaftlichen Stigmatisierung und Ausgrenzung der Überlebenden aus ihren Familien und Gemeinden in der Nachkriegsphase. Auch hier zeigt sich ein Kontinuum patriarchal bedingter Gewalt, die nicht nur jegliche Bearbeitung der erlebten Gewalt erschwert, sondern oft auch neue Traumatisierungen bewirkt (Medica Zenica & medica mondiale, 2014).

Wie bei allen traumatischen Erfahrungen ist es für die psychische Verarbeitung sehr wichtig, wie die Erlebnisse von den Betroffenen selbst *und* von ihrem gesellschaftlichen Umfeld bewertet werden. Ein Psychotrauma ist also immer individuell und persönlich, aber eben nicht nur. Extrem problematisch ist hier, dass Frauen traditionell oft eine Mitverantwortung unterstellt wird und sie deshalb beschuldigt werden, die Ehre der Familie verletzt zu haben. Entsprechend haben viele Frauen und Mädchen oft ihr Leben lang mit Scham- und Schuldgefühlen zu kämpfen – zudem kann die tatsächliche Isolierung nicht nur retraumatisierend wirken, sondern auch existentielle Konsequenzen haben (siehe Abschnitt 3.3.2). Die Verarbeitung wird zudem durch die generelle Tabuisierung der Thematik, aber auch durch die extrem belastende und oft durch wirtschaftliche Not gekennzeichnete Nachkriegssituation erschwert, in der sich die Gewalt an Frauen oft in fast gleicher Intensität fortsetzt. Hinzu kommt eine unzureichende Gesundheitsversorgung in Kriegs- und Nachkriegszeiten. In der Demokratischen Republik Kongo müssen Frauen etwa teilweise drei Tage laufen, um die nächste Gesundheitsstation zu erreichen. Immer noch sind Gesundheitsfachkräfte und Hilfsorganisationen oft nur unzureichend auf den adäquaten Umgang mit von sexualisierter Gewalt betroffenen und traumatisierten Menschen vorbereitet. Für Männer und LGBTIQ+-Personen fehlen in den Konfliktregionen und in Geflüchtetencamps in der Regel angemessene niedrigschwellige Unterstützungsangebote sowie sichere Räume.

3.3.2 Folgen auf verschiedenen Ebenen

Die Folgen, unter denen die Frauen nach Kriegsvergewaltigungen zu leiden haben, betreffen verschiedene Ebenen. Dabei kommt den sozialen Folgen eine ganz maßgebliche Bedeutung zu. Oft sinkt infolge einer Vergewaltigung der soziale Status von Frauen und Mädchen: Verheiratete Frauen werden nicht selten von ihren Ehemännern verstoßen – wie es z. B. in der Demokratischen Republik Kongo häufig der Fall ist und auch vom gesellschaftlichen Umfeld erwartet wird. Junge Mädchen im Kosovo und in Afghanistan können nicht mehr heiraten, verlieren den »Wert« für ihre Familien, sie werden sozial marginalisiert, und nicht selten werden infolgedessen im Familienkontext nicht einmal mehr ihre Grundbedürfnisse nach ausreichend Nahrung und medizinischer Versorgung erfüllt. Zu den physischen Folgen gehört u. a., dass viele Frauen und Mädchen aufgrund der massiven Verletzungen oder auch als Langzeitfolge von Infektionen unfruchtbar werden, Fehlgeburten erleiden, durch schmerzhafte, unbehandelte Fistulabildungen inkontinent werden oder/und an HIV/AIDS und anderen sexuell übertragbaren Erkrankungen leiden. Hinzu kommen – wie auch bei anderen traumatischen Erfahrungen, die nicht bearbeitet werden können – Erkrankungen aufgrund von chronischem Stress, wie beispielsweise Bluthochdruck, Herzkreislauf- und Magen-Darm-Erkrankungen, erhöhte Anfälligkeit für Infektionen und Muskelverspannungen (z. B. taube Hände). Auch gibt es Hinweise auf eine erhöhte Rate an Krebserkrankungen unter Vergewaltigungsopfern (insbesondere Gebärmutterhalskrebs) (Coker et al., 2009). Sehr viele Überlebende zeigen somatoforme Reaktionen wie chronische Kopf-, Rücken- oder Unterleibsschmerzen, Erschöpfung oder auch unspezifische Schmerzen. Dabei ist dies oft der einzige sozial akzeptierte Weg für die Frauen, ihr Leiden auszudrücken, da es ihnen aufgrund der gesellschaftlichen Tabuisierung und Schuldzuweisungen häufig unmöglich ist, über die Gewalterfahrungen selbst oder auch über psychische Leiden zu sprechen.

Ungewollte Schwangerschaften und die Versorgung von Kindern, die infolge der Vergewaltigungen geboren wurden, führen oft zu lebenslanger Stigmatisierung und Isolation sowohl von Müttern als auch von ihren Kindern (Aßmann et al., 2015, Glaesmer et al., 2012). Auch die ökonomischen Folgen für die Frauen sind nicht zu unterschätzen, da viele aufgrund ihrer Verletzungen und der psychischen Belastung – zum Teil auch langfristig – nicht mehr in der Lage sind, den Lebensunterhalt für sich und ihre Kinder zu bestreiten (Medica Zenica & medica mondiale, 2014). So geraten Frauen oft in neue Abhängigkeiten und Ausbeutungsverhältnisse.

Auf psychischer Ebene sind häufig Depressionen, Ängste, Phobien, Probleme in Beziehungen und Sexualität, Promiskuität, Substanzmissbrauch sowie auch Selbstisolation die Folge. Bei Frauen und Mädchen, die sexualisierte Gewalt erfahren haben, verändert sich zum Teil ihre Wahrnehmung und Einstellung im Hinblick auf sich selbst und ihren Körper. Oft werten sie sich selbst ab. Dies wird noch verstärkt, wenn ihr soziales Umfeld sie stigmatisiert (Lindorfer, 2009).

Infolge von Kriegsvergewaltigungen besteht – u. a. aufgrund der mehrfachen Traumatisierung und eines nicht unterstützenden sozialen Umfelds – zudem eine hohe Wahrscheinlichkeit, dass die Betroffenen eine PTBS oder eine kPTBS entwickeln, die häufig gleichzeitig mit anderen Symptombildern oder Krankheiten auftreten (Joachim, 2006). In einer der wenigen Studien zu den psychischen Folgen von Kriegsvergewaltigungen wurden im Medical Center for Human Rights in Zagreb, Kroatien, 68 kroatische Frauen befragt, die zwischen 1991 und 1995 meist mehrfach vergewaltigt worden waren. Etwa ein Jahr nach den Ereignissen litten dieser Untersuchung von Lončar et al. (2006) zufolge 80 % der Frauen an einer Depression, 78 % an sozialer Phobie, 32 % an einer PTBS und 25 % unter sexuellen Funktionsstörungen. Dabei seien viele der Symptome komorbid aufgetreten.

Eine von Medica Zenica und *medica mondiale* durchgeführte Studie zu Langzeitfolgen von Kriegsvergewaltigungen mit 51 Überlebenden in Bosnien und Herzegowina ergab, dass rund 20 Jahre nach Ende des Krieges immer noch 57 % der untersuchten Frauen an einer PTBS litten (Medica Zenica & medica mondiale, 2014). Kuwert et al. (2010) führten eine Studie mit Frauen in Deutschland durch, die im Zweiten Weltkrieg vergewaltigt worden waren. Mehr als 60 Jahre später wurde bei 19 % eine Posttraumatische Belastungsstörung diagnostiziert, bei 30 % eine partiell ausgeprägte PTBS. Eine Studie von Lueger-Schuster et al. (2012) zeigt, dass noch 18,2 % der Zeug:innen von sexualisierter Kriegsgewalt im Kontext des Zweiten Weltkriegs 60 Jahre später posttraumatische Belastungssymptome aufweisen (volle oder partiell ausgeprägte PTBS). Dabei bleibt bei letzteren Studien allerdings offen, ob die Symptome nach den Ereignissen durchgängig vorhanden waren oder nach einer Latenzzeit erst im Alter wieder auftraten (Eichhorn & Kuwert, 2011).

Generell kann die Diagnose einer PTBS allein den komplexen psychischen Folgen von sexualisierter Gewalt gegen Frauen und Mädchen in Kriegs- oder Nachkriegszeiten nur unzureichend Rechnung tragen. Sie zielt auf die Folgen einzelner und individueller traumatischer Ereignisse ab und erfasst nicht den längerfristigen komplexen Prozess, in dem sich das Trauma der Kriegsvergewaltigung im sozialen und kulturellen Bezugsrahmen entwickelt. So wie hier beschrieben, sind Frauen und Mädchen in Kriegs- und Nachkriegsregionen über einen längeren Zeitraum einer Vielzahl von traumatischen Ereignissen ausgesetzt, so dass von einer hohen und intensiven Langzeitbelastung ausgegangen werden muss. Deshalb liegt die Vermutung nahe, dass viele Frauen in Kriegs- und Nachkriegsregionen unter einer kPTBS mit entsprechenden Komorbiditäten leiden. Unter anderem dieser Frage geht *medica mondiale* zusammen mit der Partnerorganisation Medica Gjakova in einer aktuellen Studie im Kosovo zu den Langzeitfolgen von sexualisierter Gewalt nach (Veröffentlichung der Studie für Ende 2024 geplant).

Neben den psychischen, körperlichen und sozialen Belastungen der betroffenen Frauen ist es wichtig, sich mit dem Befinden und den Bedingungen des Aufwachsens der Kinder, die aus Kriegsvergewaltigungen entstehen, zu befassen. Sie wachsen oft unter sehr schwierigen wirtschaftlichen Bedingungen auf, haben ein hohes Risiko, (sexuelle) Ausbeutungs- und Vernachlässigungserfahrungen zu machen, und sind häufig Stigmatisierung und Diskriminierung ausgesetzt. Es ist davon auszugehen, dass sie eine hoch vulnerable Gruppe darstellen und ein hohes Risiko haben, selbst psychisch belastet zu sein (Lee et al., 2022; Lee et al., 2023, Glaesmer et al., 2017; Kaiser et al., 2015; van Ee & Kleber, 2012).

Abschließend ist hier noch zu erwähnen, dass die Erfahrungen von *medica mondiale* und Partnerorganisationen zeigen, dass von sexualisierter Kriegsgewalt Betroffene oft einen großen Überlebenswillen und innere Widerstandskraft aufbringen. Zudem weist die in Bosnien und Herzegowina durchgeführte Studie von Medica Zenica & medica mondiale (2014) darauf hin, dass viele Frauen und Mädchen trotz der Schwere der Verletzungen oft Anzeichen für posttraumatisches Wachstum zeigen (Anderson et al., 2020). So gaben 68 % der befragten Frauen in der Studie von Medica Zenica und medica mondiale auf die Frage nach möglichen positiven Lernerfahrungen an, dass sich ihre Einstellungen dem Leben, sich selbst und anderen Menschen und Beziehungen gegenüber verändert habe. Beispielhaft hierzu diese Aussage:

> »Vielleicht schätze ich mich selbst jetzt mehr. Wenn ich die Menschen um mich herum anschaue, die kein Leid erlebt haben; irgendwie scheinen sie mehr zu leiden als ich. Sie haben nichts. Ich bin stolzer und bewältige besser, ich kann besser zurechtkommen, und ich hätte das vielleicht vorher nicht gewusst. Das verdanke ich den Menschen, die mir geholfen haben, an mir selbst zu arbeiten, positiv zu denken und meine Erfahrung zu nutzen, um anderen zu helfen.« (Medica Zenica & medica mondiale, 2014; S. 17)

3.4 Unterstützungsansätze

Die Kölner Frauenrechtsorganisation *medica mondiale* setzt sich seit 30 Jahren weltweit für von genderbezogener Gewalt betroffene Frauen und Mädchen in Kriegs- und Krisengebieten ein, u. a. in Südosteuropa, Zentral- und Westafrika, Afghanistan, in der Autonomen Region Kurdistan im Irak. Zu den Angeboten von Partnerorganisationen in den Projektländern gehören psychosoziale Arbeit und Psychotherapie, stress- und traumasensible Gesundheitsarbeit und Rechtshilfe sowie einkommensschaffende Maßnahmen.

Die Organisation hat ein Mehrebenen-Modell zur Bearbeitung und Prävention von genderbezogenen Gewalterfahrungen in Kriegs- und Konfliktregionen entwickelt, das im jeweiligen Arbeitskontext angepasst werden muss. Ganz wesentlich ist dabei die Förderung von Solidarität für die von Gewalt betroffenen oder bedrohten Frauen und Mädchen und LGBTIQ+-Personen durch ihr soziales Umfeld. Soziale Anerkennung der Überlebenden und Enttabuisierung sexualisierter Kriegsgewalt trägt wesentlich dazu bei, dass die Betroffenen nicht mehr zum Schweigen verurteilt sind. Ein Beispiel dafür ist z. B. die landesweite Kampagne »Be my voice«, die Medica Gjakova und Kosova Rehabilitation Center for Torture Victims (KRCT), Partnerorganisationen von *medica mondiale*, 2019 anlässlich des 20. Jahrestags des Kriegs im Kosovo durchgeführt haben (Medica Gjakova, 2019). Die Partnerorganisationen von *medica mondiale* in den verschiedenen Schwerpunktregionen fördern darüber hinaus, dass Überlebende sich in Solidarität verbinden können, um ihre Erfahrungen zu teilen und das geschehene Unrecht öffentlich zu machen. Solidarität und Selbstermächtigung sind wichtige Schlüssel für Veränderung. Essentiell ist es, eine empathische, auf Langfristigkeit angelegte, ganzheitliche und multidisziplinäre Unterstützung sicherzustellen. Dafür qualifizieren und beraten *medica mondiale* und ihre Partnerorganisationen Nichtregierungsorganisationen (NGOs) sowie Mitarbeitende des staatlichen Gesundheits- und Justiz- bzw. Sicherheitssektors. Gleichzeitig wirkt *medica mondiale* gemeinsam mit zahlreichen Partnerorganisationen und Kooperationspartner:innen mit politischer Advocacyarbeit auf eine geschlechtergerechte, strukturelle Verbesserung der Lebensbedingungen für Frauen und Mädchen und auf eine Bekämpfung der

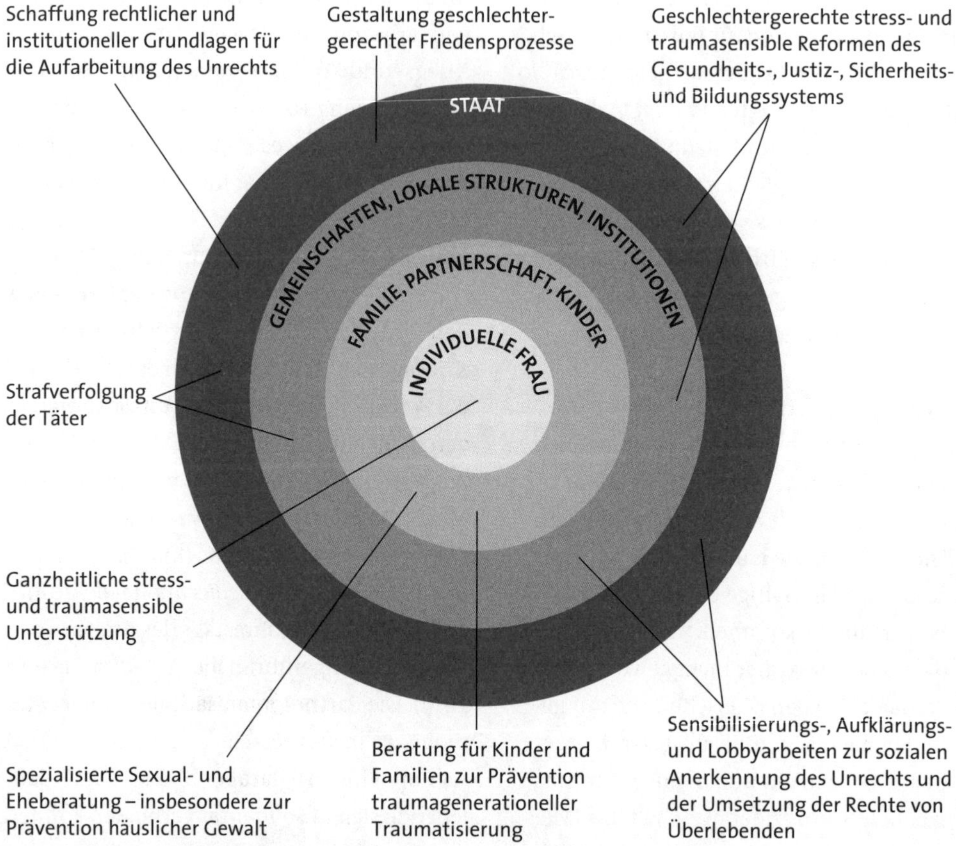

Abb. 1: Ansätze zur Unterstützung von Überlebenden sexualisierter Kriegsgewalt

Straflosigkeit von sexualisierter Gewalt hin (vgl. Abb. 1). Wichtige Meilensteine waren dabei die in Bosnien-Herzegowina und im Kosovo erkämpften staatlichen Entschädigungsgesetze für Überlebende sexualisierter Kriegsgewalt.

Handlungsleitend für die Arbeit von *medica mondiale* ist der STA – stress- und traumasensibler Ansatz® (Griese & Mehlau, 2016; Griese, 2021), der auch in der Arbeit mit Geflüchteten in Deutschland erfolgreich Anwendung findet (medica mondiale e. V., 2021). Dabei geht es darum, dass die Mitglieder der Unterstützungssysteme eine Haltung und Fachlichkeit entwickeln, welche die Menschen, mit denen sie zu tun haben, grundsätzlich stärken und stabilisieren – basierend auf dem Wissen um die zerstörerischen Folgen von sexualisierter Gewalt und anderen Menschenrechtsverletzungen. Da im Kontext von Krieg und Konflikt auch ganze Teams und Unterstützungsorganisationen von Traumadynamiken betroffen sein können, ist die Umsetzung einer stress- und traumasensiblen Haltung auch im Umgang mit Mitarbeiter:innen sowie Kolleg:innen wichtig. Traumasensibilität leistet dann einen Beitrag dazu, dass Teams langfristig konstruktiv zusammenarbeiten (UNICEF & WRC, 2021).

3.4.1 Erfordernisse in Deutschland

Viele Frauen, die sexualisierte Gewalt in Kriegs- oder Konfliktgebieten, aufgrund politischer Aktivitäten oder in Haft erlebt haben, kommen auf der Suche nach einer sicheren Überlebensperspektive als Geflüchtete nach Deutschland. Für eine »heilsame« Verarbeitung ihrer tiefen Verletzungen benötigen sie neben niedrigschwelligen Angeboten zur Beratung und Therapie vor allem ein dauerhaftes Bleiberecht und einen gesicherten Aufenthaltsstatus – und damit die Sicherheit, nicht an den Ort des Schreckens zurückkehren zu müssen.

In Deutschland ist darüber hinaus eine Sensibilisierung dafür erforderlich, dass hier auch noch Frauen in hohem Alter leben, die im Zweiten Weltkrieg und anderen Kriegs- und Konfliktkontexten sexualisierte Gewalt erlebt haben. Sie hatten in der Regel keine Chance, diese Erfahrungen zu verarbeiten. Durch eine fehlende Berücksichtigung dieser biografischen Hintergründe in der medizinischen Behandlung und der Pflege kommt es nicht selten zu Trauma-Reaktivierungen oder zu einer Retraumatisierung der Frauen. Studien zeigen, dass sich Traumadynamiken infolge von (Kriegs-)Traumatisierungen auch transgenerational auf die Nachfahren auswirken können. Das heißt, dass diese transgenerationalen Folgen bewältigen müssen, oft, ohne einen Kontext zum Kriegserleben der Eltern- oder Großelterngeneration herstellen zu können (Deutscher Bundestag, 2016; Moré, 2013; Goodkind et al., 2012). Eine Kriegsenkelin drückte ihre Erfahrungen so aus: »Der Schmerz wandert durch die Familien, bis jemand bereit ist, ihn zu fühlen« (medica mondiale e. V., 2020, Interview mit Katja Duregger am 17.12.2020).

Es ist daher dringend nötig, dass traumaspezifische Kenntnisse und das Erlernen eines stress- und traumasensiblen Umgangs mit Betroffenen – aus unterschiedlichen Altersgruppen und Herkunftsländern – als Standard in die Ausbildungscurricula für alle Gesundheits- und Pflegeberufe und auch in die Sozialarbeit aufgenommen werden (Paula e. V. et al., 2016).

3.5 Ausblick

Bei einer Gesamtzahl von schätzungsweise zwei Millionen kriegsvergewaltigten Frauen allein im Kontext des Zweiten Weltkriegs in Europa muss davon ausgegangen werden, dass die Biografien vieler Frauen und Familien und möglicherweise auch die nachfolgender Generationen durch Kriegserlebnisse und speziell auch durch Kriegsvergewaltigungen geprägt sind.

Heute ist aus der Arbeit in aktuellen Nachkriegsgebieten bekannt, wie wichtig es zum einen ist, die betroffenen Frauen bei der Bearbeitung ihrer traumatischen Erlebnisse zu unterstützen, sie behutsam aus der Isolation herauszuholen und sie vor Stigmatisierung und Diskriminierung zu schützen. Dazu ist es auch erforderlich, dass ihnen geeignete Hilfsangebote mit gut ausgebildeten Mitarbeiter:innen zur Verfügung stehen.

Zum anderen müssen gesellschaftliche Bedingungen geschaffen werden, in denen die Vergewaltigungen unmissverständlich als gravierende Menschenrechtsverletzungen verurteilt werden und eine entsprechende Strafverfolgung der Verbrechen durch Gesellschaft und Staat aktiv angestrebt und angegangen wird.

Gerade das deutsche Nachkriegsbeispiel zeigt die große Notwendigkeit und Verantwortung für eine Aufarbeitung hin zu einer echten gesellschaftlichen Transformation mit dem Ziel einer geschlechtergerechten, inklusiven und resilienten Gesellschaft: Nur wenn Möglichkeiten für die individuelle Traumabearbeitung geschaffen werden und eine kollektive Aufarbeitung der Kriegserfahrungen ohne Ausgrenzung und Marginalisierung der Opfer erfolgt, besteht eine Chance, die Gewaltzyklen zu durchbrechen und ein friedliches Zusammenleben über Generationen zu gestalten.

3.6 Literatur

AI (Amnesty International) (2024). Democratic Republic of the Congo 2023. AI Report. Im Internet: https://www.amnesty.org/en/location/africa/east-africa-the-horn-and-great-lakes/democratic-republic-of-the-congo/report-democratic-republic-of-the-congo/ (Zugriff: 13. 5. 2024).

Amesberger H., Halbmayr B. & Auer K. (2004). *Sexualisierte Gewalt. Weibliche Erfahrungen in Konzentrationslagern.* Wien: Mandelbaum.

Anderson K., Komproe I., Delić A., Avdibegović E., van Ee E. & Glaesmer H. (2020). A dual-model of posttraumatic stress and posttraumatic growth in a community sample of female conflict-related sexual violence survivors from Bosnia & Herzegovina. *Journal of Human Trafficking, Enslavement and Conflict-Related Sexual Violence,* 1 (1), 65–86.

Aßmann A. L., Kaiser M., Schomerus G., Kuwert P. & Glaesmer H. (2015). Stigmatisierungserfahrungen deutscher Besatzungskinder des Zweiten Weltkrieges. *Trauma & Gewalt,* 9 (4), 294–303.

Beck B. (1999). Sexuelle Gewalt und Krieg. Geschlecht, Rasse und der nationalsozialistische Vernichtungsfeldzug gegen die Sowjetunion, 1941–1945. In: Aegerter V., Graf N., Imboden N., Rytz T. & Stöckli R. (Hrsg.). *Geschlecht und Methode. Ansätze und Perspektiven in der Frauen- und Geschlechtergeschichte.* Beiträge der 9. Schweizerischen Historikerinnentagung 1998. Zürich: Chronos, 223–234.

Chynoweth S. K., Buscher D., Martin S. & Zwi A. B. (2020). Characteristics and impacts of sexual violence against men and boys in conflict and displacement: A multicountry exploratory study. *Journal of Interpersonal Violence,* 37 (9–10), NP7470 – NP7501; https://doi.org/10.1177/0886260520967132.

Coker A. L., Hopenhayn C., DeSimone C. P., Bush H. M. & Crofford L. (2009). Violence against women raises risk of cervical cancer. *Journal of Womens Health,* 18 (8), 1179–85; doi: 10.1089/jwh.2008.1048. Im Internet: https://uknowledge.uky.edu/cgi/viewcontent.cgi?article=1108&context=crvaw_facpub (Zugriff: 8. 04. 2024).

Deutscher Bundestag (Wissenschaftliche Dienste) (2016). *Transgenerationale Traumatisierung.* WD 1 - 3000 - 040/16. Berlin. Im Internet: https://www.bundestag.de/resource/blob/501186/5cab3d455ea7c85a1dfbd7ce458d499a/WD-1-040-16-pdf-data.pdf (Zugriff: 08. 05. 2024).

Eichhorn S. & Kuwert P. (2011). *Das Geheimnis unserer Großmütter. Eine empirische Studie über sexualisierte Kriegsgewalt um 1945.* Gießen: Psychosozial-Verlag.

Flatten G., Gast U., Hofmann A., Liebermann P., Reddemann L., Siol T., Wöller W. & Petzold E. R. (2004). *Posttraumatische Belastungsstörung – Leitlinie und Quellentext.* 2. Aufl. Stuttgart: Schattauer.

Gebhardt M. (2015). *Als die Soldaten kamen. Die Vergewaltigung deutscher Frauen am Ende des Zweiten Weltkriegs.* München: Random House.

Glaesmer H., Kaiser M., Freyberger H. J., Brähler E. & Kuwert P. (2012). Die Kinder des Zweiten Weltkrieges in Deutschland. Ein Rahmenmodell für die psychosoziale Forschung. *Trauma & Gewalt,* 6 (4), 318–328.

Glaesmer H., Kuwert P., Braehler E. & Kaiser M. (2017). Childhood maltreatment in children born of occupation after WWII and its association with mental disorders. *International Psychogeriatrics,* 29 (7), 1147–1156.

Goodkind J. R., Hess J. M., Gorman B., Parker D. P. (2012). »We're still in a struggle«: Diné resilience, survival, historical trauma, and healing. *Qualitative Health Research,* 22 (8), 1019–1036; doi:10.1177/1049732312450324.

Griese K. & Mehlau A. (2016). Ein solidarischer, stress- und traumasensibler Ansatz zur multisektoriellen Unterstützung von Gewaltüberlebenden. *Trauma – Zeitschrift für Psychotraumatologie und ihre Anwendungen,* 14 (1), 60–74.

Griese K. (2021). Traumaarbeit. Bundeszentrale für politische Bildung *(bpb.de Themen).* Im Internet: https://www.bpb.de/themen/kriege-konflikte/dossier-kriege-konflikte/54719/traumaarbeit/ (Zugriff: 8.04.2024).

Hauser M. (2023). »Sexualisierte Gewalt ist ein Symptom von patriarchalen Gesellschaften« (Interview mit S. Arndt). *Brigitte.de*, 4.4.2023. Im Internet: https://www.brigitte.de/aktuell/gesellschaft/monika-hauser---sexualisierte-gewalt-ist-ein-symptom-von-patriarchalen-gesellschaften--13503956.html (Zugriff: 8.04.2024).

Human Rights Council (2023). Report of the Independent International Commission of Inquiry on Ukraine. Fifty-second session on Human rights situations that require the Council's attention 27 February – 31 March 2023. Im Internet: https://www.ohchr.org/sites/default/files/documents/hrbodies/hrcouncil/coiukraine/A_HRC_52_62_AUV_EN.pdf (Zugriff. 08.05.2024).

Human Rights Watch (2020). They treated us in monstrous ways: Sexual violence against men, boys, and transgender women in the Syrian conflict. Im Internet: https://www.hrw.org/sites/default/files/media_2020/08/syria0720_web.pdf (Zugriff: 08.05.2024)

Isikozlu E. & Millard A.S. (2010). Towards a typology of wartime rape. *brief 43*, Bonn International Center for Conversion (BICC). Im Internet: https://bicc.de/Publikationen/brief43.pdf~dr391 (Zugriff: 8.4.2024).

Joachim I. (2006). Sexualisierte Kriegsgewalt und ihre Folgen. In: medica mondiale e.V. & Griese K. (Hrsg.). *Sexualisierte Kriegsgewalt und ihre Folgen. Handbuch zur Unterstützung traumatisierter Frauen in verschiedenen Arbeitsfeldern.* 2., aktual. Aufl. Frankfurt a.M.: Mabuse-Verlag, 56–93.

Kaiser M., Kuwert P., Braehler E. & Glaesmer H. (2015). Depression, somatization, and post-traumatic stress disorder in children born of occupation after World War II in comparison with a general population. *Journal of Nervous and Mental Disease,* 203 (10), 1–7.

Keilson H. (2005). *Sequentielle Traumatisierung bei Kindern: Untersuchung zum Schicksal jüdischer Kriegswaisen.* Gießen: Psychosozial-Verlag.

Krause U. (2015). A continuum of violence? Linking sexual and gender-based violence during conflict, flight and encampment. *Refugee Survey Quarterly,* 34 (4), 1–19.

Kuwert P., Klauer T., Eichhorn S., Grundke E., Dudeck M., Schomerus G. & Freyberger H.J. (2010). Trauma and current posttraumatic stress symptoms in elderly German women who experienced wartime rape in 1945. *Journal of Nervous and Mental Disease,* 198 (6), 450f.

Lee S., Bartels S., & Glaesmer H. (Hrsg.) (2023). *Children born of war: Challenges and opportunities at the intersection of war tension and post-war justice and reconstruction.* Lausanne: Frontiers Media.

Lee S., Glaesmer H. & Stelzl-Marx B. (Hg.) (2022): *Children born of war. Past, present and future.* (Routledge Studies in Modern History) New York: Routledge.

Lindorfer S. (2009). *Verletzlichkeit und Macht. Eine psycho-soziale Studie zu Frauen und Mädchen im Nachkriegsliberia.* Köln: medica mondiale e.V.

Lončar M., Medved V., Jovanocić N. & Hotujac L. (2006). Psychological consequences of rape on women in 1991–1995 war in Croatia and Bosnia and Herzegovina. *Croatian Medical Journal,* 47, 67–75.

Lueger-Schuster B., Glück T.M., Tran U.S. & Zeilinger E.L. (2012). Sexual violence by occupational forces during and after World War II: Influence of experiencing and witnessing of sexual violence on current mental health in a sample of elderly Austrians. *International Psychogeriatrics,* 24 (8), 1354–1358.

Medica Gjakova (2019). Kosovo's »Be My Voice/Bëhu Zëri Im« Campaign. Im Internet: https://wp.nyu.edu/gallatin_human_rights_fellows/2019/08/06/kosovos-be-my-voice-behu-zeri-im-campaign/ (Zugriff: 08.05.2024).

medica mondiale e.V. (2020). Transgenerationales Trauma: Wir haben so viel in uns vergraben. Interview mit Katja Duregger am 17.12.2020. Im Internet: https://medicamondiale.org/gewalt-gegen-frauen/aktuelles/transgenera tionales-trauma-wir-haben-so-viel-in-uns-vergraben (Zugriff: 08.05.2024).

medica mondiale e.V. (Hrsg.) (2021). *Gruppen. stärken. Kleiner Praxisleitfaden für die Gestaltung von Gruppenangeboten für geflüchtete Menschen.* Im Internet: https://medicamondiale.org/fileadmin/redaktion/_Migration-alte-Website/Mediathek-Migration/Praxisleitfaden-Gruppen-staerken_CR_medica-mondiale.pdf (Zugriff: 08.05.2024).

medica mondiale e. V. (2024). Dramatisch zunehmende Binnenflucht in der DR Kongo: Die Hälfte der Frauen auf der Flucht erlebt sexualisierte Gewalt (Meldung vom 19. 2. 2024). Im Internet: https://medicamondiale.org/gewalt-gegen-frauen/aktuelles/dramatisch-zunehmende-binnenflucht-in-der-dr-kongo-die-haelfte-der-frauen-auf-der-flucht-erlebt-sexualisierte-gewalt (Zugriff: 13. 5. 2024).

Medica Zenica & medica mondiale e. V. (Hrsg.) (2014). *»We are still alive. Wir wurden verletzt, doch wir sind mutig und stark.« Eine Studie zu Langzeitfolgen von Kriegsvergewaltigungen und zu Bewältigungsstrategien von Überlebenden in Bosnien und Herzegowina.* Zusammenfassung. Köln: medica mondiale. Im Internet: https://medicamondiale.org/fileadmin/redaktion/7_Service/1_Mediathek/1_Dokumente/1_Deutsch/Dokumentationen_Studien/2015_Zusammenfassung_Studie_We-Are-Still-Alive_Bosnien-Herzegowina_CR_Medica-Zenica_medica-mondiale__1_.pdf (Zugriff: 08. 05. 2024).

Mednick S. & Craze, J. (2022). Aid sector sex abuse: A common occurrence with reoccurring themes. *The New Humanitarian*, 22. 9. 2022. Im Internet: https://www.thenewhumanitarian.org/2022/09/22/aid-sector-sex-abuse-common-occurrence-reoccurring-themes (Zugriff: 8. 04. 2024).

Moré A. (2013). Die unbewusste Weitergabe von Traumata und Schuldverstrickungen an nachfolgende Generationen. *Journal für Psychologie*, 21 (2), 1–34.

Nesterko Y., Schönenberg K. & Glaesmer H. (2021). Sexual violence and mental health in male and female refugees newly arrived in Germany. *Deutsches Ärzteblatt International*, 118, 130 f.

Paula e. V., Böhmer M. & Griese K. (Hrsg.) (2016). *»Ich fühle mich zum ersten Mal lebendig«. Traumasensible Unterstützung für alte Frauen.* Frankfurt a. M.: Mabuse-Verlag.

Schäfer I., Gast U., Hofmann A., Knaevelsrud C., Lampe A., Liebermann P., Lotzin A., Maercker A., Rosner R. & Wöller W. (2019). *S3-Leitlinie Posttraumatische Belastungsstörung.* Berlin: Springer.

Sivakumaran S. (2007). Sexual violence against men in armed conflict. *European Journal of International Law*, 18 (2), 253–276.

Sivakumaran S. (2010). Sexual violence against men and boys: Security Council Resolutions 1325, 1820 and 1888. Gunda Werner Institute in the Heinrich Böll Foundation. Im Internet: https://www.gwi-boell.de/en/2010/09/30/sexualized-violence-against-men-and-boys (Zugriff: 08. 05. 2024).

Touquet H., Chynoweth S., Martin S. & Reis C. et al. (2020). From ›It rarely happens‹ to ›It's worse for men‹: Dispelling misconceptions about sexual violence against men and boys in conflict and displacement. *Journal of Humanitarian Affairs*, 2 (3), 25–34; doi: https://doi.org/10.7227/JHA.049. Im Internet: https://www.researchgate.net/publication/349619628_From_%27It_Rarely_Happens%27_to_%27It%27s_Worse_for_Men%27_Dispelling_Misconceptions_about_Sexual_Violence_against_Men_and_Boys_in_Conflict_and_Displacement (Zugriff: 08. 05. 2024).

Türk V. (2024). In DRC, insecurity is at alarming levels, Türk reports. (Rede des UN High Commissioner für Human Rights, 55. Sitzung des Human Rights Council vom 2. 4. 2024). Im Internet: https://www.ohchr.org/en/statements-and-speeches/2024/04/drc-insecurity-alarming-levels-turk-reports (Zugriff: 13. 5. 2024)

UNICEF & WRC (United Nations Children's Fund & Women's Refugee Commission) (2021). Supporting young male refugees and migrants who are survivors or at risk of sexual violence: A field guide for frontline workers in Europe. Im Internet: https://www.unicef.org/eca/media/16871/file/Sexual%20Violence%20-%20A%20field%20guide%20for%20frontline%20workers%20-%20EN.pdf (Zugriff: 08. 05. 2024).

UN General Assembly (2011). Advancement of women. Note by the Secretary-General Manjoo R. Sixty-sixth session, Item 28 of the provisional agenda, A/66/215. 1 August 2011.

UNHCR (United Nations High Commissioner for Refugees) (2017). *»We keep it in our heart.« Sexual violence against men and boys in the Syria crisis.* Im Internet: https://www.refworld.org/reference/research/unhcr/2017/en/119183 (Zugriff: 9. 4. 2024).

UNHCR & SC-UK (United Nations High Commissioner for Refugees & Save The Children-UK) (2002). *Sexual violence and exploitation: The experience of refugee children in Liberia, Guinea and Sierra Leone*. Report of assessment mission carried out from 22 October – 30 November 2001. Im Internet: https://www.parliament.uk/globalassets/documents/commons-committees/international-development/2002-Report-of-sexual-exploitation-and-abuse-Save-the-Children.pdf (Zugriff: 9.4.2024).

United Nations (UN) Peacekeeping (o. J.). Conflict-related sexual violence. Im Internet: https://peacekeeping.un.org/en/conflict-related-sexual-violence (Zugriff: 09.04.2024).

UN Security Council (2017). Report of the Secretary-General on conflict-related sexual violence (S/2017/249). Im Internet: https://www.securitycouncilreport.org/atf/cf/%7B65BFCF9B-6D27-4E9C-8CD3-CF6E4FF96FF9%7D/s_2017_249.pdf (Zugriff: 08.05.2024).

Van Ee E. & Kleber R. J. (2012). The art of medicine. Child in the shadowlands. *The Lancet*, 380, 642–643.

Whole of Syria GBV AoR (Whole of Syria gender-based violence area of responsibility) (2017). *Voices from Syria 2018. Assessment findings of the humanitarian needs overview.* Im Internet: https://reliefweb.int/report/syrian-arab-republic/whole-syria-gender-based-violence-area-responsibility-voices-syria-2018 (Zugriff: 9.4.2024).

ALEXANDRA LIEDL UND CHRISTINE KNAEVELSRUD

4. Psychotraumatologische Folgen von Folter

4.1 Definition von Folter

> Die Vereinten Nationen definieren in ihrer Anti-Folterkonvention von 1984 Folter als »jede Handlung, durch die einer Person von einem Träger staatlicher Gewalt oder auf dessen Veranlassung hin vorsätzlich große körperliche oder seelische Schmerzen oder Leiden zugefügt werden, zum Beispiel um von ihr oder einem Dritten eine Aussage oder ein Geständnis zu erlangen, um sie für eine tatsächlich oder mutmaßlich von ihr oder einem Dritten begangene Tat zu bestrafen oder um sie oder einen Dritten einzuschüchtern oder zu nötigen[...].« Niemand darf »der Folter und anderer grausamer, unmenschlicher oder erniedrigender Behandlung oder Strafe unterworfen werden (United Nations, BGBl 1990 II, S. 247 f.).

Folter ist dadurch gekennzeichnet, dass sie eine geplante Handlung darstellt, und ist unter den »man made disasters« wohl eine der gravierendsten Formen planmäßiger Grenzverletzung. Fischer und Gurris (2000, S. 468) fassen die Folgen von Folter folgendermaßen zusammen: »Das betroffene Individuum gerät durch sie in eine Situation von extremer Hilflosigkeit und Ausgeliefertsein, die über kurz oder lang dazu führt, dass wichtige emotionale, kognitive oder behaviorale Funktionen zusammenbrechen.« Folter ist bei der betroffenen Person mit Todesangst, Handlungsunfähigkeit sowie Hilflosigkeit verbunden und hat den Zweck, zu bislang geheimen Informationen zu kommen oder/und die Persönlichkeit und Identität zu zerstören und zu vernichten. Dabei wirkt Folter nicht nur auf das Individuum, sondern auf die gesamte Gesellschaft. Es soll eine Atmosphäre von Einschüchterung und Angst geschaffen werden. Opfer von Folter sind häufig Menschen, die sich gegen die herrschende Politik einer Gesellschaft stellen – wie z. B. Oppositionelle im Iran –, die einer ethnischen Minderheit angehören und sich für ihre Rechte einsetzen, wie die Kurd:innen in der Türkei, oder die im Krieg staatlicher Gewalt ausgesetzt sind. Wichtig ist hierbei, dass ein zentrales Kriterium von Folter beachtet wird: dass diejenigen, die foltern, einer Staatsmacht angehören.

4.2 Grenzen und Graubereiche von Folter

Eine Lockerung des Folterverbots ist ein vieldiskutiertes Thema, auch in Deutschland. Ein in der Öffentlichkeit dazu oft erwähnter Fall ist der des Frankfurter Polizeivizepräsidenten Daschner. Er ließ 2002 einem Kindesentführer Folter androhen – wobei dies mit der Hoffnung verbunden war, das Kind retten zu können –, was vor Gericht als Nothilfe verteidigt wurde und damit die Diskussion um »Graubereiche« der Folter neu entfacht hat. Äußerst kontrovers diskutiert wird dabei die Frage, inwieweit Folterandrohungen gerechtfertigt und als letztes Mittel, um schwerwiegende Gefahren abzuwehren, erlaubt sein sollten, so dass damit möglicherweise Menschenleben gerettet werden könnten.

International hat das Thema »Graubereiche von Folter« durch Berichte aus Guantánamo oder Abu Ghuraib an Aufmerksamkeit gewonnen. Grundsätzlich kann der Staat in ausgesprochenen Notlagen, vor allem in Kriegszuständen, Maßnahmen treffen, die von den Menschenrechtsprinzipien abweichen, sofern dies unbedingt erforderlich ist. Allerdings zählt das Verbot der Folter zu den absolut gültigen und »notstandsfesten« Menschenrechten, die auf keinen Fall verletzt werden dürfen. Das absolute Folterverbot ist eine wichtige menschenrechtliche Errungenschaft, und seine ausnahmslose Geltung ist aus verschiedenen Gründen zu verteidigen: Das Folterverbot dient dem Schutz der Menschenwürde, die durch Folter absichtlich und vollständig negiert wird. Zudem lässt sich Folter nicht rechtsstaatlich beschränken und kontrollieren. Daher entsteht in Staaten, die Folter in Grenzfällen anwenden, ein sich tendenziell ausbreitender Graubereich, in dem Folter zur Gefahrenabwehr oder auch zur Erzielung rascher Fahndungserfolge gebilligt oder geduldet wird. In vielen Staaten wird Folter durch Gesetze möglich, die die Grenzen der staatlichen Einrichtungen bzw. Haftbehörden zu wenig einschränken. So gibt es in verschiedenen Staaten die gesetzlich erlaubte »Geheimhaft«, die es Angehörigen oder Anwält:innen untersagt, Kontakt mit dem Gefangenen aufzunehmen. Damit sind Beamt:innen und Sicherheitskräfte der Kontrolle entzogen und greifen im Umgang mit Inhaftierten nicht selten zu menschenunwürdigen Methoden.

4.3 Foltermethoden

Die Auswirkungen der Folter sind u.a. von der jeweils angewandten Methode abhängig. Foltermethoden lassen sich in *psychische* (weiße Folter) und *physische* (schwarze Folter) Methoden unterscheiden. Häufig werden Folteropfer auf verschiedene Arten gequält, so dass oftmals beide Klassen von Methoden angewandt werden.

Im Folgenden werden im Überblick die am häufigsten angewandten psychischen und physischen Foltermethoden kurz dargestellt. Dabei handelt es sich jedoch nicht um eine abschließende Aufzählung aller Methoden.

4.3.1 Psychische Foltermethoden

Um sichtbare Spuren an den Opfern zu vermeiden, werden immer häufiger psychische Foltermethoden angewandt. Die *weiße Folter* umfasst u.a. Einzel- und Dunkelhaft mit totaler sensorischer Deprivation, Schlafentzug, Scheinhinrichtungen, Schallisolierung, soziale Isolation, Androhung von sexueller Gewalt oder von Vergewaltigung, den Zwang, Misshandlungen an anderen Personen wehrlos mit ansehen zu müssen, auch an Ehepartner:innen und Kindern. Wenn Menschen permanent lauter Musik oder grellem Licht ausgesetzt oder religiöse Symbole entehrt werden, fällt dies ebenfalls unter »psychische Foltermethoden«.

4.3.2 Physische Foltermethoden

Foltermethoden, die unter der Kategorie *schwarze Folter* einzuordnen sind, sind Elektroschocks, Verbrennungen, Verstümmelungen von Körperteilen, Schläge (z. B. auf die Fußsohlen), Aufhängen an Händen und Füßen, Zwangshaltungen, wiederholtes Untertauchen in Wasser bis zum nahen Erstickungstod, sexuelle Misshandlung oder Vergewaltigungen.

4.4 Folgen der Folter

Die Auswirkungen von Folter sind weitreichend und betreffen neben körperlichen Folgen insbesondere auch seelische Verletzungen und Konsequenzen im sozial-familiären und gesellschaftlichen Bereich. Dennoch muss bedacht werden, dass – auch wenn Folter eine der grausamsten und schwerwiegendsten Eingriffe in die menschliche Persönlichkeit bedeutet – nicht jede Foltererfahrung zu langfristigen physischen und/oder psychischen Beeinträchtigungen führt. Für die Entwicklung langfristiger Folgen sind u. a. folgende individuelle, soziale, politische und kulturelle Aspekte zu beachten:

- Umstände, Intensität und Dauer der Folter,
- Alter und Entwicklungsphase des Opfers,
- genetische und biologische Vulnerabilität des Opfers,
- Persönlichkeit des Opfers,
- Wahrnehmung und Interpretation der Folter durch das Opfer,
- sozialer Kontext des Opfers vor, während und nach der Folter,
- politische Faktoren,
- Vorhersehbarkeit (z. B. aufgrund politischer Aktivität),
- gesellschaftliche Werte und Einstellungen des Opfers,
- kulturelle Bedeutung von Foltermethoden (z. B. Vergewaltigung in arabischen Ländern),
- Zugang zu einer Behandlung.

Dieses Kapitel widmet sich schwerpunktmäßig den psychischen Folgen von Folter, die im Folgenden ausführlicher dargestellt werden. Da Folter in den meisten Fällen jedoch auch körperliche Folgen hat, werden auch häufige physische Folterfolgen sowie Auswirkungen auf den sozial-familiären Kontext und gesellschaftliche Aspekte von Folter überblicksartig zusammengefasst.

4.4.1 Psychische Folterfolgen

Das primäre Ziel der Folter ist, wie gesagt, die Zerstörung der seelisch-körperlichen Integrität des Menschen. Dies zeigt sich in einer ganzen Fülle von psychischen Folterfolgen. In Abhängigkeit von den bereits erläuterten Faktoren, welche die langfristigen Auswirkungen von Foltererfahrungen maßgeblich beeinflussen, ist eine häufig diagnostizierte psychische Störung bei Folteropfern die Posttraumatische Belastungsstörung (PTBS). Studien berichten von PTBS-Prävalenzen von 50 % und höher (Abu Suhaiban et al., 2019). Neben der PTBS leiden Folterüberlebende zudem häufig an Depressionen und Angststörungen, in einigen Studien werden hierfür Prävalenzen von bis zu 90 % berichtet (Abu Suhaiban et al., 2019).

Die häufigsten berichteten Symptome der Folteropfer waren:

- Gedächtnis- und Konzentrationsschwierigkeiten,
- Alpträume und Schlafstörungen,
- Intrusionen und Erinnerungen an das Erlebte,
- schreckhafte Reaktionen,
- Vermeiden von Erinnerungen an das Trauma,
- psychogene Amnesien,
- körperliche Erregung und Angespanntheit,
- eingeschränkte Zukunftserwartungen,
- soziale Isolation,
- Hypervigilanz,
- eingeschränkter Affekt,
- verringertes Interesse an Aktivitäten.

Eine Reihe von Forschern sowie Klinikern ist der Meinung, dass die psychische Symptomatik von Folteropfern mit einer PTBS-Diagnose nur unzureichend abgebildet werden kann. Die 2022 veröffentlichte ICD-11 (WHO, 2022) beinhaltet als neue Diagnose die komplexe PTBS (kPTBS), die nach einem extrem bedrohlichen Geschehen oder einer Reihe von Ereignissen auftreten kann. Dabei wird Folter als ein länger andauerndes oder wiederholtes Ereignis, bei dem ein Entkommen schwierig oder unmöglich war, explizit als Auslösekriterium genannt. Neben den Kernsymptomen einer PTBS zeichnet sich die kPTBS durch folgende Symptome aus:

- schwere und tiefgreifende Probleme der Affektregulation,
- andauernde Ansichten über sich selbst als vermindert, unterlegen oder wertlos,
- verbunden mit schweren und tiefgreifenden Gefühlen von Scham, Schuld oder Versagen in Verbindung mit dem traumatischen Ereignis,
- zudem andauernde Schwierigkeiten in tragenden Beziehungen oder im Gefühl der Nähe zu anderen.

Judith Herman hat bereits 1992 den Begriff »komplexe PTBS« als Alternative zur ursprünglichen PTBS-Diagnose geprägt (Herman, 1992).

Für die Entwicklung posttraumatischer Störungen scheint die Vorhersagbarkeit bzw. Erwartbarkeit des Erlebten eine entscheidende Rolle zu spielen. In einer Studie befragten Başoğlu et al. (1997) in diesem Zusammenhang 34 Folterüberlebende, die nicht politisch aktiv gewesen waren und daher keine Inhaftierung oder Folter erwartet hatten. Die Ergebnisse unterstützen die Vorhersagbarkeits-Hypothese: Nichtaktivisten, die von weniger intensiven Foltererfahrungen berichteten, zeigten allgemein höhere Werte in der Psychopathologie im Vergleich zu den politisch aktiven Folteropfern: 58 % gegenüber 18 % litten unter einer PTBS und 24 % gegenüber 4 % unter Depressionen. Diese Befunde sprechen dafür, dass die Erwartbarkeit und das Einschätzenkönnen möglicher Folgen einer (politischen) Aktivität die Auswirkungen der Foltererfahrung entscheidend beeinflussen. Als weitere potentielle Prädiktoren oder Schutzfaktoren wurden in Studien Alter, Geschlecht, Schwere und Art der Folter, Dauer der Inanspruchnahme von Gesundheitsdiensten, Schwierigkeiten nach der Migration, Einwanderungsstatus, soziale Unterstützung, Familienstand und Religion genannt (Abu Suhaiban et al., 2019).

Bei der Anamnese der Foltererfahrung und der Diagnostik der Folgen sollte auf die Besonderheiten der Symptomatik von Folteropfern

Rücksicht genommen werden: Aufgrund des häufig sehr hohen Arousals, des eingeschränkten Gedächtnisses, kultureller Sanktionen in den Beschreibungen (Vergewaltigungen bzw. sexuelle Gewalt, gerade auch gegenüber Männern, werden in vielen Kulturen sehr stark tabuisiert, und diese Erfahrungen werden eventuell erst sehr viel später genannt) und aufgrund von Dissoziation verändern die Befragten zum Teil Details in der Schilderung ihrer traumatischen Erfahrungen. Es ist wichtig, dies zu erkennen, was aber nicht bedeutet, dass man es zum Anlass nehmen kann, die Wahrheit bzw. Glaubwürdigkeit der Schilderungen von Erlebtem grundsätzlich anzuzweifeln.

Zur Erfassung von psychischen Traumafolgestörungen haben sich strukturierte Fragebögen und Interviews als äußerst hilfreich und reliabel erwiesen. Um eine möglichst große Bandbreite von Symptomen adäquat zu erfassen, eignet sich beispielsweise das SKID-I, und zwar zur Erhebung der Achse-1-Störungen (SKID = Strukturiertes Klinisches Interview für DSM-IV). Eine ökonomisch sinnvolle Aternative zum Einsatz mit Menschen aus anderen Kulturkreisen bietet das MINI, eine Kurzform des SKID, da sich durch die Arbeit mit Dolmetscherinnen und Dolmetschern sowie mit Menschen, denen die westlichen Krankheitskonzepte nicht immer vertraut sind, die Durchführungszeit von Interviews um ein Vielfaches erhöht. Einen guten Überblick zu häufig eingesetzten und bewährten Diagnoseinstrumenten bei Folterüberlebenden bietet Campbell (2007).

4.4.2 Physische Folterfolgen

Folter, die mit körperlichen Verletzungen und Schäden einhergeht, hat für die Betroffenen in der Regel auch langanhaltende und schwerwiegende physische Folgen. In vielen Fällen bestimmt die körperliche Einschränkung aufgrund des Erlebten den Alltag und die Opfer leiden selbst noch nach Jahrzehnten unter den Schmerzen (Olsen et al., 2007).

Häufige physische Folterfolgen sind:

- Gehörverlust aufgrund bestimmter Foltermethoden, wie Schläge auf die Ohren,
- tiefreichende Wunden und Narben auf der Haut aufgrund von Elektroschocks, Verbrennungen mit Zigaretten, von geschmolzenem Gummi, durch ätzende Flüssigkeit oder aufgrund von Schlägen mit brennenden Gegenständen,
- Knochenbrüche,
- starke Unterleibsbeschwerden, chronische Schmerzen, Schwangerschaften oder Fehlgeburten aufgrund von Vergewaltigungen bei Frauen,
- sexuelle Funktionsstörungen,
- chronische lokale und globale Schmerzen (v. a. Kopf-, Rücken-, Schulterschmerzen),
- Probleme im gastrointestinalen Bereich.

Bei der Dokumentation physischer Folterfolgen ist eine äußerst rücksichtsvolle und auf die Ängste und Sorgen des Opfers achtende Vorgehensweise unabdingbar. Für mehr Details verweisen wir auf das Buch *Die Spuren von Folter – Eine Handreichung* von Graessner und Wenk-Ansohn (2000).

4.4.3 Sozial-familiäre Folterfolgen

Die seelischen Verletzungen und Wunden aufgrund der Foltererfahrungen betreffen häufig nicht nur die unmittelbar Gefolterten, sondern auch deren soziales Umfeld, wie Familie, weitere Angehörige und Freund:innen. Die Art und Weise der Beeinflussung ist jedoch noch nicht hinreichend geklärt. Aufgrund der Sorge vor möglichen persönlichen Folgen (z. B. ebenfalls bedroht und verfolgt zu werden) werden Folterüberlebende in Gesellschaften häufig mit Ausgrenzung und Abweisung konfrontiert. Dadurch wirkt die Intention und das Ziel der Täter:innen auch weit über die eigentliche Tat hinaus fort. Aufgrund der schrecklichen Erfahrungen im Heimatland versuchen viele Folteropfer daher mit ihren Familien in ein sicheres Land zu fliehen. Häufig erleben Betroffene dabei sowohl auf der Flucht als auch im Exilland weitere traumatische Erlebnisse, die sich erneut negativ auf die psychische Gesundheit der Folterüberlebenden und deren gesamte Familie auswirken. So beeinflussen Postmigrationsstressoren – wie Aufenthaltsstatus, sozioökonomische Lebensbedingungen, eingeschränkte Arbeitserlaubnis, sprachliche Schwierigkeiten oder Diskriminierung – das psychische Befinden der Betroffenen immens (Kashyap, Page & Joscelyne, 2019; Whitsett & Sherman, 2017).

Bedingt durch die Symptomatik zeigen viele Betroffene zudem ein erhöhtes Aggressionspotential, unter dem häufig Ehepartner und Kinder zu leiden haben. Folgende Aspekte könnten ein erhöhtes Konfliktpotential in Familien mit Folterüberlebenden erklären (Gordon, 2001):

- Konflikte als direkter Effekt von Copingverhalten (Vermeidung) und posttraumatischen Symptomen (wie Hyperarousal, Numbing) auf interpersonelle Beziehungen;
- Konflikte aufgrund der Unfähigkeit des Opfers, soziale und von der Familie erwartete Rollen auszufüllen (wegen physischer und psychischer Folterfolgen);
- Konflikte aufgrund der Rollenveränderungen in Familien durch Flucht und Migration (z. B. wenn Kinder Aufgaben der Eltern übernehmen; unterschiedliche Adaptation an die Gewohnheiten des Gastlandes).

4.4.4 Gesellschaftliche Folterfolgen

Da die Mehrheit der Folterüberlebenden aus nicht westlichen Ländern stammt, sind kulturübergreifende Perspektiven und ein Einordnen der Folgen und Auswirkungen in den kulturellen Zusammenhang der Betroffenen entscheidend. Die Bedeutung und Einschätzung von Folter in verschiedenen Kulturen wird u. a. in der unterschiedlichen Bedeutung des Wortes »Folter« bzw. seiner Entsprechungen in anderen Sprachen deutlich. Das englische »torture« stammt von dem lateinischen Wort »torquere« und bedeutet »to twist, to turn«, was im Deutschen mit »biegen, verdrehen, krümmen« übersetzt werden könnte. In Kambodscha ist das Wort für Folter »tieru na kam«, was impliziert, dass das Opfer aufgrund bestimmter Taten für das Erlittene verantwortlich ist. »Taatheeb« hingegen, das arabische Wort für Folter, ist in seiner Konnotation näher am englischen »torture« und sieht den Gefolterten damit als Opfer.

Durch die sprachlichen Unterschiede wird deutlich, dass die Bedeutung von Folter und dadurch auch der Umgang mit den Opfern kulturell verschieden ist; Folter und deren Auswirkungen für das Individuum werden auch sehr stark von der Gesellschaft und deren Umgang/Haltung dazu bestimmt und beeinflusst.

4.5 Resilienzfaktoren bei Folteropfern

Wie bereits unter dem Gliederungspunkt »Folgen der Folter« (Abschnitt 4.4) angesprochen, entwickelt nicht jedes Folteropfer psychische Störungen. Hierbei stellt sich die Frage, was diese Gruppe davor schützt, langfristig Opfer des Geschehenen zu bleiben. Ein entscheidender Aspekt, der bereits erwähnt wurde und einen wichtigen Einfluss auf die Entstehung posttraumatischer Störungen hat, ist die Vorhersehbarkeit des Erlebten. So wissen Menschen, die aufgrund einer politischen, ethnischen oder religiösen Überzeugung aktiv sind und sich für ihre Rechte einsetzen, um ihr erhöhtes Risiko, Opfer staatlicher Unterdrückung bzw. im schlimmsten Fall gefoltert zu werden. Dieser Zusammenhang zeigt sich besonders auch in der klinischen Praxis, wenn Ehefrauen, die von der Aktivität ihres Partners nichts wussten, aufgrund der politischen Aktivität ihres Ehemannes Opfer staatlicher Gewalt wurden und auch noch Jahre nach den Erlebnissen unter schwerwiegenden psychischen Folgeerkrankungen zu leiden haben. Den Ehemännern dienen häufig die Vorhersehbarkeit der Ereignisse und die Überzeugung, die Folter für das Kämpfen um die eigene Sache erlitten zu haben, als Schutzmechanismen. Allerdings haben sie in der Folge oft unter intensiven Schuld- und Schamgefühlen zu leiden. Weitere Resilienzfaktoren, die in Studien mit geflüchteten Folterüberlebenden genannt werden, sind Unterstützung durch die Gemeinschaft, soziale Teilhabe, Beschäftigung und psychische Flexibilität als interner Schutzfaktor (Pannu Khin et al., 2022).

4.6 Ausblick: Therapie mit Folteropfern

Ein erster Schritt in der Behandlung von Folterüberlebenden sollte die Dokumentation des in der Folter Erlebten sein. Eine überarbeitete Anleitung zum Verfassen von rechtsmedizinischen Berichten über Folter und Misshandlungen ist das Istanbul-Protokoll (Handbuch für die wirksame Untersuchung und Dokumentation von Folter und anderer grausamer, unmenschlicher oder entwürdigender Behandlung oder Strafe; UN Human Rights Office of the High Commissioner, 2022). Es ist von den Vereinten Nationen anerkannt und wird für die interdisziplinäre Dokumentation von Folterfolgen durch Mediziner:innen, Psycholog:innen und Jurist:innen genutzt. Vorrangiges Ziel des Protokolls ist es, Beweise für mutmaßliche Folter zu generieren, die vor Gericht standhalten, um das absolute Folterverbot durchzusetzen. Darüber hinaus geht es bei der Begutachtung auch um die Stärkung der Rechte von Folterüberlebenden, die als Geflüchtete Schutz vor einer möglichen Abschiebung in Staaten beantragen, in denen ihnen erneut Folter droht.

Die Behandlung von Folteropfern stellt für Therapeut:innen meist eine große Herausforderung dar. Durch das Erleben eines häufig länger andauernden, extremen interpersonellen traumatischen Ereignisses leiden Betroffene unter komplexen psychischen und physischen Folgen. Neben der bereits erläuterten Symptomatik sind bei vielen Patient:innen Weltsicht sowie Werte- und Normvorstellungen zerrüttet. Daher sollte das Bemühen um eine vertrauensvolle therapeutische Beziehung im Fokus der ersten Therapiephase stehen. Eine Metaanalyse zur Wirksamkeit von psychologischen Interventionen zur Behandlung einer kPTBS kommt zu der Schlussfolgerung, dass die Entwicklung wirksamer Interventionen für kPTBS auf bereits existierende evidenzbasierte Therapien für eine PTBS aufbauen kann (Karatzias et al. 2019), wie die kognitive Verhaltenstherapie (KVT), Exposition oder EMDR. Die Grundlage der Metaanalyse waren jedoch randomisierte kontrollierte Studien zu psychologischen Interventionen bei einer PTBS, bei denen die Teilnehmer:innen wahrscheinlich klinisch signifikante Ausgangswerte eines oder mehrerer kPTBS-Symptomcluster (Affektdysregulation, negatives Selbstkonzept und/oder gestörte Beziehungen) aufwiesen.

Bislang gibt es nur wenige randomisiert kontrollierte (Langzeit-)Studien zur Effektivität kognitiv-behavioraler Verfahren bei Folterüberlebenden. In einer randomisiert kontrollierten Studie zur Wirksamkeit der Narrativen Expositionstherapie (NET) bei Folter- und Kriegsüberlebenden zeigte sich eine signifikante Reduzierung der PTBS-Schwere durch den Einsatz von NET (Hensel-Dittmann et al., 2011). Die Effekte waren über einen Zeitraum von einem Jahr stabil). Eine Studie im Südirak mit Folterüberlebenden verglich die von Common Elements Treatment Approach (CETA) und Cognitive Processing Therapy (CPT). Die Therapien wurden von nicht spezialisiertem Gesundheitspersonal durchgeführt, da im Irak nur wenige psychiatrische Fachkräfte zur Verfügung stehen, um Therapien anzubieten. Die Ergebnisse zeigen positive Effekte für beide Behandlungsformen, wobei durch CETA höhere Effektstärken erzielt wurden.

Auch Studien mit Vergewaltigungsopfern, mit zum Teil langandauernden traumatischen Erfahrungen, die an Symptomen einer kPTBS litten (Resick et al., 2003), sprechen für eine KVT als Methode der Wahl bei Patient:innen mit wiederholten »man-made Traumatisierungen«.

Die Wirksamkeit kognitiv-verhaltenstherapeutischer Methoden bei der Therapie von Folterüberlebenden beschreiben auch Başoğlu und Kollegen (Başoğlu & Aker, 1996; Başoğlu et al., 2004) anhand unterschiedlicher Fallbeispiele.

Darüber hinaus ist es bei der Behandlung von gefolterten Geflüchteten wichtig, aufenthaltsrechtliche und für die Betroffenen meist existenzielle Anliegen in der Therapie zu besprechen. Auch die medizinische Versorgung sollte in regelmäßigen Ab- bzw. Rücksprachen mit dem behandelnden Arzt bzw. der Ärztin sichergestellt werden. Die Zusammenarbeit verschiedener Disziplinen, wie Sozialarbeiter:innen, Psychiater:innen, Physiotherapeut:innen und Psychotherapeut:innen, ist daher essenziell, um einen alle Lebensbereiche umfassenden Behandlungserfolg zu erzielen. Auch das Angebot einer Gruppentherapie bietet Folterüberlebenden die Möglichkeit, sich im Austausch mit Gleichgesinnten zu entlasten und die Erfahrung zu machen, dass andere Betroffene unter ähnlichen Symptomen leiden (Bunn et al., 2015). Besonders Themen wie Schuld, Scham oder Aggressionen können mit Menschen, die ein ähnliches Schicksal teilen, einfacher besprochen werden.

Insgesamt sind sowohl die Folgen von Foltererfahrungen als auch effektive Behandlungsmethoden noch unzureichend erforscht. Es wäre daher wünschenswert, wenn zukünftige Studien die adäquate Versorgung von Menschen, welche die Folter überlebt haben, untersuchen würden.

4.7 Literatur

Abu Suhaiban H., Grasser L.R. & Javanbakht A. (2019). Mental health of refugees and torture survivors: A critical review of prevalence, predictors, and integrated care. *International Journal of Environmental Research and Public Health*, 16 (13), 2309.

Başoğlu M. & Aker T. (1996). Cognitive-behavioral treatment of torture survivors: A case study. *Torture*, 6, 61–65.

Başoğlu M., Mineka S., Paker M., Aker T. Livanou M. & Gök S. (1997). Psychological preparedness for trauma as a protective factor in survivors of torture. *Psychological Medicine*, 27 (6), 1421–1433.

Başoğlu M., Ekblad S., Baarnhielm S. & Livanou M. (2004). Cognitive-behavioral treatment of tortured asylum seekers: A case study. *Journal of Anxiety Disorders*, 18 (3), 357–369.

Brune M. (2000). Posttraumatische Störungen. In: Haasen C. & Yagdiran O. (Hrsg.). *Beurteilung psychischer Störungen in einer multikulturellen Gesellschaft*. Freiburg i. Br.: Lambertus, 107–124.

Bunn M., Goesel C., Kinet M. & Ray F. (2015). Group treatment for survivors of torture and severe violence: A literature review. *Torture*, 26 (1), 45–67.

Campbell T.A. (2007). Psychological assessment, diagnosis, and treatment of torture survivors: A review. *Clinical Psychology Review*, 27 (5), 628–641.

Fischer G. & Gurris N. (2000). Grenzverletzungen: Folter und sexuelle Traumatisierung. In: Senf W. & Broda M. (Hrsg.). *Praxis der Psychotherapie. Ein integratives Lehrbuch: Psychoanalyse, Verhaltenstherapie, Systemische Therapie*. Stuttgart: Thieme, 468–473.

Gordon M. (2001). Domestic violence in families exposed to torture and related violence in trauma. In: Gerrity E., Keane T.M. & Tuma F. (Hrsg.). *The mental health consequences of torture*. New York: Plenum Publishers, 227–245.

Graessner S. & Wenk-Ansohn M. (2000). *Die Spuren von Folter – Eine Handreichung*. Berlin: Behandlungszentrum für Folteropfer.

Hensel-Dittmann D., Schauer M., Ruf M., Catani C., Odenwald M., Elbert T. & Neuner F. (2011). Treatment of traumatized victims of war and torture: A randomized controlled comparison of narrative exposure therapy and stress inoculation training. *Psychotherapy and Psychosomatics*, 80 (6), 345–52.

Herman J.L. (1992). Complex PTSD: A syndrome in survivors of prolonged and repeated trauma. *Journal of Traumatic Stress*, 5 (3), 377–391.

Kashyap S., Page A.C. & Joscelyne A. (2019). Post-migration treatment targets associated with reductions in depression and PTSD among survivors of torture seeking asylum in the USA. *Psychiatry Research*, 271, 565–572.

Karatzias T., Murphy P., Cloitre M., Bisson J., Roberts N., Shevlin M., Hyland P., Maercker A. et al. (2019). Psychological interventions for ICD-11 complex PTSD symptoms: Systematic review and meta-analysis. *Psychological Medicine*, 49 (11), 1761 – 1775.

Olsen D.R., Montgomery E., Bøjholm S. & Foldspang A. (2007). Prevalence of pain in the head, back and feet in refugees previously exposed to torture: A ten-year follow-up study. *Disability and Rehabilitation*, 29 (2), 163–171.

Pannu Khin P., Burt K. & Fondacaro K. (2022). Identifying resilience-promoting factors for refugee survivors of torture. *Torture*, 32 (3), 31–48.

Resick P.A., Nishith P., Weaver T.L., Astin M.C. & Feuer C.A. (2002). A comparison of cognitive-processing therapy with prolonged exposure and a waiting condition for the treatment of chronic posttraumatic stress disorder in female rape victims. *Journal of Consulting & Clinical Psychology*, 70 (4), 867–879.

Resick P.A., Nishith P. & Griffin M.G. (2003). How well does cognitive-behavioral therapy treat symptoms of complex PTSD? An examination of child sexual abuse survivors within a clinical trial. *CNS Spectrums*, 8 (5), 340–355.

Rothbaum B.O. & Schwartz A.C. (2002). Exposure therapy for posttraumatic stress disorder. *American Journal of Psychotherapy*, 56 (1), 59–75.

United Nations (1984). UN-Antifolterkonvention (Übereinkommen gegen Folter und andere grausame, unmenschliche oder erniedrigende Behandlung oder Strafe.) *BGBI (Bundesgesetzblatt)*, 1990 II, S. 247–261.

UN Human Rights Office of the High Commissioner (2022). *Istanbul Protocol – Manual on the effective investigation and documentation of torture and other cruel, inhuman or degrading treatment or punishment*. New York, Genf: OHCHR. Im Internet: https://www.ohchr.org/sites/default/files/documents/publications/2022-06-29/Istanbul-Protocol_Rev2_EN.pdf (Zugriff: 10. 4. 2024).

Weiss W. M., Murray L. K., Zangana G. A., Mahmooth Z., Kaysen D., Dorsey S., Lindgren K., Gross A. et al. (2015). Community-based mental health treatments for survivors of torture and militant attacks in Southern Iraq: A randomized control trial. *BMC Psychiatry*, 15, 249.

Whitsett D. & Sherman M. F. (2017). Do resettlement variables predict psychiatric treatment outcomes in a sample of asylum-seeking survivors of torture? *International Journal of Social Psychiatry*, 63 (8), 674–685.

WHO (World Health Organization) (2022). *International statistical classification of diseases and related health problems.* 11. Aufl. ICD-11; https://icd.who.int/.

YURIY NESTERKO, HANS-JÖRG ASSION UND HEIDE GLAESMER

5. Psychotraumatologie im Kontext von Flucht und Migration

5.1 Begriffe, Zahlen, Entwicklungen

Im Laufe der letzten Jahrzehnte ist ein kontinuierlicher Zuwachs an weltweiten Migrationsbewegungen zu verzeichnen, wobei die Zahl der Migrant:innen von Jahr zu Jahr jeweils steigt. Nach Schätzungen der Internationalen Organisation für Migration (IOM) waren 2020 ca. 280,6 Millionen Menschen weltweit als Migrant:innen registriert, was einem Anteil von 3,6 % der Weltbevölkerung entsprach (IOM, 2021). Unter Migration ist daher ein globales und kulturübergreifendes Phänomen zu verstehen, das in den Medien und der Politik vor allem auf die anhaltenden Krisensituationen im Nahen Osten, in Zentral- und Nordafrika sowie seit Ende Februar 2022 in der Ukraine und die daraus resultierenden Fluchtbewegungen von Menschen, die aufgrund der Kriege und Krisen ihre Heimat verlassen, zurückgeführt wird.

International gibt es eine große Bandbreite an unterschiedlichen Auffassungen hinsichtlich der Definition von Migration, insofern entsprechen die statistischen Daten über internationale Migrationsbewegungen einer groben Schätzung und sind stets im Zusammenhang mit der Operationalisierung des Begriffs in unterschiedlichen Ländern zu sehen. In Deutschland umfasst der Begriff »Migrant:in« bzw. »Person mit Migrationshintergrund« eine sehr heterogene Gruppe von Menschen und gibt wenig Auskunft darüber, wie und weshalb jemand migriert ist und welcher Aufenthaltsstatus sich daraus ergab (Nesterko & Glaesmer, 2018a).

Unter diesem Oberbegriff sind somit sehr unterschiedliche Personengruppen, z. B. Asylsuchende, Geflüchtete, internationale Arbeitsmigrant:innen, Aussiedler:innen, ausländische Studierende etc., zusammengefasst. Aus den Befunden nationaler und internationaler Forschung zu möglichen Zusammenhängen zwischen Migration und Psychopathologie wissen wir, dass Migrationserfahrungen einen Einfluss auf den Gesundheitszustand der Migrierten haben, wenngleich Art und Richtung dieses Zusammenhanges sich sehr komplex gestalten und bisher unzureichend geklärt sind (z. B. Bhugra et al., 2014; Glaesmer et al., 2009; Nesterko et al., 2019). So finden sich in einigen Studien bezüglich des Gesundheitsstatus keine Unterschiede zwischen Einheimischen und Migrant:innen (Glaesmer et al., 2009; Nesterko et al., 2019), in einigen anderen wird beispielsweise von erhöhten Prävalenzen für affektive Störungen berichtet (Bermejo et al., 2010). In diesem Zusammenhang sei darauf hingewiesen, dass die meisten bevölkerungsrepräsentativen Studien aufgrund ihrer Stichprobenziehung besonders vulnerable oder belastete Gruppen von Migrant:innen (z. B. Geflüchtete, illegal eingewanderte Migrant:innen) ausschließen. Folglich gilt es im Kontext psychischer Gesundheit und möglicher im Zuge der Migration erlebter Traumatisierungen, einen Unterschied zwischen »regulären«, meist freiwillig Migrierten und Geflüchteten – »irregulären«, meist erzwungen Migrierten – zu machen.

Die Gruppe der Geflüchteten bzw. Asylsuchenden wird daher als eine besondere Gruppe verstanden, die häufigen und wiederholten Belastungen und Traumatisierungen ausgesetzt ist, wobei diese nicht nur im Herkunftsland, sondern auch während und nach der Flucht erlebt werden (Nesterko & Glaesmer, 2016). Diese Traumatisierungen stellen einen zentralen Risikofaktor für die psychische und physische Gesundheit dieses Personenkreises dar.

Dieser Beitrag beschreibt den Prozesscharakter einer Flucht anhand des Modells von Berry (1991), des Konzeptes der sequentiellen Traumatisierung von Keilson (2005) und von dessen Modifikation durch Becker und Weyermann (2006); zudem diskutiert er die Bedeutung dieses Prozesses für die psychischen Belastungen und deren Behandlung bei Personen mit Fluchthintergrund (vgl. auch Assion et al., 2018). Auf Basis der Befunde der zurzeit verfügbaren Arbeiten zu psychischen Belastungen Geflüchteter und den empirisch belegten Verlaufsformen Posttraumatischer Belastungsstörungen (PTBS) werden Ableitungen zur weiterführenden kultursensiblen Traumaforschung mit besonderem Augenmerk auf kultursensibler Psychodiagnostik skizziert. Abschließend wird auf ein für Migrierte und Geflüchtete sowie ihre Nachkommen besonders hohes Risiko gesellschaftlicher Gewalt bis hin zu Traumatisierungen in Form von Rassismuserfahrungen und ihren Folgen eingegangen.

5.2 Fluchtverlaufsmodelle

5.2.1 Fluchtphasen nach Berry

Menschen, die aufgrund bewaffneter Auseinandersetzungen, organisierter Gewalt und Verfolgung ihr Heimatland verlassen, sich lebensbedrohlichen Situationen während der Flucht aussetzen und nicht selten unter schwierigen Verhältnissen in einem Aufnahmeland leben, sind nicht nur im Hinblick auf ihre psychische Verfassung, d. h. auf der Individualebene, von den »regulären« Migrant:innen zu unterscheiden. Auf Grundlage einer Vielzahl rechtlicher Bestimmungen der Herkunfts- und Aufnahmeländer, variierender politischer Haltungen innerhalb des jeweiligen Aufnahmelandes und folglich aufgrund eines sehr breiten Spektrums an unterschiedlichen Institutionen, die die Aufnahme koordinieren bzw. übernehmen, durchlaufen die meisten Geflüchteten einen von der »regulären« Migration stark abweichenden Einwanderungsprozess.

Berry hat bereits 1991 ein Modell vorgelegt, welches die Phasen einer Flucht skizziert. Neben den sechs aufeinanderfolgenden Phasen postuliert Berry (1991) eine Reihe von typischen Ereignissen und Erfahrungen, mit denen Geflüchtete und Asylsuchende währenddessen konfrontiert sind. In Abbildung 1 wird das Fluchtphasenmodell von Berry dargestellt.

Mit der *Aufbruchsphase* (»Vor dem Aufbruch«) wird vor allem der Zeitraum beschrie-

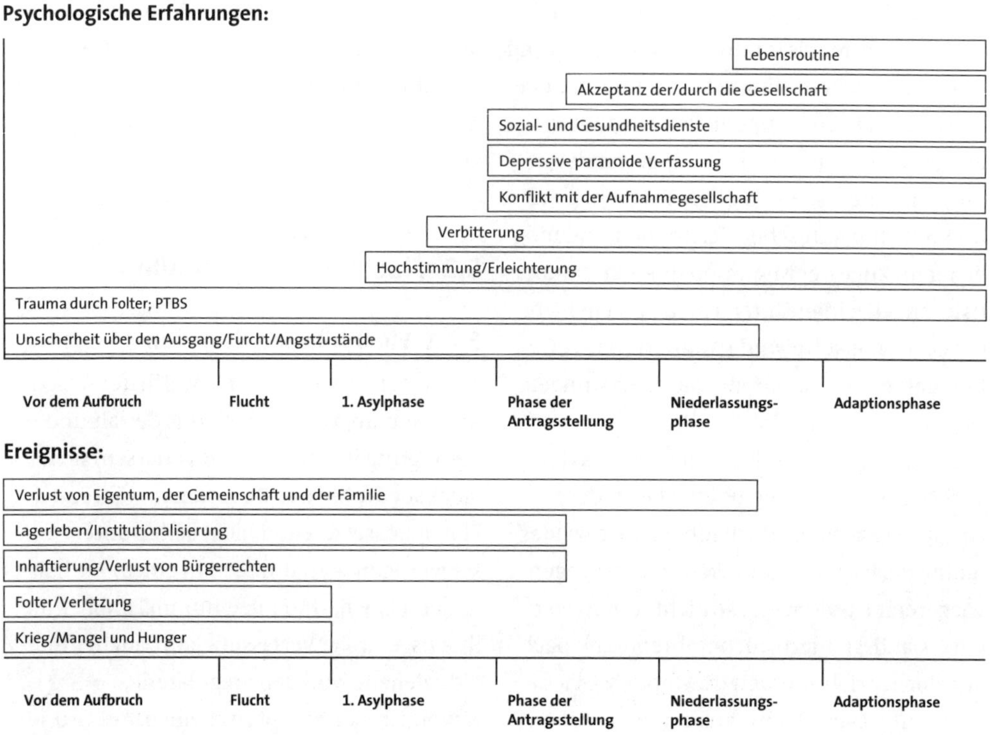

Abb. 1: Fluchtphasenmodell von Berry

ben, mit dem die größte Notlage verbunden ist. Je nach Umständen und Möglichkeiten kann es sich um eine kürzere oder längere Phase handeln, die häufig vom Kriegsgeschehen, wirtschaftlicher Not, Verfolgung, Inhaftierung, politischer Unterdrückung, direkter körperlicher Gewalt und/oder anderen existentiellen Bedrohungslagen gekennzeichnet ist. Die Länge und Schwere dieser Phase hat einen direkten Einfluss auf den späteren Akkulturationsprozess, auch weil die Entscheidung hinsichtlich eines potentiellen Aufnahmelandes, d. h. die Auseinandersetzung mit dem zukünftigen Leben im Exil, in dieser Zeit stattfindet.

Mit der *Fluchtphase,* die in ihrer Dauer ebenfalls stark variieren kann, sind meist weitere traumatische Erfahrungen möglich: etwa Ausbeutung, physische und sexuelle Übergriffe, Verletzungen oder Todesgefahr; schließlich sind nicht zuletzt gefährliche Reiserouten zu bewältigen. Eine zusätzliche Belastung in dieser Phase kann die Trennung von der Familie bzw. das Fehlen von nahen sozialen Kontakten bedeuten.

Die *erste Asylphase* ist die Zeit der Unterbringung in Geflüchtetencamps, meist nahe der Grenze zum Herkunftsland, die mit der Gefahr von Bombardierung, Inhaftierung oder Rückführung, aber auch mit häufig sehr widrigen Lebensumständen wie mangelnder Hygiene, Wasser- und Nahrungsmangel, begrenzten bzw. nicht vorhandenen Rückzugsmöglichkeiten o. Ä. einhergeht.

Ist das Zielland erreicht, folgt die *Phase der Antragsstellung,* womit das Warten auf die rechtliche Anerkennung beginnt. Diese Zeit, in der Geflüchtete mit Institutionen konfrontiert sind, welche die Entscheidung und Kontrolle über ihre Zukunft haben, während ihnen selbst diese Möglichkeiten fehlen, ist oft von Unsicherheit, sozialer Isolation, unklaren Aufenthaltsbestimmungen und zum Teil drohender Abschiebung geprägt.

Nach einer Entscheidung im Asylprozess, die zu keiner Rückführung führt, folgt die *Phase der Niederlassung.* Erst hier wird, im Falle eines anerkannten Asylstatus, die Brücke zur »regulären« Migration geschlagen und es sind die notwendigen Grundlagen für den Prozess der Eingliederung bzw. Akkulturation geschaffen. Diese Phase ist – vergleichbar mit Erfahrungen anderer Migrant:innen, die nicht als Asylsuchende migrierten – durch »klassische« Migrationsbarrieren wie z. B. das Erlernen der neuen Sprache, das Erleben von Diskriminierung und Rassismus, erschwerte Arbeitssuche oder Zugangsbarrieren zum Gesundheitssystem gekennzeichnet.

Abschließend wird im Sinne der erfolgreichen Akkulturation die *Adaptionsphase* postuliert, in der Integrationsbemühungen der Geflüchteten, aber auch der Aufnahmegesellschaft ineinandergreifen. Berry (1991) betont, dass nicht alle Geflüchteten diese Phase erreichen und dass bei ihnen – verglichen mit den »regulären« Migrant:innen – aufgrund der vorangegangenen Belastungen die persönlichen zur erfolgreichen Bewältigung erforderlichen Ressourcen oft schwächer ausgeprägt sein werden.

5.2.2 Konzept der sequentiellen Traumatisierung

Das Konzept der sequentiellen Traumatisierung geht auf die therapeutische Arbeit von Hans Keilson mit in die Niederlande geflüchteten jüdischen Kriegswaisen zurück. In seinem Modell postuliert Keilson (2005) drei Sequenzen des traumatischen Erlebens, die sich aufgrund der Erfahrungen dieser Jugendlichen vor (erste Sequenz), während (zweite Sequenz) und nach der Verfolgung (dritte Sequenz) durch die Nationalsozialisten manifestiert haben. Im Kern seiner theoretischen Überlegungen erweitert Keilson das klassische, auf die Individualebene bezogene Konzept der Traumatisierung um einen größeren sozialen und politischen Rahmen, der zum Bedingungsfeld des individuell erlebten Traumas erklärt wird. Eine weitere bedeutende Erkenntnis seiner langjährigen Forschung ist in der Beschreibung der kumulativen Wirkung der in der jeweiligen Phase erlebten Belastung zu sehen. In Anlehnung an Keilsons Idee der gesellschaftlichen Kontextualisierung eines jeden traumatischen Erlebnisses erweiterten Becker und Weyermann (2006) auf Grundlage ihrer Arbeit mit politisch Verfolgten in Chile das Modell der sequentiellen Traumatisierung um drei weitere Sequenzen.

Die erste Sequenz nach Becker und Weyermann beschreibt den Beginn des traumatischen Prozesses, d. h. die Vorbedingungen, wie etwa Krieg oder politische Verfolgung, wirtschaftliche und soziale Not. *Die zweite Sequenz* ist die Phase der Eskalation der Bedingungen vor Ort, die jedoch noch keine unmittelbare Bedrohung des Einzelnen bedeutet. *Die dritte Sequenz* ist die Phase der akuten Verfolgung, die durch extreme existentielle Erfahrungen gekennzeichnet ist: etwa Verhaftung, Folter, Schrecken des Kriegsgeschehens oder Todesgefahr. *Die vierte Phase,* auch Chronifizierungsphase genannt, beschreibt neben der anhaltenden akuten Bedrohung die kurzen Zeiten des Wartens zwischen den unmittelbaren Verfolgungs- bzw. Bedrohungssituationen. *Die fünfte Sequenz* definiert die Zeit des Übergangs nach der akuten Bedrohung. Die Phase ist durch kontextuelle Umbrüche und persönliche Krisen gekennzeichnet. Je länger diese Sequenz dauert, umso traumatischer wird sie erlebt. *Die sechste und letzte Sequenz* ist die Zeit nach der Verfolgung, in der der traumatische Prozess weiter andauert, auch wenn die eigentliche Bedrohung nicht mehr existiert. Ähnlich der dritten Sequenz von Keilson ist es die Phase der Wiedereingliederung sowohl auf individueller als auch gesamtgesellschaftlicher Ebene.

In einer weiterführenden Arbeit übertrug Becker (2006) das Sechs-Sequenzen-Konzept auf die Situation der Geflüchteten und entwickelte ein Verlaufsmodell der potentiell traumatischen Sequenzen im Kontext von Flucht und Zwangsmigration (Abb. 2).

Die Phasen bzw. Sequenzen sind dem Konzept von Berry (1991) sehr ähnlich und markieren die einzelnen, zum Teil institutionellen, von außen geschaffenen Stationen, die die meisten Geflüchteten durchlaufen. Eine Besonderheit des Ansatzes von Becker stellt die vierte Sequenz dar – *die Chronifizierung der Vorläufigkeit*. Es ist die Zeit, in der über den Asylantrag entschieden wird und Unklarheit hinsichtlich der eigenen Zukunft vorherrscht. Ein Ankommen im Aufnahmeland ist hier strukturell und psychisch kaum möglich, der Bruch mit der Heimat setzt jedoch bereits ein. Diese Phase, in der die bzw. der Einzelne eines wesentlichen Aspekts der eigenen Identität, nämlich der kulturellen bzw. ethnischen Zugehörigkeit, beraubt wird und als »Flüchtling« seitens der Aufnahmegesellschaft stigmatisiert wird, kann unter Umständen mehrere Jahre dauern.

5.3 PTBS und Traumafolgestörungen im Kontext von Flucht

Die im letzten Abschnitt vorgestellten Modelle verdeutlichen zum einen den Prozesscharakter jeder Flucht und unterstreichen zum anderen das hohe Risiko für das Auftreten psychischer Belastungen bei den Menschen, die sich auf die Flucht begeben oder geflüchtet sind. Tatsächlich weisen die aktuell verfügbaren Befunde zu psychischen Belastungen bei Geflüchteten in Deutschland und international auf ein deutlich erhöhtes Risiko für das Auftreten Posttraumatischer Belastungsstörungen (PTBS) hin, aber auch für andere psychische Störungen, sowohl im Vergleich zur Allgemeinbevölkerung als auch zu anderen Migrant:innen. Die Prävalenzraten für eine PTBS bewegen sich in verschiedenen Gruppen Geflüchteter meist zwischen 30 % und 40 %, ähnlich hoch sind die Raten für Depression und Angststörungen (Lindert et al., 2018; Bött-

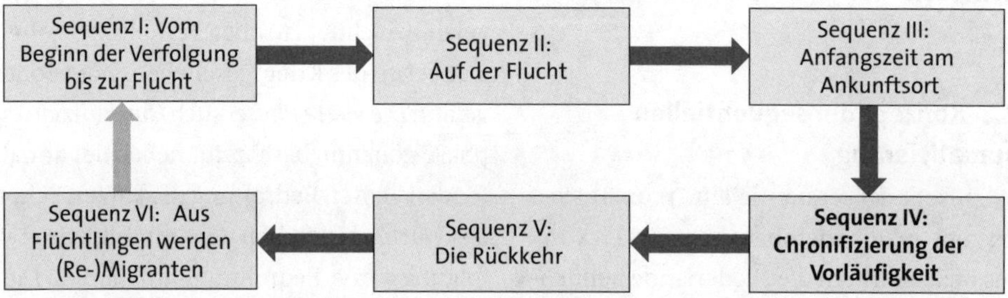

Abb. 2: Potentiell traumatische Sequenzen im Kontext von Flucht und Zwangsmigration (nach Becker, 2006)

che et al. 2016; Nesterko et al., 2020a, Blackmore et al., 2020). Eine kürzlich publizierte Metaanalyse aus 11 Studien zu syrischen Geflüchteten in westlichen Aufnahmeländern kam zu ähnlichen Befunden (31 % Depression bzw. PTBS und 40 % Angststörungen) (Nguyen et al., 2022).

5.3.1 Befunde aus einer Erstaufnahmeeinrichtung des Freistaates Sachsen

Im Rahmen einer epidemiologischen Studie zu psychischen Belastungen von neu ankommenden Geflüchteten in Deutschland, die in der Arbeitsgruppe der Autor:innen dieses Kapitels konzipiert und durchgeführt wurde, sind erstmals empirisch robuste Daten zu Prävalenzraten von gängigen psychischen Störungen bei Geflüchteten in Deutschland vorgelegt worden (Nesterko et al., 2020a). Die Untersuchung fand in einer Erstaufnahmeeinrichtung des Freistaates Sachsen für Asylsuchende in Leipzig statt. Während des Erhebungszeitraums (Mai 2017–Juni 2018) wurden insgesamt 1316 erwachsene Personen in die Einrichtung aufgenommen, von denen 569 an der Befragung teilgenommen haben (Rücklaufquote 43,2 %). Knapp die Hälfte der Befragten (49,7 %) wurde positiv für mindestens eine der untersuchten psychischen Störungen gescreent, wobei 31 % unter somatoformen Beschwerden, 21,7 % unter einer schweren Depression und 34 % unter einer PTBS litten. Ausgehend von diesem hohen Belastungsgrad wurden auch mögliche Schutz- und Risikofaktoren für das Auftreten von psychischen Belastungen innerhalb dieser Population untersucht (Nesterko et al., 2020b). Fehlende Informationen über zurückgelassene Familienmitglieder sowie der subjektive Bedarf an medizinischer Versorgung waren mit Symptomen von Depression, Angst und PTBS sowie somatoformen Symptomen assoziiert. Die psychische Gesundheit wurde subjektiv bei einem Leben in einer Partnerschaft, Kinderlosigkeit, einer geringeren Anzahl an traumatischen Ereignissen und vorhandenen Informationen über die zurückgelassenen Familienmitglieder als besser eingeschätzt.

Mit Blick auf die beschriebene Methodik sowie die Stichprobengröße handelt es sich um die erste und bislang einzige Studie aus Deutschland, in der neben einer robusten Prävalenzschätzung für die häufigsten psychischen Störungen insbesondere auch die subjektive Sicht der Geflüchteten auf ihren physischen und psychischen Gesundheitszustand sowie Angaben zum aktuellen subjektiven Versorgungsbedarf direkt nach der Ankunft in Deutschland erfasst wurden. Geflüchtete aus über 30 verschiedenen Ländern wurden mittels eines Fragebogensets befragt, das in 11 verschiedenen Sprachen hin- und rückübersetzt vorlag. Darüber hinaus ist es gelungen, die überwiegende Mehrheit der Befragten innerhalb der ersten 7 Tage nach ihrer Ankunft zu befragen, sodass die aus der früheren Forschung bekannten und ausführlich diskutierten Post-Migrationsstressoren als Grund für die hohe psychische Belastung von Geflüchteten aus den vorgestellten Berechnungen weitestgehend ausgeschlossen werden konnten.

Gerade mit Blick auf die häufig vorherrschende Unsicherheit über den Aufenthalt und den Ausgang des Asylverfahrens, die in der Zeit nach der Flucht einer der zentralen Post-Migrationsstressoren für Geflüchtete ist, kann sich die psychische Gesundheit nach der Ankunft in einem sicheren Aufnahmeland – ganz im Sinne der Chronifizierung der Vorläufigkeit – erheblich verschlechtern. Johnson und Thompson (2008) konnten infolge der Verzögerungen im Asylverfahren, der Einsamkeit und Eintönigkeit in den Unterkünften für Geflüchtete ein erhöhtes Risiko für das Auftreten einer psychischen Störung feststellen. Ähnliches berichten Laban et al. (2008) für aus dem Irak Geflüchtete in den Niederlanden und Heeren et al. (2014) für verschiedene Gruppen von Geflüchteten in der Schweiz. Im Hinblick auf die sozialen Beziehungen ist festzustellen, dass Geflüchtete überwiegend isoliert leben und es ihnen an entsprechender Unterstützung und der Möglichkeit zum Austausch über das Erlebte mangelt (Gurris & Wenk-Ansohn, 2009). Betrachtet man Flucht als Prozess, so spielen die Bedingungen und Erfahrungen im Aufnahmeland für den Verlauf psychischer Belastungen eine außerordentlich wichtige Rolle.

5.4 Kultursensible Diagnostik mit psychisch belasteten Geflüchteten

Eine der wesentlichen Grundlagen für eine sachgerechte Beurteilung der psychischen Belastungen von Geflüchteten ist in einer kultursensiblen Herangehensweise zu sehen. Gerade im Bereich der psychischen Störungen kommt es häufig vor, dass die Vielfalt der unterschiedlichen Sichtweisen seitens der Betroffenen im Hinblick auf die Ursachen, Symptomatik und letztendlich angemessene Behandlung eine große Herausforderung für Behandler:innen darstellt. Unstimmigkeiten bzw. Barrieren, die man auf der kulturellen bzw. sprachlichen Ebene erlebt, können zu Unter-, Über- und Fehlversorgung führen (Koch et al., 2015). Insofern gilt es für klinische Diagnostiker:innen, die kulturspezifischen Besonderheiten beim Schildern psychischer Symptome wie auch die kulturell bedingten Erwartungen der Patient:innen hinsichtlich der Kommunikation und Behandlung in besonderem Maße zu berücksichtigen (Siefen et al., 2011).

Dabei nimmt die Sprache und im weitesten Sinne die Spezifik der kulturellen »Färbung« der Symptomschilderung Einfluss auf die Erhebung sowohl körperlicher wie auch psychischer Symptome. In diesem Zusammenhang ist von sogenannten »Idioms of Distress« (Bhugra, 2005) die Rede. Anhand entsprechender kulturspezifischer Ausdrucksmuster lässt sich die Diskrepanz im Verständnis einer idiomatischen Wendung, die zwischen den Träger:innen zweier unterschiedlicher Sprach- und Kulturräume besteht, beschreiben. So kann es beispielsweise sein, dass eine bestimmte Aussage oder Verhaltensweise, die in einer Kultur als typisch für traumatisches Wiedererleben gilt, von den Vertreter:innen einer anderen Kultur nicht als eine solche aufgefasst wird (Glaesmer et al., 2012; Glaesmer & Nesterko, 2019), selbst wenn die Aussage bzw. geschildertes Verhalten korrekt sprachlich übersetzt wurde. In Anlehnung an die psychometrische Diagnostik ist hier vom Konstruktbias bzw. von der fehlenden funktionalen Äquivalenz des Symptoms die Rede (Peña, 2007). Darüber hinaus spielen die kulturell bedingten Unterschiede im Ausmaß der Bereitschaft, über bestimmte Symptome zu sprechen, wie auch das Verhältnis zwischen dem erlebten und dem geschilderten Leidensdruck eine nicht unwesentliche Rolle. Um diesen Herausforderungen angemessen zu begegnen, empfiehlt sich neben dem Einsatz muttersprachlicher Untersucher:innen, der jedoch im Rahmen eines psychiatrischen bzw. psychotherapeutischen Settings auf eine Reihe von strukturellen Problemen stößt, vor allem das Hinzuziehen von sogenannten Kultur- und Sprachmittler:innen (Kluge, 2018).

Der diagnostische Prozess sollte bei Menschen mit Fluchthintergrund neben den allgemein üblichen Informationen kultur- und fluchtspezifische Faktoren (kulturspezifische Krankheitskonzepte, Rassismus- und Diskriminierungserfahrungen, Fluchtdauer und -motive etc.) berücksichtigen, da es sonst zu diagnostischen Fehleinschätzungen kommen kann. Im klinischen Kontext in Deutschland ist bislang in der Mehrheit der Fälle von einer Situation auszugehen, in der Patient:innen mit Fluchthintergrund auf Diagnostiker:innen oder Therapeut:innen treffen, die keinen Migrationshintergrund bzw. etwaige Sprachkenntnisse haben. Fast alle kulturbezogenen Anforderungen der personalen klinischen Diagnostik lassen sich auf die psychometrische Diagnostik mit Hilfe von Fragebogen und Tests übertragen, die neben der klinischen Praxis vor allem in der Forschung breite Anwendung findet. Weitere Informationen zur Diagnostik und Sprachversionen gängiger Testverfahren finden sich unter www.q-cultural.de.

5.5 Rassismus und seine Folgen im Kontext von Migration, Flucht und Trauma

Rassismus als ein globales und leider unser aller Alltag bestimmendes Phänomen mit einer meist langen historischen Verwurzelung existiert in nahezu jeder Gesellschaft bzw. jedem Land – so auch in Deutschland. Rassistische Einstellungen und Verhaltensweisen drücken sich sowohl im Zwischenmenschlichen als auch im Sinne struktureller Gewalt aus. Rassismus greift die Betroffenen in unterschiedlichen Lebensbereichen an, wie z. B. bei der Wohnungs- oder Arbeitssuche, aber auch in institutionellen Räumen wie Bildungseinrichtungen, Verwaltung, Polizei, Medien und Politik sowie Versorgung und Gesundheitswesen. Die ersten belastbaren Befunde für Deutschland hierzu liefert der Nationale Diskriminierungs- und Rassismusmonitor, der vom Deutschen Zentrum für Integrations- und Migrationsforschung initiiert und durchgeführt wird. So geben im Rahmen einer bevölkerungsrepräsentativen Befragung 22 % der befragten Menschen in Deutschland an, von Rassismus betroffen zu sein bzw. selbst schon einmal Rassismus erfahren zu haben (DeZIM, 2022). Mit Blick auf die Befragten, die sich als »rassifizierten« Bevölkerungsgruppen zugehörig verstehen, lag der Anteil bei 58 %. Als »rassifiziert« wurden insgesamt sechs Bevölkerungsgruppen erfasst bzw. operationalisiert: Schwarze Menschen, Muslim:innen, Asiat:innen, Sinti:zze und Rom:nja, Juden und Jüdinnen sowie Osteuropäer:innen. Vor dem Hintergrund der Einwanderungsgeschichte und -politik des Aufnahmelandes Deutschland seit Mitte des letzten Jahrhunderts ist davon auszugehen, dass Migrierte und Geflüchtete und ihre Nachkommen der 2. und 3. Generation – im Übrigen überwiegend deutsche Staatsangehörige – zu diesen Bevölkerungsgruppen gehören.

Forschungsarbeiten aus dem angloamerikanischen Raum machen deutlich, dass interpersonelle Gewalterfahrungen, die Rassismus per definitionem auslöst, je nach Stärke, Dauer und Häufigkeit als traumatisch erlebt werden und dadurch zu gravierenden gesundheitlichen Schäden – psychischer wie physischer Natur – führen können (Williams et al., 2019; Kluge et al., 2020). Im Ergebnis ihrer Metaanalyse mit Daten aus insgesamt 293 Studien (N = 309 687) bezogen auf den Zeitraum 1983–2013 berichten Paradies et al. (2015) von zahlreichen negativen Zusammenhängen zwischen Rassismuserfahrungen und der physischen und psychischen Gesundheit, darunter Depressionen und PTBS. Zu einem ähnlichen Ergebnis kommt eine Metaanalyse von Benner et al. (2018) auf Basis von 214 Artikeln (N = 91 338) zum Zusammenhang zwischen ethnischer und/oder rassistischer Diskriminierung und Wohlbefinden bei Jugendlichen. Belastbare Befunde für Deutschland liegen bislang entweder nur für einzelne Gruppen vor (z. B. die Kernbefunde aus dem Afrozensus 2020 zu gesundheitlichen Nachteilen bei Schwarzen und afrodiasporischen Bevölkerungsgruppen; Aikins et al., 2021) oder in Form der Feststellung übergeordneter Zusammenhänge zwischen wahrgenommener Diskriminierung und allgemeinem Wohlbefinden verschiedener Gruppen von Migrant:innen bzw. Personen mit Migrationshintergrund (Igel et al., 2010). Eine vertiefte Auseinandersetzung mit Rassismus und seinen Folgen bzw. deren Bekämpfung und Behandlung gehört daher zu den wichtigen Aufgaben der Zukunft, sowohl für die kultur- und migrationssensible Psychotraumatologie als auch für die psychosoziale und psychotherapeutische Versorgung in Deutschland.

5.6 Literatur

Aikins M. A., Bremberger T., Aikins J. K., Gyamerah D. & Yıldırım-Caliman D. (2021). Afrozensus 2020: Perspektiven, Anti-Schwarze Rassismuserfahrungen und Engagement Schwarzer, afrikanischer und afrodiasporischer Menschen in Deutschland. Im Internet: https://afrozensus.de/reports/2020/#main (Zugriff: 03. 04. 2023).

Assion H. J., Ueberberg B. & Kaaz T. (2018). *Manual Interkulturelle Psychoedukation.* Stuttgart: Schattauer.

Becker D. (2006). *Die Erfindung des Traumas. Verflochtene Geschichten.* Berlin: Edition Freitag.

Becker D. & Weyermann B. (2006). *Toolkit: Gender, conflict transformation and the psychosocial approach.* Bern: Swiss Development Cooperation.

Benner A. D., Wang Y., Shen Y., Boyle A. E., Polk R. & Cheng Y. P. (2018). Racial/ethnic discrimination and well-being during adolescence: A meta-analytic review. *The American Psychologist,* 73 (7), 855–883.

Bermejo I., Mayninger E., Kriston L. & Härter M. (2010). Psychische Störungen bei Menschen mit Migrationshintergrund im Vergleich zur deutschen Allgemeinbevölkerung. *Psychiatrische Praxis,* 37, 225–232.

Berry J. W. (1991). Refugee adaptation in settlement countries: An overview with an emphasis on primary prevention. In: Ahearn F. L. & Athey J. L. (Hrsg.). *Refugee children: Theory, research, and services.* Baltimore u. a.: Johns Hopkins University Press, 20–38.

Bhugra D. (2005). Cultural identities and cultural congruency: A new model for evaluating mental distress in immigrants. *Acta Psychiatrica Scandinavica,* 111 (2), 84–93.

Bhugra D., Gupta S., Schouler-Ocak M., Graeff-Calliess I., Deakin N. A., Qureshi A., Dales J., Till A. et al. (2014). EPA guidance mental health care of migrants. *European Psychiatry,* 29 (2), 107–115.

Blackmore R., Boyle J. A., Fazel M., Ranasinha S., Gray K. M., Fitzgerald G., Misso M. & Gibson-Helm M. (2020). The prevalence of mental illness in refugees and asylum seekers: A systematic review and meta-analysis. *PLoS Medicine,* 17, e1003337.

Böttche M., Heeke C. & Knaevelsrud C. (2016). Sequenzielle Traumatisierungen, Traumafolgestörungen und psychotherapeutische Behandlungsansätze bei kriegstraumatisierten erwachsenen Flüchtlingen in Deutschland. *Bundesgesundheitsblatt – Gesundheitsforschung – Gesundheitsschutz,* 59, 621–626.

DeZIM (Deutsches Zentrum für Integrations- und Migrationsforschung) (2022). *Rassistische Realitäten: Wie setzt sich Deutschland mit Rassismus auseinander?* Auftaktstudie zum Nationalen Diskriminierungs- und Rassismusmonitor (NaDiRa). Im Internet: https://www.rassismusmonitor.de/fileadmin/user_upload/NaDiRa/CATI_Studie_Rassistische_Realit%C3%A4ten/DeZIM-Rassismusmonitor-Studie_Rassistische-Realit%C3%A4ten_Wie-setzt-sich-Deutschland-mit-Rassismus-auseinander.pdf (Zugriff: 03.04.2023).

Glaesmer H. & Nesterko Y. (2019). Kultursensible klinische Diagnostik bei Geflüchteten. *Trauma & Gewalt,* 13, 52–61.

Glaesmer H., Wittig U., Brähler E., Martin A. Mewes R. & Rief W. (2009). Sind Migranten häufiger von psychischen Störungen betroffen? Eine Untersuchung an einer repräsentativen Stichprobe der deutschen Allgemeinbevölkerung. *Psychiatrische Praxis,* 36, 16–22.

Glaesmer H., Brähler E. & von Lersner U. (2012). Kultursensible Diagnostik in Forschung und Praxis. *Psychotherapeut,* 57 (1), 22–28.

Gurris N. & Wenk-Ansohn M. (2009). Folteropfer und Opfer politischer Gewalt. In: Maercker A. (Hrsg.). *Posttraumatische Belastungsstörungen.* Heidelberg: Springer Medizin Verlag. 3. Aufl., 477–501.

Heeren M., Wittmann L., Ehlert U., Schnyder U., Maier T. & Müller J. (2014). Psychopathology and resident status – comparing asylum seekers, refugees, illegal migrants, labor migrants, and residents. *Comprehensive Psychiatry,* 55 (4), 818–825.

Igel U., Brähler E. & Grande G. (2010). Der Einfluss von Diskriminierungserfahrungen auf die Gesundheit von MigrantInnen. *Psychiatrische Praxis,* 37 (4), 183–190.

IOM (International Organization for Migration) (2021). *World Migration Report 2022.* Im Internet: https://publications.iom.int/books/world-migration-report-2022 (Zugriff: 03.04.2023).

Johnson H. & Thompson A. (2008). The development and maintenance of post-traumatic stress disorder (PTSD) in civilian adult survivors of war trauma and torture: A review. *Clinical Psychology Review,* 28 (1), 36–47.

Keilson H. (2005). *Sequentielle Traumatisierung bei Kindern. Untersuchung zum Schicksal jüdischer Kriegswaisen.* Unveränderter Nachdruck der Ausgabe von 1979. Gießen: Psychosozial-Verlag.

Kluge U. (2018). Sprach- und Kulturmittler im interkulturellen psychotherapeutischen Setting. In: Machleidt W., Kluge U., Sieberer M. G. & Heinz A. (Hrsg.). *Praxis der Interkulturellen Psychiatrie und Psychotherapie.* München: Urban & Fischer, 2. Aufl., 169–180.

Kluge U., Aichberger M. C., Heinz E., Udeogu-Gözalan C. & Abdel-Fatah D. (2020). Rassismus und psychische Gesundheit. *Nervenarzt,* 91 (11), 1017–1024.

Koch E., Staudt J. & Gary A. (2015). Interkulturelle Öffnung. *Führen und Wirtschaften im Krankenhaus,* 10, 808–813.

Laban C. J. (2015). Resilience-oriented treatment of traumatised asylum seekers and refugees. In: Schouler-Ocak M. (Hrsg.). *Trauma and migration.* Heidelberg: Springer, 191–208.

Laban C. J., Komproe I. H., Gernaat H. B. & de Jong J. T. (2008). The impact of a long asylum procedure on quality of life, disability and physical health in Iraqi asylum seekers in the Netherlands. *Social Psychiatry and Psychiatric Epidemiology,* 43 (7), 507–515.

Lindert J., von Ehrenstein O. S., Wehrwein A., Brähler E. & Schäfer I. (2018). Angst, Depressionen und posttraumatische Belastungsstörungen bei Flüchtlingen – eine Bestandsaufnahme. *Psychotherapie, Psychosomatik, Medizinische Psychologie,* 68 (1), 22–29.

Nesterko Y. & Glaesmer H. (2016). Migration und Flucht als Prozess. Theoretische Konzepte und deren klinisch-praktische Bedeutung für die Versorgung traumatisierter Geflüchteter. *Trauma & Gewalt,* 4, 270–286.

Nesterko Y. & Glaesmer H. (2018a). Warum fragen wir nicht direkt nach? Eine Analyse zur subjektiven Zuschreibung des Migrationshintergrundes. Universität Leipzig, Abteilung für Medizinische Psychologie und Medizinische Soziologie. *Psychologische Rundschau,* 70, 101–108.

Nesterko Y. & Glaesmer H. (2018b). Kultursensible klinische Psychodiagnostik bei Erwachsenen. In: Maehler D. B., Shajek A. & Brinkmann H. U. (Hrsg.). *Diagnostik bei Migrantinnen und Migranten.* Göttingen: Hogrefe, 245–284.

Nesterko Y., Turrión C. M., Friedrich M. & Glaesmer H. (2019). Trajectories of health-related quality of life in immigrants and non-immigrants in Germany: A population-based longitudinal study. *International Journal of Public Health,* 64, 49 – 58.

Nesterko Y., Jäckle D., Friedrich M., Holzapfel L. & Glaesmer H. (2020a). Prevalence of post-traumatic stress disorder, depression and somatisation in recently arrived refugees in Germany: An epidemiological study. *Epidemiology and Psychiatric Sciences*, 29, e40.

Nesterko Y., Jäckle D., Friedrich M., Holzapfel L. & Glaesmer H. (2020b). Factors predicting symptoms of somatization, depression, anxiety, post-traumatic stress disorder, self-rated mental and physical health among recently arrived refugees in Germany. *Conflict and Health*, 14: 44 (im Internet: https://www.ncbi.nlm.nih.gov/pmc/articles/PMC7346670/pdf/13031_2020_Article_291.pdf; Zugriff: 15.2.2024).

Nesterko Y., Jäckle D., Friedrich M., Holzapfel L. & Glaesmer H. (2020c). Health care needs among recently arrived refugees in Germany: A cross-sectional, epidemiological study. *International Journal of Public Health*, 65 (6), 811–821.

Nguyen T.P., Guajardo M.G.U., Sahle B.W., Renzaho A.M.N. & Slewa-Younan S. (2022). Prevalence of common mental disorders in adult Syrian refugees resettled in high-income Western countries: A systematic review and meta-analysis. *BMC Psychiatry*, 22, 15.

Paradies Y., Ben J., Denson N., Elias A., Priest N., Pieterse A. et al. (2015). Racism as a determinant of health: A systematic review and meta-analysis. *PLoS ONE*, 10 (9), e0138511.

Peña E.D. (2007). Lost in translation: Methodological considerations in cross-cultural research. *Child Development*, 78 (4), 1255–1264.

Siefen R.G., Glaesmer H. & Braehler E. (2011). Interkulturelle psychologische Testdiagnostik. In: Machleidt W. & Heinz A. (Hrsg.). *Praxis der interkulturellen Psychiatrie und Psychotherapie*. München: Elsevier, Urban & Fischer, 199–208.

Steel Z., Chey T., Silove D., Marnane C., Bryant R.A. & Van Ommeren M. (2009). Association of torture and other potentially traumatic events with mental health outcomes among populations exposed to mass conflict and displacement: A systematic review and meta-analysis. *JAMA*, 302 (5), 537–549.

Williams D.R., Lawrence J.A., Davis B.A. & Vu C. (2019). Understanding how discrimination can affect health. *Health Services Research*, 54 (2), 1374–1388.

HELLMUTH FREYBERGER (†) UND HARALD J. FREYBERGER (†)

6. Holocaust

Wir widmen diesen Beitrag zum Holocaust jenen Müttern und Kindern, die an der Auschwitzer »Judenrampe« zum Tod durch Vergasen »selektiert« wurden. Die beiden Auschwitz-Überlebenden Wanda Szaynok und Edward Blotnicki berichteten, dass sie als Augenzeugen damals in Auschwitz beobachtet haben, wie über eine Stunde lang eine große Anzahl leerer Kinderwagen – jeweils fünf in einer Reihe – vom Lager in Richtung des Bahnhofs Auschwitz geschoben worden waren (zit. nach Rees, 2005). Das gleiche Schicksal – Deportation und Ermordung in Auschwitz – hat die Würzburger Bürgerin Rosa Klein (geb. 1904) zusammen mit ihrem 15 Monate alten Baby erlitten; sie musste im Platz'schen Garten in Würzburg auf den erzwungenen Abmarsch zum Deportationsbahnhof Aumühle warten. Ferner widmen wir diesen »Holocaust-Beitrag« Neville Chamberlain (1869–1940), ehemaliger Premierminister von Großbritannien (1937–1940), der zusammen mit seinen Kabinettskollegen von Dezember 1938 bis August 1939 das Eintreffen der jüdischen Kindertransporte nachdrücklich bejaht hatte. Infolgedessen trug er ganz entschieden zur Rettung dieser Kinder bei. Chamberlain, der durch seinen lang-hager-asketischen Habitus auffiel, bezeichnete sich zu Recht als einen »Mann des Friedens bis in die Tiefen meiner Seele«.

6.1 Einleitung

Der Begriff *Holocaust* begegnet uns in griechischen und lateinischen Bibelübersetzungen und bedeutet »Brandopfer«, »Ganzopfer«, in dem das Opfer also vollständig verbrannt wird. Im Jahre 1933 verzeichnet das *Oxford English Dictionary* zahlreiche Belege dafür, dass Holocaust als »Großbrand«, »Gemetzel«, »Blutbad« und »Massaker« verstanden wurde. Darüber hinaus hat Heil (2002) darauf verwiesen, dass sich weltweit auch der Begriff Shoah (»Schrei um Hilfe«) zum zweiten gängigen Begriff entwickelt hatte.

6.2 Ausgrenzung und Vertreibung der deutschen jüdischen Bevölkerung von 1933 bis 1939

Die mit der Machtübernahme der Nationalsozialisten (30.1.1933) erfolgenden staatlich gelenkten Übergriffe auf die deutsche jüdische Bevölkerung mündeten ab dem 1. April 1933 ein in systematische Boykottaktionen vor allem gegen jüdische Geschäfte, Warenhäuser, Anwaltskanzleien und Arztpraxen. Ferner begann die SS mit der Errichtung von Konzentrationslagern in Sachsenhausen

(1936), Buchenwald (1937), Flossenbürg und Mauthausen (1938) sowie Ravensbrück (1939). Ausgehend von der Kampagne »wider den undeutschen Geist« verbrannten nationalsozialistisch orientierte Studenten am 10.5.1933 in zahlreichen deutschen Universitätsstädten »undeutsches Schrifttum«. Auf der Liste dieser »schädlichen Bücher« befanden sich u.a. Werke von Alfred Döblin, Sigmund Freud, Thomas Mann, Karl Marx und Carl von Ossietzky. Die von dem Nazi-»Frankenführer« Julius Streicher (1885–1946) herausgegebene Zeitung *Der Stürmer* schoss sich in stereotyper Wiederholung auf die phantasierte »jüdisch-bolschewistische Weltverschwörung« ein, und zwar anhand von betont antisemitischen Darstellungen, in denen sexuelle Gräuel mit Hirngespinsten vermischt waren (Abb. 1).

Einen weiteren radikalen Einschnitt im Leben der deutschen Juden bedeuteten 1935 die »Nürnberger Gesetze«, zu denen das »Gesetz zum Schutze des deutschen Blutes und der deutschen Ehre« und das »Reichsbürgergesetz« gehörten. Angesichts dieser massiven antijüdischen Attacken gingen zwischen 1933 und 1935 größere Gruppen jüdischer Bürger – insbesondere fast alle Autoren der damaligen deutschen Gegenwartsliteratur – ins Exil.

Im Oktober 1938 schoben die Nazis 18000 im Reichsgebiet lebende polnische Juden – verunglimpft als »Ostjuden« – nach Polen ab (sog. »Polenaktion«), die von polnischer Seite zunächst nicht ins Land gelassen wurden; etwa 6000 Menschen wurden bis August 1939 in einem polnischen Flüchtlingslager interniert, von wo sie dann, nach dem Ende der »Polenaktion«, wieder nach Deutschland gebracht wurden. Daraufhin erschoss am 7.11.1938 der – als jüdisch-polnischer Staatsbürger 1921 in Hannover geborene und in Frankreich lebende – Herschel Feibel Grynszpan (Abb. 2) den Legationssekretär der deutschen Botschaft in Paris, Ernst vom Rath, nachdem er erfahren hatte, dass seine eigene Familie ebenfalls abgeschoben worden war.

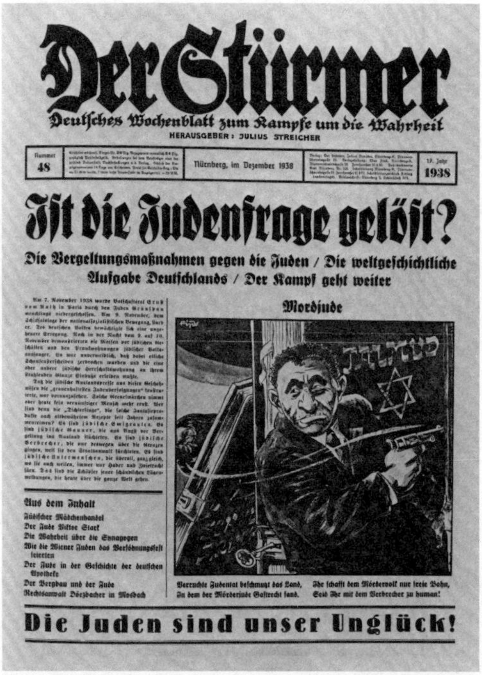
Der Stürmer
Deutsches Wochenblatt zum Kampfe um die Wahrheit
HERAUSGEBER: JULIUS STREICHER

Nummer 48 | Nürnberg, im Dezember 1938 | 17. Jahr 1938

Ist die Judenfrage gelöst?

Die Vergeltungsmaßnahmen gegen die Juden / Die weltgeschichtliche Aufgabe Deutschlands / Der Kampf geht weiter

Mordjude

Verruchte Judentat beschmutzt das Land, In dem der Mörderjude Gastrecht fand.

Ihr schafft dem Mördervolk nur freie Bahn, Seid Ihr mit dem Verbrecher zu human!

Aus dem Inhalt
Jüdischer Mädchenhandel
Der Jude Viktor Stark
Die Wahrheit über die Synagogen
Wie die Wiener Juden das Versöhnungsfest feierten
Der Jude in der Geschichte der deutschen Apotheke
Der Bergbau und der Jude
Rechtsanwalt Dözbacher in Mosbach

Die Juden sind unser Unglück!

Abb. 1: Titelblatt der Zeitschrift »Der Stürmer« mit der Schlagzeile: »Ist die Judenfrage gelöst?« (akg-images)

Für Grynszpan bedeutete diese Mordaktion einen massiven Protest angesichts der »Polenaktion«, den die ganze Welt nachdrücklich wahrnehmen sollte. Die Ermordung vom Raths lieferte für Josef Goebbels und das nationalsozialistische Regime die entscheidende Begründung für die Novemberpogrome von 1938. In der Nacht vom 9. auf den 10.11.1938 kam es – direkt angesichts der konturiert präsenten sog. arischen Bevölkerung – zu Massenverhaftungen und zu Ermordungen jüdischer Mitbürger. Ferner steckten SS-Männer und Parteimitglieder hunderte von Synagogen an und demolierten jüdische Geschäfte und Wohnungen – wobei sie sich auch bei Plünderungen bereicherten. Wegen der

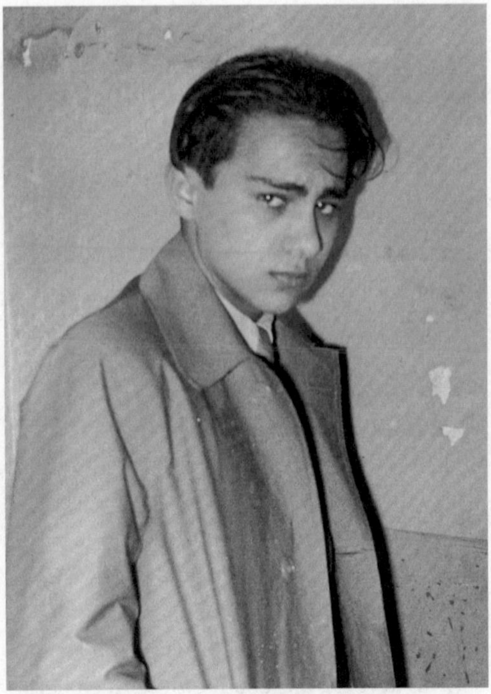

Abb. 2: Herschel Feibel Grynszpan (1921–1945) (mauritius images/Alamy Stock Photos)

Zerstörung von Schaufensterscheiben wurde von »Reichskristallnacht« gesprochen. Auch musste die jüdische Bevölkerung für die in der Pogromnacht entstandenen Schäden selbst aufkommen und ihr wurde zudem – offiziell ausgesprochen durch Göring – eine sogenannte Sühneleistung von 1 Milliarde Reichsmark auferlegt. Schließlich wurde für die jüdischen Bürger nicht nur angeordnet, »Sara« und »Israel« als Vornamen zu übernehmen, sondern ab 1941 musste auch der »Judenstern« getragen werden (im besetzten Polen ab September 1939).

Unter der Wirkung des vernichtenden Eindrucks der »Reichskristallnacht« gestattete Großbritannien ab Dezember 1938 einer unbegrenzten Zahl deutscher jüdischer Kinder die Einreise. Laut Anweisung der zuständigen deutschen Behörden durfte damals jedes Kind 10 Reichsmark und so viel Gepäck mitnehmen, wie es selber tragen konnte. Nach den Schilderungen von Salewsky (2002) spielten sich an den zentralen Bahnhöfen, wo die Transporte begannen, in Berlin, Frankfurt, München, Prag und Wien dramatische Szenen ab, wenn die Eltern nicht imstande waren, ihre Kinder loszulassen. Infolge dieser Kindertransporte konnten rund 10 000 Kinder im Alter von 2 bis 17 Jahren gerettet werden. Als im September 1939 der Zweite Weltkrieg ausbrach, fand diese Rettungsaktion ein abruptes Ende. Nunmehr kam auch der Postverkehr zwischen den emigrierten Kindern und ihren in Deutschland verbliebenen Eltern zum Erliegen. Infolgedessen lastete jetzt auf den Kindern die große Ungewissheit über das Schicksal ihrer Eltern, die sie häufig in der Tat niemals wieder sehen sollten. Für diese Eltern begannen 1941 die Deportationen in die Vernichtungslager.

6.3 Der Mordfeldzug gegen polnische Juden

Im September 1939 startete der Mordfeldzug gegen polnische Juden, die völlig unvorbereitet dem Terror der sogenannten Einsatzgruppen ausgesetzt waren. Bei diesen Einsatzgruppen handelte es sich um Sondereinheiten der sogenannten Sicherheitspolizei und des SD, eine Art politische Polizei, die, vom Heydrich'schen Reichssicherheitshauptamt dirigiert, politische Gegner, Angehörige der politischen Intelligenz der besetzten Länder, Kommunisten, Partisanen sowie Juden und Sinti/Roma verfolgt und ermordete. Diese Mordkommandos begannen in Polen hinter den Frontlinien der Deutschen Wehrmacht zwecks »sicherheitspolizeilicher Befriedung« damit, Juden zu exekutieren: nachdem häufig vorher diese – zu exekutierenden – Juden eigenhändig ihr späteres Grab schaufeln mussten.

Denjenigen Juden, die mit ihrem Leben davonkamen, wurden nicht nur die Besitztümer und Wohnungen abgenommen, sondern es entstanden im November 1940 auch die berüchtigten »geschlossenen jüdischen Wohnbezirke«. Hierzu gehörten die abgeriegelten Ghettos in Lodz und Warschau. An diesen beiden Orten starben 1941 insgesamt 54 616 Menschen. Ab Juli 1942 wurden aus dem Warschauer Ghetto Deportationen in Richtung der vier Vernichtungslager Belzec, Sobibor, Treblinka und Chelmno – die eng mit dem Namen des SS-Obersturmführers Wirth verbunden waren – in Gang gesetzt.

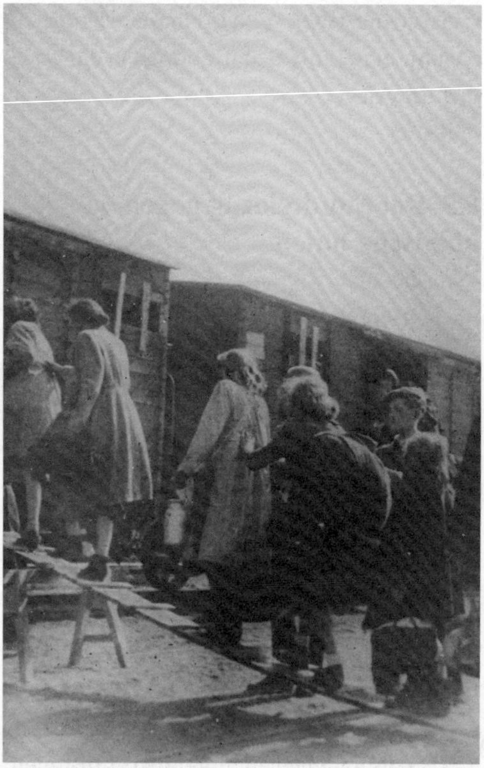

Abb. 3: Deportation jüdischer Frauen und Kinder aus dem Warschauer Ghetto per Viehwaggon (mauritius images/Alamy Stock Photos)

Christian Wirth (1885–1944). Ursprünglicher Beruf Kriminalpolizist, 1931 Eintritt in die NSDAP, 1933 SA-Mann, 1939 SS-Mitglied, 1940 Inspekteur der Euthanasieanlagen in Deutschland. Ende 1941 Kommandant von Belzec, ab 1942 Inspekteur der Vernichtungslager. Im Herbst 1944 in Italien bei der Partisanenbekämpfung getötet.

Infolge der verzweifelten Situation und der Deportationen aus dem Ghetto brach am 19.4.1943 der Warschauer Ghettoaufstand aus. Trotz fehlender Waffen und Munition leisteten die Ghettokämpfer bis zum 16.5.1943 einen verzweifelten Widerstand gegen die Übermacht deutscher Einheiten, die unter dem Kommando des SS-Führers Stroop standen. Im Kontext dieser außerordentlich heftigen Kämpfe ließ Stroop schließlich Häuserblock um Häuserblock in Brand stecken, so dass das Ghetto nunmehr einer brennenden Fackel glich. Dieses Feuer raubte den Aufständischen ihre Verstecke. Sie mussten sich entweder ergeben oder erstickten in Kellern oder wurden von einstürzenden Häusern erschlagen. Als Abschluss seiner »Großaktion« ließ Stroop die große Warschauer Synagoge in die Luft sprengen.

Jürgen Stroop (1895–1952) wurde 1947 durch ein amerikanisches Militärgericht in Dachau zum Tode verurteilt, und zwar wegen der Erschießung von kriegsgefangenen alliierten Piloten in Griechenland. Nach Polen ausgeliefert, wurde er dort erneut zum Tode verurteilt und im März 1952 gehängt.

Zum Kontext des Aufstands im Warschauer Ghetto gehört auch das – weltweit berühmt gewordene – Bild des verängstigten kleinen

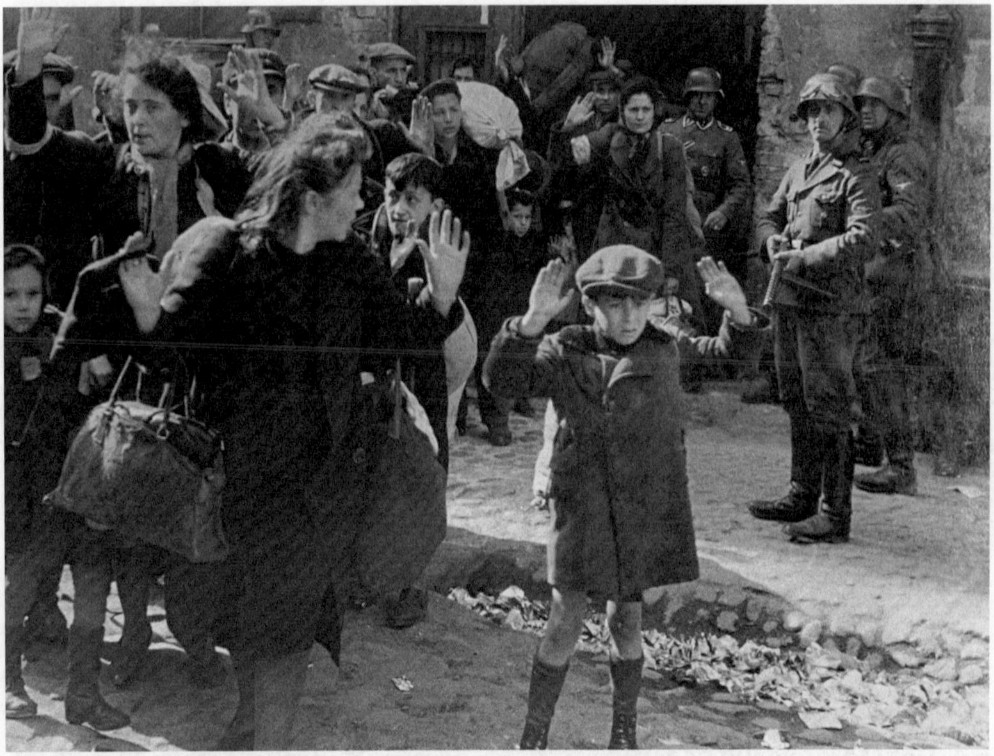

Abb. 4: Der kleine Junge – Abtransport von Frauen und Kindern nach der Niederschlagung des Aufstands (mauritius images/World History Archive/Alamy/Alamy Stock Photos)

Jungen mit der zu großen Mütze und den erhobenen Händen, der gemeinsam mit den anderen Opfern zur Deportation auf den »Umschlagplatz« getrieben wird (Abb. 4). Dieser Junge hat überlebt und soll heute in den USA leben.

Der auf Abb. 4 erkennbare SS-Mann mit dem Gewehr im Anschlag ist Josef Blösche (1912–1969), der nicht nur in entscheidender Rolle an Massenhinrichtungen und Deportationen beteiligt gewesen war, sondern auch eigenhändig hunderte von Menschen ermordete. Er wurde später, 1969, in der DDR vom Bezirksgericht Erfurt zum Tode verurteilt und mit Genickschuss hingerichtet.

Ergänzend zu den bereits genannten Konzentrations- und Vernichtungslagern richtete die SS-Führung ab 1942 – sozusagen aus Tarnungsgründen – im westböhmischen Theresienstadt ein »Reichsghetto« ein, in das nicht nur »privilegierte« und ältere Juden, sondern vor allem auch Kinder gelangten. Theresienstadt war eine Art »Vorzeigeghetto«, das den Eindruck erwecken sollte, die Juden würden hier gut behandelt (Stichwort: »Der Führer schenkt den Juden eine Stadt«). Doch war dies reine Propaganda, mit dem Ziel, ausländische Interessengruppen (z. B. Rot-Kreuz-Verbände, kirchliche Vereinigungen) über den wahren »Charakter« des Konzentrationslagers zu täuschen. Im Ghetto Theresienstadt gingen 30 000 Menschen elendig zu Grunde, und weit mehr

Menschen wurden von Theresienstadt nach Auschwitz transportiert.

Ergänzend sei hier noch darauf hingewiesen, dass sich die vier oben genannten Vernichtungslager sowohl administrativ als auch funktional grundlegend von den Konzentrationslagern unterschieden. Während Konzentrationslager als Haft- und Terrorstätten der »Umerziehung« sowie der Bestrafung und ökonomischen Ausbeutung dienten, außerdem Ausbildungsstätten der SS waren, hatten die Vernichtungslager nur einen Zweck: ankommende Häftlinge umgehend zu ermorden (vgl. hierzu Steinbacher, 2007). Zwei Sonderformen bildeten Auschwitz und Majdanek (gelegen am südöstlichen Rand von Lublin), die sowohl Konzentrations- als auch Vernichtungslager waren.

6.4 Der Mordfeldzug gegen russische Juden

Obwohl jeden Monat tausende polnischer Juden zu Tode kamen und infolgedessen das dortige Judentum fast ausgelöscht wurde, erwies sich 21 Monate später der Mordfeldzug gegen die Sowjetunion als der eigentliche Katalysator für den umfassenden Völkermord. Es sollte – im Nazijargon – um die Vernichtung der »jüdisch-bolschewistischen Intelligenz« gehen, der ein zentraler Anteil an der von Hitler halluzinierten »Verschwörung des Weltjudentums« zukommen sollte. Jetzt entfalteten die vier Einsatzgruppen A, B, C und D ein hemmungsloses todbringendes Agieren.

Als Beispiel erwähnen wir die Massenmorde in der – nahe von Kiew gelegenen – Schlucht von Babij Jar am 29. und 30. 9. 1941, wo wenige hundert deutsche Polizisten innerhalb von zwei Tagen 33 771 Frauen, Männer und Kinder umbrachten. Ferner nennen wir die Ermordung der Kinder (Säuglinge bis 6-Jährige) von Belaja-Zerkow (Kleinstadt westlich von Kiew) am 22. August 1941, nachdem vorher deren Eltern umgebracht worden waren. Diese Kinder waren ohne jegliche Versorgung in einem Gebäude am Ortsrand der Stadt eingesperrt worden und befanden sich in einem erbärmlichen Zustand bzw. waren teils am Sterben. Ein Teil von ihnen wurde mit einem Lastkraftwagen abtransportiert und erschossen. Hinsichtlich des verbleibenden Restes von 90 Kindern ordnete der SS-Führer Paul Blobel deren Ermordung an, nachdem die SS das Schreien dieser Kinder schließlich als unerträglich wahrgenommen hatte. Blobel stieß jedoch hinsichtlich seiner Forderung auf den energischen Widerstand des für Erschießungen zuständigen SS-Führers August Häfner. Dieser argumentierte, die SS-Männer hätten doch auch kleine Kinder. Daraufhin wurde angeordnet, die berüchtigt-brutalen ukrainischen Milizen, die von der SS in Trawniki (Ostpolen) ausgebildet worden waren, sollten die Kinder ermorden. Hier sprach Häfner von »unbeschreiblichem Jammern«.

Paul Blobel (1894–1951) war Führer des Sonderkommandos 4a der Einsatzgruppe C und leitete die Ermordungsaktion des Massakers von Babij Jar. Ab Juni 1942 oblag Blobel die Durchführung der sog. – von Himmler angeordneten – »Enterdungsaktionen« (Ausgrabung und Verbrennen der Leichen aus Massengräbern, die Knochen wurden zermahlen und die Asche verstreut), die dafür sorgen sollten, dass die ermordeten Menschen beseitigt wurden, ohne Spuren zu hinterlassen. Blobel wurde 1948 im Nürnberger Einsatzgruppenprozess zum Tode verurteilt und im Juni 1951 hingerichtet.

Zu den Massentötungen von Frauen und Kindern liegt folgender Kommentar Himmlers über seine Motivation vor, der seine große, mörderische Destruktivität zeigt: »Ich glaube, meine Herren, dass Sie mich so weit kennen, dass ich kein blutrünstiger Mensch bin und kein Mann, der an irgendetwas Hartem, was er tun muss, Freude oder Spaß hat. Ich habe aber andererseits so gute Nerven und ein so großes Pflichtbewusstsein – das darf ich für mich in Anspruch nehmen –, dass ich dann, wenn ich eine Sache als notwendig erkenne, sie kompromisslos durchführe. Ich habe mich nicht für berechtigt gehalten – das betrifft nämlich die jüdischen Frauen und Kinder –, in den Kindern die Rächer groß werden zu lassen, die dann unsere Väter und Enkel umbringen. [...] Folglich wurde die Frage kompromisslos gelöst« (Rede vom 24.5.1944; zit. n. Smith & Peterson, 1974, S. 203; weiterführende psychodynamische Thesen zu den Nazi-Tätern bei Freyberger & Freyberger, 2010).

6.5 Der Mordfeldzug gegen litauische Juden

Den Höhepunkt dieses Mordfeldzuges stellte das Massaker am 27.6.1941 nahe der »Lietukis«-Garagen im Zentrum von Kaunas dar. Das Massaker wurde wesentlich mitbegünstigt durch die aufgehetzte antijüdische Stimmung unter der dortigen katholisch-litauischen Bevölkerung. Die antijüdische Stimmung verstärkte sich nach dem Einmarsch der Einsatzgruppe A massiv. Litauische Schwerkriminelle wurden aus dem Zuchthaus entlassen. Die Litauer trieben, mit Knüppeln bewaffnet, gefangene Juden durch die Straßen. Sie haben schließlich auf einem öffentlichen Platz – während ein aufmerksames Publikum zusah – die Juden systematisch totgeprügelt.

> Der Befehlshaber der Einsatzgruppe A war Frank Walther Stahlecker (1900–1942). NSDAP-Eintritt 1932, Karriere bei der Sicherheitspolizei bis hin zu Leiterfunktionen im Protektorat Böhmen und Mähren (1939) sowie in Norwegen (1940). Ab Juni 1941 Führer der Einsatzgruppe A; leitete die Massaker an Juden in Litauen. Im März 1942 beim Gefecht mit sowjetischen Partisanen getötet.

6.6 Die sogenannte »Ungarn-Aktion« im Frühjahr 1944

Am 19.3.1944 überschritten deutsche Truppen die ungarische Grenze mit dem Ziel, den schwankenden Verbündeten unbedingt in der Achsenkoalition zu halten. Ferner ging es den Nazis darum, die dortigen beträchtlichen jüdischen Vermögenswerte in ihre Hand zu bekommen. Schließlich waren die Nazis sehr daran interessiert, in Ungarn Arbeitskräfte zu gewinnen, weil gleichzeitig in Deutschland ein enormer Arbeitskräftemangel herrschte. Parallel wurde Ungarn von einem deutschen SS- und Polizeiapparat überschwemmt, dessen besonders berüchtigter Anteil das »Reichssicherheitshauptamt Sonderkommando Ungarn« unter der Leitung von Adolf Eichmann darstellte. Unter der Regie von Eichmann wurden Massendeportationen ungarischer Juden nach Auschwitz in Gang gesetzt. Es sollten diejenigen Ungarn ausgesondert werden, die für die Zwangsarbeit in Deutschland in Frage kommen würden. Von April bis Juni 1944 ließ Eichmann 438 000 jüdische ungarische Bürger nach Auschwitz deportieren.

Die Menschen wurden in völlig überfüllte Güterwaggons verladen, mit je einem Blecheimer für die Notdurft und einem zweiten Eimer, der mit Wasser gefüllt war. Parallel zum Beginn dieser Deportationen war in Auschwitz in größter Eile die sogenannte »Judenrampe« (SS-Jargon) aufgebaut worden, und zwar direkt neben den Krematorien. Diese war also für die aus Ungarn kommenden Deportationszüge die »Endstation«. Die einfahrenden Züge wurden sofort von etwa hundert bewaffneten SS-Männern umstellt. Diese SS-Männer erhielten zum Lohn Sonderzuteilungen an Lebensmitteln (100 g Wurst und Brot), ferner ein fünftel Liter Schnaps sowie fünf Zigaretten. Insofern war dieser Rampendienst sehr gefragt, so dass stets eine Überzahl an »Bewerbern« zur Verfügung stand; zudem schützte der Dienst an der Rampe vor der gefürchteten Abkommandierung zu Fronteinsätzen in Russland.

An der Rampe wurden die Menschen »selektiert«: entweder für die spätere Verwendung als Zwangsarbeiter – oder für die Gaskammer. Die hier agierenden Ärzte, Zahnärzte und Apotheker haben meist rein aufgrund des optischen Eindrucks in Sekundenschnelle zwischen »arbeitsfähig« (d. h. für Zwangsarbeit geeignet) und »nicht arbeitsfähig« unterschieden (was die sofortige Ermordung der Menschen in den Gaskammern bedeutete); Familien wurden dabei rücksichtslos auseinandergerissen. Diese grausamen Selektionen erfolgten entweder durch laut hörbare Kommandos oder mit bloßen Daumenbewegungen nach rechts (= Weiterleben) oder links (= Tod durch Vergasen). Mütter von Säuglingen und Kleinkindern wurden häufig – auch wenn sie ursprünglich für Zwangsarbeiten vorgesehen waren – mit in die Gaskammern geschickt, da die SS im Falle von Mutter-Kind-Trennungen »schreckliche Szenen« befürchtete, die aus ihrer Sicht sehr wahrscheinlich den gesamten Rampendienst in Frage gestellt hätten.

Zu den Selektionen an der Rampe liegen uns folgende vier Aussagen von Überlebenden vor:

- Gerda E. (damals 18 Jahre alt): »Die lauten Kommandos links/rechts hallen bei mir immer noch nach.«
- Elfriede A. (damals 17 Jahre alt): »Ich habe anhaltende Schuldgefühle und schreckliche Gefühle des Verlassenwordenseins, weil ich damals nicht fähig war, die Eltern und jüngeren Geschwister mit Gewalt in die Gruppe der Arbeitsfähigen zurückzubringen. Die wurden mir alle aus der Hand gerissen, diese Bilder verfolgen mich bis heute.«
- Friedrich G. (damals 14 Jahre alt): »Ich habe anhaltende Schuldgefühle und mache mir Selbstvorwürfe, weil ich, hilflos, nach rechts geflohen bin und infolgedessen die Eltern und die jüngeren Geschwister nicht gerettet habe.«
- Paul B. (damals 33 Jahre alt): »Als ich von der Frau und den drei Kindern getrennt wurde (Männer rechts, Frauen und Kinder links), habe ich nicht einmal Zeit gehabt meine Frau zu umarmen. Sie hat mir nachgerufen: ›Komm und küsse mich.‹ Ich bin wieder zu ihnen hingelaufen und habe die Frau und die Kinder geküsst, die danach alleine ihren Weg gegangen sind und die ich niemals wieder gesehen habe.«

Sofern an der »Judenrampe« die Entscheidung »nach links« gefallen war, wurden die Opfer in Richtung der Gaskammer getrieben. Die Gruppen, die zur Gaskammer marschierten, wurden von einem im Schritt fahrenden Rot-Kreuz-Wagen begleitet, in welchem sich die verantwortlichen Ärzte sowie das blausäurehaltige Schädlingsbekämpfungsmittel Zyklon B befanden. Der missbräuchliche Gebrauch der Zeichen des Roten Kreuzes sollte offensichtlich den deportierten Menschen gezielt vortäuschen, dass – übereinstimmend mit den Genfer Konventionen – die Pflege von Verwundeten und Kranken gesichert sei. Die begleitenden SS-Männer waren intensiv bemüht, die Menschen dazu zu motivieren, dass sie ihnen dicht folgen sollten. Was sie sagten, entsprach jener stereotyp wiederholten Aussage des auf dem Krematoriumsdach stehenden SS-Führers Maximilian Grabner, der den Neuankömmlingen über ein Megafon zurief: »Sie werden gebadet und desinfiziert. Wir wollen keine ansteckenden Krankheiten hier im Lager. Danach werden Sie zu Ihren Baracken gebracht, dort gibt es warme Suppe. Sie werden in Ihren Berufen arbeiten. Jetzt ziehen Sie sich aus und legen Ihre Kleider vor sich auf den Boden.«

Maximilian Grabner (1905–1948) war früher Holzfäller und späterhin Polizist (1930) gewesen und wurde schließlich Leiter der Auschwitzer Politischen Abteilung (= Gestapo des Lagers). Er betrachtete das Krematorium als seinen zentralen Arbeitsplatz. Grabner wurde 1943 durch den SS-Untersuchungsrichter Konrad Morgen wegen widerrechtlicher Ermordung von 2000 Häftlingen angeklagt. Jedoch verlief dieser Prozess wegen systematischer Behinderung durch SS-Parteifunktionäre ergebnislos. Nach dem Zweiten Weltkrieg verleugnete Grabner seine Vergangenheit: Er sei niemals Nationalsozialist gewesen. 1947 erfolgte die Auslieferung Grabners nach Polen, wo er in Krakau wegen Mordes in mindestens 25 000 Fällen zum Tode verurteilt und im Januar 1948 durch den Strang hingerichtet wurde.

Von der Holocaust-Überlebenden Anita Lasker-Wallfisch (1997, S. 141; weiterführende psychodynamische Thesen zu den Holocaust-Überlebenden finden sich bei Freyberger & Freyberger, 2007) erfahren wir, dass im Mai 1944 Tausende und Abertausende von ungarischen Juden in das Lager Auschwitz geströmt seien. Die Mordmaschinerie sei der Situation nicht mehr gewachsen gewesen. Die Gaskammern und Krematorien hätten »24 Stunden ohne Unterbrechung [gearbeitet] ... Vergasen ... Verbrennen ... Morden. Am Ende warf man Menschen lebendig in die Flammen.«

6.7 Auschwitz/Oswiezim

Nach dem Hitlerfeldzug wurde Polen zwischen den Deutschen und den Sowjets aufgeteilt. Das nunmehr verbleibende polnische Restterritorium wurde als »Generalgouvernement« bezeichnet und stand unter der Aufsicht des auf der Krakauer Königsburg residierenden SS-Führers Hans Frank (1900–1946).

Hans Frank hatte im November 1923 am Marsch auf die Feldherrenhalle teilgenommen, war in der Folge als Rechtsanwalt tätig und wurde im Oktober 1939 zum »Gouverneur« des Generalgouvernements ernannt. Im Zusammenhang mit dem 1940 diskutierten Madagaskar-Projekt (Plan der »Auswanderung« aller im deutschen Machtbereich lebenden Juden nach Madagaskar) hatte sich Frank dahingehend geäußert, dass nunmehr die Juden »transportiert« würden: »Stück um Stück, Mann um Mann, Frau um Frau, Fräulein um Fräulein«. Laut Friedländer (2006) soll damals »das zuhörende Publikum vor Lachen gebrüllt haben«. Im Nürnberger Prozess gegen die Hauptkriegsverbrecher wurde Frank wegen Verbrechen gegen die Menschlichkeit zum Tode verurteilt.

Das Zentrum der Massenvernichtung wurde ab 1943 Auschwitz, nachdem in Belzec, Sobibor, Treblinka und Chelmno das Morden ein Ende gefunden hatte und die Deportationen nach Majdanek eingestellt worden waren. Hier müssen noch jene deutschen Reichsbahnangehörigen erwähnt werden, die damals die Güterzüge (auch bezeichnet als »Sonderzüge«) mit deportierten Menschen aus ganz Europa nach Auschwitz dirigierten. Für den Weg dorthin mussten – wie Steinbacher (2007) berichtet – jüdische Opfer selbst eine Personenfahrkarte dritter Klasse kaufen, obwohl sie unter primitivsten Bedingungen in Güterwaggons transportiert wurden. Denselben Preis hatten Kinder unter zehn Jahren zu zahlen, während Kleinkinder gratis mitfahren konnten. Ab 400 Personen wurden allen Ernstes Gruppentarife gewährt. Diesen Deportierten aus ganz Europa wurde gestattet, 50 Kilogramm Gepäck in das Lager mitzubringen, das ihnen aber nach der Ankunft sofort abgenommen wurde. In zwei Schichten arbeiteten bis zu 2000 Häftlinge als Aufräumkommando, um diese Gepäckbündel mit Lebensmitteln, Haushaltswaren, Kleidung, Arzneien zu sammeln und zu sortieren. So gelangten auch Möbel und Teppiche in das Lager, ebenso Devisen, Uhren und Schmuck. Dieses Hab und Gut wurde schließlich in dreißig mit Stacheldraht umgebenen Magazinbaracken verwahrt. In der Lagersprache hieß dieser Bereich »Kanada«, und zwar nach dem Land, das in den Augen der polnischen Häftlinge, die diesen Begriff geprägt hatten, unermesslich reich war. In diesem Bereich des Lagers zu arbeiten galt als Privileg. Die Gegenstände aus jüdischem Besitz, die – trotz hoher Strafandrohung – vor allem auch von SS-Leuten entwendet wurden, kursierten als wertvolle Währung im Lager sowie in der Stadt Auschwitz. Darüber hinaus galt dieses Raubgut den Nazis als »offizielles Staatseigentum«. 1943 verließen mehrere hundert Eisenbahnwaggons, die mit diesen Gütern voll beladen waren, das Lager. Gold, Schmuck und Devisen gelangten jeden Monat in mindestens zwei verplombten Kisten, von denen jede mehr als eine Tonne gewogen haben soll, auf Lastwagen in die Reichshauptstadt. Der zivilen Öffentlichkeit blieb schließlich nicht verborgen, dass die Magazine des Lagers Auschwitz voller begehrter Schätze waren. Steinbacher berichtet – nahezu fassungslos –, dass Familien aus der SS-Siedlung Auschwitz-Stadt, ebenso wie in Auschwitz wohnende polnische Bürger, wiederholt bei der Lagerkommandatur anfragten, ob die Güter womöglich zum Verkauf stünden, vielleicht gar gratis zu haben wären.

Den deportierten Häftlingen wurden nach ihrer Ankunft in Auschwitz die Haare geschoren, sie erhielten gestreifte Sträflingskleidung und statt des Namens erfolgte die Kennzeichnung anhand einer auf den Unterarm tätowierten Nummer. Diese Häftlinge lebten unter höchst erbärmlichen Verhältnissen: außerordentlich enge Schlafgelegenheiten, wo sie zusammengepfercht lagen, weitgehend ungenügende Waschgelegenheiten und Möglichkeiten, die Notdurft zu verrichten, sowie Essen von geringem Nährwert. Auszehrung, Erschöpfung und Krankheiten waren die Folge. Wer bis auf die Knochen abgemagert und kaum mehr lebensfähig war sowie selbst Speisereste, Kartoffelschalen oder angefaulte Rüben aß, hieß im Lagerjargon »Muselmann« und wurde gemieden. Dieser Name soll aus der vornübergebeugten Körperhaltung dieser Menschen abgeleitet worden sein – so wie Muslime im Gebet. Einen Grund für die große Zahl an Toten in Auschwitz stellte – neben den wahllos durchgeführten Ermordungen – das Fehlen einer effektiven medizinischen Versorgung dar. Die zugehörigen Therapiemöglichkeiten lagen nicht im Interesse der Lagerleitung; ganz abgesehen davon, dass laufend an Häftlingen auch verschiedenartige medizinische Experimente durchgeführt wurden.

Ferner spielte in Auschwitz der sog. Kapo (»Arbeitsaufseher«) eine wichtige Rolle. Dessen jeweiliges Funktionieren legte die SS-Lagerleitung fest. Danach wurde ein dort einsitzender, zumeist »arischer« krimineller Gefangener pro Block oder pro Arbeitskommando zum »Kapo« ernannt. Dessen Aufgabe war es, für einen reibungslosen Arbeitsablauf zu sorgen. Er genoss infolgedessen mannigfaltige Privilegien und besaß große Macht über seine Mitgefangenen. (»Cäsarenwahn en miniature«; Frankl, 1994, S. 72. Sie mussten noch schärfer als die SS sein, sonst wären sie abgesetzt worden; vgl. ebd., S. 13 u. 95.) Natürlich wurde die Macht seitens des Kapo oft missbraucht. Allerdings waren die Kapos selbst in Gefahr, wenn sie die SS nicht mehr zufriedenstellten. Himmler drückte das in seiner typischen destruktiven Manier wie folgt aus: »Seine Aufgabe ist, dafür zu sorgen, dass die Arbeit getan wird, also muss er seine Männer antreiben. Sobald wir nicht mehr mit ihm zufrieden sind, bleibt er nicht mehr Kapo und kehrt zu den anderen Häftlingen zurück. Er weiß, dass sie ihn schon am ersten Tag totschlagen werden«. Neben den männlichen Kapos wurden auch weibliche Kapos eingesetzt, und zwar ab dem Augenblick, als in Auschwitz auch ein Konzentrationslager für weibliche deutsche und nichtdeutsche Häftlinge eingerichtet wurde. Bei den weiblichen Kapos handelte es sich – wie bei Höß (1996) nachzulesen ist – um »unverwüstlich-niederträchtig-gemeine-widerliche Weiber überwiegend Dirnen mit gesetzlichen Vorstrafen, die ihre Gefühle an den ihnen unterstellten Häftlingen ausgelassen haben« (»das war nicht zu vermeiden«).

Ein schwerer Zwischenfall ereignete sich im Dorf Budy, als weibliche Kapos eine zu Kanalisationsarbeiten eingesetzte sogenannte Strafeinheit von Französinnen massiv attackierten und es so aussah, als wollten sie sie »zerreißen«, »mit der Axt erschlagen« oder »erwürgen«. Diese Attacken wurden offensichtlich dadurch ausgelöst, dass die dort ebenfalls tätigen männlichen Kapos zeitweise größeres sexuelles Interesse für die Französinnen als für die weiblichen Kapos gezeigt hatten.

6.8 Der Vernichtungsprozess in Auschwitz

Nach Steinbacher (2007) gab es in Auschwitz fünf Krematorien. Ebenerdig befand sich in dem Gebäude der Raum, in dem die Leichen verbrannt wurden. Im Kellergeschoss lag der Auskleideraum, in dem sich die Menschen ausziehen sollten, um danach – angeblich – zu duschen; in Wirklichkeit lagen hinter dem Auskleideraum die Gaskammer sowie der Leichenkeller. Sobald die Gaskammer voll von Menschen war, wurden die Türen fest verschlossen. Das Zyklon B drang durch besondere Vorrichtungen in die Gaskammer, und SS-Leute beobachteten durch ein Guckloch das Sterben der betroffenen Menschen. Sobald das Gas in den Raum drang, reagierten die Menschen mit furchtbarem Schreien. Sie begannen nämlich zu erkennen, was mit ihnen geschah. Auf der Flucht vor dem aufsteigenden Gas stießen die Stärkeren die Schwächeren nieder und stellten sich auf die Liegenden, um gasfreie Luftschichten zu erreichen und so ihr Leben zu verlängern. Nach dem Todeskampf, der etwa zwei Minuten dauerte, hörte das Schreien auf und die Sterbenden fielen übereinander. Nun wurde das Entweichen des Gases veranlasst und nach einer halben Stunde die Tür geöffnet. Laut Steinbacher waren die vorgefundenen Leichen turmartig aufgehäuft, manche in sitzender oder halbsitzender Position, Kinder und ältere Menschen zuunterst. Einige Leichen waren mit Kot und Urin bedeckt, bei manchen schwangeren Frauen hatte die Geburt eingesetzt. Nachfolgend schafften jüdische Sonderkommandos, die sich aus Lagerinsassen verschiedener Nationalitäten zusammensetzten, die Leichen aus der Gaskammer. Sie mussten laut Steinbrecher den Toten die Goldzähne aus den Kiefern brechen, ihnen Ringe von den Fingern ziehen, die Körperhöhlen nach versteckten Wertsachen durchsuchen sowie den Frauen das lange Haar abschneiden. Anschließend beförderten die Sonderkommandos die ermordeten Menschen in den Verbrennungsraum. Die Asche der verbrannten Menschen »wurde in nahegelegene Gruben geschüttet, von dort auf Lastwagen geladen, in den Flüssen und Fischteichen der Umgebung verteilt oder als Dünger auf den Feldern ausgebracht« (Steinbacher, 2007, S. 81). Insgesamt 1,1 Millionen Menschen, davon 200 000 Kinder, wurden in Auschwitz ermordet.

6.9 Die Evakuierung von Auschwitz

Angesichts der Offensive der Roten Armee befahl Himmler im Oktober 1944, dass in Auschwitz die technischen Installationen der Gaskammern und der Krematorien abzubauen seien. Am 18. Januar 1945 fand die Evakuierung von 58 000 Menschen nach Mittel- und Norddeutschland statt, nachdem vorher noch eine größere Anzahl an Häftlingen ermordet worden war. 900 vornehmlich kranke und gehbehinderte Häftlinge, einschließlich der »Muselmänner«, blieben in Auschwitz zurück. Die Evakuierungen aus den Lagern werden »Todesmärsche« genannt; in endlosen Kolonnen bei oft schneidendem Winterwind und Schnee mussten die Überlebenden in dünner Sträflingsbekleidung und ohne adäquates Schuhwerk sowie ohne Verpflegung zu den von den Nationalsozialisten bestimmten Zielen marschieren. Auf diesen Märschen verstarb noch jeder vierte Häftling. Die Straßen waren zudem von ebenfalls flüchtenden deutschen Militärfahrzeugen und Flüchtlingskolonnen verstopft. Andere Evakuierungen aus Auschwitz erfolgten auf offenen Güterwaggons, mittels denen die Häftlinge, zusammengepfercht, tagelang durch das Land transportiert wurden.

Eines der angeordneten Hauptziele der evakuierten Auschwitz-Häftlinge war das Konzentrationslager Bergen-Belsen, in dem sich die Zustände nun immer mehr verschlimmerten, weil immer neue Kolonnen ausgehungerter und kranker Häftlinge (auch aus anderen östlich gelegenen Konzentrationslagern) hierherkamen. Vor diesem Hintergrund wird die Aussage der Holocaust-Überlebenden Anita Lasker-Wallfisch (1996) nachvollziehbar, wonach »man in Auschwitz die Menschen ermordete, während man sie in Bergen-Belsen einfach krepieren ließ« (»Bergen-Belsen war ein einziger Leichenhaufen, nichts als Leichen, verwesende Leichen«).

Für den Häftlingsarzt Dr. Leo (geb. in Dresden), der insgesamt zehn Jahre in Konzentrationslagern inhaftiert gewesen war, glich das Lager Bergen-Belsen nunmehr »einer einzigen Kloake«. Es seien auch alle Latrinen verstopft gewesen. Dr. Leo bezeugte ferner,

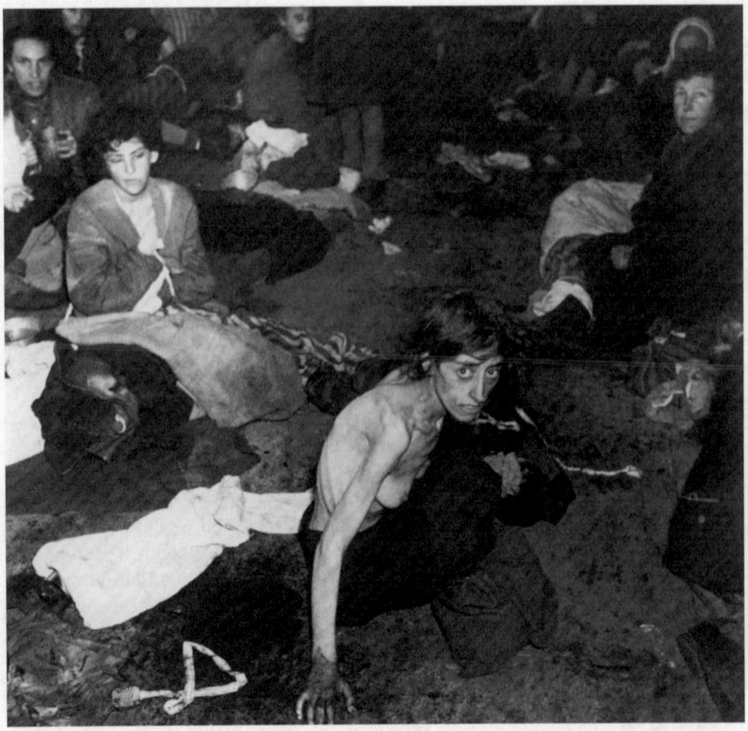

Abb. 5: In der »Zigeuner-Baracke« des KZ Bergen-Belsen warten Häftlinge auf Hilfe (mauritius images/Piemags/ww2archive/Alamy/Alamy Stock Photos)

200 bis 300 Fälle von Kannibalismus beobachtet zu haben. Die überwiegende Mehrzahl der Bergen-Belsen-Toten sei verhungert oder an Ruhr und Typhus verstorben. Jene britischen Truppen, die am 15. April 1945 Bergen-Belsen besetzten und etwa 55 000 Häftlinge vorfanden, reagierten stark schockiert. Sie wurden von denjenigen Überlebenden, die kräftemäßig dazu noch im Stande waren, mit Jubel begrüßt. Auch beobachteten die Briten langsam und ziellos umherlaufende Gestalten mit leerem Ausdruck in ihren ausgehungerten Gesichtern, die auf dem Boden herumkrochen und nach Nahrung suchten (Abb. 5). Eine Woche nach der Lagerübernahme realisierten die Briten mit einer zwischenzeitlich eingetroffenen größeren Sanitätseinheit die Evakuierung von Überlebenden in Notlazarette, die in benachbarten ehemaligen Wehrmachtskasernen eingerichtet worden waren. Noch im Mai 1945 brannten die Briten wegen Seuchengefahr das Lager ab. Infolgedessen beinhaltet Bergen-Belsen heute die Note eines großen Friedhofes, auf dem die Opfer anonym in Massengräbern beigesetzt sind. Die Gesamtzahl dieser Opfer ist mit 50 000 anzusetzen (Kolb, 1991, S. 40).

Zu den Schlimmsten unter den Tätern in Bergen-Belsen gehören Josef Kramer (genannt die »Bestie von Belsen«) und Irma Grese. Kramer (1906–1945) fungierte ab Mai 1940 als Adjutant von Höß in Auschwitz und versah danach die Kommandantenfunktion im Konzentrationslager Natzweiler. Anschließend wurde er – auf dringliche »Anforderung« von Höß – wiederum in Auschwitz anlässlich der sogenannten Ungarn-Aktion eingesetzt. Im Dezember 1944 veranlasste die SS-Führung

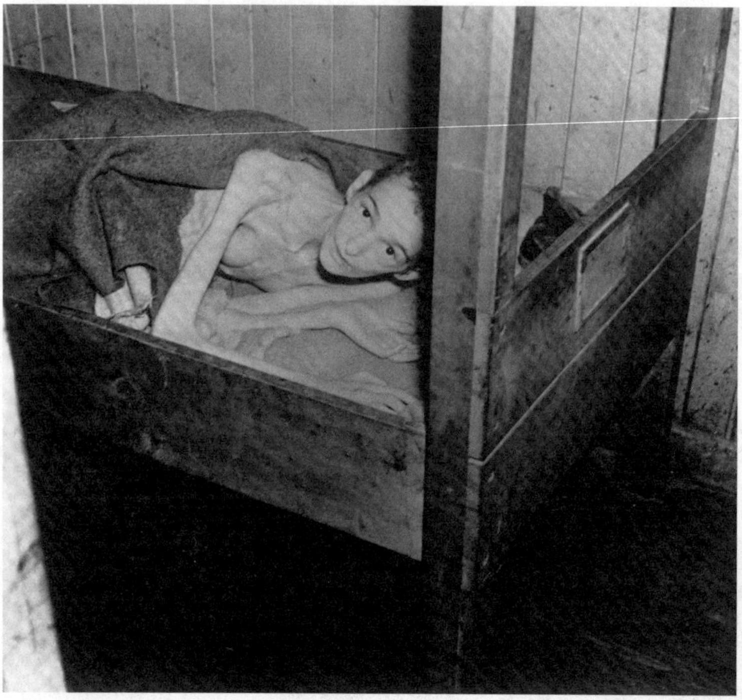

Abb. 6: Ein Überlebender aus Bergen-Belsen nach der Befreiung (mauritius images/Piemags/ww2archive/Alamy/Alamy Stock Photos)

die Ernennung von Kramer zum Kommandanten des Konzentrationslagers Bergen-Belsen. Hier war er jedoch nicht motiviert, durchgreifende Veränderungen der katastrophalen und chaotischen Lagersituation in Gang zu setzen, obwohl – wie später die englischen Besetzer nachweisen konnten – Möglichkeiten dazu bestanden hätten. Irma Grese (1923–1945) war von Juni 1942 bis März 1943 in Ravensbrück als Aufseherin eingeteilt. Ab März 1943 war sie nach Auschwitz versetzt, wo sie Häftlingsfrauen, wie bezeugt wurde, mit Peitschen schlug oder Hunde auf sie hetzte. Schließlich war sie Aufseherin in Bergen-Belsen; im Prozess gegen sie zeigte sie kein Unrechtsbewusstsein. Im November 1945 wurden Kramer und Grese im Lüneburger Bergen-Belsen-Prozesses für »schuldig« befunden und am 13.12.1945 in Hameln hingerichtet.

6.10 Zur Erinnerungsarbeit

Das »Denkmal zur Erinnerung an die Deportierten« besteht aus einem alten, originalen Eisenbahnwaggon, mit dem früher Transporte nach Treblinka gebracht wurden. Er steht heute nahe der Gedenkstätte Yad Vashem und erinnert an die Deportationen aus ganz Europa in die Vernichtungslager. Der Staat Israel hatte die polnische Regierung um die Überlassung dieses Waggons gebeten.

6.11 Literatur

Frankl V. E. (1994). ... *trotzdem Ja zum Leben sagen.* München: Kösel.

Freyberger H. J. & Freyberger H. (2007). Sechzig Jahre danach: Posttraumatische Belastungsstörungen, salutogene Faktoren und gutachterliche Einschätzungen bei Holocaust-Überlebenden im Langzeitverlauf. *Zeitschrift für Psychosomatische Medizin und Psychotherapie,* 53 (4), 380–392.

Freyberger H.J. & Freyberger H. (2010). Der Fall Heinrich Himmler. *Psychosozial,* 33, 121 (3), 97–118.

Friedländer S. (2006). *Die Jahre der Vernichtung. Das Dritte Reich und die Juden.* Zweiter Band. *1939–1945.* München: C.H. Beck.

Heil J. (2002). Shoah. In: Benz W. (Hrsg.). *Lexikon des Holocaust.* München: C.H. Beck.

Höß R. (1996): *Kommandant in Auschwitz.* München: dtv.

Kernberg O.F. & Hartmann H.B. (Hrsg.) (2009). *Narzissmus. Grundlagen, Störungsbilder, Therapie.* Stuttgart: Schattauer.

Knoop G. (1996). *Hitlers Helfer.* München: Bertelsmann.

Kolb E. (1991). *Bergen-Belsen. Vom »Auffanglager« zum Konzentrationslager 1933–1945.* 4., überarb. Aufl. Göttingen: Vandenhoeck & Ruprecht.

Lasker-Wallfisch A. (1996): *Ihr sollt die Wahrheit erben. Breslau – Auschwitz – Bergen-Belsen.* Bonn: Weidle 1997.

Pohl D. (2022). *Nationalsozialistische Verbrechen 1939–1945.* (Gebhardt – Handbuch der deutschen Geschichte. 10., völlig neu bearb. Aufl., Bd. 20) Stuttgart: Klett-Cotta.

Pressac J.C. (1993). *Krematorien von Auschwitz.* München: Pieper.

Rees L. (2005). *Auschwitz. Geschichte eines Verbrechens.* Berlin: Ullstein.

Salewsky A. (2002). *»Der olle Hitler soll sterben«. Erinnerungen an den jüdischen Kindertransport nach England.* München: Ullstein-Taschenbuchverlag.

Schwan H. & Heinrichs H. (2003). *Der SS-Mann Josef Blösche – Leben und Sterben eines Mörders.* München: Droemersche Verlagsanstalt.

Smith B.F. & Peterson A.F. (1974). *Heinrich Himmler Geheimreden 1933–1945 und andere Ansprachen.* Berlin: Propyläen.

Steinbacher S. (2007). *Auschwitz. Geschichte und Nachgeschichte.* München: C.H. Beck.

ANDREAS MAERCKER UND CARSTEN SPITZER

7. Traumatische Folgen der DDR-Diktatur[1]

7.1 Einleitung

Mit dem Ende der SED-Diktatur hat das vereinte Deutschland sich der Aufgabe gestellt, 40 Jahre Unrecht, Verfolgung und Behördenwillkür aufzuarbeiten, den Opfern des SED-Regimes späte Genugtuung zu geben und ihren Einsatz für Demokratie und Freiheit zu würdigen. Darüber, wie groß die Anzahl der Betroffenen ist, gehen die Schätzungen jedoch weit auseinander. Dies liegt u. a. daran, dass keine ausreichend belastbaren Daten zu ihrer Häufigkeit vorliegen, aber auch daran, dass Termini wie »politische Verfolgung« oder »SED-Unrecht« weder eindeutig definiert noch deckungsgleich sind (Borbe, 2010; Siegmund, 2002). So versteht sich auch nicht jeder Betroffene als Opfer und nicht jedes Unrecht war politisch motiviert.

Selbst für vergleichsweise klar definierbare Opfergruppen wie diejenige der politischen Häftlinge schwanken die Angaben zwischen 180 000 und 350 000 erheblich (Borbe, 2010). Noch ungenauer sind die Schätzungen zu Betroffenen von Maßnahmen der sogenannten »Zersetzung«: Während manche Autoren eine vier- bis fünfstellige Zahl annehmen (Süß, 1999), gehen andere von weniger als 1000 aus (Siegmund, 2002). Hier zeigen sich besonders deutlich die definitorischen Schwierigkeiten (Maltusch & Spitzer, 2024 [im Druck]).

Zu den klarer definierbaren Maßnahmen des Ministeriums für Staatssicherheit (MfS) zählten die »operativen Personenkontrollen« (OPK) und »operativen Vorgänge« (OV), die als besonders scharfe Überwachung gelten. In den 1980er Jahren führte das MfS pro Jahr 4500 bis 5000 OV sowie ca. 8000 OPK durch. Da ein OV meist mehrere Personen betraf, gehen Schätzungen davon aus, dass jedes Jahr rund 19 000 DDR-Bürger einer besonders scharfen Überwachung oder unmittelbaren Verfolgung durch das MfS ausgesetzt waren (Borbe, 2010).

In diesen allenfalls ungefähren Zahlen spiegelt sich auch die Schwierigkeit wider, Unrechtsmaßnahmen qualitativ und typologisch klar zu bestimmen und die Betroffenen eindeutigen Opfergruppen zuzuordnen (Siegmund, 2002).

Zu den weiteren Betroffenengruppen von SED-Unrecht, über die zum Teil noch keine ausreichenden Forschungsergebnisse vorliegen, gehören (Borbe, 2010):

---

1 Dieser Beitrag basiert auf dem entsprechenden Kapitel der letzten Auflage dieses Handbuchs, das der viel zu früh verstorbene ehemalige Herausgeber Harald J. Freyberger als Erstautor verantwortet hat.

- etwa 230 000 Menschen, die kurz nach Kriegsende in sowjetischen »Speziallagern« in Deutschland interniert wurden;
- etwa 11 000 zu Unrecht aus den Grenzgebieten der SBZ bzw. DDR Zwangsausgesiedelte;
- Opfer der »Aktion Rose« 1953, bei der es an der Ostsee zur Enteignung von Hotels und anderen privaten Betrieben kam;
- betroffene Bauernfamilien, die sich 1952/1953 weigerten, ihre Produkte freiwillig abzugeben oder sich landwirtschaftlichen Produktionsgenossenschaften anzuschließen;
- Opfer der Christenverfolgung Ende der 50er Jahre;
- Kinder und Jugendliche in DDR-Heimen (Betroffenenzahl bei etwa 153 000). Hier sind insbesondere die Jugendwerkhöfe als eine Variante der Spezialheime der Jugendhilfe hervorzuheben. Diese in der Regel geschlossenen Einrichtungen hatten die Aufgabe, Jugendliche im Alter zwischen 14 und 18 Jahren zu »sozialistischen Persönlichkeiten« umzuerziehen, was mit massiven Repressionen und Traumatisierungen einherging (Beauftragter der Bundesregierung für die Neuen Bundesländer, 2012);
- Menschen, die als Kinder und Jugendliche zwischen 1949 und 1990 in der Psychiatrie oder Heimen der Behindertenhilfe Unrecht erfahren haben und noch heute daran leiden und
- Sportgeschädigte, d. h. ehemalige (Leistungs-)Sportler, die, minderjährig, ohne ihr Wissen und Einverständnis mit verschiedensten Substanzen zwangsgedopt wurden, was seit 1974 nach dem Staatsplan 14.25 flächendeckend und systematisch erfolgte (Landesbeauftragte MV, 2017). Diese Betroffenengruppe hatte auch unter repressiven Trainingsbedingungen und geheimdienstlichen Kontrollen zu leiden.

Vor diesem Hintergrund ist es für die Aufarbeitung der SED-Diktatur wichtig, dass möglichst viele Opfer von SED-Unrechtsmaßnahmen eine entsprechende gesellschaftliche Würdigung erfahren. Zur Erreichung dieses Zieles wurden auf politisch-juristischer Ebene die sogenannten SED-Unrechtsbereinigungsgesetze (SED-UnBerG) beschlossen, in denen strafrechtliche, verwaltungsrechtliche und berufliche Rehabilitierungsmöglichkeiten geregelt sind. Zahlreiche Opfergruppen bleiben in der bisherigen Gesetzgebung allerdings unberücksichtigt.

Eine neue Entwicklung ist es, die politische Repression in der DDR-Zeit als historisches Trauma einzuordnen, was frühere kollektive Traumatisierungen politischen Charakters und eine anhaltende Marginalisierung der damals Betroffenen und gegebenenfalls ihrer Folgegenerationen betrifft. Das ordnet die Repression in der DDR in die Folgen des Stalinismus und Post-Stalinismus ein, wie sie auch in anderen ost- und mitteleuropäischen Ländern zu finden sind. In dem Zusammenhang werden über das PTBS-Paradigma hinaus auch Mentalitätsunterschiede zwischen den von Repressionen Betroffenen und der Mehrheitsgesellschaft der Nicht-Betroffenen untersucht, um u. a. die langfristige Verfestigung der Marginalisierung der von Repressionen Betroffenen als »historisches Trauma« zu erklären (Maercker, 2023).

7.2 Phasen politischer Repression in der DDR

Die empirisch am besten untersuchte Opfergruppe stellen die zwischen 1945 und 1989 aus politischen Gründen in der sowjetischen Besatzungszone (SBZ) und in der späteren DDR inhaftierten Menschen dar. Historische Einteilungen gehen von mehreren Phasen der Haftbedingungen aus (Maercker, 1998):

1. Phase 1945–1949,
2. Phase 1949–1953,
3. Phase 1954–1970 und
4. Phase 1970–1989.

In der 1. Phase waren Schlaf- und Essensentzug, tage- und nächtelange Dauerverhöre, Einzelhaft, Steh- und Wasserkarzer und andere Formen seelischer und körperlicher Misshandlung die Regel. Die entsprechenden Gerichtsprozesse endeten zumeist mit langen Haftstrafen. Die Bedingungen auch innerhalb der Untersuchungshaft waren – neben anderen Faktoren – durch Verwahrlosung, unzureichende Ernährung und Hygiene, durch schlechte medizinische Versorgung und Gewaltübergriffe von Aufsehern und dissozialen Mithäftlingen gekennzeichnet. Es wird geschätzt, dass bis 1949 etwa ein Drittel der Häftlinge in der Haft verstarb (Denis et al., 1997; Denis & Baum, 1999). Auch die 2. Phase zwischen 1949 und 1953 ist durch extreme Haftbedingungen gekennzeichnet.

Von diesen frühen Phasen politischer Repression lässt sich eine dritte Phase abgrenzen, die bis in das Jahr 1970 reicht. Diese ist durch eine allmähliche Besserung der zuvor desaströsen Haftbedingungen gekennzeichnet. Dabei waren die sogenannten Republikflüchtlinge die größte Gruppe der Inhaftierten. Aber auch sog. »staatsfeindliche Hetze«, »Staatsverleumdung«, »öffentliche Herabwürdigung« sowie Verbindungsaufnahme und Nachrichtenübermittlung an das westliche Ausland waren Gegenstand systematischer Verfolgung.

Noch in der vierten Phase ab 1970 wurden in den Verhören Methoden wie Einschüchterung, Entehrung und Bedrohung, auch gegenüber den nicht inhaftierten Familienmitgliedern, systematisch eingesetzt. Diese indirekte Form der Repression wurde dadurch erleichtert, dass der Mehrzahl der Häftlinge ein Kontakt nach außen verwehrt oder dieser manipuliert wurde. So wurden Briefe nicht zugestellt oder der Informationsaustausch verfälscht. Nachtverhöre, Schlafentzug, Isolationshaft, Dunkelzellenhaft, Vermischung mit nichtpolitischen Häftlingen und Unterbringung in Mehrpersonenzellen ohne abgeschlossenes WC gehörten dabei zum Standard der Haftbedingungen.

Grundsätzlich sind für alle Phasen bezüglich der Haftbedingungen die Untersuchungshaft vor und der Regelvollzug nach der Verurteilung zu differenzieren, wobei die Untersuchungshaft bei politisch Verfolgten unter der Kontrolle des Ministeriums für Staatssicherheit stand und sich durch schwere Haftbedingungen auszeichnete. Eine nicht genau zu schätzende Anzahl von Inhaftierten wurde überraschend und plötzlich verhaftet, oft aufgrund entsprechender Informationen durch »inoffizielle Mitarbeiter«, wobei hier von den Betroffenen immer wieder eine Tendenz zu besonders ausgeprägten psychischen Folgeerscheinungen berichtet wird.

Im Gegensatz zu den vergleichsweise gut untersuchten psychischen und psychosozialen Folgeschäden durch politische Inhaftierung existieren kaum wissenschaftliche Untersuchungen zu Betroffenen nicht-strafrechtlicher Repressionsformen (Priebe et al., 1990; Spitzer et al., 2007a, b, 2010). Diese »Strafen ohne Strafrecht« (Knabe, 1998) als »leise« Methoden der nicht-strafrechtlichen Verfolgung spielten insbesondere seit 1976 – aufgrund einer veränderten außenpolitischen Selbstdarstellung der DDR (die DDR trat 1973 der

UNO bei und unterzeichnete 1975 die Schlussakte von Helsinki) – eine zentrale Rolle bei der politischen Disziplinierung der eigenen Bevölkerung (Pingel-Schliemann, 2004; Raschka, 2001; Dümmel, 2002). Der bloße Verdacht auf politisches Fehlverhalten respektive auf Taten, die vom Ministerium für Staatssicherheit (MfS, Stasi) als politisch motivierte Straftat interpretiert wurden, reichte aus, um als »Zielperson« für repressive Maßnahmen eingeschätzt zu werden. Das MfS legte zu diesen »feindlichen Personen« »Operative Ausgangsmaterialien« (OAM) an, führte »Operative Personenkontrollen« (OPK) sowie »Operative Vorgänge« (OV) durch (Pingel-Schliemann, 2004; Süß, 1999; Knabe, 1998). Bei den OAM und den OPK kamen überwiegend Überwachungsmaßnahmen – z. B. Telefon- und Videoüberwachung, Briefkontrolle, verdecktes und offenes Fotografieren sowie geheime Wohnungs- und Arbeitsplatzdurchsuchungen – zur Anwendung. Eine qualitative Steigerungsform personenbezogener, nicht-strafrechtlicher Repression stellt die sogenannte »Zersetzung« dar, die in der Richtlinie Nr. 1/76 des MfS systematisch ausgearbeitet wurde. Dort werden konkrete Ziele (z. B. die »systematische Organisierung beruflicher Misserfolge zur Untergrabung des Selbstvertrauens einzelner Personen«) sowie praktische Anwendungsbeispiele (z. B. die »Verwendung kompromittierender Fotos von vorgetäuschten Begegnungen« oder »die Vorladung zu staatlichen Dienststellen oder gesellschaftlichen Organisationen mit glaubhafter oder unglaubhafter Begründung«) ausgeführt. Die Realisierung der Richtlinie 1/76 war Bestandteil des oben erwähnten Operativen Vorgangs (OV).

Diese Formen der politischen Verfolgung hatten und haben für die Betroffenen erhebliche psychosoziale Auswirkungen, denn sie sollten gezielt das Selbstvertrauen erschüttern, das Selbstwertgefühl untergraben sowie Angst, Verwirrung und Misstrauen erzeugen. Allerdings waren und sind die häufig lang anhaltenden und unterschwelligen Repressionen im öffentlichen und privaten Leben bis heute für die Betroffenen äußerst schwierig nachzuweisen.

7.3 Empirische Ergebnisse aus vorliegenden Studien

Nach der sogenannten »Wende« haben sich zwei Arbeitsgruppen mit den Folgen politischer Haft beschäftigt.

Die Arbeitsgruppe um Priebe in Berlin veröffentlichte 1993 eine explorative Studie mit 55 Patienten, die aus politischen Gründen zumindest sechs Wochen lang in Haft waren (Bauer et al., 1993; Priebe et al., 1993). Es wurde von depressiven Verstimmungen, Ängsten, Misstrauen, Alpträumen, Gereiztheit, Kontaktschwierigkeiten, Aggressivität und somatischen Beschwerden berichtet, jedoch sahen nur 28 % der Betroffenen ihre Beschwerden als überwiegend haftbedingt an.

In einer weiteren Studie dieser Arbeitsgruppe wurden 40 Patienten untersucht, die nach Stellung eines Ausreiseantrags Repressalien ausgesetzt, aber nicht inhaftiert waren, und 54 Personen, die vor 1972 aus politischen Gründen inhaftiert waren (Priebe et al., 1994). Bei 85 % der Antragsteller entwickelten sich psychische Beschwerden vor bzw. während der Antragstellung. Bei einem Teil der untersuchten Gruppe persistierten die Beschwerden über Jahre. Bei knapp der Hälfte der vor 1972 inhaftierten ehemaligen DDR-Bürger ließen sich psychische Störungen, und hier insbesondere Angst- und depressive Störungen, diagnostizieren. Ein Großteil der Erkrankten zeigte typische Symptome der Posttraumatischen Belastungsstörung, wobei die Schwere der PTBS positiv mit einer schlechteren beruflichen und sozialen Integration nach der Haft korrelierte (Denis et al., 1997).

Maercker und Schützwohl (1997) verglichen in ihrer ersten Dresdner Studie 146 aus politischen Gründen inhaftierte Personen mit einer nach Alter, Bildungsstand und Geschlecht vergleichbaren Kontrollgruppe (n = 75) ohne Hafterfahrungen. Die Inhaftierten hatten zu 30 % eine gegenwärtige und zu 60 % die Lebenszeitdiagnose einer Posttraumatischen Belastungsstörung. Darüber hinaus zeigten die Inhaftierten gegenüber der Kontrollgruppe deutlich häufiger Angststörungen sowie ein deutlich höheres Ausmaß an dissoziativer Psychopathologie.

In einer genaueren Analyse von 98 ehemaligen politischen Häftlingen in der DDR aus ihrer ersten Dresdner Studie konnte die Arbeitsgruppe (Maercker et al., 2000a) zeigen, dass lebenslang bestehende PTBS-Syndrome sich im Wesentlichen auch durch die initialen psychischen Reaktionen auf das Trauma vorhersagen lassen und dass chronische dissoziative Symptome durch die Traumaschwere bedingt sind.

In einer weiteren Analyse der ersten Dresdner Studie untersuchten Schützwohl und Maercker (2000) bei 91 ehemals Inhaftierten deren Ärgererleben und Ärgerausdrucksverhalten. Die Untersuchung bestätigt, dass traumatisierte Personen relativ häufig von Ärger berichten und sich oft unfair behandelt fühlen. Die Ärger-Disposition steht wahrscheinlich in einem direkten Zusammenhang mit posttraumatischen Intrusionen, und zwar im Sinne einer Aktivierung von Ärger durch Intrusionen. Diese Befunde sind deshalb relevant, weil ein akzentuiertes Erleben von Ärger vermutlich zur Aufrechterhaltung der PTBS-Symptomatik beiträgt.

Die Dresdner Arbeitsgruppe (Maercker et al., 2000b) legte zudem eine zweite Studie mit 384 ehemals politischen Inhaftierten der DDR vor. Insgesamt 62 % der Studienteilnehmer gaben aktuelle psychische Beschwerden aufgrund der Haft an, wobei am häufigsten Schlafstörungen und Ängste (jeweils 33 %) genannt wurden. 17 % der Befragten gaben an, in der Situation der Verhaftung habe Lebensgefahr bestanden, während 40 % Misshandlungen während der Haft beschrieben. Erwartungsgemäß zeigte sich, dass die subjektiv erlebte Lebensgefahr das Risiko der psychischen Beschwerden um das 1,9-Fache erhöht. Die Kombination von Lebensgefahr und erlebten Misshandlungen ergab eine Risikosteigerung um das 2,8-Fache. An anderer Stelle weist Maercker (1998) darauf hin, dass die Anzahl kritischer oder erschwerender Haftbedingungen in einem statistisch signifikanten Zusammenhang mit den posttraumatischen Belastungsfolgen steht, während sich allein zwischen der Länge der Haft und den Folgen kein eindeutiger Zusammenhang sichern lässt. Müller et al. (2000) untersuchten in einer dritten Dresdner Studie 178 ehemalige politische Häftlinge der DDR in Bezug auf das Vorliegen einer PTBS und mögliche störungsbezogene Beeinträchtigungen der Kommunikation. Eine PTBS wurde etwas häufiger diagnostiziert als bei Maercker & Schützwohl (1997). Bei ca. 25 bis 50 % der Betroffenen mit einer PTBS fanden sich ein größerer Mitteilungsdrang, eine verstärkte emotionale Mitreaktion beim Erzählen und andere als dysfunktional einzuschätzende Kommunikationseigenheiten (Maercker & Müller, 2004; Weißflog et al., 2010a, b).

Maercker und Kollegen (2013) konnten 15 Jahre nach der Erstuntersuchung die Personen der ersten Dresdner Studie noch einmal befragen, wobei 85 % von allen noch lebenden Studienteilnehmern wieder mitmachten. Hauptziel war es, Verläufe der PTBS zu untersuchen, wobei die Zeit nach der Haftentlassung retrospektiv als Beginn der Erfassung mit der prospektiven Untersuchung in den 1990er und 2000er Jahren kombiniert wurde. Am häufigsten war ein sogenannter resilienter Verlauf (niemals PTBS) bei 30 %, gefolgt von einem früh, d. h. schon vor den 1990er Jahren remittierten Verlauf bei 26 % und einem chronischen Verlauf (zu jedem Untersuchungszeitpunkt PTBS) bei 16 % der Probanden. Verzögerte Verläufe gab es bei 7 % und wechselnde bei 9 %. Schwere depressive Störungen hatten bei den ehemaligen Inhaftierten zugenommen.

Spitzer et al. (2007a, b) untersuchten die Prävalenz psychischer Störungen bei DDR-Bürgern, die von nicht-strafrechtlichen Repressionen im Sinne der Zersetzung betroffen waren. Bei 60 % der 74 untersuchten Opfer derartiger Verfolgungsmaßnahmen wurde mindestens eine psychische Erkrankung diagnostiziert, wobei die affektiven, Angst- und somatoformen Störungen am häufigsten gefunden wurden. Die Prävalenzraten lagen in der Stichprobe höher als in der Allgemeinbevölkerung und sind mit denen politischer Häftlinge vergleichbar, die jedoch häufiger unter Angst- und Posttraumatischen Belastungsstörungen leiden. Mit je knapp 40 % waren »Benachteiligung im Beruf« und »latente Repressionen« die häufigsten Formen politischer Verfolgung, die insgesamt eine komplexe Vielgestaltigkeit zeigte. In einer weiteren Studie untersuchten Spitzer et al. (2010) in einer »ostdeutschen« Stichprobe aus der Allgemeinbevölkerung Personen mit politisch motivierter Verfolgung in der DDR-Zeit und verglichen diese mit einer Kontrollgruppe. 9,5 % der Probanden berichteten, Repressionen erlitten zu haben; diese Gruppe war psychosozial stärker beeinträchtigt als diejenige ohne Verfolgungserfahrungen.

7.4 Resümee und Ausblick

Weder lässt sich die Zahl der direkt und indirekt von SED-Unrecht Betroffenen eindeutig abschätzen noch sind alle Opfergruppen angemessen im gesellschaftlichen, politischen, historischen, soziologischen, psychologischen und medizinischen Diskurs repräsentiert. Gesundheitspolitisch wie sozialrechtlich ist dabei relevant, dass nur eine relativ geringe Zahl von ihnen eine Beratung und Therapie aufgesucht sowie eine Anerkennung gesundheitlicher Folgeschäden erreicht hat. Aus verschiedenen, nicht rationalen Gründen werden dabei in der überwiegenden Zahl der Fälle die Anträge abgelehnt oder in ihren Ansprüchen reduziert.

Maercker (1998) weist auf ein weiteres Problem von ehemals aus politischen Gründen Inhaftierten in der DDR hin, das vermutlich auch für andere Betroffene von SED-Unrecht gilt: Viele von ihnen seien in Bezug auf die neuen politischen Verhältnisse nach der Wende enttäuscht. Die Hoffnung auf Gerechtigkeit und auf die Verurteilung der Täter sei nicht zuletzt durch die Niederschlagung der meisten Strafverfahren gegen Täter der DDR-Zeit infrage gestellt worden. In Analogie zum Schicksal vieler Holocaust-Opfer wird deshalb wohl nicht zu Unrecht von einer Retraumatisierung der Geschädigten durch die ernüchternden neuen Verhältnisse nach der »Wende« gesprochen (Pross, 1996).

Diese Desillusionierung in Kombination mit sozialem Rückzug bis zur Isolation und generellem Misstrauen als Folge des erlittenen Unrechts tragen nicht nur auf individueller Ebene zur Chronifizierung psychischer Beschwerden bei, sondern behindern auch eine angemessene und konstruktive Aufarbeitung, die gleichermaßen den Betroffenen sowie der Gesellschaft zu Gute käme.

Folgt man den Erfahrungen mit der Begutachtung von Holocaust-Opfern, so ist davon auszugehen, dass ein großer Teil der von Systemunrecht in der SBZ/DDR Betroffenen erst mit einer erheblichen zeitlichen Latenz Anträge auf Beschädigtenversorgung gestellt hat oder noch stellen wird. Es wird geschätzt, dass 20 bis 50 % der Anträge mit einer zeitlichen Latenz von mehr als 20 Jahren gestellt werden, obgleich eine manifeste traumaassoziierte psychische Symptomatik durchgehend besteht oder bestanden hat. Für viele Betroffene stellen dabei die Skepsis gegenüber staatlichen Institutionen und die Notwendigkeit einer inneren Distanzierung von den traumatisierenden Ereignissen einen zumindest temporären Hinderungsgrund dar. Diese Sachlage ist unseres Erachtens ein entscheidendes Argument für die zeitliche Entfristung von Entschädigungsleistungen. Ein weiteres Problem stellt die in vielen Fällen inadäquate Begutachtungspraxis dar, die in vielerlei Hinsicht der Begutachtungspraxis gegenüber Holocaust-Opfern folgt und ebenfalls im Sinne einer Retraumatisierungsproblematik zu diskutieren ist.

Empirisch kaum abschätzbar ist die Zahl der durch die Traumatisierung ihrer Eltern psychisch beeinträchtigten Personen in der zweiten und dritten Generation (Trobisch-Lütge, 2010). In einer Querschnittsuntersuchung untersuchten Klinitzke et al. (2012) 43 Kinder ehemals politisch inhaftierter Personen und verglichen diese mit zwei alters-, bildungs- und geschlechtsparallelisierten Repräsentativstichproben. Die befragten Kinder wiesen höhere psychopathologische Belastungswerte auf und die PTBS-Lebenszeitprävalenz lag bei 9,1 %. Die Kinder, die während der Inhaftierung ihrer Eltern schon lebten, unterschieden sich hinsichtlich der Psychopathologie nicht von denjenigen, die erst später geboren wurden.

Auch über 30 Jahre nach der sogenannten Wiedervereinigung wirkt das erlittene SED-Unrecht nach, wobei die gesundheitlichen Langzeitfolgen in ihrer Komplexität noch nicht ausreichend erforscht sind. In der Praxis erfahren Betroffene immer noch oftmals zweites Unrecht durch unsachgemäße Diagnostik, Beratung, Behandlung, Begutachtung und Uninformiertheit auf Seiten adressierter Ansprechpartner. Die Behebung dieser Missstände ist und bleibt eine gesamtgesellschaftliche Aufgabe.

7.5 Literatur

Bauer M., Priebe S., Häring B. & Adamczak K. (1993). Long-term mental sequelae of political imprisonment in East Germany. *Journal of Nervous and Mental Disease,* 181, 257–262.

Beauftragter der Bundesregierung für die Neuen Bundesländer (Hrsg.) (2012). *Aufarbeitung der Heimerziehung in der DDR – Expertisen.* Berlin: Arbeitsgemeinschaft für Kinder und Jugendhilfe – AGJ (Eigenverlag). Im Internet: https://www.agj.de/fileadmin/files/publikationen/Expertisen_web.pdf (Zugriff: 5.4.2024).

Borbe A. (2010). *Die Zahl der Opfer des SED-Regimes.* Erfurt: Landeszentrale für Politische Bildung Sachsen-Anhalt.

Denis D. & Baum E. (1999). Entschädigung psychischer Gesundheitsstörungen nach politischer Haft in der SBZ/DDR. *Neue Juristische Wochenschrift*, 45, 3289–3301.

Denis D., Eslam J. & Priebe S. (1997). Psychische Störungen nach politischer Inhaftierung in der sowjetischen Besatzungszone und der ehemaligen DDR von 1945–1972. *Fortschritte der Neurologie · Psychiatrie*, 65, 524–530.

Dümmel K. (2002). Die Überwachung. In: Dümmel K. & Schmitz C. (Hrsg.). *Was war die Stasi? Einblicke in das Ministerium für Staatssicherheit der DDR (MfS).* Sankt Augustin: Konrad-Adenauer-Stiftung, 14–21.

Klinitzke G., Böhm M., Brähler E. & Weißflog G. (2012). Ängstlichkeit, Depressivität, Somatisierung und posttraumatische Belastungssymptome bei den Nachkommen ehemals politisch inhaftierter Personen in Ostdeutschland (1945–1989). *Psychotherapie, Psychosomatik, Medizinische Psychologie*, 62, 18–24.

Knabe H. (1998). Die feinen Waffen der SED. Nichtstrafrechtliche Formen politischer Viktimisierung in der DDR. In: Baumann U. & Kury H. (Hrsg). *Politisch motivierte Verfolgung: Opfer von SED-Unrecht.* (Kriminologische Forschungsberichte aus dem Max-Planck-Institut für Ausländisches und Internationales Strafrecht, Bd. 84) Freiburg i. Br.: Edition iuscrim, Max-Planck-Inst. für Ausländisches und Internationales Strafrecht.

Landesbeauftragte MV (Landesbeauftragte für Mecklenburg-Vorpommern für die Unterlagen des Staatssicherheitsdienstes der ehemaligen DDR) (Hrsg.) (2017). *Staatsdoping in der DDR. Eine Einführung.* Schwerin.

Maercker A. (1998). *Posttraumatische Belastungsstörungen: Psychologie der Extrembelastungsfolgen bei Opfern politischer Gewalt.* Pabst: Lengerich.

Maercker, A. (2023). How to deal with the past? How collective and historical trauma psychologically reverberates in Eastern Europe. *Frontiers in Psychiatry*, 14, 1228785; https://doi.org/10.3389/fpsyt.2023.1228785.

Maercker A. & Müller J. (2004). Social acknowledgment as a victim or survivor: A scale to measure a recovery factor of PTSD. *Journal of Traumatic Stress*, 17 (84), 345–351.

Maercker A. & Schützwohl M. (1997). Long-term effects of political imprisonment: A group comparison study. *Social Psychiatry and Psychiatric Epidemiologiy*, 32, 435–442.

Maercker A., Beauducel A. & Schützwohl M. (2000a). Trauma severity and initial reactions as precipitating factors for posttraumatic stress symptoms and chronic dissociation in former political prisoners. *Journal of Traumatic Stress*, 13, 651–660.

Maercker A., Fehm L. & Raschka J. (2000b). Psychische Folgestörungen politischer Haft in der DDR: Verhaftungsgeschehen, Lebensgefahr und Mißhandlung als Risikofaktoren chronischer Beschwerden. *Zeitschrift für klinische Psychologie und Psychotherapie*, 48, 172–184.

Maercker A., Gäbler I. & Schützwohl M. (2013). Verläufe von Traumafolgen bei ehemaligen politisch Inhaftierten der DDR. *Der Nervenarzt*, 84 (1), 72–78.

Maltusch A. & Spitzer C. (2024). Spätfolgen von Zersetzungsmaßnahmen durch das Ministerium für Staatssicherheit. In: Frommer J., Schomerus G., Spitzer C. & Strauß B. (Hrsg). *Gesundheitlichen Langzeitfolgen von SED-Unrecht.* Gießen: Psychosozial-Verlag.

Müller J., Beauducel H., Raschka J. & Maercker A. (2000). Kommunikationsverhalten nach politischer Haft in der DDR – Entwicklung eines Fragebogens zum Offenlegen der Traumaerfahrung. *Zeitschrift für politische Psychologie*, 8/9, 413–427.

Pingel-Schliemann S. (2004). *Zersetzen. Strategien einer Diktatur.* Berlin: Robert-Havemann-Gesellschaft.

Priebe S., Bauer M., Rohrbeck S., Steinhart I. & Wildgrube C. (1990). Psychische Störungen bei Übersiedlern. I. Vorgeschichte, Symptomatik und diagnostische Einordnung. *Psychiatrische Praxis*, 17, 180–183.

Priebe S., Rudolf H., Bauer M. & Häring B. (1993). Psychische Störungen nach politischer Inhaftierung in der DDR – Sichtweisen der Betroffenen. *Fortschritte der Neurologie · Psychiatrie*, 61, 55–61.

Priebe S., Bolze K., Rudolf H. (1994). Andauernde psychische Störungen nach Repressalien infolge eines Ausreiseantrages in der damaligen DDR. *Fortschritte der Neurologie · Psychiatrie*, 62, 433–437.

Priebe S., Denis D. & Bauer M. (Hrsg.) (1996). *Eingesperrt und nie mehr frei. Psychisches Leiden nach politischer Haft in der DDR.* Darmstadt: Steinkopff-Verlag.

Pross C. (1996). »Jeder Freispruch eines Täters kostet mich zwei Wochen Schlaf«. Gesellschaftliche und individuelle Bewältigung des Traumas am Beispiel der DDR. In: Graessner S., Gurries N. & Pross C. (Hrsg.). *Folter. An der Seite der Überlebenden. Unterstützung und Therapien.* München: C. H. Beck, 168–185.

Raschka J. (2001). *Zwischen Überwachung und Repression. Politische Verfolgung in der DDR 1971 bis 1989.* Opladen: Leske und Budrich.

Schützwohl M. & Maercker A. (2000). Anger in former East German political prisoners. Relationship to posttraumatic stress reactions and social support. *Journal of Nervous and Mental Disease,* 188, 483–489.

Siegmund J. (2002). *Opfer ohne Lobby? Ziele, Strukturen und Arbeitsweise der Verbände der Opfer des DDR-Unrechts.* Berlin: Berliner Wissenschafts-Verlag.

Spitzer C., Ulrich I., Plock K., Mothes J., Drescher A., Gürtler L., Freyberger H. J. & Barnow S. (2007a). Beobachtet, verfolgt, zersetzt – psychische Erkrankungen bei Betroffenen nicht-strafrechtlicher Repressionen in der ehemaligen DDR. *Psychiatrische Praxis,* 34, 81–86.

Spitzer C., Plock K., Ulrich I., Mothes J., Drescher A., Gürtler, L. & Freyberger H. J. (2007b). Lebensqualität, interpersonale Probleme und Kohärenzgefühl bei Betroffenen nicht-strafrechtlicher Repressionen in der ehemaligen DDR. *Zeitschrift für Psychotraumatologie, Psychotherapiewissenschaft, Psychologische Medizin,* 5 (1), 41–52.

Spitzer C., Grabe H. J., Schulz A., Appel K., Mahler J., Barnow S., Löwe B. & Freyberger H. J. (2010). »Stumme und sprechende Opfer« politischer Verfolgung in der ehemaligen DDR. Häufigkeit, Typologie, psychosoziale Charakteristika und körperliche Gesundheit. *Psychodynamische Psychotherapie,* 9 (1), 14–29.

Süß S. (1999). Repressive Strukturen in der SBZ/DDR – Analyse von Strategien der Zersetzung durch Staatsorgane der DDR gegenüber Bürgern der DDR. In: Deutscher Bundestag (Hrsg.). *Materialien der Enquete-Kommission »Überwindung der Folgen der SED-Diktatur im Prozess der deutschen Einheit«,* Bd. II: *Strukturelle Leistungsfähigkeit des Rechtsstaats der Bundesrepublik Deutschland bei der Überwindung der Folgen der SED-Diktatur im Prozess der deutschen Einheit.* Baden-Baden: Nomos.

Trobisch-Lütge S. (2010). »Ich bin ein Haftfolgeschaden« – protrahierte Unbestimmbarkeit in der Rekonstruktion traumatischer Erfahrungen bei den Nachkommen politisch Verfolgter der SED-Diktatur. *Zeitschrift für Psychotraumatologie, Psychotherapiewissenschaft und Psychologische Medizin,* 8, 41–53.

Weißflog G., Böhm M., Klinitzke G. & Brähler E. (2010a). Erhöhte Ängstlichkeit und Depressivität als Spätfolgen bei Menschen nach politischer Inhaftierung in der DDR. *Psychiatrische Praxis,* 37, 297–299.

Weißflog G., Klinitzke G. & Hinz A. (2010b). Gesundheitsbezogene Lebensqualität und Posttraumatische Belastungsstörungen bei in der DDR politisch Inhaftierten. *Psychotherapie, Psychosomatik, Medizinische Psychologie,* 60, 1–8.

WERNER THEOBALD

8. Trauma und Ethik

Der Artikel behandelt das Verhältnis von Trauma und Ethik. Ausgehend vom Phänomen des Traumas und dem, was die Psychotraumatologie als Fachdisziplin darüber weiß, skizziert er in Auseinandersetzung mit dem klassisch-akademischen Ethikverständnis eine »Ethik des Traumas«, die ihrem Gegenstand gerecht wird und eine Revision des gängigen Ethikverständnisses mit sich bringt.

8.1 Phänomenologie traumatischer Erfahrung

Psychotraumatologisch gesehen ist ein Trauma eine »Wunde«, eine »seelische Verletzung, die auf ein traumatisierendes Ereignis (oder deren mehrere) zurückgeht, bei dem im Zustand von extremer Angst und Hilflosigkeit die Verarbeitungsmöglichkeiten des Individuums überfordert waren« (Seidler, 2013, S. 32 f.). Man kann auch sagen, ein Trauma sei ein »vitales Diskrepanzerlebnis zwischen bedrohlichen Situationsfaktoren und den individuellen Bewältigungsmöglichkeiten, das mit Gefühlen von Hilflosigkeit und schutzloser Preisgabe einhergeht und so eine dauerhafte Erschütterung von Selbst- und Weltverständnis bewirkt« (Fischer & Riedesser, 2009, S. 84). Traumatisch wird Erlebtes dann, »wenn der menschliche Organismus davon überwältigt wird und mit Hilflosigkeit und Lähmung reagiert« (Levine, 2016, S. 11 f.).

Das *Ereignis*, welches ein Trauma auslöst, kommt dem Versuch einer »Vernichtung«, der »Auslöschung von Subjekthaftigkeit« (Seidler, 2013, S. 36), gleich. Es stellt in seiner Wirkung auf die betreffende Person einen »Akt der Auslöschung ihrer Daseinsberechtigung« dar und kann sich auf einer sozialen und/oder physischen und/oder psychischen Ebene abgespielt haben, mit unterschiedlichen Ausgestaltungen im Einzelfall (ebd.). Entscheidend ist immer die »existenzielle Ebene der Daseinsberechtigung« (ebd.). Beschädigt wird entsprechend die »Daseinsbefähigung« der betroffenen Person, und zwar über den »Verlust ihrer Selbstwirksamkeit« (ebd.). Der »existenzielle Vollzug der Person« kommt zum Erliegen (Längle, 2007, S. 112). Sie fällt aus der mitmenschlichen Gemeinschaft heraus, wird ein »Un-Toter«, was sich in dem Erleben spiegelt, »fremd zu sein, ›nicht mehr dazuzugehören‹, sich nicht mitteilen zu können, aus dem Kontext der Welt herausgefallen zu sein« (Seidler, 2013, S. 36). Traumatisierte sind »Totgewollte« (ebd.): »Jemand oder etwas war stärker, mächtiger als die betroffene Person, und diese hatte keine Kontrolle, keine Einwirkungsmöglichkeit auf das Geschehen, in dem sie ausschließlich zum Objekt, zum Gegenstand, zum Spielball wurde« (ebd., S. 38). Man kann eine Traumatisierung daher auch zusammenfassend als »Entmächtigungsgeschehen« bezeichnen, aus dem ein »alle Erlebensbereiche durchfärbendes Ohnmachtserleben« resultiert[1] (ebd.): Das Subjekt bzw. Selbst wird seiner Funktionsmöglichkeiten beraubt und – *insofern* – »beseitigt« (ebd., S. 47).

Bereits aus dieser Phänomenologie traumatischer Erfahrung ergibt sich ein direkter Bezug zur Ethik:

- Ein Trauma als *Entmächtigungsgeschehen* kollidiert mit dem *Autonomieprinzip*, das ein zentrales Grundprinzip der modernen Ethik ist.
- Als *Objekt* bzw. *Gegenstand* behandelt, zum *Spielball*, zur *Sache* gemacht zu werden, verstößt gegen das *Verbot der Instrumentalisierung*.
- Der *Verlust der Selbstwirksamkeit* widerstrebt dem modernen *»3. Gebot« (»Du sollst nicht unfähig machen«)* (Gert, 1985),
- eine *Auslöschung der Daseinsberechtigung* den *Menschenrechten*
- und eine *Auslöschung von Subjekthaftigkeit* der *Menschenwürde*, dem höchsten Wert der modernen Ethik (die Menschenwürde ist nach heutigem Verständnis wiederum der Grund der Autonomie und des aus ihr folgenden Verbots der Instrumentalisierung).

Was mit der Subjekthaftigkeit ausgelöscht wird, ist philosophisch gesehen das »Selbstbewußtseyn«, die Person in ihrem *Kern*: »Die einzige Welt, welche Jeder wirklich kennt und von der er weiß, trägt er in sich selbst, als seine Vorstellung, und ist daher das Centrum derselben. Deshalb eben ist Jeder sich Alles in Allem: er findet sich als den Inhaber aller Realität und kann ihm nichts wichtiger seyn, als er selbst [...]. Dabei nun weiß er völlig gewiß, daß eben jenes über Alles wichtige Selbst [...] untergehen muß im Tode, der daher für ihn gleichbedeutend ist mit dem Weltuntergange« (Schopenhauer, 1991, S. 553 f.) – »wenn wir selbst nicht mehr sind, ist auch die Welt, *unsere* Welt (aber wir kennen keine andere), nicht mehr. *Diese* Welt existiert nur, weil und insofern wir existieren« (Hauskeller, 2001, S. 100 f.).

Es ist letztlich diese »integrierende Funktion des Selbst«, die verloren geht, wenn jemand traumatisiert wird bzw. ist: Die »abzuspeichernden Wahrnehmungen finden [...] keinen ›Besitzer‹ vor, dem sie zur Verfügung stehen könnten. Damit gibt es vorübergehend auch kein Subjekt, in dessen Bedeutungsstrukturen sie einen Sinn erhalten würden.« (Seidler, 2013, S. 47) Mit dem Verlust an »Sinn«, basierend auf einem Verlust des »Gefühls für sich selbst«, geht zugleich der Sinn für »Wert oder Unwert« überhaupt verloren (Hauskeller, 2001, S. 214). Ein Trauma hat daher die *Existenz in ihrer Totalität* zum Gegenstand,[2] es sprengt

1 Individuelle Ausprägungen und Prävalenzraten können dabei unterschiedlich sein, ebenso die Form der Traumatisierung (Monotrauma, komplexe PTBS etc.). In diesem Artikel geht es um die ethische Valenz schwerer Traumatisierungen.

2 Die *existenzielle* Dimension eines Traumas ist entscheidend und unterscheidet einen fundierten Traumabegriff von einem inflationären. Die spätmoderne Emotionskultur (Reckwitz, 2020) tendiert dazu, jede Form größerer Belastung als »Trauma« zu bezeichnen – analog zur inflationären Verwendung des Krisen-Begriffs, mit dem die Schwierigkeiten und Herausforderungen in Alltag, Beruf und Beziehungen, die zum mehr oder weniger »natürlichen Verlauf« des Lebens gehören, überzeichnet werden. Tatsächlich sind Krisen – ähnlich wie Traumata – einschneidende »Strukturwandlungen« mit »bestandskritisch«-identitätsbedrohendem Potential (Habermas, 1973, S. 12).

den »existentiellen Zusammenhalt«, das Zusammenspiel der »Grunddimensionen der Existenz«: Wer traumatisiert ist, erlebt die Welt als eine, die nicht mehr »trägt«; das Leben »verliert seine anziehende Kraft und Wärme«; »sich selbst fremd geworden findet sich der Zugang zu sich selbst nicht mehr; und auch nicht zu einer Welt, in der das Wertvolle jederzeit und unvorhergesehen auf das schlimmste zerstört werden kann« (Längle, 2007, S. 110). Die Existenz eines traumatisierten, »entkernten« Selbst, desjenigen, der *nicht* mehr »aktives Zentrum« seines Lebens (Leuzinger-Bohleber et al. 2008, S. 3) ist, gleicht der eines Wesens ohne Substanz: »das Seinkönnen, die Beziehung zum Leben inklusive des vitalen Wertgefühls und des Beziehungslebens, die Ich-Integrität, [...] Selbstbild, Identität und Selbstwert verblassen« (Längle, 2007, S. 110). – »Es ist, als ob das Sein den Menschen betrogen hätte.« (Ebd.)

8.2 Psychotraumatologie und Ethik

Fragt man nach dem Verhältnis von Trauma und Ethik, scheint das Urteil klar und eindeutig zu sein: Alles, was das Selbst verletzt, schädigt, gar *massiv* schädigt oder zerstört, wird geächtet: Krieg und Gewalt, Folter, schließlich sämtliche Handlungen, die (grundlos bzw. ungerechtfertigt) jemandem schaden. Vor allem solche, die den Kern der Person, ihre *Würde*, verletzen. Das Nicht-Schaden gilt (daher) als »Kern der Moral« (Gert, 1985), der Schutz der »versehrbaren Integrität«, der »prekären Daseinsform endlicher und versehrbarer organischer Einzelwesen«, als *Grund* für Moralen überhaupt (Ott, 2001, S. 29). Dieser Schutz bezieht sich nicht nur auf physische Gewalt. Er gilt auch für Fälle, in denen die *psychische* Integrität einer Person verletzt wird: durch Kränkung, Missachtung und Demütigung – »Demütigung kann ärger sein als leiblicher Schmerz [...]« (Ott, 2001, S. 31; Hervorhebung: W. T.).[3] Deshalb gehören auch »interpersonale Anerkennungserwartungen« zum Kern der Moral (Honneth, 1994).

Ethisch gesehen sind traumatische Erfahrungen, da sie das Ich als »Teilhaber eines *gefährdeten* und *gefährlichen Umfelds*« ausweisen (Seidler, 2013, S. 18; Hervorhebung: W. T.), »*moralrelevante lebensweltliche Grunderfahrungen*, die das zugleich *gefährliche* und *gefährdete Gemeinschaftswesen Mensch* mit sich und seinesgleichen gemacht hat und macht« (Ott, 2001, S. 29; Hervorhebungen: W. T.). Damit ist zugleich erhellt, worum es in der Moral geht: Das Sein des Subjekts, sein grundsätzliches Gefährdet-Sein, und das »Sein« der Moral, ihr Inhalt, ihre Funktion und Bedeutung, koinzidieren. Moralische Normen, Regeln und Institutionen können als »entlastende Halterungen« verstanden werden, die auf die essentielle »Sorgestruktur« und den »Widerfahrnischarakter des Daseins«, seine »umfassende Bedürftigkeit« und Angewiesenheit reagieren (ebd.). Anders formuliert: Moralen haben den »Schutz von Einzelwesen« zum Gegenstand, die »in mehreren bestimmbaren Hinsichten schutz- und hilfsbedürftig sind« (ebd., S. 32). Alle Moralauffassungen orientieren sich an dieser Verletzlichkeit menschlicher Wesen – *sie setzen sie voraus* (ebd.).

Insofern besteht weitgehend Übereinstimmung zwischen der philosophischen Theorie der Moral, der *Ethik*, und der Theorie des Trau-

3 Siehe auch Schmetkamp (2012), S. 14: »Wie sehr werden Menschen verletzt, wenn ihnen die gebührende Achtung und Anerkennung verwehrt werden?«

mas.[4] Bei genauerer Betrachtung relativiert sich jedoch dieser Befund. Der hier aufgezeigte Grundzusammenhang zwischen Trauma und Ethik gelte, wie es heißt, nur aus einer »deskriptiv-anthropologischen Fragerichtung« (ebd., S. 29). Es handele sich nur um *Hinweise* auf »moralisch relevante Phänomene«, die für Moralfragen zwar sensibilisieren, aber »Moralität« – dasjenige, worauf es in der Ethik ankomme – nicht begründen können (ebd., S. 33). Selbst prägnante moralische Phänomene wie Fürsorge, Beistand und Barmherzigkeit, die gerade im Umgang mit traumatisierten Menschen wichtig sein (und Traumatisierungen auch verhindern) können, seien nur eine Art »Außenaspekt des Moralischen« (ebd., S. 32 f.). Im *Kern* gehe es in der Ethik um etwas anderes: um die *Begründung* von Moral. Dass wir, um ein für den gegebenen Kontext instruktives Beispiel zu nennen, »intuitiv eine Vergewaltigung für moralisch abscheulich halten«, habe für einen »ethischen Standpunkt« kein Gewicht (Fischer, 2012, S. 11). Dieser Standpunkt verlange »uns vielmehr die Bereitschaft ab zu fragen, was eigentlich moralisch falsch sein soll, einen Menschen zu vergewaltigen«, und das müsse mit *Argumenten* begründet werden (ebd.).

Um dies zu leisten, entwickelt die akademische Ethik *Theorien* und geht »methodisch« vor. Eine ethische Theorie ist ein Gedankengebäude mit verschiedenen Ebenen und Untergliederungen, die auf begründete Weise inhaltlich bestimmt und konsistent aufeinander bezogen sein müssen (Ott, 2001, S. 28). Moderne Ethik versteht sich als wissenschaftliche Expertendisziplin (Fischer, 2010, S. 9) und orientiert sich – wie andere wissenschaftliche Disziplinen auch – an den methodischen Idealen der »Rationalität, Kohärenz und Systematizität« (Birnbacher, 2003, S. 18). Ihre »erste und wichtigste Aufgabe« bestehe darin, »Orientierung zu geben« bezüglich des moralischen Urteils (Zichy, 2011, S. 300). Dies müsse eben »wissenschaftlich, d. h. nachvollziehbar und rational überprüfbar« geschehen. Dazu müsse »auf gültige ethische Kriterien zurückgegriffen werden, die ihrerseits wiederum mit ethischen Theorien zu begründen sind« (ebd.).

Gemäß diesem Ethikverständnis ist beispielsweise der Begriff der *Menschenwürde* weitgehend unbegründet.[5] Viele akademische Ethiker:innen[6] begegnen ihm deshalb mit Vorbehalten, sie halten ihn »bestenfalls für verzichtbar und schlimmstenfalls für eine rhetorische Leerformel zur Verteidigung unhaltbarer Positionen« (Ankündigungstext der *Jahrestagung 2016 der Akademie für Ethik in der Medizin;* AEM, 2016). Auch der sog. »Principlism«, die Basistheorie der biomedizinischen Ethik (Beauchamp & Childress, 1979), welche die zu Beginn dieses Beitrags aufgeführten Prinzipien und Werte integriert (Nicht-Schaden, Respekt vor Autonomie und Menschen-

4 Eine Übereinstimmung, die sich bis in die normative Binnenlogik psychotraumatologischer Forschung fortsetzt (vgl. Kaiser et al., 2019).

5 Auch Verf. hat diesen Begriff kritisiert (Theobald, 2008, S. 72 ff.), aber nur im Sinne eines *Klassifikationsbegriffs*; als *Reflexionsbegriff*, der konstitutiv ist für das Selbstverständnis einer Person, hält er ihn für zentral – siehe unten den Abschnitt: »Was ist es, was eine Vergewaltigung so schrecklich macht?«. Zur Unterscheidung von »Menschenwürde« als *Klassifikations-* vs. *Reflexionsbegriff* vgl. Rehbock (2008).

6 Wenn im Folgenden überwiegend das generische Maskulinum dieses Begriffs und seiner Bedeutungsvarianten (»ethische Experten« etc.) verwendet wird, dann aus Gründen der korrekten Wiedergabe entsprechender Zitate oder weil auf sie Bezug genommen wird.

würde),[7] erweist sich unter »wissenschaftlicher« Betrachtung als defizitär – zumindest philosophisch »kontrovers« diskutierbar (stellvertretend für viele: Biller-Andorno, 2017, S. 258).

8.3 Ethik als »Theorie der Moral«

Ethik als wissenschaftliche »Theorie der Moral« wird standardgemäß in vier verschiedene Ebenen unterteilt: *deskriptive Ethik, normative Ethik, Metaethik* und *angewandte Ethik*. Die (1) *deskriptive Ethik* beschäftigt sich mit der Entstehung und dem »Sinn« der Moral (Moralhistorie, Moralsoziologie und Moralpsychologie), *beschreibt* vorhandene Moralsysteme und stellt fest, welche Werte, Normen, Prinzipien und dergleichen in ihnen vorkommen bzw. faktisch *gelten*. Die (2) *normative Ethik* prüft solche moralischen Entitäten auf ihre *Gültigkeit*, d. h. Legitimität bzw. Rechtfertigung. Ihr Geschäft ist deren »rationale Analyse und Kritik anhand von Kriterien, die die Verallgemeinerbarkeit von normativen Urteilen sichern sollen« (Gethmann, 2011, S. 1) – man spricht auch verkürzt von »Moralbegründung«. In ihrem Fokus steht die Frage, welche *subjektiven* Ansprüche oder Überzeugungen so geartet sind, dass eine Verpflichtung besteht, ihnen *intersubjektive* Anerkennung zukommen zu lassen (Ott, 2001, S. 140). Entscheidend ist, dass es »die« Ethik in diesem Kontext nicht gibt. Es gibt vielmehr (nur) verschiedene Theorien oder Theoriegruppen, mit denen man versucht, moralische Ansprüche als gültig bzw. gerechtfertigt auszuweisen. Die wichtigsten sind die *deontologische* bzw. »Pflichten«-Ethik in der Nachfolge Kants, die *konsequentialistische* bzw. »Folgen«-Ethik utilitaristischer Prägung und die sog. »Tugendethik«, die von der Antike bis zum Beginn der Moderne der vorherrschende Ethik-Typ war. (Quer zu dieser materialen bzw. inhaltlichen Klassifikation liegen die sog. *formalen* bzw. *prozeduralen* Ethiken, zu denen vor allem die Diskurs- und Vertragsethik(en) gehören.)

Die (3) *Metaethik* unterzieht wiederum das Geschäft der Moralbegründung einer kritischen Reflexion. Sie untersucht die Begriffe, Methoden und Argumentationsformen, mit denen die normative Ethik arbeitet. Man kann das Verhältnis, in dem beide zueinander stehen, auch mit Hilfe einer begrifflichen Differenzierung in *Ethik erster Ordnung* und *Ethik zweiter Ordnung* terminologisch fassen: »Die Ethik erster Ordnung entwickelt Kriterien der moralischen Beurteilung, während die Ethik zweiter Ordnung sich mit Fragen nach dem Status und der Begründbarkeit von Theorien erster Ordnung befasst« (Nida-Rümelin, 2005, S. 4). In den Bereich der Ethik zweiter Ordnung, also der Metaethik, fallen u. a. erkenntnistheoretische Fragen, aber auch die Bedeutungsanalyse moralischer Ausdrücke und ontologische Probleme wie beispielsweise dasjenige der »moralischen Realität«.

Die (4) *angewandte Ethik* beschäftigt sich mit konkreten ethischen Problemen, die »vom Leben selbst« aufgeworfen werden (Bayertz, 1991, S. 22). Sie bezieht dabei die Erkenntnisse der vorgenannten Teildisziplinen ein. Strittig ist, ob sie diese Erkenntnisse nur anwendet und auf ihre praxisbezogenen Fragestellungen überträgt – also als eine Art »verlängerter Arm« der *allgemeinen Ethik* fungiert – oder ob sie aufgrund ihres »praktischen« Charakters eine Ethik »eigenen Typs«

7 Beauchamp & Childress (1979) zählen auch noch Gerechtigkeit dazu. Bezogen auf das Thema Trauma ist dieses Prinzip vor allem im Rahmen der »outpatient«-Problematik (Seidler, 2013, S. 244) von Bedeutung.

mit »normbildender Anwendung« ist (ebd., S. 34 ff.). Das Thema »Trauma und Ethik« ist ein paradigmatischer Fall *angewandter Ethik* und der damit verknüpften methodisch-systematischen Probleme.

8.4 Probleme einer wissenschaftlichen »Theorie der Moral«

Akademisch gesehen, hat Ethik die Aufgabe der argumentativen Begründung der Moral. Im Mittelpunkt ihrer Reflexion stehen *Urteile*, durch die *Handlungen* »positiv oder negativ bewertet, gebilligt oder missbilligt« werden (Birnbacher, 2003, S. 12). Beides, die argumentative Begründung solch »normativer« Urteile *und* ihr Handlungsbezug, gilt als ethisch bzw. moraltheoretisch konstitutiv und als Lehrbuch-Standard (vgl. Fischer, 2012, S. 11).

Wenn Ethik die Aufgabe der argumentativen Begründung der Moral hat, *dann* »muss es sich bei der Moral um etwas handeln, das argumentativ begründet werden *kann*« (ebd., S. 12). Dabei ist wichtig zu sehen, dass Argumente »rein kognitive Operationen« sind, die die logische Beziehung zwischen Urteilen betreffen (ebd., S. 15). Zielen sie auf die Begründung normativer Urteile, dann haben sie dabei selbst die Form von Urteilen, aus denen die zu begründenden Urteile abgeleitet werden (ebd., S. 12). Darin »impliziert« ist, dass der reflexiv operierende Ethiker aufgrund des logisch-kognitiven Charakters von Argumenten »gleichsam [...] zum ›reinen Denken‹ wird« (Ammann, 2010, S. 297). Wenn er sein Expertenurteil über die moralische Richtigkeit (oder Falschheit) einer bestimmten Handlung fällt, ist dies »in gewisser Weise nicht mehr *sein* Urteil«, sondern es ist »die *Vernunft*, die durch ihn hindurch spricht« (ebd.; Hervorhebungen: W. T.). »Allein die Vernunft« soll argumentativ »zwingen« bzw. überzeugen, »völlig unabhängig von jedem Appell an unsere Gefühle oder unsere Einbildungskraft« (ebd., Fn. 8). Die »Neutralität des Standpunktes« garantiert die Qualität des Expertenurteils. Ein Ethiker urteilt als »Außenstehender« (Ammann, 2015, S. 19), selbst nicht Involvierter – *souverän, rational, distanziert.*

Emotionen und Rationalität in der Ethik

Aus der empirischen Moralforschung weiß man, »dass wir kein einziges moralisches Urteil und keine einzige moralische Entscheidung treffen« können, »ohne dabei emotional involviert zu sein. Unsere moralischen Begriffe – ›grausam‹, ›erniedrigend‹, ›menschenverachtend‹ usw. – sind sprachliche Artikulationen von Sachverhalten, die uns über Emotionen erschlossen sind« (Fischer, 2010, S. 15). »Wie«, so kann man fragen, »soll da moralische Erkenntnis durch Argumente, d. h. durch rein kognitive Operationen, die die logische Beziehung zwischen Urteilen betreffen, herbeigeführt werden können?« (Ebd.)

Emotional erschlossene moralische Gehalte können höchstens in die Prämissen eines Arguments eingehen, sie sind aber selbst nicht argumentativ herleitbar – ihre »Rationalität« ist anderer Art (vgl. dazu ausführlicher Fischer, 2010; Fischer, 2012; Ammann, 2007; Ammann, 2010, oder auch, seitens der Psychologie und Psychotherapie: Meier-Seethaler, 2001).

Hinzu kommt, dass eine rein argumentative Ethik im Hinblick auf moralisches Handeln weitgehend ineffizient ist. Sie vermag höchstens Einstellungen zu generieren, deren Korrelation zum faktischen Verhalten eher schwach ist.[8] Was das *Verhalten* bestimmt, sind *Haltungen*, und die sind nie nur rein rational, sondern immer ein unauflösliches Konglomerat aus *Kognition* und *Emotion* – das macht sie so stabil und verhaltenswirksam. Erst da, wo wir (auch) »emotional engagiert« sind, werden wir aktiv, werden wir *selbst* aktiv (vgl. dazu ausführlicher Theobald & Hüther, 2016; Theobald, 2020).

Handlungen besitzen nun eine bestimmte Struktur. Sie bestehen, schematisch betrachtet, aus drei Komponenten: dem *Handlungsmotiv*, der *Handlung* selbst und den *Handlungsfolgen*. Dabei ist wichtig zu sehen, dass diese Struktur »nicht dem betreffenden Geschehen selbst inhärent ist, sondern sich vielmehr aus der *Struktur der Verständigung* über Handlungen ableitet und die Frage-Antwort-Struktur unseres Verstehens widerspiegelt. Die unterschiedlichen Möglichkeiten, sich über Handeln zu verständigen, geben Perspektiven vor, unter denen die Ethik Handeln in den Blick nimmt« (Fischer, 1999, S. 111).

Diese »Aspekthaftigkeit« von Handlungen bildet nicht nur die maßgeblichen Anknüpfungspunkte für moralische Urteile (Hübner, 2010, S. 15), die zu unterschiedlichen Bewertungen gelangen, je nachdem, an welchem *Handlungsaspekt* sie anknüpfen – sie führt auch zu unterschiedlichen Typen ethischer Theorien, mit denen solche Urteile begründet werden, je nachdem, »auf welche der Komponenten menschlichen Handelns *sie* den Schwerpunkt ihrer Beurteilung legen« (ebd., S. 10; Hervorhebung: W. T.). So orientiert sich beispielsweise die *Tugendethik* am Handlungsmotiv, die *deontologische* bzw. Pflichten-Ethik an der Handlung selbst und die *konsequentialistische* bzw. Folgen-Ethik (eben) an den Handlungsfolgen.

»Woher« aber, so die berechtigte Frage, sollen Ethiker, wenn sie nun eine dieser Komponenten auszeichnen, um ihre Theorie daran zu entwickeln, »wissen, welche Merkmale einer Situation ›moralisch relevant‹ sind, wenn nicht aus ihrer eigenen Anschauung?« (Ammann, 2015, S. 20) Die Einschätzung, welche Aspekte wichtig sind – und *wie* wichtig sie sind –, ist immer schon geprägt von einer »bestimmten umfassenderen Sichtweise der Wirklichkeit« (ebd.) durch die betreffende *Person* (bereits die reine *Beschreibung* einer Situation kann subjektabhängig differieren). Fragwürdig ist daher die Erwartung, Ethiker könnten gleichsam von einem »Standpunkt außerhalb«, gewissermaßen als »Verkörperungen einer allgemeinen Vernunft«, zu moralischen Streitfällen Stellung beziehen (ebd.).

Es wurde in phänomenologischer Tradition immer schon darauf hingewiesen, dass Ethik stark von der Erfahrung bzw. Wahrnehmung abhängig ist. Wahrnehmungsprozesse aber sind weder objektiv noch fehlerfrei, so dass sich auch unter diesem Gesichtspunkt die Frage stellt: »Wie ist eine Ethik, die auf Rationalität, Argumentativität, Diskursivität und Plausibilität abzielt, möglich, wenn bereits Wahrnehmungen nicht mehr selbstverständlich als Garant einer einfachen, ungebrochenen und von allen geteilten Wirklichkeitserfahrung fungieren können, weil sie keine intersubjektiv problemlos geteilte Reflexionsbasis bereitstellen? Wie sind angesichts der Subjekt-

8 Vgl. dazu bereits die sozialpsychologische Diskussion zur sog. »Diskrepanz zwischen Einstellung und Verhalten« seit den späten 1960er Jahren und ihr moralpsychologisches Pendant (prominent: Blasi, 1983). Bis heute ist der Zusammenhang von moralisch relevanten Kognitionen, Emotionen und Verhaltensweisen bzw. Handlungen ein zentrales Forschungsthema der Moralpsychologie (vgl. Sautermeister, 2017, S. 17).

relativität der Wahrnehmung [...] ein ethischer Diskurs, ethischer Kompromiss oder gar Konsens möglich?« (Sautermeister, 2009, S. 50)

Für eine Ethik des Traumas sind diese metaethischen Kritikpunkte von wesentlicher Bedeutung, steht doch das *Selbst* im Mittelpunkt ihrer Betrachtung und ist es allein deshalb schon fragwürdig, in *diesem* Kontext aus einer unpersönlichen Außenperspektive moralisch urteilen zu wollen.

8.5 »Ethik des Traumas«

»*Die Verzeihung ist in den Todeslagern gestorben.*« (Jankélévitch, 2003, S. 271; zit. n. Konersmann, 2009, S. 172; Hervorhebung: W. T.). Vladimir Jankélévitch, ein Zeitzeuge des Holocaust, der aus traumatischer Erfahrung heraus philosophierte, definierte das »wahrhaft Ethische« als dasjenige, das sich der »Gleichwertigkeit der Perspektiven« entzieht. Der skizzierte *Perspektivismus* einer rationalistischen Ethik, der sich aus der Aspekthaftigkeit von Handlungen ergibt, wird damit gegenstandslos: Das »wahrhaft Ethische« ist *absolut*. Denn: Es zeigt sich, wo sich Abgründe auftun. Und: wo man *selbst* gefordert ist.[9] Der kognitive (hier: »Erkenntnisaspekt«) und motivationale Aspekt der Ethik fallen zusammen; sie bilden eine irreduzible Einheit, die den ›Absolutheitsstatus‹ des Ethischen unterstreicht. Die akademisch-wissenschaftliche Ethik dagegen trennt beides – ein weiterer metaethischer Kritikpunkt.

Das »Ethische« ist nach diesem Befund ein »Reflexionsgegenstand sehr eigener Art« (Ammann, 2015, S. 19). An die Stelle der »Tendenz zur Abstraktion«, die für die wissenschaftliche Ethik kennzeichnend ist, wobei das Einzige, was einen Ethiker leite, seine »theoretische Expertise« sei – ein »Amalgam aus Kenntnissen der Logik, ethischen Theorien und den jeweils relevanten empirischen Fakten« (ebd.) –, tritt das Bemühen um *vertiefende Konkretion*, das die eigene *Subjektivität* und *Sensibilität* einschließt. Moralische Fragen bekommen eine »unhintergehbar persönliche Dimension« (ebd., S. 21), und einem »einseitig an Rechten, Pflichten, Prinzipien und Regeln und deren Begründung orientierten Moral- und Ethikverständnis« tritt das »praktische Subjekt« gegenüber: »der denkende, handelnde, wahrnehmende, fühlende, für das Gute sensibilisierte Mensch« (Ammann, 2007, S. 12). Während im Modell distanziert-rationaler Reflexion der ethisch Bewertende sich zu einem Problem äußert, als wäre er ein nicht (potentiell) davon Betroffener (Ammann, 2015, S. 19), geht es hier um eine dialogische Verständigung über ethische Fragen, die den Ethiker mit einbezieht. Es geht um eine Art *interaktioneller Beziehungsethik*: Der Ethiker »bringt seine gesamte Persönlichkeit mit ein«, »spricht als *er selbst*«, als Person mit einer spezifischen Geschichte, »die ihm eine ganz eigene Perspektive auf die Welt verschafft hat«, und er »drückt so ein Stück weit aus, *wie es um ihn steht*« (ebd., S. 15; Hervorhebung: W. T.). Zugleich »lädt er sein Gegenüber ein, seine oder ihre Sicht auf ein Problem deutlich zu machen und so auch *von sich* zu reden« (ebd.; Hervorhebung: W. T.). Die Begründung für dieses zunächst ungewöhnlich erscheinende ethische Setting ist einleuchtend: »Gerade weil es den ›Blick von nirgendwo‹ in ethischen Kontexten nicht gibt, führt [...] kein Weg an einer solchen [...] Ver-

9 Auch aktuelle Ethik-Ansätze sehen im ›Selbst-in-die-Pflicht-genommen-Sein‹ das »Grunddatum des Ethischen« (Ammann, 2015, S. 21).

ständigungsarbeit von Ich und Du vorbei.« (Ebd.)

In einem tieferen Sinne handelt es sich hier um eine Variante dessen, was Karl Jaspers »existenzielle Kommunikation« nannte: um einen »fordernde[n] Erkenntnisprozess« »von Existenz zu anderer Existenz« (Gottschlich, 2007, S. 218), in dem auch der nicht unmittelbar Betroffene, aber in der Gesprächssituation *Geforderte* um die prinzipiell eigene Gefährdung weiß.[10] Und weil er dies weiß: bereit und offen dafür ist, »sich dem Wesentlichen des Wahren *gemeinsam* und solidarisch zu stellen« (ebd.; Hervorhebung: W. T.) – einer Wahrheit, die die Kommunikationspartner *gleichermaßen* (be)trifft und nicht die »exklusive« Wahrheit eines ethischen Experten ist, der außerhalb steht, selbst nicht betroffen bzw. in die Pflicht genommen ist und (daher) souverän und professionell urteilen zu können glaubt. Ethische Wahrheit ist hingegen – mit Kierkegaard – *personal*, sie hat eine *existentielle* Bedeutung. Das Verhältnis, in dem man *zu ihr* steht, wie man sich auf sie *einlässt*, wird zum Kennzeichen solcher Wahrheit selbst.

»Wahrsein« und »Selbstsein« sind in diesem Prozess zwei Seiten ein und derselben Medaille – dessen, was Jaspers »bedingungslos in Kommunikation sein« nannte: »Existenz wird nur dann sich offenbar und damit wirklich, wenn sie mit der anderen Existenz, durch sie und zugleich mit ihr, zu sich selbst kommt« (Jaspers, 1973, S. 71 f.; zit. n. Gottschlich, 2007, S. 52). Nur wer *zu* einem anderen *von* sich bzw. *über* sich sprechen kann, kann sich *selbst* begegnen, zu sich *selbst* kommen (Gottschlich, 2007, S. 96) – und (dadurch) auch zum Anderen (Buber, 1923).

Diese »Begegnung im Gegenüber« braucht die Bereitschaft, sich »angehen« zu lassen (Dorra, 2016, S. 44). Wer sich angehen lässt, wird zum »Mediator des Heils« (Gottschlich, 2007, S. 223): »Nichts an ihm steht dem Heilsuchenden im Weg – schon gar nicht sein [...] Ego« (ebd.) (das er als Experte gerne pflegt). Er »lässt für den Suchenden in ihm und durch ihn den Weg dorthin [d. h. »zum Heil«, W. T.] erkennbar werden« (ebd.) – vergleichbar der »Lage einer Geisel«, die »bis zur Selbstaufopferung für den Anderen geht, ohne Erwartung von Gegenseitigkeit« (Lévinas, 1991, S. 43). Lévinas, der explizit eine Ethik des *Traumas* vertrat – es ist für ihn die nötige Durchgangsstation für die Erkenntnis der Verantwortung gegenüber dem Anderen –, nennt diesen Zustand »Urbeziehung«: das »Betroffensein im Angesicht des Elends«[11] (Gottschlich, 2007, S. 134). In diesem Betroffenwerden durch die Schutzlosigkeit und Hilfsbedürftigkeit des anderen liege ein »nur ethisch erschließbarer Sinngehalt«, der jenseits dessen liegt, »worin der andere zum möglichen [...] Thema wird« (ebd.).

8.6 Traumatisierende Ethik?

Thematisierend, »verdinglichend«, verfährt dagegen die wissenschaftliche Ethik: »Der Ethiker will die Dinge sehen, wie sie (in normativer Hinsicht) wirklich sind« (Ammann,

10 Ähnlich der Situation in der Traumatherapie, die ja auch den Charakter einer »existenziellen Begegnung« hat (Seidler, 2013, S. 200).

11 Wozu grundlegend auch *Empathie* gehört. Nicht ohne Grund gilt sie als »Element einer rekonstruktiven Theorie der Menschenrechte« (von Harbou, 2014), zu deren Schutzgütern u. a. die körperliche und psychische Integrität gehören (von Harbou, 2014, S. 276; zit. n. Jäggi, 2016, S. 262).

2010, S. 294): Ist eine Handlung Y tatsächlich ein Fall von X? Ist es »wirklich moralisch falsch«, jemanden oder etwas in einer bestimmten Weise zu behandeln? (Ebd.) Es geht in der akademischen bzw. wissenschaftlichen Ethik darum, die »Realität – eine Handlung, eine Situation, eine Entität – ›an sich‹« zu bewerten, »unter Absehung aller Bezüge zu menschlicher Subjektivität« (ebd., S. 295).

Ein instruktives Beispiel für diese Sichtweise ist die angewandt-ethische Diskussion um den »moralischen Status« des Embryos. Sie behandelt das Problem, ob die Abtreibung eines Fötus bis zu einem bestimmten Zeitpunkt moralisch legitim sei, ausgelöst durch die politische Fragestellung, wie in einer pluralistisch-demokratischen Gesellschaft die Frage des Schwangerschaftsabbruchs geregelt werden soll. Aus wissenschaftlich-ethischer Sicht geht es dabei letztlich um die Klärung der Frage, »was für eine Art Ding« ein Fötus ist: Erfüllt ein Fötus die Kriterien, um als Person zu zählen? (Ammann, 2007, S. 153.) Denn: Wenn klar wäre, dass es sich bei einem Embryo um eine *menschliche Person* handelt, wäre Abtreibung als vorsätzliche Tötung zu qualifizieren und ein Verbrechen, das keiner Güterabwägung mit anderen Gütern unterworfen werden könnte.

Um diese Frage entscheiden zu können, versucht man *Eigenschaften* bzw. Kriterien zu benennen, »die ›etwas‹ zu einer Person machen« (ebd.). Ist deren Wesen auf diese Weise definiert, lässt sich die Frage, welche Einstellungen einem Fötus gegenüber angemessen sind, auf »rein logische Weise« klären, nämlich durch Subsumption unter einen allgemeinen Begriff, eine Regel oder ein Prinzip (ebd.). Aus einem gesellschaftlich-politischen Problem wird so »im Kern ein Definitionsproblem« (ebd.), die Lösung seiner ethischen Implikate zur »gemeinsamen Sache von Logik und empirischer Untersuchung« (ebd., S. 154).

Nun handelt es sich bei dem Begriff »Person« nicht um einen Sach-Begriff, sondern um einen »genuin relationalen Begriff«, d. h. um einen Begriff, in den auch evaluative und normative Elemente eingehen (ebd., S. 156). Fakten und Werte sind hier unauflöslich ineinander verwoben, Bernard Williams (1999) nennt die so konstituierten Begriffe bzw. Ausdrücke daher *thick ethical concepts (dichte ethische Begriffe)*. Wer jemanden als »Person« bezeichnet, bringt damit nicht (nur) zum Ausdruck, dass ein »›Etwas‹ bestimmte Eigenschaften besitzt, die die Anwendung des Personbegriffs rechtfertigen. Zur Bedeutung des Ausdrucks ›Person‹ gehört auch, dass wir Personen in einer bestimmten Weise behandeln, ihnen bestimmte Einstellungen entgegenbringen etc.« (Ammann, 2007, S. 156).

Ethische Diskussionen, die in der skizzierten Weise »verdinglichend« verfahren, sind also semantisch problematisch. Sie sind aber auch – und vor allem – deshalb problematisch, weil sie eine Art und Weise der Thematisierung ethischer Probleme darstellen, die Ausdruck einer »Entfremdung von der Welt« ist, welche dabei zu einer »Ansammlung von ›Dingen‹« wird (ebd., S. 19): »Ist erst einmal eine solch verdinglichende Einstellung gegenüber der Welt eingenommen und damit die Perspektive der Anerkennung verlassen – ›Was geht mich dieses Ding da vor mir an?‹ –, dann führt der Weg aus einer solchen indifferenten und vermeintlich neutralen Erkenntnishaltung zu einem *Commitment* gegenüber der Welt nicht über den Aufweis, dass dieses ›Ding‹ vor mir bestimmte empirische Eigenschaften hat, die eine ethische Einstellung von mir fordern« (ebd.). Darin liegt letztlich auch die tiefere Problematik einer rein argumentativen Ethik: dass sie mit ihrer abstrakten Argumentationsweise[12] dazu beiträgt, »Sensibilitäten zu destruieren« und eine »verdinglichende Perspektive« nicht nur gegenüber der Welt als Ganzer, sondern auch in Bezug auf Menschen einzunehmen (ebd., S. 167). Sie trägt damit dazu bei, dass Traumatisierungen prinzipiell möglich sind.

Entsprechendes geschieht übrigens in der Psychotherapie, wenn nicht den »Selbstfindungsintentionen eines Menschen« gefolgt wird, sondern wenn ihm von »jemandem, der oder die sich im Besitz der Wahrheit wähnt, gesagt wird, wer er denn eigentlich sei« (Seidler, 2018, S. 89). Auch hier findet ein fließender Übergang von feststellend-verdinglichendem Denken zu »Grenzverletzungen« statt, die als »Symptom eines strukturimmanenten Faktors« – hier: der Psychoanalyse selbst – aufgefasst werden können (Kind, 2017, S. 166). Die Kurzsichtigkeit, die sich darin zeige, gelte, so die Kritik daran, auch für manche Einrichtungen, die beanspruchten, »im Dienste der Ethik« zu stehen, ihren Blick aber »lediglich auf vordergründiges Verhalten« richteten (Seidler, 2018, S. 89). Sowohl in ihnen wie in der professionellen Ethik ist Demut gefordert angesichts der beschränkten menschlichen Erkenntnismöglichkeiten sowie Zweifel hinsichtlich »vermeintlich gefundener ›Wahrheiten‹« (ebd.).

12 Vergleichbar den kulturkritischen Argumenten Arno Gruens (insbesondere Gruen, 2013).

8.7 »Was ist es, was eine Vergewaltigung so schrecklich macht?«

Es wurde zu Beginn dieses Artikels darauf hingewiesen, dass die intuitive Verurteilung einer Vergewaltigung als »moralisch abscheulich« für einen »ethischen Standpunkt« kein Gewicht habe. Dieser Standpunkt verlange einem vielmehr die Bereitschaft ab zu fragen, was eigentlich moralisch falsch sein soll, einen Menschen zu vergewaltigen, und das müsse mit Argumenten begründet werden. Zum Ende dieses Artikels soll demonstriert werden, dass selbst *Argumente* zu kurz greifen, die sich auf jene moralischen Werte, Begriffe oder Prinzipien beziehen, die durchaus geeignet schienen, als ethische Korrelate zum Phänomen des Traumas zu dienen (siehe den ersten Abschnitt dieses Beitrags).

In erster Linie geht es hier um Argumentationsweisen, die *deontologisch* auf die Verletzung des *Autonomieprinzips* Bezug nehmen. Wer vergewaltigt wird, so heißt es, werde seiner Selbstbestimmung beraubt. Aus einer anderen gängigen ethischen Perspektive, dem *Konsequentialismus* bzw. der sog. »Folgen-Ethik«, wird auf die physischen und psychischen Auswirkungen auf das Opfer verwiesen. Wird dadurch aber das »moralische Gewicht« einer Vergewaltigung wirklich deutlich (Ammann, 2007, S. 179)? Oder, anders gefragt: Kann so die *»Tiefe«* der evaluativen Reaktionen auf eine Tat wie eine Vergewaltigung eingefangen werden? (Ebd., S. 171) Was an einer solchen Handlung *ist* es, das *macht*, dass man i. d. R. so »erschüttert« und »abgestoßen« darauf reagiert (ebd., S. 179)?

Man erkennt schnell, dass die deontologische Argumentation zu kurz greift; denn sie weckt auch Assoziationen an »unvergleichlich harmlosere Verstöße«: »Auch die Sekretärin, die sich dem ausdrücklichen Wunsch ihres Chefs widersetzt, einen unliebsamen Kunden [...] nicht sehen zu wollen, und ihn trotzdem zu ihm schickt, respektiert die Autonomie ihres Chefs nicht« (ebd., S. 171). Der Hinweis auf die Verletzung des Autonomieprinzips im Kontext einer *Vergewaltigung* kann zwar als »Schritt in die richtige Richtung« angesehen werden, insofern er über die reinen Folgen der Handlung hinausgeht und auf etwas zielt, das mit der Person selbst zu tun hat (Autonomie, Selbstbestimmung) – anhand der erwähnten Analogie wird jedoch deutlich, dass das moralische Gewicht einer Vergewaltigung »merklich unterbestimmt« bleibt, wenn sie *nur* als Verletzung der Selbstbestimmung aufgefasst wird (ebd., S. 172). Wer deutlich machen will, warum eine Vergewaltigung als eine schwere moralische Verletzung aufgefasst wird, muss die *Bedeutung* einer solchen Handlung erfassen, sie »explizit machen«, und das geht nur, wenn man danach fragt, was es für das *Opfer selbst* bedeutet, vergewaltigt zu werden (ebd., Hervorhebung: W. T.).

Der australische Philosoph Christopher Cordner, der als sog. »Neo-Wittgensteinianer« das Konzept einer »therapeutischen Ethik« verfolgt, hat in seinem Werk *Ethical Encounter. The Depth of Moral Meaning* (2002) einen Ansatz entwickelt, mit dem es möglich wird, die Einseitigkeiten traditioneller moralphilosophischer Ansätze zu überwinden und ein anderes, »nicht-reduktionistisches Verständnis ethischen Nachdenkens« – auch von uns *selbst* als *ethischen Subjekten* – zu generieren (ebd., S. 170, Hervorhebung: W. T.). Dort gibt er instruktive Hinweise, wie ein *vertieftes, bedeutungssensitives* Verständnis gewonnen werden kann für das, was eine Vergewaltigung auslöst. Er nennt Aspekte wie *Vertrauen* und *Intimität*, *Verletzlichkeit* und *Verletzung* als solche – alles sog. *Formen der Begegnung* –, wobei es entscheidend darauf ankomme, den konkreten Kontext zu beachten, in dem diese Begriffe verwendet werden (ebd., S. 171).

Hinsichtlich des heuristischen Gehalts von *Intimität*, die für Cordner im gegebenen Zusammenhang von zentraler Bedeutung zu sein scheint, führt er – sich auf eine sexuelle Erfahrung beziehend, in der der Andere in *positiver* Form auf »intensive Weise« zum »›Objekt der Begierde‹« wird (Ammann, 2007, S. 172) – aus: »Der Schock dieser Erfahrung eines anderen ist auch der Schock, eine andere Person als absolut und unbegreiflich zu erkennen. Der Sinn der plötzlich transformierten Welt, die diese Erfahrung auslösen kann, ist das Gefühl, aus sich selbst herausgeschleudert worden zu sein durch eine Realität, die man nicht besitzen, sondern nur beantworten kann. Es ist, als hätte sich der Schwerpunkt der Welt anderswohin verlagert. Dieses andere Wesen kann sogar als die Quelle der Bedeutung empfunden werden.« (Cordner, 2002, S. 6; Übersetzung: W. T.)

Es ist diese »Verehrung«, die bei einer Vergewaltigung in ihr Gegenteil umschlägt, wobei die Perspektive umgekehrt wird:

- Der »Schock« einer »plötzlich transformierten Welt« wird zu einem mit »Plötzlichkeit« hereinbrechenden »Entsetzen«, in dem die »Abgründigkeit des Seins« erfahren wird (Längle, 2007, S. 109).
- Die Erkenntnis der anderen Person als »absolut und unbegreiflich« wird zum »fassungslosen Unverständnis vor etwas Fremdem, dessen Vorhandensein als unmöglich angesehen wurde« (ebd., S. 110).
- Aus »sich selbst herausgeschleudert« – ja, jedoch so, dass der Andere einen *besitzt, beherrscht* ...

- Der »Schwerpunkt der Welt anderswohin verlagert« – ja, in den Täter ...
- »gegenseitige ›Selbst-Enthüllung‹ (*self-disclosure*)« (Ammann, 2007, S. 173), in der das »andere Wesen« zur »Quelle der Bedeutung« wird – ja, aber so, dass man *schutzlos-preisgegeben* ist, einem die Seele genommen wird; der *Andere* setzt sich an die Stelle meiner *selbst*, es kommt zu einer »*Selbst-Entkernung*«.

Emmanuel Lévinas verwendet bei seinen Versuchen der begrifflichen Rekonstruktion traumatischer Erfahrung ähnliche Kategorien (Hervorhebung: W. T.):

- »*Der-Andere-in-mir* und in dem genau, worin ich meine Identität habe« (Lévinas, 1992, S. 278).
- »*Unter-werfung* unter alles« (ebd., S. 49).
- »*Passivität*, die passiver ist als jede Passivität« (ebd., S. 49).
- »Verwundbarkeit, *Ausgesetztsein* der [...] *Verletzung*« (ebd., S. 244 f.).
- »[...], ohne Position, *ohne Stand*. In der eigenen Haut [...] gezwungen, sich von sich selbst zu lösen, [...] bis zum Ende, sich zu enteignen bis dahin, sich selbst zu verlieren [...].« (Ebd., S. 244 f.)

Was diese »Entkernung« des Selbst *bedeutet* – sie ist letztlich auch der »Kern« einer Vergewaltigung, das, was eine solche Handlung »an sich« *ist* –, muss man *erlebt* haben, um es zu verstehen. Es lässt sich nicht in einer »strikt unpersönlichen«, sachlich-feststellenden Sprache beschreiben,[13] da es um eine Erfahrung des *Selbst* geht, die als solche nur aus einer radikal *persönlichen Perspektive* formuliert werden kann: *Erleben*, *Sein* und *Bedeutung* koinzidieren hier. Das »*Was*« einer Vergewaltigung zeigt sich darin, *wie* es »ist«, vergewaltigt zu werden – nur wer »persönlich und emotional involviert« ist, sieht hier auch die ›Fakten‹ »klar und deutlich« (Ammann, 2007, S. 174) –, und es ist dieses »*Was*« wiederum, welches macht, *dass* wir so erschüttert darauf reagieren: *Sein* und *Wert* koinzidieren hier auch. Das heißt: Das »Sein« einer Vergewaltigung, ihre *faktische* Realität, ist mit ihrer *moralischen* Realität identisch. Die als Ausdruck des *Selbst* und seines *Erlebens* fungierende *Emotion* ist die »konkrete Form«, in der die moralische Dimension einer solchen Handlung erkannt wird (ebd., S. 174). Und: Es ist diese Emotion, die das Ethische zu jenem ›Absoluten‹ macht, das Jankélévitch im Blick hatte, als er vom »wahrhaft Ethischen« sprach. Ein Trauma erschließt es – *ex negativo* (vgl. dazu ausführlich Theobald, 2020).

13 Wollte man dies, könnte man streng genommen bei einer Vergewaltigung auch nicht mehr von einer *Handlung* sprechen, da sie dann nur noch zur Klasse von eben »in einer strikt unpersönlichen Sprache zu charakterisierenden Ereignissen« gehörte (Ammann, 2010, S. 297, Fn. 7) – Ereignisse *als solche* können aber keine moralische Bedeutung besitzen. Es fällt auf, dass auch in der ethischen Diskussion des sexuellen Missbrauchs in der Kirche, selbst wenn sie von psychotherapeutisch ausgewiesenen Autoren geführt wird, sexuelle Gewalt distanziert-unpersönlich als »Verletzung der sexuellen Selbstbestimmung und Würde von Betroffenen« klassifiziert wird (Fegert & Zollner, 2021, S. 490). Tatsächlich ist sie, nimmt man das theologische Theorem der Einheit von Körper, Geist und Seele ernst, eine Zerstörung der »Geöffnetheit der Existenz« bzw. Person »auf Unsterblichkeit hin« (Ratzinger, 1977, 126 f.). Würde *diese* Dimension eines Traumas bewusst und kommuniziert, würde sich der theologisch-ethische Missbrauchsdiskurs vielleicht ändern (zumal er ausdrücklich an eine »Reflexion vor dem Hintergrund des kirchlichen Selbstverständnisses« (Fegert & Zollner, 2021, S. 485) appelliert).

8.8 Literatur

Akademie für Ethik in der Medizin (AEM) (2016). AEM-Jahrestagung 2016: Auf Augenhöhe – Zur Menschenwürde in Medizin und Gesundheitswesen. Im Internet: https://dgphil.de/veranstaltungen/cfp-tagungen/lesen/?tx_ttnews%5Byear%5D=2016&tx_ttnews%5Bmonth%5D=02&tx_ttnews%5Bday%5D=28&tx_ttnews%5Btt_news%5D=1728&cHash=899bcf76db7f13c5428ae87395cf8386 (Zugriff: 7.5.2018).

Ammann C. (2007). *Emotionen – Seismographen der Bedeutung*. Stuttgart: Kohlhammer.

Ammann C. (2010). Emotionslose Ethik? Überlegungen zur Objektivität und Rationalität moralischer Wahrnehmung. *Ethica,* 18 (4), 291–318.

Ammann C. (2015). Die Helden der Moral. Müssen Ethiker moralisch sein? *der blaue reiter. Journal für Philosophie,* 37, 18–21.

Bayertz K. (1991). Praktische Philosophie als angewandte Ethik. In: Bayertz K. (Hrsg.). *Praktische Philosophie. Grundorientierungen angewandter Ethik*. Reinbek b. Hamburg: Rowohlt, 7–47.

Beauchamp T. L. & Childress J. F. (1979). *Principles of biomedical ethics*. New York: Oxford University Press.

Biller-Andorno N. (2017). Rezension zu: Georg Marckmann (Hrsg.) (2015). Praxisbuch Ethik in der Medizin. *Ethik in der Medizin,* 29 (3), 257–59.

Birnbacher D. (2003). *Analytische Einführung in die Ethik*. Berlin, New York: de Gruyter.

Blasi A. (1983). Moral cognition and moral action: A theoretical perspective. *Developmental Review,* 3 (2), 178–210.

Buber M. (1923). *Ich und Du*. Leipzig: Insel-Verlag.

Cordner C. (2002). *Ethical encounter. The depth of moral meaning*. New York: Palgrave Macmillan.

Dorra H. (2016). »Wissen, dass man nicht weiß«. Der hermeneutische Vorrang der Frage. In: Längle S. & Gawel B. (Hrsg.). *Themen der Existenz – Existenz in Themen*. Wien: Facultas, 43–50.

Fegert J. M. & Zollner H. (2021). Prävention von sexuellem Missbrauch. Eine Daueraufgabe, die Beharrlichkeit und nachhaltige Prozesse braucht. *Stimmen der Zeit*, 7, 483–497.

Fischer G. & Riedesser P. (2009). *Lehrbuch der Psychotraumatologie*. München: Ernst Reinhardt.

Fischer J. (1999). Der gewöhnliche Handlungsbegriff der Ethik. In: Bondolfi A. & Münk H. J. (Hrsg.). *Theologische Ethik heute. Antworten für eine humane Zukunft*. Zürich: NZN Buchverlag, 109–139.

Fischer J. (2010). *Sittlichkeit und Rationalität. Zur Kritik der desengagierten Vernunft*. Stuttgart: Kohlhammer.

Fischer J. (2012). *Verstehen statt Begründen. Warum es in der Ethik um mehr als nur um Handlungen geht*. Stuttgart: Kohlhammer.

Gert B. (1985). *Die moralischen Regeln*. Frankfurt a. M.: Suhrkamp.

Gethmann C. F. (2011). Energie und Ethik. *Newsletter 108 der Europäischen Akademie zur Erforschung von Folgen wissenschaftlich-technischer Entwicklungen*, 1–3.

Gottschlich M. (2007). *Medizin und Mitgefühl. Die heilsame Kraft empathischer Kommunikation*. Wien: Böhlau.

Gruen A. (2013). *Dem Leben entfremdet. Warum wir wieder lernen müssen zu empfinden*. Stuttgart: Klett-Cotta.

Habermas J. (1973): *Legitimationsprobleme im Spätkapitalismus*. Frankfurt a. M.: Suhrkamp.

Harbou F. von (2014). *Empathie als Element einer rekonstruktiven Theorie der Menschenrechte*. Baden-Baden: Nomos.

Hauskeller M. (2001). *Versuch über die Grundlagen der Moral*. München: C. H. Beck.

Honneth A. (1994). *Kampf um Anerkennung. Zur moralischen Grammatik sozialer Konflikte*. Frankfurt a. M.: Suhrkamp.

Hübner D. (2010). Theorie der Ethik. In: Fuchs M. et al. (Hrsg.). *Forschungsethik. Eine Einführung*. Stuttgart, Weimar: J. B. Metzler, 1–39.

Jäggi C. J. (2016). *Auf dem Weg zu einer interkontextuellen Ethik*. Berlin, Münster: LIT Verlag.

Jankélévitch V. (2003). Verzeihen? [Pardonner? (1971)] In: Jankélévitch V. *Das Verzeihen. Essays zur Moral und zur Kulturphilosophie*. Hrsg. von Ralf Konersmann. Frankfurt a. M.: Suhrkamp, 243–283.

Jaspers K. (1973). *Vernunft und Existenz*. München: Piper.

Konersmann R. (2009). Jankélévitch, Vladimir. In: Bedorf T. & Röttgers K. (Hrsg.). *Die französi-*

sche Philosophie im 20. Jahrhundert. Darmstadt: WBG, 169–73.

Kaiser M., Glaesmer H. & Sierau, S. (2019). Ethische Aspekte in der psychotraumatologischen Forschung. In: Seidler G. H., Freyberger H. J., Glaesmer H. & Gahleitner S. B. (Hrsg.). *Handbuch der Psychotraumatologie*. 3., vollst. überarb. u. erw. Aufl. Stuttgart: Klett-Cotta, 742–751.

Kind J. (2017). *Das Tabu. Was Psychoanalytiker nicht denken dürfen, sich aber trauen sollten*. Stuttgart: Klett-Cotta.

Längle A. (2007). Trauma und Existenz. *Psychotherapie Forum*, 15 (3), 109–116.

Leuzinger-Bohleber M., Roth G. & Buchheim A. (Hrsg.) (2008). *Psychoanalyse – Neurobiologie – Trauma*. Stuttgart: Schattauer.

Lévinas E. (1991). *Außer sich. Meditationen über Religion und Philosophie*. München: Hanser.

Lévinas E. (1992). *Jenseits des Seins oder anders als Sein geschieht*. Freiburg i. Br.: Alber.

Levine P. A. (2016). *Trauma und Gedächtnis*. München: Kösel-Verlag.

Meier-Seethaler C. (2001). *Gefühl und Urteilskraft. Ein Plädoyer für die emotionale Vernunft*. München: C. H. Beck.

Nida-Rümelin J. (2005). Theoretische und angewandte Ethik: Paradigmen, Begründungen, Bereiche. In: Nida-Rümelin J. (Hrsg.). *Angewandte Ethik. Die Bereichsethiken und ihre theoretische Fundierung. Ein Handbuch*. 2. Aufl. Stuttgart: Kröner, 2–87.

Ott K. (2001). *Moralbegründungen*. Hamburg: Junius.

Ratzinger J. (1977). *Eschatologie – Tod und ewiges Leben*. Regensburg: Pustet.

Reckwitz A. (2020). *Das Ende der Illusionen. Politik, Ökonomie und Kultur in der Spätmoderne*. Berlin: Suhrkamp.

Rehbock T. (2008). Menschenwürde und Bioethik. *Information Philosophie*, 36 (1), 20–29.

Sautermeister J. (2009). Selbstwahrnehmung und Empathie. In: Droesser G., Lutz R. & Sautermeister J. (Hrsg.). *Konkrete Identität. Vergewisserungen des individuellen Selbst*. Frankfurt a. M. u. a.: Peter Lang, 47–81.

Sautermeister J. (2017). Moralpsychologie als transdisziplinäre und ethische Herausforderung. Systematische Vermessungen eines wissenschaftlichen Feldes. In: Sautermeister J. (Hrsg.). *Moralpsychologie. Transdisziplinäre Perspektiven*. Stuttgart: Kohlhammer, 11–32.

Schmetkamp S. (2012). *Respekt und Anerkennung*. Paderborn: Mentis.

Schopenhauer A. (1840). Über die Grundlage der Moral. In: Schopenhauer A. (1991). *Kleinere Schriften*. Hrsg. von L. Lütkehaus. Zürich: Haffmans Verlag.

Seidler G. H. (2013). *Psychotraumatologie. Das Lehrbuch*. Stuttgart: Kohlhammer.

Seidler G. H. (2018). Buchbesprechung: Kind, Jürgen (2017): Das Tabu. Was Psychoanalytiker nicht denken dürfen, sich aber trauen sollten. Klett-Cotta: Stuttgart. *Trauma und Gewalt*, 12 (1), 87–89.

Theobald W. (2008). *Ohne Gott? Glaube und Moral*. Augsburg: Sankt Ulrich Verlag.

Theobald W. (2020). *Das verletzbare Selbst. Trauma und Ethik*. Gießen: Psychosozial-Verlag.

Theobald W. & Hüther G. (2016). Eine Frage der Haltung! Ethik zwischen Neurowissenschaften und Philosophie. *der blaue reiter. Journal für Philosophie*, 40, 101–104.

Williams B. (1999). *Ethik und die Grenzen der Philosophie*. Hamburg: Rotbuch-Verlag.

Zichy M. (2011). Ethik der Neuroökonomie. In: Reimann M. & Weber B. (Hrsg.) (2011). *Neuroökonomie. Grundlagen – Methoden – Anwendungen*. Wiesbaden: Gabler, 297–324.

Marie Kaiser, Heide Glaesmer und Susan Sierau

9. Ethische Aspekte in der psychotraumatologischen Forschung

9.1 Das medizin-ethische Fundament

Die ethischen Grundsätze für die medizinische Forschung am Menschen, in welche die psychotraumatologische Forschung eingegliedert ist, wurden das erste Mal in der 18. Generalversammlung der World Medical Association (WMA) im Juni 1964 als Deklaration von Helsinki verabschiedet und seitdem regelmäßig aktualisiert (WMA, 2013). Die Deklaration stellt den kleinsten gemeinsamen Nenner medizinischer Forschung am Menschen dar und ihre Richtlinien dürfen durch keine andere Instanz auf der Welt abgeschwächt oder aufgehoben werden. Sie ist kein völkerrechtlich verbindliches Instrument, gilt jedoch als weltweiter Standard für die Entwicklung von Gesetzen und Vorschriften.

Grundlegend steht das Gebot des Nicht-Schädigens bei gleichzeitiger Generierung neuen Wissens im Vordergrund dieser ethischen Grundsätze. Als universelle Prinzipien gelten weiterhin: die Verantwortung des Forschenden sowie der Respekt vor den Rechten und der Integrität des Menschen – wobei immer die Grundbedingung ist, dass der Nutzen die Kosten überwiegt. Ebenso Bestandteil der Deklaration und gängige wissenschaftliche Praxis in der medizinischen Forschung ist die Überprüfung des geplanten Studienprotokolls, in welchem die Unbedenklichkeit der geplanten Studie unter Einhaltung der ethischen Grundsätze dargelegt wird, durch eine Ethikkommission.

Die Beurteilung ethischer Unbedenklichkeit ist im Grunde eine Abwägung zwischen Erkenntnisgewinn und Eingriff in die Freiheit von Wissenschaft bzw. möglichen negativen Folgen für Gesundheit und Unversehrtheit der Probanden. Einige Grundsätze, wie das Konzept der Selbstreflexivität, das informierte Einverständnis und die Zumutbarkeit für Studienteilnehmende sind in der Forschung mit Fragen der Umsetzbarkeit verbunden und stellen Wissenschaftler:innen vor besondere Herausforderungen. Hier ist die ethische Grundhaltung der Forschenden gefragt, denn aufgrund eingeschränkter Kontrollmechanismen ist es nur bedingt zu beurteilen, inwiefern die genannten Leitlinien tatsächlich im Forschungsprozess eingehalten werden. Die Kommission »Selbstkontrolle in der Wissenschaft« wurde von der DFG etabliert, um Ursachen von Fehlverhalten im Wissenschaftssystem zu erkunden (DFG, 2013). Sanktionen für wissenschaftliches Fehlverhalten richten sich nach Art und Schwere des Einzelfalls. Bei

Verdacht werden die Vorwürfe, laut *Verfahrensordnung zum Umgang mit wissenschaftlichem Fehlverhalten* (DFG, 2019), durch einen hochschulischen/außerhochschulischen »Ombudsman für Wissenschaft« und/oder ein hochschulisches/außerhochschulisches Verfahren untersucht. Parallel wird die Vorprüfung durch die DFG eingeleitet und im Falle einer Konkretisierung des Verdachts das Verfahren an diese abgegeben. Die Verfahrensordnung wird regelmäßig weiterentwickelt. Die aktuelle Version beschreibt vor allem das Verfahren für Fälle, die in den Zuständigkeitsbereich der DFG fallen (DFG, 2024).

9.2 Wie viel Schutz brauchen Betroffene? Forschung über die Auswirkungen von psychotraumatologischer Forschung

Entsprechend Artikel 19 der Deklaration von Helsinki (WMA, 2013, S. 4) sind Menschen, die psychische Traumata erlebt haben, insbesondere minderjährige Personen (Abschnitt 9.5: »Besonderheiten in der Forschung mit minderjährigen Personen«), als vulnerable Gruppen zu verstehen. Für die Forschungspraxis wird gemäß Subsidiaritätsprinzip darauf hingewiesen, dass »vulnerable Gruppen […] besonders bedachten Schutz erhalten« sollten und die Forschung nur gerechtfertigt sei, wenn sie auf die »gesundheitlichen Bedürfnisse oder Prioritäten dieser Gruppe reagiert und das Forschungsvorhaben nicht an einer nicht-vulnerablen Gruppe durchgeführt werden kann. Weiterhin sollte die beforschte Gruppe in der Lage sein, aus dem Wissen, den Anwendungen oder Maßnahmen Nutzen zu ziehen, die aus dem Forschungsvorhaben hervorgehen« (WMA, 2013, S. 4).

Das durch diese Vorgaben entstehende Spannungsfeld warf in der Vergangenheit viele ethische Fragen auf – vor allem hinsichtlich der Auswirkungen der Forschung auf die Betroffenen. Neben der fraglos notwendigen Überprüfung der ethischen Unbedenklichkeit von Forschungsvorhaben am Menschen und der Notwendigkeit des Handelns innerhalb ethischer Prinzipien wird in internationalen Diskussionen sichtbar, dass durch die – an medizinische Standards angelehnten – Regulierungs- und Standardisierungsprozesse bei »ethical reviews« die Gewährleistung der Sicherheit z. T. auf Kosten des Methodenpluralismus in den Sozialwissenschaften erhalten wird und somit als Wissensregulierung interpretiert werden kann (von Unger & Simon, 2016). Die Bedenken um Vulnerabilität sowie Belastbarkeit bestimmter Gruppen hat jedoch nicht nur Einfluss auf das generierte Wissen durch eingeschränkte Methodenauswahl, sondern stellt auch eine potentielle Begrenzung der Sichtbarkeit von Betroffenen dar, wenn deren Erfahrungen nicht in den Wissenspool einer Gesellschaft einfließen können.

9.2.1 Forschung über Forschung

Um die Bedenken hinsichtlich der Folgen psychotraumatologischer Forschung für die Betroffenen empirisch zu prüfen, hat sich ein Forschungsbereich etabliert, der die Auswirkungen einer Studienteilnahme für die Teilnehmenden im Fokus hat. Das Interesse lag in der Vergangenheit v. a. auf Traumaüberlebenden, geleitet durch die immensen Bedenken internationaler Forschungsgremien und Ethikkommissionen, dass die Forschung an vulnerablen Probanden diese aufgrund ihrer vermeintlich verminderten Autonomie und ihrer Verletzlichkeit gefährden oder möglicherweise retraumatisieren könnte. Nach Newman et al. (2006) beruhten diese Bedenken auf subjektiven Einschätzungen und voreingenommenen Meinungen, wie z. B. dem sog. »gesunden Menschenverstand«, die anfällig für Fehler bei der Entscheidungsfindung sind. Entsprechend hätten diese Bedenken die Forschung zu traumabezogenen Interessengebieten jahrelang eingeschränkt und traumatisierte Personen von der Teilnahme abgehalten. Erfreulicherweise zeigt eine wachsende Zahl von Forschungsergebnissen, dass zwar eine Minderheit von Menschen, die als Betroffene an der Traumaforschung teilgenommen haben, den anfänglichen Forschungsprozess als belastend oder herausfordernd in Erinnerung hat, die Mehrheit jedoch wieder teilnehmen würde, ihre Teilnahme nicht bereut und die Forschung als persönlich vorteilhaft ansieht (z. B. Robertson et al., 2021). Dies gilt auch für die langfristige Perspektive (z. B. Legerski und Bunnel, 2010). Darüber hinaus ist diese Art Kosten der Teilnahme, wie z. B. emotionale Belastung, keine Besonderheit der Traumaforschung, sondern betrifft auch andere Forschungsbereiche und Probanden (vgl. z. B. van der Velden et al., 2013). Weiterhin stellen aktuelle empirische Studien eine Fülle von Daten bereit, welche die Sicherheit und Angemessenheit psychotraumatologischer Forschung für eine große Bandbreite von Zielgruppen bestätigen, sowohl im klinischen und medizinischen Kontext als auch in Bevölkerungsstudien, bei Studierenden, Kindern und Jugendlichen. Insgesamt ebneten diese Ergebnisse den Weg für Begegnungen auf Augenhöhe in der Forschung und legen nahe, dass Forschung an Betroffenen eher nützlich und therapeutisch wertvoll als riskant oder schädlich sein könnte (Bassa, 2011).

9.3 Empfehlungen für die psychotraumatologische Forschungspraxis

9.3.1 Schutz der Teilnehmenden

Trotz der grundlegenden Unbedenklichkeit psychotraumatologischer Forschung gibt es, neben den ethischen Grundsätzen, denen in der Deklaration von Helsinki Rechnung getragen wird, Aspekte der Forschungsplanung und -durchführung, für die Forschende sensibilisiert werden sollten. Am Anfang steht der wichtigste ethische Forschungsgrundsatz: das Ziel des »Erkenntnisgewinns« mit der Verantwortung, »keinen Schaden anzurichten«, in Einklang zu bringen und »sicherzustellen, dass die Forschung die spezifischen Umstände, die eine teilnehmende Person in den Mittelpunkt des Interesses der Forschenden gestellt haben, in keiner Weise aufrechterhält oder verschlimmert« (Gałęziowski et al., 2022, S. 37). Ein weiterer wichtiger Aspekt ist der Nutzen, den die Teilnehmenden aus ihrer Teilnahme ziehen können.

Damit eine Studienteilnahme als neutrale bis bereichernde Erfahrung erlebt werden kann, sind folgende Aspekte im Untersuchungskontext zu gewährleisten (vgl. z. B. Kassam-Adams & Newman, 2005):

- *die Möglichkeit,*
  - die Teilnahme zu verweigern;
  - die Untersuchung zu unterbrechen, abzubrechen oder Fragen auszulassen;
  - die Unzufriedenheit mit dem Forschungsprotokoll mitzuteilen;
  - die Einwilligung zur Datennutzung im Nachhinein zurückzuziehen.
- die Akzeptanz von ausgesprochenen oder durch non-verbales Verhalten (z. B. Schweigen) gesetzten Grenzen durch Teilnehmende,

- das Aufzeigen von Möglichkeiten psychosozialer Versorgung, sollte Belastung im Zuge der Studienteilnahme auftreten.

Im Zusammenhang mit diesen Aspekten sollte besonders bei marginalisierten Gruppen, aufgrund deren begrenzter Größe, auf Gerechtigkeit hinsichtlich der Verteilung von Kosten und Nutzen einer Studienteilnahme geachtet werden, denn es kommt hier häufig zu einer Überforschung bestimmter Gruppen (Ashley, 2021). Im Zusammenspiel mit dem Ausbleiben konkreter Gewinne, z. B. erhoffter Veränderungen, können Misstrauen und Forschungsfatigue (FF) – eine emotionale und psychische Erschöpfung, die Einfluss auf Angaben in einer Studienteilnahme haben oder zur Ablehnung zukünftiger Studieneinladungen führen kann – die Folgen sein. Neben der Ermüdung gegenüber der Teilnahme kann Überforschung zu verzerrten Ergebnissen und Selektionsbias führen.

Empfehlungen, um FF zu begrenzen, sind (Ashley, 2021; Omata, 2020):

- Personen der Zielgruppe in gesamten Prozess involvieren, am besten in führenden Rollen;
- Ehrlichkeit hinsichtlich der Möglichkeiten und Grenzen der Forschung;
- Mitteilen konkreter Gewinne für Teilnehmende inklusive einer Zeitperspektive, in welcher diese Gewinne zu erwarten sind;
- beiderseitigen Gewinn (für Teilnehmende und Forschende) gewährleisten, z. B. durch materielle Entschädigung;
- Risiko für FF in Studienaufklärung ansprechen;
- Strategien in Studienprotokoll darlegen, wie FF vermindert werden kann;
- Durchführung ähnlicher Studien mit den gleichen Populationen vermeiden;
- Datenaustausch und Weiternutzung von Daten unter interessierten Instanzen (z. B. Hilfsorganisationen, politische Entscheidungsträger, Journalisten).

Darüber hinaus gibt es auch unzureichend erforschte Populationen, da sich Forschung meist aus Kosten- und Zeitgründen auf solche konzentriert, die aufgrund ihrer Größe oder Beschaffenheit als »relevant« gelten. In der Forschung an Populationen mit Fluchthintergrund bleiben z. B. manche Nationalitäten sowie Menschen mit Behinderung oder höheren Alters ungehört (Omata, 2020). Explorative Studien sollten daher über die aktuelle forschungspolitische Ausrichtung hinaus stattfinden, um diesen Menschen durch qualitative Forschung Gehör zu schenken.

Grundsätzlich erfordert das Vorgehen im (psychotraumatologischen) Forschungskontext immer auch den *Perspektivwechsel* von der rationalen Position des Forschenden mit einem bestimmten Erkenntnisinteresse hin zum erweiterten Kontext der Zielgruppe – der antizipierten Lebensrealität der zu Befragenden –, um für sie einen Sicherheitsraum bereitstellen zu können.

Dabei ist die Berücksichtigung des *kulturellen* sowie des *gesellschaftlichen Kontexts* für die Studienplanung zentral. Es sollte z. B. in Erfahrung gebracht werden, inwiefern das erlebte traumatische Ereignis einer Stigmatisierung unterliegt. Dies kann z. B. bei sexualisierter Gewalt der Fall sein (vgl. Fallbeispiel 1). Die Wahl eines *neutralen Forschungsumfeldes* (z. B. Ort der Befragung, Art der Rekrutierung) sowie die *Anonymität* der Teilnahme können für die an einer Studie Teilnehmenden entlastend sein, da so eine mit dem Thema verbundene

Stigmatisierung und mögliche schwerwiegendere persönliche Folgen verhindert werden können.

Weiterhin spielt der *politische Kontext* des Erlebten eine wichtige Rolle. Bei Personen, die in (ehemaligen) politischen Systemen Repressionen bis hin zu Verfolgung, Folter oder die Ermordung nahestehender Personen erlebt haben, können diese Belastungen verinnerlicht werden und zu einer Art Verfolgungsangst vor dem Entdeckt- und Bestraftwerden im Falle einer Studienteilnahme führen. In derartigen Fällen kann es sein, dass selbst das Unterzeichnen einer Einverständniserklärung zur unüberwindbaren Vertrauensfrage wird und alternative Lösungen gemeinsam mit den potentiellen Studienteilnehmenden gefunden werden müssen. Um einen Forschungsprozess möglichst wenig invasiv zu gestalten, können Personen der Zielgruppe vorab und während des gesamten Forschungsprozesses konsultiert werden. Forschung, die durch das Einbeziehen von Betroffenen in forschungsrelevante Fragen informiert ist, wird als »partizipative Forschung« bezeichnet (Abschnitt 9.4: »Partizipative Forschung als Chance«).

Fallbeispiel 1: Sensible Erhebung bei von sexueller Gewalt Betroffenen

Sexuelle Gewalt durch militarisierte Gruppen oder Personen der Zivilbevölkerung ist im Osten der Demokratischen Republik Kongo seit Jahrzehnten eine Realität, die mit erheblichen psychosozialen und psychischen Konsequenzen verbunden ist. Etwa eine von fünf Frauen, die von Vergewaltigung betroffen waren, wurde durch diese schwanger. Die Frauen selbst sowie ihre Kinder werden oft von ihren Familien und der Gesellschaft ausgegrenzt, aber auch Abtreibung ist ein stark vorurteilsbehaftetes Thema.

Eine Forschungsgruppe der Harvard Humanitarian Initiative (HHI) befragte sowohl Frauen, die ein durch eine Vergewaltigung entstandenes Kind aufzogen, als auch solche, welche eine durch Vergewaltigung entstandene Schwangerschaft abbrachen, u. a. zum aktuellen psychischen Befinden und zu psychosozialen Konsequenzen (Scott et al., 2017). Die Teilnehmerinnen wurden mit Hilfe des Respondent-Driven-Sampling rekrutiert. Die initialen Kontaktpersonen wurden durch Partnerorganisationen vor Ort identifiziert, über die Absicht der Untersuchung unterrichtet und interviewt. Die Erhebung fand an einem neutralen Ort (lokales Gesundheitszentrum) statt, der den Hintergrund der Studie nicht preisgab. Aufgrund des hohen Anteils von Analphabetinnen wurde die Einverständniserklärung verbal gegeben. Die Teilnehmerinnen erhielten eine Erstattung ihrer Fahrtkosten, ein Kopftuch als Dank für die Studienteilnahme sowie jeweils drei unterschiedlich nummerierte Coupons, die sie an Frauen mit entsprechendem Erfahrungshintergrund weitergeben konnten, um diese für die Studienteilnahme zu werben. Während der gesamten Studienphase war eine Psychologin am Untersuchungsort. Den Teilnehmerinnen wurde bei Bedarf der Zugang zu medizinischer oder psychologischer Behandlung ermöglicht.

Dieses Vorgehen gestattete es, betroffene Frauen möglichst anonym zu erreichen. Es gab den Befragten die Sicherheit, dass ihnen durch die Teilnahme keine negativen Folgen entstünden, sie dennoch über ihre Erfahrungen berichten und damit den Schritt heraus aus dem kollektiven Schweigen und der damit verbundenen Isolation wagen konnten. Akzeptanz und Anerkennung durch das Umfeld sind bei Überlebenden sexueller Gewalt in Konflikt- oder Postkonfliktszenarien eher selten, jedoch sehr wichtig für die Verarbeitung traumatischer Ereignisse und von deren Folgen (Kuwert et al., 2014). So wurde in anderen Studien mit Überlebenden sexueller Gewalt berichtet, dass Partnerschaft und Unterstützung durch den Partner nach dem Erleben sexueller Gewalt protektiv wirken, Ablehnung durch den Partner und Verwitwetsein hingegen eher als Risikofaktor für soziale Ablehnung fungieren, die wiederum das Risiko für psychische Störungen erhöht (z. B. Kohli et al., 2014). Forschung stellt hierbei auch eine Möglichkeit der sozialen Anerkennung des Erlebten dar und bietet Gelegenheit, Zeugnis abzulegen bzw. sich in irgendeiner Form zu offenbaren und so das erlebte Leid zu artikulieren.

Die folgenden Aspekte sollten für ein erfolgreiches Belastungsmanagement berücksichtigt werden:

- Schulungen des Forschungsteams zum Umgang mit belastenden Themen und schwierigen Erhebungssituationen.
- Super- und Intervision im Forschungsteam.
- Verständigung einer Vertrauensperson über Termine (Ort, Zeit), die außerhalb des institutionellen Forschungssettings, z. B. in privatem Wohnraum, stattfinden.
- Anregen regelmäßiger ethischer Reflexionen, um die eigene Rolle im Forschungsprozess zu reflektieren.
- Im interdisziplinären, universitären Curriculum: Aufklärung über Möglichkeiten und Umgang mit psychischer Belastung im Forschungskontext (Galêziowski et al., 2022).

9.3.2 Schutz der Forschenden

Neben der Wahrung der Rechte der untersuchten Personen sind auch die Sicherheit und die psychische Gesundheit der Forschenden zu gewährleisten. Die Auseinandersetzung mit den konkreten Schilderungen traumatischer Inhalte kann z. B. zu einer sekundären Traumatisierung des Forschungspersonals führen (Lemke, 2010). Weiterhin können bei den Teilnehmenden starke Emotionen (z. B. Wut, Trauer), unangemessene Verhaltensweisen (z. B. verführerisches Verhalten, Abwertung) oder suizidale Gedanken auftreten sowie Erwartungen hinsichtlich der – an die Teilnahme geknüpften – Möglichkeiten (Schretter et al., 2022), die für die Forschenden herausfordernd bis belastend sein können.

9.4 Partizipative Forschung als Chance

Im klassischen Forschungskontext besteht potentiell die Gefahr, dass es eine privilegierte forschende und eine unterprivilegierte beforschte Person gibt (Schretter et al., 2022). Die sogenannte partizipative Forschung bietet einen Ansatz, der für beide Seiten, für die Forschenden wie für die zu Beforschenden, eine Reihe von Vorteilen mit sich bringt.

Da Betroffene in diesem Ansatz als Expert:innen in eigener Sache in den Forschungsprozess involviert werden und diesen informieren, kann das Machtgefälle eines regulären Forschungssettings ausgeglichen und die Gefahr, den Teilnehmenden zu schaden, minimiert werden sowie ein Beitrag zu einem gesteigerten Selbstwirksamkeitsgefühl der Involvierten geleistet werden (Fallbeispiel 2). Weiterhin ermöglicht dieser Ansatz zielgruppenrelevante Forschung, indem das Forschungskonzept an der Realität der Zielgruppe ausgerichtet werden kann. Dies gilt vor allem für vulnerable Gruppen, die meist auch als »hidden population« gelten, per definitionem für Forschende schwer zugänglich sind und deren spezifische Erfahrungen nur unzulänglich durch etablierte Instrumente erfasst werden können (Brendel, 2002). Die partizipative Forschung bietet hierbei die Möglichkeit, das existierende Instrumentarium mit Hilfe der Partizipierenden anzupassen, um somit maximale Nähe zu den Erfahrungen der Zielgruppe sowie eine hohe Relevanz der zu erforschenden Themen zu gewährleisten (Brendel, 2002).

Fallbeispiel 2

Für die Studie »›Besatzungskinder‹: Die Kinder des Zweiten Weltkriegs in Deutschland: Psychosoziale Konsequenzen, Stigmatisierung und Identitätsentwicklung« wurden sowohl Expert:innen als auch Personen aus der Zielgruppe in den Konzeptualisierungsprozess involviert. Dadurch konnte ein Instrument (Fragebogen) entwickelt werden, welches die spezifischen Erfahrungen dieser Gruppe abbildete. Durch das partizipative Vorgehen und den persönlichen Kontakt zu den Teilnehmenden konnte eine hohe Rücklaufquote von 88,6 % erreicht werden (Kaiser et al., 2015). In persönlichen Kontakten sowie in der anschließenden Nachbefragung zu den Auswirkungen der Studienteilnahme auf die Teilnehmenden (Kaiser & Glaesmer, 2022) wurde die Bedeutung der Teilnahme für Einzelne deutlich. Sie betonten, sie hätten durch die Teilnahme das Gefühl bekommen, nun Teil einer Gruppe zu sein, sie hätten sich in ihrer Identität gestärkt gefühlt, es falle ihnen leichter, zu ihrer Herkunft zu stehen und nun – dies galt für einen Teil der Befragten – auch den Schritt in die Öffentlichkeit zu wagen (z. B. durch autobiografische Texte).

Aus diesen Reaktionen wird deutlich, dass die Befragten als Konsequenz der Studienteilnahme Akzeptanz und Empowerment erfuhren.

9.5 Besonderheiten in der Forschung mit minderjährigen Personen

Das Einbeziehen von Personen unter 18 Jahren in Forschungsvorhaben ist, aufgrund deren besonderen Schutzbedürftigkeit, mit gesonderten Auflagen verbunden. Daraus ergeben sich zusätzliche ethische und rechtliche Aspekte für die Forschung. Generell gilt – insbesondere bei Kindern mit besonderen Problemlagen oder Belastungsfaktoren wie psychische Störungen oder traumatische Erfahrungen –, dass Forschung einer Aufklärung von Risiko- und Schutzfaktoren sowie einer effektiveren Gestaltung von Präventions- und Interventionsansätzen dient.

9.5.1 Risiko-Nutzen-Abwägung

Bei der Abschätzung der Zumutbarkeit von Risiken sind die Wahrscheinlichkeit eines auftretenden Schadens sowie dessen Schweregrad und Zumutbarkeit studien- und kindbezogen einzuschätzen (Dahl & Wiesemann, 2005), wobei es keine objektiven Kriterien für eine Quantifizierung von minimalen Risiken gibt, sondern dies im Einzelfall durch eine Ethikkommission geprüft werden muss. Laut Radenbach (2006) wird die Forschung an Kindern von deutschen Ethikkommissionen sehr unterschiedlich bewertet, das wichtigste Kriterium ist die Einstellung von Minderjährigen zur eigenen Studienteilnahme. Im Gegensatz zu älteren Kindern wird der Willensäußerung von Klein- und Vorschulkindern weniger Bedeutung beigemessen. Dies ist auf eine unklare Gesetzeslage und eine unscharfe Definition von Risiko zurückzuführen.

9.5.2 Einwilligung zur Studienteilnahme und Abbruch

Nach der Deklaration von Helsinki (WMA, 2013) benötigen Kinder als rechtlich nur in eingeschränktem Umfang urteilsfähige Individuen einen gesetzlichen Vertreter, in der Regel die Eltern oder ein gesetzlich bestimmter Vormund, der anstelle des Kindes das schriftliche Einverständnis zur Studienteilnahme erteilt (»proxy consent« oder »permission«). Die Entscheidungsfindung der Personensorgeberechtigten sollte dabei immer eine Auseinandersetzung mit dem Willen des Kindes und seinen Interessen unter der Prämisse des Kindeswohls beinhalten, wobei auch Entwicklungspotentiale und Zukunftsperspektiven zu berücksichtigen sind (Sprecher, 2007). Insbesondere die Einschätzung des kognitiven Entwicklungsstandes und der Urteilsfähigkeit bezogen auf den Studieninhalt ist relevant für diese Entscheidung; dabei ist eine Zustimmung des Kindes zur Studienteilnahme generell mit höheren Auflagen verbunden als seine Ablehnung. So sollte insbesondere bei kleineren Kindern bereits eine non-verbale (durch Gestik und Mimik ausgedrückte) Abwehr respektiert werden. Ebenso ist eine altersgerechte Aufklärung (z. B. in Form von Gesprächen) über den Studieninhalt und über die Möglichkeit zum Abbruch relevant, um die Entscheidungskompetenzen des Kindes zu stärken. Bei älteren Minderjährigen, die bereits in der Lage sind, ihre Situation und die Studie zu beurteilen, sollte zusätzlich die mündliche Zustimmung (»assent«) zur Studienteilnahme eingeholt werden (Art. 28 der Deklaration). Durch dieses Vorgehen wird dem Selbstbestimmungsrecht des Individuums Rechnung getragen (vgl. Sprecher, 2007). Trotz ihres Rechts auf Ablehnung von Forschung sind Kinder von den Entscheidungen und der Fürsorge ihrer gesetzlichen Vertreter abhängig, haben geringere Einflussmöglichkeiten auf Rahmenbedingungen und können eine mögliche Überforderung oder einen individuellen Schaden (auch in der Zukunft) durch eine Studienteilnahme nicht immer gut beurteilen. Der – zusätzlich zum Prinzip der Subsidiarität – vom Europarat (Europarat, 1998) für Forschung festgelegte Grundsatz, dass Teilnehmende zu jeder Zeit das Recht haben, die Studienteilnahme abzubrechen, gilt auch für Minderjährige, unabhängig von ihrer Urteilsfähigkeit. Hierbei sollten jedoch auch die möglichen negativen Konsequenzen eines Abbruchwunsches vonseiten des Kindes – verglichen mit dem individuellen Nutzen einer weiteren Studienteilnahme – bewertet werden (z. B. bei Interventionsstudien).

9.5.3 Auswirkungen der Teilnahme

Ein weiterer wesentlicher Aspekt für die Forschungsplanung ist die Berücksichtigung der entwicklungspsychologischen Perspektive. Da die körperliche, psychische und soziale Entwicklung von Kindern noch nicht abgeschlossen ist und diese in stärkerem Umfang als bei

Erwachsenen durch Umweltfaktoren beeinflusst wird, haben mit der Forschung in Zusammenhang stehende Faktoren einen stärkeren und nachhaltigeren Einfluss (Dahl & Wiesemann, 2005). Dies gilt insbesondere bei Kindern mit besonderen Problemlagen oder Belastungsfaktoren, die sich während des Forschungsprozesses (aber unabhängig von diesem) verschärfen können, beispielsweise aufgrund von akuten Krisen oder Notfallsituationen. Ebenso kann das Wissen aufseiten der Forscher um bestimmte individuelle Eigenschaften oder Prädispositionen die Entwicklung beeinflussen, im Widerspruch zu dem Grundsatz, dass Kindern ein Recht auf eine offene Zukunft zusteht (Feinberg, 1980).

9.5.4 Belastungsmanagement

Bei der Gestaltung der Forschungsinhalte und -abläufe ist – neben einer dem Alter und Reifegrad angemessenen Auswahl von Instrumenten und Methoden – die Entwicklung und Anwendung standardisierter Konzepte zum Krisenmanagement bedeutsam (Sierau et al., 2016; Vervliet et al., 2015). Damit in Zusammenhang steht die Vernetzung mit Institutionen der Jugendhilfe und des Gesundheitswesens sowie die Etablierung eines standardisierten Vorgehens bei akuten Anzeichen der Kindeswohlgefährdung, um nach dem im Sozialgesetzbuch VIII § 8a formulierten Schutzauftrag zu handeln.

Ein immer wieder kritisch diskutierter Aspekt bei vulnerablen Personen – insbesondere, wenn es sich um Kinder handelt – ist die Abschätzung der Gefahr einer Re-Traumatisierung durch die Befragung über die belastenden Ereignisse und deren Umstände. Zwar konnten Studien belegen, dass die Konfrontation mit traumaassoziierten Stimuli, z. B. innerhalb von Gerichtsverfahren, bei Vorhandensein einer Posttraumatischen Belastungsstörung keine Verschlechterung der Symptomatik zur Folge hatte, jedoch kann eine Konfrontation mit traumaassoziierten Reizen zu einem Anstieg von Depression, Angst oder Somatisierungsstörungen führen (Schock et al., 2010). Weiterhin kann eine – die Studienteilnahme begleitende – Vertrauensperson über die Personensorgeberechtigten hinaus für den Schutz des Kindeswohls sorgen (Taupitz, 2004).

9.6 Fazit

Psychotraumatologische Forschung bedarf einer Sensibilität für den Umgang mit Betroffenen entsprechend den gängigen ethischen Grundsätzen – jedoch keiner extraordinären Sicherheitsvorkehrungen (Hebenstreit & DePrince, 2012). Weiterhin bedarf es eines Konzepts zum Management möglicher Risiken, die während der notwendigen Forschungsschritte sowohl aufseiten der Studienteilnehmenden als auch bei den Forschenden auftreten können und berücksichtigt oder vermieden werden sollten. Eine Studienteilnahme birgt Entwicklungspotential: die Möglichkeit über das Erlebte zu sprechen und damit einen Schritt aus der Isolation hin zu sozialer Anerkennung zu gehen. Ein partizipativer Forschungsansatz birgt zahlreiche Vorteile, sowohl für die Forschenden als auch für die Zielgruppe. Laut Kilpatrick (2004) sollte bei ethischen Fragen um psychotraumatologische Forschung auch immer »die Ethik der Nichtdurchführung in Betracht« gezogen werden, da Forschung erforderlich ist, um Risiken für die Symptomentwicklung, Entwicklungspfade und mögliche Interventionen zu bestimmen. Daher gelte es, vor allem ein Gleichgewicht zwischen der Verantwortung gegenüber den Teilnehmenden und der Verantwortung gegenüber der Gesellschaft abzuwägen (Newman et al., 2006).

9.7 Literatur

Ashley F. (2021). Accounting for research fatigue in research ethics. *Bioethics*, 35 (3), 270–276.

Bassa H. (2011). *The utility of the RRPQ in assessing the costs and benefits of participating in trauma research within the South African context.* Diss. Durban, South Africa: University of KwaZulu-Natal, Howard College.

Brendel C. (2002). *Partizipation und partizipative Methoden in der Arbeit des DED: Ein Orientierungsrahmen aus der Praxis für die Praxis.* Hrsg. vom Deutschen Entwicklungsdienst (DED). Bonn: DED. Im Internet: http://www.humanecology.at/pwprotected/xecom_DED_Partizipation.pdf (Zugriff: 3.5.2018).

Dahl M. & Wiesemann C. (2005). Ethische Aspekte der Forschung mit Kindern und Jugendlichen. In: Brochhausen C. & Seyberth H.W. (Hrsg.). *Kinder in klinischen Studien – Grenzen medizinischer Machbarkeit.* Münster: LIT Verlag, 75–97.

DFG (2013). *Sicherung guter wissenschaftlicher Praxis.* Weinheim: WILEY-VCH Verlag. Im Internet: http://www.dfg.de/download/pdf/dfg_im_profil/reden_stellungnahmen/download/empfehlung_wiss_praxis_1310.pdf (Zugriff: 31.5.2023).

DFG (2019). *Verfahrensordnung zum Umgang mit wissenschaftlichem Fehlverhalten.* Im Internet: http://www.dfg.de/formulare/80_01/80_01_de.pdf (Zugriff: 3.5.2018).

DFG (2024). *Verfahrensordnung zum Umgang mit wissenschaftlichem Fehlverhalten.* Im Internet: https://www.dfg.de/resource/blob/332244/fccda259cf13e83ae72e45d56b369e13/dfg-80-01-v0524-de-data.pdf (Zugriff: 16.05.2024).

Europarat (1998). Übereinkommen zum Schutz der Menschenrechte und der Menschenwürde im Hinblick auf die Anwendung von Biologie und Medizin: Übereinkommen über Menschenrechte und Biomedizin [frühe Bioethik-Konvention] vom 4. April 1997. *Zeitschrift für Lebensrecht*, 7, 16–20.

Feinberg J. (1980). The child's right to an open future. In: Aiken W. & LaFollette H. (Hrsg.). *Whose child? Children's rights, parental authority, and state power.* Totowa, NJ: Rowman and Littlefield, 124–153.

Gałęziowski J., Haberkern L., & Käuper E. (2022). Oral history and requirements: Translating theory into practice. In: Lee S., Glaesmer H. & Stelzl-Marx B. (Hrsg.). *Children born of war – Past, present, and future.* London, New York: Routledge, 35–58.

Hebenstreit C.L. & DePrince A.P. (2012). Perceptions of participating in longitudinal trauma research among women exposed to intimate partner abuse. *Journal of Empirical Research on Human Research Ethics: An International Journal*, 7 (2), 60–69.

Hüppe A. & Raspe H. (2011). Mehr Nutzen als Schaden? Nutzen- und Schadenpotentiale von Forschungsprojekten einer Medizinischen Fakultät: Eine empirische Analyse. *Ethik in der Medizin*, 23, 107–121.

Kaiser M. & Glaesmer H. (2022). How a study on lived experiences impacted German occupation children – A mixed-method long-term approach. *Frontiers in Political Science*, 4, 853562.

Kaiser M., Kuwert P. & Glaesmer H. (2015). Aufwachsen als Besatzungskind des Zweiten Weltkrieges in Deutschland – Hintergründe und Vorgehen einer Befragung deutscher Besatzungskinder. *Zeitschrift für Psychosomatische Medizin und Psychotherapie*, 61 (2), 191–205.

Kassam-Adams N. & Newman E. (2005). Child and parent reactions to participation in clinical research. *General Hospital Psychiatry*, 27 (1), 29–35.

Kilpatrick D.G. (2004). The ethics of disaster research: A special edition. *Journal of Traumatic Stress*, 17, 361–362.

Kohli A., Perrin N.A., Mpanano R.M. et al. (2014). Risk for family rejection and associated mental health outcomes amongst conflict-affected adult women living in rural eastern Democratic Republic of Congo. *Health Care for Women International*, 35, 789–807.

Kopelman L.M. (2000). Children as research subjects: A dilemma. *Journal of Medicine and Philosophy*, 25 (6), 745–764.

Kuwert P., Glaesmer H., Eichhorn S., Grundke E., Pietrzak R. H., Freyberger H. J. & Klauer T. (2014). Long-term effects of conflict-related sexual violence compared with non-sexual war trauma in female World War II survivors: A matched-pairs study. *Archives of Sexual Behavior,* 43, 1059–1064.

Legerski J. P. & Bunnel S. L. (2010). The risks, benefits, and ethics of trauma-focused research participation. *Ethics & Behavior,* 20, 429–442.

Lemke J. (2010). *Sekundäre Traumatisierung. Klärung von Begriffen und Konzepten der Mittraumatisierung.* Kröning: Asanger.

Newman E., Risch E. & Kassam-Adams N. (2006). Ethical issues in trauma related research: A review. *Journal of Empirical Research on Human Research Ethics,* 1 (3), 29–46.

Omata N. (2020). ›Over-researched‹ and ›under-researched‹ refugee groups. Exploring the phenomena, causes and consequences. *Journal of Human Rights Practice,* 12 (3), 681–695.

Radenbach K. E. (2006). *Gruppennützige Forschung an Kindern und Jugendlichen. Ihre ethische und rechtliche Zulässigkeit unter besonderer Berücksichtigung der Bewertung von Vorsitzenden deutscher Ethikkommissionen. Diss.,* Medizinischen Fakultät der Georg-August-Universität zu Göttingen. Im Internet: http://ediss.uni-goettingen.de/bitstream/handle/11858/00-1735-0000-0006-B33D-A/radenbach.pdf?sequence=1 (Zugriff: 3. 5. 2018).

Robertson R. A., Nester M. S. & Dardis C. M. (2021). Emotional consequences of participating in research: How does a history of non-suicidal self-injury and trauma exposure affect participants' experiences? *Journal of Empirical Research on Human Research Ethics,* 16, 105–116.

Schock K., Rosner R. & Knaevelsrud C. (2010). Retraumatisierung – Annäherung an eine Begriffsbestimmung. *Psychotherapie – Psychosomatik – Medizinische Psychologie,* 7, 243–249.

Scott J., Mullen C., Rouhani S., Kuwert P., Greiner A., Albutt K., Burhardt G., Onyango M., VanRooyen M. & Bartels S. (2017). A qualitative analysis of psychosocial outcomes among women with sexual violence-related pregnancies in eastern Democratic Republic of Congo. *International Journal of Mental Health Systems,* 11, 64.

Schretter L., Kuramitsu K. & Sersté N. (2022). Ethical challenges in conducting interviews with children born of war: Reflections on navigating participants' expectations. In: Lee S., Glaesmer H. & Stelzl-Marx B. (Hrsg.). *Children born of War – Past, present, and future.* London & New York: Routledge, 59–74.

Sierau S., Aurich J., Rothe C., Resch L., Horlich J., Giourges E., Costa A., White L. O., Binser M., Kurz-Adam M. & von Klitzing K. (2016). Forschung über multiproblembelastete Familien: Herausforderungen bei ihrer Motivierung zur Teilnahme an Forschungsvorhaben. *Soziale Arbeit,* 1, 9–17.

Sprecher F. (2007). *Medizinische Forschung mit Kindern und Jugendlichen nach schweizerischem, deutschem, europäischem und internationalem Recht.* Berlin: Springer.

Taupitz J. (2004). Drittnützige Forschung mit Kindern: Instrumentalisierung Wehrloser? *Zeitschrift für Biopolitik,* 3 (1), 37–42.

van der Velden P. G., Bosmans M. W. G. & Scherpenzeel A. C. (2013). The burden of research on trauma for respondents: A prospective and comparative study on respondents evaluations and predictors. *PLoS One,* 8 (10), e77266.

Vervliet M., Rousseau C., Broekaert E. & Derluyn I. (2015). Multilayered ethics in research involving unaccompanied refugee minors. *Journal of Refugee Studies,* 28 (4), 468–485.

von Unger H. & Simon D. (2016). *Ethikkommissionen in den Sozialwissenschaften – Historische Entwicklungen und internationale Kontroversen* (RatSWD Working Papers 253). Im Internet: https://www.konsortswd.de/wp-content/uploads/RatSWD_WP_253.pdf (Zugriff: 1. 5. 2024).

WMA (World Medical Association(2013). WMA Deklaration von Helsinki – Ethische Grundsätze für die medizinische Forschung am Menschen. Im Internet: http://www.bundesaerztekammer.de/fileadmin/user_upload/Deklaration_von_Helsinki_2013_DE.pdf (Zugriff: 3. 5. 2018).

MAXIMILIANE BRANDMAIER UND STEPHANIE CUFF-SCHÖTTLE

10. Trauma und Belastungsreaktionen infolge von Rassismus und Diskriminierung

10.1 Einleitung

Ergebnisse einer Studie der Krankenkasse IKK classic (2021) zeigen, dass Menschen, die bewusst oder unbewusst von Vorurteilen oder Diskriminierung betroffen waren, häufiger unter Essstörungen, Migräne, Burn-out oder Depressionen leiden. Dimensionen der Diskriminierung greifen intersektional ineinander, wobei die einzelnen Diskriminierungsformen spezifische Charakteristika und Folgen haben. Im Folgenden fokussieren wir auf die Folgen von Rassismus, wobei zahlreiche internationale Studien negative Folgen von Rassismus und rassistischer Diskriminierung für die psychische und körperliche Gesundheit belegen.

Menschen, die negativ von Rassismus betroffen sind, erfahren in der Therapie häufig nicht die Anerkennung ihrer Erfahrungen und ihrer Verletzungen, die sie brauchen – oder sehen sich im Gegenteil mit Dethematisierung, Mikroaggressionen, Kulturalisierungen, Stereotypen oder Vorurteilen konfrontiert (Louw & Schwabe, 2021; Williams, 2020; Sue et al., 2007). Gerade in transkulturellen Settings bestehen aufseiten der Behandelnden häufig Unsicherheiten im Hinblick auf die (Be-)Deutung von emotionalem Erleben, kognitiven Reaktionen oder Verhaltensweisen. Neben der Reflexion der eigenen Kultur und sozialen Positioniertheit sowie des Gebrauchs von Kultur als Deutungsmuster (Mmari et al., 2023) stellt das Wissen über Formen und Auswirkungen von alltäglichem Rassismus und Diskriminierung eine Grundlage für die Thematisierbarkeit von Rassismuserfahrungen in der Therapie dar.

Rassismus ist als gesamtgesellschaftlicher Belastungs- und Stressfaktor eine alltägliche Realität, wird aber medial vor allem im Kontext einzelner rassistisch motivierter Gewalttaten verhandelt. In der Auftaktstudie zum Nationalen Diskriminierungs- und Rassismusmonitor (NaDiRa; DeZIM, 2022) berichtete mehr als ein Fünftel der über 5000 Befragten, »selbst schon einmal Rassismus erfahren zu haben« (S. 5), fast jede:r zweite Befragte gab an, »eine rassifizierte Person zu kennen, die von rassistischen Erfahrungen erzählt« (ebd.) habe, und fast ebenso viele, »schon einmal einen rassistischen Vorfall beobachtet« (ebd.) zu haben. Der Verband der Beratungsstellen für Betroffene rechter, rassistischer und antisemitischer Gewalt e. V. (VBRG, 2023) geht davon aus, dass in Deutschland täglich »mindestens fünf Menschen Opfer rechts, rassistisch oder antisemitisch motivierter Gewalt« (o. S.) wurden. Die Dunkelziffer dürfte noch höher liegen, da Betroffene oft nicht wissen, dass sie diese Angriffe anzeigen können bzw. wo sie Unterstützung finden, oder da sie die Erfahrungen als alltäglich und/oder normal ansehen.

So komplex die Erscheinungsformen von Rassismus sind, so vielfältig sind auch die Definitionen. Die Sozialpsychologie konzentriert sich überwiegend auf individuelle Formen von Rassismus, die als rassistische Diskriminierung das behaviorale Äquivalent von Vorurteilen darstellen. Neben dem klassischen, offenen Rassismus werden auch andere Formen wie der symbolische, moderne, aversive, ideologische oder kulturalistische Rassismus genannt (Zick, 2020). Bei diesem individuums- und gruppenzentrierten Fokus geht jedoch die tiefe strukturelle und historische Verankerung von Rassismus in Gesellschaften und gesellschaftlichen Diskursen unter. Daher stellen wir den folgenden Ausführungen eine Definition von Rassismus von Carter und Pieterse (2020) voran:

Definition

»Thus, racism [...] refers to the transformation of racial prejudice into individual racism through the use of power directed against racial groups and their members who are defined as inferior by individuals, institutional members, and leaders; furthermore, racism is reflected in policies and procedures with the intentional and unintentional support and participation of the entire dominant race and culture. As such, racism as an ideology – and racial discrimination as a behavioral manifestation of that ideology – can take forms that can have both direct and indirect harmful mental health effects« (S. 23 f.).

10.2 Theorie und Forschungsergebnisse

Belastungen durch Rassismus können unterschiedliche Formen annehmen, wobei die unterschiedlichen Ebenen des Rassismus (individuell, institutionell, strukturell, transgenerational; zur Differenzierung z. B. Kupfer & Enge, 2023, S. 6) mit anderen Diskriminierungsdimensionen intersektional ineinandergreifen. Es lassen sich sechs Formen rassismusbezogener Belastungen darstellen (Louw & Schwabe, 2021, S. 43 f.):

- Rassismusbezogene kritische Lebensereignisse oder Traumata (z. B. rassistische Gewalt),
- vikariierender Stress (z. B. durch mediale Darstellung schwerer rassistischer Gewalt),
- chronischer struktureller oder institutioneller Rassismus (z. B. durch Ausschluss aus Regelgesundheitsversorgung),
- kollektive rassistische Erfahrungen (z. B. rassistisch motivierte Morde in Hanau am 19. Februar 2020),
- transgenerationale Weitergabe rassismusbezogener Traumata,
- alltägliche rassistische Mikroagressionen bzw. Alltagsrassismus.

10.2.1 Psychische und körperliche Folgen rassismusbezogener Belastung

Internationale Studien zu alltäglichem Rassismus und (wahrgenommener) Diskriminierung konnten zeigen, dass solche Erfahrungen das Risiko für allgemeine psychische Belastung, Traumafolgestörungen (inkl. PTBS, dissoziative Symptomatik), affektive Störungen, Angst- und Panikstörungen, risikobehaftete Lebensgewohnheiten bzw. Substanzmittelkonsum sowie für somatische Erkrankungen

(Bluthochdruck, kardiovaskuläre Erkrankungen, Verdauungs- oder Atemwegsbeschwerden) erhöhen. Der allgemeine Gesundheitszustand sowie das Selbstbewusstsein und die allgemeine Lebensqualität werden erheblich beeinträchtigt. Durch kumulierte (akute und dauerhafte) Stressbelastung können Veränderungen in neuroendokrinen und autonomen Systemen erfolgen (Kluge et al., 2020; Lewis et al., 2015; MacIntyre et al., 2023; Pascoe & Smart-Richman, 2009; Pieterse et al., 2012). Auch das Risiko, eine Psychose zu entwickeln, ist durch rassistische Diskriminierung deutlich erhöht (Varchmin et al., 2021). Und internalisierter Rassismus kann nicht nur zu Selbstablehnung und Ablehnung der eigenen Community und Identität führen, sondern auch zu Angstsymptomen (MacIntyre et al., 2023).

Auch bei Kindern und Jugendlichen wurden signifikante Zusammenhänge zwischen rassistischer Diskriminierung und psychischer Gesundheit gefunden, z. B. hinsichtlich Depression und Angstsymptomatik (Pachter & Coll, 2009; Priest et al., 2013), aber auch der »allostatischen Last« (Sanders-Phillips et al., 2009): den »Überbeanspruchungs- und Abnutzungseffekte[n], die in einem Organismus nach wiederholter oder chronischer Exposition gegenüber Stress auftreten« (»Allostatische Last«, 2022). So ließen sich bei Schwarzen Kindern und Jugendlichen infolge rassistischer Diskriminierung gesteigerte Cortisolwerte finden, die mit höherer Herzrate und Blutdruckwerten sowie einer reduzierten Immunabwehr einhergingen. Langfristig führten diese Veränderungen zu einem gesteigerten Risiko chronischer Krankheiten, z. B. des Herz-Kreislauf-Systems. Internalisierter Rassismus wiederum sagte bei 14- bis 16-jährigen Mädchen die Fettverteilung und Insulinresistenz und damit die Wahrscheinlichkeit, an Diabetes zu erkranken, voraus – unabhängig u. a. von genetischen Faktoren, Geburtsgewicht, körperlicher Aktivität.

Individuelle und gruppenbezogene Resilienzfaktoren und Copingstrategien spielen eine wichtige Rolle bei der Ausprägung der psychopathologischen Reaktionen auf dauerhafte Belastung durch Rassismus und rassistische Diskriminierung (Brondolo et al., 2009; Carter & Pieterse, 2020, S. 58–72) und sind wichtige Ansatzpunkte für eine rassismussensible Therapie. Im Sinne der Salutogenese kann die Unvorhersehbarkeit, die der rassistischen Diskriminierung innewohnt, die protektiven psychischen Ressourcen (z. B. Persönlichkeit) über die Zeit hinweg schwächen. So können z. B. dysfunktionale Bewältigungsstrategien verstärkt eingesetzt werden, während gesundheitsschädigende Verhaltensweisen gefördert werden (Pascoe & Smart Richman, 2009; Vines et al., 2017).

Struktureller Rassismus hat häufig über die o. g. Folgen hinaus indirekte Effekte auf die psychische und körperliche Gesundheit. So ist oft durch strukturelle Benachteiligung der Zugang zu Bewältigungsressourcen beeinträchtigt, z. B. durch Einschränkungen in den Gesundheitsleistungen für Menschen im Asylverfahren oder mit einer sogenannten Duldung oder auch durch einen diskriminierungsbedingten niedrigen sozioökonomischen Status.

10.2.2 Rassistische Mikroaggressionen

Die alltägliche Realität von Rassismus lässt sich als Erfahrung von Mikroaggressionen verstehen, die häufig weder besprochen, reflektiert noch anerkannt und damit zwangsläufig zur »Normalität« werden, in ihrer Kumulation jedoch die Vulnerabilität für die Entwicklung psychischer und körperlicher Folgen erhöhen. Es kann davon ausgegangen werden, dass fast alle Interaktionen zwischen *Weißen* und Black, Indigenous, People of Color (BIPoC) anfällig sind für rassistische Mikroaggressionen. Dies sind verbale Äußerungen, Verhaltensweisen oder Umweltbedingungen, die BIPoC erniedrigen, beleidigen oder demütigen – mit oder ohne Absicht.

Das Konzept der Mikroaggressionen von Sue et al. (2007, S. 278; Sue & Spanierman, 2020, S. 42), das sich auf unterschiedliche Diskriminierungsformen anwenden lässt, bildet subtile und wenig sichtbare Formen von Rassismus ab, sowohl in seiner offen feindlichen als auch in der vermeidenden, aversiven Form.

Rassistische Mikroaggressionen

Mikro-Beleidigungen: unbewusstes, unverschämtes, unsensibles, erniedrigendes Verhalten bzw. Äußerungen wie z. B.: »Woher kommst du?«, »Du sprichst aber gut deutsch«, »Du bist eine positive Ausnahme«.
Mikro-Angriffe: bewusstes, explizit rassistisches, herabwürdigendes und aggressives verbales oder nonverbales Verhalten wie auch verbale Attacken, Beschimpfungen, Verfolgung.
Mikro-Invalidierung: verbale Äußerungen, die die Gefühle, Gedanken und subjektiven Erlebnisse der Betroffenen verleugnen, ausgrenzen und für nichtig erklären, z. B. durch systematisches Überhören.

Rassistische Mikroaggressionen stellen eine konstante und kontinuierliche Erfahrung und damit eine lebenslange Stressquelle im Leben von BIPoC dar und kumulieren in ihren Auswirkungen. Zudem erinnern sie kontinuierlich daran, dass die angegriffenen Personen(gruppen) in der Gesellschaft eine niedrigere Wertschätzung (einen Status zweiter Klasse) erfahren, und sind Ausdruck von geschichtlichen und politischen Ungerechtigkeiten gegenüber BIPoC.

Mikroaggressionen haben aufgrund des alltäglichen kumulierten Stresserlebens Folgen für die körperliche Gesundheit, z. B. erhöhte Blutdruck- oder Herzraten oder Veränderungen im Immunsystem. Sie erhöhen das Risiko für depressive Symptome und negative Affektivität und können das Selbstbild und den Selbstwert beeinträchtigen. Die negativen Effekte hängen von der empfundenen Stärke der Bedrohung sowie den wahrgenommenen Ressourcen und Bewältigungsstrategien ab (Nadal et al., 2014; Sue et al., 2007; Sue & Spanierman, 2020; Williams, 2020). Menschen, die Mikroaggressionen erfahren, reagieren aufgrund der subtilen Erscheinungsformen häufig mit Unglauben, Schock oder Sprachlosigkeit. Dies wiederum kann wegen des Gefühls, auf den Angriff nicht angemessen reagiert oder sich nicht verteidigt zu haben, zu Schamgefühlen und Selbstverurteilung führen.

10.2.3 Traumareaktive Symptomatik infolge von Rassismus

Rassismus kann nicht nur in Form von physischer Gewalt, sondern auch in seiner alltäglichen Form in das Spektrum traumatischer Erfahrungen mit entsprechenden traumareaktiven Folgen eingeordnet werden (Carter & Pieterse, 2020; Hall-Clark et al., 2016; Helms et al., 2012; Kilomba, 2010; Kirkinis et al., 2021). Aus psychotherapeutischer Sicht sind psychische Probleme und Symptome infolge kontinuierlicher Rassismuserfahrungen eine normale Reaktion auf kumulierte traumatische Erfahrungen.

Rassismus als Trauma nach ICD/DSM?

Während rassistisch motivierte körperliche Gewalt dem A-Kriterium einer Posttraumatischen Belastungsstörung (»Ereigniskriterium«; vgl. Abschnitt 1.2.1 in Kap. C1) in der ICD-10 bzw. im DSM-5 entspricht und damit zur klassischen PTBS-Symptomatik führen kann, ist die Einordnung der Folgen von Mikroaggressionen und Alltagsrassismus schwieriger. Es wird davon ausgegangen, dass rassistische Mikroaggressionen oder Alltagsdiskriminierung zu einer dauerhaft erhöhten Vigilanz führen, die mit der Zeit zur Entwicklung einer traumareaktiven Symptomatik beitragen kann (Hall-Clark et al., 2016). Bezüglich der aktuellen Trauma-Definition in ICD und DSM ist es besonders problematisch, wenn Menschen mit Rassismuserfahrung keine ihrem Erleben und ihren Symptomen entsprechende Diagnostik und Behandlung erhalten, sondern im Gegenteil womöglich fehldiagnostiziert werden (z. B. Persönlichkeitsstörungen diagnostiziert werden) (Kirkinis et al., 2021). Behandler:innen müssen daher auch auf traumatogene Ereignisse achten, die nicht in den Diagnosemanualen verzeichnet sind. Williams et al. (2023) gehen davon aus, dass – abhängig von Form, Intensität und Dauer der rassistischen Erfahrungen – durchaus PTBS-Symptome im Sinne des DSM-5 entwickelt werden können, u. U. in unterschiedlicher Ausprägung. Intrusives Erleben scheint nach körperlichen Übergriffen wahrscheinlicher, während Vermeidungsverhalten sich auf eine größere Vielfalt von Situationen, Orten und Themen bezieht – entsprechend der Tatsache, dass Alltagsrassismus in unterschiedlichsten Settings erfahren wird. Als kumulative Erfahrung kann Rassismus über die Lebensspanne einer Person zu schweren mentalen und emotionalen Verletzungen führen. Folge können Symptome sein, die auch im Rahmen einer PTBS auftreten, wie Intrusionen, Vermeidungsverhalten, negative Veränderungen in Stimmung und Kognitionen sowie Veränderungen im Arousal und in der Reagibilität (MacIntyre et al., 2023).

Race-based traumatic stress injury

Basierend auf jahrelanger eigener Forschung zum Thema und internationaler Forschungsliteratur entwickelten Carter und Helms (2002) ein Modell mit drei verschiedenen Formen von Rassismus (avoidant, hostile, aversive-hostile; Carter, 2007, S. 89), die jeweils unterschiedliche psychische Stressreaktionen auslösen und verschiedene Stressbewältigungsmuster erfordern (Carter & Pieterse, 2020, S. 54–57). »Race-based traumatic stress injury« wird als nicht-pathologische Reaktion auf emotionale Belastung gefasst.

Im Modell der »Race-based traumatic stress injury« (RBTS injury) wird davon ausgegangen, dass rassistische Erfahrungen unmittelbar oder kumuliert über die Zeit, in Abhängigkeit von der Häufigkeit solcher Erfahrungen sowie dem Entwicklungsalter der betroffenen Person, traumatisierend wirken können, wenngleich sie oft nicht das A-Kriterium in ICD-10 oder DSM-5 erfüllen. Das Modell der RBTS injury könnte die traumareaktiven Folgen von Rassismus adäquater abbilden als die gängigen Kriterien einer PTBS in ICD und DSM, z. B. hinsichtlich eines niedrigen Selbstwertgefühls und des Gefühls von Ärger oder Wut (Kirkinis et al., 2021). Rassismuserfahrungen, so Carter und Pieterse (2020), würden oft nicht als lebensbedrohlich oder gefährlich erlebt, sondern eher als durch anhaltende soziopolitische Verletzung verursachter emotiona-

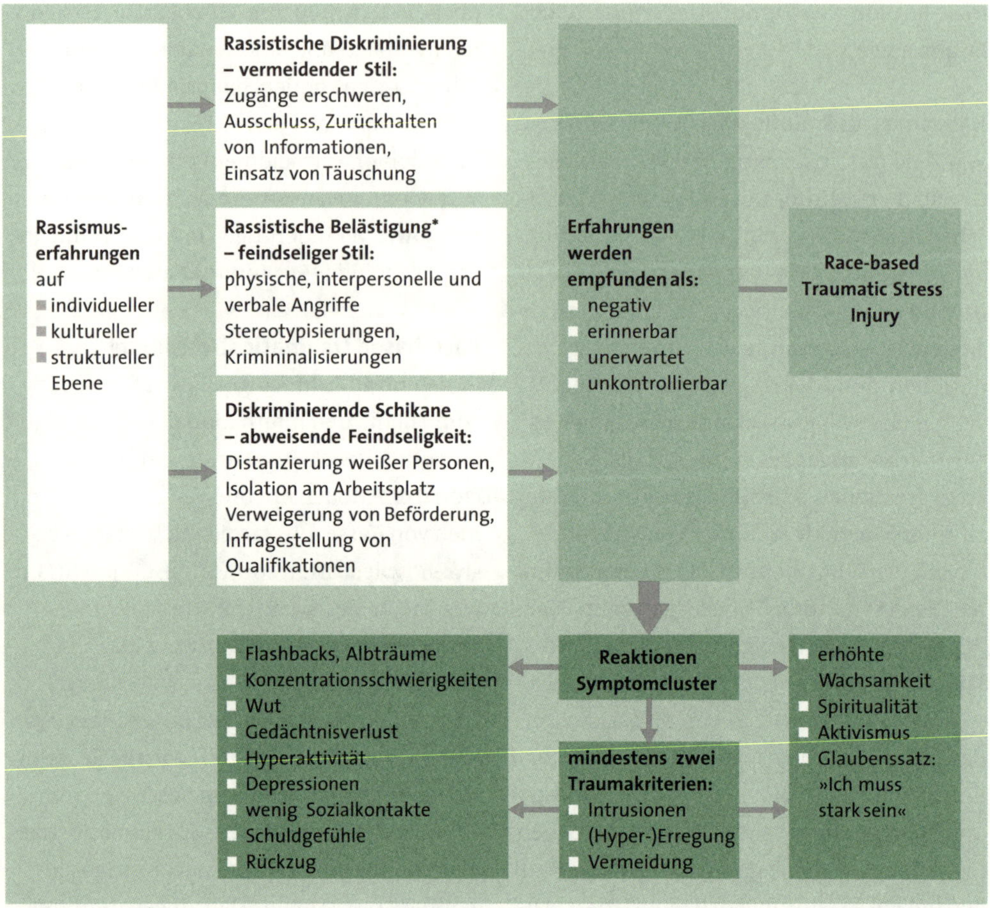

Abb. 1: Race based traumatic stress injury (eigene Darstellung; nach Carter, 2007, S. 89)

ler Schmerz (injury). Während also einige Symptome sich mit denen der PTBS überlappen, könne RBTS nicht als solche klassifiziert werden, da diese das Kernkriterium nicht erfülle (Carter & Pieterse, 2020, S. 86 f.).

10.2.4 Systemische und transgenerationale Aspekte

Ob und in welcher Form Kinder und Jugendliche infolge von rassistischen Erfahrungen psychische Symptome entwickeln, ist – wie bei anderen Formen von Gewalt – Teil eines komplexen Geschehens und hängt u. a. von der Häufigkeit solcher Erfahrungen und dem Zeitpunkt in der Entwicklung der betroffenen Person sowie von stabilisierenden psychosozialen (Schutz-)Faktoren und dem Verhalten der Bezugspersonen ab (Gibbons et al., 2004; Sanders-Phillips et al., 2009). Negative Kindheitserlebnisse, Traumata und Diskriminierung interagieren komplex miteinander. So beeinflussen auch Diskriminierungserfahrungen der Eltern und deren Reaktionen darauf die psychische Gesundheit der Kinder (Vines et al., 2017). Das Konzept der »verbundenen Leben« (»linked lives«) von Elder (1994) beschreibt, inwiefern negative Veränderungen und Ereignisse im Leben einer Person mit Konsequenzen für das Leben nahestehender Personen verbunden sein können. So wird der individuumszentrierte Fokus auf transgenerationale und systemische Konsequenzen erweitert, was innerhalb der Rassismusforschung zunehmend Beachtung findet (Bécares et al., 2015). Sekundäre, indirekte Effekte von Rassismus zeigen sich z. B., wenn die Rassismuserfahrungen von Eltern und damit einhergehende individuelle psychische Folgen deren Interaktionsverhalten (z. B. ungeduldigerer, harscherer Erziehungsstil) oder Ressourcen zur psychosozialen Unterstützung der Kinder beeinflussen (z. B. Unterstützung im Schulkontext) (ebd.; Gee et al., 2012). Langzeitstudien zeigen, dass Rassismuserfahrungen von Bezugspersonen in der Elternrolle das Risiko für die Entwicklung von Substanzkonsum (Gibbons et al., 2004), für affektive Störungen und geringeres psychisches Wohlbefinden (Ford et al., 2013) sowie Schwierigkeiten in der sozioemotionalen Entwicklung (inkl. Verhaltensauffälligkeiten, Hyperaktivität, Schwierigkeiten in Freundschaften) (Bécares et al., 2015) erhöhten.

Bezüglich transgenerationaler Aspekte in der Weitergabe einer rassismusbedingten Traumatisierung wird u. a. auf die Epigenetik sowie auf physiologische Mechanismen fokussiert, also auf die Frage, inwieweit traumatische Erfahrungen im Körper gespeichert und an Folgegenerationen weitergegeben werden. So stellte z. B. eine Studie von Kuzawa und Sweet (2009) bei Schwarzen Frauen, die im Laufe ihres Lebens und während der Schwangerschaft rassistischer Diskriminierung ausgesetzt waren, eine erhöhte Rate an Frühgeburten und/oder bei ihren neugeborenen Kindern ein niedriges Geburtsgewicht fest, was das Risiko für ihre Nachkommen steigert, an Herz-Kreislauf-Erkrankungen, Diabetes und Bluthochdruck zu erkranken. Die Autor:innen nehmen an, dass rassismusbedingtes Stresserleben vor und während der Schwangerschaft mit bereits bekannten traumabedingten metabolischen und physiologischen Veränderungen einhergeht, z. B. Veränderungen in der Cortisol-Ausschüttung. Über epigenetische Mechanismen kann dies an die Folgegeneration weitergegeben werden und somit über Generationen hinweg rassistisch bedingte gesundheitliche Ungleichheiten aufrechterhalten.

10.3 Diagnostik und Therapie

In der Studie »Afrozensus 2020« (Aitkins et al., 2021), die auf der Befragung von etwa 6000 Schwarzen, afrikanischen und afrodiasporischen Menschen beruht, stimmten fast zwei Drittel der Befragten folgender Aussage zu: »Bei der Psychotherapie werden meine Rassismuserfahrungen nicht ernst genommen und in Frage gestellt« (S. 141). Des Weiteren zeigen Studien, dass rassistische Diskriminierung im Gesundheitssektor mit Verzögerungen bei der Suche nach einer Behandlung, mit sinkender Motivation für Präventionsbemühungen und beeinträchtigter Compliance gegenüber ärztlichen Empfehlungen verbunden ist (Kluge et al., 2020).

Wichtig

Wenn Erfahrungen von Rassismus im therapeutischen Setting bagatellisiert oder gar negiert werden, so wird die dem Rassismus innewohnende Erfahrung der Nichtanerkennung und Invalidierung reproduziert.

Daher ist es umso wichtiger, therapeutische und beraterische Settings rassismussensibel und -kritisch zu gestalten (Brandmaier, 2023; Brandmaier & Louw, 2023; Cuff-Schöttle, 2022; Kupfer & Enge, 2023; Louw & Schwabe, 2021; Lerch, 2019; Mmari et al., 2023).

10.3.1 Diagnostik und Anamnese

Angesichts vielschichtiger sozialer Identitäten und Diskriminierungsformen sind quantitative Erhebungen zu Rassismus und dessen Folgen schwierig, Verfasser:innen von Reviews und Metaanalysen bemängeln häufig die fehlende Validität und große Heterogenität von Messinstrumenten für die Erfassung der Belastung und Intensität rassistischer Ereignisse (u.a. vikariierender, kollektiver und transgenerationeller Traumata). Im deutschsprachigen Raum sind kaum validierte Messinstrumente vorhanden, während im englischsprachigen Raum einige Skalen in Forschung und Praxis vermehrt zur Erhebung rassistischer Diskriminierung und von Mikroaggressionen eingesetzt werden, z.T. subgruppen-spezifisch (Carter & Pieterse, 2020; Williams, 2020, S. 83 ff.). So können mithilfe des klinischen Interviews »UConn Racial/Ethnic Stress and Trauma Survey« (UnRESTS [UConn für University of Conneticut]; Williams, 2020, S. 85 ff.) Mikroaggressionen und damit verbundene Traumafolgen erhoben werden, und es kann geprüft werden, ob die Kriterien einer PTBS nach dem DSM-5 erfüllt sind. Die »Race-Based Traumatic Stress Symptom Scale« (RBTSSS; Carter & Pieterse, 2020, S. 99 ff.) ermöglicht die Erfassung traumareaktiver Symptome infolge verschiedener Formen von Rassismus, wie sie im Modell der »Race-Based Traumatic Stress Injury« (Carter, 2007, S. 89) dargelegt sind. Für Screening-Zwecke wird häufiger die »Race-Related Events Scale« (Crusto et al., 2015) verwendet, um traumareaktive Folgen von Alltagsdiskriminierung sowie offenen und indirekten Rassismus zu erfassen.

10.3.2 Rassismussensible Therapie- und Beratungsansätze

Rassistische Stereotype und Vorurteile werden im Laufe der Sozialisation erworben, daher spielen Mikroaggressionen auch in professionellen Beziehungen immer eine Rolle, gerade in der häufigen Konstellation »*weiße:r* Therapeut:in und Klient:in of Color« (Sue et al., 2007). Zu häufigen Mikroaggressionen zählen in diesem Setting u.a. Invalidierung, fehlende Sensibilität, Überidentifikation, Stereotypisierung oder auch ein falsches Verständnis von Akzeptanz (Williams, 2020, S. 57 ff.). Anerkennung bildet daher die Grundlage einer rassismuskritischen Therapie und Beratung, und zwar Anerkennung nicht nur der Rassismuserfahrungen des Gegenübers und der psychischen Folgen, sondern auch des historischen und kumulativen Charakters von Rassismus und der gesellschaftlichen Realität des strukturellen Rassismus. Um sich in der Therapie dem Thema nähern zu können, ohne ausgrenzende oder verletzende Erfahrungen zu reproduzieren, ist es essenziell zuzuhören, das Gegenüber als Expert:in des individuellen Erlebens und der Erfahrungen anzuerkennen und bereit zu sein, zu lernen und sich zu hinterfragen (Louw & Schwabe, 2021). Zu den Voraussetzungen für rassismussensible oder -kritische Therapie gehört zudem, sich über Rassismus zu informieren und sich der Mikroaggressionen im therapeutischen Setting und deren Wirkung bewusst zu werden (Archer, 2021; Carter & Pieterse, 2020,

S. 203 ff.; Williams, 2020) sowie eine kultursensible Haltung im diagnostischen und therapeutischen Prozess einzunehmen, indem auf kulturelles Wissen und kulturelle Aspekte in der Symptomatik und Bewältigung eingegangen wird (MacIntyre et al., 2023).

Wenn Klient:innen den Mut aufbringen, ihre Behandler:innen auf Mikroaggressionen hinzuweisen, ist es wichtig, dass diese keine Rechtfertigungs- oder Verteidigungshaltung einnehmen, sondern zuhören, nachfragen und zeigen, dass sie den Vorwurf ernst nehmen (Williams, 2020, S. 70 ff.). Eine wichtige Rolle spielen daher auch Selbstreflexion, Überprüfung der eigenen Haltung und sozialen Positioniertheit, Prüfung der Reaktionen oder Interventionen auf ihre Eignung sowie die Auseinandersetzung mit Macht- und Rassismuskritik (Gold et al., 2021; Louw & Schwabe, 2021; Carter & Pieterse, 2020).

Es ist grundsätzlich wichtig, die Resilienz der Klient:innen gut einzuschätzen und zu stärken. So können Interventionen zur Stärkung der gruppenbezogenen Identität (»racial identity«), mit Empowerment-Ansätzen verknüpfte, selbstwert-stärkende Interventionen oder die Förderung selbstorganisierter, geschützter Räume hilfreich sein (Louw & Schwabe, 2021; Williams, 2020, S. 104 ff.). Im Folgenden werden zwei Therapieansätze aus dem US-amerikanischen Raum als Beispiele vorgestellt.

Healing Racial Trauma Treatment Protocol

Eine Forschungsgruppe um Monnica T. Williams (2020) entwickelte einen evidenzbasierten Ansatz zur Behandlung von Belastung und Traumatisierung durch Rassismus. Nach der Anamnese rassismusinduzierter Belastung und traumareaktiver Symptome erfolgt die Behandlung in den drei Phasen Stabilisierung, Heilung und Empowerment (Abb. 2, folgende Seite).

Vierstufiges Modell rassismussensibler klinischer Praxis

Dieses Modell von Malott und Schaefle (2015) bezieht sich auf die Auseinandersetzung mit Rassismuserfahrungen und liefert für die klinische Praxis eine Anleitung in vier Stufen zum Umgang mit diesen Erfahrungen (Abb. 3).

Erste Stufe – Reflexionskompetenz. Diese bildet die notwendige Basis für eine rassismusfokussierende Beratung bzw. Therapie. Sie umfasst multikulturelle Kompetenz sowie ein Bewusstsein, ein Wissen und Fähigkeiten, die auf die Arbeit mit unterschiedlichen Bevölkerungsgruppen abgestimmt sind. Dabei geht es insbesondere um die Reflexion der eigenen Privilegien, Positionierungen und Vorurteile; zudem geht es um Prozesse der Entwicklung und Wechselwirkung soziokultureller Identitätsmerkmale und um die Auswirkungen dieser Prozesse auf den Beratungsprozess. Wesentliche Kompetenzen bestehen auch in der Aneignung von Wissen über die Weltanschauung sowie historische und aktuelle soziokulturelle Erfahrungen der Klient:innen und über kulturspezifische Interventionen. Zudem gilt es, ein Bewusstsein für *weiße* Normen sowie in Bezug auf die unterschiedlichen Wirkebenen des Rassismus zu entwickeln.

Zweite Stufe – Erklärungs-/Behandlungsansätze. Die gängigen psychologischen Erklärungs- und Behandlungsmodelle beruhen auf Theorien, die von einer westlich orientierten, intrapsychischen Perspektive geprägt sind. Dies erhöht das Risiko, das Verhalten von rassimuserfahrenden Klient:innen versehentlich zu pathologisieren, statt deren Symptomatik

Phase 1: Stabilisierung	▪ Herstellung eines Verständnisses für Rassismus und dessen Folgen für die psychische und körperliche Gesundheit, z.B. durch Psychoedukation, um Schamgefühle zu reduzieren und die Verantwortlichkeit weg vom Individuum und hin zur Gesellschaft zu verorten ▪ Aufbau funktionaler Coping-Strategien und Förderung von Selbstfürsorge, Hinterfragen und Abbau dysfunktionaler Bewältigungsstrategien ▪ Identifikation, Aufbau und Pflege eines unterstützenden Netzwerks, zur Reduktion von Belastung und zur Stärkung von Ressourcen für den Umgang mit weiteren rassistischen Erlebnissen
Phase 2: Heilung	▪ Aufdeckung von internalisiertem Rassismus zur Reduktion von Schamgefühlen und Stärkung von Zugehörigkeitsgefühlen, z.B. durch kognitive Defusion oder Umstrukturierung, kulturelle Exploration und Wertschätzung ▪ Förderung des Verständnisses der unterschiedlichen Formen und Mechanismen von Rassismus, um das Kontrollgefühl zu stärken und Alltagsrassismus sowie Mikroagressionen vorhersagbarer zu machen ▪ Hilfe zur Reduktion von Belastung, Scham- und Schuldgefühlen durch die therapeutische Konfrontation mit traumatischen rassistischen Erfahrungen (z. B. mithilfe von Interventionen aus Traumatherapie oder nonverbalen bzw. körperorientierten Therapieformen); Förderung des Vertrauens in die eigene Handlungsfähigkeit durch den Aufbau von Kompetenzen bei der Reaktion auf und dem Umgang mit rassistischen Ereignissen
Phase 3: Empowerment	▪ Anwendung und Erprobung der im therapeutischen Rahmen erarbeiteten Skills zum Umgang mit Rassismus im Alltag, z.B. durch graduierte Exposition mit vorheriger Überlegung möglicher Reaktionen, um die Handlungsfähigkeit zu stärken und Gefühle der Hilflosigkeit und Ohnmacht zu reduzieren ▪ Förderung von posttraumatischem Wachstum durch Einbettung der Ereignisse in ein kohärentes und sinnhaftes Narrativ der eigenen Geschichte ▪ Förderung von sozialem Handeln und/oder Aktivismus zur (Wieder-)Herstellung von Veränderung der Verhältnisse im unmittelbaren oder weiteren sozialen Umfeld ▪ Konsolidierung der erlernten Techniken und Rückfallprophylaxe

Abb. 2: Behandlungsphasen bei Belastung und Traumatisierung durch Rassismus (eigene Darstellung, in Anlehnung an Williams, 2020)

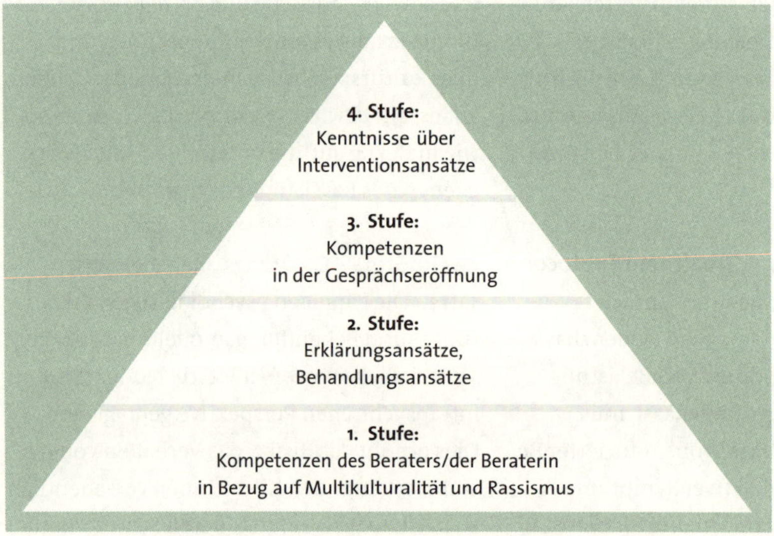

Abb. 3: Vierstufiges Modell rassismussensibler klinischer Praxis (Quelle: Malott & Schaefle, 2015, S. 365)

als rationale Bewältigungsreaktion auf Rassismus zu deuten und somit anzuerkennen, dass die Symptomatik im Rahmen kontextuell belastender Bedingungen entstanden ist und aufrechterhalten wird. Hier eignen sich Ansätze, die eine kontextuelle Perspektive erlauben (z. B. biopsychosoziale, systemische, kultursensible oder traumabezogene Ansätze).

Dritte Stufe – Gesprächskompetenz im Hinblick auf Rassismus und dessen Effekte. Hier geht es darum, wie im therapeutischen bzw. beraterischen Setting der Raum geöffnet werden kann, um über Rassismuserfahrungen zu sprechen. Je nach Reflexionsgrad und Umgang der Klient:innen mit ihren Rassismuserfahrungen eignen sich unterschiedliche Methoden:

- *Elicitation:* Bei Klient:innen, die (noch) nicht über ihre Erfahrungen berichten wollen oder denen die Reflexion über ihre Erfahrungen noch fehlt, bietet es sich an, Offenheit und die Bereitschaft zum Zuhören zu signalisieren. Durch gezielte Fragen und Gesprächsführung kann die Annäherung an weitere Informationen, Reaktionen oder Emotionen gelingen.
- *Broaching:* Erfahrenere Behandler:innen bzw. Berater:innen können die Themen »Rassismus«, »Ethnizität« und »Kultur« direkt ansprechen und deren Rolle im Leben der Klient:innen aktiv anerkennen. Das regelmäßige Besprechen von Rassismuserfahrungen und von deren Auswirkungen wird so in den Beratungs- bzw. Therapieprozess integriert.

Vierte Stufe – Kenntnisse über Prävention und Interventionen. Diese Stufe umfasst die Erkundung und Anwendung potentieller Interventionen zur Prävention sowie zur Bewältigung von Rassismuserfahrungen und von deren Auswirkungen. Die Stärkung der Identität kann präventiv die individuelle Resilienz stärken, aber auch bei der Bearbeitung verinnerlichter Rassismen helfen. Im Rahmen der Arbeit an Coping-Prozessen sei es wichtig, so Malott und Schaefle (2015), eine fortlaufende Bewertung der Auswirkungen von Bewältigungsstrategien vor, während und nach Rassismuserfahrungen vorzunehmen, um gemeinsam mit Klient:innen neue oder angepasste Strategien zu erarbeiten. Die Autor:innen sehen in der »trauma-informed care« eine kontextuelle Perspektive, mit deren Hilfe lebenslange Auswirkungen früherer und fortlaufender rassismusbedingter Stressoren, die individuelle Bewältigungsfähigkeiten überfordern können, anerkannt werden. Mithilfe von Methoden der Traumabehandlung sollen das Sicherheitsgefühl und das Bewusstsein von eigenen Stärken gefestigt werden, um dann gemeinsam Interventionen zur Symptomreduktion zu identifizieren.

10.4 Fazit

Eine Voraussetzung für die Eröffnung eines Gesprächsraums, in dem rassistische Diskriminierungserfahrungen und Alltagsrassismus thematisiert werden können, ist die Aneignung von Wissen über Rassismus, Mikroaggressionen und deren Folgen in Aus- und Weiterbildungen mit hohem Selbstreflexionsanteil sowie rassismussensibler Inter- und Supervision oder Selbsterfahrung, um Kulturalisierungen vorzubeugen. Einen hohen Stellenwert hat dabei die Reflexion eigener Privilegien, eigener Betroffenheit und Involviertheit sowie der Gefühle, die bei der Auseinandersetzung mit dem Thema »Rassismus« hervorgerufen werden (Louw & Schwabe, 2021).

Aktuell ist die Informationsvermittlung zu Wirkweisen von Rassismus, damit intersektional verwobenen Diskrimierungserfahrungen und zu den Effekten solcher Erfahrungen auf Körper und Psyche in den Curricula der Studiengänge Psychologie oder Medizin nicht fest verankert. Auch rassismussensible oder -kritische Beratungs- und Therapieansätze werden in den weiterführenden qualifizierten Ausbildungen nicht regelhaft gelehrt. Gleichermaßen dürfte die Vernachlässigung des Themas im therapeutischen Setting eine große Rolle spielen. Die Integration dieser Ansätze in die Behandlung von Menschen mit Rassismuserfahrungen kann letztlich den Behandlungs- oder Therapieerfolg positiv beeinflussen.

10.5 Literatur

Aikins M. A., Bremberger T., Aikins J. K., Gyamerah D. & Yıldırım-Caliman D. (2021). *Afrozensus 2020. Perspektiven, Anti-Schwarze Rassismuserfahrungen und Engagement Schwarzer, afrikanischer und afrodiasporischer Menschen in Deutschland.* Berlin: EOTO. Im Internet: https://www.afrozensus.de/reports/2020/Afrozensus-2020.pdf (Zugriff: 16. 09. 2023).

»Allostatische Last« (2022). In: Wikipedia. Im Internet: https://de.wikipedia.org/w/index.php?title=Allostatische_Last&oldid=226570524 (Zugriff: 16. 09. 2023).

Archer D. (2021). *Anti-racist psychotherapy. Confronting systemic racism and healing racial trauma.* Montréal: EOTO.

Bécares L., Nazroo J. & Kelly Y. (2015). A longitudinal examination of maternal, family and area-level experiences of racism on children's socioemotional development: Patterns and possible explanations. *Social Science & Medicine,* 142 (1), 128–135.

Brandmaier M. (2023). Sich auf den Weg machen. Psychotherapie mit Geflüchteten rassismussensibel und rassismuskritisch gestalten. *Trauma & Gewalt,* 17 (1), 50–62.

Brandmaier M. & Louw E. (2023). Rassismus – Trauma – Flucht. Grundlagen für eine rassismussensible Beratung und Therapie. In: Brandmaier M., Bräutigam B., Gahleitner S. B. & Zimmermann D. (Hrsg.). *Geflüchtete Menschen psychosozial unterstützen und begleiten. Ein Handbuch.* Göttingen: Vandenhoeck & Ruprecht, 23–34.

Brondolo E., Brady Ver Halen N., Pencille M., Beatty D. & Contrada R. J. (2009). Coping with racism: A selective review of the literature and a theoretical and methodological critique. *Journal of Behavioral Medicine,* 32 (1), 64–88.

Carter R. T. (2007). Racism and psychological and emotional injury: Recognizing and assessing race-based traumatic stress. *The Counseling Psychologist,* 35 (1), 13–105.

Carter R. T. & Helms J. E. (2002). Racial discrimination and harassment: A race based traumatic stress disorder. Vortrag beim American College of Forensic Examiners Conference, September 2002 in Orlando, Florida.

Carter R. T. & Pieterse A. L. (2020). *Measuring the effects of racism. Guidelines for the assessment and treatment of race-based traumatic stress injury.* New York: Columbia University Press.

Crusto C. A., Dantzler J., Roberts Y. H. & Hooper L. M. (2015). Psychometric evaluation of data from the Race-Related Events Scale. *Measurement and Evaluation in Counseling and Development,* 48 (4), 285–296.

Cuff-Schöttle S. (2022). »Diskriminierungserfahrungen werden häufig bagatellisiert«. Interview, geführt von Mirjam Martin. *Deutsches Ärzteblatt PP,* 21 (5), S. 217. Im Internet: https://www.aerzteblatt.de/pdf.asp?id=225039 (Zugriff: 16. 09. 2023).

DeZIM (Deutsches Zentrum für Integrations- und Migrationsforschung) (Hrsg.) (2022). *Rassistische Realitäten. Wie setzt sich Deutschland mit Rassismus auseinander? Auftaktstudie zum Nationalen Diskriminierungs- und Rassismusmonitor (NaDiRa) des Deutschen Zentrums für Integrations- und Migrationsforschung (DeZIM).* Berlin: DeZIM. Im Internet: https://www.dezim-institut.de/fileadmin/user_upload/

Demo_FIS/publikation_pdf/FA-5331.pdf (Zugriff: 16.09.2023).

Elder G.H. (1994). Time, human agency, and social change: Perspectives on the life course. *Social Psychology Quarterly*, 57 (1), 4–15.

Ford K.R., Hurd N.M., Jagers R.J. & Sellers R.M. (2013). Caregivers experiences of discrimination and African American adolescent's psychological health over time. *Child Development*, 84 (2), 485–499.

Gee G.C., Walsemann K.M. & Brondolo E. (2012). A life course perspective on how racism may be related to health inequities. *American Journal of Public Health*, 102 (5), 967–974.

Gibbons F.X., Gerrard M., Cleveland M.J., Wills T.A. & Brody G. (2004). Perceived discrimination and substance use in African American parents and their children: A panel study. *Journal of Personality and Social Psychology*, 86 (4), 517–529.

Gold I., Weinberg E. & Rohr D. (2021). *Das hat ja was mit mir zu tun!? Macht- und rassismuskritische Perspektiven für Beratung, Therapie und Supervision*. Mit Interviewbeiträgen von Souzan AlSabah, Sandra Karangwa, Berivan Moğultay-Tokuş und Amma Yeboah. Heidelberg: Carl-Auer.

Hall-Clark B., Sawyer B., Golik A. & Asnaani A. (2016). Racial/ethnic differences in symptoms of posttraumatic stress disorder. *Current Psychiatry Review*, 12 (2), 124–138.

Helms J.E., Nicolas G. & Green C.E. (2012). Racism and ethnoviolence as trauma: Enhancing professional and research training. *Traumatology*, 18 (1), 65–74.

IKK classic (2021). »Vorurteile und Diskriminierung machen krank«: Studie belegt Wirkung von Diskriminierungserfahrungen auf die Gesundheit. Dresden: IKK classic. Im Internet: https://bit.ly/3JhJyrk (Zugriff: 16.09.2023).

Kilomba G. (2010). *Plantation memories. Episodes of everyday racism*. 2. Aufl. Münster: Unrast Verlag.

Kirkinis K., Pieterse A.L., Martin C., Agiliga A. & Brownell A. (2021). Racism, racial discrimination, and trauma: A systematic review of the social science literature. *Ethnicity & Health*, 26 (3), 392–412.

Kluge U., Aichberger M.C., Heinz E., Udeogu-Gözalan C. & Abdel-Fatah D. (2020). Rassismus und psychische Gesundheit. *Nervenarzt*, 91 (11), 1017–1024.

Kupfer A. & Enge R. (2023). Rassismus, Trauma und Beratung. Rassistische Diskriminierung als »man made desasters« und die Rolle einer rassismuskritischen, traumasensiblen Beratung. *Trauma & Gewalt*, 17 (1), 4–20.

Kuzawa C.W. & Sweet E. (2009). Epigenetics and the embodiment of race: Developmental origins of US racial disparities in cardiovascular health. *American Journal of Human Biology*, 21 (1), 2–15.

Lerch L. (2019). Psychotherapie im Kontext von Differenz, (Macht-)Ungleichheit und globaler Verantwortung. Diversity & Intersectionality als hilfreiche Perspektiven für eine gesellschaftskritische Psychotherapie. *Psychotherapie Forum*, 23 (1–2), 51–58.

Lewis T.T., Cogburn C.D. & Williams D.R. (2015). Self-reported experiences of discrimination and health: Scientific advances, ongoing controversies, and emerging issues. *Annual Review of Clinical Psychology*, 11 (1), 407–440.

Louw E. & Schwabe K. (2021). *Rassismussensible Beratung und Therapie von geflüchteten Menschen. Handlungs- und Interventionsmöglichkeiten*. Göttingen: Vandenhoeck & Ruprecht.

MacIntyre M.M., Zare M. & Williams M. (2023). Anxiety-related disorders in the context of racism. *Current Psychiatry Reports*, 25 (2), 31–43.

Malott K.M. & Schaefle S. (2015). Addressing clients' experiences of racism. A model for clinical practice. *Journal of Counseling and Development*, 93 (3), 361–369.

Mmari J., Gold I. & Rohr D. (2023). Warum wir bei »Kultur« nicht stehen bleiben dürfen! Rassismuskritische Möglichkeitsräume für systemische Beratung und Therapie. *Zeitschrift für systemische Therapie und Beratung*, 41 (1), 3–15.

Nadal K.L., Griffin K.E., Wong Y., Hamit S. & Rasmus M. (2014). The impact of racial microaggressions on mental health: Counseling implications for clients of color. *Journal of Counseling & Development*, 92 (1), 57–66.

Pachter L.M. & Coll C.G. (2009). Racism and child health: A review of the literature and future directions. *Journal of Developmental & Behavioral Pediatrics*, 30 (3), 255–263.

Pascoe E.A. & Smart Richman L. (2009). Perceived discrimination and health: A meta-analytic review. *Psychological Bulletin,* 135 (4), 531–554.

Pieterse A. L., Todd N. R., Neville H. A. & Carter R. T. (2012). Perceived racism and mental health among Black American adults: A meta-analytic review. *Journal of Counseling Psychology,* 59 (1), 1–9.

Priest N., Paradies Y., Trenerry B., Truong M., Karlsen S. & Kelly Y. (2013). A systematic review of studies examining the relationship between reported racism and health and wellbeing for children and young people. *Social Science & Medicine,* 95 (1), 115–127.

Sanders-Phillips K., Settles-Reaves B., Walker D. & Brownlow J. (2009). Social inequality and racial discrimination: Risk factors for health disparities in children of color. *Pediatrics,* 124 (Suppl. 3), 176–186.

Sue D. W. & Spanierman L. B. (2020). *Microaggressions in everyday life. Race, gender, and sexual orientation.* 2., überarb. Aufl. Hoboken, N. J.: Wiley.

Sue D. W., Capodilupo C., Torino G. C. Bucceri J. M., Holder A. M. B., Nadal K. L & Esquilin M. (2007). Racial microaggressions in everyday life. Implications for clinical practice. *American Psychologist,* 62 (4), 271–286.

Varchmin L., Montag C., Treusch Y., Kaminski J. & Heinz A. (2021) Traumatic events, social adversity and discrimination as risk factors for psychosis – an umbrella review. *Frontiers in Psychiatry,* 12, Art. 665957.

VBRG (Verband der Beratungsstellen für Betroffene rechter, rassistischer und antisemitischer Gewalt) (2023). Rechte, rassistische und antisemitische Gewalt in Deutschland 2022 – Jahresbilanzen der Opferberatungsstellen. Berlin: VBRG. Im Internet: https://verband-brg.de/rechte-rassistische-und-antisemitische-gewalt-in-deutschland-2022-jahresbilanzen-der-opferberatungsstellen/#pressemitteilung (Zugriff: 16. 09. 2023).

Vines A. I., Ward J. B., Cordoba E. & Black K. Z. (2017). Perceived racial/ethnic discrimination and mental health: A review and future directions for social epidemiology. *Current Epidemiology Reports,* 4 (2), 156–165.

Williams M. T. (2020). *Managing microaggressions. Addressing everyday racism in therapeutic spaces.* New York: Oxford University Press.

Williams M. T., Holmes S., Zare M., Haeny A. & Faber S. (2023). An evidence-based approach for treating stress and trauma due to racism. *Cognitive and Behavioral Practice,* 30 (4), 565–588.

Zick A. (2020). Rassismus. In: Petersen L. E. & Six B. (Hrsg.). *Stereotype, Vorurteile und soziale Diskriminierung: Theorien, Befunde und Interventionen.* 2., überarb. u. erw. Aufl. Weinheim: Beltz, 125–135.

F

Interventionen

HEIDE GLAESMER

1. Diagnostik der Posttraumatischen Belastungsstörung und der komplexen Posttraumatischen Belastungsstörung

1.1 Einleitung

Traumatische Erfahrungen über die gesamte Lebensspanne sowie Missbrauchs- und Vernachlässigungserfahrungen in der Kindheit haben oft vielfältige, komplexe und langfristige psychische, soziale und körperliche Folgen. Teil C dieses Buches gibt einen Überblick zu den wichtigsten Störungsbildern, die als Folgen traumatischer Erfahrungen oder als Komorbiditäten der PTBS auftreten können. Dieses Kapitel fokussiert auf die Diagnostik der PTBS und komplexen PTBS (kPTBS), geht aber auch auf Herausforderungen der Komplexität der Traumafolgesymptomatik ein. Mit der Diagnostik der sozialen und psychosozialen Folgen befasst sich das nachfolgende Kapitel F2.

Eine sachgerechte Diagnostik sollte immer Grundlage der Behandlungsplanung sein und im besten Fall den Prozess begleiten und vor allem die Behandlungsergebnisse quantifizieren. Aus diesem Grund beginnt Teil F zu den Interventionen mit diesem Diagnostikkapitel.

Der Übergang von DSM-IV zu DSM-5 und von ICD-10 zu ICD-11 brachte umfangreiche Veränderungen in den diagnostischen Kriterien der PTBS mit sich. Anders als in den Vorgängerversionen ICD-10/DSM-IV, in denen die Kriterien der PTBS recht vergleichbar waren, gehen die Konzeptionen in ICD-11 und DSM-5 weiter auseinander (vgl. Kap. C1 von Eberle et al.). Eine wesentliche Neuerung in beiden diagnostischen Systemen ist die Einführung eines eigenen Störungskapitels für »Stress- und traumabezogene Störungen«, in dem neben der PTBS alle anderen Störungsbilder zusammengeführt sind, die direkt aus einem traumatischen Erleben resultieren. Zudem ist zu berücksichtigen, dass traumatische Erfahrungen auch als prädisponierende, auslösende und aufrechterhaltende Faktoren bei anderen psychischen Störungen relevant sind, die in anderen Kapiteln der diagnostischen Klassifikationssysteme beschrieben werden. Grundsätzlich sollte bei Menschen mit traumatischen Erfahrungen eine umfassende Diagnostik erfolgen, die nicht nur auf die PTBS fokussiert, sondern die komplexen Folgen in den Blick nimmt und damit z. B. eine sachgerechte Fallkonzeption und Therapieplanung ermöglicht. Im Forschungskontext hingegen geht es um die Beantwortung spezifischer Fragestellungen, und die Diagnostik sollte sich in erster Linie genau daran orientieren.

Das Kapitel beschreibt zunächst allgemein das diagnostische Vorgehen, gibt Beispiele für diagnostische Instrumente und geht auf Herausforderungen und spezifische Zielgruppen in der Diagnostik ein. Es wird nicht dezidiert auf Spezifika in der Diagnostik im Kindes- und Jugendalter eingegangen, für größere Kinder und für Jugendliche gelten die hier dargestellten Vorgehensweisen im Wesentlichen jedoch auch. Aktuelle und gut fundierte Empfehlungen finden sich auch in der S3-Leitlinie PTBS, die regelmäßig aktualisiert wird, diese findet sich als Volltext unter www.awmf.org.[1]

1.2 Diagnostisches Vorgehen

Das diagnostische Vorgehen im klinischen Kontext sollte multidimensional sein und optimalerweise neben einer ersten freien Befunderhebung durch ein Gespräch mit den Patient:innen, die auch dem Aufbau einer vertrauensvollen Beziehung dient, standardisierte Verfahren wie klinische Interviews oder Fragebögen einbeziehen sowie andere Informationsquellen wie Arztberichte oder Informationen von Angehörigen mit berücksichtigen. Die Befunderhebung sollte unbedingt eine Erfassung der traumatischen Ereignisse beinhalten. Viele Patient:innen haben mehr als ein traumatisches Ereignis erlebt, oft handelt es sich auch um traumatische Sequenzen über längere Zeiträume hinweg. Im diagnostischen Gespräch sollte deshalb eine genaue Erfassung vorgenommen werden. Dazu können sowohl standardisierte Traumalisten, die entsprechenden Teile aus klinischen Interviews oder auch eine freie Exploration genutzt werden. Oft bietet es sich an, die Traumalisten als Ausgangspunkt für ein diagnostisches Gespräch zu den traumatischen Ereignissen zu nutzen. Gerade bei lange zurückliegenden Traumatisierungen oder bei Mehrfachtraumatisierungen fällt es Patient:innen zum Teil schwer, diese genau zu rekonstruieren. Deshalb kann es hilfreich sein, biografisch orientierte Ansätze zu nutzen, wie z. B. eine »Lebenslinie«, wie sie in der Narrativen Expositionstherapie eingesetzt wird (Neuner et al., 2021; siehe auch Kap. F6). Bei der Erfassung traumatischer Ereignisse ist es initial nicht indiziert, Details dieser Erfahrungen zu explorieren, sondern es ist ausreichend, eine kurze Beschreibung des Erlebten zu erhalten. Ein Beharren auf detaillierten Beschreibungen während dieser ersten Phase kann für die Patient:innen belastend sein und intrusives Erleben hervorrufen und sich infolgedessen negativ auf die Beziehung zwischen Behandler:in und Patient:in auswirken.

Nach der Erfassung aller traumatischen Ereignisse gilt es, die Symptomatik und ihren Schweregrad genau zu eruieren und gegebenenfalls die Diagnose einer (k)PTBS zu stellen.

Für eine zuverlässige Diagnostik, Differentialdiagnostik und Klassifikation sind standardisierte oder strukturierte Interviews unentbehrlich. Es wird empfohlen, nach der Erfassung der spontan berichteten Symptomatik ein Fragebogenverfahren zum Screening und zur Erfassung der Symptomintensität einzusetzen und gegebenenfalls ein klinisches Interview anzuschließen, um die Diagnose(n) abzusichern und differentialdiagnostische Fragen zu klären.

Grundsätzlich wird für eine umfassende Diagnostik der Traumafolgestörungen empfohlen:

1. standardisierte Selbstberichtsinstrumente und klinische Interviews zur Diagnosestel-

1 https://register.awmf.org/assets/guidelines/155-001l_S3_Posttraumatische_Belastungsstoerung_2020-02_1.pdf (Zugriff: 10. 6. 2024).

lung und zur Schweregradbestimmung einzusetzen,
2. eine ausführliche Differentialdiagnostik vorzunehmen,
3. komorbide Störungen systematisch zu erfassen,
4. Funktionsbeeinträchtigungen nach der Internationalen Klassifikation der Funktionsfähigkeit, Behinderung und Gesundheit (ICF) zu erfassen und
5. Ressourcen und Kompetenzen mit zu erheben.

In der klinischen Versorgung werden in der Regel Diagnosen nach ICD-10 bzw. ICD-11 (WHO, 1992; WHO, 2022) gestellt. Im Forschungskontext ist die Orientierung am DSM-5 (APA, 2013) weit verbreitet. Bei Begutachtungen ist es möglich, beide Systeme zu nutzen.

1.3 Diagnostische Instrumente

1.3.1 Klinische Interviews

Wie bereits erwähnt sind für eine zuverlässige Diagnostik und Klassifikation *standardisierte und strukturierte Interviews* unentbehrlich. Mit beiden Interviewformen werden mittels vorformulierter Fragen systematisch die diagnostischen Kriterien einer Störung, z. B. der PTBS, erfasst. Bei standardisierten Interviews werden die Fragen wörtlich vorgelesen und anschließend werden die Antworten der Patient:innen kodiert. Hier besteht kaum Beurteilungsspielraum für die Interviewer:innen. Bei strukturierten Interviews hingegen gibt es vorformulierte Fragen, mit denen bei den Patient:innen die diagnostischen Kriterien erfragt werden; diese können bei Bedarf umformuliert, erläutert oder ergänzt werden. In die Beurteilung fließen hier alle zur Verfügung stehenden Informationen ein. Die Standardisierung von Interviews maximiert einerseits die Objektivität, berücksichtigt aber mögliche Fehlerquellen, wie etwa ein falsches Verständnis einer Frage oder mögliche Antworttendenzen der Befragten, nicht. So kann ein Befragter eine Symptomatik subjektiv als »sehr schwer« beurteilen, ein erfahrener Kliniker diese aber, auch im Vergleich mit anderen Patient:innen, als »mittelschwer« einschätzen.

Strukturierte Interviews werden in sehr viel geringerem Ausmaß von solchen Antworttendenzen oder von Missverständnissen beeinflusst. Sie sind in der Praxis aufgrund ihrer größeren Flexibilität oft die Methode der Wahl. Um strukturierte Interviews jedoch sachgerecht einsetzen zu können, bedarf es klinischer Erfahrung und eines Trainings zur Anwendung und Kodierung der Interviews.

Zur Beurteilung der (k)PTBS steht eine Reihe von eigenständigen standardisierten und strukturierten Interviews zur Verfügung, aber auch entsprechende Module aus umfassenderen Interviews. Da die ICD-10 nach wie vor in der Versorgung genutzt wird, ist es auch weiterhin möglich, Interviews zu nutzen, die auf ICD-10-Kriterien basieren.

Im Folgenden (Tab. 1, nächste Seite) wird ein Überblick über in deutscher Sprache zur Verfügung stehende Interviews, die sich an ICD-11 bzw. DSM-5 orientieren, gegeben, ohne Anspruch auf Vollständigkeit zu erheben.

1.3.2 Selbstbeurteilungsverfahren

Neben klinischen Interviews stellen Fragebögen wichtige diagnostische Instrumente dar. Sie werden von den Patient:innen in der Regel selbst ausgefüllt und sind damit sehr zeit- und

Tab. 1: Strukturierte klinische Interviews gemäß ICD-11 bzw. DSM-5

International Trauma Interview (ITI) für ICD-11 PTBS und komplexe PTBS (deutsche Version 2024 von U. Schnyder & A. Maercker). Strukturiertes klinisches Interview mit zwei Abschnitten: (1) Erfassung der PTBS nach ICD-11 und (2) Erfassung der kPTBS nach ICD-11, welches durch eine Traumaliste ergänzt werden soll, um traumatische Ereignisse und das Indexereignis zu erfassen. Das Interview mit allgemeinen Instruktionen, den Fragen zu allen diagnostischen Kriterien der PTBS und der kPTBS, mit Dokumentationsmöglichkeit, sowie ein zusammenfassender Befund sind frei verfügbar unter: https://www.psychologie.uzh.ch/de/bereiche/hea/psypath/ForschungTools/Erhebungsverfahren-für-Forschungs--und-Therapiezwecke.html (Zugriff: 14. 6. 2024).
Clinician-administered PTSD Scale for DSM-5 (CAPS-5) des National Center for PTSD (deutsche Version 2013 von U. Schnyder) Strukturiertes klinisches Interview zur Erfassung der PTBS nach DSM-5, welches durch eine Traumaliste ergänzt werden soll, um traumatische Ereignisse und das Indexereignis zu erfassen. Das Interview gilt als »Goldstandard« der PTBS-Diagnostik nach DSM-5. Es ist mit allgemeinen Instruktionen frei verfügbar unter: https://www.usz.ch/app/uploads/2020/09/CAPS-Interview-DSM-5-deutsch.pdf (Zugriff: 10. 6. 2024).
DIPS Open Access: Diagnostisches Interview bei psychischen Störungen 1.2 für DSM-5 (Margraf et al., 2021) Umfassendes strukturiertes klinisches Interview zur Erfassung der wichtigsten psychischen Störungen nach DSM-5. Im Modul »Trauma- und belastungsbezogene Störungen« können traumatische Ereignisse, PTBS und die akute Belastungsstörung erfasst werden. Ein Vorteil dieses umfassenden Interviews besteht bei vollständiger Durchführung in der strukturierten Erfassung der meisten komorbiden Störungen der PTBS. Das Interview ist frei verfügbar unter: https://doi.org/10.46586/rub.172.149 (Zugriff: 19.8.2024).
Strukturiertes Klinisches Interview für DSM-5-Störungen – Klinische Version (SCID-5-CV) (deutsche Version: Beesdo-Baum et al. , 2019) Umfassendes strukturiertes klinisches Interview zur Erfassung der wichtigsten psychischen Störungen nach DSM-5. Mit Modul G kann die PTBS erfasst werden. Ein Vorteil dieses umfassenden Interviews besteht bei vollständiger Durchführung in der strukturierten Erfassung der meisten komorbiden Störungen der PTBS. Das Manual und das Interviewheft können kostenpflichtig über die Hogrefe Testzentrale erworben werden unter www.testzentrale.de.

kostengünstig einsetzbar. Neben einer kategorialen Diagnostik, wie sie mit klinischen Interviews geschieht, bieten Fragebögen vor allem einen dimensionalen Zugang und eignen sich damit sehr gut zur Schweregradbestimmung der Symptomatik und der Verlaufsmessung bei wiederholtem Einsatz über den therapeutischen Prozess oder in Forschungsprojekten mit längsschnittlichem Ansatz. Für viele Instrumente existieren zudem Algorithmen, die entlang der diagnostischen Kriterien und mit Hilfe von Cut-off-Werten eine Verdachtsdiagnose stellen lassen, die jedoch durch eine klinische Untersuchung oder ein Interview abgesichert werden muss. In Tabelle 2 (nächste Seite) werden beispielhaft zwei sehr etablierte Fragebögen zur Erfassung der PTBS-Symptomatik, die sich an ICD-11 bzw. DSM-5 orientieren und in deutscher Sprache zur Verfügung stehen, vorgestellt.

Tab. 2: Fragebögen zur Erfassung der PTBS-Symptomatik gemäß ICD-11 bzw. DSM-5

International Trauma Questionnaire (ITQ) für PTBS/komplexe PTBS ICD-11 (deutsche Version: Christen et al., 2021) Der ITQ erfasst PTBS und kPTBS nach ICD-11 mit 18 Items auf einer 5-stufigen Skala. Es existieren klare Durchführungs- und Auswertungshinweise für die dimensionale und kategoriale Auswertung. Da der ITQ aus einer internationalen Arbeitsgruppe zur ICD-11 entstanden ist, existiert er in verschiedenen Sprachversionen. Zur Erfassung traumatischer Erfahrungen und des Indextraumas sollte er durch eine Traumaliste (z. B. ITEM, International Trauma Exposure Measure) ergänzt werden. ITQ und ITEM sind in verschiedenen Sprachen frei verfügbar unter www.traumameasuresglobal.com.
Posttraumatic Diagnostic Scale for DSM-5 (PCL-5) (deutsche Version: vgl. Krüger-Gottschalk et al., 2017) Der PCL-5-Fragebogen wurde zur Erfassung der Symptome einer PTBS nach DSM-5 entwickelt. Er beinhaltet 20 Items mit einer 5-stufigen Skala. Es liegt inzwischen eine Vielzahl von psychometrischen Untersuchungen vor, die sich u. a. intensiv mit der Dimensionalität des Instrumentes auseinandersetzen. Die deutsche Version zeigt gute bis sehr gute psychometrische Kennwerte (u. a. Krüger-Gottschalk et al, 2017; Pettrich et al., 2024). Zur Erfassung traumatischer Ereignisse und des Indexereignisses wird in der Regel die Life-Events-Checklist for DSM-5 (LEC-5) verwendet. Die deutschen Versionen von PCL-5 und LEC-5 sind unter https://zep-hh.de/diagnostische-instrumente/ (Zugriff: 19. 8. 2024) verfügbar, verschiedene Sprachversionen beider Instrumente finden sich unter www.q-cultural.de.

1.4 Diagnostik der komplexen Posttraumatischen Belastungsstörung

Komplexe posttraumatische Symptome bzw. die kPTBS entstehen in der Regel durch länger anhaltende traumatische Ereignisse und insbesondere durch wiederholte oder anhaltende interpersonelle Traumatisierungen. In der ICD-11 wird darüber hinaus ausgeführt, dass dies in der Regel Ereignisse bzw. Situationen sind, aus denen ein Entkommen schwierig oder gar unmöglich ist (z. B. Folter, Genozide, fortgesetzte häusliche Gewalt, wiederholter sexueller oder physischer Missbrauch in der Kindheit). Formulierungsvorschläge für komplexe Traumafolgestörungen gibt es schon seit längerem, dazu gehören z. B. die (1) Andauernde Persönlichkeitsänderung nach Extrembelastung in der ICD-10, als Vorläuferdiagnose der kPTBS in der ICD-11; (2) die komplexe PTBS nach Herman (1994) ohne PTBS-Kernsymptome, (3) die Entwicklungstraumastörung nach van der Kolk et al. (2005) sowie (4) Disorders of Extreme Stress not Otherwise Specified (DESNOS) als Forschungsdiagnose im DSM-IV (van der Kolk et al., 2005; Maercker, 2019). Mit der ICD-11 wird erstmals die kPTBS als Diagnose eingeführt, die auf den Kriterien der PTBS (im Sinne der »klassischen PTBS«) aufbaut und durch zusätzliche Symptome charakterisiert ist, die neben diesen bestehen. Die zusätzlichen Symptome werden als Störungen der Selbstorganisation bezeichnet und beinhalten (1) Beeinträchtigungen der Affektregulation (z. B. erhöhte emotionale Reaktivität, emotionales Betäubtsein, Anhedonie), (2) selbstherabsetzende Überzeugungen (z. B. Schuld- und Schamgefühle, Gefühl der Wertlosigkeit und Unterlegenheit) und (3) Schwierigkeiten, Beziehungen aufrechtzuerhalten (z. B. fehlendes Vertrauen).

Im DSM-5 findet sich keine Diagnose einer kPTBS, stattdessen wurde der dissoziative

Subtyp der PTBS (wiederkehrendes Erleben von Depersonalisation und Derealisation) eingeführt, und in die PTBS-Kriterien wurden kognitive und emotionale Veränderungen (z. B. andauernder negativer emotionaler Zustand [Furcht, Entsetzen, Wut, Schuld oder Scham]), dissoziative Amnesien, Gefühl der Abgetrenntheit und Entfremdung, Unfähigkeit, positive Gefühle zu empfinden, negative Überzeugungen und Erwartungen mit aufgenommen. Dissoziative Symptome in der kPTBS sind in der ICD-11 implizit berücksichtigt; im DSM-5 werden diese unter den Emotionsregulationsproblemen und im dissoziativen Subtyp der PTBS explizit berücksichtigt, allerdings nur als nichtneurologische dissoziative Symptome (Maercker, 2019, S. 51).

Für die Vorläuferkonzepte der kPTBS gibt es diagnostischen Verfahren (z. B. das Structured Interview for Disorders of Extreme Stress, SIDES [vgl. Pelcovitz et al., 1997], dt. Version von Sack & Hofmann, 2001). Orientiert man sich an den aktuellen diagnostischen Kriterien der kPTBS in der ICD-11, bieten sich das International Trauma Interview (ITI) und der International Trauma Questionnaire (ITQ) an (vgl. Tab. 1 und 2), da beide PTBS und kPTBS entsprechend den Kriterien in der ICD-11 erfassen.

1.5 Umgang mit der Komplexität der psychischen Symptomatik nach traumatischen Erfahrungen

Wie bereits erwähnt, leiden Personen, bei denen eine (k)PTBS diagnostiziert wurde, mit großer Wahrscheinlichkeit unter komorbiden psychischen Störungen. Zudem gibt es auch Personen, die nach traumatischen Erfahrungen keine PTBS, aber eine andere Symptomatik entwickeln. Daher ist es sowohl zu therapeutischen als auch zu gutachterlichen Zwecken unabdingbar, eine ausführliche Differential- und Komorbiditätsdiagnostik bei Personen mit PTBS und bei jenen mit traumatischen Erfahrungen ohne PTBS durchzuführen (Livingston et al., 2021). Zu den häufigsten Komorbiditäten der PTBS gehören depressive, Angst-, Substanzkonsum-, somatische Belastungs- und Persönlichkeitsstörungen (v. a. emotional instabile Persönlichkeitsstörung vom Borderline-Typ). Darüber hinaus tritt bei Menschen mit traumatischen Erfahrungen und PTBS nicht selten suizidales Erleben und Verhalten auf. Deshalb sollten standardmäßig Suizidgedanken, aber auch Suizidpläne und vorangegangene Suizidversuche erfragt und dokumentiert werden, und in die Therapie der betroffenen Personen sollten spezifische Behandlungskomponenten zum Management des suizidalen Erlebens und Verhaltens integriert werden (Glaesmer et al., 2020; Gysin-Maillart et al., 2022).

Bei Menschen mit sehr schweren und/oder chronischen interpersonellen Traumatisierungen treten häufig sehr komplexe Symptomatiken auf. Auch wenn es sich dabei um eine kleinere Gruppe von Patient:innen handelt, sind diese gerade in spezialisierten Behandlungseinrichtungen häufiger zu finden. Um ihre Symptomatik besser verstehen und kennzeichnen zu können, wurden spezifische Ansätze entwickelt, u. a. beschreiben Sack et al. (2013) vier Grade der Komplexität von Traumafolgestörungen: PTBS ohne Komorbidität (Grad 1), PTBS mit Komorbidität (Grad 2), PTBS mit persönlichkeitsprägender Symptomatik (z. B. komplexe PTBS oder Persönlichkeitsstörung; Grad 3) und PTBS mit komplexer dissoziativer Störung (Grad 4). Gysi (2022) liefert mit seinem Multiaxialen Trauma-Dissoziations-Modell nach ICD-11 ein sehr gut strukturiertes und praktisch ausgearbeitetes Modell zur Diagnostik von komplexen Traumafolgestörungen. Solche Ansätze sollten insbesondere für die Diagnostik und die therapeutische Arbeit mit Patient:innen mit sehr komplexer Symptomatik herangezogen werden.

1.6 Spezifische Zielgruppen und Herausforderungen in der Diagnostik

Die Erfassung traumatischer Erfahrungen und der (k)PTBS stellt in bestimmten Zielgruppen eine besondere Herausforderung dar, dazu zählen z. B. Menschen mit intellektueller Beeinträchtigung. Für diese Personengruppe wird kritisch diskutiert, ob das Konzept der PTBS auf sie einfach angewendet werden kann. Problematisch ist, dass man davon ausgehen muss, dass traumatische Erfahrungen und PTBS in dieser Gruppe wahrscheinlich unterdiagnostiziert sind (Mevissen & De Jongh, 2010), es kaum Instrumente speziell für dies Zielgruppe gibt und therapeutische Hilfen damit häufig ausbleiben (Elbing et al., 2022). Brüseke et al. (2020) haben eine ersten Validierung der Impact of Event Scale für Menschen mit intellektueller Beeinträchtigung (IES-IB) vorgenommen. Auch wenn dies nur ein erster Schritt ist, zeigte sich, dass ein Einsatz angepasster diagnostischer Instrumente möglich ist und hier viel Entwicklungspotential für diese Zielgruppe liegt. Häufig werden zudem bei der Diagnostik von Menschen mit intellektuellen Beeinträchtigungen Fremdeinschätzungen hinzugezogen und die Instrumente nicht als Selbstbericht, sondern in Interviewform eingesetzt.

Auch ältere Menschen leiden häufig unter Traumafolgestörungen, zum Teil liegen die Traumatisierungen sehr lange zurück, und der Zusammenhang zwischen diesen und der aktuellen Symptomatik erschließt sich weder den Betroffene selbst noch Behandler:innen oder Pflegepersonen; deshalb werden traumatische Erfahrungen und deren Folgen weder spontan berichtet noch gezielt erfragt (Glaesmer et al., 2019). Insbesondere dann, wenn im höheren Alter *sensorische Einschränkungen* oder *kognitive Beeinträchtigungen oder Demenzen* auftreten, wird eine Diagnostik zunehmend erschwert oder gar unmöglich und kann sich meist nur noch auf Informationen von Angehörigen und Pflegepersonal stützen. Diagnostische Instrumente, die gezielt für ältere Menschen zur Erfassung von traumatischen Erfahrungen und (k)PTBS entwickelt wurden und auch bei kognitiven Beeinträchtigungen einsetzbar sind, fehlen in deutscher Sprache bislang. Eine Arbeitsgruppe aus den Niederlanden hat allerdings kürzlich ein Interview zur Erfassung von PTBS bei Menschen mit Demenzen (TRADE, Trauma and Dementia Interview) entwickelt und setzt dieses jetzt in einer Studie ein. Das strukturierte Interview orientiert sich an den DSM-5-Kriterien und zieht Informationen von Angehörigen und Pflegepersonal hinzu (Ruisch et al., 2024).

Menschen, die aufgrund bewaffneter Konflikte, organisierter Gewalt und Verfolgung oder aufgrund von Naturkatastrophen ihr Heimatland verlassen, sich während der Flucht oft lebensbedrohlichen Situationen aussetzen und zunächst unter oft schwierigen Bedingungen im Aufnahmeland leben, sind im Hinblick auf ihre psychische Gesundheit als Hochrisikogruppe zu verstehen. Traumatische Erfahrungen und Traumfolgestörungen spielen dabei eine große Rolle und sollten unbedingt Bestandteil der Diagnostik in dieser Zielgruppe sein. Zur sachgerechten Beurteilung der psychischen Belastungen dieser Gruppe ist ein kultursensibles Vorgehen nötig. Häufig weichen sprach- und kulturbedingte Vorstellungen der Behandler:innen von den Konzepten der Patient:innen ab. Insofern gilt es, kulturspezifische Besonderheiten bei der Schilderung psychopathologischer Symptome, ebenso wie kulturell bedingte Erwartungen der Patient:innen hinsichtlich der Kommunikation und Behandlung zu berücksichtigen.

Im DSM-5 beschreibt das Cultural Formulation Interview (CFI) vier Bereiche, die im Rahmen eines kultursensiblen, diagnostischen Prozesses eine besondere Beachtung finden sollten: (1) kulturelle Identität des Patienten (Wertorientierungen, Sprachkenntnisse, Selbst- und Körperbild, Weltanschauungen); (2) kulturell gebundene Leidenskonzepte; (3) psychosoziale Stressoren und kulturelle Besonderheiten in Bezug auf Vulnerabilität und Resilienz und (4) kulturelle Eigenschaften der Beziehungen zwischen dem Betroffenen und dem/der Behandelnden (vgl. Nesterko et al., 2017). Zudem wird zunehmend auf die Bedeutung kultureller Skripte (cultural scripts) im Verständnis von Traumafolgesymptomatiken hingewiesen. Diese beschreiben posttraumatische Folgen als Sequenz und berücksichtigen dabei sowohl Symptome, die über verschiedene Kulturen gleichermaßen auftreten (z. B. Albträume), als auch solche, die für bestimmte kulturelle Kontexte spezifisch sind (z. B. spezifische körperliche Symptome) (Chentsova-Dutton & Maercker, 2019).

Die Nutzung standardisierter Instrumente in verschiedenen Sprachversionen stellt ein wichtiges diagnostisches Mittel dar. Es ist dabei auf die sachgerechte Übersetzung dieser Verfahren in einer Hin- und Rückübersetzungsprozedur zu achten. Darüber hinaus ist es wünschenswert, dass Informationen darüber verfügbar sind, ob die psychometrische Güte gegeben ist und Messinvarianz besteht, d. h. ob verschiedene Sprachversionen von Instrumenten das Gleiche messen). Oft fehlen jedoch umfassende Informationen dazu. Wichtig ist, dass Sprachversionen eingesetzt werden, bei denen Informationen zum Übersetzungsprozess und zu grundlegenden psychometrischen Gütekriterien vorliegen. Eine Zusammenstellung von Instrumenten in verschiedenen Sprachversionen und entsprechende Informationen zu Gütekriterien findet sich z. B. unter www.q-cultural.de; es gibt dort auch die Möglichkeit, die Instrumente als Online-Assessment zu nutzen. Darüber hinaus bietet z. B. die Webseite www.traumameasuresglobal.com verschiedene Sprachversionen von Instrumenten zur Erfassung von Symptomen aus dem Bereich der Traumafolgestörungen an. In der Einzelfalldiagnostik bietet sich eine Kombination aus standardisierten Instrumenten, gegebenenfalls in entsprechender Sprachversion, mit einer klinischen Exploration unter Berücksichtigung kultureller Aspekt an. Die Hinzuziehung von Sprach- und Kulturmittlern im diagnostischen Gespräch ist dabei sehr hilfreich.

1.7 Fazit

Die Diagnostik der k(PTBS) ist in der Unterstützung und Behandlung von Personen mit traumatischen Erfahrungen von zentraler Bedeutung, da diese Erfahrungen häufig zu psychischen Belastungen und insbesondere zur k(PTBS) führen. Es ist jedoch aufgrund der Komplexität und Vielfalt von Traumafolgen wichtig, auch andere psychische Störungen mit zu erfassen. Zur Diagnostik nach ICD-11 und DSM-5 steht eine Reihe von diagnostischen Instrumenten (strukturierte Interviews, Fragebögen) zur Verfügung, die in Kombination mit einem klinisch-diagnostischen Gespräch eingesetzt werden sollten. Für einige spezifische Zielgruppen wie Menschen mit intellektuellen Beeinträchtigungen, ältere Personen mit kognitiven Beeinträchtigungen und Demenz sowie für die kultursensible Diagnostik bei Geflüchteten stehen zwar Instrumente zur Verfügung, es besteht aber dennoch weiterer Entwicklungsbedarf.

1.8 Literatur

APA (American Psychiatric Association) (2013). *Diagnostic and statistical manual of mental disorders. DSM-5.* 5. Aufl. Washington, DC: APA.

Beesdo-Baum K., Zaudig M. & Wittchen H.-U. (2019). *SCID-5-CV. Strukturiertes Klinisches Interview für DSM-5-Störungen – Klinische Version.* Göttingen: Hogrefe.

Brüseke J., Rittmannsberger D. & Lueger-Schuster B. (2020). Diagnostik von Traumafolgestörungen bei Menschen mit intellektueller Beeinträchtigung. Validierung des LANTS und des IES-ID in deutscher Sprache. *Trauma & Gewalt,* 14 (3), 205–215.

Chentsova-Dutton Y. & Maercker A .(2019). Cultural scripts of traumatic stress: Outline, illustrations, and research opportunities. *Frontiers in Psychology,* 10, 2528.

Christen D., Killikelly C., Maercker A. & Augsburger M. (2021). Item response validation of the German ICD-11 International Trauma Questionnaire for PTSD and CPTSD. *Clinical Psychology in Europe,* 3 (4), e5501; doi: 10.33872/cpe.5501.

Elbing U., Mayer B., Büngener K., Sievert E. & Schäfer I. (2022). Diagnostik und Therapie Posttraumatischer Belastungsstörungen bei Menschen mit intellektueller Beeinträchtigung. Ein systematisches Review. *Trauma & Gewalt,* 16 (3), 232–248.

Glaesmer H. (2019). Langzeitfolgen der traumatischen Erfahrungen aus dem Zweiten Weltkrieg in der deutschen älteren Bevölkerung. *Ärztliche Psychotherapie,* 14, 85–91.

Glaesmer H., Spangenberg L., Forkmann T. & Teismann T. (2020). Suizidalität: Theoretische Konzepte, Risikoabschätzung und Behandlungsansätze. *Psychotherapie, Psychosomatik, Medizinische Psychologie,* 70 (6), 252–261.

Gysi J. (2022). *Diagnostik von Traumafolgestörungen. Multiaxiales Trauma-Dissoziations-Modell nach ICD-11.* 2., korr. Aufl., Bern: Hogrefe.

Gysin-Maillart A., Frei A., Ansary T. & Walther S. (2022). Kurztherapie nach Suizidversuch bei Patientinnen und Patienten mit Traumatisierung. Die Kurztherapie ASSIP bei traumatisierten Menschen: ein Fallbericht. *Trauma & Gewalt,* 16 (2), 118–127.

Herman J. (1994). *Die Narben der Gewalt: Traumatische Erfahrungen verstehen und überwinden.* München: Kindler.

Krüger-Gottschalk A., Knaevelsrud C., Rau H., Dyer A., Schäfer I., Schellong J. & Ehring T. (2017). The German version of the Posttraumatic Stress Disorder Checklist for DSM-5 (PCL-5): Psychometric properties and diagnostic utility. *BMC Psychiatry,* 17 (1), 379.

Livingston N. A., Brief D. J., Miller M. W. & Keane T. M. (2021). Assessment of PTSD and its comorbidities in adults. In: Friedman M. J., Schnurr P. P. & Keane T. M. (Hrsg.). *Handbook of PTSD: Science and practice.* 3. Aufl. New York: Guilford Press, 283–298.

Maercker A. (2019). Komplexe PTBS. In Maercker A. (Hrsg.). *Traumafolgestörungen.* Berlin: Springer, 47–60.

Margraf J., Cwik J. C., von Brachel R., Suppiger A. & Schneider S. (2021). DIPS Open Access 1.2: Diagnostisches Interview bei psychischen Störungen. [DIPS Open Access 1.2: Diagnostic Interview for Mental Disorders]. 6., überarb. Aufl. Bochum: Forschungs- und Behandlungszentrum für psychische Gesundheit, Ruhr-Universität Bochum; doi: 10.46586/rub.172.149.

Mevissen L. & De Jongh A. (2010). PTSD and its treatment in people with intellectual disabilities. *Clinical Psychology Review,* 30, 308–316.

Nesterko Y. & Glaesmer H. (2018). Kultursensible klinische Diagnostik bei Erwachsenen. In: Maehler D. B., Shajek A. & Brinkmann H. U. (Hrsg.). *Diagnostische Verfahren für Migrantinnen und Migranten.* Göttingen: Hogrefe, 245–284.

Nesterko Y., Kaiser M. & Glaesmer H. (2017). Kultursensible Aspekte während der Diagnostik von Belastungen bei Flüchtlingen – Zwei kommentierte Fallberichte. *Psychotherapie, Psychosomatik, Medizinische Psychologie,* 67, 109–118.

Neuner F., Catani C. & Schauer M. (2021). *Narrative Expositionstherapie (NET).* (Fortschritte der Psychotherapie, Bd. 83) Göttingen: Hogrefe.

Pelcovitz D., van der Kolk B. A., Roth S., Mandel F., Kaplan S. & Resick P. (1997). Development of a criteria set and structured interview for disorders of extreme stress (SIDES). *Journal of Traumatic Stress,* 10, 3–6.

Pettrich A., Friedrich M., Nesterko Y & Glaesmer H. (2024). The German PCL-5: Evaluating structural validity in a large-scale sample of the general German population. *European Journal of Psychotraumatology,* 15 (1), 2317055; doi: 10.1080/20008066.2024.2317055.

Ruisch J. E., Havermans D. C. D., Gielkens E. M. J., Olff M., Daamen M. A. M. J., van Alphen S. P. J. et al. (2024). Posttraumatic stress disorder in people with dementia: Study protocol. *European Journal of Psychotraumatology,* 15 (1), 2320040; https://doi.org/10.1080/20008066.2024.2320040.

Sack M. & Hofmann A. (2001). Das Interview zur komplexen PTBS (IK-PTBS). Im Internet: www.martinsack.de/_downloads/Interview_zur_komplexen_PTBS.pdf (Zugriff: 12. 6. 2024).

Sack M., Sachsse U. & Schellong J. (2013). *Komplexe Traumafolgestörungen – Diagnostik und Behandlung von Folgen schwerer Gewalt und Vernachlässigung.* Stuttgart: Schattauer.

van der Kolk B. A. (2009). Entwicklungstrauma-Störung. Auf dem Weg zu einer sinnvollen Diagnostik für chronisch traumatisierte Kinder. *Praxis der Kinderpsychologie und Kinderpsychiatrie,* 58, 572–586.

van der Kolk B. A., Roth S., Pelcovitz D., Mandel F. S. & Spinazzola, J. (2005). Disorders of extreme stress: The empirical foundation of a complex adaptation to trauma. *Journal of Traumatic Stress,* 18, 389–399.

WHO (World Health Organization) (1992). *International statistical classification of diseases and related health problems.* 10. Aufl. ICD-10. Bern: Huber.

WHO (World Health Organization) (2022). *International statistical classification of diseases and related health problems.* 11. Rev. ICD-11; https://icd.who.int/.

SILKE BIRGITTA GAHLEITNER UND LISA GROSSE

2. Psychosoziale Diagnostik bei traumatischen Belastungen

2.1 Psychosoziale Diagnostik – Wozu?

Diagnostik wird gedanklich vor allem im medizinisch-psychologischen Bereich angesiedelt, abgesichert durch komplexe Klassifikationssysteme wie die ICD-10 (International Statistical Classification of Diseases, 10. Rev.: vgl. WHO, 1992; DIMDI, 2020; aktuell ICD-11: WHO, 2022), die in internationalen Konsensgemeinschaften abgestimmt werden. Diagnostik gehört jedoch auch zu den zentralen Aufgaben sozialer und psychosozialer Arbeitsbereiche. Psychosoziale Diagnostik »hat zum Ziel, biopsychosoziale Lebenswirklichkeiten, Lebensweisen und Lebenskrisen sowie deren Veränderungen zu verstehen, um psychosoziale Interventionen fachlich zu begründen« (Gahleitner & Pauls, 2022, S. 694). In ihrer Aufgabe, sozialen Dysfunktionen vorzubeugen und entgegenzuwirken (Klüsche, 1999), sind Soziale Arbeit und psychosoziale Arbeit in besonderer Weise verpflichtet, die Schnittstelle zwischen psychischen, sozialen, physischen und alltagssituativen Dimensionen auszuleuchten. Krankheitsentstehung kann in diesem Bereich heute auch gar nicht mehr anders als ein multikausaler, nonlinearer Prozess begriffen werden, der sich im Zusammenwirken von biologischen, psychologischen, sozialen, kulturellen, politischen und ökonomischen Verhältnissen vollzieht (Sommerfeld et al., 2010).

Diese Tatsache gilt insbesondere für den Traumabereich, vor allem aber für frühe Verletzungen, Vernachlässigung und Gewalt. In einer umfassenden Studie zu frühen Traumata in der Kindheit (ACE-Studie; ACE = »adverse childhood experiences«, vgl. Felitti, 2002) zeigte sich longitudinal: Menschen, die ein frühes Trauma erlitten haben, sind ungleich häufiger von Armut, Arbeitslosigkeit, Mittellosigkeit, unzureichender oder unsicherer Unterkunft bzw. Wohnungslosigkeit betroffen, sind somit stärker sozial gefährdet und sterben deutlich früher als Menschen ohne solche Belastungen.

Das Bewusstsein von diesen komplexen Zusammenhängen im Gesundheitsverlauf und bei der Krankheitsentstehung existierte bereits lange vor der Etablierung des biopsychosozialen Modells. Dem Erfolg von Engels' Publikationen (Engels, 1979; Engels, 1980) jedoch ist zu verdanken, dass »dialogisches und beziehungsorientiertes Vorgehen und die Beachtung des sozialen Milieus« (Pauls, 2013a, S. 18) im medizinischen und allgemeinen Fachdiskurs unter dieser Begrifflichkeit Fuß fassen konnten (vgl. Kap. A2 und A8). Im Zusammenspiel mit den anderen Gesundheitsprofessionen setzt Soziale Arbeit innerhalb dieser Modellvorstellung besonders am sozialen Unterstützungspotential an, indem sie bei defizitären sozialstrukturellen Faktoren kompensierend sowie bei sozialen Problemlagen bzw. Ungleichheitsverhältnissen im Alltag unterstützend wirkt und somit – im Sinne eines doppelten Fokus – menschliches Verhalten weder unabhängig von den individuellen noch von sozialen Lebensverhältnissen begreift (vgl. Pauls, 2013b, S. 19). Hierfür ist eine psychosoziale Diagnostik unabdingbar.

In der Sozialen Arbeit gibt es dazu eine lange Tradition: Bereits bei den Klassikerinnen der Sozialen Arbeit – Richmond (1917) und Salomon (2004 [1926]) – war soziale Diagnostik eine wesentliche professionelle Grundlage differenzierter und angemessener Hilfe. Diese frühen Überlegungen wurden jedoch in der Zeit des Nationalsozialismus jäh unterbrochen (Buttner et al., 2018, S. 14 f.), als Fürsorger:innen im damaligen Gesundheitsbereich durch das Unterscheiden von sogenanntem wertem und unwertem Leben maßgeblich zur Euthanasie beitrugen (ebd.). Die »Einlagerung personaler Prozesse in die jeweiligen Lebenswelten ihrer Subjekte« (Hanses, 2005, S. 190) herauszuarbeiten, ist heute wieder eine wichtige Zielsetzung.

Wie genau aber sollte Soziale Diagnostik hierfür ausgestaltet sein? Schon seit der griechischen Antike besteht eine Kontroverse zwischen einzelfallorientierter und standardisierend-klassifizierender Diagnostik in der Medizin (Buttner, 2010, S. 4), denn hinter »beiden Ansätzen stehen sowohl erkenntnistheoretisch als auch handlungstheoretisch unterschiedliche Überzeugungen« (Heiner, 2013, S. 19): »Die Vertreter des klassifikatorischen Ansatzes plädieren für eine möglichst zuverlässige Informationsverarbeitung mittels standardisierter Erhebungs- und Auswertungsinstrumente [...]. Die Vertreterinnen und Vertreter des rekonstruktiven Ansatzes betonen die Notwendigkeit einer flexiblen, situations- und interaktionsabhängigen Informationssammlung in (alltagsnahen) Gesprächen« (ebd.), um subjektive – oft biografisch verankerte – Erfahrungen verstehen zu können.

Die häufig betonte stigmatisierende Wirkung von Klassifikationen beruht vor allem auf einer unangemessenen Anwendung von Klassifikationssystemen; dabei geht letztlich alles menschliche Handeln von Vorstellungen aus, die einer Reduktion von Komplexität bedürfen (Röh, 2010, S. 47 f.). Die rekonstruktive Herangehensweise fokussiert die Verstehensdimension (Dilthey, 1990 [1894]), jedoch gilt es hier zu bedenken, dass auch – oder gerade – ein offenes, unstrukturiertes Gespräch zu Verzerrungen führen kann. Zusammenfassend gilt: »Rekonstruktives Verstehen und analytisches Durchschauen sind polare Gegensätze, die aufeinander bezogen sind und sich gegenseitig durchdringen, also Aspekte, die sich trotz aller Verschiedenheit notwendig ergänzen« (Buttner et al., 2018, S. 19).

Entlang dieser Überlegungen entwickelte sich in der psychosozialen Arbeit eine Reihe integrativer Diagnostikmodelle, Heiner (2013) kreierte dafür die Begrifflichkeit »Diagnostisches Fallverstehen«. Im Folgenden wird die Entwicklung eines dieser Integrationsmodelle zunächst von den Grundvoraussetzungen her nachgezeichnet, anhand einiger Prinzipien entwickelt und für die Praxis veranschaulicht.

2.2 Aufgaben und Grundhaltungen »Diagnostischen Fallverstehens«

In Hilfeprozessen werden in den pädagogischen und psychosozialen Arbeitsbereichen zu Beginn, im Verlauf und am Ende von Maßnahmen richtungsweisende Aspekte für die dabei jeweils anstehenden Entscheidungsprozesse erfasst (Gahleitner & Pauls, 2013). Zu Beginn eines Diagnostikprozesses fällt in der Regel die Aufgabe an, sich zu orientieren, eventuelle Risikokonstellationen und unmittelbar notwendige Abklärungen vorzunehmen wie z. B. mit Kinderschutzbögen zum Thema »Kinderschutz« oder zu Selbst- wie Fremdgefährdungen. Meist stehen soziale Fachkräfte dafür systematisch im Austausch. Die auf diese Weise vielperspektivisch gewonnene Informationssammlung und -auswertung prägt und begleitet den gesamten Hilfeverlauf. Einschätzungen müssen immer wieder korrigiert und ergänzt werden (Possehl, 2004). Geht es dagegen bereits um die Anbahnung und Durchführung der geplanten Hilfe, so konzentrieren sich die dabei involvierten Fachkräfte in der Gestaltungsdiagnostik nun stärker auf die spezifischen Defizite, aber auch Bedürfnisse und Fähigkeiten der Klientel, um darauf aufbauend die Intervention zu gestalten.

Im Rahmen der Gestaltungsdiagnostik ist die Herangehensweise auf das Verstehen des Gegenübers ausgerichtet. Hierfür ist es notwendig, die »Form einer gelingenden Verständigung so zu gestalten, dass lebensweltliche Selbstdeutungen der AdressatInnen systematisch berücksichtigt werden« (Schulze, 2006, S. 10). In einem kürzlich abgeschlossenen Forschungsprojekt zu Gelingensbedingungen psychosozialer Diagnostik wurde deutlich, dass die Gestaltung des diagnostischen Prozesses besonders durch spezifische Haltungskompetenzen, aber auch institutionelle Rahmenbedingungen beeinflusst wird (Große et al., 2023, S. 79–82). Zu den Haltungskompetenzen (vgl. Abb. 1, folgende Seite) gehören Traumasensibilität und Traumakompetenz, also Erkennen, Verstehen und angemessene Begleitung von Traumafolgen. Hierfür wird mit dem medizinischen und psychologischen Bereich zusammengearbeitet.

Um von Verletzungen berichten zu können, bedarf es einer Vertrauens-, Beziehungs- und Netzwerkkompetenz. Das Wissen um Biografizität ermöglicht, Sozialisationsbedingungen und (Re-)Konstruktionen der individuellen Geschichte und der traumatischen Situation(en) »unter konkreten historisch-gesellschaftlichen Rahmenbedingungen« (Alheit, 2020, S. 87) zu verstehen. Statt bei den subjektiven Schilderungen der Klient:innen auf Generalisierungen zurückzugreifen, wird die subjektive Deutung bewusst fokussiert, um gemeinsame Verstehensprozesse zu fördern. Das heißt, professionelles Handeln bedeutet stetige Selbstreflexion, die Verschränkung von Wissen und Nichtwissen sowie die Fähigkeit, Uneindeutigkeiten auszuhalten (Völter et al., 2020). Mecheril (2013) spricht im Zuge dessen von »Kompetenzlosigkeitskompetenz«.

Diese Fähigkeit ist auch hilfreich, um eine Diskriminierungssensibilität aufzubringen, die um Ohnmachts- und Ausgrenzungserfahrungen weiß. Individuelle, institutionelle und gesellschaftliche Macht- und Ohnmachtserfahrungen sind häufig Bestandteil traumatischer Erfahrungen und von deren Bewältigung (vgl. z. B. Kap. E1). Zeigt sich die Einrichtung diskriminierungssensibel, werden Räume ermöglicht, in denen von belastenden Erfahrungen und deren Auswirkungen gesprochen werden kann, je nach Relevanz für

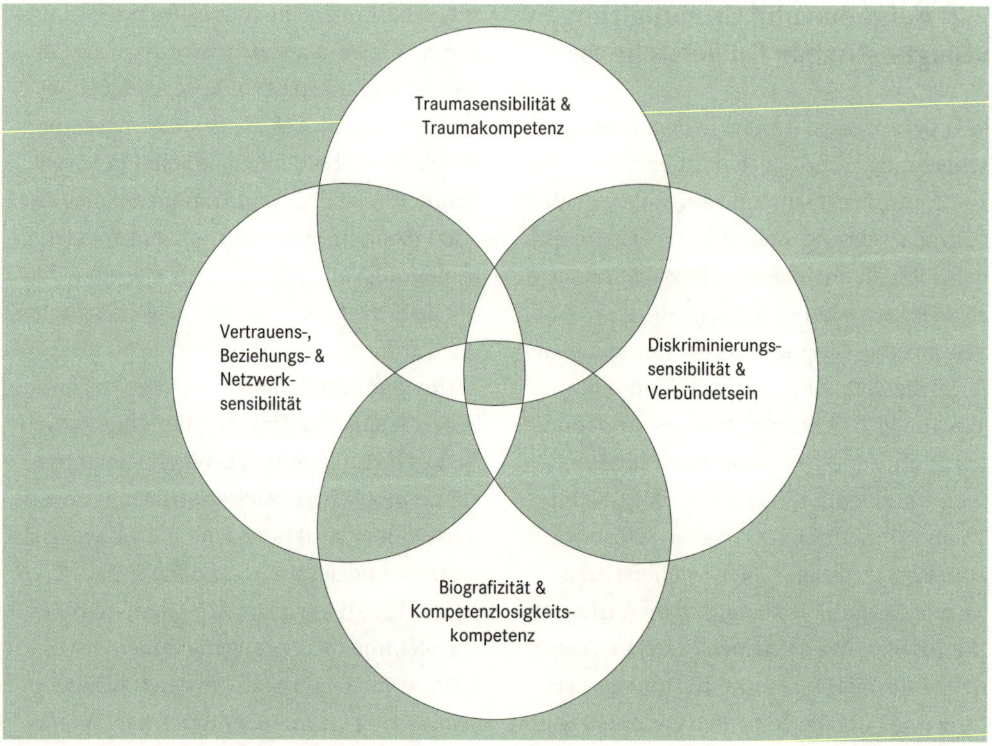

Abb. 1: Zentrale Haltungs- und Handlungskompetenzen im diagnostischen Prozess (eigene Darstellung in Anlehnung an Große et al., 2023, S. 80)

die Klient:innen. Eine gute Vernetzung mit anderen Einrichtungen zum antidiskriminierenden Themenkreis kann hier ebenfalls hilfreich sein. Allerdings beeinflusst eine weitere Dimension das Handeln der Fachkräfte vor Ort beträchtlich: die Vorgaben zum Einsatz der Verfahren. Institutionelle Vorgaben können starken Einfluss darauf nehmen, wie, wann und welche Verfahren angewandt werden oder z. B. zeitliche Vorschriften oder Vorschriften bezüglich des Settings geben, z. B. bei Weiterbildungs-, Reflexions- und Vernetzungsmöglichkeiten der Fachkräfte, bei Entscheidungen über zeitliche und örtliche Kapazitäten, Falldichte und Entscheidungsbefugnissen im Versorgungssystem. Letztlich ist die Qualität des Einsatzes diagnostischer Vorgehensweisen also davon abhängig, wie gut die geschilderten Grundhaltungen in einem institutionellen Setting lebbar und umsetzbar sind (Heiner, 2013).

2.3 Diagnostisches Fallverstehen

Das Modell des »Diagnostischen Fallverstehens« (Heiner, 2013) findet seit einigen Jahren in der Praxis psychosozialer Arbeit immer mehr Anwendung, wird kontinuierlich weiterentwickelt (vgl. u. a. Gahleitner et al., 2018; Gahleitner, 2021, bes. S. 84–88; Gahleitner & Weiß, 2016; Gahleitner et al., 2017, S. 36–47; Große et al., 2023; Kindler & Stitz, 2013) und fördert zudem die interprofessionelle Zusammenarbeit. Um der Komplexität der Realität zu entsprechen (Pantuček-Eisenbacher, 2019,

S. 59–79), werden durch drei Bereiche zahlreiche Informationen – kategoriale wie rekonstruktive – gesammelt (vgl. Abb. 2). Zur Strukturierung der Komplexität werden die Informationen mit einem handhabbaren Modell zusammengefasst und für die psychosoziale Hilfeplanung zugänglich gemacht. Im Folgenden wird dieses Modell kurz vorgestellt (vgl. Abb. 2; vgl. hier und im Folgenden ausführlicher Gahleitner et al., 2018; anhand von Fallbeispielen Gahleitner, 2021, bes. S. 83–100; Große et al., 2023).

Diagnose (aktuell in der 11. Revision, WHO, 2022) wird häufig bereits durch die interdisziplinäre Zusammenarbeit mit Fachdienststellen eingebracht (zur Anwendung von ICD-10 und ICD-11 im Traumabereich vgl. Kap. F1). In nahezu allen Einsatzfeldern psychosozial tätiger Fachkräfte stellt eine ICD-Diagnose die Grundlage für Hilfeentscheidungen dar. Auch wenn in der Entstehung der Subsumtionslogiken und -praktiken solcher Klassifikationssysteme Normalitätskonstruktionen eine große Rolle spielen, ist es gerade vor diesem Hintergrund unabdingbar, dass sich Fachkräfte – z. B. bei Traumafolgestörungen – sicher zurechtfinden, um eine fruchtbare Zusammenarbeit zu ermöglichen. Je nach Arbeitsfeld können aber auch weitere psychosoziale klassifikatorische Systeme einbezogen werden, z. B. die International Classification of Functioning, Disability and Health der WHO (ICF; WHO, 2001; vgl. Schuntermann, 2022) oder das Person-in-Environment-System (PIE; Karls & Wandrei, 2008; vgl. Übersicht bei Röh, 2013).

Biografiediagnostik. Eine im psychosozialen Interventionsprozess brauchbare biopsychosoziale Diagnostik bedarf jedoch einer Reihe weiterer Informationen und Verstehensgrundlagen. Gestaltungsdiagnostik (Heiner, 2010; Heiner, 2011) ist daher eine lebens-, subjekt- und situationsnahe Diagnostik, die neben klassifikatorischen Diagnostikinstrumenten dialogisch orientiert grundlegende fallverstehende Aspekte der Biografie und Lebenswelt zusammenträgt. Gerade im stark von lebensgeschichtlichen Traumata gekennzeichneten Bereich, in dem die Wahrnehmungs- und Bewältigungsmuster durch die Geschichte der vorangegangenen Erfahrungen und Traumata wie durch ein Prisma »aktiv wirkender Biografie« (Röper & Noam, 1999, S. 241) geprägt sind, ist ein fallverstehendes Vorgehen für eine angemessene biografische Kontextualisierung notwendig. Die Bewältigung von Traumata wird durch »entwicklungsbedingte Prozesse ständig aktualisiert und modifiziert« (Gahleit-

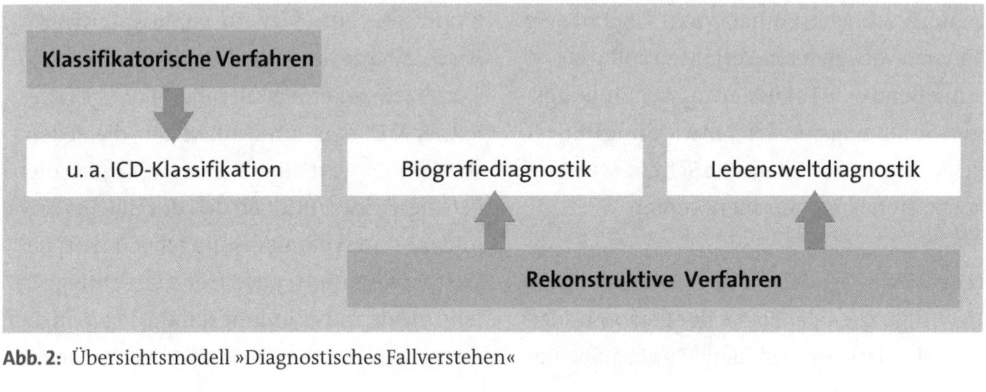

Abb. 2: Übersichtsmodell »Diagnostisches Fallverstehen«

ner, 2021, S. 87). Im Mittelpunkt stehen die subjektiven Deutungen und Sinnzusammenhänge der Klient:innen. Sowohl für die Einordnung des Trauma-Typs (s. o., klassifikatorische Diagnostik) als auch für die Interventionsplanung sind daher bisherige biografische Faktoren zu berücksichtigen. Die hierzu in der Praxis entwickelten konkreten Verfahren sind vielfältig.

Die bekannteste Form der biografischen Erhebung lässt sich durch den Zeitstrahl (vgl. Übersicht bei Hochuli Freund & Stotz, 2021, S. 199–203) realisieren, mit dessen Hilfe Entwicklungsprozesse und auftauchende Problemlagen als – u. a. funktionale – Übergangskrisen sichtbar werden können. Weitere Dimensionen lassen sich mit einem Zeitbalken (vgl. Pantuček-Eisenbacher, 2019, S. 223–232) darstellen (z. B. Familie, Wohnen, Schule, Ausbildung, Arbeit, Delinquenz, Gesundheit sowie Behandlung, Hilfe), umfassendes Arbeiten erlaubt das »Lebenspanorama« (Petzold et al., 2000, S. 486). Aber auch die Tradition der sozialpädagogischen Diagnostik hat eine Fülle von Verfahren hervorgebracht, denen verschiedenste Formen des Fallverstehens zugrunde liegen (vgl. u. a. Ader & Schrapper, 2022). Methoden der narrativen Gesprächsführung und Intervention bewegen sich, angelehnt an qualitative Forschungsmethoden, im sprachlichen Bereich (vgl. u. a. Loch & Schulze, 2010; Rosenthal, 2002). Unabhängig von den verwendeten Verfahren sollte abschließend eine Fokussierung auf Bindungs- und Beziehungsmuster, Entwicklungsmöglichkeiten und biografische Schutz- wie Risikofaktoren vorgenommen werden.

Lebensweltdiagnostik. Das Ausmaß der Beeinträchtigung auf der Ebene der Person-in-der-Situation lässt sich mit den »Fünf Säulen der Identität« (Petzold et al., 2000, S. 486) erheben. Die Dimensionen Leiblichkeit bzw. Gesundheitszustand, soziales Umfeld, Arbeit bzw. Freizeit bzw. Leistung, materielles und »kulturelles Kapital« (Bourdieu, 2015 [1979]) und Wertvorstellungen werden bildlich oder durch Sprache dargestellt (vgl. ausführlich Gahleitner, 2021, S. 91–96; vgl. erweitert für den Fluchtbereich Große et al., 2023). Zusätzlich zu den bereits bewährten, in Abbildung 3 dargestellten Säulen können Ausgrenzungs- und Ohnmachtserfahrung erhoben werden (vgl. Abb. 3). Dabei wird ein besonderer Wert auf sozialpathologische Risikofaktoren gelegt, die innerhalb psychologischer und psychiatrischer Diagnostik häufig ausgeblendet werden: Klassismus, Rassismus, Sexismus, Ableismus, aber auch z. B. Ohnmachtserfahrungen, die in der Zusammenarbeit mit Fachkräften gemacht werden: jeweils Dimensionen, die gerade im Traumabereich häufig auftauchen und in ihrer Kumulation mit frühen Verletzungen besonders schwer wiegen. Zudem können die einzelnen Bereiche je nach Bedarf vertieft werden. Das soziale Umfeld und seine Bedeutung für die Betroffenen lässt sich z. B. mithilfe des sozialen oder sozio-kontextuellen Atoms (Gahleitner, 2021, S. 92–96; Märtens, 1997; für einen Kurzüberblick vgl. Gahleitner & Dangel, 2018) diagnostisch erfassen oder – je nach Zeit und Ressourcen – zu einer Ecomap (Cournoyer, 2011, S. 37–39; vgl. ausführliche Beschreibung des Vorgehens bei Pauls, 2013b, S. 223–226; für einen Kurzüberblick vgl. Gahleitner & Dangel, 2018) ausweiten, die in den sozialen Kontext einer Person zusätzlich die beteiligten Institutionen und das Hilfenetzwerk integriert und damit die umgebende soziale Welt repräsentiert. Auch frühe Beziehungserfahrungen – z. B. Bindungserfahrungen in den ersten zwei bis drei Lebensjahren – haben erheblichen Einfluss auf die Möglichkeit, soziale Unterstützung wahrzunehmen. Dafür können bindungssensible Instrumente an dieser Stelle sinnvoll integriert werden. Hierdurch werden wertvolle Informationen über die Ursprungsfamilie und weitere wichtige Umfeldpersonen abgebildet (vgl. zum Verfahren ausführlicher Gloger-Tippelt, 2016; weitere Hinweise zu Bindungsmustern und Möglichkeiten für deren Erkennung bei Gahleitner, 2020, bes. S. 34–36).

Koordinaten psychosozialer Diagnostik und Intervention. In ihrer Summe muss Diagnostik – bei aller Komplexitätsanforderung – auf eine Strukturierung der Informationen hinauslaufen. Die in Abbildung 4 dargestellten Koordinaten psychosozialer Diagnostik und Intervention (Pauls 2013b, S. 205–211) ermöglichen eine systematische Problem- und Ressourcenanalyse auf der Basis unterschiedlicher, einander ergänzender – in den vorherigen Abschnitten dargestellter – diagnostischer Daten (vgl. Abb. 4, folgende Seite). Die Koordinaten stellen ein strukturierendes und ordnendes Orientierungsmodell für die gesamte Interventionsplanung dar. Die zentralen Aspekte der im soeben dargestellten Prozessverlauf gewonnenen komplexen Informationen lassen sich mithilfe der Koordinaten gezielt auswählen, sozusagen als »diagnostisches Substrat« aus den bisher gewonnenen Informationen. Insgesamt ermöglicht dieses Vorgehen die Klärung der Frage, welche Hilfebereiche in der Dimension »Klient:in – primäres soziales System« bearbeitet werden sollten, mit welchen Ressourcen hier gearbeitet werden kann und welche Defizite auf die Notwendigkeit von spezifischer Unterstützung verweisen. Aus den einzelnen Punkten kann eine Reihe von Interventionsimpulsen erarbeitet werden, die jeweils Ressourcen stärken und Defizite abbauen helfen. Aus diesen –

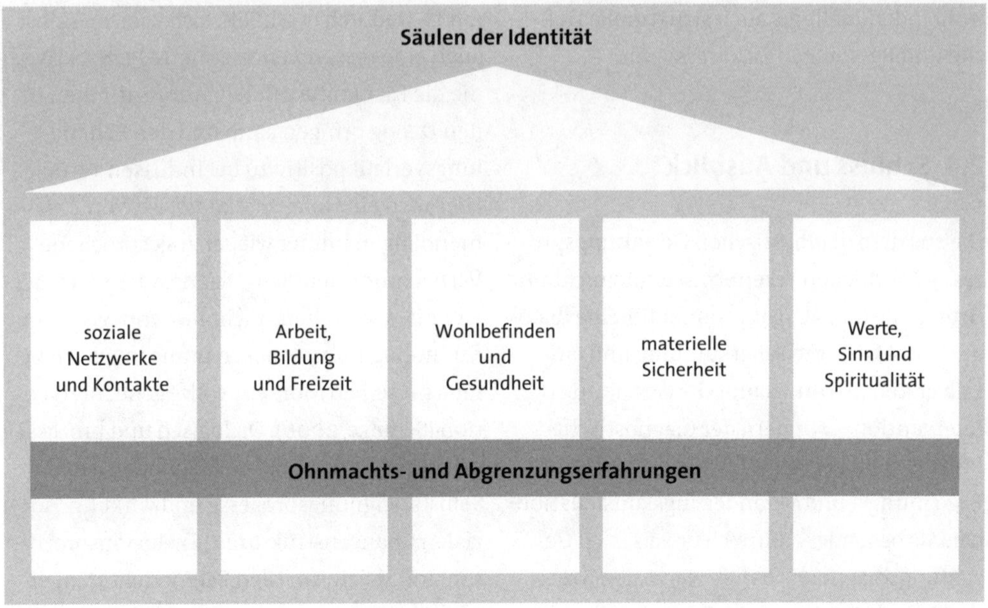

Abb. 3: Säulen der Identität (eigene Darstellung in Anlehnung an Petzold et al., 2000, S. 486; vgl. auch Große & Gahleitner, 2023, S. 117; Große et al., 2023, S. 87)

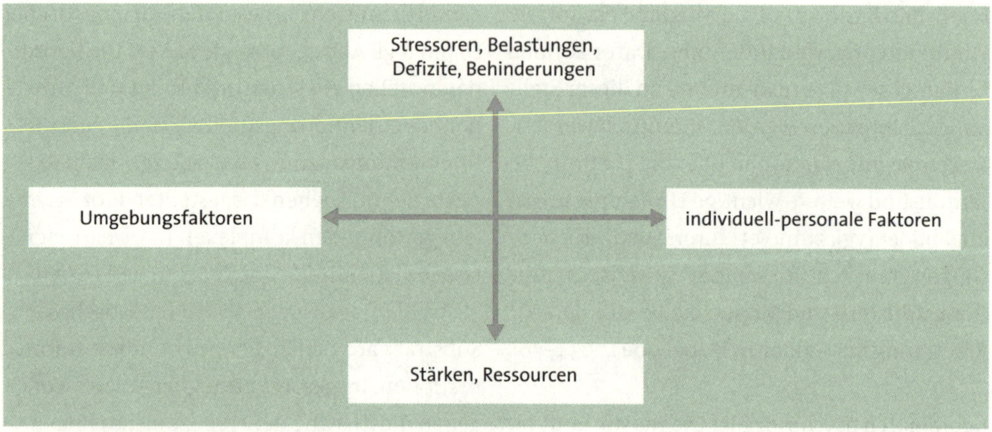

Abb. 4: Koordinaten psychosozialer Diagnostik und Intervention (eigene Darstellung in Anlehnung an Pauls, 2013b, S. 209)

zunächst ungeordneten – Interventionsimpulsen können anschließend in einer Fallbesprechung oder in Hilfeplanüberlegungen Prioritätenlisten entstehen, und es kann ein Drei- oder Mehrschritteprogramm für die nächste Interventionsphase entwickelt werden, z. B. in einem Hilfeplan. Auf diese Weise wird dem Anspruch Rechnung zu tragen, sowohl individuelle als auch strukturelle Defizite und Ressourcen zu adressieren.

2.4 Schluss und Ausblick

Die aus dem diagnostischen Gestaltungsprozess gewonnenen Erkenntnisse sind nicht nur Grundlage und Ausgangspunkt für eine dialogisch strukturierte Fallerkundung und ein Fallverstehen – und damit die Gestaltung der Intervention –, sondern der diagnostische Prozess stellt bereits selbst eine dialogische Begegnungs- und Veränderungskonstellation dar. Als besonders hilfreich erweist sich Gestaltungsdiagnostik daher, wenn sie prozessual begriffen wird, als Ausgangspunkt also eine vergangene Lage gewählt und diese dann mit der heutigen aktuellen Situation der Klientel verglichen wird bzw. im Verlauf der Hilfegestaltung weitere Erhebungszeitpunkte eingeplant sind. Zu Beginn wie auch im Verlauf der jeweiligen Maßnahme wird so untersucht, »was der Fall ist« (Pauls, 2013b, S. 200), aber auch, wie sich der Fall im Prozess entwickelt, was also verändert, ergänzt werden muss (ebd.). Dadurch erschließt sich wie von selbst auch eine ressourcenorientierte Perspektive, die die Fachkräfte mit den Adressat:innen in den Dialog bringen kann und den Behandlungsverlauf positiv zu beeinflussen vermag. Hier wird eine alte, in rekonstruktiven Zusammenhängen immer wieder angesprochene Verflechtung deutlich: Diagnostik ist an jeder Stelle des Vorgehens nicht nur Voraussetzung für Intervention, sondern immer zugleich bereits im selben Moment vollzogene Intervention (Schulze, 2006). Dialogisch und prozessorientiert fördert soziale Diagnostik damit Selbstaneignungsprozesse und wirkt (un)sozialen Chancenstrukturen, Exklusionsprozessen und psychosozialen Beeinträchtigungen entgegen.

Interessant für das trotz historischer Verwurzelung noch recht junge diagnostische Vorgehen im psychosozialen Bereich ist daher, wie die Adressat:innen und die im Feld stehenden Fachkräfte die Vorgehensweise erfahren und erleben. Von 2019 bis 2022 wurde dazu ein Projekt des Bundesministeriums für Bildung und Forschung (BMBF) mit jungen geflüchteten Menschen durchgeführt (vgl. für Details zu Projekt und methodischem Vorgehen Große et al., 2023; alle Zitate sind dem dortigen Bericht entnommen). Die Aussagen der interviewten jungen Menschen betonen neben der Produktivität des integrativen Modells vor allem die Bedeutung der Vertrauens-, Beziehungs- und Antidiskriminierungsdimension.

So zeigt Anon (Namen im Fallbeispiel jeweils geändert) auf, wie brüchig das Vertrauen zu Beginn der Zusammenarbeit sein kann: »Viele Leute […] kommen hier als Flüchtlinge. Die vertrauen nicht jeder Person, solche Sachen zu erzählen. Und die behalten das für sich, und […] irgendwann hast du so viel Problem, dass du nur an Selbstmord denkst.« Rückblickend auf den diagnostischen Prozess sagt er jedoch: »Wenn du jemandem vertraust, und du redest so was, ich finde für mich, ist sehr gut, wirklich«. Dazu beigetragen haben die Fachkräfte z. B., indem sie dem jungen Menschen Deutungs- und Kontrollmöglichkeiten bewusst übergeben haben. James erzählt: »Er hat mir immer wieder gezeigt, dass ich den Gespräch führe, nicht er […], hat mir sehr, sehr gefallen, weil er hat mich nicht so sehr […] gedrängt.« »Ich habe gefühlt, dass sie mich wirklich verstanden hat«, sagt auch Antonia. Amira ist wichtig, dass sie die Kontrolle über die Dokumentation behält: »Dann, ja, haben wir halt meine Sachen da reingeschrieben.« Auf diese Weise kommt es während der Diagnostik zu wichtigen Selbstaneignungs- und Selbstgestaltungsprozessen: »Man lernt sich selber kennen«, erläutert Sido, »man hat sein Leben im Griff sozusagen.« Saifis Aussage zeigt, dass das keineswegs selbstverständlich ist: »Diese Projekt hat […] meine Erinnerung wieder gekommen, weil es kam so schwierige Zeit und gute Zeit […], dass ich gesehen das oder erlebt das; es war so, manche Worte konnte ich wirklich nicht so beschreiben, weil es mir so schwer war.«

Abschließend soll besonders die Bedeutung der Falsifikation im Prozess der psychosozialen Diagnostik betont werden. Die geschilderte Vorgehensweise bedarf einer Sammlung von vielen forschungs- und praxisgenerierten Hinweisen und Argumenten, die jeweils das Gegenteil der zentralen Annahmen und Hypothesen von Fachkraft und Klientel belegen könnten. So kann der Versuch, bisherige Annahmen »zu falsifizieren, […] zu einer höheren Zuverlässigkeit und Gültigkeit der ursprünglichen Ergebnisse führen« (Heiner, 2013, S. 31). Zentral dabei ist die Berechtigung der Gegenargumente der Klient:innen, jedoch auch der Kolleg:innen. In dieser Weise durchgeführt, erweist sich das Vorgehen als eine wesentliche Unterstützung für die Hilfeplanung und -gestaltung und erlaubt einen äußerst flexiblen Umgang mit einer Reihe weiterer diagnostischer Instrumente, die sich für spezifische Zielgruppen besonders eignen. Auch der Aufwand lässt sich gut an die jeweiligen Bedarfe anpassen – und ermöglicht eine systematisch geplante, begründbare wirkungsvolle Intervention. Das offene und narrative Vorgehen der rekonstruktiven Verfahren bedarf allerdings auch eines verantwortungsbewussten Umgangs: Fachkräfte benötigen umfassende theoretische und methodische Kompetenzen. Dann allerdings entfaltet es auch eine spürbare Wirkung, so die Interviewten.

> Anon beschreibt, wie sich seine Belastung bereits durch den diagnostischen Prozess veränderte: »Wenn viel Sache du das in deine Körper […] behaltet hast, irgendwann wird so wie Atome: Du explodiert auf einmal so […], aber seitdem schlafe ich […] besser als früher.«

2.5 Literatur

Ader S. & Schrapper C. (Hrsg.) (2022). *Sozialpädagogische Diagnostik und Fallverstehen in der Jugendhilfe*. 2., überarb. Aufl. München: Ernst Reinhardt.

Alheit P. (2020). Biografizität. In: Schinkel S., Hösel F., Köhler S.-M., König A., Schilling E., Schreiber J., Soremski R. & Zschach M. (Hrsg.). *Zeit im Lebensverlauf. Ein Glossar*. Bielefeld: Transcript, 87–92.

Bourdieu P. (2015). Ökonomisches Kapital, kulturelles Kapital, soziales Kapital. In: Bourdieu P. (Hrsg.). *Schriften zu Politik & Kultur*. Bd. 1: *Die verborgenen Mechanismen der Macht*. Durchges. Neuaufl. d. Erstaufl. 1992. Hamburg: VSA, 49–80 (französisches Original 1979).

Buttner P. (2010). Diagnostische Ansätze, Verfahren und Instrumente – eine Orientierung für die Soziale Arbeit. *Archiv für Wissenschaft und Praxis der sozialen Arbeit*, 41 (4), 4–13.

Buttner P., Gahleitner S. B., Hochuli Freund U. & Röh D. (2018). Soziale Diagnostik. Eine Einführung. In: Buttner P., Gahleitner S. B., Hochuli Freund U. & Röh D. (Hrsg.). *Handbuch Soziale Diagnostik. Perspektiven und Konzepte für die Soziale Arbeit*. Berlin: DV, 11–31.

Cournoyer B. R. (2011). *The social work skills workbook*. 6. Aufl. Pacific Grove, CA: Brooks/Cole.

DIMDI (Deutsches Institut für Medizinische Dokumentation und Information) (Hrsg.) (2020). *Internationale statistische Klassifikation der Krankheiten und verwandter Gesundheitsprobleme. 10. Revision. German Modification. Version 2020*. Köln: DIMDI.

Dilthey W. (1990). Ideen über eine beschreibende und zergliedernde Psychologie. In: Dilthey W. (Hrsg.). *Gesammelte Schriften*. Bd. 5: *Die Geistige Welt. Einleitung in die Philosophie des Lebens*. Erste Hälfte: *Abhandlungen zur Grundlegung der Geisteswissenschaften*. 8. Aufl. Stuttgart: Teubner, 139–240 (Original 1894).

Engel G. L. (1979). Die Notwendigkeit eines neuen medizinischen Modells: Eine Herausforderung der Biomedizin. In: Keupp H. (Hrsg.). *Normalität und Abweichung. Fortsetzung einer notwendigen Kontroverse*. München: Urban & Schwarzenberg, 63–85 (englisches Original 1977).

Engel G. L. (1980). The clinical application of the biopsychosocial model. *The American Journal of Psychiatry*, 137 (5), 535–544.

Felitti V. J. (2002). Belastungen in der Kindheit und Gesundheit im Erwachsenenalter: die Verwandlung von Gold in Blei. *Zeitschrift für Psychosomatische Medizin und Psychotherapie*, 48 (4), 359–369.

Gahleitner S. B. (2020). *Professionelle Beziehungsgestaltung in der psychosozialen Arbeit und Beratung*. 2., überarb. u. erw. Aufl. Tübingen: DGVT.

Gahleitner S. B. (2021). *Das pädagogisch-therapeutische Milieu in der Arbeit mit Kindern und Jugendlichen. Trauma- und Beziehungsarbeit in stationären Einrichtungen*. 3., aktual. Aufl. Köln: Psychiatrie-Verlag.

Gahleitner S. B. & Dangel L. (2018). Lebensweltdiagnostik anhand der Säulen der Identität. In: Buttner P., Gahleitner S. B., Hochuli Freund U. & Röh D. (Hrsg.). *Handbuch Soziale Diagnostik. Perspektiven und Konzepte für die Soziale Arbeit*. Berlin: DV, 359–364.

Gahleitner S. B. & Pauls H. (2013). Biopsychosoziale Diagnostik als Voraussetzung für eine klinisch-sozialarbeiterische Interventionsgestaltung: Ein variables Grundmodell. In: Gahleitner S. B., Hahn G. & Glemser R. (Hrsg.). *Psychosoziale Diagnostik*. Köln: Psychiatrie-Verlag, 61–77.

Gahleitner S. B. & Pauls H. (2022). Psychosoziale Diagnostik. In: Deutscher Verein für öffentliche und private Fürsorge (DV) (Hrsg.). *Fachlexikon der Sozialen Arbeit*. 9., völlig überarb. u. aktual. Aufl. Berlin: DV, 694–695.

Gahleitner S. B. & Weiß W. (2016). Traumapädagogisches diagnostisches (Fall-)Verstehen. In: Weiß W., Kessler T. & Gahleitner S. B. (Hrsg.). *Handbuch Traumapädagogik*. Weinheim: Beltz, 262–271.

Gahleitner S. B., Zimmermann D. & Zito D. (2017). *Psychosoziale und traumapädagogische Arbeit mit geflüchteten Menschen*. Göttingen: Vandenhoeck & Ruprecht.

Gahleitner S. B., Pauls H. & Glemser R. (2018). Diagnostisches Fallverstehen. In: Buttner P., Gahleitner S. B., Hochuli Freund U. & Röh D. (Hrsg.). *Handbuch Soziale Diagnostik. Perspektiven und Konzepte für die Soziale Arbeit*. Berlin: DV, 117–127.

Gloger-Tippelt G. (2016). *Bindung im Erwachsenenalter. Ein Handbuch für Forschung und Praxis*. 3. Aufl. Bern: Hogrefe.

Große L. & Gahleitner S. B. (2023). Diagnostisches Fallverstehen mit geflüchteten (jungen) Menschen. In: Brandmaier M., Bräutigam B., Gahleitner S. B. & Zimmermann D. (Hrsg.). *Geflüchtete Menschen psychosozial unterstützen und begleiten. Ein Handbuch*. Göttingen: Vandenhoeck & Ruprecht, 110–121.

Große L., Ebinger S., Wintzer L. I., Golatka A., Jaquet R., Riep M. & Gahleitner S. B. (2023). *»Diagnostisches Fallverstehen« bei jungen geflüchteten Menschen – ein zielgruppenspezifisches Diagnostikmodell für die psychosoziale Praxis*. Höchberg: ZKS.

Hanses A. (2005). AdressatInnenforschung in der Sozialen Arbeit – Zwischen disziplinärer Grundlegung und Provokation. In: Schweppe C. & Thole W. (Hrsg.). *Sozialpädagogik als forschende Disziplin. Theorie, Methode, Empirie*. Weinheim: Juventa, 185–200.

Heiner M. (2010). Diagnostik in der Sozialen Arbeit: Zielsetzung, Gegenstand und Dimensionen. *Archiv für Wissenschaft und Praxis der sozialen Arbeit*, 41 (4), 14–28.

Heiner M. (2011). Diagnostik in der Sozialen Arbeit. In: Otto H.-U. & Thiersch H. (Hrsg.). *Handbuch Soziale Arbeit. Grundlagen der Sozialarbeit und Sozialpädagogik*. 4., völlig neu bearb. Aufl. München: Ernst Reinhardt, 237–250.

Heiner M. (2013). Wege zu einer integrativen Grundlagendiagnostik in der Sozialen Arbeit. In: Gahleitner S. B., Hahn G. & Glemser R. (Hrsg.). *Psychosoziale Diagnostik*. Bonn: Psychiatrie-Verlag, 18–34.

Hochuli Freund U. & Stotz W. (2021). *Kooperative Prozessgestaltung in der Sozialen Arbeit. Ein methodenintegratives Lehrbuch*. 5., aktual. u. erw. Aufl. Stuttgart: Kohlhammer.

Karls J. N. & Wandrei K. E. (2008). *Person-In-Environment system. The PIE classification system for social functioning problems*. 2., überarb. Aufl. Washington, DC: NASW.

Kindler M.-L. & Stitz A. (2013). Klinisch-sozialarbeiterische Diagnostik im Bereich schizophrener Erkrankungen – eine Falldarstellung. In: Gahleitner S. B., Hahn G. & Glemser R. (Hrsg.). *Psychosoziale Diagnostik*. Bonn: Psychiatrie-Verlag, 169–184.

Klüsche W. (1999). Zum Gehalt der für die Bestimmung des Gegenstandes Sozialer Arbeit verwendeten Begriffe. In: Klüsche W. (Hrsg.). *Ein Stück weitergedacht ... Beiträge zur Theorie und Wissenschaftsentwicklung der Sozialen Arbeit*. Freiburg: Lambertus, 44–49.

Loch U. & Schulze H. (2010). Biografische Fallrekonstruktion im handlungstheoretischen Kontext der Sozialen Arbeit. In: Thole W. (Hrsg.). *Grundriss Soziale Arbeit. Ein einführendes Handbuch*. 3., überarb. u. erw. Aufl. Wiesbaden: VS, 687–706.

Märtens M. (1997). *Psychotherapie im Kontext: soziale und kulturelle Koordinaten therapeutischer Prozesse*. Heidelberg: Asanger.

Mecheril P. (2013). »Kompetenzlosigkeitskompetenz«. Pädagogisches Handeln unter Einwanderungsbedingungen. In: Auernheimer G. (Hrsg.). *Interkulturelle Kompetenz und pädagogische Professionalität*. 4., durchges. Aufl. Wiesbaden: VS, 15–35.

Pantuček-Eisenbacher P. (2019). *Soziale Diagnostik. Verfahren für die Praxis Sozialer Arbeit*. 4., überarb. u. aktual. Aufl. Göttingen: Vandenhoeck & Ruprecht.

Pauls H. (2013a). Das biopsychosoziale Modell – Herkunft und Aktualität. *Resonanzen*, 1 (1), 15–31.

Pauls H. (2013b). *Klinische Sozialarbeit. Grundlagen und Methoden psycho-sozialer Behandlung*. 3., unveränd. Aufl. Weinheim: Beltz Juventa.

Petzold H. G., Wolf H. U., Landgrebe B., Josič Z. & Steffan A. (2000). »Integrative Traumatherapie« – Modelle und Konzepte für die Behandlung von Patienten mit »posttraumatischer Belastungsstörung«. In: van der Kolk B. A.,

McFarlane A. C. & Weisaeth L. (Hrsg.). *Traumatic Stress. Grundlagen und Behandlungsansätze. Theorie, Praxis und Forschung zu posttraumatischem Streß sowie Traumatherapie.* Paderborn: Junfermann, 445–549.
Possehl K. (2004). Struktur und Logik professioneller diagnostischer Informationsarbeit in der Sozialen Arbeit. Theoretische Vorklärungen. *Archiv für Wissenschaft und Praxis der sozialen Arbeit*, 35 (3), 29–67.
Richmond M. E. (1917). *Social diagnosis.* New York: Sage.
Röh D. (2010). Klassifikation in der Sozialen Arbeit – Vorschlag eines gegenstands- und funktionsbasierten Rahmens. *Archiv für Wissenschaft und Praxis der sozialen Arbeit*, 41 (4), 44–54.
Röh D. (2013). Klassifikatorische soziale Diagnostik als Baustein professioneller Klinischer Sozialarbeit. In: Gahleitner S. B., Hahn G. & Glemser R. (Hrsg.). *Psychosoziale Diagnostik*. Bonn: Psychiatrie-Verlag, 80–93.
Röper G. & Noam G. (1999). Entwicklungsdiagnostik in klinisch-psychologischer Therapie und Forschung. In: Oerter R., Hagen C. v., Röper G. & Noam G. (Hrsg.). *Klinische Entwicklungspsychologie. Ein Lehrbuch.* Weinheim: Beltz-PVU, 240–269.
Rosenthal G. (2002). Biographisch-narrative Gesprächsführung. Zu den Bedingungen heilsamen Erzählens im Forschungs- und Beratungskontext. *Psychotherapie und Sozialwissenschaft*, 4 (3), 204–227.
Salomon A. (2004). Soziale Diagnose. In: Salomon A. (Hrsg.). *Frauenemanzipation und soziale Verantwortung. Ausgewählte Schriften.* Bd. 3: *1919–1948*. Neuwied: Luchterhand, 255–314 (Original 1926).
Schulze H. (2006). Biografietheoretische Konzeptualisierung als soziale und geschichtliche Dimensionierung des Psychischen. *Klinische Sozialarbeit*, 2 (2), 10–12.
Schuntermann M. F. (2022). *Einführung in die ICF. Grundkurs, Übungen, offene Fragen*. 6. Aufl. Landsberg: Ecomed.
Sommerfeld P., Dällenbach R. & Rüegger C. (2010). Entwicklung durch Kooperation. Instrumente und Verfahren der Sozialen Arbeit in der Psychiatrie – Einblicke in ein kooperatives Forschungs- und Entwicklungsprojekt. *Schweizerische Zeitschrift für Soziale Arbeit*, 5 (8–9), 8–34.
Völter B., Gahleitner S. B., Voß S. & Cornel H. (Hrsg) (2020). *Professionsverständnisse in der Sozialen Arbeit*. Weinheim: Beltz Juventa.
WHO (World Health Organization) (1992). *International statistical classification of diseases and related health problems.* 10. Rev. ICD-10. Bern: Huber.
WHO (World Health Organization) (2001). *The World Health Report 2001. Mental health: new perspectives, new hope*. Genf: WHO. Im Internet: https://apps.who.int/iris/bitstream/handle/10665/42390/WHR_2001.pdf (Zugriff: 31. 05. 2023).
WHO (World Health Organization) (2022). *ICD-11. International statistical classification of diseases and related health problems. 11th revision.* Genf: WHO. Im Internet: https://icd.who.int/en/ (Zugriff: 31. 05. 2023).

SILKE BIRGITTA GAHLEITNER, MARTIN KÜHN, KATHARINA PURTSCHER-PENZ, CHRISTINA ROTHDEUTSCH-GRANZER, THOMAS WAHLE UND WILMA WEISS

3. Beziehungs- und Milieuarbeit in Traumapädagogik, Traumaberatung und Traumatherapie

3.1 Einleitung

»Wenn es etwas gibt, über das [...] Einigkeit besteht, dann dies: Keine gute Therapie ohne gute therapeutische Beziehung!« (Borg-Laufs & Hungerige, 2016, S. 53). Tatsächlich kann das Beziehungsgeschehen in der Psychotherapie als das Merkmal des Therapieprozesses bezeichnet werden, dessen Einfluss auf das Therapieergebnis am besten gesichert ist (Grawe et al., 1994; Bachelor & Horvath, 1999; Orlinsky et al., 1994; aktueller Überblick: Crits-Christoph & Conolly Gibbons, 2021; vgl. auch Baier et al., 2020; Flückiger et al., 2019). In der Traumatherapie wird »die Bedeutung einer positiven therapeutischen Beziehung für den Therapieerfolg« (Kap. F5 in diesem Band) spezifisch im Bereich der Stabilisierungsarbeit hervorgehoben, und zwar insbesondere im Komplextraumabereich, »bei Patient:innen, bei denen aufgrund einer interpersonellen Traumatisierung der Aufbau einer vertrauensvollen Beziehung erschwert ist« (ebd.; vgl. z. B. Cloitre, 2009; Weber et al., 2021).

Aus einer anderen Richtung haben sich zu Beginn des 20. Jahrhunderts milieutherapeutische und -pädagogische Konzepte mit dieser »Grundbedingung von Hilfeprozessen« befasst und für die traumapädagogische und traumaberaterische Arbeit Bedeutung erlangt (vgl. u. a. Aichhorn, 2005 [1925]; Bettelheim, 2007 [1950]; Redl, 1971; Redl, 1978; vgl. auch Hauser, 2012). Forschungsergebnisse im Bereich der Traumapädagogik und Traumaberatung weisen dem Beziehungs- und hier besonders dem Einbettungs- und Milieugeschehen eine zentrale Bedeutung im Wirkungsgeschehen zu (vgl. u. a. Gahleitner et al., 2015b; Krautkrämer-Oberhoff et al., 2014; Schmid, 2016; Wesenberg et al., 2019; Zimmermann, 2015; Zimmermann, 2016) und knüpfen damit an ein bereits gut erforschtes Gebiet zu sozialen Unterstützungsprozessen in der psychosozialen Arbeit an (Gahleitner & Homfeldt, 2019; Kupfer & Nestmann, 2016; Nestmann, 2010; Nestmann, 2021). In den Curricula der zugehörigen Weiterbildungen nehmen soziale Stabilisierung und Milieuorientierung daher eine zentrale Stellung ein.

Traumapädagogik ist damit nicht nur die konsequente Umsetzung der Erkenntnisse der Psychotraumatologie im psychosozialen und pädagogischen Bereich, sie bringt auch selbst bindungs- und traumaorientiertes Wissen über förderliche Milieus und über pädagogische Traditionen (Weiß, 2016) zur Bewältigung herausfordernder Lebensumstände in den psychosozialen Diskurs ein (vgl. Gahleitner et al., 2023a; Kühn, 2017; Weiß & Gahleitner, 2020). Dabei lässt sich immer wieder feststellen, dass sich insbesondere das Konzept der Einbettungs- und Milieuarbeit auch für das therapeutische Geschehen als hilfreich erweisen kann. Im Folgenden soll es in Bedeutung, Herkunft und Durchführung reflektiert werden.

3.2 Wozu Beziehungs- und Milieuarbeit?

Die »komplexe Traumafolgestörung« (Maercker, 2019; Reddemann & Wöller, 2019; Sack et al., 2022), »Traumaentwicklungsstörung« (Schmid et al., 2010, 2020) oder »Entwicklungstraumastörung« (van der Kolk, 2009) ist durch starke psychische Fragmentierung sowie Dissoziations- und Abspaltungstendenzen gekennzeichnet: eine ursprüngliche Überlebensstrategie, die sich fortsetzt, obwohl sie inzwischen ihre Funktion verloren hat. Es hängt jedoch stark von der Art, den Umständen, dem Entwicklungsstand des Opfers und der Dauer der Traumatisierung ab, wie sich die Folgeerscheinungen und die Bewältigung gestalten. Als größter Einflussfaktor gilt, ob es vor, während und nach den traumatischen Erfahrungen stabile Bindungs- und Einbettungsverhältnisse (vgl. Kap. A8 in diesem Band; vgl. u.a. zusammenfassend Brisch, 2022; Gahleitner, 2020; Gahleitner, 2021; Schröder et al., 2023) gegeben hat. Man unterscheidet »einfache« Typ-I-Traumata (eher abgrenzbare einmalige Ereignisse) von komplexeren Typ-II-Traumaformen (wiederholt und im sozialen Nahraum stattfindende Ereignisse; vgl. Terr, 1991).

In Fällen früher Gewalteinwirkung auf Kinder beispielsweise, in denen das lebenswichtige Bedürfnis, sich einer wichtigen Bezugsperson zu nähern, mit Gewalt beantwortet wird, entsteht ein Doublebind: einerseits das existentielle Bedürfnis, sich der Bezugsperson zu nähern, andererseits die Erfahrung, dort nicht sicher oder gar bedroht zu sein. Diese Situation führt zu einer noch stärkeren Suche nach Bindung – ein Teufelskreis entsteht, der impliziert, dass solche Kinder häufig eine starke, aber äußerst maligne Bindung entwickeln (Grossmann & Grossmann, 2021, S. 50, 299). Auf diese Weise kommt es zu »desorganisierten Bindungsmustern« (vgl. z.B. Brisch, 2022, S. 61–73). Bindungen in Gewaltverhältnissen können daher eine besonders intensive und destruktive Qualität annehmen und sich in der Folge auch in »desorganisierten« Hilfeleistungen widerspiegeln. Es kommt u.a. zu Therapie- und Jugendhilfeabbrüchen, Obdachlosigkeit, Verwahrlosung (Cornel et al., 2023; Gahleitner & Weiß, 2022; Schleiffer & Gahleitner, 2010).

Insbesondere komplex traumatisierte Menschen sind daher auf stabile psychosoziale Geborgenheit als positive Gegenhorizonte aus dem Hilfesystem angewiesen (Gahleitner, 2017; Gahleitner, 2020; vgl. auch das Konzept der sequentiellen Traumatisierung nach Keilson, 2005 [1979]). In der Bindungstheorie bezeichnet man die Möglichkeit, durch Alternativerfahrungen im späteren Lebensverlauf desorganisierte Bindungsstrukturen und traumatische Belastungen abzuschwächen und wieder mehr Bindungssicherheit zu erwerben, als »earned security« (Main & Goldwyn, 1988, S. 113). Bereits Bowlby (2021 [1988], S. 35, 48) betonte die Bedeutung der professionellen Bindungsbeziehung sowie ihre Funktion als sichere Basis für freies Explorieren und Veränderungsprozesse: Hierdurch werden konstruktive Lernerfahrungen ermöglicht und negative Bindungserfahrungen können revidiert werden. Als erster Vertreter aus dem therapeutischen Spektrum formulierte Rogers (1957, 2020 [1959], 1967) eine umfassende wachstumsfördernde Beziehung als notwendige und hinreichende Grundbedingung von Hilfeprozessen.

Das Mentalisierungskonzept (Fonagy et al., 2022) gibt inzwischen genaueren Aufschluss über die Feinstruktur dieser Veränderungsprozesse in der – lebenslangen – Entwicklung. Zentral in diesen Konzepten ist die aufrichtige menschliche Begegnung als Alternativerfahrung zur bisherigen Beziehungsverunsicherung, eine »gemeinsame Ko-Konstruktion« (Grossmann & Grossmann, 2021, S. 458), diesmal mit einer vertrauenswürdigen Person. Es kommt zu einer »Art Wiederholung und Neustrukturierung defizitärer Kindheitserfahrungen« (Sander, 1999, S. 53). Dafür jedoch sind möglichst viele Alternativ-Erfahrungen erforderlich, d. h. möglichst viele Räume des Verstehens und eines immer wieder neuen Anknüpfens an konstruktive Veränderungsmöglichkeiten. Aus der Psychotherapieforschung ist – wie bereits oben beschrieben – seit Jahrzehnten bekannt, dass »korrigierende emotionale Erfahrungen« (Cremerius, 1979, S. 588–590) den Erfolg professioneller Begleitung maßgeblich beeinflussen (vgl. auch Alexander & French, 1946, S. 66–70), die Erkenntnisse sind dort jedoch stark auf die Dyade aus Therapeut bzw. Therapeutin und Klient bzw. Klientin begrenzt.

Bindungskompetente Interaktionen stellen jedoch auch im Rahmen umfassenderer sozialer Unterstützungsprozesse (Gahleitner & Homfeldt, 2019; Gahleitner et al., 2023b; Nestmann, 2010; Nestmann, 2021) in Traumatherapie, -beratung und -pädagogik einen Mikrokosmos von Veränderungspotentialen zur Verfügung, der Neuerschließungen und (Neu-)Strukturierungen fördert. Soziale Unterstützung stellt eine »zentrale Bedingung der Sicherung von Gesundheit, der Verbesserung von Wohlbefinden und der Förderung von Lebensführung und Lebensbewältigung« (Nestmann, 2010, S. 3) dar. Inzwischen wird soziale Unterstützung in »emotionale, praktisch materielle, informative oder interpretative Unterstützung« (Kupfer & Nestmann, 2015, S. 151; vgl. auch Weinhold & Nestmann, 2012) unterteilt. Laireiter (2009) unterscheidet in ähnlicher Weise zwischen sozialer Unterstützung als Ressource, Information, unterstützendem Verhalten und Bedürfnisbefriedigung (S. 85 f.). Soziale Unterstützung ermöglicht eine besser gelingende Lebensführung; sie fördert zugleich auch die Gesunderhaltung und Problembewältigungskapazität und hilft damit, Unsicherheit, Krisen und Störungen zu überwinden bzw. ihnen vorzubeugen (vgl. Weinhold & Nestmann, 2012). Diese Tatsache ist inzwischen durch mehrere Jahrzehnte der Forschung gut belegt (vgl. u. a. Klärner et al., 2020; Kupfer & Nestmann, 2015; Nestmann, 2013, 2000, 2004, 2010, 2021; Röhrle, 1994; Vaux, 1988).

Entlang dieser Überlegungen entfaltet sich eine bedeutende Chance von Therapie-, Beratungs- und Begleitungsprozessen nach einem Trauma. Dazu jedoch »braucht es Milieus, in denen sich das an Selbstwert, Kontrollerfahrung und Selbstregulierung entfalten kann, was früher versagt blieb« (Böhnisch, 2016a, S. 109).

3.3 Historie der Milieuarbeit

Milieutherapeutische Konzeptionen haben eine lange Geschichte (Überblick: Dörr, 2018; Böhnisch, 2023; Gahleitner & Weiß, 2022). Zu

Beginn des 20. Jahrhunderts verdichteten sich Überlegungen dazu in einer produktiven Synergie von Psychoanalyse und Pädagogik. Insbesondere Aichhorn (2005 [1925]), Bettelheim (2007 [1950], 1999 [1964], 1990 [1974]) und Redl (1971, 1978) prägten Begriff und inhaltliche Ausgestaltung (vgl. Kap. A8 in diesem Band). Die Überlegungen galten verhaltensauffälligen Kindern aus Elendsvierteln mit früh erworbenen Problemlagen, die im herkömmlichen Setting einer ambulanten oder stationären Psychotherapie nicht ausreichend behandelbar waren. Nach Redl (1971) haben alle Faktoren in der Lebensumwelt des Kindes heilsame Auswirkungen, das Geschehen wird daher bewusst in den natürlichen interpersonalen und alltäglichen Lebenskontext zurückverlegt (vgl. auch Hauser, 2012). Psychoanalytische Erkenntnisse wurden mit pädagogischen Erfahrungen zu einer Art »psychotherapeutischer Erziehung« im Alltag verknüpft. Das »Hauptinteresse gilt dabei jenen 23 Stunden, die außer der psychotherapeutischen Sitzung vom Tag noch verbleiben – denn es ist dann und dort, dass das Milieu am stärksten zur Wirkung kommt« (Trieschman et al., 1990, S. 23).

Als Herzstück der Arbeit gilt dabei ein »gemeinsam durchlebter, tiefenpsychologisch reflektierter und gestalteter Alltag« (Krumenacker, 2001, S. 18), der dem Beziehungs- und Interaktionsgeschehen und der Nachnährung die entscheidende Wirkung zuschreibt. Unter »Umwelt« wird im Zusammenhang milieutherapeutischer Überlegungen auch das Ambiente von Gebäuden, Räumen und Ausstattungen gefasst, das einen schützenden und Halt gebenden Rahmen etablieren soll. Redl (1971) forderte zudem bereits früh, dass die Maßnahmen spezifisch auf die jeweiligen Klientinnen und Klienten zugeschnitten sein und unter ihrer Beteiligung, also partizipativ, erfolgen müssten – ein Konzept, das Cohen (2017) unter der Überschrift »Alltag als Therapie« eindrucksvoll erweitert und beschrieben hat. Das »therapeutische Milieu« lässt sich somit als ein zusammenfassender Begriff für sämtliche Aspekte eines pädagogisch-therapeutischen Gesamtsystems verstehen (Becker, 2005).

Aktuellere Ausführungen zum therapeutischen Milieu finden sich fast ausschließlich im pädagogischen Bereich. Auch die Wurzeln des pädagogischen Milieubegriffs reichen weit zurück – bis in philosophische Überlegungen über die Struktur der Alltagswelt und die Verfasstheit sozialer Milieus (Schütz, 1971). Böhnisch (2016b) zufolge verweist der Begriff des Milieus auf ein »Konstrukt, in dem die besondere Bedeutung persönlich überschaubarer, sozialräumlicher Gegenseitigkeits- und Bindungsstrukturen – als Rückhalte für soziale Orientierungen und soziales Handeln« (S. 534) – in ein Konzept gegossen wird. Böhnisch (ebd., S. 536) formuliert dazu vier Dimensionen eines pädagogischen Milieus: eine personalverstehende Dimension, eine aktivierende, eine pädagogisch-interaktive und eine infrastrukturell orientierte Dimension im Sinne aktivierender sozialräumlich-lebensweltlicher Kontexte (vgl. bereits Böhnisch, 1994).

Auch Böhnisch (1994, 2016b; 2023, S. 49–67) zufolge sind es also Menschen, die Räume zu Sozialräumen werden lassen. Auf diese Weise können Chancen eröffnet werden, innerhalb der Gemeinschaft biografische Verletzungen zu aktualisieren und schonend im Rahmen des Alltags neue, alternative Lebenserfahrungen zu machen (Mollenhauer, 2004; Winkler, 1999). Die sensible institutionelle und räumliche Gestaltung bildet dabei ein bedeutsames ästhetisches Umfeld, entscheidend ist jedoch das Gefüge zwischenmenschlicher Beziehungen. Die Zielsetzungen des therapeutischen und des pädagogischen Milieus erinnern zudem an den in sozialpsychiatrischen Konzepten der 1970er Jahre gelebten gemeinsam gestalteten Alltag, in den alle therapeutischen Kräfte, die verschiedenen Angebote der Professionellen sowie die »Kraft der Gemeinschaft« in Form gegenseitiger Unterstützungsressourcen innerhalb des Gruppenprozesses einflossen (Bion, 2013 [1962]). Historisch betrachtet wie auch im Hinblick auf die aktuelle Praxis enthält die Bezeichnung »pädagogisch-therapeutisches Milieu« (Gaheitner, 2016, S. 57; 2021) die inhaltliche Ausgestaltung der Milieuarbeit daher in umfassendster Form.

3.4 Beziehungs- und Milieuarbeit in der Praxis

Wie soeben deutlich wurde, sind – insbesondere bereits früh in traumatisierende Verhältnisse eingebundene – Menschen existentiell auf soziale Ressourcen angewiesen (Gahleitner, 2017). Wie aber stellt man – auch über die Therapie- und Beratungsdyade hinaus – soziale Einbettung her? Auf jeden Fall ist dies nicht für eine Profession alleine zu leisten (Weiß et al., 2016).

Als Beispiel für ein interdisziplinär entwickeltes und interprofessionell einsetzbares Modell auf Basis dieser Erkenntnisse sei das »psychosoziale Interventionsmodell nach traumatischen Erfahrungen« erläutert. Während das Modell als »Drei-Phasen-Modell« (Herman, 2018, S. 171, 302; Lebowitz et al., 1993) in der Traumatherapie bereits häufig für verschiedene Einsatzbereiche ausdifferenziert wurde (vgl. u. a. Sack & Gromes, 2023, S. 133–136; Sack et al., 2007), haben erst in den letzten Jahren psychosozial ausgerichtete traumapädagogische Konzepte diese Überlegungen aufgegriffen und sie für den Beratungs-, Betreuungs- und Begleitungskontext umformuliert und erweitert (Basedow et al., 2024; Bausum et al., 2023; Gahleitner, 2021; Gahleitner & Weiß, 2022; Gahleitner et al., 2017; Kühn & Bialek, 2017; Weiß, 2021).

Das Modell basiert auf dem soeben ausgeführten grundlegenden Bindungs- und Einbettungsaspekt und verweist mit seinem Vorgehen auf die Gemeinsamkeiten und Unterschiede der verschiedenen Professionen in konstruktiver Zusammenarbeit. Selbstverständlich ist es nicht als starres Modell, sondern im Sinne eines flexiblen Umgangs damit konzeptualisiert.

In einer ersten *Phase der Stabilisierung* und Ressourcenerschließung versuchen die beteiligten Fachkräfte auf allen verfügbaren Ebenen innere wie äußere Sicherheit als Voraussetzung für alle weiteren Schritte aufzubauen (vgl. hier und im Folgenden Gahleitner & Rothdeutsch-Granzer, 2016). Dazu gehören vor allem der bindungs- und beziehungssensible Aufbau mindestens einer professionell gestalteten Alternativ-Beziehung und die Erschließung weiterer sozialer Ressourcen. In der Psychotherapie realisiert sich diese Sicherheit in einer behutsamen Gestaltung der dyadischen – nach außen geschützten – therapeutischen Beziehung. Das traumapädagogische Konzept des sicheren Ortes (Kühn, 2008) sieht die Gestaltung eines sicheren Ortes im pädagogischen Feld als Basis des Umgangs mit traumatisch belasteten Menschen vor. Kühn (2008) meint, das Wiedererlangen eines »inneren sicheren Ortes« brauche jedoch zunächst einen »äußeren sicheren Ort« (S. 323), d. h. verlässliche, einschätzbare und zu bewältigende Lebens- und Alltagsbedingungen (ebd.; vgl.

auch Hofer-Temmel & Rothdeutsch-Granzer, 2015; vgl. auch Weiß, 2021). Das bedeutet: Die Ressourcen müssen im Alltag gefunden und angewandt werden.

In Abgrenzung von der Psychotherapie präferieren Traumaberatung und Traumapädagogik daher bewusst nicht ein von der Außenwelt abgeschiedenes, dyadisches Setting. Denn gerade lebensgeschichtlich belastete komplex traumatisierte Menschen benötigen nicht nur einzelne Beziehungen, sondern umfassende Beziehungsnetzwerke aus einem ganzen Set stabiler Bindungsverhältnisse – bis hinein in Vernetzungssettings unter Hilfsinstitutionen (Weiß et al., 2016). Dabei müssen im Sinne einer psychosozialen Vernetzungsarbeit auch sogenannte tertiäre Netzwerkaspekte, also komplexe Interventionsnetzwerke unter Berücksichtigung rechtlicher, institutioneller und sozialräumlicher Aspekte, für einen konstruktiven Bewältigungsprozess geschaffen und gestaltet werden (vgl. das Konzept »schützender Inselerfahrungen« bei Gahleitner, 2021, S. 46; vgl. bereits Gahleitner, 2005, S. 63; Petzold et al., 1993, S. 200). Nur auf diese Weise gelingt die Herstellung »äußerer Sicherheit« – und damit die Basis für »innere Sicherheit« – als Voraussetzung für alle weiteren Schritte. Zu einem hohen Prozentsatz geht es bei der Arbeit mit – insbesondere komplex – traumatisierten Menschen daher um Stabilisierung und soziale Einbettung. Und diese finden im Alltag statt, unterstützt durch Beratung, Pädagogik, Pflege und Begleitung (Gebrande, 2021, S. 152–218; Hantke, 2015; Hantke & Görges, 2012, S. 103–109; Nestmann, 2013; Nestmann 2010).

In einer weiteren Phase – der *Auseinandersetzung mit dem Trauma* – versucht Psychotherapie behutsam, traumatische Erinnerungen unter Einbezug der emotionalen Komponenten zuzulassen, ohne dass die Betroffenen von den begleitenden Gefühlen überwältigt werden. Mit der kontrollierten Rekonstruktion des Traumas und dem Verständnis der Wirkung der vergangenen Erfahrung auf die momentanen Gefühle und Verhaltensweisen kann Schritt für Schritt ein differenzierterer Umgang mit Symptomen erarbeitet werden. Die – keineswegs in jedem Fall (sofort) mögliche – Integration des Unannehmbaren und Furchterregenden in das Selbstkonzept ermöglicht eine Rekonstruktion von Gefühlen und Gedanken, die mit dem Trauma im Zusammenhang stehen. In der Traumatherapie hat sich dafür eine Reihe von Verfahren etabliert, die sich zur Traumakonfrontation und -aufarbeitung eignen und in der Forschung bewährt haben (Flatten, 2011; Forbes et al., 2020; Schäfer et al., 2019). Durch den Einsatz traumakonfrontativer Verfahren kann es jedoch auch – insbesondere im Bereich komplexer Traumata – zu Überforderungen kommen (Sack et al., 2007; Sack & Gromes, 2023; Sack & Hausteiner-Wiehle, 2021).

Briere (1996) spricht daher von einem »therapeutischen Fenster« (»therapeutic window«; S. 113–116; vgl. auch Briere & Scott, 2015, S. 169–171), das in einem ausgewiesenen Schutzraum und zu passenden Zeitpunkten geöffnet oder aber geschlossen werden muss. Ähnlich diesen Überlegungen unterscheiden Traumaberatung und Traumapädagogik in diesem Zusammenhang im Komplextraumabereich »unterstützende und traumareflektierende« von »aufdeckenden« Interventionen (Weiß, 2021, S. 201 f.). Psychosoziale Traumaarbeit hat daher die verantwortungsvolle Aufgabe, für jene, denen die Therapiesettings zu hochschwellig sind, die Möglichkeiten eines Bewältigungsprozesses äußerst behutsam auszuloten. Fachgerecht begleitet entsteht für Betroffene darüber die Chance, andere Muster der Selbstwahrnehmung und damit konkrete Selbstheilungsmöglichkeiten zu entwickeln. Entscheidend ist für diesen Bereich, dass das Thematisieren belastender Inhalte »nicht nur den sprachlichen Akt, sondern vor allem auch den sozial-interaktiven Vorgang des Mitteilens und damit des Anknüpfens von Beziehungen bis hin zum Eintreten in soziale Netzwerke« (Böhnisch, 2016a, S. 22) meinen kann und sollte.

Die dritte Phase des Modells ist die *Reintegration:* Mehr Einblick in das eigene Geschehen und mehr Kontrolle über Gefühle und Erfahrungen zu bekommen sowie soziale Einbettung zu erfahren, ermutigt traumatisierte Menschen auch auf der Interaktions- und Handlungsebene zur Übernahme von mehr Verantwortung – nicht für die Erfahrungen selbst, jedoch für den Umgang damit und für das eigene Leben und das auf die Zukunft ausgerichtete Verhalten. Nach einer ausreichenden Stabilisierung und/oder Bearbeitung des Traumas kann daher in Therapie, Beratung wie Pädagogik eine Neuorientierung stattfinden, die konstruktiv in Wachstumsprozesse einmündet. An dieser Stelle sind für alle drei Hilfebereiche zahlreiche Verfahren und Vorgehensweisen entwickelt, aus denen sinnvoll ausgewählt werden sollte. Insbesondere ist hier auf Methoden aus einer kontextualisierenden Biografiearbeit zu verweisen (Überblick: Gahleitner, 2021, S. 87–91; Gahleitner & Weiß, 2016).

3.5 Die Bedeutung des gemeinsamen Verstehens

Die Voraussetzung für einen erfolgreichen Prozess entlang des vorgestellten Modells besteht darin, Gedanken und Gefühle, die durch traumatische Erfahrungen entstehen, professionell zu diagnostizieren, zu verstehen und anzunehmen. Der Prozess beginnt also bereits bei der Diagnostik. Nur ein mehrdimensionales, interprofessionelles Vorgehen kann ein kontext-, bindungs- und traumasensibles Verständnis ermöglichen. Zielsetzung muss eine lebens-, subjekt- und situationsnahe Diagnostik sein, ein »integratives diagnostisches Verstehen« (vgl. ausführlich Kap. F2 in diesem Band; vgl. auch Gahleitner & Weiß, 2016; an einem Fallbeispiel Gahleitner, 2021, S. 83–98) im interprofessionellen Gefüge, das für eine sorgfältige Abklärung der komplexen Problematiken verschiedenste Informationen aus der Psychodiagnostik wie der Biografie- und der Lebensweltdiagnostik zusammenfügt.

Entscheidend für Menschen aus herausfordernden Lebensumständen ist dabei jedoch die partizipative Haltung der Professionellen zur Diagnostik (Andreae de Hair et al., 2017; Überblick: Andreae de Hair et al., 2022; vgl. auch Kap. F2 in diesem Band): Es geht um Verstehen, vor allem um gemeinsames Verstehen. Herman (2018, S. 99) beschreibt das Gefühl, nicht normal zu sein, als ein zentrales Erleben traumatisierter Menschen: »Wer ein chronisches Trauma erlitten hat, fühlt sich unwiderruflich anders oder verliert jegliches Gefühl für sich selbst«. Die Korrektur dieses Gefühls ist zentraler Bestandteil von Traumabewältigung. Auf Grundlage einer Haltung, wonach Verhaltensweisen, auch selbst- und fremdschädigende, entwicklungslogische Gründe und Ursachen haben, können psychosoziale Fachkräfte und Menschen aus herausfordernden Lebensumständen ein Arbeitsbündnis schmieden. Es geht um das Verstehen des Gewordenseins, die Normalität der daraus entstandenen Überlebensstrategien und um ihre Regulation.

Ein Mädchen aus einer stationären Jugendhilfeeinrichtung beschreibt es so: »Das war eines der besten Erlebnisse und Erfahrungen meines Lebens. Es war ein Hammer-Gefühl, weil Wilma alles aufgegriffen und uns erklärt hat, wie wir es selber eigentlich kennen. Das hat gut getan. Ich weiß jetzt, dass ich normal bin, weil ich normal auf ›Un-Normales‹ reagiert habe. Ich habe mich bis dahin nicht getraut zu denken, dass ich normal bin. Und dann sagt das eine öffentlich. Bisher hatten mir alle gesagt, dass ich nicht normal sei, ins Heim müsse und nicht mehr bei meinen Eltern leben dürfe. Aber seither trage ich in mir: ›Hey, ich bin normal!‹ Das stärkt mich und lässt mich leichter leben« (Weiß & Sauerer, 2018, S. 14).

Letztlich geht es darum, entlang eines partizipativen Ansatzes das angeeignete Fachwissen beziehungsorientiert mit den Betroffenen zu teilen: Wissen über die neurophysiologischen Dynamiken, über die Bedeutung von Übertragungen, auch über Bindungserfahrungen und das Wissen über Dissoziation als Überlebensstrategie und Störung. Dieses Wissen bedarfsgerecht und beziehungsorientiert vermittelt zu bekommen und sich besser zu verstehen, setzt bei Betroffenen Energien frei, so dass sie sich besser regulieren können. »Ich schaffe es heute viel besser, weil ich verstehe, warum ich manchmal ausraste. Das Verstehen hilft mir, mich besser zu kontrollieren. Ich weiß, wie ich in bestimmten Situationen handeln muss. Das hilft mir, diese Situation schneller zu bewältigen als beispielsweise durch ein halbes Jahr Depression. Da verpass ich ja viel zu viel« (Sauer, 2016; zit. nach Vogel & Weiß, 2018, S. 78). Innerhalb eines vertrauensvollen Bindungsgefüges gemeinsam zu verstehen ist also eine wichtige Grundlage der Selbstregulation, die wiederum über die Möglichkeiten weiterer sozialer Teilhabe entscheidet, somit der Selbstbemächtigung dient und damit ein elementarer Teil des oben beschriebenen Milieus ist.

3.6 Schluss und Ausblick

Entlang dieses Modells lassen sich Bindungs- und Beziehungsarbeit sowie soziale Unterstützung und Netzwerkintervention nicht etwa nur als wichtige Aspekte in der Arbeit begreifen, sondern das ganze therapeutische, beraterische oder traumapädagogische Geschehen fließt durch die Qualität von Bindungs- und Beziehungsbezügen sowie durch die Erfahrung sozialer Unterstützungs- und Netzwerkprozesse hindurch, auf primärer, sekundärer wie tertiärer Ebene (Gahleitner, 2017; Nestmann, 2010). Bei Komplextraumata, insbesondere bei früh beginnenden und/oder sequentiell verlaufenden Formen (Keilson, 2005 [1979]), umfasst das Geschehen jedoch einen breiten Gegenstandsbereich: von Fachkenntnissen im Traumabereich über eine Erfassung der Bindungs- und Einbettungsverhältnisse- bis hin zu gesellschaftlichen Faktoren der Ungleichheit, Diskriminierung und anderer »krank machender« Aspekte. In interprofessioneller Kooperation kann für Betroffene so ein umfassendes Hilfespektrum entstehen.

Arbeit entlang des »pädagogisch-therapeutischen Milieus« hat demnach die Aufgabe, traumatisierte Menschen inmitten ihres alltäglichen Lebensumfeldes (Schulze, 2011; Schulze & Kühn, 2021) stetig und umfassend in ihren Bewältigungsversuchen zu unterstützen. Ein wesentliches Element in der Begleitung von Menschen in komplexen und besonders belasteten Lebenssituationen ist dabei auch die Beziehung der professionellen Helferinnen und Helfer zu sich selbst, das Bewusstsein von eigenen Verwundungen und die Zentrierung auf sein eigenes inneres Potential (vgl. Hantke & Görges, 2019, S. 158–180; Jung, 1984 [1951], S. 78 f.; Reichel & Gahleitner, 2022). Eine gereifte Persönlichkeit mit einem reicheren Bewusstsein für eigene Verwundungen und persönliche Talente ermöglicht den Begleiterinnen und Begleitern, die starken Anteile in ihrem Gegenüber leichter zu erkennen.

Letztendlich entsteht durch die Aneinanderreihung einzelner Augenblicke korrigierender Beziehungserfahrungen das Bild eines besser gelingenden Weges (Rothdeutsch-Granzer, 2017, S. 17 f.). Es zählt jeder Moment, der eine Begegnung in Würde bedeutet (Reddemann, 2016). In einer kürzlich abgeschlossenen Evaluation der Arbeit einer Opferberatungsstelle beschrieb eine Klientin dies folgendermaßen: »Es gibt einem Sicherheit zurück […], ich weiß gerade gar nicht, wie ich das so alles in Worte fassen kann […], dass man sich so eine Strickleiter bastelt, an der man sich dann festhalten kann, wenn man Angst hat zu fallen.«[1]

3.7 Literatur

Aichhorn A. (2005). *Verwahrloste Jugend. Die Psychoanalyse in der Fürsorgeerziehung. Zehn Vorträge zur ersten Einführung.* 11., unveränd. Aufl. Bern: Huber (Original 1925).

Alexander F. G. & French T. M. (1946). *Psychoanalytic therapy. Principles and application.* New York: Ronald.

Andreae de Hair I., Basedow A., Engelke B., Gies H., Haller K., Kambach N., Köllner R., Naumann B., Spätling R., Spelleken-Scheffers A. & Weihrauch J. (2017). *Traumapädagogisch diagnostisches Verstehen. Ein Positionspapier des Fachverbandes Traumapädagogik – Netzwerk für psychosoziale Fachkräfte e. V.* Halle: Fachverband Traumapädagogik.

Andreae de Hair I., Basedow A., Gies H., Haller K., Köllner R., Naumann-Schneider B., Spelleken-Scheffers A., Spätling R. & Weihrauch J. (Hrsg.) (2022). *Traumapädagogisch diagnostisches Verstehen. Standards und Werkbuch für Spurensuche und Fährtenlesen.* Weinheim: Beltz Juventa.

Bachelor A. & Horvath A. O. (1999). The therapeutic relationship. In: Hubble M. A., Duncan B. L. & Miller S. D. (Hrsg.). *The heart and soul of change: What works in therapy*. Washington, DC: American Psychological Association, 133–178.

Baier A. L., Kline A. C. & Feeny N. C. (2020). Therapeutic alliance as a mediator of change: A systematic review and evaluation of research. *Clinical Psychology Review,* 82, Art. 101921.

Basedow A., Gahleitner S. B., Gebrande J. & Mil H. v. (2024). Psychosoziale Traumaarbeit, Traumapädagogik und Traumaberatung (als Handlungsfeld Klinischer Sozialarbeit). In: Sektion Klinische Sozialarbeit der DGSA (Hrsg.). *Handbuch Klinische Sozialarbeit.* Weinheim: Beltz Juventa, 245–254.

Bausum J., Besser L., Kühn M. & Weiß W. (2023). *Traumapädagogik. Grundlagen, Arbeitsfelder und Methoden für die pädagogische Praxis.* 5., überarb. Aufl. Weinheim: Beltz Juventa.

Becker S. (2005). Pädagogisch-therapeutische Milieus – psychoanalytische Sozialarbeit und Reformpädagogik in Konvergenz. *psychosozial,* 28 (3 [Nr. 101]), 119–128.

Bettelheim B. (1990). *Der Weg aus dem Labyrinth. Leben lernen als Therapie.* 2. Aufl. der ungekürzten Ausg. München: dtv (englisches Original 1974).

Bettelheim B. (1999). *So können sie nicht leben. Die Rehabilitierung emotional gestörter Kinder.* 2. Aufl. Stuttgart: Klett (englisches Original 1964).

1 Das Zitat stammt aus aus dem Forschungsprojekt »Aus meiner Ruine wird langsam wieder ein Haus‹ – Evaluation der Traumaambulanz der Opferhilfe Potsdam. Modellprojekt zur Verbesserung der psychosozialen Versorgung traumatisierter Gewaltopfer im Rahmen der Frühintervention«. Zu Hintergründen, Methodik und Interview vgl. Gahleitner et al., 2015a.

Bettelheim B. (2007). *Liebe allein genügt nicht. Die Erziehung emotional gestörter Kinder.* 2., unveränd. Aufl. d. Neuausg. Stuttgart: Klett (englisches Original 1950).

Bion W.R. (2013). *Lernen durch Erfahrung.* 6. Aufl. Frankfurt a. M.: Suhrkamp (englisches Original 1962).

Böhnisch L. (1994). *Gespaltene Normalität. Lebensbewältigung und Sozialpädagogik an den Grenzen der Wohlfahrtsgesellschaft.* Weinheim: Juventa.

Böhnisch L. (2016a). *Lebensbewältigung. Ein Konzept für die Soziale Arbeit.* Weinheim: Beltz Juventa.

Böhnisch L. (2016b). Zum Verhältnis der Konzepte Lebensweltorientierung und Lebensbewältigung. In: Grunwald K. & Thiersch H. (Hrsg.). *Praxis Lebensweltorientierter Sozialer Arbeit. Handlungszugänge und Methoden in unterschiedlichen Arbeitsfeldern.* 3., vollst. überarb. Aufl. Weinheim: Juventa, 531–536.

Böhnisch L. (2023). *Milieu und Milieubildung. Einführung in die milieuorientierte Soziale Arbeit.* Weinheim: Beltz Juventa.

Borg-Laufs M. & Hungerige H. (2016). *Selbstmanagementtherapie mit Kindern. Ein Praxishandbuch.* Stuttgart: Pfeiffer bei Klett-Cotta.

Bowlby J. (2021). *Bindung als sichere Basis. Grundlagen und Anwendung der Bindungstheorie.* 5. Aufl. München: Ernst Reinhardt (englisches Original 1988).

Briere J.N. (1996). *Therapy for adults molested as children. Beyond survival.* 2., überarb. u. erw. Aufl. New York: Springer.

Briere J.N. & Scott C. (2015). *Principles of trauma therapy. A guide to symptoms, evaluation, and treatment.* 2., überarb. u. erw. Aufl. Los Angeles, CA: Sage.

Brisch K.H. (2022). *Bindungsstörungen. Von der Bindungstheorie zur Beratung und Therapie.* 19., erw. u. vollständ. überarb. Aufl. Stuttgart: Klett-Cotta.

Cloitre M. (2009). Effective psychotherapies for Posttraumatic Stress Disorder: A review and critique. *CNS Spectrum,* 14 (1 [Suppl. 1]), 32–43. Im Internet: http://www.coping.us/images/Cloitre_2009_review_PTSD_treat.pdf (Zugriff: 25.4.2023).

Cohen Y. (2017). *Das traumatisierte Kind. Psychoanalytische Therapie im Kinderheim.* 2. Aufl. Frankfurt a. M.: Brandes & Apsel.

Cornel D., Gahleitner S.B. & Pammer B. (2023). Bindungs- und Milieuarbeit in der Sozialen Arbeit mit Gewaltbetroffenen. In: Nowacki K., Gahleitner S.B., Izat Y. & Schröder M. (Hrsg.). *Professionelle Bindungs- und Beziehungsgestaltung. Grundlagen und Anwendung in der psychosozialen Arbeit.* Weinheim: Beltz Juventa, 49–58.

Cremerius J. (1979). Gibt es zwei psychoanalytische Techniken? *Psyche,* 32 (7), 577–599.

Crits-Christoph P. & Conolly Gibbons M.B. (2021). Psychotherapy process-outcome research. In: Barkham M., Lutz W. & Castonguay L.G. (Hrsg.). *Bergin and Garfield's handbook of psychotherapy and behavior change.* 7., überarb. Aufl. New York: Wiley, 263–296.

Dörr M. (2018). Psychoanalytische Pädagogik. In: Otto H.-U. & Thiersch H. (Hrsg.). *Handbuch Soziale Arbeit. Grundlagen der Sozialarbeit und Sozialpädagogik.* 6., überarb. Aufl. München: Ernst Reinhardt, 1223–1235.

Flatten G. (Hrsg.) (2011). Leitlinien in der Psychotraumatologie [Themenheft]. *Trauma & Gewalt,* 5 (3).

Flückiger C., Del Re A.C., Wampold B.E. & Horvath A.O. (2019). Alliance in adult psychotherapy. In: Norcross J.C. & Lambert M.J. (Hrsg.). *Psychotherapy relationships that work.* Bd. 1: *Evidence-based therapist contributions.* 3., aktual. Aufl. Oxford: Oxford University Press, 24–78.

Fonagy P., Gergely G., Jurist E.L. & Target M. (2022). *Affektregulierung, Mentalisierung und die Entwicklung des Selbst.* 8. Aufl. Stuttgart: Klett-Cotta (englisches Original 2002).

Forbes D., Bisson J.I., Monson C.M. & Berliner L. (Hrsg.) (2020). *Effective treatments for PTSD. Practice guidelines from the International Society for Traumatic Stress Studies.* 3., überarb. Aufl. New York: Guilford Press.

Gahleitner S.B. (2005). *Neue Bindungen wagen. Beziehungsorientierte Therapie bei sexueller Traumatisierung.* München: Ernst Reinhardt.

Gahleitner S.B. (2016). Milieutherapeutische und -pädagogische Konzepte. In: Weiß W., Kessler T. & Gahleitner S.B. (Hrsg.). *Handbuch Traumapädagogik.* Weinheim: Beltz, 56–66.

Gahleitner S.B. (2017). *Soziale Arbeit als Beziehungsprofession. Bindung, Beziehung und Einbettung professionell ermöglichen.* Weinheim: Beltz Juventa.

Gahleitner S. B. (2020). *Professionelle Beziehungsgestaltung in der psychosozialen Arbeit und Beratung*. 2., überarb. u. erw. Aufl. Tübingen: DGVT.

Gahleitner S. B. (2021). *Das pädagogisch-therapeutische Milieu in der Arbeit mit Kindern und Jugendlichen. Trauma- und Beziehungsarbeit in stationären Einrichtungen*. 3., aktual. Aufl. Köln: Psychiatrie-Verlag.

Gahleitner S. B. & Homfeldt H. G. (2019). Gesundheitsbezogene Soziale Arbeit und soziale(s) Netzwerke(n). In: Fischer J. & Kosellek T. (Hrsg.). *Netzwerke und Soziale Arbeit. Theorien, Methoden, Anwendungen*. 2., durchges. u. erw. Aufl. Weinheim: Beltz Juventa, 568–590.

Gahleitner S. B. & Rothdeutsch-Granzer C. (2016). Traumatherapie, Traumaberatung und Traumapädagogik – ein Überblick über aktuelle Unterstützungsformen zur Bewältigung traumatischer Erfahrungen. *Psychotherapie Forum*, 21 (4), 142–148.

Gahleitner S. B. & Weiß W. (2016). Traumapädagogisches diagnostisches (Fall-)Verstehen. In: Weiß W., Kessler T. & Gahleitner S. B. (Hrsg.). *Handbuch Traumapädagogik*. Weinheim: Beltz, 262–271.

Gahleitner S. B. & Weiß W. (2022). Traumapädagogik. *Socialnet Lexikon*, 01. 04. 2022. Im Internet: https://www.socialnet.de/lexikon/Traumapaedagogik (Zugriff: 1. 6. 2023).

Gahleitner S. B., Frank C., Boeckle M., Gerlich K., Hinterwallner H., Koschier A. & Leitner A. (2015a). *»Aus meiner Ruine wird langsam wieder ein Haus« – Evaluation der Traumaambulanz der Opferhilfe Potsdam. Modellprojekt zur Verbesserung der psychosozialen Versorgung traumatisierter Gewaltopfer im Rahmen der Frühintervention*. Abschlussbericht. Krems: Donau-Universität Krems, Department für Psychotherapie und Biopsychosoziale Gesundheit und Psychotherapie.

Gahleitner S. B., Frank C., Gerlich K., Hinterwallner H., Koschier A. & Leitner A. (2015b). *»Anders verstehen – Neues bewirken«. Ergebnisse der Implementierung von Traumapädagogik bei der Tabaluga Kinder- und Jugendstiftung*. Ausführlicher Forschungsbericht. Krems, Österreich: Donau-Universität Krems.

Gahleitner S. B., Zimmermann D. & Zito D. (2017). *Psychosoziale und traumapädagogische Arbeit mit geflüchteten Menschen*. Göttingen: Vandenhoeck & Ruprecht.

Gahleitner S. B., Brandmeier M. & Zimmermann D. (2023a). Einführung in die Traumapädagogik. In: Kizilhan J. I. & Klett C. (Hrsg.). *Lehrbuch Transkulturelle Traumapädagogik*. Weinheim: Beltz Juventa, 39–56.

Gahleitner S. B., Kupfer A. & Nestmann F. (2023b). »Ich will, dass mir endlich (...) jemand hilft. Aber keiner fühlt sich verantwortlich«. Bindungen, Beziehungen, Netzwerke und soziale Unterstützungsprozesse in der Sozialen Arbeit. *Sozialmagazin*, 48 (1–2), 6–14.

Gebrande J. (2021). *Soziale Arbeit nach traumatischen Erfahrungen. Grundkenntnisse für den Umgang mit traumatisierten Menschen*. Baden-Baden: Nomos.

Grawe K., Donati R. & Bernauer F. (1994). *Psychotherapie im Wandel. Von der Konfession zur Profession*. Göttingen: Hogrefe.

Grossmann K. & Grossmann K. E. (2021). *Bindungen. Das Gefüge psychischer Sicherheit*. 8., unveränd. Aufl. Stuttgart: Klett-Cotta (letzte überarb. Aufl. 2012).

Hantke L. (2015). Traumakompetenz in psychosozialen Handlungsfeldern. In: Gahleitner S. B., Frank C. & Leitner A. (Hrsg.). *Ein Trauma ist mehr als ein Trauma. Biopsychosoziale Traumakonzepte in Psychotherapie, Beratung, Supervision und Traumapädagogik*. Weinheim: Beltz Juventa, 118–126.

Hantke L. & Görges H.-J. (2012). *Handbuch Traumakompetenz. Basiswissen für Therapie, Beratung und Pädagogik*. Paderborn: Junfermann.

Hantke L. & Görges H.-J. (2019). *Ausgangspunkt Selbstfürsorge. Strategien und Übungen für den Psychosozialen Alltag*. Paderborn: Junfermann.

Hauser K. (2012). *Julie Aichele. Eine pädagogisch-biografische Sicht auf alltagsnahe Psychotherapie*. Wiesbaden: Springer VS.

Herman J. L. (2018). *Die Narben der Gewalt. Traumatische Erfahrungen verstehen und überwinden*. 5., aktual. Aufl. Paderborn: Junfermann (englisches Original 1992).

Hofer-Temmel C. & Rothdeutsch-Granzer C. (2015). Besuchskontakte und ihr Potential – Forschung und Praxis. *Frühe Kindheit*, 18 (5), 20–26.

Jung C. G. (1984). Grundfragen der Psychotherapie. In: Jung C. G., *Grundwerk*. Bd. 1: *Grundfragen zur Praxis*. Olten: Walter, 73–87 (Original 1951).

Keilson H. (2005). *Sequentielle Traumatisierung bei Kindern. Untersuchung zum Schicksal jüdischer Kriegswaisen* (unveränd. Nachdr. der Erstausg.). Gießen: Psychosozial-Verlag (Original 1979).

Klärner A., Gamper M., Keim-Klärner S., Moor I., Lippe H. v. d. & Vonnelich N. (Hrsg.) (2020). *Soziale Netzwerke und gesundheitliche Ungleichheiten. Eine neue Perspektive für die Forschung.* Wiesbaden: Springer VS.

Krautkrämer-Oberhoff M., Klein J. & Macsenaere M. (2014). Schulungsprojekt Traumapädagogik als Antwort auf Traumafolgestörungen bei untergebrachten Jungen und Mädchen: Die St. Mauritz KJH Münster macht sich auf den Weg. *Unsere Jugend,* 66 (1), 19–32.

Krumenacker F.-J. (2001). Entwicklung beginnt mit Pädagogen: Über milieutherapeutische Beziehungsgestaltung. In: St. Theresienhaus (Hrsg.). *Beziehungsarbeit in der Jugendhilfe. Rahmenbedingungen und Gestaltungsmöglichkeiten.* Bremen: Amberg, 13–50.

Kühn M. (2008). Wieso brauchen wir eine Traumapädagogik? Annäherung an einen neuen Fachbegriff. *Trauma & Gewalt,* 2 (4), 318–327.

Kühn M. (2017). Traumapädagogik – von einer Graswurzelbewegung zur Fachdisziplin. In: Gahleitner S. B., Hensel T., Baierl M., Kühn M. & Schmid M. (Hrsg.). *Traumapädagogik in psychosozialen Handlungsfeldern. Ein Handbuch für Jugendhilfe, Schule und Klinik.* 3. Aufl. Göttingen: Vandenhoeck & Ruprecht, 19–26.

Kühn M. & Bialek J. (2017). Trauma und Behinderung. Herausforderung für kindliche Lernräume. In: Jäckle M., Wuttig B. & Fuchs C. (Hrsg.). *Handbuch Trauma – Pädagogik – Schule.* Bielefeld: Transcript, 494–513.

Kupfer A. & Nestmann F. (2015). Soziale Unterstützung – Social Support. Eine zentrale Funktion sozialer Netzwerke. In: Gamper M., Reschke L. & Düring M. (Hrsg.). *Knoten und Kanten.* Bd. 3: *Soziale Netzwerkanalyse in Geschichts- und Politikforschung.* Bielefeld: Transcript, 151–179.

Kupfer A. & Nestmann F. (2016). Netzwerkintervention und soziale Unterstützungsförderung. In: Früchtel F., Straßner M. & Schwarzloos C. (Hrsg.). *Relationale Sozialarbeit. Versammelnde, vernetzende und kooperative Hilfeformen.* Weinheim: Beltz Juventa, 95–110.

Laireiter A.-R. (2009). Soziales Netzwerk und soziale Unterstützung. In: Lenz K.& Nestmann F. (Hrsg.). *Handbuch Persönliche Beziehungen.* Weinheim: Juventa, 75–99.

Lebowitz L., Harvey M. R. & Herman J. L. (1993). A stage-by-dimension model of recovery from sexual trauma. *Journal of Interpersonal Violence,* 8 (3), 378 –391.

Maercker A. (Hrsg.) (2019). *Traumafolgestörungen.* 5., überarb. Aufl. Berlin: Springer.

Main M. B. & Goldwyn R. (1988). Adult attachment classification system. Version 3.2. Berkeley, CA: University of California.

Mollenhauer K. (2004). Sozialpädagogische Einrichtungen. In: Lenzen D. (Hrsg.). *Erziehungswissenschaft. Ein Grundkurs.* 6., mit e. aktual. Auswahlbibliogr. vers. Aufl. Reinbek b. Hamburg: Rowohlt, 447–476.

Nestmann F. (2000). Gesundheitsförderung durch informelle Hilfe und Unterstützung in sozialen Netzwerken. Die Bedeutung informeller Hilfen im Alltag von Gesundheitssicherung und Gesundheitsförderung. In: Sting S. & Zurhorst G. (Hrsg.). *Gesundheit und Soziale Arbeit. Gesundheit und Gesundheitsförderung in den Praxisfeldern Sozialer Arbeit.* Weinheim: Juventa, 128–146.

Nestmann F. (2004). Beratungsmethoden und Beratungsbeziehung. In: Nestmann F., Engel F. & Sickendiek U. (Hrsg.). *Das Handbuch der Beratung.* Bd. 2: *Ansätze, Methoden und Felder.* Tübingen: DGVT, 783–796.

Nestmann F. (2010). Soziale Unterstützung – Social Support. In: Schröer W. & Schweppe C. (Hrsg.). *Enzyklopädie Erziehungswissenschaft Online.* (Fachgebiet: Soziale Arbeit.) Weinheim: Juventa, 1–39.

Nestmann F. (2013). *Die alltäglichen Helfer. Theorien sozialer Unterstützung und eine Untersuchung alltäglicher Helfer aus vier Dienstleistungsberufen.* Unveränd. Online-Ausg. Berlin: de Gruyter (Original 1988).

Nestmann F. (2021). Sozialer Rückhalt. Oder: Warum das »Soziale« unser Wohlbefinden ausmacht. In: Garcia A.-L., Schlinzig T. & Simon R. (Hrsg.). *Von Miniaturen bis Großstrukturen. Mikrosoziologie sozialer Ordnung.* Weinheim: Beltz Juventa, 26–43.

Orlinsky D. E., Grawe K. & Parks B. K. (1994). Process and outcome in psychotherapy – noch einmal. In: Bergin A. E. & Garfield S. L. (Hrsg.).

Handbook of psychotherapy and behavior change. 4., überarb. Aufl. New York: Wiley, 270–376.

Petzold H. G., Goffin J. J. M. & Oudhof J. (1993). Protektive Faktoren und Prozesse – die ›positive‹ Perspektive in der longitudinalen, »klinischen Entwicklungspsychologie« und ihre Umsetzung in die Praxis der Integrativen Therapie. In: Petzold H. G. & Sieper J. (Hrsg.). *Integration und Kreation.* Bd. 1: *Modelle und Konzepte der Integrativen Therapie, Agogik und Arbeit mit kreativen Medien.* Paderborn: Junfermann, 173–266.

Reddemann L. (2016). *Würde – Annäherung an einen vergessenen Wert in der Psychotherapie.* 3. Aufl. Stuttgart: Klett-Cotta.

Reddemann L. & Wöller W. (2019). *Komplexe Posttraumatische Belastungsstörung.* 2. Aufl. Göttingen: Hogrefe.

Redl F. (1971). *Erziehung schwieriger Kinder. Beiträge zu einer psychotherapeutisch orientierten Pädagogik.* München: Piper.

Redl F. (1978). *Erziehungsprobleme, Erziehungsberatung.* Aufsätze. München: Piper.

Reichel R. & Gahleitner S. B. (2022). Wann sind wir endlich gut genug? Entwicklung und Bedeutung der Selbsterfahrung heute. *Zeitschrift für Psychodrama und Soziometrie,* 20 (1), 17–29.

Rogers C. R. (1957). The necessary and sufficient conditions of therapeutic personality change. *Journal of Consulting Psychology,* 21 (2), 95–103.

Rogers C. R. (1967). The interpersonal relationship in the facilitation of learning. In: Leeper R. R. (Hrsg.). *Humanizing education.* Washington: NEA, 1–18.

Rogers C. R. (2020). *Eine Theorie der Psychotherapie, der Persönlichkeit und der zwischenmenschlichen Beziehungen. Entwickelt im Rahmen des klientenzentrierten Ansatzes.* 3. Aufl. München: Ernst Reinhardt (englisches Original 1959).

Röhrle B. (1994). *Soziale Netzwerke und soziale Unterstützung.* Weinheim: Beltz PVU.

Rothdeutsch-Granzer C. (2017). Jeder Moment zählt. Komplex traumatisierten jungen Menschen begegnen. *Sozialpädagogische Impulse,* 27 (4), 16–18.

Sack M. & Gromes B. (2023). *Schonende Traumatherapie. Ressourcenorientierte Behandlung von Traumafolgestörungen.* Nachdr. d. 2., überarb. Aufl. 2020. Stuttgart: Schattauer.

Sack M. & Hausteiner-Wiehle C. (2021). Zielgerichtete Behandlung von Traumafolgestörungen – was kann eine konfrontative Therapie leisten? *Der Unfallchirurg,* 124 (1), 21–25.

Sack M., Gromes B. & Lempa W. (2007). Traumatherapie »light«. Schonende Traumatherapie durch Ressourcenaktivierung während der Traumabearbeitung. *Trauma & Gewalt,* 1 (3), 214–222.

Sack M., Sachsse U. & Schellong J. (Hrsg.) (2022). *Komplexe Traumafolgestörungen. Diagnostik und Behandlung von Folgen schwerer Gewalt und Vernachlässigung.* 2., aktual. u. erg. Neuaufl. Stuttgart: Schattauer.

Sander K. (1999). *Personzentrierte Beratung. Ein Arbeitsbuch für Ausbildung und Praxis.* Köln: GwG.

Sauer S. (2016). *Welche Auswirkungen hat das Konzept der Selbstbemächtigung auf traumatisierte junge Menschen in einer therapeutischen Jugendhilfeeinrichtung?* Bachelorarbeit, Fachhochschule Würzburg.

Schäfer I., Gast U., Hofmann A., Knaevelsrud C., Lampe A., Liebermann P., Lotzin A., Maercker A., Rosner R. & Wöller W. (2019). *S3-Leitlinie Posttraumatische Belastungsstörung.* Berlin: Springer. Im Internet: https://register.awmf.org/assets/guidelines/155-001l_S3_Posttraumatische_Belastungsstoerung_2020-02_1.pdf (Zugriff: 19.8.2024).

Schleiffer R. & Gahleitner S. B. (2010). Schwierige Klientel oder schwierige Helfende? – Konsequenzen desorganisierter Bindungsmuster für die psychosoziale Arbeit. In: Gahleitner S. B. & Hahn G. (Hrsg.). *Klinische Sozialarbeit. Gefährdete Kindheit – Risiko, Resilienz und Hilfen.* Bonn: Psychiatrie-Verlag, 197–213.

Schmid M. (2016). Nutzen der traumapädagogischen Haltungen. Konzepte für ethische Fragestellungen im pädagogischen Alltag. In: Weiß W., Kessler T. & Gahleitner S. B. (Hrsg.). *Handbuch Traumapädagogik.* Weinheim: Beltz, 80–92.

Schmid M., Fegert J. M. & Petermann F. (2010). Traumaentwicklungsstörung: Pro und Contra. *Kindheit und Entwicklung,* 19 (1), 47–63.

Schmid M., Fegert J. M. & Kölch M. (2020). Komplex traumatisierte Kinder, Jugendliche und Heranwachsende. In: Kölch M., Rassenhofer M. & Fegert J. M. (Hrsg.). *Klinikmanual Kinder- und Jugendpsychiatrie und -psychotherapie.* 3., überarb. Aufl. Berlin: Springer, 311–327.

Schröder M., Izat Y., Gahleitner S. B., Berg M., Köhler-Saretzki T. & Nowacki K. (2023). Interdisziplinäre und interprofessionelle Grundlagen, Diagnostik und Intervention der Bindungstheorie in ausgewählten psychosozialen Handlungsfeldern. In: Nowacki K., Gahleitner S. B., Izat Y. & Schröder M. (Hrsg.). *Professionelle Bindungs- und Beziehungsgestaltung. Grundlagen und Anwendung in der psychosozialen Arbeit.* Weinheim: Beltz Juventa, 10–36.

Schulze H. (2011). Alltäglichkeit als metatheoretisches Konzept Psychosozialer Traumatologie. *Neue Praxis,* 58 (3), 281–301.

Schulze H. & Kühn M. (2021). Traumaarbeit als institutionelles Konzept: Potenziale und Spannungsfelder. In: Schulze H., Loch U. & Gahleitner S. B. (Hrsg.). *Soziale Arbeit mit traumatisierten Menschen. Plädoyer für eine Psychosoziale Traumatologie.* 4. Aufl. Baltmannsweiler: Schneider, 166–185.

Schütz A. (1971). *Das Problem der Relevanz.* Frankfurt a. M.: Suhrkamp.

Terr L. C. (1991). Childhood traumas: An outline and overview. *American Journal of Psychiatry,* 148 (1), 10–20.

Trieschman A. E., Whittaker J. K. & Brendtro L. K. (1990). *Erziehung im therapeutischen Milieu. Ein Modell.* 6. Aufl. Freiburg i. Br.: Lambertus (englisches Original 1969).

van der Kolk B. A. (2009). Entwicklungstrauma-Störung: Auf dem Weg zu einer sinnvollen Diagnostik für chronisch traumatisierte Kinder. *Praxis der Kinderpsychologie und Kinderpsychiatrie,* 58 (8), 572–586 (englisches Original 2005).

Vaux A. (1988). *Social support. Theory, research and intervention.* New York: Praeger.

Vogel K. & Weiß W. (2018). Die Pädagogik der Selbstbemächtigung. In: Weiß W. & Sauerer A. (Hrsg.). *»Hey, ich bin normal!« Herausfordernde Lebensumstände im Jugendalter bewältigen. Perspektiven von Expertinnen und Profis.* Weinheim: Beltz Juventa, 75–81.

Weber M., Schumacher S., Hannig W., Barth J., Lotzin A., Schäfer I., Ehring T. & Kleim B. (2021). Long-term outcomes of psychological treatment for posttraumatic stress disorder: A systematic review and meta-analysis. *Psychological Medicine,* 51 (9), 1420–1430.

Weinhold K. & Nestmann F. (2012). Soziale Netzwerke und soziale Unterstützung in Übergängen. In: Gahleitner S. B. & Hahn G. (Hrsg.). *Übergänge gestalten, Lebenskrisen begleiten.* Bonn: Psychiatrie-Verlag, 52–67.

Weiß W. (2016). Traumapädagogik: Entstehung, Inspirationen, Konzepte. In: Weiß W., Kessler T. & Gahleitner S. B. (Hrsg.). *Handbuch Traumapädagogik.* Weinheim: Beltz, 20–32.

Weiß W. (2021). *Philipp sucht sein Ich. Zum pädagogischen Umgang mit Traumata in den Erziehungshilfen.* 9., vollst. überarb. Aufl. Weinheim: Beltz Juventa.

Weiß W. & Gahleitner S. B. (2020). Traumapädagogik: Grundlagen. In: Beck N. (Hrsg.). *Therapeutische Heimerziehung. Grundlagen, Rahmenbedingungen, Methoden.* Freiburg: Lambertus, 595–611.

Weiß W., Kessler T. & Gahleitner S. B. (Hrsg.) (2016). *Handbuch Traumapädagogik.* Weinheim: Beltz.

Weiß W. & Sauerer A. (2018). Einleitung. In: Weiß W. & Sauerer A. (Hrsg.). *»Hey, ich bin normal!« Herausfordernde Lebensumstände im Jugendalter bewältigen. Perspektiven von Expertinnen und Profis.* Weinheim: Beltz Juventa, 13–16.

Wesenberg S., Frank C., Andrade M. d., Weber M. & Gahleitner S. B. (2019). *BEGEVAL. Begleitevaluation der Therapeutischen Jugendwohngruppen in Berlin.* Goßmannsdorf: ZKS.

Winkler M. (1999). »Ortshandeln« – die Pädagogik in der Heimerziehung. In: Colla H. E., Gabriel T., Millham S., Müller-Teusler S. & Winkler M. (Hrsg.). *Handbuch Heimerziehung und Pflegekinderwesen in Europa.* Neuwied: Luchterhand, 307–323.

Zimmermann D. (2015). »Ich dachte, ich hab einen Säugling auf dem Schoß« – Pädagogische Arbeit mit beziehungstraumatisierten Kindern. Forschungserträge und ihr Beitrag für die psychoanalytische Pädagogik. In: Dörr M. & Gstach J. (Hrsg.). *Trauma und schwere Störung. Pädagogische Arbeit mit psychiatrisch diagnostizierten Kindern und Erwachsenen.* Gießen: Psychosozial-Verlag, 92–111.

Zimmermann D. (2016). *Traumapädagogik in der Schule. Pädagogische Beziehungen mit schwer belasteten Kindern und Jugendlichen.* Gießen: Psychosozial-Verlag.

SILKE BIRGITTA GAHLEITNER UND LYDIA HANTKE

4. Psychosoziale Traumaarbeit

4.1 Einleitung

Während Traumatherapie als Angebot bereits über viele Jahre hinweg und gut etabliert ist, haben erst in den letzten Jahren psychosozial ausgerichtete Traumakonzepte an Verbreitung gewonnen. Mittlerweile jedoch wird traumazentrierte, traumasensible und traumakompetente Arbeit kontextübergreifend nachgefragt und angeboten. Sie ist zu finden in der stationären Kinder- und Jugendarbeit, in der Ehe- und Familienberatung, im Justizbereich, in der Gewaltprävention, in Frauenhäusern, in Wohneinrichtungen für unbegleitete minderjährige Flüchtlinge, für körperlich erkrankte Menschen, in Behandlungszentren für Folteropfer oder Beratungsstellen bei der Landesbeauftragten für die Opfer der Staatssicherheit der DDR (Hantke, 2015).

Auch die Angebote der Weiterbildung richten sich inzwischen an ein großes Spektrum von Berufsgruppen von der Akutversorgung bis zur Langzeitunterstützung, wie z. B. an Fachkräfte der Kinder- und Jugendhilfe, der Beratung, der Fluchtarbeit sowie der Entwicklungszusammenarbeit, an Soldatinnen und Soldaten, Feuerwehrleute, Mitarbeiter und Mitarbeiterinnen von Krisendiensten – und selbst im Outplacement-Coaching für Managerinnen und Manager hat das Thema Einzug gehalten. Die Zahl der Weiterbildungsinstitute ist in den letzten Jahren – v. a. im traumapädagogischen und -beraterischen Bereich – sprunghaft gewachsen (ebd.). Was also charakterisiert den Bedarf nach dieser Form der Unterstützung neben dem bereits etablierten psychotherapeutischen Angebot?

In einer Evaluation der Arbeit einer Opferberatungsstelle (vgl. Gahleitner et al., 2015) im Berliner Umland beschreibt eine Klientin die erfahrene Unterstützungsleistung folgendermaßen:

> »Bei mir fing ja eigentlich jeder Tag schon so an, bin morgens aufgewacht und habe geweint, weil das alles zu viel für mich war [...], zum Beispiel, was meine rechtliche Lage angeht, da war ich noch ganz doll fertig und hatte Angst. Und heute habe ich schon mein Gerichtsurteil [...] zugunsten von meinem Sohn. Alleine das durchzustehen [...], also, da ist ein riesengroßer Unterschied auf jeden Fall zum Positiven hin. [...]. Und ja, genau, dann habe ich auch mit meinem Konto und Geld mehr praktisch geklärt, wenn wir bei so was sind, und habe auch noch genauere Vorstellungen davon, wie das jetzt bei meiner künftigen Woh-

> nungssuche abläuft. [...]. Und psychisch geht es mir auch schon echt besser.«[1]

Der folgende Beitrag unternimmt den Versuch, das – laut Aussagen wie von dieser Interviewpartnerin erfolgreiche – neu etablierte Arbeitsfeld konzeptionell zu skizzieren und zu veranschaulichen.

4.2 Psychosoziale Hilfen im Traumabereich – (k)ein neues Phänomen

Das klinisch-therapeutische Krankheitsmodell geht von einem Defizit oder einer Störung aus. Zielsetzung ist es, Leiden zu verhindern, Ursachen zu klären und zu »heilen«. Der psychosoziale Bereich dagegen orientiert sich stärker am Modell der Gesundheitsförderung, der Unterstützung, der sozialen Einbettung und Ressourcenorientierung (vgl. Kap. A 8 in diesem Band: »Sozialwissenschaftliche Perspektiven auf traumatische Belastungen«).

Je nach fachlicher Orientierung sollen entweder Verhaltensauffälligkeiten behandelt oder aber belastende Lebenssituationen bewältigt werden (vgl. du Bois, 2004). Dies gilt auch für den Bereich traumatischer Belastungen. Die Folge ist nicht selten eine versäulte, ausgrenzende Handlungspraxis, wie sie z. B. für die Jugendhilfe nicht selten als destruktiv beschrieben wurde: Für den medizinisch-psychotherapeutischen Bereich bleibt die Jugendhilfe auf die Funktion eines »Dienstleisters« beschränkt, die Jugendhilfe wiederum nutzt den medizinisch-psychiatrischen und psychotherapeutischen Bereich als »Reparatur-Betrieb« (Gahleitner et al., 2011).

Blickt man in der Geschichte zurück, zeigt sich, dass historisch betrachtet auch andere Formen der Zusammenarbeit möglich waren. Zu Beginn des 20. Jahrhunderts z. B. waren Integration und Konvergenz pädagogischen und medizinischen Denkens ein häufiges Phänomen. In der Historie der Pädiatrie, Psychiatrie und Behindertenfürsorge gibt es dafür zahlreiche Beispiele. Einige für die Entwicklung der Kinderpsychiatrie bedeutsame Therapeuten kamen aus der Heimpädagogik und der Sozialen Arbeit (du Bois, 2004). Bettelheim (1990) und Redl (1971) beispielsweise prägten mit ihrer These, alle Faktoren in der Lebensumwelt des Kindes hätten auch therapeutische Auswirkungen, die Begrifflichkeit des »therapeutischen Milieus« (vgl. Gahleitner, 2021; Kap. F3 von Gahleitner et al. in diesem Band).

Etwa um das Jahr 2000 entstand eine neue Integrationstendenz. Auf dem Weiterbildungsmarkt gab es damals ein Angebot von wenigen Instituten, die Traumatherapie lehrten. Die deutschsprachige Literatur zum Thema war damals noch überschaubar, Traumatherapie nicht mehr unbekannt, aber immer noch selten. Die Weiterbildungen erweckten auch Interesse bei Einrichtungen mit Alltagskontakt zur Klientel, ambulant wie stationär, wie z. B. bei Kinderheimen, betreuten Wohngemeinschaften, Mutter-Kind-Heimen. Sie stellten sich die Frage, welche Auswirkungen Traumawissen und -kompetenz für Erzieherinnen und Erzieher, Pflegekräfte, Beraterinnen und Berater sowie weitere psychosoziale Berufsgruppen haben könnten. Da die Curricula der Institute sich damals noch ausschließlich an Psychotherapeutinnen und Psychotherapeu-

1 Das Zitat stammt aus aus dem Forschungsprojekt »›Aus meiner Ruine wird langsam wieder ein Haus‹ – Evaluation der Traumaambulanz der Opferhilfe Potsdam. Modellprojekt zur Verbesserung der psychosozialen Versorgung traumatisierter Gewaltopfer im Rahmen der Frühintervention«. Zu Hintergründen, Methodik und Interview vgl. Gahleitner et al. (2015).

ten sowie Ärzte und Ärztinnen richteten, entstanden abseits davon weitere Angebote für nicht approbierte Kolleginnen und Kollegen aus allen psychosozialen Bereichen mit Interesse an traumazentrierten Weiterbildungen. Im Miteinander der Berufe und Arbeitsfelder fand Vernetzung statt und entwickelte sich eine gemeinsame Sprache.

Auf dieser Basis entstand eine Reihe inzwischen etablierter Institute in der psychosozialen Traumaarbeit, die wiederum eine beachtliche Breite und erste Ausdifferenzierungen entwickelt haben. In den traumapädagogischen Weiterbildungen z. B. wurde den Kontexten und der Sicherheit in der stationären Arbeit mit Kindern und Jugendlichen ein großer Stellenwert eingeräumt. Der Fokus lag hier von Beginn an auf Bindungs- und Einbettungsangeboten (vgl. ausführlich Kap. F3 in diesem Band: »Beziehungs- und Milieuarbeit in Traumapädagogik, Traumaberatung und Traumatherapie«), Partizipation und Selbstermächtigungsgedanken (Weiß, 2023). In Instituten, in denen psychosoziale Traumaarbeit und Beratung gelehrt wurden, standen neben der stationären Arbeit verschiedene ambulante Beratungssettings im Fokus. Gemeinsame Basis waren jedoch die inhärente Systemkritik und die Betonung parteilicher Arbeit vor dem Hintergrund eines dissoziationstheoretischen Verständnisses der Traumaverarbeitung. Die ersten gemeinsamen Standards wurden 2005 von der Deutschsprachigen Gesellschaft für Psychotraumatologie (DeGPT) aufgestellt. 2011 und 2017 wurden sie in Zusammenarbeit mit dem Fachverband Traumapädagogik und weiteren zentralen Vertreterinnen und Vertretern dieses Arbeitsbereiches novelliert (DeGPT & BAG-TP, 2011; DeGPT & Fachverband Traumapädagogik, 2017).

4.3 Trauma kontexualisiert verstehen

Ein Trauma resultiert aus einem Ereignis im Leben eines Menschen, das als potentiell lebensbedrohlich bewertet wurde, eine Notfallreaktion ausgelöst hat, mit überwältigenden Gefühlen von Angst und Hilflosigkeit verbunden war und nicht ausreichend verarbeitet wurde. Im Moment des Traumaerlebens kommt es zu einer dissoziativen Trennung zwischen Steuerung und Erleben. Das – zunächst konstruktive und lebensrettende – Umschalten des Körpers auf eine Notfallreaktion ist wesentlicher Bestandteil der traumatischen Erfahrung. Dieser Rettungsmechanismus für unseren Organismus kann jedoch im späteren Leben destruktiv werden. Bei traumatischen Erlebnissen gibt es keine Erinnerung, sondern nur akutes subjektives Wiedererleben. Ein Großteil der ängstigenden Symptomatik ist Folge dieser Nichtverarbeitung. Wird das Erleben in der nahen Folge nicht integriert und werden die Symptome, die durch diese Dissoziation ausgelöst werden, nicht verstanden, toleriert und dadurch vermindert, kann es zu großen Belastungen kommen (Hantke, 2015).

Wie genau sich das Ausmaß der traumatischen Belastung in der Folge gestaltet, hängt wiederum von einer Reihe von Aspekten ab, wie z. B. der Art und Dauer der Traumatisierung, den genauen Umständen und dem Alter sowie der aktuellen Stabilität der Betroffenen. Zu den Umständen gehört z. B., inwiefern es vor, während oder nach dem Trauma schützende Faktoren gegeben hat. Als wichtigster Schutzfaktor gelten stabile Bindungs- und Beziehungsverhältnisse. Bei vielen traumatischen Erfahrungen, allen voran Kindesmisshandlung und Kindesmissbrauch, fällt genau dieser Faktor jedoch aus. Insbesondere bei frühen und fortgesetzten traumatischen Erfahrungen entwickelt sich daher häufig eine »komplexe Traumafolgestörung« (Sack et al., 2022) oder »Traumaentwicklungsstörung« (Schmid et al., 2010), deren Folgeerscheinungen in erster Linie als Versuche zu verstehen sind, das traumatische Ereignis im Rahmen der individuellen Möglichkeiten zu bewältigen.

Für den professionellen psychosozialen Unterstützungsprozess besonders interessant ist dabei die Bedeutung der posttraumatischen Situation, also der Schutzfaktoren nach der Traumatisierung. Bereits im Jahr 1979 publizierte Keilson (Nachdr. 2005) dazu unter dem Stichwort »Sequentielle Traumatisierung« einen wichtigen Sachverhalt. Als Sportlehrer, Arzt und Überlebender der Shoah führte er in den Niederlanden eine differenzierte Langzeitstudie mit jüdischen Kriegswaisen durch. Keilson (2005) konnte anschaulich zeigen, dass keineswegs nur das einzelne traumatische Ereignis und dessen mehr oder weniger gelungene individuelle Bearbeitung, sondern die gesamte weitere Abfolge von Ereignissen innerhalb des gesellschaftlichen Umfeld-Kontextes – wie z. B. weitere Abwertung, Diskriminierung, Stigmatsierung – eine Rolle für die Traumabewältigung spielt. Traumabetroffene bezeichnen diese Phase, in der die unmittelbare Bedrohung bereits geendet hat und die Verarbeitung eigentlich beginnen könnte, häufig sogar »als die eingreifendste und schmerzlichste ihres Lebens« (ebd., S. 58).

Dieser von Keilson (ebd.) beschriebene Sachverhalt bedeutet jedoch auch, dass wir noch viele Jahre nach der traumatischen Erfahrung die Möglichkeit haben, positive Akzente zu setzen. Und tatsächlich zeigten sich bei den von Keilson (ebd.) untersuchten Kindern, die in der Nachkriegszeit unter relativ guten Bedingungen aufwuchsen, deutlich weniger Traumabelastungen als bei Kindern, die eine schwierige Nachkriegszeit nach einer – im Verhältnis zu den anderen – weniger schrecklichen Zeit in der Shoah erlebt hatten.

Die Möglichkeit und auch die Verantwortung für die Bearbeitung der traumatischen Erfahrungen werden auf Basis dieser Erkenntnisse von rein individuumsbezogenen auf gesellschaftliche und politische Aspekte erweitert. Damit steigen auch die Chancen erfolgreicher Behandlung. Keilson resümiert, es sei »eine Erleichterung, wenn man sich einmal entschlossen hat, seine Aufmerksamkeit auf das Zusammenspiel der verschiedenen traumatischen Abläufe zu lenken, und versucht, den Konnex herzustellen« (ebd., S. 61).

Insbesondere traumapädagogische Konzepte (vgl. für einen Überblick Weiß et al., 2016) und Konzepte der sozialen Unterstützung (Laireiter, 2009; Nestmann, 2010) stellen hier »Wissen zum Verstehen individueller und gesellschaftlicher Zusammenhänge zur Verfügung« (Rothdeutsch-Granzer & Weiß, 2016, S. 37). »Neben den individuellen bio-psycho-sozialen Copingressourcen auf der einen Seite und den ökonomischen, energie- und sozialökologischen Ressourcen auf der anderen Seite haben sich [...] soziale Ressourcen als besonders präventiv, kurativ und rehabilitativ bedeutsam und wirksam herausgestellt« (Weinhold & Nestmann, 2012, S. 53; vgl. auch bereits Nestmann, 1988, 2000, 2004; Röhrle, 1994; Vaux, 1988). Diagnostik bzw. diagnostisches Verstehen traumatischer Belastungen umfasst daher einen komplexen Gegenstandsbereich, der von Fachkenntnissen im Traumabereich über eine Erfassung der Bindungs- und Einbettungsverhältnisse bis hin zu gesellschaftlichen Faktoren der Ungleichheit, Diskriminierung und anderen »krank machenden« Aspekten reicht, und muss stets in einem interprofessionellen Gefüge stattfinden (vgl. Kap. F2 in diesem Band: »Psychosoziale Diagnostik bei traumatischen Belastungen«; vgl. ausführlich Gahleitner & Weiß, 2016; an einem Fallbeispiel Gahleitner, 2021).

4.4 Bewältigung psychosozial und interprofessionell unterstützen

Bereits 1987 forderte Keupp für eine »gemeindepsychologische Praxis [...] interdisziplinäre Strategien« (o. S.). Wie soeben deutlich wurde, ist insbesondere im Komplextraumabereich, jedoch auch im Akutbereich eine berufsübergreifende Zusammenarbeit unverzichtbar: Integration und Akzeptanz, gegenseitige Wertschätzung und Ressourcenorientierung sind hier nicht nur Möglichkeiten, sondern sollten als notwendige Ableitung aus einem miteinander geteilten Dissoziationskonzept (Hantke & Görges, 2023; Hantke, 2012a, b) hervorgehen. Vernetzung und gelungene Kooperation (Gahleitner & Homfeldt, 2012) meinen dabei, die Ressourcen anderer Helferinnen und Helfer zu nutzen, immer mehr aber auch, den eigenen Wissens- und Handlungsrahmen so zu erweitern, dass man zum einen als Profi im Arbeitsumfeld selbstwirksam bleibt und zum anderen fruchtbare Überschneidungsbereiche in Forschung und Praxis entstehen.

Im psychosozialen Feld gibt es kaum RCT-Studien, da die Komplexität der Einflussfaktoren sich für diese Form der Forschung nur schlecht eignet. Eindrucksvolle – und empirisch gestützte – Beispiele der Bedeutung von psychosozialer Kontextarbeit erhält man jedoch im Zusammenhang mit Studien zur »Hard to reach«-Klientel (vgl. dazu Labonté-Roset et al., 2010). Als »hard to reach« bezeichnet man Klientinnen und Klienten in psychosozialen Arbeitsfeldern, die dringend und umfassend Unterstützung benötigen, jedoch vom Gesundheits- und Sozialsystem nicht angemessen erreicht werden (Brackertz, 2007). »Hard to reach«-Klientinnen und -Klienten sind – zu einem hohen Prozentsatz komplex traumatisierte – sog. »Systemsprenger« (vgl. u. a. Giertz & Gervink, 2017), deren Vertrauen in Menschen und Institutionen durch zahlreiche Abbrüche zerstört wurde. Dazu gehören z. B. Menschen, die obdachlos geworden sind, Straßenkinder, Opfer von Menschenhandel. Im Folgenden soll aus einer kürzlich abgeschlossenen Interview-Studie[2] mit Frauen aus der Zwangsprostitution dazu ein Fall vorgestellt werden (vgl. Giertz et al., 2021).

> Martina Melnar [Name geändert] hat bereits als Kind massive Gewalterfahrungen machen müssen, insbesondere durch ihre Mutter. Den einzigen Schutz bot der Großvater: »Der war wirklich, der war der einzige gute Mensch«, sagt sie im Interview. Schon als Jugendliche wird sie zur Prostitution gezwungen. Die Gewalthandlungen setzen sich zu diesem Zeitpunkt bereits im neuen Umfeld fort. Martina Melnar beschreibt im Interview das volle Spektrum der Folgeerscheinungen einer komplexen Posttraumatischen Belastungsstörung inkl. einer Reihe von Komorbiditäten. Dennoch gelangt sie über viele Jahre hinweg an keine Hilfe. Eindrücklich schildert sie, wie bedeutsam niedrigschwellige Hilfe in der

2 Das Fallbeispiel stammt aus dem Teilprojekt 1 des deutsch-österreichischen Forschungsprojekts »Prävention und Intervention bei Menschenhandel zum Zweck sexueller Ausbeutung (PRIMSA)«. Dort findet sich auch ausführliche Information zum methodischen Vorgehen und zu Detailaspekten des Projekts (vgl. Gahleitner et al., 2018).

Anbahnung einer Hilfeleistung für sie war. »Die Maria habe ich in der Alraunstraße kennengelernt«, berichtet sie, »die hat immer so mit den anderen Frauen auf den Straßen gegangen, von Mädchen zu Mädchen. Und Anfang habe ich sie gesehen, mir gedacht, was wollen die von mir [...], zwei Jahre hat gedauert, dass ich ihr vertraue.«

Viele der Frauen aus dieser Studie beobachten also häufig erst monatelang Helferinnen und Helfer in niedrigschwelligen Settings, bevor sie sich anvertrauen (vgl. dazu ausführlich Gahleitner et al., 2018). Offenbar ist für das Gelingen eines psychosozialen Hilfeprozesses unter so schwierigen Bedingungen eine emotional tragfähige, reflexiv und fachlich durchdrungene Beziehungsgestaltung erforderlich, die sich inmitten des Lebensalltags der Adressatinnen und Adressaten entfaltet. Denn die Beziehung, die die Streetworkerin aufbaut, bietet zwar die erste Brücke zurück ins Leben, für eine nachhaltige Unterstützung eines Ausstiegs aus der organisierten Kriminalität bedarf es jedoch eines ganzen Netzwerks an konstruktiven Beziehungen und Hilfsinstitutionen. Dabei müssen auch sog. tertiäre Netzwerkaspekte, also komplexe Interventionsnetzwerke unter Berücksichtigung rechtlicher, institutioneller und sozialräumlicher Aspekte, einbezogen werden, sonst führt der Druck aus dem Gewaltsystem zu einer Rückkehr der Frauen ins System. Eine nachhaltige Unterstützung eines Ausstiegs schafft keine Profession alleine.

Aufgrund der Beziehungs- und Einbettungsfähigkeit sowie Trauma- und Feldinformiertheit der Streetworkerin bahnt sich für Martina Melnar ein Zugang zu einem völlig neuen Milieu. Sie erzählt: »Die hat, die hat das gesehen, dass ich habe diese Vertrauen nix. Und die hat auf so langsam, langsam. Langsam, langsam ist durch mich gekommen. Ja, öfters Gespräche, weißt du und so, wie man sagt, mit Gespräche verdient man die, die Vertrauen, ja.« Langsam kann Martina Melnar dann auch andere Hilfepersonen annehmen. »Die hat immer so wiedergekommen, ja, ist so immer wiedergekommen. Die andere, [...] die ist auch gekommen. Ja, und die hat mich auch unterstützt [...] ja, hat mich immer wieder so und na, wirklich, die Leute hat mir sehr, sehr viel geholfen.« Ein effektives Hilfenetzwerk ist entstanden. Schließlich hat Martina Melnar wieder eine Therapie begonnen. Diesmal erlebt sie sie als tragfähig und leistbar. Einige vorherige Versuche waren an der Belastungsgrenze der überforderten jungen Frau gescheitert. Nicht ohne Rückfälle, aber Schritt für Schritt baut sich Martina Melnar ein neues Leben auf, mit einer eigenen Wohnung, einer selbstbestimmten Arbeit – und ohne Gewalt und Ausbeutung.

4.5 Resümee

Durch die netzwerkorientierte Beziehungsgestaltung der Streetworkerin hindurch ist für Martina Melnar eine Reihe wirkungsintensiver Möglichkeiten und Chancen auf Veränderungsprozesse entstanden (Gahleitner, 2021). Jede der entstehenden – jeweils persönlich angebahnten und tragfähigen – Verbindungen zählte dabei. Wenn Beziehungen vor, während und nach der traumatischen Erfahrung durch Unkontrollierbarkeit, Unterwerfung, Willkürlichkeit oder Gewalt geprägt waren, braucht es Beziehungsangebote, die Transparenz, Vorhersagbarkeit und Vertrauen ermöglichen, um Ausgangspunkt für Selbstwahrnehmung, Partizipation und Empathieentwicklung zu werden. Das verlangt von den Fachkräften ein hohes Maß an Traumasachkompetenz, Selbstreflexion und auch die ständige Beachtung von ausreichender Selbstfürsorge. Nähert man sich dem Geschehen auf diese Art und Weise, erschließen sich weitere »Chancen im Sinne der Erweiterung und Gestaltung der Bewältigungslage« (Böhnisch & Schröer, 2013, S. 95), und es können sich im Ergebnis sogar posttraumatische Wachstumsaspekte (vgl. Tedeschi & Calhoun, 1995) entfalten.

Die Herausforderung besteht darin, die betroffenen Frauen durch den »Traumavorhang« hindurch überhaupt zu erreichen und ihr Vertrauen zu gewinnen, ihnen alternative Beziehungen und Einbettungen zu ermöglichen und zu helfen, das Gewaltsystem zu durchbrechen (vgl. Müller-Güldemeister, 2011). Das Wissen um die Mechanismen und Konsequenzen von Verarbeitung in den unterschiedlichen Lebensaltern, um die Spezifika von Traumaverarbeitung und deren Auswirkungen im Erleben und Verhalten sind dabei mindestens ebenso wichtig wie die Fähigkeit, dieses Wissen altersangemessen dem jeweiligen Gegenüber zu vermitteln, damit die Symptomatik wahrgenommen und verstanden werden kann; dies ist oft der erste Schritt aus der Hilflosigkeit und der Beginn von Kontrollmöglichkeiten.

Stabilisierung und Ressourcenorientierung (vgl. ausführlich Kap. F3 in diesem Band: »Beziehungs- und Milieuarbeit in Traumapädagogik, Traumaberatung und Traumatherapie«) meinen daher letztlich ein ganzes Spektrum an Zielsetzungen:

- alltägliche Orientierung an dem, was jemand kann, und an den Umständen, in denen das gelingt,
- Aktivierung von neuen Fähigkeiten, die eine Person braucht und selbst zu mobilisieren lernt, um auch unter Belastung ihr Leben angenehmer zu gestalten,
- systemisches Wissen zum Einbezug der Kontexte und zum Umgang mit den Menschen, die für das Gegenüber wichtig sind – egal ob es um andere Hilfen oder das Nutzen familiärer Ressourcen geht,
- Wissen um Traumadynamiken und Möglichkeiten zur Verhinderung einer transgenerationellen Weitergabe von Traumasymptomatiken,
- Umgang mit der Traumafolgesymptomatik bei aufbrechenden Erinnerungen, was die Kontrolle von Flashbacks, den Umgang mit Triggern, die Beachtung der Spannungskurve und den Ausbau des Ressourcenbereichs angeht,
- Förderung der Kontrollerfahrung und des positiven Selbsterlebens (Hantke, 2015).

Praxisnahe Überlegungen aus der Traumapädagogik und aus psychosozialen Arbeitszusammenhängen, die für diese Arbeitsbereiche in Anlehnung an die Überlegungen zum »pädagogisch-therapeutischen Milieu« (Gahleitner, 2021) angemessene Konzepte bereithalten, schlagen bewährte – aber leicht abgewandelte – Modelle wie das Behandlungsmodell von Lebowitz et al. (1993) vor (vgl. Kap. F3 in diesem Band). Das Modell basiert auf dem Milieuaspekt und verweist mit seinem Vorgehen auf die Gemeinsamkeiten und Unterschiede der verschiedenen Professionen in konstruktiver interprofessioneller Zusammenarbeit. Voraussetzung für einen auf diese Weise gelungenen interprofessionell begleiteten Prozess ist jedoch, dass die Gedanken und Gefühle Traumatisierter auf die oben beschriebene Weise professionell verstanden und angenommen werden. Zu wissen, dass es für alle Reaktionen und Verhaltensweisen einen guten Grund gibt, hilft – jenseits psychopathologischer Festschreibungen – zu verstehen (Weiß, 2021).

Eine traumasensible psychosoziale Herangehensweise bedeutet demnach, den traumabezogenen Inhalten, Erinnerungen und Erfahrungen der Betroffenen, die immer wieder Einfluss auf das gegenwärtige Erleben, Handeln und auf bestehende Beziehungen haben, im Alltag respektvoll, mit Verständnis und Achtung für die Überlebenskraft der traumatisierten Menschen und mit der Bereitschaft zu einem feinfühligen und versorgenden Beziehungsangebot und in der Folge einer kompetenten Intervention oder einem fachkompetenten Weiterverweisen zu begegnen. Eine psychosozial orientierte, interdisziplinäre Herangehensweise an Trauma trägt damit einerseits konkret zum Traumabearbeitungsprozess bei und schafft gleichzeitig den Übergang zu einer Normalisierung, um auf dieser Basis – im gesamten Lebenskontext – dem oder der Betroffenen zu helfen, in den Lebensalltag zurückzufinden. Insofern sind die eingangs genannten »neuen« Weiterbildungskonzepte für eine Qualitätssicherung dieses Bereichs als notwendig und sinnvoll zu erachten, und es ist zu begrüßen, dass viele Fachkräfte dies für sich nutzen können.

4.6 Literatur

Bettelheim B. (1990). *Der Weg aus dem Labyrinth. Leben lernen als Therapie.* 2. Aufl. der ungekürzten Ausg. München: dtv (englisches Original 1974).

Böhnisch L. & Schröer W. (2013). *Soziale Arbeit – eine problemorientierte Einführung.* Bad Heilbrunn: Klinkhardt.

Brackertz N. (2007). *Who is hard to reach and why?* Hawthorne, Australia: The Swinburne Institute for Social Research. Im Internet: http://library.bsl.org.au/jspui/bitstream/1/875/1/Whois_htr.pdf (Zugriff: 22.09.2023).

DeGPT & BAG-TP (Deutschsprachige Gesellschaft für Psychotraumatologie & Bundesarbeitsgemeinschaft Traumapädagogik) (2011). *Mindeststandards zur Zusatzqualifikation: Traumapädagogik und Traumazentrierte Fachberatung nach den Empfehlungen der DeGPT/BAG.* Hamburg: DeGPT.

DeGPT (Deutschsprachige Gesellschaft für Psychotraumatologie) & Fachverband Traumapädagogik (2017). *Mindeststandards zur Zusatzqualifikation: »Traumapädagogik/Traumazentrierte Fachberatung« nach den Empfehlungen der DeGPT und des Fachverbands Traumapädagogik (vorher BAG).* Hamburg: DeGPT. Im Internet: http://www.degpt.de/DeGPT-Dateien/2017%20FVTP%20DeGPT%20Curriculum%20neu.pdf (Zugriff: 22.09.2023).

du Bois R. (2004). Historische Trennlinien und Berührungspunkte zwischen Jugendhilfe und Kinder- und Jugendpsychiatrie. In: Fegert J. M. & Schrapper C. (Hrsg.). *Handbuch Jugendhilfe – Jugendpsychiatrie. Interdisziplinäre Kooperation.* Weinheim: Juventa, 421–427.

Gahleitner S. B. (2021). *Das pädagogisch-therapeutische Milieu in der Arbeit mit Kindern und Jugendlichen. Trauma- und Beziehungsarbeit in stationären Einrichtungen.* 3., aktual. Aufl. Köln: Psychiatrie-Verlag.

Gahleitner S. B. & Homfeldt H. G. (Hrsg.) (2012). *Kinder und Jugendliche mit speziellem Versorgungsbedarf. Beispiele und Lösungswege für Kooperation der sozialen Dienste.* Weinheim: Beltz Juventa.

Gahleitner S. B. & Weiß W. (2016). Traumapädagogisches diagnostisches (Fall-)Verstehen. In: Weiß W., Kessler T. & Gahleitner S. B. (Hrsg.). *Handbuch Traumapädagogik.* Weinheim: Beltz, 262–271.

Gahleitner S. B., Schwarz M. & du Bois R. (2011). Interdisziplinäre Zusammenarbeit und neue Versorgungsformen: Chance und Herausforderung in komplexen Jugendhilfefällen. In: Gahleitner S. B., Fröhlich-Gildhoff K., Schwarz M. & Wetzorke F. (Hrsg.). *Ich sehe was, was Du nicht siehst ... Gemeinsamkeiten und Unterschiede verschiedener Perspektiven in der Kin-*

der- und Jugendlichenpsychotherapie. Stuttgart: Kohlhammer, 171–187.

Gahleitner S. B., Frank C., Boeckle M., Gerlich K., Hinterwallner H., Koschier A. & Leitner A. (2015). *»Aus meiner Ruine wird langsam wieder ein Haus« – Evaluation der Traumaambulanz der Opferhilfe Potsdam. Modellprojekt zur Verbesserung der psychosozialen Versorgung traumatisierter Gewaltopfer im Rahmen der Frühintervention.* Abschlussbericht. Krems: Donau-Universität Krems, Department für Psychotherapie und Biopsychosoziale Gesundheit und Psychotherapie.

Gahleitner S. B., Gerlich K., Heiler R., Hinterwallner H., Schneider M. & Völschow Y. (2018). *Psychosoziale Arbeit mit traumatisierten Frauen aus Gewaltverhältnissen. Ergebnisse aus einer Studie zum Thema Menschenhandel mit dem Zweck sexueller Ausbeutung.* Kröning: Asanger.

Giertz K. & Gervink T. (2017). »Systemsprenger« oder eher PatientInnen mit einem individuellen und komplexen Hilfebedarf? *Psychotherapie Forum,* 22 (4), 105–112. Im Internet: https://www.springermedizin.de/content/pdfId/15251712/10.1007/s00729-017-0104-0 (Zugriff: 22.09.2023).

Giertz K., Große L. & Gahleitner S. B. (Hrsg) (2021). *Hard to reach. Schwer erreichbare Klientel unterstützen.* Köln: Psychiatrie-Verlag.

Hantke L. (2012a). Traumapädagogik, Traumaberatung, Traumatherapie. Gemeinsamkeiten, Unterschiede und Möglichkeiten, voneinander zu lernen. In: May A. & May I. (Hrsg.). *Traumapädagogik.* Berlin: Verlag die Jonglerie, 57–87.

Hantke L. (2012b). Traumazentrierte Arbeit im psychosozialen Feld. Unterschiede und Gemeinsamkeiten von Traumatherapie, -beratung und -pädagogik. *Trauma & Gewalt,* 6 (3), 198–205.

Hantke L. (2015). Traumakompetenz in psychosozialen Handlungsfeldern. In: Gahleitner S. B., Frank C. & Leitner A. (Hrsg.). *Ein Trauma ist mehr als ein Trauma. Biopsychosoziale Traumakonzepte in Psychotherapie, Beratung, Supervision und Traumapädagogik.* Weinheim: Beltz Juventa, 118–126.

Hantke L. & Görges H.-J. (2023). *Handbuch Traumakompetenz. Basiswissen für Therapie, Beratung und Pädagogik.* 2., überarb. Aufl. Paderborn: Junfermann.

Keilson H. (2005). *Sequentielle Traumatisierung bei Kindern. Untersuchung zum Schicksal jüdischer Kriegswaisen* (unveränd. Nachdr. der Erstausg.). Gießen: Psychosozial-Verlag (Original 1979).

Keupp H. (1987). *Psychosoziale Praxis im gesellschaftlichen Umbruch.* Bonn: Psychiatrie Verlag. Im Internet: http://bidok.uibk.ac.at/library/keupp-praxis.html#idp1895152 (Zugriff: 22.09.2023).

Labonté-Roset C., Hoefert H.-W. & Cornel H. (Hrsg.) (2010). *Hard to reach. Schwer erreichbare Klienten in der Sozialen Arbeit.* Uckerland: Schibri.

Laireiter A.-R. (2009). Soziales Netzwerk und soziale Unterstützung. In: Lenz K.& Nestmann F. (Hrsg.). *Handbuch Persönliche Beziehungen.* Weinheim: Juventa, 75–99.

Lebowitz L., Harvey M. R. & Herman J. L. (1993). A stage-by-dimension model of recovery from sexual trauma. *Journal of Interpersonal Violence,* 8 (3), 378 –391.

Müller-Güldemeister S. (2011). *Expertise zum Thema Deutsche Betroffene von Menschenhandel.* Berlin: KOK. Im Internet: http://www.kok-buero.de/uploads/media/Expertise DeutscheBetroffene_MH05_12_2011.pdf (Zugriff: 22.09.2023).

Nestmann F. (1988). *Die alltäglichen Helfer.* Berlin: de Gruyter.

Nestmann F. (2000). Gesundheitsförderung durch informelle Hilfe und Unterstützung in sozialen Netzwerken. Die Bedeutung informeller Hilfen im Alltag von Gesundheitssicherung und Gesundheitsförderung. In: Sting S. & Zurhorst G. (Hrsg.). *Gesundheit und Soziale Arbeit. Gesundheit und Gesundheitsförderung in den Praxisfeldern Sozialer Arbeit.* Weinheim: Juventa, 128–146.

Nestmann F. (2004). Beratungsmethoden und Beratungsbeziehung. In: Nestmann F., Engel F. & Sickendiek U. (Hrsg.). *Das Handbuch der Beratung.* Bd. 2: *Ansätze, Methoden und Felder.* Tübingen: DGVT, 783–796.

Nestmann F. (2010). Soziale Unterstützung – Social Support. In: Schröer W. & Schweppe C. (Hrsg.). *Enzyklopädie Erziehungswissenschaft Online.* (Fachgebiet: Soziale Arbeit.) Weinheim: Juventa, 1–39.

Redl F. (1971). *Erziehung schwieriger Kinder. Beiträge zu einer psychotherapeutisch orientierten Pädagogik.* München: Piper.

Röhrle B. (1994). *Soziale Netzwerke und soziale Unterstützung.* Weinheim: Beltz PVU.

Rothdeutsch-Granzer C. & Weiß W. (2016). Reformerische und emanzipatorische Pädagogik. Inspirationen für die traumapädagogische Praxis und Theoriebildung. In: Weiß W., Kessler T. & Gahleitner S.B. (Hrsg.). *Handbuch Traumapädagogik.* Weinheim: Beltz, 33–43.

Sack M., Sachsse U. & Schellong J. (Hrsg.) (2022). *Komplexe Traumafolgestörungen. Diagnostik und Behandlung von Folgen schwerer Gewalt und Vernachlässigung.* 2., aktual. u. erg. Neuaufl. Stuttgart: Schattauer.

Schmid M., Fegert J.M. & Petermann F. (2010). Traumaentwicklungsstörung: Pro und Contra. *Kindheit und Entwicklung,* 19 (1), 47–63.

Tedeschi R.G. & Calhoun L.G. (1995). *Trauma and transformation. Growing in the aftermath of suffering.* Thousand Oaks, CA: Sage.

Vaux A. (1988). Conceptualizing social support. In: Vaux A. (Hrsg.). *Social support. Theory, research and intervention.* New York: Praeger, 1–32.

Weinhold K. & Nestmann F. (2012). Soziale Netzwerke und soziale Unterstützung in Übergängen. In: Gahleitner S.B. & Hahn G. (Hrsg.). *Übergänge gestalten, Lebenskrisen begleiten.* Bonn: Psychiatrie-Verlag, 52–67.

Weiß W. (2021). *Philipp sucht sein Ich. Zum pädagogischen Umgang mit Traumata in den Erziehungshilfen.* 9., vollst. überarb. Aufl. Weinheim: Juventa.

Weiß W. (2023). Selbstbemächtigung – ein Kernstück der Traumapädagogik. In: Bausum J., Besser L., Kühn M. & Weiß W. (Hrsg.). *Traumapädagogik. Grundlagen, Arbeitsfelder und Methoden für die pädagogische Praxis.* 4., korr. Aufl. Weinheim: Juventa, 148–166.

Weiß W., Kessler T. & Gahleitner S.B. (Hrsg.) (2016). *Handbuch Traumapädagogik.* Weinheim: Beltz.

PETER LIEBERMANN, LUISE REDDEMANN UND ASTRID LAMPE

5. Stabilisierung

5.1 Einleitung

Aus klinischer Sicht gibt es Unterschiede zwischen *stabilen* und *instabilen* Patient:innen. Wie in der Körpermedizin müssen Patient:innen von ihren Behandler:innen erwarten dürfen, dass diese dafür Sorge tragen, dass sie für bestimmte Interventionen stabil genug sind. Die Idee der Stabilität betrifft keine spezifisch psychotherapeutische Fragestellung: Ärzt:innen fragen sich z. B., ob Patient:innen stabil genug sind, um operiert werden zu können. Daher werden Patient:innen vor Eingriffen sorgfältig untersucht und wenn nötig – außer in Notfällen – entsprechend vorbereitet.

Darüber hinaus gilt in der Medizin die Regel, dass man nur solche Interventionen durchführen darf, deren Komplikationen man kennt und, falls erforderlich, behandeln kann. Wir möchten in der Diskussion und bei den Kontroversen zur Stabilisierung daher diese ärztliche Grundhaltung empfehlen (Reddemann, 2011).

Ärztliches und damit auch psychotherapeutisches Handeln verstehen wir als auf zwei Säulen ruhend: einerseits auf der Evidenzbasierung, andererseits auf klinischer Erfahrung, insbesondere immer dort, wo wissenschaftliche Ergebnisse im naturwissenschaftlichen Sinn fehlen. Hier wird ein »Mit-sich-zu-Rate-Gehen« des Arztes, wie Gadamer (1999, S. 168) das nennt, erforderlich; er muss sich auf Erfahrungswissen, auf die »Phronesis« beziehen (vgl. dazu den Medizinethiker Svenaeus, 2003). Schon Aristoteles betonte, dass es neben den technischen Fertigkeiten (techne), wissenschaftlichem Wissen (episteme), der theoretischen Weisheit der Philosophie (sophia) und der intuitiven Vernunft (nous) die Phronesis, die praktische Weisheit oder praktische Klugheit, geben müsse. Die Phronesis dient nach Aristoteles mehr als die anderen Bereiche dem »guten Leben«, und sie braucht Erfahrung.

Im Folgenden gehen wir daher – weil wir sowohl Wissenschaftlichkeit wie auch Erfahrung und das »Mit-sich-zu-Rate-Gehen« wichtig finden – auf die vorliegenden Metaanalysen ebenso ein wie auf klinische Evidenz.

5.2 Die Bedeutung der Stabilisierung je nach Art der Traumafolgestörung

Schon in den Anfängen der Psychoanalyse wurde darüber gestritten, ob man sich vordringlich Inhalten zuwenden solle oder zunächst eher für Ich-Stärke sorgen müsse. In psychodynamischen Therapien wird in Bezug auf Stabilität von *Ichstärke* gesprochen, in kognitiv-behavioralen von *Selbstwirksamkeit* und *Selbstmanagement*. Auch heute streiten sich Psychotherapeut:innen, ob eine Stabilisierung generell notwendig sei. (Manche meinen, eine Stabilisierung sei überhaupt nicht notwendig.) Dabei wird zu wenig differenziert, um welche Patient:innen es sich handelt (vgl. Maercker, 2011).

Ob pro oder contra Stabilisierung – in beiden Fällen geht es im Zusammenhang einer geplanten Auseinandersetzung mit dem auslösenden Ereignis (bzw. den auslösenden Ereignissen) um eine rekonstruierende Begegnung mit der traumatischen Erfahrung und darum, inwieweit ein:e Patient:in dazu in der Lage ist. Es geht vor allem um die Fähigkeit, schmerzhafte Emotionen, Affekte und Körpererinnerungen so zu ertragen, dass traumakompensatorische, eher selbstschädigende Manöver nicht erforderlich werden; dazu gehören Dissoziation, psychotische oder somatische Dekompensation, Suizidalität, Substanzmissbrauch.

Geprüft werden sollte daher, um welche Art von Ereignissen es sich handelt (Einzelereignis, mehrere Einzelereignisse oder sich ständig wiederholende Geschehnisse), ebenso die Fähigkeit der Patient:innen, Ressourcen zu utilisieren, an denen man ansetzen kann, um ihnen zu helfen, die Angst vor der Erinnerung zu überwinden. Nicht immer wird therapeutischerseits ausreichend zwischen dem Erleben mehrerer Einzelereignisse bei stabiler Grundpersönlichkeit und einer komplexen PTBS differenziert. Dasselbe gilt für die Frage, ob es sich zwar um eine komplexe Traumafolgeproblematik handelt, aber eben nicht um eine komplexe PTBS (dazu ausführlich Sack et al., 2022). Mit der ICD-11 wurde nun erstmalig die Diagnose »Komplexe PTBS« offizialisiert, was sich in den Leitlinien widerspiegeln wird.

Es mag gelten, dass eine ausschließliche Unterstützung vermeidungsorientierter Bewältigungsstrategien ebenso problematisch ist wie das Übergehen von desorganisierten Bindungsmustern (Rosner et al., 2010; Beutel & Subic-Wrana, 2012). Dies muss von dem/der Behandler:in sorgfältig eruiert und eingeschätzt werden, ehe traumakonfrontierende Maßnahmen ergriffen werden.

Wichtig ist auch die Einschätzung, ob der/die Patient:in sich in einer ausreichend sicheren äußeren Situation befindet, sowie dass zwischen Patient:in und Behandler:in ein tragfähiges Arbeitsbündnis besteht, das mit einer als sicher erlebten therapeutischen Bindung zusammenhängt.

Schon 1974 formulierte Horowitz ein therapeutisches Vorgehen, das zwischen Stabilisierung und Konfrontation unterscheidet. 1987, als es in Deutschland so gut wie keine traumatherapeutische Kompetenz gab, formulierten Hayman et al. (1987) ein Vier-Phasen-Modell für die Behandlung von Vietnamveteranen mit den Phasen: 1.) Diagnostik und Vertrauensaufbau, 2.) Stabilisierung, 3.) Durcharbeiten des Traumas, 4.) Reintegration. Sie begründeten ihr Vorgehen vor allem mit dem Misstrauen ihrer Klientel aufgrund von vielen unzureichenden Behandlungen. Sie hoben ausdrücklich die Bedeutung der Angst der Patienten hervor, dass die Therapeut:innen überwältigt sein könnten durch die Erfahrungen, Handlungen, Schmerzen und Schuld ihrer Patienten. Unter *Stabilisierung* verstehen sie, wie wir auch, Techniken zur Symptomkontrolle oder, in anderen Worten, zur Emotionsregulierung, die in Teilen Bestandteile verhaltenstherapeutischer Manuale sein können.

Gemeinsames Ziel vieler traumatherapeutischer Verfahren ist die Reintegration traumatisch fixierter Erinnerungen in die individuelle Biografie. Diskutabel bleibt, ob Traumafolgestörungen, die auf dem Boden von desorganisierten Bindungen und Traumatisierungen entstanden sind, in dieses Raster passen. Der Erste, der dies erkannte, war Pierre Janet. In seiner Nachfolge betonten bereits in den 1980er Jahren Onno van der Hart, Bessel van der Kolk und Judith Herman die Notwendigkeit, mit solchen Patient:innen nach einem sogenannten Drei-Phasen-Modell zu arbeiten (zu den drei Phasen vgl. Abschnitt 4 dieses Beitrags). Sie erkannten auch, dass bei relativ vielen dieser Patient:innen eine Reintegration der traumatischen Ereignisse nicht möglich war und dass viele von ihnen von Phase 1, also der Stabilisierung, ausreichend profitieren konnten, um ein »gutes Leben« zu haben (ausführlich dazu Courtois & Ford, 2011; van der Kolk, 2011). Eichfeld et al. (2019) konnten zeigen, dass rein stabilisierende Interventionen die PTBS-Symptomatik deutlich reduzieren konnten. Dagegen fanden Van Vliet et al. (2021) in ihrer Studie im Vergleich von STAIR (Skillstraining zur affektiven und interpersonellen Regulation) + EMDR (Eye Movement Desensitization and Reprocessing) vs. EMDR alleine bei Erwachsenen mit der Erfahrung sexualisierter und körperlicher Gewalt in der Kindheit keine Unterschiede durch die Stabilisierung.

Möglicherweise bieten die Überlegungen der ISTSS (International Society for Traumatic Stress Studies) einen Ausweg aus der oft dichotom geführten Debatte um Stabilisierung. Cloitre et al. (2020) weisen unter Bezug auf die Metaanalysen zur Komplexen PTBS darauf hin, dass die bisherigen PTBS-Behandlungsansätze bei der Erfahrung sexualisierter Gewalt in der Kindheit weniger wirksam sind, und empfehlen multimodulare Ansätze, die mit den Überlegungen dieses Kapitels in Einklang zu bringen sind. Die erste Sequenz fokussiert auf Aspekte von Sicherheit, Ressourcenaktivierung und Stärkung der Selbstregulierungsfähigkeiten, was der Stabilisierungsphase entspricht.

5.3 Metaanalysen zur Wirksamkeit psychotherapeutischer Verfahren bei der PTBS

Im Folgenden soll auf Metaanalysen Bezug genommen werden, in denen auch auf die Frage der Stabilisierung eingegangen wurde:

Einige Metaanalysen bestätigten die Effektivität traumafokussierter kognitiv-behavioraler Methoden, von Stressmanagement und EMDR hinsichtlich der Reduktion der Symptome einer PTBS – im Vergleich zu unbehandelten Kontrollgruppen und zu nicht-traumaspezifischen Therapien (Bisson et al., 2007; Bisson & Andrew, 2009; Bradley et al., 2005). Einige dieser Metaanalysen ergaben darüber hinaus, dass Therapien, welche mit einer Traumaexposition arbeiteten, effektiver waren als Behandlungen ohne dieses therapeutische Element (Bisson et al., 2007; Bisson & Andrew, 2009).

Auf diesen Metaanalysen aufbauende Behandlungsrichtlinien wie die englischen NICE Guidelines (NICE, 2018), die Australian Guidelines (Forbes et al., 2007) und die Guidelines der International Society for Traumatic Stress Studies (ISTSS, Forbes et al., 2020) wie auch die AWMF-Leitlinien (Schäfer et al. 2019; AWMF = Arbeitsgemeinschaft der Wissenschaftlichen Medizinischen Fachgesellschaften) empfehlen daher den Einsatz traumaadaptierter Methoden, einschließlich einer Traumaexposition.

Eine Metaanalyse von Benish et al. (2008) widerspricht den bisherigen Reviews. Die Autoren stellen fest, dass die bisherigen Arbeiten unzureichend in Bezug auf »Bona-fide«-Therapien (d.h. Therapien, die bereits wissenschaftlich und klinisch anerkannt sind) überprüft wären und deshalb die Überlegenheit traumafokussierter Verfahren nicht als belegt angenommen werden könnte. Diese Arbeit löste heftige wissenschaftliche Kontroversen aus (siehe dazu auch: Ehlers et al., 2010; Wampold et al., 2010).

In ähnlichem Sinn kommen Dorrepaal et al. in zwei Arbeiten von 2015 und 2017 zu dem Schluss, dass bis heute die Vorteile des sogenannten Drei-Phasen-Modells, das auch die ISTSS empfiehlt, gegenüber der Empfehlung überwiegen, bei einem Komplextrauma sofort mit der Konfrontation zu beginnen (dazu z. B. Bicanic et al., 2015).

Von mehreren Autor:innen wurden die strengen Ein- bzw. Ausschlusskriterien kritisiert, welche an Behandlungsstudien zur PTBS angelegt werden; speziell Patient:innen, die unter den Symptomen chronischer Traumatisierung leiden, sind von diesen Kriterien betroffen (Schottenbauer et al., 2008a). In kontrollierten randomisierten Studien zum Behandlungserfolg bei der akuten PTBS wurden in 46 % der Studien Patient:innen mit Suizidideen und in 60 % solche mit einer schweren psychischen Komorbidität (Bradley et al., 2005) ausgeschlossen. Nach Neuner (2008) zeigt eine Analyse jener Studien, in denen eine Traumakonfrontation (Prolonged Exposure) angewendet wurde, dass Patient:innen, die u. a. unter Alkoholabhängigkeit litten oder bei denen akute Suizidgefahr bestand und die fortgesetzt missbrauchenden Beziehungen ausgesetzt waren, von den Studien ausgeschlossen wurden. Najavits (2009; Najavits & Hien, 2013) beklagt, dass trotz der hohen Komorbidität PTBS-Patient:innen mit Mehrfachdiagnosen in Behandlungsstudien nicht untersucht wurden. Nach Spinazzola et al. (2005) können deshalb nur sehr eingeschränkt Aussagen über die Wirksamkeit der untersuchten Verfahren bei schwerer psychischer Komorbidität gemacht werden. Daraus lässt sich schließen, dass in den Studien zur Wirksamkeit von konfrontativen Verfahren die nicht stabilen Patient:innen nicht dabei waren, oder umgekehrt: dass nur einigermaßen stabile Patient:innen an den Studien teilgenommen haben. Gleichwohl sind in den letzten Jahren einzelne Studien mit dem Fokus »PTBS-Behandlung bei schweren psychischen Störungen« erschienen (Sin et al., 2017; Brand et al., 2018), wo die ohne Stabilisierung durchgeführte Traumakonfrontation bei den psychotischen Patient:innen keine Negativeffekte hatte. Hiermit liegt sicher kein Beweis dafür vor, dass eine Stabilisierung von bestimmten Patient:innen unnötig sei, sondern hier ist bis auf weiteres die klinische Erfahrung gefragt.

In einer aktuellen Metaanalyse (Willis et al., 2023) werden unter Einschluss von 31 Artikeln die bisherigen Befunde bestätigt, die die Wirksamkeit von Stabilisierungs- und phasenorientierten Modellen zur Reduzierung von PTBS-Symptomen stützen.

5.4 Komplexe PTBS: Komorbidität, Prognose und klinische Behandlungserfahrungen

Die Definition der komplexen PTBS war bislang uneinheitlich. Inzwischen liegt mit der ICD-11 ein gut validiertes Konstrukt für die Diagnose der komplexen PTBS vor (Brewin et al., 2017). Wir fokussieren in der Literaturauswertung auf Studien mit Patient:innen, die in der Kindheit sexualisierte und andere Gewalt erfahren haben; sie werden am häufigsten unter dieser Kategorie erfasst.

Bei Patient:innen, die in der Kindheit Misshandlung und sexualisierter Gewalt ausgesetzt waren, finden sich neben einer PTBS gehäuft u. a. Borderline-Persönlichkeitsstörungen, Somatisierungsstörungen, dissoziative Störungen, Substanzmissbrauch, affektive Störungen und sexuelle Funktionsstörungen sowie häufig desorganisierte Bindungsmuster.

Die Patient:innen haben Schwierigkeiten bezüglich ihrer Emotionsregulation, vor allem im Umgang mit Aggressionen, sind leicht erregbar und haben Probleme, sich wieder zu beruhigen. Sie leiden unter Beziehungsstörungen, die sowohl ihre Partnerwahl (gewalttätige Beziehungen mit Gefahr einer Reviktimisierung) als auch die Beziehung zu ihren Kindern beeinflussen. Auch ihre Funktionalität am Arbeitsplatz ist beeinträchtigt. Die Betroffenen leiden unter sozialer Isolation und haben Schwierigkeiten, Unterstützungsangebote wahrzunehmen (Cloitre et al., 2010). Darüber hinaus besteht bei diesen Patient:innen ein erhöhtes Suizidrisiko. Diagnostisch werden die Störungen bzw. Probleme solcher Patienten unter dem Begriff DESNOS (*Disorder of Extreme Stress Not Otherwise Specified;* Pelcovitz et al., 1997) oder unter dem von Judith Herman (1992) geprägten Begriff der *komplexen PTBS* zusammengefasst. (Herman unterscheidet die ›simple PTSD‹ nach einem einmaligen Trauma von einer ›complex PTSD‹ nach wiederholter oder länger anhaltender Traumatisierung.) Van der Kolk verwendet den Begriff der *Entwicklungstraumastörung* (Developmental trauma disorder; van der Kolk, 2005; Maercker, 2019), bei der vor allem die aus der Traumatisierung resultierende Beziehungs- und Entwicklungsstörung der Betroffenen im Mittelpunkt steht. Eine Studie von Cloitre (2009) zeigte an 582 Patient:innen, dass eine komplexe Traumatisierung das Resultat chronischer Misshandlung (sexualisierte Gewalt, physische Misshandlung und emotionaler Missbrauch) in der Kindheit ist.

Wie erwähnt, wird in der klinischen Praxis bei diesen Patient:innen ein dreistufiges therapeutisches Vorgehen gefordert. Die Therapie beginnt mit einer Stabilisierungsphase mit dem primären Ziel der Symptomreduktion und besseren Affektsteuerung (Phase 1), daran schließt eine Integration der traumatischen Erinnerung (zumeist mittels Traumakonfrontation, Phase 2) an. Phase 3 beinhaltet abschließend die Reintegration und Rehabilitation der Betroffenen. Dabei ist der Ablauf nicht zeitlich festgelegt, die einzelnen Phasen können sich wiederholen und/oder abwechseln (Baars et al., 2011).

Dieses ursprünglich von Pierre Janet 1898 beschriebene klinische Vorgehen wird heute von Kolleg:innen sowohl im angloamerikanischen wie auch im europäischen Raum breit unterstützt (vgl. z. B. Herman, 1992; Phillips & Frederick, 1995; Boon, 1997; Najavits, 2009; Courtois et al., 2011; Van der Hart et al., 2006; Ogden et al., 2010; Cloitre et al., 2011; Reddemann, 2011; Cloitre et al., 2020; Dorrepaal et al., 2015, 2017).

Schon in den 1990er Jahren wurden von verschiedenen Autor:innen *Behandlungsprognosen* für Patient:innen mit einer chronischen Traumatisierung in der Kindheit und dissoziativen Störungen beschrieben; daraus wurden dann aufgrund klinischer Expertenmeinungen, aber noch ohne systematische empirische Absicherung Behandlungsempfehlungen abgeleitet (Horevitz & Löwenstein,

1994; Kluft, 1997). Dabei wurden folgende drei Subtypen unterschieden:

- Die erste Gruppe besteht aus Patient:innen mit einem hohen Funktionsniveau, die Situationen adäquat beurteilen und entsprechend handeln, im Alltag sozial und beruflich gut integriert sind und nur in geringem Maße selbstdestruktives Verhalten zeigen. Die Patient:innen machen gute Fortschritte in der Behandlung, selbst wenn komorbide psychiatrische Störungen vorliegen.
- Die zweite Gruppe ist durch eine Affektdysregulation mit Selbstverletzung und impulsivem Verhalten charakterisiert. Komorbide Persönlichkeitsstörungen, insbesondere Borderline-Störungen und vermeidende Persönlichkeitsstörungen, aber auch affektive Störungen, Essstörungen und Substanzmissbrauch sind häufig. Die Behandlung dieser Patient:innen ist schwieriger, dauert länger und ist mit Krisen verbunden; stationäre Einweisungen werden immer wieder erforderlich sein. Bei diesen Patient:innen wird eine ausgedehnte und langandauernde Behandlung in Phase 1 gefordert, bevor eine Behandlung entsprechend Phase 2 in Erwägung gezogen werden kann.
- Die dritte Gruppe hat die schlechteste Prognose. Die Patient:innen dieser Gruppe zeigen entweder eine extreme Abhängigkeit oder eine extreme Bindungsunfähigkeit in Bezug auf die Therapeutin bzw. den Therapeuten. Viele haben andauernde sadomasochistische Beziehungen und zeigen schweres, chronisches und nahezu unbehandelbares selbstdestruktives Verhalten. Sie haben häufig psychotische Züge, therapieresistente affektive Störungen und schwere Persönlichkeitsstörungen. Für Patient:innen dieser Subgruppe gilt die ausschließliche Behandlung in Phase 1 als Regel.

Auch in empirischen Behandlungsstudien zur PTBS fiel auf, dass eine Subgruppe der Patient:innen von der Behandlung nicht gut profitierte. Folgende Symptom-Cluster konnten bei diesen Patient:innen identifiziert werden:

1. hohes Erregungsniveau in Bezug auf Ärger (Foa et al., 1995),
2. Vernichtungsgefühl oder Gefühl der völligen psychischen Desorganisation, während das Trauma erinnert wird (Ehlers et al., 1998),
3. Gefühl von Entfremdung oder permanenter Beschädigung durch das Trauma (Ehlers et al., 1998) und
4. Unfähigkeit, in der Therapie ein nicht fragmentiertes kohärentes Narrativ der Traumaerzählung zu entwickeln (Foa et al., 1995).

Möglicherweise handelt es sich dabei um die oben beschriebene psychisch schwer beeinträchtigte dritte Gruppe von Patient:innen, für die eine ausgedehnte Phase-1-Behandlung empfohlen wird.

Ausgehend von den Arbeiten von Kluft (1997) publizierte Suzette Boon (1997) Kriterien, die bei Patient:innen mit einer komplexen PTBS oder Dissoziation berücksichtigt werden sollten, bevor eine Traumabearbeitung mit Traumakonfrontation begonnen werden kann. Sie umfassen die Fähigkeit des Patienten bzw. der Patientin,

1. einer sinnvollen Betätigung nachzugehen,
2. eine unterstützende Beziehung mit wesentlichen Bezugspersonen aufzubauen,
3. Therapievereinbarungen einzuhalten,
4. Impulse zu kontrollieren, und
5. die Fähigkeit zur Selbstfürsorge.

Ein anhaltendes selbstdestruktives Selbstberuhigungsverhalten, eine Reinszenierung traumatischer Bindungsstile, Substanzmissbrauch und anhaltender Missbrauch werden von Boon (1997) als Kontraindikationen für ein traumabearbeitendes Vorgehen beschrieben. Bei älteren Menschen, bei Schwangerschaft, terminaler Erkrankung oder anderer schwerer körperlicher Beeinträchtigung der Betroffenen oder naher Angehöriger sollte vor einer Traumabearbeitung der weiteren Stabilisierung der Vorzug gegeben werden.

Im »Cape Town Consensus Paper« (Stein et al., 2009) wurde die Traumakonfrontation für die akute PTBS empfohlen; wegen des weitgehenden Fehlens evidenzbasierter Studien wurde sie aber hinsichtlich ihrer Anwendung bei in der Kindheit traumatisierten Patient:innen mit Zurückhaltung beurteilt. Ponniah and Hollon (2009), welche die Effektivität der psychotherapeutischen bzw. psychologischen Interventionen bei einer PTBS nach den Kriterien der US-amerikanischen Food and Drug Administration beurteilten, kamen bezüglich chronisch traumatisierter Patient:innen zu folgendem Schluss: »Für die PTBS, die im Zusammenhang mit Missbrauch in der Kindheit steht, können keine psychologischen Behandlungen als auch nur möglicherweise wirksam beurteilt werden, und zwar wegen widersprüchlicher Ergebnisse bezüglich der traumafokussierten kognitiven Verhaltenstherapie, wegen methodischer Einschränkungen für Gruppenstudien mit kognitiver Verhaltenstherapie und der unzureichenden Evidenz der Effektivität bei unterstützender Beratung.« (Ponniah & Hollon, 2009, S. 1106)

Baars und Mitarbeiter (2011) entwickelten anhand einer Befragung von 42 Expert:innen ein prognostisches Modell für die Behandlung von Patient:innen mit komplexer PTBS und dissoziativer Identitätsstörung. Sie identifizierten die folgenden acht Cluster als in Bezug auf den Therapieerfolg negative Prädiktoren:

1. Mangel an Therapiemotivation,
2. Mangel an stabilen Beziehungen im Alltag,
3. Mangel an stabilen therapeutischen Beziehungen,
4. Mangel an internen und externen Ressourcen,
5. schwerwiegende Achse-I- und
6. Achse-II-Komorbidität,
7. unsichere Bindung und
8. selbstdestruktives Verhalten.

Das Modell bekräftigt die phasenorientierte Therapie sowie die Bedeutung der therapeutischen Beziehung und der Aktivierung der Ressourcen des Patienten bzw. der Patientin in Phase 1 der Behandlung.

5.5 Empirische Studien zur Wirksamkeit einer psychotherapeutischen Behandlung bei Traumatisierungen in der Kindheit

In ihrem systematischen Review fand Cloitre (2009) nur vier randomisiert-kontrollierte Studien (RCT), die sich mit der Therapie von PTBS-Patient:innen beschäftigen, die in ihrer Kindheit sexualisierter und/oder physischer Gewalt ausgesetzt waren.

Zlotnick et al. (1997) untersuchten die Wirksamkeit einer Affektmanagement-Gruppe bei Patientinnen, die aufgrund der Erfahrung sexualisierter Gewalt in ihrer Kindheit eine PTBS entwickelt hatten. Jene Patientinnen, die die Gruppentherapie beendeten, zeigten eine signifikant geringere PTBS-Symptomatik und ein geringeres Maß an Dissoziation als die Patientinnen in einer Wartegruppe. Auch in dieser Untersuchung hatten die Patientinnen, die die Studie abbrachen, zu Beginn der Therapie höhere Dissoziations- und PTBS-Werte als jene, die die Therapie dann auch beendeten. Die Ergebnisse weisen darauf hin, dass Patientinnen mit schweren Missbrauchserfahrungen von einer Gruppentherapie profitieren, die ausschließlich auf Affektmanagement abzielt.

Auch Chard (2005), die Patientinnen untersuchte, welche eine individuelle kognitive Verhaltenstherapie (KVT) und zudem eine Gruppen-KVT absolviert hatten, und diese mit Frauen mit sexualisierten Gewalterfahrungen in der Kindheit verglich, die auf einer Warteliste standen, stellte höhere PTBS-Werte zu Beginn der Untersuchung bei denjenigen Patientinnen fest, die die Behandlung abbrachen. Patientinnen, die die Therapie beendeten, zeigten signifikante Verbesserungen hinsichtlich der PTBS-Symptomatik.

McDonagh et al. (2005) untersuchten Patientinnen, die aufgrund von Erfahrungen sexualisierter Gewalt in der Kindheit eine PTBS entwickelt hatten. Mit 29 Patientinnen wurde eine kognitive Verhaltenstherapie mit Traumaexposition (KVT) durchgeführt und bei 22 Patientinnen eine Present-centered Therapy (PCT; ein lösungsorientiertes Verfahren). Beide Behandlungsgruppen wurden mit Patientinnen einer Warteliste (N = 23) verglichen. Die traumakonfrontative KVT zeigte sich gegenüber der PCT und der Warteliste hinsichtlich der PTBS-Symptomatik am Ende der Therapie sowie im Follow-up (3 und 6 Monate nach der Therapie) überlegen. Hinsichtlich Depression, Ängstlichkeit, dissoziativer Symptome und Lebensqualität zeigten sich beide Therapieverfahren der Therapie *as usual* (TAU) bei den Frauen auf der Warteliste gleichermaßen überlegen, wenngleich nur mit mittleren Effektstärken. Allerdings brachen 12 von 29 Patientinnen (41 %) in der KVT-Gruppe die Behandlung ab (2 von 22 in der PCT-Gruppe). Die Patientinnen, welche die traumakonfrontative Behandlung abbrachen, zeigten zu Beginn der Therapie signifikant höhere Werte bezüglich Depressivität und Ängstlichkeit, mehr maladaptive Schemata und eine geringere Lebensqualität (verglichen mit den Patientinnen, welche die KVT beendeten). Die Autor:innen diskutieren die Frage, ob die konfrontative Therapie von Patientinnen mit einer komplexeren Präsentation der Symptomatik schlechter toleriert wird. Darüber hinaus brachen alle Patientinnen, bei denen eine zusätzliche Persönlichkeitsstörung diagnostiziert wurde, die KVT ab, alle Patientinnen mit dieser Diagnose beendeten die PCT.

Cloitre et al. (2002) untersuchten 58 Frauen, die aufgrund einer Traumatisierung in ihrer Kindheit eine PTBS entwickelt hatten. Die Patientinnen wurden nach Zufall einer kognitiven Verhaltenstherapie (N = 31) oder der Wartegruppe (N = 27) zugeteilt. Bei den »Therapiepatientinnen« wurden acht wöchentliche Trainings bezüglich Affektregulation und interpersoneller Probleme und anschließend acht Sitzungen mit Traumaexposition durchgeführt. Die Therapiepatientinnen zeigten hinsichtlich der PTBS-Symptomatik, aber auch bezüglich der Fähigkeit zur Affektregulation und zur Lösung interpersoneller Probleme signifikante Verbesserungen gegenüber den Frauen auf der Warteliste. 29 % der Patientinnen aus der Therapiegruppe und 11 % der Frauen aus der Wartegruppe brachen die Studie ab.

Ein weiteres Studienergebnis von Cloitre und Mitarbeitern (2010) stützt empirisch das Drei-Phasen-Modell der Therapie. In einem randomisierten Design wurden 104 Patientinnen in eine »dreiarmige« Therapiestudie einbezogen. Im Rahmen einer 12-wöchigen ambulanten Gruppentherapie wurden bei Frauen, die vor ihrem 18. Lebensjahr sexualisierter Gewalt ausgesetzt waren, ein Affektmanagement-Training (STAIR) und unterstützende Beratungsgespräche durchgeführt, bei einer zweiten Gruppe Affektmanagement-Training und Trauma-Exposition und bei einer dritten Gruppe Trauma-Exposition und unterstützende Beratungsgespräche. Nach sechs Monaten zeigten sich die größten Therapieeffekte für die Patientinnen, bei denen sowohl Skills-Training (STAIR) als auch Trauma-Exposition durchgeführt wurden.

In den genannten Studien wiesen die Patientinnen, die die Studien abbrachen, zu Beginn der Behandlung oft eine schwerere Symptomatik auf als diejenigen, welche die Therapien beendeten. Möglicherweise kann das als indirekter Hinweis gewertet werden, dass es sich bei dieser Gruppe um die von Kluft (1997) beschriebenen Patientinnen handelt, für die eine ausgedehnte Phase 1 der Behandlung (Stabilisierung) notwendig ist. Bisson und Andrew (2009) kritisieren in diesem Zusammenhang den in Behandlungsstudien nur ungenügend kontrollierten Verlauf der Entwicklung bei Therapieabbrecher:innen.

Eine Metaanalyse (Taylor & Harvey, 2010) der vorhandenen Therapiestudien zeigte bei Erwachsenen, die in ihrer Kindheit sexualisierter Gewalt ausgesetzt waren, nur mittlere Therapieeffekte hinsichtlich der PTBS-Symptomatik, unabhängig davon, mit welchem Therapieansatz behandelt wurde.

Dorrepaal et al. 2012 haben bisher die einzige randomisiert-kontrollierte Studie vorgelegt, bei der Patient:innen eine komplexe PTBS, die nach SIDES (structured interview for disorders of extreme stress; vgl. Pelcovitz et al., 1997) diagnostiziert war, aufwiesen. Das Besondere bei dieser Untersuchung ist, dass sie den Einfluss stabilisierender Maßnahmen nach einem verhaltenstherapeutischen Konzept betrachtet. 71 Patient:innen wurden in die Studie einbezogen; die Kontrollgruppe (N = 33) erhielt lediglich die Standardbehandlung, die Medikation und Psychotherapie beinhaltete, bei der aktiven Behandlungsgruppe (N = 38) wurden zusätzlich 20 zweistündige Gruppensitzungen zur Stabilisierung durchgeführt. Diese 20 Gruppensitzungen umfassten Psychoedukation, das Einüben von Techniken der Affektregulation und die Thematisierung von Misstrauen, Schuld und Scham. Fast alle Patient:innen dieser Gruppe wie auch der Kontrollgruppe hatten in der Kindheit sexuelle Gewalt erfahren sowie in hohem Maß auch als Erwachsene Gewalterfahrungen gemacht. In der »Stabilisierungsgruppe« finden sich bezogen auf die PTBS-Symptomatik (d = 1,0) und auf die komplexe PTBS (d = 1,41) hohe Effektstärken, bei der Kontrollgruppe mittlere Effektstärken bezüglich PTBS (d = 0,61) und komplexer PTBS (d = 0,72). Beide Gruppen profitierten von ihren jeweiligen Behandlungssettings, wodurch bei der »Stabilisierungsgruppe« im Ergebnis nur eine bescheiden stärkere Besserung gegenüber der Kontrollgruppe zu beobachten ist; die Auswirkungen auf die PTBS-Symptomatik waren deutlicher als die auf die Symptome der komplexen PTBS. Die Autor:innen konstatieren, dass die Behandlungserfolge in der Kontrollgruppe deutlich größer waren als in vergleichbaren Untersuchungen. Wir führen dies darauf zurück, dass in den Niederlanden der Standard in der Traumatherapie sehr hoch ist.

Im deutschsprachigen Raum wurden bisher keine randomisiert-kontrollierten Studien bei komplexer PTBS publiziert, wir möchten jedoch auf drei Studien, die Patient:innen mit schwerer chronischer Traumatisierung untersuchten, hinweisen:

In einer von Sachsse et al. (2006) durchgeführten Studie wurden 75 stationär behandelte Patientinnen mit einer Traumatisierung in der Kindheit und einer Borderline-Persönlichkeitsstörung untersucht. Die Autor:innen evaluierten ein psychodynamisch orientiertes traumafokussiertes Behandlungsprogramm, die Traumakonfrontation wurde mit EMDR durchgeführt. Die Patientinnen zeigten sowohl bei Therapieende als auch in der Ein-Jahres-Katamnese signifikante Verbesserungen bezüglich dissoziativer Symptome, Intrusion, Vermeidung und im Global Symptom Index (GSI, SCL-90-R), bei Therapieende mit mittleren Effektstärken (DES = 0,52, SCL-90-R GSI = 0,42, BDI = 0,53, IES-Intrusion = 0,42, IES-Vermeidung = 0,77). In der Ein-Jahres Katamnese blieben die Ergebnisse signifikant mit ebenfalls stabilen Effektgrößen (DES = 0,59, SCL-90-R GSI = 0,52, BDI = 0,57, IES-Intrusion = 0,57, IES-Vermeidung = 0,74).

Lampe et al. (2008) verglichen 84 Patient:innen, die stationär mit PITT (Psychodynamisch-imaginative Traumatherapie; Reddemann, 2021) behandelt wurden, mit 49 Patient:innen einer Wartegruppe. 35 Patient:innen der Therapiegruppe und 14 Personen der Wartegruppe waren in ihrer Kindheit (vor dem 16. Lebensjahr) sehr schwerer Traumatisierung ausgesetzt. Da der Großteil der Patient:innen nicht die Kriterien für eine traumakonfrontative Behandlung nach Boon (1997) erfüllte, wurden sie überwiegend gemäß Phase 1 behandelt. Die Berechnung der Effektstärken für die schwer traumatisierte Gruppe sechs Monate nach der Entlassung zeigte signifikante Unterschiede mit hohen Effektstärken zwischen der Behandlungs- und der Wartegruppe hinsichtlich Depression (d = –1,4), Ängstlichkeit (d = –1,2), Somatisierung (d = –1,1) und der Fähigkeit zur Selbstberuhigung (d = 1,1). Mittlere Effekte konnten in der Impact of Event Scale (IES) für Intrusion (d = –0.6) und Vermeidung (d = –0.6) erzielt werden. Keine signifikante Veränderung zeigte sich bei dissoziativen Symptomen.

Auffallend war die signifikante Verschlechterung bei den Mitgliedern der Wartegruppe während des Untersuchungszeitraums.

Steil et al. (2011) publizierten die Ergebnisse einer Pilotstudie mit 25 Patientinnen, die aufgrund sexualisierter Gewalt in ihrer Kindheit eine PTBS entwickelt hatten und bei denen mindestens eine zusätzliche Diagnose gestellt worden war. Die Patientinnen wurden in ein expositionsbasiertes Therapieprogramm einbezogen, welches folgende Therapiephasen umfasste: eine ambulante Vorlaufzeit von drei Wochen, eine 3-wöchige stationäre Vorbereitungsphase, auf welche eine weitere 7-wöchige stationäre Behandlungsphase, davon 5 Wochen mit einer Trauma-Exposition, folgte. Abschließend wurde im stationären Kontext weitere zwei Wochen an der Integration des Traumas gearbeitet, gefolgt von einem Evaluierungs- und Reflexionstermin nach 6 Wochen (Bohus et al., 2011). Die bislang publizierten Ergebnisse der Studie zeigten hinsichtlich der PTBS-Symptomatik mit d = 1,2 große Effekte, hinsichtlich Depression (d = 1,04) und Ängstlichkeit (d = 0,71) bei schwer traumatisierten Patientinnen große bis mittlere Effekte.

Thomas Ehring et al. (2014) führten eine umfassende Metaanalyse über 16 randomisierte kontrollierte Studien mit Patient:innen mit Missbrauchserfahrungen in der Kindheit durch. Im Rahmen ihrer Analyse kamen die Autor:innen zu dem Schluss, dass ein traumafokussiertes Vorgehen sowohl die Kernsymptomatik der PTBS als auch die bestehenden komorbiden Symptome (Angst, Depression und Dissoziation) verbesserte. Dabei waren Einzelsettings den Gruppensettings überlegen. Wenngleich die statistische Power nicht ausreichte, um einen unmittelbaren Vergleich zwischen traumafokussiertem Vorgehen von Beginn der Therapie an und einem phasenorientierten Vorgehen anzustellen, betonen die Autor:innen die sich abzeichnende höhere Evidenz für ein phasenorientiertes Vorgehen. Trotzdem stellen sie die Notwendigkeit weiterer diesbezüglicher Studien heraus, um ausreichend empirisch fundierte Schlüsse daraus zu ziehen (Ehring et al., 2014).

5.6 Klinische Empfehlungen

Auf Basis der dargestellten empirischen Befunde und der publizierten klinischen Empfehlungen bezüglich der psychotherapeutischen Behandlung von Patient:innen, die nach einer Traumatisierung in der Kindheit eine PTBS entwickelt haben, empfehlen wir, Folgendes zu beachten:

- Erforderlich ist eine sorgfältige Diagnose der psychischen Komorbidität, insbesondere von affektiven Störungen, somatoformen Störungen, Essstörungen, sexuellen Störungen, Suchterkrankungen und Persönlichkeitsstörungen.
- Notwendig ist zudem eine sorgfältige Erhebung der Emotionsregulierung und Affektverarbeitung und dabei insbesondere von dissoziativen Symptomen.
- Bei jeder Form der psychotherapeutischen Behandlung muss dem Aufbau einer tragfähigen therapeutischen Beziehung und Methoden zur Verbesserung der Affektregulierung besondere Beachtung geschenkt werden.
- Es sollte davon ausgegangen werden, dass für eine kleinere Gruppe von Patient:innen eine Stabilisierung für lange Zeit notwendig sein kann und dass das A und O einer solchen Behandlung die tragfähige therapeutische Beziehung ist (vgl. dazu auch Norcross & Wampold, 2011).
- Traumaerzählung ist nicht identisch mit Traumakonfrontation, weshalb Patient:innen die Möglichkeit, über ihre traumatischen Erfahrungen zu sprechen, keinesfalls verweigert werden sollte.
- Es gibt Verfahren, die sich klinisch bewährt haben, zu denen eine Annäherung an traumatische Erfahrungen im Sinne einer fortwährenden Berücksichtigung der Notwendigkeit, die Stabilität zu erhalten, gehört, teilweise ohne intensive Traumakonfrontation (s. dazu die Kapitel 11 bis 15 in Courtois & Ford, 2011; Reddemann, 2011).
- Ein traumakonfrontatives Verfahren sollte nur unter Berücksichtigung der in den Guidelines erstellten Kontraindikationen durchgeführt werden.
- Stabilisierung ersetzt in keinem Fall eine Traumakonfrontation, wenn diese indiziert ist und der/die Patien:tin ihr zugestimmt hat.

5.7 Zusammenfassung und Diskussion

Aufgrund der bisherigen Daten kann darauf geschlossen werden, dass Patient:innen, die unter einer Traumafolgestörung wie der PTBS oder einer Anpassungsstörung leiden, von einer traumabearbeitenden Behandlung gut profitieren und in der Regel keine oder nur eine sehr kurze Stabilisierung benötigen werden. Dabei empfehlen wir in Analogie zur Körpermedizin, durch eine genaue Diagnostik zu erschließen, ob stabilisierende Maßnahmen erforderlich sind.

Aus den empirischen Studien zu Patient:innen mit *komplexer Traumatisierung* (siehe oben) lassen sich aufgrund der geringen Zahl an Vergleichsstudien zu Traumatherapien, die zudem auch noch unterschiedliche Interventionsschwerpunkte haben, derzeit keine sicheren Therapieempfehlungen ableiten. Die bisher durchgeführten Studien mit randomisierten Kontrollgruppen zeigen deutliche Effekte auf die Reduzierung der PTBS-Symptomatik bei traumabearbeitenden Verfahren, jedoch weniger auf die komorbiden Symptome bei einer schweren chronischen Traumatisierung. Insbesondere die Arbeiten von Cloitre et al. (2002, 2010, 2011) unterstützen das Vorgehen in drei Phasen und den Einsatz von stabilisierenden Maßnahmen, da dabei auch die komorbide Symptomatik günstig beeinflusst wird.

Empirische Evidenz gibt es für Trainings in Phase 1 bezüglich Affektregulation und interpersoneller Regulation, Affekt-Management, Stressbewältigung und Selbstberuhigung. Diese Ergebnisse bestätigen die bisherigen klinischen Erfahrungen und die Empfehlung der Guidelines.

In einigen Arbeiten wird die Bedeutung einer positiven therapeutischen Beziehung für den Therapieerfolg – und zwar insbesondere bei Patient:innen, bei denen aufgrund einer interpersonellen Traumatisierung der Aufbau einer vertrauensvollen Beziehung erschwert ist – betont (Cloitre, 2009; Taylor & Harvey, 2010; Maercker, 2019; Wampold et al., 2010). Nach Wampold (2019) ist weniger die Behandlungstechnik (Manual-Treue) als vielmehr die Beziehung zwischen Patient:in und Therapeut:in für den therapeutischen Erfolg verantwortlich. Dabei sei es vor allem die Übereinstimmung zwischen dem therapeutischen Angebot, den Zielen der Behandlung und dem Erklärungsmodell der Symptome, von dem sowohl Therapeut:in als auch Patient:in überzeugt seien, die zum therapeutischen Erfolg führte.

Im Übrigen empfehlen Norcross und Wampold in ihrer Arbeit »Evidence-based therapy relationships: Research conclusions and clinical practices« (2011) für jede Art von Therapie der American Psychological Association und anderen Organisationen, sich für die forschungsbasierten Vorteile einer nährenden und beantwortenden menschlichen Beziehung in der Psychotherapie einzusetzen.[1] Außerdem heben sie hervor, dass in Studien immer wieder gefunden wurde, dass ein konfrontierender Stil sich als ineffektiv erwies (ebd., S. 101): ein Befund, der immerhin nachdenklich stimmen kann.

Behandlungen wie die psychodynamisch orientierte Therapie, welche auf der Grundlage moderner entwicklungspsychologischer Erkenntnisse und beziehungsanalytischer Ansätze (vgl. Bauriedl, 2004; Fonagy et al., 2022; Horowitz, 1974; Mitchell, 2021; Reddemann & Fischer, 2010) aufbauen, oder die klientenzentrierte Therapie, welche die Beziehung zwischen Patient:in und Therapeut:in in den Vordergrund stellt, scheinen vor allem für die Behandlung von Patient:innen mit zumeist desorganisierten Bindungsstilen in Phase 1 sehr geeignet zu sein (Kinsler et al., 2011). Schottenbauer et al. (2008b) weisen auf die

1 »We recommend that the American Psychological Association and other mental health organizations advocate for the research-substantiated benefits of a nurturing and responsive human relationship in psychotherapy« (Norcross & Wampold, 2011, S. 100).

Vorteile psychodynamischer Therapien bei der Behandlung komplex traumatisierter Patient:innen bezüglich einer Verbesserung des Selbstwertes, der Selbstreflexion, der Mentalisierungsfähigkeit und der Internalisierung sicherer Bindungsmodelle hin. Kontrollierte empirische Studien liegen diesbezüglich jedoch nicht vor, qualitative Arbeiten zum therapeutischen Prozess bei Patient:innen mit dissoziativen Störungen sind in Vorbereitung und lassen auf spezifische Ergebnisse hoffen.

Abschließend ein Zitat von Courtois et al. (2011), welches am besten als Fazit dieser Übersicht dienen kann: »Die Behandlung folgt keinem Einheitsmodell, sondern jeder Klient wird individuell eingeschätzt, und dieser Einschätzung gemäß wird dann eine Behandlung geplant, die seinen spezifischen Bedürfnissen entspricht« (S. 112).

5.8 Literatur

Baars E. W., van der Hart O., Nijenhuis E. R., Chu J. A., Glas G. & Draijer N. (2011). Predicting stabilizing treatment outcomes for complex posttraumatic stress disorder and dissociative identity disorder: An expertise-based prognostic model. *Journal of Trauma and Dissociation*, 12 (1), 67–87.

Bauriedl T. (2004). *Auch ohne Couch. Psychoanalyse als Beziehungstheorie und ihre Anwendungen*. 4. Aufl. Stuttgart: Klett-Cotta.

Benish S. G., Imel Z. E. & Wampold B. E. (2008). The relative efficacy of bona fide psychotherapies for treating post-traumatic stress disorder: A meta-analysis of direct comparisons. *Clinical Psychology Review*, 28 (5), 766–775.

Beutel M. & Subic-Wrana C. (2012). Stabilisierung bei komplexer posttraumatischer Belastungsstörung. *Psychotherapeut*, 57 (1), 55–57.

Bicanic I., de Jongh A. & ten Broeke E. (2015). Stabilisatie in traumabehandeling bij complexe ptss: noodzaak of mythe? *Tijdschrift voor Psychiatrie*, 57, 332–9.

Bisson J. & Andrew M. (2009). Psychological treatment of post-traumatic stress disorder (PTSD) (Review). *Cochrane Database of Systematic Reviews*, (2), CD003388.

Bisson J. I., Ehlers A., Mattews R., Pilling S., Richards D. & Turner S. (2007). Psychological treatments for chronic post-traumatic stress disorder. Systematic review and meta-analysis. *British Journal of Psychiatry*, 190, 97–104.

Bohus M., Dyer A. S., Priebe K., Krüger A. & Steil R. (2011). Dialectical behavioral therapy for survivors of childhood sexual abuse. *Psychotherapie – Psychosomatik – Medizinische Psychologie*, 61 (3/4), 140–147.

Boon S. (1997). The treatment of traumatic memories in DID: Indications and contraindications. *Dissociation*, 10 (2), 65–79.

Bradley R., Greene J., Russ E., Dutra L. & Westen D. (2005). A multidimensional meta-analysis of psychotherapy for PTSD. *American Journal of Psychiatry*, 162 (2), 214–227.

Brand R. M., McEnery C., Rossell S., Bendall S. & Thomas N. (2018). Do trauma-focussed psychological interventions have an effect on psychotic symptoms? A systematic review and meta-analysis. *Schizophrenia Research*, 195 (1), 13–22; https://doi.org/10.1016/j.schres.2017.08.037.

Brewin C. R., Cloitre M., Hyland P., Shevlin M., Maercker A., Bryant R. A., Humayun A., Jones L. M., Kagee A., Rousseau C., Somasundaram D., Suzuki Y., Wessely S., van Ommeren M. & Reed G. M. (2017). A review of current evidence regarding the ICD-11 proposals for diagnosing PTSD and complex PTSD. *Clinical Psychology Review*, 58, 1–15.

Chard K. M. (2005). An evaluation of cognitive processing therapy for the treatment of posttraumatic stress disorder related to childhood sexual abuse. *Journal of Consulting and Clinical Psychology*, 73 (5), 965–971.

Cloitre M. (2009). Effective psychotherapies for Posttraumatic Stress Disorder: A review and critique. *CNS Spectrums*, 14 (1), 32–43.

Cloitre M., Koenen K. C., Cohen L. R. & Han H. (2002). Skills training in affective and interpersonal regulation followed by exposure: A phase-based treatment for PTSD related to childhood abuse. *Journal of Consulting and Clinical Psychology*, 70 (5), 1067–74.

Cloitre M., Stovall-McClough K. C., Nooner K., Zorbas P., Cherry S., Jackson C. L., Gan W. & Petkova E. (2010). Treatment for PTSD related to childhood abuse: A randomized controlled trial. *American Journal of Psychiatry*, 167 (8), 915–924.

Cloitre M., Courtois C., Charuvastra A., Carapezza R., Stolbach B. C. & Green B. L. (2011). Treatment of complex PTSD: Results of the ISTSS expert clinician survey on best practices. *Journal of Traumatic Stress,* 24 (6), 615–627.

Cloitre M., Karatzias T. & Ford J. D. (2020). Treatment of Complex PTSD. In: Forbes D., Bisson J. I., Monson M. M. & Berliner L. (Hrsg.) *Effective treatments for PTSD. Practice guidelines from the International Society for Traumatic Stress Studies*. 3., überarb. Aufl. New York: Guilford Press, 365–382.

Courtois C. & Ford J. (Hrsg.) (2011). *Komplexe traumatische Belastungsstörungen und ihre Behandlung. Eine evidenzbasierte Anleitung.* Paderborn: Junfermann.

Courtois C., Ford J. & Cloitre M. (2011). Optimale Behandlungsverfahren für die psychotherapeutische Arbeit mit Erwachsenen. In: Courtois C. & Ford J. (Hrsg.). *Komplexe traumatische Belastungsstörungen und ihre Behandlung. Eine evidenzbasierte Anleitung.* Paderborn: Junfermann, 107–131.

Dorrepaal E., Thomaes K., Smit J. H., van Balkom A. J. L. M.,Veltman D. J., Hoogendoorn A. J. & Draijer N. (2012). Stabilizing group treatment for complex posttraumatic stress disorder related to child abuse based on psychoeducation and cognitive behavioural therapy: A multisite randomized controlled trial. *Psychotherapy and Psychosomatics,* 81 (4), 217–225.

Dorrepaal E., Thomaes K., Draijer N., Veltman D. J. & Van Balkom A. J. L. M. (2015). Emotieregulatie hoort in het therapeutisch arsenaal bij complexe PTSS: consensus en evidence. *Tijdschrift voor Psychiatrie,* 57, 340–2.

Dorrepaal E., Thomaes D. J., Veltman D. J., Van Balkom A. J. L. M. & Draijer N (2017). Zorg op maat bij complexe PTSS: wat werkt voor wie? *Tijdschrift voor Psychiatrie,* 59, 680 f.

Eichfeld C., Farrell D., Mattheß M., Bumke P., Sodemann U., Ean N., Phoeun B., Direzkia Y., Firmansyah F., Sumampouw N. E. J. & Mattheß H. (2019). Trauma stabilisation as a sole treatment intervention for post-traumatic stress disorder in Southeast Asia. *Psychiatric Quarterly,* 90 (1), 63–88.

Ehlers A., Clark D. M., Dumore E., Jaycox L., Meadows E. & Foa E. B. (1998). Predicting response to exposure treatment in PTSD: The role of mental defeat and alienation. *Journal of Traumatic Stress,* 11 (3), 457–471.

Ehlers A., Bisson J., Clark D. M., Dumore E., Creamer M., Pilling S., Richards D., Schnurr P. Turner S. & Yule W. (2010). Do all psychotherapy treatments really work the same in post-traumatic stress disorder? *Clinical Psychology Review,* 30 (2) 269–276.

Ehring T., Welboren R., Morina N., Wicherts J. M., Freitag J. & Emmelkamp P. (2014). Meta-analysis of psychological treatments for posttraumatic stress disorder in adult survivors of childhood abuse. *Clinical Psychology Review,* 34, 645–657.

Fonagy P., Gergely G., Jurist E. L. & Target M. (2022). *Affektregulierung, Mentalisierung und die Entwicklung des Selbst.* 8., Aufl. Stuttgart: Klett-Cotta (englisches Original 2002).

Foa E. B., Riggs D. S., Massie E. D. & Yarczower M. (1995). The impact of fear activation and anger on the efficacy of exposure treatment for posttraumatic stress disorder. *Behavior Therapy*, 26 (3), 487–499.

Forbes D., Creamer M., Phelps A., Bryant R., McFarlane A., Devilly G. J., Matthews L., Raphael B., Doran C., Merlin T. & Newton S. (2007). Australian guidelines for the treatment of adults with acute stress disorder and posttraumatic stress disorder. *Australian and New Zealand Journal of Psychiatry*, 41 (8), 637–648.

Forbes D., Bisson J. I.,Monson C. M. & Berliner L. (2020). *Effective treatments for PTSD. Practice guidelines from the International Society for Traumatic Stress Studies*. 3., überarb. Aufl. New York: Guilford Press.

Ford J. D. & Kidd P. (1998). Early childhood trauma and disorder of extreme stress as predictors of treatment outcome with chronic PTSD. *Journal of Traumatic Stress,* 11 (4), 743–747.

Gadamer H.-G. (1999). *Gesammelte Werke,* Bd. 2: *Wahrheit und Methode. Ergänzungen, Register.* 2., durchges. Aufl. Tübingen: Mohr Siebeck.

Hayman P. M., Sommers-Flanagan R. & Parsons J. P. (1987). Aftermath of violence: Posttraumatic Stress Disorder among Vietnam veterans.

Journal of Counseling and Development, 65, 363–366.
Herman J. L. (1992). Complex PTSD: A syndrome in survivors of prolonged and repeated trauma. *Journal of Traumatic Stress*, 5 (3), 377–391.
Horevitz R. & Loewenstein R. J. (1994). The rational treatment of multiple personality disorder. In: Lynn S. J. & Rhue J. W. (Hrsg.). *Dissociation. Clinical and theoretical perspectives.* New York: Guilford Press, 289–316.
Horowitz M. J. (1974). Stress response syndromes: Character style and dynamic psychotherapy. *Archives of General Psychiatry*, 31 (6), 768–781.
Kinsler P. J., Courtois C. A. & Frankel A. S. (2011). Therapeutische Allianz und Umgang mit Risiken. In: Courtois C. & Ford J. (Hrsg.). *Komplexe traumatische Belastungsstörungen und ihre Behandlung. Eine evidenzbasierte Anleitung*. Paderborn: Junfermann, 214–236.
Kluft R. P. (1997). On the treatment of traumatic memories of DID patients: Always? Never? Sometimes? Now? Later? *Dissociation*, 10 (2), 80–90. Im Internet: http://www.empty-memories.nl/science/Kluft_93.pdf (Zugriff: 02.10.2023).
Lampe A., Mitmannsgruber H., Gast U., Schüßler G. & Reddemann L. (2008). Therapieevaluation der Psychodynamisch Imaginativen Traumatherapie (PITT) im stationären Setting. *Neuropsychiatrie*, 22 (3), 189–197.
Linehan M. M. (1993). *Cognitive-behavioral treatment of borderline personality disorder*. New York: Guilford Press.
Maercker A. (2011). Therapieschulendifferenz und andere Kleinigkeiten ... Kommentar zu Luise Reddemanns »Stabilisierung in der Traumatherapie – eine Standortbestimmung«. *Zeitschrift für Psychotraumatologie, Psychotherapiewissenschaft, Psychologische Medizin*, 9 (3), 84–86.
Maercker A. (Hrsg.) (2019). *Traumafolgestörungen*. 5., überarb. Aufl. Berlin: Springer.
McDonagh A., Friedman M., McHugo G., Ford J., Sengupta A., Mueser K., Demment C. C., Fournier D., Schnurr P. P. & Descamps M. (2005). Randomized trial of cognitive-behavioral therapy for chronic posttraumatic stress disorder in adult female survivors of childhood sexual abuse. *Journal of Consulting and Clinical Psychology*, 73 (3), 515–524.
Mitchell S. A. (2021). *Bindung und Beziehung. Auf dem Weg zu einer relationalen Psychoanalyse*. 2. Aufl. Gießen: Psychosozial-Verlag (englisches Original 2000).
Najavits L. M. (2002). *Seeking safety: A treatment manual for PTSD and substance abuse*. New York: Guilford Press.
Najavits L. M. (2009). Psychotherapies for trauma and substance abuse in women: Review and policy implications. *Trauma, Violence & Abuse*, 10 (3), 290–298.
Najavits L. M. & Hien D. (2013). Helping vulnerable populations: A comprehensive review of the treatment outcome literature on substance use disorder and PTSD. *Journal of Clinical Psychology*, 69 (5), 433–479.
Neuner A. (2008). Stabilisierung vor Konfrontation in der Traumatherapie – Grundregel oder Mythos? *Verhaltenstherapie*, 18 (2), 109–118.
NICE (National Institute for Clinical Excellence) (2018). *Post-traumatic stress disorder.* London: NICE. Im Internet: https://www.nice.org.uk/guidance/ng116/resources/posttraumatic-stress-disorder-pdf-66141601777861 (Zugriff: 02.10.2023).
Norcross J. C. & Wampold B. E. (2011). Evidence-based therapy relationships: Research conclusions and clinical practices. *Psychotherapy*, 48 (1), 98–102.
Ogden E., Minton K. & Pain C. (2010). *Trauma und Körper: Ein sensumotorisch orientierter psychotherapeutischer Ansatz.* Paderborn: Junfermann.
Pelcovitz D., van der Kolk B., Roth S., Mandel F., Kaplan S. & Resick P. (1997). Development of a criteria set and a structured interview for disorders of extreme stress (SIDES). *Journal of Traumatic Stress*, 10 (1), 3–16.
Phillips M. & Frederick C. (1995). *Healing the divided self. Clinical Ericksonian hypnotherapy for post-traumatic and dissociative conditions*. New York: Norton.
Pitman R., Altman B., Greenwald E., Longre R. E., Macklin M. L., Poire R. E. & Steketee G. (1991). Psychiatric complications during flooding therapy for Post Traumatic Stress Disorder, *Journal of Clinical Psychiatry*, 52 (1), 17–20.
Ponniah K. & Hollon S. D. (2009). Empirically supported psychological treatments for adult acute stress disorder and posttraumatic stress disorder: A review. *Depression and Anxiety*, 26 (12), 1086–1109.

Reddemann L. (2011). Stabilisierung in der Traumatherapie – eine Standortbestimmung. *Trauma und Gewalt,* 5 (3), 256–263.

Reddemann L. (2021). *Psychodynamisch Imaginative Traumatherapie – PITT®. Ein Mitgefühls- und Ressourcen-orientierter Ansatz in der Psychotraumatologie.* 11., vollst. überarb. u. erw. Aufl. Stuttgart: Klett-Cotta.

Reddemann L. & Fischer G. (2010). Worauf es ankommt: Psychodynamische Traumatherapien. *Psychotherapie,* 15, 263–278.

Rosner R., Henkel C., Ginkel K. & Mestel R. (2010). Was passiert nach der stationären Stabilisierung mit komplex traumatisierten PTB-Patientinnen? Die Bedeutung von Stabilisierung und Konfrontation für die Behandlung traumatisierter Frauen. *Zeitschrift für Psychiatrie, Psychologie und Psychotherapie,* 58 (2), 127–135.

Sachsse U., Vogel C. & Leichsenring F. (2006). Results of psychodynamically oriented trauma-focused inpatient treatment for women with complex posttraumatic stress disorder (PTSD) and borderline personality disorder (BPD). *Bulletin of the Menninger Clinic,* 70 (2), 125–44.

Sack M., Schellong J. & Sachsse U. (2022). Einleitung zur 1. Auflage 2013. In: Sack M., Sachsse U. & Schellong J. (Hrsg). *Komplexe Traumafolgestörungen: Diagnostik und Behandlung von Folgen schwerer Gewalt und Vernachlässigung.* 2., aktual. u. erg. Neuaufl. Stuttgart: Schattauer, 19–24.

Schäfer I., Gast U., Hofmann A., Knaevelsrud C., Lampe A., Liebermann P., Lotzin A., Maercker A., Rosner R. & Wöller W.(Hrsg.) (2019). *S3-Leitlinie Posttraumatische Belastungsstörung.* Berlin: Springer.

Schottenbauer M. A., Glass C. R., Arnkoff D. B., Tendick V. & Hafter G. S. (2008a). Nonresponse and dropout rates in outcome studies on PTSD: Review and methodological considerations. *Psychiatry,* 71 (2), 134–168.

Schottenbauer M. A., Glass C. R., Arnkoff D. B. & Gray S. H. (2008b). Contributions of psychodynamic approaches to treatment of PTSD and trauma: A review of the empirical treatment and psychopathology literature. *Psychiatry,* 71 (1), 13–34.

Sin J., Spain D., Furuta M., Murrells T. & Norman I. (2017). Psychological interventions for posttraumatic stress disorder (PTSD) in people with severe mental illness. *The Cochrane Database of Systematic Reviews,* 1 (1), CD011464.

Spinazzola J., Blaustein M. & van der Kolk B. (2005). Posttraumatic stress disorder treatment outcome research: The study of unrepresentative samples? *Journal of Traumatic Stress,* 18 (5), 425–436.

Svenaeus F. (2003). Hermeneutics of medicine in the wake of Gadamer: The issue of phronesis. *Theoretical Medicine and Bioethics,* 24 (5), 407–431.

Steil R., Dyer A., Priebe K., Kleindienst N. & Bohus M. (2011). Dialectical behavior therapy for posttraumatic stress disorder related to childhood sexual abuse: A pilot study of an intensive residential treatment program. *Journal of Traumatic Stress,* 24 (1), 102–106.

Stein D., Cloitre M., Nemeroff C. B., Nutt D. J., Seedat S., Shalev A. Y., Wittchen H. U. & Zohar J. (2009). Cape Town Consensus on posttraumatic stress disorder. *CNS Spectrums,* 14 (1), 52–58.

Taylor J. E. & Harvey S. T. (2010). A meta-analysis of the effects of psychotherapy with adults sexually abused in childhood. *Clinical Psychology Review,* 30 (6), 749–767.

Van der Hart O., Nijenhuis E. R. S. & Steele K. (2006). *The haunted self: Structural dissociation and the treatment of chronic traumatization.* New York: Norton.

Van der Kolk B. (2005). Developmental trauma disorder. Towards a rational diagnosis for children with complex trauma histories. *Psychiatric Annals,* 35 (5), 401–408.

Van der Kolk B. (2011). Nachwort. In: Courtois C. & Ford J. (Hrsg.) (2011). *Komplexe traumatische Belastungsstörungen und ihre Behandlung.* Paderborn: Junfermann, 497–510.

Van Vliet N., Huntjens R., Van Dijk M., Bachrach N., Meewisse M. & De Jongh A. (2021). Phase-based treatment versus immediate trauma-focused treatment for post-traumatic stress disorder due to childhood abuse: Randomised clinical trial. *BJPsych Open,* 7 (6), e211.

Wampold B. E. (2019). *The basics of psychotherapy. An introduction to theory and practice.* 2., überarb. Aufl. Washington DC: American Psychological Association.

Wampold B. E., Imel Z. R., Laksa K. M., Benish S., Miller S. C., Flückiger C., Del Re A. C., Baardseth T. P. & Budge S. (2010). Determining what

works in the treatment of PTSD. *Clinical Psychological Review*, 30 (8), 923–933.
Willis N., Dowling G. & O'Reilly G. (2023). Stabilisation and phase-orientated psychological treatment for Posttraumatic Stress Disorder: A systematic review and meta-analysis. *European Journal of Trauma & Dissociation*, 7 (1), Art. 100311.
Zlotnick C., Shea T. M., Rosen K., Simpson E., Mulrenin K., Begin A. & Pearlstein T. (1997). An affect-management group for women with posttraumatic stress disorder and histories of childhood sexual abuse. *Journal of Traumatic Stress*, 10 (3), 425–436.

REGINA STEIL UND FRANK WAGNER

6. Die traumafokussierte kognitive Verhaltenstherapie

6.1 Einleitung

Aktuelle Metaanalysen zeigen, dass bei der Behandlung der PTBS die Psychotherapie der Pharmakotherapie klar überlegen ist (vgl. z. B. Merz et al., 2019). Auch eine Kombinationsbehandlung war der alleinigen Psychotherapie *nicht* überlegen. Entsprechend empfehlen nationale und internationale Behandlungsleitlinien die Psychotherapie als die Methode der Wahl für die Posttraumatische Belastungsstörung (PTBS) und auch die komplexe Posttraumatische Belastungsstörung (kPTBS; vgl. z. B. die AWMF-S3-Leitlinie 2019; Schäfer et al., 2019). Angewendet werden sollen wegen ihrer sehr guten Wirksamkeit hier vor allem Behandlungsmanuale aus dem Spektrum der traumafokussierten kognitiven Verhaltenstherapie (TF-KVT) . Eine Vielzahl aktueller Metaanalysen zeigt, dass hier große Behandlungseffekte erzielt werden (vgl. Coventry et al., 2020; Lewis et al., 2020; Mavranezouli et al., 2020), und auch, dass viele verschiedene Interventionen empirisch gesicherte Wirksamkeit aufweisen, sodass Psychotherapeut:innen und Patient:innen eine große Auswahl zur Verfügung steht. Gemeinsam haben die Interventionen der tf-KVT, dass sie auf die Veränderung dysfunktionaler Gedanken und Verhaltensmuster abzielen, die beide zur Entstehung und Aufrechterhaltung von PTBS bzw. der kPTBS beitragen.

Nach Aufnahme der Posttraumatischen Belastungsstörung 1980 in das DSM-III-R wurden Ende der 1980er, Anfang der 1990er Jahre verhaltenstherapeutisch-kognitive Ansätze für die Behandlung der Posttraumatischen Belastungsstörung adaptiert und in den darauffolgenden Jahren systematisch weiterentwickelt. Die TF-KVT der PTBS ähnelt in vielen Bereichen der Behandlung anderer Störungsbilder wie etwa der von Ängsten und Depressionen.

Kernelemente der TF-KVT stellen Expositionsverfahren sowie kognitive Verfahren dar. Diese haben die Veränderung dysfunktionaler Gedanken und Interpretationen des Traumas und seiner Folgen zum Ziel, die ihrerseits wiederum das Gefühl von Bedrohung oder wahrgenommener Unsicherheit aufrechterhalten. Weitere Kernelemente sind das Diskriminationstraining bzw. Diskriminationslernen bezüglich Auslösern (Triggern) von Intrusionen sowie das Erlernen von Techniken zur Emotionsregulation. Hierzu gehören beispielsweise Entspannungstechniken, Übungen zur Ressourcenaktivierung, wie etwa das Fördern positiver Gefühle oder Techniken zur Erhöhung der inneren Achtsamkeit, sowie das Erlernen interpersoneller Fertigkeiten (Cloitre et al., 2002; Linehan, 1996).

Zu Beginn jeder verhaltenstherapeutischen Behandlung ist es zunächst wichtig, durch Akzeptanz, Wertschätzung, Empathie und einfühlendes, nicht-wertendes Verstehen eine vertrauensvolle therapeutische Beziehung zu gestalten. Weiterhin stellt die Psychoedukation über das Störungsbild und seine die Symptome aufrechterhaltenden Bedingungen sowie über Behandlungsmöglichkeiten eine Grundvoraussetzung für jegliche weitere Anwendung einer spezifischeren Methode dar. Patient:innen sollen die Mechanismen der Entstehung und Aufrechterhaltung der Posttraumatischen Belastungsstörung sowie das Behandlungsrational verstehen und nachvollziehen können.

Nachfolgend werden die Kernelemente der traumafokussierten kognitiven Verhaltenstherapie und entsprechend empirisch überprüfter Behandlungsmanuale, die meist aus einer Kombination der einzelnen Elemente bestehen, näher erläutert.

6.2 Expositionsbehandlung

Die Expositionsbehandlung der Posttraumatischen Belastungsstörung beinhaltet gewöhnlich eine Konfrontation mit traumarelevanten Erinnerungen, Inhalten oder Reizen. Dies geschieht einerseits *in sensu,* d. h. durch mehrmaliges Wiedererleben der als traumatisch erlebten Ereignisse oder traumarelevanten Reize in der Imagination (geistige/mentale Vorstellung). Ergänzt wird diese Form der Konfrontation oft durch eine Exposition in vivo, d. h. durch eine wiederholte Exposition mit sicheren, jedoch von Patient:innen vermiedenen Situationen, durch die Erinnerungen an das Trauma ausgelöst werden. Zunächst werden diese beiden Expositionsformen näher erläutert, gefolgt von weiteren Anwendungsformen der Expositionstherapie.

6.2.1 Exposition in sensu

Eine Exposition *in sensu,* auch imaginative Exposition genannt, beinhaltet das bewusste Wiedererleben des traumatischen Ereignisses in der Vorstellung. Das Ereignis soll hierbei im geschützten Rahmen des Therapiesettings so lebhaft wie möglich auf allen Sinneskanälen vergegenwärtigt werden, so als ob es gerade im Moment von neuem geschähe. Der bzw. die Patient:in wird hierzu gebeten, die Augen zu schließen oder einen Punkt zu fixieren und das Ereignis im Präsens laut und langsam zu schildern, einschließlich seiner/ihrer Gedanken, Gefühle und physischen Sensationen, die während des Ereignisses erlebt wurden; der bzw. die Patient:in ist sich hierbei der sicheren Umgebung des therapeutischen Settings bewusst. Die imaginative Konfrontation mit den Traumainhalten wird in der Regel während des Behandlungszeitraums mehrmals wiederholt. Zur Vertiefung der Konfrontation werden den Patient:innen oft noch Tonbandmitschnitte ihrer Traumaschilderung mitgegeben, die zwischen den Sitzungen angehört werden sollen.

Je nach Belastung der Patient:innen kann bei der Exposition *in sensu* ein graduelles Vorgehen gewählt werden, indem der Patient das Traumaereignis zunächst in der Vergangenheit schildert oder es so erzählt, als wäre es einer anderen Person widerfahren. Auch über die Auswahl der Expositionsinhalte kann die Belastung des Patienten gestuft erhöht werden. Aber auch ein massiertes Vorgehen ist möglich, bei dem recht schnell auf das sogenannte Indextrauma (die Situation, die heute noch am meisten Belastung auslöst) fokussiert wird – dieses Vorgehen ist zeitökonomischer, aber nicht alle Patient:innen stimmen hier zu. Eine weitere Technik ist das Schreiben über die Traumatisierung, welches als Hausaufgabe gegeben wird. Der bzw. die Patient:in bringt seinen bzw. ihren Traumabericht danach in die Sitzung mit und liest ihn laut vor.

Ein zentraler Wirkmechanismus der *In-sensu*-Exposition ist die Habituation. Habituation wird hier meist so verstanden, dass eine Angstreaktion sich nur bis zu einem begrenzten Grad aufbauen und eine bestimmte Zeitdauer anhalten kann. Danach ist der Betroffene rein körperlich nicht mehr in der Lage, die starke Erregung weiter aufrechtzuerhalten, und die Angst nimmt von selbst ab. Schaffen es die Klienten in der Therapie, so lange in der angstauslösenden Situation zu verharren, bis dieser Punkt erreicht ist, können sie lernen, dass sich ihre übersteigerten Befürchtungen (z. B. »Ich werde es nicht aushalten können, ich werde verrückt werden oder die Kontrolle verlieren«) nicht bewahrheiten, sondern dass sie die Schilderung ihrer traumatischen Erfahrungen und die dabei entstehenden belastenden Gefühle bewältigen können.

Einen weiteren Wirkmechanismus der Exposition stellt die Elaboration des Traumagedächtnisses dar. Traumatische Erinnerungen sind meist nur bruchstückhaft und ungenügend in die Struktur des autobiografischen Gedächtnisses eingebettet, Informationen zu Raum und Zeit werden nur ungenügend abgespeichert, was dazu führt, dass intrusive Erinnerungen so erlebt werden, als geschähen sie erst gerade. Durch Konfrontation kann so eine Rekonstruktion des Traumas und somit eine tiefere Nachverarbeitung in Gang kommen, die eine Verknüpfung mit Informationen zu Raum und Zeit beinhaltet. Ebenso wichtig sind jedoch auch meist die kognitiven Veränderungen, die mit einer traumafokussierten Exposition automatisch einhergehen: Der bzw. die Patient:in beschäftigt sich intensiv mit den Abläufen während des traumatischen Geschehens. Er bzw. sie kann auf dieser Basis dysfunktionale Überzeugungen z. B. bezüglich der eigenen Verantwortung für das Geschehen auf den Prüfstand stellen und revidieren und macht auch in der Interaktion mit dem Therapeuten/der Therapeutin korrigierende Erfahrungen (Bsp.: »Ich schäme mich so dafür, dass ich mit dem Betreuer beim Ferienlager mitgegangen bin und es dann zur Vergewaltigung kann – aber meine Therapeutin bzw. mein Therapeut verurteilt mich nicht dafür«).

6.2.2 Exposition in vivo

Die Exposition *in vivo* gewinnt im Verlauf der Behandlung an Bedeutung. Bei ihr werden wiederholt ungefährliche, aber bisher vermiedene Situationen, Plätze und Objekte aufgesucht oder Tätigkeiten ausgeübt, die mit den traumatischen Erinnerungen assoziiert sind und deshalb irrationale Angst erzeugten. Das Aufsuchen des Ortes der Traumatisierung, Treffen mit Menschen, die ebenfalls während der Traumatisierung anwesend waren, oder das Anschauen von Bildern und Filmsequenzen mit ähnlichem Inhalt bzw. einer ähnlichen Situation sind ebenfalls Teil dieser Art der Exposition. Die Patient:innen sollen hierbei so lange in der Angst auslösenden Situation verharren, bis ein Habituationseffekt eintritt.

Je nach Belastung der jeweiligen Patient:innen kann auch hier ein graduiertes Vorgehen gewählt und zunächst mit weniger stark Angst auslösenden Reizen begonnen werden. In der

Regel werden hierzu verschiedene Übungen besprochen, die dann je nach Schwierigkeitsgrad und der Angst, die sie auslösen, hierarchisch geordnet werden, wobei dann mit den einfachen Übungen begonnen wird. Zu Beginn kann der/die Therapeut:in den Patienten bzw. die Patientin begleiten, danach erfolgt die Konfrontation *in vivo* selbstgesteuert in Form einer Anleitung zu Übungen, die dann selbständig durchgeführt werden sollen. Gegenstände, die an das traumatische Geschehen erinnern, können in den Therapieraum mitgebracht werden (z. B. ein alkoholisches Getränk, nach dem der Täter intensiv roch, oder ein Kleidungsstück, das man etwa während eines Unfalls trug). Therapeut:in und Patient:in können gemeinsam Orte aufsuchen, wie das Krankenhaus, in dem der bzw. die Patient:in nach dem schweren Unfall behandelt wurde und in der er/sie lange in Todesangst war, oder der Ort eines Unfalls. Wenn der Besuch eines Ortes nicht möglich ist (wie z. B. nach dem Erleben von Naturkatastrophen oder bei weit entfernten Orten), kann Videomaterial gemeinsam angeschaut werden. Die Exposition kann auch virtuell mittels moderner Technik in simulierter Umgebung erfolgen (siehe z. B. Eshuis et al., 2021). Virtuelle Welten können ähnlich wie moderne Flugsimulatoren sehr lebensecht sein, wobei Patient:innen das Gefühl haben, sie wären wirklich am Ort des Geschehens. In der breiten Versorgung der Patient:innen mit PTBS oder kPTBS spielt die virtuelle Exposition aber eine untergeordnete Rolle und ist nicht unbedingt notwendig.

6.2.3 Prolongierte Exposition

Die am ausgiebigsten untersuchte Expositionstherapie ist die lang andauernde oder prolongierte Exposition (»prolonged exposure«, PE) von Foa, Hembree & Rothbaum (Foa et al., 2007). Das Behandlungsmanual ist auch auf Deutsch erhältlich (Foa et al., 2014). Die PE wird üblicherweise in 9 bis 12 wöchentlich oder alle zwei Wochen stattfindenden Einzelsitzungen durchgeführt. Die Dauer eine Einzelsitzung beträgt 90 Minuten. In den ersten drei Sitzungen wird dem Patienten das Therapierational vorgestellt. Dies geschieht in Form einer Psychoedukation über die Aufrechterhaltung traumabezogener Symptome und darüber, wie *In-vivo-* und *In-sensu-Exposition* die Symptomatik reduzieren können.

Die *In-vivo-*Exposition wird mit dem Zusammenstellen einer Liste von Situationen eingeleitet, die vermieden werden und mit denen der Patient im Laufe der Therapie konfrontiert werden soll. Die Positionen in der Liste werden hierarchisch gegliedert, je nach Angstlevel. Dann werden die Expositionsübungen durchgeführt, begonnen wird mit dem untersten Item auf der Liste.

Die imaginative Exposition wird in der dritten Sitzung eingeleitet und bis zum Ende der Therapie durchgeführt. Der Aufbau der Sitzungen ist ähnlich wie bei der Exposition *in vivo:* Jede Sitzung beginnt mit einer Besprechung der Hausaufgaben, gefolgt von einer 30- bis 45-minütigen imaginativen Exposition, wonach wiederum das Erlebte diskutiert wird. Die Sitzung endet jeweils mit der Besprechung von Hausaufgaben für die folgende Woche. In der letzten Therapiestunde wird das bisher Erreichte besprochen und bewertet und es werden weiterführende Pläne dahingehend erstellt, wie der Patient das Gelernte alleine weiter ausüben kann.

6.2.4 Narrative Expositionstherapie

Die Narrative Expositionstherapie (NET) wurde ursprünglich für den Einsatz in Krisengebieten entwickelt (Schauer et al., 2005), in denen Betroffene oft nur wenige Behandlungseinheiten erhalten können und auch psychotherapeutisch ausgebildetes Fachpersonal kaum verfügbar ist. Inzwischen gibt es gute Evidenz für die kulturübergreifende Effektivität der NET vor allem bei Menschen, die eine PTBS infolge von Erfahrungen von Krieg, Bürgerkrieg, Genoziden oder Vertreibung haben. Die NET basiert auf neuropsychologischen Modellen der Verarbeitung traumatischer Erfahrungen sowie auf der »Testimony Therapy« (Cienfuegos & Monelli, 1983), in Kombination mit kognitiv-behavioralen Expositionstechniken.

Die Behandlung beinhaltet das Legen einer Lebenslinie, in welcher die traumatischen, negativen, aber auch positive Lebenserfahrungen chronologisch eingeordnet werden, eine Exposition *in vivo* sowie die Reorganisation der traumatischen Erinnerungen in eine kohärente chronologische Geschichte. Hierbei wird angenommen, dass die Integration der traumatischen Erfahrungen in das autobiografische Gedächtnis sowie die Gewöhnung (Habituation) an schmerzvolle Gefühle einen heilsamen Effekt haben. Bei der NET konstruiert und strukturiert der/die Patient:in zusammen mit dem Therapeuten/der Therapeutin seine bzw. ihre chronologische Lebensgeschichte von der Geburt bis zur Gegenwart, wobei diese von der Therapeutin schriftlich festgehalten wird. Es geht hierbei nicht um die Erfassung von reinen Fakten, vielmehr wird ein emotionaler und erlebnisnaher Bericht angestrebt, wobei der bzw. die Therapeut:in den Patienten/die Patientin zu einer streng chronologischen Erzählweise anleitet, die in ihrem Ablauf verlangsamt, detailliert und verständlich ist. Da bei der Gruppe der Patient:innen, für die NET entwickelt wurde, meist multiple Traumata zugrunde liegen (Neuner et al., 2004), wie insbesondere bei Überlebenden politischer Gewalt, ist für die Rekonstruktion des autobiografischen Gedächtnisses eine umfassende Erhebung der Lebensgeschichte hilfreich.

6.3 Kognitionsfokussierte Behandlungselemente

Die traumafokussierte kognitive Verhaltenstherapie konzentriert sich auf die Veränderung von dysfunktionalen Verhaltensmustern, Gedanken und Gefühlen, wobei sie von der Annahme ausgeht, dass vorwiegend die Interpretation eines Ereignisses oder Sachverhalts bzw. die Art und Weise, wie wir darüber denken, und nicht das Ereignis selbst zu einer spezifischen emotionalen Reaktion führt. Betroffene neigen häufig zu einer verzerrten Wahrnehmung und Interpretation der traumatischen Ereignisse. Sie sehen die Welt oft als gefährlich und sich selbst als schwach an, was dazu führt, dass eigentlich harmlose Ereignisse als gefährlich eingestuft werden. So kann beispielsweise jemand, der Opfer einer Gewalttat geworden ist, die Wahrscheinlichkeit, erneut Opfer zu werden, deutlich überschätzen (»Das Ereignis kann jederzeit wieder geschehen«), so dass er dementsprechend viele alltägliche Situationen, wie etwa einkaufen zu gehen, vermeidet. Hier ist das Leben der Patient:innen oft von Hypervigilanz (erhöhter Wachsamkeit) und Furcht geprägt. Häufig überschätzen sie die eigene Verantwortung für ein Ereignis stark. So könnte z. B. das Opfer eines sexuellen Kindesmissbrauches durch den Sporttrainer im 7. – 8. Lebensjahr denken: »Ich bin an allem schuld, weil ich von ihm gemocht und bevorzugt werden wollte ...«. Die umfassende Verantwortungsübernahme führt zu einem stärkeren Gefühl, über zukünftige Gefährdungen die Kontrolle haben zu müssen, oder ermöglicht es, Beziehungen zu engen Familienmitgliedern weiter aufrechtzuerhalten, falls diese zum Täterkreis gehörten. Der Preis ist aber meist, dass die eigene Person als verachtenswert eingeschätzt wird. Solche dysfunktionalen Interpretationen des Traumas führen zu sogenannten sekundären traumaassoziierten Emotionen wie Schuld, Scham oder Selbsthass.

Der bzw. die Therapeut:in hilft nun der Patientin/dem Patienten, herauszufinden, wie die traumatische Erfahrung das Überzeugungssystem und die Gedanken beeinträchtigt hat. Der/die Patient:in lernt, traumabezogenes Denken, welches Vermeidung triggert, zu identifizieren, die entsprechenden Annahmen zu hinterfragen und andere Wege der Betrachtung zu finden. Die Basis der kognitiven Intervention stellen der Sokratische Dialog und das geleitete Entdecken dar. Der/die Therapeut:in lässt den Patienten/die Patientin zunächst prüfen, ob seine Einstellungen, Überzeugungen und Interpretationen des Traumas und seiner Folgen angemessen und hilfreich oder weniger angemessen und dysfunktional sind. Ziel ist es, den Patienten nicht zu überreden, sondern gemeinsam mit ihm Für und Wider der Argumente abzuwägen, um ihn so in einem ruhigen Prozess des Nachdenkens und Ergründens, warum er sich in der damaligen Situation so und nicht anders verhalten hat, zu eigenen Schlussfolgerungen kommen zu lassen. Bei Menschen, die in der Kindheit Opfer von Gewalterfahrungen wurden, ist es oft hilfreich, z. B. die Kinderrechte der UN gemeinsam zu lesen. In vielen Kulturen werden diese missachtet. Dass auf der ganzen Welt gilt, dass Kinder nicht sexuell ausgebeutet werden dürfen, kann sehr hilfreich dabei sein, die Verantwortung für das Geschehen den Tätern zuzuschreiben, nicht einem selbst, und zu verstehen, dass diese eine Straftat begangen haben.

Zur Überprüfung von Argumenten werden auch Verhaltensexperimente eingesetzt. Beispielsweise neigen Patient:innen dazu, intrusives Wiedererleben und jegliche Gedanken an das Trauma zu unterdrücken, weil diese als bedrohlich erlebt werden. Der paradoxe Effekt des Gedankenunterdrückens kann dann z. B. mittels eines solchen Experimentes verdeutlicht werden. Hierzu wird der Patient gebeten, die Augen zu schließen und an alles zu denken, nur nicht an einen grünen Elefanten oder an einen anderen zuvor festgelegten Reiz. Der Patient wird erfahren, dass er es kaum vermeiden kann, genau daran zu denken.

6.3.1 Kognitive Therapieprogramme für die Behandlung der PTBS

Unter den traumafokussierten kognitiven Therapieprogrammen haben sich die Cognitive Processing Therapy (CPT) von Resick und Kolleginnen (Resick et al., 2017) sowie die kognitive Therapie für PTBS (CT) von Ehlers et al. (2005) bzw. Ehlers und Clark (2000) als wirksam erwiesen.

Die Cognitive Processing Therapy (Resick et al., 2017) ist eine Therapieform, die ursprünglich für die Therapie von erwachsenen Opfern sexueller Gewalt entwickelt, aber auch bei anderen Gruppen von Patient:innen sehr erfolgreich eingesetzt wurde. Die CPT beruht einerseits auf der Theorie der emotionalen

Verarbeitung der PTBS (Foa & Kozak, 1986), welche von einem traumabedingten Furchtnetzwerk im Gedächtnis ausgeht, das bei Betroffenen Flucht- und Vermeidungsverhalten initiiert. Andererseits liegt der CPT ein sozialkognitives Modell zugrunde, welches die Rolle traumabedingter verzerrter Kognitionen und deren Einfluss auf Emotionen und Verhalten der Betroffenen betont und herausstellt, wie das Traumaereignis im Kontext bereits bestehender Überzeugungen verarbeitet wird. Die ursprüngliche CPT enthielt neben der Bearbeitung dysfunktionaler Einstellungen (sogenannter *Stuck Points*) zu den Themenbereichen »Sicherheit«, »Kontrolle«, »Vertrauen«, »Intimität« und »Nähe« auch eine Exposition durch das Schreiben über das traumatische Geschehen (sogenannte *Written Accounts*). Studien, die sich mit der Wirksamkeit einzelner Therapiekomponenten beschäftigten, ergaben aber, dass dieses Expositionselement nicht notwendig ist, sodass die aktuelle Version des Manuals ein rein kognitives Vorgehen beinhaltet.

Die kognitive Therapie der PTBS nach Ehlers und Clark (2000) beruht auf einem Traumamodell, welches von der Annahme ausgeht, dass eine PTBS dann am ehesten chronifiziert, wenn das Trauma auf eine Art verarbeitet wird, die zu einer gefühlten allgegenwärtigen Bedrohung führt. Die Bedrohung kann dabei entweder external sein – im Sinne der Welt als gefährlicher Ort – oder internal, indem die Person sich selbst als unfähig erlebt, wichtige Ziele in ihrem Leben zu erreichen. Das Gefühl der gegenwärtigen Bedrohung entsteht hierbei aus der Konsequenz einer übermäßigen negativen Einschätzung des Traumas und/oder von dessen Folgen, einer Störung des autobiografischen Gedächtnisses (Fragmentierung bewusster Erinnerungsinhalte, fehlender raum-zeitlicher Kontext) und einem defizitären assoziativen Gedächtnis. Betroffene verallgemeinern oft die Erfahrungen des traumatischen Ereignisses und bewerten eine Reihe normaler Aktivitäten als gefährlich. Sie überschätzen die Wahrscheinlichkeit, dass weitere traumatische Ereignisse eintreten werden, oder nehmen an, dass traumatische Ereignisse überwiegend ihnen widerfahren. Die Veränderung negativer Bewertungen und Traumaerinnerungen wird durch eine Reihe problematischer Verhaltensweisen und Kognitionen aufrechterhalten. Dementsprechend zielt die kognitive Therapie für PTBS darauf ab, negative Bewertungen zu modifizieren, die autobiografischen Gedächtnisstörungen durch Elaboration, Kontextualisierung und durch die Diskrimination von Auslösern zu korrigieren sowie problematische Verhaltensweisen und dysfunktionale Kognitionen zu modifizieren.

Beiden Ansätzen ist gemeinsam, dass Erinnerungen an das traumatische Ereignis systematisch bearbeitet werden. Der Schwerpunkt liegt bei diesen Verfahren auf der Veränderung von dysfunktionalen Interpretationen des Traumas und seiner Konsequenzen sowie auf der Veränderung von dysfunktionalen Überzeugungen (z. B.: »Hätte ich mich anders verhalten, wäre mir das nicht passiert«; »Ich werde niemals mehr fröhlich sein können«) und auf die Symptome aufrechterhaltenden kognitiven Strategien (z. B. exzessives Grübeln, nicht daran denken wollen) und Verhaltensweisen (z. B. Vermeidung von Triggern).

6.3.2 Diskriminationstraining

Ein weiteres wichtiges Behandlungselement in der kognitiv-behavioralen Traumatherapie ist das Diskriminationstraining. Im Gegensatz zum Phänomen der Reizgeneralisierung ist das Ziel beim Diskriminationstraining eine Wahrnehmungs- und Verhaltensdifferenzierung. Da das intrusive Wiedererleben bei Traumatisierten überwiegend in Form von sensorischen Eindrücken geschieht, die im Hier und Jetzt erlebt werden, sind Kontextinformationen meist nicht vorhanden. Dies ist auch der Grund dafür, dass mit dem Trauma assoziierte Reize Intrusionen auslösen. Da Patient:innen in der Regel das genaue Hinschauen vermeiden, weil es als bedrohlich erlebt wird, sind korrektive Erfahrungen, hier das Einbetten in einen raum-zeitlichen Kontext, kaum möglich. Das Diskriminieren von Auslösern der traumabezogenen Erinnerungen erfordert zunächst eine systematische Beobachtung der Intrusionen und ihrer Auslöser. Wenn Auslöser identifiziert wurden, lernt der/die Patient:in, sich darauf zu konzentrieren, wie der Auslöser und der jetzige Kontext sich von der in der Vergangenheit liegenden traumatischen Situation unterscheiden.

Ein praktisches Beispiel für die Vorgehensweise ist das folgende: Viele Opfer von sexueller Gewalterfahrung haben in einer jetzigen, liebevollen Beziehung Probleme mit Intimität und Sexualität (vgl. Bornefeld-Ettmann & Steil, 2017). Die Sinneseindrücke beim Geschlechtsverkehr lösen Intrusionen bis hin zu Flashbacks aus – Sexualität wird vermieden oder wenig lustvoll durchstanden. Hier können die Patienten frühzeitig Hilfsmittel nutzen (wie z. B. einen bestimmten Nagellack, einen besonderen Duft, ein Bild über dem Bett), die während der sexuellen Aktivitäten leicht angeschaut werden können und die helfen, zwischen damals und heute zu unterscheiden und sich auf alles zu konzentrieren, was anders ist als damals.

6.4 Imaginative Verfahren

In den letzten Jahren gewinnt *Imagery Rescripting* (ImRs; Arntz, 2012; eine Weiterentwicklung der Imagery Rescripting und Reprocessing Therapy, IRRT, von Smucker & Dancu, 1999) immer mehr an empirischer Validierung und daher auch in der Psychotherapie der PTBS an Beachtung. Sie weist starke Effekte und eine besonders hohe Remissionsrate von 81 % auch bei schwerer betroffenen Patient:innen mit PTBS etwa nach Kindesmissbrauch auf (Boterhoven de Haan et al., 2020). ImRs kommt gänzlich ohne formale Exposition aus. Bei der Beeinflussung von Gefühlen sind innere Bilder dem reinen Sprechen über Ereignisse überlegen. Nach einer Phase der Psychoedukation wird der/die Patient:in gebeten, in der Vorstellung zu dem Punkt zu gehen, an dem er oder sie weiß, dass das Schreckliche gleich passieren wird. Dann wird er bzw. sie angeleitet, die Ereignisse in seiner/ihrer Vorstellung so zu verändern, dass seine/ihre damaligen Bedürfnisse zufriedengestellt werden. Häufig beziehen sich diese auf Macht, Kontrolle, Schutz, Trost und manchmal auf Rache. Der Patient darf unrealistische Geschehnisse imaginieren, mächtige Personen können ihm zur Hilfe kommen, der Therapeut oder auch der Patient als jetzt erwachsener Mensch können in das Vorstellungsbild eintreten und den Lauf der Dinge verändern. Die Vorgehensweise bei ImRs passt sich immer flexibel den Bedürfnissen und Präferenzen der Patient:innen und damit auch in besonderer Weise jedem religiösen oder kulturellen Hintergrund an. Da die

Behandlung ohne Hausaufgaben auskommt, kann sie sehr gut z. B. auch bei sprachlichen Barrieren mithilfe eines Sprachmittlers durchgeführt werden (vgl. Steil et al., 2021). Die Anwesenheit eines Übersetzers scheint im Übrigen die Behandlungseffekte bei der PTBS nicht zu reduzieren (Lambert & Alhasson, 2015).

6.5 Spezifische Psychotherapien für die kPTBS

Bezüglich der Psychotherapie von Patient:innen mit kPTBS, oder auch beim Vorliegen der häufig komorbid auftretenden Borderline-Persönlichkeitsstörung, gibt es eine lange internationale Debatte, ob die Vorbereitungsphase vor der traumafokussierten Intervention etwas ausführlicher sein sollte oder ob diese Patient:innen mit den gut überprüften herkömmlichen Psychotherapien behandelt werden sollten. Laut der AWMF-S3-Leitlinie (Schäfer et al., 2019) sollte bei einer kPTBS nach ICD-11 die psychotherapeutische Behandlung mit einer Kombination traumafokussierter Techniken erfolgen, bei denen Schwerpunkte auf der Verarbeitung der Erinnerung an die traumatischen Erlebnisse und/oder ihrer Bedeutung liegen, sowie auf Techniken zur Emotionsregulation und zur Verbesserung von Beziehungsstörungen im Sinne der Bearbeitung dysfunktionaler zwischenmenschlicher Muster. Allerdings gibt es auch neuere Befunde, die in Zweifel ziehen, dass zusätzliche Interventionen notwendig sind (vgl. z. B. De Jongh et al., 2016).

Speziell für diese Gruppe von Patient:innen entwickelten Steil et al. (2011, 2018) eine auf die Probleme im Bereich der Emotionsregulation zugeschnittene Psychotherapieform, die Dialektisch-Behaviorale Therapie der Posttraumatischen Belastungsstörung (DBT-PTSD). Zunächst wird eine Zielhierarchie aufgestellt, die dafür sorgt, dass alle Verhaltensweisen des Patienten, die sein Leben, die Gesundheit oder die Behandlung gefährden könnten, als Erstes in den Blick genommen und reduziert werden. Dazu gehören chronische Suizidalität, selbstverletzendes Verhalten und auch schwere Dissoziation. Mit Hilfe dieser sogenannten *Escape-Strategien* kann der/die Patient:in schnell traumaassoziierte hoch belastende Emotionen reduzieren. Als ungefährliche Alternativen werden gezielte Strategien zur Verbesserung der Emotionsregulation trainiert. Hernach folgen kognitive und behaviorale Interventionen, welche besonders die für diese Gruppe von Patient:innen sehr typischen Emotionen von Scham, Ekel und Selbstverachtung reduzieren. Die Expositionsphase wird unter besonderen Sicherheitsvorkehrungen durchgeführt, zum Ende der Therapie werden Themen wie sexuelle Funktionsstörungen, Probleme in Partnerschaft und Familie sowie die berufliche Zukunft der Patient:innen adressiert.

Cloitre et al. (2002) belegten den Erfolg einer phasischen Therapie bei Patient:innen mit einer PTBS nach sexualisierter Gewalt in der Kindheit – des Skills Trainig for Affective and Interpersonal Regulation (STAIR; Cloitre et al., 2020; Cloitre et al., 2016). Auf ein vorbereitendes Skills-Training folgt eine Expositionsphase über insgesamt 16 Wochen.

6.6 Die Wirksamkeit traumafokussierter kognitiver Verhaltenstherapien und die jeweiligen Vor- und Nachteile

Eine Vielzahl von Metaanalysen belegt die gute bis sehr gute Wirksamkeit der Interventionen aus der TF-KVT (Mavranezouli et al., 2020; Lewis et al., 2020; Morina et al., 2021). Aufgrund deren großer Wirksamkeit wurden Expositions- und kognitive Verfahren in die PTBS-Behandlungsleitlinien mehrerer Länder aufgenommen: So empfiehlt etwa die *American Psychological Association (APA)* in ihren PTBS-Guidelines die Kognitiv-behaviorale Therapie, die Cognitive Processing Therapy, die Cognitive Therapy sowie die prolongierte Exposition (APA, 2017). Das *U. S. Department of Veterans Affairs* sowie das *U. S. Department of Defense* benennen in ihren gemeinsamen Leitlinien solche manualisierten Psychotherapiemethoden für wirksam, die Elemente der Exposition und/oder kognitiven Umstrukturierung beinhalten. Unter anderem werden die CPT, PE (und NET) genannt (U. S. Department of Veterans Affairs & U. S. Department of Defense, 2017). Weitere Leitlinien zählen zusätzlich ebenfalls die traumafokussierte kognitive Verhaltenstherapie zu den wirksamsten Verfahren für die Behandlung der PTBS, so etwa die britischen PTSD-Guidelines des *National Institute for Health and Care Excellence* (NICE, 2005) sowie die deutsche *S3-Leitlinie zur Posttraumatischen Belastungsstörung* (Schäfer et al., 2019). Diese Leitlinie wird derzeit aktualisiert. Als die Interventionen mit der besten empirischen Datenlage gelten die PE (McLean et al., 2022) und die CPT (Jericho et al., 2022), für die auch eine sehr gute Wirksamkeit bei der Anwendung im Gruppensetting belegt ist (Asmundson et al., 2019).

- Die *PE* ist einfach zu erlernen und durchzuführen. Sie setzt vergleichsweise wenige therapeutische Kompetenzen voraus. Patient:innen mit PTBS oder kPTBS leiden aber oft unter großen Ängsten in Bezug auf die Anwendung der PE. Dies korrespondiert mit Befunden, dass z. B. bei der ImRs die Abbrecherquoten deutlich geringer sind als bei der PE (vgl. z. B. Boterhoven de Haan et al., 2020).
- Die *CPT* setzt ein hohes Maß an Geschick in der Anwendung der typischen kognitiven Techniken voraus. Eine internetbasierte Schulung mithilfe von Videos steht zur Verfügung (Medical University of South Carolina, 2009). Im deutschsprachigen Bereich ist die Intervention bislang leider wenig bekannt. Die CPT soll in einer regelmäßigen Case Consultation begleitet werden, in welcher der Fortschritt der jeweiligen Patient:innen überwacht wird, sich Behandelnde austauschen und gegenseitig unterstützen. Dies ist im deutschsprachigen Raum oft schwierig zu organisieren.
- Die *CT* weist in Studien sehr große Einzeleffektstärken sowie eine sehr gute Akzeptanz durch die Patienten mit sehr geringen Therapieabbrecherquoten auf (vgl. z. B. Lewis et al., 2020). Die Zahl der Einzelstudien ist aber wesentlich geringer als bei PE und CPT. Auch diese Intervention verlangt vom Behandelnden ein hohes Maß an Kompetenz in den kognitiven Strategien, sodass das Training aufwändiger ist. Ein Manual und Trainingsvideos werden kostenfrei online zur Verfügung gestellt (Oxcadat Resources, 2023).
- Die Wirksamkeit der *NET* ist in einer Vielzahl von Studien gut belegt (vgl. McLean et al., 2022). Die Effekte sind oft etwas geringer als die der oben genannten Verfahren –

aber viele der Studien wurden auch in herausfordernden Settings durchgeführt. NET ist für die Behandelnden einfach zu erlernen.

- *ImRs* ist ebenfalls leicht zu erlernen und anzuwenden und für Patient:innen geeignet, die sich auf eine formale Exposition mit Traumainhalten nicht einlassen wollen. Hier liegen bislang zwei multizentrische große Studien vor (Boterhoven de Haan et al., 2020; Raabe et al., 2022). Die beeindruckend großen Effekte bei sehr schwer kranken Patient:innen nach Gewalterfahrungen werden mit vergleichsweise wenigen Sitzungen erzielt (z. B. 12 × 90 Min.) – eine Anwendung ist also auch im zeitlich begrenzten stationären Setting möglich. Die kulturelle Adaptierbarkeit ist hoch, und die Anwendung mit Hilfe eines Sprachmittlers sehr gut möglich. Allerdings gibt es hier im deutschsprachigen Raum erst wenige Fortbildungsangebote, auch ein internetbasiertes Training existiert noch nicht. Ein deutschsprachiges Manual kann über die Erstautorin bezogen werden.
- *DBT-PTBS* weist in mehreren Studien große Effekte bei schwer kranken Patient:innen mit PTBS und Problemen der Emotionsregulation nach Gewalterfahrungen in der Kindheit auf. Im ambulanten wie im stationären Setting zeigt die DBT-PTBS große Effekte sowohl in der Reduktion der PTBS- wie auch der Borderline-Symptome (z. B. Bohus et al., 2020). Interessanterweise waren auch die Effekte auf die Borderline-Symptomatik, Dissoziation und andere komorbide Symptome vergleichsweise groß. Die Ergebnisse waren denen in einer Vergleichsgruppe, die mit CPT behandelt wurde, signifikant überlegen. Aber diese Studien stammen bislang alle aus der gleichen Arbeitsgruppe – eine Überprüfung durch andere Forschende muss erfolgen. Das Verfahren zu erlernen ist zeitaufwändig.
- Auch für die Wirksamkeit von *STAIR* existieren vielfältige Belege (vgl. Hoeboer et al., 2021). Hier wird aber immer wieder diskutiert, ob das Vorschalten des Trainings in interpersoneller Regulation und Emotionsregulation gegenüber anderen Verfahren Vorteile bringt. Neuere Befunde einer großen kontrollierten und randomisierten Studie von Raabe et al. (2022), die ImRs mit STAIR plus ImRs vergleichen, zeigen, dass in der Behandlung von Menschen, die nach Kindesmissbrauch unter einer PTBS leiden (und von denen viele wahrscheinlich die Diagnose einer kPTBS erfüllen), bei Anwendung von ImRs auf eine vorgeschaltete STAIR-Phase verzichtet werden kann (vgl. z. B. Raabe et al., 2022).

Zusammenfassend sind für die Psychotherapie der PTBS vor allem die CPT und PE wie auch ImRs als Interventionen zu empfehlen. Die Einzeltherapie ist (außer bei der CPT) der Gruppentherapie überlegen (Lewis et al., 2020). Für die Behandlung der kPTBS scheint ImRs in der Abwägung von Trainingsaufwand und Erfolgen ebenfalls sehr gut geeignet zu sein. Studien mit Gruppen von Patient:innen mit einer im Fremdurteil diagnostizierten kPTBS fehlen insgesamt aber noch für alle beschriebenen Interventionen.

6.7 Literatur

APA (American Psychological Association) (2017). Clinical practice guideline for the treatment of posttraumatic stress disorder (PTSD) in adults. Washington, DC: APA. Im Internet: https://www.apa.org/ptsd-guideline/ptsd.pdf (Zugriff: 9.5.2018).

Arntz A. (2012). Imagery rescripting as a therapeutic technique: Review of clinical trials, basic studies, and research agenda. *Journal of Experimental Psychopathology,* 3 (2), 189–208.

Asmundson G. J., Thorisdottir A. S., Roden-Foreman J. W., Baird S. O., Witcraft S. M., Stein A. T. et al. (2019). A meta-analytic review of cognitive processing therapy for adults with posttraumatic stress disorder. *Cognitive Behaviour Therapy,* 48 (1), 1–14.

Bohus M., Kleindienst N., Hahn C., Müller-Engelmann M., Ludäscher P., Steil R. et al. (2020). Dialectical Behavior Therapy for Posttraumatic Stress Disorder (DBT-PTSD) compared with Cognitive Processing Therapy (CPT) in complex presentations of PTSD in women survivors of childhood abuse: A randomized clinical trial. *JAMA Psychiatry,* 77 (12), 1235–45.

Bornefeld-Ettmann P & Steil R. (2017). Sexuelle Dysfunktionen bei Frauen mit Posttraumatischer Belastungsstörung – ein Übersichtsartikel. *Verhaltenstherapie,* 27, 130–260; doi https://doi.org/10.1159/000467399.

Boterhoven de Haan K., Lee C., Fassbinder E. et al. (2020). Imagery rescripting and eye movement desensitization and reprocessing as treatment for adults with post-traumatic stress disorder from childhood trauma: Randomised clinical trial. *British Journal of Psychiatry,* 217 (5), 609–615.

Cienfuegos J. & Monelli C. (1983). The testimony of political repression as a therapeutic instrument. *American Journal of Orthopsychiatry,* 53, 43–51.

Cloitre M., Koenen K. C., Cohen L. R. & Han H. (2002). Skills training in affective and interpersonal regulation followed by exposure: A phase-based treatment for PTSD related to childhood abuse. *Journal of Consulting and Clinical Psychology,* 70, 1067–1074.

Cloitre M., Jackson C. & Schmidt J. A. (2016). Case reports: STAIR for strengthening social support and relationships among veterans with military sexual trauma and PTSD. *Military Medicine,* 181, 183–190.

Cloitre M., Cohen L. R., Ortigo K.M., Jackson C. & Koenen K. C. (2020). *Treating survivors of childhood abuse and interpersonal trauma. Stair narrative therapy*. 2. Aufl. London: Guilford Press.

Coventry P. A., Meader N., Melton H., Temple M., Dale H., Wright K. et al. (2020). Psychological and pharmacological interventions for posttraumatic stress disorder and comorbid mental health problems following complex traumatic events: Systematic review and component network meta-analysis. *PLoS Medicine,* 17 (8), e1003262.

De Jongh A., Resick P. A., Zoellner L. A., van Minnen A., Lee C. W., Monson C. M. et al. (2016). Critical analysis of the current treatment guidelines for complex PTSD in adults. *Depression and Anxiety,* 33, 359–369.

Ehlers A. & Clark D. M. (2000). A cognitive model of posttraumatic stress disorder. *Behaviour Research and Therapy,* 38 (4), 319–345.

Ehlers A., Clark D. M., Hackmann A., McManus F. & Fennell M. (2005). Cognitive therapy for post-traumatic stress disorder: Development and evaluation. *Behaviour Research and Therapy,* 43, 413–431.

Eshuis L. V., van Gelderen M. J., van Zuiden M., Nijdam M. J., Vermetten E., Olff M. & Bakker A. (2021). Efficacy of immersive PTSD treatments: A systematic review of virtual and augmented reality exposure therapy and a meta-analysis of virtual reality exposure therapy. *Journal of Psychiatric Research,* 143, 516–527; doi: 10.1016/j.jpsychires.2020.11.030.

Foa E. B. & Kozak M. J. (1986). Emotional processing of fear: Exposure to corrective information. *Psychological Bulletin,* 99 (1), 20–35.

Foa E. B., Hembree E. A. & Rothbaum B. O. (2007). *Prolonged exposure therapy for PTSD: Emotional processing of traumatic experiences*. New York: Oxford University Press.

Foa E.B. Hembree E. A. & Rothbaum B. O. (2014). *Handbuch der Prolongierten Exposition. Basiskonzepte und Anwendung. Eine Anleitung für Therapeuten.* Lichtenau: Probst Verlag

Hoeboer C. M., de Kleine R. A., Oprel D. A., Schoorl M., van der Does W., & van Minnen A. (2021). Does complex PTSD predict or moderate treatment outcomes of three variants of exposure therapy? *Journal of Anxiety Disorders,* 80, 102388.

Jericho B., Luo A. & Berle D. (2022). Trauma-focused psychotherapies for post-traumatic stress disorder: A systematic review and network meta-analysis. *Acta Psychiatrica Scandinavica,* 145 (2), 132–155.

Lambert J. E. & Alhassoon O. M. (2015). Trauma-focused therapy for refugees: Meta-analytic findings. *Journal of Counseling Psychology,* 62 (1), 28–37.

Lewis C., Roberts N. P., Andrew M., Starling E, & Bisson J. I. (2020). Psychological therapies for post-traumatic stress disorder in adults: Systematic review and meta-analysis. *European Journal of Psychotraumatology,* 11 (1), 1729633.

Linehan M. M. (1996). *Dialektisch-Behaviorale Therapie der Borderline-Persönlichkeitsstörung.* München: CIP-Medien.

Mavranezouli I., Megnin-Viggars O., Daly C., Dias S., Welton N. J., Stockton S. et al. (2020). Psychological treatments for post-traumatic stress disorder in adults: A network meta-analysis. *Psychological Medicine,* 50 (4), 542–555.

McLean C. P., Levy H. C., Miller M. L. & Tolin D. F. (2022). Exposure therapy for PTSD in military populations: A systematic review and meta-analysis of randomized clinical trials. *Journal of Anxiety Disorders,* 102607.

Medical University of South Carolina (2009). CPT Web. A web-based learning course for cognitive processing therapy. Im Internet: https://cpt.musc.edu.

Merz J., Schwarzer G. & Gerger H. (2019). Comparative efficacy and acceptability of pharmacological, psychotherapeutic, and combination treatments in adults with posttraumatic stress disorder: A network meta-analysis. *JAMA Psychiatry,* 76 (9), 904–913.

Morina N., Hoppen T. H. & Kip A. (2021). Study quality and efficacy of psychological interventions for posttraumatic stress disorder: A meta-analysis of randomized controlled trials. *Psychological Medicine,* 51 (8), 1260–1270.

Neuner F., Schauer M., Karunakara U., Klaschik C., Robert C. & Elbert T. (2004). Psychological trauma and evidence for enhanced vulnerability for posttraumatic stress disorder through previous trauma among West Nile refugees. *BMC Psychiatry,* 25 (4), 34. Im Internet: https://bmcpsychiatry.biomedcentral.com/articles/10.1186/1471-244X-4-34 (Zugriff: 9. 5. 2018).

NICE (National Institute for Health and Care Excellence) (2005). Post-traumatic stress disorder: management. Manchester: NICE. Im Internet: https://www.nice.org.uk/guidance/cg26/resources/posttraumatic-stress-disorder-management-pdf-975329451205 (Zugriff: 9. 5. 2018).

Oxcadat Resources (2023). PTSD-Training-Videos. Im Internet: https://oxcadatresources.com/ptsd-training-videos/.

Raabe S, Ehring T, Marquenie L., Arntz A. & Kindt, M. (2022). Imagery Rescripting as a stand-alone treatment for posttraumatic stress disorder related to childhood abuse: A randomized controlled trial. *Journal of Behaviour Therapy and Experimental Psychiatry,* 77, 101769.

Resick P. A., Monson C. M. & Chard K. M. (2017). *Cognitive processing therapy for PTSD: A comprehensive manual.* New York, NY: Guilford Press.

Schäfer I., Gast U., Hofmann A., Knaevelsrud C., Lampe A., Liebermann P. et al. (Hrsg.) (2019). *S3-Leitlinie Posttraumatische Belastungsstörung.* Berlin: Springer.

Schauer M., Neuner F. & Elbert T. (2005). *Narrative exposure therapy.* Cambridge, MA u. a.: Hogrefe & Huber.

Smucker M. R. & Dancu C. V. (1999). *Cognitive-behavioral treatment for adult survivors of childhood trauma: Imagery rescripting and reprocessing.* Northvale, NJ: Jason Aronson.

Steil R., Dyer A., Priebe K., Kleindienst N. & Bohus M. (2011). Dialectical behaviour therapy for posttraumatic stress disorder related to childhood sexual abuse: A pilot study of an intensive residential treatment program. *Journal of Traumatic Stress,* 24 (1), 102–106.

Steil R., Dittmann C., Müller-Engelmann M., Dyer A., Maasch A. M. & Priebe K. (2018). Dialectical behaviour therapy for posttraumatic stress disorder related to childhood sexual abuse: A pilot study in an outpatient treatment setting. *European Journal of Psychotraumatology,* 9 (1), 1423832.

Steil R., Lechner-Meichsner F., Johow J., Krüger-Gottschalk A., Mewes R., Reese J. P. et al. (2021). Brief imagery rescripting vs. usual care and treatment advice in refugees with posttraumatic stress disorder: Study protocol for a multi-center randomized-controlled trial. *European Journal of Psychotraumatology,* 12 (1), 1872967.

U. S. Department of Veterans Affairs & U. S. Department of Defense (2017). *VA/DOD clinical practice guideline for the management of posttraumatic stress disorder and acute stress disorder.* Washington, D.C.: Department of Veterans Affairs.

OLIVER SCHUBBE UND THOMAS GRUYTERS

7. Eye Movement Desensitization and Reprocessing

7.1 Einleitung

Eye Movement Desensitization and Reprocessing bezeichnet ein umfassendes Behandlungskonzept von der Anamnese bis zum Abschluss einer Behandlung. Es gehört zu den prozessorientierten Verfahren, bei denen es darum geht, unvollständig integrierte Gedächtnisinhalte mit der Methode der freien Assoziation zu Ende zu verarbeiten.

> **Definition:** Eye Movement Desensitization and Reprocessing ist ein psychotherapeutisches Verfahren in acht Phasen nach Francine Shapiro. Es basiert auf der Theorie, dass zahlreiche psychische Störungen auf traumatisierende Erfahrungen oder belastende Lebensereignisse zurückgehen. Diese führen zu einer Störung der Gedächtnisleistung und somit der Fähigkeit, neue Erfahrungen zu verarbeiten und zu integrieren. Die Erinnerung an ein belastendes Lebensereignis wird aktiviert und mit zwischen Innen- und Außenwahrnehmung geteilter Aufmerksamkeit beobachtet, unterstützt durch eine Rechts-links-Stimulierung.

7.2 Das therapeutische Vorgehen

Im Folgenden wird das Vorgehen anhand der acht Phasen der Reihe nach beschrieben.

Phase 1: Anamnese und Behandlungsplanung

Wie bei fast allen psychotherapeutischen Verfahren steht am Anfang eine biografische Anamnese und Exploration der Symptomatik. In Form einer Liste wird eine spezielle Trauma- und Ressourcenanamnese erhoben. Darüber hinaus gibt es einen ausführlichen Anamneseleitfaden (Shapiro, 2017). Es wird geprüft, ob die Symptomatik durch einen Krankheitsgewinn aufrechterhalten wird. Mit Hilfe der Trauma- und Ressourcenanamnese werden eine kausale Fallkonzeption, ein Behandlungsplan und schließlich ein Behandlungsauftrag entwickelt.

> **Das achtstufige Vorgehen**
>
> 1. Anamnese und Behandlungsplanung
> 2. Stabilisierung und Vorbereitung
> 3. Einschätzung zu Beginn der Sitzung
> 4. Prozessorientierte Verarbeitung
> 5. Verankerung der positiven Kognition
> 6. Körpertest

7. Abschluss der Sitzung
8. Überprüfung und Follow-up

Phase 2: Stabilisierung und Vorbereitung

In der Stabilisierungsphase sollte in besonderem Maße auf die Vermittlung von Sicherheit, bedingungsloser Wertschätzung und eine zuverlässige therapeutische Beziehung geachtet werden.

Aus der Vielzahl stabilisierender Interventionen empfiehlt Francine Shapiro besonders die »Sicherer-Ort«-Übung, die Lichtstrahlmethode und RDI (Resource Development and Installation) nach Andrew Leeds. In jedem Fall sollte eine Stabilisierungsmethode eingeübt werden, bevor zur Traumaverarbeitung übergegangen wird. Danach wird das Vorgehen in einfachen Worten erklärt.

Die Erklärung des Vorgehens

Traumatisierende Situationen werden im Nervensystem zuerst in Form der ursprünglichen Bilder, Geräusche, Gedanken, Gefühle und Körperreaktionen gespeichert. Sobald etwas daran erinnert, werden sie aktiviert. Dabei kann es zu sehr unangenehmen Zuständen von Angst und Hilflosigkeit kommen. Diese Zustände erscheinen unkontrollierbar und wirken so, als geschähen sie gerade jetzt, weil sie auf einer seit damals nicht fertig verarbeiteten Erinnerung basieren. EMDR ermöglicht es, die Erinnerung zu Ende zu verarbeiten.

Zur Vorbereitung auf den Prozess der Gedächtnisverarbeitung empfiehlt Francine Shapiro drei Metaphern: die Film-Metapher (»Sehen Sie sich den Film doch zu Ende an: Das Beste kommt zum Schluss!«), die Tunnelmetapher (»Wenn Sie aus einem langen Tunnel so schnell wie möglich wieder rauswollen, fahren Sie einfach weiter!«) sowie die Zugmetapher (»Wenn Ihnen die Landschaft nicht gefällt, durch die Sie fahren, ziehen Sie nicht die Notbremse, sondern lassen Sie die Landschaft einfach am Fenster vorüberziehen und fahren Sie, wohin Sie wollen, weiter!«).

Obwohl vereinbart wird, den inneren Prozess komplett durchzugehen, gibt es die Kontrollmöglichkeit, indem ein unmissverständliches Stopp-Signal vereinbart wird. Damit kann der Ablauf jederzeit unterbrochen werden.

Die Arbeit am Trauma kann beginnen, wenn der äußere Rahmen der Therapie dafür als sicher genug erscheint und die therapeutische Beziehung eine ehrliche und vertrauensvolle Kommunikation zulässt.

Phase 3: Einschätzung zu Beginn der Sitzung

Jede Sitzung soll ein klar definiertes Ausgangsthema haben. Das kann eine auf die Vergangenheit, die Gegenwart oder eine auf die Zukunft bezogene Vorstellung sein. Zumeist ist es sinnvoll, mit den frühesten, ältesten traumatischen Erinnerungen zu beginnen. Die traumatische Episode sollte möglichst abgeschlossen sein, also einen klar erkennbaren Anfang und ein klar definiertes Ende haben. Nach dem Ausgangsthema wird der schlimmste Moment dieser Situation erfragt.

Das Standardvorgehen schreitet von einer Gedächtnisebene zur nächsten fort: von der sinnlichen über die kognitive zur emotionalen und schließlich zur körperlichen Ebene. Auf der *kognitiven Ebene* sind unverarbeitete Erinnerungen häufig in Form verallgemeinerter Überzeugungen repräsentiert, die das Erlebte ganz auf die eigene Person beziehen, wie etwa: »Ich bin machtlos«, »Ich bin schuld«, »Ich bin schmutzig« oder »Ich bin ein Versager«. Diese Überzeugung soll in einem kurzen Hauptsatz und im Präsens formuliert werden, ebenso wie die entsprechende positive Kognition, die anschließend erfragt wird, wie z. B.: »Ich bin handlungsfähig«, »Ich kann Verantwortung richtig zuordnen«, »Ich bin o. k.« oder »Ich kann Erfolg haben«. Die Stimmigkeit der positiven Kognition (»Validity of Cognition«, kurz »VoC«) wird auf einer Likert-Skala zwischen 1 und 7 eingeschätzt, um damit später Veränderungen der Selbsteinschätzung messen zu können. Auf die Einschätzung der Kognition folgt die Frage nach den mit der belastendsten Vorstellung verbundenen Emotionen.

Die dann folgende Einschätzung der Belastung (»Subjective Units of Disturbance«, kurz SUD) ist die Grundlage für eine einfache Verlaufsdiagnostik: »Wenn Sie an ... und den negativen Satz denken, wie belastend fühlt sich das im Moment an?«

Der letzte Punkt der Einschätzung besteht in der Erhebung des körperlichen Belastungsempfindens: »Und wo spüren Sie diese Belastung im Körper?« Es sollten alle Antworten notiert werden, um sie mit späteren Einschätzungen vergleichen zu können.

Phase 4: Prozessorientierte Verarbeitung

Die Verarbeitungsphase beginnt damit, an den schlimmsten Moment der Erinnerung, an die negative Kognition und die Körperempfindungen zu denken und dann allen Assoziationen freien Lauf zu lassen, z. B.: »Denken Sie jetzt noch einmal an den Knall, sagen Sie sich den Satz: ›Ich bin schuld‹, spüren Sie noch einmal, wie sich Ihre Kehle dabei zusammenschnürt, und beobachten Sie, was auch immer ganz von allein auftaucht. Alles ist richtig.« In diesem Moment wird mit der visuellen, akustischen oder taktilen bilateralen Stimulierung begonnen. Eine Stimulierungssequenz sollte andauern, bis eine neue Ebene der Entspannung zu beobachten ist, z. B. an Atmung und Mimik.

Nachdem die verschiedenen Gedächtnisebenen vorher gezielt aktiviert worden sind, verläuft der Prozess der freien Assoziation nicht nur auf der kognitiven Ebene, sondern auch auf den Ebenen der inneren Vorstellung, der Emotionen und der Körperempfindungen.

Bei starken Emotionen und Abreaktionen ist es besonders wichtig, den Prozess in einer bestätigenden und beruhigenden Art und Weise zu begleiten. Die therapeutische Beziehung ist ein entscheidender Faktor, um den Prozess auch in schwierigen Momenten gut begleiten zu können. Erst wenn die Verarbeitung über mehr als zwei Stimulierungssequenzen zu stagnieren oder sich im Kreis zu drehen scheint, sollte zum zusätzlichen Mittel des »therapeutischen Einwebens« gegriffen werden.

Therapeutisches Einweben bezeichnet kurze Interventionen, die darauf abzielen, den Verarbeitungsprozess wieder in Gang zu bringen und die dafür nötigen Ressourcen zu aktivieren. Dies kann durch eine Veränderung der Stimulierung, durch einen Fokuswechsel (z. B. von Kognitionen auf Körperempfindungen oder umgekehrt), durch die Imagination einer Ressource oder – in vielen Fällen sehr wirksam – durch eine kognitive Intervention (z. B. eine sokratische Frage oder das Ergänzen fehlender Informationen) passieren.

Das Ende eines Assoziationskanals wird dadurch sichtbar, dass die behandelte Person mindestens zweimal mitteilt, dass es ihr mit den aktuellen Bildern und Gedanken gut geht, oder dass sie während zweier Stimulierungssets zumindest einen neutralen emotionalen

Zustand erreicht hat. Hat das Ausgangsthema einen Belastungsgrad von null erreicht, geht der Prozess in die Abschlussphasen 5 bis 7 über.

Phase 5: Verankerung der positiven Kognition

Zu Beginn der Abschlussphasen 5 bis 7 wird überprüft, ob die anfangs bestimmte positive Kognition noch passend erscheint oder weiter optimiert werden kann. Es wird dann der Grad der Stimmigkeit der positiven Kognition angesichts der Ausgangserinnerung überprüft. Liegt der Wert auf der VoC-Skala bei 7, ist also komplett stimmig, wird die Kognition »verankert«. Wenn nicht, werden weitere Stimulierungssets durchgeführt, bis der Wert auf 7 ist.

Zur Verankerung wird an die Ausgangssituation der Sitzung erinnert und die positive Kognition wiederholt und dabei eine letzte Stimulierungsserie angeleitet. Wenn die positive Kognition subjektiv zur Ausgangssituation passt, wird zum Körpertest übergegangen.

Phase 6: Körpertest

Das strengste Kriterium dafür, ob eine traumatische Erinnerung verarbeitet ist oder nicht, ist die Körperreaktion. Um dieses Kriterium zu prüfen, wird der Körpertest durchgeführt. Das bedeutet, die positive Kognition mit der Ausgangssituation zu verbinden und die Aufmerksamkeit auf alle körperlichen Empfindungen zu lenken. Sind die Körperempfindungen alle positiv, regt sich kein Widerstand mehr und sind keine Blockaden mehr spürbar, ist der Körpertest beendet. Ansonsten wird eine weitere Serie bilateraler Stimulationen eingesetzt.

Phase 7: Abschluss der Sitzung

Jede Sitzung soll in einem ausgeglichenen Zustand abgeschlossen werden. Hierzu eignen sich traumatherapeutische Stabilisierungsübungen wie die Tresorübung oder die Lichtstrahlmethode. Wichtig ist zum Schluss noch die Information, dass die Gedächtnisverarbeitung auch nach der Sitzung weitergehen kann. Diese Information kann mit der Bitte verbunden werden, eventuell noch belastende Inhalte, die nach der Sitzung auftauchen, schriftlich festzuhalten und die Notizen in die nächste Sitzung mitzubringen. Wenn nötig, sollten zum Abschluss der Sitzung noch weitere Möglichkeiten zum Umgang mit Belastungen besprochen werden. Unmittelbar nach der Sitzung sollten keine verantwortungsvollen Tätigkeiten wie Autofahren ausgeführt werden.

Phase 8: Überprüfung in der Folgesitzung

Über den Erfolg einer konkreten Sitzung kann uns keine Studie Auskunft geben, sondern nur die Befragung in der nächsten Sitzung, bei der noch einmal das Ausgangsthema der vorangegangenen Sitzung benannt und dazu der Belastungsgrad erfragt wird. Auf diese Weise wird überprüft, ob das Ausgangsthema der letzten Sitzung ganz abgeschlossen ist, bevor dann gegebenenfalls die Arbeit an einem neuen Thema beginnt.

7.3 Wie wirkt EMDR?

Francine Shapiro hat ihr Modell zur Erklärung der Wirkung von EMDR AIP-Modell genannt, wobei AIP für »Adaptive Information Processing« steht. Shapiro bezeichnet das Modell als eine für die Praxis hilfreiche Arbeitshypothese. Demnach werden neue Erlebnisse verarbeitet, indem sie mit passenden Assoziationen verknüpft und in bestehende Netzwerke und Schemata integriert werden. Auch unangenehme und Stress auslösende Erlebnisse können so nach und nach verarbeitet werden. Sie erweitern eventuell sogar die Identität und die Handlungsmöglichkeiten eines Menschen.

Nach Shapiro (2018) ist das menschliche Informationsverarbeitungssystem grundsätzlich in der Lage, Stress auslösende und belastende Wahrnehmungen und Ereignisse zu verarbeiten. Alle Erinnerungen werden in assoziativen Netzwerken gespeichert. Das bewusste, deklarative Gedächtnis erlaubt einen willkürlichen Zugriff auf die gespeicherten Inhalte. Auch belastende Erlebnisse werden nach und nach, u. a. im REM-Schlaf, in das assoziative Gesamtnetzwerk eines Menschen integriert.

Im Fall einer Traumatisierung entsteht jedoch eine Blockade dieses Verarbeitungsprozesses, und die neue Information wird nicht mit dem Gesamtnetzwerk verknüpft. Stattdessen entsteht ein eigenes »Traumanetzwerk«. Die Sinneseindrücke werden dort nicht einheitlich, sondern fragmentiert abgespeichert. So können Bilder, Körperwahrnehmungen, Geräusche oder andere Sinneswahrnehmungen getrennt voneinander und getrennt vom Kontext in Erinnerung kommen. Dadurch, dass sie nicht im normalen Netzwerk gespeichert werden, unterliegen sie häufig nicht dem bewussten Zugriff der Erinnerung, sondern es können durch die traumatische Situation ähnliche Außenreize (z. B. quietschende Bremsen, die man Tage oder Wochen nach einem selbst erlebten Autounfall hört) »getriggert«, d. h. ausgelöst werden. Teile des erlebten Traumas, wie z. B. überflutende Angstgefühle oder starke Körpersensationen, können überraschend auftauchen: Es scheint, als geschähe es *jetzt*. Das Traumanetzwerk hat keinen Bezug zu Raum und Zeit. Solange die Traumainhalte so fragmentiert abgespeichert existieren, können Traumafragmente immer wieder getriggert werden. Dies erklärt die Entstehung eines sich häufig generalisierenden Vermeidungsverhaltens. Intrusionen sind, so gesehen, eine Fehlfunktion des Gedächtnissystems. Eine Traumatisierung verursacht demnach eine Störung des normalen Informationsverarbeitungs- und Gedächtnissystems eines Menschen.

Nach Shapiro (2018) gibt es bei Menschen mit einer Traumafolgestörung keine hinreichende Verbindung zwischen den Traumainhalten und den adaptiven Ressourcen im normalen Netzwerk. EMDR ermöglicht eine bewusste Verarbeitung von traumatischen Inhalten. Shapiro glaubt, dass die Rechts-links-Stimulierung den natürlichen Informationsverarbeitungsprozess eines Menschen wieder aktiviert und beschleunigt. Dafür ist es notwendig, die »Netzwerkknoten« des traumatischen Materials zu finden und dort mit dem Verarbeitungsprozess zu starten. Ausgehend von einem solchen Knoten werden die einzelnen Assoziationskanäle bearbeitet. Die unverarbeiteten Gedächtnisinhalte werden so assoziativ mit dem Gesamtnetzwerk verknüpft.

Die moderne Hirnforschung hat der Erforschung von Hypothesen hinsichtlich der Wirkung der Psychotherapie einen enormen Impuls gegeben. Derzeit werden vorwiegend folgende Hypothesen hinsichtlich der Wirkung von EMDR vertreten und teilweise auch schon klinisch untersucht:

- Entlastung durch Außenreize, die belastende Gedächtnisinhalte aus dem von der Kapazität her begrenzten Arbeitsgedächtnis verdrängen,
- Aktivierung der Orientierungsreaktion,

- bessere Verbindung der Hirnhemisphären,
- Wirkung ähnlich dem REM-Schlaf und
- Synchronisierung der Hirnaktivität.

Wahrnehmungsinhalte, die parallel präsentiert werden, konkurrieren um eine begrenzte Arbeitsgedächtniskapazität. Im Falle einer Traumakonfrontation mit EMDR konkurrieren belastende Bilder, Gedanken und Gefühle mit dem starken Außenreiz der bilateralen Stimulierung. Dies kann dazu führen, dass das belastende Material als nicht mehr intrusiv erlebt wird und nunmehr im gezielten zweiten Erleben in das normale explizite Erinnerungsnetzwerk des Menschen integriert wird (Maxfield et al., 2008).

Eine deutsche Studie von Martin Sack et al. (2016) erbrachte keine Belege für eine spezifische Wirksamkeit der bilateralen Stimulierung, denn ein unilateraler Außenfokus hatte einen ähnlichen Effekt. Insofern wurde diskutiert, ob die gezielte doppelte Inanspruchnahme des Arbeitsgedächtnisses den Hauptwirkfaktor darstellt. Matthijssen et al. (2021) untersuchten diese Hypothese genauer. Ihre Ergebnisse sprechen für die Arbeitsgedächtnis-Hypothese und dafür, dass der Außenreiz spezifisch zur Sinnesmodalität der belastenden Erinnerungen gewählt werden sollte: Augenbewegungen bei visuellen Flashbacks und auditive Stimulation bei akustischen Intrusionen. In einem systematischen Review von 87 Studien zu den Wirkmechanismen von EMDR konnten auch Landin-Romero et al. (2018) die Arbeitsgedächtnis-Hypothese stützen.

Houben et al. (2020) verglichen in einer Metaanalyse von 15 Studien die Wirksamkeit von Augenbewegungen und Dual-Tasks in Bezug auf Lebhaftigkeit und Emotionalität negativer autobiografischer Erinnerungen. Beide führten zu einer Reduzierung von Emotionalität und Lebhaftigkeit der Erinnerung, wobei der Effekt auf die Lebhaftigkeit stärker war. Augenbewegungen führten insgesamt zu einer stärkeren Reduzierung von Lebhaftigkeit als alternative Dual-Tasks (Houben et al., 2020).

Die südkoreanische Forschungsgruppe von Baek et al. (2019) untersuchte die EMDR-Therapie zur Behandlung von PTBS im Mausmodell. Im Experiment wurde Mäusen ein Ton vorgespielt und dieser mit einem schmerzhaften Schock gekoppelt, was eine Schockstarre auslöste. Bei Mäusen, die nach dem Schock während des Tons bilaterale Lichtreize dargeboten bekamen, wurde die Angstreaktion schneller und nachhaltiger vermindert als durch bloße Extinktion. Bei der neurologischen Untersuchung der Mäuse stellte sich heraus, dass eine EMDR-begleitete Extinktion zu einer vermehrten Aktivierung des Colliculus superior (obere Vierhügelplatte) führt, die dann über den Thalamus die Amygdala hemmt. In der Amygdala vermindert sich auf diese Weise der Output von Angst generierenden Arealen.

Weitergehend kann angenommen werden, dass Informationen, bei denen sich Innenwahrnehmung und Außenwahrnehmung widersprechen, eine sogenannte Orientierungsreaktion auslösen (Armstrong & Vaughan, 1996). Die Orientierungsreaktion ist ein reflexhaftes Verhaltensmuster, das neurobiologisch die Weichen auf Neubewertung und Akkommodation stellt.

Während einer Traumatisierung sind bestimmte Hirnareale, z. B. das Sprachzentrum in der linken Hirnhälfte, deutlich gehemmt. Es wird davon ausgegangen, dass dies u. a. ein Grund für die Probleme der Betroffenen bei der Versprachlichung des Erlebten ist. Andere Hirnregionen, wie Teile des limbischen Systems, weisen hingegen eine Überaktivierung auf, die im Falle einer PTBS auch noch nach Wochen und Monaten vorhanden ist. Das Gehirn ist dysreguliert und die Verbindung zwischen den Hemisphären beeinträchtigt. In mehreren klinischen Studien konnte nun nachgewiesen werden, dass EMDR zu einer Reduzierung der Überaktivität und der Aktivierung bislang gehemmter Areale führt. Schon 1999 konnten Levin, Lazrove und van der Kolk in einer SPECT-Untersuchung (SPECT = Single Photon Emission Computed Tomography) nachweisen, dass nach EMDR das Broca-Areal, der linke Frontalkortex und das Gebiet des Gyrus cinguli aktiver geworden waren (Levin et al., 1999). Lansing et al. (2005) zeigten, dass nach EMDR spezifische Areale der rechten Hirnhälfte eher deaktiviert und andere Areale der linken Hirnhälfte eher aktiviert worden waren. Dies spricht dafür, dass EMDR zu einer Regulation der Aktivität in beiden Hirnhälften beiträgt.

Der Schlafforscher Robert Stickgold (2008) vermutet bei EMDR einen dem REM-Schlaf ähnlichen Wirkmechanismus. Im REM-Schlaf werden episodische Gedächtnisinhalte, wie z. B. Tageserlebnisse, Schritt für Schritt in das semantische Gedächtnis überführt und somit in das Wissen von der Welt integriert. EMDR induziert demzufolge einen Prozess, ähnlich oder sogar besser als der des REM-Schlafes, und sorgt somit dafür, dass die traumatischen Inhalte verarbeitet werden können. Dieser Ansatz kommt dem von Shapiro postulierten AIP-Modell sehr nahe, wurde bisher aber nicht ausreichend untersucht.

Ein weiterer Erklärungsansatz basiert auf der neurobiologischen Erkenntnis, dass für das Funktionieren des Gehirns das Zusammenspiel bzw. die Synchronisation verschiedener Hirnregionen nötig ist. Zellen, die gleichzeitig »feuern«, werden miteinander verbunden. Bewusstheit benötigt eine spezifische Frequenz dieser neuronalen Entladung. Servan-Schreiber (2000) geht davon aus, dass EMDR den Hintergrund der neuronalen Aktivität derart synchronisieren könnte, dass die fragmentiert abgespeicherten traumatischen Inhalte zusammengeführt und mit dem allgemeinen assoziativen Netzwerk eines Menschen verbunden werden. So könnten sie integriert und dauerhaft verarbeitet werden.

EMDR unterbricht möglicherweise auch die Weitergabe von Traumafolgen auf epigenetischer Ebene. Dort regulieren Schlüsselgene, ob und wie stark ein Gen abgelesen wird. Die Längsschnittstudie von Vinkers et al. (2021) zeigte, dass auf dieser Ebene auch posttraumatische Veränderungen durch EMDR rückgängig gemacht werden konnten. Die EMDR-Behandlung hatte auch unabhängig von der Symptomverbesserung Einfluss auf die ZFP57-Methylierung.

7.4 Wie wirksam ist EMDR?

Mit EMDR hat Francine Shapiro die Wirksamkeitsforschung wesentlich angeregt. Inzwischen erscheinen jedes Jahr allein zu EMDR über 100 Fachartikel. Das gesamte *Journal of EMDR Practice and Research* widmet sich diesem Verfahren.

2015 wurde EMDR in Deutschland in den Kanon der Richtlinienverfahren aufgenommen, nachdem der Unterausschuss Psychotherapie des Gemeinsamen Bundesausschusses (G-BA, 2015) eine eigene Metaanalyse zur Effektivität von EMDR durchgeführt hatte. In dieser Metaanalyse zeigte EMDR gegenüber Kontrollgruppen nach Abschluss der Therapie eine statistisch signifikante Überlegenheit.

Hofmann (2014) zählt mehr als 18 kontrollierte Studien zur Behandlung einer PTBS mit EMDR. Rothbaum et al. (2005), Bisson und Andrew (2007) sowie Watts et al. (2013) konnten zeigen, dass EMDR eine der effektivsten Behandlungsformen von PTBS ist – neben Expositionstraining und kognitiver Verhaltenstherapie (KVT). Die Metaanalyse von Bisson et al. (2013) bestätigte, dass EMDR und KVT auch noch vier Monate nach Ende der Behandlung eine bessere Wirkung zeigten als andere Therapieverfahren. Die Metaanalyse von Seidler und Wagner (2006) war die Basis für die Anerkennung von EMDR als wissenschaftlich anerkanntes Therapieverfahren zur Behandlung der PTBS in Deutschland. Die Befundlage war jedoch nur für den Erwachsenenbereich hinreichend. EMDR scheint ähnlich effektiv wie kognitiv-behaviorale Verfahren zu wirken, aber mit deutlich weniger Sitzungen, und ohne Hausaufgaben. Je besser kontrolliert die jeweilige Studie war, desto positiver und eindeutiger war der Effekt von EMDR.

Eine Metaanalyse von Ninik Yunitri et al. (2023) untersuchte die Wirksamkeit von neun traumaspezifischen psychotherapeutischen Ansätzen. Der Einsatz von EMDR bewirkte bis sechs Monate nach Therapieende die stärkste Verbesserung der PTBS-Symptome, und in der langfristigen Katamnese galt dies für Cognitive Processing Therapy (CPT) und EMDR.

In einem Review gehen Valiente-Gómez et al. (2017) auf die Behandlung von Komorbiditäten ein. EMDR wirkt bei Menschen mit PTBS in Verbindung mit psychotischen Störungen, Borderlinestörungen, pseudoepileptischen Anfällen, Substanzabhängigkeiten, suchtartigem Sexualverhalten, Panikstörung, generalisierter Angststörung und Depression.

Frauen nach sexueller Gewalt in der Kindheit profitierten von EMDR ebenso wie Frauen nach häuslicher Gewalt im Erwachsenenalter. Opfer von Naturkatastrophen, Angestellte von öffentlichen Verkehrsbetrieben, Feuerwehrleute und Militärpersonal konnten nach einer Behandlung mit EMDR wieder in ihren Alltag zurückkehren.

Interessante Aspekte zeigt auch die qualitative Studie von Edmond, Sloan und McCarty (Edmond et al., 2004): Die 59 befragten Frauen, die sexualisierte Gewalt erfahren hatten, schätzten an EMDR besonders die tiefgehende und die Wurzel der Störung erfassende Wirkung.

Mindestens zwei Fragekomplexe sind noch nicht hinreichend untersucht worden:

- Welche Teile des Standardvorgehens sind wirksam und damit wirklich notwendig?
- Funktionieren bestimmte Stimulierungsarten bei bestimmten Menschen besser als andere?

Die unklare Befundlage kontrastiert mit Tendenzen innerhalb der EMDR-Community, das Standardvorgehen als streng einzuhaltendes Manual zu propagieren. Dies widerspricht der Erkenntnis der Psychotherapieforschung, dass jede Therapiemethode für den Einzelfall modifiziert werden sollte (Grawe, 1998). Je komplexer eine Störung ist, desto komplexer ist auch die notwendige Behandlung.

7.5 Weiterentwicklungen

Neue Varianten mit positiver Studienlage gibt es zur Behandlung von Bindungsstörungen, Autismus-Spektrum-Störungen, ungeklärten medizinischen Symptomen und dissoziativen Störungen. Ressourcenorientierte Varianten wie »Ressource Development and Installation« (RDI) von Andrew Leeds (Korn & Leeds, 2002), »Instant Resource Installation« (IRI) und »Extensive Resource Installation« (xtRI) ermöglichen insbesondere bei Bindungsdefiziten einen schonenderen Einsatz von EMDR. Für den Einsatz bei dissoziativen Störungen gibt es den »progressiven Ansatz« von Dolores Mosquera und Anabel Gonzalez (Gonzalez & Mosquera, 2012). Für komplex traumatisierte Menschen mit hochbelastenden Erinnerungen kann die Flash-Technik von Phil Manfield eingesetzt werden (Manfield et al., 2024). Hier wird der Sichere Ort und dann blitzlichtartig die hochbelastende Erinnerung aktiviert.

Es gibt auch Anwendungen von EMDR im Gruppensetting, deren Wirksamkeit bestätigt werden konnte. Diese Studien befassten sich mit Gruppen von Geflüchteten (Passoni et al., 2018) und Pflegepersonal (Yurtsever et al., 2018). Manche Verfahren, etwa »Imagery Rescripting and Reprocessing Therapy« nach Mervyn Schmucker und »Brainspotting« nach David Grand (2014), haben Anregungen aus EMDR übernommen.

7.6 Literatur

Armstrong M. S. & Vaughan K (1996). An orienting response model of eye movement desensitization. *Journal of Behavior Therapy and Experimental Psychiatry,* 27, 21–32.

Baek J., Lee S., Cho T. et al. (2019). Neural circuits underlying a psychotherapeutic regimen for fear disorders. *Nature,* 566, 339–343.

Bisson J. & Andrew M. (2007). Psychological treatment of post-traumatic stress disorder (PTSD). *Cochrane Database of Systematic Reviews,* (2): CD003388.

Bisson J. I., Roberts N. P., Andrew M., Cooper R. & Lewis C. (2013). Psychological therapies for chronic post-traumatic stress disorder (PTSD) in adults. *Cochrane Database of Systematic Reviews,* (1): CD003388.

Edmond T., Sloan L. & McCarty D. (2004). Sexual abuse survivors' perceptions of the effectiveness of EMDR and eclectic therapy. *Research on Social Work Practice,* 14 (4), 259–272.

G-BA (Unterausschuss Psychotherapie des Gemeinsamen Bundesausschusses) (2015). Abschlussbericht Beratungsverfahren gemäß §135 SGB V (Vertragsärztliche Versorgung): Eye Movement Desensitization and Reprocessing (EMDR) als Methode im Rahmen von Einzelpsychotherapie bei Erwachsenen im Anwendungsbereich Posttraumatische Belastungsstörungen (PTBS). Berlin: Gemeinsamer Bundesausschuss. Im Internet: https://www.g-ba.de/downloads/40-268-2987/2014-10-16_PT-R_EMDR_Umstrukturierung-Anlage1_ZD.pdf (Zugriff: 01. 05. 2024).

Gonzalez A. & Mosquera D. (2012). *EMDR and dissociation: The progressive approach.* O. O.: A. I.

Grand D. (2014). *Brainspotting – Wie Sie Probleme, Traumata und emotionale Belastungen gezielt auflösen.* Kirchzarten b. Freiburg: VAK Verlag.

Grawe K. (1998). *Psychologische Therapie.* Göttingen: Hogrefe.

Hofmann A. (2014). *EMDR. Therapie psychotraumatischer Belastungssyndrome.* Stuttgart: Thieme.

Houben S. T. L., Otgaar H., Roelofs J., Merckelbach H. & Muris P. (2020). The effects of eye movements and alternative dual tasks on the vividness and emotionality of negative autobiographical memories: A meta-analysis of laboratory studies. *Journal of Experimental Psychopathology,* 11 (1).

Korn D. L. & Leeds A. M. (2002). Preliminary evidence of efficacy for EMDR resource development and installation in the stabilization phase of treatment of complex posttraumatic stress disorder. *Journal of Clinical Psychology,* 58 (12), 1465–1487; https://doi.org/10.1002/jclp.10099.

Landin-Romero R., Moreno-Alcazar A., Pagani M. & Amann B. L. (2018). How does Eye Movement Desensitization and Reprocessing therapy work? A systematic review on suggested mechanisms of action. *Frontiers in Psychology,* 9, 1395.

Lansing K., Amen D. G., Hanks C. & Rudy L. (2005). High-resolution brain SPECT imaging and Eye Movement Desensitization and Reprocessing in police officers with PTSD. *Journal of Neuro-*

psychiatry and Clinical Neurosciences, 17 (4), 526–532.

Levin P., Lazrove S. & van der Kolk B. (1999). What psychological testing and neuroimaging tell us about the treatment of PTSD by EMDR. *Journal of Anxiety Disorders,* 13 (1–2), 159–172.

Manfield P.E., Taylor G., Dornbush E., Engel L. & Greenwald R. (2024). Preliminary evidence for the acceptability, safety, and efficacy of the flash technique. *Frontiers in Psychiatry,* 14, 10.3389; https://doi.org/10.3389/fpsyt.2023.1273704.

Matthijssen S.J.M.A., Brouwers, T., van Roozendaal, C., Vuister, T., de Jongh, A. (2021). The effect of EMDR versus EMDR 2.0 on emotionality and vividness of aversive memories in a non-clinical sample. *European Journal of Psychotraumatology,* 12 (1), 1956793.

Maxfield L., Melnyk W.T. & Hayman C.A.G. (2008). A working memory explanation for the effects of eye movements in EMDR. *Journal of EMDR Practice and Research,* 2 (4), 247–261.

Passoni S., Curinga T., Toraldo A., Berlingeri M., Fernandez I., Bottini G. (2018). Eye Movement Desensitization and Reprocessing Integrative Group Treatment Protocol (EMDR-IGTP) applied to caregivers of patients with dementia. *Frontiers in Psychology,* (9), 976.

Rothbaum B., Astin M.C. & Marsteller F. (2005). Prolonged exposure versus Eye Movement Desensitization and Reprocessing (EMDR) for PTSD rape victims. *Journal of Traumatic Stress*, 18 (6), 607–616.

Sack M., Zehl S., Otti A., Lahmann C., Henningsen P., Kruse J. & Stingl, M. (2016). A comparison of dual attention, eye movements, and exposure only during Eye Movement Desensitization and Reprocessing for Posttraumatic Stress Disorder: Results from a randomized clinical trial. *Psychotherapy and Psychosomatics*, 85, 357–365.

Seidler G.H. & Wagner F.E. (2006). Comparing the efficacy of EMDR compared to trauma-focused cognitive-behavioral therapy in the treatment of PTSD. A meta-analytic study. *Psychological Medicine,* 36 (11), 1515–1522.

Servan-Schreiber D. (2000). Eye-Movement Desensitization and Reprocessing: Is psychiatry missing the point? *Psychiatric Times,* 17 (7), 36–40.

Shapiro F. (2017). *Eye-Movement Desensitization and Reprocessing (EMDR) Therapy. Basic principles, protocols and procedures*. 3. Aufl. New York: Guilford Press.

Stickgold R. (2008). Sleep-dependent memory processing and EMDR action. *Journal of EMDR Practice and Research,* 2 (4), 289–299.

Valiente-Gómez A., Moreno-Alcázar A., Treen D., Cedrón C., Colom F., Pérez V. & Amann B.L. (2017). EMDR beyond PTSD: A systematic literature review. *Frontiers in Psychology*, 8, 1668.

Vinkers C.H., Geuze E., van Rooij S.J.H. et al. (2021). Successful treatment of post-traumatic stress disorder reverses DNA methylation marks. *Molecular Psychiatry,* 26, 1264–1271.

Watts B.V., Schnurr P.P., Mayo L., Young-Xu Y., Weeks W.B. & Friedman M.J. (2013). Meta-analysis of the efficacy of treatments for posttraumatic stress disorder. *Journal of Clinical Psychiatry,* 74 541–550.

Yunitri N., Chu H., Kang X.L. et al. (2023). Comparative effectiveness of psychotherapies in adults with posttraumatic stress disorder: A network meta-analysis of randomised controlled trials. *Psychological Medicine,* 53 (13), 6376–6388.

Yurtsever A., Konuk E., Akyüz T., Zat Z., Tükel F., Çetinkaya M., Savran C. & Shapiro E. (2018). An Eye Movement Desensitization and Reprocessing (EMDR) group intervention for Syrian refugees with post-traumatic stress symptoms: Results of a randomized controlled trial. *Frontiers in Psychology,* (9), 493.

LUISE REDDEMANN UND WOLFGANG WÖLLER

8. Psychodynamische Verfahren

8.1 Einleitung

Psychodynamische Ansätze zur Behandlung von Traumafolgestörungen basieren auf einem Verständnis der Symptomatik vor dem Hintergrund aktueller und früher interpersoneller Beziehungen und auf der Nutzung der therapeutischen Beziehung. Psychodynamische Therapien wurzeln in der Psychoanalyse als einer Wissenschaft, für die das Deuten und interpretative Verstehen menschlicher Beziehungen konstitutiv ist. Psychodynamisches Arbeiten zielt daher nicht nur auf die Modifikation der Symptomatik, sondern auf die Veränderung der die Symptomatik unterhaltenden intrapsychischen Strukturen und interpersonellen Beziehungsmuster. Dazu kommt ein Verständnis von Beziehungsaspekten im Sinne von mehr oder weniger bewussten Beziehungsreinszenierungen, die unter dem Blickwinkel von Übertragung und Gegenübertragung eingeordnet und verstanden und dadurch auch gehandhabt werden können.

Unter einem solchermaßen subjektiven Blickwinkel definiert das psychodynamische Traumaverständnis psychische Traumatisierungen nicht durch die objektiven Situationsmerkmale, sondern – im Anschluss an Freuds (1920 g) Konzeption des Traumas als eine das Ich überwältigende Erregungsmenge, die den Reizschutz durchbricht – über das subjektive Phänomen der Überforderung der Verarbeitungskapazität des Ich. Objektbeziehungstheoretische Autoren haben hervorgehoben, dass psychische Traumatisierungen nie unter rein psychoökonomischen Gesichtspunkten gesehen werden dürfen, sondern stets im Kontext eines – verinnerlichten oder äußeren – Beziehungsgeschehens betrachtet werden müssen. Das Trauma verstanden sie als Untergang der verinnerlichten guten Objekte, als Verlust der Repräsentanzen einer schützenden, tröstenden und Sicherheit gebenden primären Bindungsfigur. Mit der Beschädigung der verinnerlichten Objektbeziehungen kommt es zur Erschütterung des Selbstverständnisses und zum Verlust des Vertrauens in die kontinuierliche Präsenz guter menschlicher Beziehungen. Als einer der Pioniere der Psychotraumatologie hat Ferenzci (1933) die strukturbildenden Introjektionsvorgänge und die Identifizierungen bei Traumatisierungen ausführlich beschrieben, die zu verzerrten Selbstbildern mit einer gegen die eigene Person gerichteten inneren Normenwelt führen.

Zum anderen hatte Freud (1895d) schon früh die Metapher des ›Fremdkörpers‹ im psychischen Gewebe geprägt, um die Andersartigkeit der psychischen Struktur und die destruktive Wirkung zu beschreiben, die von traumatischen Erinnerungen ausgeht. Mit der Fremdkörper-Metapher hatte er die Grenzen der Analysierbarkeit der posttraumatischen Phänomene und im Grundsatz die neurobiologische Dimension des psychischen Traumas angedeutet. Dennoch haben nur wenige psychoanalytische Forscher die neurobiologischen Hintergründe des Krankheitsbildes so klar gesehen wie etwa Kardiner (1941), der die traumatische Neurose als eine »Physioneurose« bezeichnet hat.

Neben den frühen Pionieren der analytischen Psychotraumatologie, unter ihnen vor allem Sándor Ferenczi, der behandlungstechnische Modifikationen für traumatisierte Patientinnen und Patienten vorgeschlagen hatte, erkannte Mardi Horowitz (1976), dass die klassischen Techniken der tiefenpsychologisch fundierten und analytischen Psychotherapie für Traumapatienten weiterzuentwickeln seien. Einige der von Horowitz empfohlenen Techniken können auch heute noch zum Bestand einer traumaadaptierten psychodynamischen Therapie gerechnet werden.

Ähnliches gilt für Freuds Zeitgenossen Pierre Janet (1889), der lange Zeit vom Mainstream der Psychoanalyse wenig beachtet und erst in den letzten Jahren in seiner herausragenden Bedeutung wiederentdeckt wurde. Janet hat schon früh den Mechanismus der Dissoziation beschrieben, mit dessen Hilfe die sensorischen, visuellen, motorischen, affektiven und kognitiven Fragmente der Traumaerinnerung abgespalten und vom normalen Bewusstseinsstrom ferngehalten werden, und daraus therapeutische Konsequenzen gezogen. Seine über lange Zeit fast vergessenen bahnbrechenden Erkenntnisse bilden die Grundlage moderner traumatherapeutischer Ansätze, die das Ziel verfolgen, die abgespaltenen (»dissoziierten«) Erinnerungsfragmente mittels »Traumasynthese« in normale Erinnerungen zu transformieren, die sich in die Lebensgeschichte der Person integrieren lassen.

Im Einklang mit dem Beziehungsverständnis der Psychoanalyse sind psychodynamische Verfahren vor allem bei posttraumatischen Störungsbildern nach personalen Traumatisierungen von Bedeutung, besonders bei der sog. »komplexen Posttraumatischen Belastungsstörung« sowie anderen komplexen Folgeerscheinungen, die auf kumulative Traumatisierungen im Kindes- und Jugendalter oder auf lang anhaltende Traumatisierungen im Erwachsenenalter, z. B. Folter, zurückgehen (vgl. dazu Kap. C2 in diesem Band). Neben Störungen der Emotionsregulierung, dissoziativen, somatoformen und anderen symptomatischen Störungsbildern weisen die betroffenen Patientinnen und Patienten eine verzerrte innere Repräsentanzenwelt auf, die aus der Notwendigkeit resultiert, die Bindungsbeziehungen zu misshandelnden und missbrauchenden Bezugspersonen zu schützen. Aber auch bei personalen Traumatisierungen im Erwachsenenalter ohne Kindheitstraumatisierungen können wegen der häufigen intrapsychischen Reaktionsmuster und der interpersonelle Probleme psychodynamische Interventionen eine wichtige Rolle spielen.

8.2 Moderne psychodynamische traumatherapeutische Konzepte

Die psychobiologische Komponente der PTBS stellt an die Therapie akuter und chronifizierter psychotraumatischer Belastungsstörungen spezifische Anforderungen. So ergibt sich aus der aktuellen Forschungslage die Forderung an tradierte Psychotherapieverfahren, Diagnostik, therapeutisches Vorgehen und die verfahrensspezifische Beziehungsgestaltung der modernen Erkenntnislage anzugleichen. Insbesondere sollte der Tatsache des möglicherweise auch therapiebedingten traumatischen Stress Rechnung getragen werden, der durch eine Therapie der herkömmlichen Art regelrecht erhöht statt vermindert werden kann.

Einige Begriffe wie »Neutralität« und »Abstinenz« bedürfen einer Neubestimmung bzw. eines Rückgriffs auf frühe Konzepte, wie z. B. dasjenige von Ferenczi (1933), der sich bewusst war, dass Therapeuten durch ein unangemessen abstinentes Verhalten eine Wiederauflage traumatischer Erfahrungen in der Therapie bewirken und Patienten und Patientinnen damit schädigen können. Auch eignet sich die Regressionen fördernde Haltung herkömmlicher psychoanalytischer Behandlungen nicht für die Behandlung traumatisierter Patientinnen und Patienten. Ausdrücklich wird davon abgesehen, die Pathologie in der therapeutischen Beziehung zu entfalten. Vielmehr sollen die traumatischen Erfahrungen *gerade nicht* in die therapeutische Beziehung eindringen, denn in diesem Fall könnten sie zu einer übertragungsbedingten Verzerrung der Wahrnehmung des Therapeuten bzw. der Therapeutin führen. Statt einer Wiederbelebung infantiler Erlebensmuster geht es vielmehr darum, die Patientinnen und Patienten darin zu unterstützen, ihr Leben aktiv in die Hand zu nehmen und zu meistern. Damit lassen sich – in einer so verstandenen psychodynamischen Therapie – auch Psychoedukation und Erklärungen rechtfertigen.

Die in Deutschland derzeit gängigsten und in manualisierter Form vorliegenden Methoden – die »Psychodynamisch imaginative Traumatherapie« (PITT) nach Reddemann (2022; Reddemann, 2021), die »Mehrdimensionale psychodynamische Traumatherapie« (MPTT) nach Fischer (2000) sowie das von Wöller (2013) beschriebene psychodynamische Konzept zur Behandlung traumatisierter Patientinnen und Patienten mit Persönlichkeitsstörungen, insbesondere auch der Borderline-Persönlichkeitsstörung (Wöller, 2014) – bemühen sich, die wissenschaftlichen Forschungsergebnisse aus jüngster Zeit zur Psychobiologie der PTBS mit psychotherapeutischen Einsichten in Einklang zu bringen. Im Blick auf die neurobiologischen Grundlagen schwerer Traumatisierungen folgen die genannten traumaadaptierten psychodynamischen Ansätze dem auf Janet (1889) zurückgehenden Grundsatz einer phasenorientierten Behandlung. Das Phasenmodell der Traumatherapie fordert in einer ersten Phase eine umfassende Ich-Stärkung (Stabilisierung), bevor in einer zweiten Phase der Traumabearbeitung (»Traumaexposition« oder »Traumakonfrontation«) die traumatischen Erinnerungen unter geschützten therapeutischen Bedingungen wiederbelebt werden, um dann als erinnerte Tatsache in die Kontinuität des biografischen Zusammenhangs eingefügt werden zu können. Die dritte und letzte Phase der Reintegration soll dann ein Betrauern der vielfältigen Verluste und eine neue Sinnfindung ermöglichen.

8.3 Psychodynamisch imaginative Traumatherapie (»PITT«)

Der von Reddemann entwickelte Ansatz, der unter der Bezeichnung »Psychodynamisch imaginative Traumatherapie« »PITT« bekannt geworden ist (Reddemann, 2021), sowie ein integrativer Ansatz, der von Reddemann und Wöller (2019) beschrieben wurde, verbinden die psychodynamische Beziehungsorientierung mit der Anwendung imaginativer Verfahren. Das Konzept folgt dem oben beschriebenen Phasenmodell der Traumatherapie. Imagination wird in allen Phasen der Behandlung eingesetzt. Der Anwendung imaginativer Techniken liegt die auf neuerer Forschung basierende Erkenntnis zugrunde, dass die Vorstellung Ähnliches auslöst wie Handeln. So könnte eine als Kind vernachlässigte Patientin viel an nachholender Heilung erfahren, wenn sie sich vorstellt, dass das Kind, das sie selbst einmal war, eine liebevolle Antwort erhält.

Der Ansatz vertritt eine resilienz- und progressionsorientierte Grundhaltung. Es geht um die gezielte Nutzung aller Bewältigungsbemühungen und Versuche der Patientinnen und Patienten, mit der traumatischen Erfahrung fertig zu werden und diese ins Selbst zu integrieren, selbst wenn sich diese Versuche später als destruktiv erweisen sollten. So geht es in der Therapie zunächst um eine Bejahung der Symptomatik und um die Wertschätzung der darin zum Ausdruck kommenden Bewältigungsbemühungen. Statt ausschließlich das Schmerzliche einer traumatischen Erfahrung in den Vordergrund zu rücken, gilt es, resilienzorientierte Verhaltensweisen zu erkennen und Vorstellungen dazu zu entwerfen. Diese entwickeln sich am ehesten in einer fördernden und an den Bedürfnissen der Patientin bzw. des Patienten interessierten therapeutischen Beziehung.

Es steht darüber hinaus ein Konzept der Selbstbegegnung zur Verfügung, das mit dem Bild der »inneren Bühne« operiert und einer Selbstentlastung dienen soll. Ein dafür geeignetes Instrument zur Selbstberuhigung ist die Arbeit mit verletzten Anteilen nach dem Ego-State-Modell. Bei dieser Arbeit soll nicht nur das Leiden der verletzten kindlichen Persönlichkeitsanteile erkannt werden. Vielmehr sollen die verletzten Anteile auch in der Vorstellung neu »beeltert« und versorgt werden. Auf diese Weise wird mit Hilfe der Vorstellungskraft eine bedürfnisbefriedigende Erfahrung geschaffen, ohne dass eine Regression innerhalb der therapeutischen Beziehung notwendig wird. Reddemann (2016) bezieht sich auch auf intersubjektive und relationale psychoanalytische Ansätze, die stärker eine Mitgefühlsorientierung fokussieren (z. B. Orange, 2006).

Teilweise in Anlehnung an Horowitz werden einige Modifikationen der klassischen Technik vorgenommen:

- konkrete Unterstützung anbieten, was eine Modifikation der Abstinenzregelauslegung erfordern kann;
- positive Gefühle hervorrufen, die im Kontrast zu traumabezogenen negativen Affekten stehen;
- stressreduzierende Techniken vermitteln, z. B. durch gezielte Imaginationen von angenehmen Erinnerungen oder mit Hilfe des sog. Freudetagebuches, ergänzt durch den gezielten Einsatz oder die gezielte Empfehlung von körperorientierten Interventionen, etwa nach Feldenkrais, falls erforderlich auch unter Einsatz von angstdämpfenden Medikamenten;
- umfassende Informationen über Trauma, Traumafolgen und Traumabewältigung vermitteln;
- kognitiv-restrukturierend arbeiten, beispielsweise Selbstanklagen und eigene Schuldzuschreibungen in Frage stellen und dabei auch auf kognitive Strategien wie z. B. den sokratischen Dialog zurückgreifen;

- mit Persönlichkeitsanteilen im Rahmen von Ego-State-Konzepten arbeiten, insbesondere auch mit verinnerlichten Täteranteilen, sog. Täterintrojekten, die es zu würdigen gilt;
- der Patientin oder dem Patienten immer wieder behilflich sein, Gegenwart und Vergangenheit voneinander zu unterscheiden und Situationselemente zu erkennen, die assoziativ mit dem Trauma in Verbindung stehen, und Anleitung geben, diese, soweit möglich, vermeiden zu lernen;
- »Dosierungstechniken« vermitteln, die es gestatten, dosiert mit traumatischen Erinnerungen umzugehen, beispielsweise durch Arbeit mit dem sog. inneren Beobachter, eine Technik der Traumabearbeitung, die die Durcharbeitung traumatischer Szenen aus einer distanzierten Position heraus ohne allzu großes erneutes Durchleben des Leidens ermöglicht;
- Reduzieren von exzessiven Kontrollen durch die Interpretation von Abwehrmanövern und Verhaltensweisen, die sich eher als kontraproduktiv erwiesen haben, diesen aber mit Hilfe von Ego-State-Konzepten einen Sinn verleihen;
- Ermöglichung und Unterstützung der Aufnahme sozialer Beziehungen, um der Neigung zu emotionaler Erstarrung und Isolation entgegenzuwirken, vor dem Hintergrund der Forschung zur Resilienz und Salutogenese, die soziale Beziehungen als den am meisten schützenden Faktor identifiziert haben;
- ist eine Traumabearbeitung möglich, dann wird das traumatische Geschehen rekonstruiert, aus einer optimalen Distanz exploriert, insbesondere das körperliche und emotionale Erleben. Nach der Traumabearbeitung werden imaginativ die Bedürfnisse des traumatisierten Teils befriedigt. Hier geht es vor allem um Selbsttröstungsarbeit.

Des Weiteren werden Parameter, die am stärksten die Domäne psychodynamischer Therapien darstellen, berücksichtigt. Hierbei handelt es sich um anhaltende Verletzungen durch nicht angemessene Beziehungs- und Bindungsangebote, also eine chronifizierte traumatisierende Bindungserfahrung.

8.4 Mehrdimensionale psychodynamische Traumatherapie (»MPTT«)

Die Mehrdimensionale psychodynamische Traumatherapie (MPTT; Fischer, 2000) als für die psychotraumatische Ätiologie indiziertes Verfahren beruht auf einer Standardversion, die bei der Trauma-Akuttherapie durchschnittlich 10 therapeutische Sitzungen umfasst. Varianten der MPTT richten sich vor allem nach der Dauer des traumatischen Prozesses und der Komplexität des Traumaverlaufs.

Der MPTT liegt in allen Varianten ein psychodynamisch-dialektisches Veränderungskonzept zugrunde, wonach ein therapeutischer Veränderungsschritt nur dann als gelungen bezeichnet werden kann, wenn er die dreifache Bedeutung von »aufheben« in sich verwirklicht – indem er etwas beendet, es gleichzeitig bewahrt und es schließlich auf eine höhere Stufe hebt (ausführlich Reddemann & Fischer, 2013).

Auch die MPTT folgt grundsätzlich dem Janet'schen Regime von Stabilisierung, Traumabearbeitung und Integration der traumatischen Erfahrung. Zunächst wird das traumakompensatorische Schema, das u. a. im Selbstheilungsaspekt der Symptome zum

Ausdruck kommt, positiv konnotiert und unterstützt. Die MPTT folgt einer dialektischen Intervention, deren Ziel es ist, die automatisierten Kontrollmechanismen des traumakompensatorischen Schemas, insbesondere den persönlichkeitstypischen Kontrollstil und die präventive bzw. reparative Teilkomponente, in eine geplante und planbare Handlung zu überführen. Ziel dieser Basisintervention ist die Stärkung und Differenzierung des traumakompensatorischen Schemas. Die Arbeit an der minimalen Differenz zwischen Arbeitsbündnis und Übertragungsbeziehung ist Voraussetzung für die therapeutische Arbeit. Ist sie nicht vorhanden, beherrschen negative Beziehungserfahrungen und mangelnde Beziehungsressourcen die therapeutische Beziehung. Das therapeutische Vorgehen besteht nicht nur darin, positive Beziehungserfahrungen zu vermitteln, sondern immer auch darin, negative Vorerfahrungen zu dekonstruieren.

Die erste Hälfte der Standardversion der MPTT zielt auf die »Gestaltbildung der traumatischen Situation« ab. Dazu werden Techniken eingesetzt, die auf eine kognitive Strukturierung hinarbeiten. Ziel ist es, den räumlichen und zeitlichen Kontext der traumatischen Erfahrung wiederherzustellen, der in der zumeist fragmentierten Speicherung verloren ging. Neurobiologisch zielen die Interventionen auf eine Reaktualisierung der Hippokampusfunktion sowie die Erreichung einer Gestaltbildung ab. »Gestaltbildung« bedeutet: Die traumatische Situation hat eine »Gestalt«, einen Umriss und damit eine Grenze gewonnen.

- Die (der) Betroffene spricht in einer veränderten Weise über die traumatische Situation, z. B. in der Vergangenheitsform, während sie (er) anfangs im Präsens sprach.
- Sie zeigt eine veränderte Wortwahl, die auf stärkere Reflexion und Distanzierung hinweist, z. B. beschreibt sie jetzt selbst Zusammenhänge zwischen Elementen der traumatischen Situationen und gegenwärtigen Reaktionen, die ihr zuvor vielleicht unbewusst waren. Etwa: Eine Patientin, die sich nach negativer Intimität übergeben musste, kann dies jetzt mit Ekel und Abscheu durch die negative Intimitätserfahrung in der traumatischen Situation in Zusammenhang bringen.
- Die traumatische Situation ist nunmehr räumlich und zeitlich kontextualisiert.
- Deutlich geringer ausgeprägt sind somatische Begleiterscheinungen beim Traumabericht, z. B. Weinen, Schmerzempfinden.
- Das Erregungsniveau beim Reden über die traumatische Erfahrung hat abgenommen.

Die traumatische Erfahrung ist mit starken emotionalen Schmerzen verbunden, denen sich die Patientin oder der Patient jetzt direkter annähern kann. Sie (er) hat durch den ersten Konstruktionsschritt die Sicherheit gewonnen, nicht mehr im Trauma versinken zu müssen und von den traumatischen Affekten überflutet zu werden. In der Übertragung sind jetzt verstärkte »Beziehungstests« zu erwarten, in denen sich die Patientin unbewusst versichern möchte:

1. dass das Arbeitsbündnis hinreichend stabil und für das emotionale Durcharbeiten tragfähig ist und
2. dass die Therapeutin mit den traumatischen Affekten und Inszenierungen umgehen kann, wenn sie jetzt in die Übertragung kommen.

Ziel dieser Phase der MPTT ist ein »dosiertes Erinnern« und dosiertes emotionales Durcharbeiten der traumatischen Erfahrung. Die Interventionen der Therapeutin bzw. des Therapeuten sind durch ein vorsichtiges, dosiertes Aufgreifen der emotionalen Aspekte bestimmt, und vor allem sollen die Interventionen Halt geben. Eine Dosierung der Emotionen wird u. a. durch Rückgriff auf Übungen erreicht, die sich zuvor bewährt haben, und/oder durch Rückgriff auf die beschreibenden und stabilisierenden Deutungen dieser Phase.

Die Rekonstruktion dient in besonderer Weise der Integration der traumatischen Erfahrung in die Lebensgeschichte und den weiteren Lebensentwurf. *Durcharbeiten* kann man auch als »auf- oder hinaufarbeiten« der traumatischen Erfahrung auf den gegenwärtig erreichten Stand der konstruktiven Konfliktlösung verstehen. Die Integration in die Lebensgeschichte ist die eine, die Implementierung der konstruktiven Lösung in die gegenwärtigen Lebensverhältnisse die zweite Aufgabe in der Abschlussphase des Standardmoduls.

Während der Rückfallprophylaxe wird als Szenario durchgespielt, was die Patientin tun kann, wenn die Symptome oder sonstige Züge der Vergangenheit wieder lebendig werden. In der Fantasie oder auch im Rollenspiel wird die Szene durchgespielt, und optimale Verhaltensweisen werden gemeinsam ausgearbeitet.

8.5 Integratives Konzept zur Behandlung traumaassoziierter Persönlichkeitsstörungen auf psychodynamischer Grundlage

Die von Wöller (2013) entworfene traumaorientierte integrative Therapiekonzeption auf psychodynamischer Grundlage wendet sich an Patientinnen und Patienten mit schweren traumaassoziierten Persönlichkeitsstörungen. Ihr Anliegen ist es, die zentralen Problembereiche dieser Patientengruppe – Störungen der Emotionsregulierung, der Mentalisierung und der Ich-Integration als Grundlage dysfunktionaler Verhaltensmuster und Beziehungsgestaltungen – unter Bezugnahme auf die neurobiologischen und psychotraumatologischen Befunde zu Entwicklungs- und Bindungstraumatisierungen in einem ressourcenorientierten Therapieansatz zu behandeln. Diese Konzeption orientiert sich ausdrücklich sowohl an der »Psychodynamisch imaginativen Traumatherapie« (PITT; Reddemann, 2021) als auch an der »Strukturbezogenen Psychotherapie« (Rudolf, 2020) und ihrem ich-psychologisch fundierten Ansatz des Aufbaus von Ich-Funktionen, bezieht aber auch wertvolle therapeutische Techniken behavioralen und systemischen Ursprungs mit ein, sofern sie vor dem Hintergrund der aktuellen Beziehungsgestaltung reflektiert werden.

In der *ersten* Phase (»Sicherheit, Halt und die Stärkung der Bewältigungskompetenz«) stehen haltgebende und stabilisierende Maßnahme und die temporäre Übernahme von Ich-Funktionen im Sinne einer externen Emotionsregulierung im Zentrum der therapeutischen Aktivität. Das Beziehungsangebot ist durch die Qualitäten »Sicherheit«, »Kontrolle«, »Transparenz« und »emotionale Präsenz« geprägt. Von besonderer Bedeutung ist es, das Gefühl von Kontrolle zu stärken, indem den Patienten, wo immer möglich, Wahl- und Entscheidungsmöglichkeiten eingeräumt werden. Aufklärung und Edukation sind wesentliche Elemente einer transparenten Beziehungsgestaltung. Das Angebot einer Halt und Sicherheit gebenden Beziehung findet eine wichtige Ergänzung in einer konsequenten Ressourcenorientierung, die eine Mobilisierung positiver emotionaler Zustände und eine Stärkung der Bewältigungskompetenz zum Ziel hat. Übertragungsphänomene sollten frühzeitig angesprochen und durch Klärung der aktuellen Realität aufgelöst werden. Eine aktive Begrenzung selbst-, fremd- oder therapieschädigender Verhaltensweisen kann unerlässlich sein, um ein tragfähiges Arbeitsbündnis herzustellen.

In der *zweiten* Phase (»Emotionsregulierung und Selbstfürsorge«) sollen konkrete Techniken zur Verbesserung der autonomen Emotionsregulierung vermittelt und selbstfürsorgliche Verhaltensweisen entwickelt werden. Imaginative Distanzierungstechniken unterstützen die Differenzierung negativer Affektzustände im Hinblick auf ihre Vergangenheits- und Gegenwartsanteile mit dem Ziel, die zur traumatischen Vergangenheit gehörenden Affektanteile »wegzupacken« und die zur Gegenwart gehörenden Anteile mit nützlichem Signalcharakter zu bewahren. Die Förderung der Selbstfürsorge, die auch die Förderung der Fähigkeit zur Abgrenzung und Selbstbehauptung einschließt, kann die Durcharbeitung verinnerlichter Verbote der Selbstfürsorge erfordern, die aus der Introjektion traumatischer Beziehungsmuster stammen.

In der *dritten* Phase (»Mentalisierung und die Entwicklung stabiler Repräsentanzen«) geht es zum einen um die Stärkung der Fähigkeit zur Mentalisierung, d. h. der Fähigkeit, eigene und fremde emotionale Zustände zu reflektieren und unterschiedliche Perspektiven einzunehmen. Bei Bindungs- und Beziehungstraumatisierungen durch emotionale Vernachlässigung hat sich die Arbeit mit dem sog. »inneren Kind« bewährt, bei der erwachsene Persönlichkeitsanteile dem verletzten kindlichen Selbstanteil elterliche Zuwendung und Fürsorge gewähren. Auch diese Techniken setzen eine hinreichend funktionsfähige Emotionsregulierung voraus.

In der *vierten* Phase (»Schonende Traumabearbeitung«) kommt als traumabearbeitendes Verfahren EMDR zum Einsatz (vgl. dazu Kap. F 7 in diesem Band), wenn eine Verbesserung der Emotionsregulierung und der Mentalisierungsfähigkeit erreicht und hinreichende Alltagsstabilität gegeben ist. Die Konfrontation mit traumatischen Erinnerungen muss besonders schonend erfolgen, um bei noch immer labiler Emotionsregulierung oder dissoziativer Komorbidität eine Überflutung durch traumatische Erinnerungen zu verhindern. Alternativ zum Standardprotokoll des EMDR empfehlen sich eine vorsichtig dosierte und fraktioniert eingesetzte Exposition gegenüber dem traumatischen Material bei maximaler Ressourcenaktivierung während des Bearbeitungsprozesses sowie die bevorzugte Bearbeitung von Traumatisierungen im Erwachsenenalter gegenüber Kindheitstraumatisierungen entsprechend dem »umgekehrten Protokoll« (Hofmann, 2009).

Die *fünfte* und *letzte* Phase der Behandlung (»Konfliktbearbeitung und Arbeit an maladaptiven Beziehungsmustern«) gilt der Arbeit an bewussten und unbewussten Konflikten, die den negativen Selbstbildern und den maladaptiven interpersonellen Beziehungsmustern der Patienten zugrunde liegen. Die Vielzahl und Radikalität der bewussten und unbewussten Konflikte traumatisierter Patienten, die von Autonomie-Abhängigkeitskonflikten bis hin zu intrasystemischen Über-Ich-Konflikten reichen, erfordert ein konfliktaufdeckendes Arbeiten im Rahmen einer konfliktzentrierten Psychotherapie, das auch deutende Techniken der Abwehr- und Widerstandsanalyse einschließt.

Zur Anwendung bei Patientinnen und Patienten mit einer Borderline-Persönlichkeitsstörung wurde das Konzept in spezifischer Weise ausgearbeitet (Wöller, 2014). Dabei finden Aspekte von Komorbidität, Familie, Partnerschaft und Sexualität ebenso Berücksichtigung wie die Besonderheiten der gruppentherapeutischen und stationären Behandlung.

8.6 Neuere Therapiemanuale

An weiteren Beiträgen sei der manualisierte psychodynamisch orientierte Ansatz zur Behandlung von Patientinnen und Patienten mit PTBS von Busch et al. (2021) erwähnt. Anders als die bisher geschilderten Konzepte bedient sich dieser Ansatz eher herkömmlicher psychodynamischer Interventionsformen. Die Therapeutin (der Therapeut) fokussiert auf Störungen der affektiven Regulation, intensive negative Affekte und Störungen der narrativen Kohärenz sowie auf intrapsychische Konflikte und gegen sie gerichtete Abwehrmechanismen. Die therapeutische Beziehung einschließlich der Übertragungsbeziehung wird genutzt, um den Patienten und Patientinnen Gelegenheit zu geben, Gefühle des Misstrauens, Schwierigkeiten mit Autoritäten, Ängste vor Missbrauch sowie Wut- und Schuldgefühle und Fantasien anzusprechen.

Auf der Basis der Psychodynamisch imaginativen Psychotherapie (PITT) von Reddemann (2021) und des ressourcenorientierten psychodynamischen Behandlungskonzepts (RPT) zu traumaassoziierten Persönlichkeitsstörungen von Wöller (2013; Wöller, 2014) wurde ein Therapiemanual zur psychodynamischen Behandlung von Patientinnen und Patienten mit komplexer Posttraumatischer Belastungsstörung nach Kindheitstrauma vorgelegt (Wöller et al., 2020). Das Manual ist phasenorientiert gegliedert. Es widmet sich besonders in der Anfangsphase der Bedeutung von Sicherheit und Halt in der therapeutischen Beziehung, dem imaginativen Containment intrusiver Phänomene und der Aktivierung positiver Selbst-Zustände. Im weiteren Therapieverlauf wird die als »Selbstfürsorge auf der inneren Bühne« konzipierte Arbeit mit inneren Kindanteilen beschrieben. Außerdem werden für die therapeutische Arbeit mit traumatischen Erinnerungsfragmenten und traumabezogenen Belastungen verschiedene Varianten schonender Traumabearbeitung erläutert. Die Besonderheiten der bei traumatisierten Patienten auftretenden Aspekte von Übertragung und Gegenübertragung werden ausführlich behandelt.

8.7 Forschungsstand und Zusammenfassung

Die Wirksamkeit der traumaadaptierten psychodynamischen Therapie bei der Posttraumatischen Belastungsstörung (PTBS) ist durch verschiedene kontrollierte Studien im ambulanten (Kruse et al., 2009) und stationären Setting (Lampe et al., 2008; Lampe et al., 2014; Sachsse et al., 2006) belegt.

Zweifellos besteht noch ein deutlicher Bedarf an gut kontrollierten Studien. Die gegenwärtig verbreitete Tendenz, die Wirksamkeit eines Verfahrens nur noch auf der Grundlage randomisiert-kontrollierter Therapiestudien (RCT) zu beurteilen, muss kritisch betrachtet werden, zumal die in RCT-Studien zur Wirksamkeit psychotherapeutischer Verfahren der PTBS gefundenen Ergebnisse wegen der meist breiten Ausschlusskriterien nicht ohne Weiteres auf den Kontext der klinischen Versorgungsrealität übertragen werden können (Spinazzola et al., 2005). An die Stelle der Überbewertung der Ergebnisse von RCT-Studien für die Patientenversorgung sollte eine angemessene Berücksichtigung der klinischen Erfahrung treten (Fischer & Becker-Fischer, 2008). Gleichwohl wird derzeit, um der immer wieder erhobenen Forderung nach randomisiert-kontrollierten Studien nachzukommen, eine RCT-Studie bei Patienten mit PTBS nach Kindheitstrauma an fünf psychodynamischen und fünf kognitiv-behavioralen deutschen Therapiezentren durchgeführt (Leichsenring et al., 2020). Grundlage für die Therapien im psychodynamischen Arm der Studie ist das Manual von Wöller et al. (2020). Ergebnisse liegen bisher nicht vor.

Zusammenfassend lässt sich sagen, dass sich traumatherapeutische Techniken allein bei komplexen posttraumatischen Folgestörungen nicht als effektiv erwiesen haben. Vieles spricht sogar dafür, dass die Anwendung von spezifischen traumabearbeitenden Techniken ohne hinreichende Stabilisierung und ohne eine angemessene Berücksichtigung der Beziehungsproblematik für diese Klientel schädlich ist. Diese Patientengruppe benötigt vielmehr ein Behandlungsangebot, das sich auch an ihre spezifischen Schwierigkeiten richtet, die aus ihrer Bindungs- und Entwicklungspathologie resultieren können. Man kann nämlich davon ausgehen, dass Bindungsstile gestärkt und sogar über die Zeit verändert werden können – von einem unsicheren und desorganisierten Bindungsstil hin zu einem sicheren.

Aus heutiger Sicht können psychodynamische Interventionen der Breite der posttraumatischen Phänomene besonders gut gerecht werden. Sie verfügen auf der Grundlage psychoanalytischer Theorien über ein breites Spektrum an hermeneutischen und heuristischen Möglichkeiten, die gerade auch angesichts der Herausforderungen, die ein traumatherapeutisches Vorgehen fordert, geeignet sind. Psychodynamische Traumatherapien sind für die neurobiologische Forschung wie für die Integration von Interventionsstrategien aus anderen Therapieschulen offen und sind damit besonders für Erkrankungen geeignet, die über einfache und eher als eindimensional zu beschreibende Störungsbilder hinausgehen. Damit haben psychodynamische Therapien ihren Platz in der Behandlung von Menschen mit Traumafolgestörungen, besonders mit den komplexen. So kann gerade bei komplexen Traumafolgestörungen ein an modernen psychodynamischen Konzepten orientiertes Verstehen und Intervenieren sowohl die Patientin wie ihre Therapeutin besser schützen als eine auf reine Traumabearbeitung ausgerichtete Technik.

8.8 Literatur

Busch F., Milrod B., Chen C. & Singer M. (2021). *Trauma focused psychodynamic psychotherapy. A step-by-step treatment manual.* Oxford: Oxford University Press.

Ferenczi S. (1933). Sprachverwirrung zwischen den Erwachsenen und dem Kind. In: Ders. *Schriften zur Psychoanalyse.* Bd. 2. Frankfurt a. M.: Fischer 1972, 303–313.

Fischer G. (2000). *Mehrdimensionale psychodynamische Traumatherapie. MPTT.* Heidelberg: Asanger.

Fischer G. & Becker-Fischer M. (2008). Stabilisierung vor Konfrontation in der Traumatherapie – Grundregel oder Mythos? Kommentar zum Beitrag von Frank Neuner (2008) in: *Verhaltenstherapie*, 18 (2), 109–118. *ZPPM – Zeitschrift für Psychotraumatologie, Psychotherapiewissenschaft, Psychologische Medizin,* 6, 85–94.

Freud S. (1895d). *Studien über Hysterie*. GW, Bd. I, 75–312, u. Nachtr., 217 f., 221–310.

Freud S. (1920 g). *Jenseits des Lustprinzips*. Leipzig, Wien, Zürich: Internationaler Psychoanalytischer Verlag. (Auch: GW, Bd. 13, 1–69.)

Hofmann A. (2009) The inverted EMDR standard protocol for unstable complex posttraumatic stress-disorder. In: Luber M. (Hrsg.). *Eye movement desensitization and reprocessing (EMDR) scripted protocols. Special populations*. New York: Springer, 313–328.

Horowitz M. J. (1976). *Stress response syndromes*. New York: Jason Aronson.

Janet P. (1889). *L'automatisme psychologique*. Paris: Alcan.

Kardiner A. (1941). *The traumatic neuroses of war.* New York, London: Paul Hoeber.

Kruse J., Joksimovic L., Cavka M., Wöller W. & Schmitz N. (2009). Effects of trauma-focused psychotherapy upon war refugees. *Journal of Traumatic Stress*, 22, 585–592.

Lampe A., Mitmansgruber H., Gast U., Schüssler G. & Reddemann L. (2008). Therapieevaluation der Psychodynamisch Imaginativen Traumatherapie (PITT) im stationären Setting. *Neuropsychiatrie*, 22, 189–197.

Lampe A., Barbist M.-T., Gast U., Reddemann L. & Schüßler G. (2014). Long-term course in female survivors of childhood abuse after psychodynamically oriented, trauma-specific inpatient treatment: A naturalistic two-year follow-up. *Zeitschrift für Psychosomatische Medizin und Psychotherapie*, 60 (3), 267–282.

Leichsenring F., Steinert C., Beutel M. E. et al. (2020). Trauma-focused psychodynamic therapy and STAIR Narrative Therapy of posttraumatic stress disorder related to childhood maltreatment: Trial protocol of a multicentre randomised controlled trial assessing psychological, neurobiological and health economic outcomes (ENHANCE). *BMJ Open*, 10 (12), e040123.

Orange D. M. (2006). For whom the bell tolls: Context, complexity, and compassion in psychoanalysis. *International Journal of Psychoanalytic Self Psychology*, 1, 5–21.

Reddemann L. (2016). *Mitgefühl, Trauma und Achtsamkeit in psychodynamischen Therapien.* Göttingen: Vandenhoeck & Ruprecht.

Reddemann L (2021). *Psychodynamisch imaginative Traumatherapie – PITT®. Ein Mitgefühls- und Ressourcen-orientierter Ansatz in der Psychotraumatologie*. 11., vollst. überarb. u. erw. Aufl. Stuttgart: Klett-Cotta.

Reddemann, L. (2022). *Imagination als heilsame Kraft. Ressourcen und Mitgefühl in der Behandlung von Traumafolgen.* 23. Aufl. Stuttgart: Klett-Cotta.

Reddemann L. & Fischer G. (2013). Worauf es ankommt: Psychodynamische Traumatherapien. In: Bronisch T. & Sulz S. K. D. (Hrsg.). *Psychotherapie der posttraumatischen Belastungsstörung. Wirksame Hilfen durch neue Therapien.* München: CIP-Medien, 117–144.

Reddemann L. & Wöller W. (2019). *Komplexe Posttraumatische Belastungsstörung.* 2. Aufl. Göttingen: Hogrefe.

Rudolf G. (2020). *Strukturbezogene Psychotherapie (SP). Leitfaden zur psychodynamischen Therapie struktureller Störungen.* 4., aktual. u. erw. Aufl. Stuttgart: Schattauer.

Sachsse U., Vogel C. & Leichsenring F. (2006). Results of psychodynamically oriented trauma-focused inpatient treatment for women with complex posttraumatic stress disorder (PTSD) and borderline personality disorder (BPD). *Bulletin of the Menninger Clinic*, 70, 125–44.

Spinazolla J., Blaustein M. & van der Kolk B. A. (2005). Posttraumatic stress disorder treatment outcome research: The study of unrepresentative samples? *Journal of Traumatic Stress*, 18, 425–436.

Wöller W. (2013). *Trauma und Persönlichkeitsstörungen. Ressourcenbasierte Psychodynamische Therapie (RPT) traumabedingter Persönlichkeitsstörungen.* 2., vollst. überarb. u. erw. Aufl. Stuttgart: Schattauer.

Wöller W. (2014). *Bindungstrauma und Borderline-Störung. Ressourcenbasierte Psychodynamische Therapie (RPT).* Stuttgart: Schattauer.

Wöller W., Lampe A., Mattheß H., Schellong J., Leichsenring F. & Kruse J. (2020). *Psychodynamische Therapie der komplexen posttraumatischen Belastungsstörung. Ein Manual zur Behandlung nach Kindheitstrauma.* Stuttgart: Schattauer.

EVA-MARIA BIERMANN-RATJEN, JOCHEN ECKERT UND SILKE BIRGITTA GAHLEITNER

9. Behandlung mit einem humanistischen Therapieverfahren: Gesprächspsychotherapie[1]

Aufbauend auf dem Artikel »Die Traumatheorie in der Humanistischen Psychotherapie« (Kap. B3 in diesem Band) werden im Folgenden vier allgemeine Behandlungsprinzipien beschrieben: Der Therapeut hat eine Person zu sein, die sich 1.) verstehend um den Klienten bzw. die Klientin kümmert, die ihm bzw. ihr 2.) Hilfe gibt, das Vertrauen in die eigene Aktualisierungstendenz zurückzugewinnen, sie 3.) dabei unterstützt, Vertrauen in die Welt zurückzugewinnen, und 4.) die Verarbeitung der traumatischen Erfahrung durch Hilfe beim kontrollierten Ausdruck von Gefühlen fördert. Das therapeutische Vorgehen variiert in Abhängigkeit vom Behandlungszeitpunkt: unmittelbar nach der Traumatisierung, wenn eine Posttraumatische Belastungsstörung vorliegt oder wenn sich eine komplexere Traumafolgestörung bzw. eine Persönlichkeitsstörung herausgebildet hat.

Wir werden uns bei der Darstellung der gesprächspsychotherapeutischen Behandlung von traumatisierten Patienten und der theoretischen Fundierung dieser Behandlung auf deren aktuellen Stand und damit auch auf die Weiterentwicklungen der Gesprächspsychotherapie zur »Prozess-experienziellen und/oder Emotionsfokussierten Therapie« und deren emotionspsychologische Begründungen beziehen.

9.1 Bedeutung des Traumas und allgemeine Behandlungsregeln aus gesprächspsychotherapeutischer Sicht

Gesprächspsychotherapeuten gehen davon aus, dass ein Trauma eine Erschütterung des gesunden Erlebensprozesses beinhaltet, in dem sich die Bedeutung von Welt- und Selbsterfahrung für die Person als lebender Organismus und psychisches Wesen erschließt. Die ungestörte Person versteht und akzeptiert sich in diesem Prozess in ihren Erfahrungen und Selbsterfahrungen und kann sie in ihr Selbst- und Weltbild integrieren. Die unmittelbare Reaktion in der traumatischen Situation, die akute Belastungsreaktion (in der aktuellen ICD-11 eingeordnet unter gesundheitsbeeinflussenden Faktoren; WHO, 2019, vgl. Maercker & Eberle, 2022), ist der Versuch, die traumatische Erfahrung nicht zu machen, während

1 Analoga für die in Deutschland etablierte Bezeichnung Gesprächspsychotherapie sind in Österreich und in der Schweiz Personzentrierte bzw. Personzentriert-experienzielle Psychotherapie. Vergleiche die Vorbemerkung zu Kap. B3.

sich in der Posttraumatischen Belastungsstörung zeigt, dass der Ausschluss der Erfahrung eines traumatischen Ereignisses aus dem Bewusstsein ebenso wenig aufrechterhalten werden kann wie die Vermeidung der Wahrnehmung der Selbsterfahrungen in ihr, z. B. der affektiven Reaktionen bzw. der Flucht- und Selbstverteidigungsversuche. Zur Erklärung dieses Phänomens wird z. B. auf die sogenannte *completion tendency* (Horowitz, 1986) hingewiesen: Erfahrung dränge nach Einordnung in psychische Repräsentationsstrukturen und tauche immer wieder im Bewusstsein auf, bis sie endlich integriert werden kann.

Bei allen Bewertungs- und Verarbeitungsprozessen von Erfahrungen kommt Emotionen eine große Bedeutung zu. Sie werden als schnell erfolgende Anpassungsprozesse in der Reaktion auf Informationen aus der Umwelt aufgefasst, die angemessene Verhaltenspotentiale, zu denen auch der Ausdruck von Emotionen gehört, aktivieren. Wenn diese und der Prozess des Sich-selbst-in-ihnen-Verstehens unterbrochen werden, verbleibe die Person in einem Zustand von »incompletion«, »unfinished business«. Die traumatische Erfahrung z. B. verschaffe sich zusammen mit den emotionalen Reaktionen in ihr so lange immer wieder Zugang zum Bewusstsein, bis sie endlich als solche bewusst und verstanden worden sei. Solange das nicht der Fall sei, bestehe eine große Bereitschaft, auf Reize, die auch nur im Entferntesten an das Trauma erinnern, mit den zur traumatischen Situation gehörenden unterbrochenen Handlungsbereitschaften, vor allem Flucht und Angriff, zu reagieren und auf diese wiederum, wie auf eine Bedrohung, mit Angst und Panik, Scham und Ärger (ebd.).

In der Einleitung ihrer Beschreibung der Behandlung Traumatisierter stellen Elliott, Watson, Goldman und Greenberg (Elliott et al., 2008) dar, dass ein Trauma die Erlebniswelt eines Menschen sozusagen in drei Teile zerlege:

- die Welt vor der Verletzung, in der ein Trauma nur als eine abstrakte Möglichkeit existiert und der Mensch seine Lebensprojekte in einer als unterstützend erlebten Welt verfolgt,
- die verletzende Welt, in der eine überwältigende Macht die bisherige Existenz auslöscht,
- und die Welt nach der Traumatisierung, in der die Person in einer dauernden Erwartung der Wiederholung des Traumas lebt – körperlich, sinnlich, im Schlaf, in den Zukunftserwartungen usw. – und sich zugleich von diesen Erwartungen abzulenken bzw. zu befreien versucht.

Es sei wichtig, dass der Therapeut ein unvoreingenommenes, verstehendes Interesse daran zeige, wie genau diese drei je eigenen Erfahrungswelten des Klienten aussehen. Dabei sei zu beachten, dass verschiedene Traumata auch verschiedene spezifische Spuren hinterließen. Die Verletzung durch einen »bösen« Fremden z. B. zeitige andere Folgen als der überraschende Verlust einer geliebten Person im sozialen Nahraum. Und schließlich habe ein Trauma nicht nur die drei Konsequenzen Wiedererleben, Vermeiden und Hypersensibilität, die in den diagnostischen Manualen betont werden. Es könne in der Folge von Traumatisierungen auch zur Entwicklung von Misstrauen kommen, zu gestörten Beziehungen und Störungen des Selbsterlebens bis hin zur Entwicklung der bereits in Kap. B3 in diesem Band angesprochenen komplexen Posttraumatischen Belastungsstörung (kPTBS) (Maercker & Eberle, 2022) oder gar einer Traumaentwicklungsstörung (Sack et al., 2013; Schmid et al., 2010), die viel mit der Borderline-Persönlichkeitsstörung gemein habe.

Prozess-experienzielle Psychotherapeuten sprechen von *cherished beliefs* (Clarke, 1989): Annahmen bezüglich der eigenen Person und anderer Menschen, die die Erfahrungsbereitschaften traumatisierter Personen kennzeichnen bzw. ihre Interpretation ihrer Erfahrungen leiten (vgl. Fischer & Wertz, 1979; Wertz, 1985; Janoff-Bulman, 1992). Sie seien oft das Gegenteil ihrer *cherished beliefs* vor dem Trauma bzw. das Gegenteil der Erfahrungen mit sich selbst und der Welt, die in das Selbstkonzept integriert werden konnten und so die Erlebniswelt vor der Traumatisierung gekennzeichnet hatten. Die traumatisierte Person habe mit Erfahrungen zu tun, durch die sie sich nicht nur in ihrem Selbsterleben als bedroht und z. B. fragmentiert erlebe, sondern oft auch als jemanden, der daran selbst Schuld hat, es nicht besser verdient und erneute Verletzungen zu erwarten hat. Die zum normalen Selbstbild gehörenden Erfahrungen hingegen seien die Erfahrung von persönlicher Kraft und Selbstwirksamkeit, Unverwundbarkeit, In-Ordnung-Sein und Einmaligkeit (specialness, Yalom, 1989 [1980]). Aufgrund der Traumatisierung werde die Erwartung, emotionale Sicherheit in der Welt zu erfahren, durch die stark generalisierte Erwartung ersetzt, dass die Welt fundamental unsicher, sowohl gefährlich als auch unvorhersehbar sei.

Elliott et al. (2008) stellen auf der Grundlage dieser Beschreibung des Inkongruenzerlebens und der Erfahrungsbereitschaften von Traumatisierten in Anlehnung an Fischer und Wertz (1979) die folgenden allgemeinen Prinzipien bei der Behandlung von traumatisierten Klienten auf:

- Sei ein Gegenüber, das sich wirklich kümmert (a caring other)! Als ein solches Gegenüber ermögliche der Therapeut alternative und korrigierende Erfahrungen zu der traumatisierenden Erfahrung, im Stich gelassen worden zu sein (vgl. aktuell das Konzept »schützender Inselerfahrungen« bei Gahleitner, 2005, S. 63; Gahleitner, 2017, S. 93 f.; Kap. F3 von Gahleitner et al. in diesem Band).
- Unterstütze die Wiederentdeckung der eigenen inneren Kraft, des Vertrauens auf die eigene Aktualisierungstendenz und damit auf die Fähigkeit, Situationen zu bewältigen, auch physische und psychische Verletzungen zu verkraften, über ein Trauma oder ein Unrecht hinwegzukommen! Hilf dem Klienten, wieder daran zu glauben, dass er sinnvolle Entscheidungen fällen und sein Leben selbst in die Hand nehmen kann, wie er es vor der Traumatisierung getan hat! Zur Wiederentdeckung der eigenen Kraft gehört es, dass sich der Klient an Lebensprojekte erinnert, die er vor der Traumatisierung verfolgt hat, und sich in seinen Selbstbestimmungsmöglichkeiten sieht (vgl. aktuell das Konzept der Selbstbemächtigung bei Weiß, 2023).
- Ermutige den Klienten bei seinem Wiederaufbau einer Vorstellung von einer vertrauenswürdigen Welt! Nach einer Traumatisierung kann die Welt nie wieder als so sicher erscheinen wie vor der Traumatisierung. Aber ohne ein Mindestmaß an erlebter Sicherheit kann ein Mensch nicht zu einem erträglichen Leben und Lebensplanungen zurückfinden (Wertz, 1985). Sicherheit und Vertrauen werden zunächst im Rahmen der therapeutischen Beziehung entwickelt. Es ist aber wichtig, dass der Klient auch außerhalb der therapeutischen Beziehung entdeckt, dass er nicht überall so extrem wach-

sam sein muss. Aber es ist der Klient selbst, der das entdecken sollte (vgl. aktuell die Konzepte des »sicheren Orts« in der Traumapädagogik z. B. bei Kühn, 2008; »sicherer Raum« bei Herman, 1992).

- Ermögliche die Verarbeitung der traumatischen Erfahrung! Um den Teufelskreis aus Intrusionen und Konstriktion zu unterbrechen, ermutigt der Therapeut zum kontrollierten Ausdruck von Gefühlen bzw. unterstützt diesen. Es ist üblich, den Klienten die traumatischen Erfahrungen in der emotionalen Sicherheit der therapeutischen Situation erzählen und wiedererleben zu lassen, wobei darauf geachtet wird, dass das Ausmaß der Erregung sorgfältig moderiert und dass ein Sicherheitsabstand zur Erfahrung eingehalten wird. »Verzerrte Symbolisierungen« können so in »exakte Symbolisierungen« transformiert werden. So wird das »Bezugssystem jeweils um Nuancen erweitert« (Finke, 2004, S. 4; vgl. auch Finke & Teusch, 2007, sowie schonende Verfahren der Traumaexposition z. B. bei Gahleitner et al., 2022c).

Die Orientierung des Gesprächspsychotherapeuten an diesen Prinzipien sieht konkret zu verschiedenen Zeitpunkten des posttraumatischen Erlebens unterschiedlich aus. Wir unterscheiden in diesem Beitrag zwischen

1. der Behandlung in der Zeit unmittelbar nach der akut-traumatischen Erfahrung,
2. der Behandlung in der Zeit des Erlebens der Posttraumatischen Belastungsstörung und
3. der Behandlung von komplexen Traumata und Persönlichkeitsstörungen in der Folge von Traumatisierungen.

9.2 Die Behandlung in der Zeit unmittelbar nach der traumatischen Erfahrung

Wie bereits dargestellt, sehen Gesprächspsychotherapeuten in der akuten Belastungsreaktion eine Form des Erlebens akuter Inkongruenz (vgl. Kap. B3 von Eckert & Biermann-Ratjen in diesem Band). Die Erfahrung der traumatischen Situation kann nicht in das Selbsterleben integriert werden.

Der Kern der traumatischen Selbsterfahrung ist das Erleben absoluter Ohnmacht bzw. der Sinnlosigkeit aller möglichen und gewohnten emotionalen Reaktionen und Operationen der Selbstbestätigung und Selbstverteidigung. Die traumatische Situation ist damit das Gegenteil der Erfahrungen, die in das Selbstkonzept integriert worden sind. Diese sind ja Erfahrungen und Bewertungen durch die Person selbst, in denen sie von einer anderen Person empathisch und bedingungsfrei positiv beachtet worden ist (vgl. Kap. B3). In diesen Erfahrungen hat sich die Person also als selbstwirksam erlebt und eben nicht als ohnmächtig, auch wenn es z. B. Schwäche war, in der sie verstanden und angenommen worden ist. Die unmittelbare Reaktion in der traumatischen Situation ist der Versuch, der Erfahrung zu entkommen oder sie vom bewussten Erleben auszuschließen. Dieser Versuch beinhaltet, wie beschrieben, Dissoziation, und zwar in vielfältiger Weise.

Unmittelbar nach einem erschütternden Erlebnis – einem Unfall z. B. oder einem Banküberfall – macht der Gesprächspsychotherapeut vor allem und weitgehend ausschließlich das seine Arbeit kennzeichnende Beziehungsangebot: Er sorgt so gut, wie es ihm und und wie es in der Situation möglich ist, dafür, dass der Betroffene wahrnehmen kann, dass er, der

Therapeut, für ihn da ist und nichts für und von ihm will, als ihn in seinem Erleben zu begleiten. Er fühlt sich empathisch in den Klienten ein und versucht ihm mitzuteilen, dass er ihn in seinem gesamten Erleben – so, wie es ist und wie auch immer es ist, und in dem, was es für ihn, den Klienten, bedeutet – annimmt: in seinen Emotionen, seiner Angst, seiner Orientierungslosigkeit oder seinem Dissoziieren, aber auch in seinen Aggressionen und in seiner Scham usw. Das gilt auch dann, wenn der Klient nicht sprechen oder in anderer Weise in Ruhe gelassen werden will. Der Klient soll sich sicher fühlen können (vgl. auch Kap. F3 von Gahleitner et al. in diesem Band; Gahleitner et al., 2022c).

Es ist schon in der Zeit unmittelbar nach einem traumatischen Ereignis wichtig, dass der Therapeut und der Klient verstehen, dass das Erleben bei einem Trauma und danach vor allem der erlebten Situation entspricht und deren Bedeutung für das körperliche und psychische Überleben und nicht, und keinesfalls in erster Linie, Ausdruck der Person des Traumatisierten und seiner Eigenheiten ist. Alle Menschen empfinden in bestimmten Situationen Angst und Fluchtimpulse und Auflehnung und Ohnmacht. Traumatische Reaktionen sind damit normale Reaktionen auf ein abnormales Ereignis. Der empathisch bedingungsfrei positiv beachtende Therapeut vermittelt das auch dem Klienten und begleitet ihn verstehend im Prozess aller – manchmal auch widersinnig erscheinenden – akut auftretenden Ausdrucksformen (Gahleitner, 2017).

Das ist unter Umständen nicht leicht. In Situationen unmittelbar nach einem traumatischen Erlebnis besteht z. B. große »Ansteckungsgefahr«. Für Personen im Katastropheneinsatz oder in der Notfallpsychologie besteht ein großes und vielfältiges Risiko, selbst traumatisiert zu werden (Daniels, 2006). Menschen erleben das, was sie bei anderen Menschen als Erleben wahrnehmen, immer auch mit, so als wäre es eigenes Erleben, und unter starken Belastungen kann die zum empathischen Verstehen gehörende Unterscheidung zwischen dem Erleben eines anderen und dem eigenen Miterleben verlorengehen. Der Therapeut oder Helfer erfasst dann das Erleben des Traumatisierten nicht mehr nur empathisch so, »als ob« er selbst z. B. Angst und Fluchtimpulse erlebte, sondern er kann zwischen dem Miterleben und dem eigenen Erleben nicht mehr unterscheiden. Das kann – neben dem Erleben der traumatischen Situation und dem Miterleben, was beides für sich allein schon belastend ist – zu weiterer Überanstrengung führen.

Bereits Rogers (1980) erkannte die große Bedeutung des »als ob« im empathischen Mitschwingen des Therapeuten. Empathie, so sagt er, bedeutet, »die private Wahrnehmungswelt des anderen zu betreten und darin ganz und gar heimisch zu werden. Sie beinhaltet, in jedem Augenblick ein Gespür zu haben für die sich ändernden gefühlten Bedeutungen in dieser anderen Person, für Furcht, Wut, Zärtlichkeit, Verwirrung oder was auch immer sie erlebend empfindet. Empathie bedeutet, zeitweilig das Leben dieser Person zu leben; sich vorsichtig darin zu bewegen« (ebd., S. 79), »ohne jedoch die ›als ob‹-Situation aufzugeben. Das bedeutet, das Verletztsein oder das Vergnügen des anderen so zu empfinden, wie er es empfindet, und deren Ursachen so wahrzunehmen, wie er sie wahrnimmt, ohne jedoch jemals zu vergessen, daß wir dies tun, als ob wir verletzt und vergnügt usw. wären« (ebd., S. 77 f.; vgl. auch Rogers, 1959, S. 210 f.; Höger, 2012, S. 115; Biermann-Ratjen, 2011,

S. 46). Dementsprechend ist es oft nötig, dass nicht nur die Opfer von Katastrophen, sondern auch die Helfer psychosozial unterstützt werden.

9.3 Die Behandlung in der Zeit der Posttraumatischen Belastungsstörung

Das Therapieziel der gesprächspsychotherapeutischen Behandlung der PTBS ist, dass die Folgen der Erschütterung der Prozesse der Erlebnisverarbeitung aufgehoben werden. Wo Intrusionen und Konstriktion erlebt werden, sollen Erinnerungen und eine selbstgesteuerte Ausrichtung der Aufmerksamkeit auf das eigene Erleben möglich werden. Die Person soll sich nicht nur das traumatisierende Ereignis ins Gedächtnis rufen können, wenn sie selbst es will, sondern vor allem ihre eigenen Reaktionen in der Situation – und sie als solche erkennen und verstehen.

Die Gedanken, Bilder, Worte, Affekte, Körpersensationen und Impulse, die die Erinnerung an die traumatische Erfahrung und die Erfahrung des eigenen Funktionierens in ihr ausmachen, sollen ganzheitlich zusammengeführt und schließlich als Selbsterfahrung in das Selbsterleben integriert werden können. Es geht darum, dass ihr Wiederauftauchen im Bewusstsein als das Auftauchen einer Erinnerung – und nicht als eine Wiederholung des Traumas – erlebt wird und nicht länger eine Bedrohung für das Selbstkonzept ist. Die Person kann dann sehen, dass sie die gesamte traumatisierende Situation, einschließlich ihrer Selbsterfahrung in ihr, als einen Angriff auf ihr Selbstverständnis und ihre Selbstachtung erlebt hat und erlebt, sie kann ihre Verteidigung gegen dieses Erleben sehen und sich schließlich in diesen Selbsterfahrungen selbst verstehen, akzeptieren und in der Folge flexibler reagieren (vgl. zu diesem komplexen Geschehen Keil, 2019).

Das, was der Therapeut bei der Behandlung von posttraumatischen Störungen tun kann, ist nach Elliott et al. (2008):

1. die Erzählung der traumatischen Geschichte ermöglichen und sie mit dem Klienten gemeinsam verstehen,
2. die Entwicklung der Fähigkeit zum »Aufsuchen eines sicheren Ortes« unterstützen,
3. den Klienten in seiner Vulnerabilität empathisch bestätigen,
4. bei der Integration der Erfahrung in das Selbstbild hilfreich sein,
5. die Selbstexploration in Bezug auf die Selbstbilder vor und nach der Traumatisierung und ihren Vergleich miteinander unterstützen.

Ad 1: Obwohl es in der Regel schmerzhaft ist, die traumatische Erfahrung zu schildern, haben die meisten Traumatisierten ein starkes Bedürfnis, dies zu tun. Das wird z. B. deutlich in Hinweisen darauf, dass es eine traumatische Erfahrung gegeben habe, darin, dass von einer Zeit vor und einer Zeit seit dem Trauma gesprochen wird oder von Alpträumen. Wenn der Klient nicht von sich aus mit der Erzählung der traumatischen Erfahrung beginnt, ermutigt ihn der Therapeut – und zwar schon in den ersten Therapiestunden –, das zu tun, indem er dessen Hinweise aufgreift. Der Therapeut ist dabei sehr vorsichtig und vermeidet erlebnisaktivierende Interventionen. Die zum Trauma gehörenden Affekte werden in der Erinnerung oft sehr viel heftiger erlebt als in der Situation, in der sie entstanden sind, da in dieser ja z. B. dissoziiert worden ist. Es ist therapeutisch nicht sinnvoll, den Patienten z. B. in einen dissoziativen Zustand zu treiben oder ihn in einer anderen Weise erleben zu lassen, dass er die Kontrolle über seine Selbsterfahrungen – auch im Kontakt mit dem Therapeuten – nicht hat. Vielmehr ist es sinnvoll, dass der Klient die verschiedenen mit dem Trauma verbundenen Geschichten immer wieder erzählt und dabei erlebt, dass er in seinem Erleben verstanden und angenommen wird und dass ihm das bei der Kontrolle seiner Affekte hilft (Gahleitner et al., 2022b). Dies führt bei behutsamer Begleitung dazu, dass er sich in der traumatischen Erfahrung auch selbst zunehmend genauer sehen und vollständiger verstehen und annehmen kann und dass er darüber bestimmen kann, wann er welche Erfahrung in den Fokus der eigenen Aufmerksamkeit nimmt (vgl. dazu Erfahrungsintegration bei Barth, 2009; Kunert, 2015).

Ad 2: Eine Technik, sich diese Fähigkeit – selbst darüber zu bestimmen, was einen wann innerlich beschäftigen kann und was nicht – vor Augen zu führen, wird im Traumabereich »einen sicheren inneren Raum aufsuchen« genannt (z. B. Herman, 1992; Gahleitner et al., 2022c; Kap. B3 in diesem Band). Im Rahmen des klientenzentrierten Konzepts, z. B. im Focusing und in der Emotionsfokussierten Therapie«, wird das Sich-einen-»inneren-Freiraum«-Schaffen beschrieben. Wenn sich der Therapeut nicht gleich zu Beginn der Therapie um diese Fähigkeit des Klienten kümmert, Erfahrungen ins Zentrum der Aufmerksamkeit zu rücken, aber auch aus diesem wieder zu entfernen, können die lähmende Angst und die Überflutung durch andere emotionale Erlebnisinhalte die Entstehung eines Arbeitsbündnisses behindern oder gar unmöglich machen. Der Klient wagt es dann nicht, sich in der Therapiesituation dem Wiedererleben schmerzvoller Erfahrungen auszusetzen. Deshalb weist der Therapeut immer wieder darauf hin, wie wichtig es ist, und hilft dem Klienten dabei, sich einen freien inneren Raum zu schaffen und sich einen sicheren inneren Ort vorzustellen, an den er sich zurückziehen kann, wenn Friede und Trost vonnöten sind. Ein solcher Raum ist die sichere Basis, von der aus der Klient seine schwierige Erfahrungswelt erkunden kann und zu der er zurückkehren kann, wenn er von Erfahrungen überwältigt zu werden droht (vgl. auch Ritz, 2017).

Ad 3: Die wichtigste Aufgabe des Gesprächspsychotherapeuten in der Behandlung von traumatisierten Klienten ist es, sie in der Selbstexploration, in der sie sich mit ihren starken Gefühlen von Scham, Schuld, Wertlosigkeit, Verzweiflung und Hoffnungslosigkeit und damit, dass sie sich selbst nicht verstehen, auseinandersetzen, empathisch und bedingungsfrei positiv beachtend zu begleiten. In diesen Gefühlen erleben sie ihre Inkongruenz, die Bedrohung ihres Selbstkonzepts und ihrer Selbstachtung durch das, was sie mit sich selbst erleben. Der Therapeut achtet besonders auf Hinweise auf das Erleben von Gefühlsüberflutung, Verzweiflung und auf die Tendenz, aufzugeben. Es geht darum, »den Klienten durch seinen Schmerz zu hören« (Egendorf, 1995), d. h. darauf zu vertrauen, dass er auch selbst dazu kommt, sehen zu können, dass seine primären Reaktionen in der traumatischen Erfahrung angemessen waren. Wenn er sich in seinem Erleben absoluter Ohnmacht sehen kann, dann kann er die Gefühle von z. B. Angst vor diesen nicht mit seinem Selbstkonzept zu vereinbarenden – aber in der traumatischen Situation angemessenen – Reaktionen und die Scham wegen dieser Reaktionen in ihren Zusammenhängen verstehen und sie dadurch überwinden. Die Abwehr durch Dissoziation z. B. hat u. a. zur

Folge, dass Klienten die Bilder, die in den Flashbacks in ihnen auftauchen, und bestimmte Gefühle und Impulse, die sie plötzlich in sich spüren, nicht als zusammengehörend wahrnehmen. Das nährt ihre Angst vor der Erfahrung, sich selbst nicht kontrollieren zu können, und macht sie sich selbst unverständlich. Therapeuten sollten ihren Klienten viel darüber nahebringen, was für posttraumatisches Erleben charakteristisch ist (vgl. auch Gahleitner et al., 2022a).

Ad 4: Vor allem aber gilt es, darauf zu achten, dass sich der Klient in der Beziehung zum Therapeuten so sicher fühlt, dass er seine Angst vor seinem eigenen Erleben offenbaren kann (Gahleitner, 2005). Es sind oft vor allem die Selbsterfahrungen in der Situation, in der ein Trauma erlebt wird, die ihn erschüttern. Vor allem in ihnen bedarf der Klient der bedingungsfreien positiven empathischen Beachtung. Was Ängste und irritierende Verhaltensweisen bezüglich der eigentlichen traumatischen Erfahrung aussagen, welchen Sinn sie hatten, muss besser verstehbar und akzeptierbar werden, um sie in ihrer Intensität regulieren und in ihrem Ausdruck modulieren zu können (vgl. auch McLean & Follette, 2016). In der Traumapädagogik spricht man in diesem Zusammenhang vom »Konzept des guten Grundes« (Weiß, 2008, S. 332), welches verständnisgenerierend an Traumabetroffene vermittelt werden kann.

Ad 5: Erst wenn der Klient z. B. die Schuld- und Schamgefühle in der posttraumatischen Symptomatik und die Angst vor ihrer Heftigkeit und Bodenlosigkeit verstehen und überwinden kann, entsteht Raum für den Prozess der Verarbeitung der traumatischen Erfahrung bzw. der Affekte in ihr. Es ist oft sehr schwer und über lange Zeiträume sogar unmöglich, den Klienten in einem Vergleich seiner prä-, peri- und posttraumatischen Selbst- und Weltbilder zu unterstützen, denn die kleinste Erinnerung an das Trauma und vor allem das eigene Erleben dabei kann jede Spur einer neu gewonnenen Selbstsicherheit oder eines Vertrauens in andere Menschen – einschließlich des Therapeuten – auslöschen, das volle Ohnmachtserleben in der traumatischen Situation wachrufen und im Anschluss daran zu unerträglichen Ängsten, nicht »normal« zu sein, führen. Es gilt daher immer: »Am heilsamsten ist das, was die Person zum gegebenen Zeitpunkt am besten integrieren kann« (Claas, 2007, S. 20). Der amerikanische Psychiater und Psychotherapeut Briere (1996) spricht von einem »therapeutischen Fenster«, das sich in einem ausgewiesenen Schutzraum von selbst öffnet oder aber geschlossen werden muss. Auf diese Weise können auch behutsam Wachstumsprozesse nach einem Trauma gefördert werden (Carrick & Joseph, 2013; Murphy & Joseph, 2013).

Gesprächspsychotherapeuten haben wie viele andere Traumatherapeuten großen Respekt vor Techniken, die Bilder der traumatischen Erfahrung ins Bewusstsein befördern – bzw. verwenden sie mit Vorsicht –, und hüten sich davor, sie einzusetzen, wenn sie nicht sicher sind, dass sich der Klient selbst beruhigen und selbst darüber bestimmen kann, mit welchen Empfindungen er sich wie lange und wie intensiv beschäftigt. Dazu gehört auch, dass er Anregungen aufnehmen kann, darüber zu reflektieren, wie er z. B. eine Situation oder eine Person heute oder gestern erlebt hat, die ihn in eine Erinnerung an das Trauma »gestürzt« hat. Wenn eine Person ihr Selbst- und Weltbild vor einem Verlust oder Verrat mit ihrem Selbst- und Weltbild danach vergleichen kann, ohne aus der Fassung zu geraten und in Scham und Zweifel und Hoffnungslosigkeit zu versinken, dann hat sie wieder Vertrauen in sich selbst und ihre Selbstwahrnehmungen. Dazu gehört auch, auf gesellschaftlicher Ebene einer »viktimisierenden Kultur« (Briere, 1996, S. 84) »integrierende Räume« entgegenzustellen, die weitere kumulative Traumatisierungen vermeiden und stattdessen Betroffene unterstützen, wieder Ruhe zu finden und trotz allem ein möglichst erfülltes Leben zu leben (vgl. auch Gahleitner et al., 2022a).

9.4 Die Behandlung von komplexen Traumata und Persönlichkeitsstörungen in der Folge von Traumatisierungen

In ihre Darstellung der Probleme und der Behandlung von komplexen Traumata und schweren Traumafolgestörungen wie z. B. Persönlichkeitsstörungen in der Folge von wiederholten lang anhaltenden und schon in der frühen Kindheit erlebten oder beginnenden Traumatisierungen – in der Form von körperlichem und/oder sexuellem Missbrauch, chronischem emotionalen Missbrauch, extremem Mangel an Empathie und an bedingungsfreier positiver Beachtung (vgl. dazu auch die Bestandsaufnahme von Contractor et al., 2018; ebenfalls Houston et al., 2011) – beziehen Elliott, Watson, Goldman und Greenberg (Elliott et al., 2008) die Arbeiten zahlreicher anderer Gesprächspsychotherapeuten (Bohart, 1990; Eckert & Biermann-Ratjen, 1998; Eckert & Wuchner, 1996; Santen, 1990; Swildens, 1990, und Warner, 1998) mit ein. Wir folgen hier zunächst der Darstellung von Elliott et al. (2008).

Die Schwierigkeiten in der Erlebnisverarbeitung von solcherart traumatisierten Patienten, zu denen auch viele von denen gehören, die die Kriterien für die Diagnose Borderline-Persönlichkeitsstörung erfüllen, seien, so Elliott et al. (2008), gekennzeichnet durch eine Neigung zum Erleben von

- intensivem (maladaptiven, d. h. Inkongruenz zum Ausdruck bringenden) Ärger, verbunden mit einem starken Misstrauen anderen gegenüber;
- Schwierigkeiten, Gefühle zu identifizieren und zu akzeptieren, vor allem Ärger;
- sich selbst als gestört, verrückt oder böse.

Diese Neigungen seien mit anderen Problemen in der Affektregulierung verbunden, nämlich dem Erleben von innerer Leere und Fragmentierung, der Unvereinbarkeit verschiedener Aspekte des Selbst miteinander und dem Erleben der Unfähigkeit, sich selbst zu beruhigen. Dabei spielten Spaltungen und entsprechend instabile Beziehungen eine Rolle, und es komme zu Impulsen, sich selbst zu schädigen, und entsprechenden Handlungen. Die allgemeinen Imperative für den Therapeuten in der Arbeit mit diesen Patienten lauten:

- Versuche mit aller Kraft, dein bedingungsfreies wertschätzendes Beziehungsangebot aufrechtzuerhalten!
- Richte deine Aufmerksamkeit von Anfang an auf die Fähigkeit des Klienten, sich selbst zu beruhigen!
- Hilf dem Klienten, sich bezüglich seines sich selbst schädigenden Verhaltens zu explorieren und zu verstehen!
- Konzentriere dich auf die Arbeit am nicht integrierten Trauma und an der Vulnerabilität!
- Hilf dem Klienten, seine inneren Kräfte und Selbstbestimmungsmöglichkeiten zu entdecken!

Auf drei zentrale Aspekte soll im Folgenden näher eingegangen werden: (1) Hilfe im Umgang mit Affektregulierungsproblemen, (2) Hilfe bei dem Versuch, sich dem eigenen Erleben zuzuwenden und es zu reflektieren, (3) Hilfe bei den Versuchen, die eigenen Gefühle zu identifzieren und zu akzeptieren.

9.4.1 Hilfe im Umgang mit Affektregulierungsproblemen

Patienten, die in früher Kindheit und wiederholt traumatisiert worden sind, haben kein stabiles und differenziertes konstantes Selbst- und Weltbild entwickeln können. Um ihr Selbstkonzept weiterentwickeln zu können bzw. weniger vulnerabel zu werden, sind sie in besonderer Weise darauf angewiesen, dass der Therapeut wirklich nichts anderes von ihnen will, als sie empathisch zu verstehen, und dass er sie wirklich ohne Bedingungen – und egal, was sie erleben – jeweils als eine Person annimmt, die sich selbst erfährt. Wenn dem Therapeuten das nicht gelingt, erleben sie ihre extreme Vulnerabilität: dass sie sich nicht selbst verstehen und annehmen und dadurch beruhigen können, zusammen mit den verschiedensten Formen, in denen die Bedrohung des Selbstkonzepts bewusst wird, wie Angst, innere Leere, Depression. Sie erleben sich in vielfältiger Weise als nicht selbstbestimmt, sondern von außen bestimmt und dennoch beurteilt und vor allem verurteilt, was sie von sich zu weisen versuchen, zum Teil sehr aggressiv.

Sie teilen sich bezüglich dieses Erlebens, das keineswegs immer bewusst ist, zum Teil sehr subtil mit, und diese Mitteilungen stellen für den Therapeuten oft Prüfungen dar. Es kann also leicht passieren, dass sich der Therapeut zunächst einmal verwirrt und vielleicht auch verletzt fühlt. Als Gesprächspsychotherapeut wird er versuchen, sich darin zu verstehen, und wenn ihm das gelingt, wird er sich darin auch annehmen können. Erst dann ist er innerlich frei und kann erneut versuchen, den Klienten zu sehen und zu verstehen und ihm dadurch zu helfen, sich seinerseits in seinem Erleben anzunehmen.

9.4.2 Hilfe bei dem Versuch, sich dem eigenen Erleben zuzuwenden und es zu reflektieren

Die wichtigste Aufgabe des Therapeuten ist es, dafür zu sorgen, dass sich der Klient sicher genug fühlt, um sich in den Gefühlen zu explorieren, in denen er sich ablehnt und Ablehnung erwartet und die er nur schwer kontrollieren kann. Das Empfinden von Ablehnung und Abwesenheit tragfähiger Bezugspersonen verursacht bei Traumabetroffenen physiologische Stressreaktionen. Wenn dagegen nur eine einzige förderliche Bindung besteht, so kann dies trotz sonstigen Vorherrschens negativer Erfahrungen einen bedeutsamen Schutzfaktor darstellen (Konzept »schützender Inselerfahrungen« bzw. des stützenden Alter Egos oder des hilfreichen inneren Begleiters; Gahleitner, 2005, S. 63). Bereits Bowlby (1995) betonte die Bedeutung der professionellen Bindungsbeziehung, ihre Funktion als sichere Basis für freies Explorieren. Die Neudefinition der Interaktion im psychotherapeutischen Prozess auf der Grundlage einer u. a. durch die Säuglingsforschung empirisch fundierten Entwicklungspsychologie ist in hohem Maße kompatibel mit der Abstraktion der Bedingungen für den therapeutischen Prozess, die Rogers empirisch ermittelt hat (Biermann-Ratjen, 2006, S. 37; vgl. Allen et al., 2012).

Im Idealfall fördert dies den Aufbau der Autonomie und des Selbstwertes, auf deren

Basis es möglich wird, sich traumarelevanten Gefühlen zuzuwenden (Steinhage, 2007). Solange sich der Klient nicht in diesem Sinne sicher fühlt, kann die Therapie nicht beginnen. Eine Hilfe dabei können für Gesprächspsychotherapeuten Techniken sein, die im Rahmen von Focusing und der Prozess-experienziellen Psychotherapie entwickelt worden sind und die den Patienten erleben lassen können, dass er die Kontrolle darüber hat, an was er denkt und was er wie intensiv fühlt. Unterstützend können nach Finke und Teusch (2007) fallweise auch Distanzierungsübungen wie räumliches und zeitliches behutsames Distanzieren, De-Emotionalisieren, De-Personalisieren und De-Realisieren eingesetzt werden.

9.4.3 Hilfe bei den Versuchen, die eigenen Gefühle zu identifzieren und zu akzeptieren

Eine weitere sehr wichtige und eine gemeinsame Aufgabe für Therapeut und Klient besteht darin, den Gefühlen nachzugehen, sie zu verstehen und anzunehmen, die mit selbstschädigendem Verhalten einhergehen. Das führt in der Regel auf die Spur von früheren Traumatisierungen, von Erlebnissen, die an frühere traumatische Erfahrungen und die Selbsterfahrungen in ihnen erinnert haben, die nicht in das Selbstbild und daher oft auch nicht in das bewusste Erleben integriert werden können. Die Selbstexploration in diesen Erlebnissen ruft oft auch die Selbstwahrnehmung als beschädigt, verrückt oder böse ins Bewusstsein und damit die Spaltungen auch im Selbsterleben, die unüberbrückbar sein können, als müsste der eine Teil der Person den anderen auslöschen. Eine Selbsterfahrung, in der sich eine Person verstehen und annehmen kann, führt nicht etwa zu einer Reparatur in einem beschädigten Selbstkonzept, sondern bedeutet eine neue Entwicklung, aus deren Erleben Kraft geschöpft wird.

Aus der Perspektive der Behandlungstechniken diskutieren Elliott et al. (2008) die empathische Bestätigung des Klienten, das therapeutische Bündnis, das Schaffen eines inneren Freiraums,das Gespräch über die therapeutische Beziehung, die empathische Exploration, systematic evocative unfolding, den Zwei-Stühle-Dialog als die zentralen Elemente einer Gesprächspsychotherapie in der Form einer prozess-experienziellen Behandlung von Patienten mit Borderline-Problemen. Die Vorgehensweisen werden im Folgenden eingehender erläutert.

Die empathische Bestätigung: Patienten mit Borderline-Problemen erleben sich selbst oft als beschädigt, verrückt oder böse sowie leer oder als voller Scham und Zweifel an sich selbst (Herman, 1992), wenn sie Erfahrungen machen, in denen sie schon früher nicht verstanden und angenommen worden sind und durch die sie eine Bedrohung ihres Selbstkonzepts erleben, was ihnen oft nicht bewusst ist. Bewusst wird ihnen, dass sie sich nicht ganz und wertvoll fühlen können. Diese Selbsterfahrungen teilen sie erst dann mit, wenn sie Vertrauen in den Therapeuten entwickelt haben. Wenn sie sich mitteilen und damit den Therapeuten an ihrem Erleben ihrer Vulnerabilität teilnehmen lassen, ist es extrem wichtig, dass der Therapeut empathisch und bedingungsfrei positiv beachtend beim Erleben des Klienten bleiben kann und sich nicht von den tiefen Selbstzweifeln und dem Verdacht des Klienten, er könnte zutiefst böse und wertlos sein, anstecken lässt.

Das therapeutische Bündnis: Die Herstellung und Aufrechterhaltung des therapeutischen Bündnisses mit diesen Patienten ist nicht leicht. Zum einen haben die Erfahrungen in Beziehungen, in denen sie von Menschen, von denen sie abhängig waren, verletzt und missbraucht worden sind, dazu geführt, dass sie schnell mit Angst und Wut auf Personen reagieren, die sich in einer Art Elternrolle befinden oder an die Missbraucher erinnern, auch auf den Therapeuten. Das ist besonders dann der Fall, wenn frühere wichtige Personen sich verstehend und unterstützend verhielten, bevor oder während sie das Kind missbraucht haben. Wird das existentielle Bedürfnis von Kindern, sich Bezugspersonen zu nähern, auf diese Weise beantwortet, führt dies nicht selten zur Ausbildung »desorganisierter Bindungsmuster« (Brisch, 2017). Solche Patienten können misstrauisch und wütend werden, auch wenn der Therapeut einfühlsam und fürsorglich ist. Das kann das therapeutische Bündnis gefährden bzw. es dem Therapeuten sehr schwer machen, den Patienten empathisch zu bestätigen (Linehan, 1993). Mit diesen vom Trauma erzwungenen Inkongruenzen begegnen Traumatisierte dem Therapeuten. Für ein fachgerechtes Verstehen der Dynamik ist ein tieferer Einblick in Bindungs- und Beziehungsphänomene bei komplexem Trauma hilfreich (vgl. dazu Biermann-Ratjen, 2003; Gahleitner, 2005; Gahleitner 2017).

Das Schaffen eines inneren Freiraums: Elliott et al. (2008) empfehlen – vor dem Hintergrund der Möglichkeit der Überflutung durch überwältigende Gefühle und Erinnerungen an Missbrauchserfahrungen –, die Sicherheit in der therapeutischen Beziehung von Beginn der Therapie an mit Hilfe der Technik »einen Freiraum schaffen« (nach Gendlin, 1996) zum Thema zu machen. Sich »einen Freiraum zu schaffen« kann zum einen geübt werden. Der Klient kann auch aufgefordert werden, sich dieser Fähigkeit zu bedienen, wenn deutlich wird, dass er sich jetzt überwältigt fühlt oder Angst hat, die Kontrolle zu verlieren. Die Technik kann eigentlich zu jedem Zeitpunkt der Therapie eingesetzt werden, wenn mangelnde Selbstkontrolle droht oder erlebt wird, und auch am Ende einer Sitzung als Hilfe beim Abschließen eines aufwühlenden Gesprächs.

Das Gespräch über die therapeutische Beziehung: Auch wenn sich schon in den ersten Stunden ohne größere Schwierigkeiten eine gute Arbeitsbeziehung entwickelt hat, sollte der Therapeut wachsam damit rechnen, dass Beziehungsprobleme auftreten, und wenn sie auftreten, sollte er ihnen Priorität einräumen. Bei Mitteilungen über die Beziehung sollte der Therapeut immer genau hinhören, besonders wenn sie negativer Art sind, und nachfragen (vgl. dazu Selbstöffnung und Beziehungsklärung nach Finke & Teusch, 2007). Es kann sogar sinnvoll sein, Stundenbögen einzusetzen, mit denen nach der Qualität der erlebten Beziehung zum Therapeuten gefragt wird.

Empathische Exploration: Die empathische Exploration nimmt etwa drei Viertel der Zeit der Behandlung von Patienten mit Borderline-Problemen und DES ein. Diese Patienten, die in ihrer Entwicklungsgeschichte in der Regel unter einem ausgeprägten Mangel an empathischem Verstandenwerden durch ihre Bezugspersonen gelitten haben, benötigen dringend die korrigierende emotionale Erfahrung, empathisch in ihrem Erleben bestätigt und angenommen zu werden. Sie ist die Grundlage für ihre Weiterentwicklung in Rahmen der Therapie. Die empathische Exploration strukturiert die Therapiesitzung wenig, bzw. die Patienten fühlen sich durch die empathische Exploration weniger kontrolliert und fremdbestimmt als z. B. durch den »Zwei-Stühle-Dialog«.

Der Zwei-Stühle-Dialog: Angesichts der ausgeprägten Vulnerabilität der Patienten mit Borderline-Problemen und DES und wegen ihrer Schwierigkeiten, sich selbst und andere als ganze Personen zu sehen, die sowohl als gut als auch als böse erlebt werden können, ist bei ihnen die Anwendung der Technik des Zwei-Stühle-Dialogs meistens nur in der Form sinnvoll, dass zwei Selbstanteile einander gegenübergestellt werden. Es hat sich in der Praxis bewährt, dem inneren Kind, das das Opfer ist, einen inneren Teil gegenüberzustellen, der das Kind trösten oder beruhigen möchte und das auch kann. Der Therapeut fragt den Klienten z. B., wie er ein zerbrechliches, verwundetes Kind behandeln würde, und ermutigt ihn dann dazu, sich um das Kind, das er sich in dem anderen Stuhl vorstellt, zu kümmern und es zu beruhigen. Danach fragt der Therapeut den Klienten, wie er mit einem zerbrechlichen Selbstanteil umgehen könnte.

Zusammenfassend seien zwei Aspekte betont:

- zum einen, dass es dann, wenn sich die Posttraumatische Belastungsstörung zu einer Persönlichkeitsstörung entwickelt hat, nicht mehr vorrangig um die Integration des einzelnen Traumas in das Selbstbild gehen kann. Vielmehr geht es dann darum, den Erfahrungskontext, das Welt- und Selbstbild der Person, mit dem sie dem Leben begegnet, so zu erweitern, dass überhaupt emotionsgetragene Erinnerungen möglich werden;
- zum anderen, dass eine aktive Traumabearbeitung auch durch emotional korrigierende Beziehungserfahrungen stattfindet und sich dahingehend auswirkt, dass Patienten ihre Erfahrungen besser verstehen und zentrale Problemlagen adressieren können, die durch das Trauma entstanden sind.

9.5 Aktuelle Ergebnisse aus der Forschung

In der Forschungslandschaft der prozess-experienziellen Verfahren hat sich in den letzten Jahren viel bewegt. In ihrer Übersicht »Research on humanistic-experiential psychotherapies: updated review« über den Stand der Evidenzbasierung prozess-experienzieller Verfahren im aktuellen *Bergin & Garfield's Handbook of Psychotherapy and Behavior Change* resümieren Elliot et al. (2021) als Ergebnis einer Metaanalyse mit 91 eingeschlossenen Studien, die von 2009 bis 2018 durchgeführt wurden, dass im Hinblick auf die Effektivität der prozess-experienziellen Verfahren große Prä-post-Unterschiede verzeichnet werden können (d = .86) (ebd., S. 424). In Kontrollgruppendesigns zeigten Patientinnen und Patienten, die mit humanistischen Verfahren behandelt wurden, große Differenzen zu nicht behandelten Patientinnen und Patienten (d = .88) (S. 424 f.). Diese Unterschiede lassen sich gleichermaßen in randomisierten wie in nicht randomisierten Studien aufzeigen (ebd.). Dieses Resultat wird zudem von der Tatsache unterstützt, dass prozess-experienzielle Verfahren in vergleichenden Studien ebenso gut abschneiden wie die meisten anderen psychotherapeutischen Verfahren. »In fact, as we show, a substantial and ever-growing body of research data supports the effectiveness of HEPs« (S. 424; vgl. auch den Überblicksartikel von Behr, 2020). Die häufig publizierten Unterschiede, die sich der KVT gegenüber zeigen (vgl. z. B. Ghafoori et al., 2017; Kaczkurkin et al., 2016), lassen sich nach Meinung von Elliott et al. (2013) ebenso wie von der aktuellen Forschungsgruppe (Elliott et al., 2021) auf die in Metaanalysen und Einzelstudien häufig einbezogenen »unterstützenden Verfahren« (»supportive approaches«; ebd., S. 460) zurückführen. Werden Metaanalysen im Hinblick auf diesen Methodenstrang kontrolliert, verschwinden diese Unterschiedseffekte. Über diese allgemeinen Schlussfolgerungen hinaus wurde die Wirksamkeit der prozess-experienziellen Verfahren bereits 2013 von der ersten Gruppe in fünf Störungspopulationen spezifiziert, die häufig komorbid mit traumatischen Belastungen auftreten: Depression, Beziehungs- und interpersonelle Probleme, Angst, Belastung durch chronische körperliche Krankheiten und Suchtbelastungen. Die Erfolge in diesen Bereichen entsprechen laut den Autoren auch hoch angesetzten Evidenzkriterien, »even using the fairly strict criteria put forward by Chambless and Hollon (1998; the successor to the APA Division 12 Criteria)« (Elliott et al., 2013, S. 523). Über diese Studien und Vergleiche hinaus haben die Autoren damals und aktuell eine gründliche Durchsicht von quantitativen sowie qualitativen Studien vorgenommen, um das Verständnis für klinische Veränderungsprozesse aus dem Bereich prozess-experienzieller Verfahren zu verbessern.

Auf Basis dieser Untersuchungen zeigt sich, dass emotionale Veränderungen in Psychotherapieprozessen stark an die Exploration biografischer Prozesse gebunden sind. Durch diese Anbindung vertieft sich der emotionale Prozess und führt zu einem besseren Outcome. Narrative Sequenzen über die traumatische Erfahrung bei Klienten, die sich als genügend (beziehungs-)stabil erweisen und in eine emotional für sie erträgliche Selbstexploration einmünden, sind ebenfalls mit einem hohen Wirkungsgrad verbunden. Dabei müssen erfahrungs- und einsichtsorientierte Aspekte in einem spiralförmigen Prozess »between action and reflection« (ebd., S. 525) zusammenwirken. Bei allem Bekenntnis zu evidenzbasierter Forschung kommen die Autoren zu der Schlussfolgerung: »The many ways in which these different lines of theory development and research run parallel to and complement one another are plain to be seen and point to the possibility of a larger synthesis with many useful clinical implications. [...] Although randomization is a useful research tool, nonrandomized studies also need to be given significant weight in integrating research findings« (ebd., S. 525 f.). Die Ergebnisse unterstützen empirisch das in Abschnitt 9.2 bis 9.4 ausgeführte Vorgehen.

Von den Einzelstudien und Weiterentwicklungen der prozess-experienziellen Verfahren im Bereich Trauma seien insbesondere die Arbeiten und Studien von Paivio und Kollegen hervorgehoben. Eine aktuelle Übersicht findet man bei Mlotek und Paivio (2017). Paivio, Jarry, Chagigiogis, Hall und Ralston haben 2010 z. B. einzelne Expositionsvariationen getestet. In der Wirkung zeigten sich härtere Konfrontationsverfahren (z. B. ein imaginatives Gespräch mit Tätern) zwar wirksamer als weichere (z. B. ein empathisches Sprechen über den Täter) Expositionsverfahren, die weicheren Verfahren waren jedoch bezüglich des Dropouts überlegen. Paivio et al. (2010) ziehen daraus den Schluss, dass harte Expositionsverfahren insbesondere für sehr komplexe Traumabelastungen weniger geeignet sind bzw. mit den weicheren ergänzt werden sollten (vgl. Sack et al., 2013; Gahleitner et al., 2022c). Zu einem ähnlichen Ergebnis kommen Gleiser und Kollegen (Gleiser et al., 2008) sowie O'Donnell und Kollegen (O'Donnell et al., 2017). Paivio und Nieuwenhuis hatten bereits

2001 in einem quasi-experimentellen Design deutliche Erfolge emotionsfokussierter Intervention im Vergleich mit einer Wartegruppe gefunden. Carpenter, Angus, Paivio und Bryntwick führten 2016 zudem eine explorative Prozess-Outcome-Studie durch, die verschiedene Narrationen in einen Vergleich setzte. Die Möglichkeit, mit dem Trauma assoziierte Gefühle – auf einem erträglichen Level – zu erleben und auszudrücken, war dabei ebenfalls mit einem besseren Outcome assoziiert (Carpenter et al., 2016). Diese Ergebnisse unterstützen erneut die im letzten Abschnitt getroffene Schlussaussage, dass emotional korrigierende Beziehungserfahrungen zu erleben und in diesem Kontext Traumaarbeit zu vollziehen, zu schonenderen und besseren Ergebnissen in der Behandlung insbesondere komplexer Traumafolgeproblematiken führt.

9.6 Literatur

Allen J. G., Lemma A. & Fonagy P. (2012). Trauma. In: Bateman A. W. & Fonagy P. (Hrsg.). *Handbook of mentalizing in mental health practice.* Arlington, VA: American Psychiatric Publishing, 419–444.

Barth M. (2009). Gesprächspsychotherapie mit folter- und kriegstraumatisierten Menschen. *PERSON,* 13 (2), 148–154.

Behr M. (2020). ›The facts are always friendly‹. Wirksamkeit Personzentriert-Experienzieller Psychotherapie und Beratung. *PERSON,* 24 (2), 107–118.

Biermann-Ratjen E.-M. (2003). Das gesprächspsychotherapeutische Verständnis von Psychotrauma. *PERSON,* 7 (2), 128–134.

Biermann-Ratjen E.-M. (2006). Hat die Säuglingsforschung die Psychotherapie verändert? In: Strauß B. & Geyer M. (Hrsg.). *Grenzen psychotherapeutischen Handelns.* Göttingen: Vandenhoeck & Ruprecht, 25–42.

Biermann-Ratjen E.-M. (2011). Empathie heute. *PERSON,* 15 (1), 44–51.

Bohart A. C. (1990). A cognitive client-centered perspective on borderline personality development. In: Lietaer G., Rombauts J. & Van Balen R. (Hrsg.). *Client-centered and experiential psychotherapies in the nineties.* Leuven, Belgien: Leuven University Press, 599–622.

Bowlby J. (1995). *Elternbindung und Persönlichkeitsentwicklung. Therapeutische Aspekte der Bindungstheorie.* Heidelberg: Dexter (englisches Original 1988).

Briere J. N. (1996). *Therapy for adults molested as children. Beyond survival.* 2., überarb. u. erw. Aufl. New York: Springer.

Brisch K. H. (2017) (Hrsg.). *Bindungstraumatisierungen. Wenn Bindungspersonen zu Tätern werden.* Stuttgart: Klett-Cotta.

Carpenter N., Angus L., Paivio S. & Bryntwick E. (2016). Narrative and emotion integration processes in emotion-focused therapy for complex trauma: An exploratory process-outcome analysis. *Person-Centered and Experiential Psychotherapies,* 15 (2), 67–94.

Carrick L. & Joseph S. (2013). Working with traumatized clients and clients in crisis. In: Cooper M., O'Hara M., Schmid P. F. & Bohart A. C. (Hrsg.). *The handbook of person-centred psychotherapy and counselling.* 2., überarb. Aufl. New York: Palgrave Macmillan, 359–370.

Chambless D. L. & Hollon S. D. (1998). Defining empirically supported therapies. *Journal of Consulting and Clinical Psychology,* 66 (1), 7–18.

Claas P. (2007). Brauchen wir eine »Traumatherapie« oder brauchen wir eine Personzentrierte Psychotherapie für traumatisierte Klientinnen und Klienten? In: GwG Akademie (Hrsg.). *Personzentrierte Psychotherapie und Beratung für traumatisierte Klientinnen und Klienten.* Köln: GwG, 10–46.

Clarke K. M. (1989). Creation of meaning. An emotional processing task in psychotherapy. *Psychotherapy,* 26, 139–148.

Contractor A. A., Caldas S., Fletcher S., Shea M. T. & Armour C. (2018). Empirically derived lifespan polytraumatization typologies: A systematic review. *Journal of Clinical Psychology,* 74 (7), 1137–1159.

Daniels J. (2006). *Sekundäre Traumatisierung – kritische Prüfung eines Konstruktes.* Dissertation, Bielefeld: Universität Bielefeld.

Eckert J. & Biermann-Ratjen E.-M. (1998). The treatment of borderline personality disorder.

In: Greenberg L., Lietaer G. & Watson J. (Hrsg.). *Handbook of experiential psychotherapy*. New York: Guilford Press, 349–367.

Eckert J. & Wuchner M. (1996). Long-term development of borderline personality disorder. In: Hutterer R., Pawlowsky G., Schmid P. E. & Stipsitz R. (Hrsg.). *Client-centered and experiential psychotherapy*. Frankfurt a. M.: Peter Lang, 213–233.

Egendorf A. (1995). Hearing people through their pain. *Journal of Traumatic Stress,* 8, 5–28.

Elliott R., Watson J. C. Goldman R. N. & Greenberg L. S. (2008). *Praxishandbuch der emotionsfokussierten Therapie.* München: CIP-Medien 2008 (engl. Original 2004).

Elliott R., Greenberg L. S., Watson J. C., Timulak L. & Freire E. (2013). Research on humanistic-experiential psychotherapies. In: Lambert M. J. (Hrsg.). *Bergin & Garfield's handbook of psychotherapy and behavior change.* 6., überarb. Aufl. New York: Wiley, 495–538.

Elliot R., Watson J., Timulak L. & Sharbanee J. (2021). Research on humanistic-experiential psychotherapies: updated review. In: Barkham M., Lutz W. & Castonguay L. G. (Hrsg.). *Bergin and Garfield's handbook of psychotherapy and behavior change.* 7., überarb. Aufl. New York: Wiley, 421–467.

Finke J. (2004). *Gesprächspsychotherapie. Grundlagen und spezifische Anwendungen.* 3., überarb. u. erw. Aufl. Stuttgart: Thieme.

Finke J. & Teusch L. (2007). Gesprächspsychotherapie bei posttraumatischer Belastungsstörung. In: GwG Akademie (Hrsg.). *Personzentrierte Psychotherapie und Beratung für traumatisierte Klientinnen und Klienten.* Köln: GwG, 69–92.

Fischer C. T. & Wertz F. J. (1979). Empirical phenomenological analyses of being criminally victimized. In: Giorgi A., Knowles R. & Smith D. L. (Hrsg.). *Duquesne studies in phenomenological psychology*. Bd. 3. Pittsburgh, PA: Duquesne University Press, 135–158.

Gahleitner S. B. (2005). *Neue Bindungen wagen. Beziehungsorientierte Therapie bei sexueller Traumatisierung.* München: Ernst Reinhardt.

Gahleitner S. B. (2017). *Soziale Arbeit als Beziehungsprofession. Bindung, Beziehung und Einbettung professionell ermöglichen.* Weinheim: Beltz Juventa.

Gahleitner S. B., Hintenberger G., Nausner L., Pammer B., Pruckner H., Tutsch L. & Willach-Holzapfel A. (2022a). Trauma »humanistisch« beantworten. In: Gahleitner S. B., Hintenberger G. & Pammer B. (Hrsg.). *Humanistische Traumatherapie in der Praxis. Biografische Verletzungen verstehen und therapeutisch beantworten.* Göttingen: Vandenhoeck & Ruprecht, 29–37.

Gahleitner S. B., Hintenberger G., Nausner L., Pammer B., Pruckner H., Tutsch L. & Willach-Holzapfel A. (2022b). Trauma »humanistisch« wahrnehmen. In: Gahleitner S. B., Hintenberger G. & Pammer B. (Hrsg.). *Humanistische Traumatherapie in der Praxis. Biografische Verletzungen verstehen und therapeutisch beantworten.* Göttingen: Vandenhoeck & Ruprecht, 18–28.

Gahleitner S. B., Hintenberger G. & Pammer B. (Hrsg) (2022c). *Humanistische Traumatherapie in der Praxis. Biografische Verletzungen verstehen und therapeutisch beantworten.* Göttingen: Vandenhoeck & Ruprecht.

Gendlin E. T. (1996). *Focusing-oriented psychotherapy. A handbook of the experientiell method.* New York: Guilford Press.

Ghafoori B., Hansen M. C., Garibay E. & Korosteleva O. (2017). Feasibility of training frontline therapists in prolonged exposure: A randomized controlled pilot study of treatment of complex trauma in diverse victims of crime and violence. *Journal of Nervous and Mental Disease,* 205 (4), 283–293.

Gleiser K., Ford J. D. & Fosha D. (2008). Contrasting exposure and experiential therapies for complex posttraumatic stress disorder. *Psychotherapy: Theory, Research, Practice, Training,* 45 (3), 340–360.

Herman J. L. (1992). *Die Narben der Gewalt. Traumatische Erfahrungen verstehen und überwinden.* München: Kindler 1994.

Höger D. (2012). Klientenzentrierte Therapietheorie. In: Eckert J., Biermann-Ratjen E.-M. & Höger D. (Hrsg.). *Gesprächspsychotherapie. Lehrbuch.* 2., überarb. Aufl. Berlin: Springer, 105–128.

Horowitz M. J. (1986). *Stress response syndromes.* 2. Aufl. Northvale, NJ: Jason Aronson.

Houston J. E., Shevlin M., Adamson G. & Murphy J. (2011). A person-centred approach to modelling population experiences of trauma and mental illness. *Social Psychiatry and Psychiatric Epidemiology,* 46 (2), 149–157.

Janoff-Bulman R. (1992). *Shattered assumptions.* New York: Free Press.

Kaczkurkin A. N., Asnaani A., Zhong J. & Foa E. B. (2016). The moderating effect of state anger on treatment outcome in female adolescents with PTSD. *Journal of Traumatic Stress,* 29 (4), 325–331.

Keil S. (2019). Das personzentrierte Verständnis von Psychotrauma. Zur Integration psychotraumatologischer Erkenntnisse in das Personzentrierte Konzept. *PERSON,* 23 (2), 110–121.

Kühn M. (2008). Wieso brauchen wir eine Traumapädagogik? Annäherung an einen neuen Fachbegriff. *Trauma & Gewalt,* 2 (4), 318–327.

Kunert C. (2015). »… es ist nicht so, dass ich es wegtun kann.« Der schwere Albtraum als Zugang zu dissoziierten traumatischen Erfahrungen in der Personzentrierten Psychotherapie. *PERSON,* 19 (2), 133–146.

Linehan M. M. (1993). *Cognitive-behavioral treatment of borderline personality disorder.* New York: Guilford Press.

Maercker A. & Eberle D. J. (2022). Was bringt die ICD-11 im Bereich der trauma- und belastungsbezogenen Diagnosen? *Verhaltenstherapie,* 32 (3), 62–71.

McLean C. & Follette V. M. (2016). Acceptance and commitment therapy as a nonpathologizing intervention approach for survivors of trauma. *Journal of Trauma & Dissociation,* 17 (2), 138–150.

Mlotek A. E. & Paivio S. C. (2017). Emotion-focused therapy for complex trauma. *Person-Centered and Experiential Psychotherapies,* 16 (3), 198–214.

Murphy D. & Joseph S. (2013). Facilitating posttraumatic growth through relational depth. In: Knox R., Murphy D., Wiggins S. & Cooper M. (Hrsg.). *Relational depth: New perspectives and developments.* New York: Palgrave Macmillan, 90–100.

O'Donnell M. L., Schaefer I., Varker T., Kartal D., Forbes D., Bryant R. A. A., Silove D., Creamer M., McFarlane A., Mahli G., Felmingham K., Hoof M. v., Hadzi-Pavlovic D., Nickerson A. & Steel Z. (2017). A systematic review of person-centered approaches to investigating patterns of trauma exposure. *Clinical Psychology Review,* 57, 208–225.

Paivio S. C. & Nieuwenhuis J. A. (2001). Efficacy of emotion fucused therapy for adult survivors of child abuse. A preliminary study. *Journal of Traumatic Stress,* 14 (1), 115–133.

Paivio S. C., Jarry J. L., Chagigiorgis H., Hall I. & Ralston M. (2010). Efficacy of two versions of emotion-focused therapy for resolving child abuse trauma. *Psychotherapy Research,* 20 (3), 353–366.

Ritz P. (2017). Focusing mit traumatisierten PatientInnen in der Personzentrierten Psychotherapie. *PERSON,* 21 (2), 132–140.

Rogers C. R. (1959). A theory of therapy, personality and interpersonal relationships as developed in the client-centered framework. In: Koch S. (Hrsg.). *Psychology: A study of science.* Study 1: *Conceptual and systematic.* Bd. 3: *Formulations of the person and the social context.* New York: McGraw-Hill, 184–251.

Rogers C. R. (1980). Empathie – eine unterschätzte Seinsweise. In: Rogers C. R. & Rosenberg R. L. (Hrsg.). *Die Person als Mittelpunkt der Wirklichkeit.* Stuttgart: Klett-Cotta, 75–93 (englisches Original 1975).

Sack M., Sachsse U. & Schellong J. (Hrsg.) (2013). *Komplexe Traumafolgestörungen. Diagnostik und Behandlung von Folgen schwerer Gewalt und Vernachlässigung.* Stuttgart: Schattauer.

Santen B. (1990). Beyond good and evil: Focusing with early traumatized children and adolescents. In: Lietaer G., Rombauts J. & Van Balen R. (Hrsg.). *Client-centered and experiential psychotherapies in the nineties.* Leuven, Belgien: Leuven University Press, 779–796.

Schmid M., Fegert J. M. & Petermann F. (2010). Traumaentwicklungsstörung: Pro und Contra. *Kindheit und Entwicklung,* 19 (1), 47–63.

Steinhage R. (2007). Psychotherapie mit Multiplen Persönlichkeiten. In: GwG Akademie (Hrsg.). *Personzentrierte Psychotherapie und Beratung für traumatisierte Klientinnen und Klienten.* Köln: GwG, 198–239.

Swildens H. (1990). Client-centered psychotherapy for patients with borderline symptoms. In: Lietaer G., Rombauts J. & Van Balen R. (Hrsg.). *Client-centered and experiential psychotherapies in the nineties.* Leuven, Belgien: Leuven University Press, 623–636.

Warner M. S. (1998). A client-centered approach to therapeutic work with dissociated and fragile process. In: Greenberg L. S., Watson J. C. &

Lietaer G. (Hrsg.). *Handbook of experiential psychotherapy.* New York: Guilford Press, 368–387.

Weiß W. (2008). Wie kann man Philipp beim Suchen helfen? Die Unterstützung von Selbstbildung – eine pädagogische Chance zur Bewältigung kumulativer traumatischer Erlebnisse. *Trauma & Gewalt,* 2 (4), 328–336.

Weiß W. (2023). Selbstbemächtigung – ein Kernstück der Traumapädagogik. In: Bausum J., Besser L.-U., Kühn M. & Weiß W. (Hrsg.). *Traumapädagogik. Grundlagen, Arbeitsfelder und Methoden für die pädagogische Praxis.* 4., korr. Aufl. Weinheim: Beltz Juventa, 148–166.

Wertz F. J. (1985). Methods and findings in the study of a complex life event: Being criminally victimized. In: Giorgy A. (Hrsg.). *Phenomenology and psychological research*. Pittsburgh: Duquesne University Press, 272–294.

WHO (World Health Organization) (2019). *ICD-11. International Classification of Diseases*. 11th revision. The global standard for diagnostic health information. Genf: WHO. Im Internet: https://icd.who.int/en/ (Zugriff: 29. 08. 2023).

Yalom I. D. (1989). *Existentielle Psychotherapie.* Köln: Edition Humanistische Psychologie (Original 1980).

REINERT HANSWILLE

10. Der systemische Ansatz

Das psychotherapeutische, neurobiologische Wissen über Traumafolgestörungen, physiologische Prozesse im Traumaerleben, Diagnosen wie PTBS, DIS (dissoziative Identitätsstörung), DESNOS (Disorder of Extreme Stress Not Otherwise Specified) etc. ist in den letzten zwanzig Jahren geradezu explodiert. Die systemische Traumatherapie ist ein integrativer Ansatz, der unterschiedlichste bewährte traumatherapeutische Ansätze (Ego-State, PITT, Strukturelle Dissoziation, EMDR, körperorientierte Ansätze etc.) und systemische Konzeptionen zusammenbringt und nutzt. Sie orientiert sich an einem dynamischen Phasenmodell der Traumatherapie. Allerdings stehen darin die Betonung und Einbindung der relevanten Systeme (Partner oder Partnerin, Familie, Freundesgruppe, Gleichgesinnte oder andere Gemeinschaften) in allen Phasen im Fokus.

10.1 Bezugspunkte einer systemischen Traumatherapie

Anhand von sieben Bezugspunkten soll der Ansatz einer systemischen Traumatherapie vorgestellt werden: 1.) äußere Systembezogenheit, 2.) innere Systembezogenheit, 3.) Kybernetik zweiter Ordnung und der Beobachter, 4.) Kontextbezogenheit, 5.) Ressourcenorientierung, 6.) Lösungs- und Zukunftsorientierung, 7.) Auftragsklärung und Zielorientierung. Methodisch können diese Punkte durch unterschiedlichste systemische Techniken entfaltet werden. Ausführliche Beschreibungen der methodischen Anregungen für eine systemische Traumatherapie finden sich in Hanswille und Kissenbeck (2022), *Systemische Traumatherapie* (4. Aufl.).

10.1.1 Systembezogenheit

Menschen leben immer in Systemen, sie sind nie *alleine* gesund oder krank. Sie sind auch nie alleine traumatisiert. Traumatisierungen ereignen sich immer in einem System. Beispiele dafür sind:

- Die gesamte Familie ist durch ein Ereignis traumatisiert (Naturkatastrophe, Autounfall, Entführung etc.), eine parallele Traumatisierung.
- In der Familie sind alle, aber durch unterschiedliche Ereignisse traumatisiert (Kriegserlebnisse, Flüchtlinge, Autounfall etc.), eine individuelle Systemtraumatisierung.
- Subsysteme der Familie sind traumatisiert

(z. B. Mutter und Tochter durch Vergewaltigungen).

- Einzelne Familienmitglieder sind durch eine Person innerhalb der Familie traumatisiert (Missbrauch, innerfamiliäre Gewalt, Entwicklungstraumatisierungen etc.).
- Einzelne Familienmitglieder sind durch unterschiedliche Ereignisse außerhalb der Familie traumatisiert (Unfall, Vergewaltigung, Kriegserlebnisse, Umweltkatastrophen etc.).
- Kumulative Traumata einzelner Familienmitglieder oder von Subsystemen (mehrere Erlebnisse, die, einzeln gesehen, nicht zu einer Traumafolgestörung führen würden).
- Sekundäre Traumatisierungen, die durch die Traumata anderer ausgelöst wurden (z. B. durch das häufige Hören von der Traumatisierung, durch ein Mitleiden der Mutter bei der Traumatisierung des Kindes etc.).

Ein Trauma impliziert, auch wenn es sich nicht in der Familie ereignet hat, eine der stärksten Veränderungen, die ein System erleben kann. Das System reagiert auf den Traumatisierten mit all seinen Symptomen, Intrusionen, Verhaltensweisen etc. Die Interaktions- und Kommunikations- und Stressbelastungsmuster (IKS-Muster) werden durch eine Traumafolgestörung massiv beeinflusst. Das System kann die konstriktiven Muster der Traumaverarbeitung verstärken und sie unter Umständen aufrechterhalten, auch dann, wenn sie nicht mehr benötigt werden. Genauso kann die Familie intrusive Muster verstärken, indem Familienmitglieder z. B. Situationen herstellen, die für den Traumatisierten Trigger sind.

Die Familie kann ebenso ein Hort der Stabilisierung sein. Eine sichere Beziehung, stabiler Kontakt, Augenkontakt, Berührungen, dynamisches Mitschwingen helfen bei der Traumaverarbeitung. Wenn die ganze Familie traumatisiert ist, können sich die Familienmitglieder

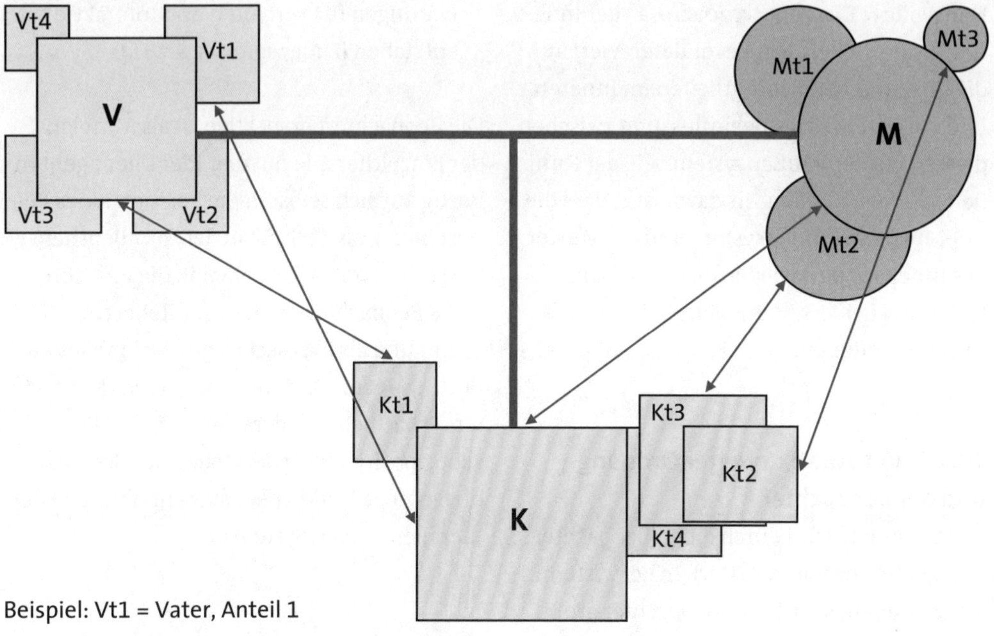

Abb. 1: Genogrammdarstellung einer inneren und äußeren Systemdynamik

gegenseitig stützen, im Vertrauen darauf, Täler und Tiefs überwinden zu können.

10.1.2 Innere Systembezogenheit

Zur Arbeit mit dem inneren System wurden in vielen Therapieverfahren unterschiedlichste Konzepte entwickelt. Allen gemeinsam ist die Idee, dass es kein kontinuierliches Ich im Sinne einer stabilen Ich-Identität gibt, sondern dass von unterschiedlichen »Ich-Konstellationen« gesprochen wird. Aus systemischer Sicht verstehen wir das Ich, das Selbst, als Bündelung autonomer selbstreferenzieller, neurobiologischer Systeme und nicht als ein starres, festes Selbst (vgl. Abb. 1).

Neben den unterschiedlichen Modellen innerer Anteile (Ego-State, strukturelle Dissoziation etc.) wird systemisch u. a. das IFS-Modell (IFS = Inneres Familien-System) von Richard Schwartz (vgl. Schwartz, 1997) verwendet. Dieses, wie alle anderen systemischen Konzeptionen (von Satir, 1988; Schmidt, 2004; Hanswille & Kissenbeck, 2022, u. a.) der inneren Systemwelten, legt besonderen Wert auf die systemischen Bedingtheiten im Inneren und die gegenseitige Beeinflussung zwischen diesen und dem Außensystem, z. B. der Familie. Systemisch gehen wir davon aus, dass die IKS-Muster das Innensystem und die Muster des Innensystems wiederum das Außensystem – und beide Systemebenen sich gegenseitig beeinflussen.

10.1.3 Kybernetik zweiter Ordnung und der Beobachter

»Alles Gesagte wird durch einen Beobachter gesagt« (Heinz von Foerster): In der systemischen Therapie wird dem Beobachter große Bedeutung zugemessen. Jedes Erkennen setzt ein Beobachten und damit einen Beobachter voraus. Beobachten ist ein Unterscheiden, und Unterscheiden bedeutet Erkenntnisse gewinnen:

- Auf biologischer Ebene verarbeiten Nervensysteme Unterschiede. Das geschieht zum größten Teil im neuronalen Bereich – kognitiv, sensorisch und motorisch.
- Psychisch synthetisiert der Beobachter Unterschiede zu Erfahrungen. Dabei verbindet er organisch-biologische Prozesse zu sinnhaften Erlebnissen. Diese Unterschiede formen in der psychischen Welt des Beobachters sein subjektives Erleben. Dieses Erleben drückt sich in Affekten, Gefühlen, Fantasien, Interaktionen etc. aus.
- Die Versprachlichungen der Erfahrungen bilden als Beschreibungen die subjektiven Welten des Beobachters. Solche Beschreibungen ermöglichen den kommunikativen Austausch zwischen den Welten von Beobachtern. Sie werden von Beobachtern nach inneren Regeln verbunden und lassen Erklärungen für Verhalten und Interaktionen entstehen (Ludewig, 2015, S. 26 f.).

Die Beobachterperspektive ist als Mittel in der Einzeltherapie nutzbar (der Klient geht in Bezug auf sich selbst in die Position eines Beobachters), als Technik in der Familientherapie (Teile der Familie gehen in die Position eines Beobachters bzw. in das Reflecting-Team) und als klassisches professionelles Reflecting-Team. Die Einführung eines Beobachters schafft eine andere Perspektive, die Beobachterposition und der Dialog der Beobachter bieten neue Wirklichkeitsbeschreibungen des therapeutischen Systems.

10.1.4 Kontextbezogenheit

Menschliches Verhalten lässt sich nicht isoliert, individuumszentriert verstehen, sondern nur unter Berücksichtigung des sozialen Bezugsrahmens, wie z. B. einer Familie, Gruppe etc. Vier Kontextebenen sind traumatherapeutisch relevant:

- die innere Systemebene mit ihren unterschiedlichen Teilpersönlichkeiten oder States, die je nach Stärke der Dissoziation und innerem Zustand auch unterschiedliche Kontextualisierungen vornehmen;

und drei äußere Systemebenen:

- der primäre Beziehungskontext des Individuums, wie die Paarbeziehung, Bezugspersonen, die Familie und mehrgenerationale Aspekte,
- der sekundäre Beziehungskontext, wie die Freundesgruppe, die Arbeitskollegen und der Arbeitsplatz, die Schulklasse etc., die Menschen, die eine größere Bedeutung haben,
- der tertiäre Beziehungskontext; er umfasst Kindergärten, Schule, Nachbarn etc., das soziale Gemeinwesen mit seinen Normen, Werten, Regeln und Kulturen.

Kontextualisierung bedeutet, Situationen, Probleme, Symptome im Zusammenhang mit den sozialen Systemen des Individuums zu sehen. Hinzu kommt die zeitliche Dimension. So gibt es immer eine Kontextualisierung in Bezug auf die aktuelle traumatische Situation und manchmal Jahre später eine Kontextualisierung der Traumafolgestörung und ihrer Entstehungsgeschichte. Nicht selten unterscheiden sich diese Kontextualisierungen erheblich.

Die Konzeptualisierung eines Traumas findet nicht nur im internalen Selbst statt (»Ich bin machtlos und ausgeliefert« etc.), sondern auch über die Bedeutungsgebung und die Geschichten, die in den Bezugssystemen erzählt werden. Geschichten haben einen wesentlichen Einfluss darauf, wie sich ein Trauma gestaltet und wie es verarbeitet wird.

10.1.5 Ressourcenorientierung

Das Ansetzen an den Ressourcen, Entwicklungs- und Wachstumspotentialen, am »Gesunden« (und nicht an der »Pathologie« bzw. dem Problem), ist eines der zentralen Erkennungsmerkmale der Familien- und Systemtherapie. Sie betont in ihrer jeweiligen Sprache die Bedeutung der Ressourcen und des persönlichen Wachstums für den therapeutischen Prozess. Die Vielfalt der ressourcenorientierten Methoden und Konzeptionen ist sicherlich eine der Stärken der systemischen Traumatherapie.

Durch die systemische Sichtweise wird die Ressourcenorientierung vom traumatisierten Individuum hin zum traumatisierten Ressourcensystem ausgeweitet. Hierbei werden die Ressourcen der einzelnen Familienmitglieder (Wertschätzung, Zugehörigkeit, Vertrauen, Offenheit, Humor, Liebe etc.) zu Systemressourcen, die die Familie stabilisieren und sich entwickeln lassen können. Durch diesen Prozess erfahren das Individuum und das System eine zentrale Unterstützung im Heilungsprozess.

Systemische Ressourcen sind auf Interaktionen und Bindungen hin orientiert. Sie unterstützen und stärken das Individuum und das System durch Fürsorge, Ermutigung, Wertschätzung, Vertrauen, Aufmerksamkeit, Resonanz, Anerkennung, Bindungsfähigkeit, Liebe etc. Systemressourcen können helfen:

- die Situation vor dem Trauma neu zu verstehen,

- das Leben vor dem Trauma wertzuschätzen und als Fundus für Entwicklungen zu verstehen,
- dem Leben nach dem Trauma neue Perspektiven zu geben, gemeinsame Zukunftsvorstellungen zu entwickeln und gegenseitig Hoffnung zu vermitteln,
- in den Bindungen mehr Sicherheit, Vertrauen und Zutrauen zu erleben und zu geben,
- das Selbstwirksamkeitsgefühl zu fördern und das Kohärenzgefühl zu stärken.

Ressourcenorientierung ist in diesem Ansatz eine zentrale Orientierung der Stabilisierungsphase des traumatisierten Systems und wird mit anderen Stabilisierungstechniken verbunden.

10.1.6 Lösungs- und Zukunftsorientierung

Lösungs- und Zukunftsorientierung stellen einen wichtigen Teil in der Stabilisierungsarbeit und der Begegnung mit dem Trauma dar. Die Lösungs- und Alltagsorientierung ist eine Möglichkeit, direkte Veränderungen anzustoßen und Alltagsstabilität zu erreichen.

Die moderne Hirnforschung weist darauf hin, wie bedeutsam eine Lösungs- und Zukunftsorientierung für das Entwickeln neuer Verhaltensweisen ist. Die Fokussierung auf einen Zeitpunkt im Leben, zu dem es die jetzigen Probleme, Symptome der Traumafolgestörung nicht mehr gibt, ist sowohl in der Stabilisierungsphase, aber auch in der Phase der Traumaintegration oder Traumabegegnung von großer Bedeutung.

So ist die Beschäftigung mit der Frage, wie ein Leben in Sicherheit ohne Retraumatisierung, Trigger etc. aussehen würde, also die vorweggenommene Realisierung eines sicheren Zustandes mit anderen Interaktionen, inneren Gedanken, Gefühlen, Fantasien etc., von hoher Relevanz. Die zirkuläre Nutzung von Lösungsideen und »Wunderideen«, die in das System eingebracht werden, schafft die Möglichkeit eines gemeinsamen Veränderungsprozesses. Sie sorgt in der Therapiesituation für ein positives, unterstützendes Klima. Durch die Wunderdialoge, die Konstruktion eigenen Verhaltens und die zu erwartenden Auswirkungen auf die anderen Systemmitglieder wird die Motivation gestärkt, sich im Alltag anders zu verhalten. Der Zukunftsdialog schafft für traumatisierte Systeme eine neue Perspektive für eine Zeit nach dem Trauma und zeigt Möglichkeiten der Veränderung, damit es bereits jetzt besser wird. So ist die Zukunftsorientierung eine Intervention im Hier und Jetzt, die in die Zukunft hineinwirkt.

10.1.7 Auftragsklärung und Zielorientierung

Auftragsklärung und Zielorientierung sollen therapeutische Prozesse fokussieren. Sie helfen Klienten, sich zu orientieren, und unterstützen Therapeutinnen und Therapeuten dabei, sich um die für die Klienten wichtigen Fragen zu kümmern. Die Erarbeitung von Aufträgen beinhaltet die Aufstellung von konkreten und anschaulichen Zielen. Dabei sollen Zielvorstellungen auf möglichst vielen Wahrnehmungskanälen aktiviert werden.

Zentrales Ziel der Traumatherapie ist es, dass die Klienten »Meisterschaft« im Umgang mit sich selbst erwerben (gutes Selbstmanagement). Überprüfbare und verhaltensbezogene Ziele sollen es ermöglichen, dass Klienten ihre Entwicklungsschritte überprüfen können (Stabilität, Triggerbegrenzung, innere Sicherheit etc.). Auftrag und Ziele geben den Klienten das Gefühl von Sicherheit im Therapieprozess und der Kontrolle über ihn.

10.2 Nutzung der Familie und bedeutsamer Gruppen

Eine traumatische Erfahrung ist, auch wenn diese sich nicht in der Familie ereignet hat, eine der stärksten Veränderungen, die ein System erleben kann. Das System reagiert auf das Geschehen mit all seinen Möglichkeiten. Grundlegende Muster und Beziehungen verändern sich in und außerhalb der Familie. Die Menschen zeigen die unterschiedlichsten Symptome, und daraus entwickeln sich dann auch andere Beziehungen in und außerhalb der Familie. Die Interaktions-, Kommunikations- und Stressbelastungsmuster (IKS-Muster) werden durch ein Trauma massiv verändert und beeinflusst. Dabei kann das System unterstützen, stabilisieren, Geborgenheit und Sicherheit geben, aber es kann auch die Auswirkungen des Traumas verstärken und die Entwicklung einer Traumafolgestörung beschleunigen oder sie verfestigen.

Umso erstaunlicher ist es, dass in Deutschland die Familie, Freundesgruppen und die Gemeinschaft in der Traumatherapie kaum eine Rolle spielen. Niemand hat *alleine* eine Traumafolgestörung oder zeigt sich *alleine* dissoziativ. Immer gibt es andere Menschen – sei es die Familie, die Gruppe von Freunden, der Sportverein, die Pfarrgemeinde etc. – mit ihren Wahrnehmungen und Interaktionen, die mit den Reaktionen leben müssen und darauf reagieren, um ihren Alltag zu bestehen.

Die Familie und/oder bedeutsame Gruppen werden in der systemischen Traumatherapie vielfältig genutzt, um die Potentiale und Ressourcen für die Menschen zu aktivieren. Das kann im Rahmen der Stabilisierung durch die Einbindung des Partners, der Familie oder von Freunden gelingen, wenn alle unterstützt werden, eine ressourcenreiche und wertschätzende Kommunikation zu führen oder gemeinsam Stabilisierungsübungen und Rituale zu trainieren. So kann ein triggerreduzierter Alltag gelingen, der sicherer ist und Stabilität gibt. Es ist auch denkbar, die Familie zu »Zeugen« und Verbündeten zu machen, damit sich die Familienmitglieder, die das Trauma erlebt haben, in der Familie und ihren Freundesgruppen gehalten, akzeptiert und gebunden fühlen können. Aber die Familie und Partner können nicht nur bei der Stabilisierung und Integrationsarbeit unterstützen, auch bei der Traumabegegnung können sie durch liebevolle Begleitung, Zeugenschaft und Halt wichtige Prozessunterstützer sein.

In Fällen, wenn Eltern die traumatische Situation passiv oder aktiv geduldet und gedeckt oder sie geleugnet und bagatellisiert haben etc., kann es sinnvoll sein, in Subsystemsitzungen einen Ausgleichs- und Entschuldungsprozess vorzubereiten und später zu vollziehen. Das kann auch notwendig werden, wenn sich Familienangehörige und/oder Freunde nicht adäquat mit den Traumafolgestörungssymptomen auseinandersetzen konnten und so zu Retraumatisierungen beigetragen haben.

Die gesamte Familie und Freunde sind auch von Bedeutung, wenn in den belasteten Systemen neue Formen der Kommunikation, der Stressverarbeitung und hilfreicher Interaktionen eingeübt werden, um so weitere Belastungssituationen und Retraumatisierungen zu verhindern und die Familie und die Freundschaften zu sicheren heilenden Begegnungsräumen werden zu lassen.

Familiengruppentherapie kann helfen, Familien, die durch ein oder mehrere Traumata belastet sind, aus ihrer Isolation zu befreien, sie erleben zu lassen, wie andere Familien mit den Belastungen umgehen, und für sich neue Möglichkeiten zu finden, ihr Zusammenleben wieder farbiger, freudvoller und lebendiger werden zu lassen. Sie kann die Gelegenheit geben, gegenseitige Unterstützung zu erleben und die Hoffnung wachsen zu lassen, dass es nach den vielen und oft langen Belastungszeiten wieder besser werden kann und der Alltag wieder lebenswert wird.

Die individuellen Symptome bei Traumafolgestörungen treffen in der Familie aufeinander und reagieren mit den IKS-Mustern des Familiensystems. Systeme, die durch ein einmaliges Ereignis traumatisiert wurden, entwickeln in der Regel (wenn die IKS-Muster gut funktionieren, stabil und eingespielt sind) »einfachere« Symptome. Häufig sind die Familienressourcen so stark, dass die Selbstheilungskräfte der Familie ausreichen oder eine kurze traumabezogene Therapie bereits zu guten Ergebnissen führt. Es sind Settingwechsel zwischen Einzel- und Familientherapie angezeigt. Der Schwerpunkt liegt dabei auf Stabilisierung und Traumaexposition. Die Familie wird zur Stützung, Ressourcenaktivierung, äußeren Sicherheit und Systembearbeitung der veränderten IKS-Muster genutzt.

Bei komplexen Traumafolgestörungen und einem hohen Grad an Inkohärenz und Fragmentierung steigt die Komplexität im System. Deshalb ist es wichtig, die gesamte Familie und bedeutsame andere Gruppen in den therapeutischen Prozess einzubeziehen. Komplex traumatisierte Klienten und Familien benötigen mehr Sicherheit in der therapeutischen Beziehung, eine deutlichere Einbeziehung des Familiensystems und traumatherapeutische Begleitung. Häufig ist es auch ratsam, andere bedeutsame Gemeinschaften mit in den Behandlungsprozess zu integrieren (z. B. bei Krieg, Naturkatastrophen, Terroranschlägen). Die Therapie ist kleinschrittiger, benötigt mehr Zeit, eine längere Stabilisierung, deutlichere Ressourcenaktivierung, Unterstützung bei der Etablierung und Nutzung guter IKS-Muster, Arbeit mit den inneren und äußeren Systemen, Bindungsarbeit und Beziehungssicherheit sowie andere Gruppen und Familien. Die Traumabegegnung kann je nach Anlässen methodisch mit einer Kombination von klassischen Methoden der Traumatherapie (Beobachtertechnik, Bildschirmtechnik, EMDR etc.), mit systemischen Techniken wie Skulptur- und Aufstellungsarbeit oder Familienbrett/-system erfolgen (siehe dazu die unten aufgeführten Modelle).

10.3 Ein Praxismodell

Das Fünf-Achsen-Modell ist eine systemische Konzeption für die Arbeit mit traumatisierten Systemen. A. Kissenbeck hat dieses Modell entwickelt (siehe dazu Hanswille & Kissenbeck, 2022; Kissenbeck, 2012), um die therapeutische Komplexität von Traumafolgestörungen zu reduzieren. Es erleichtert die Settingwahl, die Therapieplanung, die methodische Struktur in der Arbeit mit komplex traumatisierten Systemen und ermöglicht eine konsequente Ressourcenorientierung auf jeder Achse.

Die fünf Achsen erfassen die Traumaauslöser, den Kontext, in dem diese stattfinden, sie erfassen die Dosis, den System-Fokus und die Beziehungen (vgl. Abb. 2).

Das Fünf-Achsen-Modell gibt Strukturhilfen, schafft Übersicht, um die einzelnen Sys-

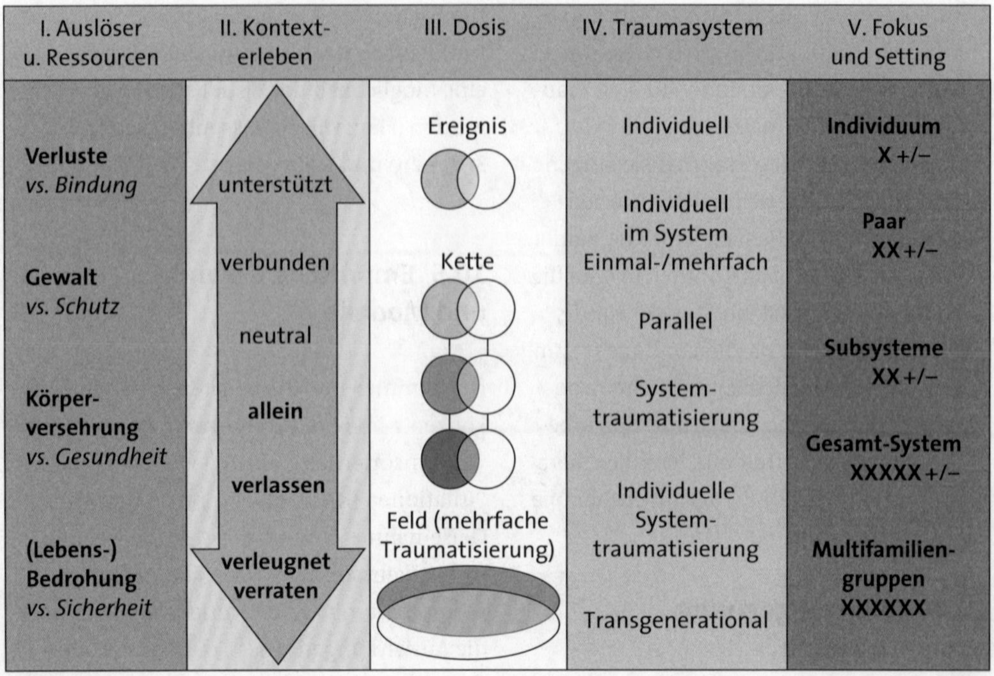

Abb. 2: Systemisches Fünf-Achsen-Modell nach Hanswille & Kissenbeck, 2022, S. 364, in erweiterter und veränderter Form

temebenen zu berücksichtigen, und hilft bei der Therapieplanung. Das Modell ermöglicht es, auf den einzelnen Achsen Problem- und Ressourcenperspektive einzunehmen und in die Arbeit zu integrieren.

Die fünf Achsen umfassen im Einzelnen:

1. *Traumaauslöser:* Grundthemen und Ressourcen sind hier:
   - Verluste durch Todesfälle, Trennungen, Krankheiten (verlorene Gesundheit), Beziehungsverluste – Ressource: Bindungserfahrungen,
   - Gewalt durch körperliche, sexuelle, emotionale Grenzverletzung und andere zugefügte Schädigungen – Ressource Schutzerfahrungen,
   - Körperversehrung, z. B. durch Unfälle, Operationen, Krankheiten, Behinderungen, Vernachlässigung – Ressource: Gesundheit und Genesung,
   - (Lebens-)Bedrohung (subjektiv oder objektiv), z. B. durch Unfälle, Krankheiten, Krieg, Terroranschläge – Ressource: Sicherheit und Stabilität.
2. *Traumakontext:* meint den begleitenden sozialen (familiären und außerfamiliären) Kontext bzw. die Kontextualisierung vor, während, nach dem Trauma. Das Kontextkontinuum reicht von der ressourcenreichen Position »sozial unterstützt und verbunden« über »neutral«, »allein« bis zu »verlassen« und zur Position »verleugnet/verraten«, welche die Gefahr der Entstehung einer Traumafolgestörung deutlich vergrößert.
3. *Traumadosis*: Bezieht sich auf Dauer, Schweregrad (Typ 1 oder Typ 2) und unterscheidet in einzelne traumatische Ereignisse, Ereignisketten und Ereignisfelder (traumatische Zustände) im System.

4. *Traumasystem:* richtet sich auf die Entstehung von traumabedingtem Stress. Dabei reicht die Spanne von individuellen Traumata (Einmaltraumatisierungen) bis zu transgenerationalen Traumatisierungen.
5. *Fokus und Setting:* beinhaltet die unterschiedlichen Möglichkeiten des Behandlungssettings. Je nach Kontext, in dem die Traumatisierung (siehe 4) erlebt wurde, wird der Fokus für das Behandlungssetting gewählt. Die Möglichkeiten reichen von einer Individualtherapie, Subgruppenbehandlungen, Paartherapie, Familientherapie bis zur Multifamiliengruppentherapie.

10.4 Traumabegegnung und -integration

Die Traumabegegnung findet in einem systemischen Kontext nicht unbedingt im System statt, sondern nur dann, wenn es sich als sinnvoll erweist. Aber eine Traumabegegnung im System ist auch nicht ausgeschlossen. Gerade in Systemen, die eine parallele Traumatisierung erlebt haben, ist es sinnvoll, auch die Traumakonfrontation gemeinsam zu gestalten. Wie im Fünf-Achsen-Modell gezeigt, wird über die einzelnen Achsen u. a. geklärt, wie die Traumabegegnung stattfinden soll. Methodisch kann das in Kombination von klassischen Methoden der Traumatherapie mit systemischen Techniken geschehen. So können Traumaerzählgeschichten mit EMDR unter Einbindung der Eltern kombiniert oder kann EMDR mit der gesamten Familie oder einem Paar durchgeführt werden, um die Systemebene zu stärken und deren Selbstwirksamkeit zu fördern (Shapiro et al., 2007). Oder es kann in Anlehnung an die Arbeitsweise der Beobachter- und Bildschirmtechnik mit den methodischen Mitteln der Skulpturtechnik, des Familienbretts und der Aufstellungsarbeit als eine Möglichkeit der Visualisierung gearbeitet werden (Hanswille & Kissenbeck, 2022, S. 157–210 und S. 317–344) etc.

10.5 Empirische Befunde und Modelle

Noch immer sind die meisten Behandlungskonzepte im Bereich der Traumatherapie individuumsorientiert, obwohl viele traumatische Situationen (Krieg, Flucht, Terroranschläge, Geiselnahme, Umweltkatastrophen, Unfälle mit Verkehrsmitteln, Überfälle etc.) in Gemeinschaft mit anderen erlebt werden und die Auswirkungen eines Traumas tiefe Einflüsse auf Familien, Freundesgruppen, Gemeinschaften etc. haben. Jedoch verändert das Trauma auch das soziale System, die Fürsorge füreinander und das System, das die Traumatisierten umgibt. Boss et al. (2003) und Landau et al. (2008; Landau, 2010) zeigen auf, wie sehr die Auswirkungen eines Traumas auf Familien und Gemeinschaften unterschätzt werden, und zeigen auch die verheerenden Auswirkungen. Gleichzeitig werden dadurch die Resilienzkräfte der Gemeinschaften nicht aktiv genutzt und angeregt (Walsh, 2007). Der Bericht (u. a. des US-Department of Health and Human Services) »Results from the 2012 National Survey on Drug Use and Health: Summary of National Findings« (HHS et al., 2012) betont die Kontextualisierung des Traumas, die hilft, die Heilungspotentiale der Familien und anderer Gemeinschaften mehr und stärker zu nutzen.

Studien und Modelle zeigen die großen Möglichkeiten systemischen Arbeitens und machen deutlich, wie Familien und Gemeinschaften für therapeutische Prozesse genutzt und die Systeme dadurch wieder gestärkt werden können. In den letzten Jahren haben z. B. unterschiedliche RCT-Studien die Wirksamkeit systemischer Konzepte bei Traumafolgestörungen gezeigt:

- S. Coulter (2011) konnte in seiner Studie zeigen, dass die Integration von systemischer Familientherapie in die Behandlung von traumatisierten Menschen zu besseren Ergebnissen führt als individuelle kognitive Verhaltenstherapie.
- C. Rowe und H. Liddle (2008) zeigen in ihrer Studie mit MDFT (Multidimensionale Familientherapie), wie sie nach dem Hurrikan Katrina (Ende August 2005) mit Jugendlichen gearbeitet haben, um deren Stress zu reduzieren.
- M. Stankovic (et al., 2013) zeigen in ihrer Studie mit Jugendlichen, die mit ihrer Familie einen Autounfall gehabt hatten, dass die Behandlung im Familiensetting der Einzelbehandlung von Jugendlichen überlegen ist.
- Lau und Kristensen (2007) sowie Elkjaer et al. (2013) legen jeweils eine vergleichende Studie zur Wirksamkeit von systemischer Therapie und analytischer Gruppentherapie bei jungen Frauen mit Missbrauchserfahrungen vor. Insgesamt waren die Ergebnisse der systemischen Gruppenpsychotherapie signifikant besser und zeigten, dass die systemische Therapie auch bei komplexen Traumafolgestörungen hilft.
- Die CAFES- (Coffee and Family Education and Support) Intervention ist ein protokollgestütztes Behandlungsprogramm für Multifamiliengruppen, das mit bosnischen Flüchtlingen in Chicago erarbeitet wurde. Die begleitende RCT-Studie konnte gute Effekte bei den behandelten Flüchtlingen, die unter einer PTBS litten, zeigen (Weine et al., 2008). Ziel dieser Arbeit war es u. a., die Kommunikation zwischen den Familien zu stärken und damit die Kohäsion in den einzelnen Familien zu erhöhen.

Neben den Studien entwickelten sich verschiedene Modelle und Konzepte einer systemischen Traumatherapie. Meist handelt es sich um Kombinationen unterschiedlicher therapeutischer Ansätze, deren Wirksamkeit jeweils durch Studien belegt wurde. Ihr Ziel ist es, in relativ kurzer Zeit betroffenen Patienten und deren Familien Unterstützung zu geben.

- Das CPP-Modell (Child-Parent Psychotherapy) ist eine Kombination aus psychodynamischer Therapie und Familientherapie (Lieberman et al., 2005), die in Verbindung mit dem PCIT-Konzept (Parent-Child Interaction Therapy), einer kognitiv-behavioralen Therapie für Eltern (Chaffin et al., 2004) bei Familien mit innerfamilialen Traumatisierungen nach Missbrauch und Gewalt, genutzt wird.
- Das FOCUS-Programm (Families Overcoming and Coping Under Stress) wird ebenfalls bei Familien eingesetzt, die unter komplexen Traumafolgestörungen leiden. Das Programm ist eine traumafokussierte Familientherapie, die strukturiert abläuft und die Familie in unterschiedlichen Subsystemen zusammenbringt. Es besteht aus acht Sitzungen, von denen die ersten drei mit den Eltern, die folgenden zwei mit den Kindern und die restlichen drei mit der gesamten Familie durchgeführt werden (Ford & Saltzman, 2011; Saltzman et al., 2011; Lester et al., 2011).
- Der FS/Target-Ansatz (Family Systems Trauma Affect Regulation: Guide for Education and Therapy) (Ford & Russo, 2006) ver-

folgt das Ziel, in Fällen von Gewalt sowie sexuellem und emotionalem Missbrauch die Selbstregulationsfähigkeiten von Jugendlichen und Adoleszenten im Kontext der Familie zu verbessern und andere Stressreaktionen zu ermöglichen (Ford & Saltzmann, 2011, und NCTSN, 2012).

- »Linking Human Systems« (LINC) basiert auf der Theorie, dass die Resilienzfaktoren der Individuen, Familien und Gemeinschaften den Traumatisierungen und Symptomen gegenüberstehen. Landau (2010; Landau et al., 2008) schlägt in seinem Modell vor, mehrere Familien zu verbinden, um so die Resilienzkraft zu stärken und damit die Familien zu »natural change agents« werden zu lassen und für den Therapieprozess zu nutzen.
- Das PTSM (Post-Traumatic Stress Management) mit der Integration des CSP (Community Services Program) unterstützt Familien und Jugendliche, die ein traumatisches Erlebnis verarbeiten müssen. Dabei werden die Familie, die Nachbarschaft und andere Gemeinschaften des Gemeinwesens genutzt. Das PTSM besteht aus vier Interventionsebenen: 1.) den Orientierungssitzungen zur Psychoedukation, ; 2.) den Stabilisierungsgruppen, um die Traumasymptomatik zu reduzieren, Affektregulation zu üben und das Leben wieder langsam ruhiger werden zu lassen; 3.) den Bewältigungsgruppen. Auf der 4. Ebene werden individuelle oder Paarsitzungen angeboten.
- SFCR (Strengthening Family Coping Ressources) ist ein Programm auf der Basis von Multifamiliengruppen, kombiniert mit systemischer Familientherapie. Es wurde für Einwandererfamilien aus Lateinamerika erarbeitet, die komplexe Traumatisierungen in der Familie erlebt haben und in Hoch-Risiko-Verhältnissen leben. Ziel des Programms ist die Reduzierung der traumabedingten Symptome und die Wiederherstellung förderlicher Familienbeziehungen, um Rückfälle und Retraumatisierungen zu verhindern (Kiser et al., 2015; Kiser, 2015).
- Das Kurzzeitprogramm von Boss (Boss, 2006; Boss et al., 2003) wurde für Familien von Gewerkschaftlern entwickelt, die ein Familienmitglied beim Anschlag auf das World Trade Center am 11. September 2001 (9/11) in New York verloren haben. Es hat das Ziel, Menschen, die ein Verlusttrauma erlitten haben, zu unterstützen und den Einfluss des Verlusts auf die Überlebenden zu bearbeiten..
- Gute Erfahrungen gibt es inzwischen auch in der Kombination mit anderen Traumaverfahren, z. B. in der Verbindung von EMDR (Eye Movement Desensitization and Reprocessing) und systemischer Therapie (Maxfield et al., 2007). Der Ansatz der Emotionally Focused Therapy (EFT) von Susan Johnson zeigt in der Arbeit mit traumatisierten Paarsystemen gute Erfolge (Johnson, 2002; Johnson & Courtois, 2011).
- Andere manualisierte Verfahren der systemischen Therapie wie z. B. ABFT (Attachment-Based Family Therapy) von Diamond und Levy (Diamond et al., 2014), entwickelt für Jugendliche mit depressiven Störungen und Suizidalität, werden inzwischen auch bei Traumafolgestörungen erfolgreich eingesetzt (Winley et al.,2016). Hier sind Studien in Planung, um die Wirksamkeit zu zeigen.

10.6 Literatur

Boss P. (2006). *Loss, trauma, and resilience: Therapeutic work with ambiguous loss*. New York: W. W: Norton.

Boss P., Beaulieu L., Wieling E., Turner W. & LaCruz S. (2003). Healing loss, ambiguity, and trauma: A community-based intervention with families of union worker missing after the 9/11 attack in New York City. *Journal of Marital and Familiy Therapy,* 29 (4), 455–467.

Chaffin M., Silovsky J. F., Funderburk B. et al. (2004): Parent-child interaction therapy with physically abusive parents: Efficacy for reducing future abuse reports. *Journal of Consulting and Clinical Psychology,* 72 (3), 500–510.

Coulter S. (2011). Systemic family therapy for families who have experienced trauma: A randomised controlled trial. *British Journal of Social Work,* 41, 502–519.

Diamond G. S., Creed T., Gillham J., Gallop R. & Hamilton J. L. (2012). Sexual trauma history does not moderate treatment outcome in attachment-based family therapy (ABFT) for adolescents with suicide ideation. *Journal of Family Psychology*, 26 (4), 595–605.

Diamond G. S., Daimond G. M. & Levy S. (2014). *Attachment-based family therapy for depressed adolescents.* Washington D. C: American Psychological Association.

Elkjaer H., Kristensen E., Mortensen E. L., Poulsen S. & Lau M. (2013). Analytic versus systemic group therapy for women with a history of child sexual abuse: 1-year follow-up of a randomized controlled trial. *Psychology & Psychotherapy,* 87 (2), 191–208.

Figley C. & Kiser L. J. (2013). *Helping traumatized families*, 2. Aufl. New York: Routledge.

Ford J. D. & Russo E. (2006). Trauma-focused, present-centered, emotional selfregulation approach to integrated treatment for posttraumatic stress and addiction: Trauma adaptive recovery group education and therapy (TARGET). *American Journal of Psychotherapy*, 60, 335–355.

Ford J. D. & Saltzman W. (2011). Systemische Familientherapie. In: Courtois C. A. & Ford J. D. (Hrsg.). *Komplexe traumatische Belastungsstörungen und ihre Behandlung.* Paderborn: Junfermann, 427–455.

Hanswille R. (2013). Systemische Traumatherapie und Neurobiologie. In: Hanswille R. (Hrsg.). *Systemische Hirngespinste. Impulse für die systemische Theorie und Praxis.* 2. Aufl. Göttingen: Vandenhoeck & Ruprecht, 160–208.

Hanswille R. (2014). Traumatisierungen. In: Levold T. & Wirsching M. (Hrsg.). *Systemische Therapie und Beratung – das große Lehrbuch.* Heidelberg: Carl-Auer, 403–409.

Hanswille R. (2016). Traumafolgen und Belastungsstörungen. In: Hanswille R. (Hrsg.). *Handbuch systemische Kinder- und Jugendlichenpsychotherapie.* 2. Aufl. Göttingen: Vandenhoeck & Ruprecht, 282–288.

Hanswille R. (2017/18). *Manualisierte systemische Traumatherapie. Heilende Netzwerke in Familien und Gemeinschaften nutzen.* Essen: unveröffentlichtes Manuskript.

Hanswille R. (2019). Systemische Traumatherapie – theoretischer Hintergrund und praktische Anwendung. In: *PID – Psychotherapie im Dialog,* 20, 20–25.

Hanswille R. & Kissenbeck A. (2022). *Systemische Traumatherapie. Konzepte und Methoden für die Praxis.* 4. Aufl. Heidelberg: Carl-Auer.

HHS (U. S. Department of Health and Human Services), Substance Abuse and Mental Health Services Administration (SAMHSA) & Center for Behavioral Health Statistics and Quality (CBHSQ) (2012). *Results from the 2012 National Survey on Drug Use and Health: Summary of national findings.* Im Internet: https://www.samhsa.gov/data/sites/default/files/NSDUHresults2012/NSDUHresults2012.pdf (Zugriff: 10. 4. 2018).

Johnson S. M. (2002). *Emotionally focused couple therapy with trauma survivors. Strengthening attachment bonds.* New York, London: Guilford Press.

Johnson S. M. & Courtois C. A. (2011). Paartherapie. In: Courtois C. A. & Ford J. D (Hrsg.). *Komplexe traumatische Belastungsstörungen und ihre Behandlung.* Paderborn: Junfermann, 404–427.

Kiser L. J. (2015). *Strengthening Family Coping Resources: Intervention for families impacted by trauma*. New York: Routledge.

Kiser L. J., Donohue A., Hodgkinson S., Medoff D. & Black M. M. (2010). Stengthening Family Coping Resources. The feasibilty of a multifamily group intervention for families exposed to trauma. *Journal of Traumatic Stress,* 23 (6), 802–806.

Kiser L. J., Backer P. M., Winkles J. & Medoff D. (2015). Strengthening Family Coping Resources (SFCR): Practice-based evidence for a promising trauma intervention. *Couple and Family Psychology: Research and Practice,* 4 (1), 49–59.

Kissenbeck A. (2012). Systemische Traumatherapie. In: Hensel T. &. Landolt M. A. (Hrsg.). *Traumatherapie bei Kindern und Jugendlichen.* 2., aktual. u. erw. Aufl. Hogrefe: Göttingen, 261–283.

Kissenbeck A. & Eckers D. (2011). Behandlung von Kindern. In: Reddemann L., Hofmann A. & Gast U. (Hrsg.). *Psychotherapie der dissoziativen Störungen.* 3., überarb. Aufl. Stuttgart: Thieme, 164–174.

Korittko A. & Pleyer K. H. (2010). *Traumatischer Stress in der Familie. Systemtherapeutische Lösungswege.* Göttingen: Vandenhoeck & Ruprecht.

Landau J. (2010). Communities that care for families: The LINC model for enhancing individual, family, and community resilience. *American Journal of Orthopsychiatry,* 80 (4), 516–524.

Landau J., Mittal M. & Wieling E. (2008). Linking human systems: Strengthening individuals, families, and commmunities in the wake of mass trauma. *Journal of Marital and Family Therapy,* 34 (2), 193–209.

Lau M. & Kristensen E. (2007). Outcome of systemic and analytic group psychotherapy for adult women with history of intrafamilial childhood sexual abuse. A randomized controlled study. *Acta Psychatrica Scandinavica,* 116 (2), 96–104.

Lester P., Mogil C. et al. (2011). Families overcoming under stress: Implementing family-centered prevention for military families facing wartime deployments and combat operational stress. *Military Medicine,* 176, 19–25.

Lieberman A. F., Van Horn P. & Ippen C. G. (2005). Toward evidence-based treatment: Child-parent psychotherapy with preschoolers exposed to marital violence. *Journal of the American Academy of Child & Adolescent Psychiatry,* 44 (12), 1241–1248.

Ludewig K. (2015). *Einführung in die theoretischen Grundlagen der Systemischen Therapie.* Heidelberg: Carl-Auer.

Macy R. D., Behar L., Paulson R., Delman J., Schmid L. & Smith S. F. (2004). Community-based, acute posttraumatic stress management: A description and evaluation of a psychosocial-intervention continuum. *Harvard Review of Psychiartry,* 12 (4). 217–228.

Maxfield L., Kaslow F. W. &. Shapiro F. (2007): The integration of EMDR and family systems therapies. In: Shapiro F., Kaslow F. W. & Maxfield L. (Hrsg.). *Handbook of EMDR and family therapy processes.* Hoboken, N. J.: Wiley, 407–422.

NCTSN (National Child Traumatic Stress Network) (2012). Target: Trauma affect regulation: Guide for education and therapy. Im Internet : https://www.nctsn.org/sites/default/files/interventions/target_fact_sheet.pdf (Zugriff: 28.4.2018).

Rowe C. L. & Liddle H. A. (2008). When the levee breaks: Treating adolescents and families in the aftermath of hurricane Kathrina. *Journal of Marital and Family Therapy,* 34 (2) 132–148.

Saltzman W. R., Lester P., Beardslee W. R, Layne C. M., Woodward K. & Nash W. P. (2011). Mechanisms of risk and resilience in military families: Theoretical and empirical basis of a family-focused resilence enhancement program. *Clinical Child an Familiy Psychology Review,* 14 (3), 113–130.

Satir V. (1988). *Meine vielen Gesichter. Wer bin ich wirklich?* München: Kösel.

SaXE G. N., Ellis B. H., Fogler J. & Navalta C. P. (2012). Innovations in practice: Preliminary evidence for effective family engagement in treatment for child traumatic stress-trauma systems therapy approach to preventing drop-out. *Child and Adolescent Mental Health,* 17 (1), 58–61.

Schlippe A. von & Schweitzer J. (1996). *Lehrbuch der systemischen Therapie und Beratung.* Göttingen: Vandenhoeck & Ruprecht.

Schmidt G. (2004). *Liebesaffären zwischen Problem und Lösung. Hypnosystemisches Arbeiten in schwierigen Kontexten.* Heidelberg: Carl-Auer.

Schwartz C. R. (1997). *Systemische Therapie mit der inneren Familie.* Stuttgart: Pfeiffer bei Klett-Cotta.

Schweitzer J. & von Schlippe A. (2006). *Lehrbuch der systemischen Therapie und Beratung II. Das störungsspezifische Wissen.* Göttingen: Vandenhoeck & Ruprecht.

Shapiro F., Kaslow F. W. & Maxfield L. (Hrsg.) (2007). *Handbook of EMDR and family therapy processes*. Hoboken, New Jersey: Wiley & Sons.

Stankovic M., Grbesa G., Kostic J., Simonovic M., Milenkovic T. & Visnjic A. (2013). A preview of the efficiency of systemic family therapy in treatment of children with posttraumatic stress disorder developed after car accident. *Vojnosanitetski Pregled – Military – Medical and Pharmaceutical Review,* 70 (2) 149–154

Von der Hart O., Nijenhuis E. R. S. & Steele K. (2008). *Das verfolgte Selbst. Strukturelle Dissoziation. Die Behandlung chronischer Traumatisierung*. Paderborn: Junfermann.

Watkins J. G. & Watkins H. (2003). *Ego-States, Theorie und Therapie.* Heidelberg: Carl-Auer.

Walsh F. (2007). Traumatic loss and major disasters: Strengthening family and community resilience. *Family Process,* 46 (2), 207–227.

Weine S., Kulauzovic Y., Klebic A. et al. (2008). Evaluating a multiple-family group access intervention for refugees with PTSD. *Journal of Marital and Family Therapy,* 34 (2), 149–164.

Winley D. M., Ogbaselase F., Kodish T., Okunrounmu E. & Ewing E. S. K. (2016). Attachment-based family therapy for teen suicidality complicated by a history of sexual trauma. *Australian & New Zealand Journal of Family Therapy,* 37, 177–189.

JOCHEN PEICHL

11. Ego-State-Therapie

11.1 Einleitung

Für Traumatherapeuten, die das Übertragungsparadigma der Psychoanalyse hinter sich lassen wollen, ist es heute selbstverständlich geworden, mit ihrem Patienten (ihrer Patientin), der (die) wegen traumainduzierter Symptome in die Therapie kommt, eine Beziehung auf Augenhöhe herzustellen. Natürlich sind Übertragung und Gegenübertragung ein – in Beziehungen zwischen Menschen – alltägliches Phänomen, aber auch analytisch orientierte Kollegen arbeiten in der Traumatherapie mittlerweile nicht mehr damit, d. h. Übertragung ist für sie nicht mehr der Hebel zur Heilung von Patienten mit traumabasierten Persönlichkeitsstörungen. Um es noch deutlicher zu sagen und zuzuspitzen: Viele finden eine Traumatherapie, die auf die Reinszenierung des Traumas in der Übertragung zum Therapeuten setzt, nicht nur wenig effektiv, sondern schlicht und einfach falsch. Zum einen ist die Gefahr der ungesteuerten Regression bei der Übertragungszentrierung zu wenig kalkulierbar und es droht eine Retraumatisierung – zum anderen brauchen diese Patienten weniger Beziehungsanalyse und eine stärkere Anleitung zum Selbstmanagement und Ressourcenaktivierung.

In den letzten Jahren haben sich drei »Stoppschilder« in der Traumatherapie bewährt, die den hier vorgestellten Therapiestrategien zugrunde liegen:

- »Trauma first!«: Dies bedeutet, dass jeder konfliktzentrierten oder verhaltensmodifizierenden Therapie eine Behandlung der neurophysiologischen Traumasymptomatik vorausgeht.
- »Safety first!«: Jede Traumatherapie beginnt mit der Herstellung innerer und äußerer Sicherheit, d. h. kein Täterkontakt; und
- »Boss comes first«: Vor einer Arbeit mit verletzten inneren kindlichen Selbstanteilen ist es notwendig, alle täterloyalen oder täteridentifizierten Anteile und Introjekte ins Arbeitsbündnis einzubinden.

Indem wir uns an das Erwachsenen-Selbst[1] des Patienten bzw. der Patientin wenden, beschreiben wir die psychotherapeutische Beziehung zu uns *auch* als eine Dienstleistungsbeziehung. Damit stehen die Transparenz jedes therapeutischen Tuns und die Psychoedukation an erster Stelle. Es ist wichtig, dem Pa-

1 Man könnte auch sagen »Alltags-Selbst« oder »ANP« (anscheinend normaler Persönlichkeitsanteil).

tienten so verständlich wie möglich und so ausführlich wie nötig die physiologischen Zusammenhänge von Trauma, Gedächtnis, Stressreaktion des Körpers und Symptombildung zu erklären – und ihn zu ermutigen, Fragen zu stellen. Diese verständnis- und vertrauensbildenden Maßnahmen führen zum nächsten wichtigen Schritt, dem Aufbau einer positiven Beziehung. Die eigene therapeutische Haltung wird immer wieder im Schrifttum als »parteiliche Abstinenz« beschrieben, eine Haltung, die sich bei dieser Klientel von der Neutralität und Abstinenz der Psychoanalyse störungsspezifisch abheben muss. Der nächste und letzte Schritt in der Vorbereitung des Patienten ist die Entwicklung des gemeinsamen Behandlungsplans.

11.2 Die phänomenologische Sicht der Ego-State-Therapie auf Dissoziation nach einem Trauma

Um das Modell der Ich-Anteile von John und Helen Watkins (2003) in die Entwicklung der Traumatherapie der letzten 50 Jahre angemessen einordnen zu können, ist es mir wichtig, etwas über den besonderen Gebrauch des Begriffs »Dissoziation« im Ego-State-Modell zu sagen.

Um diesen schillernden Begriff zu klären, postuliert das Ehepaar Watkins ein Differenzierungs-Dissoziations-Kontinuum (siehe Abb. 1): ein Kontinuum von Separation der Persönlichkeit, wobei wir auf dem rechten Pol die Multiplizität der »offenen DIS« (Dissoziative Identitätsstörung, auch DID) haben, dann nach links die Borderline-Multiplizität, dann die PTBS, weiter die Neurosen, über die neurotischen Abwehrmechanismen bis zur normalen Differenzierung auf dem linken Pol. Das bedeutet für mich: Separation der Persönlichkeit ist für John und Helen Watkins aus phänomenologischer Sicht das Gleiche wie Dissoziation. Sie sprechen in ihrer Definition der Ego-States, der Ich-Anteile, von Dissoziationsbarrieren, die die »Segmente« trennen und die mehr oder weniger Kommunikation und Co-Bewusstheit zulassen – die Teile kommunizieren miteinander oder sind abgeschottet (= dissoziiert). Der Begriff »Dissoziation« ist hier rein phänomenologisch bestimmt und wird so bis heute beschreibend auch in der Hypnotherapie verwendet: Etwas, z. B. ein Geistesinhalt, ist bewusstseins-fern (= dissoziiert) oder bewusstseins-nah (= assoziiert).

Das ist erst mal nicht pathologisierend, sondern nur beschreibend gemeint. Wenn jemand die Dissoziation, wie John und Helen Watkins, rein phänomenologisch betrachtet, so bedeutet dies, dass er sich auf die Art und Weise konzentriert, wie die Dissoziation von dem betroffenen Individuum erlebt wird, anstatt die objektiven Fakten oder die Ursachen der Dissoziation ins Zentrum zu stellen. Es geht darum, die Erfahrungen und Wahrnehmungen des Individuums in Bezug auf die Dissoziation zu beschreiben und zu verstehen, anstatt sie zu interpretieren oder zu bewerten – das ist phänomenologisch. Am Ende bleibt die Frage, ob ein Ich-Zustand mehr oder weniger dissoziativ sein kann, d. h. ob Dissoziation eher eine Frage des Ausprägungsgrades auf einem Kontinuum ist – also eine Frage der Quantität (Hilgard/Watkins) – oder eine Frage der Qualität (Janet/Nijenhuis).

Letztere Auffassung von Dissoziation findet sich bei Ellert Nijenhuis in der »Enaktiven Traumatherapie« (Nijenhuis, 2016; Nijenhuis, 2018), die das Konzept der traumabedingten Dissoziation auf der Grundlage der Arbeit von Pierre Janet erklärt. Für Nijenhuis ist »Dissoziation des ökologischen Systems«, welches wir Menschen sind, aus verschiedenen Perspektiven zu betrachten: als strukturelle Aufteilung von Subsystemen (strukturell), als Wechselwirkung zwischen den Agens (dynamisch), als die Frage nach Zielorientierung und Bedürfnisgeleitetheit der Teile (teleologisch) und der oben beschriebenen phänomenologischen Dimension. Das ist umfassender als bei Watkins und hat für den einen oder anderen unter Ihnen, liebe Leserin und lieber Leser, sicher mehr Erklärungswert.

Bevor das SARI-Modell der stufenweise Planung und Durchführung einer hypno-analytischen Langzeitbehandlung für Patienten mit psychischer Traumatisierung beschrieben wird, soll dem eine kurze Einführung in die Ideenwelt der Ego-State-Therapie nach John und Helen Watkins (2003) vorausgehen.

11.3 Ego-State-Therapie: Die Theorie von John und Helen Watkins

Paul Federn, ein Schüler Sigmund Freuds, war es, der Mitte des letzten Jahrhunderts ein Energiemodell vorschlug, das unterscheidbare Ich-Zustände (Ego-States) innerhalb des Egos erfasste und damit über die Freud'sche Auffassung vom ICH hinausging (Federn, 1978). Die in den 1970er Jahren von John und Helen Watkins in den USA entwickelte Ego-State-Therapie verbindet dieses Energiemodell mit der postmodernen Annahme, dass die Persönlichkeit aus verschiedenen Ich-Anteilen (Ego States) besteht, und spricht von einer Polyphonie unseres Selbst – in der Literatur auch Polypsychismus oder Multiplizität des Selbst genannt.

Dieses innovative psychotherapeutische Konzept berücksichtigt psychoanalytische Theorien, hypnotherapeutische Techniken und neuere Erkenntnisse aus der Behandlung dissoziativer Störungen. Die Arbeit des Autorenpaars steht an einer Schnittstelle zwischen Psychoanalyse und Hypnose: Sie ist eine Erweiterung der klassischen tiefenpsychologischen Ausrichtung und kann als Grundlage einer modernen Hypnotherapie angesehen werden (Fritzsche & Hartman, 2010; Rießbeck, 2013).

11.3.1 Was sind »Ego-States«?

Die »Ego-States« genannten Anteile sind umgrenzte und beschreibbare »Unter-Persönlichkeiten«, auch als »Sub-Selbste« bezeichnet. Nach Watkins & Watkins ist ein Ego-State wie folgt definiert: »Ein Ich-Zustand kann definiert werden als organisiertes Verhaltens- und Erfahrungssystem, dessen Elemente durch ein gemeinsames Prinzip zusammengehalten werden und das von anderen Ich-Zuständen durch eine mehr oder weniger durchlässige Grenze getrennt ist« (Watkins & Watkins, 2003, S. 45).

Die Grenzen zwischen den Ego-States werden durch den Grad der Dissoziation bestimmt: zwischen Alltagsdissoziation und pathologischer Dissoziation (siehe dazu Abb. 1).

Ergänzend zu dieser klassischen Definition verstehen wir heute einen Ego-State als ein neuronales Netzwerk, welches den Zustand des neuronalen System zu einem bestimmten Zeitpunkt in der Lebensentwicklung eines Menschen repräsentiert (Schulkind-Ego-State usw.) oder welches ein Reaktions- und Antwortmuster umfasst, welches ein Mensch auf eine bestimmte Herausforderung im Leben zur Überlebenssicherung entwickelt hat. Es ist immer ein kohärentes, d. h. ein in sich zusam-

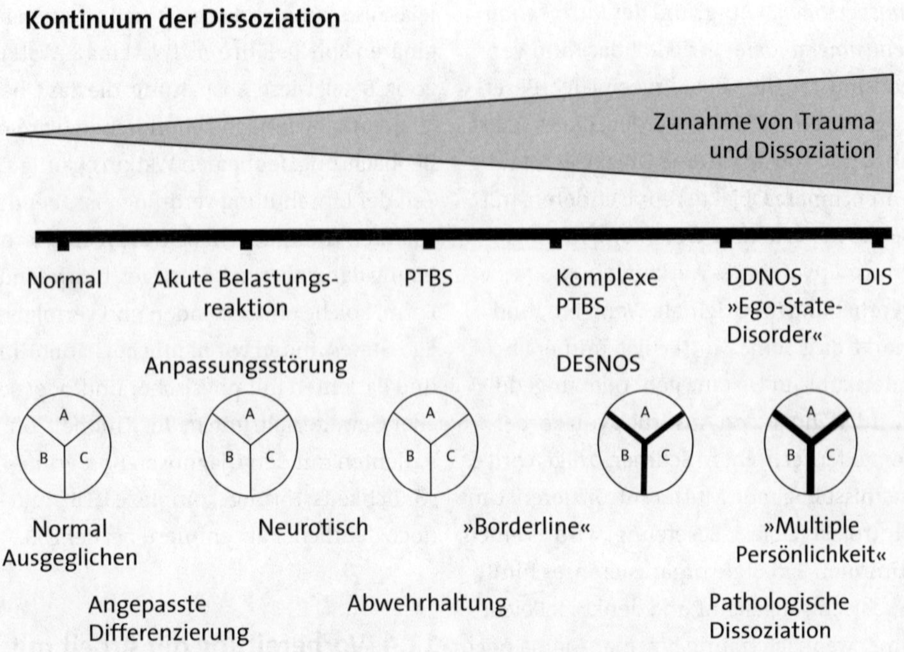

Abb. 1: Dissoziationskontinuum, Ego-States und diagnostische Zuordnung

menhängendes und geschlossenes System aus Denken, Fühlen und Handeln, das auf einen bestimmten Sachverhalt bezogen ist und ein System entsprechender Verhaltensweisen motiviert. Jeder dieser Ego-States wird als anpassungsfähig angesehen und existiert in einer Familie von »Sub-Selbsten«, die in einer funktionellen Weise handeln und, wie viele reale Familien, unterschiedliche Grade an Dysfunktion aufweisen können. Gewöhnlich zeigt sich eine Pathologie dann, wenn Uneinigkeiten oder ein Mangel an Kooperation zwischen den Ego-States auftritt. Das Ziel der Ego-State-Therapie ist die Integration, d. h. Co-Bewusstheit.

11.3.2 Was ist der Ursprung der Ego-States?

Nach Ansicht von J. und H. Watkins kommen dafür drei Prozesse in Frage:

1. normale Differenzierung unserer Persönlichkeit,
2. die Verinnerlichung wichtiger, prägender Bezugspersonen in der Kindheit (Introjektion) und
3. die Reaktion auf ein erlebtes Trauma.

Zum ersten Prozess, der Differenzierung unserer Persönlichkeit: Das Kind lernt in seiner normalen Entwicklung, zwischen Dingen, die guttun, und solchen, die schlechte Gefühle hervorrufen, zu differenzieren; es entwickelt ein Verhaltensrepertoire für den angepassten Umgang mit den Eltern, Geschwistern, Lehrern, Sportkameraden usw. Diese in der Regel nicht so stark ausdifferenzierten Ego-States dienen der schnellen Anpassung an wechselnde Herausforderungen des täglichen Lebens und erlauben dem Kind – und später uns Erwachsenen – Rollenflexibilität.

Zum zweiten Punkt, der Verinnerlichung von

Bezugspersonen: »Aufgrund der *Introjektion bedeutsamer anderer* errichtet das Kind Verhaltensmuster, die, sobald sie eine Ich-Besetzung erfahren, zu Rollen werden, die es selbst erfährt, und sobald sie eine Objekt-Besetzung erfahren, innere Objekte repräsentieren, mit denen es in Beziehung treten und interagieren muss« (Watkins & Watkins, 2003, S. 52, Hervorhebung im Original). Wenn ein Kind bemerkt, dass seine Mutter sich immer abwendet, kühl auf Distanz geht oder ungeduldig wird, wenn es den Ausdruck von körperlichem oder seelischem Schmerz zeigt, wird es diese missbilligende Mutter introjizieren. Um das Introjekt (Objekt-Besetzung) wird es einen bestimmten Ego-State organisieren, es fühlt sich schlecht, abgelehnt und denkt vielleicht: »Immer wenn ich traurig bin, mag Mama mich nicht«. In ihm toben ein verzweifelter Kampf um Liebe und die Angst, nicht gewollt zu sein. Dieser Ego-State könnte den Namen tragen: »Das ungewollte innere Kind«. Macht das Kind später mit anderen Menschen ähnliche Erfahrungen, würde sich die Aussage des Ego-States weiter generalisieren, und das Kind könnte denken: »Kein Mensch mag mich, wenn ich traurig bin« (Allaussage). Erfährt dieser Ich-Zustand später eine Ich-Besetzung, d. h. die Person identifiziert sich mit der Botschaft der Mutter (»Man darf keine Schwächen zeigen«), dann hört die Person auf, darunter zu leiden, beginnt aber, die eigenen Kinder ähnlich hart und teilnahmslos zu behandeln.

Zum dritten Prozess, der Reaktion auf ein erlebtes Trauma: Durch eine Traumatisierung, etwa aufgrund von Vernachlässigung, physischer oder sexueller Gewalt, kann es zur Dissoziation kommen. »Ein einsames Kind zieht häufig die Ich-Besetzung von einem Teil seiner selbst ab, besetzt diesen Teil mit einer Objekt-Besetzung und schafft sich so einen imaginären Spielgefährten« (Watkins & Watkins, 2003, S. 52). Diese Abspaltung, die das Überleben in schwierigen Zeiten sichert, wird nach Beobachtung der beiden Watkins häufig zur Zeit der Einschulung verdrängt, ist aber durch späteren traumatischen Stress reaktivierbar, häufig dann aber in bösartiger, bestrafender Form. Solche entwertenden und verfolgenden Ego-States finden wir häufig bei Patientinnen und Patienten mit physischer und/oder sexueller Gewalterfahrung in der Kindheit, oft bei Patienten mit den Diagnosen Borderline-Persönlichkeitsstörung, komplexe PTBS und, noch deutlicher akzentuiert, bei der DIS.

11.4 Vorbereitung der Arbeit mit traumatisierten Anteilen

Bevor wir mit der eigentlichen hypnoanalytischen Teilearbeit beginnen, müssen wir, wie in jeder verantwortungsvollen Psychotherapie, eine Abschätzung der momentanen Lebenssituation und der Problemlage des Patienten bzw. der Patientin vornehmen und unsere Therapiestrategien, therapeutischen Fähigkeiten und persönlichen Variablen dazu in Beziehung setzen – nicht jede Patientin oder jeder Patient passt gleich gut zu uns und wir zu ihr oder ihm.

Die implizite Heilungsstrategie, die dem hier vorgestellten polypsychischen Teile-Ansatz zugrunde liegt, kann vereinfacht so beschrieben werden: Das Ziel der Traumatherapie ist es, das traumatische Material, welches in neuronalen Netzwerken gespeichert ist, zu prozessieren. Dazu muss das vor allem rechtshirnig gespeicherte Gedächtnismaterial für den Patienten schonend in den Arbeitsspeicher geladen und in einem sicheren Hier und Jetzt mit einem aktivierten Ressourcennetzwerk verbunden werden. Dieses entspricht der normalen Verarbeitung traumatischer Erfahrungen: durch die immer wieder vollzogene Erzählung traumatischer Erfahrung durch das Opfer im Zusammenhang sicherer Bindung, wodurch das Traumamaterial mit der Gegenwart verbunden wird und somit seine furchtbare, überwältigende Wucht verliert.

Aus der Sicht der Hypnotherapie ist die Tatsache der Traumaerfahrung eine »Restriktion« – eine nicht mehr veränderbare Erfahrung aus der Vergangenheit, die vom Gehirn in der Gegenwart auf einen Auslösereiz hin rekonstruiert wird. Das Traumaerleben entsteht unwillkürlich, d. h. eine Erfahrung von Hilflosigkeit und Verlust der Kontrolle ereignet sich im Gegenwartsmoment: Ich will es nicht, aber es passiert. Alle unwillkürlichen Prozesse im Gehirn sind schneller und wirksamer als die bewussten Entscheidungen des Großhirns. Aus diesem Anlass ist es besser, das Trauma als Restriktion zu betrachten, welche nicht veränderbar ist, und der therapeutische Umgang damit zielt dann auf einen optimalen Umgang mit dieser Restriktion. Somit können wir sagen: Das Trauma ist eine Restriktion – die Therapie des Traumas ist der Versuch, einen optimalen Umgang mit dieser Restriktion zu finden.

Um dieses Ziel zu erreichen, bedarf es klarer Prozessmarken, um einzuschätzen, ob der Patient für eine Prozessualisierung des Traumamaterials bereit ist und welche Übungen in den einzelnen SARI-Phasen (siehe unten) besonders beachtet und vermittelt werden müssen. Hilfreich dafür ist eine von Sandra Paulsen (2009) vorgeschlagene Checkliste, die sich vor allem bei komplex traumatisierten und dissoziativen Patienten bewährt hat (siehe Abb. 2).

1. Ist der Patient sicher?
2. Ist das Umfeld des Patienten stabil?
3. Beherrscht der Patient die Imagination des sicheren inneren Ortes und hat er Selbstberuhigungsstrategien gelernt?
4. Gab es eine Aufklärung der wichtigen inneren Anteile des Systems in Bezug auf selbstverletzendes Verhalten und ist dieses seltener geworden?
5. Sind die Täterintrojekte zum gegenwärtigen Zeitpunkt zum Ort, zur Person orientiert – mindestens zu gewissen Zeiten?
6. Ist das Selbst-System des Patienten bereit, zwischen den Sitzungen Unerledigtes in einem sicheren Speicherort, z. B. dem »Tresor«, aufzubewahren?
7. Hat der Patient genug Ich-Stärke, um intensive Affekte zu tolerieren und abzureagieren?
8. Sind ältere, stärkere und ressourcenvollere Teile des Patientensystems bereit, für traumatisierte Kindanteile zu sorgen?
9. Ist der Teil, der den Vordergrund organisiert (das Alltags-Ich), bereit, auch mal zur Seite zu treten und anderen Teilen zu gestatten, dem System zu helfen?
10. Sind ärgerliche/schützende Teile dafür gewonnen worden, bei der Durcharbeitung des Traumas mitzumachen?
11. Verstehen die zentral wichtigen Anteile, dass sie alle im gleichen Körper leben und in der gleichen Gegenwart; sind sie bereit, alle zusammen in Richtung Heilung und Integration des ganzen Systems zu arbeiten?
12. Versteht eine hinreichend große Anzahl von inneren Anteilen den Gebrauch von EMDR und/oder Screentechnik zur Traumaarbeit?
13. Beherrscht der Patient die Prozedur des Notfallausstiegs?

Abb. 2: Checkliste für den Therapeuten – modifiziert nach S. Paulsen (2009)

11.5 Praxis der Ego-State-Therapie im Einzelnen – das SARI-MODELL[2]

11.5.1 Überblick über die vier Behandlungsphasen

Hatte Judith Herman (1994) noch von drei Phasen der Traumatherapie gesprochen, so orientiert sich die Hypnotherapie an den sehr ähnlichen vier Behandlungsphasen des SARI-Modells von Maggie Phillips und Claire Frederick (2003), um die einzelnen Punkte der oben vorgestellten Checkliste (Abb. 2) mit den Patientinnen und Patienten zu erarbeiten. Diese vier Phasen stehen für die Abkürzung »SARI«:

- Sicherheit und Stabilisierung (Safety and Stabilisation),
- Schaffung eines Zugangs zum Traumamaterial und den damit verbunden Ressourcen (Accessing),
- Durcharbeiten der Traumaerfahrung und Restabilisierung (Resolving and Restabilization),
- Integration in die Persönlichkeit und Festigung der Identität (Integration and Identity).

Es ist wichtig, dem Patienten bzw. der Patientin klarzumachen, warum wir uns zu Beginn vor allem um Sicherheit und Stabilisierung kümmern werden, bevor die Arbeit am traumatischen Material beginnen kann (»Stoppschilder« eins und zwei). Bedeutsam dabei ist die Haltung der Therapeutin/des Therapeuten in dieser Phase: Stabilisierung zu lernen ist die Aufgabe und die Verantwortung des Patienten/der Patientin, wir begleiten ihn oder sie nur auf seinem/ihrem Weg – damit stärken wir das erwachsene Selbst. Wir sehen in der Praxis aber immer wieder Traumapatientinnen und -patienten, die auf das Angebot von Imaginationsübungen, Lernen von Dissoziationsstopp, Schreiben eines »Freudetagebuchs«, regelmäßiger guter »Selbstbemutterung« usw. etwas abfällig antworten: »Das kenne ich schon, das wirkt bei mir nicht«. Diese Entwertung geht häufig von einem täterinfizierten Introjekt aus, welches nachhaltig versucht, die Therapie zu »sabotieren«[3] – Täterintrojektarbeit, wie ich sie später erwähnen werde, kann helfen, die Motivation für das Erlernen der imaginativen Techniken zu verbessern (»Stoppschild« drei), und das Arbeitsbündnis stärken.

11.5.2 SARI-Schema: Phase 1 – Sicherheit und Stabilisierung

Diese Phase konzentriert die Arbeit darauf, der Patientin bzw. dem Patienten zu helfen, innere und äußere Sicherheit zu finden, das Management ihrer/seiner Symptome zu verbessern und die Funktionstüchtigkeit im Alltag zu steigern. Wenn wir das in der Sprache der strukturellen Dissoziation (van der Hart et al., 2008) ausdrücken: Der anscheinend normale Teil der Persönlichkeit (ANP) muss lernen, mehr Kontrolle über die Eps (Einzelpersönlichkeiten) zu bekommen, und dazu muss der mediale präfrontale Kortex gestärkt werden. Eine tragfähige therapeutische Beziehung hat – ausgelöst durch die Aktivierung des Bindungssystems durch das Beziehungsangebot des Therapeuten – eine direkte, regu-

2 Dieses klassische Traumatherapiemodell der Hypnotherapie wurde vom Autor überarbeitet und ergänzt: Siehe dazu J. Peichl (2018): *Integration in der Traumatherapie. Vom Opfer zum Überlebenden.* Stuttgart: Klett-Cotta.

3 Hinter dieser »Sabotage« steckt meist eine gute Absicht, die es zu würdigen und anzuerkennen gilt.

1. Vorbereitung, Psychoedukation und Aufbau der therapeutischen Beziehung
2. Anamnesegespräch und Testpsychologie (DES, IES-R)
3. Herstellung von innerer und äußerer Sicherheit
4. Erlernen der Selbsthypnose
5. Übungen zur Ich-Stärkung und Stabilisierung
   - Der inneren Kraft begegnen
   - Hypnotische Altersregression zu wichtigen nährenden Bezugspersonen
   - Innere Selbstberuhigung
   - Parenting
6. Patient muss lernen, mehr emotionale Selbstregulation zu lernen (Stärkung des präfrontalen Kortex)
   - Der innere sichere Ort
   - Die inneren Helfer
   - Der Tresor
   - Kontrolle von selbstschädigendem Verhalten (Drogen, Suizidalität, Selbstverletzung)
   - Gegensteuerung mit Joggen, Atemtechniken, Massage, Yoga, Qi Gong, AT usw.
7. Beachtung somatischer Aspekte der PTBS im Alltag

Abb. 3: SARI-Modell: Die Phase der Sicherheit und Stabilisierung

lative Funktion in Bezug auf die Neurobiologie der Patientin bzw. des Patienten; die Folge ist, dass der Patient/die Patientin ruhiger wird, was wiederum dazu führt, dass der präfrontale Kortex besser arbeitet. Abbildung 3 zeigt die dazu notwendigen Therapiestrategien.

In dieser Therapiephase ist mehr bewusste Kontrolle über das emotionale Gehirn (limbisches System) erforderlich. Die wichtigsten Pathways einer bewussten Gegensteuerung sind:

- Aktion, d. h. Mobilisierung, sich bewegen;
- Aktivierung des mediofrontalen Kortex und
- Steigerung des Tonus des X.-Hirnnervs, des Nervus Vagus.

Alles, was dazu dient, ist gut: joggen und sich bewegen, ein Fördern der Bindungsressourcen, Atemtechniken, Massage, Yoga, Qi Gong, autogenes Training oder Progressive Muskelrelaxation (PMR, nach Jacobson) und funktionelle Entspannung (nach Marianne Fuchs).

In dieser ersten Phase des SARI-Modells steht die Ego-State-Arbeit unter den Überschriften: Stärkung, Stabilisierung, Schaffung von Schutz und Sicherheit. Wir beginnen mit unserer Arbeit an der Stelle, an der wir beim Patienten die positivsten und ressourcenvollsten Ego-States vermuten. Der Weg dorthin führt über die Imaginationsübungen, die ich an anderer Stelle (Peichl, 2007; Peichl, 2010) beschrieben habe. Mit ihnen verstärken und bahnen wir schon vorhandene, aber vergessene, sicherheit- und haltgebende Ego-States (die guten Mutterintrojekte) oder helfen dem Patienten, im Zuge der Imagination neue zu bilden. Die imaginäre Kontaktaufnahme mit dem »Inneren Kind« und die zunehmende Dialogbereitschaft helfen, das »Unaussprechliche« der geschehenen Ereignisse zu visualisieren und sich aus einer Erwachsenenposition heraus dazu in Bezug zu setzen.

11.5.3 SARI-Schema: Phase 2 – Schaffung eines Zugangs zum Traumamaterial und den damit verbunden Ressourcen

Wenn wir nun den Eindruck haben, der Patient oder die Patientin habe ein ausreichendes Maß an Stabilität und Sicherheit im Inneren und Äußeren erreicht, dann können wir uns an die Offenlegung der traumatischen Erfahrungen machen, aber immer mit einem Blick auf die zur Verfügung stehenden Ressourcen. Es gilt dabei ein wichtiger Merksatz: *Ein traumatischer Ego-State kann nur die Bühne betre-*

ten, wenn schon ein ressourcenvoller Ego-State da ist; Yvonne Dolan (1991) hat das einmal »sicheres Erinnern« (safe remembering) genannt. Ich bevorzuge einen Wechsel in den Themenschwerpunkten der Sitzungen: eine Sitzung weiter konsequente Ressourcenarbeit, eine Sitzung Offenlegung und Rekonstruktion traumatischen Materials.

Neben den vorhandenen und reproduzierbaren Erinnerungen an das Trauma im autobiografischen Gedächtnis ist es das Körpergedächtnis, welches die traumatische Erfahrung festhält – »The body keeps the score«, hatte van der Kolk (1994) eine Arbeit zur Traumaerinnerung überschrieben. Um schonend mit dem Körpergedächtnis des Patienten zu arbeiten, kann man sich dabei des »Conflict-Free Somatic Imagery Protocol« von Maggie Phillips (Peichl, 2007, S. 191 ff.) bedienen.

Jetzt ist es auch Zeit, sich einen Überblick zu verschaffen, welche Ego-States der Patient selbst in sich verorten kann. Zur Identifikation der inneren Anteile können verschiedene Methoden eingesetzt werden, um zu helfen, die innere Vielfalt zu visualisieren und zu personalisieren. Die »Landkarte der Ego-States« kann in leichter Trance imaginiert und dann an der Flipchart aufgemalt, aus Knete geformt, durch Stühle im Raum dargestellt oder mittels Gegenständen (z. B. Handpuppen) auf dem Tisch gezeigt werden (siehe dazu Abb. 4).

1. Destabilisierung und Restabilisierung
   - »Conflict-Free Somatic Imagery Protocol« von Maggie Phillips
   - Erlernen von Flashback-Kontrolle
   - Enthüllende und ich-stärkende Sitzungen im Wechsel
2. Kontaktaufnahme zu Ego-States
   - Teile-Landkarte
   - Übungen zur inneren Selbst-Familie
   - Einführung der Bühnenmetapher, »Konferenzraumtechnik«, Kinoleinwand
   - Home Base (sicheren Erholungsort) und Work Base (Arbeitsraum für die Ego-State-Therapie) imaginieren
3. Brücken-Techniken
   - Kognitive Brücke
   - Affektbrücke
   - Somatische Brücke

Abb. 4: SARI-Schema – Schaffung eines Zugangs zum Traumamaterial und den damit verbundenen Ressourcen

Eine weitere Möglichkeit, um einen schonenden Zugang zum Traumamaterial zu eröffnen, sind die Brücken-Techniken. Der Grundgedanke dahinter ist, dass durch die Dissoziation unter traumatischem Stress Teile des ganzheitlichen Erlebens abgespalten wurden und dass diese Elemente nun einzeln oder gemischt in den traumagenerierten Ego-States der Opfer wieder auftauchen. Ziel bei der Nutzung der Brücken-Technik ist es, die Manifestation eines Affektes, einer körperlichen Empfindung, eines Bildes, Verhaltens oder einer Kognition im Hier und Jetzt bewusst wahrzunehmen, diese Ego-State-Komponente in Trance zu verstärken und eine spontane Assoziation zu anderen Ego-State-Komponenten, inklusive historischer und anamnestischer Bruchstücke, zu initiieren.

11.5.4 SARI-Schema: Phase 3 – die Auflösung der traumatischen Erfahrungen

In den letzten Jahren setzt sich immer mehr die Meinung durch, dass ein Wiedererleben des Traumas mit anschließender kathartischer Abreaktion alleine nicht ausreiche, um die traumatische Erinnerung langfristig ins biografische Gedächtnis zu integrieren. Im Gegenteil kann eine ungesteuerte Abreaktion auch zu einer Retraumatisierung führen, mit Verschlechterung der Symptomatik. Es ist nur zu begrüßen, wenn Phillips und Frederick (2003) schreiben: »Augenblicklich herrscht die Meinung vor, dass der primäre Fokus bei der Offenlegung traumatischen Materials auf der Integration und Regulation der Affekte mit dem Ziel der Verbesserung der Selbstkontrolle liegen sollte, also weniger auf der emotionalen Entladung und dem emotionalen Ausdruck« (S. 73). Die heute gängigen Methoden (neben der Traumakonfrontation in der kognitiven Verhaltenstherapie), um diese drei Schritte: Offenlegung, Durcharbeitung und Integration des traumatischen Materials, zu bewerkstelligen, sind die »Bildschirmtechnik«, das EMDR und die hypnoanalytischen Techniken der Ego-State-Therapie.

Ziel dieser dritten Phase ist, um es in der Sprache der Hypnotherapeuten auszudrücken: die Re-Assoziation dissoziierter Erfahrungen. Etwas einfacher ausgedrückt, heißt das: Die durch den emotionalen Schock des Traumas zerborstene, ganzheitliche Wahrnehmung des Erlebens (BASK-Modell)[4] muss aus ihren bruchstückhaften Komponenten der inneren Bilder, Körperempfindungen, Affekte, Kognitionen usw. wieder rekonstruiert, ins Wachbewusstsein gehoben und neu prozessualisiert werden. Judith Herman (1994, S. 249) schreibt: »Zusammen mit seinem Therapeuten muss der Patient seine bruchstückhaften Erinnerungen und seine eingefrorenen Gefühle ganz allmählich zu einem geordneten, detaillierten und chronologischen Tatsachenbericht zusammenfügen [...]«.

Geduldig, unter Vermeidung einer Retraumatisierung, werden aus den einzelnen Bruchstücken des Erinnerns die Zusammenhänge des Erlebten allmählich rekonstruiert,

1. Re-Stabilisierung durch weitere Ich-Stärkung
2. Re-Assoziierung des Traumamaterials
3. Modifikation und Transformation traumatischer Erfahrungen
   - Nicht-hypnotische Stuhltechnik aus dem Monodrama nach J. Moreno
   - Techniken zur emotionalen Neuerfahrung: Erwachsene Ich-Zustände als Helfer einsetzen
4. Einsatz von Imaginationstechniken zur Traumabewältigung
   - Nachträgliche Selbst-Bemutterung
   - Durch die Tür des Vergebens gehen
   - Die Reise zur »Inneren Beraterin«
   - Der »Innere Kontrollraum«
5. Projektive/evokative Techniken
   - EMDR mit einzelnen Anteilen
   - Screentechnik
   - »Innere Kinder retten« (Kahn 2010)

Abb. 5: SARI-Schema – die Auflösung der traumatischen Erfahrungen

was in der Regel vom Patienten bzw. der Patientin als weitere Ich-Stärkung und Verbesserung des Kontinuitätserlebens erlebt wird. Natürlich wird auch in dieser Phase der Notwendigkeit der Re-Stabilisierung eine große Bedeutung eingeräumt (zu den einzelnen Techniken siehe Abb. 5).

Im Zuge der Integration des traumatischen Materials besteht der eigentliche Schritt zur Heilung darin, durch unsere therapeutische Assistenz der Patientin/dem Patienten zu helfen, die wiedergewonnenen dissoziierten Traumaerinnerungen zu transformieren – eine emotional korrigierende Neuerfahrung könnte man das nennen. John Watkins schreibt dazu: »Es muss eine Veränderung, eine korrigierende Handlung erfolgen, entweder in der Fantasie oder in der Realität, und diese muss mehr beinhalten als eine kognitive Einsicht. Patienten müssen ihr Verhalten im regredierten Zustand so umorientieren, dass sich ihre Situation verändert und sie eine

4 Das ganzheitliche Erleben (BASK) besteht aus: *B* für Behavior, *A* fürAffect, *S* für Sensation und *K* für Kognition.

positive Erinnerung an das Geschehen zurückbehalten statt des Gefühls, versagt zu haben« (1992, S. 65).

11.5.5 SARI-Schema: Phase 4 – Integration der Traumaerfahrung in den Selbst- und Weltentwurf

Ziel dieser letzten Phase ist es, dem Patienten zu helfen, eine eigene Identität jenseits der Opferrolle zu schaffen, in der die Traumaerfahrung sich in eine Reihe wichtiger Lebensereignisse einordnet, auf einer kontinuierlichen Lebenslinie. Dieses Ziel wirkt für viele Patienten überzeugend und motivierend, wird aber, so zeigt es die Praxis, nur mühsam oder auch nur phasenweise erreicht – einigen Menschen, die sich existenziell verletzt fühlen, bleibt nur die Hoffnung, auf die Milde des Alters zu setzen (zu den einzelnen Arbeitsschwerpunkten siehe Abb. 6).

1. Die Stufen der Persönlichkeitsintegration
   - Die Stufe des Erkennens: sich der Existenz anderer Ego-States bewusst werden
   - Die Stufe der Kommunikation: alle sind Mitglieder der inneren Familie und leben in einem Körper
   - Die Stufe der Empathie: Erweiterung des Affektspektrums und Förderung von Reife
   - Die Stufe der Kooperation: innere Aktivitäten fördern
   - Die Stufe der Co-Bewusstheit: wenn Ego-States anfangen, ihr Bewusstsein, ihre Wahrnehmungen, ihre Intentionen und ihre Ziele miteinander zu teilen
2. Lernziele
   - Lernen von gegenseitigem Respekt
   - Rollenteilung und Zeiterleben
   - Selbstheilungskräfte stärken
   - Die Konstruktion eines Lösungsraumes
   - Die Neukonstruktion der Lebensgeschichte

Abb. 6: SARI-Schema – Integration in die Persönlichkeit und Festigung der Identität

Herman (1994) konnte bei ihren Behandlungen traumatisierter Frauen beobachten, dass es wichtig ist, viele Themen, welche die erste Behandlungsphase bestimmt hatten, jetzt erneut aufzugreifen, damit die Patientinnen lernten, sich um ihren Körper, ihre unmittelbare Umgebung und ihre Beziehungen zu anderen Menschen zu kümmern. Die innere Haltung dazu war aber eine ganz andere als zuvor: Statt einer rein defensiven Position grundlegender Sicherheit versuchten sie nun eine produktive, befähigende und proaktive Haltung zu entwickeln. »Oft gelingt es Patienten, deren Entscheidungsfindung lange Zeit von einem ›geteilten Selbst‹ beherrscht war, an ihren Bestrebungen aus der Zeit vor Entstehung der inneren Teilung anzuknüpfen, oder sie entdecken überhaupt zum ersten Mal eigene Ambitionen und Wünsche« (Phillips & Frederick, 2003, S. 74).

11.6 Ausblick

Die Idee des multidimensionalen Selbst, wie sie die Ego-State-Theorie nach John und Helen Watkins uns anbietet, gilt über das gesamte Spektrum psychischer Erfahrung eines Menschen, und deshalb ist dieser innovative Therapieansatz auch geeignet, unser Denken und Tun im gesamten Bereich der Psychotherapie in den nächsten Jahren nachhaltig zu beeinflussen. Er eröffnet die Möglichkeit neuer Therapiestrategien – die hier vorgestellte hypnoanalytische Teile-Therapie bei traumaassoziierten Störungen ist dafür nur ein Anfang.

11.7 Literatur

Dolan Y. M. (1991). *Resolving sexual abuse.* New York: Norton.

Federn P. (1978). *Ichpsychologie und die Psychosen.* Frankfurt a. M.: Suhrkamp (englische Originalausgabe 1952, erste deutschsprachige Ausg. 1956).

Fritzsche K. & Hartman W. (2010). *Einführung in die Ego-State-Therapie.* Heidelberg: Carl-Auer.

Herman J. L. (1994). *Die Narben der Gewalt.* München: Kindler.

Kahn G. (2010). *Das Innere-Kinder-Retten. Sanfte Traumaverarbeitung bei Komplextraumatisierung.* Gießen: Psychosozial-Verlag.

Nijenhuis E. (2016). *Die Trauma-Trinität: Ignoranz – Fragilität – Kontrolle. Die Entwicklung des Traumabegriffs/ Traumabedingte Dissoziation: Konzept und Fakten.* Göttingen: Vandenhoeck & Ruprecht.

Nijenhuis E. (2018). *Die Trauma-Trinität: Ignoranz – Fragilität – Kontrolle. Enaktive Traumatherapie.* Göttingen: Vandenhoeck & Ruprecht.

Paulsen S. (2009). *Looking through the eyes of trauma and dissociation.* Charlston (South Carolina): Booksurge Publishing.

Peichl J. (2007). *Innere Kinder, Täter, Helfer und Co.* Stuttgart: Klett-Cotta.

Peichl J. (2010). *Jedes Ich ist viele Teile. Die inneren Selbstanteile als Ressource nutzen.* München: Kösel-Verlag.

Peichl J. (2018). *Integration in der Traumatherapie. Vom Opfer zum Überlebenden.* Stuttgart: Klett-Cotta.

Phillips M. & Frederick C. (2003). *Handbuch der Hypnotherapie bei posttraumatischen und dissoziativen Störungen.* Heidelberg: Carl-Auer-Systeme.

Rießbeck H. (2013). *Einführung in die hypnodynamische Teiletherapie.* Heidelberg: Carl-Auer.

Van der Hart O., Nijenhuis E. & Steele K. (2008). *Das verfolgte Selbst.* Paderborn: Junfermann.

Van der Kolk B. A. (1994). The body keeps the score: Memory and the evolving psychobiology of posttraumatic stress. *Harvard Review of Psychiatry,* 1, 253–265.

Watkins J. G. (1992). *The practice of clinical hypnosis.* Bd. II: *Hypnoanalytic techniques.* New York: Irvington.

Watkins J. G. & Watkins H. (2003). *Ego-States – Theorie und Therapie.* Heidelberg: Carl-Auer-Systeme.

ALEXANDRA LIEDL UND CHRISTINE KNAEVELSRUD

12. Gruppentherapie

12.1 Soziale Folgen traumatischer Erfahrungen

Traumatisierte Patient:innen, die unter unwillkürlichen Erinnerungen, dissoziativem Erleben, Konzentrations- und Gedächtnisstörungen leiden, befürchten oft, den Verstand zu verlieren. Sie empfinden ihre Symptome als beängstigend, unverständlich und zum Teil beschämend. Betroffene machen sich aufgrund vegetativer Angstsymptome, wie Herzklopfen oder Zittern, große Sorgen über die eigene körperliche Verfassung. Nicht selten werden körperliche Reaktionen als Anzeichen einer somatischen Erkrankung missverstanden. Patient:innen beobachten an sich selbst Veränderungen der Wahrnehmung und des Bewusstseins, Vergesslichkeit, Nervosität und Gereiztheit bis hin zu aggressiven Durchbrüchen, was wiederum Angst, Scham und Schuldgefühle auslöst. Auch depressive Verstimmungen bzw. Episoden und Schlafstörungen veranlassen Betroffene häufig zu Selbstvorwürfen.

Neben den genannten psychischen Symptomen haben traumatische Ereignisse häufig auch psychosoziale Beeinträchtigungen zur Folge. Insbesondere Menschen mit einer Posttraumatischen Belastungsstörung leiden unter Symptomen, die auf psychosoziale und interpersonelle Beeinträchtigungen Bezug nehmen, wie z. B. ein deutlich vermindertes Interesse bzw. eine geringere Teilnahme an wichtigen Aktivitäten, das Gefühl der Losgelöstheit und Entfremdung von anderen sowie eine eingeschränkte Bandbreite der Affekte (insbesondere jener, die mit Intimität, Zärtlichkeit und Sexualität assoziiert sind). Traumatische Ereignisse selbst gehen zudem häufig mit dem unmittelbaren Erleben destruktiver interpersoneller Erfahrungen einher. Sogenannte intentionale – also von Menschen willentlich beabsichtigte – Traumata wie sexuelle und körperliche Gewalt, Misshandlungen, Überfälle, schwere Menschenrechtsverletzungen wie Folter und Verfolgung können das Vertrauen in soziale Beziehungen maßgeblich erschüttern und die Verlässlichkeit und Integrität der Mitmenschen in Frage stellen. Wiederholt haben Metaanalysen bestätigt (Olatunji et al., 2007; Stevens & Jovanovic, 2019), dass sich die Posttraumatische Belastungsstörung im Vergleich zu anderen Angsterkrankungen besonders negativ auf das soziale Funktionieren und die Beziehungen zu Nahestehenden auswirkt. Scheinbar paradoxerweise spielen jedoch insbesondere die soziale Unterstützung und die Einbindung in ein soziales Netzwerk eine zentrale Rolle bei der Bewältigung traumatischer Erfahrungen (Ozer et al., 2003; Scharpf et al., 2021). Emotionale und kognitive Folgen traumatischer Erfahrungen – wie z. B. Scham- und Schuldgefühle, ein ausgeprägtes Gefühl von Ohnmacht und Hilflosigkeit – können sich überdies negativ auf das Selbstbewusstsein, die Intimität und die Kommunikationsfähigkeit auswirken: allesamt Schlüsselelemente für die Aufrechterhaltung gesunder Beziehungen (Nietlisbach et al., 2010). Auch im familiären Kontext wurden die negativen sozialen Folgen traumatischer Erfahrung mehrfach nachgewiesen (Creech & Misca, 2017).

12.2 Allgemeine Aspekte einer Gruppentherapie für traumatisierte Patient:innen

Die Erfahrung einer Gruppentherapie stellt den Gegenpol zu der zuvor beschriebenen sozialen Isolation und den Entfremdungsgefühlen dar. Für PTBS-Patient:innen, deren Vertrauen in andere und in die eigene Person so substanziell erschüttert bzw. in missbräuchlichen und bedrohlichen Umgebungen nie entwickelt wurde, ist eine Gruppe, in der Anerkennung, Respekt, Verbindlichkeit und eine vertrauensvolle Interaktion herrschen, die einzigartige Möglichkeit, neue soziale und korrigierende Erfahrungen zu machen. An einer Gruppentherapie Teilnehmende erleben eine Vielzahl teilweise widersprüchlicher Gefühle. Durch Therapeut:innen und andere Personen, die zur Gruppe gehören, erhalten sie Vorbilder, wie sie solche Gefühle erkennen, unterscheiden, benennen und regulieren können. Hierfür ist es essenziell, in der Gruppentherapie eine angstfreie, konstruktive, vertrauensvolle Kommunikation zu fördern.

Gruppentherapien eignen sich darüber hinaus auch zur Vermittlung von teilweise implizit verfügbarem Wissen (wie z. B. Psychoedukation). Gehört zu werden und selber zu hören, wie andere Betroffene mit ähnlichen Themen wie z. B. Angstzuständen, Scham, Einsamkeit, fehlender Kontrolle und dem Gefühl einer permanenten Versehrung zu kämpfen haben, ist integraler und wirksamer Bestandteil der bestehenden gruppentherapeutischen Konzepte in der PTBS-Behandlung (Mendelsohn et al., 2007).

Folgende Punkte sind zentrale positive Aspekte der gruppentherapeutischen Arbeit mit PTBS-Patient:innen:

- Entlastung durch Austausch,
- Reduzierung/Abbau von Isolation, Stigmatisierung und Scham,
- voneinander lernen: Teilnehmende – als Expert:innen des Erlebten – unterstützen und helfen sich gegenseitig,
- direktes positives Feedback von gleichermaßen Betroffenen,
- Aktivieren von Ressourcen,
- Förderung von Selbstverantwortung,
- Förderung sozialer Kompetenz,
- multiple Modelle sozialer Rollen durch die Teilnehmenden, mit denen sie sich gegenseitig unterstützen und helfen können.

Gerade bei gruppentherapeutischen Settings für Traumatisierte sollten im Vorfeld eine Reihe von Gruppenvariablen geklärt werden: offene versus geschlossene Gruppe, Teilnehmer:innen mit homogenen versus solche mit heterogenen Traumaerfahrungen, gemischtgeschlechtlich versus eine reine Frauen- oder Männergruppe, festgelegte Sitzungsanzahl versus flexible Dauer. Da diese Aspekte die Gruppenkohäsion und -dynamik stark beeinflussen können, sind sorgfältige Überlegungen und das Abwägen von Pro-und-contra-Punkten im Vorfeld entscheidend. Traumaspezifische homogene Gruppen haben den Vorteil, dass Patient:innen sich durch ähnliche Erfahrungen stärker miteinander verbunden fühlen können. PTBS-Patient:innen beschreiben häufig, dass sie sich unverstanden und entfremdet fühlen, da sie das Geschehene niemandem in der erlebten Qualität schildern oder nahebringen können. Betroffene mit ähnlichen Erfahrungen (z. B. sexuelle Gewalt) erkennen bei ihrem Gegenüber häufig eigene ähnliche und spezifische Überzeugungen (z. B. »Ich bin schuld«, »Ich hätte mich wehren müssen«, »Ich bin beschmutzt«). Diese Erfahrung kann das Gefühl der Andersartigkeit und/oder der Ausgrenzung maßgeblich reduzieren. Zeitgleich muss gerade bei ähnlichen traumatischen Erfahrungen darauf geachtet werden, dass in der Gruppe keine Ereignishierarchie entsteht, also eine konkurrierende Berichterstattung, wer nun das »schwerste« Ereignis erlebt hat. Unter anderem auch deshalb sollten zu Beginn jeder Gruppentherapie feste und für alle verbindliche Gruppenregeln festgelegt werden, um den Zusammenhalt zu fördern und die Compliance der Teilnehmenden zu stärken.

Gerade für Patient:innen mit einer PTBS ist eine hohe Vorhersehbarkeit bzw. Kontrollwahrnehmung wichtig. Dabei spielt auch die Entscheidung, ob die Gruppe im laufenden Gruppenprozess geschlossen ist oder für neue Teilnehmer:innen offen steht, eine wichtige Rolle. Die starke Vermeidungstendenz vieler Patient:innen spricht in Einzelfällen für das Angebot einer offenen Gruppentherapie, um die Einstiegshürde so niedrig wie möglich zu halten. Gleichzeitig führt die wechselnde Besetzung einer Gruppentherapie zu einer größeren Unsicherheit bei denjenigen, die an der Gruppe teilnehmen. Ein häufiges Charakteristikum von PTBS-Patient:innen ist ihre begrenzte Fähigkeit, sich auf eine therapeutische (oder andere) Beziehung einzulassen bzw. daran festzuhalten. Daher sind offene Gruppenformate eher bei hochstrukturierten, primär informationsvermittelnden Gruppen zu empfehlen. Wenngleich eine Gruppentherapie für viele traumatisierte Patient:innen ein hilfreiches und gewinnbringendes Setting darstellt, gibt es einige Ausnahmen, bei denen ein Gruppensetting weniger indiziert ist. Hierzu zählen Patient:innen mit akuter Suizidalität sowie solche mit einer akuten schweren Dissoziationssymptomatik, da beides eine aktive Teilnahme am Gruppengeschehen unmöglich macht. Generell stellt das Vorliegen dissoziativer Symptome jedoch kein Ausschlusskriterium dar. Eine große Anzahl traumatisierter PTBS-Patient:innen neigt zu dissoziativen Absenzen. Solange diese jedoch durch einfache Hilfsmittel, wie das Kneten eines Igelballes oder das Sitzen auf einem Sitzball während der Therapiestunde, behoben werden können, sollte das Gruppensetting auch für diese Patient:innen offen sein.

12.3 Gruppentherapeutische Settings für traumatisierte Patient:innen

In der Literatur lassen sich verschiedene gruppentherapeutische Angebote für spezifische Gruppen von Patient:innen identifizieren, wie z. B. für Überlebende sexueller Gewalt im Kindesalter, für Opfer von häuslicher Gewalt, Patient:innen mit militär-bezogenen Traumatisierungen, Folterüberlebende oder Patient:innen mit Komorbiditäten und komplexen Traumafolgestörungen (Liedl et al., 2010;

Lubin & Johnson, 1997; Moller & Rice, 2006; Resick & Schnicke, 1992; Zlotnick et al., 1997; Cloitre et al., 2002; Najavits, 2009); die Effektivität dieser Angebote wurde allerdings nur vereinzelt empirisch belegt. Auch für Menschen, deren Angehörige durch Unglücke bzw. Anschläge, wie z. B. nach dem Anschlag auf das World Trade Center, ums Leben gekommen sind, gibt es unterstützende Gruppen (Maccoll, 2007). Diese Menschen sind meist erst Monate nach dem Geschehen bereit und in der Lage, an einer Gruppe mit gleichermaßen Betroffenen teilzunehmen. Im Vordergrund dieser Ansätze stehen der Austausch und das Zurückfinden in den Alltag, wobei z. B. auch Jahrestage gemeinsam begangen werden.

Gruppenangebote bestehen sowohl für ambulante als auch für stationäre Settings. Allgemein positive Effekte von insbesondere kognitiv-verhaltenstherapeutischen Gruppenkonzepten für PTBS-Patient:innen konnten bestätigt werden (Schwartze et al., 2019).

Die bestehenden Gruppenkonzepte für Patienten können den folgenden Bereichen zugeordnet werden: 1.) traumafokussierte kognitiv-behaviorale Gruppentherapie; 2.) Skillstraining und Emotionsregulation; 3.) psychoedukative Ansätze; 4.) traumafokussierte psychodynamische Gruppentherapie. Tabelle 1 (vgl. die folgenden Seiten) gibt einen Überblick über exemplarisch ausgewählte gruppentherapeutische Ansätze für traumatisierte Patienten. Dabei ist es wichtig zu betonen, dass es sich hierbei um eine exemplarische Auswahl von verschiedenen Ansätzen handelt und die im Kapitel ausgewählte Darstellung keinesfalls den Anspruch auf Vollständigkeit erhebt.

12.3.1 Traumafokussierte kognitiv-verhaltenstherapeutische Gruppentherapien

Schwerpunkte der kognitiv-verhaltenstherapeutischen Gruppentherapien sind die Bearbeitung von irrationalen und maladaptiven Gedanken bezüglich des traumatischen Ereignisses – wie Schulderleben – und von deren Einfluss auf Gefühle und Handlungen. Meist ist die Exposition fester Bestandteil der Therapie, in der das traumatische Erlebnis wiederholt erlebt werden soll. Ziel sind eine Angsthabituation und eine Aufhebung des Vermeidungsverhaltens, so dass die angstbesetzte Situation nicht länger mit Angstreaktionen verbunden ist.

Die Frage nach Effekten traumafokussierter Gruppenangebote im Vergleich zu nichtspezifischen Gruppenkonzepten ist jedoch nicht eindeutig geklärt. Es gibt nur wenige randomisiert-kontrollierte Studien, die dieser Fragestellung nachgehen. Schnurr et al. (2003) konnten in ihrer Untersuchung keine Unterschiede zwischen der traumafokussierten KVT-Gruppe und der nichtspezifischen Gruppe finden. Allerdings zeigten jene Teilnehmer, die bei mindestens 24 (der insgesamt 30) KVT-Gruppensitzungen anwesend waren, eine stärkere Verbesserung bezüglich der Vermeidungs- und emotionalen Taubheitssymptomatik im Gegensatz zu Teilnehmern der nichtspezifischen Gruppe. Beispiele für traumafokussierte kognitiv-verhaltenstherapeutische Gruppentherapien sind etwa ein Gruppenprogramm von Beck und Coffey (2005) in Anlehnung an die kognitiv-behaviorale Therapie für traumatisierte Verkehrsunfallopfer von Blanchard & Hickling (2004) oder die kognitive Verarbeitungstherapie (cognitive processing therapy, CPT) nach Resick und Schnicke (1992). In beiden Ansätzen liegt neben den Konfrontationsanteilen innerhalb der Sitzungen ein Schwerpunkt auf der Exposition zwischen den Sitzungen, wobei die Gruppe als Organ gegenseitigen Austauschs dient.

Tab. 1: Gruppentherapeutische Ansätze für Traumatisierte

Autoren	Name	Therapie-elemente	Teil-nehmer	Umfang	Trauma-art	Gruppen-besetzung	Wissenschaftlich überprüft
Traumafokussiert kognitiv-behavioral							
Beck & Coffey, 2005	Kognitiv-behaviorale Gruppentherapie bei PTBS	Kognitiv, verhaltenstherapeutisch; Fokus: Exposition, Entspannung	– (keine Angabe)	14 Sitzungen, wöchentlich, je 120 Min.	Verkehrs-unfall	Gemischt-geschlechtlich	Pilotstudie (N = 33), nach Gruppentherapie 88,3 % ohne PTBS (Beck et al., 2009)
Resick & Schnicke, 1992	Kognitive Verarbeitungstherapie (Cognitive Processing Therapy – CPT)	Kognitiv, narrativ, schriftlich; Ziel: Reduktion negativer mit dem Trauma assoziierter Gefühle, Sicherheit und Kontrolle	6–10	12 Sitzungen, ein-/zweimal wöchentlich, je 90–120 Min.	–	Gemischt-geschlechtlich	Studie (N = 39), nach Gruppentherapie signifikante Verbesserung der PTBS, von Depression und sozialer Anpassung; stabile Effekte über 6 Monate (Resick & Schnicke, 1992)
Wise, 2002	HELP – Gruppentherapie	Sicherheitserleben, Exposition, Umgang mit Emotionen, Partnerschaft & Sexualität	Bis zu 8	Offenes Gruppensetting	Sex. Missbrauch	Frauen	–
Lorenz et al., 2006	Gruppenbasierte Expositionstherapie	Kognitiv, verhaltenstherapeutisch; Fokus: Exposition (min. 60 Stunden)	Bis zu 11	Über Zeitraum von 16–18 Wochen, tägliche Sitzungen, je 180 Min.	–	Gemischt-geschlechtlich	Studie (N = 102) US-Veteranen, klinisch signifikante Reduktion in PTBS-Symptomatik; Effekte stabil über 6-Monats-Follow-up (Ready et al., 2008)
Emotionsregulation und Skills							
Zlotnick et al., 1997	Affektmanagement: Gruppentherapie	Verhaltenstherapeutisch; Fertigkeiten zur Emotionsregulation; adaptive Copingstrategien	Bis zu 8	15 Sitzungen, je 90 Min.	Sex. Missbrauch in Kindheit	Frauen	
Fallot & Harris, 2002	TREM: Trauma Recovery and Empowerment Model	Empowerment, Edukation und Skillstraining	8–10	Über Zeitraum von 9 Monaten, wöchentliche Sitzungen, je 75 Min.	Sex. und physischer Missbrauch	(Komplex traumatisierte) Frauen	Studie (N = 251) Frauen mit Missbrauchserfahrung; Reduktion u. a. in Angstsymptomatik und Erhöhung des Sicherheitsgefühls (Fallot et al., 2011)

Autoren	Name	Therapie-elemente	Teil-nehmer	Umfang	Trauma-art	Gruppen-besetzung	Wissenschaftlich überprüft
Cloitre, et al., 2002; 2020	STAIR/NT: Skillstraining zur affektiven und interpersonellen Regulation/Narrative Therapie	Kognitiv verhaltenstherapeutisch; Fokus: Emotions-regulation	– (keine Angabe)	10 Sitzungen STAIR	Sex. Missbrauch/Misshandlung in Kindheit	Geschlechts-homogen	Studie (N =24) Psychiatrie-patient:innen, Schizophrenie und Missbrauchserfahrung; Verbesserung in PTBS und psychotischen Symptomen (Trappler & Newville, 2007)
Koch et al. 2020	STARK: Skills-Training der Affektregulation – ein kultur-sensibler Ansatz	Kognitiv verhaltens-therapeutisch; Fokus: Emotions-regulation	Bis zu 8	14 Sitzungen, wöchentlich, je 90 Min.	–	Geschlechts-homogen	RCT-Pilotstudie (N = 44), signifikante & stabile Reduktion von Emotionsregulationsschwierigkeiten und transdiagnostischen Symptomen (Koch et al., 2020)
Dumser, Werner & Koch, 2023	STARS: Sleep Training Adapted for Refugees	Kognitiv verhaltens-therapeutisch; Fokus: Schlafstörungen, Fluchterfahrung	Bis zu 8	10 Sitzungen, wöchentlich, je 90 Min.	–	Geschlechts-homogen	–
Psychoedukation							
Lubin & Johnson, 1997	IPGT: Interaktive psycho-edukative Gruppentherapie für traumatisierte Frauen	Kognitiv, verhaltenstherapeutisch; Auswirkungen des Traumas auf Selbst und andere; Ressourcenarbeit	–	16 Sitzungen, wöchentlich, je 90 Min.	Sex. Gewalt	Frauen	Evaluationsstudie (N = 29), nach Gruppenprogramm signifikante Reduktion in PTBS- und Depressionssymptomatik; Effekte stabil über 6-Monats-Follow-up (Lubin et al., 1998)
Moller & Rice, 2006	»BE SMART«: Become Empowered: Symptom Management for Abuse and Recovery from Trauma	Psychoedukation; Ziel: Erlernen von Wellness, Copingstrategien	–	12 Sitzungen, wöchentlich	–	Gemischt-geschlechtlich	–
Najavits, 2009	Sicherheit finden (»Seeking Safety«)	Kognitiv-verhaltenstherapeutisch; Fokus: Suchterkrankungen	–	25 Themen	–	Gemischt-geschlechtlich	Metaanalyse, v. a. effektiv in Reduzierung von PTBS-Symptomen (Shermann et al., 2023)

Tab. 1: *Fortsetzung*

Autoren	Name	Therapieelemente	Teilnehmer	Umfang	Traumaart	Gruppenbesetzung	Wissenschaftlich überprüft
Liedl et al., 2010	Psychoedukation bei posttraumatischen Störungen	Psychoedukation posttraumatischer Folgestörungen; Erlernen von Copingstrategien für Alltag	6–8	Bis zu 17 Sitzungen, wöchentlich, je 90–120 Min.	–	Gemischtgeschlechtlich möglich, je nach Traumaart	–
Traumafokussiert psychodynamisch							
Reddemann, 2009	Gruppentherapiekonzepte nach dem Bielefelder Modell	Psychoedukation, tiefenpsychologisch fundierte Ressourcenaktivierung, Mischformen	8–12	Zweimal wöchentlich, je 90 Min.	V. a. komplex Traumatisierte	Vorwiegend reine Frauengruppen	Kontrollierte, nicht randomisierte Studie, in kompex stationärem Setting unter Einschluss von Einzeltherapie; signifikante Verbesserung u. a. bzgl. Depression, Intrusion, Vermeidung, Somatisierung, meist stabil über 6 Monate (Lampe et al., 2008)

12.3.2 Skillstraining und Emotionsregulation

Wichtige Bestandteile von Gruppen zu Skillstraining und Emotionsregulation bei Traumatisierten sind Achtsamkeit und der Umgang mit Gefühlen. Dabei werden Fertigkeiten vermittelt, wie Emotionen moduliert und Spannungen mit Entspannungsverfahren reduziert werden können. Achtsamkeitsübungen dienen auch bei dissoziativen Tendenzen der bewussten Verankerung im Hier und Jetzt und dazu, positive Aspekte in der Umgebung wahrzunehmen. Ein Beispiel für diese Form des gruppentherapeutischen Settings für Traumatisierte ist das Konzept TREM: »Trauma Recovery and Empowerment Model«, von Fallot und Harris (2002) für weibliche Opfer sexueller oder physischer Gewalt. TREM beinhaltet als wichtige »Säulen« Empowerment, Psychoedukation und Skillstraining. Der Fokus liegt dabei auf der Vermittlung von selbst-beruhigenden Techniken und dem Erkennen und richtigen Einschätzen von sozialen Grenzen sowie dem Erlernen von machbaren Schritten zur Problemlösung. Ein transdiagnostisches Behandlungskonzept, das auf die Verbesserung von Emotionsregulation bei traumatisierten Geflüchteten und Migrant:innen fokussiert, ist das Gruppentherapieprogramm »Skills-Training der Affektregulation – ein kultursensibler Ansatz: STARK« (Koch & Liedl, 2019). In 15 Sitzungen werden Strategien der Emotionserkennung und -regulation vermittelt, da Probleme der Emotionsregulation nicht nur zur Entwicklung und Aufrechterhaltung von Traumafolgestörungen beitragen, sondern durch die erhöhte physiologische Erregung auch soziale Beziehungen und damit den Integrationserfolg bei Migrant:innen und Geflüchteten beeinflussen. Das STARK-Konzept zeichnet sich vor allem durch seinen kultursensiblen Ansatz aus. Die Ergebnisse einer randomisiert-kontrollierten Pilotstudie zeigen vielversprechende Effekte (Koch et al., 2020). »Sleep Training Adapted for Refugees – STARS« (Dumser et al., 2023) ist ein weiteres Gruppenmanual, das unter Berücksichtigung der besonderen Lebensumstände und Bedürfnisse von traumatisierten Geflüchteten entwickelt wurde. Das Manual STARS ist ein niedrigschwelliges, kontextsensibles Behandlungskonzept, das die Therapie von Schlafstörungen in den Mittelpunkt stellt. Dabei wird einem kultursensiblen Krankheitsverständnis, bestehenden Traumata, schwierigen Wohn- und Schlafumgebungen sowie einer aktuell belasteten Lebenssituation in besonderem Maße Rechnung getragen. Zur Behandlung von Patient:innen mit komplexer PTBS entwickelten Cloitre und Kolleginnen das »Skillstraining zur affektiven und interpersonellen Regulation/Narrative Therapie – STAIR/NT« (Cloitre et al., 2002; Cloitre et al., 2020). Es beinhaltet in der ersten Behandlungsphase (STAIR) Skills zur Emotionsregulation und zur Bearbeitung dysfunktionaler interpersonaler Schemata. In einer ersten Studie von Trappler & Newville (2007) wurde STAIR im Gruppenformat bei Patient:innen mit der Diagnose einer Störung aus dem schizophrenen Formenkreis und komorbider PTBS mit der Regelbehandlung verglichen (Trappler & Newville 2007). Dabei zeigten sich vielversprechende Effekte in Bezug auf die PTBS, die psychotische Symptomatik und Strategien zur Affektregulation. Inzwischen liegt auch eine deutsche Gruppenversion von STAIR vor (Borowski et al., 2024).

12.3.3 Psychoedukative Gruppenansätze

Besonders psychoedukative Ansätze werden häufig im Gruppensetting angeboten. Ein wesentlicher Grund dafür sind sicher ökonomische Überlegungen. Für eine Gruppe von Patient:innen mit einem oft tabuisierten Problem stellt der Erfahrungsaustausch innerhalb einer Gruppe einen wesentlichen Vorteil dar. Durch die Informationsvermittlung im Gruppensetting und die Erkenntnis, dass auch andere unter ähnlichen Beschwerden und Symptomen leiden, fühlen sich Betroffene weniger ausgegrenzt und stigmatisiert. Beispiele für psychoedukative Gruppenansätze sind die Interaktive Psychoedukative Gruppentherapie für traumatisierte Frauen (IPGT) nach Lubin und Johnson (1997) oder das Manual Psychoedukation bei posttraumatischen Störungen von Liedl und Kollegen (2010). Bei diesen Ansätzen werden in der Informationsvermittlung neben der PTBS auch andere posttraumatische Symptome und Folgeerscheinungen bearbeitet. So legen Lubin und Johnson in ihrer Gruppe für Frauen, die Opfer sexueller Gewalt wurden, die Schwerpunkte auf Auswirkungen des Traumas auf die eigene Person (z. B. Schamgefühle, Zerstörung der weiblichen Identität), Auswirkungen des Traumas auf persönliche Beziehungen (z. B. Intimitäts-, Abhängigkeits- und Sexualprobleme) und den (Wieder-)Aufbau sozialer Netzwerke. In dem Manual von Liedl und Kollegen werden neben dem Trauma und der PTBS auch Themen wie Schlafstörungen, Aggressionen, Dissoziationen oder Trauer behandelt. Dabei geht es zum einen um die Vermittlung, dass es sich bei diesen Symptomen um normale Reaktionen auf ein abnormales Ereignis, das Betroffene erlebt haben, handelt. Darüber hinaus wird aber auch besprochen, wie Patienten im Alltag besser damit umgehen können.

Somit geht es bei den genannten Ansätzen neben der Informations- und Wissensvermittlung auch darum, Ressourcen der Teilnehmer wieder zu aktivieren.

Ein besonders im anglo-amerikanischen Raum weit verbreitetes Gruppenprogramm zur Behandlung von Substanzstörungen und komorbider PTBS ist »Sicherheit finden« (engl. »Seeking Safety«; Najavits, 2009). Es fokussiert auf das Erlernen sicherer Bewältigungsstrategien und adressiert dabei ein breites Spektrum von Symptomen komplexer Traumafolgestörungen, wie Beziehungen, die zu weiterer Exposition gegenüber Gewalt beitragen, sexuelles und anderes Risikoverhalten, Suizidalität und schwerwiegende Symptome wie Dissoziation oder selbstverletzendes Verhalten. Zudem enthält es Interventionen, die auf den Einsatz von Skills bei belastenden Symptomen abzielen. »Sicherheit finden« wurde in einer größeren Anzahl von randomisiert-kontrollierten Studien untersucht, mit heterogenen Effekten auf PTBS-Symptome und Substanzkonsum (Sherman et al., 2023). Positive Effekte zeigten sich in verschiedenen Studien auch auf sekundäre Outcomes wie Depression und Störungen der Emotionsregulation (z. B. Schäfer et al., 2019).

12.3.4 Traumafokussierte psychodynamische Gruppentherapie

Die Bandbreite psychodynamisch orientierter Gruppentherapiekonzepte für traumatisierte Patient:innen umfasst übertragungsorientierte, supportive und ich-funktionsorientierte sowie ressourcenaktivierende Konzepte (für einen Überblick siehe Wöller, 2010). In den ressourcenaktivierenden psychodynamischen Gruppentherapien für Traumatisierte geht es nicht vorrangig um eine tiefgehende Auseinandersetzung mit traumatischen Ereignissen. Nach Reddemann (2010) steht im Vordergrund dieser Ansätze die Förderung der Resilienz und damit die Frage: »Wie sind wir mit dem Schlimmen bis jetzt fertig geworden und was kann uns helfen, damit in Zukunft noch besser fertig zu werden?« Gruppenteilnehmerinnen und -teilnehmer können sich dabei gegenseitig bereichern und unterstützen.

Die Gruppentherapiekonzepte nach dem Bielefelder Modell beinhalten verschiedene Formen der Gruppenarbeit: psychoedukative, tiefenpsychologisch fundierte ressourcenorientierte Gruppen und Mischformen (Reddemann, 2009). Ein wichtiges Element der tiefenpsychologisch ressourcenorientierten Gruppe ist die imaginative Auseinandersetzung mit verletzten Anteilen. Diese erfolgt zuerst im Einzelsetting, und anschließend wird in der Gruppe davon berichtet. Dabei wird die Kompetenz aller Gruppenteilnehmerinnen und -teilnehmer einbezogen, die sich gegenseitig beim Prozess des Trostes und des Resilienzaufbaus unterstützen können. Die Gruppe kann als haltgebendes Element bei der Erforschung eigener Fähigkeiten viel bewirken.

Die Vertreter:innen von traumafokussierten psychodynamischen Gruppentherapieansätzen weisen darauf hin, dass diese Form der Traumarbeit sehr hohe Anforderungen an die Therapeut:innen stellt, sowohl was ressourcenorientierte Techniken betrifft als auch im Hinblick auf die Kenntnis und das Verstehen von Übertragungsprozessen sowie den Umgang mit dissoziativen Patient:innen.

12.4 Konklusion

Die in diesem Kapitel exemplarisch dargestellten gruppentherapeutischen Ansätze für Traumatisierte können in besondere Weise auf die eingangs beschriebenen sozialen Folgen von traumatischen Ereignissen Bezug nehmen und einwirken. Die Wirksamkeit von Gruppen für traumatisierte Patient:innen wurde durch einzelne randomisiert-kontrollierte Studien nachgewiesen (Castillo et al., 2016; Koch et al., 2020; Resick et al., 2015). Allerdings zeigten Studien auch die Überlegenheit von Einzeltherapie im Sinne einer größeren Verbesserung des Schweregrads der PTBS im Vergleich zu gruppentherapeutischem Setting (Resick et al., 2017).

Grundsätzlich lässt sich aus den bisherigen Befunden schließen, dass Gruppentherapiekonzepte, in denen die Gruppenkohäsion eine wichtige Rolle spielt und in der sich Teilnehmende durch den Austausch mit ähnlich Betroffenen entlastet fühlen, als Ergänzung zur einzeltherapeutischen Arbeit in der Behandlung von PTBS-Patient:innen wichtig sind. Darüber hinaus sollte geklärt werden, ob für PTBS-Patient:innen eine bestimmte Reihenfolge (parallel vs. aufeinanderfolgend) von einzel- und gruppentherapeutischen Angeboten zu empfehlen ist.

Während aus klinischer und wissenschaftlicher Erfahrung für die individuelle Bearbeitung traumatischer Erfahrungen das einzeltherapeutische Setting vorzuziehen ist, so kann doch ein Gruppenkonzept gegen die häufig geschilderte soziale Isolation und die Angst, mit seiner Symptomatik allein zu stehen, helfen. Bei speziellen Gruppen, wie z. B. Angehörigen von Opfern, können unterstützende Gruppen als ausschließliches Angebot hilfreich und ausreichend sein.

Allgemein sollte eine Gruppentherapie bei Traumatisierten aus therapeutischen und ökonomischen Gründen sowohl im klinisch-stationären wie auch im ambulanten Setting häufiger angewendet und berücksichtigt werden.

2.5 Literatur

Beck J. G. & Coffey S. F. (2005). Group cognitive behavioral treatment for PTSD: Treatment of motor vehicle accident survivors. *Cognitive and Behavioral Practice*, 12, 267–277.

Beck J. G., Coffey S. F., Foy D.W., Keane T. M. & Blanchard E. B. (2009). Group cognitive behavior therapy for chronic posttraumatic stress disorder: An initial randomized pilot study. *Behavior Therapy*, 40, 82–92.

Blanchard E. B. & Hickling E. J. (2004). *After the crash*. Washington, DC.: American Psychological Association.

Borowski J., Cloitre M., Karatzias T. & Schäfer I. (2024) *Komplexe Traumafolgestörungen. Die erweiterte STAIR-Gruppentherapie (ESTAIR)*. Göttingen: Hogrefe.

Castillo D. T., Chee C. L., Nason E., Keller J., C'de Baca J., Qualls C., Fallon S. K., Haaland K. Y., Miller M. W. & Keane T. M. (2016). Group-delivered cognitive/exposure therapy for PTSD in women veterans: A randomized controlled trial. *Psychological Trauma: Theory, Research, Practice and Policy*, 8 (3), 404–412.

Cloitre M., Koenen K. C., Cohen L. R. & Han H. (2002). Skills training in affective and interpersonal regulation followed by exposure: A phase-based treatment for PTSD related to childhood abuse. *Journal of Consulting and Clinical Psychology*, 70 (5), 1067–1074.

Cloitre M., Cohen L. R., Ortigo K. M., Jackson C. & Koenen K. C. (2020). *Treating survivors of childhood abuse and interpersonal trauma: STAIR narrative therapy*. New York, NY: Guilford Press.

Creech S. K. & Misca G. (2017). Parenting with PTSD: A review of research on the influence of PTSD on parent-child functioning in military and veteran families. *Frontiers of Psychology*, 8, 1101.

Dumser B., Werner G. & Koch T. (2023). *Behandlung von Schlafstörungen nach Flucht- oder Migrationserfahrung. STARS – das Manual: Sleep Training adapted for Refugees.* Stuttgart: Schattauer.

Fallot R. D. & Harris M. (2002). The trauma recovery and empowerment model (TREM): Conceptual and practical issues in a group intervention for women. *Community Mental Health Journal,* 38 (6), 475–485.

Fallot R. D., McHugo G. J., Harris M. & Xie H. (2011). The Trauma Recovery and Empowerment Model: A quasi-experimental effectiveness Study. *Journal of Dual Diagnosis,* 7 (1–2), 74–89; doi: 10.1080/15504263.2011.566056.

Koch T. & Liedl A. (2019). *Skills-Training der Affektregulation – ein kultursensibler Ansatz:* STARK. Stuttgart: Schattauer.

Koch T., Ehring T. & Liedl A. (2020). Effectiveness of a transdiagnostic group intervention to enhance emotion regulation in young Afghan refugees: A pilot randomized controlled study, *Behaviour Research and Therapy*, 132, 103689; doi: 10.1016/j.brat.2020.103689.

Lampe A., Mitmansgruber H., Gast U., Schuessler G. & Reddemann L. (2008). Therapieevaluation der Psychodynamisch Imaginativen Traumatherapie (PITT) im stationaren Setting. *Neuropsychiatrie,* 22 (3), 189–197.

Liedl A., Schäfer U. & Knaevelsrud C. (2010). *Psychoedukation bei posttraumatischen Störungen – Manual für Einzel- und Gruppensetting.* Stuttgart: Schattauer.

Lorenz A. R., Ready D. J., Worley V. M., Baltzell D., Mozley III T. N. & Brown-Thomas K. (2006). *Group based exposure therapy (GBET): The Atlanta model for combat veterans with PTBS.* Atlanta: Decatur, GA: Department of Veterans Affairs Medical Center.

Lubin H. & Johnson D. R. (1997). Interactive psychoeducational group therapy for traumatized women. *International Journal of Group Psychotherapy,* 47 (3), 271–290.

Lubin H., Loris M., Burt J. & Johnson D. R. (1998). Efficacy of psychoeducational group therapy in reducing symptoms of Posttraumatic Stress Disorder among multiply traumatized women. *American Journal of Psychiatry,* 155 (9), 1172–1177.

Maccoll G. J. (2007). A 9/11 parent support group. *International Journal of Group Psychotherapy,* 57 (3), 347–366.

Mendelsohn M., Zachary R. & Harney P. (2007). Group therapy as an ecological bridge to a new community. *Journal of Aggression, Maltreatment and Trauma,* 14, 227–243.

Moller M. D. & Rice M. J. (2006). The BE SMART trauma reframing psychoeducation program. *Archives of Psychiatric Nursing,* 20 (1), 21–31.

Najavits L. M. (2009). *Posttraumatische Belastungsstörung und Substanzmissbrauch. Das Therapieprogramm »Sicherheit finden«.* Göttingen: Hogrefe.

Nietlisbach G., Maercker A., Rössler W. & Haker H. (2010). Are empathic abilities impaired in posttraumatic stress disorder? *Psychological Reports,* 106 (3), 832–844.

Olatunji B. O., Cisler J. M. & Tolin D. F. (2007). Quality of life in the anxiety disorders: A meta-analytic review. *Clinical Psychology Review,* 27 (5), 572–581.

Ozer E. J., Best S. R., Lipsey T. L. & Weiss D. S. (2003). Predictors of posttraumatic stress disorder and symptoms in adults: A meta-analysis. *Psychological Bulletin,* 129 (1), 52–73.

Ready D. J., Thomas K. R., Worley V., Backscheider A. G., Harvey L. A. C., Baltzell D. et al. (2008). A field test of group based exposure therapy with 102 veterans with war-related posttraumatic stress disorder. *Journal of Traumatic Stress,* 21 (2), 150–157.

Reddemann L. (2009). Gruppentherapie in der Traumabehandlung – die Gruppe als Ressource nutzen. In: Mattke D., Reddemann L. & Strauß B. (Hrsg.). *Keine Angst vor Gruppen.* Stuttgart: Klett-Cotta, 278–343.

Reddemann L. (2010). Ressourcenorientierte psychodynamische Gruppenpsychotherapie in der Behandlung komplexer Traumafolgestörungen. *Gruppenpsychotherapie und Gruppendynamik,* 46, 22–40.

Resick P. A. & Schnicke M. K. (1992). Cognitive processing therapy for sexual assault victims. *Journal of Consulting and Clinical Psychology,* 60 (5), 748–756.

Resick P. A., Wachen J. S., Mintz J., Young-McCaughan S., Roache J. D., Borah A. M., Borah E. V., Dondanville K. A., Hembree E. A., Litz B. T. & Peterson A. L. (2015). A randomized clinical trial of group cognitive processing therapy compared with group present-centered therapy for PTSD among active duty military personnel. *Journal of Consulting and Clinical Psychology*., 83 (6), 1058–1068.

Resick P.A., Wachen J.S., Dondanville K.A., Pruiksma K.E., Yarvis J.S., Peterson A.L., Mintz J. and the STRONG STAR Consortium et al. (2017). Effect of Group vs Individual Cognitive Processing Therapy in active-duty military seeking treatment for Posttraumatic Stress Disorder: A randomized clinical trial. *JAMA Psychiatry*, 74 (1), 28–36.

Schäfer I., Lotzin A., Hiller P., Sehner S., Driessen M., Hillemacher T., Schäfer M., Scherbaum N., Schneider B. & Grundmann J. (2019) A multisite randomized controlled trial of Seeking Safety vs. Relapse Prevention Training for women with co-occurring posttraumatic stress disorder and substance use disorders. *European Journal of Psychotraumatology*, 10 (1), 1577092.

Scharpf F., Kaltenbach E., Nickerson A. & Hecker T. (2021). A systematic review of socio-ecological factors contributing to risk and protection of the mental health of refugee children and adolescents. *Clinical Psychology Review*, 83, 101930.

Schnurr P.P., Friedman M.J., Foy D.W., Shea M.T., Hsieh F.Y., Lavori P.W. et al. (2003). Randomized trial of trauma-focused group therapy for posttraumatic stress disorder – results from a Department of Veterans Affairs Cooperative Study. *Archives of General Psychiatry*, 60 (5), 481–489.

Schwartze D., Barkowski S., Strauss B., Knaevelsrud C. & Rosendahl J. (2019) Efficacy of group psychotherapy for posttraumatic stress disorder: Systematic review and meta-analysis of randomized controlled trials. *Psychotherapy Research*, 29 (4), 415–431.

Sherman A.D.F., Balthazar M., Zhang W., Febres-Cordero S., Clark K.D., Klepper M., Coleman M. & Kelly U. (2023). Seeking safety intervention for comorbid post-traumatic stress and substance use disorder: A meta-analysis. *Brain and Behavior*, 13 (5), e2999.

Stevens J.S. & Jovanovic T. (2019). Role of social cognition in post-traumatic stress disorder: A review and meta-analysis. *Genes, Brain, and Behavior*, 18 (1), e12518.

Trappler B. & Newville H. (2007). Trauma healing via cognitive behavior therapy in chronically hospitalized patients. *Psychiatric Quarterly*, 78 (4), 317–325.

Wise K. (2002). Klinische Erfahrungen mit einem Gruppentherapieprogramm für sexuell missbrauchte und traumatisierte Patientinnen. *Verhaltenstherapie*, 12, 133–142.

Wöller W. (2010). Gruppenpsychotherapie bei traumatisierten Patientinnen – Konzepte und Stand der Forschung. *Gruppenpsychotherapie und Gruppendynamik*, 46, 4–21.

Zlotnick C., Shea T.M., Rosen K., Simpson E., Mulrenin K., Begin A. et al. (1997). An affect-management group for women with posttraumatic stress disorder and histories of childhood sexual abuse. *Journal of Traumatic Stress*, 10 (3), 425–436.

UTE BACKMANN UND UTE MARTENS

13. Körperpsychotherapie

13.1 Allgemeine Einführung

13.1.1 Körpertherapie – Körperpsychotherapie

Zum weiten Feld der Körpertherapien gehören Behandlungsmethoden, die keine psychotherapeutischen Verfahren im eigentlichen Sinne sind, da sie nicht auf einer umfassenden Theorie der Entstehung und Aufrechterhaltung von Krankheiten gründen; sie nehmen über den Weg des Körpers im holistischen Sinne Einfluss auf das Wohlbefinden des Menschen (u. a. Feldenkrais-Methode, Alexander-Technik, Atemtherapien, Massagen, Kinesiologie, Osteopathie usw.). Körperpsychotherapien (KPT) entstanden unter verschiedenen Einflüssen und werden durch psychotherapeutische Konzepte, im Wesentlichen die Tiefenpsychologie und die Anthropologie Viktor von Weizsäckers, fundiert. Es gibt eine große, fast unübersichtliche Methodenvielfalt, da sich Körperpsychotherapien im 20. Jahrhundert an verschiedenen Orten der Welt fast parallel und zum Teil unabhängig voneinander entwickelt haben (Martens et al., 2023). In Deutschland werden verschiedene Körperpsychotherapieverfahren praktiziert, häufig die Konzentrative Bewegungstherapie (KBT), Tanztherapie und Funktionelle Entspannung.

13.1.2 Die Bedeutung des Körpers in der Psychotherapie

Im Körper sind alle Erlebnisse unseres Lebens, die positiven gleichermaßen wie die traumatischen, gespeichert, in der Sprache der Körperpsychotherapeuten »einverleibt«. Beziehungserfahrungen und Erinnerungen machen sich in der individuellen Mimik, Gestik, Körperhaltung und -spannung und in den Bewegungsmustern des Menschen bemerkbar (Stern, 1996). In der therapeutischen Beziehung wird der Zustand des Menschen insgesamt wahrgenommen und im Verständnis von Übertragungen und Gegenübertragungen, die auch auf der Körperebene erlebbar sind, reflektiert und im therapeutischen Prozess nutzbar gemacht (Backmann, 2023). Die frühesten Erfahrungen unseres Lebens sind körperliche, zunächst vorsprachliche Empfindungen, die, wenn die frühe Kindheit förderlich und emotional einfühlsam verlief, als Wohlbehagen, Satt- und Gehalten-Sein sowie Geliebt- und Gesehen-Werden abgespeichert wurden. Bleiben hingegen essentielle, vitale Bedürfnisse unbeantwortet, wird der Mangel ein Bestandteil des Erlebens, er ist »einverleibt«, Entwicklungsstörungen, Persönlichkeitsveränderungen, Krankheiten in jeder Hinsicht (somatisch sowie psychisch) sind die Folge.

Früher Mangel, Beziehungstraumatisierungen und nicht beantwortete Bedürfnisse sowie auch spätere traumatische Erfahrungen sind im impliziten Körpergedächtnis abgespeichert und deshalb bewusster Erinnerung und sprachlicher Bearbeitung zunächst oft nicht zugänglich. Sie machen sich stattdessen als multiple psychosomatische Beschwerden oder dissoziative Symptomatik bemerkbar und können über zwischenleibliche Resonanz und körperliche Gegenübertragung im körperpsychotherapeutischen Prozess entschlüsselt werden. Biografische Erfahrungen werden nach körperpsychotherapeutischem Verständnis in körperlichen und psychischen Strukturen abgespeichert (motorisch, kognitiv und affektiv). Diese einverleibten sogenannten »affekt-motorischen Schemata« (Downing, 1994) werden in der KPT über Bewegungen aktiviert, um abgespaltene Gefühle wiederzubeleben.

13.2 Erfahrungsbasierte Praxis und Vorgehen in der Versorgung

Körperpsychotherapie wird in der Behandlung von biographisch frühen (Beziehungs-) Traumatisierungen und Traumafolgestörungen vor allem in multimodalen Behandlungskonzepten von psychosomatischen Kliniken angeboten. Im ambulanten Bereich werden in Deutschland KPT-Methoden nicht durch die Krankenkassen oder private Krankenversicherungen finanziert, da sie nicht zu den Richtlinienverfahren gehören. Im deutschsprachigen Ausland werden die Kosten für eine KPT jedoch zum Teil erstattet.

13.2.1 Konzentrative Bewegungstherapie

Die Konzentrative Bewegungstherapie (KBT) nutzt Wahrnehmung und Bewegung als Grundlage von Erfahrung und Handeln. Dabei werden unmittelbare Sinneserfahrungen mit psychoanalytisch und psychodynamisch orientierter verbaler Bearbeitung verbunden. Als theoretische Basis dienen entwicklungspsychologische, tiefenpsychologische, phänomenologische und lerntheoretische Denkmodelle. Durch die konzentrierte Hinwendung zum eigenen Erleben werden Erinnerungen belebt, die sich körperlich in Haltung, Bewegung und Verhalten ausdrücken. Das Körperliche bildet die Grundlage und das Beziehungsfeld für individuell-eigengesetzliche, physische, psychosomatische und psychische Abläufe. Die Problematik wird »begreifbar«. Dies kann durch unmittelbare Auseinandersetzung mit der Körpererfahrung oder durch verbale Bearbeitung des Erlebens geschehen, das aus der bewussten und vorbewussten Lebensgeschichte aufgetaucht ist. Die Wirkweisen der KBT sind in Forschungen nachgewiesen (Schreiber-Willnow, 2010; Seidler et al., 2020).

In diesem Sinne wirkt die KBT auf verschiedenen Ebenen. Erlebte und im Körpergedächtnis gespeicherte Traumatisierungen können durch das sinnliche Wahrnehmen des eigenen Körpers in den KBT-Angeboten bei den Patient:innen ins Bewusstsein gelangen. Dadurch werden die Problematiken, Störungen und Erkrankungen der Patient:innen in ihrer gesamten psychophysischen Dimension von Patient:innen und Therapeut:innen häufig erst verstanden und damit einer psychotherapeutischen Bearbeitung zugänglich.

Zum anderen hat die KBT störungsspezifische psychotraumatologische Behandlungsansätze entwickelt, die, wie die folgenden Abschnitte zeigen, in Einzel- und Gruppentherapien Anwendung finden.

KBT – phasenspezifische Interventionen zur Traumabewältigung

Schmitz (2004) beschreibt ein Vierphasenmodell zur Traumabewältigung: In der ersten Phase erfolgt eine individuelle Traumaanamnese mit den KBT-üblichen Mitteln der Symbolisierung und szenischen Darstellung, um so – neben der Körperwahrnehmung – »sprachloses Material« begreifbar zu machen. Ebenso werden Trigger-Erfahrungen erfasst und in den Therapiesitzungen begrenzt.

In der zweiten Phase werden Handlungskompetenz und Selbstregulation bewusst gefördert. Es geht um ein Pendeln zwischen der Wahrnehmung alter Gefühle von Hilflosigkeit einerseits und von Zutrauen und Selbststeuerung im aktuellen Erleben andererseits. Therapeutische Angebote der KBT sind hier aktive Handlungs- und Bewegungsmöglichkeiten – »in Bewegung kommen«, »verändern können«, »eine Situation verlassen können«.

Sind Steuerungsmöglichkeiten und Selbstberuhigungsstrategien genügend verankert, so geht es in der dritten Phase um das dosierte bewusste Aufsuchen der traumatischen Erinnerungen. Dabei wird der Therapieraum in zwei Hälften geteilt. In der einen Hälfte gestaltet die Patientin bzw. der Patient die traumatische Szene symbolisch mit Gegenständen; in der anderen Hälfte wird eine Szene geschaffen, in der Gegenstände symbolisch für Ressourcen und positives Erleben verwendet werden. Das aktive und selbstbestimmte Pendeln zwischen beiden Polen folgt dem Ziel der Integration.

In der vierten Phase geht es um das Anerkennen der Traumatisierungen als Teil der Biografie. Dieses beinhaltet den bewussten Umgang mit der eigenen Verletzlichkeit, aber auch das Kennen und Nutzen der intakten Persönlichkeitsanteile.

KBT – einzeltherapeutische Interventionen zur körperlichen Integration

In den KBT-Einzeltherapien ist es notwendig, die in den traumatisierenden Situationen angestauten Erregungen – die häufig in körperlichem Erstarren oder affektiver Einschränkung kompensiert werden – wieder Ausdruck zu verleihen. Energie und Kraft können zunächst im geschützten Rahmen erprobt werden.

Zudem werden in den Einzeltherapien anhand von Körperbildern die traumatisierenden Ereignisse symbolisiert und mit den körperlichen Erfahrungen verknüpft. Die (heute erwachsenen) Patient:innen können gemeinsam mit dem Therapeuten/der Therapeutin auf eine Szene/ein Bild der Vergangenheit schauen. Diese Distanzierung ermöglicht sowohl das Einordnen aufkommender Körperreaktionen als auch eine Distanzierung zu damaligem Erleben. Durch den Wechsel zwischen den Ebenen des affektiven und körperlichen Erlebens – verbunden mit verbaler Bearbeitung – gelingt ein gesamthafter Integrationsprozess. Zum Ende jeder KBT-Einzeltherapie soll eine beruhigende physiologische Wirkung erzielt werden (Backmann, 2021).

KBT – gruppentherapeutische Interventionen zur Stabilisierung

In den KBT-Gruppentherapien ist sowohl die Möglichkeit der bewussten Selbstwahrnehmung in Abgrenzung von anderen Personen als auch das Verständnis für körperliche Reaktionen im Kontakt mit der Umwelt hilfreich. Ein klassisches KBT-Angebot in der Gruppe ist die bewusste Wahrnehmung des Raumes aus verschiedenen Perspektiven. Die Patient:innen gehen dabei im Raum umher, bleiben an verschiedenen Stellen stehen und lassen ihn auf sich wirken. Handelnd können sie ihren Standort immer wieder verändern und so herausfinden, wo im Raum für sie der aktuell beste Platz ist. Jede Person benennt sowohl die leitenden Motive (z. B. die Tür im Blick zu haben oder die Wand als Schutz im Rücken) als auch die körperlichen Parameter (z. B. ruhige Atmung, gleichmäßiger Pulsschlag, angenehme Körpertemperatur). So wird die Wahrnehmung einer äußeren Situation mit inneren Zuständen verknüpft. Dieser Prozess dient im weiteren Verlauf der KBT dazu, auch unangenehme Körperreaktionen (z. B. zittern, Herzklopfen, schwitzen) wahrzunehmen und zwischen Körpererinnerungen im »Dort und Damals« und heutigen Situationen und Befindlichkeiten im »Hier und Jetzt« unterscheiden zu können. Die Fähigkeit zur Selbstwahrnehmung und Selbstregulierung wird konsequent im Kontakt mit anderen Personen erarbeitet. Nähe und Distanzerleben, die Wahrnehmung von Körper-, Raum- und Beziehungsgrenzen werden handelnd erprobt und verbalisiert. Verschiedene vegetative Erregungszustände können wahrgenommen und eingeordnet werden. Physische Beruhigung kann bewusst erlebt werden, so dass Sicherheit und Autonomie wiedererlangt werden kann. Letztendlich können im gruppentherapeutischen Setting auch Fluchtimpulse und das Erleben von Immobilität und Dissoziation überwunden werden (Backmann, 2021).

KBT – gruppentherapeutische Interventionen zur spezifischen Behandlung von Traumatisierungen und Essstörungen

Für Patient:innen, die zusätzlich zur (k)PTBS eine Essstörung aufweisen, wurde ein spezifisches KBT-Konzept entwickelt, das an der Schnittstelle zwischen dem bewusstseinsnahen Körperschema und dem eher unbewussten Körperbild anzusiedeln ist. Patient:innen benennen nicht selten einen Zusammenhang zwischen Traumatisierungen und der Entwicklung einer Essstörung, die als Versuch einer intrapsychischen Lösung zur Traumabewältigung verstanden werden kann, dem somit Rechnung getragen werden muss. Durch körperspezifische modularisierte Angebote, z. B. zur Einschätzung der Körpergrenzen, aber auch durch die neutrale Beschreibung des eigenen Körpers und der Entwicklung des Körperbildes werden Zusammenhänge zwischen Traumatisierungen und Essstörungen sicht- und verstehbar (Backmann, 2022a).

KBT – gruppentherapeutische Interventionen zur spezifischen Behandlung von Traumatisierungen bei somatoformen Störungen

Die neurobiologischen Zusammenhänge zwischen Schmerz- und Stressverarbeitung sind hinreichend untersucht. Besonders frühkindliche Traumatisierungen steigern die Vulnerabilität in Bezug auf Schmerzüberempfindlichkeit. Unsichere und bedrohliche Bindungen zu primären Bezugspersonen sind ausschlaggebend für eine erhöhte Stressanfälligkeit sowie eine verminderte Affektregulierung. Somatoforme Störungen können somit als durch frühe Bindungserfahrungen geprägte Störungen in der Beziehung zum eigenen Körper und in der zwischenmenschlichen Beziehung interpretiert werden. In diesem Sinne sind folgende Aspekte in der Behandlung mittels KBT entscheidend:

- die Integration des Schmerzes in die subjektive ganzheitliche Wahrnehmung der Patient:innen,

- die Differenzierung des Schmerzerlebens,
- die Symbolisierung des Schmerzes,
- die Schmerzgeschichte
- sowie die liebevolle und leiblich mitempfindende Zuwendung zum Schmerz als therapeutische Grundhaltung.

Hier ist die Gruppe als Beziehungsraum von besonderer Bedeutung, um dem Pendeln zwischen »Verharren im Schmerz« und Lebendigkeit (spielerischen) Ausdruck zu ermöglichen (Backmann, 2021; Backmann, 2022b).

KBT – gruppentherapeutische Interventionen mit früh traumatisierten Kindern

Plank-Matias und Müller (2018) beschreiben die KBT-spezifische stationäre Gruppentherapie mit früh traumatisierten Kindern. Dazu haben sie ein Konzept entwickelt, dass die sichere Basis (im Sinne der Bindungstheorie) als Grundvoraussetzung für den Aufbau von Beziehungen in den Fokus nimmt, mit einer übergreifenden Struktur für den Therapieprozess und »Bausteinen«. In der übergreifenden Struktur orientiert sich das Konzept an den Leitlinien der neuroaffektiven Verarbeitungsmöglichkeiten und der Beziehungsfähigkeit der Kinder sowie an dem, was sich situativ in Körper- und Handlungsdialogen zeigt. Die Bausteine fördern konsequent den Aufbau von basaler Sicherheit und Gruppenfähigkeit. Wesentliches Element der Therapie ist die Einrichtung eines »Schutzplatzes«, den die Kinder mit Hilfe der Therapeut:innen einrichten. Dieser dient den Kindern als Orientierungshilfe und Instrument der Regulierung, als Hilfe zur Stabilisierung in der Akutsituation, zum Aufbau von (Körper-) Grenzen und als Hilfe zur Ich-Stärkung. Mit diesem Konzept wird den Kindern die Möglichkeit gegeben, selbstwirksam neue Erfahrungen mit sich und in Beziehungen zu sammeln, indem sie zwischen dem Pol des eigenen Platzes und dem Verbindungserleben pendeln können.

13.2.2 Funktionelle Entspannung (FE)

Die FE ist eine KPT-Methode, mit der Selbstwahrnehmung und Selbstregulation gefördert werden. Über den Atemrhythmus wird das vegetative Nervensystem zugunsten einer Parasympathikusaktivierung stimuliert. Die Selbstwahrnehmung wird in der therapeutischen Beziehung angeregt, indem der Therapeut bzw. die Therapeutin durch Nachfragen zum Spüren anregt und der Patient/die Patientin das aktuell Erlebte in Sprache zu fassen versucht. Durch das therapeutisch-dialogische Vorgehen und Bewegungen, die an das Ausatmen gekoppelt sind, stellt sich zunächst eine Beruhigung vegetativ übererregter Patient:innen ein. Über diese Beruhigung kann Unbemerktes wahrgenommen und in der Beziehung reguliert und eingeordnet werden. Die Hinwendung zu sich fördert die Selbstberuhigung. In gelassenem Zustand kann sich der eigene Rhythmus entfalten. Körperliche und seelische Abläufe verlangsamen und beruhigen sich und kommen wieder ins Gleichgewicht. Zusammenhänge zwischen körperlichen Empfindungen und Gefühlen können wahrgenommen werden (Lahmann, 2013). Positive Gefühle, Bewegungs- und Veränderungsimpulse können als Ressourcen unmittelbar genutzt werden. Der therapeutische Ebenenwechsel zwischen Körpererleben und seelischen Prozessen fördert das bewusste Verständnis von Zusammenhängen und die Verbalisierungsfähigkeit. Wahrnehmungen in Worte zu fassen, hilft zu klären, zu differenzieren und fördert die Erinnerung. In der zuverlässigen Beziehung zwischen Patienten und

Therapeutin werden dabei auch unerträgliche Affekte regulierbar und weniger bedrohlich. Ein Zugang zu abgespaltenen Gefühlen, die sich zunächst nur durch körperliche Reaktionen, Anspannung oder Unruhe bemerkbar machen, wird möglich. So werden die Voraussetzungen dafür geschaffen, sich mit belastenden inneren Konflikten, Erinnerungen und auch mit traumatischen Inhalten auseinanderzusetzen und dabei eine angemessene Regulation und Kontrolle aufrechtzuerhalten.

Der leibliche Erfahrungsraum wird genutzt, um alternative Lösungswege zu erproben. Darüber werden Prozesse der Selbstentwicklung angestoßen, die Autonomie, Symbolisierungsfähigkeit und Repräsentanzen-Bildung betreffen. Ziel ist eine Haltung von Selbstakzeptanz und -fürsorge, die mit mehr Konfliktfähigkeit und Gelassenheit in Beziehungen einhergeht. Haltungs- und Verhaltensänderungen sowie neue Beziehungserfahrungen können im schützenden Rahmen von Einzel- oder Gruppentherapie erprobt und körperlich verankert werden.

In der Arbeit mit traumatisierten Patient:innen geht es zunächst um das Erleben von Halt im Außen und im Innenraum sowie dem Gefühl der haltgebenden therapeutischen Beziehung. Wenn die vegetative Übererregung eine Beruhigung erfährt und die Patient:innen sich in ihren Grenzen sicher fühlen, können die traumatischen Erlebnisse bearbeitet werden.

Die FE ist in der Stabilisierungsphase eine hilfreiche Methode zur Selbstregulation, da sie über das vegetative Nervensystem direkt Einfluss auf die Übererregung nimmt.

13.3 Evidenz zur Behandlung von Traumafolgestörungen mit KPT – Stand der Forschung

Aufgrund langer Erfahrung mit KPT als erlebnisorientierte Therapie in multimodalen Behandlungskonzepten und Untersuchungen zu Wirksamkeit und Verträglichkeit ist der Nutzen unumstritten (Backmann, 2021; Seidler et al., 2020).

In Diskrepanz dazu liegen bislang jedoch nur wenige randomisiert-kontrollierte Studien vor, die die Wirksamkeit von KPT-Methoden in der Behandlung von Traumafolgestörungen belegen (siehe dazu die AWMF-Leitlinie vom 19.12.2019, AWMF online, 2019). Der diesbezügliche Forschungsbedarf an randomisierten, kontrollierten Therapiestudien (RCTs) ist groß, allgemein gibt es nur wenige RCTs, die die Wirksamkeit von KPT insgesamt belegen, wie eine Metaanalyse (Rosendahl et al., 2021) zeigte. In diese Metaanalyse wurde eine Studie eingeschlossen, die die Wirksamkeit einer Körperpsychotherapie in der Behandlung von Patientinnen, die in der Kindheit sexuellem Missbrauch ausgesetzt waren, belegt (Price, 2005). In der Untersuchung wurden 24 Patientinnen, die sich wegen des Missbrauchs in der Kindheit in psychotherapeutischer Behandlung befanden, randomisiert einzeltherapeutisch mit Massagen, kombiniert mit Achtsamkeitsverfahren, bzw. nur mit Massagen, die durch empathisches Nachfragen nach der Befindlichkeit begleitet wurden, untersucht. Zwischen den Gruppen fanden sich keine signifikanten Unterschiede, allerdings profitierten beide Gruppen gleichermaßen signifikant hinsichtlich des psychischen Wohlbefindens, der PTBS-Symptomatik, Dissoziationen, physischen Symptomen und Körperwahrnehmung und -erleben. Alle Patientinnen gaben an, dass sie durch den verbesserten Zugang zum eigenen Körper und die Möglichkeit, durch die von den empathischen Therapeuten angeregten Spürangebote und Regulationsangebote mehr von sich selbst wahrzunehmen, auch in der verbalen Psychotherapie Fortschritte machen konnten. Price (2005) kam zu dem Schluss, dass Patientinnen jenseits der »klassischen« Psychotherapie dann von einer Körpertherapie profitieren, wenn sie sich dazu bereit und motiviert fühlen.

In einer Pilotstudie aus Kanada (Classen et al., 2021) mit einem Wartelisten-Kontrollgruppendesign wurde die Wirksamkeit einer aus 20 Einheiten bestehenden Gruppentherapie mit KPT zur Behandlung von Patient:innen mit Traumafolgestörungen nach Kindheitstraumata untersucht. In der Studie wurden die Ergebnisse von 32 Patient:innen ausgewertet. Im Wesentlichen wurde von der Arbeitsgruppe das Verfahren »Sensorimotor Psychotherapy« nach Pat Ogden untersucht. Nach der Intervention zeigte sich eine signifikante Verbesserung von Angst, Körperbewusstsein und Aufnahmevermögen bei den behandelten Patientinnen, verglichen mit der Wartegruppe. Classen et al. sehen die Gruppentherapie als Hilfe für Patienten mit Traumafolgestörungen, ihr Vermeidungsverhalten und Ängste – durch Achtsamkeit und durch die Möglichkeit der Aufnahmefähigkeit auf Körperebene – auch im interpersonellen Bereich reduzieren zu können (Classen et al., 2021).

Peter A. Levine, Psychologe und Biophysiker, hat das »Somatic Experiencing« (SE) zur Traumabehandlung entwickelt. Hintergrund ist die Erkenntnis, dass Traumata zunächst eine extreme Stressreaktion auslösen, die sich in der traumatischen Situation von Hilflosigkeit und Ausgeliefertsein nicht abreagieren kann, und im Weiteren zu chronifizierten Stressreaktionen mit emotionaler und psychovegetativer Dysregulation und zu dauerhaften Blockaden im Nervensystem führen (»freezing«), die durch die Behandlung mit SE gelöst werden können. Die Behandlung des Traumas erfolgt nach einem Bottom-up-Modell, d. h. zunächst werden die somatischen und psychovegetativen Störungen behandelt und verändert, was zu einer Veränderung von Emotionen und Erinnerungen führt, genau entgegengesetzt der Konfrontation in verbalen Traumabehandlungen (top-down). In einer 2020 publizierten Studie einer dänischen Arbeitsgruppe (Andersen et al., 2020) fand sich bei Patient:innen mit chronischen Rückenschmerzen und PTBS-Symptomatik nach Verkehrs- oder Arbeitsunfällen kein signifikanter Unterschied zwischen Physiotherapie, kombiniert mit SE (12 Sitzungen à 1 Stunde), und Physiotherapie allein.

In eine Übersichtsarbeit zur Wirksamkeit sowie den methodenspezifischen Elementen des »Somatic Experiencing« wurden 16 Publikationen aufgenommen, die als qualitativ ausreichend bewertet wurden (Kuhfuß et al., 2021). In einigen Studien verbesserten sich die Symptome der PTBS, Angst, Depression und Lebensqualität. Bei großer Heterogenität der Publikationen in Bezug auf Vorgehen, Messinstrumente, Fallzahl und Patientengruppe identifizierten die Autoren als SE-spezifisches Behandlungselement, dass der Körper als Ressource entdeckt und für die Patienten nutzbar gemacht werde. Einen weiteren wichtigen Aspekt sehen die Autoren in der therapeutischen Berührung (z. B. Hand auf Schulter), die von Behandlern und Patienten gleichermaßen als Geste der Sicherheit und Unterstützung und als heilsam eingeschätzt werde. Dieser Einschätzung stehen wir Autorinnen jedoch kritisch gegenüber und warnen vor einer unvorsichtigen Verallgemeinerung des vermeintlich positiven Effekts von Berührungen traumatisierter Patientinnen. Berührungen sollten nur in einer stabilen, tragfähigen therapeutischen Beziehung und in Absprache mit den Patientinnen erfolgen, wobei sowohl die körperlichen Übertragungs- sowie Gegenübertragungsgefühle ausreichend analysiert und verstanden wurden und in »verantworteter Beziehung« die Hand des Therapeuten als eine Spürhilfe für den Patienten zur Verfügung steht (Fuchs 1997). Umso wichtiger ist die Forderung nach weiteren, randomisiert-kontrollierten Studien, um den Nutzen der Methode zu belegen (Kuhfuß et al., 2021).

Für die KBT und die FE liegen keine RCTs vor, die ihre Wirksamkeit in der Behandlung der PTBS belegen würden. Für viele psychosomatische Erkrankungen, in deren Ätiopathogenese traumatische Erfahrungen eine wichtige Rolle spielen, konnte die Wirksamkeit von FE jedoch nachgewiesen werden (Rosendahl et al., 2021).

Hinweise auf eine positive Wirkung auf die vegetative Übererregung deuteten sich in einer Machbarkeitsstudie an, in der FE als Gruppenintervention für Patient:innen angeboten wurde, die an Karzinomen erkrankt waren und sich aktuell in Behandlung oder in der Nachbehandlungsphase befanden (Greinacher et al., 2022). Bei Patient:innen mit Krebserkrankungen ist bekannt, dass sie neben der somatischen Symptomatik häufig auch unter massiver Progredienz-Angst, Depressionen und Übererregung leiden. Einige Patient:innen erfüllen sogar die Kriterien einer Traumafolgestörung (Mehnert et al., 2014). Durch eine 10-stündige Gruppenintervention besserte sich in der Gruppe der mit FE behandelten Patient:innen das allgemeine Wohlbefinden, Hyperarousal und Sorgen reduzierten sich, die Lebensfreude nahm zu (Greinacher et al., 2022). Zur Replikation sind größere, randomisiert-kontrollierte, multizentrische Studien notwendig.

Fazit: Es besteht eine erhebliche Diskrepanz zwischen der breiten Anwendung von KPT in der aktuellen Versorgungslandschaft, die auf einem Erfahrungswissen und profunder Kompetenz in der Behandlung von Patient:innen mit Traumatisierungen und PTBS beruht, und dem Mangel an qualitativ hochwertigen, randomisiert und kontrollierten Studien, die ihren Nutzen belegen.

13.4 Literatur

Andersen T. E., Ellegaard H., Schiøttz-Christensen B., Mejldal A. & Manniche C. (2020). Somatic Experiencing® for patients with low back pain and comorbid posttraumatic stress symptoms – a randomised controlled trial. *European Journal of Psychotraumatology,* 11 (1), 1797306; doi: 10.1080/20008198.2020.1797306.

AWMF online (2019). Posttraumatische Belastungsstörung, S3-Leitlinie der Deutschsprachigen Gesellschaft für Psychotraumatologie (DeGPT), Version 19. 12. 2019, S. 35–36. Im Internet: https://register.awmf.org/de/leitlinien/detail/155-001 (Zugriff: 29. 5. 2024).

Backmann U. (2021). *Sexualität in der Konzentrativen Bewegungstherapie*. München: Ernst Reinhardt.

Backmann, U. (2022a): Körper und Körperbild: Die Körperbildtherapie als Erweiterung der Konzentrativen Bewegungstherapie (KBT) in der stationären psychosomatischen Behandlung. *Gruppenpsychotherapie und Gruppendynamik,* 58 (2), 140–157.

Backmann, U. (2022b). Das Trauma unter dem Schmerz. *Schmerz.Therapie,* 5 (03), 129–133.

Backmann U. (2023). Der Körper in der Psychotherapie. *Psychotherapie,* 68, 195–200.

Classen C. C.., Hughes L., Clark C., Mohammed B. H., Woods P. & Beckett B. (2021). A pilot RCT of a body-oriented group therapy for complex trauma survivors: An adaption of sensorimotor psychotherapy. *Journal of Trauma and Dissociation,* 22 (1), 52–68; doi: 10.1080/15299732.2020.1760173.

Downing G. (1994). *Körper und Wort in der Psychotherapie*. München: Kösel.

Fuchs M. (1997). *Funktionelle Entspannung. Theorie und Praxis eines körperbezogenen Psychotherapieverfahrens.* 6. Aufl. Stuttgart: Hippokrates.

Greinacher A., Martens U. & Maatouk I. (2022). Entwicklung und Evaluation einer manualisierten körperpsychotherapeutischen Gruppenintervention mit Funktioneller Entspannung bei krebskranken Patienten »Gelassen mit Leib und Seele«. *Psychotherapie, Psychosomatik, Medizinische Psychologie,* 72 (02), 87–91; doi: 10.1055/a-1668-9488.

Kuhfuß M., Maldei T., Hetmanek A. & Baumann N. (2021). Somatic experiencing – effectiveness and key factors of a body-oriented trauma therapy: A scoping literature review. *European Journal of Psychotraumatology,* 2 (1), 1929023; doi: 10.1080/20008198.2021.1929023.

Lahmann C. (2013). Körperpsychotherapie in Forschung und Praxis. Eine Einführung in die Funktionelle Entspannung. *Ärztliche Psychotherapie,* 3, 170–74.

Martens U., Schweitzer D. & Herholz I. (2023). Körperpsychotherapie. *Psychotherapie,* 68, 172–178.

Mehnert A., Brähler E., Faller H., Härter M., Keller M., Schulz H., Wegscheider K., Weis J., Boehncke A., Hund B., Reuter K., Richard M., Sehner S., Sommerfeldt S., Szalai C., Wittchen H.-U. & Koch U. (2014). Four-week prevalence of mental disorders in patients with cancer across major tumor entities. *Journal of Clinical Oncology,* 1, 32 (31), 3540–6; doi: 10.1200/JCO.2014.56.0086.

Plank-Matias A. & Müller M. (2018). Konzentrative Bewegungstherapie in der stationären Behandlung von früh traumatisierten Kindern. In: Brisch K.H. (Hrsg.). *Die Macht von Gruppenbindungen*. Stuttgart: Klett-Cotta, 249–268.

Price C.J. (2005). Body-oriented therapy in recovery from child sexual abuse: An efficacy study. *Alternative Therapies in Health and Medicine,* 11 (5), 46–57.

Rosendahl S., Sattel H. & Lahmann C. (2021). Effectiveness of body psychotherapy. A systematic review and meta-analysis. *Frontiers in Psychiatry,* 9(12), 709798; doi: 10.3389/fpsyt.2021.709798.

Schmitz U. (2004). *Konzentrative Bewegungstherapie (KBT) zur Traumabewältigung*. Göttingen: Vandenhoeck & Ruprecht.

Schreiber-Willnow K. (2010). *Körper-, Selbst- und Gruppenerleben in der stationären Konzentrativen Bewegungstherapie*. 3. Aufl. Gießen: Psychosozial-Verlag.

Seidler K., Grützmacher S., Epner A. & Schreiber-Willnow K. (2020). Negative Therapiefolgen körperorientierter Gruppenpsychotherapie am Beispiel der Konzentrativen Bewegungstherapie. *Psychotherapeut,* 65, 244–256.

Stern D.N. (1996). Ein Modell der Säuglingsrepräsentationen. *Forum der Psychoanalyse,* 12, 187–203.

KARIN WILD UND JOCHEN BINDER

14. Arbeit mit körperbezogenen Traumaspuren – ein pragmatischer Ansatz für effektive Körpertherapie

14.1 Einleitung

Körperorientierte Traumatherapie arbeitet mit Impulsen des Körpers, um Trauma-Überlebende wieder mit sich selbst in Kontakt zu bringen. Gelingt es, im Körper wieder einen Anker zu finden, reduzieren sich Abwehrmechanismen gegenüber traumatischem Stress. Erweiterte und zusätzliche Bewältigungsstrategien können erarbeitet und geübt werden, so dass die Fähigkeit steigt, mit intrusivem Erleben auf allen Erfahrungsebenen umzugehen. Damit stellt sich kognitiv, emotional und sensomotorisch Beruhigung ein (Levine, 2012).

Das nachfolgende Kapitel beschreibt fünf typische körperbezogene Abwehrmechanismen gegenüber traumabedingtem Stresserleben. Die Einteilung in fünf Bewegungstypen basiert auf langjähriger Erfahrung mit komplex traumatisierten Menschen in Gruppen- und Einzelarbeit. Um zu konkreten Ergebnissen zu gelangen, wurden 100 Verläufe von Patient:innen mit einer komplexen PTBS (kPTBS) ausgewertet, wobei die Körperwahrnehmung, das Körperselbst, das Körperbild und die Verbalisierung des Körpererlebens beurteilt wurden. Es handelt sich dabei um ein heuristisches Verfahren. In der praktischen Anwendung hat sich die Einteilung in die genannten fünf Bewegungstypen bewährt. Im therapeutischen Verlauf ist der Wechsel von einem zum anderen Bewegungstypus üblich. Die Einordnung vereinfacht die Prozessbegleitung. Neu auftretende Symptome können rasch aufgefangen werden.

Folgende Verhaltens- und Reaktionsweisen zeigen sich regelmäßig in der körperorientierten Traumatherapie:

1. Hyperarousal: Übermäßige Kompensation,
2. Immobilität: Körperlicher und psychischer Rückzug,
3. intrusives Erleben: Körperbezogenes Wiedererinnern,
4. chronische Schmerzen: Im Körper gehaltene emotionale Zustände,
5. Ignorieren und Isolation: Vermeiden von Körpererleben und Körperwahrnehmung.

Der weitere Text beschreibt die Funktion der fünf Bewegungstypen. Praxisrelevante Interventionen für die zielgerichtete Arbeit mit den körperbezogenen Abwehrmechanismen werden durch Fallvignetten illustriert. Das vorgestellte Ordnungssystem will bestehende Diagnosekriterien nicht ersetzen, sondern sie »mit zusätzlicher, neuer, teils auch widersprüchlicher Evidenz anreichern, erweitern und komplettieren« (Röhricht, 2011, S. 8).

14.2 Fünf typische Abwehrmechanismen

14.2.1 Hyperarousal: Übermäßige Kompensation

Im Bestreben zu vergessen nutzen viele traumatisierte Menschen Aktivitäten im Übermaß. Van der Kolk stellt fest, dass das elementare Selbstsystem im Hirnstamm und im limbischen System angesichts der Gefahr, vernichtet zu werden, bis zum Extrem belastet wurde und dies mit einem Zustand starker physiologischer Aktivierung verbunden ist (van der Kolk, 2021).

Das Ausmaß der neurobiologischen Veränderungen infolge extremer Traumatisierung ist in anderen Kapiteln in diesem Handbuch beschrieben (s. Kap. A4 von Wingenfeld et al.; Kap. A5 von Klaver; Kap. A6 von Knop et al.). Im Kontext übermäßiger Kompensation ist jedoch ein Blick auf den Zusammenhang zwischen Stress, dysregulierter Hypothalamus-Hypophysen-Nebennierenrinde-Achse und einer veränderten Cortisolantwort bei traumatisierten Menschen hilfreich, denn diese Mechanismen beeinflussen die Abrufbarkeit von Gedächtnisinhalten (Schmahl, 2019). Sehr viel Sport oder Arbeit ohne Pause können dem Versuch dienen, traumatische Erinnerungen zu unterdrücken.

Von einer kPTBS Betroffene, die sich über Hyperaktivität zu regulieren versuchen, berichten auch von Phasen völliger Erschöpfung. Sie bezeichnen diesen Zustand als deutlich schwerer zu ertragen als die Ruhelosigkeit im Hyperarousal.

14.2.2 Immobilität: Körperlicher und psychischer Rückzug

Manche von einer kPTBS Betroffenen zeigen ein ausgesprochen defensives, immobiles Verhalten. Dies tritt im Wechsel mit Hyperarousal oder nach einer Reduktion anderer dysfunktionaler Bewältigungsstrategien auf (Rothschild, 2002). Die Körpersprache täuscht dabei manchmal gleichzeitig eine relative Entspannung vor. Betroffene erleben ihren Zustand jedoch als unangenehm.

Man geht davon aus, dass das Nervensystem derart immobilisierter Betroffener einen Zustand erreicht hat, in dem Bradykardie und Apnoe auftreten können. Porges ordnet Erstarrungsreaktionen einem dem Parasympathikus untergeordneten Defensivsystem zu, das über den nicht-myelinisierten Zweig des Vagus gesteuert wird (Porges, 2021). Andere Quellen verweisen auf die Nähe der Erstarrung zu Flucht- und Kampfreaktionen und argumentieren für eine Zuordnung der Erstarrung zum Sympathikus (Nijenhuis, 2016).

In der praktischen Arbeit lässt sich beobachten, dass viele Patientinnen und Patienten anhaltend in Passivität verfallen. Sehen sie sich gezwungen, dennoch minimal aktiv zu werden, etabliert sich ein kontrahiertes, roboterhaftes Bewegungsmuster.

14.2.3 Intrusives Erleben: Körperbezogenes Wiedererinnern

Erfahrungsgemäß erleben Betroffene körperliche Erinnerungen an das Trauma als besonders erschreckend (Wild, 2023). Die weitverbreitete Ablehnung des eigenen Körpers nach Traumatisierungen steht damit vermutlich in engem Zusammenhang. Mehrere Autoren verweisen darauf, dass Dissoziation auf überwältigenden Erfahrungen, aber auch auf Vernachlässigung zurückgehen kann (Spitzer, 2016; Nijenhuis, 2016).

Betreffen die dissoziativen Zustände den Körper, fühlen sich Betroffene gewissermaßen körperlos. Sie verlieren die Wahrnehmung ihrer Körpergrenzen. Dissoziation setzt die Perzeption vorübergehend herab. Der betroffene Mensch sieht sich mit Leblosigkeit konfrontiert. Viele reagieren mit Fremdheitsgefühlen oder Ekel darauf und wenden sich von ihrem eigenen Körper ab (Pernlochner-Kügler, 2004).

14.2.4 Chronische Schmerzen: Im Körper gehaltene emotionale Zustände

Schmerzen haben einen zwingenden Charakter. Sie binden die Aufmerksamkeit der leidenden Person und können auf Therapeutinnen und Therapeuten wie eine stumme Aufforderung wirken, möglichst schnell Linderung zu verschaffen. Wird der Kampf gegen den Schmerz aktiv aufgenommen, kommt es erfahrungsgemäß zum Erleben von Scheitern und Hilflosigkeit (Schweitzer & von Schlippe, 2015).

Levine und Phillips empfehlen, in einer ersten Phase die verschiedenen Manifestationen des Schmerzerlebens zu explorieren (Levine & Phillips, 2013). Mit etwas Übung beginnen Betroffene verschiedene Formen von Schmerzen zu unterscheiden. Durch die Zuwendung zum Schmerz werden sie in ihrem Erleben ernst genommen, ohne dass ihre Grundannahme bestätigt wird, dass der Schmerz stärker ist als sie.

Ebenfalls bewährt hat sich die Sicht, dass Schmerzen im Moment noch leichter zu ertragen sind als Erinnerungen und Gefühle, die von den Schmerzen möglicherweise überlagert werden. Mit dem Anerkennen der Funktion der Schmerzen als zunächst sinnhafte Konstruktion wird es einfacher, behutsam und langsam vorzugehen (Schweitzer & von Schlippe, 2015).

14.2.5 Ignorieren und Isolation: Vermeiden von Körpererleben und Körperwahrnehmung

Diese fünfte Gruppe traumatisierter Menschen vermeidet Körperwahrnehmung und Wahrnehmung des inneren Erlebens um jeden Preis. Diese Menschen ignorieren Körperempfindungen weitgehend und fürchten vor allem Fragilität und Verletzbarkeit. Damit »verkriechen« sie sich zunehmend, sie leben in Isolation und versuchen, irritierende sensomotorische Empfindungen zu überspielen oder z. B. mit bewusstseinsverändernden Substanzen auszuschalten.

Selbstvertrauen lässt sich aber nur aufbauen, wenn andere uns kennen, bestätigen und schätzen (van der Kolk, 2021). Für die Entwicklung von Selbsterkenntnis und Körperbewusstsein empfiehlt sich die Arbeit in bewegungstherapeutischen Gruppen. Doch genau davon nehmen sich Betroffene mit ignorierender und isolierender Abwehr mit teilweise überraschend kreativen Erklärungen aus.

Es ist davon auszugehen, dass die Furcht vor Gefühlen von Schwäche, vor emotional und sensomotorisch unerträglichen Zuständen und der vernichtenden Idee, wertlos zu sein, die Neugier und das Bedürfnis nach Gesellschaft zerstört (van der Kolk, 2021).

14.3 Auf die Abwehrmechanismen abgestimmtes Vorgehen

14.3.1 Hyperarousal: Aufbau der Selbstwahrnehmung

Die praktische Erfahrung bestätigt die Forschungsergebnisse von Schmahl, wonach ein Ausagieren von Stress über den Körper das Erinnerungsvermögen vermindern kann (Schmahl, 2019). Solche Versuche, sich selber zu helfen, sollten in der Therapie sowohl gewürdigt als auch kritisch hinterfragt werden (Mücke, 2009).

> Eine junge Frau entwickelt nach zwei schweren Unfällen Verspannungen im Schultergürtel sowie tägliche starke Kopfschmerzen. Trotz großer Belastung durch die Symptomatik treibt sie sehr viel Sport. Dabei kommt es immer wieder zu Bagatell-Unfällen, die sie belasten. Dennoch gelingt es ihr nicht, das hohe Maß an sportlichen Aktivitäten zu reduzieren. Sie hat Angst, ohne Abreagieren von innerem Stress durch den Sport nicht in der Lage zu sein, den Alltag zu bewältigen.

Der Bewegungsdrang mancher Betroffener ist so groß, dass Erschöpfungsreaktionen und Schädigungen des Muskel-Skelett-Systems zu befürchten sind. Patient:innen sollten auf jeden Fall nach täglichen Sporteinheiten sowie nach anderen, an viel Körperkraft gebundene Aktivitäten gefragt werden. Durch körperliches Ableiten entfällt zudem die nötige emotionale Aktivierung, die für den therapeutischen Prozess unabdingbar ist (Levine, 2012). Es ist daher angezeigt, die tägliche, unreflektierte Bewegung einvernehmlich zu reduzieren.

Sobald weniger Stress abgeleitet wird, steigt die Angst vor Emotionen und Kontrollverlust. Die sensomotorischen Reaktionen werden stärker. Häufig können die Betroffenen in dieser Phase den Anstieg des Arousals noch nicht erkennen. Rothschild empfiehlt deshalb konsequentes Beobachten der Betroffenen und beherztes Eingreifen. In dieser Phase brauchen Betroffene engmaschige Unterstützung bei der Selbstbeobachtung und der Selbstregulation (Rothschild, 2002).

Interventionen zur Stressregulation

- *Anspruchsvolle koordinative Körperarbeit*
  Oftmals können sich Menschen mit dem Abwehrmuster Hyperarousal leichter auf funktionale Vorgaben einlassen als auf Anleitungen, die Freiheit zur Improvisation bieten.
- *Körpergrenzen wahrnehmen*
  Das Erleben von Gewicht auf verschiedenen Körperstellen steigert die Wahrnehmungsfähigkeit der Körpergrenzen. Das Köperschema, d. h. die innere Vorstellung der Größenverhältnisse des eigenen Körpers, erhält dadurch Informationen zum Spüren der effektiven Dimensionen.

14.3.2 Immobilität: Rückkehr zu Krafterleben und Vitalität

Es hat sich in Phasen von Immobilität bewährt, gemeinsam mit Betroffenen ihre persönlichen Empfindungen den theoretischen Erkenntnissen zu Defensivreaktionen des Nervensystems gegenüberzustellen. Im Sinne eines systemisch-lösungsorientierten Ansatzes beginnen sie sich damit vermehrt als Experten ihrer Wahrnehmung zu verstehen (Mücke, 2009). Sie beobachten die Körperebene genauer und benennen Körperwahrnehmungen prägnanter (Rothschild, 2002).

Eine 50-jährige Patientin reagiert auf einen Stressanstieg fast ausschließlich mit Zittern, unkontrollierten Bewegungen und Kälteempfindungen. Diese klingen spontan wieder ab und sie sinkt in anhaltende Erschöpfungszustände. Körperbezogene Arbeit wird erst möglich, wenn sie versteht, dass ihr Nervensystem reagiert. Damit schafft sie es, Scham spüren zu können, statt das unangenehme Gefühl sofort unterdrücken zu wollen, und sich wegen ihren Empfindungen weniger zu verurteilen. In der Folge wird über Berührung an Oberarmen, Knien und Füßen mit ihr gearbeitet. Sie erlebt dadurch Beruhigung und entwickelt ihre Fähigkeit, ein Erleben von Entlastung zu beschreiben.

Das Wahrnehmen, das Benennen und das Einordnen der persönlichen Empfindungen anhand von Modellen des Nervensystems führen auf einen Weg, auf dem das Körpererleben zur persönlichen Erkenntnis wird (Porges, 2021). Mit einer schlüssigen Erklärung für den körperlichen Zustand kann auf kognitiver Ebene eine Umstrukturierung stattfinden. An die Stelle einer Abwertung des Körpers tritt die Akzeptanz, dass Schwächegefühle und Lethargie eine Folge der überwältigenden Ereignisse sind.

Das Vorgehen der Wahl bei Hypotonus, gekoppelt an Angst vor Bewegung, heißt »Topdown«, was bedeutet, dass die Zusammenarbeit mit Patient:innen dieser Gruppe mit Psychoedukation beginnt. Immobilisierte Patienten benötigen zudem in einer ersten Phase Hilfe, die sie freundlich, aber bestimmt zu Aktivitäten führt. So kann erfahren werden, dass sich der immobile Zustand im Kontakt mit wohlwollenden Menschen ändern kann (Levine, 2012).

Interventionen für den Aufbau der Aktionsfähigkeit

- *Berührung*
  Direkter Körperkontakt fördert das Gefühl, mit einer Realität außerhalb des eigenen Körpers verbunden zu sein. Berührungen im Sinne von Interventionen müssen vereinbart werden, so dass die Freiheit für ein Nein gegeben ist und geübt werden kann.
- *Achtsame, ruhige Bewegung im Rahmen von Yoga, Pilates, Lu Jong oder anderen Bewegungsmethoden*
  Ruhige Körperarbeit kann den immobilen Zustand auflösen und trotz Müdigkeit körperliche Vitalität spürbar werden lassen.
- *Aktives Drücken mit Händen, Armen, Beinen und Füßen*
  Bei dieser Arbeit geht es vor allem um das Erleben von Wirkung. Zu Beginn werden Schaumstoffbälle oder Kissen eingesetzt. Mit zunehmendem Vertrauen kann Kraft in direktem Körperkontakt erprobt werden.

14.3.3 Intrusion: Selbstverständnis und Selbstwirksamkeit stärken

Wenige Symptome sind so schambesetzt wie körperliche Erinnerungen an das Trauma. Viele Betroffene berichten dennoch, dass die Erfahrung, sich mit Körpererinnerungen zu konfrontieren und dabei psychisch und physisch zur Ruhe zu kommen, ihren Bezug zum Körper und zu sich selbst positiv verändert hat. Körperarbeit stellt oft einen Schlüssel zur Integration des Traumas dar (van der Kolk, 2021).

Eine Patientin entwickelt im Verlauf ihrer Therapie zunehmend plötzlich auftretende Schmerzen an einer bestimmten Stelle ihres Rückens. Die Ausdehnung der Schmerzen wird genau lokalisiert und die damit einhergehenden Veränderungen des Körpererlebens benannt. Schmerzreduktion lässt sich durch wechselnde Wahrnehmung erreichen. Dieses im Fachjargon »Pendeln« genannte bewusste Spüren von angenehmem Erleben wie etwa Erleichterung des Atemflusses auf der einen Seite und Schmerz auf der anderen Seite entlastet das Schmerzerleben nachweislich (Levine & Phillips, 2013). Nach einigen Wiederholungen dieses Vorgehens über mehrere Therapiestunden stellen sich stechende Unterleibsschmerzen ein. Diese werden in der oben beschriebenen Weise exploriert und entlastet. Schließlich beschreibt die Patientin vaginale und anale Schmerzen und erlebt emotional Hilflosigkeit und Scham. Kognitive Erinnerungen und bildhafte Flashbacks an Missbrauchserfahrungen zwischen dem vierten und sechsten Lebensjahr stellen sich erst lange nach dem Auftreten der körperlichen Erinnerung ein und bleiben fragmentiert. Trotzdem sind sie deutlich genug, um die Patientin zu schockieren, sie gleichzeitig aber auch in gewisser Weise zu erleichtern, weil sie nun einen Grund für ihren anhaltend schlechten Zustand erkennen kann.

Unerklärliche Körperempfindungen sowie damit einhergehende Irritation und Schamgefühle können Betroffene und ihre Therapeutinnen bzw. Therapeuten dazu verleiten, vorschnell interpretieren zu wollen, womit der Integrationsprozess unterbrochen würde. Eine Verlangsamung des Prozesses und, wenn nötig, seine Unterbrechung können dem entgegenwirken (Rothschild, 2002).

Eine junge Frau schüttelt nach Aufnahme auf der psychiatrischen Akutstation immer wieder voller Ekel ihre Arme und berichtet von Käfern, die sich unter der Haut eingenistet hätten. Die Deutung ihrer Missempfindungen in den Armen als psychotisches Symptom liegt nahe. Im Rahmen einer späteren Traumakonfrontation erinnert sie sich daran, dass sie Käfer gesehen hat, als sie nach einer brutalen Vergewaltigung über Nacht in einem Keller eingesperrt war. Therapeutisch begleitet, beginnt sie, ihren Körperempfindungen aufmerksam nachzugehen. Dadurch erinnert sie sich, dass sie in jener Nacht mehrfach das Bewusstsein verloren hat, manchmal aber auch für Momente wach war und die Käfer gehört, gespürt und gesehen hat. Durch Verbindung mit dem Narrativ vermindert sich die irritierende Körpersensation. Sie lernt zusätzlich, die Missempfindung in ihren Unterarmen durch gezielte Selbstberührung zu beeinflussen.

Therapeuten sollten nach ungewöhnlichen, besonders unangenehmen und an Traumatisierungen erinnernden Körperwahrnehmungen fragen – dies auch im Wissen, dass körperbezogene Erinnerungen die Regel bilden, nicht die Ausnahme (Levine, 2012).

Interventionen zur Stabilisierung der Präsenz in der Gegenwart

- *Arbeit mit Gleichgewicht*
  Die positive Wirkung von bilateraler Stimulation in Bewegungen, welche Gleichgewicht erfordern, ist gut belegt.
- *Verbesserung der Körperwahrnehmung über sensorische Impulse*
  Noppenbälle, kaltes und warmes Wasser sowie weiches und hartes Material stimulie-

ren und differenzieren die Körperwahrnehmung.

- *Beschweren und Berühren von tauben Körperteilen*
  Levine schlägt vor, direkt einen Fuß auf den Fuß eines Betroffenen zu stellen, wenn diffuse Empfindungen auftreten. Bei Patient:innen, die direkten Körperkontakt noch nicht tolerieren können, hat es sich bewährt, kleine mit Sand oder Samen gefüllte Kissen zu verwenden, um die Präsenz in der Gegenwart zu erhöhen und das Körpererleben zu klären.

14.3.4 Chronische Schmerzen: Schmerzerleben differenzieren und mit Körpererleben anreichern

Levine und Phillips empfehlen, chronisch schmerzende Körperstellen minimal und sehr langsam zu bewegen, so dass dabei die volle Aufmerksamkeit auf die Empfindungen gelenkt werden kann. Dieses Vorgehen steht im Gegensatz zu häufig beobachteten Bewegungsmustern von Schmerzpatient:innen, die abrupt zwischen absoluter Schonung und schneller, unachtsamer Bewegung wechseln (Levine & Phillips, 2013).

Ein 40-Jähriger entwickelt während der Therapiestunden häufig Kopfschmerzen. Er versucht, mit ruckartigen Bewegungen dagegen anzukommen. Nachdem er lernt, seine Reaktionen zu beobachten, wird ihm bewusst, dass sich die Schmerzen dadurch in der Regel verstärken.
Die spontanen Bewegungen des Patienten werden verlangsamt und achtsam mehrfach wiederholt. Er muss immer wieder gebremst werden. Das alte Verhalten, den Schmerz sozusagen abschütteln zu wollen, zeigt sich gekoppelt an erhöhten Puls und Angst, sobald sich die Schmerzempfindung zu verändern beginnt. Mit ruhiger, achtsamer Bewegung des Kopfes, des Nackens und der Schultern kommt es zu Hitzeempfinden, Zittern und Zucken, und kurz danach ergreift ihn tiefe Trauer. Erinnerungen an Einsamkeit und Vernachlässigung tauchen auf. In der Folge spürt er psychischen Schmerz und starke, aber nicht überwältigende Emotionen.

Interventionen zur Differenzierung des Körpererlebens

- *Sich dem Schmerzerleben zuwenden*
  Betroffene werden gebeten, insbesondere auf Lokalisierung, Intensität und Qualität des Schmerzerlebens zu achten, um das generalisierte Körpererleben zu differenzieren.
- *Body Scan*
  Mittels strukturierter Anleitung wird der Körper mit all seinen Teilen als Ganzes wahrgenommen.
- *Anleitung zu weichen Bewegungen*
  Durch bildhafte Anleitungen wird die mentale Kraft genutzt mit dem Ziel, die Anstrengung der Bewegung zu reduzieren.

14.3.5 Ignorieren und Isolation: Kreative Ideen ausbauen

Betroffene mit ignorierenden Abwehrmustern aktivieren im Kontakt häufig ein ausschließlich positives Selbstschema (Sachse, 2006). Im körpertherapeutischen Rahmen verweisen sie oft auf vergangene sportliche Erfolge und besondere Leistungen.

Im Rahmen von Körperarbeit kippt dieses kompetent wirkende Auftreten in der Regel. Die Auswirkungen von ausschließlich auf

Kraft ausgerichteter Körperlichkeit offenbaren sich in Form von deutlichen Einschränkungen. Häufig zu beobachten sind erhebliche Verkürzungen der Muskulatur sowie Störungen des Gleichgewichts und der Koordinationsfähigkeit (Petzold et al., 2000).

Angesichts solcher Defizite muss anhaltend ignorierendes Verhalten als maximale Vermeidung eingeordnet werden. Mehrere Autor:innen berichten, dass ein Nachlassen von ignorierendem und vermeidendem Verhalten zu häufigeren und heftigeren Intrusionen und damit zu erheblichen Reaktionen des Nervensystems führt (Nijenhuis, 2016; van der Kolk, 2021; Rothschild, 2002). In der praktischen Arbeit bestätigt sich diese Erfahrung.

Die Einstiegsphase in die körperorientierte Arbeit mit ausgeprägt vermeidenden Betroffenen braucht in der Regel viel Zeit. Wer so heftig abwehrt, leidet erheblich. Gleichzeitig besteht große Angst vor Abhängigkeit (Sachse, 2006). Möglicherweise bildet beides zusammen die Motivation, dass Betroffene mit diesem fünften Abwehrmuster abgeschirmt von den Blicken anderer selbständig ausprobieren, was sie im therapeutischen Setting gehört und gesehen haben. Sehr oft führt dieses selbständige Ausprobieren zu neuen, sinnvollen Ideen für die persönliche Stressregulation.

Es empfiehlt sich, individuelle Ansätze abzufragen, zu explorieren und damit zu arbeiten. Eine Studie zum Symptommanagement bei kPTBS empfiehlt die Einbeziehung der Betroffenen in die Wahl der eingesetzten Methoden mit Blick darauf, dass diese Patient:innen oft lange mit Beschwerden durch die Traumatisierungen umgehen müssen und dysfunktionale Strategien ersetzt werden sollen (Stadtmann et al., 2017).

Interventionen für den Aufbau des Körperbewusstseins

- *Aufnehmen und Explorieren von Spontanbewegungen*
  Patient:innen werden angeregt, spontane Bewegungen zu wiederholen. Damit wird die Aufmerksamkeit auf den körperlichen Ausdruck gelenkt, der in jedem Moment in Relation zu psychischen Veränderungen stattfindet. Prozesse von Bewusstwerdung und Integration werden durch diese basale Arbeit im Sinne eines Bottom-up-Verfahrens unterstützt.
- *Bewegungsideen von Betroffenen weitervermitteln*
  An die Stelle von »Richtig« oder »Falsch« tritt die Würdigung von Einfällen. Erfahrungen von Kritik und Korrektur werden ergänzt durch Erlebnisse, die zeigen, dass spontane körperliche Reaktionen sinnvoll sind und genutzt werden können.

14.4 Schlussfolgerung

In der Praxis hat sich die Kategorisierung in die beschriebenen fünf Bewegungstypen als praktische Orientierungshilfe und als sinnvoller Leitfaden für die Prozessbegleitung erwiesen. Es lassen sich damit rasch effektive Behandlungsableitungen für die körperorientierte Traumatherapie vornehmen, die den Bedürfnissen der von einer kPTBS Betroffenen entgegenkommen. Durch gezieltes und strukturiertes Vorgehen wird die Wirksamkeit der Behandlung erhöht und Ressourcen im therapeutischen Setting werden effizient genutzt.

14.5 Literatur

Levine P. A. (2012). *Sprache ohne Worte.* 4. Aufl. München: Kösel.

Levine P. A. & Phillips M. (2013). *Vom Schmerz befreit. Entdecken Sie die Kraft Ihres Körpers, Schmerzen zu überwinden. Mit 15 Übungen auf CD.* 2. Aufl. München. Kösel.

Mücke K. (2009). *Probleme sind Lösungen. Systemische Beratung und Psychotherapie – ein pragmatischer Ansatz. Lehr- und Lernbuch.* Potsdam: ÖkoSysteme.

Nijenhuis E. (2016). *Die Trauma-Trinität: Ignoranz – Fragilität – Kontrolle. Die Entwicklung des Traumabegriffs/Traumabedingte Dissoziation: Konzept und Fakten.* Göttingen: Vandenhoeck & Ruprecht.

Pernlochner-Kügler C. (2004). *Körperscham und Ekel – wesentlich menschliche Gefühle.* Münster: LIT.

Petzold H. G., Wolf H. U., Landgrebe, B., Josić, Z. & Steffan A. (2000). »Integrative Traumatherapie« – Modelle und Konzepte für die Behandlung von Patienten mit »posttraumatischer Belastungsstörung«. In: van der Kolk B. A., McFarlane A. C. & Weisath L. (Hrsg.). *Traumatic Stress. Grundlagen und Behandlungsansätze. Theorie, Praxis und Forschung zu posttraumatischem Streß sowie Traumatherapie.* Paderborn: Junfermann, 445–579.

Porges S. W. (2021). *Die Polyvagal-Theorie und die Suche nach Sicherheit. Traumabehandlung, soziales Engagement und Bindung.* Lichtenau: G. P. Probst.

Röhricht F. (2011). Das theoretische Modell und die therapeutischen Prinzipien/Mechanismen einer integrativen Körperpsychotherapie (KPT) bei somatoformen Störungen. *Psychotherapie-Wissenschaft,* 1 (1), 5–13.

Rothschild B. (2002). *Der Körper erinnert sich. Die Psychophysiologie des Traumas und der Traumabehandlung.* Essen: Synthesis.

Sachse R. (2006). *Persönlichkeitsstörungen verstehen. Zum Umgang mit schwierigen Klienten.* 11. Aufl. Bonn: Psychiatrie-Verlag.

Schmahl C. (2019). Neurobiologie. In: Maercker A. (Hrsg.). *Traumafolgestörungen.* 5. Aufl. Heidelberg: Springer, 95–112.

Spitzer C. (2016). Dissoziative Syndrome. In: Böker H., Hartwich P. & Northoff G. (Hrsg.). *Neuropsychodynamische Psychiatrie.* Berlin, Heidelberg: Springer, 348–361.

Schweitzer J. & von Schlippe A. (2015). *Lehrbuch der systemischen Therapie und Beratung II. Das störungsspezifische Wissen.* 2. Aufl. Göttingen: Vandenhoeck & Ruprecht.

Stadtmann M. P., Maercker A., Binder J. & Schnepp W. (2017). Symptom management in complex post-traumatic stress disorder (ICD11), view and experience of patients and their relatives: A mixed methods approach. *BMC Research Notes,* 10 (1), 461. Im Internet: https://bmcresnotes.biomedcentral.com/articles/10.1186/s13104-017-2790-7 (Zugriff: 17. 9. 2018).

Van der Kolk B. A. (2021). *Verkörperter Schrecken. Traumaspuren in Gehirn, Geist und Körper und wie man sie heilen kann.* 2. Aufl. Lichtenau: G. P. Probst.

Wild K. (2023). Bewegungstherapie im Rahmen stationärer Traumatherapie. In: Keller R., Frommberger U. & Graul J. (Hrsg.). *Praxishandbuch Traumatherapie. Diagnostik, ambulante und stationäre Behandlung, Rahmenbedingungen und Anwendungsbeispiele.* München: Elsevier, 366–370.

JULIA C. SEIDLER

15. Spiritualität und traumatherapeutische Ansätze

So gut wie jeder Mensch hat im Laufe seines Lebens einschneidende Erlebnisse zu integrieren, die ihn mit seiner eigenen Endlichkeit konfrontieren und auf den ersten Blick nicht mit den ursprünglichen Lebensentwürfen zu vereinbaren sind. Die Lebenszeitprävalenz für das Erleben eines monotraumatischen Ereignisses liegt je nach Studie zwischen 36,7 und 92,2 % (Hildago & Davidson, 2000). Breslau fand sogar eine Lebenszeitprävalenz von annährend 100 % (Breslau et al., 1998).

Spiritualität kann helfen, mit schwierigen Erlebnissen und Lebenssituationen zurechtzukommen, Resilienz und physische und psychische Gesundheit zu stärken (Matthews, 2000). Darüber hinaus können viele Klienten nur dann erfolgreich behandelt werden, wenn ihre spirituellen Überzeugungen kompetent und sensibel in Rechnung gestellt werden (Richards & Bergin, 1997).

Das folgende Kapitel soll einen Überblick darüber geben, wie Spiritualität im Sinne einer existentiellen Psychotherapie einen Beitrag zur Integration traumatischer Erlebnisse leisten kann. Die Integration einer spirituellen Perspektive kann die etablierte Methodik in der Traumatherapie ergänzen. Ein bedarfsorientierter, flexibler Einsatz spiritueller Interventionen scheint hierbei eine günstige Herangehensweise zu sein (Chamberlain et al., 1996).

Im ersten Teil dieses Kapitels geht es um die Klärung des Begriffs »Spiritualität« sowie den Zusammenhang von Traumatisierung und Spiritualität. Der zweite Teil formuliert praktische Impulse zur Integration einer existentiellen Haltung und Methodik in die traumatherapeutische Behandlung. Abschließend wird der Spiritualitätsbegriff kurz im Kontext der empirischen Forschung und Anwendbarkeit in der richtlinienbasierten Psychotherapie diskutiert.

15.1 Spiritualität

15.1.1 Begriffsklärung

> *»Die entscheidende Frage für den Menschen ist: Bist du auf Unendliches bezogen oder nicht? Das ist das Kriterium seines Lebens.« (C. G. Jung, 1971, S. 327)*

Der Begriff Spiritualität ist alles andere als konsensfähig (Fallding, 1999). Bucher (2007) plädiert für ein Verständnis von Spiritualität als Verbundenheit und Beziehung mit etwas einen Menschen Übersteigenden, Transzendenten, das Gott, Atman oder Dao (Tao) genannt werden kann, in vielen mystischen Traditionen ohne Begriff bleibt und die Beziehung zu den Mitmenschen oder der Natur miteinbezieht. Bucher kategorisiert hierbei verschiedene Dimensionen, in welchen sich Spiritualität qualitativ abbilden lässt: Verbunden- und Einssein, Beziehung zu Gott oder einem höheren Wesen, Verbundenheit mit der Natur, Beziehung zu anderen Menschen, Selbsttranszendenz, Spiritualität als Praxis oder Gebet und Spiritualität als paranormale Erfahrung oder Fähigkeit. Allen diesen Dimensionen gemeinsam ist eine transpersonale Verbundenheit oder Beziehung. Eine Differenzierung ergibt sich aus der Perspektive der Bezugsgrößen; Bucher (2007, S. 24–33) differenziert in diesem Zusammenhang zwischen horizontaler (soziale Mitwelt, das Selbst, die Natur) sowie vertikaler Perspektive (höheres Wesen, Gott). Zu unterscheiden ist zudem zwischen Religiosität und Spiritualität, des Weiteren zwischen intrinsischer und extrinsischer Religiosität. *Religiosität* (von religio = Rückbindung) beschreibt die Identifikation des Menschen mit einem Glaubenssystem, für das Transzendenz und Existenz des Göttlichen konstitutiv sind. *Spiritualität* lässt sich als transzendentes Welt- und Selbstverständnis definieren, das sich nicht ausdrücklich auf eine göttliche Instanz beziehen muss (Kruse, 2004).

Zur Quantifizierung von Spiritualität wurden verschiedene psychometrische Messinstrumente entwickelt, von denen sich bislang keines als *die* Spiritualitätsskala etablieren konnte. Dies begründet sich in erster Linie darin, dass es keine einheitliche Konzeptionalisierung des Begriffs gibt: Spiritualität bleibt trotz der Bemühung um empirische Objektivierbarkeit ein komplexes und multidimensionales Phänomen (Bucher, 2007, S. 47).

15.1.2 Trauma und Spiritualität

»Indem das Ungeheuerliche integriert wird, kann es den Menschen nicht mehr befallen.« (M. Hippius Gräfin Dürckheim, 1996)

Wie bereits oben ausgeführt, lässt sich Spiritualität im Kern als Verbundenheit oder Beziehung verstehen. Damit kann sie genau den Erschütterungen durch das traumatische Erlebnis etwas entgegensetzen, aufgrund welcher es letztendlich zur Entwicklung der posttraumatischen Symptomatik kommt: dem Verlust von Konsistenz und Beziehung (Frommberger, 1999). Nach Fischer und Riedesser ist die traumatische Erfahrung gekennzeichnet durch ein »vitales Diskrepanzerlebnis zwischen bedrohlichen Situationsfaktoren und den individuellen Bewältigungsmöglichkeiten, das mit Gefühlen von Hilflosigkeit und schutzloser Preisgabe einhergeht und so eine dauerhafte Erschütterung von Selbst- und Weltverständnis bewirkt« (Fischer & Riedesser, 2009, S. 84). Wirtz (2003) beschreibt die Auflösung von Ich und Welt, das Herausfallen aus Raum und Zeit, den Sinn- und Werteverlust sowie das totale Auseinanderbrechen der bisherigen Sichtweise der Welt als zentrale Kategorien des Traumas. Spiritualität kann zur Selbstberuhigung und inneren Sammlung anleiten, dabei unterstützen, Unruhe und Hyperarousal zu bewältigen. Sie kann helfen, traumatische Erfahrungen in Durchbruchserfahrungen zu transformieren und Resilienz zu stärken (Wirtz, 2003). Die aktuelle Resilienzforschung klassifiziert Spiritualiät und religiöse Überzeugungen als adaptives System, in dem der Glaube an einen Sinn im Leben, die Bindung an spirituelle Figuren, Gebete und Meditation als schützende Faktoren wirken

(Masten, 2007). Tedeschi, Park und Calhoun (Tedeschi et al., 1998) erfassen Resilienz im Rahmen der Psychotraumatologie als posttraumatische Reifung in den Dimensionen Selbstbild/Selbstwahrnehmung, Beziehung zu anderen sowie Lebensphilosophie/spirituelle Überzeugung. Zudem beschreiben sie in diesem Rahmen verschiedene Faktoren der persönlichen Reifung nach traumatischen Erfahrungen, etwa eine Zunahme von Selbstbewusstsein, mehr Kreativität, Humor, das Gefühl von Verbundenheit und Gelassenheit, vertieftes Mitgefühl, eine Steigerung der Wertschätzung des Lebens (Tedeschi et al., 1998). Dabei ist die posttraumatische Reifung ein fragiles, mehrdimensionales Konstrukt, das in gewisser Weise eine Antithese zur Posttraumatischen Belastungsstörung darstellt (Zöllner & Maercker, 2006).

15.2 Praktische Konsequenzen für die Traumatherapie

Aus einer ganzheitlich-existentiellen Perspektive wahrzunehmen und zu handeln hat eine Vielzahl von Implikationen für psychotherapeutische Prozesse, die im folgenden Abschnitt für die Behandlung traumatisierter Menschen ausgeführt werden. Grundlage hierfür bilden Impulse aus der existentiellen Psychotherapie nach Irvin D. Yalom, der analytischen Psychologie nach C. G. Jung, der transpersonalen Psychotherapie nach Ken Wilber, der initiatischen Therapie nach Graf Dürckheim und der Logotherapie nach Viktor E. Frankl.

15.2.1 Individualisierung und Transpersonalisierung des Therapieprozesses

»Der Mensch ist eine Synthese aus Unendlichkeit und Endlichkeit, von dem Zeitlichen und dem Ewigen [...]« (Kierkegaard, Die Krankheit zum Tode)

Krisen können spirituelle Entwicklungen auslösen, beschleunigen und intensivieren (Grof & Grof, 1990). Die individuelle Ebene umfasst hierbei das Begreifen des Traumas im Kontext der persönlichen Biografie sowie die Notwendigkeit, isolierte Erlebnis- oder Persönlichkeitsanteile intra- und interpersonal zu integrieren. Kurz- und längerfristige positive Folgen der Auseinandersetzung mit traumatischen Ereignissen (posttraumatische Reifung) und widrigen Lebensumständen (Resilienz) lassen sich nicht verallgemeinernd bestimmen, da sie eine hohe inter- und intraindividuelle Variabilität aufweisen und nur in einer differentiellen (differenziert-individuellen) Perspektive adäquat erfasst werden können. Dabei ist von besonderer Bedeutung, dass jeder Mensch seine eigenen, individuellen Wege und Möglichkeiten findet, Resilienz zu entwickeln, was meist nur im Einklang mit seinen Bedürfnissen nach kulturspezifischen Formen sozialer Einbindung und Akzeptanz erreicht wird (Fooken, 2009).

Darüber hinaus ist der Schritt, dem Trauma in seiner transpersonalen Dimension zu begegnen, als solcher existentiell oder spirituell, wenn er – über das Problem des Einzelnen hinaus – eine Sicht von Ohnmacht und Verlust als natürliche Gesetzmäßigkeit des Lebens zulässt. Das Ziel der Individuation ist nach C. G. Jung das Werden des unsterblichen Selbst, das den Tod transzendiert. Unser Körper ist verletzlich und vergänglich, aber das Bewusstsein selbst, in dem sich alles spiegelt, ist es nicht (Stiegler, 2006). Eine solche Einsicht kann nicht als eine von vielen Einsichten gedeutet werden, die ein Mensch in seinem Lebenslauf gewinnen kann. Vielmehr handelt es sich um eine grundlegende Einsicht, vor deren Hintergrund das eigene Leben in einer ganz neuen Weise interpretiert wird. Diese Einsicht kann dazu beitragen, das eigene Leben als stimmiger und sinnerfüllter zu erleben (Kruse, 2004).

Yalom (2005, Kap. 8 »Existentielle Isolation« und Kap. 9 »Existentielle Isolation und Psychotherapie«) beschreibt drei Formen, in denen Isolation fassbar wird – die intrapsychische, die interpsychische sowie die existentielle – und postuliert die Notwendigkeit, den Menschen in dieser Isolation auch auf allen Ebenen im Therapieprozess zu begegnen. Auf die Traumatherapie übertragen stellt sich die Aufgabe, das Trauma aus verschiedenen Perspektiven zu verstehen:

- auf der intrapsychischen Ebene, wo es um Isolation durch Abspaltung oder Dissoziation geht,
- auf der interpersonalen Ebene, also im Bereich zwischenmenschlicher Schwierigkeiten, Beziehungsmuster oder der Vermeidung von Beziehungen, wo Probleme als Folge von komplexen oder akuten Traumatisierungen entstehen können, sowie
- bezüglich der existentiellen Erschütterung durch das unmittelbare Erfahren der Verletzlichkeit der eigenen Person und letztendlich alles Lebendigen (Yalom, 2005; Wirtz, 2003).

»[…] die vom Trauma betroffene Person kommt mit dem Tode in Berührung«, schreibt Sándor Ferenczi (1938, S. 248). »Danach ist das Leben nie mehr das gleiche, sondern wird als zutiefst verletzbar empfunden (Bucher, 2007, S. 88–93). Für Ursula Wirtz ist der prätraumatische Zustand nicht mehr wiederherzustellen (Wirtz, 2003). In einem Trauma wird dem Menschen die Illusion geraubt, »Herr im eigenen Haus« zu sein und alles aus eigenen Kräften leisten zu können. Es gibt nicht mehr ein Subjektgefühl, das dem Erleben Kohärenz, Konstanz und Kontinuität verleiht. Ohmacht, Ausgeliefertheit, Fremdheit sind die Koordinaten von traumatischem Erleben (Wirtz, 2003).

Martin Heidegger beschrieb in seiner Existentialphilosophie das Gestaltungspotential, das genau diese Begegnung der eigenen Endlichkeit evozieren kann. Er gelangte zu der Einsicht, dass die Idee des Todes, das Wissen um die eigene Endlichkeit, den Menschen retten kann. Des Weiteren beschrieb Heidegger zwei fundamentale Modi des Existierens in der Welt: den Zustands des Vergessens des Seins (Seinsvergessenheit) und den Zustand des Bewusstseins des Seins (existenziale Konstitution). Ersterer entspricht unserem Alltagsbewusstsein mit der Beschäftigung damit, *wie* die Dinge sind. Im Zustand des Bewusstseins des Seins zu existieren heißt nach Heidegger, sich damit auseinanderzusetzen, *dass* die Dinge sind, sich seiner selbst mit allen Möglichkeiten und Begrenzungen bewusst zu werden, der Zerbrechlichkeit des eigenen Seins gegenüberzutreten und authentisch zu leben (Heidegger, 1993). Richard Stiegler unterscheidet in diesem Sinne *Objektbewusstsein* von *absolutem Bewusstsein* (Stiegler, 2006). Heidegger bezeichnet solche Bedingungen, die vom alltäglichen Zustand des Seins in den Zustand des Bewusstseins der Existenz führen, als »dringliche Erfahrungen«, Jaspers spricht später von »Grenzsituationen«.

Traumatisierte Menschen werden durch Grenzerfahrungen in Erlebnis- und Bewusstseinsbereiche »hineingestoßen«, die das Alltagsbewusstsein sprengen und Ich-Grenzen relativieren. Nach Wirtz sind traumatische Erfahrungen Durchgänge und Durchbruchserfahrungen. Im spirituellen Kontext kann dies zum Ausgangspunkt einer transzendentalen Öffnung, einer transnarzisstischen Erfahrung, der Entwicklung von transpersonalem Bewusstsein und Vertrauen werden, posttraumatisches Wachstum anstoßen und schließlich Resilienz fördern (Wirtz, 2003, S. 142).

Als daraus resultierende praktische Konsequenz für die Traumatherapie lässt sich postulieren, dass es neben der Notwendigkeit, den Patienten dort »abzuholen«, wo er auf seinem Lebensweg erschüttert wurde, noch um etwas ganz anderes gehen kann, nämlich darum, den Patienten durch einen transformativen Prozess zu einer erweiterten Bewusstseinsebene zu begleiten, so dass das Trauma zu einem Tor des Individuationsweges werden kann.

15.2.2 Die therapeutische Haltung und Beziehung

Traumatische Erlebnisse gehen mit einer existentiellen Erschütterung einher, die vom Trauma betroffene Person kommt mit dem Tode in Berührung und begegnet existentiellen Lebensthemen und Fragen: »Wieso passiert mir so etwas?«; »Warum passiert das mir?«; »Wozu passiert mir so etwas?« (Vogel, 2009, S. 236) Die Begegnung mit traumatisierten Menschen fordert den Therapeuten auch immer zu einer »Arbeit an sich selbst« (Vogel, 2009, S. 160), einer existentiellen Haltung heraus, die durch die folgenden Charakteristika gekennzeichnet sein kann:

Transparenz, Kongruenz und empathisches Eintauchen

Nach Yalom wird die eigene Person des Therapeuten bei existentiellen Themen im Rahmen der Therapiesituation deutlicher sichtbar als sonst. Dabei werden Selbstoffenbarung und Transparenz bis hin zum Einbringen der eigenen Person im Sinne der Rogers'schen Kongruenz als entscheidende therapeutische Wirkfaktoren gesehen (Vogel, 2009, S. 233). Entsprechend der Bedeutung von »empathischem Eintauchen« und »Ergriffenwerden« nach Kohut und Jung fordert Hell gerade in aussichtslos erscheinenden Situationen »therapeutische Hingabe« (Hell, 2006).

Existentielle Verbundenheit und Beziehung

Existentielle Themen sind menschheitsimmanent und dazu prädestiniert, ein intersubjektives Geschehen zu fördern. Intersubjektivität beruht auf existentieller Verbundenheit, auf der Annahme, dass »Patient und Therapeut eine unauflösliche Einheit bilden und dass Bedeutung aus diesem System heraus entsteht« (Vogel, 2009, S. 234). Es vollendet sich ein Kreis, der mehr ist als die Summe aller Deutungen und Einsichten; es geht vielmehr um die Erfahrung einer ungebrochenen mitmenschlichen Kontinuität (Hell, 2006). Grawe benennt diese Verbundenheit als entscheidendes Merkmal einer spirituellen Haltung, welche die Beziehung zwischen Therapeut und Klient vertieft, Empathie steigert und die Qualität des Behandlungsverlaufes massiv beeinflussen kann (Grawe, 1998). Nach Hell (2006) wird in solcher Zwischenmenschlichkeit weit überschritten, was naturwissenschaftlich fassbar ist.

Achtsamkeit

Als weiteres Merkmal einer spirituellen Haltung, die sich positiv auf den Therapieverlauf auswirkt, erkennt Rosenthal eine achtsame Haltung des Therapeuten (Rosenthal, 1990). Eine achtsame und präsente Haltung im Hier und Jetzt lässt sich in kontemplativen und meditativen Methoden zahlreicher Religionen und spiritueller Praktiken finden und durch regelmäßige Praxis erlernen und steigern. Einen anschaulichen Überblick über Achtsamkeit als Methode und Haltung gibt z. B. Ulrike Anderssen-Reuster (2007) in ihrem Lehrbuch *Achtsamkeit in Psychotherapie und Psychosomatik* (Neuaufl. 2011). Achtsamkeit ist wiederum nach Vogel (2009) nicht nur für den Therapieprozess des Patienten förderlich, sondern kann dem Therapeuten dazu dienen, das Übertragungs-Gegenübertragungsgeschehen zu reflektieren und selbstfürsorglich mit sich umzugehen. Dabei sichert der Therapeut nicht nur seine eigene Psychohygiene, sondern wird zeitgleich auch zum Vorbild für seine Patienten. Mittlerweise liegt eine Reihe von Behandlungsansätzen vor, in denen die Entwicklung von Achtsamkeit eine wichtige Rolle spielt (Michalak et al., 2022, S. 9). In Abschnitt 15.2.3 sind die methodischen Ansätze zur praktischen Arbeit mit achtsamkeitsbasierten Therapieprinzipien zusammengefasst.

Der Therapeut als Vorbild

C. G. Jung weist immer wieder darauf hin, dass wir mit Patienten nicht weiter kommen können, als wir selbst gelangt sind. Vogel und Yalom postulieren, dass psychotherapeutisch Tätige in der Lage sein müssen, sich über ihren eigenen Standpunkt zu den existentiellen Lebensthemen aufrichtig Rechenschaft abzulegen. Ohne diese Auseinandersetzung reagieren sie sonst in den entscheidenden Augenblicken der Therapie »erschrocken, hilflos und ängstlich oder weichen vor diesen Themen zurück und lassen ihre Patienten allein« (Vogel, 2009, S. 2). Sich mit der existentiellen Angst und Ohnmacht des Patienten bzw. der Patientin auseinanderzusetzen heißt, sich der eigenen Angst und Ohnmacht zu stellen, statt diese in trieb- und objekttheoretischen Konstrukten abzuwehren (Yalom, 2005, S. 72–78; Vogel, 2009, S. 172). »Es ist gefahrvoll, wenn einer lehren will, der nicht das tätige Leben hindurch gegangen ist« (Hell, 2006, S. 62). In diesem Sinn fordert Vogel therapeutisch Tätige zu Übung und Selbsterfahrung auf. Im letzten Kapitel seines Buches *Der Tod in der Psychotherapie* finden sich Anleitungen für Therapeuten zu Konfrontations- und Loslassübungen, zu Meditationen und Imagination. Diese Übungen sollen Fragen bezüglich des eigenen Todes anregen und zur Auseinandersetzung mit ihm veranlassen, etwa durch das Verfassen eines »emotionalen« Testaments oder einer möglichen Grabrede für die eigene Beerdigung oder das Nachdenken über die letzten Lebensstunden.

15.2.3 Methodenintegration

Eine existentiell ausgerichtete Traumatherapie kann die etablierten Methoden um folgende Aspekte ergänzen:

Einsatz nonverbaler Verfahren

Wie etwa beim EMDR begegnen non-verbale Ansätze in der Traumatherapie dem sprachlich nicht Fassbaren, auf neurobiologischer Ebene der Diskonnektion von emotionalen impliziten und faktisch expliziten Gedächtnissystemen, und können die verbalen Therapien um verschiedene Aspekte ergänzen. »Trauma ist in der Stagnation, nicht im Ereignis«, überschreibt Karl-Klaus Madert das vierte Kapitel seines Buchs über *Trauma und Spiritualität* (Madert, 2007). Nonverbale Therapieformen können traumatisierten Patientinnen und Patienten helfen, über ein unmittelbar sinnliches Erleben in ein psychoemotionales Gleichgewicht zurückzufinden (Madert, 2007, S. 75).

Solche Therapieformen sind:

- *Meditation, Kontemplation und körperbezogene Therapieformen:* »Alle spirituellen Wege beginnen beim Körper« (Willigis Jäger). So lässt sich über eine unmittelbare positive körperliche Erfahrung – wie beispielsweise durch die Feldenkrais-Methode oder die Konzentrative Bewegungstherapie (KBT) – ein Gefühl von Sicherheit im Hier und Jetzt, von Kontrollierbarkeit sowie der Fähigkeit zu vegetativer Regulation erleben. Kontemplative Techniken, wie sie u. a. bereits in der Dialektisch-behavioralen Therapie (DBT) als Aufmerksamkeitsübungen (»Skills«) angewendet werden, aber auch Yoga, Qigong oder Meditation stärken die Wahrnehmung, die Fähigkeit zur Reizdiskriminierung sowie das bei Traumatisierten häufig dissoziierte Konsistenzerleben der Einheit aus Psyche und Soma sowie aus Raum und Zeit (Madert, 2007). In den letzten Jahren hat sich traumasensitives Yoga (TSY) als ein vielversprechender Behandlungsansatz bei Traumafolgestörungen erwiesen (Wirtz, 2018, S. 322). Die positiven Auswirkungen der Meditation auf die physische und psychische Gesundheit wurden bereits von zahlreichen Autoren beschrieben (Kabat-Zinn, 1991; Kabat-Zinn, 1992).
- *Expressiv-kreative Therapieformen:* Nach Vogel und nach Yalom eignen sich zudem kreative Ausdrucks- und Rezeptionsformen für die Auseinandersetzung mit existentiellen Themen. Dabei können insbesondere Musik, Lyrik und Malerei – gleichermaßen aktiv als auch rezeptiv – als sinnliche Erfahrung auf etwas »über den Einzelnen Hinausgehendes« verweisen, auf etwas, das die Einzelexistenz transzendiert, das Sicherheit geben und helfen kann, Unaussprechliches zu integrieren. Maercker und Gebler beschreiben in ihrer Pilotstudie zu expressivem Schreiben und Existentialität bei der Bewältigung traumatischer Erlebnisse einen positiven Effekt auf Traumasymptomatik, Depressivität und posttraumatische Reifung (Gebler & Maercker, 2007).

Achtsamkeit

Achtsamkeit lässt sich sowohl als eine präsente Haltung des Therapeuten im Therapieprozess verstehen als auch als eine für Patientinnen und Patienten im Rahmen von Traumatherapien erlernbare Technik anwenden. Sie lässt sich als eine Form der Aufmerksamkeitslenkung auf den gegenwärtigen Moment begreifen, in dem aktuelle Bewusstseinsinhalte (Gedanken, Gefühle, Körperempfindungen) wertfrei wahrgenommen werden. Diese Technik der Aufmerksamkeitslenkung ist durch regelmäßige Übung erlernbar und kann bei regelmäßiger Praxis zu einem präsenteren Alltagsbewusstsein führen. Ein präsenteres Alltagsbewusstsein wiederum ermöglicht einen bewussteren Zugriff auf ichstrukturelle Fähigkeiten/Ich-Funktionen und kann damit zu einer deutlichen Symptomreduktion führen (Anderssen-Reuster, 2007). Zu den achtsamkeitsbasierten Therapieansätzen zählen beispielsweise die Mindfulness-based Stress Reduction (MBSR) nach Jon Kabat-Zinn, die Mindfulness-based Cognitive Therapy (MBCT) nach Segal, Williams und Teasdale, die Dialektisch-behaviorale Therapie (DBT) nach Linehan sowie die Traumatherapie nach Reddemann (Michalak et al., 2022, S. 10 ff). Ein weiterer Ansatz, der speziell für die achtsamkeitsbasierte Arbeit mit Traumaüberlebenden entwickelt wurde, ist die Traumasensitive Achtsamkeit nach Treleaven (Treleaven, 2021). Sowohl die MBSR als auch die MBCT verwendet störungsspezifische Manuale als eigenständige Therapiemethode. Die DBT wie auch die Traumatherapie nach Reddemann integrieren achtsamkeitsbasierte Techniken als Therapiebausteine in komplexe Behandlungen. Die traumasensitive Achtsamkeit nach Treleaven gibt Anregungen, Achtsamkeit in Traumatherapien unabhängig vom angewandten Verfahren zu nutzen, und berücksichtigt Besonderheiten wie Hyperarrousal und Dissoziation im Umgang mit Traumaüberlebenden.

Religion als Ressource

Viele Patienten bringen religiöse Erfahrungen mit, die ihnen bereits geholfen haben, mit schwierigen Lebenssituationen zurechtzukommen: »Tiefes Trauma kann in einem sakralen Raum gehalten werden, weil der Schmerz und das Unrecht sonst nicht ertragbar sind« (Schmidt, 2019, S. 92).

Gerade in der Stabilisierungsphase erweist sich in der Therapie die Verwendung solcher Ressourcen aufgrund ihrer archetypischen Potenz und ihres transzendenten Kerns oft als günstig. *Aktiv imaginieren* lässt sich gut zu spirituellen Motiven, ebenso eignen sich religiös-spirituelle Schemata zum *Refraiming* (Bucher, 2007, S. 152).

Einsatz von Märchen, Mythen und Bibeltexten

»Der Mythos ist dort zu Hause, wo die Welt nicht logisch erklärt wird.« (Beltz, 1988, S. 131) Die für jungianisch ausgebildete Therapeutinnen und Therapeuten selbstverständliche Arbeit mit Märchen und Mythen wird zunehmend von anderen Therapieschulen aufgegriffen und beispielsweise traumatherapeutisch bereits mit Erfolg in der Arbeit mit dem »inneren Kind« oder in imaginativen Übungen eingesetzt. Auch Psychotherapiestationen machen sich diese Erkenntnis zunutze, setzen beispielsweise »Märchenstunden« als feste Rituale vor dem Einschlafen ein (Sachsse, 2004, S. 197). Märchen und Mythen sind Individuationsgeschichten, eröffnen die Hoffnung, dass Probleme gelöst werden können, stellen das individuelle Problem in einen kollektiven Zusammenhang und helfen dabei, das personale Schicksal zu transzendieren. Daraus ergeben sich verschiedene praktische Möglichkeiten in der Arbeit mit Märchen und Mythen, etwa imaginative und narrative Techniken oder die Arbeit am »Lieblingsmärchen« (Vogel, 2009, S. 255, S. 269).

Rituale als Übergangsobjekte

Rituale sind stereotype symbolische Akte oder Interaktionen, durch die Werte ausgedrückt werden und die eine stabilisierende, kathartische Funktion erfüllen (Bucher, 2007, S. 160). Gute Rituale schaffen sakrale innere und äußere Räume, verbinden uns mit archetypischen Zusammenhängen und geben in komplexen und verstörenden Situationen Halt und Richtung (Vogel, 2009, S. 250). Nach Ulrich Sachsse sollte eine Traumatherapie gute Rituale enthalten, die die Patienten als Übergangsobjekte mit nach Hause nehmen und üben können. Hierfür eignen sich neben Qigong, Fitnesstraining oder Imaginationsübungen auch Rituale mit religiösen Motiven (vgl. Sachsse, 2004, S. 196 f.).

15.3 Diskussion

Spiritualität lässt sich als eine auf subjektivem Erleben beruhende Beziehung zur transzendenten Dimension des Daseins verstehen. Da sich das subjektive Erleben von transzendenten Dimensionen weder operationalisieren noch mit evidenzbasierten Forschungsansätzen validieren lässt, hat die Spiritualitätsforschung innerhalb der Naturwissenschaft einen schweren Stand und polarisiert die Behandelnden. Einen wissenschaftlichen Zugang zum Verständnis des Spiritualitätsbegriffes stellt die Untersuchung der Konzepte der posttraumatischen Reifung sowie der therapeutischen Haltung dar. Hierzu gibt es bereits zahlreiche Forschungbefunde, die jedoch dem umfassenden Konzept der Spiritualität nur bedingt gerecht werden können.

Im praktischen Umgang mit Spiritualität in der Traumatherapie scheinen Haltung, persönliche Erfahrung und Offenheit der Behandelnden einen zentralen Wirkfaktor darzustellen. Die Integration der in diesem Beitrag vorgestellten Methoden und Konzepte setzt eine reflektierte Haltung des Therapeuten bzw. der Therapeutin im Umgang mit der eigenen Spiritualität voraus. Damit stellt sich für therapeutisch tätige Menschen die Frage, wie sie individuell ihre Beziehung zu spirituellen Fragestellungen gestalten, wie sie sich gegenüber der eigenen Verletzlichkeit positionieren und in welchen Dimensionen sie mit ihren Klientinnen und Klienten resonieren können und wollen.

15.4 Literatur

Anderssen-Reuster U. (2007). *Achtsamkeit in Psychotherapie und Psychosomatik.* Stuttgart: Schattauer.

Beltz W. (1988). *Gott und die Götter. Biblische Mythologie.* 5. Aufl. Berlin, Weimar: Aufbau-Verlag.

Breslau N., Kessler R., Chilcoat H. D., Schultz L. R., Davis G. C. & Andreski P (1998). Trauma and posttraumatic stress disorder in the community: The 1996 Detroit Area Survey of trauma. *Archives of General Psychiatry,* 55 (7), 626–632.

Bucher A. (2007). *Psychologie der Spiritualität.* Weinheim, Basel: Beltz/PVU.

Chamberlain R. B., Richards P. S. & Scharman J. S. (1996). Spiritual perspectives and interventions in psychotherapy: A qualitative study of experienced AMCAP therapists. *Association of Mormon Counsellors and Psychotherapists Journal,* 22, 29–74.

Fallding H. (1999). Towards a definition of term »spiritual«. *Journal of Christian Education,* 42 (3), 21–26.

Ferenczi S. (1938). Aphoristisches zum Thema Totsein – Weibsein. In: Ders.. *Bausteine zur Psychoanalyse.* Bd. IV. Bern: Huber, 248 f.

Fischer G. & Riedesser P. (2009). *Lehrbuch der Psychotraumatologie.* 4. Aufl. München: Ernst Reinhardt.

Fooken I. (2009). Resilienz und posttraumatische Reifung. In: Maercker A. (Hrsg.). *Posttraumatische Belastungsstörungen.* Heidelberg: Springer, 65–86.

Frommberger A. (1999). The concept of »sense of coherence« and the development of posttraumatic stress disorder in traffic accident victims. *Journal of Psychosomatic Research,* 46 (4), 343–348.

Gebler F. & Maercker A. (2007). Expressives Schreiben und Existentialität bei der Bewältigung traumtischer Erlebnisse. *Trauma und Gewalt,* 4, 264–271.

Grawe K. (1998). *Psychologische Psychotherapie.* Göttingen: Hogrefe.

Grof S. & Grof C. (1990). *Spirituelle Krisen. Chancen der Selbstfindung.* München: Kösel.

Heidegger M. (1993). *Sein und Zeit.* Tübingen: Niemeyer.

Hell D. (2006). Die Haltung in der therapeutischen und seelsorgerlichen Beziehung. In:

Seitlinger M. (Hrsg.). *Was heilt uns? Zwischen Spiritualität und Therapie.* Freiburg i. Br. u. a., 49–62.

Hildago R. B. & Davidson J. R. (2000). Posttraumatic stress disorder: Epidemiology and health-related considerations. *Journal of Clinical Psychiatry,* 61, Suppl. 7, 5–13.

Hippius-Gräfin Dürckheim M. (1996). Initiation und Individuation. In: Robrecht J., Hippius-Gräfin Dürckheim M. & Arzt T. (Hrsg.). *Der Mensch als Zeuge des Unendlichen. Karlfried Graf Dürckheim zum 100. Geburtstag.* Schaffhausen: Novalis-Verlag, 9–22.

Jung C. G. (1911). Wandlungen und Symbole der Libido. In. Bleuler E. & Freud S. (Hrsg.). *Jahrbuch für psychoanalytische und psychopathologische Forschungen.* III. Bd., I. Hälfte. Leipzig u. Wien: Deuticke, 120–227.

Jung C. G. (1971). *Erinnerungen, Träume, Gedanken.* Olten, Freiburg i. Br.: Walter-Verlag.

Kabat-Zinn, J. (1991). *Gesund und streßfrei durch Meditation.* München: Barth.

Kabat-Zinn J. (1992). Effectiveness of a meditation-based stress reduction program in the treatment of anxiety disorders. *American Journal of Psychiatry,* 149, 936–943.

Kruse A. (2004). Selbstverantwortung im Prozess des Sterbens. In: Kruse A. & Martin M. (Hrsg.). *Enzyklopädie der Gerontologie.* Bern: Huber, 328–340.

Madert K. L. (2007). *Trauma und Spiritualität.* München: Kösel.

Masten A. S. (2007). Resilience in developing systems: Progress and promise as the fourth wave rises. *Development and Psychopathology,* 19 (3), 921–930.

Matthews D. A. (2000). *Glaube macht gesund. Spiritualität und Medizin.* Freiburg i. Br.: Herder.

Michalak J., Heidenreich T. & Williams J. (2022). *Achtsamkeit.* 2., überarb. Aufl. Göttingen: Hogrefe.

Richards P. S. & Bergin A. E. (1997). *A spiritual strategy for counseling and psychotherapy.* Washington, D. C.: American Psychological Association.

Rosenthal J. (1990). The meditative therapist. *Family Therapy Networker,* 15 (5), 38–41.

Sachsse U. (2004). *Traumazentrierte Psychotherapie.* Stuttgart: Schattauer.

Schellenbaum P. (2006). Wenn Leben aufbricht – Transzendenz in der Psychotherapie. In: Seitlinger R. (Hrsg.). *Was heilt uns? Zwischen Spiritualität und Therapie.* Freiburg i. Br. u. a.: Herder, 63–62.

Schmidt J. B. (2019). *Das Transzendente in der Psychotherapie. Über Spiritualität und Präsenz im therapeutischen Wirken.* München: Kösel.

Stiegler R. (2006). Der personale und der transpersonale Entwicklungsschritt. In: Seitlinger R. (Hrsg.). *Was heilt uns? Zwischen Spiritualität und Therapie.* Freiburg i. Br. u. a.: Herder, 103–113.

Tedeschi R., Park C. & Calhoun L. (1998). *Posttraumatic growth. Positive changes in the aftermath of crisis.* Mahwah N. J.: Erlbaum.

Treleaven D. (2021). *Traumasensitive Achtsamkeit.* Freiburg i. Br.: Arbor Verlag

Vogel R. T. (2009). *Der Tod in der Psychotherapie. Ein kleines memento mori für Psychotherapeutinnen und Psychotherapeuten.* Münster: Verlagshaus Monsenstein und Vannerdat.

Wirtz U. (2003). Die spirituelle Dimension der Traumatherapie. In: Galuska J. (Hrsg.). *Den Horizont erweitern. Die transpersonale Dimension in der Psychotherapie.* Berlin: Ulrich Leutner Verlag, 136–153.

Wirtz U. (2018). *Stirb und werde. Die Wandlungskraft traumatischer Erfahrungen.* Ostfildern: Patmos-Verlag

Yalom I. D. (2005). *Existentielle Psychotherapie.* Köln: EHP.

Zöllner T. & Maercker A. (2006). Posttraumatic growth in clinical psychology – A critical review and introduction of a two component model. *Clinical Psychology Review,* 26 (5), 626–653.

ROBERT BERING, CLAUDIA SCHEDLICH UND GISELA ZUREK

16. Situationstypen der Psychosozialen Notfallversorgung

16.1 Einleitung

Die Notwendigkeit einer spezifischen und professionellen Hilfe in der Folge schwerer Lebensereignisse wurde seit den 1990er Jahren aufgrund von umfassenden epidemiologischen Studien und neuen wissenschaftlichen Kenntnissen zur Entstehung und Fortdauer psychotraumatischer Störungen herausgestellt. In der Versorgungskette ist im Hinblick auf diese Thematik eine Vielzahl von Berufsgruppen und Institutionen betroffen. Die Versorgung reicht von der psychologischen Akuthilfe bis zur Rehabilitation bei Beeinträchtigungen der sozialen und beruflichen Teilhabe. Nur ein Teil der Betroffenen entwickelt eine dauerhafte psychische Störung (Schäfer et al., 2019). Hieraus leiten sich einige zentrale Fragen der Psychotraumatologie ab: Welche Krisenintervention ist für welche Zielgruppe bei welcher Art von Schadensereignis (Situationstypen) hilfreich? Welche Faktoren entscheiden darüber, ob sich eine Psychotraumafolgestörung entwickelt oder nicht? Wie können die Faktoren erkannt und wie können die Folgen behandelt werden?

Kriseninterventionen haben mehrere Funktionen. Sie dienen der akuten Entlastung der Betroffenen und eröffnen die Möglichkeit, eine psychosoziale Nachsorge mit einer Risikoeinschätzung und Ressourcenmobilisierung einzuleiten. Dieser Gedanke liegt dem *Target Group Intervention Program* (TGIP) zugrunde, das wir bereits in unserem Beitrag »Großschadenslagen als potentiell traumatisierende Ereignisse« (Kap. D7 in diesem Band) dargestellt haben. Unter TGIP verstehen wir ein differenziertes Kriseninterventionsprogramm, das sich an der individuellen Balance zwischen Risiko- und Schutzfaktoren und an den Situationstypen des Ereignisses orientiert.

Ausgehend von der Entwicklung von Kriseninterventionskonzepten und der Diskussion um Risikofaktoren für die Entwicklung einer Psychotraumafolgestörung gehen wir auf unterschiedliche Situationstypen ein. Hierbei möchten wir insbesondere auf die besonderen Bedarfe von Opfern von Straftaten, Betroffenen von Arbeitsunfällen, Einsatzkräften, Betroffenen von Großschadenslagen, Psychotraumatisierungen durch das medizinische Versorgungssystem und auf Menschen mit Behinderungen sowie Betroffene nach Zwangsmigration durch Krieg und Flucht eingehen. Zur ausführlichen Darstellung verweisen wir auf Bering et al. (2024).

16.2 Psychosoziale Notfallversorgung

Während sich der Präventionsbegriff in der somatischen Medizin gut etabliert hat, wurde in der Psychotraumatologie eine lebhafte Debatte geführt, welche Konzepte geeignet seien, eine primäre oder sekundäre Prävention von Psychotraumafolgestörungen zu bewirken. Im internationalen Kontext gewinnen die sogenannten »Guidelines« eine wesentliche Bedeutung. Auf nationaler Ebene wurden Vorschläge zur strukturellen und inhaltlichen Optimierung der Betreuung von Betroffenen und Einsatzkräften entwickelt. Dieser Aufgabe hat sich die Konsensuskonferenz (2007–2010 und fortlaufend) gewidmet, die nach Beauftragung durch den Wissenschaftlichen Beirat der Bundesregierung vom Bundesamt für Bevölkerungsschutz und Katastrophenhilfe (BBK) koordiniert wird. Beteiligt an diesem Entwicklungsprozess sind die Organisationen der polizeilichen und nicht-polizeilichen sowie militärischen Gefahrenabwehr, Fachgesellschaften, Kammern, Universitäten zur wissenschaftlichen Begleitung, Kirchen und viele mehr.

Im Zuge der Entwicklung einer einheitlichen Terminologie wurden konsensual der Begriff »Psychosoziale Notfallversorgung (PSNV)« und seine Definition verabschiedet, was sich seit 2010 in Deutschland und den deutschsprachigen Nachbarländern etabliert hat. »Der Begriff PSNV beinhaltet die Gesamtstruktur und die Maßnahmen der Prävention sowie der kurz-, mittel- und langfristigen Versorgung im Kontext von belastenden Notfällen« (BBK, 2011, S. 21). Alle konzeptionellen Beiträge zur PSNV orientieren sich zunehmend an Verlaufsmodellen der Psychotraumatisierung. Wir verstehen hierunter die einzelnen Phasen, die sich im zeitlichen Verlauf gliedern lassen in: Phase der Vorläuferbedingungen, Phase der traumatischen Situation und der peritraumatischen Reaktion, Schockphase (bis 72 Std. nach dem Ereignis), Einwirkungsphase (bis sechs Wochen nach dem Ereignis) und längerfristige Auswirkungen.

16.3 Risikofaktorenmodell

Eine empirisch fundierte Erhebung der verschiedenen Risiko- und Schutzfaktoren ist für die Entwicklung von Belastungsstörungen ein wichtiger Schritt. Risiko- und Schutzfaktoren sind von der Symptomebene unabhängig, die insbesondere in der Einwirkphase einer schweren Belastung starken individuellen Schwankungen unterliegt. Im Kontext medizinischer Fragestellungen orientieren wir uns in der Regel an der Symptomatik. In der PSNV müssen wir uns darauf einstellen, den Blick auf Risiko- und Schutzfaktoren zu richten, um potentielle Langzeitfolgen so frühzeitig wie möglich zu erkennen.

Zur Beantwortung der Frage, welche Risiko- und Schutzfaktoren für die Entwicklung einer Belastungsstörung besonders relevant sind, möchten wir folgenden Weg einschlagen: Als Faustregel können wir festhalten, dass eine multimethodale Absicherung von Ergebnissen erforderlich ist, um methodische Artefakte einzudämmen, die in der Methodik einer Forschungsrichtung liegen (vgl. Fischer & Fäh, 1998, S. 37 ff.). Dieser Ansatz erweitert den klassischen Ansatz der evidenzbasierten Medizin um das Konvergenzprinzip. Unter dem Konvergenzprinzip verstehen wir, dass am Beispiel von Risiko- und Schutzfaktoren die experimentelle Wirkforschung, Feld- und Einzelfallstudien zu »konvergenten« Schlussfolgerungen kommen. So gewinnen wir ein ho-

Tab. 1: Prädiktoren einer PTBS oder Prädiktoren für Symptome einer PTBS

Risikofaktor	k	N	r
Vortraumatisierung	23	5308	.17
Vorherige psychologische Anpassungsprobleme	23	6797	.17
Familiäre psychiatrische Vorgeschichte	9	667	.17
Wahrgenommene Lebensbedrohung	12	3524	.26
Soziale Unterstützung	11	3537	–.28
Peritraumatisches emotionales Erleben	5	1755	.26
Peritraumatische Dissoziation	16	3534	.35

PTBS = Posttraumatische Belastungsstörung, k = Anzahl der Effektgrößen; N = gesamte Anzahl der Studienteilnehmer aus k; r = gewichtete mittlere Effektgröße (negative Effektgrößen r bedeuten einen gegenläufigen Zusammenhang der Variable mit der PTBS). Modifiziert nach Ozer et al. (2003)

hes Maß an interner, externer und ökologischer Validität.

Mit diesem Ansatz stützen wir unsere Ausführungen sowohl auf repräsentative Metaanalyse von z. B. Ozer et al. (2003) als auch auf Feldstudien, die mit dem Kölner Risikoindex durchgeführt worden sind. Gleichermaßen stützen wir uns auf Erkenntnisse aus den Einzelfällen unserer klinischen Praxis.

Ozer et al. (2003) identifizierten metaanalytisch in über 99 Studien, in die 25 122 Fälle eingegangen sind (s. Tab 1), insgesamt sieben Risikofaktoren mit unterschiedlichen Effektstärken für die Entwicklung einer Posttraumatischen Belastungsstörung (PTBS). Hierzu gehören Vortraumatisierungen, vorherige psychologische Anpassungsprobleme, eine familiäre psychiatrische Vorgeschichte, wahrgenommene Lebensbedrohung, soziale Unterstützung, peritraumatisches emotionales Erleben und peritraumatische Dissoziation. Einen sogenannten »umbrella review« zu gesicherten Risikofaktoren haben Tortella-Feliu et al. (2019) durchgeführt. Die von Ozer et al. (2003) identifizierten Risikofaktoren werden im Folgenden mit den Ergebnissen von Feldstudien verglichen, die mit dem Instrument des Kölner Risikoindexes (KRI) an Stichproben von Soldaten, Gewalt- und Unfallopfern validiert sowie an Großschadenslagen adaptiert wurden (vgl. Bering, 2011).

In Tabelle 2 sind die mit dem KRI identifizierten Risikofaktoren aufgeführt.

Zwischen den verschiedenen Varianten der Kölner Risikoindizes gibt es Schnittmengen, die sich in der Gewichtung der dispositionellen Faktoren, der Vortraumatisierung, der Situationsfaktoren und der Risiko- und Schutzfaktoren in der Einwirkungsphase widerspiegeln.

Zu den *dispositionellen Faktoren* gehört das Item »weibliches Geschlecht«. Für die Faktoren »jüngeres« und »höheres Lebensalter« sowie »niedrige Intelligenz« verweisen Studien auf ein erhöhtes Risikoprofil (Bering et al., 2024). Das Ausmaß der *Vortraumatisierung* hat in allen Varianten des KRI und in der Metaanalyse von Ozer et al. (2003) eine große Bedeutung.

Die *Situationsfaktoren* lassen sich in subjektive und objektive unterteilen. Zu den *subjektiven* gehört die erlebte Todesangst bzw. die

Tab. 2: Varianten des Kölner Risikoindex

Autoren	Fischer et al. (1998)	Walter (2003)	Bering et al. (2003)	Dunker (2009)	Bering & Kamp (2007)
Variante des Kölner Risikoindex	**Gewalt- und Unfallopfer**	**Opfer von Banküberfällen**	**Soldaten im Kosovoeinsatz**	**Soldaten im Afghanistaneinsatz**	**Stationäre PTBS-Patienten**
Dispositionelle Faktoren					
Weibliches Geschlecht		*	*		
Alter > 30 Jahre				*	
Lebensgeschichtliche Faktoren					
Niedrige Schulbildung	*				
Vortraumatisierung	**	**	**	*	*
Arbeitslosigkeit	*				
Alleinstehend				*	
Fehlende Identifikation mit Auslandseinsatz				*	
Situationsfaktoren					
Bedrohung für Leib und Leben	*	*	*	*	
Dauer des traumatischen Ereignisses	*				
Dissoziation	***	**	***	***	**
Situationsfaktoren					
Eigene körperliche Verletzung	*		*	*	*
Körperliche Verletzung versursacht				*	
Subjektiv erlebte Belastung	*	*	*	*	
Bekanntheit des Täters (bzw. Nähe zum Täter)	*	*			
Personen geschadet					*

Tab. 2: *Fortsetzung*

Autoren	**Fischer et al. (1998)**	**Walter (2003)**	**Bering et al. (2003)**	**Dunker (2009)**	**Bering & Kamp (2007)**
Variante des Kölner Risikoindex	**Gewalt- und Unfallopfer**	**Opfer von Banküberfällen**	**Soldaten im Kosovoeinsatz**	**Soldaten im Afghanistaneinsatz**	**Stationäre PTBS-Patienten**
Faktoren in der Einwirkungsphase					
Negative Reaktionen im sozialen Umfeld	*	**	**	**	**
Einschränkung der Heimatkontakte			*	*	
Schlechte Erfahrung mit Funktionsträgern/Kollegen/Kameraden	*	**	*	**	
Schwierigkeiten, über das Ereignis zu sprechen			*		*

In der Übersicht wird deutlich, dass es Gemeinsamkeiten zwischen den Kölner Risikoindizes gibt, die sich auf die Faktorengruppen der Disposition, der Vortraumatisierung, der traumatischen Situation und der Risiko- und Schutzfaktoren beziehen lassen. Die Sterne symbolisieren die Gewichtung.

subjektive Einschätzung des Belastungsgrades, die sich in allen Versionen des KRI als wichtiges Item identifizieren lässt. Das Ausmaß der körperlichen Verletzung, die Dauer der traumatischen Situation und die Tatsache, dass die Täter:innen den Opfern bekannt sind, sind den *objektiven Situationsfaktoren* zuzuordnen. Bei diesen Items ergeben sich partielle Überlappungen. Körperliche Verletzungen spielen bei der Bundeswehr und bei Gewalt- und Unfallopfern und in der klinischen Stichprobe eine wichtige Rolle. Bei Banküberfällen sind sie selten und entfallen aus diesem Grunde. Die Faktoren »Bekanntheit der Täter:innen«, »Dauer der traumatischen Situation« und »anderen Personen geschadet« zeigen Schnittstellen in den unterschiedlichen Varianten des KRI.

Eine Übereinstimmung ergibt sich in Bezug auf den Faktor »peritraumatische Dissoziation«, der sowohl in der Studie von Ozer et al. (2003) als auch in der Studie von Breh und Seidler (2005) bestätigt wurde.

Zu den *Faktoren in der Einwirkphase* gehören Risiko- und Schutzfaktoren, die insbesondere die Reaktion des sozialen Umfeldes (Familienmitglieder, Kamerad:innen, Kolleg:innen usw.) und der Vorgesetzten (Filialleiter:innen einer Bank, Offizier:innen) bzw. der Funktionsträger:innen (Ermittlungsbeamt:innen, Versicherungen) betreffen. Es wird deutlich, dass negative Reaktionen im sozialen Umfeld in allen Varianten des KRI und in der Metaanalyse von Ozer et al. (2003) in Beziehung zu den Symptomen von Belastungsstörungen stehen. Die Kategorie »schlechte Erfahrung mit Funktionsträger:innen, Kolleg:innen und Kamerad:innen« zeigt ebenfalls eine breite Schnittmenge. Darüber hinaus verdient der Risikofaktor »Schwierigkeiten, über das Ereignis zu sprechen« besondere Aufmerksamkeit. Er konnte sowohl für die Stichprobe der Bundeswehrsoldat:innen als auch für die klinische Stichprobe als von Bedeutung aufgezeigt werden.

Wir schlussfolgern, dass eine kumulative psychotraumatologische Belastung, die peritraumatische Dissoziation, die objektive Schwere des Ereignisses, die subjektive Bewertung des Ereignisses und die Reaktion des sozialen und beruflichen Umfeldes als ubiquitäre Faktoren zu bewerten sind, die mit der Entwicklung einer Belastungsstörung in Zusammenhang stehen.

Für die Krisenintervention sind diese Faktoren *überindividuell* zu berücksichtigen. Hierbei müssen wir Einschränkungen geltend machen. Der Verknüpfungsgrad bzw. das Bestimmtheitsmaß, mit dem aus den diskutierten Faktoren des KRI auf die Symptombelastung geschlossen werden kann, beruht auf einem mathematischen Modell, das die Wirklichkeit nur unzureichend abdeckt. Die Erkenntnis der Kausalitätsbeziehungen zwischen dem Ereigniskriterium und der Symptomatik ist an eine psychotraumatologische Diagnostik gebunden, die Einzelgespräche im klinischen Setting erfordert und weder mit Metaanalysen noch mit Feldstudien erfassbar ist. Aus diesem Grunde werden wir im nächsten Abschnitt auf die spezielle Situationstypen eingehen, die Prädiktoren in ein dynamisches Beziehungsgefüge zu setzen vermögen. Im TGIP hat der KRI eine Weichenstellerfunktion. Wird die betroffene Person der Wechsler- oder der Risikogruppe zugeordnet,[1] folgt die klinische Diagnostik in weiterführenden Bausteinen, die uns insbesondere Hinweise liefern sollen, welches dynamische Bedingungsgefüge im Zusammenspiel dieser Faktoren wichtig ist.

16.4 Situationstypen

Welche Regeln sind überindividuell bei Kriseninterventionen zu berücksichtigen? Psychosoziale Akuthelfer:innen, psychosoziale Fachkräfte, Peers, Psycholog:innen, psychologische Psychotherapeut:innen und Ärzt:innen können u. U. wesentlichen Einfluss auf die Kompensation von Risikofaktoren (s. Tab. 2) und die Stärkung von Schutzfaktoren in der Akut- und der Einwirkungsphase haben. Dies wird insbesondere durch die Mobilisierung von sozialen Ressourcen und die Aufklärung von Funktionsträger:innen darüber, wie sie ihre Schlüsselrolle salutogenetisch einsetzen können, möglich. In der Erfassung der Bedarfe und Zielvorgaben stützen wir uns in erster Linie auf die Prinzipien von Hobfoll et al. (2007, s. Tab. 3).

Im Folgenden beschreiben wir Situationstypen, die bei Kriseninterventionen zu berücksichtigen sind, und orientieren uns an den Modulen des TGIP (vgl. Kap. D7 von Be-

Tab. 3: Fünf Prinzipien der PSNV nach Hobfoll et al. (2007)

1	Promote sense of safety	Fördere das Sicherheitsgefühl
2	Promote calming	Fördere Beruhigung
3	Promote sense of self- and collective efficacy	Fördere das Gefühl von eigener und kollektiver Handlungsfähigkeit
4	Promote connectedness	Fördere Verbundenheit
5	Promote hope	Fördere das Gefühl von Hoffnung

1 Zu den drei Kontrastgruppen *Selbsterholer, Wechsler* und *Risikogruppe* vgl. unseren Beitrag D7 in diesem Band, Anmerkung im Abschnitt »Module des Target Group Intervention Program«.

ring et al. in diesem Band). Hierunter verstehen wir eine differenzielle Umsetzung der Psychischen Ersten Hilfe, der Psychosozialen Akuthilfe, der administrativen und rechtlichen Hilfe, der Unterstützung bei der Organisation von Ritualen und Gedenkfeiern, der Psychoinformation, des prognostischen Screenings, der Kurzberatung und der Vermittlung an eine psychologische oder ärztliche Psychotherapeutin bzw. an einen psychologischen oder ärztlichen Psychotherapeuten.

16.4.1 Opfer von Gewalttaten

Die Vorgehensweise im Umgang mit Opfern von Gewaltverbrechen wurde für die Verhältnisse in Nordrhein-Westfalen in dem Kölner Opferhilfe-Modell untersucht und im sogenannten »KOM-Reader« Psychotherapeut:innen, Beratungsstellen und Traumaambulanzen zugänglich gemacht (Fischer et al., 1998). Die Verfahrensweise in NRW dient als Beispiel. Die *Psychische Erste Hilfe* erfolgt häufig durch Funktionsträger:innen der Polizei, die *Psychosoziale Akuthilfe* durch Kriseninterventionsteams oder Notfallseelsorger:innen. Die Opferschutzbeauftragte der Polizei NRW verweist z. B. an eine Traumaambulanz bzw. an den Weißen Ring und schafft somit den Übergang zur *administrativen/rechtlichen* sowie zur traumazentrierten Fachberatung und *psychotherapeutischen* Hilfe. Zielsetzung der Kurzberatung sind die *Mobilisierung von sozialen Ressourcen, Psychoinformation* und die Durchführung eines *prognostischen Screenings*. Ein wesentlicher Bestandteil dieses Modells ist die Hilfestellung bei der Antragsstellung auf Schadensausgleich nach dem Sozialen Entschädigungsrecht.

Aus den Ergebnissen der Feldstudien zu Risikofaktoren wissen wir (vgl. Tab. 2), dass insbesondere das Bekanntsein des Täters bzw. der Täterin, bleibende körperliche Schäden (z. B. Narben), mangelnde soziale Unterstützung und Schwierigkeiten mit Funktionsträger:innen die Situationstypologie bestimmen und das Risiko zur Entwicklung einer psychischen Störung begünstigen. In der praktischen Erfahrung zeigt sich zudem die Notwendigkeit, die negativen Auswirkungen von Risikofaktoren gezielt anzusprechen. Dazu gehören anstehende oder laufende juristische Klärungen bzw. Gerichtsverhandlungen sowie der Nachweis der erlittenen Belastung gegenüber Versicherern und Behörden wie auch der ungeplante Kontakt mit Täter:innen bzw. Schadensverursacher:innen.

Ersthelfer:innen und Psychotherapeut:innen sollten im Umgang mit häufig ambivalenten Bindungen an Täter:innen geschult sein. Die Begleitung der medizinischen Erstuntersuchung und der weiteren Behandlung von potentiell stigmatisierenden Verletzungen ist für die Opfer eine wichtige Hilfestellung und für Funktionsträger:innen und Akteur:innen der Krisendienste ein wichtiges Kriterium für eine Risikoeinstufung.

16.4.2 Arbeits-, Schul- und Wegeunfälle

Besonderheiten im Umgang mit psychosozialen und allgemeinmedizinischen Folgen von Arbeits-, Schul- und Wegeunfällen resultieren aus unserem gegliederten Sozialsystem. Die Prävention und Rehabilitation in Bezug auf psychische Störungen nach Arbeitsunfällen ist nach dem SGB VII eine Aufgabe der Träger der Deutschen Gesetzlichen Unfallversicherungen (DGUV, https://www.dguv.de/de/index.jsp). Zu den Trägern zählen z. B. die Berufsgenossenschaften.

Für unsere Belange unterscheiden wir zwei

Fallgruppen: So kann das Schadensereignis eine vorsätzliche Straftat sein (ein Banküberfall ist wie ein Arbeitsunfall zu behandeln und fällt in den zu versichernden Bereich der Berufsgenossenschaften). Für diesen Fall haben wir z. B. Bankangestellte, Beschäftigte im Einzelhandel, Tankwart:innen oder Aufsichtspersonal von Spielhallen zu berücksichtigen. Diese Fallgruppe hat Gemeinsamkeiten mit der Gruppe von Schadensfällen im Opferschutz. Bei der zweiten Fallgruppe handelt es sich um Arbeitsunfälle ohne Vorsatz. Hierbei haben wir es z. B. mit den psychischen Folgen von unfallchirurgischen Polytraumen oder von Zeugenschaften sowie selbst Betroffensein von schweren Arbeitsunfällen zu tun. Zu dieser Fallgruppe zählen wir z. B. auch Lokführer:innen, die infolge sogenannter Personenschäden häufig unter Belastungsreaktionen leiden.

Die Arbeits-, Schul- und Wegeunfällen zeichnen sich durch folgende Gemeinsamkeiten aus:

- Die Träger der DGUV sind für die gesamte Fallsteuerung, d. h. von den frühen psychosozialen Hilfen in der Einwirkzeit bis zur Rehabilitation, verantwortlich.
- Die Träger der DGUV prüfen die Schadensabhängigkeit der gesundheitlichen Beeinträchtigung und die Leistungspflicht (z. B. das Verletztengeld).
- Die Träger der DGUV haben an einer beruflichen Wiedereingliederung besonderes Interesse, da sich hierdurch die monetäre Belastung durch Behandlungskosten, Verletztengeld und gegebenenfalls Pensionen eindämmen lassen.
- Für die DGUV ist das Verursacherprinzip nachrangig.

Aufgrund dieser Faktoren haben die Träger der DGUV ein zunehmendes Interesse entwickelt, Standardisierungen der psychosozialen Nachsorge zu implementieren (Schuck, 2010). So werden auch externe Firmen von Leistungsträgern beauftragt, die PSNV z. B. nach einem Banküberfall oder Amoklauf sicherzustellen. Hierdurch soll eine Bereitstellung der administrativen und rechtlichen Hilfen, der Psychoinformation, des prognostischen Screenings, der traumazentrierten Fachberatung, der Diagnostik und der Behandlung im Bedarfsfall sichergestellt sein (Walter, 2003). Aus Studien mit dem Kölner Risikoindex (s. Tab. 2) zu den Opfern von Banküberfällen wissen wir beispielsweise, dass insbesondere die Nähe des Opfers zum Täter bzw. zur Täterin, der Führungs- und Umgangsstil der Filialleitung und die Kohäsion der Mitarbeiter:innen bei der psychischen Verarbeitung der Schadenslage eine wichtige Rolle spielen. Bei der Umsetzung der Module des TGIP ist daher zu berücksichtigen, dass eine zeitnahe Umsetzung der psychosozialen weiterführenden Hilfe, die Integration der kriminologischen Bestandsaufnahme in die Psychoinformation, der Führungs- und Umgangsstil der Filialleitung, die Durchführung eines prognostischen Screenings im Einzelsetting und gegebenenfalls die Anbindung an eine psychologische oder ärztliche Psychotherapie zu prüfen sind. Aufgrund des kollektiven Erlebens der Schadenslage kann die Durchführung von Modulen des TGIP in der Gruppe sinnvoll sein.

Aus Einzelfallstudien wissen wir, dass das Vermeidungsverhalten – dem Arbeitsplatz aus dem Weg zu gehen – in Konflikt mit der Angst vor einem Verlust des Arbeitsplatzes und der Angst vor einer sozialen Ausgrenzung gerät. Es kann sein, dass Betroffene diesen Konflikt lösen möchten, indem sie ausschließlich um

Entschädigung nachsuchen. Aus diesem Grunde ist es besonders wichtig, die PSNV auf die berufliche Wiedereingliederung auszurichten. Aus Sicht der Betroffenen sind Zielkonflikte zwischen Arbeitgeber:innen, Arbeitnehmer:innen und Leistungsträger:innen von Folgeschäden ein guter Grund, Widerstände gegen die PSNV aufzubauen.

16.4.3 Einsatzkräfte

Einsatzkräfte verdienen eine besondere Betrachtung. Es handelt sich um Berufsgruppen, die ein besonderes Risiko tragen, einer Psychotraumatisierung ausgesetzt zu sein. Hierin besteht ein prinzipieller Unterschied zu anderen Situationstypologien. Erkennbare Schwäche im Umgang mit Schadenslagen wird besonders im Berufskollektiv kritisch beurteilt. Externe psychologische Hilfestellungen werden mit besonderer Skepsis betrachtet, da sie in der Regel – bezogen auf die interne Arbeitsorganisation – als Fremdkörper gelten. Wir möchten die Situationstypen von Einsatzkräften der Feuerwehr, Polizei und Rettungsdiensten von der psychischen Belastung von Soldat:innen im Auslandseinsatz gesondert berücksichtigen.

Einsatzkräfte der Feuerwehr, Polizei und Rettungsdienste

Die Notwendigkeit, mit schweren Schadenslagen mit Todesfolge umzugehen, führt dazu, dass das Personal der Feuerwehr, Polizei und Rettungsdienste eine doppelte Aufgabe hat. Für die Betroffenen sind sie Funktionsträger:innen der Psychischen Ersten Hilfe, und gleichzeitig müssen sie die Grenzen der eigenen psychischen Belastbarkeit berücksichtigen. Viele Institutionen haben begonnen, sogenannte »Peers« auszubilden. Es handelt sich hierbei um soziale Ansprechpartner:innen aus der eigenen Berufsgruppe, die für die Berufskolleg:innen zur Verfügung stehen. Häufig sind sie für die interne psychosoziale Unterstützung zuständig und können auch administrative Hilfestellungen leisten. Das Peerkonzept dämmt potentielle Risiken der Pathologisierung durch außenstehende Akteur:innen ein und kann hilfreich sein, um in Hierarchiekonflikten zu vermitteln. Die Schwierigkeit der Aufgabe besteht darin, die eigenen Grenzen zu wahren und zum richtigen Zeitpunkt eine Überleitung in das klinische Versorgungssystem sicherzustellen. Ohne Zweifel liegt die weiterführende Diagnostik und Psychotherapie außerhalb des Zuständigkeitsbereiches von Peers. Das TGIP für Einsatzkräfte muss auf diese Schnittstelle eingerichtet sein.

Soldat:innen im Auslandseinsatz

50 % der Bundeswehrsoldat:innen in Afghanistan haben mindestens ein potentielles Ereignis erlebt, aus dem eine PTBS resultieren kann (vgl. Dunker, 2009). Mindestens 10 % der Soldat:innen nach den Einsätzen im Kosovo (Bering et al., 2003) und ca. 25 % der Soldat:innen nach Einsätzen in Afghanistan gehörten nach den Ergebnissen des prognostischen Screenings mit dem Kölner Risikoindex zur Wechsler- oder Risikogruppe für die Entwicklung einer PTBS. Diese Erkenntnisse aus den Auslandseinsätzen der Bunderwehr weisen auf die Notwendigkeit einer stringenten Implementierung der PSNV für die Bundeswehr hin. Die Situationstypologie von Auslandseinsätzen der Bundeswehr zeichnet sich durch folgende Besonderheiten aus:

- Soldat:innen wollen sich nach Einsätzen nicht als Opfer verstehen.
- Belastungssituationen, die in Verbindung

zu Kampfhandlungen stehen, sind nicht selten mit Tätersyndromen assoziiert.

- Belastungssituationen, die in Anpassungsstörungen resultieren, beziehen sich häufig auch auf Einsatzbedingungen, Probleme in der Kameradschaft und Problemlagen im heimatlichen sozialen Umfeld.

Für die Validierung des KRI (Bering et al., 2003; Dunker, 2009) haben wir spezifische Risikofaktoren zu berücksichtigen. Sie beziehen sich auf die Einsatzhäufigkeit, den Verlust von Kontakt mit der Heimat und die Akzeptanz des Einsatzes in der Öffentlichkeit. Zimmermann (2022) führt die Bedeutung von Verletzungen der persönlichen Wertvorstellungen, sogenannten »moral injuries«, bei der Verarbeitung von Einsätzen und für eine erhebliche psychische Belastung aus.

Wir haben zeigen können, dass ein prognostisches Screening zu großen Effekten der Varianzaufklärung führt. Die unterschiedlichen Kölner Risikoindizes liegen als Interviewleitfaden vor und einzelne Versionen auch in der Selbstbeurteilungsform. Für die Umsetzung von Kriseninterventionen unterscheiden wir mindestens zwei Fallkonstellationen, und zwar besondere Vorkommnisse (z. B. die nicht vorhersehbare Detonation der Bombe in Kabul), von denen umschriebene Gruppen betroffen waren, und die PSNV nach regulären Bundeswehreinsätzen, von denen alle Soldat:innen einer militärischen Einheit betroffen sind. Für die erste Gruppe ist es sinnvoll, dass mit ihr auch vor Ort spezielle Nachsorgekonzepte durchgeführt werden. Für die zweite Gruppe sind Konzepte der Nachsorge erforderlich, die im mittel- und langfristigen Prozess auf die Reintegration im Heimatland vorbereiten. Wir unterscheiden also Kriseninterventionen vor Ort von Nachsorgekonzepten, die in Routineabläufe der Bundeswehr integriert sein sollten. Für die Modifikation des TGIP im Hinblick auf die Belange der Bundeswehr haben wir Vorschläge ausgearbeitet (Bering et al., 2003).

16.4.4 Von Großschadenslagen Betroffene

Großschadenslagen führen in den betroffenen Kommunen, Städten und Ländern besondere Problemlagen herbei. Wir unterscheiden die Situationsdynamik von zivilen Schadenslagen und die von Terroranschlägen.

Von Naturkatastrophen Betroffene

Die Situationstypologie von Großschadenslagen zeichnet sich durch ein großes Aufgebot an Rettungskräften aus, die auch die Regeln der Psychischen Ersten Hilfe beachten sollten. Psychosoziale Akuthelfer:innen werden in der Regel entsprechend den verfügbaren Ressourcen alarmiert. In der Vergangenheit hat es dabei häufig Schwierigkeiten bei der Koordination der Psychosozialen Akuthilfe gegeben, was zu einer zeitweisen Über- oder Unterversorgung der Betroffenen geführt hat. Die Schadensregulierung verursacht administrative und rechtliche Schwierigkeiten, die die Resilienz negativ beeinflussen können. Für die Umsetzung des TGIP ist zu berücksichtigen, dass der Aufbau einer zentralen Koordinierungsstelle dringend zu empfehlen ist, die auf die bestehenden psychosozialen und klinischen Institutionen in der Region zurückgreifen kann (BBK, 2011). Die Organisation von Ritualen und Gedenkfeiern spielt eine wesentliche Rolle in der öffentlichen Würdigung des Schadensereignisses und der erlittenen Verluste. Die Psychoinformation und das prognostische Screening können Angebote für die

Betroffenen sein. Zur dezidierten Beschreibung der Umsetzung des TGIP verweisen wir auf Kapitel D7 von Bering et al. in diesem Band.

Von Terroranschlägen Betroffene

Die Situationstypologie von Terroranschlägen zeichnet sich dadurch aus, dass durch Anschläge das kollektive Sicherheitsgefühl gezielt geschwächt werden soll. Das nationale, kulturelle und religiöse Gemeinschaftsgefühl soll an der »affektiven Sollbruchstelle« getroffen werden. Im Unterschied zur speziellen Situationsdynamik der Gewaltkriminalität geht es den Attentäter:innen darum, eine kollektive Schädigung einer Gesellschaft zu erreichen. Der individuelle Schaden ist dabei nur Mittel zum Zweck. Die Unvorhersehbarkeit von Anschlägen hat für die Dynamik eine besondere Bedeutung. Eine Studie von DiMaggio und Galea (2006) liefert Erkenntnisse über spezielle Risikofaktoren, welche die Wahrscheinlichkeit des Auftretens einer PTBS infolge terroristischer Anschläge erhöhen. Hierzu gehören neben den allgemeinen Faktoren die *mediale Berichterstattung, der Verlust von Besitz, die Beteiligung an Rettungsmaßnahmen* und *der Verlust des Arbeitsplatzes.* 2018 haben Weber & Bering einen Herausgeberband vorgelegt, der sich systematisch mit der aktuellen Entwicklung der PSNV nach islamistisch motivierten Terroranschlägen beschäftigt. Ein Terroranschlag richtet sich gegen die Gesellschaft und damit gegen jeden Einzelnen, als auch die staatliche Ordnung und das Wertesystem einer Gesellschaft. In diesem Kontext übernehmen die Betroffenen eine Stellvertreterfunktion. Die mediale Aufmerksamkeit kann hier als postexpositiver Schutz- wie Risikofaktor fungieren und die Betroffenen unterstützen und würdigen oder täterzentriert berichten und Überlebende und deren Angehörige sowie Hinterbliebene bloßstellen. Helmerichs et al. (2017) beschreiben dies als Konflikt zwischen dem Bedürfnis nach Anteilnahme und dem Wunsch nach Privatsphäre und Anonymität. Als wesentlicher postexpositorischer Risikofaktor für die Belastung von Betroffenen nach Terroranschlägen sind die Gerichtsverfahren zu nennen. Die Ermittlungen vor den Gerichtsverfahren sowie auch die Eröffnung und Dauer der zivilrechtlichen und strafrechtlichen Auseinandersetzungen beanspruchen in der Regel lange Zeit. Die psychische Belastung in der Zeugenschaft vor Gericht, als Besucher:innen oder in der Nebenklage kann das Erlittene potentiell reaktualisieren oder Betroffene auch retraumatisieren (vgl. Zurek et al., 2018). Wesemann et al. (2022) haben die Risikofaktoren zur Entwicklung einer PTBS der Einsatzkräfte systematisch untersucht. Zur Modifikation des TGIP im Kontext von Terroranschlägen verweisen wir auf Bering et al. (2006).

16.4.5 Menschen mit Behinderung

Menschen mit geistigen und motorischen sowie Sinnesbehinderungen haben in akuten Schadenslagen besondere Bedarfe. Diese Zielgruppe ist bei der PSNV bisher wenig berücksichtigt worden. Die Komplexität und Variabilität von Behinderungen bringt es mit sich, dass schwerlich ein definierter Risiko- und Schutzfaktorenkatalog vorgelegt werden kann. Das BBK hat 2017 einen Sammelband von Empfehlungen vorgelegt, der sich mit dem Umgang mit Menschen mit Behinderungen beschäftigt (BBK, 2017; siehe www.eunad-info.eu). Es werden allgemeine Empfehlungen, Empfehlungen zur Vorbereitung und solche zur akuten psychosozialen Hilfe bis zur mittel- und langfristigen Nachsorge differenziert formuliert. Zur Vorbereitung der PSNV sollten Menschen mit Behinderungen und ihre Verbände einbezogen sein. Einsatzkräfte können durchaus von wenigen Leitsätzen im Umgang mit diesem Personenkreis in der akuten psychosozialen Hilfe profitieren.

16.5 Ausblick

Zur Weiterentwicklung der PSNV stellen wir Folgendes fest:

- In der PSNV werden zunehmend Verlaufskonzepte der Psychotraumatisierung berücksichtigt.
- Die Weiterentwicklung der PSNV orientiert sich immer mehr an speziellen Situationstypen.
- Modelle der Risiko- und Schutzfaktoren für die Entwicklung von Belastungsstörungen in spezifischen Situationstypologien wie z. B. Terror, Naturkatastrophen und Opferschutz sorgen zunehmend für eine empirische Fundierung der Konzepte.
- Biomedizinische Modelle haben eine begrenzte Aussagekraft, wenn wir die ökopsychologischen Zusammenhänge bei der Umsetzung der PSNV berücksichtigen wollen.
- Die Resilienzforschung hat für die PSNV großes Gewicht, da sich die Frage stellt, warum so viele von einer akuten Schadenslage Betroffene keine psychische Störung auf Dauer entwickeln.
- In der Zukunft sollte sich die PSNV an der Bedarfslage von spezifischen Zielgruppen orientieren. Hierzu gehören nicht nur Menschen mit geistigen und motorischen sowie Sinnesbehinderungen, sondern auch Menschen mit neurokognitiven Störungen oder Kinder und Jugendliche, die altersspezifische Bedarfslagen haben.

16.6 Literatur

BBK (Bundesamt für Bevölkerungsschutz und Katastrophenhilfe) (Hrsg.) (2011). *Psychosoziale Notfallversorgung: Qualitätsstandards und Leitlinien (Teil I und II).* Bonn: BBK.

BBK (Bundesamt für Bevölkerungsschutz und Katastrophenhilfe) (Hrsg.) (2017). *Assisting people with disabilities in case of disaster. European Network for Psychosocial Crisis Management.* Bonn: BBK. (Im Internet über www.mvcr.cz/soubor/assisting-people-with-disabilities-in-case-of-disaster.aspx herunterzuladen; Zugriff: 21. 8. 2018.)

Bengel J., Abilgaard P., Albs B., Frommberger U., Driessen M., Hillebrecht J., Kröger C., Sammet I., Schüssler P., Steil R., Waller C. et al. (2019). AWMF – S2k-Leitlinie »Diagnostik und Behandlung von akuten Folgen psychischer Traumatisierung«. Im Internet: https://register.awmf.org/assets/guidelines/051-027l_S2k_Diagnostik_Behandlung_akute_Folgen_psychischer_Traumatisierung_2019-10.pdf (Zugriff: 24. 5. 2024).

Bering R. (2011). *Verlauf der Posttraumatischen Belastungsstörung. Grundlagenforschung, Prävention, Behandlung.* 2. Aufl. Aachen: Shaker.

Bering R., Schedlich C., Zurek G. & Fischer G. (2003). *Zielgruppenorientierte Intervention. Verfahrensvorschläge zur Reformierung des Truppenpsychologischen Konzepts der Bundeswehr.* (Untersuchungen des Psychologischen Dienstes der Bundeswehr, 38) München: Bundesministerium der Verteidigung – PSZ III 6. Verlag für Wehrwissenschaften.

Bering R., Schedlich C., Zurek G. & Fischer G. (2006). Zielgruppenorientierte Intervention zur Prävention von psychischen Langzeitfolgen für Opfer von Terroranschlägen (PLOT). *Zeitschrift für Psychotraumatologie und Psychologische Medizin,* 1, 57–75.

Bering R., Schedlich C., Zurek G. & Fischer G. (2007). Zielgruppenorientierte Intervention zur Vorbeugung von Belastungsstörungen in der hausärztlichen Praxis. In: Bering R. & Reddemann L. (Hrsg). *Jahrbuch Psychotraumatologie 2007: Schnittstellen von Medizin und Psychotraumatologie.* Heidelberg: Asanger, 47–62.

Bering R., Schedlich C. & Zurek G. (2024). *Kompendium Trauma und Akutintervention. Psychosoziale Versorgung in der Opfer- und Kata-*

strophenhilfe (Traumafolgestörungen – vorbeugen, behandeln und rehabilitieren, Bd. 5), Stuttgart: Klett-Cotta.

BPtK – Bundespsychotherapeutenkammer (2015). BPtK-Standpunkt: Psychische Erkrankungen bei Flüchtlingen.Berlin: BPtK. Im Internet: https://www.bptk.de/mindestens-die-haelfte-der-fluechtlinge-ist-psychisch-krank/ (Zugriff: 18. 04. 2023).

Breh C. D. & Seidler H. (2005). Zum Zusammenhang von peritraumatischer Dissoziation und PTBS: Eine Metaanalyse. *Zeitschrift für Psychotraumatologie und Psychologische Medizin,* 3, 79–89.

DiMaggio C. & Galea S. (2006). The behavioral consequences of terrorism: A meta-analysis. *Academic Emergency Medicine,* 13 (5), 559–566.

Dunker S. (2009). *Prognose und Verlauf der Posttraumatischen Belastungsstörung bei Soldaten der Bundeswehr. Längsschnittstudie zur Neuvalidierung des Kölner Risikoindex-Bundeswehr (KRI-Bw).* Diss. Universität Köln. https://kups.ub.uni-koeln.de/3021/1/100128Dissertation Dunker.pdf (Zugriff: 26. 4. 2023).

Fischer G. & Fäh M. (1998). Zur Kritik der empirischen Vernunft in der Psychotherapie(forschung). In: Fäh M. & Fischer G. (Hrsg.). *Sinn und Unsinn in der Psychotherapieforschung.* Gießen: Psychosozial-Verlag, 29–50.

Fischer G., Becker-Fischer M. & Düchting C. (1998). Neue Wege in der Hilfe für Gewaltopfer. Ergebnisse und Verfahrensvorschläge aus dem Kölner Opferhilfe-Modell (KOM). Düsseldorf: Ministerium für Arbeit, Gesundheit und Soziales des Landes Nordrhein-Westfalen.

Hammel A. (2005). *Entwicklung des Kölner Risikoindex für Betroffene von Verkehrsunfällen.* Unveröffentlichte Dissertation, Universität zu Köln.

Helmerichs J., Fröschke K. & Hahn T. (2017). Psychosoziale Betreuung nach Terroranschlägen im Ausland. *Bevölkerungsschutz,* 1, 24–27. Im Internet: https://www.bbk.bund.de/SharedDocs/Downloads/BBK/DE/Publikationen/Publ_magazin/bsmag_1_17.pdf?__blob=publicationFile (Zugriff: 20. 8. 2018).

Hobfoll S. E., Watson P., Bell C. C., Bryant R. A., Brymer M. J., Friedman M. J., Friedman M., Gersons P. R., de Jong J. T. V. M., Layne C. M., Maguen S., Neria Y., Norwood A. E., Pynoos R. S., Reissman D., Ruzek J. I., Shalev A.Y., Solomon Z., Steinberg A. M. & Ursano R. J. (2007). Five essential elements of immediate and mid-term mass trauma intervention: Empirical evidence. *Psychiatry,* 70 (4), 283–315.

Neumann, J. (2020) Die Wahrnehmung von Unrecht und Ungerechtigkeit von geflüchteten Personen. *Trauma. Zeitschrift für Psychotraumatologie und ihre Anwendungen,* 18 (2), 22–33.

Ozer E. J., Best S. R., Lipsey T. L. & Weiss D. S. (2003). Predictors of posttraumatic stress disorder and symptoms in adults – a meta-analysis. *Psychological Bulletin,* 129 (1), 52–73.

Schäfer I., Gast U., Hofmann A., Knaevelsrud C., Lampe A., Liebermann P. et al. (Hrsg.). (2019). *S3-Leitlinie Posttraumatische Belastungsstörung.* Berlin: Springer.

Schuck G. (2010). Empfehlungen der Gesetzlichen Unfallversicherung zur Prävention und Rehabilitation von psychischen Störungen nach Arbeitsunfällen. In: Schliehe F. & Schmidt-Ohlemann M. (Hrsg.). *Rehabilitation und Innovation.* Stuttgart. Gentner Verlag, 378–381.

Tortella-Feliu M., Fullana M. A., Pérez-Vigil A., Torres X., Chamorro J., Littarelli S. A., Solanes A., Ramella-Cravaro V., Vilar A., González-Parra J. A., Andero R., Reichenberg A., Mataix-Cols D., Vieta E. et al. (2019). Risk factors for posttraumatic stress disorder: An umbrella review of systematic reviews and meta-analyses. *Neuroscience & Biobehavioral Reviews* 107, 154–165; doi: 10.1016/j.neubiorev.2019.09.013.

Walter C. (2003). *Risikofaktoren psychischer Beeinträchtigung nach Banküberfällen: Validierung und Adaptierung des Kölner Risiko-Index für die spezielle Situation von Banküberfällen.* Berlin: Verlag für Wissenschaft und Kultur.

Weber T. & Bering R .(Hrsg.) (2018). Schwerpunkt: Amok und Terror. *Trauma. Zeitschrift für Psychotraumatologie und ihre Anwendung,* 16 (2).

Wesemann U., Applewhite B. & Himmerich H. (2022). Investigating the impact of terrorist attacks on the mental health of emergency responders: Systematic review. *British Journal of Psychiatry Open.* 8 (4), e107; doi: 10.1192/bjo.2022.69.

Zimmermann P. (2022) *Trauma und moralische Konflikte.* Stuttgart: Klett-Cotta.

Zurek G., Schedlich C. & Bering R. (2018). Das Europäische Projekt Survivors für Betroffene nach Terroranschlägen – »To turn the Victory of our Grief into Peace«, *Trauma. Zeitschrift für*

Psychotraumatologie und ihre Anwendung, 16 (2) (Schwerpunkt: Amok und Terror), 72–82.
Zurek G., Bering R. & Schedlich C. (2021). Jage die Ängste fort und die Angst vor den Ängsten (nach M. Kaléko) – die pandemische Stressbelastung reduzieren. *Psychologie in Österreich*, Jg. 2021, Heft 2, 178 ff.

MARIA BÖTTCHE, BIRGIT WAGNER UND CHRISTINE KNAEVELSRUD

17. Internetbasierte Interventionen

Die hohe Prävalenz psychischer Störungen hat für die Gesellschaft hohe wirtschaftliche Kosten und für das Individuum persönliche Belastungen zur Folge (Arias et al., 2022). Für das Störungsbild der Posttraumatischen Belastungsstörung (PTBS) wurden in den letzten Jahrzehnten wirksame Behandlungsformen entwickelt. In Metaanalysen hat sich wiederholt gezeigt, dass sich insbesondere kognitiv-behaviorale Ansätze als in der Behandlung einer PTBS wirksam erweisen (u. a. Lewis et al., 2020). Trotz der Evidenz für diese Verfahren sind sie weder für Patient:innen leicht verfügbar noch werden sie routinemäßig in der ambulanten Versorgung eingesetzt. Darüber hinaus ist die Anzahl derer, die Behandlungen aufsuchen, gering. Als Gründe werden geographische und terminliche Verfügbarkeit der Therapien, eingeschränkte Mobilität sowie Stigmatisierungsängste der Betroffenen angeführt. Hinzu kommt, dass gerade das Erleben von Scham und Schuld eine häufige Begleiterscheinung der PTBS ist. Dies kann das Sich-Öffnen in der konventionellen Psychotherapie von Angesicht zu Angesicht maßgeblich erschweren und eine erhebliche Einstiegsbarriere hinsichtlich der Inanspruchnahme psychotherapeutischer Behandlung darstellen (Kantor et al., 2017).

Aufgrund dieser Versorgungslücken und der neuen Möglichkeiten der Digitalisierung des Gesundheitswesens (E-Mental-Health) hat ein Umdenken in der Psychotherapie stattgefunden. In kaum einem anderen Bereich der Psychotherapieforschung wurden in den letzten Jahren so viele klinische Studien durchgeführt wie für den der internetbasierten Psychotherapien. Wirksamkeitsnachweise gibt es inzwischen für die am häufigsten auftretenden psychischen Störungen, wie beispielsweise Depressionen (Etzelmueller et al., 2020, Karyotaki et al., 2021), Essstörungen (Moghimi et al., 2021), Angststörungen (Etzelmueller et al., 2020) oder PTBS (Simon et al., 2021). Durch die visuelle Anonymität des internetgestützten Kontaktes empfinden es viele Betroffene als leichter, über ihre traumatischen Erfahrungen zu sprechen (Knaevelsrud et al., 2004). Die Fortschritte der neuen Kommunikationstechnologien öffnen den Weg zu einer Erweiterung der derzeitig verfügbaren psychotherapeutischen Behandlungsmöglichkeiten. Durch die geographische und zeitliche Unabhängigkeit und die visuelle Anonymität bietet die internetbasierte Therapie eine realistische und potente Behandlungsalternative.

Das Angebot internetbasierter Interventionen umfasst ein breites Spektrum an Kommunikationsmedien, wie beispielsweise videobasierte Therapien, Smartphone-Applikationen (Apps), Selbsthilfeprogramme oder internetbasierte Psychotherapien, gestützt durch Therapeut:innen. Darüber hinaus werden die neuen Medien zur Informationsvermittlung und Psychoedukation eingesetzt.

Im Folgenden werden exemplarisch einzelne Informationsangebote, Selbsthilfeapplikationen sowie begleitete internetbasierte Therapien für PTBS-Patient:innen vorgestellt.

17.1 Smartphone-Applikationen und Selbsthilfeprogramme

Smartphone-Apps sind eine niedrigschwellige therapeutische Unterstützung und weisen eine Reihe von erweiterten Möglichkeiten auf, welche die Betroffenen sowohl bei der täglichen Selbstbeobachtung von Symptomen und der Durchführung von Hausaufgaben unterstützt als auch bei der Psychoedukation. Smartphone-basierte Interventionen, welche nicht nachrichten-basiert sind, sind in der Regel ohne Kontakt zu Therapeut:innen konzipiert. Häufig folgt nach einer Stimmungsmessung eine entsprechende Verhaltensübung, die automatisiert ausgewählt wird und auf kognitiv-verhaltenstherapeutischen Prinzipien beruht. Inzwischen haben Smartphones die Möglichkeit, neben den Selbstbeobachtungsdaten auch Körperfunktionsdaten der Patient:innen zu erfassen. Solche Daten können diagnostische Informationen für Therapeut:innen bzw. Ärzt:innen zur Verfügung stellen, aber auch Patient:innen im Rahmen des eigenen Selbstmanagements unterstützen.

Smartphones bieten die Möglichkeit, psychologische Interventionen mit einer großen Reichweite zu verbreiten. Bisher zeigt sich jedoch, dass die bestehenden Apps zur Reduktion der PTBS-Symptomatik noch hinter ihrem potentiellen Nutzen zurückbleiben. Es fehlt bei den meisten Angeboten ein wissenschaftlicher Wirksamkeitsnachweis, zudem ist das Identifizieren qualitativ hochwertiger Apps für Betroffene häufig schwierig (Sander et al., 2020). Eine Metaanalyse bezüglich smartphone-basierter Interventionen für PTBS zeigt, dass die Symptomatik bei einfachen Prä-post-Vergleichen zum Post-Messzeitpunkt reduziert werden kann. Jedoch konnten bei den randomisiert-kontrollierten Studien keine bedeutsamen Unterschiede zwischen Warteliste und Behandlungsgruppe gefunden werden (Goreis et al., 2020). Es zeigt sich auch, dass die Länge der Interventionen keinen Einfluss auf die Ergebnisse hatte (Goreis et al., 2020).

Eine der bekanntesten Smartphone-Apps für PTBS-Betroffene ist das Programm »PTSD Coach« (Hallenbeck et al., 2022; deutsche Version: »CoachPTBS«; Alliger-Horn & Zimmermann, 2017), welches vom Nationalen Zentrum für PTBS des US Departments for Veteran Affairs und dem Nationalen Zentrum für Telemedizin und Technologie des US-Verteidigungsministeriums entwickelt wurde. Das Programm bietet Informationen über die PTBS und traumaassoziierte Störungen, Übungen und die Möglichkeit, Fortschritte zu verfolgen und ein Unterstützungsnetzwerk zu erstellen. Bezüglich des Verhaltens von Nutzer:innen konnte gezeigt werden, dass die App durchschnittlich jeweils 18 Minuten über 3 Tage hinweg genutzt wird, wobei zwischen der ersten und der letzten Nutzung ca. 32 Tage lagen (Hallenbeck et al., 2022). Die Wirksamkeit der App konnte in bisherigen RCTs (Behandlungsgruppe vs. Warteliste) allerdings noch nicht gezeigt werden (Goreis et al., 2020). Eine neuere Studie weist in einer kleinen Stichprobe auf eine Überlegenheit des PTSD Coach gegenüber einer Warteliste hin (Hensler et al., 2022).

17.2 Internetbasierte Therapie, gestützt durch Therapeut:innen, für PTBS-Patient:innen

Zum jetzigen Zeitpunkt haben sich verschiedene Gruppen hauptsächlich aus den Niederlanden, Deutschland, der Schweiz, Norwegen, den USA und Australien schwerpunktmäßig mit der Entwicklung internetgestützter Therapieangebote für PTBS-Patient:innen beschäftigt. Alle bisher veröffentlichten Programme sind primär kognitiv-verhaltenstherapeutisch ausgerichtet, unterscheiden sich aber durch variierende Interaktionsintensität mit Psychotherapeut:innen. Simon et al. (2021) untersuchten in einer Metaanalyse internetbasierte kognitiv-verhaltenstherapeutische Interventionen für PTBS. Insgesamt wurden 13 randomisiert-kontrollierte therapeut:innengestützte Studien eingeschlossen. Es zeigte sich, dass diese Interventionen im Vergleich zu passiven Kontrollgruppen mit einer klinisch bedeutsamen Reduktion der PTBS-Symptome nach Ende der Behandlung einhergingen. Es konnte bezüglich der Reduktion der PTBS-Symptome kein Unterschied zwischen internetbasierten kognitiv-verhaltenstherapeutischen und internetbasierten nicht kognitiv-verhaltenstherapeutischen Interventionen gefunden werden.

Nachfolgend werden unterschiedliche internetbasierte Therapie und deren Wirksamkeit skizziert, wobei der Anspruch nicht auf Vollständigkeit liegt, sondern auf der Darstellung verschiedener methodischer Ansätze:

Die erste internetbasierte Psychotherapie (»Interapy«) für PTBS wurde von der Arbeitsgruppe um Lange und Kolleg:innen an der Universität Amsterdam, Niederlande, entwickelt. Die Behandlung fand dabei über eine virtuelle Plattform statt und bestand aus strukturierten Schreibaufträgen. Die Diagnostik und die gesamte Kommunikation erfolgten ausschließlich online. Die Kommunikation wurde rein textbasiert durchgeführt und fand zeitlich versetzt statt (asynchron), d. h. Texte wurden mit entsprechender Latenz beantwortet. Das Behandlungsmanual basierte auf Ansätzen der kognitiven Verhaltenstherapie (Traumaexposition, kognitive Umstrukturierung), die sich bereits in konventionellen psychotherapeutischen Behandlungssettings als wirksam erwiesen hatten (Lewis et al., 2020). Über einen Zeitraum von sechs Wochen schrieben die Teilnehmenden zu festen Terminen jeweils zwei Texte (jeweils über 45 Minuten). Durchgängig konnten signifikante und langfristige Verbesserungen der posttraumatischen Belastungssymptomatik, der Ängstlichkeit und Depression gefunden werden (Knaevelsrud & Maercker, 2010; Lange et al., 2003; Ruwaard et al., 2011; Wagner et al., 2006). In den Niederlanden führten diese Ergebnisse zu einer Integration des psychotherapeutischen Angebots von Interapy in das reguläre Versorgungssystem, und die Behandlung wird von den dortigen Krankenkassen vergütet. Mit regelmäßigen und individualisierten Rückmeldungen von trainierten Therapeut:innen ist Interapy allerdings eines der interaktionsintensivsten Programme. Einerseits erlaubt dieses vergleichbar hohe Ausmaß an Individualisierung, sehr persönlich und intensiv auf die einzelnen Patient:innen einzugehen, was sich auch in sehr niedrigen Abbruchquoten zeigt, andererseits ist dieser Ansatz deutlich kosten- und zeitintensiver als Programme mit weniger Interaktion.

Basierend auf Interapy wurden weitere internetbasierte Therapien entwickelt und für verschiedene Zielgruppen adaptiert (z. B. ältere Menschen mit frühkindlicher kriegsassoziierter Traumatisierung, Knaevelsrud, Böttche et al., 2017; Überlebende einer Sepsis und deren Partner:innen, Gawlytta et al., 2022; Ersthelfende und Überlebende von 9/11, Brinkmann et al., 2021; Militärangehörige, Krupnick et al., 2017). Die Komponenten der Exposition und der kognitiven Umstrukturierung wurden entsprechend den Bedürfnissen der jeweiligen Gruppe von Patient:innen erweitert, u. a. um den Ansatz des Lebensrückblicks, der Zeugnistherapie oder einer dyadischen Komponente.

Ein deutlich weniger kontaktintensives Programm ist ein Ansatz, den Litz und Kolleg:innen anbieten (Litz et al., 2004; Litz et al., 2007). Mit einem internetbasierten Selbsthilfe-Stressimpfungstraining mit der Option einer bedarfsorientierten therapeutischen Unterstützung für traumatisierte Kriegsveteran:innen konnten die Autor:innen gute Effekte in den Bereichen PTBS, Angst und Depressivität erzielen. Im Gegensatz zu Interapy umfasste das Programm ein circa zweistündiges Eingangstreffen (face-to-face), bei dem Patient:innen eine Einführung in die Anwendung der Webseiten erhalten und die Anwendung einfacher Entspannungsverfahren erlernen. Daran anschließend folgte ein circa siebenwöchiges Programm, in das sich die Patient:innen täglich einloggten, wonach sie entsprechende Übungen (Psychoedukation über PTBS und häufig auftretende komorbide Symptome, Strategien zur Verbesserung der Schlafhygiene, Optimierung der Bewältigungsfähigkeiten, kognitive Neubewertung und Traumaexposition) absolvierten. Zusätzlich zu dem einmaligen Face-to-face Kontakt zu Beginn der Intervention werden bedarfsweise E-Mail- oder Telefonkontakt angeboten, um die Bearbeitung der Aufgaben sicherzustellen und bei Bedarf Krisenintervention zu gewährleisten.

In den letzten Jahren wurden weitere Ansätze entwickelt, die unterschiedliche Darbietungsformen des therapeutischen Inhalts (mit Hilfe von Videos, Audio, Schrift, interaktiven und virtuellen Elementen) sowie verschiedene Kommunikationskanäle zwischen Therapeut:innen und Patient:innen (z. B. synchrone Kommunikation, videobasiert und telefonisch; internetbasierte schriftlich asynchrone Kommunikation) nutzen. Hier sind Ansätze, die auf virtuellen Realitäten basieren, die in der Behandlung der PTBS wirksamer als passive und vergleichbar wirksam wie aktive Kontrollgruppen sind, anzuführen (Eshuis et al., 2021). Ebenso zu nennen sind Video- bzw. Telefontherapien, die in den vergangenen Jahren an Bedeutung gewonnen haben und anders als die oben genannten Interventionen in Echtzeit durchgeführt werden. Hier konnten keine Unterschiede zwischen dieser Form der Therapie und konventionellen Therapien hinsichtlich der Reduktion der PTBS-Symptomatik gefunden werden (Metaanalyse: Scott et al., 2022).

Hervorzuheben ist an dieser Stelle auch eine neuere Studie von Bisson und Kolleg:innen (2022), die eine konventionelle traumafokussierte Therapie mit einer internetbasierten traumafokussierten Therapie, geleitet durch Therapeut:innen, verglichen hat. Das Ergebnis zeigte keine Unterlegenheit der internetbasierten Variante in der Wirksamkeit (Bisson et al., 2022).

17.3 Internetbasierte psychotherapeutische Versorgung in Krisen- und Konfliktregionen

Obwohl die Wirksamkeit der internetbasierten Psychotherapie für Patient:innen, die an einer PTBS leiden, inzwischen nachgewiesen werden konnte, gibt es bisher nur sehr wenige Studien, welche E-Mental-Health-Angebote für nicht-westliche Gruppen von Patient:innen wissenschaftlich überprüften. Ilajnafsy ist ein arabischsprachiges internetbasiertes Behandlungsportal (http://ilajnafsy.bzfo.de), welches eine internetbasierte Psychotherapie für PTBS und Depression anbietet. Das Therapieangebot basiert auf dem Behandlungsmanual der strukturierten Schreibtherapie »Interapy« aus den Niederlanden (Lange et al., 2003) und bietet eine niedrigschwellige psychotherapeutische Versorgung für Menschen in arabischsprachigen Krisen- und Konfliktregionen an.

In einer ersten Pilotstudie wurde das niederländische Behandlungsmanual von Lange et al. (2003) für PTBS kulturell angepasst und auf seine Anwendbarkeit überprüft (Wagner et al., 2012). Im Rahmen einer ersten randomisiert-kontrollierten Studie wurde die Wirksamkeit der arabischsprachigen internetbasierten PTBS-Therapie überprüft (Knaevelsrud et al., 2015), wobei der Behandlungseffekt für PTBS bei $d = 0.92$ lag und eine signifikante Symptomreduktion nach Beendigung der Therapie sowie ein Aufrechterhalten der Verbesserung nach 3 Monaten gezeigt werden konnten. Obwohl viele der Patient:innen sich nach wie vor in einer unsicheren Konflikt- oder Kriegssituation befanden, waren Behandlungseffekte mit Studienergebnissen in westlichen Therapiestudien vergleichbar (Knaevelsrud et al., 2015).

Die Wirksamkeit konnte in einer sich anschließenden randomisiert-kontrollierten Studie nochmals bestätigt werden, wobei sich zeigte, dass das Behandlungsmanual sowohl mit sechs als auch mit 10 Schreibsitzungen zu wirksamen Reduktionen der PTBS-Symptomatik nach Abschluss der Behandlung führte (Böttche et al., 2021).

17.4 Die therapeutische Beziehung im Rahmen einer internetbasierten Therapie mit PTBS-Patient:innen

Die Qualität der therapeutischen Beziehung gilt als ein zentraler Prädiktor der Wirksamkeit psychotherapeutischer Interventionen bei konventionellen Psychotherapien (Baier et al., 2020; Flückiger et al., 2018). In den ersten Jahren der Forschung zur internetbasierten Therapie wurde die Distanz als kompromittierender Faktor hinsichtlich der Möglichkeit, Verständnis, Empathie und Sensibilität zu vermitteln, verstanden. Diese Befürchtungen haben sich jedoch nicht bestätigt (Kaiser et al., 2021). Es zeigt sich, dass sowohl in primär schriftlich basierten therapeutischen internetbasierten Interaktionen (Knaevelsrud, Böttche et al., 2017) als auch bei multimodalen Ansätzen (Fletcher et al., 2022) bei PTBS-Patient:innen positive Bewertungen der therapeutischen Allianz erzielt werden. Auch im direkten Vergleich von konventionellen Therapiekontexten und internetbasierten Settings konnten keine signifikanten Unterschiede hinsichtlich der Bewertung der therapeutischen Beziehung festgestellt werden (Howard et al., 2022). Dies ist insofern bemerkenswert, als gerade die PTBS mit einem hohen Maß an interpersonellen Herausforderungen (z. B. Misstrauen, Entfremdung, sozialer Rückzug) verbunden ist. Interessant ist auch, dass die ursprüngliche Wahrnehmung und Einschätzung einer distanzvermittelten Kommunikation die Beziehungsqualität offenkundig nicht signifikant beeinflusst (Germain et al., 2010). Das bedeutet, dass Patient:innen selbst bei bestehenden Vorbehalten bezüglich dieser Kommunikationsform von einer internetbasierten Therapie profitieren können. Die Entstehungs- und Aufrechterhaltungsprozesse einer internetbasierten therapeutischen Beziehung sind allerdings weitestgehend ungeklärt.

17.5 Zusammenfassung und Ausblick

Die Zugangsbarrieren zu psychotherapeutischer Versorgung für Patient:innen mit einer Posttraumatischen Belastungsstörung und die klinischen Beeinträchtigungen, unter denen traumatisierte Patient:innen leiden, verdeutlichen die Notwendigkeit wirksamer, einfach zugänglicher und kosteneffektiver therapeutischer Angebote. Zusammenfassend, haben sich die internetbasierten Behandlungsansätze mehrheitlich als in der Behandlung einer PTBS-Symptomatik wirksam gezeigt und zeichnen sich durch eine hohe inhaltliche Überschneidung der Behandlungskomponenten mit konventionellen Ansätzen aus. Gleichwohl ist die Qualität der Evidenz momentan noch schwach und es bedarf weiterer Forschung.

Die vorhandenen Studien zu Smartphone-Applikationen für die PTBS sind bisher in Bezug auf die Wirksamkeit der Apps nicht überzeugend, und dem entspricht der Forschungsbedarf in diesem Bereich. Die Art des Traumas, das Alter oder das Geschlecht haben sich in den bisherigen Studien nicht als Prädiktoren bezüglich der Anwendbarkeit/Wirksamkeit einer internetbasierten Therapie identifizieren lassen. Auch Persönlichkeitseigenschaften, Bildungsstand oder andere demografische Charakteristika lassen bisher keine Schlussfolgerungen bezüglich einer potentiellen (Kontra-)Indikation zu. Die Beantwortung der Frage nach der Passung von Behandlungsangebot und Personencharakteristika erfordert darüber hinaus sicherlich eine wesentlich umfangreichere Berücksichtigung von Variablen wie z. B. bisherige Therapieerfahrungen, Wahrnehmung von Selbstwirksamkeit und Kontrollüberzeugungen, Veränderungsmotivation bei der Entscheidung. Aus Kostenperspektive ist bisher unklar, wie ausführlich und intensiv die Interaktion von Therapeut:in und Patient:in im Rahmen der internetbasierten Therapie gestaltet werden sollte, um eine möglichst hohe Compliance zu gewährleisten, bzw. welchen Umfang die therapeutische Intervention haben sollte, um optimale Ergebnisse zu erzielen. Weitere Entwicklungsmöglichkeiten der internetbasierten Therapie bei einer PTBS könnten u. a. Behandlungsangebote für Kinder und Jugendliche umfassen.

Abschließend kann festgestellt werden, dass die vorhandenen Daten konsistent für den Einsatz neuer Kommunikationsmedien bei der Behandlung Posttraumatischer Belastungsstörungen sprechen. Die Wirksamkeit ist vergleichbar hoch und nachhaltig wie bei inhaltlich vergleichbaren konventionellen Behandlungsansätzen der PTBS. Die internetbasierte Therapie erweitert die Erreichbarkeit von klinischen Interventionen substanziell und kann so helfen, die Versorgungslage maßgeblich zu verbessern.

Neben den genannten Vorteilen der internetbasierten Interventionen gibt es auch eine Reihe von Herausforderungen bezüglich der

Digitalisierung der Psychotherapie für die PTBS. Die meisten Studien, welche in diesem Bereich bisher durchgeführt wurden, basieren auf randomisierten Kontrollgruppenstudien, welche auf strikten Ein- und Ausschlusskriterien beruhen. Das heißt, in der Regel werden in diesen Studien Patient:innen mit Suizidalität, Alkohol- und Substanzmissbrauch ausgeschlossen. Dass diese Gruppen von Patient:innen in klinischen Studien nicht berücksichtigt werden, widerspricht dem psychotherapeutischen ambulanten oder stationären Alltag in der Behandlung von Patient:innen mit einer Traumafolgestörung. Es kann zudem die Gefahr bestehen, dass digitalisierte Interventionsformen zu einer zunehmenden Simplifizierung der psychotherapeutischen Praxis führen, welche unter Umständen der Komplexität des Störungsgrades der Patient:innen nicht mehr gerecht wird. Des Weiteren bedarf es dringend Langzeitstudien, welche die Stabilität der Erfolge nachweisen.

17.6 Literatur

Alliger-Horn C. & Zimmermann P. (2017). Präventive und psychotherapeutische Praxis der Versorgung einsatzbedingter psychischer Erkrankungen im Rahmen der Bundeswehr. *Verhaltenstherapie*, 27 (1), 44–52.

Arias D., Saxena S. & Verguet S. (2022). Quantifying the global burden of mental disorders and their economic value. *EClinicalMedicine*, 54, 101675.

Baier A. L., Kline A. C. & Feeny N. C. (2020). Therapeutic alliance as a mediator of change: A systematic review and evaluation of research. *Clinical Psychology Review*, 82, 101921.

Bisson J. & Andrew M. (2007). Psychological treatment of post-traumatic stress disorder (PTSD) (Cochrane Review). *Cochrane Database of Systematic Reviews*, 3, Art. No.: CD003388.

Bisson J. I., Ariti C., Cullen K., Kitchiner N., Lewis C., Roberts N. P. et al. (2022). Guided, internet based, cognitive behavioural therapy for post-traumatic stress disorder: Pragmatic, multi-centre, randomised controlled non-inferiority trial (RAPID). *BMJ*, 377, e069405.

Böttche M., Wagner B., Vöhringer M., Heinrich M., Stein J., Selmo P., Stammel S. & Knaevelsrud C. (2021). Is only one cognitive technique also effective? Results from a randomized controlled trial of two different versions of an internet-based cognitive behavioural intervention for post-traumatic stress disorder in Arabic-speaking countries. *European Journal of Psychotraumatology*, 12 (1), 1943870.

Brinkman H. R., Kowalchyk M. L., Cahn L., Aaronson C. J., Böttche M., Presseau C. et al. (2021). Internet-based cognitive behavioral therapy versus internet-based modified present-centered therapy for world trade center responders and survivors with posttraumatic stress disorder: Rationale and design of a randomized controlled trial. *International Journal of Clinical Trials*, 8 (3), 202–210.

Eshuis L. V., van Gelderen M. J., van Zuiden M., Nijdam M. J., Vermetten E., Olff M. & Bakker A. (2021). Efficacy of immersive PTSD treatments: A systematic review of virtual and augmented reality exposure therapy and a meta-analysis of virtual reality exposure therapy. *Journal of Psychiatric Research*, 143, 516–527.

Etzelmueller A., Vis C., Karyotaki E., Baumeister H., Titov N., Berking,M. et al. (2020). Effects of internet-based cognitive behavioral therapy in routine care for adults in treatment for depression and anxiety: Systematic review and meta-analysis. *Journal of Medical Internet Research*, 22 (8), e18100.

Fletcher T. L., Amspoker A. B., Wassef M., Hogan J. B., Helm A., Jackson C. et al. (2022). Increasing access to care for trauma-exposed rural veterans: A mixed methods outcome evaluation of a web-based skills training program with telehealth-delivered coaching. *The Journal of Rural Health*, 38 (4), 740–747.

Flückiger C., Del Re A. C., Wampold B. E. & Horvath A. O. (2018). The alliance in adult psychotherapy: A meta-analytic synthesis. *Psychotherapy*, 55 (4), 316–340; https://doi.org/10.1037/pst0000172.

Gawlytta R., Kesselmeier M., Scherag A., Niemeyer H., Böttche M., Knaevelsrud C. & Rosendahl J. (2022). Internet-based cognitive-behavioural writing therapy for reducing post-traumatic stress after severe sepsis in patients and their spouses (REPAIR): Results of a randomised-controlled trial. *BMJ Open*, 12 (3), e050305.

Germain V., Marchand A., Bouchard S., Guay S. & Drouin M.-S. (2010). Assessment of the therapeutic alliance in face-to-face or videoconference treatment for posttraumatic stress disorder. *Cyberpsychology, Behavior & Social Networking*, 13, 29–35.

Goreis A., Felnhofer A., Kafka J. X., Probst T. & Kothgassner O. D. (2020). Efficacy of self-management smartphone-based apps for post-traumatic stress disorder symptoms: A systematic review and meta-analysis. *Frontiers in Neuroscience*, 14, 3; https//doi.org/10.3389/fnins.2020.00003.

Hallenbeck H. W., Jaworski B. K., Wielgosz J., Kuhn E., Ramsey K. M., Taylor K. et al. (2022). PTSD Coach Version 3.1: A closer look at the reach, use, and potential impact of this updated mobile health app in the general public. *JMIR Mental Health*, 9 (3), e34744.

Hensler I., Sveen J., Cernvall M. & Arnberg F. K. (2022). Efficacy, benefits, and harms of a self-management APP in a Swedish Trauma-Exposed community sample (PTSD coach): Randomized controlled trial. *Journal of Medical Internet Research*, 24 (3), e31419.

Howard R., Berry K. & Haddock G. (2022). Therapeutic alliance in psychological therapy for posttraumatic stress disorder: A systematic review and meta-analysis. *Clinical Psychology & Psychotherapy*, 29 (2), 373–399.

Kaiser J., Hanschmidt F. & Kersting A. (2021). The association between therapeutic alliance and outcome in internet-based psychological interventions: A meta-analysis. *Computers in Human Behavior*, 114, 106512.

Kantor V., Knefel M., Lueger-Schuster B. (2017). Perceived barriers and facilitators of mental health service utilization in adult trauma survivors: A systematic review. *Clinical Psychology Review*, 52, 52–68.

Karyotaki E., Efthimiou O., Miguel C., Maas genannt Bermpohl F., Furukawa T. A., Cuijpers P. et al. (2021). Internet-based cognitive behavioral therapy for depression: A systematic review and individual patient data network meta-analysis. *JAMA Psychiatry*, 78 (4), 361–371.

Klein B., Mitchell J., Abbott J., Shandley K., Austin D., Gilson K., Kiropoulos L., Cannard G. & Redman T. (2010). A therapist-assisted cognitive behaviour therapy internet intervention for posttraumatic stress disorder: Pre-, post- and 3 month follow-up results from an open trial. *Journal of Anxiety Disorders*, 24, 635–44.

Knaevelsrud C. & Maercker A. (2006). Does the quality of the working alliance predict treatment outcome in online therapy for trauma patients? *Journal of Medical Internet Research*, 8 (4), e31.

Knaevelsrud C. & Maercker A. (2010). Long-term effects of an internet-based treatment for posttraumatic stress. *Cognitive Behavior Therapy*, 39 (1), 72–77.

Knaevelsrud C., Jager J. & Maercker A. (2004). Internet-Psychotherapie: Wirksamkeit und Besonderheiten der therapeutischen Beziehung. *Verhaltenstherapie*, 14, 174–183.

Knaevelsrud C., Brand J., Lange A., Ruwaard J. & Wagner B. (2015). Web-based psychotherapy for posttraumatic stress disorder in war-traumatized Arab patients: Randomized controlled trial. *Journal of Medical Internet Research*, 17 (3), e71; doi: 10.2196/jmir.3582.

Knaevelsrud C., Böttche M., Pietrzak R. H., Freyberger H. J. & Kuwert, P. (2017). Efficacy and feasibility of a therapist-guided internet-based intervention for older persons with childhood traumatization: A randomized controlled trial. *The American Journal of Geriatric Psychiatry*, 25 (8), 878–888.

Krupnick J. L., Green B. L., Amdur R., Alaoui A., Belouali A., Roberge E. et al. (2017). An Internet-based writing intervention for PTSD in veterans: A feasibility and pilot effectiveness trial. *Psychological Trauma: Theory, Research, Practice, and Policy*, 9 (4), 461–470.

Kuhn E., Kanuri N., Hoffman J. E., Garvert D. W., Ruzek J. I. & Taylor C. B. (2017). A randomized controlled trial of a smartphone app for posttraumatic stress disorder symptoms. *Journal of Consulting and Clinical Psychology*, 85 (3), 267–273.

Lange A., Rietdijk D., Hudcovicova M., van de Ven J.-P., Schrieken B. & Emmelkamp P. M. G. (2003). Interapy: A controlled randomized trial of the

standardized treatment of posttraumatic stress through the Internet. *Journal of Consulting and Clinical Psychology,* 71 (5), 901–909.
Lewis C., Roberts N. P., Simon N., Bethell A. & Bisson J. I. (2019). Internet-delivered cognitive behavioural therapy for post-traumatic stress disorder: Systematic review and meta-analysis. *Acta Psychiatrica Scandinavica,* 140 (6), 508–521.
Lewis C., Roberts N. P., Andrew M., Starling E. & Bisson J. I. (2020). Psychological therapies for post-traumatic stress disorder in adults: Systematic review and meta-analysis. *European Journal of Psychotraumatology,* 11 (1), 1729633.
Littleton H, Grills A. E., Kline K. D., Schoemann A. M. & Dodd J. C. (2016). The From Survivor to Thriver program: RCT of an online therapist-facilitated program for rape-related PTSD. *Journal of Anxiety Disorders,* 43, 41–51.
Litz B. T., Williams L., Wang J., Bryant R. & Engel C. C. (2004). A therapist-assisted internet self-help program for traumatic stress. *Professional Psychology, Research and Practice,* 35, 628–634.
Litz B. T., Engel C. C., Bryant R. A. & Papa A. (2007). A randomized, controlled proof-of-concept trial of an internet-based, therapist-assisted self-management treatment for posttraumatic stress disorder. *American Journal of Psychiatry,* 164, 1676–1684.
Martin D. J., Garske J. P. & Davis K. M. (2000). Relation of the therapeutic alliance with outcome and other variables: A meta-analytic review. *Journal of Consulting & Clinical Psychology,* 68, 438–50.
Moghimi E., Davis C. & Rotondi M. (2021). The efficacy of eHealth interventions for the treatment of adults diagnosed with full or subthreshold binge eating disorder: Systematic review and meta-analysis. *Journal of Medical Internet Research,* 23 (7), e17874.
Ruwaard J., Lange A., Schrieken B. & Emmelkamp P. (2011). Efficacy and effectiveness of online cognitive behavioral treatment: A decade of interapy research. *Studies in Health Technology and Informatics,* 167, 9–14.
Sander L. B., Schorndanner J., Terhorst Y., Spanhel K., Pryss R., Baumeister H. & Messner E. M. (2020). »Help for trauma from the app stores?« A systematic review and standardised rating of apps for Post-Traumatic Stress Disorder (PTSD). *European Journal of Psychotraumatology,* 11 (1), 1701788.
Scott A. M., Bakhit M., Greenwood H., Cardona M., Clark J., Krzyzaniak N. et al. (2022). Real-time telehealth versus face-to-face management for patients with PTSD in primary care: A systematic review and meta-analysis. *The Journal of Clinical Psychiatry,* 83 (4), 21r14143.
Simon N., Robertson L., Lewis C., Roberts N. P., Bethell A., Dawson S. & Bisson J. I. (2021). Internet-based cognitive and behavioural therapies for post-traumatic stress disorder (PTSD) in adults. *Cochrane Database of Systematic Reviews,* 5 (5), CD011710.
Wagner B., Knaevelsrud C. & Maercker A. (2006). Internet-based cognitive-behavioural therapy for complicated grief: A randomized controlled trial. *Death Studies,* 30, 429–453.
Wagner B., Schulz W. & Knaevelsrud C. (2012). Efficacy of an internet-based intervention for posttraumatic stress disorder in Iraq: A pilot study. *Psychiatry Research,* 195 (1–2), 85–88.

HANS-PETER KAPFHAMMER

18. Pharmakotherapie der frühen posttraumatischen Krise, der akuten und der Posttraumatischen Belastungsstörung

18.1 Einleitung

Schwerwiegende traumatische Erlebnisse lösen bei den meisten betroffenen Personen sowohl psychische als auch körperliche Symptome in variierender Intensität aus. Diese unmittelbar nach einer Traumaexposition auftretenden Symptome lassen sich über die Symptomcluster Intrusion, Vermeidung, autonomes Hyperarousal, Dissoziation und Depression klinisch gut erfassen (Shalev et al., 2017).

Die Mehrheit der Personen zeigt im Laufe eines Jahres nach einer Traumaexposition eine gute Erholung. Bei jenen Personen, die später die diagnostischen Kriterien einer Posttraumatischen Belastungsstörung (PTBS) erfüllen, liegt der Gesamtdistress bereits initial auf einem höheren Niveau, verringert sich keineswegs, sondern kann im Verlauf der ersten Monate noch signifikant zunehmen (Gradus et al., 2022). Eine PTBS mit verzögertem Beginn stellt meist eine sukzessive Fortentwicklung initial schon nachweisbarer posttraumatischer Reaktionen mittlerer Intensität dar, bis schließlich die diagnostisch geforderten Kriterien einer PTBS erreicht sind (Bonde et al., 2022). Eine weitere Subgruppe zeigt im Umgang mit dem Trauma und den unmittelbaren peri- und posttraumatischen Turbulenzen wiederum ein erstaunliches Coping und kann als »resilient« (»widerstandsfähig«) bezeichnet werden (Bonanno, 2021).

Für diese prototypischen Verlaufsmuster posttraumatischer Symptome und Beeinträchtigungen ist ein komplexes Zusammenspiel von Risiko- und protektiven Faktoren verantwortlich zu machen. Vulnerabilität und Resilienz bestimmen sowohl das initiale Distressniveau als auch die Wahrscheinlichkeit, dass ein Übergang zur PTBS erfolgt (Al Jowf et al., 2023). In einer ätiopathogenetischen Perspektive ist die PTBS nicht als eine normative, sondern als eine atypische Reaktion zu verstehen, deren wesentliches Kennzeichen ist, dass die Erholung bzw. Entwicklung zurück in einen balancierten psychosozialen und psychobiologischen Zustand behindert ist (Shalev et al., 2017). Die PTBS verkörpert einen speziellen klinischen Prägnanztypus neben anderen ernsthaften psychischen und psychosomatischen Störungen. Sie verläuft nicht selten chronisch, geht mit einer hohen psychiatrischen und somatischen Morbidität einher und bewirkt anhaltende nachteilige psychosoziale Folgen (Al Jowf et al., 2022).

18.2 Rationale für pharmakotherapeutische Ansätze

Entsprechend einer multifaktoriellen, biopsychosozialen Konzeptualisierung der PTBS sind auch multimodale Behandlungen entwickelt worden. In der Versorgungspraxis kommen sowohl psychotherapeutische als auch psychopharmakologische Interventionen zum Einsatz. Spezielle psychotherapeutische und medikamentöse Verfahren können sich hierbei auf eine je eigenständige empirische Datenbasis der Wirksamkeitsüberprüfung stützen. Hier sollen lediglich pharmakotherapeutische Ansätze skizziert werden.

Das theoretische Rationale eines medikamentösen Vorgehens kann zunächst global auf die zahlreichen neurobiologischen Veränderungen verweisen, die mit der Konfrontation und der Verarbeitung eines traumatischen Ereignisses einhergehen und die schließlich die Entstehung und den Verlauf einer PTBS entscheidend charakterisieren. Die empirische Forschung ist bisher mehrheitlich dem Muster gefolgt, einzelne pharmakologische Substanzklassen in ihren Effekten auf die PTBS insgesamt bzw. auf ihre diagnostisch als zentral erachteten Symptomcluster wie Intrusion, Vermeidung und autonomes Hyperarousal zu überprüfen. Hierbei wurden überwiegend solche Substanzen erprobt, die sich in der Behandlung sowohl von anderen Angststörungen als auch von depressiven Störungen bewährt haben. Hinweise auf gemeinsame neurobiologische Prozesse einerseits, auf eine häufige Koexistenz von PTBS mit anderen Angst- und depressiven Störungen im Krankheitsverlauf andererseits machen eine solche Untersuchungsstrategie plausibel. Aus der hohen Komplexität der neurobiologischen Veränderungen, die bei der PTBS mittlerweile bekannt sind, muss allerdings abgeleitet werden, dass medikamentösen Ansätzen, die maßgeblich auf nur ein biologisches Teilsystem, z. B. vorrangig auf ein Neurotransmittersystem einwirken, nur mäßige Effekte beschieden sein können. Pharmakologische Behandlungsprinzipien, die gezielt neurobiologische Mechanismen zu beeinflussen trachten, denen ein pathogenetischer Stellenwert in der Entstehung oder im Verlauf der PTBS zugesprochen werden kann, sind mittlerweile in mehrfachen speziellen Forschungsprojekten untersucht worden.

Im Weiteren sollen die zu einzelnen pharmakologischen Substanzklassen vorliegenden empirischen Ergebnisse geschildert werden. Vorangestellt werden jeweils unterstellte neurobiologische Argumente als Behandlungsrationale. Unterschieden wird nach einem Einsatz von Medikamenten in den jeweils aufeinanderfolgenden Abschnitten a) einer frühen posttraumatischen Krise, b) einer Übergangsphase mit erhöhtem Risiko eines Übergangs in eine PTBS, wie sie beispielhaft für Zustände einer akuten Belastungsstörung (ABS) anzunehmen ist, und schließlich c) einer etablierten PTBS.

18.3 Frühe posttraumatische Krise

Die große klinische Herausforderung gerade nach schwerwiegenden Traumatisierungen besteht darin, jene Personen rasch zu erfassen, die insgesamt ein erhöhtes PTBS-Risiko aufweisen. Gerade die Kollektivtraumata durch Geschehnisse der jüngeren und jüngsten Vergangenheit haben deutlich gemacht, dass nationale Gesundheitssysteme und internationale Hilfsorganisationen in der Bewältigung der anfänglich schier unbegrenzten

Herausforderungen rasch an Grenzen stoßen (Blumenfield & Ursano, 2008). Speziell für die Versorgung von frühen psychischen Problemen ist es entscheidend, dass die Maßnahmen gezielt und – an Grundproblemen orientiert – flexibel eingesetzt werden und nicht globale Strategien favorisiert werden.

Bei den während oder rasch nach einem Trauma auftretenden Symptomen handelt es sich in der Regel um universelle, adaptive Stressreaktionen, die mehrheitlich im Verlauf der nächsten Wochen abnehmen und in einen allmählichen Erholungsprozess übergehen, vorausgesetzt, es gelingt, sekundäre Stressoren nach dem Trauma einzudämmen oder eine vorliegende spezielle Vulnerabilität rasch zu erkennen und therapeutisch aufzunehmen. Beeinträchtigende klinische Symptome, die während der ersten Wochen nach einem Trauma bei einer Subgruppe von traumatisierten Personen persistieren oder gar noch zunehmen, stellen – aus einer Versorgungsperspektive – eine schon sicherere Indikation für notwendige Interventionen dar. Im Falle einer ABS oder schwerwiegender intrusiver und autonom-hyperaktiver Symptome liegt eine zeitabhängige Sensitivierung nach dem Trauma vor, die wiederum von Relevanz für die Entwicklung einer PTBS ist. Eine wiederholte psychopathologische Befunderhebung in definierten Zeitabständen nach dem Trauma ist zu fordern, ein Wissen um mögliche Risiko- und protektive Faktoren ist hierbei grundlegend (Nijdam et al., 2023).

Maßnahmen wie das Leisten von Erster Hilfe, menschlicher Beistand, Trost spenden und Beruhigung, das Entfernen der Betroffenen aus der traumatischen Situation sowie ein zuverlässiges Verhindern sekundärer Stressoren sind grundlegend für die ärztliche und psychologische Betreuung von Traumaopfern. Für ein notfallpsychiatrisches und -psychotherapeutisches Vorgehen können zwar orientierende Richtlinien formuliert werden, die aber unter Gesichtspunkten der Evidenz-basierten Medizin (EbM) noch erstaunlich wenig untersucht worden sind (Nash & Watson, 2012). Dies gilt speziell auch für eine klinische Psychopharmakatherapie in der unmittelbaren peri- und posttraumatischen Krisensituation. Mittlerweile haben sich mehrere Studien darauf konzentriert, durch den frühen Einsatz von Medikamenten den Prozess der Bildung von traumatischen Erinnerungen zu beeinflussen und hierüber nach Möglichkeit ein späteres PTBS-Risiko zu senken (Birur et al., 2017; Thomas & Stein, 2017; Raut et al., 2022).

18.3.1 Präventive medikamentöse Strategien

Tierexperimentelle Daten belegen, dass die Konsolidierung emotionaler, d. h. auch traumatischer Erinnerungen nach dem Paradigma der klassischen Konditionierung entscheidend in den basolateralen Anteilen der Amygdala vollzogen wird (Ressler et al., 2022). Dieser komplexe molekularbiologische Prozess wird auf einer Neurotransmitterebene vorrangig durch Noradrenalin gesteuert. Eine noradrenerge Hyperaktivität führt zur Überkonsolidierung traumatischer Emotionen und reduziert gleichzeitig durch präfrontal kortikale Strukturen vermittelte Hemmeffekte, die grundlegend für eine Modulation bzw. Extinktion wären. Eine erhöhte noradrenerge Aktivität trägt ferner zu gehäuften intrusiven Wiedererinnerungen bei, die im Sinne einer Retraumatisierung den Konsolidierungsprozess zusätzlich bestärken (McGaugh, 2013; Giustino & Maren, 2018). Ein stressbedingter Anstieg von

Cortisol trägt synergistisch mit Noradrenalin zur initialen Gedächtniskonsolidierung bei. Cortisol übt aber auch einen wichtigen modulierenden Hemmeinfluss auf die Phase der Wiedererinnerung aus (de Quervain et al., 2017; de Kloet & Joëls 2024). Aus einem Verständnis der nach einer Trauma-Exposition angestoßenen komplexen neurobiologischen Prozesse wurden mehrere prophylaktische medikamentöse Strategien abgeleitet.

Studien zur Reduktion der noradrenergen Überaktivität

Eine Reduktion der noradrenergen Überaktivität ist sowohl durch einen postsynaptischen β-adrenergen und einen α2-adrenergen Antagonismus als auch durch eine präsynaptische, α2-agonistisch vermittelte Reduktion der Noradrenalinfreisetzung erzielbar (Young & Butcher, 2020).

Unter dieser Indikation ist vor allem der β-Blocker Propranolol in einer Reihe von randomisiert-kontrollierten Studien (Randomized Clinical Trials, RCTs) sowohl mit gesunden Probanden als auch mit Personen nach Trauma-Exposition bzw. mit PTBS untersucht worden. Propranolol verhinderte bei gesunden Probanden die Bildung eines Furchtgedächtnisses, ließ gleichzeitig aber das deklarative Gedächtnis bezüglich der Assoziation des Signalreizes zum aversiven Stimulus intakt. Es unterband auch eine Generalisierung der Furchtreaktion, eines Kernmerkmals der PTBS, durch eine Störung des Rekonsolidierungsprozesses. Bei Personen nach Trauma-Exposition reduzierte es wirksam eine physiologische Überreagibilität und irritierte den Rekonsolidierungsprozess traumatischer Wiedererinnerungen. Dieser Effekt war auch stimmig in Neuroimaging-Verfahren darzustellen (Raut et al., 2022). Einige RCTs konnten positive Effekte von Propranolol auf posttraumatische Symptome nachweisen, wenn es vor einer skript-basierten Wiedererinnerung des Traumas verabreicht wurde (Brunet et al, 2008, 2018; Mahabir et al., 2015). Einige andere RCTs vermochten dies hingegen nicht zu bestätigen (Wood et al., 2015; Roullet et al., 2021). In einer Bewertung des PTBS-prophylaktischen und PTBS-therapeutischen Potentials von Propranolol liegen derzeit systematische Reviews vor, die ein solches Potential prinzipiell nahelegen (Argolo et al., 2015; Gasparyan et al., 2022; Kern et al., 2022; Pigeon et al., 2022), sowie andere systematische Reviews, die auf eine Reihe noch ungelöster Fragen und insgesamt auf eine hohe Komplexität der pharmakologischen Modulation des Traumagedächtnisses durch eine noradrenerg wirksame Blockade hinweisen (Raut et al., 2022; Steenen et al., 2022).

Therapeutische Beobachtungen mit α2-agonistischen Substanzen, die wie *Clonidin* oder *Guanfacin* zu einer verminderten Freisetzung von Noradrenalin aus den präsynaptischen Vesikeln und damit zu einer Reduktion des noradrenergen Einflusses beitragen, zeigten in offenen Studien ein präventives Potential dieser Substanzen auf (Bajor et al., 2022). Kontrollierte Studien zum präventiven Einsatz wurden aber bisher nicht durchgeführt. Kontrollierte therapeutische Studien mit Guanfacin an Veteranen mit chronischer PTBS verliefen negativ (Davis et al., 2008; Neylan et al., 2006). Eine retrospektive Analyse legte wiederum beachtenswerte Effekte von Clonidin bei Veteranen mit chronischer PTBS nahe (Burek et al., 2021).

Der α1-Antagonist *Prazosin* gilt mittlerweile als Mittel der ersten Wahl bei PTBS-assoziierten Schlafstörungen und Alpträumen und wird in seiner Wirksamkeit durch zahlreiche RCTs und systematische Reviews bestätigt (Bajor et al., 2022; Gasparyan et al., 2022; Raut et al., 2022). Als Haupteffekt wurde eine Abwandlung der als quälend erlebten alptraumartigen Inhalte in Richtung normaler Trauminhalte beobachtet. Objektive Parameter in der Schlafpolygraphie signalisierten eine Normalisierung der zuvor auffällig gestörten Schlaf- und Traumarchitektur. Da sich darüber hinaus bedeutsame Besserungen der übrigen PTBS-Symptomatik abzeichneten und da auch günstige Effekte auf häufig komorbide Störungen wie z. B. Substanz- bzw. Alkoholmissbrauch beobachtet wurden, könnte Prazosin ein Kandidat auch für künftige prophylaktische Interventionsstudien nach einer Trauma-Exposition sein (Reist et al., 2021).

Der Einsatz von Benzodiazepinen

Dem Früheinsatz von Benzodiazepinen käme in der klinischen Erwartung eine mögliche protektive Rolle zu, würde man nur einen isolierten Blick auf einige tierexperimentelle Befunde richten. So üben GABAerge Interneurone einen modulierend-hemmenden Effekt an der Amygdala aus (Roozendaal et al., 2009). Diese in der Praxis häufig unterstellte positive prophylaktische Wirkung von Benzodiazepinen konnte empirisch bisher jedoch nicht bestätigt werden. Einige Studien deuteten im Gegenteil sogar eine erhöhte Wahrscheinlichkeit einer PTBS nach Trauma-Exposition unter Benzodiazpinen gegenüber einem Placebo an (Gelpin et al., 1996; Mellman et al., 2002). Diese ernüchternden Befunde zum prophylaktischen Einsatz von Benzodiazepinen sind vermutlich mehrfach vermittelt. Ein bekannter dissoziativer, dysmnestischer (die Gedächtnisorganisation behindernder) Effekt, aber auch eine allgemeine zerebrale Suppression könnte die kognitive Prozessierung traumatischer Erfahrungen beeinträchtigen und wichtige Lernschritte zu einer Extinktion verhindern (Bernardy & Friedman, 2017; Campos et al., 2022). Zu beachten ist weiter, dass Benzodiazepine zu einer reduzierten Cortisol-Response der HPA-Achse (oder HHNA) führen und einen intrusiven Wiedererinnerungsprozess mit nachteiligen Langzeiteffekten begünstigen (Carmi et al., 2016).

Hydrokortison

Die HPA-Achse scheint bei der Entwicklung einer PTBS eine grundlegende vermittelnde Rolle zu spielen, wobei die Befunde einer reduzierten Cortisolantwort auf traumatischen Stress ein erhöhtes Risiko anzeigen (McFarlane et al., 2017). Die psychobiologische Bedeutung dieser atypischen neuroendokrinen Aspekte bei der PTBS ist noch nicht ganz geklärt. Die initiale Furchtreaktion wird durch die aktivierte Amygdala ausgelöst. Projektionen über die Stria terminalis zum Hypothalamus triggern eine Freisetzung von CRF (Corticoreleasing-Faktor) und leiten damit die HPA-Kaskade ein. Einem relativ niedrigen Cortisol gelingt es nach einer traumainduzierten Stressreaktion nur unzureichend, die primäre noradrenerge Aktivität wirksam einzudämmen. Es kann so das noradrenerge System sensitivieren. Innerhalb des HPA-Systems resultiert eine erhöhte Sensitivität der Glukokortikoidrezeptoren, aber auch eine verstärkte negative Feedbackhemmung. Mehrere Befunde sprechen dafür, dass sowohl durch genetische und epigenetische Mechanismen als auch durch frühe Umwelteinflüsse bereits prätraumatisch eine HPA-Achsen-Dysfunktionalit entsteht. Eine konsequente Erhöhung des posttraumatisch verfügbaren Cortisols könnte also prophylaktisch wirksam sein.

Das Prinzip einer präventiven Gabe von stressbezogenen Dosen von *Hydrokortison* wurde erstmals in doppelblinden und placebokontrollierten Studien an Patient:innen mit intensivmedizinischer Behandlung bei septischem Schock, akutem Lungenversagen (ARDS) und nach herzchirurgischen Bypass-Operationen, die postoperativ eine hohe Rate an PTBS aufweisen, erfolgreich erprobt. Pathophysiologisch gehen diese schwerwiegenden körperlichen Erkrankungen häufig mit einer relativen Cortisolinsuffizienz einher. In diesem engen somatisch-medizinischen Behandlungskontext kann durch die Substitution von Hydrokortison das beträchtliche PTBS-Risiko signifikant reduziert werden (Kapfhammer, 2022).

Der Einsatz von Hydrokortison zur möglichen Reduktion eines PTBS-Risikos wurde auch in militärischen und zivilen Traumatisierungskontexten erforscht und erbrachte ebenfalls ermutigende Resultate (Florido et al., 2023). Auch in der Akutbehandlung von PTBS-Symptomen selbst kann Hydrokortison künftig eine wichtigere Rolle spielen, wobei der therapeutisch erwünschte Effekt am ehesten durch eine aktive Unterdrückung von intrusiven Traumaerinnerungen vermittelt zu werden scheint (de Quervain et al., 2017; Kothgassner et al., 2021).

Opiate

Eine Beteiligung des endogenen Opiatsystems bei der Einwirkung traumatischer Stressoren ist gut belegt. Endogene Opioide hemmen die Schmerzwahrnehmung und reduzieren die vor allem noradrenerg getriggerten Panikaffekte. Die Amygdala ist besonders reich an Opiatrezeptoren. Eine über Opioide vermittelte psychomotorische Erstarrung und affektive Betäubung (freezing/numbing) erlaubt es möglicherweise dem Organismus, einen überwältigenden Stress bei nicht klarem Bewusstsein zu überstehen und auch die traumatische Erfahrung nicht exakt zu erinnern. Hohe endogene Opiatkonzentrationen können aber gleichzeitig mit Lern- und Gedächtnisleistungen negativ interferieren (Nikbakhtzadeh et al., 2020). Unkontrollierte Schmerzen während und infolge eines Traumas müssen als eigenständiger Risikofaktor für die Entwicklung einer PTBS angesehen werden (Giordano et al., 2018). Wirksame Dosen von Opiaten nach schwerwiegenden körperlichen Verletzungen besitzen wahrscheinlich einen protektiven Effekt gegenüber einem späteren PTBS-Risiko (Mouthaan et al., 2015). Ob dem frühen Einsatz von Opiaten jenseits dieser schmerzbezogenen Indikation aber ein allgemeines, die PTBS verhinderndes Potential zukommt, gilt es in empirischen Studien erst zu klären (Bryant et al., 2009).

Serotonerge Substanzen

Serotonin moduliert die noradrenerge Reagibilität und das autonome Arousal. Es beeinflusst die HPA-Funktionen. Serotonin besitzt allgemein eine hemmende Wirkung auf die neuronale Aktivität und spielt eine wichtige Rolle in der Plastizität des ZNS. Eine balancierte serotonerge Funktionalität zentriert und pointiert die Wahrnehmung und scheint eine entscheidende Voraussetzung für eine flexible Realitätsorientierung und einen situationsadäquaten Einsatz von Reaktionsweisen zu sein. Nicht zu bewältigende Stressoren bzw. Traumata führen rasch zu einer serotonergen Dysfunktionalität (Kelmendi et al., 2017).

Angesichts der vielfältigen verhaltenssteuernden und -ökonomisierenden Funktionen von Serotonin erstaunt es, wie wenig der Einsatz von serotonerg wirksamen Antidepressiva hinsichtlich ihres prophylaktischen Potentials der Verhinderung einer PTBS nach einem Trauma bisher empirisch untersucht worden ist. In einer Gesamtbewertung führte ein prophylaktischer Einsatz von SSRI bisher zu überwiegend enttäuschenden Ergebnissen (Shalev et al., 2012; Shalev et al., 2016; Zohar et al., 2018).

Oxytocin

Eine mangelhafte oder fehlende soziale Unterstützung nach einer Traumatisierung hat sich als ein bedeutsamer PTBS-Risikofaktor erwiesen. Eine Stärkung des Bindungssystems hat sehr wahrscheinlich einen protektiven Effekt. Das evolutionär erworbene Bindungssystem wird maßgeblich durch die Neuropeptide Oxytocin und Arginin-Vasopressin (AVP) gesteuert und vermittelt bedeutsame stressmodulierende Effekte (Lahousen et al., 2019). In kontrollierten Studien wurden durch die prophylaktische Gabe eines intranasal applizierten Oxytocins prospektiv positive Signale in dieser Richtung gefunden. Oxytocin scheint insbesondere bei Personen mit initial sehr hohen posttraumatischen Symptom-Scores beachtenswerte Effekte zu zeigen (van Zuiden et al., 2017). Allerdings ist die Halbwertzeit der Wirkung von Oxytocin sehr kurz.

In systematischen Bewertungen all dieser medikamentösen Frühinterventionsstudien wird ein prospektiv positives Potential hervorgehoben (Bisson & Olff, 2021; Raut et al., 2022), in einem methodenkritischen Cochrane-Review eher eine skeptische Abwartehaltung eingenommen (Bertolini et al., 2022).

18.4 Akute Belastungsstörung

Gerade bei der Subgruppe mit starker ABS und früher Ausprägung von Symptomen einer PTBS sowie starker psychischer und psychosozialer Beeinträchtigung stellen sich dringende Fragen auch nach einer primären bzw. zu psychotherapeutischen Interventionen komplementären *psychopharmakologischen Behandlung* in diesem Abschnitt der Krankheitsentwicklung. Die empirische Fundierung von medikamentösen Ansätzen bei dieser Indikation orientiert sich weitgehend an den empirischen Erkenntnissen aus Studien zur prophylaktischen Frühintervention bzw. zur Pharmakotherapie der PTBS (Birur et al., 2017; Wright et al., 2019).

18.5 Posttraumatische Belastungsstörung

Nach klinischer Konvention wird jede PTBS, die länger als 3 Monate besteht, als chronisch bezeichnet. Patient:innen, die in die Behandlung kommen, leiden unter ihren PTBS-Symptomen oft schon mehrere Jahre. Das in der empirischen Literatur zusammengetragene Therapiewissen bezieht sich also mehrheitlich auf die chronische PTBS. Die facettenreiche Psychopathologie posttraumatischer Belastungssyndrome mit ihrer komplexen Verwobenheit psychischer und körperlicher Symptome, eine häufige psychiatrische Komorbidität, eine unterschiedliche Verlaufsdynamik, in vielen Fällen mit bedeutsamen Einbußen in der Lebensqualität und psychosozialen Behinderungsgraden, nicht selten mit schwerwiegenden Persönlichkeitsveränderungen und zermürbenden interpersonalen Problemen: Dies alles macht verständlich, dass isolierte therapeutische Ansätze meist zu kurz greifen. In empirischen Studien nur unzureichend erforscht sind Fragen nach dem Zeitpunkt einer notwendigen therapeutischen Intervention während der Entwicklung posttraumatischer Symptome, danach, ob oder wann eine bestimmte psychosoziale versus psychopharmakologische Therapiemodalität gewählt werden soll, Fragen nach der klinischen Praktikabilität oder Interferenz einer Kombinationsbehandlung, nach der notwendigen Dauer einer durchgeführten Therapiemaßnahme, der möglichen Extrapolation von Erfahrungen mit einer therapeutischen Strategie bei PTBS-Patient:innen nach einer definierten Trauma-Exposition in einen anderen Traumakontext, nach dem therapeutischen Vorgehen bei unterschwelligen, aber persistierenden PTBS-Symptomen sowie bei chronischen therapierefraktären Verläufen. Die Darstellung hier folgt deshalb keiner schon klinisch validierten Systematik. Sie bietet lediglich eine konzeptuelle Skizzierung und Bewertung unterschiedlicher Behandlungsansätze (Al Jowf et al., 2023; Merians et al., 2023).

18.5.1 Die Patienten-Therapeuten-Beziehung in der Pharmakotherapie der PTBS

Patient:innen, die nach einer Traumatisierung eine PTBS-Symptomatik entwickeln, sprechen bei den aufgesuchten Ärzten und Therapeuten häufig nicht spontan über ihre schlimmen Erfahrungen. Störungsinhärente kognitive und affektive Veränderungen können bereits primär die Schilderung des Traumakontextes erschweren bzw. sogar unmöglich machen. Hinzu kommt, dass ein Offenlegen dieser Erlebnisse regelhaft heftige Emotionen wie Angst, Panik, Beschämung, Schuld und Hilflosigkeit provoziert und deshalb verständlicherweise einer starken innerseelischen Abwehr unterliegt. Wiederum besteht bei einer initial unvorsichtig forcierten Befragung nach eventuellen Traumainhalten stets auch die Gefahr einer Retraumatisierung. Einigkeit besteht darüber, dass eine Arbeit an der traumatischen Erfahrung nur im Kontext einer zuverlässigen therapeutischen Beziehung mit stabilem Arbeitsbündnis erfolgen kann.

Ziel aller Ansätze in der Behandlung Posttraumatischer Belastungsstörungen und damit auch einer Psychopharmakotherapie ist es, die PTBS-Symptome eines Patienten weitestgehend zu beseitigen und ihm wieder zu einer befriedigenden psychosozialen Funktionsweise zu verhelfen.

Die bei der PTBS vielfältig nachgewiesenen neurobiologischen Veränderungen in zahlreichen Neurotransmittersystemen, die häufige Koexistenz anderer psychiatrischer Störungen, ferner chronische, therapierefraktäre Verläufe, aber auch ein nur partielles Ansprechen auf gängige Psychotherapieverfahren bei hartnäckigem Fortbestehen einzelner PTBS-Symptome: dies alles begründet das Rationale für einen Einsatz von Psychopharmaka. Wichtige Grundprinzipien sollten für die Anwendung von Psychopharmaka bei PTBS-Patient:innen beachtet werden:

- Einbettung in eine tragende therapeutische Beziehung,
- Gabe der Medikamente als Ergänzung zu einer formalen Psychotherapie,
- für die Effizienz von Psychotherapien ist es erforderlich, dass das Ausmaß von Angst noch tolerabel ist,
- systematische Reflexion der bewussten und unbewussten Bedeutungen einer Medikation für den Patienten bzw. die Patientin,

- häufige Probleme der Non-Compliance bei Psychopharmakagabe,
- zielsymptomorientierter Einsatz von Psychopharmaka entsprechend der Schwere der psychopathologischen Syndrome in der posttraumatischen Entwicklung,
- insgesamt günstigeres Ansprechen positiver Symptome auf Psychopharmaka,
- konsequente Standardbehandlung komorbider psychiatrischer Störungen mittels Psychopharmaka,
- Beachtung der potentiellen Risiken einer Medikation hinsichtlich Nebenwirkungen, Missbrauch, Suizidalität,
- nicht selten Resistenz gegenüber Standarddosierungen.

18.5.2 Psychopharmakologische Substanzklassen in der medikamentösen Therapie der PTBS

Die Darstellung einer medikamentösen Therapie bei der PTBS orientiert sich hier an den einzelnen psychopharmakologischen Substanzklassen. Die aufgeführten Studienergebnisse beziehen sich mehrheitlich auf kurzfristige Interventionen von wenigen Wochen. Nach wie vor existieren nur relativ wenige Studien zur Langzeitbehandlung, was angesichts der hohen Chronizität der PTBS-Verläufe bei einer bedeutsamen Patientengruppe ein großes Manko darstellt. Generell ist bei der Bewertung von kontrollierten Studien bei der PTBS zu beachten, dass ein niedrigeres Effizienzkriterium als vergleichsweise in Studien zur Behandlung von depressiven Störungen zugrunde liegt, d. h. eine Therapie-Response wird sehr häufig bereits bei einer Reduktion der PTBS-Symptome um 30 % angenommen.

Serotoninwiederaufnahmehemmer (SSRI) und andere serotonerg wirksame Medikamente

Serotonerg wirksame Antidepressiva, speziell die SSRI, zählen zu den empirisch am besten und umfangreichsten untersuchten Substanzen in der Behandlung von ABS/PTBS. Als theoretisches Rationale wird insbesondere auf eine grundlegende serotonerge Dysfunktionalität bei der PTBS verwiesen (s. oben).

Es existieren zahlreiche randomisierte, doppelblinde, placebo-kontrollierte Studien zu Fluoxetin, Sertralin, Paroxetin, Citalopram, Fluvoxamin, die aber nicht durchgängig eine Überlegenheit von SSRI gegenüber Placebo erbrachten. Es besteht mittlerweile ein Konsens darüber, dass Kriegsveteranen mit oft viele Jahre langem PTBS-Verlauf nicht nur in pharmakologischer, sondern auch in psychotherapeutischer Hinsicht eine Subgruppe von Patient:innen mit großer Therapieresistenz darstellen, dass bei kürzeren Verläufen aber günstigere Ergebnisse erwartet werden dürfen (Puetz et al., 2015).

Studien zur PTBS nach Ziviltraumata belegen mehrheitlich positive Resultate einer *Akuttherapie* mit SSRI. Diese sind imstande, alle drei Symptomcluster – intrusive Wiedererinnerung, trauma-bezogene Vermeidung, autonomes Hyperarousal – zu bessern. Solche breit gestreuten Effekte auf die PTBS-Symptomatik stellen sich in den einzelnen Studien in unterschiedlichem Ausmaß dar. Es ist aufgrund der vorliegenden empirischen Datenlage nicht möglich, ein bestimmtes SSRI-Präparat gegenüber anderen differenziell herauszuheben.

Die SSRI wurden in den auch für eine antidepressive Behandlung üblichen Dosierungen eingesetzt. Die Studien währten in der Regel zwischen 5 und 12 Wochen. In den wenigen durchgeführten *Langzeitstudien* zeigte sich einerseits eine auch nach 24 Wochen noch signifikante Überlegenheit der SSRI gegenüber einem Placebo, andererseits eine während des Gesamtbehandlungszeitraums kontinuierliche Besserung in allen drei PTBS-Symptomclustern.

Auch für andere serotonerge Antidepressiva, insbesondere für Venlafaxin und Mirtazapin, liegen überzeugende Resultate aus RCTs vor (Gasparyan et al., 2022; Williams et al., 2022). Auch wenn bei einigen MAO-Hemmern und speziell bei serotonerg wirksamen Trizyklika eine positive Wirkung auf die PTBS-Symptomatik nachgewiesen werden kann, finden sie in der heutigen Behandlungspraxis aufgrund des ungünstigen Nebenwirkungs- und Interaktionspotentials kaum mehr eine Verwendung.

In einer allgemeinen Bewertung muss festgehalten werden, dass die SSRI wohl die beste empirische Studienlage aufweisen und in der Praxis unverzichtbar sind. Doch sind die ermittelten Effektstärken sehr bescheiden, die Anzahl der Non-Responder ist relativ hoch, nur wenige Patient:innen erreichen eine Remission, bedeutsame Nebenwirkungen sind zu beachten. Dieselbe Bewertung trifft auch auf die übrigen unter der PTBS-Indikation untersuchten Antidepressiva zu (Gasparyan et al., 2022; Williams et al., 2022).

Moodstabilizer

Als Moodstabilizer eingesetzte *Antikonvulsiva* versprechen in einer theoretischen Perspektive einerseits positive Wirkungen auf häufig mit einer ABS und einer PTBS verbundene Symptome wie Irritabilität, Ärger, Aggressivität und gestörte Impulskontrolle. Einflüsse sowohl auf das GABerge als auch auf das glutamaterge System scheinen diesen pharmakodynamischen Effekten zugrunde zu liegen.

Die meisten der unter dieser Indikationsstellung eingesetzten Antikonvulsiva wurden bisher nur in offenen Studien erprobt. Ermutigende Effekte wurden für Carbamazepin, Oxcarbazepin, Valproat, Gabapentin, Topiramat, Tiagabin und Phenytoin registriert. Kontrollierte Studien konnten bisher die in offenen Studien gefundenen Besserungen meist nicht bestätigen. Derzeit kann für Moodstabilizer allenfalls eine sehr bescheidene, auf kontrollierte Studien gestützte Wirksamkeit in der Pharmakotherapie der Kernsymptome der PTBS notiert werden (Wang et al., 2014). Offen bleiben muss, ob Moodstabilizer nicht trotzdem einen modulierenden Effekt auf spezielle, im Verlauf einer PTBS häufig auftretende Symptome wie Ärger, Aggressivität und gestörte Impulskontrolle entfalten. Positive Effekte werden für Topiramat bei PTBS und komorbider Substanzgebrauchsstörung diskutiert. Derzeit scheint eine Behandlungsoption für Moodstabilizer in erster Linie als Add-on bei SSRI/SNRI angezeigt zu sein (Thomas & Stein, 2017; Raut et al. 2022).

Antipsychotika

Eine bedeutsame dopaminerge Dysfunktionalität in der posttraumatischen Verarbeitung spricht aus neurobiologischer Sicht für eine dopaminblockierende Medikation. Atypische Antipsychotika versprechen eine Therapieoption entweder als Monotherapie oder aber als Add-on-Therapie beispielsweise zu den SSRI. Bisher wurden vor allem für Risperidon, Quetiapin und Aripiprazol in kontrollierten Studien Wirkbelege gefunden. Klinisch können nach derzeitiger Bewertung positive Effekte v. a. bei Aggressivität oder negativer Affektivität, bei Intrusionen und dissoziativen Zuständen, aber auch bei Schlafstörungen und Albträumen erwartet werden (Han et al., 2014;

Hoskins et al., 2021; Bajor et al., 2022), die aber in kontrollierten Studien nicht immer eine dem Placebo überlegene Wirksamkeit zeigten (Raut et al., 2022; Williams et al., 2022). Die Gesamteinschätzung ist vor allem hinsichtlich bedeutsamer metabolischer Nebenwirkungen in der Langzeitapplikation zurückhaltend (Davidson, 2016).

Benzodiazepine

In der bisher einzigen, bis jetzt vorliegenden placebo-kontrollierten Therapiestudie waren Benzodiazepine nicht imstande, die Kernsymptome einer ABS/PTBS zu bessern (Guina et al., 2015). Ein Paradox in der üblichen Verschreibungspraxis ist, dass alle derzeit vorliegenden Richtlinien sich zwar gegen den Einsatz von Benzodiazepinen bei einer PTBS aussprechen, die Verschreibungsquoten von Benzodiazepinen jedoch nach wie vor bedeutsam hoch sind und v. a. eine ausgeprägte Geschlechtsdifferenz zuungunsten von Frauen mit einer PTBS erkennen lassen (Bernardy et al., 2013; Lund et al., 2013). Nach derzeitiger Bewertung sollte ein Einsatz von Benzodiazepinen allenfalls als sehr begrenzte Kurzzeitintervention erwogen werden (Steenen et al., 2013). Eine mögliche Behinderung der posttraumatischen Verarbeitung ist prinzipiell zu bedenken (Bernardy & Friedman, 2017; Campos et al., 2022). Es ist derzeit noch unklar, ob die GABA-A-Agonisten Zolpidem, Zopiclone und Zaleplon als Indikation für ABS-/PTBS-assoziierte Schlafstörungen gegenüber den Benzodiazepinen Vorteile besitzen (Brownlow et al., 2020).

Opiatagonisten bzw. -antagonisten

Während das endogene Opiatsystem und extern zugeführte Opiate in der unmittelbaren peri- und posttraumatischen Situation durchaus eine grundlegende abschirmende Wirkung haben können, sind die Verhältnisse bei Vorliegen einer PTBS komplexer. Substanzen, die im weiteren, vor allem chronischen Verlauf einer PTBS auf das Opiatsystem einwirken, entfalten differenzielle Wirkungen (Nikbakhtzadeh et al., 2020). So kommt Opiatantagonisten bei prolongierten Zuständen einer dissoziativen Depersonalisation im Rahmen eines chronischen PTBS-Verlaufs eine mögliche Indikation zu, wie ermutigende Ergebnisse aus einigen offenen Studien mit dem syndromorientierten Einsatz von *Naloxon* oder *Naltrexon* andeuten (Pape & Wöller, 2015; Sutar & Sahu, 2019). Eine Bewertung für den Versorgungsalltag ist aber derzeit weiter offenzuhalten. Ein möglicherweise vorteilhafter Einsatz von Opiat-Antagonisten bei Patient:innen mit einer PTBS und komorbider Alkoholabhängigkeit wird in RCTs angedeutet (Zang et al., 2017; Lake et al., 2019; Madison & Eitan, 2020; Sáiz et al., 2022).

Experimentelle Substanzen

In den letzten Jahren wurden mehrere experimentelle Substanzen auch unter der Indikation von ABS und PTBS untersucht. Die Ergebnisse sind anregend, deren Umsetzung in den Versorgungsalltag muss jedoch mehrheitlich noch in weiteren Studien erprobt werden (Bernardy & Friedman, 2017; Thomas & Stein, 2017; Gasparyan et al., 2022):

- Der Einsatz von niedrigdosiertem Hydrokortison könnte für selektive Indikationen (z. B. stark ausgeprägte intrusive Symptome) eine Option in der medikamentösen PTBS-Akuttherapie oder in der Kombination mit Expositionsverfahren sein (Yehuda et al., 2015).
- Für den α1-Antagonisten Prazosin liegt ein hoher Evidenzgrad in der Behandlung

trauma-assoziierter Schlaf- und Traumstörungen vor (Bajor et al., 2022; Gasparyan et al., 2022; Raut et al., 2022).

- Der GABA-B-Agonist Baclofen ist möglicherweise eine interessante Behandlungsoption vor allem in einer Add-on-Gabe zu SSRI (Manteghi et al., 2014).
- Positive Ergebnisse bei PTBS-assoziierten psychophysiologischen Symptomen existieren für Omega-3-Fettsäuren (PUFA) (Matsumura et al., 2017).
- Der glutamaterge NMDA-Antagonist D-Cycloserin konnte in der Behandlung verschiedener Angststörungen als wirksamer Verstärker von Expositionsverfahren nachgewiesen werden. RCTs bei PTBS-Patient:innen haben bisher noch keine klaren Ergebnisse erbracht. Das Potential wird aber insgesamt als weiterhin erprobenswert eingestuft (Mataix-Cols et al., 2017).
- Ketamin konnte PTBS-Symptome rasch und hoch wirksam reduzieren (Feder et al., 2014; Feder et al., 2020; Liriano et al., 2019; Ross et al., 2019). In einer theoretischen Perspektive wird Ketamin vor allem im Hinblick auf die Modifikation von Defiziten einer synaptischen Konnektivität bei chronischen PTBS-Verläufen untersucht (Krystal et al., 2017).
- Selektive Cannabinoide in der Behandlung der PTBS werden nach positiven Einzelfallstudien unter Beachtung der vorliegenden neurobiologischen Befunde zum Endocannabinoid-System als eine weitere pharmakologische Variante diskutiert (Hill et al., 2018; Orsolini et al., 2019).
- In jüngerer Zeit haben Studien zur Augmentation von Trauma-Psychotherapien wie prolongierte Expositionsverfahren mittels Psychedelika wie insbesondere MDMA (3,4-Methylendioxymeth-Amphetamin) zu ersten beachtenswerten Ergebnissen geführt (Amoroso & Workman, 2016; Fattore et al., 2018; Jerome et al., 2020). Angesichts des prinzipiellen Abhängigkeitsrisikos bei diesen Substanzen sind aber Bedenken gegenüber einer unkontrollierten Experimentierhaltung anzumelden.

18.5.3 Effizienzbewertung psychopharmakologischer Behandlungsverfahren

In einer allgemeinen empirischen Effizienzbewertung der diversen pharmakologischen Strategien bei der PTBS sprechen systematische Reviews und Metaanalysen den SSRI den Status von Medikamenten der ersten Wahl zu. Es liegen günstige Daten sowohl für die Akut- als auch für die Erhaltungstherapie vor. Gegenüber den Trizyklika besitzen sie ein deutlich breiteres therapeutisches Wirkspektrum. Gegenüber den MAO-Hemmern zeichnen sie sich vor allem durch ein günstigeres Nebenwirkungsspektrum aus. SSRI können die PTBS-Kernsymptome signifikant reduzieren und die häufig assoziierten Angst- und depressiven Störungen bessern. Die Effektstärken müssen insgesamt aber als recht bescheiden beurteilt werden. In einer Langzeitperspektive ist ein symptomsuppressiver Effekt hervorzuheben, nach Absetzen der Medikation besteht weiterhin ein hohes Rückfallrisiko. Den SSRI in der Wertigkeit nachgeordnet sind aufgrund der knapperen empirischen Datenlage die SNRI, Mirtazapin und auch Trazodon als Mittel der zweiten Wahl. Atypische Antipsychotika (Risperidon, Quetiapin, Aripiprazol) zeigen ein günstiges Wirkprofil bei einigen PTBS-Symptomen, das aber noch weiter untersucht werden muss. Zusammen mit den Mood-Stabilisatoren werden sie derzeit vorrangig in Add-on-Strategien eingesetzt. Benzodiazepine sollten nur sehr gezielt und jedenfalls nur kurzfristig verabreicht werden.

Die medikamentöse Behandlung posttraumatischer Syndrome verlangt prinzipiell eine Langzeitperspektive. Sie ist bei der akuten PTBS auf 6 bis 12 Monate anzusetzen. Bei chronischen PTBS-Verläufen ist meist eine sehr viel längere Pharmakotherapie notwendig. Für pharmakologische Kombinationstherapien können zwar theoretische Argumente gefunden werden, mehrheitlich fehlt aber hierfür eine empirische Datenbasis. Das Problem der Therapieresistenz wird auch in einer psychopharmakologischen Perspektive gut erkannt. Die Anstrengungen in Bezug auf neue Wirkprinzipien sind intensiv. Zu den bisher vorliegenden Studien ist allgemein festzuhalten, dass sie überwiegend in ganz speziellen Untersuchungskontexten durchgeführt worden sind. Die erzielten Ergebnisse dürfen daher nicht so ohne weiteres im Hinblick auf durchschnittliche Versorgungsbedingungen generalisiert werden. Kritisch ist anzumerken, dass die in einem PTBS-Verlauf häufigen psychiatrischen und somatischen Komorbiditäten noch zu wenig Beachtung gefunden haben, die Anzahl vor allem von Langzeitstudien ist nach wie vor zu gering. Zu den in der Versorgungspraxis häufig durchgeführten Kombinationen von Psychotherapie und Pharmakotherapie fehlt noch weitgehend eine verlässliche empirische Basis (Stein & Rothbaum, 2018; Al Jowf et al., 2023; Marchetta et al., 2023).

18.6 Literatur

Al Jowf G. I., Ahmed Z. T., An N. et al. (2022). A public health perspective of post-traumatic stress disorder. *International Journal of Environmental Research and Public Health,* 19 (11), 6474; https://doi.org/10.3390/ijerph19116474.

Al Jowf G. I., Ahmed Z. T., Reijnders R. A. et al. (2023). To predict, prevent, and manage posttraumatic stress disorder (PTSD): A review of pathophysiology, treatment, and biomarkers. *International Journal of Molecular Science,* 24 (6), 5238; https://doi.org/10.3390/ijms24065238.

Amoroso T. & Workman M. (2016). Treating posttraumatic stress disorder with MDMA-assisted psychotherapy: A preliminary meta-analysis and comparison to prolonged exposure therapy. *Journal of Psychopharmacology,* 30 (7), 595–600.

Argolo F. C., Cavalcanti-Ribeiro P., Netto L. R. & Quarantini L.C. (2015). Prevention of posttraumatic stress disorder with propranolol: A meta-analytic review. *Journal of Psychosomatic Research,* 79, 89–93.

Bajor L. A., Balsara C. & Osser O. N. (2022). An evidence-based approach to psychopharmacology for posttraumatic stress disorder (PTSD) – 2022 update. *Psychiatry Research,* 317, 114840; https://doi.org/10.1016/j.psychres.2022.114840.

Bernardy N. C. & Friedman M. J. (2017). Pharmacological management of posttraumatic stress disorder. *Current Opinion of Psychology,* 14, 116–121.

Bernardy N. C., Lund B. C., Alexander B. et al. (2013). Gender differences in prescribing among veterans diagnosed with posttraumatic stress disorder. *Journal of General Internal Medicine,* 28 (Suppl. 2), 542–548.

Bertolini F., Robertson L., Bisson J. I. et al. (2022). Early pharmacological interventions for universal prevention of post-traumatic stress disorder (PTSD). *Cochrane Database of Systematic Reviews,* 2 (2), CD013443; doi: 10.1002/14651858.CD013443.pub2.

Birur B., Math S. B. & Fargason R. E. (2017). A review of psychopharmacological interventions post-disaster to prevent psychiatric sequelae. *Psychopharmacological Bulletin,* 47 (1), 8–26.

Bisson J. I. & Olff M. (2021). Prevention and treatment of PTSD: The current evidence base. *European Journal of Psychotraumatology,* 12 (1), 1824381; https://doi.org/10.1080/20008198.2020.1824381.

Blumenfield M. & Ursano R. J. (Hrsg.) (2008). *Intervention and resilience after mass trauma*. New York u. a.: Cambridge University Press.
Bonanno G. A. (2021). The resilience paradox. *European Journal of Psychotraumatology*, 12 (1), 1942642; https://doi.org/10.1080/20008198.2021.1942642.
Bonde J. P. E., Jensen J. H., Smid G. E. et al. (2022). Time course of symptoms in posttraumatic stress disorder with delayed expression: A systematic review. *Acta Psychiatrica Scandinavica*, 145 (2), 116–131.
Brownlow J. A., Miller K. E. & Gehrman P. R. (2020). Treatment of sleep comorbidities in posttraumatic stress disorder. *Current Treatment Options in Psychiatry*, 7 (3), 301–316.
Brunet A., Orr S. P., Tremblay J., Robertson K. et al. (2008). Effect of post-retrieval propranolol on psychophysiologic responding during subsequent script-driven traumatic imagery in posttraumatic stress disorder. *Journal of Psychiatric Research*, 42, 503–506.
Brunet A., Saumier D., Liu A et al. (2018). Reduction of PTSD symptoms with pre-reactivation propranolol therapy: A randomizedcontrolled trial. *American Journal of Psychiatry*, 175, 427–433.
Bryant R. A., Creamer M., O'Donnell M., Silove D. & McFarlane A. C. (2009). A study of the protective function of acute morphine administration on subsequent posttraumatic stress disorder. *Biological Psychiatry*, 65, 438–440.
Byers M. G., Allison K. M., Wendel C. S. & Lee J. K. (2010). Prazosin versus quetiapine for nightmare posttraumatic stress disorder symptoms in veterans. An assessment of long-term comparative efficacy and safety. *Journal of Clinical Psychopharmacology*, 30, 225–229.
Burek G. A., Waite M. R., Heslin K. et al. (2021). Low-dose clonidine in veterans with posttraumatic stress disorder. *Journal of Psychiatric Research*, 137, 480–485.
Campos B., Vinder V., Passos R. B. F. et al. (2022). To BDZ or not to BDZ? That is the question! Is there reliable scientific evidence for or against using benzodiazepines in the aftermath of potentially traumatic events for the prevention of PTSD? A systematic review and meta-analysis. *Journal of Psychopharmacology*, 36 (4), 449–459.
Carmi L., Fostick L., Burshtein S., Cwikel-Hamzany S. & Zohar J. (2016). PTSD treatment in light of DSM-5 and the »golden hours« concept. *CNS Spectrums*, 21 (4), 279–282.
Davidson J. (2016). Pharmacotherapy of posttraumatic stress disorder: Going beyond the guidelines. *British Journal of Psychiatry Open*, 2, e16 – e18.
Davis L. L., Frazier E. C., Williford R. B. & Newell J. M. (2006). Long-term pharmacotherapy for posttraumatic stress disorder. *CNS Drugs*, 20, 465–476.
Davis L. L., Ward C., Rasmusson A. et al. (2008). A placebo-controlled trial of guanfacine for the treatment of posttraumatic stress disorder in veterans. *Psychopharmacology Bulletin*, 41, 8–18.
de Kloet E. R. & Joëls M. (2024) The cortisol switch between vulnerability and resilience. *Molecular Psychiatry*, 29 (1), 20 – 34; doi: 10.1038/s41380-022-01934-8.
de Quervain D., Schwabe L. & Roozendaal B. (2017). Stress, glucocorticoids and memory: Implications for treating fear-related disorders. *Nature Reviews Neuroscience*, 18 (1), 7–19.
Fattore L., Piva A., Zanda M. T., Fumagalli G. & Chiamulera C. (2018). Psychedelics and reconsolidation of traumatic and appetitive maladaptive memories: Focus on cannabinoids and ketamine. *Psychopharmacology (Berlin)*, 235 (2), 433–445.
Feder A., Parides M. K., Murrough J. W. et al. (2014). Efficacy of intravenous ketamine for treatment of chronic posttraumatic stress disorder: A randomized clinical trial. *JAMA Psychiatry*, 71, 681–688.
Feder A., Rutter S. B., Schiller D. & Charney D. S. (2020). The emergence of ketamine as a novel treatment for posttraumatic stress disorder. *Advances in Pharmacology*, 89, 261–286.
Florido A., Velasco E. R., Monari S. et al (2023). Glucocorticoid-based pharmacotherapies preventing PTSD. *Neuropharmacology*, 224, 109344; https://doi.org/10.1016/j.neuropharm.2022.109344.
Friedman M. J. & Davidson J. R. T. (2014). Pharmacotherapy for PTSD. In: Friedman M. J., Keane T. M. & Resick T. A. (Hrsg.). *Handbook of PTSD. Practice and science*, 2. Aufl. New York: Guilford Press, 482–501.

Gasparyan A., Navarro D., Navarrete F. & Manzanares J. (2022). Pharmacological strategies for post-traumatic stress disorder (PTSD): From animal to clinical studies. *Neuropharmacology*, 218, 109211; https://doi.org/10.1016/j.neuropharm.2022.109211.

Gelpin E., Bonne O., Peri T. et al. (1996). Treatment of recent trauma survivors with benzodiazepines: A prospective study. *Journal of Clinical Psychiatry*, 57(9), 390–394.

Giordano N. A., Bader C., Richmond T. S. & Polomano R. C. (2018). Complexity of the relationships of pain, posttraumatic stress, and depression in combat-injured populations: An integrative review to inform evidence-based practice. *Worldviews of Evidence-Based Nursing*, 15 (2), 113–126.

Gradus J. L., Anthony J., Rosellini A. J., Szentkúti P. et al. (2022). Pre-trauma predictors of severe psychiatric comorbidity 5 years following traumatic experiences. *International Journal of Epidemiology*, 51 (5), 1593–1603.

Giustino T. F. & Maren S. (2018). Noradrenergic modulation of fear conditioning and extinction. *Frontiers in Behavioral Neuroscience*, 12, 43; doi: 10.3389/fnbeh.2018.00043.

Guina J., Rossetter S. R., DeRhodes B. J. et al. (2015). Benzodiazepines for PTSD: A systematic review and meta-analysis. *Journal of Psychiatric Practice*, 21 (4), 281–303.

Han C., Pae C. U., Wang S. M. et al. (2014). The potential role of atypical antipsychotics for the treatment of posttraumatic stress disorder. *Journal of Psychiatric Research*, 56, 72–81.

Harmon R. J., Riggs P. D. et al. (1996). Clonidine for posttraumatic stress disorder in preschool children. *Journal of the American Academy of Child and Adolescent Psychiatry*, 35, 1247–1249.

Hill M. N., Campolongo P., Yehuda R. & Patel S. (2018). Integrating endocannabinoid signaling and cannabinoids into the biology and treatment of posttraumatic stress disorder. *Neuropsychopharmacology*, 43 (1), 80–102.

Holbrook T. L., Galarneau M. R., Dye J. L. et al. (2010). Morphine use after combat injury in Iraq and posttraumatic stress disorder. *New England Journal of Medicine*, 362, 110–117.

Horrigan J. P. (1996). Guanfacine for PTSD nightmares. *Journal of the American Academy of Child and Adolescent Psychiatry*, 35, 975–976.

Hoskins M. D., Bridges J., Sinnerton R. et al. (2021). Pharmacological therapy for post-traumatic stress disorder: A systematic review and meta-analysis of monotherapy, augmentation and head-to-head approaches. *European Journal of Psychotraumatology*, 12 (1), 1802920; https://doi.org/10.1080/20008198.2020.1802920.

Jerome L., Feduccia A. A., Wang J. B. et al. (2020). Long-term follow-up outcomes of MDMA-assisted psychotherapy for treatment of PTSD: A longitudinal pooled analysis of six phase 2 trials. *Psychopharmacology* (Berlin), 237 (8), 2485–2497.

Kapfhammer H. P. (2022). *Depression, Angst, traumatischer Stress und internistische Krankheiten – eine psychosomatische und somatopsychische Perspektive*. Berlin: Springer.

Katz R. J., Lott M. H., Arbus P. et al. (1995). Pharmacotherapy of posttraumatic stress disorder with a novel psychotropic. *Anxiety*, 1, 169–174.

Kelmendi B., Adams T. G., Southwick S. et al. (2017). Posttraumatic Stress Disorder: An integrated overview and neurobiological rationale for pharmacology. *Clinical Psychology* (New York), 24 (3), 281–297.

Kern D. M., Teneralli R. E., Flores C. M. et al. (2022). Revealing unknown benefits of existing medications to aid the discovery of new treatments for post-traumatic stress disorder. *Psychiatry Research and Clinical Practice*, 4 (1), 12–20.

Kothgassner O. D., Pellegrini M., Goreis A. et al. (2021). Hydrocortisone administration for reducing post-traumatic stress symptoms: A systematic review and meta-analysis. *Psychoneuroendocrinology*, 126, 105168; https://doi.org/10.1016/j.psyneuen.2021.105168.

Krystal J. H., Abdallah C. G., Averill L. A. et al. (2017). Synaptic loss and the pathophysiology of PTSD: Implications for ketamine as a prototype novel therapeutic. *Current Psychiatry Reports*, 19 (10), 74; doi: 10.1007/s11920-017-0829-z.

Lahousen T., Unterrainer H. U. & Kapfhammer H. P. (2019). Psychobiology of attachment and trauma – some general remarks. *Frontiers in Psychiatry*, 10, 914; https://doi.org/10.3389/fpsyt.2019.00914.

Lake E. P., Mitchell B .G., Shorter D. I. et al. (2019). Buprenorphine for the treatment of posttraumatic stress disorder. *American Journal of Addiction*, 28 (2), 86–91.

Liriano F., Hatten C. & Schwartz T. L. (2019). Ketamine as treatment for post-traumatic stress disorder: A review. *Drugs in Context,* 8, 212305; https://doi.org/10.7573/dic.212305.

Lund B. C., Abrams T. E., Bernardy N. C. et al. (2013). Benzodiazepine prescribing variation and clinical uncertainty in treating posttraumatic stress disorder. *Psychiatric Services,* 64, 21–27.

Madison C. A. & Eitan S. (2020). Buprenorphine: Prospective novel therapy for depression and PTSD. *Psycholological Medicine,* 50 (6), 881–893.

Mahabir M., Tucholka A., Shin L. M. et al. (2015). Emotional face processing in post-traumatic stress disorder after reconsolidation impairment using propranolol: A pilot fMRI study. *Journal of Anxiety Disorders,* 36, 127 – 133.

Manteghi A. A., Hebrani P., Mortezania M. et al. (2014). Baclofen add-on to citalopram in treatment of posttraumatic stress disorder. *Journal of Clinical Psychopharmacology*, 34, 240–243.

Marchetta E., Mancini G. F., Morena M. & Campolongo P. (2023). Enhancing psychological interventions for post-traumatic stress disorder (PTSD) treatment with memory influencing drugs. *Current Neuropharmacology,* 21 (3), 687–707.

Mataix-Cols D., Fernández de la Cruz L., Monzani B. et al. (2017). D-cycloserine augmentation of exposure-based cognitive behavior therapy for anxiety, obsessive-compulsive, and posttraumatic stress disorders: A systematic review and meta-analysis of individual participant data. *JAMA Psychiatry,* 74 (5), 501–510.

Matsumura K., Noguchi H., Nishi D. et al. (2017). Effects of omega-3 polyunsaturated fatty acids on psychophysiological symptoms of post-traumatic stress disorder in accident survivors: A randomized, double-blind, placebo-controlled trial. *Journal of Affective Disorders,* 224, 27–31.

McFarlane A. C., Lawrence-Wood E., Van Hooff M., Malhi G. S. & Yehuda R. (2017). The need to take a staging approach to the biological mechanisms of PTSD and its treatment. *Current Psychiatry Reports,* 19 (2), 10; https://doi.org/10.1007/s11920-017-0761-2.

McGaugh J. L. (2013). Making lasting memories: Remembering the significant. *Proceedings of the National Academy of Sciences,* 110, 10 402–10 407.

Mellman T. A., Bustamante V., David D. & Fins A. I. (2002). Hypnotic medication in the aftermath of trauma. *Journal of Clinical Psychiatry,* 63 (12), 1183–1184.

Merians A. N., Spiller T., Harpaz-Rotem I. et al. (2023). Post-traumatic stress disorder. *Medical Clinics of North America,* 107 (1), 85–99.

Mouthaan J., Sijbrandij M., Reitsma J. B., Luitse J. S., Goslings J. C., Gersons B. P. & Olff M. (2015). The role of early pharmacotherapy in the development of posttraumatic stress disorder symptoms after traumatic injury: An observational cohort study in consecutive patients. *General Hospital Psychiatry*, 37 (3), 230–235.

Nash W. P. & Watson P. J. (2012). Review of VA/DOD clinical practice guideline on management of acute stress and interventions to prevent posttraumatic stress disorder. *Journal of Rehabilitation Research & Development*, 49, 637–648.

Neylan T. C., Lenoci M., Samuelson K.W. et al. (2006). No improvement of posttraumatic stress disorder symptoms with guanfacine treatment. *American Journal of Psychiatry,* 163, 2186–2188.

Nijdam M. J., Vermetten E. & McFarlane A. C. (2023). Toward staging differentiation for posttraumatic stress disorder treatment. *Acta Psychiatrica Scandinavica,* 147 (1), 65–80.

Nikbakhtzadeh M., Borzadaran F. M., Zamani E. & Shabani M. (2020). Protagonist role of opioidergic system on post-traumatic stress disorder and associated pain. *Psychiatry Investigation,* 17 (6), 506–516.

Orsolini L., Chiappini S., Volpe U. et al. (2019). Use of medicinal cannabis and synthetic cannabinoids in post-traumatic stress disorder (PTSD): A systematic review. *Medicina* (Kaunas), 55 (9), 525: https://doi.org/10.3390/medicina 55090525.

Pape W. & Wöller W. (2015). Niedrig dosiertes Naltrexon in der Behandlung dissoziativer Symptome. *Nervenarzt,* 86, 346–351.

Philipsen A., Schmahl C. & Lieb K. (2004). Naloxone in the treatment of acute dissociative states in female patients with borderline personality disorder. *Pharmacopsychiatry*, 37, 196–199.

Pigeon S., Lonergan M., Rotondo O. et al. (2022). Impairing memory reconsolidation with propranolol in healthy and clinical samples: A meta-analysis. *Journal of Psychiatry & Neuroscience,* 47 (2), E109–E122.

Puetz T. W., Youngstedt S. D. & Herring M. P. (2015). Effects of pharmacotherapy on combat-related PTSD, anxiety, and depression: A systematic review and meta-regression analysis. *PLoS One,* 10 (5), e0126529; https://doi.org/10.1371/journal.pone.0126529.

Raut S. B., Marathe P. A., van Eijk L. et al. (2022). Diverse therapeutic developments for post-traumatic stress disorder (PTSD) indicate common mechanisms of memory modulation. *Pharmacol ogy &Therapeutics,* 239, 108195; https://doi.org/10.1016/j.pharmthera.2022.108195.

Reist C., Streja E., Tang C. C. et al. (2021). Prazosin for treatment of post-traumatic stress disorder: A systematic review and meta-analysis. *CNS Spectrums,* 26 (4), 338–344.

Ressler K. J., Berretta S., Bolshakov V. Y. et al. (2022). Post-traumatic stress disorder: Clinical and translational neuroscience from cells to circuits. *Nature Reviews of Neurology,* 18 (5), 273–288.

Roozendaal B., McEwen B. S. & Chattarji S. (2009). Stress, memory and the amygdala. *Nature Reviews, Neuroscience,* 10 (6), 423–433.

Ross C., Jain R., Bonnett C. J. & Wolfson P. (2019). High-dose ketamine infusion for the treatment of posttraumatic stress disorder in combat veterans. *Annals of Clinical Psychiatry,* 31 (4), 271–279.

Roullet P., Vaiva G., Véry E. et al. (2021). Traumatic memory reactivation with or without propranolol for PTSD and comorbid MD symptoms: A randomised clinical trial. *Neuropsychopharmacology,* 46 (9), 1643–1649.

Sáiz P. A., Flórez G., Arrojo M. et al. (2022). Clinical practice guideline on pharmacological and psychological management of adult patients with an anxiety disorder and comorbid substance use. *Adicciones,* 34 (2), 157–167.

Shalev A. Y., Ankri Y., Israeli-Shalev Y., Peleg T., Adessky R. & Freedman S. (2012). Prevention of posttraumatic stress disorder by early treatment: Results from the Jerusalem Trauma Outreach And Prevention study. *Archives of General Psychiatry,* 69 (2), 166–176.

Shalev A. Y., Ankri Y., Gilad M. et al. (2016). Long-term outcome of early interventions to prevent posttraumatic stress disorder. *Journal of Clinical Psychiatry,* 77 (5), e580–e587

Shalev A., Liberzon I. & Marmar C. (2017). Posttraumatic stress disorder. *New England Journal of Medicine,* 376 (25), 2459–2469.

Sottile R. J. & Vida T. (2022). A proposed mechanism for the MDMA-mediated extinction of traumatic memories in PTSD patients treated with MDMA-assisted therapy. *Frontiers in Psychiatry,* 13, 991753; https://doi.org/10.3389/fpsyt.2022.991753.

Steenen S. A., van Westrhenen R. & Olff M. (2013). Toward rational use of benzodiazepines in posttraumatic stress disorder. *Journal of Clinical Psychiatry,* 74 (8), 852.

Steenen S. A., van Westrhenen R., de Lange J. & de Jongh A. (2022). Updated and rectified meta-analysis shows no effect of propranolol versus placebo on traumatic memory reconsolidation disruption. *Journal of Psychiatry & Neuroscience,* 47 (5), E336–E337.

Stein M. B. & Rothbaum B. O. (2018). 175 years of progress in PTSD therapeutics: Learning from the past. *American Journal of Psychiatry,* 175 (6), 508–516.

Sutar R. & Sahu S. (2019). Pharmacotherapy for dissociative disorders: A systematic review. *Psychiatry Research,* 281, 112529; https://doi.org/10.1016/j.psychres.2019.112529.

Thomas E. & Stein D. J. (2017). Novel pharmacological treatment strategies for posttraumatic stress disorder. *Expert Reviews of Clinical Pharmacology,* 10 (2), 167–177.

van Zuiden M., Frijling J. L. & Nawijn L. (2017). Intranasal oxytocin to prevent posttraumatic stress disorder symptoms: A randomized controlled trial in emergency department patients. *Biological Psychiatry,* 81 (12), 1030–1040.

Wang H. R., Woo Y. S. & Bahk W. M. (2014). Anticonvulsants to treat posttraumatic stress disorder. *Human Psychopharmacology,* 29, 427–433.

Williams T., Phillips N. J., Stein D. J. & Ipser J. C. (2022). Pharmacotherapy for post traumatic stress disorder (PTSD). *Cochrane Database of Systematic Reviews,* 3 (3), CD002795; https://doi.org/10.1002/14651858.CD002795.pub3.

Wood N. E., Rosasco M. L., Suris A. M. et al. (2015). Pharmacological blockade of memory reconsolidation in posttraumatic stress disorder: Three negative psychophysiological studies. *Psychiatry Research,* 225, 31–39.

Wright L. A., Sijbrandij M., Sinnerton R. et al. (2019). Pharmacological prevention and early treatment of post-traumatic stress disorder and acute stress disorder: A systematic review and meta-analysis. *Translational Psychiatry,* 9 (1), 334; doi: 10.1038/s41398-019-0673-5.
Young C. & Butcher R. (2020). Propranolol for post-traumatic stress disorder: A review of clinical effectiveness [Internet]. Ottawa (ON): Canadian Agency for Drugs and Technologies in Health; 18. 3. 2020; PMID: 33074615.
Yehuda R., Bierer L. M., Pratchett L. C. et al. (2015). Cortisol augmentation of a psychological treatment for warfighters with posttraumatic stress disorder: Randomized trial showing improved treatment retention and outcome. *Psychoneuroendocrinology*, 51, 589–597.
Zang Y., Yu J., Chazin D. et al. (2017). Changes in coping behavior in a randomized controlled trial of concurrent treatment for PTSD and alcohol dependence. *Behaviour Research and Therapy*, 90, 9–15.
Zohar J., Fostick L., Juven-Wetzler A. et al. (2018). Secondary prevention of chronic PTSD by early and short-term administration of escitalopram: A prospective randomized, placebo-controlled, double-blind trial. *Journal of Clinical Psychiatry,* 79 (2), 16m10730; https://doi.org/10.4088/JCP.16m10730.

RITA ROSNER UND REBEKKA EILERS

19. Therapie der Posttraumatischen Belastungsstörung bei Kindern und Jugendlichen

19.1 Behandlung von Kindern und Jugendlichen

Ein bedeutsamer Teil der Kinder und Jugendlichen erlebt bis zum 18. Lebensjahr ein oder mehrere traumatische Ereignisse, was zur Entwicklung einer Posttraumatischen Belastungsstörung (PTBS) führen kann. Die Häufigkeit traumatischer Ereignisse und der daraus möglicherweise resultierenden (komplexen) PTBS ist in hohem Maße von den sozialen, gesellschaftlichen und umweltbezogenen Rahmenbedingungen abhängig, so dass sich über Länder und Stichproben hinweg voneinander abweichende Zahlen ergeben können. Mit Einführung der Diagnose »komplexe PTBS« (kPTBS) in der ICD-11, welche neben den PTBS-Kernsymptomen auch Schwierigkeiten in der Selbstregulation (Emotionsregulation, Selbstwert, Beziehungsgestaltung) umfasst, stellt sich die Frage, welche Behandlungsansätze künftig für junge Patient:innen mit dieser neuen Diagnose indiziert sein werden.

Dieses Kapitel bietet einen Überblick über aktuelle empirische Befunde zur Therapie der PTBS sowie erste Befunde zu der der kPTBS bei Kindern und Jugendlichen und stellt vertiefend den am besten empirisch untersuchten Behandlungsansatz für junge Patient:innen vor.

Hilfreich bei der Systematisierung der Behandlungen ist die Unterscheidung zum einen zwischen traumafokussierten und nicht-traumafokussierten Behandlungsmethoden und zum anderen zwischen Manualen, die aus dem Erwachsenenbereich adaptiert wurden, und solchen, die von Anfang an für Kinder konzipiert wurden:

Bei *traumafokussierten Behandlungsmethoden* liegt der therapeutische Schwerpunkt auf der Verarbeitung der Erinnerung an das traumatische Ereignis und/oder der Veränderung seiner Bedeutung für das heutige Leben. Eine erste Gruppe von Behandlungsmanualen basiert auf den Prinzipien der *traumafokussierten kognitiven Verhaltenstherapie* (traumafokussierte KVT, TF-KVT). Zu den spezifischen Ansätzen innerhalb der KVT gehören u. a. das Manual *Traumafokussierte kognitive Verhaltenstherapie* (TF-KVT) nach Cohen, Mannarino und Deblinger (Cohen et al., 2009; nicht zu verwechseln mit dem generischen Überbegriff für verschiedene Interventionen) sowie die *Narrative Expositionstherapi*e (KIDNET; Neuner et al., 2021), bei der Patient:innen ein Narrativ des traumatischen Ereignisses schreiben und dieses in eine biografische Erzählung ihres bisherigen Lebens einbetten. Die Cognitive Processing Therapy (CPT), ein manualisierter

Behandlungsansatz, der ursprüngliche für Erwachsene entwickelt und für Jugendliche adaptiert wurde, legt den Schwerpunkt auf die Veränderung traumabezogener Kognitionen. Eine entwicklungsangepasste Adaptation des CPT-Manuals (developmentally adapted Cognitive Processing Therapy, D-CPT; in Deutsch: entwicklungsangepasste Kognitive Verhaltenstherapie, E-KVT) besteht aus vier Phasen: Motivationsphase, Emotionsregulationsphase, traumafokussierte Behandlungsphase und eine Phase bezogen auf Entwicklungsaufgaben. Die E-KVT wurde für Jugendliche mit einer PTBS nach sexueller oder physischer Gewalt entwickelt (Steil et al., 2023).

Die zweite Gruppe von Interventionen basiert auf der *Eye Movement Desensitization and Reprocessing Therapy* (EMDR; modifizierte Version für Kinder und Jugendliche von Tinker & Wilson, 2006).

Bei *nicht-traumafokussierten Behandlungstechniken* liegt der Schwerpunkt auf der Vermittlung von Fertigkeiten der Emotionsregulation (z. B. Entspannung) oder dem Umgang mit posttraumatischen Belastungssymptomen (Psychoedukation). Diese Interventionen können rein supportiv sein oder gehören unterschiedlichen anderen Therapieschulen an (z. B. psychodynamisch, non-direktive Beratung, Hypnotherapie). Eine Ausnahme bildet die Child-Parent-Psychotherapy (Lieberman et al., 2005) für Kinder unter 5 Jahren, die eine eklektische Mischung verschiedener Therapierichtungen und Interventionen ist.

19.1.1 Empirische Befunde zur Behandlung der PTBS

In übergreifenden Metaanalysen zu Behandlungseffekten bei PTBS im Kindes- und Jugendalter zeigten sich die größten Effekte bei der traumafokussierten KVT sowohl in zusammenfassenden Analysen randomisiert-kontrollierter Studien (Mavranezouli et al., 2020) als auch in Analysen, die daneben auch unkontrollierte Studien einschlossen (Gutermann et al., 2016). Diese Therapieeffekte blieben auch langfristig stabil. Bei Untersuchung verschiedener Therapieformen waren E-KVT, Narrative Expositionstherapie und TF-KVT (nach Cohen et al., 2009) besonders effektiv. Ältere Kinder profitierten stärker, längere Behandlungen hatten größere Effekte, Einzeltherapie war der Gruppentherapie überlegen und die Einbeziehung von Bezugspersonen war hilfreich (Gutermann et al., 2016). Eine signifikante Symptomreduktion nach Behandlungsende auf Grundlage mehrerer Studien erreichten ebenfalls die EMDR und traumafokussierte Gruppentherapien (Mavranezouli et al., 2020). Die Behandlung der PTBS-Symptomatik führte auch zu einer Reduktion komorbider Störungen wie Angst und Depression mit kleinen bis mittleren Effektstärken (Gutermann et al., 2016).

Weitere Metaanalysen fokussierten spezifische Fragestellungen der PTBS-Behandlung bei Kindern und Jugendlichen zu unterschiedlichen Ereignissen und Stichproben. Auch in Populationen mit einer PTBS-Symptomatik nach Kriegen und Konflikten (Kip et al., 2023) oder Naturkatastrophen und Unfällen (Brown et al., 2017) zeigten sich mittlere bis hohe Effektstärken für die traumafokussierte Psychotherapie. Hoppen, Meiser-Stedman, Jensen und Kollegen (Hoppen et al, 2023) untersuchten die Wirksamkeit psychologischer Interventionen für PTBS nach einzelnen oder multiplen traumatischen Ereignissen. Im Vergleich zu passiven Kontrollgruppen waren die Effektstärken für die Symptomreduktion groß und bezüglich der Behandlungseffekte zeigte sich zwischen Stichproben mit einzelnen und solchen mit multiplen traumatischen Ereignissen kein Unterschied.

Auf Basis von Metaanalysen, bereits veröffentlichten nationalen und internationalen Leitlinien sowie einzelnen alleinstehenden Behandlungsstudien wird in der deutschen Leitlinie für Kinder und Jugendliche mit PTBS als Behandlung erster Wahl die TF-KVT nach Cohen, Mannarino und Deblinger (Cohen et al., 2009) empfohlen, da für diese Intervention die beste Evidenz vorliegt. Sowohl EMDR als auch KIDNET werden in der deutschen Leitlinie als vielversprechend, jedoch noch nicht ausreichend abgesichert bewertet. Es wird weiterhin empfohlen, keine Pharmakotherapie einzusetzen und Bezugspersonen in die Therapie einzubeziehen (Schäfer et al., 2019).

Insgesamt liegen im Vergleich zur Studienlage bei Erwachsenen für Kinder und Jugendliche deutlich weniger randomisiert-kontrollierte Behandlungsstudien vor, wobei insbesondere das Vorschulalter und die späte Adoleszenz unterrepräsentiert sind. Auch für eine umfassende Beurteilung langfristiger Effekte, die Wirksamkeit einer PTBS-Therapie in Bezug auf komorbide Störungen jenseits von Angst und Depression (also z. B. externalisierende Störungen) sowie für Subgruppen oder verschiedene Behandlungsansätze im direkten Vergleich liegen nur wenige Daten vor.

19.1.2 Empirische Befunde zur Behandlung der komplexen PTBS

Für die Behandlung der komplexen PTBS, wie sie in der ICD-11 neu beschrieben wird, ist die Evidenzlage noch von eingeschränkter Qualität und kann zunächst nur erste Hinweise auf voraussichtlich geeignete Therapieansätze geben. Bislang wurden zwei Manuale aus dem Bereich der traumafokussierten KVT in Sekundäranalysen und unkontrollierten Studien untersucht:

Die TF-KVT nach Cohen, Mannarino und Deblinger (Cohen et al., 2009) führte zu vergleichbaren bis größeren Symptomreduktionen bei Patient:innen mit komplexer PTBS im Vergleich zu Behandlungsgruppen mit PTBS und erreichte große Effektstärken (Jensen et al., 2022). Dabei unterschied sich die Behandlungsdosis nicht zwischen Teilnehmenden mit komplexer PTBS oder klassischer PTBS. Auch die E-KVT zeigte vergleichbare Symptomverläufe und eine große Effektstärke für komplexe PTBS bei Jugendlichen und jungen Erwachsenen (Eilers et al., 2021). Weiterhin zeigte sich eine große Effektstärke für eine komorbide Borderlinestörung (Rosner et al., 2019). Die E-KVT umfasst neben einer Traumakonfrontation und der Bearbeitung traumabezogener dysfunktionaler Kognitionen auch Motivation, Emotionsregulation und die Thematisierung von Entwicklungsaufgaben, die durch eine interpersonelle Traumatisierung beeinträchtigt sein können.

Noch fehlen randomisiert-kontrollierte Studien und Daten zu anderen Behandlungsansätzen für differenziertere Empfehlungen zur Behandlung der komplexen PTBS bei Kindern und Jugendlichen. Die ersten Befunde lassen jedoch annehmen, das bisherige evidenzbasierte phasenbasierte Traumatherapie-Manuale, welche für die PTBS Anwendung finden, auch für die Gruppe von Patient:innen mit der neuen Diagnose »komplexe PTBS« geeignet sind. Adaptationen für komplexe PTBS wie etwa eine etwas längere Behandlungszeit (3 Stunden mehr) oder adaptierte Inhalte traumafokussierter Behandlungsmethoden wie

z. B. für LGBTQ-Jugendliche werden derzeit intensiv diskutiert (Cohen et al., 2018; Jensen et al., 2022).

19.1.3 Beispielintervention TF-KVT

Exemplarisch für evidenzbasierte PTBS-Therapien mit Kindern und Jugendlichen wird nachfolgend das TF-KVT-Manual nach Cohen, Mannarino und Deblinger (Cohen et al., 2009) vorgestellt. Das Therapiemanual wurde bereits wiederholt von verschiedenen Arbeitsgruppen im Hinblick auf unterschiedliche Traumaarten untersucht und hat mit 28 randomisiert-kontrollierten Studien eine überzeugende Evidenz. Es gilt als anwendbar für Kinder und Jugendliche bis 21 Jahre, auch im Bereich von komplexer PTBS sowie bei jungen Geflüchteten und in »less developed countries« (LDC) (Thielemann et al., 2022).

Einen ausführlichen Online-Lernkurs zur TF-KVT bietet die kostenfreie deutschsprachige Website http://tfkvt.ku.de. Jede Therapiephase wird mit Hilfe von theoretischem Input, Praxisbeispielen und Videos veranschaulicht.

Die TF-KVT ist als Kurzzeittherapie mit 12 bis 15 Doppelsitzungen aufgebaut, wobei bei jedem Termin eine Einheit jeweils mit dem Kind und anschließend mit einer Bezugsperson durchgeführt wird. Bei der Arbeit mit der Bezugsperson werden jeweils die Inhalte der vorausgegangenen Sitzung mit dem Kind erklärt und besprochen, damit diese das Kind bei den Übungen und Hausaufgaben während der Woche unterstützen kann. Außerdem werden positive Erziehungsstrategien vermittelt und die Bezugsperson wird dabei unterstützt, selbst das Erlebnis des Kindes und dessen Reaktionen zu verstehen und eine Bewältigung zu fördern. Als Bezugsperson eignet sich ein Elternteil, eine Betreuerin oder eine andere Person aus dem Umfeld des Kindes, wobei dieselbe Person den gesamten Therapieprozess begleiten sollte.

Tab. 1: Komponenten der TF-KVT

Stabilisierung	
P	sychoedukation, Elternfertigkeiten
R	elaxation (Entspannung)
A	ffektregulation
C	ognitive Verarbeitung und Bewältigung
Traumakonfrontation	
T	raumanarrativ (Konfrontation in vivo)
I	n-vivo-Bewältigung von symptomauslösenden Stimuli (nach Bedarf)
Gemeinsame Sitzung und Integration	
C	onjoint: gemeinsame Eltern-Kind-Sitzung mit geteiltem Traumanarrativ
E	rleichtern zukünftiger Sicherheit, Rückfallprophylaxe

Die TF-KVT nutzt sowohl kognitive als auch konfrontative Methoden. Der Therapieverlauf kann mit dem Akronym PRACTICE zusammengefasst werden und ist in Tabelle 1 dargestellt. Vor Beginn einer Therapie sollten zunächst sichere Lebensumstände (z. B. kein Täterkontakt) und körperliche Stabilität (z. B. keine zeitnahen Operationen) angestrebt werden.

Stabilisierung

Die ersten vier Therapiemodule *Psychoedukation. Entspannung, Affektregulation* und *kognitive Verarbeitung* dienen der Vorbereitung des Traumanarrativs. Im Rahmen der *Psychoedukation* erhalten das Kind und die Bezugsperson allgemeine Informationen zum spezifischen erlebten traumatischen Ereignis (z. B. körperliche Gewalt, sexuelle Übergriffe, Unfälle, Erdbeben) sowie zu Symptomen der PTBS. Die Symptome sollen als gewöhnliche Reaktionen auf ein ungewöhnliches Ereignis normalisiert werden. Ziele sind eine erste Entlastung sowie das Aufbauen von Therapiemotivation und Hoffnung auf Besserung.

Im Modul *Entspannung* wird auf Basis von körperlichen Stressreaktionen das Rational für Entspannungsverfahren abgeleitet. Der/die Therapeut:in erklärt und demonstriert ausgewählte Verfahren (meist Progressive Muskelentspannung oder Bauchatmung) und übt sie gemeinsam mit dem Kind ein. Die Entspannung kann auch im späteren Verlauf in belastenden Therapiephasen und alltäglichen Stresssituationen angewandt werden.

Das dritte Stabilisierungsmodul, *Affektregulation*, behandelt die Wahrnehmung und den Ausdruck von Emotionen. Gemeinsam mit dem Kind werden bekannte Gefühle »gesammelt«, für alle Basisgefühle werden die entsprechenden Gesichtsausdrücke und Körperhaltungen gezeigt und es wird die Einschätzung von Gefühlsintensitäten geübt (z. B. mit einem Thermometer oder auf einer Skala von 0 bis 10). Abschließend erstellen Therapeut:in und Patient:in ein »Überlebenspaket für Gefühle«, in dem Regulationsstrategien für unangenehme und belastende Emotionen gesammelt werden, wie Gedankenstopp, positive Selbstverbalisation oder Suche nach Unterstützung. Während der folgenden Woche sollen diese nach Bedarf eingesetzt werden.

Das letzte Stabilisierungsmodul zur *kognitiven Verarbeitung* thematisiert das Bewältigen von wenig hilfreichen Gedanken. Nachdem die Unterscheidung zwischen Gedanken, Gefühlen und Verhalten erarbeitet wurde, lernt das Kind deren Zusammenhänge mit Hilfe des kognitiven Dreiecks kennen. Anhand von alltäglichen Situationen werden hilfreiche und wenig hilfreiche Gedanken gesammelt und jeweils passende Konsequenzen für Gefühle und Verhalten abgeleitet. So üben die Kinder und Jugendlichen, zunächst mit nicht traumabezogenen Kognitionen, hilfreiche Gedanken für belastende Situationen zu finden. Die kognitive Verarbeitung von traumabezogenen Gedanken wird später im Therapieverlauf, nach dem Traumanarrativ, thematisiert.

Traumakonfrontation

Die Traumakonfrontation erfolgt in der TF-KVT über etwa vier Sitzungen als schrittweise Exposition in sensu. Die Ziele dieser Therapiephase sind eine Habituation an die traumatische Erinnerung, die Integration des Erlebten in das autobiografische Gedächtnis und der Abbau von Vermeidungsverhalten. Gemeinsam erstellen Therapeut:in und Kind hierfür ein Traumanarrativ. Über die Stunden hinweg wird das Narrativ wiederholt gelesen und es werden mehr Details sowie Gedanken und Gefühle während des Ereignisses ergänzt. Durch das wiederholte Lesen nimmt die Intensität der emotionalen Belastung bei der Erinnerung an die Ereignisse ab. Dies wird während der Sitzungen durch wiederholtes Abfragen der aktuellen Belastung überprüft. Das Kind lernt, dass es das Erzählen des Ereignisses zunehmend besser aushalten kann und dass die gefürchtete Gefühlsüberflutung nicht eintritt. Im Traumanarrativ kommen dysfunktionale Kognitionen (z. B. Schuldüberzeugungen) zum Vorschein, die im Anschluss an die Narrativerstellung bearbeitet und korrigiert werden. Schmerzvolle und wenig hilfreiche Überzeugungen (»Ich bin nirgendwo sicher«) werden hierbei hinterfragt und realistischere und hilfreichere Gedanken werden gemeinsam erarbeitet.

Falls bestimmte ungefährliche Situationen oder Tätigkeiten seit dem Trauma vermieden werden (z. B. duschen oder Bus fahren), kann eine Exposition in vivo notwendig sein. Dies ist jedoch nur in seltenen Fällen erforderlich, da sich das Vermeidungsverhalten meist bereits durch die Exposition mit dem Narrativ deutlich reduziert.

Gemeinsame Sitzung und Integration

In einer gemeinsamen Therapiestunde mit dem Kind oder Jugendlichen und der Bezugsperson liest das Kind sein Traumanarrativ vor. Das Kind – oder der bzw. die Jugendliche – erlebt, dass die Bezugsperson das Anhören der Geschichte aushält. Durch gegenseitiges Fragenstellen soll die zukünftige Kommunikation in der Familie angeregt werden, so dass das traumatische Ereignis nicht tabuisiert wird. Zum Therapieabschluss ziehen Therapeut:in und Kind Bilanz bezüglich der Therapie und der künftige Umgang mit Erinnerungsreizen sowie individuelle Sicherheitsstrategien werden besprochen, um beim Kind ein Gefühl der Selbstsicherheit zu etablieren und die Wahrscheinlichkeit einer Reviktimisierung zu verringern.

Exkurs: Traumatherapie mit jugendlichen Geflüchteten. Unbegleitete minderjährige Geflüchtete mit einer PTBS bilden eine besonders vulnerable Gruppe. Besondere Herausforderungen auf Seiten der Patient:innen stellen Sprache, kultureller Hintergrund und Krankheitskonzepte dar. Andererseits bestehen auf Seiten des Gesundheitssystems Probleme wie wenige kultursensible therapeutische Angebote, fehlende Kostenübernahme und kaum muttersprachliche Therapeut:innen. Eine erste Studie zur Therapie von unbegleiteten minderjährigen Geflüchteten fand Hinweise auf eine gute Durchführbarkeit und Wirksamkeit der TF-KVT bei dieser Zielgruppe (Unterhitzenberger et al., 2019). Bei dieser Gruppe von Patient:innen wird etwas mehr Zeit für die Emotionsregulation benötigt und insgesamt verlängert sich die Therapiedauer aufgrund der Einbeziehung von Kulturmittlern.

Exkurs: Behandlung der traumatischen Trauer. Die ICD-11 enthält auch eine weitere neue Diagnose: die Anhaltende Trauerstörung. Zu dieser Diagnose liegen derzeit noch wenige Daten für Kinder und Jugendliche vor. Aber das oben beschriebene TF-KVT-Manual schlägt auch Interventionen für Kinder und Jugendliche vor, die im Verlauf des sie betreffenden traumatischen Geschehens auch den Verlust einer Bindungsperson erlebten. Das Manual enthält hier trauerbezogene Interventionen wie etwa das Schreiben eines Erinnerungsbuches, die entweder mit den anderen Komponenten kombiniert werden, oder die trauerbezogenen Komponenten folgen nach den eigentlichen PRACTICE-Komponenten (Cohen et al., 2009).

19.2 Zusammenfassung und Ausblick

Abhängig von Art und Dauer eines traumatischen Ereignisses und dem Lebensalter entwickelt ein substantieller Anteil der betroffenen Kinder und Jugendlichen eine (komplexe) PTBS. Auch wenn kein Vollbild der PTBS vorliegt, kann der Leidensdruck hoch sein und Behandlungsbedarf bestehen.

Psychotherapie ist in der Behandlung von PTBS sowie komorbider Angst- und Depressionssymptome wirksam. Die meisten Studien zur Wirksamkeit von PTBS-Therapien liegen derzeit für die TF-KVT vor, wobei die TF-KVT nach Cohen und Kollegen (Cohen et al., 2009) das weltweit am besten evaluierte manualisierte Verfahren ist. Die Ergebnisse zu EMDR sind ebenfalls vielversprechend, und auch KIDNET ist für bestimmte Zielgruppen gut evaluiert. Zu psychodynamischen Verfahren liegt bisher nur eine Studie mit einem randomisierten Design vor, die die Überlegenheit einer psychodynamischen 30-stündigen Intervention gegenüber einer psychoedukativen Gruppenintervention mit 16 Stunden Dauer zeigt (Trowell et al., 2002). Leider wurden zudem ungewöhnliche Maße verwendet, so dass eine Bewertung psychodynamischer Verfahren weiterhin aussteht.

Insgesamt ist das TF-KVT-Manual nach Cohen et al. (2009) vielfältig einsetzbar. Es eignet sich zur Behandlung von Kindern und Jugendlichen über alle Altersgruppen hinweg, für verschiedene Traumaarten und auch für besonders vulnerable Gruppen von Patient:innen. Die Therapie folgt den Phasen der Stabilisierung, der Traumakonfrontation durch Erstellen eines Traumanarrativs und der Integration des neu Erarbeiteten. Wichtig für einen Behandlungserfolg ist zudem die Arbeit mit einer Bezugsperson.

19.3 Literatur

Brown R. C., Witt A., Fegert J. M., Keller F., Rassenhofer M. & Plener P. L. (2017). Psychosocial interventions for children and adolescents after man-made and natural disasters. A meta-analysis and systematic review. *Psychological Medicine,* 47, 1893–1905; https://doi.org/10.1017/S0033291717000496.

Cohen J. A., Mannarino A. & Deblinger E. (2009). *Trauma-fokussierte kognitive Verhaltenstherapie bei Kindern und Jugendlichen.* Heidelberg: Springer.

Cohen J. A., Mannarino A. P., Wilson K. & Zinny A. (2018). Implementing trauma-focused cognitive behavioral therapy for LGBTQ youth and their caregivers; https://tfcbt.org/tf-cbt-lgbtq-implementation-manual/ (Zugriff: 23. 5. 2024).

Eilers R., Rimane E., Vogel A., Renneberg B., Steil R. & Rosner R. (2021). Response of young patients with probable ICD-11 Complex PTSD to treatment with developmentally adapted cognitive processing therapy. *European Journal of Psychotraumatology,* 12 (1), 1929024; https://doi.org/10.1080/20008198.2021.1929024.

Gutermann J., Schreiber F., Matulis S., Schwartzkopff L., Deppe J. & Steil R. (2016). Psychological treatments for symptoms of posttraumatic stress disorder in children, adolescents, and young adults. A meta-analysis. *Clinical Child and Family Psychology Review,* 19, 77–93; https://doi.org/10.1007/s10567-016-0202-5.

Hoppen T. H., Meiser-Stedman R., Jensen T. K., Birkeland M. S. & Morina N. (2023). Efficacy of psychological interventions for post-traumatic stress disorder in children and adolescents exposed to single versus multiple traumas: Meta-analysis of randomised controlled trials. *The British Journal of Psychiatry,* 222 (5), 196–203; https://doi: 10.1192/bjp.2023.24.

Jensen T. K., Braathu N., Birkeland M. S., Ormhaug S. M. & Skar A. M. S. (2022). Complex PTSD and treatment outcomes in TF-CBT for youth: A naturalistic study. *European Journal of Psychotraumatology,* 13 (2), 2114630; https://doi.org/10.1080/20008066.2022.2114630.

Kip A., Iseke L. N., Papola D., Gastaldon C., Barbui C. & Morina N. (2023). Efficacy of psychological interventions for PTSD in distinct populations – An evidence map of meta-analyses using the umbrella review methodology. *Clinical Psychology Review,* 100, 102239; https://doi.org/10.1016/j.cpr.2022.102239.

Landolt M. A., Schnyder U., Maier T., Schoenbucher V. & Mohler-Kuo M. (2013). Trauma exposure and posttraumatic stress disorder in adolescents: A national survey in Switzerland. *Journal of Traumatic Stress,* 26, 209–216; https://doi.org/10.1002/jts.21794.

Lieberman A. F., van Horn P. & Ippen C. G. (2005). Toward evidence-based treatment: Child-parent psychotherapy with preschoolers exposed to marital violence. *Journal of the American Academy of Child and Adolescent Psychiatry*, 44, 1241–1248; https://doi.org/10.1097/01.chi.0000181047.59702.58.

Mavranezouli I., Megnin-Viggars O., Daly C., Dias S., Stockton S., Meiser-Stedman R. & Pilling S. (2020). Research review: Psychological and psychosocial treatments for children and young people with post-traumatic stress disorder: A network meta-analysis. *Journal of Child Psychology and Psychiatry, and Allied Disciplines*, 61 (1), 18–29; https://doi.org/10.1111/jcpp.13094.

Neuner F., Catani C. & Schauer M. (2021). *Narrative Expositionstherapie (NET)*. Göttingen: Hogrefe.

Rosner R., Rimane E., Frick U., Gutermann J., Hagl M., Renneberg B., Schreiber F., Vogel A. & Steil R. (2019). Effect of developmentally adapted cognitive processing therapy for youth with symptoms of posttraumatic stress disorder after childhood sexual and physical abuse: A randomized clinical trial. *JAMA Psychiatry*, 76, 484–491; https://doi.org/10.1001/jamapsychiatry.2018.4349.

Schäfer I., Gast U., Hofmann A., Knaevelsrud C., Lampe A., Liebermann P. et al. (2019). *S3-Leitlinie Posttraumatische Belastungsstörung*. Berlin: Springer.

Steil R., Resick P. & Rosner R. (2023). *(Komplexe) Posttraumatische Belastungsstörung bei Jugendlichen und jungen Erwachsenen*. Weinheim: Beltz. Weinheim u. a.: Beltz.

Thielemann J. F. B., Kasparik B., König J., Unterhitzenberger J. & Rosner R. (2022). A systematic review and meta-analysis of trauma-focused cognitive behavioral therapy for children and adolescents. *Child Abuse & Neglect*, 134, 105899; https://doi.org/10.1016/j.chiabu.2022.105899.

Tinker R. H. & Wilson S. A. (2006). *EMDR mit Kindern. Ein Handbuch*. 2. Aufl. Paderborn: Junfermann. (Engl. Originalausg. 1999).

Trowell J., Kolvin I., Weeramantheri H., Sadowsiki H., Berelowitz M., Glasser D. & Leitch I. (2002). Psychotherapy for sexually abused girls: Psychopathological outcome findings and patterns of change. *British Journal of Psychiatry*, 180, 234–247.

Unterhitzenberger J., Wintersohl S., Lang M., König J. & Rosner R. (2019). Providing manualized individual trauma-focused CBT to unaccompanied refugee minors with uncertain residence status: A pilot study. *Child and Adolescent Psychiatry and Mental Health*, 13, 22; https://doi.org/10.1186/s13034-019-0282-3.

FRANK NEUNER

20. Risiken und Nebenwirkungen der Traumatherapie

20.1 Einleitung

Behandlungen, die mit der Absicht der Heilung oder Linderung einer Krankheit vorgenommen werden, können in der Regel auch schädlich sein. Während dieses Wissen in der somatischen Medizin als trivial gilt, wird in der Psychotherapie weit weniger selbstverständlich mit möglichen Risiken und Nebenwirkungen umgegangen. Die Traumatherapie stellt scheinbar eine Ausnahme dar. Viele Expertinnen und Experten warnen, und entsprechende Warnungen waren bis vor einigen Jahren sogar in Leitlinien zu finden (Flatten et al., 2004), vor einer fehlerhaften Behandlung der Traumastörungen, die eine »emotionale Überflutung«, »Retraumatisierung« und »Dekompensation« der Patientinnen und Patienten bewirken könne. Eindrücklich wurde nahegelegt, konfrontative Behandlungsverfahren, bei denen die Patientinnen/Patienten in der Therapie dazu aufgefordert werden, im Detail über ihre angstbesetzten traumatischen Erlebnisse zu sprechen, nur mit höchster Vorsicht einzusetzen. Da sich diese trauma-fokussierten Behandlungsformen gleichzeitig als die erfolgversprechendsten Ansätze der Traumabehandlung herausgestellt haben und in den Leitlinien die Behandlung erster Wahl sind (Schäfer et al., 2019), erscheint die Traumatherapie als eine gefährliche Gratwanderung, bei der ständig die Gefahr droht, bei einer unvorsichtigen Behandlung einer Patientin bzw. einem Patienten nachhaltig Schaden zuzufügen.

Die Befürchtung, durch die Auslösung von intensiven Gefühlen Patientinnen und Patienten zu verletzen, hat eine lange Vorgeschichte. In der Psychoanalyse wird seit den Abhandlungen von Anna Freud traditionell die schützende und ich-stabilisierende Funktion der Abwehrmechanismen betont (Freud, 1936). Joseph Wolpe, der Pionier der verhaltenstherapeutischen Angstbehandlung, nahm zunächst an, dass starke Erregungszustände in der Therapie zu einer sogenannten transmarginalen Hemmung, also einem vollständigen Abschalten des Organismus, führen könnten. Dies würde letztlich eine erfolgreiche Behandlung verhindern und Angst verstärken (Wolpe, 1958). Viele Jahre intensiver und gut dokumentierter Therapieforschung waren nötig, um die Wirksamkeit und Unschädlichkeit von intensiver Reizüberflutung bei der Behandlung von Angststörungen nachzuweisen und damit die Annahme der generellen Schädlichkeit intensiver Gefühle in der Therapie zu widerlegen. Bei der Behandlung von Angst- und Zwangsstörungen haben sich daraufhin Expositionsverfahren durchgesetzt, doch in der Traumatherapie hält sich die Befürchtung der Schädlichkeit von zu viel Emotionen, vor allem bei »instabilen« Patientinnen bzw. Patienten. Vor diesem Hintergrund bleibt zu untersuchen, welche neueren wissenschaftlichen Erkenntnisse über die Gefahren der Traumabehandlung vorliegen und welche Konsequenzen sich daraus für den Alltag ableiten lassen.

Misserfolg, Verschlechterung und Nebenwirkung

Mit jeder Psychotherapie geht das Risiko einher, den Verlauf einer Krankheit negativ zu beeinflussen. Von einem *Misserfolg* wird gesprochen, wenn die Behandlung zu keiner oder zumindest keiner klinisch bedeutsamen Verbesserung der Zielsymptomatik führt. Das Problem von Misserfolgen ist nicht nur, dass unnötig Ressourcen für die Behandlung verwendet werden, sondern auch, dass Misserfolge eine weitere Chronifizierung der Symptomatik bedingen und zur Demoralisierung des Patienten führen können. Wenn die Symptomatik nicht nur trotz der Behandlung stabil bleibt, sondern durch die Therapie auch noch schwerer wird, dann ist von einer *Verschlechterung* durch die Behandlung zu sprechen. Zudem beschränken sich, ähnlich wie bei Medikamenten, die Effekte einer Psychotherapie in der Regel nicht auf die Symptome der primär behandelten Störung. Neben positiven Nebenwirkungen (z. B. Verbesserung der Komorbidität und der Erlebnisfähigkeit) kann eine Psychotherapie auch *unerwünschte Nebenwirkungen* (Auftreten neuer Symptome, unerwartete negative Gefühle, Suizidgedanken, zunehmende emotionale Abhängigkeit vom Therapeuten) bewirken.

20.2 Nachweis und Bewertung von Risiken und Nebenwirkungen

Patientinnen und Patienten befinden sich nur für einen Bruchteil ihrer Lebenszeit im therapeutischen Kontakt und sind außerhalb der Behandlung zahllosen anderen Umweltreizen ausgesetzt. Dies macht es schwierig, Veränderungen im Laufe einer Behandlung genau einem Umweltfaktor, etwa der Psychotherapie, zuzuschreiben. Kausale Aussagen über positive oder negative Wirkungen von Therapien können deshalb nur in vergleichenden, randomisiert-kontrollierten Studien gewonnen werden, in denen die Verläufe von Patienten bei einer Behandlung mit dem typischen Spontanverlauf oder der Entwicklung bei einer anderen Therapie verglichen werden. Da bei der Annahme einer Gefahr aber nicht das selbe Irrtumskriterium wie beim Nachweis des Erfolges einer Therapie angelegt werden kann, müssen Hinweise auf schädliche Faktoren auch dann aufgegriffen werden, wenn sie noch nicht kausal belegt, sondern nur in klinischen Berichten angeführt werden. So ist Standard, dass in klinischen Studien aversive Ereignisse wie Hospitalisierungen oder Suizidversuche protokolliert und von einem unabhängigen Gremium beurteilt werden. Die Frage, inwieweit diese Ereignisse auf die Studie oder die Therapie zurückgeführt werden können, kann aber nur aufgrund von begründeten, klinischen Plausibilitätsüberlegungen erfolgen.

Die Bewertung von schädlichen Wirkungen ist immer vor dem Hintergrund der nachgewiesenen Effektivität der Behandlung vorzunehmen. Es ist einfach, ein Verfahren aufgrund von Hinweisen auf mögliche Schäden abzulehnen, wenn ohnehin kein Gewinn durch die Behandlung zu erwarten ist.

Schwieriger wird die Einschätzung von Berichten von Nebenwirkungen und Schäden durch Verfahren, die als hoch effektiv bekannt sind und zu denen nur schwer eine ähnlich wirksame, aber weniger gefährliche Alternative zu finden ist. Hier muss der Anspruch an den Nachweis der Häufigkeit und Ursachen der Schädigungen deutlich höher sein und eine sorgfältige Abwägung von Nutzen und Risiken vorgenommen werden, da eine voreilige Ablehnung dieser Verfahren zur Folge hätte, dass vielen Patienten eine nachweisbar effektive Behandlung vorenthalten werden müsste – eine Entscheidung, die wiederum selbst Schaden verursachte. Der hippokratische Grundsatz »Primum non nocere«, also die Regel, bei Heilversuchen keinen Schaden zu verursachen, ist unbestritten, muss aber nicht bedeuten, dass in der Umsetzung die als schonend wahrgenommenen Behandlungen zu bevorzugen sind.

20.3 Ursachen für Risiken und Nebenwirkungen in der Traumatherapie

20.3.1 Schädliche Methoden und Techniken in der Traumatherapie

Psychotherapie kann auch schädlich sein, selbst wenn die Behandlung korrekt und nach den Regeln der Kunst und entsprechend der Manuale durchgeführt wird. Das Risiko für eine negative Wirkung hängt dabei von der Wahl der Methode ab. Nach einer Analyse von Studien zu schädlichen Effekten in der Psychotherapie schlug Lilienfeld vor, neben einer Liste von empirisch gestützten Therapien auch eine solche von möglicherweise schädlichen Behandlungen (»potentially harmful therapies«, PHT) zu führen (Lilienfeld, 2007). Diese Kategorie soll Methoden beinhalten, bei denen auf der Grundlage von Therapiestudien ein schädlicher Effekt nachgewiesen wurde oder bei denen es gehäuft klinische Berichte über Verschlechterungen oder schädliche Nebenwirkungen gibt. In einem ersten Vorschlag für eine solche Liste werden dabei auch Methoden aus der Psychotraumatologie aufgeführt.

Zu den häufig genannten Beispielen für möglicherweise schädliche Methoden gehören die Debriefing-Methoden, die zum Ziel haben, die Entstehung von pathologischen Traumafolgen durch systematisches kurzes Eingreifen (etwa eine Gruppensitzung) im unmittelbaren Anschluss an das traumatische Erlebnis zu verhindern. In den meisten Evaluationsstudien wurde jedoch kein klinisch bedeutsamer Unterschied in der Entwicklung von Personen mit und ohne Debriefing festgestellt. Da eine Studie in einer Langzeitkatamnese mehrere Jahre nach dem Trauma sogar eine im Mittel höhere Symptomatik unter den Personen der Debriefing-Gruppe feststellte (Mayou et al., 2000), muss davon ausgegangen werden, dass Debriefing durchaus auch negative Verläufe begünstigen kann. Die Forschung zum Debriefing zeigt, dass selbst Hilfsmaßnahmen, die von den Teilnehmern wie auch von den Anwendern im Allgemeinen gut angenommen und positiv bewertet werden, eine langfristig schädliche Wirkung haben können, die erst durch randomisiert-kontrollierte Vergleichsstudien zu entdecken ist. Da der präventive Effekt von Debriefing bisher nicht eindeutig belegt ist, sollte aufgrund des ungünstigen Verhältnisses zwischen Wirkung und Risiko auf derartige Maßnahmen verzichtet werden.

Weiterhin wird in der Traumabehandlung

vor suggestiven Techniken gewarnt, wobei hier die zentrale Gefahr in schädlichen Nebenwirkungen zu sehen ist. Als suggestive Techniken werden therapeutische Interventionen bezeichnet, bei denen die Gefahr entsteht, bei Patientinnen und Patienten falsche Gedächtnisinhalte zu erzeugen. Im Rahmen der sogenannten False-memory-Forschung (Loftus & Davis, 2006) konnte wiederholt gezeigt werden, dass auch die Erinnerungen von gesunden Personen so weit manipulierbar sind, dass diese nicht nur falsche Angaben zu vergangenem Erleben machen, sondern selbst von den falschen Erinnerungen überzeugt sind. In den USA sind Gerichtsverfahren dokumentiert, bei denen therapeutisch induzierte Erinnerungen an sexuellen Missbrauch großen Schaden angerichtet haben sollen.

In den USA ist in Wissenschaft und Medien eine verbitterte Auseinandersetzung geführt worden über die Bedeutung falscher Erinnerungen bei Überlebenden von Kindesmissbrauch und die Frage der Validität von verdrängten Erinnerungen, die in Therapien hervorgerufen oder erzeugt wurden. Diese als »memory war« bekannt gewordene Debatte, die bis heute anhält, ist in den deutschsprachigen Ländern nicht mit vergleichbarer Intensität geführt worden. Ungeachtet der tatsächlichen Häufigkeit und Bedeutung falscher Erinnerungen bedingt der unbestrittene Nachweis, dass Erinnerungen prinzipiell manipulierbar sind und suggestiven Einflüssen unterliegen, ein Dilemma für die Psychotherapie. Einerseits ist evident, dass gewissenhaftes klinisches Handeln die Berücksichtigung des Wissens um die Bedeutung von Kindesmissbrauch für Ätiologie und Therapie psychischer Störungen impliziert. Es ist ein therapeutischer Fehler, in einer Diagnostik eine Kindesmisshandlung und eine damit verbundene Traumafolgestörung zu übersehen. Ebenso erfordert therapeutisches Handeln die Offenheit für einen verzögerten Bericht über Kindesmisshandlung in der Therapie, der keineswegs ein Hinweis auf eine falsche Erinnerung sein muss (Goodman et al., 2019). Da sehr viele Patientinnen und Patienten mit Missbrauchserfahrungen die wiederholte Erfahrung machen mussten, dass ihnen nicht geglaubt wurde oder ihnen sogar Schweigegebote auferlegt wurden, bringen Patientinnen und Patienten regelhaft auch ein empfindsames Misstrauen gegenüber Therapeutinnen und Thaerapeuten in die Therapie ein mit der Furcht, dass ihnen auch dort mit Unglauben begegnet wird. Insofern müssen Psychotherapeutinnen und Psychotherapeuten den Schilderungen von Patientinnen bzw. Patienten gleichermaßen mit Offenheit, Unerschrockenheit und der grundlegenden Annahme des Wahrheitsgehaltes begegnen.

Gleichermaßen ist aber eine Suggestion der Erinnerung von Kindesmisshandlung zu vermeiden. Auch wenn die klinische und juristische Bedeutung der Laborforschung zu induzierten Erinnerungen gerne überschätzt wird (Brewin & Andrews, 2017) ist die Möglichkeit, durch suggestive Techniken Erinnerungen zu erzeugen, unbestreitbar. Das Machtverhältnis in der Psychotherapie, die häufige intime Kenntnis biografischer Inhalte und des Selbstkonzepts der Patientinnen und Patienten sowie die Anwendung imaginativer Verfahren als Standard in der Expositionstherapie machen die Traumatherapie zu einem Setting, das in besonderem Ausmaß das Risiko einer Suggestion bedingt. Die laborexperimentellen Studien zeigen, dass die angeleitete Imagination einer falschen Erinnerung *(Imagination Inflation)* eine falsche Überzeugung, das Ereignis erlebt zu haben, befördern kann.

Gleichermaßen suggestiv wirkt *falsches Feedback* über die angebliche Plausibilität des Ereignisses oder gar die Bestätigung des Ereignisses durch falsche Zeugen oder Dokumente. Patientinnen und Patienten mit psychischen Störungen sind dabei besonders für falsche Erinnerungen empfänglich, die schemakongruent sind, also mit echten assoziativen Erinnerungen affektiv konform sind (Hyman & Pentland, 1996; Otgaar et al., 2017). Es ist also davon auszugehen, dass traumatisierte Personen gerade für eine suggestive Steigerung von erlebten Misshandlungen und Erniedrigungen empfänglich sind, beispielsweise wenn sie für die Andeutung vermeintlich drastischer Traumatisierungen mehr Aufmerksamkeit bekommen als für den Bericht tatsächlich stattgefundener, aber weniger dramatischer Erfahrungen.

Vor diesem Hintergrund ist als klares Fehlverhalten zu werten, wenn Therapeutinnen und Therapeuten aus Verhalten, Symptomatik oder einzelnen Erinnerungsbildern der Patientinnen und Patienten auf das Vorliegen bestimmter Erlebnisse schließen und dies gegenüber ihnen äußern (falsches Feedback) oder in imaginativen Verfahren den Versuch unternehmen, vermeintlich wahrscheinliche Erlebnisse, an die sich die Patientinnen und Patienten nicht erinnern, unter dem Einsatz von suggestiven imaginativen Techniken zu reaktivieren (»Imagination Inflation«; Brewin & Andrews, 2017). Gerade eine unreflektierte Überidentifikation mit dem Opferstatus der Patientinnen/Patienten, die sich etwa in dem naiven Glauben an weitverbreitete, die ganze Gesellschaft betreffende satanistische Kulte äußert, scheint Therapeutinnen und Therapeuten für den unkritischen Einsatz suggestiver Kommunikation in der Therapie empfänglich zu machen. Da falsche Erinnerungen nicht selten massive Verhaltensveränderungen nach sich ziehen, die etwa zum Abbruch des Kontakts zu vermeintlichen Tätern im Familienkreis oder dazu, dass diese angezeigt werden, und zu die Opfer selbst massiv beeinträchtigenden Schutzmaßnahmen führen, ist die Suggestion derartiger Erlebnisse als klarer therapeutischer Fehler zu werten. Schwieriger zu beurteilen ist der Umgang mit Patientinnen und Patienten, die von sich aus derartige Erinnerungen berichten, gerade weil die Trennung zwischen suggerierten bzw. falschen und echten Erinnerung an einen realen Missbrauch nicht immer einfach ist, zumal auch unwahrscheinlich und zunächst unglaubhaft wirkende organisierte und sadistische Misshandlungen durch organisierte Gruppierungen durchaus möglich sind. Während von Fachgesellschaften teilweise der Standpunkt vertreten wird, dass es zum Schutz der Beziehung zu den Patientinnen und Patienten nicht Aufgabe von Psychotherapeutinnen und Psychotherapeuten sei, den Wahrheitsgehalt von deren Aussagen zu überprüfen (DeGPT, 2023), wird ebenso davor gewarnt, Patientinnen bzw. Patienten mit derartigen Erinnerungen vorschnell zu Verhaltensänderungen wie Anzeigen oder öffentlichen Auftritten zu ermuntern. Gleichwohl stellt sich die Frage, inwieweit es die therapeutische Transparenz als ethisches Prinzip erfordert, Patientinnen und Patienten über den wissenschaftlich fundierten Erkenntnisstand zum Themenkomplex der falschen Erinnerung zu informieren.

Vor allem auch bei der Behandlung von Patientinnen und Patienten, bei denen eine dissoziative Identitätsstörung (DID) diagnostiziert wurde, wird vor dem Einsatz von suggestiven Techniken gewarnt (Lilienfeld, 2007). Hier ist es oftmals nicht nur die Intention, vergangene Erlebnisse aufzuspüren, sondern bisher der

Patientin bzw. dem Patienten nicht zugängliche »innere Personen« zu identifizieren und zur Kommunikation einzuladen. Vorstellungen von »inneren Pinnwänden« oder von »Versammlungen« der in einer Person lebenden Personen können dazu einladen, die Aufspaltung des Erlebens in verschiedene Personen weiter auszubauen statt sie zu begrenzen. Vertreterinnen und Vertreter derartiger Behandlungen würden eine derartige Ausdifferenzierung auch nicht zwingend negativ bewerten, sondern als notwendigen Übergangsschritt in der Behandlung der Störung betrachten. Insofern werden Befunde, dass die Anzahl der Alter Egos im Verlauf der Behandlung der dissoziativen Identitätsstörung in der Regel deutlich zunimmt, vollkommen unterschiedlich interpretiert. Da bisher der empirische Nachweis der Wirksamkeit von suggestiven Techniken in der Behandlung der DID fehlt, ist aufgrund des beschriebenen Risikos deutlich vor derartigen Methoden zu warnen.

20.3.2 Verschlechterungen in lege-artis-Traumatherapien

> In einer klassischen Reanalyse von frühen Behandlungsstudien konnte Bergin (1966) zeigen, dass die Varianz der Veränderungswerte während einer Psychotherapie regelhaft größer ist als diejenige bei einer Spontanremission. Dies bedeutet, dass selbst bei wirksamen Therapien die Erfolge bei der Mehrheit der Patienten und Patientinnen auf Kosten von einzelnen Personen gehen, bei denen eine Verschlechterung verursacht wird. Insgesamt muss davon ausgegangen werden, dass selbst bei Behandlungen, die nach den »Regeln der Kunst« durchgeführt werden, klinisch bedeutsame Verschlechterungen bei mindestens 5 % der Patientinnen und Patienten verursacht werden. Studien zur Traumatherapie zeigen, dass hier der Anteil von Patientinnen und Patienten mit Verschlechterungen bei der Anwendung evidenzbasierter Methoden eher niedriger ist.

Der Nachweis des sogenannten Verschlechterungs-Effektes (siehe Box) ist ein deutlicher Hinweis dafür, dass auch bei *lege-artis*-Therapien mit Verschlechterungen gerechnet werden muss und dass der Vergleich von Behandlungsmethoden auf der Grundlage von statistischen Effektstärken negative Verläufe von Einzelfällen verschleiern kann. Um Misserfolge durch die Therapie nicht hinter dem statistischen Vergleich der Mittelwerte zu verstecken, müssen Patienten, deren Zustand sich in den Behandlungen verschlechtert oder die Nebenwirkungen aufweisen, einzeln gezählt werden.

Leider werden in der Therapieforschung bisher nur in wenigen Studien die Patienten mit Verschlechterungen gesondert aufgeführt. Die Definition der Verschlechterung unterscheidet sich dabei von Studie zu Studie. In einigen Analysen wird der Zustand eines Patienten bzw. einer Patientin dann als verschlechtert klassifiziert, wenn die Werte für die Symptome nach der Behandlung höher sind als bei der Messung vor der Therapie. Dabei ist aber zu beachten, dass auch bei keinerlei Veränderung ein Fragebogen aufgrund des Messfehlers immer bei Einzelfällen eine Auslenkung in positiver genauso wie in negativer Richtung anzeigen würde. Deshalb verwenden andere Studien bei der Klassifikation von Verschlechterungen einen Schwellenwert, der über dem erwartbaren Effekt der Wiederholungsmessungen liegt.

Leider berichten bis heute nur wenige Studien zur Behandlung der PTBS den Anteil von Patientinnen und Patienten mit Verschlechterungen im Verlauf der Therapie. Bei der Verwendung eines kleinen Schwellenwertes wird gefunden, dass in der Regel auch in den Kontrollgruppen – also bei traumatisierten Patienten/Patientinnen, die entweder keine Behandlung oder lediglich eine Entspannungstherapie erhalten haben – Verschlechterungen auftreten. Dies legt nahe, dass in unkontrollierten Studien – und im Praxisalltag – längst nicht alle Verschlechterungen auf die Therapie zurückzuführen sind. Negative Verläufe traten bei etwa 5–10 % der in den Studien untersuchten Patienten und Patientinnen auf, wobei die Verschlechterungen unter Berücksichtigung des Messfehlers in der Regel nicht klinisch bedeutsam bleiben. Bei Expositionstherapien können im Verlauf der Behandlungen bei bis zu 15 % der Patientinnen/Patienten Verschlechterungen auftreten. Diese bleiben aber vorübergehend und sagen kein schlechteres Therapieergebnis nach Ende der Behandlung oder einen Abbruch vorher (Foa et al., 2002). In einer Analyse der Daten mehrerer Therapiestudien zeigte sich, dass bei Anwendung evidenzbasierter traumafokussierter Therapiemethoden keine statistisch verlässliche Verschlechterung für Traumasymptome festzustellen war und für Depression in nur 2 % der Fälle, dagegen bei nicht behandelten Patientinnen und Patienten in den Kontrollgruppen in annähernd 10 % der Fälle eine Verschlechterung zu beobachten ist (Jayawickreme et al., 2014). Diese Daten zeigen, dass in der Traumatherapie durchaus bei Einzelfällen eine Verschlechterung der Symptomatik auftreten kann – solche Verschlechterungen sind aber in der Regel nicht von Dauer und erfolgen nicht häufiger als bei anderen Psychotherapien und vor allem auch nicht häufiger als bei nicht behandelten Patientinnen und Patienten.

Leider erlauben die vorliegenden Erkenntnisse bisher nicht den Vergleich der Gefährlichkeit unterschiedlicher Methoden der Traumatherapie. Dabei wäre besonders interessant, ob sich die häufige Behauptung, stabilisierende Methoden seien schonender oder weniger riskant als konfrontative Methoden, belegen lässt. Da bisher keine Untersuchungen zu Verschlechterungen bei den häufig durchgeführten stabilisierenden Traumatherapiemethoden vorliegen und da der Anteil der erfassten Verschlechterungen bei PTBS-Expositionsmethoden nicht größer ist als bei anderen therapeutischen Methoden, lässt sich die Warnung vor konfrontativen Methoden und das Vorziehen einer Stabilisierung nicht halten. Eine Studie fand, dass der zurückhaltende Umgang mit Abwehr- und Vermeidungsverhalten des Patienten/der Patientin nicht unbedingt risikoärmer sein muss. Bei der Behandlung der PTBS mit der klientenzentrierten Gesprächstherapie, die häufig als Prototyp einer schonenden Behandlung angesehen wird, traten weit mehr Abbrüche und Verschlechterungen auf als bei der konfrontativen Verhaltenstherapie (Cottraux et al., 2008).

In einer häufig zitierten klassischen Veröffentlichung präsentiert Pitman (Pitman et al., 1991) eine Serie von Patienten bzw. Patientinnen, bei denen sich im Verlauf einer reinen Expositionsbehandlung negative Effekte – wie Verschlechterungen der Symptomatik oder ein Rückfall in Substanzmissbrauch – zeigten. Diese Fallberichte werden häufig angeführt, um vor den Gefahren von konfrontativen Methoden zu warnen und um die Notwendigkeit einer Stabilisierung zu begründen.

Die vorliegende Datenlage rechtfertigt die Warnung vor Expositionsverfahren und das Vorziehen von Stabilisierungstechniken jedoch nicht. Pitman selbst folgert in seiner Veröffentlichung, dass insbesondere beim Vorliegen von intensiven Scham- und Schuldgefühlen eine exklusive Expositionstherapie nicht immer indiziert sei, sondern dass zusätzliche oder alternative kognitive Methoden eingesetzt werden sollten. Die Fallvignetten nach Pitman zeigen die Grenzen der in den Therapiestudien eingesetzten Behandlungsmanuale auf und weisen darauf hin, dass im Rahmen eines individuellen Behandlungsplanes therapiegefährdende Faktoren – wie Substanzmissbrauch, Suizidgefahr und Schamgefühle – in der Traumatherapie selbstverständlich zu berücksichtigen sind.

20.3.3 Risiken der Behandlung der Folgen von sexuellem Missbrauch

Auch wenn die Behandlungsrisiken in der Traumatherapie im Durchschnitt nicht größer sind als bei anderen Behandlungen, finden sich in einzelnen Therapiestudien außergewöhnlich hohe Raten von negativen Verläufen. Herausragend sind dabei vor allem zwei Studien, in denen erwachsene Patientinnen bzw. Patienten mit einer PTBS, die als Kinder misshandelt wurden, behandelt wurden (McDonagh et al., 2005; Cloitre et al., 2010) und bei denen besonders hohe Raten von Abbruch (bis zu 30 %) und Verschlechterung (bis zu 40 %) auftraten. Die hohen Werte in diesen Studien sind allerdings nicht alleine in der behandelten Population begründet. Andere Studien mit Missbrauchsopfern finden weitaus kleinere Anteile von negativen Verläufen (für einen Überblick siehe Neuner, 2008).

Ein Vergleich der Wirkungen der verschiedenen Behandlungsbedingungen in diesen Studien zeigt, dass die Gefahr nicht von der Konfrontation selbst ausgeht. Dagegen scheinen negative Verläufe bei denjenigen Behandlungen häufiger zu sein, bei denen entweder gar keine Exposition eingesetzt wird oder diese alleine durchgeführt und nicht mit anderen aktiven Therapieelementen verknüpft wird. Insbesondere diejenigen Behandlungsverfahren, bei denen vor der Exposition oder begleitend dazu kognitive Interventionen oder andere Methoden eingesetzt werden, um den Umgang mit Gefühlen zu üben, scheinen sowohl den stärksten Effekt als auch das geringste Risiko aufzuweisen.

20.3.4 Ambivalente Nebenwirkungen der Traumatherapie

Bei der Betrachtung von möglichen Nebenwirkungen der Traumatherapie wird deutlich, dass spätestens hier die Analogie zu den Effekten von Medikamenten (vgl. Box in Abschnitt 20.1) an ihre Grenzen stößt. Während Nebenwirkungen von Medikamenten, wie Kopfschmerz und sexuelle Funktionsstörungen, in der Regel eindeutig als unerwünscht zu bewerten sind, trifft dies für Nebenwirkungen der Psychotherapie nicht immer zu. Stattdessen muss mit dem Auftreten von ambivalenten Nebenwirkungen gerechnet werden, deren Bewertung uneindeutig sein und sich im Laufe der Zeit verändern kann.

Zu derartigen Nebenwirkungen gehört in der Traumatherapie beispielsweise das Auftreten von Erinnerungen an weitere traumatische Erlebnisse, die vor der Behandlung nicht zugänglich waren. Derartige neue Erinnerungen können Gefühle von Traurigkeit, Wut und Scham bewirken und eine neue Bewertung der Beziehungen zu Bezugspersonen erfordern. Wenn neue Erinnerungen an vergangene Erlebnisse auftauchen, so muss das von den Patienten nicht zwingend nur als negativ oder unerwünscht gewertet werden. Ein vollständiger und wirklichkeitsgetreuer Blick auf die eigene Lebensgeschichte kann durchaus zur Stabilisierung der eigenen Identität beitragen und für den langfristigen Heilungsprozess förderlich sein.

Ein zweites Beispiel für mögliche ambivalente Nebenwirkungen ist die Auswirkung einer erfolgreichen Therapie auf die Partnerschaft der Patientin oder des Patienten. So wird berichtet, dass es nach erfolgreichen Expositionstherapien häufiger Probleme in der Beziehung gäbe, die auch zur Trennung führen könnten. Auch in diesen Fällen kann die Bewertung der Veränderung ambivalent sein. Trennungen gehen in der Regel mit unangenehmen Gefühlen einher, müssen aber nicht als negativ bewertet werden. Psychische Störungen, insbesondere auch Angststörungen, können auch Beziehungen stabilisieren, die an sich von wenig Gemeinsamkeit geprägt sind. Insofern kann eine Trennung nach der Behandlung der Angststörung für beide Partner auch eine Befreiung von dysfunktionalen Interaktionsmustern bedeuten.

Diese Beispiele zeigen, dass in Traumatherapien genauso wie in anderen Psychotherapien regelhaft mit Wirkungen zu rechnen ist, die nicht eindeutig zu bewerten sind. Manchmal mögen diese Begleiterscheinungen als harmlos oder sogar als notwendiger Bestandteil eines Heilungsprozesses verstanden werden. Bei der klinischen Bewertung von ambivalenten Effekten ist aber die Gefahr groß, dass Therapeuten aufgrund von kognitiver Dissonanz oder aus Selbstschutz entschuldigende oder verharmlosende Bewertungen vornehmen. In jedem Fall sind derartige Nebenwirkungen meist für die Patientinnen oder Patienten überraschend, und selbst wenn die Bewertungen nicht eindeutig sind, sollten die Patientinnen/Patienten vor Beginn einer Behandlung über die Möglichkeiten von unvorhergesehenen Folgen informiert werden, so dass sie sich selbst entscheiden können, ob sie bestimmte Risiken in Kauf nehmen möchten oder nicht.

20.4 Konsequenzen für die Praxis

Die meisten Vorschläge, die zur Optimierung der Behandlung von traumatisierten Patienten angeführt werden, gelten auch für die Vermeidung von Behandlungsrisiken. Traumatherapeutinnen und -therapeuten, die wirksame und risikoarme Therapien durchführen wollen, müssen eine gute therapeutische Grundausbildung erfahren haben, bei der die basalen Grundregeln der professionellen Psychotherapie genauso wie die Risiken eines möglichen Fehlverhaltens eingehend problematisiert wurden. Es sollten nur Therapiemethoden durchgeführt werden, deren Wirksamkeit und Risiken in randomisiert-kontrollierten Therapiestudien abgeschätzt werden konnten. Doch auch psychotherapeutische Methoden, die bei korrekter Anwendung relativ risikoarm sind, können gefährlich sein, wenn sie mangelhaft durchgeführt oder bei der falschen Indikation eingesetzt werden. Einer der häufigen Fehler bei der Behandlung der PTBS scheint zu sein, dass nur einzelne Elemente aus Therapiemethoden herausgegriffen werden. Scheinbar werden häufig gerade die Elemente der Exposition nicht oder nicht konsequent eingesetzt, was letztendlich nicht nur die Erfolgswahrscheinlichkeit reduziert, sondern auch das Risiko einer Verschlechterung erhöht. Eine sorgfältige Ausbildung in den Methoden einschließlich einer Supervision der ersten Fälle ist unabdingbar.

Auch wenn bisher das Wissen über Risiken und Nebenwirkungen der Traumatherapie eher gering ist, so gibt es doch für die evidenzbasierten Behandlungsverfahren ausreichend Erkenntnisse, die eine sorgfältige Vorbereitung und Aufklärung der Patientinnen und Patienten erlauben. Patientinnen und Patienten sollten über die Erfolgswahrscheinlichkeit genauso wie über die Risiken, dass ein Misserfolg eintreten könnte, informiert werden, ebenso über die negativen und die als ambivalent zu bewertenden Nebenwirkungen. Eine sorgfältige Aufklärung und eine informierte Entscheidung – gegebenenfalls in schriftlicher Form – sind bisher in der Praxis leider nicht Standard, sollten aber zu den ethischen und juristischen Verpflichtungen der Therapeuten und Therapeutinnen gehören.

20.5 Literatur

Becker-Fischer M. & Fischer G. (1996). *Sexueller Missbrauch in der Psychotherapie – was tun? Orientierungshilfen für Therapeuten und interessierte Patienten.* Heidelberg: Asanger.

Bergin A. E. (1966). Some implications of psychotherapy research for therapeutic practice. *Journal of Abnormal Psychology,* 71 (4), 235–246.

Bisson J. I., Ehlers A., Matthews R., Pilling S., Richards D. & Turner S. (2007). Psychological treatments for chronic post-traumatic stress disorder. Systematic review and meta-analysis. *British Journal of Psychiatry,* 190, 97–104.

Brewin C. R. & Andrews B. (2017). Creating memories for false autobiographical events in childhood: A systematic review. *Applied Cognitive Psychology,* 31 (1), 2–23; doi: 10.1002/acp.3220.

Cloitre M., Stovall-McClough K. C., Nooner K., Zorbas P., Cherry S., Jackson C. L. et al. (2010). Treatment for PTSD related to childhood abuse: A randomized controlled trial. *American Journal of Psychiatry,* 167 (8), 915–924.

Cottraux J., Note I., Yao S. N., de Mey-Guillard C., Bonasse F., Djamoussian D. et al. (2008). Randomized controlled comparison of cognitive behavior therapy with Rogerian supportive therapy in chronic post-traumatic stress disorder: A 2-year follow-up. *Psychotherapy and Psychosomatics,* 77 (2), 101–110.

DeGPT (Deutschsprachige Gesellschaft für Psychotraumatologie) (2023). Stellungnahme über sexualisierte Gewalt in Kindheit und Jugend in organisierten und rituellen Strukturen. Im Internet: https://www.degpt.de/archiv/upload/Stellungnahmen/Stellungnahme%20zur%20aktuellen%20Diskussion%20u%CC%88ber%20sexualisierte%20Gewalt%20in%20Kindheit%20und%20Jugend%20in%20organisierten%20und%20rituellen%20Strukturen.pdf (Zugriff: 28. 5. 2024).

Flatten G., Gast U., Hofmann A., Liebermann P., Reddemann L., Siol T., Wöller W. & Petzold E. R. (2004). *Posttraumatische Belastungsstörung. Leitlinie und Quellentext*. 2. Aufl. (Leitlinien Psychosomatische Medizin und Psychotherapie). Stuttgart, New York: Schattauer.

Foa E. B., Zoellner L. A., Feeny N. C., Hembree E. A. & Alvarez-Conrad J. (2002). Does imaginal exposure exacerbate PTSD symptoms? *Journal of Consulting and Clinical Psychology,* 70 (4), 1022–1028.

Freud A. (1936). *Das Ich und die Abwehrmechanismen.* Wien: Internationaler Psychoanalytischer Verlag.

Goodman G. S., Gonzalves L. & Wolpe S. (2019). False memories and true memories of childhood trauma: Balancing the risks. *Clinical Psychological Science,* 7 (1), 29–31; https://journals.sagepub.com/doi/full/10.1177/2167702618797106.

Hyman Jr I. E. & Pentland J. (1996). The role of mental imagery in the creation of false childhood memories. *Journal of Memory and Language,* 35 (2), 101–117. Im Interet: https://citeseerx.ist.psu.edu/document?repid=rep1&type=pdf&doi=fd8f7b98263e61cf0904a3ed83bb09225ba9348d (Zugriff: 15. 5. 2024).

Jayawickreme N., Cahill S. P., Riggs D. S., Rauch S. A., Resick P. A., Rothbaum B. O. & Foa E. B. (2014). Primum non nocere (first do no harm): Symptom worsening and improvement in female assault victims after prolonged exposure for PTSD. *Depression and Anxiety,* 31 (5), 412–419; doi: 10.1002/da.22225.

Liebrand B. (2020). Zersplitterung nach Therapie – Bedenkliche Auswirkungen der »Rituelle Gewalt Mind-Control«-Theorie. Im Internet: https://sekten-info-nrw.de/information/artikel/esoterik/zersplitterung-nach-therapie--bedenkliche-auswirkungen-der-„rituelle-gewalt-mind-control"-theorie (Zugriff: 15. 5. 2024).

Lilienfeld S. O. (2007). Psychological treatments that cause harm. *Perspectives on Psychological Science,* 2 (1), 53–70.

Loftus E. F. & Davis D. (2006). Recovered memories. *Annual Review of Clinical Psychology,* 2, 469–498.

Mayou R. A., Ehlers A. & Hobbs M. (2000). Psychological debriefing for road traffic accident victims. Three-year follow-up of a randomised controlled trial. *British Journal of Psychiatry,* 176, 589–593.

McDonagh A., Friedman M., McHugo G., Ford J., Sengupta A., Mueser K. et al. (2005). Randomized trial of cognitive-behavioral therapy for chronic posttraumatic stress disorder in adult female survivors of childhood sexual abuse. *Journal of Consulting and Clinical Psychology,* 73 (3), 515–524.

Neuner F. (2008). Stabilisierung vor Konfrontation in der Traumatherapie – Grundregel oder Mythos? *Verhaltenstherapie,* 18, 109–118.

Otgaar H., Muris P., Howe M. L. & Merckelbach H. (2017). What drives false memories in psychopathology? A case for associative activation. *Clinical Psychological Science,* 5 (6), 1048–1069: doi: 10.1177/2167702617724424.

Pitman R. K., Altman B., Greenwald E., Longpre R. E., Macklin M. L., Poire R. E. et al. (1991). Psychiatric complications during flooding therapy for posttraumatic stress disorder. *Journal of Clinical Psychiatry,* 52 (1), 17–20.

Schäfer I., Gast U., Hofmann A., Knaevelsrud C., Lampe A., Liebermann P., Lotzin A., Maercker A., Rosner R. & Wöller W. (2019). *S3-Leitlinie Posttraumatische Belastungsstörung.* Springer.

SRF Dok (2021). Satanistische Verschwörungstheorie im Umlauf. Im Internet: https://www.youtube.com/watch?v=dF7XJ5OZn44 (Zugriff: 15. 5. 2024).

Wolpe J. (1958). *Psychotherapy by reciprocal inhibition.* Stanford, CA: Stanford University Press.

G

Schnittstellen von Psychotraumatologie und Justiz

KIRSTIN DRENKHAHN

1. Trauma und Justiz

Wie die meisten Menschen werden auch Psychotraumatolog:innen die Justiz als einen Lebensbereich ansehen, mit dem man am liebsten nichts zu tun hätte. Die Justiz erscheint den meisten Nicht-Jurist:innen als mysteriös oder sogar bedrohlich. Naheliegende Informationsquellen helfen auch nicht weiter, da man gerade bei Gerichtsreportagen häufig den Eindruck gewinnt, dass das Geschehen für die beobachtenden Journalist:innen genauso undurchschaubar ist wie für das Publikum: Die juristische Fachsprache wird nur imitiert, jedoch nicht erklärt. Sie ist aber erklärungsbedürftig, denn obwohl juristische Fachbegriffe üblicherweise deutsche Ausdrücke sind, haben sie in rechtswissenschaftlichem Zusammenhang häufig eine andere oder eine viel genauere und damit engere Bedeutung als in der Umgangssprache oder in anderen Fachsprachen.

Psychotraumatolog:innen werden, anders als die meisten Menschen, möglicherweise häufig mit der Justiz in Kontakt kommen, da ihre Patient:innen z. B. Opfer oder Zeug:innen von Straftaten sein können. In diesem Beitrag wird es darum gehen, was Patient:innen bei Justizkontakten erwartet und welche Rechte und Pflichten sie haben. So soll es Therapeut:innen ermöglicht werden, die Folgen dieser Kontakte für das psychische Wohlbefinden von Patient:innen einzuschätzen. Dabei beschränke ich mich auf Grundlegendes zum Strafverfahren (dazu Stang & Sachsse, 2014), zum Zivilprozess und zum Prozess im Sozialrecht. Andere problemträchtige Bereiche wie z. B. das Ausländerrecht und insbesondere das Asylverfahrensrecht bleiben hier außer Betracht.

1.1 Grundsätzliches

Zunächst einmal muss geklärt werden, was ein Gerichtsverfahren nicht leisten soll und daher allenfalls zufällig leisten kann: Es soll die Beteiligten nicht heilen. Das Strafverfahren z. B. soll durch das »gewissenhafte Streben nach Gerechtigkeit« Rechtsfrieden schaffen (Meyer-Goßner/Schmitt/Schmitt, 2022, Einl., Rn. 4), aber eben keinen Seelenfrieden. Soweit es im Strafverfahren darum geht, einen Rechtsbruch zu »heilen«, ist dies in einem abstrakten Sinn zu verstehen und nicht bezogen auf den Schmerz und den persönlichen Schaden, den die Beteiligten durch das Geschehen erlitten haben. Ein Gerichtsverfahren ist ganz im Gegenteil durchaus geeignet, den Schmerz noch zu verstärken, da das Geschehen ausführlich rekonstruiert wird, und zwar auch unter direkter Beteiligung von Patient:innen, denn Grundlage des Strebens nach Gerechtigkeit im Strafverfahren ist die Rekonstruktion der historischen Wahrheit (LR/Kühne, 2016, Einl., Abschnitt B, Rn. 20).

Bei der Entscheidung, ob rechtliche Schritte eingeleitet werden sollen, ist auch zu bedenken, dass Verletzte im Strafrecht nur bedingt die Kontrolle darüber haben, ob ein Verfahren eingeleitet wird, nämlich dann, wenn sie außer den Täter:innen die Einzigen sind, die von der Tat wissen. Wenn Polizei und Staatsanwaltschaft nicht von einer möglichen Straftat erfahren, wird auch kein Ermittlungsverfahren stattfinden. Geht es darum, zivilrechtliche oder sozialrechtliche Ansprüche geltend zu machen, so haben die Anspruchsberechtigten es in der Hand, ein Verfahren in Gang zu bringen, denn hier wird keine Behörde von Amts wegen tätig. Soweit ein:e Patient:in in einem Strafverfahren verfolgt wird oder im Zivilverfahren verklagt wird, kann er/sie sich dem Zugriff des Justizsystems nicht entziehen.

Anhaltspunkte dafür, was die Beteiligten in den verschiedenen Zweigen des Justizsystems erwarten wird, bieten die sogenannten Prozessmaximen oder Verfahrensprinzipien (LR/Kühne, 2016, Einl., Abschnitt I; Meyer-Ladewig et al./Keller, 2020, Vorbemerkung vor § 60 Rn. 3 ff.; MüKo-ZPO/Rauscher, 2020, Einl., Rn. 335 ff.). Den verschiedenen Prozessarten sind die Grundsätze der Mündlichkeit, Unmittelbarkeit und Öffentlichkeit gemein. Das bedeutet z. B., dass nicht irgendein:e Richter:in im Büro den Terminkalender des Opfers liest, sondern dass die Richter:innen, die das Urteil fällen, persönlich diese Person als Zeugen oder Zeugin in einer Verhandlung vernehmen, in der Menschen zuhören dürfen, die mit dem Fall überhaupt nichts zu tun haben. Es gilt zudem der Grundsatz der freien Beweiswürdigung, d. h. es gibt keine gesetzlichen Beweisregeln (insb. im Zivilverfahren mit Ausnahmen, MüKo-ZPO/Prütting, 2020, § 286 Rn. 24 ff.). Die Würdigung der Beweise muss nachvollziehbar sein, muss die Denkgesetze und gesicherte wissenschaftliche Erkenntnisse beachten. Es wird also nicht abgezählt, wie viele Beweismittel für die eine oder die andere Version der Geschichte sprechen. Auch den Beschleunigungsgrundsatz, also das Bestreben, ein Verfahren zügig zu beenden, kennen alle Verfahrensordnungen. Allerdings kann es trotzdem Jahre dauern, bis ein Verfahren rechtskräftig abgeschlossen ist.

Im Strafverfahren und in verwaltungsgerichtlichen Verfahren gilt außerdem der Amtsaufklärungsgrundsatz. Das bedeutet, dass das Gericht das Geschehen aufklärt, also die Beweise beschafft. Im Zivilverfahren gilt der Beibringungsgrundsatz, hier müssen die Parteien die Beweise beschaffen, die ihre Position belegen bzw. die gegnerische widerlegen. Im Strafverfahren gelten außerdem das Offizialprinzip und das Legalitätsprinzip, d. h. die Rechtsgemeinschaft (in Form der staatlichen Strafverfolgungsbehörden) und nicht der bzw. die Einzelne ist für die Strafverfolgung zuständig, und es besteht die Pflicht zur Verfolgung und Anklage von Straftaten. Im Zivil- und Verwaltungsgerichtsverfahren gilt hingegen der Dispositionsgrundsatz, die Parteien bestimmen also, ob und was verhandelt wird.

1.2 Fristen: Ist überhaupt noch etwas zu erwarten?

Um absehen zu können, welche Justizkontakte während der Behandlung anstehen können, muss man klären, an welchem Punkt im

Prozess einer justiziellen Verarbeitung des Geschehens ein:e Patient:in steht und welche Form der justiziellen Verarbeitung überhaupt in Frage kommt.

Bei menschengemachten Traumata wie z. B. gewalttätigen Übergriffen, Freiheitsentziehungen oder sexuellem Missbrauch oder auch Unfällen können Patient:innen in Strafverfahren involviert werden – oder in zivilrechtliche Verfahren wegen Schadensersatz und Schmerzensgeld. In diesen Fällen können durchaus auch die Patient:innen das Ereignis verursacht haben. Bei anderen Traumata wie Naturkatastrophen, schweren Krankheiten oder Kriegseinsatz haben Patient:innen eventuell Ansprüche gegen Versicherungen, Renten- oder Versorgungsansprüche. Da es in allen Fällen Fristen gibt, die eingehalten werden müssen, um Ansprüche auch noch durchsetzen zu können bzw. damit eine Straftat überhaupt noch verfolgt werden kann, ist es wichtig herauszufinden, wann sich das traumatische Geschehen ereignet hat. Hat ein:e Patient:in eine entsprechende Situation ausgelöst, kann der Ablauf dieser Fristen eventuell die Arbeit erleichtern, da dann keine rechtliche Verfolgung mehr droht.

Im *Strafverfahren* sind für Patient:innen zwei Arten von Fristen wichtig: die Antragsfrist und die Verjährungsfrist. Beide Fristen sind insbesondere dann wichtig, wenn ein:e Patient:in Opfer einer Straftat wurde, da die Strafverfolgungsbehörden üblicherweise durch Anzeigen von Straftaten erfahren.

Die Antragsfrist ist die Frist, innerhalb der die Antragsberechtigten (die Verletzten bzw. deren nahe Verwandte, § 77 StGB) einen Strafantrag stellen können, also der Polizei oder Staatsanwaltschaft mitteilen, dass sie wollen, dass ein bestimmtes Geschehen strafrechtlich verfolgt wird. Die Frist beträgt drei Monate ab dem Tag, an dem die berechtigte Person von der Tat und der Person der Täterin bzw. des Täters Kenntnis erhält (§ 77b StGB), denn man kann nur über etwas berichten, wenn man davon weiß, und es gibt Situationen, in denen der/die Täter:in unbekannt ist oder erst später klar wird, dass eine Straftat begangen wurde. Diese Frist betrifft nur Straftaten, bei denen das StGB ausdrücklich festhält, dass sie nur auf Antrag verfolgt werden wie z. B. Hausfriedensbruch (§ 123 StGB), exhibitionistische Handlungen (§ 183 StGB), Beleidigung (§ 185 StGB), einfache vorsätzliche Körperverletzung und fahrlässige Körperverletzung (§§ 223, 229 StGB). Verstreicht in einem solchen Fall die Antragsfrist, so kann die Tat nur ausnahmsweise ohne Antrag, also von Amts wegen, verfolgt werden.

Die Verjährungsfrist bestimmt den Zeitpunkt, ab dem eine Tat nicht mehr strafrechtlich verfolgt werden darf. Das Gesetz (§ 78 StGB) knüpft diese Frist an das Höchstmaß der Strafdrohung eines Straftatbestandes. Eine Ausnahme davon ist nur der Mord (§ 211 StGB), der nicht verjährt.

Die Verjährungsfrist beträgt, mit Sexualdelikten als Beispiel: 30 Jahre bei Taten, für die lebenslange Freiheitsstrafe angedroht ist (z. B. sexueller Missbrauch von Kindern mit Todesfolge, § 176d StGB), 20 Jahre bei Taten, für die im Höchstmaß eine Freiheitsstrafe von mehr als 10 Jahren angedroht ist (sexueller Missbrauch von Kindern, § 176 StGB; schwerer sexueller Missbrauch von Kindern, § 176c StGB; schwere sexuelle Nötigung/Vergewaltigung, § 177 StGB), 10 Jahre bei Taten, für die im Höchstmaß eine Freiheitsstrafe von mehr als 5 Jahren und bis zu 10 Jahren angedroht ist (sexueller Missbrauch ohne Körperkontakt mit dem Kind, § 176a StGB),

5 Jahre bei Taten, für die im Höchstmaß eine Freiheitsstrafe von mehr als einem Jahr und bis zu 5 Jahren angedroht ist (Förderung sexueller Handlungen Minderjähriger, § 180 StGB; sexueller Missbrauch von Jugendlichen, § 182 StGB), und 3 Jahre bei den übrigen Taten. Wichtig ist, dass die Verjährung bei Straftaten nach §§ 174 bis 174c und 176 bis 179 StGB (sexueller Missbrauch, sexuelle Nötigung und Vergewaltigung) bis zum 30. Geburtstag des Opfers ruht, also nicht läuft (§ 78b StGB).

Nach § 78c StGB kann die Verjährung innerhalb der Verjährungsfrist durch bestimmte Handlungen im Rahmen der Strafverfolgung – wie z. B. die Vernehmung der beschuldigten Person (nicht aber durch die Erstattung einer Anzeige!) – unterbrochen werden, was bewirkt, dass die Verjährung neu beginnt. Sie kann maximal doppelt so lange laufen wie die oben genannten gesetzlichen Verjährungsfristen.

Im *Zivilrecht* kommt es auf die Frist zur Verjährung von Ansprüchen an, also die Frist, nach deren Ablauf ein Anspruch nicht mehr durchgesetzt werden kann. Für die bei Trauma-Patient:innen besonders relevanten Schadensersatzansprüche gilt die regelmäßige Verjährungsfrist von drei Jahren (§ 195 BGB). Sie beginnt gemäß § 199 Abs. 1 BGB mit dem Ende des Jahres, in dem der Anspruch entstanden ist, also insbesondere der Schaden eingetreten ist (MüKo-BGB/Grothe, 2021, § 199 Rn. 9). Für Schadensersatzansprüche wegen der Verletzung höchstpersönlicher Rechtsgüter (Leben, körperliche Unversehrtheit, Gesundheit und Freiheit) gibt es eine absolute Verjährungsfrist von 30 Jahren; danach können diese Ansprüche auch dann nicht mehr durchgesetzt werden, wenn der/die Gläubiger:in vorher nicht davon erfahren hat (§ 199 Abs. 2 BGB).

Im Zivilrecht ist die Verjährung ähnlich wie im Strafrecht bei Ansprüchen wegen Verletzung der sexuellen Selbstbestimmung gehemmt, hier allerdings bis zum 21. Geburtstag der Gläubigerin/des Gläubigers (die Person, die den Anspruch hat) bzw., wenn der/die Gläubiger:in bei Verjährungsbeginn mit dem/der Schuldner:in (Anspruchsgegner:in, also in diesem Fall die Person, die die sexuelle Selbstbestimmung verletzt hat) in häuslicher Gemeinschaft lebt, bis diese Gemeinschaft beendet ist (§ 208 BGB). Auf Familienverhältnisse oder Ähnliches kommt es hier nicht an, sondern nur darauf, dass beide tatsächlich zusammenwohnen (MüKo-BGB/Grothe, 2021, § 208 Rn. 6).

Im *Sozialrecht* wie im gesamten Verwaltungsrecht sind vor allem Widerspruchs- und Klagefristen wichtig. Erlässt eine Behörde einen Bescheid (Verwaltungsakt), mit dem der/die Adressat:in nicht einverstanden ist, so muss er/sie in der Regel zunächst dagegen Widerspruch einlegen, damit die Behörde ihre Entscheidung noch einmal überdenken kann. Dieser Widerspruch muss innerhalb eines Monats, nachdem der Verwaltungsakt der Person, die dadurch belastet ist, bekanntgegeben wurde, bei der Behörde, die ihn erlassen hat, eingelegt werden (§ 84 SGG). Ist die antragsstellende Person mit der Entscheidung über den Widerspruch (Widerspruchsbescheid) nicht einverstanden, so kann sie innerhalb eines Monats ab Bekanntgabe des Widerspruchsbescheids Klage erheben (§ 87 SGG).

Auch wenn eine Behörde über einen Antrag gar nicht entscheidet, kann dagegen gerichtlich vorgegangen werden. Diese Klage, mit der die Behörde zur Entscheidung verpflichtet werden soll, ist sechs Monate nach der Antragstellung zulässig. Falls eine Behörde über einen Widerspruch nicht entscheidet, ist die Verpflichtungsklage bereits nach drei Monaten zulässig (§ 88 SGG).

Die Sozialgerichte sind auch für die Entscheidung in Streitigkeiten um Versorgungsansprüche nach dem *Opferentschädigungsgesetz* (OEG – Gesetz über die Entschädigung für Opfer von Gewalttaten v. 11. 5. 1976; Heinz, 2023; Penteridis, 2022) zuständig, mit Ausnahme von Ansprüchen, die denen im Rahmen der Kriegsopferfürsorge nach dem Bundesversorgungsgesetz (Gesetz über die Versorgung der Opfer des Krieges v. 27. 6. 1960) entsprechen (§ 7 OEG). Für diese Ansprüche sind die Verwaltungsgerichte zuständig; das Verfahren ist in der Verwaltungsgerichtsordnung (VwGO) geregelt. Die Fristen in der VwGO entsprechen weitgehend denen im SGG, nur wenn die Behörde gar nicht in der Sache entscheidet, ist eine Klage früher zulässig, nämlich bereits nach drei Monaten (§ 75 VwGO).

Die Fristen für die verschiedenen sozialrechtlichen Ansprüche sind nicht so wie im Zivilrecht einheitlich geregelt. Patient:innen sollten sich hier anwaltlich beraten lassen – obwohl vor den Sozialgerichten, das Bundessozialgericht ausgenommen, kein Anwaltszwang besteht (§ 73 SGG) –, da die Gesetze hier verhältnismäßig unübersichtlich und kompliziert formuliert sind.

1.3 Welche Rolle können Patient:innen in welchen Verfahren spielen?

Innerhalb dieser Fristen können Patient:innen in verschiedenen Rollen mit der Justiz in Kontakt kommen. In allen Verfahrensarten können sie als Zeug:innen gebraucht werden, im Strafverfahren können sie außerdem Nebenkläger:in oder Angeklagte:r sein oder einen Antrag auf Entschädigung stellen, im Zivilverfahren Kläger:in oder Beklagte:r und im sozial- bzw. verwaltungsrechtlichen Verfahren können sie Kläger:in sein. Im Strafverfahren kommt zwar grundsätzlich auch eine Beteiligung als Privatkläger:in in Betracht, allerdings werden die zugrunde liegenden Straftaten regelmäßig so schwer sein, dass die Staatsanwaltschaft das Verfahren führt. Die Rechte von Verletzten im Strafverfahren sind in den vergangenen Jahren deutlich erweitert worden. Es wird hier allerdings auf eine ausführliche Erläuterung verzichtet.

1.3.1 Zeug:innen

Was Patient:innen als Zeug:innen erwartet, wird am Beispiel des Strafverfahrens erklärt. Die Regeln über Zeug:innen sind in den anderen Prozessordnungen ähnlich und werden jeweils mitzitiert.

Zeug:innen sind Beweismittel, und ihre Aussage wird wie alle anderen Beweismittel auch gewürdigt. Das Gericht untersucht dabei, welche Bedeutung die durch das Beweismittel gelieferten Informationen für den Tatvorwurf gegen die angeklagte Person haben. Bei Zeug:innen kommt es wesentlich auch auf ihre Glaubwürdigkeit als Person und die Glaubhaftigkeit der konkreten Aussage an. Zeug:innen sollten daher darauf vorbereitet sein, dass ihnen im schlimmsten Fall unterstellt wird, dass sie lügen.

Zeug:innen werden zu einem bestimmten Termin geladen und müssen erscheinen (§ 51 StPO; § 380 ZPO; § 118 Abs. 1 SGG), auch dann, wenn sie ein Zeugnisverweigerungsrecht haben. Kann sich jemand nicht auf ein solches Recht berufen oder will es nicht wahrnehmen, ist diese Person zur richtigen und vollständigen Aussage verpflichtet, soweit sie nicht sich oder eine:n Angehörige:n dadurch der Gefahr aussetzt, wegen einer Straftat oder Ordnungswidrigkeit verfolgt zu werden (§§ 55, 57 StPO; §§ 384, 390 ZPO; § 118 Abs. 1 SGG). Durch eine falsche Zeugenaussage vor Gericht – nicht nur einem Strafgericht – macht man sich strafbar (§§ 153 ff. StGB). Eine Vernehmung (§§ 68 ff., 239 ff. StPO; §§ 394 ff. ZPO; § 118 Abs. 1 SGG) beginnt mit Fragen zur Person (Name, Alter, berufliche Stellung und Wohnort, im Strafverfahren vollständige Anschrift), durch die die Identität festgestellt werden soll und auch erste Anhaltspunkte zur Glaubwürdigkeit dieser Person gesammelt werden, wie z. B. das Verhältnis zu dem/der Angeklagten. Bei richterlichen Vernehmungen in Anwesenheit der/des Beschuldigten wird in der Regel nur nach dem Wohnort gefragt (§ 68 Abs. 1 StPO). Anschließend wird zur Sache, also zum Gegenstand des Verfahrens, vernommen – und zwar mit der Bitte, im Zusammenhang die eigenen Wahrnehmungen zu berichten, und nicht mit geschlossenen Fragen, auf die nur mit »ja« oder »nein« geantwortet werden kann. Die Fragen stellt der/die Vorsitzende Richter:in (§ 238 Abs. 1 StPO), es dürfen aber auch die Beisitzenden (Berufsrichter:innen und Schöff:innen), die Staatsanwaltschaft, Nebenkläger:in, Privatkläger:in, die Verteidigung und der/die Angeklagte selbst fragen (§ 240 StPO; § 397 ZPO, § 116 SGG: Fragerecht der Parteien bzw. der Beteiligten). Im Strafverfahren gibt es die Möglichkeit des Kreuzverhörs, bei dem Zeug:innen und Sachverständige, die von Staatsanwaltschaft oder Verteidigung benannt sind, nur von Staatsanwaltschaft und Verteidigung befragt werden (§ 239 StPO). Allerdings wird dies in der Praxis kaum angewendet (Meyer-Goßner/Schmitt/Schmitt, 2022, § 239 Rn. 1).

Für das Strafverfahren gibt es in der StPO eine Reihe von Regeln zum Schutz von Zeug:innen, in den übrigen Prozessordnungen gibt es keine vergleichbaren Normen. Diese Rechte gelten – ebenso wie das Zeugnis- und Auskunftsverweigerungsrecht – bereits bei Vernehmungen im Ermittlungsverfahren durch die Polizei, die Staatsanwaltschaft und Richter:innen, soweit sie nicht ausdrücklich die Hauptverhandlung (das eigentliche Gerichtsverfahren) betreffen.

Der Schutz beginnt schon bei der Vernehmung zur Person: Wenn bei Bekanntwerden der Identität von Zeug:innen eine Gefahr für deren Leben, körperliche Unversehrtheit oder Freiheit oder für eine andere Person bestünde, kann auf die Angaben zur Person ganz verzichtet werden bzw. jedenfalls auf die Angabe der vollständigen Anschrift (§ 68 Abs. 2, 3 StPO). Dann veranlasst die Staatsanwaltschaft mit Einverständnis der betroffenen Person eine Auskunftssperre bei der Meldebehörde (§ 68 Abs. 4 StPO). Außerdem ist es nicht erlaubt, Zeug:innen in Bezug auf Tatsachen Fragen zu stellen, die ihnen »zur Unehre gereichen oder deren persönlichen Lebensbereich betreffen«, es sei denn, es ist zur Aufklärung der Wahrheit unerlässlich (§ 68a StPO). Das gilt auch für entsprechende Tatsachen über Angehörige. Gemeint sind damit Informationen, die nach objektiven Maßstäben die sittliche Bewertung dieser Personen in der Umwelt nachteilig beeinflussen können. Mit dem persönlichen Lebensbereich ist das Privatleben gemeint, also der Bereich, der uns allen zur freien Persönlichkeitsentfaltung gewährleistet sein muss (Meyer-Goßner/Schmitt/Schmitt, 2022, § 68a Rn. 3 f.).

In der Hauptverhandlung dürfen Zeug:innen unter 18 Jahren nur durch die Vorsitzende Richterin bzw. den Vorsitzenden Richter vernommen werden, die übrigen sonst Frageberechtigten dürfen nur indirekt – über die/den Vorsitzende:n – fragen (§ 241a StPO), um kindliche und jugendliche Zeug:innen vor den mit der Vernehmung verbundenen psychischen Belastungen so gut wie möglich zu schützen (Meyer-Goßner/Schmitt/Schmitt, 2022, § 241a Rn. 1).

> Angeklagte haben nicht nur ein Anwesenheitsrecht, sondern im Strafverfahren auch eine Anwesenheitspflicht (§§ 230, 231 StPO). Trotzdem können sie zum Wohl von Zeug:innen aus dem Sitzungszimmer gebracht werden (§ 247 StPO), wenn zu befürchten ist, dass eine Zeugin bzw. ein Zeuge sonst nicht die Wahrheit sagen würde, wenn bei Zeug:innen unter 18 Jahren sonst ein erheblicher Nachteil für deren Wohl zu befürchten ist – gemeint ist das körperliche und seelische Wohl, das über die Vernehmung hinaus noch einige Zeit beeinträchtigt sein müsste – oder wenn bei erwachsenen Zeug:innen die dringende Gefahr eines schwerwiegenden Nachteils für die Gesundheit und daher das Risiko der Vernehmungsunfähigkeit besteht; der Nachteil braucht nicht dauerhaft, muss aber schwerwiegend sein (z. B. Zusammenbruch bei der Vernehmung; Meyer-Goßner/Schmitt/Schmitt, 2022, § 247 Rn. 3 f.; 11 f.).

Außerdem gibt es in § 58a StPO die Möglichkeit, Vernehmungen im Ermittlungsverfahren aufzuzeichnen, und in § 247a StPO die Möglichkeit einer audiovisuellen Zeugenvernehmung im Rahmen der Hauptverhandlung. Die Aufzeichnung im Ermittlungsverfahren ist zulässig bei Zeug:innen,

- die unter 18 Jahre alt sind,
- die als Minderjährige durch eine Straftat gegen die sexuelle Selbstbestimmung (§§ 174–184k StGB) oder das Leben (§§ 211–222 StGB), durch Misshandlung von Schutzbefohlenen (§ 225 StGB), durch Menschenhandel (§ 232 StGB), Zwangsprostitution (§ 232a StGB), Zwangsarbeit (§ 232b StGB), Ausbeutung der Arbeitskraft (§§ 233 StGB) und Ausbeutung unter Ausnutzung einer Freiheitsberaubung (§ 233a StGB) verletzt wurden oder
- bei denen zu befürchten ist, dass sie in der Hauptverhandlung nicht vernommen werden können, z. B. weil sie schwerkrank sind oder Repressalien aus dem Umfeld der bzw. des Angeklagten zu befürchten sind.

Bei der audiovisuellen Zeugenvernehmung in der Hauptverhandlung befindet sich die zu vernehmende Person in einem anderen Raum, von wo aus die Vernehmung zeitgleich in Bild und Ton in den Sitzungssaal übertragen wird. Das Gericht und die übrigen Verfahrensbeteiligten bleiben im Sitzungssaal und fragen von dort aus. Die Aussage soll aufgezeichnet werden, wenn zu befürchten ist, dass die Person nicht noch einmal vernommen werden kann. Voraussetzung für diese Abweichung vom Grundsatz der Unmittelbarkeit ist die dringende Gefahr eines schwerwiegenden Nachteils für das körperliche oder seelische Wohl von Zeug:innen durch die Vernehmung in Anwesenheit aller Beteiligten. Wenn die Voraussetzungen sowohl für den Ausschluss der/des Angeklagten nach § 247 StPO als auch für diese Vernehmungsart erfüllt sind, kann das Gericht die Variante wählen, die den Rechten der bzw. des Angeklagten und den Interessen und Bedürfnissen von Zeug:innen am besten gerecht wird (Meyer-Goßner/Schmitt/Schmitt, 2022, § 247a Rn. 4).

Wegen der erheblichen Belastung vor allem – aber nicht nur – kindlicher Zeug:innen durch die Vernehmungssituation kann das

Gericht für die Dauer der Vernehmung einen anwaltlichen Zeugenbeistand beiordnen (§ 68b StPO), der also von der Staatskasse bezahlt wird. Voraussetzung für die Beiordnung ist, dass ohne weiteres erkennbar ist, dass jemand die oben geschilderten Rechte nicht selbst wahrnehmen kann und seinen schutzwürdigen Interessen nicht auf eine andere Weise Rechnung getragen werden kann.

1.3.2 Stellung von Verletzten im Strafverfahren: Nebenklage, Adhäsionsverfahren und sonstige Rechte

Durch das Opferschutzgesetz von 1986 wurden unter der Überschrift »Sonstige Befugnisse des Verletzten« Rechte in die StPO (§§ 406d–406l) eingeführt, durch die Verletzte – die StPO spricht nicht von »Opfer« – unabhängig von der Zulassung als Nebenkläger:in am Strafprozess beteiligt werden. Es sind auf Antrag bestimmte Informationen mitzuteilen, nämlich über eine Einstellung des Verfahrens bzw. den Ausgang des gerichtlichen Verfahrens, über Kontakt- und Verkehrsverbote sowie bestimmte Ereignisse im Verlauf der Vollstreckung einer Freiheitsstrafe oder einer freiheitsentziehenden Maßregel. Außerdem können sich Verletzte durch einen anwaltlichen Beistand vertreten lassen, der auch bei richterlichen und staatsanwaltschaftlichen Vernehmungen zugegen sein darf und für die verletzte Person deren Akteneinsichtsrecht wahrnimmt. Eine weitere Möglichkeit der Unterstützung ist die Anwesenheit einer Vertrauensperson, wenn eine/ein durch die Straftat Verletzte:r als Zeugin bzw. Zeuge vernommen wird (§ 406f Abs. 2 StPO). Dies muss die verletzte Person beantragen, der Antrag kann auch abgelehnt werden. Die Vertrauensperson kann jemand von einer Opferhilfeorganisation sein, der mit den Abläufen vor Gericht vertraut ist (BeckOK StPO/Weiner, 2023, § 406f Rn. 2f.).

Darüber hinaus können sich Verletzte, ob als Zeug:innen oder in anderer Stellung, durch eine psychosoziale Prozessbegleitung bei Vernehmungen und während der Hauptverhandlung unterstützen lassen (§ 406g StPO). Diese Person kann unter ähnlichen Voraussetzungen beigeordnet werden wie ein Rechtsbeistand im Fall der Nebenklage (§ 397a StPO). Soweit die Prozessbegleitung nicht beigeordnet ist, kann sie von einer Vernehmung ausgeschlossen werden, wenn die Anwesenheit den Untersuchungszweck gefährden würde. Einzelheiten zu dieser Form der Unterstützung, einschließlich der Qualifikation und der Vergütung der Begleitung, sind im *Gesetz über die psychosoziale Prozessbegleitung im Strafverfahren* (in Kraft seit 2017) geregelt.

Außerdem können sich gemäß § 395 StPO als Nebenkläger:in diejenigen an einem Strafverfahren beteiligen, die verletzt sind durch

- ein sexuelles Missbrauchs- oder Gewaltdelikt,
- versuchten Mord oder Totschlag,
- Aussetzung,
- ein Körperverletzungsdelikt nach §§ 223–226a, 340 StGB,
- Menschenhandel, Zwangsprostitution, Zwangsarbeit, Ausbeutung der Arbeitskraft, Menschenraub, Verschleppung oder Entziehung Minderjähriger, Zwangsheirat, Nachstellung (»Stalking«), qualifizierte Freiheitsberaubung, erpresserischen Menschenraub/Geiselnahme, Nötigung im besonders schweren Fall,
- eine Straftat nach dem Gewaltschutzgesetz oder
- eine Straftat nach bestimmten Normen des Nebenstrafrechts.

Aber auch Personen, die durch andere Straftaten verletzt wurden, können sich als Nebenkläger:in der öffentlichen Klage anschließen, wenn dies aus besonderen Gründen zur Wahrnehmung ihrer Interessen geboten erscheint, insbesondere wegen der schweren Folgen der Tat. Ausdrücklich genannt werden hier Beleidigungsdelikte, fahrlässige Körperverletzung, Wohnungseinbruchsdiebstahl und Raubdelikte. Wurde das Opfer durch die Straftat getötet, können Eltern, Kinder, Geschwister, Ehegatt:innen oder Lebenspartner:innen als Nebenkläger:in auftreten. Die Rechte der Nebenklage schließen das Recht zur dauernden Anwesenheit in der Hauptverhandlung, das Fragerecht und das Beweisantragsrecht ein (§ 397 StPO). Bestimmten Nebenkläger:innen wird auf Antrag ein anwaltlicher Rechtsbeistand bestellt, also von der Staatskasse bezahlt (§ 397a StPO):

- Opfern von Verbrechen nach § 177 StGB oder eines besonders schweren Falls eines Vergehens nach § 177 Abs. 6 StGB (sexueller Übergriff, sexuelle Nötigung, Vergewaltigung, auch in Zusammenhang mit § 184j StGB),
- Opfern von Menschenhandelsdelikten (§§ 232–232b, 233a StGB), soweit es sich um Verbrechen handelt,
- Opfern von versuchten Tötungsdelikten (§§ 211, 212 StGB) sowie den Hinterbliebenen der Opfer von Tötungsdelikten und
- Opfern von schwerer Körperverletzung und der Verstümmelung weiblicher Genitalien (§ 226a StGB), von Menschenraub, Verschleppung und Entziehung Minderjähriger, Nachstellung, Freiheitsberaubung, erpresserischem Menschenraub und Geiselnahme sowie Raubdelikten, jeweils soweit es sich um Verbrechen handelt und die Tat bei dem/der Betroffenen zu schweren körperlichen oder seelischen Schäden geführt hat oder voraussichtlich führen wird.

Verbrechen sind solche Delikte, die mit mindestens einem Jahr Freiheitsstrafe bedroht sind (§ 12 Abs. 1 StGB). Nebenkläger:innen unter 18 Jahren und solchen, die ersichtlich nicht in der Lage sind, ihre Interessen ausreichend wahrzunehmen, ist auch dann ein Rechtsbeistand zu bestellen, wenn es sich bei der Straftat um ein Vergehen (bedroht mit einer Mindeststrafe von weniger als einem Jahr Freiheitsstrafe oder mit Geldstrafe, § 12 Abs. 2 StGB) handelt. Diese Tat muss auch nur rechtswidrig gewesen sein, so dass hier auch Taten von schuldunfähigen Personen als Ansatzpunkt in Frage kommen. Auch hier ist der Anwendungsbereich allerdings wieder auf bestimmte Straftaten beschränkt:

- sexuelle Missbrauchs- und Gewaltdelikte einschließlich der sexuellen Belästigung und der Begehung aus einer Gruppe heraus (§§ 174–182, 184i – 184k StGB),
- Aussetzung und Misshandlung Schutzbefohlener,
- die obengenannten Körperverletzungs-, Freiheits- und Raubdelikte, allerdings einschließlich Zwangsheirat und Nötigung im besonders schweren Fall.

In anderen Fällen können Nebenkläger:innen Prozesskostenhilfe nach der ZPO (§§ 114 ff.) beantragen. Dabei kommt es maßgeblich auch auf deren wirtschaftliche Verhältnisse an.

Unabhängig von der Stellung als Nebenkläger:in kann eine/ein Verletzte:r bzw. können die Erb:innen im Strafverfahren mit einem sogenannten Adhäsionsverfahren vermögensrechtliche Ansprüche aus der Straftat geltend machen (§§ 403 ff. StPO), also vor allem Schadensersatz- und Schmerzensgeldansprüche.

Dabei wird im Strafprozess vor dem Strafgericht gleichzeitig ein Zivilprozess gegen die angeklagte Person geführt.

1.3.3 Beschuldigte, Angeschuldigte, Angeklagte

Es ist auch denkbar, dass ein:e Patient:in aufgrund der Traumatisierung eine Straftat begangen hat oder die eigene Tat als traumatisch erlebt hat und sich wegen dieser Tat Strafverfolgungsmaßnahmen ausgesetzt sieht (Dudeck et al., 2007; Kilvinger et al., 2011; Stiels-Glenn, 2014). Im Strafverfahren wird der/die Täter:in je nach Verfahrensabschnitt unterschiedlich bezeichnet: *Beschuldigte:r* wird eine tatverdächtige Person durch einen Willensakt der Strafverfolgungsbehörden, einen sogenannten Inkulpationsakt, z. B. indem man ausdrücklich als Beschuldigte:r vernommen wird (LR/Kühne, 2016, Einl., Abschnitt J, Rn. 72; Meyer-Goßner/Schmitt/Schmitt, 2022, Einl., Rn. 76). *Angeschuldigt* ist eine Person, gegen die öffentliche Klage erhoben wird, bis zur Eröffnung des Hauptverfahrens, also bis zur Zulassung der Anklage. Danach wird diese Person bis zum Urteil als *Angeklagte:r* bezeichnet (LR/Kühne, 2016, Einl., Abschnitt J, Rn. 71).

> Ab dem Zeitpunkt, zu dem aus einem/einer Tatverdächtigen eine/ein Beschuldigte:r wird, hat diese Person ein umfassendes Schweigerecht in der Sache, das Recht, sich mit einem/einer frei wählbaren Verteidiger:in zu beraten sowie Beweiserhebungen zur Entlastung zu beantragen. Über diese Rechte muss die Person bei der ersten Vernehmung als Beschuldigte:r belehrt werden (§§ 136 Abs. 1, 163a StPO).

Anders als Zeug:innen sind Beschuldigte während des gesamten Verfahrens auch dann nicht zur wahrheitsgemäßen Aussage verpflichtet, wenn sie sich zur Sache äußern. Die §§ 153 ff. StGB stellen allein falsche Aussagen von Zeug:innen oder Sachverständigen unter Strafe. In schweren bzw. schwierigen Fällen wird Beschuldigten vom Gericht ein/e Verteidiger:in bestellt (§ 140 StPO) und von der Staatskasse bezahlt. Das muss u. a. geschehen, wenn die vorgeworfene Tat ein Verbrechen ist, der/die Beschuldigte zur Entscheidung über die Anordnung von Untersuchungshaft oder einstweiliger Unterbringung in einer psychiatrischen Klinik oder einer Entziehungsanstalt vorgeführt wird, wenn eine Unterbringung in einem psychiatrischen Krankenhaus zur Vorbereitung eines Gutachtens zur Schuldfähigkeit nach § 81 StPO in Frage kommt oder wenn ein Sicherungsverfahren zur selbständigen Anordnung von Maßregeln durchgeführt wird. Damit ist ein wesentliches Problem mit Patient:innen als Verfolgten angedeutet: Ihnen kann bereits im Ermittlungsverfahren durch die Vollstreckung der Untersuchungshaft oder eines Unterbringungsbefehls die Freiheit entzogen werden, so dass die Fortsetzung der Behandlung erst einmal nicht möglich ist.

Es wurde bereits erwähnt, dass Angeklagte die Pflicht haben, zur Hauptverhandlung zu erscheinen und dort anwesend zu sein (§§ 230 f. StPO). Von dieser Pflicht wird nur auf Antrag und nur in Ausnahmefällen abgesehen (§§ 231c, 233 StPO) bzw. wenn in der Ladung darauf hingewiesen wurde, dass in Abwesenheit verhandelt werden wird (§ 232 StPO), die angeklagte Person die Verhandlungsunfähigkeit vorsätzlich verschuldet hat (§ 231a StPO) oder wegen ordnungswidrigem Verhalten das Sitzungszimmer verlassen musste (§ 231b StPO).

1.3.4 Prozesspartei in anderen Verfahrensarten

An einem Zivilprozess oder einem verwaltungs- bzw. sozialgerichtlichen Verfahren werden Patient:innen in der Regel als Partei beteiligt sein, also als die Person, die vom Gericht Rechtsschutz begehrt (Kläger:in) oder gegen die Rechtsschutz begehrt wird (Beklagte:r) (Meyer-Ladewig et al./Leitherer, 2020, § 69 Rn. 2 ff.; MüKo-ZPO/Lindacher/Hau, 2020, Vor §§ 50 ff. Rn. 2). Die Parteien können sich vor Gericht anwaltlich vertreten lassen. Im Zivilprozess herrscht ab dem Landgericht Anwaltszwang (§ 78 ZPO). Im Sozialgerichtsverfahren ist das erst beim Bundessozialgericht, also in der letzten Instanz, der Fall (§ 73 SGG).

> Anders als im Strafprozess ist man hier immer selbst für die Finanzierung des Rechtsbeistandes verantwortlich. Es gibt nur die Möglichkeit, Prozesskostenhilfe zu beantragen, die dann gewährt wird, wenn die Partei nach ihren persönlichen und wirtschaftlichen Verhältnissen die Prozesskosten nicht vollständig oder nur in Raten aufbringen kann, ihr Anliegen hinreichende Erfolgsaussichten hat und nicht mutwillig erscheint (§ 114 ZPO; § 73a SGG).

Wenn eine Partei im Zivilprozess anwaltlich vertreten ist, muss sie grundsätzlich nicht persönlich erscheinen, es sei denn, dass dies vom Gericht ausdrücklich angeordnet wird (§ 141 ZPO). Auch nicht anwaltlich vertretene Parteien können gerichtlich nicht zum Erscheinen gezwungen werden, allerdings wird dann regelmäßig ein Versäumnisurteil gegen sie ergehen. Für ausgebliebene Kläger:innen bedeutet das, dass die Klage abgewiesen wird, für ausgebliebene Beklagte, dass das mündliche Vorbringen der klagenden Partei als zugestanden gilt und auf dieser Grundlage geurteilt wird (§§ 330 ff. ZPO). Im Verfahren vor den Sozialgerichten wird nach Lage der Akten entschieden, wenn eine Partei ausbleibt, es sei denn, das persönliche Erscheinen wurde angeordnet (§§ 110, 111 SGG).

Prozessparteien sind zwar nicht wie Zeug:innen und Sachverständige ausdrücklich zur Wahrheit verpflichtet, allerdings dürfen sie anders als Beschuldigte im Strafverfahren auch nicht lügen. Eine Lüge, die als solche erkannt wird, kann hier zu einem Strafverfahren wegen Betruges (»Prozessbetrug«) führen.

1.4 Wie können Therapeut:innen persönlich beteiligt sein?

Therapeut:innen müssen an die Konsequenzen aus ihrer Verschwiegenheitspflicht denken: Grundsätzlich haben Ärzt:innen, Psychotherapeut:innen, Psychologische Psychotherapeut:innen sowie Kinder- und Jugendlichenpsychotherapeut:innen nach § 53 Abs. 1 Nr. 3 StPO ein Zeugnisverweigerungsrecht hinsichtlich aller Tatsachen, die ihnen in ihrer Berufsausübung anvertraut oder bekanntgegeben wurden. Sie sind jedoch zur Aussage verpflichtet, wenn ein:e Patient:in sie von der Verpflichtung zur Verschwiegenheit entbindet (§ 53 Abs. 2 StPO). Die gleichen Grundsätze gelten im Übrigen auch für Sachverständige: Sie dürfen gemäß § 76 Abs. 1 StPO aus denselben Gründen, die zur Zeugnisverweigerung berechtigten, das Gutachten verweigern. Allerdings werden Therapeut:innen üblicherweise nicht gerichtlich mit der Erstattung eines Gutachtens über ihre Patient:innen beauftragt werden, da in einer solchen Konstellation die Gefahr zu groß ist, dass solche Sachverständige von den dazu Berechtigten abgelehnt werden, weil man befürchtet, sie würden nicht unparteilich sein (§§ 24, 74 StPO).

1.5 Fazit

Dieser Beitrag kann nur einen knappen Überblick über verschiedene Kontaktmöglichkeiten von Trauma-Patient:innen mit dem Justizsystem geben. Wichtig sind in diesem Zusammenhang zunächst einmal Verjährungsfristen, von deren Ablauf abhängt, ob überhaupt noch Justizkontakte zu erwarten sind. Außerdem bestimmen die verschiedenen Rollen, in denen sich Patient:innen bei Justizkontakten wiederfinden können, inwieweit sie verpflichtet sind, über das Trauma und dessen Bedeutung für das eigene Leben vor Fremden und eventuell auch dem/der Verursacher:in zu sprechen.

1.6 Literatur

Dudeck M., Spitzer C., Gillner M. & Freyberger H. J. (2007). Dissoziative Erfahrungen während der Straftat bei forensisch-psychiatrischen Patienten – eine Pilotstudie. *Trauma & Gewalt,* 1, 34–41.

Erb V., Esser R., Franke U., Graalmann-Scheerer K., Hilger H. & Ignor A. (Hrsg.) (2016). *Löwe-Rosenberg – Die Strafprozessordnung und das Gerichtsverfassungsgesetz.* 27. Aufl. Berlin: de Gruyter Recht. (Zitiert: LR/Bearbeiter, 2016, § Rn.)

Graf J.-P. (Hrsg.) (2023). *BeckOK StPO mit RiStBV und MiStra.* 47. Edition/1. 4. 2023. München: C. H. Beck. (Zitiert: BeckOK StPO/Bearbeiter, 2023, § Rn.)

Heinz D. (2023). Wenn die Psyche »angegriffen« wird – Möglichkeiten und Grenzen des OEG-Entschädigungsanspruchs bei strafrechtlich relevanten Angriffen auf die Psyche. *Behinderung und Recht,* 62, 1–6.

Kilvinger F., Rossegger A., Arnold O., Urbaniok F. & Endrass J. (2011). Traumatische Lebensereignisse bei Gewalt- und Sexualstraftätern. *Kriminalistik,* 65, 255–261.

Meyer-Goßner L. & Schmitt B. (2022). *Strafprozessordnung.* 65. Aufl. München: C. H. Beck. (Zitiert: Meyer-Goßner/Schmitt/Bearbeiter, 2022, § Rn.)

Meyer-Ladewig J., Keller W., Leitherer S. & Schmidt B. (2020). *Sozialgerichtsgesetz.* 13. Aufl. München: C. H. Beck. (Zitiert: Meyer-Ladewig et al./Bearbeiter, 2020, § Rn.)

Penteridis N. (2022). OEG – GdS-Feststellung bei komplexer posttraumatischer Belastungsstörung. *Anwalt/Anwältin im Sozialrecht,* 3, 98–99.

Rauscher T., Wax P. & Wenzel J. (Hrsg.) (2020). *Münchener Kommentar zur Zivilprozessordnung mit Gerichtsverfassungsgesetz und Nebengesetzen.* 6. Aufl. München: C. H. Beck. (Zitiert: MüKo-ZPO/Bearbeiter, 2020, § Rn.)

Säcker F. J., Rixecker R., Oetker H. & Limperg B. (Hrsg.) (2021). *Münchener Kommentar zum Bürgerlichen Gesetzbuch.* 9. Aufl. München: C. H. Beck. (Zitiert: MüKo-BGB/Bearbeiter, 2021, § Rn.)

Stang K. & Sachsse U. (2014). *Trauma und Justiz.* 2. Aufl. Stuttgart: Schattauer.

Stiels-Glenn M. (2014). »Du Opfer!«. Geschlecht und Trauma bei Straftätern. *Trauma & Gewalt,* 8, 222–231.

1.7 Abkürzungen

BGB: Bürgerliches Gesetzbuch
Rn.: Randnummer
SGG: Sozialgerichtsgesetz
StGB: Strafgesetzbuch
StPO: Strafprozessordnung
VwGO: Verwaltungsprozessordnung
ZPO: Zivilprozessordnung

1.8 Weiterführende Hinweise

Deutsche Gesetze im Internet: http://www.gesetze-im-internet.de.
Informationen des Bundesministeriums der Justiz zum Opfer im Strafverfahren auf http://www.bmj.de unter dem Stichwort »Themen«.
Bundeswehr: Zentrale Ansprech-, Leit- und Koordinierungsstelle für Menschen, die unter Einsatzfolgen leiden (ZALK). Im Internet: https://www.bundeswehr.de/de/organisation/personal/menschen/einsatzschaedigung.
Weißer Ring: https://www.weisser-ring.de/internet/opferhilfe/index.html.
Stand der Bearbeitung ist Mai 2023.

DEIKE DOMINOK

2. Neuerungen im Sozialgesetzbuch für die Behandlung, Versorgung und Entschädigung psychisch reaktiver Traumafolgen

2.1 Historie staatlicher Opferentschädigung

Die erste Gesetzgebung zur Versorgung traumatisierter Kriegsgeschädigter erfolgte bereits nach dem Deutsch-Französischen Krieg 1871. Nach dem Ersten Weltkrieg wurde die Versorgung der Kriegsopfer sowie der im Dienst verunfallten und erkrankten Soldaten und ihrer Hinterbliebenen zur sozialen Aufgabe des Staats. 1920 wurde daher das Reichsversorgungsgesetz verabschiedet. Nach dem Zweiten Weltkrieg gab es zunächst unterschiedliche Regelungen für Kriegsbeschädigte in den vier Besatzungszonen. Im sowjetischen Sektor erfolgte 1946 eine Verordnung über die Zahlung von Renten an Kriegsbeschädigte und Kriegshinterbliebene. 1950 wurde in der BRD das Bundesversorgungsgesetz (BVG) zur Versorgung der Opfer des Krieges verabschiedet, das zum Teil heute noch Gültigkeit hat (nach Änderungen 2007), aufgrund des Einigungsvertrags vom 01.01.1991 auch in den neuen Bundesländern. Hinzu kamen 1955 das Häftlingshilfegesetz, 1957 das Soldatenversorgungsgesetz, 1976 das Zivildienst- sowie das Opferentschädigungsgesetz. Anschließend folgten weitere Gesetze, z.B. das Strafrechtliche Rehabilitierungsgesetz 1992.

Die bestehende Rechtslage wurde aber im Laufe der Zeit den unterschiedlichen Facetten von erlittener Gewalt und den daraus entstandenen Traumata nicht mehr gerecht. Daher beschloss der Deutsche Bundestag Ende 2017, die Opferentschädigung zu verbessern. Laut Aussage der Bundesregierung reagierte sie damit auf die Auswirkungen des Terroranschlags auf dem Berliner Breitscheidplatz im Dezember 2016 (vgl. Deutscher Bundestag, 2019). Der neue Leitgedanke des 14. Sozialgesetzbuchs (SGB XIV) – formuliert in §1 Abs.1 – ist es, die Menschen bei der Bewältigung von Folgen einer gesundheitlichen Schädigung durch bestimmte schädigende Ereignisse zu unterstützen, für welche die staatliche Gemeinschaft eine besondere Verantwortung trägt; die frühere Formulierung vom »Versagen des staatlichen Gewaltmonopols« wird damit ersetzt. »Unterstützung« bedeutet hier, die Folgen einer gesundheitlichen Schädigung durch eine Entschädigung zu lindern, jedoch keine vollständige Kompensation (Deutscher Bundestag, 2019).

Das SGB XIV bündelt verschiedene Gesetze der sozialen Entschädigung: Opferentschädigungsgesetz (OEG), Infektionsschutzgesetz (IfSG), Zivildienstgesetz (ZDG) und weitere Entschädigungsgesetze, die Verweise auf das

Bundesversorgungsgesetz (BVG) aus den 1950er-Jahren enthalten. Es bleibt aber weiterhin bei der Entschädigung gesundheitlicher Folgen. Im Dezember 2019 wurde das neue SGB XIV verabschiedet und ist am 01.01.2024 vollständig in Kraft getreten. Teile wurden allerdings bereits vorher stufenweise wirksam: 2019 diverse Verordnungen und Teil C der Versorgungsmedizinischen Grundsätze sowie am 01.01.2021 z. B. §§ 31–37 zu den Traumaambulanzen, § 115 und § 116 zum erleichterten Verfahren bei den schnellen Hilfen. Erste Erfahrungen im Umgang und mit der juristischen Wertung liegen damit vor.

Unter Beibehaltung der bisherigen Kausalitätsgrundsätze erfolgte eine Änderung im Sprachgebrauch und in der Systematik versorgungsmedizinischer Begriffe. Der Begriff des Schadens bleibt in der neuen Nomenklatur den Fällen der positiven Kausalitätsbetrachtung vorbehalten. So wird aus dem Vorschaden die vorbestehende Gesundheitsstörung und aus dem Primärschaden die primäre Gesundheitsstörung (Sekundärschaden – sekundäre Gesundheitsstörung, Nachschaden – nachfolgende Gesundheitsstörung). Der Begriff des Folgeschadens bleibt bei dieser Systematik bestehen.

2.2 Die wichtigsten staatlichen Novellen

2.2.1 Überblick

In den letzten Jahrzehnten hat sich die Psychotraumatologie erheblich weiterentwickelt. Angesichts der Vielzahl an heute bekannten Folgeerkrankungen nach traumatischen Ereignissen besteht der zentrale Baustein der Diagnostik in der Erfassung dieser traumatischen Ereignisse (Deutscher Bundestag, 2019). Diese Weiterentwicklung fand Eingang in DSM-5 und ICD-11, nun auch in die Gesetzgebung zur Entschädigung. Die aktuelle Gesetzgebung des Sozialen Entschädigungsrechts (SER) verweist oft auf das BVG. Dieses stammt aus den 1950er-Jahren und wurde ursprünglich für Kriegsbeschädigte und Hinterbliebene der beiden Weltkriege geschaffen. Das neue Gesetz nimmt in § 13 SGB XIV neue Gewalttatbestände auf und erstmalig auch psychische Gewalt. Entschädigung erhält danach, wer durch »ein sonstiges vorsätzliches, rechtswidriges, unmittelbar gegen die freie Willensentscheidung einer Person gerichtetes schwerwiegendes Verhalten« (psychische Gewalttat) geschädigt wird. Es werden auch einige Tatbestände genannt, z. B. sexueller Missbrauch, sexuelle Nötigung, sexueller Übergriff und Vergewaltigung, Menschenhandel, Nachstellung (Stalking), Geiselnahme, räuberische Erpressung oder Taten, die von mindestens vergleichbarer Schwere sind. § 14 ergänzt durch Gleichstellung mit einer Gewalttat erhebliche Vernachlässigung von Kindern sowie Herstellung, Verbreitung und öffentliche Zugänglichmachung von Kinderpornografie.

§ 1 Abs. 3 SGB XIV regelt eine weitere relevante Neuerung: Nun können auch wiederkehrende oder über einen längeren Zeitraum einwirkende Ereignisse das schädigende Ereignis sein. Ein wiederkehrendes, einwirkendes Ereignis ist dann anzunehmen, wenn ein einzelnes schädigendes Ereignis für sich genommen noch keine gesundheitlichen Folgen hervorruft, aber sich durch die Wiederholung des Ereignisses eine gesundheitliche Schädigung ausprägt. Diese Konstellation dürfte im Rahmen der Gewaltopferentschädigung vorliegen, beispielsweise bei Stalking, Menschenhandel, Kindesvernachlässigung und vor allem bei häuslicher Gewalt.

Jurist:innen vermuten, dass nun die Notwendigkeit einer detaillierten zeitlichen Schilderung von einzelnen schädigenden Einwirkungen durch die Betroffenen in den Hintergrund treten und die Festlegung auf ein einzelnes Ereignis erfolgen wird (vgl. Schäfer et al., 2019). Dadurch reduziere sich die Hemmschwelle zur Antragsstellung für Betroffene, und Gutachter:innen gelinge es eher, einen kausalen Zusammenhang zwischen der bestehenden Gesundheitsstörung und z. B. der häuslichen Gewalt darzulegen, wenn Letztere in vielen Ereignissen während eines oft über Jahre gehenden Leidenswegs besteht, als bei einem singulären Ereignis. § 14 Abs. 2 SGB XIV verrechtlicht zudem die »Schockschäden«. Dabei handelt es sich um psychische Gesundheitsstörungen, die infolge des Miterlebens der Tat, des Auffindens des Opfers, der Überbringung der Nachricht vom Tode oder der schwerwiegenden Verletzung des Opfers entstehen, wenn eine enge emotionale Bindung zum Primäropfer bestand. Den Ausschluss von Leistungen sah das alte Recht vor, wenn z. B. Frauen zu ihren gewalttätigen Männern zurückkehrten. In der neuen Formulierung des SGB XIV kann die Mitwirkung des Opfers nicht zumutbar sein – gerade bei einer ehelichen oder eheähnlichen Beziehung zum Täter (für eine Übersicht zu den Neuerungen vgl. Tab. 1).

Tab. 1: Zusammenfassung der neuen Tatbestände in Gegenüberstellung zum OEG

Bisher (OEG)	Neu (SGB XIV)
Nur körperliche Gewalttat, § 1 OEG: tätlicher Angriff	§ 13 Abs. 1 Nr. 1 SGB XIV: körperliche Gewalttat (wie bisher)
	§ 13 Abs. 1 Nr. 2 SGB XIV: auch psychische Gewalttat (neuer Gewaltbegriff); erforderlich ist schwerwiegendes Verhalten, vgl. Regelbeispiele in § 13 Abs. 2 SGB XIV (Nachstellung/Stalking, Geiselnahme, räuberische Erpressung, Sexualdelikte) oder mindestens vergleichbare Schwere
Gleichstellungen in § 1 Abs. 2, 3 OEG sowie Rechtsprechung BSG zu § 176 StGB, Schockschaden, böswillige Vernachlässigung	Gleichstellungen in § 14 SGB XIV: Abs. 1 Nr. 4: erhebliche Vernachlässigung, Abs. 1 Nr. 5: Kinderpornografie, Abs. 2: gesetzliche Normierung Schockschaden entsprechend BSG

Quelle: Exner et al. 2023, S. 22; vgl. auch Hökendorf, 2022

2.2.2 Anspruchsvoraussetzungen

Ein Anspruch der Geschädigten setzt nach § 4 Abs. 1 S. 1 SGB XIV wie nach den bisherigen Vorschriften fünf Anspruchsvoraussetzungen voraus:

a) schädigendes Ereignis,
b) gesundheitliche Schädigung,
c) anerkannte gesundheitliche und wirtschaftliche Folgen,
d) haftungsbegründende Kausalität zwischen schädigendem Ereignis und gesundheitlicher Schädigung (vgl. den Wortlaut »ursächlich«) und
e) haftungsausfüllende Kausalität zwischen gesundheitlicher Schädigung und Schädigungsfolgen (sog. doppelter Kausalzusammenhang).

Das SER kennt wie bisher drei Beweismaßstäbe. Neben dem Beweismaßstab der Wahrscheinlichkeit für den Ursachenzusammenhang des § 4 Abs. 4 SGB XIV gilt als Beweismaßstab für die Tatbestandsmerkmale schädigendes Ereignis, gesundheitliche Schädigung und gesundheitliche sowie wirtschaftliche Folgen nach den allgemeinen, auch im SER geltenden Beweislastregeln nach wie vor der Vollbeweis im

Sinne einer an Gewissheit grenzenden Wahrscheinlichkeit. Ausnahmsweise gilt die Beweiserleichterung des § 117 (bisher § 15 KOVVfG) als geringster Beweismaßstab (sog. Glaubhafterscheinen). Grundsätzlich gilt für die Bewertung des ursächlichen Zusammenhangs zwischen schädigendem Ereignis, gesundheitlicher Schädigung und Schädigungsfolge – wie bisher nach § 1 Abs. 3 S. 1 BVG – als Beweismaßstab der Maßstab der (einfachen) Wahrscheinlichkeit. Diese ist nach § 4 Abs. 4 S. 2 SGB XIV gegeben, wenn nach dem aktuellen Stand der medizinischen Wissenschaft mehr für als gegen einen ursächlichen Zusammenhang spricht. Die bloße Möglichkeit genügt somit nach wie vor nicht (Hökendorf, 2022; Bittner, 2023).

2.2.3 Vermutungsregelung im § 4 SGB XIV

Die Vorschrift des § 4 Abs. 5 SGB XIV stellt eine Besonderheit zum Grundsatz der Wahrscheinlichkeit des Ursachenzusammenhangs dar. Danach wird die Wahrscheinlichkeit des ursächlichen Zusammenhangs bei psychischen Gesundheitsstörungen im Einzelfall vermutet, wenn medizinische Tatsachen vorliegen, die nach den Erfahrungen der medizinischen Wissenschaft geeignet sind, einen Ursachenzusammenhang zwischen einem nach Art und Schwere geeigneten schädigenden Ereignis, gesundheitlicher Schädigung sowie Schädigungsfolge zu begründen und diese Vermutung nicht durch einen anderen Kausalverlauf widerlegt wird. Die zugrunde liegenden Tatsachen müssen nach den allgemeinen Beweislastregeln im Beweismaßstab des Vollbeweises – wie bisher – voll bewiesen sein. Die Regelungswirkung der Norm ist auf die Vermutung des sog. doppelten Kausalzusammenhangs der haftungsbegründenden sowie haftungsausfüllenden Kausalität beschränkt. Am 16. 06. 2023 wurde die Verordnung zur Änderung der Werkstätten-Mitwirkungsverordnung und der Versorgungsmedizin-Verordnung (VersMedV) vom Bundesrat unter der Maßgabe von Ergänzungen beschlossen. Diese sind zeitgleich mit der Vermutungsregelung des § 4 Absatz 5 SGB XIV am 01. 01. 2024 in Kraft getreten. Damit wurde Teil C der VersMedV geändert: Bei einer psychischen Gesundheitsstörung wird der ursächliche Zusammenhang kraft Gesetzes vermutet, wenn die Vermutung nicht durch einen anderen Kausalverlauf widerlegt wird. Voraussetzung ist, dass die psychische Gesundheitsstörung nach einer der international anerkannten Klassifikationen (ICD-10/ICD-11 oder DSM-5) unter Verwendung der dortigen Bezeichnungen auf der Grundlage des aktuellen medizinisch-wissenschaftlichen Kenntnisstands durch (Fach-)Ärzt:innen diagnostiziert worden ist. Das schädigende Ereignis muss in seiner Art und Schwere nach den Erfahrungen der medizinischen Wissenschaft geeignet sein, diese Gesundheitsstörung zu begründen. Die Diagnosesicherung beinhaltet auch die Differenzierung zwischen Entstehung und Verschlimmerung der psychischen Gesundheitsstörung. Liegen die genannten Voraussetzungen vor, ist die Wahrscheinlichkeit des ursächlichen Zusammenhangs im Sinne einer Kausalitätsprüfung zu vermuten, wenn keine Anhaltspunkte für einen anderen ursächlichen Zusammenhang bestehen. Im Falle von Anhaltspunkten für einen anderen Kausalverlauf ist die Wahrscheinlichkeit des ursächlichen Zusammenhangs wie bei somatischen Gesundheitsstörungen zu prüfen. Anhaltspunkte für einen anderen Kausalverlauf liegen insbesondere dann vor,

a) wenn Art und Schwere des Ereignisses nicht geeignet sind, eine psychische Gesundheitsstörung als Schädigungsfolge hervorzurufen,
b) wenn sich bei der Tatsachenfeststellung nach Nummer 2 Hinweise auf eine bereits vor dem schädigenden Ereignis bestehende psychische Gesundheitsstörung ergeben oder
c) wenn sich bei der Tatsachenfeststellung nach Nummer 2 Hinweise auf ein anderes, jedoch nicht nach §4 Abs. 1 SGB XIV zu berücksichtigendes schädigendes Ereignis ergeben, das nach Art und Schwere für sich betrachtet geeignet ist, eine psychische Gesundheitsstörung hervorzurufen, oder
d) wenn nach aktuellem medizinisch-wissenschaftlichem Kenntnisstand ein Ursachenzusammenhang zwischen einem auf die Psyche einwirkenden schädigenden Ereignis und einer psychischen Gesundheitsstörung nicht vorliegen kann, wie dies insbesondere bei der Entstehung von demenziellen und Intelligenzstörungen der Fall ist; das Auftreten einer komorbiden psychischen Gesundheitsstörung im Sinne einer Verschlechterung der Auswirkungen von demenziellen oder Intelligenzstörungen auf die Teilhabe als Folge eines auf die Psyche einwirkenden schädigenden Ereignisses ist dadurch nicht ausgeschlossen (BR-Drs. 185/1/23, 2023).

2.2.4 Schnelle Hilfen

Durch die Erbringung der »schnellen Hilfen« (Kap. 4 des SGB XIV) soll ein niedrigschwelliger Zugang zu den Leistungen des SER geschaffen werden. Dies erfolgt durch Leistungen in einer Traumaambulanz und durch Leistungen des Fallmanagements. Im »erleichterten Verfahren« genügt es, wenn eine summarische Prüfung ergibt, dass die antragstellende Person nach dem Recht der Sozialen Entschädigung anspruchsberechtigt sein kann. Dabei ist der im Antrag dargelegte Sachverhalt als wahr zu unterstellen, wenn nicht dessen Unrichtigkeit offensichtlich ist. Dies bedeutet, dass die Leistungen der schnellen Hilfen überwiegend im erleichterten Verfahren gewährt werden. Dies gilt für die Leistungen in einer Traumaambulanz bereits ab dem 01. 01. 2021.

In der Gesetzesbegründung sind weitere Verbesserungen für die Betroffenen genannt, vor allem deren Entlastung und eine schnelle unbürokratische Unterstützung. Schnittstellenprobleme örtlicher und überörtlicher Koordinierungen verschiedener Gremien (z. B. runde Tische, Traumaambulanzen) sollen vermieden werden, Betroffene sollen einen einfacheren Zugang zu anderen Sozialleistungen erhalten, die den Zielen der Selbstbestimmung und gleichwertigen Teilhabe am Leben in der Gesellschaft dienen.

§ 34 regelt den Anspruch für »Geschädigte sowie Angehörige, Hinterbliebene und Nahestehende« auf bis zu 15 Sitzungen in der Traumaambulanz spätestens 12 Monate nach der Tat bzw. nach der Kenntnisnahme (§ 32) oder der akuten Belastung durch eine Tat, die länger als 12 Monate zurückliegt (§ 33). Bei Kindern und Jugendlichen beträgt der Höchstanspruch 18 Sitzungen. Auch wenn noch keine Entscheidung der Versorgungsverwaltung ergangen ist, können bei Erwachsenen die ersten fünf und bei Kindern und Jugendlichen die ersten acht Sitzungen insbesondere für die Abklärung der psychotherapeutischen Behandlungsbedürftigkeit, die Abklärung der Durchführung der Diagnostik und der erforderlichen Akutmaßnahmen in Anspruch genommen werden. Wenn noch dringend Sitzungen erforderlich sind und die Traumaambulanz dies angezeigt hat, können nach Entscheidung durch das Versorgungsamt (oder 14 Tage nach Antragstellung) bis zu zehn weitere Sitzungen in der Traumaambulanz in Anspruch genommenen werden.

2.2.5 Fallmanagement

Der gemeinsame Arbeitsausschuss der Bundesarbeitsgemeinschaft der Integrationsämter und Hauptfürsorgestellen hat eine Unterarbeitsgruppe gebildet, um ein Konzept zur Implementierung eines Fallmanagements in den Ländern zu erarbeiten. Dieses Konzept ist als Arbeitshilfe für den Aufbau eines Fallmanagements zu verstehen, mit der Möglichkeit für abweichende, länderspezifische Umsetzungen. Einige Bundesländer haben bereits vor Inkrafttreten des Gesetzes Stellen geschaffen und Fallmanager:innen eingestellt, die bis zum 01. 01. 2024 dieses Konzept mit entwickeln und umsetzen sollten. Das Fallmanagement soll ein Bindeglied zwischen antragstellender Person und Verwaltung sein. Das Fallmanagement gemäß § 30 SGB XIV ist eine eigenständige Leistung der »schnellen Hilfen« (§ 29 SGB XIV) und übersteigt die allgemeinen Beratungs-, Aufklärungs- und Auskunftspflichten nach §§ 13 bis 15 SGB I.

Fallmanagement erhalten nicht nur Geschädigte, sondern auch Hinterbliebene, Angehörige und Nahestehende, die keinen Anspruch auf das volle Leistungsspektrum des SGB XIV haben. Die Kontaktaufnahme des Fallmanagements mit dem anspruchsberechtigten Personenkreis erfolgt in der Regel nach Antragseingang beim zuständigen Leistungsträger bzw. über die Netzwerkpartner (z. B. Weißer Ring, Opferhilfe, andere Verbände, Polizei, Jugendämter, Eingliederungshilfe). Der Gesetzgeber verlangt hierfür die Benennung einer Gruppe von Personen, zu der ein:e Fallmanager:in gehören muss. Ein Fallmanagement sollen Geschädigte bei Straftaten gegen das Leben, gegen die sexuelle Selbstbestimmung erhalten sowie wenn sie beim Eintreten des betreffenden Ereignisses minderjährig waren (§ 30 Abs. 4). Bei Großschadensereignissen, z. B. Terroranschlägen auf größere Menschenmengen, stellt das Landes- bzw. Bundeskriminalamt der Versorgungsverwaltung Verletztenlisten zur Verfügung, die es dem Fallmanagement ermöglichen, mit den Verletzten bzw. potentiell Berechtigten Kontakt aufzunehmen. Auch die Landes- und Bundesopferbeauftragten sowie die zentralen Anlaufstellen für Großschadensereignisse und Terrorakte (soweit sie in einzelnen Ländern bereits installiert wurden) bieten die Möglichkeit, über organisierte Informationsveranstaltungen Kontakt mit den Opfern aufzunehmen, deren Einwilligung vorausgesetzt (§ 30 Abs. 2 SGB XIV).

Die berechtigte Person soll anhand der Informationen des Fallmanagements abwägen können, ob sie diesem Verfahren gewachsen ist, um die für sie richtige Entscheidung treffen zu können. Das betrifft die erforderlichen Mitwirkungspflichten für die Beiziehung von Unterlagen, die gegebenenfalls erforderliche Begutachtung durch den versorgungsärztlichen Dienst, die eventuell notwendige Offenlegung ihrer Einkommens- und Vermögensverhältnisse sowie die Länge des Antragsverfahrens. Erläutert werden soll auch die Möglichkeit des verkürzten Verfahrens durch Beschränkung des Antrags auf psychotherapeutische Intervention in einer Traumaambulanz. Das Fallmanagement berät darüber hinaus über mögliche Hilfeleistungen anderer Sozialleistungsträger (z. B. Krankenkassen, Rentenversicherung, Unfallkassen, Jobcenter, Jugendämter, Teilhabeämter). Hat eine betroffene Person einem Fallmanagement zugestimmt, wird gemeinsam ein Hilfeplan (z. B. nach Muster der Bundesarbeitsgemeinschaft für Rehabilitation) aufgestellt, der/die Fallmanager:in informiert die berechtigte Person regelmäßig über den Stand des Verfahrens und steht für weitere Fragen zur Verfügung. Falls eine Begutachtung durch den ärztlichen Dienst nötig wird, erklären Fallmanager:innen den Ablauf und worauf es ankommt. Nach Bedarf wird auch das Gutachten erläutert. Das Fallmanagement bereitet die berechtigten Personen auf den Ausgang des Verfahrens vor und erklärt nötigenfalls den Bescheid. Schlussendlich wird das Fallmanagement beendet, wenn es nicht mehr notwendig ist bzw. von der berechtigten Person nicht mehr gewünscht wird.

Fallmanager:innen benötigen ein breites Wissen über Leistungen im Sozialrecht und Unterstützungsmöglichkeiten von Seiten anderer Stellen (bspw. Fonds, Beratungsstellen). Darüber hinaus sollten die eigenen Leistungen im SER und die Abläufe im Antrags- und Leistungsverfahren gut bekannt sein. Zusätzlich müssen sie Kenntnisse über die Auswirkungen von psychischen Beeinträchtigungen der Betroffenen haben, damit sie deren gegebenenfalls problematisches Verhalten richtig einordnen, um damit angemessen umgehen und dadurch entstandene Schwierigkeiten lösen zu können. Diese theoretischen Überlegungen im Zuge der Implementierung des Fallmanagements müssen durch die persönliche Eignung der Fallmanager:innen ergänzt werden, damit den Betroffenen Ängste genommen und sie angemessen durch den Antragsprozess begleitet werden.

2.2.6 Krankenbehandlung und Hilfsmittel

Bestehen bleibt der Anspruch auf eine Krankenbehandlung. Das Leistungsniveau entspricht dem der gesetzlichen Krankenversicherungen mit Mehrleistungen bei der Psychotherapie. Die Versorgung mit Hilfsmitteln erfolgt zukünftig durch die Unfallkassen (§ 46) mit der Beibehaltung des Pauschbetrags für einen außergewöhnlichen Wäscheverschleiß.

2.2.7 Leistungen bei Pflegebedürftigkeit

Leistungen bei schädigungsbedingter Pflegebedürftigkeit werden erbracht, so dass die Definition dieses Begriffs eine zentrale Rolle bei der künftigen Leistungsgewährung spielt. Durch den Verweis des § 72 I SGB XIV auf das zweite Kapitel des SGB XI gelten die dort genannten Voraussetzungen für die Pflegebedürftigkeit. Pflegebedürftigkeit liegt bereits ab einem Pflegegrad 1 vor, d. h., wenn diese schädigungsbedingt ist, können schon geringfügige Beeinträchtigungen (z. B. in den Bereichen Verhaltensweise und Gestaltung des Alltags) einen Leistungsanspruch nach sich ziehen. Die Feststellung, ob eine Pflegebedürftigkeit schädigungsbedingt ist, beruht auf der im Sozialrecht geltenden Theorie der wesentlichen Bedingung. Im Zusammenwirken mit weiteren schädigungsunabhängigen Gesundheitsstörungen muss die Pflegebedürftigkeit zumindest annähernd gleichwertig durch die schägigungsabhängige Gesundheitsstörung verursacht sein. Wenn der Pflegebedarf offenkundig nicht schädigungsbedingt ist bzw. dies noch einer Klärung bedarf, aber bei der Person dennoch ein akuter finanzieller Hilfebedarf besteht, wird der Antrag zukünftig unverzüglich an das Sozialamt weitergeleitet (§ 16 II SGB I). Wenn die Pflegebedürftigkeit in der

Gesamtschau schädigungsbedingt ist, kommen alle Leistungen nach Kapitel 7 ohne Einschränkungen infrage. Folglich wird bei einzelnen Leistungen nicht weiter unterschieden, ob diese schädigungsbedingt oder aufgrund anderer Gesundheitsstörungen erforderlich sind. Dies erspart den Betroffenen das Warten darauf, ob eine Leistung beglichen wird oder nicht. Auch ist für das Versorgungsamt die Entscheidung der Pflegekasse über den Pflegegrad bindend, so dass auch in solchen Konstellationen die Bearbeitungszeit sich erheblich verkürzen dürfte.

Eine Verschlimmerung der Pflegebedürftigkeit, die auf anderen Gesundheitsstörungen als den Schädigungsfolgen beruht, stellt eine wesentliche Änderung im Sinne von §48 I SGB X dar. Ein Wegfall aller Leistungen nach Kapitel 7 wäre aber nicht vertretbar, weil vor der Änderung bereits ein schädigungsbedingter Eintritt der Pflegebedürftigkeit bejaht wurde. Eine sachgerechte Lösung lässt sich aus der früheren Rechtspraxis herleiten. Beim Übertragen dieser Überlegungen auf die Vorschriften von Kapitel 7 werden schädigungsunabhängige Verschlimmerungen so lange einbezogen, wie noch eine annähernde Gleichwertigkeit besteht. Sobald dies nicht mehr zutrifft, bildet der Pflegegrad die Grenze, für den diese Gleichwertigkeit noch gegeben ist und für den Leistungen nach Kapitel 7 zu erbringen sind. Die Differenz in den Einzelleistungen, die durch einen höheren, schädigungsunabhängigen Pflegegrad entsteht, wäre dann als Leistung der Pflegeversicherung in eigener Zuständigkeit zu erbringen, im Falle ergänzender Leistungen zu berücksichtigen und beim Arbeitgebermodell anzurechnen. Durch eine weitere Neuerung können Betroffene entstehende häusliche Pflegekosten als besondere Leistung (§74 Nr. 3 in Verbindung mit §76) erstattet bekommen. Grundvoraussetzung ist aber auch in diesen Fällen eine Pflegebedürftigkeit im Sinne der §§71, 72 SGB XIV. Ein Einsatz von Einkommen und Vermögen ist ansonsten nicht vorgesehen. Während eines stationären Aufenthalts der geschädigten Person werden die Kosten für die besondere Pflegekraft für einen vorübergehenden Zeitraum weiter erstattet (§76 II SGB XIV). Lohnnebenkosten und weitere Aufwendungen, die Geschädigten als Arbeitgeber:innen entstehen, sind dann zu erstatten (§76 III, IV SGB XIV). Während einer stationären Behandlung von Geschädigten werden die erforderlichen und angemessenen Kosten für die besondere Pflegekraft für einen Zeitraum von bis zu drei Monaten weiter erstattet (§76 II 1 SGB XIV). Selbst eine Erstattung über diesen Zeitraum hinaus kann unter Berücksichtigung der Umstände des Einzelfalls erfolgen (§76 II 2 SGB XIV).

2.2.8 Entschädigungszahlungen

Wie in der Gesetzesbegründung formuliert, soll durch die Neureglung im SGB XIV Betroffenen mehr finanzielle Unterstützung gegeben werden, auch wenn keine vollständige Kompensation erfolgt. Dafür mussten die monatlichen Entschädigungszahlungen deutlich erhöht werden (Tab. 2).

Neu ist auch die Wahlmöglichkeit zwischen der monatlichen und einer Einmalzahlung. Sollte die geschädigte Person eine Einmalzahlung wünschen, muss sie ihren Antrag innerhalb eines Jahres nach Bewilligung der Entschädigungszahlung stellen. Diese Abfindung erfolgt jeweils für fünf Jahre und beträgt das 60-Fache der monatlichen Entschädigungszahlung (§83 Absatz 1 Nummer 1 bis 5).

Tab. 2: Monatliche Entschädigungszahlungen im Vergleich

Grad der Schädigungsfolgen (GdS)	Bisherige monatliche Zahlung	Neue monatliche Zahlung
30	145 EUR	400 EUR
40	212 EUR	400 EUR
50	283 EUR	800 EUR
60	360 EUR	800 EUR
70	499 EUR	1200 EUR
80	603 EUR	1200 EUR
90	724 EUR	1600 EUR
100	811 EUR	2000 EUR

Quelle: SGB XIV § 83 i. d. F. 06. 06. 2023

2.3 Schlussbemerkungen

Natürlich enthält das neue Gesetz SGB XIV noch weitere neue Regelungen, z. B. im Hinblick auf Überführung und Bestattung, auf Härtefallregelung und bezüglich der Leistungen bei Wohnsitz oder Aufenthalt im Ausland. Auch der Teilhabegedanke wird deutlich gestärkt, und Teilhabeleistungen werden künftig grundsätzlich ohne Berücksichtigung von Einkommen sowie Vermögen erbracht. Hier, in diesem Kapitel, sollten aus Sicht der Autorin die wichtigsten Neuerungen für Opfer mit einer Traumafolgestörung skizziert werden. Die meisten Neuerungen im neuen SGB XIV traten mit Wirkung vom 01. 01. 2024 in Kraft, so dass die Zukunft zeigen wird, ob der Grundgedanke des Gesetzgebers, die Versorgung von Gewaltopfern zu optimierten, umgesetzt wird. Dies hängt von der dann folgenden Rechtsprechung, der Schnelligkeit des Verwaltungsverfahrens und der Schnittstelle zwischen ambulanten und stationären Sektoren ab, einschließlich der Ausstattung mit qualifizierten Personal aller Akteur:innen.

2.4 Literatur

Bittner C. (2023). SGB XIV – Ausblick auf die kommenden Veränderungen. *Der Medizinische Sachverständige,* 119 (2), 68–73. Im Internet: https://www.medsach.de/originalbeitraege/c-bittner-sgb-xiv-ausblick-auf-die-kommenden-veraenderungen (Zugriff: 23. 09. 2023).

BR-Drs. 185/1/23 (Bundesrats-Drucksache vom 02. 06. 2023) (2023). Verordnung zur Änderung der Werkstätten-Mitwirkungsverordnung und der Versorgungsmedizin-Verordnung. Berlin: Bundesrat. Im Internet: https://www.bundesrat.de/SharedDocs/drucksachen/2023/0101-0200/185-1-23.pdf (Zugriff: 29. 08. 2023).

Deutscher Bundestag (2019). Reform des sozialen Entschädigungsrechts als sachgerecht bewertet. Berlin: Deutscher Bundestag. Im Internet: https://www.bundestag.de/dokumente/textarchiv/2019/kw45-pa-arbeit-soziales-entschaedigung-663998 (Zugriff: 29. 08. 2023).

Exner M., Stelter F. & Winter M. (2023). *Die Reform des Sozialen Entschädigungsrechts.* Köln: BIH.

Hökendorf J. (2022). Das neue SGB XIV – Ein Überblick über das Soziale Entschädigungsrecht. *Wege zur Sozialversicherung,* 76 (4), 91–96.

Schäfer I., Gast U., Hofmann A., Knaevelsrud C., Lampe A., Liebermann P., Lotzin A., Maercker A., Rosner R. & Wöller W. (Hrsg.) (2019). *S3-Leitlinie Posttraumatische Belastungsstörung*. Berlin: Springer.

Sozialgesetzbuch Vierzehntes Buch – Soziale Entschädigung – (Vierzehntes Buch Sozialgesetzbuch – SGB XIV) (2019) [zuletzt geändert am 22. 12. 2023]. Im Internet: https://www.gesetze-im-internet.de/sgb_14/SGB_XIV.pdf (Zugriff: 4. 6. 2024).

Verordnung zur Durchführung des § 1 Abs. 1 und 3, des § 30 Abs. 1 und des § 35 Abs. 1 des Bundesversorgungsgesetzes (Versorgungsmedizin-Verordnung – VersMedV) (2008) [zuletzt geändert am 19. 6. 2023]. Im Internet: https://www.gesetze-im-internet.de/versmedv/VersMedV.pdf (Zugriff: 4. 6. 2024).

2.5 Abkürzungen

BVG	Bundesversorgungsgesetz
IfSG	Infektionsschutzgesetz
KOVVfG	Gesetz über das Verwaltungsverfahren der Kriegsopferversorgung
OEG	Opferentschädigungsgesetz
SER	Soziales Entschädigungsrecht
SGB	Sozialgesetzbuch
SGB XIV	14. Sozialgesetzbuch
VersMedV	Versorgungsmedizin-Verordnung
ZDG	Zivildienstgesetz

2.6 Zitierte Paragraphen des SGB XIV und übergeordnete Kapitel und Abschnitte

Kapitel 1: Allgemeine Vorschriften
§ 1 Aufgabe und Anwendungsbereich der Sozialen Entschädigung

Kapitel 2: Anspruch auf Leistungen der Sozialen Entschädigung, Abschnitt 1: Allgemeine Voraussetzungen
§ 4 Anspruch auf Leistungen für Geschädigte

Kapitel 2, Abschnitt 2: Entschädigungstatbestände, Unterabschnitt 1: Gewalttaten
§ 13 Opfer von Gewalttaten
§ 14 Gleichstellungen

Kapitel 4: Schnelle Hilfen, Abschnitt 1: Leistungen der Schnellen Hilfen
§ 29 Leistungen und Leistungsart

Kapitel 4, Abschnitt 2: Fallmanagement
§ 30 Leistungen des Fallmanagments

Kapitel 4, Abschnitt 3: Traumaambulanz
§ 32 Psychotherapeutische Frühintervention
§ 33 Psychotherapeutische Intervention in anderen Fällen
§ 34 Leistungsvoraussetzungen und Leistungsumfang

Kapitel 5: Krankenbehandlung der Sozialen Entschädigung, Abschnitt 1: Leistungen und Nachweispflicht
§ 46 Versorgung mit Hilfsmitteln, Pauschbetrag für außergewöhnlichen Verschleiß von Kleidung und Wäsche

Kapitel 7: Leistungen bei Pflegebedürftigkeit, Abschnitt 1: Anspruch und Pflegebedürftigkeit
§ 71 Anspruch auf Leistungen bei Pflegebedürftigkeit
§ 72 Pflegebedürftigkeit und Pflegegrad

Kapitel 7, Abschnitt 2: Umfang der Leistungen bei Pflegebedürftigkeit
§ 74 Leistungen bei Pflegebedürftigkeit
§ 76 Häusliche Pflege im Arbeitgebermodell

Kapitel 9: Entschädigungszahlungen, Abschnitt 1: Entschädigungszahlungen an Geschädigte
§ 83 Monatliche Entschädigungszahlung

Kapitel 18: Organisation, Durchführung und Verfahren, Abschnitt 2: Verfahren zur Prüfung des Leistungsanspruchs
§ 117 Beweiserleichterungen

FERDINAND HAENEL UND DORIS DENIS

3. Besonderheiten in der Begutachtung psychisch reaktiver Traumafolgen im sozialen Entschädigungsrecht

3.1 Einleitung

Die psychotraumatologische Kausalitätsbegutachtung war von jeher problematisch. Schon vor über 100 Jahren, als der Berliner Nervenarzt Hermann Oppenheim die »traumatischen Neurosen« (Oppenheim, 1889) als eine eigenständige ereignisreaktive psychopathologische Diagnose im deutschen Sprachraum einführte, teilte sich die Fachgesellschaft der Deutschen Nervenärzte in der sozialrechtlichen Begutachtung in zwei Lager. Die einen meinten, es ginge bei traumatischen Neurosen um »zweckneurotische« Symptome, um Vorteile zu erlangen, die anderen waren der Auffassung, es handele sich um eine echte Erkrankung, die durch lebensbedrohliche Erfahrungen – wie z. B. bei Arbeitsunfällen bei der Eisenbahn oder durch Kriegserlebnisse – verursacht werden könne (Fischer-Homberger, 2004).

Die Divergenzen in der gutachterlichen Beurteilung wiederholten sich – zum Teil verbunden mit polemischen und polarisierenden Auseinandersetzungen unter Fachkollegen – in der Medizingeschichte im Rahmen des Bundesentschädigungsgesetzes (Eissler, 1963; Hoppe, 1969), des Strafrechtlichen Rehabilitierungsgesetzes (Denis et al., 1999; Haenel, 1998), aber auch des Opferentschädigungsgesetzes (Bundessozialgericht, 1995). Grund hierfür sind Besonderheiten bei der psychotraumatologischen Begutachtung und Diagnosestellung, wie sie in anderen Bereichen der psychiatrischen Begutachtung in der Regel nicht vorkommen. Folgende Ursachen hierfür werden in diesem Beitrag im Weiteren näher dargestellt:

- symptombezogene Hindernisse,
- traumaspezifische Beziehungsaspekte,
- Schwierigkeiten bei der Abgrenzung schädigungsabhängiger von schädigungsunabhängigen Störungen,
- unzureichende Kenntnisse rechtlicher Hintergründe.

3.2 Symptombezogene Hindernisse bei der Exploration

Fallbeispiel 1
Auf die Frage nach seinen Beschwerden entgegnet Herr A., eigentlich wisse er nicht so recht, was er genau darauf antworten solle. Er fühle nur, dass mit ihm etwas nicht in Ordnung sei, aber was genau, könne er nicht sagen. Beiläufig erwähnt er, er sei mit seinem PKW zunächst zu seiner Schwester

nach P. gefahren und habe von dort die letzte Strecke zum Untersuchungstermin mit der Bahn zurückgelegt, was ihm Mühe gemacht habe, da er im Zug – wie in engeren Räumen – die Nähe von vielen Menschen nur schwer ertragen könne. Zu seinem letzten Geburtstag hätten seine Kinder ihm einen kleinen Hund geschenkt, der ihn nun dazu bringe, häufiger als früher seine Wohnung zu verlassen.

Von hier aus ließen sich viele weitere Verhaltensweisen eines sehr weitgehenden sozialen Rückzugs eruieren: das Vermeiden langer Warteschlangen an der Kasse des Supermarkts sowie jeglicher Alltagsaktivitäten, die mit Begegnungen mit anderen Menschen verbunden waren. Der Erlebnishintergrund, der das gesamte Leben des Herrn A. als Erwachsener bestimmen sollte, waren viele Jahre, die er ab seinem 14. Lebensjahr infolge seiner jugendlich sthenischen Auflehnung gegen das Gesellschaftssystem der DDR mit mehreren missglückten »Republikflucht«-Versuchen in sogenannten Jugendwerkhöfen und Jugendhaftanstalten verbracht hatte.

Auf der psychischen Befundebene zeigt sich ein wacher, bewusstseinsklarer und allseits orientierter 55-jähriger Mann, der bei der Begrüßung sehr unsicher, zurückhaltend und etwas misstrauisch wirkt. Im weiteren Verlauf des Untersuchungsgesprächs wird Herr A. zugänglicher und aufgeschlossener. Lediglich über die näheren Umstände seiner mehrjährigen Haft im Jugendwerkhof mag er nicht berichten. Für das Versorgungsamt habe er Aufzeichnungen darüber gemacht, was ihm auch nicht leichtgefallen sei, aber immerhin sei diese Vermittlung seiner Haftumstände brieflich und in einer gewissen Distanz erfolgt. Aber hier von Angesicht zu Angesicht dem Gutachter Einzelheiten aus der Haft zu berichten, dazu sehe er sich außerstande. Er habe im Übrigen noch mit niemanden über diese Einzelheiten gesprochen, weder mit seiner Frau, noch mit seinen Kindern, nicht einmal mit seinen Ärzt:innen und Psychotherapeut:innen.

Bei depressiver Stimmungslage wirkt Herr A. affektiv starr, monoton, etwas abgestumpft. Die affektive Schwingungs- und Modulationsfähigkeit ist eingeschränkt. Konzentration und Mnestik erscheinen intakt. In Augenblicken der Untersuchung, in denen der Gesprächsgang die Haftumstände auch nur streift, gerät Herr A. in kurzzeitige Zustände von Abwesenheit, aus denen er durch Ansprache herauszuholen ist und von denen er berichtet, dass er blitzartig seine Haftumstände vor Augen habe. Die Grundantriebslage ist etwas reduziert. Hinweise auf Wahrnehmungsstörungen oder Störungen im Ich-Erleben als Ausdruck einer Erkrankung psychotischer Genese finden sich weder anamnestisch noch aktuell. Eine Neigung zu tendenziösem Vorbringen oder zur Aggravation ist nicht zu beobachten. Eher noch ist auffallend, dass Herr A. psychische Beschwerden hier explizit schwer angeben kann, sondern diese sich erst anhand seiner Alltagsschilderungen herauskristallisieren: »Wenn Sie mich so fragen, fällt mir auf, dass ich mit dem Hund dann rausgehe, wenn ich sicher bin, draußen keinen anderen Nachbarn anzutreffen.« Er fügte hinzu, er sei wohl gewohnt, Begegnungen mit anderen aus Furcht vor Konfrontationen oder Auseinandersetzungen zu vermeiden, aus der Angst heraus, solche Situationen rührten in ihm Erlebnisse aus dem Jugendwerkhof auf, die damals immer mit Schlägen, Schmerzen und Verletzungen geendet hätten. »In einer Begegnung mit einem anderen kann durch ein Wort das andere erfolgen, und daraus kann noch mehr entstehen.«

Die Kennzeichen der Posttraumatischen Belastungsstörung (PTBS) umfassen einzelne Symptome, die die gutachterliche Exploration in entscheidendem Maße beeinflussen können: So ist für Personen mit einer Posttraumatischen Belastungsstörung eine intensive psychische Belastung bis zu körperlichen vegetativen Reaktionen typisch, wenn die Betroffenen mit inneren oder äußeren Hinweisreizen konfrontiert werden, die einen Aspekt des traumatischen Ereignisses symbolisieren oder mit ihm assoziativ verknüpft sind. In der Folge werden Gedanken, Gefühle oder Gespräche, die mit dem Trauma in Verbindung stehen, bewusst vermieden, ebenso wie Aktivitäten, Orte oder Personen, die Erinnerungen an das Trauma wachrufen. Diese Vermeidung kann bis zur Unfähigkeit führen, einen wichtigen Aspekt des Traumas zu erinnern. Eine Übersicht zu den die Exploration behindernden Aspekten der Posttraumatischen Belastungsstörung – entsprechend der Definition im DSM-5 (APA, 2018) – wird in Tabelle 1 wiedergegeben.

Die Störungsbilder jener Betroffenen, die bereits in Kindheit und Jugend traumatisierende Belastungen erlebt und/oder immer wiederkehrend Gewalt erfahren haben, sind in der neuen ICD-11 (WHO, 2024) als komplexe Posttraumatische Belastungsstörung einzuordnen. Auch in der Definition dieser Diagnose finden sich Symptome, die der gutachterlichen Exploration entgegenstehen (vgl. Tab. 2).

Tab. 1: Explorationsbehindernde Symptome der Posttraumatischen Belastungsstörung gemäß DSM-5

C-1	bewusstes Vermeiden von Gedanken, Gefühlen oder Gesprächen, die mit dem Trauma in Verbindung stehen
C-2	bewusstes Vermeiden von Aktivitäten, Orten oder Menschen, die Erinnerungen an das Trauma wachrufen
D-1	Unfähigkeit, einen wichtigen Aspekt des Traumas zu erinnern
D-3	»verzerrte« Kognitionen wie z. B., das traumatische Ereignis selbst verursacht zu haben
D-4	negative emotionale Zustände wie Schuld-, Schamgefühle und Wut; Überlebendenschuld
D-5	deutlich vermindertes Interesse oder verminderte Teilnahme an wichtigen Aktivitäten
D-6	Gefühl der Losgelöstheit oder Entfremdung von anderen
E-3	leichte Reizbarkeit, Wutausbrüche, Impulsivität
E-4	Konzentrationsstörungen

Tab. 2: Explorationsbehindernde Symptome der komplexen Posttraumatischen Belastungsstörung gemäß ICD-11 (vgl. WHO, 2024)

Kernsymptome der PTBS (Wiedererleben, Vermeidungsverhalten, Übererregung)
beeinträchtigte Affektkontrolle: fehlende Feinabstufung des Gefühlsausdrucks, leichte Erregbarkeit, Spannungszustände, Impulsdurchbrüche mit Tendenz zur Selbstschädigung in Belastungssituationen
Probleme im Selbst- und Identitätsgefühl: Überzeugung, irreparabel beschädigt, herabgesetzt, wertlos zu sein; Schuld-, Schamgefühle
Probleme in der Aufnahme und Aufrechterhaltung mitmenschlicher Beziehungen
Unfähigkeit, Nähe zuzulassen, zu vertrauen

Bei wiederholten und fortgesetzten traumatischen Erfahrungen in Kindheit und Jugendalter, wenn die Persönlichkeitsentwicklung noch nicht abgeschlossen ist, begegnet Gutachter:innen mitunter auch das Phänomen, dass die Symptomatik nicht ich-fremd erlebt wird, sondern ich-synton ist – mit der Folge, trotz eines erheblichen Leidensdrucks die Beschwerden nicht explizit benennen zu können, weil sie in das Persönlichkeitserleben eingebettet sind und Betroffene sich gar nicht anders als mit diesen Beschwerden erlebt haben. Solche Phänomene lassen sich vor allem bei Betroffenen finden, die als Kinder in Heimen oder den sogenannten Jugendwerkhöfen der DDR wiederholt und fortgesetzt traumatisiert wurden. Die Kasuistik des Herrn A. ist ein Beispiel dafür.

Ebenso hervorzuheben sind Scham- und Schuldgefühle, wie sie nunmehr auch in die Definition der Posttraumatischen Belastungsstörung im DSM-5 (APA, 2018) und auch in die Diagnose der komplexen Posttraumatischen Belastungsstörung (kPTBS) in der ICD-11 (WHO, 2024) aufgenommen wurden. Gerade sie dürfen im gutachtlichen Zusammenhang nicht unerwähnt bleiben (Wenk-Ansohn, 2002). Die Begutachtung erschweren des Weiteren die mangelnde Kommunizierbarkeit von traumatischen Erfahrungen, die Vermeidung der Thematisierung aus Furcht vor affektivem Kontrollverlust, die assoziative Verknüpfung der gutachterlichen Exploration mit vergangenen Verhörerfahrungen bei Betroffenen politischer Repressalien in der DDR, Amnesien hinsichtlich des traumatischen Geschehens und dissoziative Einschränkungen des Affekterlebens wie Affektisolierung, Affektabspaltung, Affektabstumpfung (Denis et al., 2014).

Hieraus wird nachvollziehbar, dass Symptome chronischer psychisch reaktiver Traumafolgen einer psychiatrischen oder psychologischen Exploration nicht entgegenkommen. Im Gegenteil: Die Begutachtung von Personen mit psychischen Traumafolgen unterscheidet sich von der Begutachtung von Menschen mit anderen psychischen Erkrankungen ganz entscheidend darin, dass es ein Bestandteil der Symptomatik selbst ist, der die gutachterliche Exploration behindern und damit zu Fehlbeurteilungen führen kann (Haenel, 1998; Denis et al.,1999; Haenel, 2012). Dieses Phänomen ist keineswegs eine neue Entdeckung, sondern wurde schon in Untersuchungen zu psychisch reaktiven Folter- und Traumafolgen bei Überlebenden der Konzentrationslager im Nationalsozialismus festgestellt (»Abkapselung extremtraumatischer Erfahrungen von der Umwelt, weil sie nicht kommunikationsfähig sind«; »Widerstand gegen die Exploration«; Baeyer et al., 2013, S. 155).

3.3 Traumaspezifische Beziehungsaspekte

Fallbeispiel 2

Der Gutachter ist ein junger Arzt, der sich im letzten Drittel seiner psychiatrischen Facharztweiterbildung befindet und in der sozialpsychiatrischen Abteilung eines Landeskrankenhauses tätig ist. Im Rahmen der monatlich stattfindenden Supervisionssitzung möchte er über einen Patienten sprechen, den er begutachtet hat. Die Untersuchung liegt schon einige Wochen zurück, er denkt häufig – auch in der Freizeit – an diesen Mann und schiebt die Ausarbeitung des Gutachtens entgegen seiner sonst disziplinierten Arbeitsweise vor sich her.

Herr O., der eine Entschädigung nach dem OEG beantragt hat und mit dessen Begutachtung der Kollege vom Sozialgericht beauftragt wurde, hatte vor drei Jahren durch den tödlichen Messerangriff eines psychisch kranken Täters seine Ehefrau verloren. Das Ehepaar hatte mit seinen beiden Töchtern im Alter von 2 und 5 Jahren die Schwiegereltern von Herrn O. in einem anderen Bundesland besucht. Während die Großeltern auf die beiden Töchter aufpassten, machten die Eheleute einen gemeinsamen Stadtbummel mit anschließendem Restaurantbesuch. Beim Betrachten einer Schaufensterauslage war der Täter neben die Ehefrau getreten und hatte sie – vom Ehemann zunächst unbemerkt – mit einem Messer attackiert. Trotz schneller notärztlicher Versorgung verstarb die Ehefrau auf dem Weg ins Krankenhaus.

Im Befundbericht der Psychotherapeutin, die Herrn O. in den ersten beiden Jahren nach dem Tod der Ehefrau behandelt hatte, wurden intrusive Symptome bezüglich der notärztlichen Versorgung der Ehefrau, ausgeprägtes Vermeidungsverhalten, Angst in Menschenmengen, ausgeprägter sozialer Rückzug und eine schwere depressive Symptomatik beschrieben. In der Untersuchung berichtete Herr O., wie schwer ihn der Verlust seiner Frau getroffen habe, wie er häufig damit hadere, dass sein glückliches Familienleben so jäh zerstört worden sei, er denke jeden Tag an seine Frau.

Vom Supervisor nach der Beurteilung des Folgeschadens befragt, gibt der Gutachter an, es handele sich um eine Posttraumatische Belastungsstörung und eine schwere depressive Störung, die aktuell einen Grad der Schädigung (GdS) von 60 bedinge. Auf die Frage nach seinen Gefühlen gegenüber Herrn O. erklärt er, dieser sei ihm sehr sympathisch, er – selbst Vater zweier Kleinkinder – könne sich sehr gut in dessen Schicksal einfühlen und finde den Gedanken, dass seine eigene Partnerin so jäh aus dem Leben gerissen werde, unerträglich. Er wisse nicht, wie man einen solchen Schicksalsschlag überhaupt jemals bewältigen könne. Er fühle so etwas wie ein schlechtes Gewissen, dass er im Unterschied zu Herrn O. sein glückliches Leben leben könne.

Bei der Erörterung, welche beruflichen und sozialen Funktionseinschränkungen den vom Gutachter eingeschätzten GdS von 60 bedingten, wird dem Gutachter deutlich, dass seine Identifizierung mit Herrn O. ihm eine objektive Beurteilung erschwert hat. Die anfängliche Symptomatik von Herrn O. hat sich durch die therapeutische Behandlung deutlich gebessert. Zusätzlich haben die Verantwortung für seine Kinder und ein unterstützendes soziales Umfeld ihm bei der Bewältigung des tragischen Verlusts seiner Ehefrau geholfen. Seine eigenen Eltern entlasten ihn bei der Kinderversorgung, sodass er seinen Beruf in einem großen Verlagshaus weiter ausüben kann, was für ihn eine zusätzliche wichtige Ressource darstellt. Die gemeinsame Erörterung des aktuell noch bestehenden Leidens von Herrn O. ergibt, dass die noch vorhandene Restsymptomatik zu keinen wesentlichen Einschränkungen der Erlebnis- und Gestaltungsfähigkeit mehr und lediglich zu leichten Anpassungsschwierigkeiten führt. Die noch vorhandenen Funktionseinschränkungen werden mit einem GdS von 20 bewertet.

Nach der Supervision fühlte sich der Gutachter nicht nur deutlich entlastet, sondern gestärkt, die Beweisfragen des Gerichts sach- und fachgerecht zu beantworten, und arbeitet noch in der gleichen Woche sein Gutachten aus.

Auf der einen Seite können die reaktiven psychischen Symptome selbst die gutachterliche Beurteilung erschweren, auf der anderen Seite kann eine Gegenübertragung von Gutachter:innen in Bezug auf die traumatisierte Person und deren Geschichte ihre objektive Einschätzung und Beurteilung behindern (Haenel, 2018). Ebenso wie in der therapeutischen Beziehung mit traumatisierten Patient:innen können auch bei Gutachter:innen in ihrer Beziehung zu Begutachteten eine zu große Distanz und fehlende Empathie oder eine zu geringe Distanz mit der Gefahr der Überidentifizierung und sogar der persönlichen, empathischen Verstrickung entstehen (Hoppe, 1969; Wilson & Lindy, 1994).

Eine zu große Distanz kann sich bei Gutachter:innen entwickeln, wenn sie über nur unzureichende Kenntnisse bezüglich traumatisierender Lebensereignisse und der möglicherweise darauf folgenden psychischen Störungen verfügen, aber auch, wenn sie, ausgehend von ihrer je eigenen Lebenserfahrung und ihrem Bild von einer im Grunde harmonischen Welt, die Darstellungen der anderen Person für übertrieben und unglaubhaft halten (Wilson & Lindy, 1994; vgl. Tab. 3). Aus der Sicht der traumatisierten Person nehmen Gutachter:innen dann insofern eine Eigenschaft der früheren Täter:innen an, als sie ebenso wie diese das Geschehene zu verschweigen und zu verleugnen scheinen. Diese Beziehungskonstellation kann auch ein Grund für die oft zu beobachtende resignative Zurückhaltung traumatisierter Menschen in den Explorationsgesprächen sein, was nicht selten Gutachter:innen zu der irrtümlichen Annahme gelangen lässt, hier Menschen ohne oder mit nur gering ausgeprägten traumabedingten psychischen Symptomen vor sich zu haben. Eine solche fehlende Anerkennung bedeutet für die Betroffenen eine erneute Kränkung, und oft schließt sich hier eine zeit- und kostenaufwendige Kette von Widerspruchs- und Klageverfahren über sämtliche Verwaltungs- und Gerichtsinstanzen an (Ebbinghaus et al., 2014; Haenel, 2000).

Zu geringe Distanz und zu große Empathie wiederum können bei Gutachter:innen aus der Abwehr eigener Schuld- und Schamgefühle entstehen, weil sie erschüttert und über die geschilderte traumatische Erfahrung entsetzt sind, oder aufgrund der bewussten oder unbewussten Furcht, in die Nähe der Täter:innen gerückt zu werden. Hieraus kann eine zu große, undistanzierte und kämpferische Hilfsbereitschaft gegenüber den Traumatisierten erwachsen, die, wenn sie unreflektiert bleibt, Gutachter:innen dazu verleitet, gegenüber Kolleg:innen und Behörden unsachlich, pauschal und polemisch zu argumentieren.

Bei der Begutachtung von Personen mit psychischen Traumafolgen sind natürlich allgemeine und spezifische psychiatrische und klinisch-psychologische Fachkenntnisse sehr wichtig, es ist aber – ebenso wie in der Psychotherapie – auch von grundlegender Bedeutung, dass die Auswirkungen von zu großer oder zu geringer Distanz wahrgenommen werden (vgl. Tab. 3). Ziel sollte sein, eine »mittlere« Position einzunehmen, die sich durch größtmögliche Empathie im Verbund mit größtmöglicher Distanz (vgl. Lansen, 1996, S. 268) oder »kontrollierter Identifikation« (»controlled identification«; Hoppe, 1969, S. 193 f.) charakterisieren lässt.

Tab. 3: Gründe für (mangelnde) Distanz von Gutachter:innen

Zu große Distanziertheit von Gutachter:innen	Zu geringe Distanz von Gutachter:innen (Überidentifizierung)
■ unzureichende Kenntnisse und Erfahrung in Psychotraumatologie ■ unzureichende Kenntnisse über traumatisierende Lebensereignisse ■ idealisiertes Weltbild ■ Abwehr eigener traumatischer Erfahrungen	■ Schuld- und Schamgefühle ■ Überwältigt-Sein von Empathie ■ Furcht vor Identifizierung mit Täter:innen ■ unbewältigte eigene traumatische Erlebnisse

3.4 Abgrenzung schädigungsabhängiger von schädigungsunabhängigen Störungen

Fallbeispiel 3

Der 40-jährige Herr G., der in leitender Funktion im Management eines größeren Unternehmens arbeitet, hatte einen Antrag auf Entschädigung von Gesundheitsstörungen nach dem OEG gestellt, die aus zwei sexuellen Übergriffen durch den Vater eines Freundes resultierten, als Herr G. 13 Jahre alt war. Der Vater habe den Freund zum Einkaufen geschickt und diese Abwesenheit genutzt, um ihn manuell zu stimulieren und zum Oralverkehr zu zwingen. Er sei wie paralysiert gewesen und habe das alles so eklig gefunden. Seitdem leide er unter aversiven Erinnerungen, vor allem wenn ihm Männer begegneten, die dem Vater des Freundes ähnlich sahen. Bei sexuellen Kontakten könne er sich nicht entspannen, bestimmte Praktiken seien für ihn gänzlich tabu. Seit etwa einem Jahr gehe es ihm nicht gut, und die geschilderten Beschwerden hätten in den letzten Monaten deutlich zugenommen. Vor vier Monaten habe er eine Art Zusammenbruch erlebt, der zu einer längeren Arbeitsunfähigkeit geführt habe.

Bei der Exploration der biografischen Anamnese berichtet Herr G., dass er als Einzelkind in einem sehr leistungsorientierten Elternhaus aufgewachsen sei. Er sei ein Wunschkind gewesen, seine Mutter habe ihn bis ins siebte Lebensjahr gestillt, sei mit ihrer Lebenssituation und ihrer Ehe sehr unzufrieden gewesen. Solange er denken könne, habe es Streit zwischen den Eltern gegeben, bei denen die Mutter nicht selten das Haus verlassen habe und erst nach mehreren Tagen wieder zurückgekommen sei. Er vermute heute, dass es noch einen weiteren Partner gegeben habe, zu dem die Mutter dann gegangen sei. Als kleines Kind habe er das alles überhaupt nicht verstanden und Angst gehabt, dass sie nie mehr wiederkäme. Die Mutter habe oft schlecht über den Vater geredet, ihn einen »Schlappschwanz« genannt. Er habe gedacht, dass die Eltern nur seinetwegen zusammenblieben, und ständig ein schlechtes Gewissen gehabt. Er habe deswegen versucht, nicht anstrengend zu sein, sei immer auch ein sehr guter Schüler gewesen, habe von den Eltern viel Anerkennung dafür bekommen.

Über seine aktuelle Lebenssituation berichtet Herr G., dass er von seiner Ehefrau, mit der einen gemeinsamen dreijährigen Sohn habe, seit zwei Jahren getrennt sei und mit einer neuen Partnerin zusammenlebe.

Das Beziehungsleben sei für ihn ein »Spagat«, er wolle ein guter Vater sein, teile sich die Versorgung des Sohnes hälftig mit der

Kindsmutter und sei um ein gutes Verhältnis zu ihr bemüht. Da die neue Partnerin gerne viel mit ihm unternehme, habe er seinen Freundeskreis und seine Hobbys völlig aufgegeben. Die Leitungsfunktion, die man ihm bei der Arbeit vor zwei Jahren übertragen habe, sei herausfordernd und mit vielen Überstunden verbunden. Er habe häufig das Gefühl, den ganzen Anforderungen nicht gerecht werden zu können. Es gebe immer wieder Phasen, in denen ihm alles zu viel sei, er »kein Land mehr« sehe, nicht entspannen könne, unter massiven Schlafproblemen leide, er »kurz vor dem Zusammenbruch« stehe und sein Antrieb und Lebensmut schwänden.

Die Erinnerungen an den Missbrauch seien im Alltag nur selten da, er sei immer so viel mit anderen Dingen beschäftigt. Wenn er allerdings nachts nicht schlafen könne, und insbesondere in der längeren Zeit der Arbeitsunfähigkeit, seien die Erinnerungen verstärkt aufgetreten. Er fühle sich dann trotz Nichtstuns wie unter Strom, grübele darüber nach, warum er damals nicht einfach gegangen sei, und schäme sich für das, was er erlebt habe.

Bei der Erfassung der genauen Beschwerden werden posttraumatische Symptome in einem Ausmaß exploriert, die die Diagnose einer Posttraumatischen Belastungsstörung rechtfertigen. Die Störung wird als schädigungsabhängig bewertet. Es zeigen sich deutliche zeitliche und inhaltliche Zusammenhänge zu den sexuellen Übergriffen durch den Vater des Freundes (z. B. ähnlich aussehende Männer als Auslöser von Intrusionen; Vermeidung von sexuellen Praktiken, die an den Übergriff erinnern). Der Zusammenhang zwischen den sexuellen Übergriffen und der Posttraumatischen Belastungsstörung wird als wahrscheinlich beurteilt.

Darüber hinaus wird eine rezidivierende depressive Störung diagnostiziert, die als schädigungsunabhängig bewertet wird. Die Entwicklung dieser Störung wird im Zusammenhang mit der ambivalenten Bindung der Mutter mit tagelangen Abwesenheiten und der brüchigen familiären Situation mit vielen Streitigkeiten und Abwertungen gesehen. Daraus resultieren Schwierigkeiten bei der Entwicklung eines stabilen Selbstwertgefühls, eine starke Anpassung an die Bedürfnisse anderer sowie eine hohe Leistungsorientierung und ein ausgeprägter Perfektionismus. Dies führt im Alltag regelmäßig zu Überforderungen und zu Phasen depressiver Dekompensation.

Die Abgrenzung schädigungsbedingter Störungen von schädigungsunabhängigen Krankheitsbildern stellt in psychotraumatologischen Begutachtungen vor allem deswegen eine besondere Herausforderung dar, weil die Posttraumatische Belastungsstörung zwar eine spezifische, aber nur eine von vielen anderen möglichen psychischen Traumafolgen ist. Angst-, depressive, somatoforme, dissoziative sowie Borderline-Störungen und auch Suchterkrankungen können als unspezifische Traumafolgestörungen auftreten (Hofmann, 2019, S. 2). Aus diesem Grund ist eine gründliche biografische und psychiatrische Anamnese, die eine Differenzierung anderer Einflüsse erlaubt, außerordentlich wichtig und hilfreich (Haenel, 2002; Haenel, 2006). Hieraus ergeben sich Anhaltspunkte dafür, inwieweit lebensgeschichtliche Konflikte oder andere traumatische Erfahrungen, die nicht in den Geltungsbereich des Opferentschädigungsgesetzes fallen, ursächlich für die aktuelle

Symptomatik sind. Im sozialen Entschädigungsrecht muss auch berücksichtigt werden, inwieweit ein traumatisches Ereignis zu einer wesentlichen Verschlimmerung eines vorbestehenden oder latent vorhandenen, aber noch nicht in einem Behandlungskontext festgestellten Leidens beigetragen hat. In diesem Falle müsste diese Störung zwar nicht im Sinne der Entstehung, so doch im Sinne einer wesentlichen Verschlimmerung ebenfalls als Schädigungsfolge bewertet werden. Davon abzugrenzen sind in Disposition vorhandene und bislang kompensierte psychische Störungen, bei denen das schädigende Ereignis nur eine Gelegenheitsursache darstellt und die etwa zur gleichen Zeit auch durch andere Alltagsbelastungen hätten manifest werden können.

3.5 Rechtliche Hintergründe

Grundlegend für die psychotraumatologische Begutachtung im sozialen Entschädigungsrecht ist die Kausalität, deren Feststellung die Beantwortung folgender Fragen beinhaltet (BMAS, 2020, S. 115):

- Gibt es ein schädigendes Ereignis, und wenn ja, welches ist es?
- Liegt dieses Ereignis im Anwendungsbereich des betreffenden Gesetzes?
- Liegen primäre Gesundheitsschädigungen vor, und wenn ja, welche?
- Liegen anhaltende sekundäre Gesundheitsschäden vor, und wenn ja, welche?
- Sind die festgestellten Gesundheitsstörungen auf das schädigende Ereignis oder auf andere Faktoren zurückzuführen?

Um das Vorliegen dieser fünf Tatbestände festzustellen, muss als Beweismaßstab der »Vollbeweis« zugrunde gelegt werden, was bedeutet, dass ein Ereignis mit einer »an Gewißheit grenzenden Wahrscheinlichkeit« eingetreten oder »in so hohem Grade wahrscheinlich ist, daß alle Umstände des Falles nach vernünftiger Abwägung [...] und nach der allgemeinen Lebenserfahrung geeignet sind, die volle richterliche Überzeugung zu begründen« (Bundessozialgericht, 2001). Sie müssen belegt sein oder – wenn Belege nicht zu beschaffen sind – nach den gegebenen Umständen, z. B. aufgrund einer »Glaubhaftmachung«, die Überzeugung gewinnen lassen, dass es so und nicht anders gewesen ist. Die beiden ersten Fragen hat die Versorgungsverwaltung, die drei letzten der bzw. die medizinische oder psychologische Gutachter:in zu beantworten.

Für die Begründung der Kausalität, die ärztliche oder psychologische Gutachter:innen angeht, d. h. die Annahme eines ursächlichen Zusammenhangs zwischen schädigendem Ereignis und der festgestellten Gesundheitsstörung, genügt als Beweismaßstab die »Wahrscheinlichkeit«, die dann gegeben ist, »wenn nach dem aktuellen Stand der medizinischen Wissenschaft mehr für als gegen einen ursächlichen Zusammenhang spricht (BMAS, 2020, S. 116).

Von den gesundheitlichen Schädigungsfolgen sind bereits bestehende und nachfolgende Gesundheitsstörungen zu unterscheiden. Das sind Gesundheitsstörungen, die zeitlich vor und nach dem schädigenden Ereignis aufgetreten sind und in keinem kausalen Zusammenhang zu dem schädigenden Ereignis stehen. Anders verhält es sich mit Folgeschäden, die im weiteren Verlauf von gesundheitlichen Schädigungsfolgen mittelbar verursacht wurden und ebenso als Schädigungsfolgen zu bewerten sind. Bei einer vorbestehenden Gesundheitsstörung muss berücksichtigt werden, inwieweit diese möglicherweise durch das schädigende Ereignis wesentlich verschlimmert wurde, wodurch sie dann zum Teil – nicht im Sinne der Entstehung, sondern im Sinne einer wesentlichen Verschlimmerung – als Schädigungsfolge anerkannt wird.

Wenn die Kausalität schädigungsabhängiger Störungen über längere Zeiträume hinweg im Rahmen von Nachuntersuchungen beurteilt wird, müssen Gutachter:innen berücksichtigen, inwieweit bei unverändert bestehendem Störungsbild eine andere mögliche Ursache als die des ursprünglichen schädigenden Ereignisses hinzugetreten sein und diese hinsichtlich ihrer Folgen überwiegen könnte. In einem solchen Falle wird in der Begutachtung von einer »Verschiebung der Wesensgrundlage« gesprochen, wobei hier die ursprüngliche Kausalität zwischen schädigendem Ereignis und Schädigungsfolgen aufgehoben ist.

3.6 Fazit

Symptombedingte Behinderungen der Exploration, besondere traumaspezifische Beziehungsaspekte sowie komorbide psychische Störungen, die psychische Traumafolgen überlagern und die Identifizierung von schädigungsabhängigen psychischen Störungen erschweren können, sind Gründe dafür, dass psychotraumatologische Begutachtungen zu höchst unterschiedlichen Ergebnissen gelangen können. Dieses Phänomen ist in der Medizingeschichte seit der Einführung der »traumatischen Neurosen« (Oppenheim, 1889) als eine eigenständige ereignisreaktive psychopathologische Diagnose durch den Berliner Nervenarzt Hermann Oppenheim vor 120 Jahren und bis heute immer wieder zu beobachten. Kontroverse Auseinandersetzungen unter Fachkolleg:innen und eine lange Verfahrensdauer sind oft die Folge. Daher haben Fachgesellschaften sowie Ärzte- und Psychotherapeutenkammern zur Qualitätssicherung Gutachtenstandards (vgl. z. B. Haenel et al., 2021) und curriculare Fortbildungen (vgl. z. B. DeGPT, 2014) zur Begutachtung psychisch reaktiver Traumafolgen entwickelt.

3.7 Literatur

APA (American Psychiatric Association) (2018). *Diagnostisches und statistisches Manual psychischer Störungen DSM-5*. 2., korr. Aufl. Göttingen: Hogrefe (englisches Original 2013).

Baeyer W. v., Häfner H. & Kisker K. P. (2013). *Psychiatrie der Verfolgten. Psychopathologische und gutachtliche Erfahrungen an Opfern der nationalsozialistischen Verfolgung und vergleichbarer Extrembelastungen*. Unveränd. Nachdr. Berlin: Springer (Original 1964).

BMAS (Bundesministerium für Arbeit und Soziales) (2020). *Versorgungsmedizin-Verordnung – VersMedV –. Versorgungsmedizinische Grundsätze*. Bonn: BMAS. Im Internet: http://www.bmas.de/portal/33270/property=pdf/k710_2009_05_13_versorgundsmed_verordnung.pdf (Zugriff: 10. 08. 2023).

Bundessozialgericht (1995). Urteil vom 18. 10. 1995. Aktenzeichen 9/9a RVg 4/92.

Bundessozialgericht (2001). Beschluss, verkündet am 08. 08. 2001. Aktenzeichen: B 9 V 23/01 B. Im Internet: https://www.judicialis.de/Bundessozialgericht_B-9-V-23-01-B_Beschluss_08. 08. 2001.html (Zugriff: 10. 08. 2023).

DeGPT (Deutschsprachige Gesellschaft für Psychotraumatherapie) (2014). Empfehlung des Vorstandes für den Erwerb einer Zusatzqualifikation »Begutachtung reaktiver psychischer Traumafolgen (DeGPT) im sozialen Entschädigungsrecht und in der gesetzlichen Unfallversicherung«. 3. Fassung. Koblenz: DeGPT. Im Internet: https://www.degpt.de/DeGPT-Dateien/DeGPT-Curriculum%20Begutachtung_2016_2021_1.pdf (Zugriff: 10. 08. 2023).

Denis D., Bauer M. & Priebe S. (1999). Die Begutachtung psychischer Störungen nach politischer Haft in der DDR. In: Collatz J., Hackhausen W. & Salman R. (Hrsg.). *Begutachtung im interkulturellen Feld. Zur Lage der Migranten und zur Qualität ihrer sozialgerichtlichen und sozialmedizinischen Begutachtung in Deutschland.* Berlin: VWB, 221–232.

Denis D., Liebermann, P. & Ebbinghaus, R. (2014). Gutachterliche Diagnostik der Posttraumatischen Belastungsstörung unter Berücksichtigung der Diagnosekriterien des DSM-5. *Trauma und Gewalt,* 8 (2), 114–124.

Ebbinghaus R., Denis D. & Biesold K.-H. (2014). Probleme in der aktuellen Begutachtungspraxis psychischer Traumafolgestörungen. *Trauma & Gewalt,* 8 (2), 102–113.

Eissler K. R. (1963). Die Ermordung von wievielen seiner Kinder muß ein Mensch symptomfrei ertragen können, um eine normale psychische Konstitution zu haben? *Psyche,* 17 (5), 241–291.

Fischer-Homberger E. (2004). *Die traumatische Neurose. Vom somatischen zum sozialen Leiden.* Unveränd. Neuaufl. Gießen: Psychosozial-Verlag (Orig. 1975).

Haenel F. (1998). Special problems in the assessment of the psychological sequelae of torture and incarceration. In: Oehmichen M. (Hrsg.). *Maltreatment and torture.* Lübeck: Schmidt-Römhild, 273–287.

Haenel F. (2000). Die Beziehung zwischen Gutachter und zu Untersuchenden und ihre Bedeutung bei der Begutachtung chronisch psychischer Traumafolgen. *Der Medizinische Sachverständige,* 96 (3), 84–87.

Haenel F. (2002). Zur Abgrenzung psychisch reaktiver Haft- und Folterfolgen von schädigungsunabhängigen neurotischen Störungen. *Der Medizinische Sachverständige,* 98 (6), 194–198.

Haenel F. (2006). Zu Problemen der Begutachtung psychischer Haft und Folterfolgen bei Personen mit Persönlichkeitsstörungen. *Der Medizinische Sachverständige,* 102 (5), 171–174.

Haenel F. (2012). Begutachtung psychisch reaktiver Traumafolgen. *Fortschritte der Neurologie, Psychiatrie,* 80 (5), 280–287.

Haenel F. (2018). Posttraumatische Belastungsstörung. In: Machleidt W., Kluge U., Sieberer M. G. & Heinz A. (Hrsg.). *Praxis der interkulturellen Psychiatrie und Psychotherapie. Migration und psychische Gesundheit.* 2., vollst. überarb. u. erg. Aufl. München: Elsevier, 381–394.

Haenel F., Denis D., Biesold K.-H., Ebbinghaus R., Flatten G., Liebermann P. & Linde A. (2021). Standards zur Begutachtung psychisch reaktiver Traumafolgen im sozialen Entschädigungsrecht und in der gesetzlichen Unfallversicherung. Koblenz: DeGPT. Im Internet: https://www.degpt.de/archiv/upload/DeGPT-Dateien/Standards%20zur%20Begutachtung-2021_1.pdf (Zugriff: 10. 08. 2023).

Hofmann A. (2019). Methodik. In: Schäfer I., Gast U., Hofmann A., Knaevelsrud C., Lampe A., Liebermann P., Lotzin A., Maercker A., Rosner R. & Wöller W. (Hrsg.). *S3-Leitlinie Posttraumatische Belastungsstörung.* Berlin: Springer, 1–13.

Hoppe K. (1969). The emotional reactions of psychiatrists when confronting survivors of persecution. *Psychoanalytic Forum,* 3 (3), 187–196.

Lansen J. (1996). Was tut »es« mit uns? In: Graessner S., Gurris N. F. & Pross C. (Hrsg.). *Folter. An der Seite der Überlebenden. Unterstützung und Therapien.* München: C. H. Beck, 253–270.

Oppenheim H. (1889). *Die traumatischen Neurosen nach den in der Nervenklinik der Charitè in den letzten 5 Jahren gesammelten Beobachtungen.* Berlin: Hirschwald.

Wenk-Ansohn (2002). Folgen sexualisierter Folter – Therapeutische Arbeit mit kurdischen Patientinnen. In: Birck A., Pross C. & Lansen J. (Hrsg.). *Das Unsagbare. Die Arbeit mit Traumatisierten im Behandlungszentrum für Folteropfer Berlin.* Festschrift zum 10jährigen Bestehen des Behandlungszentrums für Folteropfer Berlin. Berlin: Springer, 57–77.

WHO (World Health Organization) (2024). 6B41 Complex post traumatic stress disorder. In: World Health Organization (WHO) (Hrsg.). *ICD-11 for mortality and morbidity statistics. Version: 01/2024.* Genf: WHO. Im Internet: https://icd.who.int/browse/2024-01/mms/en#585833559 (Zugriff: 29. 05. 2024).

Wilson J. P. & Lindy J. D. (1994). Empathic strain and countertransference. In: Wilson J. P. & Lindy J. D. (Hrsg). *Countertransference in the treatment of PTSD.* New York: Guilford Press, 5–30.

DORIS DENIS UND FERDINAND HAENEL

4. Die Begutachtung von Arbeitsunfällen im Rahmen der gesetzlichen Unfallversicherung

4.1 Einleitung

Die gesetzliche Unfallversicherung geht auf das von Otto von Bismarck initiierte Unfallversicherungsgesetz vom 6. Juli 1884 zurück. Sie löste die Unternehmenshaftpflicht für Unternehmen der deutschen Privatwirtschaft ab und stellt seither neben der Kranken-, Renten-, Arbeitslosen- und Pflegeversicherung eine wichtige Säule der Sozialversicherung in Deutschland dar. Die Aufgaben der neun Berufsgenossenschaften und der Unfallkassen – der Versicherungsträger für Angestellte des öffentlichen Dienstes und der daraus hervorgegangenen Unternehmen – sind die Prävention in Bezug auf Arbeitsunfälle, die Wiederherstellung der Gesundheit und Leistungsfähigkeit nach Arbeitsunfällen sowie die Entschädigung bei bleibenden Folgeschäden. Laut aktuellen Statistiken ereigneten sich 2022 insgesamt 787 412 meldepflichtige Arbeitsunfälle, die eine Arbeitsunfähigkeit von mehr als drei Tagen oder den Tod zur Folge hatten (DGUV, o. J.). Davon waren 10 927 Arbeitsunfälle so schwer, dass es zur Zahlung einer Rente wegen andauernder Folgeschäden oder eines Sterbegelds kam (ebd.).

Insbesondere im Falle der Entschädigung wegen bleibender Gesundheitsstörungen sind medizinische Gutachten von Bedeutung. Hier muss von Sachverständigen entschieden werden, welche Erkrankungen vorliegen und ob sie ursächlich auf den Arbeits- bzw. Wegeunfall oder auf konkurrierende Faktoren zurückzuführen sind. Etwa 2000 Begutachtungen von psychischen Störungen werden jährlich dazu von der gesetzlichen Unfallversicherung in Auftrag gegeben, weitere Gutachten werden in strittigen Fällen, in denen Versicherte Widerspruch gegen den Bescheid des Unfallversicherungsträgers einlegen, von den Sozialgerichten beauftragt.

4.2 Psychische Auswirkungen von Arbeitsunfällen

Als Arbeitsunfälle werden in der gesetzlichen Unfallversicherung Unfälle von Versicherten infolge einer versicherten Tätigkeit definiert, wenn sie zeitlich begrenzte, von außen auf den Körper einwirkende Ereignisse sind, die zu einem Gesundheitsschaden oder zum Tod führen. Dabei ist die Kausalität im naturwissenschaftlich-philosophischen Sinne als *conditio sine qua non* nachzuweisen, d. h., es ist eine wesentliche Mitwirkung des Unfallereignisses für die Entwicklung des Störungsbilds erforderlich. Erst gut 100 Jahre nach Einführung der gesetzlichen Unfallversicherung machten die wissenschaftlichen Studienergebnisse der modernen Psychotraumatologie offenbar, dass schwere Unfallereignisse nicht nur zu körperlichen Gesundheitsschäden, sondern auch zu gravierenden und lang anhaltenden psychischen Folgestörungen führen können. Diesen Erkenntnissen Rechnung tragend, wurde 2012 die psychotherapeutische Nachsorge von verunfallten Versicherten als »Psychotherapeutenverfahren« in die Standardversorgung der gesetzlichen Unfallversicherung aufgenommen. Die rein mechanisch gedachte Kausalität des Unfallbegriffs wurde im Rahmen dieser Entwicklungen auf psychoreaktive Zusammenhänge übertragen und die klassische Definition des Unfallbegriffs für den Kontext psychischer Traumatisierungen anwendbar gemacht. Unterstützt wurde dieser Entwicklungsprozess durch inzwischen vielfach vorliegende Sozialgerichtsentscheidungen, die auf der Basis von Zusammenhangsbegutachtungen die Wechselwirkung zwischen Arbeitsunfall und nachfolgender psychischer Erkrankung, z. B. in Form einer Posttraumatischen Belastungsstörung mit daraus resultierender Minderung der Erwerbsfähigkeit (MdE), bestätigten.

Die Begutachtung von Arbeitsunfällen im Rahmen der gesetzlichen Unfallversicherung erfordert eine konkrete, individuelle Beurteilung. Die Beurteilungsschritte werden an den nachfolgenden Fallvignetten illustriert.

Fallbeispiel 1

Frau T., eine 49-jährige Drogerieangestellte, wurde kurz vor Ladenschluss von drei maskierten Tätern an ihrem Arbeitsplatz überfallen. Einer der Täter habe ihr eine Pistole an die Schläfe gehalten, sie durch Zeichensprache aufgefordert, den Laden, in dem sich keine weiteren Kund:innen mehr aufhielten, abzuschließen und ihnen die Tageseinnahmen auszuhändigen. Dem habe sie Folge geleistet. Nachdem die Täter das Geld in einen Rucksack gepackt hätten, habe man ihr wieder mit Zeichensprache zu verstehen gegeben, dass sie sich vor das Kosmetikregal stellen solle, mit dem Gesicht zur Wand. Sie habe gedacht, dass man sie nun erschießen wolle, zumal einer der Täter ihr durchgehend die Pistole an den Kopf gehalten habe. In dem Moment habe sie eingenässt. Sie habe ihre beiden Töchter und den Enkelsohn vor Augen gehabt und sei sich sicher gewesen, diese nie mehr wiederzusehen. Nach etwa einer halben Stunde, als nichts weiter geschehen und zu hören gewesen sei, habe sie ganz vorsichtig den Kopf gedreht und festgestellt, dass niemand mehr im Laden gewesen sei. Sie sei nach hinten ins Büro gelaufen, habe sich dort eingesperrt und am ganzen Körper zitternd die Marktleiterin und ihren Mann angerufen, die dann die Polizei informiert hätten.

Frau T. kommt ein Jahr nach dem Überfall zur Begutachtung. Der Auftrag wurde durch die zuständige Berufsgenossenschaft zur Klärung der Frage eines Zusammenhangs zwischen dem Arbeitsunfall und der seelischen Gesundheitsstörung erteilt. Es lag eine durchgehende Arbeitsunfähigkeit vor, seit einem halben Jahr befand sich Frau T. im Rahmen des Psychotherapeutenverfahrens bei einer psychologischen Psychotherapeutin in psychotherapeutischer Behandlung. Sie berichtete über leichte Besserungen, die sich mit der Zeit und auch durch die Behandlung eingestellt hätten. Die nächtlichen Alpträume hätten sich in der Häufigkeit etwas reduziert. Sie verlasse zwischenzeitlich wieder das Haus und treffe sich auch schon mal mit einer Freundin auf einen Kaffee. Insgesamt dominiere aber Angst, die sich schnell zur Panik steigere, wenn z. B. Gruppen von jungen Männern auf sie zukämen. Sie spüre dann wieder die Pistole an ihrer Schläfe, und »alles sei sofort wieder da«. Deswegen gehe sie eigentlich nur am Vormittag aus dem Haus, da sie festgestellt habe, dass dann mehr ältere Damen und Mütter unterwegs seien. Im Gegensatz zu früher kümmere sie sich nur noch selten um ihren Enkel, ihr sei sehr schnell alles zu viel, sie erlebe vieles nur noch als »Stress«, habe ihre frühere Lebensfreude verloren, die sei »komplett weg«.

Bei der Fallbeurteilung bezieht sich *der erste medizinische Bewertungsschritt* auf die Schwere des Unfallereignisses und des Unfallerlebens. Im Fall von Frau T. zeigte sich, dass es sich bei dem Arbeitsunfall mit den beschriebenen objektiven Unfallmerkmalen (Unfallereignis) um ein Ereignis handelt, das nach den aktuellen Diagnosemanualen geeignet ist, eine psychische Traumatisierung zu verursachen. Der Überfall mit Waffengewaltandrohung kann als ein extrem bedrohliche[s] oder entsetzliche[s] Ereignis (»an extremely threatening or horrific event«, ICD-11; WHO, 2024) bewertet werden, bei dem Frau T. »mit tatsächlichem oder drohendem Tod [und] ernsthafter Verletzung« (DSM-5; APA, 2018, S. 369) konfrontiert war, und erfüllt damit das diagnostische Ereigniskriterium einer Posttraumatischen Belastungsstörung. Die schädigende Wirkung im Unfallmoment wird dabei als Erstschaden, die daraus resultierende Gesundheitsstörung als Folgeschaden bezeichnet. Die Prävalenz einer PTBS als Folgeschaden nach einem Gewaltverbrechen liegt bei etwa 25 % (Flatten et al., 2011, S. 203).

Im Gegensatz zur Adäquanztheorie des Zivilrechts ist es bei der Begutachtung im Rahmen der gesetzlichen Unfallversicherung allerdings nicht ausreichend, mit der generellen Geeignetheit eines Unfallereignisses zu argumentieren. Vielmehr muss im jeweiligen Einzelfall geprüft werden, ob es im Unfallmoment zu einer Traumatisierung kam und zu welchen Auswirkungen diese im Verlauf bei den einzelnen Betroffenen führte. So ist es durchaus möglich, dass ein weniger gravierendes Ereignis aufgrund einer besonderen Konstellation zu einem unfallbedingten Gesundheitserstschaden führt, aus dem eine PTBS als Folgeschaden resultiert. Auf Basis der o. a. Prävalenz einer PTBS von 25 % (Flatten et al., 2011, S. 203) lässt sich schlussfolgern: Der »subjektive Faktor« sorgt dafür, dass sich bei 75 % der von Gewalttaten Betroffenen *keine* PTBS ausbildet. Solche individuellen Unterschiede in der Reaktion auf Traumatisierungen sind nicht die Ausnahme, sondern die Regel.

Fortsetzung Fallbeispiel 1

Im Fall von Frau T. wurden die geschilderte erlebte Todesangst, der Verlust der Harnkontrolle und die vegetative Symptomatik (Zittern) als Anhaltspunkte für einen Erstschaden in Form einer Traumatisierung, d. h. im Sinne der Überforderung der normalpsychischen Verarbeitungsmechanismen während des Ereignisses selbst, bewertet. Damit ist die haftungsbegründende Kausalität (das Unfallereignis führt zu einem Gesundheitserstschaden bzw. Primärschaden) im Fall von Frau T. gegeben.

Findet sich kein Gesundheitserstschaden, entfällt die haftungsausfüllende Kausalität, und man spricht in der gesetzlichen Unfallversicherung auch nicht einmal mehr von einem Arbeitsunfall. Es muss allerdings immer beachtet werden, dass der psychische Primärschaden meist schwerer objektivierbar ist als ein körperlicher Primärschaden und daher genau überprüft werden muss (Haenel et al., 2014).

Im *nächsten (zweiten) Beurteilungsschritt* muss die aktuell vorliegende Gesundheitsstörung diagnostisch klassifiziert und im Vollbeweis nachgewiesen sein sowie hinsichtlich ihrer Kausalität beurteilt werden. Handelt es sich bei dem Folgeschaden eines Arbeits- oder Wegeunfalls um eine Posttraumatische Belastungsstörung, so geben die inhaltlichen Bezüge des Störungsbilds schon hilfreiche Anhaltspunkte bezüglich der Kausalität (Denis et al., 2014). Beim Vorliegen unspezifischer Störungen, die auch ohne traumatisierende Erlebnisse auftreten können, entfallen diese wichtigen Hinweise in der Regel, was die Beurteilung der haftungsbegründenden und -ausfüllenden Kausalität deutlich erschweren kann.

Fortsetzung Fallbeispiel 1

Bei der Antragstellerin wurde nach einer ausführlichen diagnostischen Untersuchung eine PTBS festgestellt, die sich in engem zeitlichem Zusammenhang zum Überfall entwickelt hatte. Die Intrusionen und das Vermeidungsverhalten zeigten eindeutig inhaltliche Bezüge zu der Gewalttat. Es wurden keine psychischen Beschwerden vor dem Überfall berichtet, entsprechende Behandlungen lagen vor dem Unfall ebenfalls nicht vor. Konkurrierende Faktoren, d.h. andere in Frage kommende Ursachen für die Gesundheitsstörung, wurden ausgeschlossen. Der Überfall wurde als alleinige Ursache für die vorliegende psychische Störung angesehen.

Fallbeispiel 2

Zur Begutachtung kommt Frau F., eine 24-jährige Krankenpflegerin, die nach einem Arbeitsunfall auf einer psychiatrischen Station seit einem Jahr arbeitsunfähig ist. Sie berichtet, sie habe während der Essensausgabe am Ostersonntag bemerkt, dass es in einem der Patientenzimmer etwas lauter geworden sei. Da sie sich in der Nähe des Zimmers befand, sei sie dorthin gegangen und habe von der Tür aus gesehen, wie Herr S., ein 50-jähriger Patient, wegen einer bipolaren Störung in Behandlung, sein Essen zurück auf seinen Teller gespuckt und einen Schluck aus seinem Glas getrunken habe. Dieses habe er dann so heftig auf dem Tisch aufgesetzt, dass es zerbrochen sei. Der Patient sei daraufhin aufgesprungen und habe angefangen, in einer für sie unverständlichen Sprache zu schreien, und sie als »Drecksschlampe« beschimpft. Sie habe befürchtet, er tue ihr etwas an, nehme womöglich noch eine der Glasscherben, um sie damit anzugreifen. Während zwei dazueilende Kolleginnen den Patienten schnell beruhigen konnten, sei sie ins Schwesternzimmer geflüchtet, habe dort eine Panikattacke erlitten und dabei kaum Luft bekommen. Eine der Kolleginnen habe auch sie beruhigen müssen. Glücklicherweise sei es kurz vor ihrem Dienstschluss gewesen, sodass sie danach die Station habe verlassen können.

Seit diesem Vorfall habe sie die Station nicht mehr betreten können. Nach vier Wochen habe sie versucht, private Gegenstände abzuholen, sei aber noch vor dem Krankenhaus umgedreht, da sie erneut starke Ängste und Bedrohungsgefühle gehabt habe. Sie habe sich immer wieder vorgestellt, was alles hätte passieren können.

Beim Einschlafen und wenn sie nicht abgelenkt sei, leide sie unter bildhaften Vorstellungen, wie der Patient sie mit einer Glasscherbe angreife und sie blutend auf dem Boden liege.
Einen Wiedereingliederungsversuch auf einer psychosomatischen Station nach dem Hamburger Modell habe sie wegen bereits am ersten Tag auftretender Ängste sofort wieder abgebrochen. Sie beschäftige sich jetzt zu Hause mit Handarbeiten, sei aber seit dem Vorfall »unheimlich nervös«, so dass ihr die Bastelarbeiten nicht mehr so gut von der Hand gingen. Sie habe häufiger Kopfschmerzen, dann strenge sie alles an und sie schaue eher Serien. Diese seien auch eine gute Ablenkung von ihren Ängsten und Grübeleien. Sie gehe fast nur noch zum Einkaufen aus dem Haus oder wenn andere dringende Aufgaben sie dazu veranlassen würden, telefoniere aber oft mit ihrer Schwester.
In der weiteren Exploration wird deutlich, dass es sich bei der Krankenpflegerin um eine schon vordem sehr ängstliche junge Frau handelt, die sich bereits seit ihrer Jugend in Gruppen unwohl fühlt und zu Katastrophenängsten neigt. Schon vor dem Ereignis habe sie zurückgezogen gelebt und bei Einbruch der Dunkelheit ihre Wohnung aufgrund von Angst vor gewalttätigen Übergriffen kaum verlassen. Bei der Arbeit habe sie immer die Frühschichten übernehmen können. Eine Partnerschaft bestehe nicht, sie habe sich bisher eigentlich ganz gut mit ihrem Leben arrangiert.
Bereits der erste medizinische Bewertungsschritt zeigt, dass der Vorfall die diagnostischen Ereigniskriterien der Posttraumatischen Belastungsstörung nach ICD-11 und DSM-5 nicht erfüllt. Bei dem Arbeitsunfall handelt es sich weder um »ein extrem bedrohliches Ereignis«, noch erleidet Frau F. eine ernsthafte Verletzung oder wird mit dem Tod bedroht. Subjektiv erlebt die Versicherte während des Ereignisses allerdings große Angst und fühlt sich äußerst gefährdet. Wie sind die psychischen Symptome von Frau F. dann zu klassifizieren und ursächlich zu bewerten?

Die Exploration hatte auch gezeigt, dass die Krankenpflegerin eine bereits bestehende, jedoch bisher klinisch stumme Krankheitsdisposition in Form von Ängsten und einem daraus resultierenden Vermeidungsverhalten aufwies. Dies wird als Schadensanlage bezeichnet und ist im Unterschied zu einer Vorerkrankung durch Beschwerden charakterisiert, die noch nicht das Ausmaß einer manifesten psychischen Störung erreichen und bisher noch keine Behandlung notwendig gemacht hatten. Es handelt sich dabei um subklinische Beschwerden, die aber nur noch eines äußeren Anstoßes bedürfen, um sich zu manifestieren. Dabei ist zu überprüfen, ob die vorliegende Erkrankung in etwa dem gleichen Ausmaß und der gleichen Intensität durch ein alltägliches Belastungsereignis hätte ausgelöst werden können.

Fortsetzung Fallbeispiel 2

Im Fall von Frau F. wurde der Vorfall auf der psychiatrischen Abteilung als Gelegenheitsursache bewertet, d. h., man ging davon aus, dass ähnliche Ereignisse, z. B. eine Pöbelei im Bus zwischen zwei Fahrgästen oder das Anschreien eines Autofahrers beim Überqueren einer gerade rot gewordenen Ampel, auch zu der Exazerbation der nunmehr als »generalisierte Angststörung«

klassifizierten Erkrankung hätte führen können. Für den Erstschaden, die Panik und das Bedrohungserleben während des Ereignisses wird damit nicht das Unfallereignis, sondern die bereits bestehende Schadensanlage als wesentlich ursächlich bewertet. Diese Bewertung wird dadurch gestützt, dass die beiden Kolleginnen den Vorfall offensichtlich nicht in gleichem Maße als bedrohlich erlebten und den Patienten schnell beruhigen konnten.

Ist für den Erstschaden nicht der Arbeitsunfall, sondern die Schadensanlage wesentlich ursächlich, besteht damit für den gesamten Gesundheitsschaden kein Anspruch auf Leistungen der gesetzlichen Unfallversicherung.

4.3 Fazit

Die beiden kurzen Fallbeispiele machen bereits deutlich, dass die Begutachtung von Arbeitsunfällen im Rahmen der gesetzlichen Unfallversicherung eine individuelle und differenzierte Beurteilung erforderlich macht. Abgesehen vom Unfallereignis, das als vollbewiesene Tatsache vom Auftraggeber vorgegeben ist, müssen die Diagnosen des Erstschadens bzw. Primärschadens sowie des Folgeschadens von Gutachter:innen im Vollbeweis erhoben werden, d. h. mit an Sicherheit grenzender Wahrscheinlichkeit, bei der jeglicher Zweifel ausgeschlossen ist. Hinsichtlich der Beurteilung der Kausalität, bei der der Beweismaßstab der überwiegenden Wahrscheinlichkeit ausreichend ist, müssen Vorerkrankungen, auch wenn sie noch nicht klinisch manifest in Erscheinung getreten sind, sondern lediglich als Disposition oder Schadensanlage vorliegen, ebenso Berücksichtigung finden wie andere infrage kommende, sogenannte konkurrierende Ursachen, die ebenfalls geeignet wären, das vorliegende Störungsbild hervorzubringen. Diese Beurteilungen setzen eine mehrstündige Exploration voraus und erfordern für Dritte nachvollziehbare Begründungen der festgelegten Diagnosen und Bewertungen.

4.4 Literatur

APA (American Psychiatric Association) (2013). *Diagnostic and Statistical Manual of Mental Disorders – DSM-5* (5. Ausg.). Washington: American Psychiatric Association.

(APA) (American Psychiatric Association) (2018). *Diagnostisches und statistisches Manual psychischer Störungen DSM-5.* 2., korr. Aufl. Göttingen: Hogrefe (englisches Original 2013).

Denis D., Liebermann P. & Ebbinghaus R. (2014). Gutachterliche Diagnostik der Posttraumatischen Belastungsstörung unter Berücksichtigung der Diagnosekriterien des DSM-5. *Trauma & Gewalt,* (8) 2, 114–124.

DGUV (Deutsche Gesetzliche Unfallversicherung) (o. J.). Arbeits- und Wegeunfallgeschehen. Berlin: DGUV. Im Internet: https://www.dguv.de/de/zahlen-fakten/au-wu-geschehen/index.jsp (Zugriff: 09.082023).

Flatten G., Gast U., Hofmann A., Knaevelsrud C., Lampe A., Liebermann P., Maercker A., Reddemann L. & Wöller W. (2011). S3-Leitlinie Posttraumatische Belastungsstörung. ICD-10: F43.1. *Trauma & Gewalt,* 5 (3), 202–210.

Haenel F., Flatten G. & Denis D. (2014). Primärschaden, A2-Kriterien und die haftungsbegründende Kausalität. Zur Kausalitätsbeurteilung belastungsreaktiver psychischer Störungen in der gesetzlichen Unfallversicherung. *Trauma & Gewalt,* (8) 2, 94–101.

WHO (World Health Organization) (2024). 6B40 Post traumatic stress disorder. In: World Health Organization (WHO) (Hrsg.). *ICD-11 for mortality and morbidity statistics. Version: 01/2024.* Genf: WHO. Im Internet: https://icd.who.int/browse/2024-01/mms/en#2070699808 (Zugriff: 29.05.2024).

FERDINAND HAENEL

5. Begutachtung psychisch reaktiver Traumafolgen in Asylverfahren

5.1 Einleitung

Werden von Asylantragstellern psychische Gesundheitsstörungen geltend gemacht, deren Genese sie auf Folter- oder Bürgerkriegserlebnisse zurückführen, so obliegt es den Behörden oder Verwaltungsgerichten zu prüfen, inwieweit diese Angaben zutreffen und möglicherweise als Beleg für im Herkunftsland erlittene Folter oder Bürgerkriegstraumatisierung dienen können oder nicht. Kurze Atteste ärztlicher oder psychologischer Behandler sind in der Regel für diese Beurteilung nicht ausreichend. Ausführlichere Expertisen und Gutachten sind hier erforderlich.

In psychotraumatologischen Kausalitätsfragestellungen im sozialen Entschädigungsrecht und der gesetzlichen Unfallversicherung sind die infrage kommenden ursächlichen Ereignisse in der Regel bekannt und vom Auftraggeber vorgegeben, in Asylklageverfahren jedoch ist dies nicht der Fall. Hier richten sich die Fragen an den Gutachter, ob mögliche physische oder psychische Gesundheitsstörungen vorliegen und inwieweit diese gegebenenfalls aus klinischer Sicht die Angaben eines Asylantragstellers, im Herkunftsland gefoltert worden zu sein, stützen können oder nicht. Wenn physische Verletzungen und Narbenbefunde vorliegen, so lassen sich deren Art, Ausformung und Lokalisation im Hinblick auf ihre Übereinstimmung mit den Angaben der Betroffenen zu ihrer Entstehung vergleichen und vorsichtige Rückschlüsse ziehen. Bei psychischen Symptomen ist das noch schwieriger. Angst- und depressive Störungen können viele Ursachen haben und traumareaktive Erkrankungen wie die Posttraumatische Belastungsstörung ebenso. Und vom Vorliegen der klinischen Symptomatik einer Posttraumatischen Belastungsstörung mit Intrusionen, Vermeidung sowie Übererregung kann nicht ohne Weiteres auf das Vorhandensein bestimmter extremtraumatischer Erlebnisse in der Vorgeschichte geschlossen werden. Dieses Problem ist auch von OEG-Anträgen (OEG = Opferentschädigungsgesetz) im sozialen Entschädigungsrecht her bekannt, in denen sich die Antragsteller auf mitunter jahrelang zurückliegende Tatbestände sexuellen Missbrauchs beziehen, für die es keine Zeugen gibt.

5.2 Klinische Begutachtung

Dennoch kann der klinische psychiatrische oder psychologisch-psychotherapeutische Gutachter eine wertvolle Unterstützung zur Entscheidungsfindung in Asylverfahren geben, wie folgende Kasuistik deutlich macht.

Kasuistik Herr M.: Beschwerdenschilderung
Herr M. aus Eritrea berichtet, Albträume rissen ihn schweißnass aus dem Schlaf. Sein Zimmernachbar beschwere sich wegen seiner Schreie und Unruhe im Schlaf. Auch tagsüber habe er diese fortlaufenden Bilder und Erinnerungen und Gedanken im Kopf von den Erlebnissen im Gefängnis oder der Ermordung von Vater und Bruder. Außerdem leide er unter Übererregung mit Schreckhaftigkeit: Nachts im Asylbewerberheim fahre er beim kleinsten Geräusch erschrocken in die Höhe, so dass er kaum zum Schlafen komme und deshalb im Sommer auch mal im Freien nächtige. Noch immer höre er die Rufe und Schreie der Mörder von Vater und Bruder oder erlebe erneut, wie er verhört und gefoltert werde. Manchmal wisse er überhaupt nicht mehr, wo er sei, und komme erst später wieder draußen im Wald oder auf freiem Feld zu sich. Eine Tasche, voll mit Kleidungsstücken – er erinnere sich noch, wie er sie gepackt habe, weil er in Panik meinte, abhauen zu müssen. Doch dann reiße seine Erinnerung ab, und er wisse nicht mehr, wo er sie abgestellt habe. Sie sei weg. Und viele Male schon sei er in die Klinik gekommen, weil er nicht mehr haben leben wollen.

Herrn M.s Schilderungen seiner Beschwerden mit intrusiven und dissoziativen Symptomen geben einen Hinweis darauf, dass in seiner Vorgeschichte traumatische Ereignisse stattgefunden haben – vorausgesetzt allerdings, dass es sich dabei um echte und nicht um vorgetäuschte Beschwerden handelt. Denn seine Motivationslage als Asylantragsteller ist klar: Vom Ausgang dieser Begutachtung hängt viel ab. Daher sollte zunächst eingeschätzt werden, inwieweit die beklagten Beschwerden auch wirklich vorhanden sind oder vielleicht nur vorgetäuscht werden. Hier können zunächst der psychische Untersuchungsbefund und die Verhaltensbeobachtung – wobei nicht das zählt, *was* jemand sagt, sondern *wie er das tut* – wichtige Hinweise liefern.

Kasuistik Herr M.: Psychischer Befund
Herr M., ein schlanker, hochgewachsener 30-jähriger Eritreer, ist überaus entgegenkommend, dabei ängstlich, atemlos bemüht, möglichst korrekt seine Geschichte zu erzählen. Dabei zeigt er fortwährend und zunehmend psychomotorische Unruhe und nimmt nicht wahr, wie sehr es ihn überfordert, wird im Berichten zunehmend ängstlich angespannt, sein Körper beginnt zu beben, er gestikuliert wild, grimassiert, seine Sätze werden schneller, brechen ab, werden sprunghaft und überschlagen sich. Würde er jetzt nicht gestoppt, geriete er wahrscheinlich in einen dieser von ihm beschriebenen Ausnahmezustände, in denen er hochspringt und losrast, ohne zu wissen, wo und wie. Wie ein Pferd, das scheut und durchgeht, wie er es schon mehrmals erlebt hat, auch mitten in der Nacht aus dem Schlaf heraus, nicht jedoch in der Großstadt, sondern in seinem Heim nahe bei einer Großstadt.

Wenn hier die subjektiven Beschwerdenangaben mit dem psychischen Untersuchungsbefund und der Verhaltensbeobachtung zusammenpassen und sich hieraus die Überzeugung gewinnen lässt, dass Herr M. tatsächlich an einer Posttraumatischen Belastungsstörung leidet, so ist noch nicht erwiesen, ob die von ihm geschilderte Verfolgungsgeschichte von ihm auch so erlebt wurde und ihr nicht andere Geschehnisse wie kriminelle Überfälle, die mithin keinen Asylgrund darstellen, zugrunde liegen. Oder anders gefragt: Ist Herrn M.s Aussage zu seiner Verfolgungsgeschichte zutreffend, d. h. erlebnisbegründet, oder nicht?

Kasuistik Herr M.: Vorgeschichte

Er stamme aus einem Dorf in Eritrea, sei der Zweitälteste von vier Geschwistern. Nachdem er die Ermordung seines Vaters und des älteren Bruders miterlebt habe, habe er, statt weiter zur Schule zu gehen, für den Unterhalt der Familie mit aufkommen müssen. Anfangs habe er auf dem Markt der nahen Provinzstadt den Kunden an den Marktständen Plastiktüten zum Kauf angeboten, sich später weiter hochgearbeitet, zuletzt sogar als Fleischverkäufer selbständig gemacht. Er habe zuletzt gut verdient, ein junges Mädchen vom benachbarten Marktstand geheiratet. Eine Tochter sei zur Welt gekommen, alles sei gut gewesen, bis er unter dem Vorwand, Esel- statt Lammfleisch angeboten zu haben, verhaftet worden sei – eine üble Nachrede missgünstiger Konkurrenten.

Auf engem Raum mit vielen anderen Häftlingen seien sie Tag und Nacht in beliebiger Folge zu Verhör und Folter in separate Räume zitiert worden. Dabei habe es Schläge mit Stöcken oder Peitschen an Beinen, Knien, überall am Körper gegeben, auch auf den Kopf. Und er habe, festgeschnallt auf einem Stuhl, Elektroschocks bekommen – die Arme an die Stuhllehne gepresst, gibt er einen Laut von sich, der dem Zischen und Knistern eines galvanischen Funkenschlags täuschend ähnlich ist, und erklärt, genauso habe sich der Stromstoß angehört. Er habe gestehen sollen, vorsätzlich falsches Fleisch angeboten zu haben. Danach das Urteil: Tod durch Steinigung.

In Erwartung der Vollstreckung habe er noch weitere Monate im Gefängnis zugebracht, bis er mit anderen Häftlingen habe fliehen können. Der Fluchtweg führte über Äthiopien, Sudan und Libyen – in jedem Land eine andere Schlepperbande, die für ihre Etappe gesondert bezahlt werden musste. In Libyen sei ihm das Geld ausgegangen. Ohne Geld kein Weiterkommen. Wer in der Ferne zahlungskräftige Angehörige besaß, die online auf ein Konto der Schlepper einzahlen konnten, der habe weiterkommen können: alles von den Schleppern perfekt organisiert. Wer wie er aber niemanden hatte, der für ihn bezahlen konnte, musste bleiben und Zwangsarbeit leisten – zunächst in einer Oase in der libyschen Wüste. Misshandlungen seien dort an der Tagesordnung gewesen. Es gab Scheinerschießungen, und manchmal sei auch wirklich einer erschossen worden. Einmal habe er sogar darum gefleht, erschossen zu werden, und auch versucht, sich vor einen Lastwagen zu stürzen. Zuletzt hätten er und andere, als sie schwere Zementsäcke in den dritten Stock eines Neubaus schleppten, die Gelegenheit zur Flucht ergriffen.

Später die Überfahrt nach Italien. Einhundert oder, wie andere meinten, einhundertsiebzig Menschen hätten sich in einem Boot aus »Plastik« befunden. Unterwegs hätten sie laufend das Wasser – gemischt mit dem Urin der Frauen und Kinder – aus dem Boot schöpfen müssen. Zwei Männer seien verrückt geworden und auf offener See ins Wasser gesprungen. Niemand habe je wieder von ihnen gehört. Nach zwei Tagen seien sie von einem Schiff der italienischen Marine aufgenommen worden.

5.3 Zum Einsatz aussagepsychologischer Begutachtungen

Ob Herrn M.s Angaben zu Verfolgung und Fluchtgeschichte zutreffen, lässt sich aus einer klinischen Untersuchung allein schwerlich herleiten. Wenn auch für den psychiatrischen oder psychologischen Gutachter die von Herrn M. geschilderte Symptomatik anhand des psychischen Untersuchungsbefunds objektivierbar geworden ist, so kann er zur Beantwortung der Frage nach der Echtheit von Herrn M.s Vorgeschichte aus klinischer Sicht zunächst nichts beitragen. Die Überprüfung von Aussagen ist auch nicht sein Fachgebiet, sondern gehört in das Gebiet der forensischen Aussagepsychologie (Scheef-Maier, 2021). Deren Domäne ist die Überprüfung von Zeugenaussagen in Strafprozessen auf ihre Erlebnisbegründetheit.

Es handelt sich dabei um ein gänzlich anderes Verfahren als bei der klinischen Begutachtung und mit einer vollständig anderen, sehr komplexen Methodik. Denn hier wird die zu überprüfende Aussage auf die Konstanz der Kernaussage bei Varianz von Randgeschehnissen und auf das Vorhandensein sogenannter Realkennzeichen hin überprüft. Bei entsprechender Qualität der Angaben bzw. Vorhandensein von Realkennzeichen kann die Hypothese, es handele sich um eine erfundene Aussage, zurückgewiesen und es kann konstatiert werden, dass die Angaben auf wahren und selbsterlebten Vorkommnissen basieren, d. h. glaubhaft sind. Realkennzeichen sind z. B. logische Konsistenz, quantitativer Detailreichtum, eine raumzeitliche Verknüpfung, Schilderungen von ausgefallenen oder auch unverstandenen Details. Es handelt sich um ein komplexes Verfahren, das mehrere aufeinanderfolgende Analyseschritte anhand von Tonbandmitschnitten erfordert.

Wesentlich ist dabei, dass das Verfahren lediglich erlaubt, die Glaubhaftigkeit von Angaben zu belegen, aber – wenn man von Widersprüchen der Angaben in sich und in Bezug auf Naturgesetze absieht – nicht den umgekehrten Schluss zulässt, dass es sich um eine erfundene Aussage handelt. Denn wenn ein Proband den Sachverhalt nicht umfänglich und detailliert dazustellen vermag, wie z. B. infolge der im Beitrag von Haenel und Denis dargestellten symptombedingten Explorationshindernisse (Kap. G3 von Haenel & Denis, in diesem Band), oder sich z. B. aufgrund von Scham- und Schuldgefühlen gar nicht mehr auszudrücken vermag, bedeutet dies nicht automatisch, dass er die geschilderten Umstände nicht erlebt hat. Dies wird von der Behörde oftmals ignoriert, wenn sie ihre Ablehnungen von Asylanträgen mit fehlenden aussagepsychologischen Realkennzeichen in den Angaben der Asylantragsteller begründen.

Die aussagepsychologische Begutachtung ist zudem prinzipiell auf Probanden beschränkt, die nicht unter schweren psychischen Störungen leiden, und wenn doch, wäre eine solche Inhaltsanalyse der Aussagen auf Realkennzeichen infolge störungsbedingt eingeschränkter Aussagetüchtigkeit obsolet. Nimmt man noch kulturelle und sprachliche Erschwernisse unter Einbeziehung von Dolmetschern hinzu, wird offensichtlich, dass diese Methode zur Überprüfung der Glaubhaftigkeit der Angaben von Asylbewerbern keine Alternative zur klinischen Begutachtung sein kann (Birck, 2002; Volbert, 2004).

5.4 Aussagen- und Befundvalidierung in der klinischen Begutachtung

Eine inhaltsbezogene Analyse nach Realkennzeichen ist dem geschulten Aussagepsychologen vorbehalten. Vom klinischen Gutachter sollten allerdings die Angaben von Probanden kritisch hinterfragt werden. Er muss Widersprüche in den Angaben wahrnehmen und als Hinweise für Falschangaben in Betracht ziehen. Dazu gehört auch, die verschiedenen Angaben (z. B. aus der Anhörung und gegenüber dem Sachverständigen) zu den fraglichen Erlebnissen miteinander zu vergleichen. Dabei spricht eine stereotype Wiederholung immer desselben nicht für die Echtheit der Angaben, sondern eher dafür, dass etwas auswendig gelernt wurde. Der klinische Gutachter sollte über grundlegende Kenntnisse der Gedächtnisfunktion verfügen und dabei in der Lage sein, zwischen störungsbedingten dissoziativen Amnesien sowie natürlich bedingten und vorgegebenen Erinnerungsverlusten, die auf das Fehlen einer Erlebnisgrundlage hindeuten, zu unterscheiden.

Immerhin kann sich der klinische Gutachter Realkennzeichen der Aussagepsychologie zunutze machen und mit ihnen die Plausibilität der Angaben zur Vorgeschichte überprüfen. Sind solche vorhanden, können sie als ein zusätzlicher Mosaikbaustein in der Zusammenschau aller vorhandenen Befunde Berücksichtigung finden. Realkennzeichen einer Aussage sind z. B. ihre ungeordnete, sprunghafte Darstellung, aus der sich erst im Nachhinein ein nachvollziehbarer inhaltlicher Zusammenhang ergibt, quantitativer Detailreichtum, Schilderungen von Komplikationen im Handlungsverlauf und ausgefallener oder nebensächlicher Einzelheiten, phänomengemäße Schilderungen unverstandener Handlungselemente sowie Schilderungen psychischer Vorgänge wie auch begleitender Emotionen, Mitteilung von Randdetails oder beiläufiger Gespräche, die mit dem Hauptgeschehen in keinem Zusammenhang stehen. Solche oder andere Hinweise auf die Glaubhaftigkeit von Angaben macht sich der klinische Gutachter implizit zunutze und sollte sie auch, wenn vorhanden, explizit in seiner Beurteilung anführen. Aber es handelt sich hier nicht um die stringente Anwendung der aussagepsychologischen Methode und damit keinesfalls um eine forensische aussagepsychologische Glaubhaftigkeitsbegutachtung.

Zudem kann der klinische Gutachter nach der Art und Weise, wie über ein vorgebliches traumatisches Ereignis berichtet wird, und anhand des sich während der Begutachtung möglicherweise an bestimmten Stellen verändernden psychopathologischen Befunds abschätzen, inwieweit sich die posttraumatische Symptomatik mit der vorgeblichen traumatischen Vorgeschichte unter der hypothetischen Voraussetzung, sie sei erlebnisbasiert, in einen kausalen Zusammenhang bringen lässt oder nicht. Hinweise hierfür liefern z. B. die affektiven Konnotationen und eine etwaige Vermeidung während der Schilderung traumatischer Erfahrungen (Leonhard & Foerster, 2003). Dabei kann es zu zwei gänzlich entgegengesetzten Formen kommen: der affektiven Überflutung oder aber der Affektisolierung. Während bei Letzterer die Personen über traumatische Erfahrungen z. B. in einer Weise berichten, als hätte es sich dabei um eine Art Betriebsausflug gehandelt, und ihre Darstellungen möglicherweise noch mit parathymem, d. h. unangemessenem Lächeln begleiten, weisen andere Probanden heftige emotional-affektive Zustände mit Angst, Verzweiflung und tiefer Kränkung auf, was während der Untersuchung bis zu szenischem Wiedererleben einzelner traumatischer Erfahrungsdetails nach Art eines Flashbacks führen kann. Mitunter finden sich auch deutliche Vermeidungssymptome, sobald das Gespräch auf die vorgegebenen traumatischen Erlebnisse zusteuert, mit Zunahme der Erregung, Aufmerksamkeitsstörung, An-Fragen-vorbei-Antworten bis hin zu passageren dissoziativen Abwesenheitszuständen. Ferner können auch die Inhalte berichteter Intrusionen, sofern diese Ähnlichkeit mit den vorgegebenen traumatischen Ereignissen aufweisen, sowie detailliertere Angaben zum Verlauf der Beschwerden (insbesondere einem phasenhaften Verlauf mit Zu- und Abnahme der Beschwerden) wertvolle Hinweise liefern.

All das sind klinische psychische Befunde, die, wenn sie sich unabhängig von der Person des Untersuchers bei jeder fachgerecht durchgeführten Untersuchung beobachten lassen, deutliche Hinweise auf die Beschaffenheit eines traumatischen Ereignisses geben können. In Herrn M.s Beispiel finden sich viele Hinweise auf die Glaubhaftigkeit seiner Angaben, zum einen hinsichtlich des klinischen Befunds mit – die Schilderungen begleitender – hochgradiger emotionalen Erregbarkeit, mit erhöhter vegetativer Anspannung und verstärkter Psychomotorik, zum anderen hinsichtlich der – in seinen Angaben vorhandenen – Realkennzeichen mit quantitativem Detailreichtum, verbunden mit vielen ausgefallenen, z. T. nebensächlichen Einzelheiten und sprunghafter Darstellung, aus der sich erst im Nachhinein ein inhaltlicher Zusammenhang erkennen ließ.

Sofern vorhanden, können auch körperliche Untersuchungsbefunde Hinweise auf die Echtheit von Angaben in Bezug auf erlittene Folter geben. Bei körperlichen Untersuchungen finden sich mitunter alte Folterspuren wie abgeheilte Narben, die von Lokalisation und Form her durchaus den Eindruck machen, durch Fremdeinwirkung hervorgerufen worden zu sein, oder alte, schlecht verheilte Knochenbrüche, in einem Fall z. B. eine untere Armplexuslähmung, die dadurch entstand, dass die Person an auf dem Rücken zusammengebundenen Händen aufgehängt wurde.

Mit körperlichen Folterspuren verhält es sich auf medizinischem Gebiet aber ebenso wie mit Realkennzeichen in der forensischen Aussagepsychologie. Fehlen sie, ist das noch kein Beweis für die Unrichtigkeit von Angaben, gefoltert worden zu sein. Denn es werden zunehmend Foltermethoden angewandt, die keine äußerlichen Spuren hinterlassen. Dazu zählen z. B. Schläge mit Sandschläuchen, die die äußeren Hautpartien unverletzt lassen und tief innen in Muskel und Bindegewebe für schmerzhafte Nekrosen und nachfolgende tiefliegende chronisch-entzündliche Herde sorgen, oder Folter mit elektrischen Stromstößen, hartem Kaltwasserstrahl auf den entblößten Körper (für eine ausführliche Auflistung von Foltermethoden vgl. das Istanbul-Protokoll: Frewer et al., 2012).

5.5 Konklusion

Auch wenn sich aus den Angaben der biografischen wie traumabezogenen speziellen Vorgeschichte, aus der Art und Weise ihrer Darstellung, den jeweiligen Inhalten der Beschwerden und deren berichtetem Verlauf sowie den psychischen und körperlichen Untersuchungsbefunden und Diagnosen jeweils einzeln für sich genommen keine ausreichende Gewissheit über die Erlebnisbegründetheit von Angaben in Asylverfahren gewinnen lässt, so können doch zusammengenommen alle Teile, wenn sie sich passend wie in einem Puzzle zusammenfügen lassen, eine hinreichende Sicherheit über deren Echtheit geben.

Bei diesem sehr umfassenden Themenkomplex darf auch der gesellschaftliche und politische Hintergrund, vor dem die Begutachtung stattfindet, nicht vergessen werden. Auf der einen Seite geht es um Geflüchtete, die mitunter unter erheblichem Leidensdruck stehen, der extremtraumatisch bedingt sein kann, aber auch der ungewissen aufenthaltsrechtlichen Situation in der Bundesrepublik Deutschland zugerechnet werden muss. Ihnen gegenüber stehen die Behörden, die den gesetzlichen Auftrag haben, dafür zu sorgen, dass nur jene Migranten in den Genuss der ihnen zustehenden und im Grund- und Ausländergesetz verankerten Rechte kommen, die ihrer auch wirklich bedürfen. Zwischen beiden steht der Gutachter. Nicht selten wird er von einer der beiden Seiten angefeindet. Nicht selten wird seine fachliche Qualifikation von Vertretern der Flüchtlinge oder der Behörden in Zweifel gezogen. Nur durch außerordentlich hohe fachliche Qualifikation und Erfahrung kann er in die Lage kommen, nicht nur beiden, z. T. politisch motivierten Spannungspolen standzuhalten, sondern bei allen Streitereien seine Ruhe und Ausgeglichenheit und damit seine gutachterliche Unabhängigkeit und Fachkompetenz zu bewahren.

5.6 Lösungsweg

Angesichts dieser besonderen Herausforderungen entwickelte eine Arbeitsgruppe erfahrener Kolleginnen und Kollegen 2002 Standards zur Begutachtung psychisch traumatisierter Menschen (SBPM) (Gierlichs et al., 2002; Gierlichs et al., 2023). Sie umfassen Voraussetzungen und Leitlinien zur Erstellung klinischer Gutachten in aufenthaltsrechtlichen Verfahren unter Einbeziehung der aktuellen wissenschaftlichen Erkenntnisse über psychisch reaktive Traumafolgen und berücksichtigen deren oben dargestellte Besonderheiten und Erschwernisse bei der Begutachtung. Eine nach den Richtlinien der SBPM-Arbeitsgruppe entwickelte gleichnamige zertifizierte curriculäre Fortbildung wird von der Bundesärztekammer und vielen Landesärzte- sowie Psychotherapeutenkammern seit 2003 bundesweit mit großem Erfolg angeboten. Psychologische und ärztliche Fachkollegen werden hierdurch in die Lage versetzt, klinische Gutachten zu Fragen nach dem Vorliegen psychisch reaktiver Traumafolgen und deren Genese in aufenthaltsrechtlichen Verfahren fachkompetent zu erstellen.

5.7 Literatur

Birck A. (2002). *Traumatisierte Flüchtlinge. Wie glaubhaft sind ihre Aussagen?* Heidelberg: Asanger.

Frewer A., Furtmayr H., Krása K. & Wenzel T. (Hrsg.) (2012). *Istanbul-Protokoll. Untersuchung und Dokumentation von Folter und Menschen-*

rechtsverletzungen. 2., erw. u. überarb. Aufl. Göttingen: Vandenhoeck & Ruprecht.

Gierlichs H. W., Haenel F., Henningsen F., Schaeffer E., Spranger H., Wenk-Ansohn M. & Wirtgen W. (2002). Standards zur Begutachtung psychisch reaktiver Traumafolgen (in aufenthaltsrechtlichen Verfahren). Berlin: BÄK. Im Internet: http://www.aerzteblatt.de/v4/plus/down.asp?typ=PDF&id=995 (Zugriff: 23. 09. 2023).

Gierlichs H.-W., Haenel F., Henningsen F., Keuk E. v., Scheef-Maier G., Wenk-Ansohn M. & Wirtgen W. (2023). *BÄK-Curriculum. Standards zur Begutachtung psychisch reaktiver Traumafolgen in aufenthaltsrechtlichen Verfahren (SBPM) einschließlich Istanbul Protokoll*. 2., überarb. Aufl. Berlin: BÄK. Im Internet: https://www.bundesaerztekammer.de/fileadmin/user_upload/BAEK/Themen/Aus-Fort-Weiterbildung/Fortbildung/BAEK-Curricula/BAEK-Curriculum_Standards_zur_Begutachtung_psychisch_reaktiver_Traumafolgen_in_aufenthaltsrechtlichen_Verfahren.pdf (Zugriff: 23. 09. 2023).

Leonhard M. & Foerster, K. (2003). Probleme bei der Begutachtung der Posttraumatischen Belastungsstörung. *Der Medizinische Sachverständige*, 99 (5), 150–155.

Scheef-Maier G. (2021). Aussagepsychologische Begutachtung in Abgrenzung zur klinischen Begutachtung. *Trauma und Gewalt*, 15 (2), 162–168.

Volbert R. (2004). *Beurteilung von Aussagen über Traumata. Erinnerungen und ihre psychologische Bewertung*. Bern: Huber.

CATHRIN CHEVALIER UND CARSTEN SPITZER

6. Psychotraumatologie im Straf- und Maßregelvollzug

6.1 Einleitung

Delinquenz und Kriminalität als jegliche Form rechtswidriger und somit die Rechtsgüter anderer Personen verletzender Handlungen stellen für jede Gesellschaft eine erhebliche Herausforderung bis Bedrohung dar, weil sie ein harmonisches Miteinander und damit eine funktionierende Gemeinschaft gefährden oder gar unmöglich machen. In Theorie und Praxis beschäftigen sich daher viele Fachgebiete mit Delinquenz wie etwa die Rechtswissenschaft, die Soziologie und Sozialpsychologie sowie die Soziale Arbeit. Insbesondere die Kriminologie setzt sich vielfältig mit kriminellem Verhalten auseinander und stellt Bezüge zum Opfer sowie zu adäquater Kriminalprävention her. Die Kriminalpsychologie wiederum analysiert Delinquenz aus der Täterperspektive und fokussiert auf die individuellen, personalen und sozialen Prozesse, die zu Kriminalität führen. Psychotraumatologische Aspekte spielen dabei in allen Bereichen eine wichtige Rolle, von denen einige in diesem Beitrag herausgestellt werden.

Welche Verhaltensweisen in einer Gesellschaft verboten sind und als »Straftaten« mit Strafe geahndet werden, ist meist in einem Rechtssystem kodifiziert, z. B. in einem nationalen Strafrecht. Dieses zielt auf den Schutz bestimmter Rechtsgüter, zudem auf die Sicherheit und Integrität des Staates sowie auf den Schutz elementarer Werte des Gemeinschaftslebens. Strafe dient schon immer der Vergeltung bzw. Sühne für eine Tat sowie der Prävention bzw. Abschreckung und darüber dem Schutz der Allgemeinheit. Das Strafmaß richtet sich nach der Schwere und Sozialschädlichkeit des Deliktes und die Sanktionen können vielgestaltig ausfallen, meist in Form von Geld- oder Freiheitsstrafen.

Als Straftäter werden jene Personen bezeichnet, die eine Straftat im Sinne des je geltenden Strafkodex (in Deutschland das Strafgesetzbuch [StGB]) begehen und somit als Zentralfigur eines problematischen Geschehens gelten. Damit eine Straftat abgeurteilt werden kann, muss das Gericht objektive und subjektive Tatbestandsmerkmale genauso prüfen wie sogenannte Rechtfertigungsgründe. Darüber hinaus gilt im deutschen Strafrecht – wie in den meisten westlichen Kulturen – das Schuld- und Verantwortungsprinzip, d. h. wer ohne Schuld handelt, kann nicht bestraft werden. Daher ist jenseits jener rein rechtlichen Aspekte auch die Schuldfähigkeit zu prüfen, was in der Regel mit Hilfe von psychiatrischen und psychologischen Gutachtern erfolgt. Täter, die um das Unrecht ihrer Tat wissen, das Risiko negativer Konsequenzen bewusst eingehen und ihre Handlungen hätten steuern können, gelten als schuldfähig und werden nach dem allgemeinen Strafkodex verurteilt. Es gibt aber auch Täter, bei denen aufgrund einer psychischen Erkrankung die Schuldfähigkeit vermindert oder sogar ganz aufgehoben ist. Die juristischen Grundlagen dafür sind im StGB geregelt, wobei § 20 die Schuldunfähigkeit und § 21 die verminderte Schuldfähigkeit definiert.

Voll schuldfähige Straftäter, die mit einer Freiheitsstrafe sanktioniert werden, verbringen diese meist in einer Justizvollzugsanstalt (JVA). Auf individueller Ebene besteht das Ziel des Strafvollzugs in der Resozialisierung des Straftäters, aus übergeordneter Perspektive im Schutz der Gesellschaft vor weiteren Straftaten. Im Unterschied dazu können schuldunfähige Straftäter nicht bestraft werden, während bei vermindert schuldfähigen Straftätern in der Regel zusätzlich eine so genannte »Parallelstrafe« verhängt wird, die mit dem Maßregelvollzug »verrechnet« wird, falls dieser angezeigt ist. Werden diese Straftäter jedoch als für die Allgemeinheit gefährlich eingeschätzt, können »Maßregeln der Besserung und Sicherung« angeordnet werden, also die Unterbringung in einem psychiatrischen Krankenhaus (§ 63 StGB) oder einer Entziehungsanstalt (§ 64 StGB). Die weitere Darstellung psychotraumatologischer Aspekte schließt im Weiteren sowohl die Gruppe der schuldfähigen Straftäter im Strafvollzug als auch die der Maßregelpatienten ein.

Für ein vertieftes Verständnis der komplexen Interaktionen zwischen Traumatisierungen, Traumafolgestörungen und Delinquenz sowie deren Folgen erscheint eine Perspektive sinnvoll, welche die gesamte Lebensspanne umfasst und das Delikt sowie die Inhaftierung bzw. die Unterbringung im Maßregelvollzug als zentrale Merkmale zur Differenzierung verschiedener Entwicklungsphasen begreift. Diese Betrachtungsweise wird in Abbildung 1 illustriert.

Die folgende Darstellung orientiert sich insofern an dieser Perspektive, als zunächst die Häufigkeit von Kindheitstraumatisierungen bei Straftätern im Justizvollzug und von Maßregelpatienten (prädeliktisch) beleuchtet wird, um dann auf traumatische Erfahrungen im Gefängnis bzw. während der Maßregel einzugehen (postdeliktisch). Allerdings soll auch der Aspekt der Auswirkung der Straftat selbst Berücksichtigung finden (perideliktisch). Danach wird die Prävalenz der (komplexen) Posttraumatischen Belastungsstörung ([k]PTBS) in beiden Gruppen bzw. Settings fokussiert, um anschließend das Phänomen der Delinquenz aus einer psychotraumatologischen Sicht zu

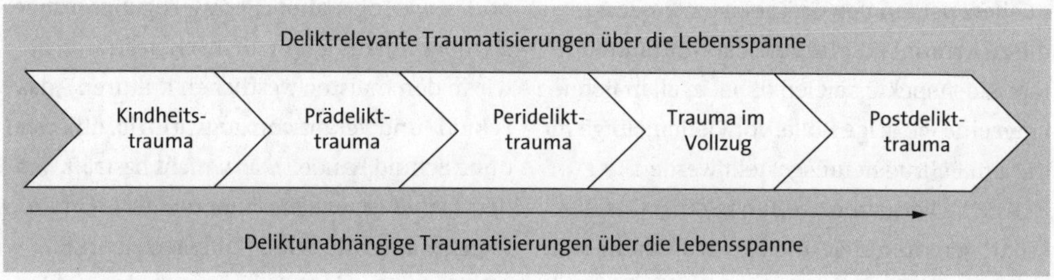

Abb. 1: Entwicklungsphasen, in denen deliktrelevante Traumatisierungen sowie Traumafolgestörungen vorkommen können (in Anlehnung an Liu et al., 2021)

betrachten. Auch dabei orientiert sich die Darstellung an den genannten Lebensphasen. Schließlich wird die Relevanz traumatischer Erfahrungen für die Deliktbearbeitung ebenso erörtert wie therapeutische Herausforderungen im Umgang mit traumatisierten Straftätern und Präventionsaspekte.

An dieser Stelle sei betont, dass die Beschäftigung mit den Tätern und ihren Delikten keineswegs eine Entschuldung bedeutet oder einen Mangel an Sensibilität gegenüber den Opfern impliziert. Vielmehr führt die Auseinandersetzung mit dieser Thematik zu einer Grenzverschiebung bzw. Unschärfe bezüglich herkömmlicher stereotyper Täter-Opfer-Dichotomien, denn häufig zeigt sich, dass Täter nicht selten in ihrer (frühen) Lebensgeschichte Opfer traumatischer Erlebnisse waren und ihre Taten Facetten eigener Traumatisierungen beinhalten.

6.2 Prävalenz von Traumatisierungen und der (k)PTBS

6.2.1 Biografisch frühe Traumatisierungen

Bei Straftätern in Gefängnissen und Maßregelpatienten sind insbesondere biografisch frühe Traumatisierungen untersucht worden. Eine Metaanalyse zu Kindheitstraumata bei Häftlingen in Kanada berichtet, dass 65,7 % der Frauen und 35,5 % der Männer betroffen waren (Bodkin et al., 2019). Sexueller Missbrauch betraf Frauen mit 50 % mehr als doppelt so häufig wie Männer (22 %); hingegen gab es bezüglich der Häufigkeit von körperlichem und emotionalem Missbrauch keine Unterschiede zwischen den Geschlechtern (48 % bzw. 52 %). In einer systematischen Übersicht zum Zusammenhang zwischen Kindheitstraumatisierungen und erneuter Straffälligkeit schwanken die Angaben sowohl für sexuellen als auch für körperlichen Missbrauch zwischen 11 % und 56 % (Dalsklev et al., 2021). Eine metaanalytische Übersicht zum Zusammenhang zwischen Kindheitstrauma und Suizidversuchen bei Häftlingen fand eine Schwankungsbreite für die verschiedenen Formen der Traumatisierung von 29 % bis 68 % (Angelakis et al., 2020). Für forensische Stichproben liegen nur Einzelstudien vor, welche die Häufigkeiten von Kindheitstraumata zwischen 19 % für körperliche Vernachlässigung und 75 % für emotionalen Missbrauch beziffern (Guina et al., 2021; Spitzer et al. 2006).

6.2.2 Das traumatische Potential von Straf- und Maßregelvollzug

Jenseits der Frage, ob die Unterbringung im Straf- oder Maßregelvollzug per se als traumatische Erfahrung zu werten ist (DeVeaux, 2013), ist unbestritten, dass diese Zwangskontexte das Risiko für Traumatisierungen erhöhen (Pringer & Wagner, 2020). Eine auf sechs Originalarbeiten beruhende Metaanalyse zu Traumatisierungen während der Inhaftierung (Piper & Berle, 2019) bestätigt das traumatische Potential: Danach sind fast 97 % der Strafgefangenen mindestens einem Trauma ausgesetzt und 89 % haben als direkt Betroffene oder unmittelbare Zeugen einen gewaltsamen Angriff erlebt; im Durchschnitt machen Häftlinge fast jeden Monat eine potentiell traumatische Erfahrung. Für den deutschen Strafvollzug werden Prävalenzraten von traumatischen Erfahrungen für den Männervollzug bis 16,8 %, für den Frauenvollzug bis zu 11,4 % genannt (Baier & Bergmann, 2013) und für den Jugendvollzug bis zu 45 % für z. B. physische Gewalterfahrungen (Görgen et al., 2015). Auch sexuelle Übergriffe durch Mithäftlinge und Personal kommen vor.

Als mögliche Erklärungsmodelle für diese hohe Rate an Viktimisierungen im Strafvollzug werden insbesondere die Importations- und die Deprivationstheorie herangezogen (Klatt, 2020). Während die Importationstheorie davon ausgeht, dass die Strafgefangenen ihr Gewaltpotential und damit die Wahrscheinlichkeit, andere zum Opfer zu machen, in den Vollzug »importieren«, macht die Deprivationstheorie die Umstände des Zwangskontextes als Ursache für gewalttätiges, andere traumatisierendes Fehlverhalten aus. Empirisch konnte gezeigt werden, dass gerade Gefangene, die bereits elterliche Gewalt erlebt haben, ein erhöhtes Risiko aufweisen, in dieser Umgebung erneut zum Opfer zu werden (Klatt, 2020). Darin spiegelt sich nicht nur die generelle Relevanz der Reviktimisierungstheorie (Fitton et al., 2020; Frugaard Stroem et al., 2019), sondern auch ihre besondere Bedeutung und Gültigkeit für die Zwangskontexte von Justiz- und Maßregelvollzug. Zudem wurden eine Dauer des Vollzuges von mehr als einem Jahr und selbst als Täter zu agieren als weitere Risikofaktoren für eine eigene Traumatisierung herausgestellt.

6.2.3 PTBS

Eine Metaanalyse zur Häufigkeit der PTBS bei inhaftierten Straftätern (Baranyi et al., 2018), die auf 36 Publikationen mit insgesamt 56 Stichproben und über 21 000 Häftlingen aus 20 Ländern basiert, berichtet von einer Punktprävalenz der PTBS von 6,2 % bei Männern und 21,1 % bei Frauen. Die Ein-Jahres-Prävalenz lag bei 9,9 % für männliche und bei 26,1 % für weibliche Häftlinge. Bei den männlichen Straftätern lag die Lebenszeit-Prävalenz der PTBS bei 17,8 % und bei den Frauen bei 40,4 %. Damit liegen alle Prävalenzen der PTBS in Stichproben von Häftlingen deutlich über denen der Allgemeinbevölkerung: bei Männern etwa fünfmal, bei Frauen sogar achtmal höher (Baranyi et al., 2018). Erwartungsgemäß findet sich in Gefängnispopulationen auch eine hohe Komorbidität der PTBS mit anderen psychischen Störungen, v. a. depressiven, Angststörungen und Störungen durch psychotrope Substanzen, sowie ein enger Zusammenhang mit Suizidalität (Facer-Irwin et al., 2019). Interessanterweise berichtet eine aktuelle britische Studie, dass die Ein-Monats-Prävalenz der komplexen PTBS bei männlichen Häftlingen mit 16,7 % deutlich über der Prävalenz der PTBS mit 7,7 % liegt (Facer-Irwin et al., 2022). Ob dieser Befund auf inhaftierte Frauen und auf Deutschland übertragbar ist, muss offen bleiben.

Bei psychisch kranken Straftätern im Maßregelvollzug ist die Datenbasis zur Prävalenz der PTBS hingegen deutlich schlechter und die Punktprävalenz rangiert in den wenigen Studien zwischen 17 % und 39 % (Guina et al., 2021). Für die komplexe PTBS wird die Drei-Monats-Prävalenz in einer Stichprobe forensischer Patienten auf 28 % und die Lebenszeit-Prävalenz auf 44 % geschätzt (Spitzer et al., 2006).

6.3 Die psychotraumatologische Perspektive auf Straftaten

6.3.1 Biografische Entwicklung vor dem Delikt und der »cycle of violence«

Der Zusammenhang zwischen eigenen Misshandlungserfahrung in Kindheit bzw. Jugend und späterer Aggressivität, Straftaten und Delinquenz ist mittlerweile mit hoher Evidenz empirisch gesichert (Dalsklev et al., 2021; Fitton et al., 2020). Auch gibt es vielfältige Hinweise auf eine Assoziation zwischen biografisch frühen Traumatisierungen und »psychopathy« (Moeira et al., 2022), worunter eine dissoziale Persönlichkeitsstruktur mit Mangel an Empathie und Reue, Gefühlskälte, Impulsivität, Verantwortungslosigkeit, rücksichtsloser Missachtung sozialer Normen und Disposition zu deviantem Verhalten verstanden wird. In dem griffigen Begriff des »cycle of violence« wird das komplexe Wechselspiel eigener Gewalt- und Opfererfahrungen und späterer Täterschaft mit Ausübung von Gewalt verdichtet. Dabei lassen sich zum Teil Facetten der eigenen traumatischen Erlebnisse in den Straftaten wiederfinden, so dass »das Delikt als Reinszenierung von Opfererfahrungen« verstanden werden kann (Wischka, 2013; S. 534). So stehen etwa Tatdetails im Sinne einer »Täterhandschrift« im Zusammenhang mit dem Alter der Ersttraumatisierung des späteren Täters, wobei gilt: je früher die Traumatisierung, desto höher die Detailübereinstimmung, z. B. Agieren an Tatorten, die den Örtlichkeiten der eigenen Traumatisierung ähneln, oder Strategien, Opfer zum sexuellen Missbrauch gefügig zu machen, in denen das selbst erlebte Missbrauchsgeschehen wiederholt wird. Die im Einzelfall oft höchst unscharfen Grenzen zwischen Opfer und Täter bzw. raschen Wechseln dieser »Rollen« lassen sich auch eindrucksvoll am Beispiel der so genannten Kinder-Soldaten aufzeigen und unterstreichen die Vielschichtigkeit des »cycle of violence«.

Dazu zählt auch die Frage, ob bestimmte traumatische Erfahrungen ihrerseits zu spezifischen Formen von Aggression prädisponieren. Während möglicherweise Opfer von intrafamiliärem sexuellem Missbrauch ein deutlich erhöhtes Risiko haben, später Sexualstraftaten zu begehen (Goddard & Pooley, 2019), sind die Zusammenhänge zwischen anderen Formen von Kindheitstraumatisierungen und distinkten Typen späterer Gewalttätigkeit weniger eindeutig (Augsburger et al., 2019; Sansone et al., 2012). Abschließend bleibt festzuhalten, dass der Zusammenhang zwischen (biografisch frühen) Traumatisierungen und Gewalttätigkeit bzw. Delinquenz hoch komplex ist und viele Fragen offen sind.

6.3.2 Die Straftat als traumatische Erfahrung

Aus der Praxis ist bekannt, dass sowohl Strafgefangene im Strafvollzug als auch Patienten des Maßregelvollzugs gelegentlich auf den für sie selbst traumatischen Charakter ihrer Tat hinweisen. Dies gilt insbesondere für Gewaltverbrechen, v. a. Tötungsdelikte, und es ist wiederholt argumentiert worden, dass Mord und Totschlag die Trauma-Kriterien der aktuell gültigen Klassifikationssysteme erfüllen (Badenes-Ribera et al., 2021). Daher verwundert es kaum, dass eine Metaanalyse bei wegen eines Tötungsdeliktes verurteilten Straftätern eine straftat-bezogene Punktprävalenz der PTBS von 42,6 % und für die partielle PTBS von 13,1 % berichtet (Badenes-Ribera et al., 2021). Bei Straftätern mit Gewalttaten, aber ohne Tötungsdelikte war die Häufigkeit der PTBS zwar niedriger, aber mit 33,1 % immer noch hoch. Auch bei forensischen Patienten findet sich eine PTBS infolge von Tötungsdelikten (Spitzer et al., 2001).

Diese Befunde sind von hoher Relevanz für den täglichen institutionellen Umgang mit dieser spezifischen Gruppe, für ihre Kriminalprognose und Rehabilitation, denn aufgrund des Vermeidungsverhaltens bezüglich traumatischer Stimuli werden sich Rechtsbrecher mit einer PTBS infolge ihres Tötungs- oder Gewaltdeliktes vermutlich kaum mit ihrer Straftat angemessen auseinandersetzen, was sich wiederum nachteilig auf ihre Kriminalprognose und Resozialisierung auswirken dürfte. Auch für den forensischen Kontext ist dies von Bedeutung, denn die dort üblichen deliktorientierten Behandlungsprogramme können nur dann funktionieren, wenn die Straftäter sich ihrem Delikt angemessen stellen. Wenn sie ihre eigene Straftat traumatisch verarbeitet und als Konsequenz gar eine PTBS entwickelt haben, wird das Vermeidungsverhalten einer adäquaten Bearbeitung ihrer Straftat entgegenstehen (Kilvinger et al., 2011).

6.3.3 Zur Relevanz von Trauma und PTBS für die Deliktbearbeitung und Resozialisierung

Risiko- bzw. Gefährlichkeitsbeurteilungen, Kriminalprognosen und die Erarbeitung einer individuellen Delinquenzhypothese stellen zentrale Bausteine dar, auf deren Grundlage eine angemessene Deliktbearbeitung und eine erfolgreiche Resozialisierung möglich werden. Der wesentliche Auftrag der Vollzugs- und Behandlungsmaßnahmen besteht schließlich darin, durch individualisierte Interventionen die Rückfallrisiken so zu moderieren, dass von den Straftätern keine Gefahr mehr ausgeht. Für die Konzipierung und Planung entsprechender Maßnahmen wird sehr häufig das Risk-Need-Responsivity-Modell nach Andrews und Bonta genutzt, auf dem auch anerkannte manualisierte Behandlungsprogramme beruhen, wie z. B. diejenigen für Sexual- oder (inhaftierte) Gewaltstraftäter. Diese vorwiegend kognitiv-behavioral ausgerichteten Manuale widmen sich auch der persönlichen Lebensgeschichte der Täter, da entwicklungs- und lebensgeschichtliche Faktoren zur Entstehung der Delinquenz beitragen. Auch traumatische Erfahrungen spielen in diesem Kontext eine wichtige Rolle.

International, v. a. im anglo-amerikanischen Kulturkreis, finden trauma-orientierte und trauma-informierte Ansätze immer mehr Anwendung in Gefängnissen (Malik et al., 2023). Dabei werden insbesondere Gruppentherapien und Stabilisierungsmaßnamen angewandt, deutlich seltener Expositionsverfahren. Eine metaanalytische Auswertung von 16 Studien ergab zwar signifikante, aber letztendlich kleine Effektstärken zugunsten der trauma-orientierten Interventionen (Malik et al., 2023). Möglicherweise beruhen diese ernüchternden Befunde neben den o. g. Aspekten darauf, dass die Interventionen meist nicht von erfahrenem, gut in der Behandlungsmethodik ausgebildetem Personal durchgeführt wurden. Obwohl auch im deutschen Justizvollzug eine zunehmende Trauma-Sensibilität zu verzeichnen ist (Wischka, 2013), finden sich über vereinzelte Fallberichte zur Traumatherapie mit EMDR hinaus (vgl. Kap. F7) kaum Veröffentlichungen zum systematischen Einsatz traumatherapeutischer Interventionen oder gar deren Nützlichkeit mit Blick auf die Kriminalprognose.

An dieser Stelle sei darauf hingewiesen, dass jeder Mensch mit einer psychischen Störung das Recht auf eine leitliniengerechte Behandlung hat – das gilt natürlich auch für Straftäter. Allerdings wird die PTBS bei Häftlingen sehr häufig übersehen und kann daher nicht adäquat behandelt werden (Jakobowitz et al., 2017). Zudem muss offen bleiben, ob es bei korrekt diagnostizierter PTBS zur Behandlung käme, denn vermutlich stehen dem vielfältige Hindernisse entgegen – sowohl auf Seiten der JVA und der dort Verantwortlichen als auch auf Seiten der Betroffenen, ebenso wie auf Seiten der Behandler (Wischka, 2013). Erschwerend kommt hinzu, dass komorbide Störungen, insbesondere Substanzabhängigkeiten (vgl. Kapitel C5), eher im Fokus der Behandlungen stehen, um zukünftige Straftaten zu verhindern (z. B. Entziehungsmaßregel).

Auch in forensischen Kontexten wird der Psychotraumatologie immer mehr Aufmerksamkeit geschenkt, z. B. über die Implementierung trauma-informierter Pflege und des Managements von forensisch untergebrachten psychisch kranken Straftätern oder der Anwendung von EMDR (Übersicht bei Wilmot & Jones, 2022).

6.4 Fazit und Ausblick

Obwohl zentrale psychotraumatologische Aspekte im Straf- und Maßregelvollzug dargestellt werden, bleiben vielfältige Facetten dieser komplexen Thematik unberührt. Nicht aufgegriffen werden psychische Störungen, die im Justizsystem besonders häufig vorkommen, wie Suchterkrankungen (vgl. Kapitel C5), Psychosen (vgl. Kapitel C6) oder Persönlichkeitsstörungen (vgl. Kapitel C9), und bei denen Traumatisierungen sowohl in der Entstehung, der Chronifizierung wie in der Behandlung eine erhebliche Relevanz haben. Auch hinsichtlich möglicher Zusammenhänge zwischen (sekundärer) Psychopathie und (biografisch frühen) Traumatisierungen kann hier nur auf weiterführende Literatur verwiesen werden (Spitzer & Dudeck, 2017). Auch weitere Dimensionen, die sowohl im Alltag des Straf- und Maßregelvollzugs als auch für das Rückfallrisiko der Betroffenen äußerst wichtig sind – wie z. B. Bindungsmuster, Impulskontrolle und Opfer-Empathie –, werden hier nicht behandelt, gehören aber sicherlich ganz wesentlich zu einer psychotraumatologischen Perspektive auf diesen Themenkomplex.

Angesichts der dargestellten Befunde und Überlegungen wird deutlich, wie wichtig eine trauma-informierte und trauma-sensible Haltung und Kultur im Straf- und Maßregelvollzug ist. Diese Haltung und Kultur sollte bereits bei der Begutachtung und Diagnostik der Straftäter:innen zum Tragen kommen, bei der Planung anzuwendender Interventionen eine zentrale Rolle spielen und auch bei der Resozialisierung sowie Prognosebeurteilung noch systematischer als bisher Berücksichtigung finden. Dabei ist eine Grundlagen- und Begleitforschung unerlässlich, um die Relevanz und Wirksamkeit psychotraumatologischer Perspektiven in diesen Zwangskontexten kritisch zu prüfen und weiterzuentwickeln.

6.5 Literatur

Angelakis I., Austin J. L. & Gooding P. (2020). Childhood maltreatment and suicide attempts in prisoners: A systematic meta-analytic review. *Psychological Medicine*, 50 (1), 1–10.

Augsburger M., Basler K., & Maercker A. (2019). Is there a female cycle of violence after exposure to childhood maltreatment? A meta-analysis. *Psychological Medicine,* 49 (11), 1776–1786.

Badenes-Ribera L., Molla-Esparza C., Longobardi C., Sánchez-Meca J. & Fabris M. A. (2021). Homicide as a source of posttraumatic stress?: A meta-analysis of the prevalence of posttraumatic stress disorder after committing homicide. *Journal of Traumatic Stress*, 34 (2), 345–356.

Baier D. & Bergmann C. M. (2013). Gewalt im Strafvollzug – Ergebnisse einer Befragung in fünf Bundesländern. *Forum Strafvollzug,* 62, 76–83.

Baranyi G., Cassidy M., Fazel S., Priebe S. & Mundt A. P. (2018). Prevalence of posttraumatic stress disorder in prisoners. *Epidemiologic Reviews,* 40 (1), 134–145.

Bodkin C., Pivnick L., Bondy S. J., Ziegler C., Martin R. E., Jernigan C. & Kouyoumdjian F. (2019). History of childhood abuse in populations incarcerated in Canada: A systematic review and meta-analysis. *American Journal of Public Health,* 109 (3), e1 – e11.

Dalsklev M., Cunningham T., Dempster M. & Hanna D. (2021). Childhood physical and sexual abuse as a predictor of reoffending: A systematic review. *Trauma, Violence & Abuse,* 22 (3), 605–618.

DeVeauxM. I. (2013). The trauma of the incarceration experience. *Harvard Civil Rights – Civil Liberties Law Review,* 48, 257–277.

Facer-Irwin E., Blackwood N. J., Bird A., Dickson H., McGlade D., Alves-Costa F. & MacManus D. (2019). PTSD in prison settings: A systematic review and meta-analysis of comorbid mental disorders and problematic behaviours. *PloS One,* 14 (9), e0222407.

Facer-Irwin E., Karatzias T., Bird A., Blackwood N. & MacManus D. (2022). PTSD and complex PTSD in sentenced male prisoners in the UK: Prevalence, trauma antecedents, and psychiatric comorbidities. *Psychological Medicine,* 52 (13), 2794–2804.

Fitton L., YuR. & Fazel S. (2020). Childhood maltreatment and violent outcomes: A systematic review and meta-analysis of prospective studies. Trauma, *Violence & Abuse,* 21 (4), 754–768.

Frugaard Stroem I., Aakvaag H. F. & Wentzel-Larsen T. (2019). Characteristics of different types of childhood violence and the risk of revictimization. *Violence Against Women,* 25, 1696–1716.

Goddard T. & Pooley J. A. (2019). The impact of childhood abuse on adult male prisoners: A systematic review. *Journal of Police and Criminal Psychology,* 34, 215–230.

Görgen T., Neubacher F. & Hunold D. (2015). Viktimisierung in Einrichtungen. In: Guzy N., Birkel C. & Mischkowitz R. (Hrsg.). *Viktimisierungsbefragungen in Deutschland.* Bd. 1: *Ziele, Nutzen und Forschungsstand.* Wiesbaden: Bundeskriminalamt Wiesbaden, 421–456.

Guina J., Audu A. K., Cameron J., Lemmen A., Mamidipaka A. & Kletzka N. (2021). Prevalence of traumas and PTSD among individuals adjudicated not guilty by reason of insanity. *The Journal of the American Academy of Psychiatry and the Law,* 49 (2), 194–201.

Jakobowitz S., Bebbington P., McKenzie N., Iveson R., Duffield G., Kerr M. & Killaspy H. (2017). Assessing needs for psychiatric treatment in prisoners: 2. Met and unmet need. *Social Psychiatry and Psychiatric Epidemiology,* 52 (2), 231–240.

Kilvinger F. Rossegger A., Taube O., Urbaniok F. & Endrass J. (2011). Traumatische Lebensereignisse bei Gewalt- und Sexualstraftätern. *Kriminalistik,* 65 (4), 255–261.

Klatt T. (2020). Prädiktoren von Opfererfahrungen im Justizvollzug. In: Rettenberger M., Dessecker A. & Rau M. (Hrsg.). *Gewalt und Zwang in Institutionen.* Wiesbaden: Kriminologische Zentralstelle, 47–69.

Liu H., Li T. W., Liang L. & Hou W. K. (2021). Trauma exposure and mental health of prisoners and ex-prisoners: A systematic review and meta-analysis. *Clinical Psychology Review,* 89, 102069.

Malik N., Facer-Irwin E., Dickson H., Bird A. & MacManus D. (2023). The effectiveness of trauma-focused interventions in prison settings: A systematic review and meta-analysis. *Trauma, Violence & Abuse,* 24 (2), 844–857.

Moreira D., Moreira D. S., Barbosa F., Sousa-Gomes V. & Fávero M. (2022). Childhood traumatic experiences and psychopathy: A comprehensive review. *Psychological Trauma: Theory, Research, Practice and Policy,* 14 (8), 1281–1287.

Piper A. & Berle D. (2019). The association between trauma experienced during incarceration and PTSD outcomes: A systematic review and meta-analysis, *The Journal of Forensic Psychiatry & Psychology,* 30 (5), 854–875.

Pringer S. M. & Wagner N. J. (2020). Use of trauma-informed care with incarcerated offenders. *Journal of Addictions & Offender Counseling,* 41 (1), 52–64.

Sansone R. A., Leung J. S. & Wiederman M. W. (2012). Five forms of childhood trauma: Relationships with aggressive behaviour in adulthood. *The Primary Care Companion for CNS Disorders,* 15, 1–13.

Spitzer C. & Dudeck M. (2017). Dissoziation. In: Dulz B, Briken P Kernber O. & Rauchfleisch U. (Hrsg.). *Handbuch der Antisozialen Persönlichkeitsstörung.* Stuttgart: Schattauer, 334–343.

Spitzer C., Dudeck M., Liss H., Orlob S., Gillner M. & Freyberger H. J. (2001). Post-traumatic stress

disorder in forensic inpatients, *The Journal of Forensic Psychiatry*, 12 (1), 63–77.
Spitzer C., Chevalier C., Gillner M., Freyberger H. J. & Barnow S. (2006). Complex posttraumatic stress disorder and child maltreatment in forensic inpatients. *The Journal of Forensic Psychiatry & Psychology*, 17(2), 204–216.
Wilmot P. & Jones L. (Hrsg.) (2022). *Trauma-informed forensic practice*. New York: Routledge.
Wischka B. (2013). Täter und Opfer in der Therapie von Sexual- und Gewaltstraftätern. In: Wischka B., Pecher W. & van den Boogaart H. (Hrsg.). *Behandlung von Straftätern. Sozialtherapie, Maßregelvollzug, Sicherungsverwahrung*. Freiburg i. Br.: CENTAURUS Verlag & Media KG, 524–547.

URSULA GASCH UND CHRISTIAN BITZIGEIO

7. Straftaten gegen die sexuelle Selbstbestimmung – eine interdisziplinäre Bestandsaufnahme

Unabhängig von professioneller Zugehörigkeit erlebt jeder, der beruflich mit Sexualdelikten befasst ist, dass dem Phänomen und vor allem Geschädigten und Tätern nur vor einem interdisziplinären Hintergrund angemessen begegnet werden kann. Vielfältige gesetzgeberische Veränderungen der letzten Dekaden tragen diesem Umstand und nicht zuletzt den mit technischem Fortschritt einhergehenden erweiterten Tatbegehungsmöglichkeiten Rechnung. Daneben erfolgte eine erhebliche Stärkung der Opferrechte. Während Geschädigte früher lediglich Zeugen und Beweismittel im Strafverfahren waren, begann man in Deutschland ab Mitte der 1970er Jahre ein Opfer als eigenständige und mit eigenen Rechten ausgestattete Rechtspersönlichkeit zu betrachten. Zu dieser Zeit gründete sich auch die Opferhilfevereinigung »Weißer Ring«, welche bedeutend dazu beitrug, Aufgaben und Anliegen der Opferhilfe auf breiter Ebene publik und salonfähig zu machen.

Die juristische Aufarbeitung gerade von sexualisierten Gewalterfahrungen ist – nicht zuletzt wegen der großen Medienwirksamkeit und einem inzwischen flächendeckenden »Echtzeit-Paparazzitum« – ein höchst sensibles Feld (Gasch & Weber, 2017). Das mutmaßliche Opfer, aber auch der Beschuldigte, wird während des Strafverfahrens »zum Menschen ohne Privatsphäre« (vgl. Rückert, 2012). Dem im Laufe der letzten Jahre in Deutschland zunehmend gestärkten Opferschutz läuft ein massives Diktat der Quote in den Medien zuwider, das Ermittlungen zu erschweren und sich nicht zuletzt auch auf den Verlauf spektakulärer Gerichtsverfahren auszuwirken droht. Auch scheinen Schicksale, die um der Unterhaltung willen zur Schau gestellt werden, im Rahmen diverser True-Crime-Formate ohne ernsthafte Rücksicht auf mögliche Folgen für Geschädigte und deren Angehörige den voyeuristischen Nerv der Zeit zu treffen. Diese Entwicklungen sind aus Sicht der Verfasser als bedenklich einzustufen, bergen sie doch ein erhebliches Risiko, rechtsstaatliche Errungenschaften und Garantien betreffend Opferschutz und Strafverfahren auszuhöhlen.

7.1 Vorkommen und Häufigkeit von Sexualdelinquenz in Deutschland

Die Polizeiliche Kriminalstatistik (PKS; BKA, 2023) erfasste für das Berichtsjahr 2022 insgesamt 5,628 Mio. zur Anzeige gebrachte Delikte, von denen 57,3 % aufgeklärt wurden. Der Anteil von Gewaltkriminalität in der BRD lag im Jahr 2022 bei 197 202 Straftaten (+19,8 % im Vergleich zu 2021), was ca. 3 % aller Delikte entspricht. Bei den Straftaten gegen die sexuelle Selbstbestimmung – einer Untergruppe der Gewaltdelikte – wurden im Jahr 2022 insgesamt 118 196 Fälle gezählt. Die PKS weist allein 11 896 Vergewaltigungen und Fälle sexueller Nötigung und sexueller Übergriffe im besonders schweren Fall einschließlich mit Todesfolge (§§ 177, 178 StGB) aus, was einer Zunahme von ca. 20 % im Vergleich zum Vorjahr entspricht. Nicht selten gelangen auch Sexualdelikte ohne Körperkontakt, wie beispielsweise exhibitionistische Handlungen und die Erregung öffentlichen Ärgernisses (§§ 183, 183a StGB), zur Anzeige. Die Zahl lag hier für das Jahr 2022 bei 10 379 Fällen.

Die Fachwelt ist sich einig, dass es sich bei den statistisch erfassten Straftaten gegen die sexuelle Selbstbestimmung nach wie vor nur um einen Bruchteil aller begangenen Sexualdelikte handelt. Dieser Deliktstyp wies bislang mit ca. 10 % bis 15 % die geringste Anzeigerate auf (vgl. Schwind, 2021; Gasch, 2015; Gasch, 2010; Göppinger, 2008). Die in den letzten 5 Jahren deutlich gestiegenen Fallzahlen im Bereich der sexuellen Übergriffe deuten auf eine gestiegene Anzeigebereitschaft u. a. aufgrund der »#metoo«-Debatte und der Aufarbeitung von Missbrauchsskandalen hin und somit auf eine zunehmende Verschiebung des Dunkel- ins Hellfeld.

Aus der *Verurteilungsstatistik* ist ablesbar, in wie vielen Fällen eine angezeigte Tat zur Verurteilung eines Tatverdächtigen führte. Im Vergleich zu Verurteilungen wegen anderer Delikte (-5,3 %) stieg die Anzahl der Verurteilung wegen Straftaten gegen die Sexuelle Selbstbestimmung das fünfte Jahr in Folge deutlich, was primär auf den starken Zuwachs der Verurteilungen wegen des Umgangs mit Kinderpornografie zurückzuführen ist. Dieser An-

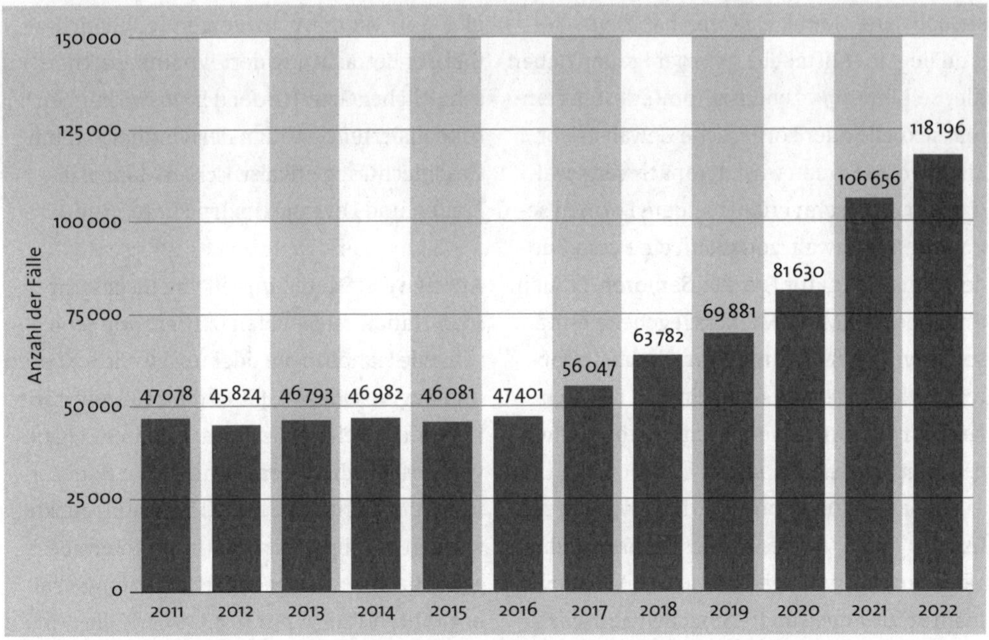

Abb. 1: Entwicklung Straftaten gegen die sexuelle Selbstbestimmung – gesamt (Quelle Statista; 2023)

stieg ist wiederum auf die stetig zunehmende Zahl von Verdachtsmeldungen von Seiten der US-Nichtregierungsorganisation »National Center for Missing and Exploited Children« (NCMEC) zurückzuführen, welche tausendfach Hinweise zu Kinder- und Jugendpornografie mit Bezug nach Deutschland an die hiesigen Strafverfolgungsbehörden weiterleitet. Allein Baden-Württemberg betreffend gingen im Jahr 2019 noch 804 Hinweise ein, im Jahr 2020 waren es bereits 1660, 2021 waren es 2825 Hinweise.

Tatsächlich ist es ein schwieriges Unterfangen, sich ein Bild über das konkrete Ausmaß von Sexualstraftaten zu verschaffen. Die *vertrauliche Befragung* stellt derzeit noch die valideste Option dar, um zu Prävalenzdaten zu gelangen:

Eine EU-Studie aus dem Jahr 2014 (European Union Agency for Fundamental Rights, 2014), bei der 42 000 Frauen befragt wurden, kommt zu dem Ergebnis, dass jede dritte Frau in Europa als Erwachsene körperliche oder sexualisierte Gewalt erfahren hat. Deutschland liegt im Mittelfeld: 35 % der Frauen haben hier seit ihrem 15. Lebensjahr mindestens einmal sexuelle oder körperliche Gewalt erlebt. Eine von 20 Frauen wird demnach vergewaltigt, eine von zehn erfährt andere Formen sexualisierter Gewalt. 2004 kam eine vom Bundesministerium für Familie, Senioren, Frauen und Jugend (BMFSFJ) herausgegebene repräsentative Untersuchung zu noch drastischeren Zahlen: Fast jede siebte Frau in Deutschland wird demnach vergewaltigt oder sexuell genötigt (BMFSFJ, 2004).

Eine anno 2020 durch das Ministerium für Inneres und Sport des Landes Sachsen-Anhalt geförderte und an der Hochschule Merseburg, Institut für Angewandte Sexualwissenschaft, durchgeführte sexualwissenschaftliche Online-Studie »Partner 5 – Erwachsene 2020« mit kriminologisch relevanten Fragestellungen zu sexuellen Grenzverletzungen erfasst Aussagen von 3466 Personen, darunter Frauen, Männer und Personen mit diverser Geschlechtsidentität zwischen 18 und 84 Jahren (Kruber et al., 2021). Im Ergebnis ist u. a. eine größere Sensibilität der Jüngeren in Bezug auf sexuelle Grenzverletzungen feststellbar, die nicht als angewachsene Vulnerabilität zu deuten ist, sondern als Resilienz: Der angewachsene gesellschaftliche Diskurs zum Thema verbessert Aufgeklärtheit und Reflektiertheit. Er verhindert keine Grenzverletzungen, aber erleichtert das Sprechen darüber, ermöglicht Betroffenen – gerade auch Jungen und Männern – die Mitteilung an Dritte, die Inanspruchnahme von Hilfen und mindert so das traumatische Potential von erlebten Übergriffen. In Bezug auf das Geschlecht bestätigt die Studie bekannte Differenzierungen, vor allem die größere Betroffenheit von Mädchen und Frauen durch sexualisierte Gewalt im Vergleich zu Männern. In einigen Teilbereichen (bei der Betrachtung der Dynamik partnerschaftlicher Gewalt oder der Auswirkungen sexualisierter Gewalt in der Kindheit) treten Geschlechtsspezifika zwischen Männern, Frauen und Diversen in den Hintergrund.

Anzeige erstatteten im Fall von insgesamt 1048 Hands-on-Delikten (z. B. erzwungene sexuelle Handlungen oder ungewolltes Küssen und Begrapschen) 6,4 % und im Fall von 286 Hands-off-Delikten (z. B. ungewolltes Zeigen von Geschlechtsteilen, Pornos oder Bildern) 10,1 % der Teilnehmenden. Hands-on-Delikte wurden häufiger von bekannten Tätern begangen. Eine Anzeigeerstattung erfolgte bei bekannten Tätern nur in 4,5 % der Fälle; war er unbekannt, in 11,7 % der Fälle.

Was die retrospektive Beurteilung des Anzeigeverhaltens betrifft, bewerten 90 % der betroffenen Teilnehmenden in der Studie die Anzeige insbesondere dann als »richtig«, wenn sie vor der Anzeige ihr Einverständnis geben konnten und sich von Ermittlungspersonen und Helfenden gut behandelt fühlten. Je jünger die Befragten zur Zeit des sexuellen Übergriffs waren, desto eher bewerteten sie die Nichtanzeige aus heutiger Sicht als »falsch«. Ein weiteres Ergebnis ist, dass mit zeitlichem Abstand zum Übergriff der Leidensdruck zwar geringer wird, die Unzufriedenheit mit einer Nichtanzeige aber zunimmt. Diese Unzufriedenheit ist also »nicht als Ausdruck unverarbeiteten Leids, sondern vielmehr eines durch den gesellschaftlichen Diskurs individuell angewachsenen Gerechtigkeitsempfindens« zu werten (Kruber 2021 S. 45).

Die erheblichen Diskrepanzen zwischen den Zahlen der Statistiken der Strafverfolgungsbehörden und denen der im Rahmen wissenschaftlicher Studien durchgeführten Befragungen, denen unabhängig von einer Anzeige gemachte Selbstauskünfte von Opfern zugrunde liegen, zeigen deutlich auf, wie erheblich das *Dunkelfeld* betreffend Sexualdelikte nach wie vor ist. Scham, wirtschaftliche Abhängigkeit, mangelnde Rechtskenntnisse und Beweisprobleme stellen besondere Hindernisse für ein Opfer dar, Täter anzuzeigen. Außerdem sinkt mit zunehmendem Bekanntheitsgrad zwischen Täter und Opfer die Anzeigebereitschaft (Kruber, 2021; European Union Agency for Fundamental Rights, 2014; Göppinger, 2008; Burgheim & Friese, 2008). Die PKS sowie Verurteilungszahlen bieten lediglich ein vages Abbild der objektiven Realität im Hinblick auf das gesamte Ausmaß der Sexualdelinquenz in Deutschland. Noch schwieriger wird eine Bezifferung der Sexualstraftaten unter Berücksichtigung besonderer Opfergruppen.

7.2 Sexuelle Übergriffe auf spezielle Opfergruppen

Auf spezielle Gruppen, wie beispielsweise Kinder, behinderte und ältere Menschen – besonders ältere Frauen –, zielende sexuelle Übergriffe weisen eine kaum schätzbare Dunkelziffer auf. Eine ebenfalls schwierige Situation ergibt sich im Zusammenhang mit Sexualdelikten, bei denen Geschädigte womöglich aufgrund Alkohol- oder Drogenkonsums widerstandsunfähig waren.

7.2.1 Kinder als Opfer von Sexualdelikten

Im Fall sexuellen Missbrauchs von Kindern lässt sich über die absoluten Zahlen nur spekulieren, da die Opfer meist, wenn überhaupt, erst nach Jahren oder Jahrzehnten in der Lage sind, über ihre Missbrauchserfahrungen zu berichten. Außerdem entstammt die Mehrzahl der Täter in diesen Fällen dem sozialen Nahraum der Opfer. Es handelt sich dabei in ca. 70 % der Fälle um Familienmitglieder und soziales Umfeld wie z. B. Nachbarn, Freunde der Familie, Babysitter und Erziehungs- sowie Autoritätspersonen (Haupt et al., 2003; Göppinger, 2008). Die Entscheidung darüber, ob Anzeige erstattet wird, treffen außerdem meist Eltern und Angehörige eines minderjährigen Opfers. Insofern hat die soziale Dynamik einen erheblichen Einfluss darauf, ob ein Täter nicht bzw. nicht zeitnah zum Tatzeitpunkt bei den Strafverfolgungsbehörden angezeigt wird. Vor dem Hintergrund, dass wesentliche aussagerelevante Entwicklungsstufen bei normaler Entwicklung eines Menschen erst mit dem

12. Lebensjahr abgeschlossen sind, kommt des Weiteren den Befragungsmodalitäten im Ermittlungs- und Strafverfahren eine ganz besondere Bedeutung zu (vgl. Niehaus et al., 2017). Diesem Erfordernis wird nicht immer in ausreichendem Maße Rechnung getragen – was aber auch nicht weiter verwunderlich ist, betrachtet man den kläglichen Stellenwert der aussagepsychologischen Aus- und Fortbildung deutscher Juristen und Polizisten. Es besteht außerdem das Problem, dass nach Ablauf der Verjährungsfrist eine strafrechtliche Verfolgung unmöglich ist.

Laut PKS von 2022 wies die Zahl der Fälle sexuellen Missbrauchs von Kindern (§§ 176, 176a, 176b StGB) mit über 15 500 Fällen eine Steigerung um + 20 % im Vergleich zu 2019 auf (BKA, 2023). Zu berücksichtigen ist hier allerdings, dass aufgrund von Strafrechtsänderungen eine direkte Vergleichbarkeit nicht mehr gegeben ist. Das Gesetz zur Bekämpfung sexualisierter Gewalt gegen Kinder (in Kraft getreten am 1. Juli 2021) enthält u. a. Verschärfungen des Strafrechts durch Einfügungen und inhaltliche Änderungen, denn eine ganz besondere Deliktgruppe stellt – neben den klassischen *Hands-on-Sexualdelikten* – der längst schwunghafte internationale Austausch von bzw. Handel mit kinderpornografischem Material über das Internet dar. Hier multipliziert sich das an einem Kind begangene Unrecht gleich zigfach, indem es in unbegrenzter Häufigkeit von »Konsumenten« abgerufen werden kann – und wird.

Sexueller Missbrauch von Kindern und Jugendlichen durch Geistliche:

Eine umfassende Studie des amerikanischen Kriminalitätsforschungsinstituts John Jay College im Auftrag der katholischen Bischofskonferenz ergab, dass zwischen 1950 und 2002 knapp 4400 US-amerikanische Priester mindestens 11 000 Kinder und Jugendliche sexuell missbraucht hatten. Etwa 4 % der in diesem Zeitraum tätigen katholischen Kleriker in den USA wurden nach dieser Studie zum Sexualverbrecher. Wegen der Verjährungsfristen konnten nur wenige Fälle strafrechtlich verfolgt werden. Rechtskräftig verurteilt wurden lediglich 138 Priester (Gasch, 2010; John Jay College of Criminal Justice, 2004).

Im Rahmen der MHG-Studie (Dreßing et al., 2018) erfolgte die Identifikation sexuellen Missbrauchs Minderjähriger durch Geistliche im Verantwortungsbereich der Deutschen Bischofskonferenz betreffend die Jahre zwischen 1946 und 2014. Dabei fanden sich bei 1679 Klerikern der katholischen Kirche Hinweise auf Beschuldigungen des sexuellen Missbrauchs Minderjähriger, was 4,4 % (untere Schätzgröße) aller Kleriker im betreffenden Zeitraum entspricht. Den beschuldigten Klerikern konnten 3677 von sexuellem Missbrauch betroffene Kinder und Jugendliche zugeordnet werden. Die Geschädigten waren zu 62,8 % männlichen und zu 34,9 % weiblichen Geschlechts. Mehrfachtaten an einzelnen Betroffenen waren häufiger als einmalige Vorfälle. Ca. 51,6 % der Betroffenen waren beim ersten sexuellen Missbrauch maximal 13 Jahre alt. 14 Jahre alt oder älter waren 25,8 %. Penetrationshandlungen wurden bei 15,8 % der Betroffenen vollzogen. Das Stattfinden eines entsprechenden kirchenrechtlichen Verfahrens war bei 33,9 % der Beschuldigten dokumentiert. Strafanzeigen erfolgten in 37,7 % der Fälle – in 27,5 % durch Betroffene selbst oder deren Familie und in 19,4 % durch die katholische Kirche. Zu einer hohen Zahl von Verfahrenseinstellungen (67,1 %) durch die Staatsanwaltschaft kam es insbesondere wegen Verjährung der Tatvorwürfe. Die Verurteilungsrate belief sich bei den Klerikern auf 30,9 %.

7.2.2 Behinderte Personen als Opfer von Sexualdelikten

Die PKS erfasst im Zusammenhang mit Delikten gegen die sexuelle Selbstbestimmung unter Ausnutzung eines Abhängigkeitsverhältnisses nicht explizit, inwieweit behinderte Menschen Opfer dieser Delikte werden, weil körperliche oder geistige Behinderungen kein separates Erfassungskriterium der PKS darstellen.

Als erste repräsentative deutsche Studie betreffend Frauen mit Behinderung gilt eine von 2009 bis 2011 im Auftrag des Bundesministeriums für Familie, Senioren, Frauen und Jugend von der Fakultät für Gesundheitswissenschaften und dem Interdisziplinären Zentrum für Frauen- und Geschlechterforschung (IFF) der Universität Bielefeld durchgeführte Untersuchung (vgl. Schröttle et al., 2013). Diese bezog Frauen mit unterschiedlichen Behinderungen ein, darunter Frauen mit Lernschwierigkeiten und geistigen Behinderungen. Befragt wurden insgesamt 1561 Frauen im Alter von 16 bis 65 Jahren, die starke, dauerhafte Beeinträchtigungen und Behinderungen aufwiesen. Nachfolgend einige Ergebnisse der Studie:

Sexuellen Missbrauch in Kindheit und Jugend durch Erwachsene erlebten 20–34 % der Frauen mit Behinderungen und Beeinträchtigungen und waren damit etwa zwei- bis dreimal häufiger betroffen als Frauen im Bevölkerungsdurchschnitt. Wird zusätzlich sexueller Missbrauch durch andere Kinder und Jugendliche mit einbezogen, erlebte jede zweite bis vierte Frau sexuelle Übergriffe in Kindheit und Jugend, allen voran gehörlose Frauen (52 %), die dies besonders häufig in Einrichtungen/Internaten erlebt haben, gefolgt von blinden Frauen (40 %), psychisch erkrankten Frauen (36 %), körper-/mehrfachbehinderten Frauen (34 %). Frauen mit sogenannten geistigen Behinderungen in Einrichtungen gaben dies zu 25 % an.

Erzwungene sexuelle Handlungen im Erwachsenenleben gaben, je nach Untersuchungsgruppe, 21–43 % der Frauen mit Behinderungen/Beeinträchtigungen an. Sie waren damit auch im Erwachsenenleben ca. 2- bis 3-mal häufiger von sexualisierter Gewalt betroffen als Frauen im Bevölkerungsdurchschnitt. Auch hiervon waren die gehörlosen (43 %) und die psychisch erkrankten Frauen (38 %) am stärksten belastet.

Zentrale Tätergruppen sind Väter, andere männliche Verwandte und Bekannte sowie unbekannte und flüchtig bekannte männliche Personen, aber auch Personen aus Schule und Ausbildung. Besondere Gefährdungskontexte für körperliche Gewalt im Erwachsenenleben sind einerseits der häusliche Bereich von Familie und Partnerschaftsbeziehungen. So haben betroffene Frauen zwei- bis dreimal häufiger Partnergewalt angegeben als Frauen im Bevölkerungsdurchschnitt. Bei den in Einrichtungen lebenden Frauen kommt Gewalt durch Mitbewohnerinnen bzw. Mitbewohner und (seltener) Personal hinzu, die von etwa 10–20 % der in Einrichtungen befragten Frauen angegeben wurde.

In Einrichtungen in besonderem Maße gefährdet scheinen Frauen mit geistigen Behinderungen zu sein: Mindestens 6 % der Frauen haben hier erzwungene sexuelle Handlungen erlebt, die meist von Mitbewohnerinnen bzw. Mitbewohnern und Kolleginnen bzw. Kollegen in den Werkstätten für Menschen mit Behinderungen ausgingen – seltener vom Personal.

Viele Frauen mit Behinderungen geben an, dass es ihnen aufgrund der Behinderung schwerer fiel, sich gegen sexuelle Übergriffe zur Wehr zu setzen.

Aufklärung ist schwierig: Zum einen werden typische Symptome der Geschädigten wie Depressionen, Bettnässen oder Angst vor körperlicher Nähe vom Umfeld als Teil der *Behinderung* gewertet. Außerdem ist vielen Betroffenen oft selbst nicht klar, wann Grenzen überschritten wurden. Weil Behinderten Sexualität abgesprochen wird, gilt das Thema in der Regel als nicht existent. Selbst die Mitarbeiter von Behinderteneinrichtungen sind diesbezüglich kaum geschult, und im Rahmen der Ausbildung von Polizei und Justiz spielte das Thema bislang noch keine Rolle.

7.2.3 Ältere Menschen als Opfer von Sexualdelikten

In ihrem »European report on preventing elder maltreatment« (WHO, 2011) schätzte die Weltgesundheitsorganisation die Prävalenz des sexuellen Missbrauchs von Menschen über dem sechzigsten Lebensjahr auf 0,7 %. Ähnliche Zahlen (0,6 %) liegen aus den USA vor (Acierno et al., 2010). Studien aus einzelnen Ländern variierten erheblich: Einer regionalen Erhebung aus Schweden zufolge berichten 2,2 % der befragten Frauen und 1,2 % der Männer über 65 Jahre davon, Opfer sexualisierter Gewalt geworden zu sein (vgl. Suhr, 2017). Für China fand sich eine Missbrauchsrate von 36 %, in Kroatien von 61 % und in Peru von sogar 80 %. Autoren betonen, dass es keine klare Definition von Missbrauch gebe, was einen Teil der Variationen erkläre.

Laut Polizeilicher Kriminalstatistik für das Jahr 2022 (BKA, 2023) werden ältere Menschen ab 60 Jahren in Deutschland verhältnismäßig selten Opfer von Gewalt: Es wurden 13 955 ältere Personen registriert. Das sind ca. 5,9 Prozent aller Opfer von Gewaltkriminalität (235 820). Weiter gab es laut PKS 2022 insgesamt 964 Opfer von Straftaten gegen die sexuelle Selbstbestimmung, von denen 883 Betroffene weiblich und 81 männlich waren. Dabei handelte es sich in 880 Fällen um vollendete und in 84 Fällen um versuchte Delikte.

Bei allen Formen von Sexualstraftaten werden Frauen ab dem 60. Lebensjahr seltener als Opfer polizeilich registriert als jüngere Frauen und weibliche Jugendliche, jedoch überproportional häufiger als gleichaltrige Männer. Dieser Unterschied ist besonders bei schweren Sexualdelikten eklatant. Das Dunkelfeld dürfte auch in diesem Delinquenzbereich erheblich sein.

Die Auseinandersetzung mit dieser immer noch stark tabuisierten Thematik weist einen erheblichen interdisziplinären Forschungs- und Handlungsbedarf auf. Bereits der Blick auf die PKS zeigt, dass dort Geschädigte jenseits der 60 undifferenziert »in einen Topf geworfen« werden – trotz einer demografischen Entwicklung, welche aufzeigt, dass Menschen in unserer Gesellschaft heute länger und gesünder leben als noch vor wenigen Jahrzehnten und selbst ein Alter von über 90 Jahren längst keine Seltenheit (mehr) ist. Nachdem erkannt wurde, dass es sich bei der Thematik des Missbrauchs älterer Menschen um ein grundlegendes und bislang vernachlässigtes Problemfeld handelt, rief die WHO gemeinsam mit UN-Partnerorganisationen das Projekt »Tackling abuse of older people: Five Priorities for the United Nations Decade of Healthy Ageing [2021–2030]« ins Leben (WHO, 2022). Im Rahmen dieser Studie sollen mittels Befragungen zunächst weltweit valide Daten über den Missbrauch älterer Menschen gesammelt werden, die wichtigsten Herausforderungen und Ziele im Zusammenhang mit der Bekämpfung des Missbrauchs identifiziert und sodann Strategien sowie Möglichkeiten für deren adäquate Umsetzung erarbeitet werden – auf internationaler und nicht zuletzt nationaler Ebene.

Partnergewalt gegen ältere Frauen

Es zeigt sich, dass es gerade auch unter älteren Frauen Fälle über Jahre fortgesetzter sexualisierter Gewalt durch Ehe- und Lebenspartner gibt, die nicht zur Anzeige gelangen. Eine repräsentative Untersuchung aus dem Jahr 2004, basierend auf 10 264 Interviews, die mit in Deutschland lebenden Frauen im Alter von 16–85 Jahren durchgeführt wurde, kam zu dem Ergebnis, dass Frauen – wie folgt – von schwerer körperlicher oder sexueller Misshandlung mit erhöhter psychischer Gewalt durch den Partner betroffen waren:

- 31,5 % jünger als 35 Jahre;
- 28 % im Alter von 35–44 Jahren;
- 26 % im Alter von 45–59 Jahren;
- 14 % im Alter von 60–85 Jahren.

Das von der Europäischen Kommission geförderte Forschungsvorhaben »Intimate Partner Violence against older Women«, kurz *IPVoW* (vgl. Nägele et al., 2010), an dem 922 verschiedene Institutionen sowie betroffene Frauen (N = 195 Interviews) im Alter von 50 bis 86 Jahren aus Deutschland, Österreich, Ungarn, Portugal, Großbritannien und Polen teilnahmen, ergab, dass 9 % der 60- bis 74-jährigen Frauen, die in einer Paarbeziehung leben, und 2,6 % der Frauen im Alter von 75 bis 86 Jahre in ihrer aktuellen Partnerschaft mindestens einmal körperliche und/oder sexualisierte Gewalt erfahren haben. Als Einflussfaktoren, die zur Entstehung bzw. Eskalation von Partnergewalt im Alter beitragen können, gelten die Verrentung, (altersspezifische) psychische Störungen, physische Abbauprozesse, die Pflegebedürftigkeit von Mann und Frau und die damit zunehmende Abhängigkeit sowie Alkoholmissbrauch. Betroffene sind meist nur unzureichend über Unterstützungsangebote informiert und nehmen diese selbst dann kaum in Anspruch, wenn sie schwere körperliche, sexualisierte und/oder psychische Gewalt durch den Partner erfahren oder erfahren haben. Es ist für ältere Frauen häufig schwieriger, eine Gewaltbeziehung zu beenden und eine eigenständige Perspektive zu entwickeln. Besondere Gefährdungen entstehen, wenn misshandelte Frauen pflegebedürftig werden – umgekehrt verstärken sich Verantwortungsgefühle, wenn misshandelnde Männer auf Pflege angewiesen sind.

Sexualisierte Gewalt gegen ältere Menschen in Pflegebeziehungen

Sexualisierte Gewalt gegen ältere, pflegebedürftige Menschen rückt selten in das kriminalistische Hellfeld und war bislang auch kaum Gegenstand wissenschaftlicher Forschung. Der Grund für das mutmaßlich enorme Dunkelfeld in diesem Deliktsfeld dürfte neben einem großen Maß an Tabuisierung auch sein, dass Menschen aus dieser Opfergruppe aufgrund kognitiver Einschränkungen und Multimorbidität oft nicht direkt zu einem Vorfall befragt werden können. Scham und Abhängigkeit von den Personen, die mutmaßlich Täter sind, spielen eine weitere Rolle, weshalb Betroffene meist schweigen.

Es gibt in Deutschland bislang wenig Erkenntnisse über sexualisierte Gewalt in Einrichtungen der stationären Langzeitpflege. Um diesem Defizit zu begegnen, wurde aktuell das vom Bundesministerium für Familie, Senioren, Frauen und Jugend geförderte Projekt »Sexuelle/Sexualisierte Gewalt in Einrichtungen der stationären Langzeitpflege in Deutschland (SeGEL)« vom Zentrum für Qualität und Pflege gemeinsam mit der Deutschen Hochschule für Polizei durchgeführt (Eggert et al. 2023). Im Rahmen der Studie gab es die Kombination einer Vielzahl methodischer Ansätze, wie internationale Literaturrecherchen in fachbezogenen Datenbanken zum aktuellen Forschungsstand, Hellfeldanalyse auf der Basis staatsanwaltschaftlicher Verfahrensakten von zwischen 2010 und 2020 begangenen Delikten, qualitative Interviews in Einrichtungen sowie mit Experten und Expertinnen. Nachfolgend einige Befunde der SeGEL-Studie:

- Von insgesamt 87 geschädigten Personen waren 92 % weiblich und 8 % männlich. Von den Betroffenen wurden 75,9 % rechtlich betreut. Zum Tatzeitpunkt lebten 57,5 % in Einzelzimmern und 23 % in Doppelzimmern. 85,1 % litten an kognitiven, neurologischen oder psychischen Erkrankungen und zeigten Verhaltensauffälligkeiten wie Verwirrung und Desorientierung. 52,2 % waren in der Mobilität eingeschränkt, 25,3 % vollständig immobil. Inkontinenz lag bei 42,5 % der Opfer vor. Bei 54 % der Betroffenen lagen Kommunikationseinschränkungen vor.
- Von den insgesamt 47 Tatverdächtigen waren 25 Beschäftigte der Einrichtungen, 16 in den Einrichtungen lebende Mitbewohner und 6 einrichtungsfremde Personen. Zu 92 % waren die Tatverdächtigen männlich und zu 8 % weiblich.
- Die Anzahl der sexuellen Übergriffe reichte von 1-mal (60,4 %) bis hin zu einer Person, die in 16 Fällen davon betroffen war. Die Übergriffe fanden in 81,1 % der Fälle im Zimmer der Geschädigten statt – und dort fast nur in deren Bett. Überwiegend fanden die Übergriffe zwischen 21 und 6 Uhr statt (32,1 %). Die Tathandlungen umfassten u. a. grobes Anfassen bzw. Schlagen des Opfers (61 %), vaginale, orale oder anale Penetration (46,3 %), Küssen und Streicheln (31,5 %), Kneten und Massieren der Brüste (22,3 %) bis hin zum erzwungenen Kontakt mit Tatverdächtigen bzw. deren Genitalien.

Im Zusammenhang mit präventiven Bemühungen in Pflegeeinrichtungen besteht nach Meinung der befragten Experten ein großes Problem schon insofern, als Themen, die sexuelle Bedürfnisse und Sexualität von in Pflegeeinrichtungen lebenden älteren Menschen betreffen, ignoriert, verächtlich gemacht oder gar negiert werden. Dabei belegen verschiedene Studien, dass das Bedürfnis nach Intimität im Alter fortbesteht. Eine Studie von Kolodziejczak et al., (2019) legt nahe, dass ca. ein Drittel der 60–82-Jährigen häufiger sexuell aktiv ist und häufiger sexuelle Gedanken hat (27 %) als der Durchschnitt der 20–30-jährigen Kontrollgruppe.

7.2.4 Aufgrund von Alkohol- oder Drogeneinfluss widerstandsunfähige Opfer

Es fällt auf, dass auf der Täter- sowie auf der Opferseite im Zusammenhang mit Sexualdelikten überdurchschnittlich häufig Alkoholeinfluss eine Rolle spielt (Göppinger, 2008).

Während die Alkoholisierungsrate im Durchschnitt für alle in Bezug auf Straftaten Tatverdächtigen bei unter 12 % liegt – die PKS 2021 (BKA, 2022) weist 8,9 % aus – beträgt sie bei den einer Sexualstraftat Verdächtigen ca. 25 %. Im Zusammenhang mit Vergewaltigung und sexueller Nötigung wird der Anteil der unter Alkohol stehenden Opfer mit ca. einem Drittel beziffert. Die Verurteilungsquote ist erfahrungsgemäß umso geringer, je stärker das Opfer zum Tatzeitpunkt alkoholisiert war.

Burgheim und Friese (2008) stellten fest, dass Widerstand bei zur Tatzeit alkoholisierten Opfern eher unterbleibt und defensiver ausfällt, als wenn das Opfer nüchtern ist. Das Risiko, körperliche Verletzungen davonzutragen, ist für das Opfer jedenfalls erhöht, wenn wenigstens einer der Interaktionspartner zum Tatzeitpunkt unter dem Einfluss einer psychotropen Substanz stand. Die Studie der beiden belegt: Alkohol- oder Drogenkonsum von Täter oder Opfer erhöht die Schwere der sexuellen Übergriffe, alkoholisierte oder durch Drogen beeinflusste Opfer erleiden mehr körperliche Verletzungen als andere.

Bezüglich der Viktimisierung von Opfern, die zum Tatzeitpunkt stark unter Drogen- oder Alkoholeinfluss standen, sowie möglicher Unterschiede in der Verarbeitung des Tatgeschehens – im Vergleich zu Sexualopfern, die nicht unter dem Einfluss die Widerstandsfähigkeit herabsetzender Substanzen standen – liegen wenig Anhaltspunkte vor. Weit verbreitet ist die Ansicht, dass traumaspezifische Folgen für zum Tatzeitpunkt widerstandsunfähige Vergewaltigungsopfer weniger gravierend seien als für Opfer, die unter Einsatz roher physischer Gewalt vergewaltigt wurden (vgl. Resnick et al., 1993). Eine vergleichende Studie aus den USA von Brown et al. (2009) widerlegt diese These:

Die von unerwünschtem Geschlechtsverkehr (oral, vaginal, anal) Betroffenen wurden in drei Gruppen aufgeteilt:

- *»verbal coercion«:* Geschädigte fühlten sich verbal unter Druck gesetzt und dadurch überrumpelt;
- *»incapacitated rape«:* Geschädigte hatten weder ihre Zustimmung gegeben noch Gegenwehr ausüben konnten, da sie unter dem Einfluss von Alkohol oder Drogen standen;
- *»forcible rape«:* Betroffene wurden mittels Bedrohung oder der Anwendung von physischer Gewalt zum unerwünschten Geschlechtsverkehr gezwungen.

In einer Befragung von 1014 Frauen im Alter von 18 bis 30 Jahren aus der allgemeinen Bevölkerung berichteten 244 Frauen, einschlägige Erfahrungen gemacht zu haben. Es fielen 30,0 % unter die Kategorie der »Forcible-rape«-Opfer, 20,0 % konnten als »Incapacitated-rape«-Opfer und 50,0 % als »Verbal-coercion«-Opfer klassifiziert werden. Weitere Ergebnisse der Studie sind:

- Die Traumafolgesymptomatik eines aufgrund von Alkohol- oder Drogenkonsum widerstandsunfähigen Opfers unterscheidet sich nicht signifikant von der eines mittels Bedrohung oder physischer Gewalt zum Geschlechtsverkehr gezwungenen Opfers.
- Zum Tatzeitpunkt widerstandsunfähige Vergewaltigungsopfer haben eine geringere Bereitschaft, den Täter anzuzeigen, als »Forcible-rape«-Opfer.
- »Forcible-rape«-Opfer gaben häufiger an, dass die Erfahrung ihr soziales Leben und ihre Partnerschaft beeinträchtige; auch suchten sie häufiger Hilfe bei Fachleuten als andere Vergewaltigungsopfer.

Die Intensität der Traumafolgen von widerstandsunfähigen Opfern ließ ebenso wie die der »Forcible-rape«-Opfer über die Zeit nach. Bei Ersteren war die Abnahme allerdings weniger dramatisch und die Traumafolgen beider Gruppen lagen schließlich nach einiger Zeit auf einem Niveau.

Zum Tatzeitpunkt widerstandsunfähige Opfer geben sich selbst mehr Schuld als »Forcible-rape«-Opfer – mit sehr negativen Folgen für die Bewältigung.

Brown et al. (2009) schlussfolgern u. a., es sei gerechtfertigt, die Vergewaltigung mittels Drohung und physischer Gewalt sowie die Vergewaltigung Widerstandsunfähiger zu einer Kategorie zusammenzufassen.

7.3 Juristische Systematik der Sexualdelikte

7.3.1 Sexualdelikte im Fokus der Strafverfolgung

Gerade das Sexualstrafrecht unterlag in den zurückliegenden Dekaden einem stetigen und tiefgreifenden Wandel durch mehrere Strafrechtsänderungs- und -reformgesetze. Diese haben zwischenzeitlich jedoch zu immer detaillierteren und damit unübersichtlicheren Tatbestandsalternativen geführt, was die Rechtsanwendung erschwert (Renzikowski, 2021).

Reform 2016

Zunächst zeichnete sich mit der Einsetzung der Reformkommission zur Überarbeitung des 13. Abschnitts des besonderen Teils des Strafgesetzbuches durch das Bundesministerium für Justiz und Verbraucherschutz im Februar 2015 eine weitere Novellierung des Sexualstrafrechts ab. Die Arbeit der Kommission erwies sich jedoch durch das Fünfzigste Gesetz zur Änderung des Strafgesetzbuches – Verbesserung des Schutzes der sexuellen Selbstbestimmung – vom 4. 11. 2016 als überholt.

Mit ihrem Gesetzentwurf (BT-Drs. 18/8210) hatte die Bundesregierung beabsichtigt, bestehende Strafbarkeits- und damit Schutzlücken zu schließen, nicht zuletzt, um auch der Istanbul-Konvention besser gerecht zu werden. Dabei handelt es sich um das völkerrechtliche Übereinkommen des Europarates zur Verhütung und Bekämpfung von Gewalt gegen Frauen und häuslicher Gewalt. Dieses Übereinkommen verpflichtet in Art. 36 die Vertragsparteien, jede nicht einverständliche sexuelle Handlung unter Strafe zu stellen. Deutschland hat das Übereinkommen im Jahr 2011 unterzeichnet und in den Jahren 2017/2018 in nationales Recht umgesetzt.

Die Beschlussempfehlung des Ausschusses für Recht und Verbraucherschutz rückte sodann den Willen des Opfers in das Zentrum der Verletzung der sexuellen Selbstbestimmung und brachte die Nichteinverständnislösung (»Nein-heißt-Nein«-Lösung) sowie die beiden neuen Straftatbestände »Sexuelle Belästigung« und »Straftaten aus Gruppen« in das Gesetzgebungsverfahren ein (BT-Drs. 18/9097, S. 21). Der Gesetzentwurf wurde schließlich in der Ausschussfassung angenommen und trat am 10. 11. 2016 in Kraft.

Reform 2021

Aufgrund der Missbrauchsfälle von Staufen, Bergisch-Gladbach, Lügde und Münster in den Jahren 2017 bis 2020 sowie den der Polizeilichen Kriminalstatistik nach gestiegenen Fallzahlen des sexuellen Missbrauchs von Kindern und Delikten der Kinderpornografie begründete der Gesetzgeber weiteren Handlungsbedarf, um Kinder vor den Gefahren sexualisierter Gewalt zu schützen (BT-Drs. 19/23707, S. 20 f.). Mit dem in der Ausschussfassung (BT-Drs. 19/27928) angenommenen Gesetz zur Bekämpfung sexualisierter Gewalt gegen Kinder vom 16. 06. 2021 wurden nicht nur Änderungen im Strafrecht vorgenommen, sondern, dem vom Gesetzgeber intendierten ganzheitlichen Ansatz folgend, beispielsweise auch die Erweiterung von Ermittlungsbefugnissen, Qualifikationsvorgaben für Jugendrichter und -staatsanwälte, Verbesserungen in den familiengerichtlichen Verfahren und Anpassungen im Bundeszentralregistergesetz geregelt. Neben der Änderung und Umgestaltung einzelner Strafrechtsnormen stellen die Heraufstufung des Grundtatbestandes des sexuellen Missbrauchs von Kindern sowie von Delikten der Kinderpornografie zum Verbrechenstatbestand und die Pönalisierung von Kindersexpuppen herausragende Neuregelungen dar.

Aktuelle Reformbestrebungen

Die Heraufstufung jeglicher Umgangsformen mit kinderpornografischen Inhalten zum Verbrechenstatbestand stellt die Strafverfolgungsbehörden und insbesondere die Gerichte teilweise vor erhebliche Herausforderungen. Unabhängig von individueller Tatschwere und Schuld ordnet das Gesetz in § 184b StGB aktuell eine Mindestfreiheitsstrafe von einem Jahr an, Verfahrenseinstellungen nach dem Opportunitätsprinzip sind somit nicht möglich. Neben erheblicher Kritik aus der Strafrechtswissenschaft hegen zwischenzeitlich auch Gerichte ernstliche Zweifel an der Verfassungsmäßigkeit der Strafnorm (vgl. BVerfG BeckRS 2023, 5979). Selbst die Konferenz der Justizministerinnen und Justizminister (JUMIKO) erkannte auf ihrer Herbsttagung 2022 die Korrekturbedürftigkeit der Norm und formulierte einen entsprechenden Antrag gegenüber dem Bundesjustizminister. Die JUMIKO Frühjahrskonferenz 2023 wiederholte die Forderung nach der verfassungsrechtlich gebotenen Herabstufung zu einem Vergehenstatbestand (gemäß § 12 Abs. 2 StGB eine rechtswidrige Tat, die im Mindestmaß mit Freiheitsstrafe unter einem Jahr oder mit Geldstrafe bedroht ist) und unterstrich die zeitliche Dringlichkeit. Der Bundesjustizminister stellte noch für das Jahr 2023 ein Änderungskonzept für die gegenständliche Strafnorm in Aussicht. Unter Federführung des Bundesministeriums der Justiz hat die Bundesregierung im Februar 2024 den »Entwurf eines Gesetzes zur Anpassung der Mindeststrafen des § 184b Absatz 1 Satz 1 und Absatz 3 des Strafgesetzbuches – Verbreitung, Erwerb und Besitz kinderpornografischer Inhalte« (BR-Drs. 74/24) vorgelegt. Dieser sieht die Herabsetzung der Mindeststrafen in Absatz 1 auf nicht unter sechs Monate Freiheitsstrafe und in Absatz 2 auf nicht unter drei Monate Freiheitsstrafe vor.
Das Gesetz wurde in der Ausschussfassung (BT-Drs. 20/11419) angenommen und trat am 28. 06. 2024 in Kraft (BGBl. I 2024, Nr. 213).

7.3.2 Grundlegende Begriffe im Sexualstrafrecht und Straftatbestände

Der mit der amtlichen Überschrift »Straftaten gegen die sexuelle Selbstbestimmung« versehene 13. Abschnitt des Strafgesetzbuches umfasst 23 Straftatbestände mit teilweise zahlreichen Tatbestandsalternativen. Dabei liegt nicht allen Strafnormen die Schutzrichtung der sexuellen Selbstbestimmung zugrunde. Neben den klassischen Sexualdelikten, die sich durch eine unmittelbare Verletzung der sexuellen Integrität kennzeichnen, und den Hands-on-Delikten zuordnen lassen, normiert der Abschnitt auch Pornografie-,

Prostitutions- und Belästigungsdelikte, aber auch solche, die dem Schutz von Kindern und Jugendlichen in ihrer ungestörten Sexual- und Gesamtentwicklung dienen. Letztere erfassen auch die Anbahnung und damit Vorbereitung sexuellen Missbrauchs von Kindern, wobei das Tatmittel Internet unter dem Stichwort »Cybergrooming« eine herausgehobene Stellung einnimmt.

Im Folgenden werden zunächst Grundlagen des Sexualstrafrechts erörtert, bevor einzelne, besonders praxisrelevante Tatbestände betrachtet werden. Darüber hinaus ist auf die besonderen Regelungen für Schutzbefohlene (§ 174) sowie die durch eine asymmetrische, subordinative Beziehung zwischen Täter und Opfer gekennzeichneten Delikte (§§ 174a – 174c StGB), hinzuweisen, die der Gesetzgeber aufgrund ungleich verteilter Macht und Abhängigkeit für besonders gefahrenträchtig hält (Renzikowski, 2021). Beispielhaft und damit nicht abschließend sind behördlich Verwahrte, Kranke in Einrichtungen, Patienten in Beratungs- und Behandlungsverhältnissen sowie Beschuldigte in Strafverfahren zu nennen. Eine Vertiefung kann im vorliegenden Beitrag nicht erfolgen.

Sexuelle Handlungen

Die Befassung mit Sexualdelikten macht es erforderlich, sich eingehender mit dem Begriff der »sexuellen Handlungen« auseinanderzusetzen. Eine solche Handlung setzt die überwiegende Zahl der Straftatbestände des 13. Abschnitts des Strafgesetzbuches als objektives Tatbestandsmerkmal voraus.

Eine Legaldefinition des Begriffs nimmt der Gesetzgeber zwar nicht vor, schränkt diesen in § 184 h StGB aber dahingehend ein, dass die Handlungen im Hinblick auf das jeweils geschützte Rechtsgut von einiger Erheblichkeit sein müssen. Daneben wird ergänzt, dass sexuelle Handlungen vor einer anderen Person nur solche sind, die von der anderen Person auch wahrgenommen werden. Ausdrücklich ist hervorzuheben, dass diese Einschränkung nur in denjenigen Fällen gilt, in denen es zu keinem Körperkontakt mit dem Opfer kommt, die sexuellen Handlungen also ausschließlich *vor* dem Opfer erfolgen. Werden die sexuellen Handlungen an der geschädigten Person vorgenommen, setzt die Strafbarkeit auf Opferseite weder ein bewusstes Erleben noch das Erkennen des sexuellen Charakters der Handlung voraus; das gilt beispielsweise für den sexuellen Missbrauch eines schlafenden Kindes oder das Vortäuschen einer medizinisch notwendigen Behandlung (BGH NJW 2016, 2049 f.; BGH NStZ 1992, 178, 179).

Objektiv sexualbezogene Handlung

Die Rechtsprechung fasst unter den Begriff zunächst Handlungen, »[...] die bereits objektiv, also allein gemessen an ihrem äußeren Erscheinungsbild, die Sexualbezogenheit erkennen lassen« (BGH NJW 2016, 2049), mithin die Geschlechtlichkeit des Menschen betreffen. Auf die Motivlage des Täters, insbesondere eine sexuelle Absicht, kommt es insoweit nicht an, das täterseitige Bewusstsein um die Sexualbezogenheit der Handlung ist ausreichend (BGH NStZ-RR 2013, 10, 12). Andererseits verleiht die sexuelle Motivation des Täters einer objektiv neutralen Handlung, wie beispielsweise dem Berühren der Schuhe des Opfers, für sich allein nicht den Charakter einer sexuellen Handlung.

Legen Jugendliche ohne jede sexuelle Intention, ausschließlich zu Zwecken der Demütigung und eigenen Belustigung, bei einem alkoholbedingt Widerstandsunfähigen eine Glasflasche zwischen die entblößten Gesäßbacken und bewegen diese vor dem Anus des Opfers vor und zurück, stellt dies, ohne dass es zu einer Penetration kommen müsste, eine sexuelle Handlung im Sinne von § 184h StGB dar (BGH NStZ-RR 2008, 339).

Ambivalente Handlung

Im Gegensatz zu objektiv sexualbezogenen Handlungen ist zur Einordnung von sogenannten ambivalenten Handlungen, also solchen, die nicht bereits aufgrund ihres äußeren Erscheinungsbildes als sexuelle Handlungen zu qualifizieren sind, »[...] auf das Urteil eines objektiven Betrachters abzustellen, der alle Umstände des Einzelfalls kennt, wobei auch zu berücksichtigen ist, ob der Täter von sexuellen Absichten geleitet war« (BGH NJW 2021. 2223, 2224).

Cremt ein Angeklagter den Genitalbereich eines Achtjährigen ein, nimmt eine rektale Fiebermessung vor und führt dem Kind anschließend Zäpfchen mit abführenden Medikamenten ein, weist dieses Handeln nach seinem äußeren Erscheinungsbild keinen eindeutigen Sexualbezug auf. Wird im Rahmen der objektiven Gesamtbetrachtung und Einbeziehung aller (auch subjektiven) Umstände allerdings deutlich, dass der Täter ohne Vorliegen einer medizinischen Indikation handelte und spätestens durch das Anlegen von Windeln bei dem Kind und dessen Einkoten zur (beabsichtigten) sexuellen Stimulation gelangte, gewinnt auch dieses äußerlich ambivalente Handeln Sexualbezug und ist als sexuelle Handlung einzustufen (BGH BeckRS 2016, 112579).

Erheblichkeitsschwelle

Tatbestandlich im Sinne des Gesetzes sind sexuelle Handlungen nur, wenn diese im Hinblick auf das zu schützende Rechtsgut von einiger Erheblichkeit sind. Nach ständiger Rechtsprechung des BGH sind unter Berücksichtigung des gesamten Handlungskontextes sowie der Beziehung zwischen Täter und Opfer solche sexualbezogenen Handlungen als erheblich zu werten, »[...] die nach Art, Intensität und Dauer eine sozial nicht mehr hinnehmbare Beeinträchtigung des im jeweiligen Tatbestand geschützten Rechtsguts besorgen lassen« (BGH NStZ-RR 2017, 43, 44). Bei minderjährigen Opfern sind geringere Anforderungen an das Erheblichkeitsmerkmal anzulegen, wobei belanglose Handlungen wie kurze oder flüchtige Berührungen, insbesondere des bekleideten Körpers, regelmäßig nicht ausreichend sind (BGH NStZ 2017, 527).

§ 177 StGB: Sexueller Übergriff; sexuelle Nötigung; Vergewaltigung

Wie auch in der Vergangenheit bildet § 177 StGB die zentrale Strafnorm innerhalb des Sexualstrafrechts. Entgegen früheren Fassungen setzt der Grundtatbestand zwischenzeitlich keine Nötigung mehr voraus, sondern lässt jedes erkennbar nicht einverständliche Handeln ausreichen. Weiterhin werden auch Konstellationen erfasst, in denen das Opfer nicht in der Lage ist, einen entgegenstehenden Willen zu bilden und diesen zu äußern, oder dem Opfer dies schlicht nicht zuzumuten ist.

Strafbewehrt, also mit Strafe bedroht, ist nicht nur das Vornehmen sexueller Handlungen des Täters am Opfer. Vielmehr sind die Tatbestände auch einschlägig, wenn der Täter vom Opfer sexuelle Handlungen an sich vornehmen lässt oder dieses zur Vornahme oder Duldung sexueller Handlungen an oder von einem Dritten bestimmt. Daneben werden auch sexuelle Handlungen des Opfers an sich selbst erfasst, beispielsweise wenn der Täter das Opfer in einem Chat gegen dessen erkennbaren Willen dazu veranlasst, sich selbst mit Gegenständen zu penetrieren (BGH NStZ-RR 2020, 276).

Sexueller Übergriff – entgegenstehender Wille

Für eine Strafbarkeit ist die verbale oder konkludente (z. B. durch Weinen, Sperren oder Abwehren), aber in jedem Fall für einen Dritten objektiv zu erkennende Bekundung der Ablehnung des täterintendierten Sexualkontakts zum Tatzeitpunkt maßgeblich (BT-Drs. 18/9097, S. 22 f.). Essenziell ist dabei die Erkennbarkeit der ablehnenden Haltung für den Täter. Bloße innere Vorbehalte oder eine rein innerpsychische Ablehnung sind ebenso wenig ausreichend wie ein ambivalentes und damit nicht eindeutig ablehnendes Opferverhalten.

Nicht zu verwechseln ist ein ambivalentes Verhalten mit einer eindeutigen Umentscheidung, d. h. wenn das Opfer die Fortsetzung eines zunächst einvernehmlichen Sexualkontaktes ab einem bestimmten Zeitpunkt ausdrücklich und erkennbar ablehnt.

Die ablehnende Haltung kann von Seiten des Opfers für jede Sexualpraktik innerhalb des gesamten Sexualaktes geäußert werden, unabhängig davon, dass mit anderen Handlungen bzw. Praktiken Einverständnis besteht.

Zwischenzeitlich ist auch die Strafbarkeit des sogenannten »Stealthing« höchstrichterlich entschieden (BGH NStZ 2023, 229). Hierbei handelt es sich um das heimliche, nicht einverständliche Abstreifen bzw. Nichtbenutzen eines Kondoms während des Geschlechtsverkehrs. Ebenso bejaht das OLG Hamm einen strafbewehrten sexuellen Übergriff bei absprachewidrigem vaginalem Samenerguss (OLG Hamm NStZ-RR 2022, 276).

Sexueller Übergriff – Strafbarkeit trotz fehlender Ablehnung

Während § 177 Absatz 1 StGB die ausdrückliche und objektiv verständliche Kundgabe eines entgegenstehenden Willens für eine Strafbarkeit voraussetzt, hat der Gesetzgeber in Absatz 2 Konstellationen erfasst, in denen die Kundgabe eines entgegenstehenden Willens objektiv nicht möglich oder nicht zumutbar ist und der Täter dies ausnutzt.

Relevant sind Fälle, in denen die Fähigkeit zur Willensbildung oder -äußerung, beispielsweise durch Koma, Bewusstlosigkeit oder Schlaf, *vollständig* aufgehoben ist. Nichts anderes gilt, wenn der Täter das arglose Opfer in einem Überraschungsmoment überrumpelt, so dass dieses überhaupt keine Möglichkeit zur Willensbildung und -äußerung hat.

Aber auch eine körperlich oder psychisch bedingte *erhebliche* Beeinträchtigung der freien Willensbildung und -äußerung, sei es durch psychotrope Stoffe oder aus medizinisch-psychologischen Gründen, kann für die Strafbarkeit ausreichend sein. In diesen Fällen hat sich das Gegenüber der Zustimmung der Person proaktiv zu versichern; hier gilt die »Nur-ja-heißt-ja«-Lösung.

Nutzt der Täter eine Lage aus, in der dem Opfer im Weigerungsfall ein (unausgesprochenes) empfindliches Übel droht, was typischerweise in »Klima-der-Gewalt«-Beziehungen zu erwarten ist, oder nötigt er das Opfer durch Drohung mit einem empfindlichen Übel, bedarf es keiner opferseitigen Ablehnungsbekundung, da eine solche nicht zumutbar wäre.

Qualifikationen

In Absatz 4 hat der Gesetzgeber eine Qualifikation geschaffen, die sich ausschließlich auf den Grundtatbestand gemäß § 177 Absatz 2

Nr. 1 StGB bezieht. Demnach sieht das Gesetz Freiheitsstrafe nicht unter einem Jahr vor, wenn die (vollständige) Aufhebung der Fähigkeit zur Willensbildung und -äußerung »[…] auf einer vorübergehenden oder dauerhaften körperlichen oder psychischen Krankheit oder Behinderung […]« basiert; ausdrücklich ausgenommen sind damit jedoch Personen, »[…] die sich zum Beispiel durch Rauschmittel oder Alkohol in einen Zustand der absoluten Unfähigkeit zur Willensbildung oder -äußerung bringen« (BT-Drs. 18/9097, S. 26).

Weiterhin erfassen die Qualifikationen in Absatz 5 Fälle, in denen der Täter

1. anlässlich, also bei der Tat und damit zwischen Versuchsbeginn und Tatbeendigung Gewalt anwendet,
2. dem Opfer mit einer gegenwärtigen Gefahr für Leib oder Leben droht oder
3. eine Lage ausnutzt, in der das Opfer der Einwirkung des Täters schutzlos ausgeliefert ist.

Ein Täter, der ein sechsjähriges Kind in die Höhe hebt, diesem den Mund zuhält, das Kind auf ein unweit der Straße gelegenes, aber nicht einsehbares Abbruchgelände bringt und dort unter Todesdrohungen sexuell missbraucht, erfüllt alle drei Begehungsalternativen, wobei herauszustellen ist, dass sich die schutzlose Lage rein objektiv bestimmt und es keiner subjektiven Zwangswirkung der Schutzlosigkeit auf das Tatopfer bedarf (BGH NStZ 2020, 662). Damit ist für die Erfüllung des Tatbestandes nicht mehr erforderlich, »[…] dass das Tatopfer selbst die Schutzlosigkeit seiner Lage erkennt und unter dem Eindruck seines schutzlosen Ausgeliefertseins aus Furcht vor möglichen Einwirkungen des Täters auf einen ihm grundsätzlich möglichen Widerstand verzichtet« (BGH NJW 2006, 1146).

In Abkehr von der alten Rechtslage wird für eine Strafbarkeit keine Nötigung des Opfers mehr vorausgesetzt. Ebenso wenig bedarf es zwischen der Gewaltanwendung bzw. der Drohung und der sexuellen Handlung eines Finalzusammenhangs (BGH NJW 2019, 1010), vielmehr ist es ausreichend, wenn die Gewalt zu anderen Zwecken, beispielsweise aus sadistischen Impulsen zur Luststeigerung, zur Anwendung kommt.

Aufgrund der Praxisrelevanz ist zu betonen, dass auch das Beibringen von betäubenden Substanzen (K.-o.-Mittel) eine Gewaltanwendung im Sinne des Gesetzes darstellt, wenn diese eine körperliche Zwangswirkung hervorrufen (BGH BeckRS 2004, 1729 Rn 13), und überdies den Qualifikationstatbestand des § 177 Absatz 7 Nr. 2 StGB erfüllt (BGH NStZ 2009, 505).

Weitere Qualifikationen mit erhöhten Strafandrohungen finden sich in den Absätzen 7 und 8 für Fälle des Mitführens und Verwendens von Waffen oder anderen gefährlichen Werkzeugen sowie für schwere Misshandlungen oder Gefährdungen des Opfers.

Besonders schwerer Fall der Vergewaltigung

Absatz 6 enthält eine sich auf die Grundtatbestände der Absätze 1 und 2 beziehende Strafzumessungsregel für besonders schwere Fälle. In einer nicht abschließenden Regelbeispielaufzählung werden der Vollzug des Beischlafs sowie ähnliche sexuelle Handlungen, die das Opfer besonders erniedrigen, insbesondere wenn diese mit einem Eindringen in den Körper verbunden sind, genannt und als Vergewaltigung definiert. Entgegen der Denotation setzt eine Vergewaltigung im Sinne des Gesetzes keine Anwendung von Nötigungsmitteln mehr voraus. Vielmehr stellt der Gesetzgeber auf das Empfinden des Opfers ab, das die hier als Vergewaltigung definierten Tathandlungen als Form sexualisierter Gewalt empfinden dürfte, ohne dass es einer tatsächlichen Gewaltanwendung bedarf (BT-Drs. 18/9097, S. 28).

Unter Beischlaf ist das Eindringen des männlichen Gliedes in die Scheide zu verstehen, wofür der Kontakt des männlichen Gliedes mit dem Scheidenvorhof ausreichend ist. Ein vollständiges Eindringen ist gerade keine Voraussetzung für die Vollendung des Beischlafs (BGH NStZ-RR 2014, 208).

Dem Beischlaf gleichgestellt sind sämtliche – dem Beischlaf ähnlichen – sexuellen Handlungen, die mit einem Eindringen in den Körper verbunden sind. Hierunter sind Anal- und Oralverkehr, das anale und vaginale Eindringen mit Körpergliedern oder Gegenständen, aber auch das Ejakulieren oder Urinieren in den Mund des Opfers zu subsumieren; vorausgesetzt ist, dass aus Sicht des Täters in dem Eindringen von Körpersekret die Sexualbezogenheit des Vorgangs liegt (BGH BeckRS 2019, 32586).

Gleichgültig ist, ob der Täter die Handlung am Opfer ausführt oder an sich ausführen lässt. So beispielsweise, wenn der Täter das Opfer bestimmt, ihm Gegenstände anal einzuführen, aber auch, wenn der Täter das Geschlechtsteil des Opfers in den Mund nimmt oder das Opfer veranlasst, ihm in den Mund zu urinieren. Die Verwendung des Begriffs »eindringen« setzt in diesem Kontext weder das Überwinden eines entgegenstehenden Willens noch eine irgendwie geartete Entfaltung körperlicher Kraft voraus (BGH NJW 1999, 2977).

Nicht erfasst von der Strafvorschrift sind Zungenküsse, die zwar eine erhebliche sexuelle Handlung darstellen und mit einem Eindringen in den Körper einhergehen, bei denen aber keine Ähnlichkeit zum Beischlaf besteht (BGH BeckRS 2020, 34567).

Als dritte Variante nennt das Gesetz sexuelle Handlungen, die ohne Eindringen in den Körper das Opfer besonders erniedrigen. Dies ist bei sexuellen Handlungen gegeben, die das Opfer unter Missachtung seiner Menschenwürde über den Grundtatbestand hinaus zum bloßen Objekt sexueller Willkür degradieren, wie beispielsweise im Falle von Fäkalerotik oder Bespritzen mit Sperma (LG Duisburg BeckRS 2020, 57596 Rn 226). Nicht erforderlich ist ein Körperkontakt zwischen Täter und Opfer, so dass beispielsweise auch die – besonders erniedrigende – Veranlassung des Opfers zum Sex mit Tieren eine besonders schwere Tatbegehung darstellen kann (Hörnle, 2017).

Obgleich das Gesetz eine Mindestfreiheitsstrafe von zwei Jahren vorsieht, handelt es sich um einen Vergehenstatbestand, da Strafschärfungen, im Gegensatz zu Qualifikationen, für die Einteilung gemäß § 12 Absatz 3 StGB außer Betracht bleiben.

Exhibitionismus und Erregung öffentlichen Ärgernisses

Die Tatbestände des Exhibitionismus und der Erregung öffentlichen Ärgernisses sollen den Einzelnen vor ungewollter Konfrontation mit intimem Verhalten bzw. sexuellen Handlungen anderer schützen.

Strafbewehrt ist gemäß § 183 StGB – ausschließlich für Männer – das sexuell motivierte Vorzeigen des Genitals mit dem Wissen und Wollen, dass dies durch Dritte wahrgenommen wird. Für die Tatbestandserfüllung muss zusätzlich ein Belästigungserfolg bei dem Betroffenen oder einem sonstigen wahrnehmenden Dritten eintreten, was die Strafverfolgungsbehörden in ihre Ermittlungen einzubeziehen haben.

Während sich um Exhibitionisten zahlreiche Mythen ranken, ist zu konstatieren, dass es sich zumeist um deliktsperseverante Delinquenten handelt und keine klinischen Anhaltspunkte für ein gewaltprogredientes Einstiegsdelikt existieren (Kröber, 2004). Dieser Erkenntnis folgend besteht die Möglichkeit, eine Freiheitsstrafe auch dann zur Bewährung auszusetzen, wenn erst nach einer längeren Heilbehandlung mit keinen exhibitionistischen Taten mehr zu rechnen ist. Der Gesetzgeber konzediert während des Behandlungszeitraums die Gefahr weiterer einschlägiger Taten – auch solche vor Kindern.

Daneben ist für beiderlei Geschlecht das öffentliche Vornehmen von sexuellen Handlungen (vgl. Abschnitt 7.3.2) gem. § 183a StGB strafbar, wenn diesem Verhalten die Absicht zugrunde liegt, dadurch Ärgernis zu erregen oder der Täter bzw. die Täterin dies zumindest weiß und sicher voraussieht.

Sexuelle Belästigung

Im Gegensatz zu den bislang besprochenen Sexualdelikten setzt der neu geschaffene § 184i StGB *keine* sexuelle Handlung voraus. Für die Strafbarkeit ist ausreichend, dass der Täter eine andere Person in sexuell bestimmter Weise körperlich berührt und dadurch sexuell belästigt. Die Erheblichkeitsschwelle des § 184 h StGB – wenn diese nicht überschritten wurde, war in der Vergangenheit eine Strafbarkeit oftmals zu verneinen – kommt nicht zur Anwendung, was sich bereits aus der systematischen Stellung der Norm im Gesetz ergibt.

Orientiert an den Auslegungskriterien, welche die Rechtsprechung für den Begriff der sexuellen Handlung entwickelt hat, liegt eine Berührung in sexuell bestimmter Weise vor, wenn diese nach ihrem äußeren Erscheinungsbild einen Sexualbezug aufweist, ohne dass es auf die Motivlage des Täters ankommt, so beispielsweise bei der Berührung der Geschlechtsorgane. Aber auch ambivalente Berührungen sind ausreichend, wenn nach dem Urteil eines objektiven und allwissenden Beobachters der Täter sexuell motiviert handelt (BGH NJW 2018, 2655).

Hinzu kommen muss – als eigenständiges Tatbestandsmerkmal –, dass sich das Opfer durch die Handlung in seiner sexuellen Selbstbestimmung nicht unerheblich beeinträchtigt und damit sexuell belästigt fühlt, was Feststellungen zum subjektiven Opferempfinden notwendig macht.

Upskirting und Racheporno s

In § 184k StGB wird das sogenannte Upskirting, also das unbefugte Unter-die-Kleidung-Fotografieren zur Erlangung von Aufnahmen der Genitalien, des Gesäßes, der Brüste oder der diese Körperteile bedeckenden Unterwäsche, mit Kriminalstrafe bedroht.

Ebenso ist es strafbar, zunächst einverständlich entstandenes intimes Bild- oder Filmmaterial, oftmals rachemotiviert nach dem Ende einer Beziehung, Dritten, ohne oder entgegen dem Willen der abgebildeten Person, zugänglich zu machen.

7.3.3 Minderjährigenschutz – sexuelle Straftaten zum Nachteil von Kindern und Jugendlichen

Aufgrund der fehlenden bzw. nur eingeschränkten Fähigkeit zur sexuellen Selbstbestimmung sowie zur Gewährleistung der ungestörten sexuellen Entwicklung von Kindern und Jugendlichen hat der Gesetzgeber zu deren Schutz entsprechende Strafnormen geschaffen.

Kinder

Losgelöst vom individuellen Entwicklungsstand, etwaigen sexuellen Erfahrungen und ohne dass es des Nachweises einer tatsächlichen Schädigung bedarf, verbietet das Gesetz in § 176 StGB sexuelle Handlungen (vgl. Abschnitt 7.3.2) an und mit Personen unter 14 Jahren und droht widrigenfalls Freiheitsstrafe nicht unter einem Jahr an. Dies gilt auch für einverständliche sexuelle Handlungen, wie beispielsweise Zungenküsse, zwischen einer 13-Jährigen und einem 14-Jährigen, wobei das Gericht in diesen Konstellationen unter bestimmten Voraussetzungen gemäß § 176 Absatz 2 StGB von Strafe absehen kann. Vernünftigerweise wird aber bereits die Staatsanwaltschaft im Wege der Diversion (gemäß §§ 45, 47 JGG das Absehen von der Verfolgung bzw. die Einstellung des Verfahrens, gegebenenfalls unter Erteilung von Auflagen, Weisungen oder erzieherischer Maßnahmen) von einer Anklageerhebung absehen. Hinzu kommt, dass bei einvernehmlichen Handlungen und lediglich geringem Altersunterschied – von unter Umständen nur wenigen Monaten – schon die strafrechtliche Verantwortlichkeit im Sinne von § 3 JGG fraglich erscheinen muss und kritisch zu prüfen ist.

Um den Schutz für Kinder umfassend zu gestalten, stehen auch sexuelle Handlungen vor Kindern, das Bestimmen eines Kindes zur Vornahme sexueller Handlungen an sich selbst oder mit seinem Körper (bspw. Einnahme einer unnatürlich geschlechtsbetonten Körperhaltung durch ein nacktes Kind) wie auch das Einwirken durch pornografische Inhalte oder entsprechende Reden bei einer Mindeststrafandrohung von sechs Monaten Freiheitsstrafe gemäß § 176a StGB unter Strafe. Eine räumliche Nähe ist nicht erforderlich. Der Tatbestand kann auch mittels Telefon, Chatkommunikation oder vor der Webcam verwirklicht werden.

Darüber hinaus stellt das Gesetz, unabhängig von der Ernsthaftigkeit und dem Wahrheitsgehalt (erfasst sind damit auch bloße Scheinangebote), jedes Anbieten von Kindern für sexuelle Handlungen an, mit oder vor diesen wie auch die Bekundung, »[...] willens und in der Lage zu sein, selbst oder über einen Dritten den Kontakt mit einem Kind für Taten des sexuellen Missbrauchs herzustellen« (BT-Drs. 15/350, S. 18) (sogenanntes Nachweisversprechen), unter Strafe.

Der in § 176c StGB geregelte schwere sexuelle Missbrauch von Kindern enthält mit erhöhten Mindeststrafandrohungen einhergehende Qualifikationstatbestände.

Um Anbahnungshandlungen, und somit der Vorbereitung sexuellen Missbrauchs von Kindern oder dem Erlangen kinderpornografischer Aufnahmen, entgegenzuwirken, steht auch das sogenannte Cybergrooming in § 176b StGB unter Strafe. Gleiches gilt für die Verbreitung und den Besitz von Anleitungen zu sexuellem Missbrauch von Kindern gemäß § 176e StGB.

Aufgrund der Befürchtung, »[...] dass Sexpuppen mit kindlichem Erscheinungsbild bei den Nutzern die Hemmschwelle zur sexualisierten Gewalt gegen Kinder senken und damit zur sexualisierten Gewalt gegen Kinder mittelbar beitragen« (BT-Drs. 19/23707, S. 23) könnten, ist zwischenzeitlich das Inverkehrbringen, der Erwerb und Besitz von Sexpuppen mit kindlichem Erscheinungsbild verboten und gemäß § 184 l StGB strafbewehrt.

Jugendliche

In Anerkennung des fortschreitenden Reifungsprozesses beschränkt sich der in § 182 StGB geregelte strafrechtliche Schutz von Personen zwischen 14 und 17 Jahren auf Situationen, in denen Zwangslagen oder individuelle Reifedefizite ausgenutzt werden. Zu denken ist beispielsweise an Substanzabhängigkeit, Obdachlosigkeit oder, soweit der Täter über 18 Jahre alt ist, den sexuellen Verkehr gegen Entgelt, wobei gerade dieses als Gegenleistung für das Sexualverhalten des Jugendlichen motivierendes Moment sein muss (BGH NStZ 2004, 683), so dass ein Handeln innerhalb von (Liebes-)Beziehungen (zumeist) nicht tatbestandsmäßig ist. Unter Entgelt ist dabei jeder Vermögensvorteil zu verstehen, was auch Geschenke sowie Einladungen zum Essen oder zu Freizeitaktivitäten umfasst (BGH NStZ 2006, 444).

7.3.4 Pornografiedelikte

Infolge der praktischen Relevanz liegt der Fokus in diesem Abschnitt auf kinder- und jugendpornografischen Inhalten und damit den Straftatbeständen gemäß §§ 184b, c StGB, während die Verbreitung pornografischer sowie gewalt- und tierpornografischer Inhalte gemäß §§ 184, 184a StGB nicht weiter behandelt wird. Der bloße Erwerb und Besitz von gewalt- und tierpornographischen Inhalten ist nicht pönalisiert, solange keine Verbreitung bzw. Veröffentlichung erfolgt oder beabsichtigt ist.

In Abgrenzung von bloßer Nacktheit oder der Darstellung sexueller Handlungen wird Pornografie definiert als »[…] grobe Darstellungen des Sexuellen, die in einer den Sexualtrieb aufstachelnden Weise den Menschen zum bloßen, auswechselbaren Objekt geschlechtlicher Begierde degradieren. Diese Darstellungen bleiben ohne Sinnzusammenhang mit anderen Lebensäußerungen und nehmen spurenhafte gedankliche Inhalte lediglich zum Vorwand für provozierende Sexualität.« (OLG Düsseldorf NJW 1974, 1474, 1475; s. a. KG Berlin NStZ 2009, 446, 447 m. w. N.).

Kinder- und jugendpornografisch sind solche Inhalte dem Gesetz nach, wenn sie

- sexuelle Handlungen von, an oder vor einem Kind oder Jugendlichen,
- die Wiedergabe eines ganz oder teilweise unbekleideten Kindes oder Jugendlichen in aufreizend geschlechtsbetonter Körperhaltung oder
- die sexuell aufreizende Wiedergabe der unbekleideten Genitalien oder des unbekleideten Gesäßes eines Kindes oder Jugendlichen

zum Gegenstand haben. Die bloße Darstellung eines nackten Kindes bzw. Jugendlichen in einer natürlichen Körperposition wird hiervon nicht erfasst (BGH NJW 1998, 1502, 1503). So beispielsweise Aufnahmen an einem FKK-Strand, wobei im Einzelfall eine Strafbarkeit gemäß § 201a Absatz 3 StGB in Betracht kommen kann, wenn mit diesen Bildern entgeltlicher Handel betrieben wird oder werden soll.

Das Gesetz stellt jede Form des Umgangs, der Herstellung und des (versuchten) Sichverschaffens kinder- und jugendpornografischer Inhalte unter Strafe. Darüber hinaus enthält § 184c Absatz 4 StGB eine Privilegierung, wenn jugendpornografische Inhalte ausschließlich zum persönlichen Gebrauch mit Einwilligung der dargestellten Personen hergestellt sowie besessen werden, und stellt diese straffrei. Nicht unter die Privilegierung fallen sogenannte Sexting-Nachrichten, bei denen beispielsweise eine Jugendliche pornografische Selbstaufnahmen an ihren Freund per Messenger weiterleitet. Dennoch soll nach dem Willen des Gesetzgebers – auch weiterhin – mit Blick auf die ratio legis von Straffreiheit ausgegangen werden, auch wenn von der ausdrücklichen Normierung dieser Fälle (noch) Abstand genommen wird (BT-Drs. 19/19859, S. 68). Die Einwilligung setzt voraus, dass der oder die Jugendliche verstandesreif und einsichtsfähig ist und keine beachtlichen Willensmängel vorliegen (BGH BeckRS 2021, 5122).

7.3.5 Kriminalistische und prozessuale Aspekte

Stets ist zu berücksichtigen, dass sich Opfer- und Strafverfolgungsinteressen diametral gegenüberstehen können. Gleichwohl sind die Ermittlungsbehörden durch das Legalitätsprinzip verpflichtet, bei Vorliegen eines Anfangsverdachts für eine Straftat ein Ermittlungsverfahren einzuleiten und sämtliche unaufschiebbaren beweissichernden Maßnahmen zu ergreifen. Dies ist, zumindest für Offizialdelikte, vom Opferwillen unabhängig. Insoweit kann die Polizei keine Beratungsleistung über den Sinn und die Folgen einer Strafanzeige im jeweiligen Einzelfall erbringen, ohne zugleich ein repressives Tätigwerden zu prüfen.

Eine Strafanzeige kann bei den Amtsgerichten, den Staatsanwaltschaften sowie der Polizei erstattet werden. Aufgrund der kriminalistischen- und kriminaltechnischen Kompetenz ist jedoch eine direkte Kontaktaufnahme mit der Polizei anzuraten, zumal von dort aus auch Ad-hoc-Fahndungsmaßnahmen nach einem Täter eingeleitet und koordiniert werden können.

Ein erfolgskritischer Faktor ist im Zusammenhang mit Sexualdelikten die zeitnahe Sicherung möglichst unbeeinflusster Spuren. Diese unterliegen ab dem Zeitpunkt ihrer Entstehung einem stetigen Zerfall. Besondere kriminalistische Bedeutung kommt der Verlust- und Kontaminationsgefahr körperzellenhaltigen Spurenmaterials zu. Aus diesem kann das individuelle DNA-Identifizierungsmuster gewonnen werden und entscheidend zur Ermittlung des Spurenverursachers beitragen. Es empfiehlt sich daher, von einer Körperreinigung ebenso Abstand zu nehmen wie dem Waschen oder Entsorgen der bei der Tat getragenen Kleidung. Gleichfalls ist zu bedenken, dass der Nachweis verschiedener als K.-o.-Mittel verwendeter Substanzen im menschlichen Körper nur wenige Stunden möglich ist.

Für eine umfassende Spurensicherung sind aus kriminalistischer Sicht auch der Tatort, der Täter, dessen Kleidung oder ein etwaiges in Tatzusammenhang stehendes Kraftfahrzeug und ein tatzeitnaher Zugriff auf diese potentiellen Spurenträger von gesteigertem Interesse. Ebenso ist an digitale Spuren auf Mobiltelefonen, Computern, aber auch in den Bordsystemen von Fahrzeugen zu denken.

Sollte sich ein Opfer nicht unmittelbar zu einer Anzeigeerstattung entschließen können, besteht die Möglichkeit einer vertraulichen Spurensicherung in Opferschutzambulanzen oder bei spezialisierten niedergelassenen Ärzten. Geregelt ist die für das Opfer unentgeltliche vertrauliche Spurensicherung in §§ 27 Absatz 1, 132k SGB V. Diese umfasst neben der Spurensicherung auch alle erforderlichen Dokumentationen, Laboruntersuchungen sowie die Aufbewahrung der Befunde. Dies ermöglicht es dem Opfer, im Fall einer späteren Strafanzeige auf forensisch gesichertes Beweismaterial zurückgreifen zu können.

Trotz ihrer essenziellen Bedeutung darf nicht ausschließlich auf Sachbeweise fokussiert werden. Gerade in Sachverhalten, bei denen der Sexualkontakt unstreitig ist, die Einvernehmlichkeit – gegebenenfalls begrenzt auf eine bestimmte sexuelle Praktik innerhalb eines Gesamtgeschehens – jedoch in Frage steht, rückt die Zeugenaussage von Geschädigten als Personenbeweis ins Zentrum. Um eine möglichst unverfälschte und detailreiche Aussage zu erlangen, ist eine tatzeitnahe Vernehmung vonnöten. Auf Antrag der geschädigten Person ist gemäß § 406 f Absatz 2 StPO einer Begleitperson die Anwesenheit während der Vernehmung grundsätzlich zu gestatten. Daneben können sich Verletzte von Sexualdelikten als Nebenkläger dem Verfahren anschließen und sich bereits vor der Anschlusserklärung eines Rechtsanwaltes als Beistand bedienen. Darüber hinaus besteht die Möglichkeit, psychosoziale Prozessbegleitung in Anspruch zu nehmen.

Für bestimmte (schwere) Sexualdelikte sieht das Gesetz ein Ruhen der Verjährung vor, sodass die Verjährungsfrist erst mit Vollendung des 30. Lebensjahrs des Opfers beginnt. Zu beachten ist, dass sich die Strafe nach dem zur Tatzeit geltenden Gesetz bestimmt.

7.4 Taterleben des Opfers und Folgen bei Vergewaltigung und sexueller Nötigung

Bisherige wissenschaftliche Betrachtungen zum Erleben der Tat versäumen es meist, Intentionen und unmittelbare Reaktionen des Täters auf Verhaltensmuster des Opfers während der Tathandlung mit einzubeziehen. Die folgenden Ausführungen fokussieren daher zunächst einmal das Erleben der Tatsituation selbst, wobei Aspekte der Täter-Opfer-Interaktion berücksichtigt werden.

Das Erleben des Opfers bei Vergewaltigung wie Missbrauch beinhaltet subjektiv zumeist (Todes-) Angst, Ekel, die Unmöglichkeit der Gegenwehr und das Fehlen einer Fluchtmöglichkeit. Die Tatsituation bedeutet ein mit Kontrollverlust und Hilflosigkeit einhergehendes Erleben.

In unmittelbarem Zusammenhang damit steht u. a. die Frage, ob sich das Opfer gegen den Täter zur Wehr setzen soll bzw. kann oder nicht (Widerstandsdilemma). Verhaltensmuster von Opfern sowie Reaktionen eines Aggressors sind dabei höchst unterschiedlich. Wie eine auf der Basis polizeilicher Ermittlungsakten von 415 Delikten durchgeführte Studie zur Täter-Opfer Interaktion bei Sexualdelikten (Burgheim & Friese, 2008) aufzeigt, führen energische verbale oder körperliche Reaktionen des Opfers eher dazu, den Täter von seinen Absichten abzuhalten. Auf der anderen Seite birgt dies in wenigen Fällen aber auch die Gefahr, die Aggressionen des Täters noch zu steigern. Nach den Ergebnissen dieser Untersuchung leisteten 29 % der Opfer keinen Widerstand. Ältere Opfer wehrten sich später und ließen die sexuellen Übergriffe zunächst geschehen – meist in der Hoffnung, den Täter so dazu zu bewegen, nicht verstärkt Gewalt einzusetzen. Die unterschiedlichen bisherigen Gewalterfahrungen der einzelnen Altersgruppen konnten nicht mit dem Widerstandsverhalten in Verbindung gebracht werden. Ein weiteres Ergebnis der Untersuchung war, dass mit verstärkter Gewalt zu rechnen ist, wenn der Täter eine partnerschaftliche Vorbeziehung zum Opfer hatte. Burgheim & Friese (2008) stellen fest, dass eine längere und/oder intensivere Vorbeziehung die Basis bzw. der eigentliche »Motor« für die erhöhte Gewalttätigkeit sein kann.

Reaktionen nach dem Tatgeschehen reichen bei Geschädigten von einem nach außen hin als gelassen und kontrolliert erscheinenden bis zu einem Verhalten, das schwere Erschütterung anzeigt und unkontrolliert ist. Ihre Empfindung beschreiben die Opfer meist als »unwirklich« und »erstarrt«. Nicht selten schwindet in der ersten Schockphase, die einige Stunden bis mehrere Tage andauern kann, das Gefühl für die Zeit. Kaum ein Vergewaltigungsopfer ist in der Lage, in dieser Schockphase Beweismittel für ein mögliches späteres Strafverfahren zu sichern. Eine typische Verhaltensweise nach einem sexuellen Übergriff ist vielmehr, sich »reinigen« zu wollen, verbunden mit dem Versuch, so bald als möglich Spuren der Tat z. B. durch exzessives Duschen und Waschen oder das Entsorgen der Kleidung zu beseitigen.

Weiter kommt es in unmittelbarer Folge oft zu depressiven Verstimmungen, gedanklicher Unruhe und diffusen Angstzuständen. Hinzu kommen extreme Scham, Selbstvorwürfe und die Angst vor der Neugier anderer. Nur selten vertraut sich das Opfer in dieser ersten Phase einer Vertrauensperson an; stattdessen zieht es sich oft aus sozialen Kontakten zurück. Eine Anzeige ist für die meisten Opfer zunächst undenkbar.

7.5 Mittel- und langfristige Folgen sexualisierter Gewalterfahrung: Risiko sekundärer Viktimisierung

In vielen Fällen ist zu beobachten, dass es nach einigen Wochen scheinbar zu einer Art »Beruhigung« der Betroffenen kommt. Im Vordergrund steht meist, die Tat vergessen zu wollen. Es fallen Sätze wie: »Ich habe es geschafft, die Tat zu verdrängen.« Bei der Arbeit und im sozialen Leben scheinen Betroffene zu »funktionieren«. Die emotionale Erschütterung wird vom Selbst abgespalten, was für das psychische Überleben des Opfers von großer Bedeutung ist – und eine Zeitlang glücken kann. Der Verlauf der Verarbeitung sexualisierte Gewalterfahrung ist dabei in engem Wechselspiel mit der Umwelt zu sehen – vorherrschende Stereotype einer Gesellschaft zur Vergewaltigung bestimmen individuelle Copingstrategien eines Opfers maßgeblich mit. Sie lauten u. a.:

- Sexuelle Übergriffe werden meist durch Frauen provoziert.
- Keine Frau kann gegen ihren Willen vergewaltigt werden.
- Vergewaltigungen sind sexuell motivierte Triebtaten psychisch kranker Männer.
- Frauen und Mädchen, die sich nicht mit allen Mitteln wehren, wollen vergewaltigt werden.
- Ältere und/oder weniger attraktive Frauen werden nicht Opfer einer Vergewaltigung.

Solche Vorurteile schaffen eine gesellschaftliche Distanz zu den Opfern: Sie entlasten Täter und weisen dem Opfer eine (Mit-)Schuld für die Tat zu. Letztlich ermöglichen diese Stereotype, den »Glauben an eine gerechte Welt« aufrechtzuerhalten (vgl. z. B. Volbert, 2008). Frauen wird subjektive Sicherheit mittels der Annahme suggeriert, sie hätten die Möglichkeit, die Kontrolle zu behalten (»Mir kann so etwas nicht passieren«); Männern ermöglicht es, eine positive männliche Identität zu wahren. Weiter entspricht diese Einstellung stereotypen Vorstellungen, welche weibliche Sexualität mit Anpassung, Hingabe und Ausgeliefertsein und männliche Sexualität mit Eroberung, Triebhaftigkeit und Überwältigung assoziieren. Und was heißt das für die Geschädigten, die sich bislang zum unbescholtenen Teil dieser gerechten Welt zählten? Solche mit einem (bisher) ausgeprägten Glauben an eine »gerechte Welt« zeigen eine deutlich stärkere

Tendenz zur sekundären Viktimisierung als Personen mit niedrigem Wert (Volbert, 2008).

Der Begriff »sekundäre Viktimisierung« umschreibt Reaktionen, aus denen zusätzliche Schädigungen des Opfers sowie eine Festschreibung der Opferrolle resultieren. Eine solche Art der Viktimisierung kann neben dem sozialen Nahraum des Opfers durch formelle Kontrollinstanzen, vor allem die Strafverfolgungsinstanzen, erfolgen. Orth (2002) stellte fest, dass zwei Drittel von 137 Opfern von Sexual- und Gewaltdelikten angaben, das Strafverfahren habe negative Effekte auf ihr zukünftiges Wohlbefinden gehabt und ihr Vertrauen in die Justiz erschüttert. Von Orth und Maercker (2004) durchgeführte Studien mit deutschen Opfern kommen zu dem Ergebnis, dass es lediglich einen Effekt auf die Traumafolgesymptomatik hatte, wenn das Urteil als moralische Genugtuung wahrgenommen werden konnte. Hingegen kam verfahrensbezogenen Variablen wie der während der Vernehmung erlebten Belastung, wahrgenommenen Schuldzuweisungen durch den Angeklagten oder den Verteidiger kein prädiktiver Wert zu. Ein als unterstützend gewertetes Verhalten des Richters bzw. der Richterin während der Verhandlung trug bei Kindern und Jugendlichen – obwohl sie die Aussage als belastend erlebten – dazu bei, dass sie die Gerichtserfahrung insgesamt als positiv werteten (Volbert, 2008).

Ein weiteres Problem stellt der quotengesteuerte und meist unsensible mediale Umgang mit der Thematik dar. Einzelschicksale dienen zunehmend der Unterhaltung und voyeuristischen Befriedigung der Masse. Das Phänomen weist in seiner Dynamik ähnliche Züge auf, wie das Gaffen (Gasch & Weber 2017). Valide Untersuchungen zu Auswirkungen im gesamtgesellschaftlichen Kontext und speziell betreffend traumaspezifische Folgen der medialen True-Crime-Industrie liegen für Deutschland noch nicht vor. Es besteht aus Sicht der Verfasser auch in diesem Bereich dringender Forschungs- und Handlungsbedarf.

7.6 Literatur

Abbey A., BeShears R., Clinton-Sherrod A. M. & McAuslan P. (2004). Similarities and differences in women's sexual assault experiences based on tactics used by the perpetrator. *Psychology of Women Quarterly,* 28, 323–332.

Acierno R., Hernandez M. A. & Amstadter A. B. (2010). Prevalence and correlates of emotional, physical, sexual, and financial abuse and potential neglect in the United States: The National Elder Mistreatment Study. *American Journal of Public Health,* 100 (2), 292–297.

BMFSFJ (Bundesministerium für Familie, Senioren, Frauen und Jugend) (2004). *Lebenssituation, Sicherheit und Gesundheit von Frauen in Deutschland.* Ergebnisse der repräsentativen Untersuchung zu Gewalt gegen Frauen in Deutschland. Im Internet: https://www.bmfsfj.de/bmfsfj/studie--lebenssituation--sicherheit-und-gesundheit-von-frauen-in-deutschland/80694 (Zugriff: 28.05.2023).

BKA (Bundeskriminalamt) (Hrsg.) (2022). *Polizeiliche Kriminalstatistik (PKS) Bundesrepublik Deutschland. Berichtsjahr 2021.* Wiesbaden: BKA.

BKA (Bundeskriminalamt) (Hrsg.) (2023). *Polizeiliche Kriminalstatistik (PKS) Bundesrepublik Deutschland. Berichtsjahr 2022.* Wiesbaden: BKA.

Brown A., Testa M. & Messman-Moore T. (2009). Psychological consequences of sexual victimization resulting from force, incapacitation, or verbal coercion: *Violence Against Women* 15 (8), 898–919.

Burgheim J. & Friese H. (2008). Täter-Opfer-Interaktionen bei Sexualdelikten. *Kriminalistik,* 62, 486–492.

Dreßing H. et al. (2018). Forschungsprojekt Sexueller Missbrauch an Minderjährigen durch katholische Priester, Diakone und männliche Ordensangehörige im Bereich der Deutschen Bischofskonferenz (MHG-Studie), Mannheim, Heidelberg, Gießen: Zentralinstitut für Seelische Gesundheit, Mannheim – Institut für Kriminologie der Universität Heidelberg – Institut für Gerontologie der Universität Heidelberg – Professur für Kriminologie, Jugendstrafrecht u. Strafvollzug, Universität Gießen. Im Internet: https://www.dbk.de/fileadmin/redaktion/diverse_downloads/dossiers_2018/MGH-Studie-gesamt.pdf (Zugriff 4.06.2024).

Eggert S., Haeger M. et al. (2023). *Sexuelle/Sexualisierte Gewalt in Einrichtungen der stationären Langzeitpflege in Deutschland (SeGEL). Projektbericht.* Berlin, Münster: Zentrum für Qualität in der Pflege, Deutsche Hochschule der Polizei.

European Union Agency for Fundamental Rights (2014). *Violence against women: An EU-wide survey. Main results report.* Im Internet: http://fra.europa.eu/en/publication/2014/violence-against-women-eu-wide-survey-main-results-report (Zugriff: 28.05.2023).

Falkai P. & Wittchen H. (2018). *Diagnostisches und Statistisches Manual Psychischer Störungen DSM-5®* (2., korr. Aufl.). Göttingen: Hogrefe.

Fischer T. (2022). *Strafgesetzbuch mit Nebengesetzen.* 69. Aufl. München: C. H. Beck.

Gasch U. (2010). Sexueller Missbrauch in der katholischen Kirche. Aktuelle Befunde. *Trauma & Gewalt,* 4 (2), 94–104. Im Internet: https://www.researchgate.net/publication/277247867_Sexueller_Missbrauch_in_der_Katholischen_Kirche_-_Aktuelle_Befunde (Zugriff 05.06.2024).

Gasch U. (2015). Opfer, Ermittler und Justiz: Einordnung und Bewertung traumarelevanter Aspekte im Ermittlungs- und Strafverfahren. In: Artkämper H. & Clages H. (Hrsg.). *Kriminalitätsbekämpfung – ein Blick in die Zukunft.* Stuttgart u. a.: Richard Boorberg Verlag, 113–137.

Gasch U. & Weber L. (2017). Gaffen 4.0 – Schneller auf YouTube als im Rettungswagen! Kriminalpsychologische Annäherung an den hässlichen Bruder der Neugier. In: *Kriminalistik,* 71 (10), 571 – 577. Im Internet: https://www.researchgate.net/publication/320504876_Gaffen_40_Schneller_auf_Youtube_als_im_Rettungswagen_Kriminalpsychologische_Annaherung_an_den_hasslichen_kleinen_Bruder_der_Neugier (Zugriff: 28.05.2023).

Göppinger H. (2008). *Kriminologie.* 6. Aufl. München: C. H. Beck.

Görgen T., Newig A., Nägele B. & Herbst S. (2005). *»Jetzt bin ich so alt und das hört nicht auf«. Sexuelle Viktimisierung im Alter.* (Forschungsbericht Nr. 95) Hannover: Kriminologisches Forschungsinstitut Niedersachsen (KFN).

Hörnle T. (2017). Das Gesetz zur Verbesserung des Schutzes sexueller Selbstbestimmung, in: *Neue Zeitung für Strafrecht,* 37 (1), 13–21.

John Jay College of Criminal Justice (2004). *The nature and scope of sexual abuse of minors by catholic priests and deacons in the United States,* 1950–2000. Washington, DC: United States Conference of Catholic Bishops.

Kolodziejczak, K. et al. (2019). Sexual activity, sexual thoughts, and intimacy among older adults: Links with physical health and psychosocial resources for successful aging. *Psychology and Aging,* 34 (3), 389–404; https://doi.org/10.1037/pag0000347.

Kröber H.-L. (2004). Gefährliche Exhibitionisten – Eine Fallsammlung, in: v. Elz J., Jehle J.-M. & Kröber H.-L. *Exhibitionisten. Täter, Taten, Rückfall* (Kriminologie und Praxis, Bd. 43). Wiesbaden: Kriminologische Zentralstelle, 167–204.

Kruber A., Bathke G., Weller K. et al. (2021). *PARTNER 5 – Erwachsene 2020. Primärbericht: Sexuelle Grenzverletzungen und sexualisierte Gewalt* (Sexualwissenschaftliche Schriften, Bd. 10). Merseburg: Hochschulverlag Merseburg.

Müller U. & Schöttle M. (2004). *Lebenssituation, Sicherheit und Gesundheit von Frauen in Deutschland.* Berlin: BMFFJ.

Nägele B., Böhm U. & Görgen T. (2010). *IPVoW. Intimate partner violence against older women. Summary report.* Münster, Göttingen: Deutsche Hochschule der Polizei, ZOOM – Gesellschaft für prospektive Entwicklungen e. V.

Niehaus S., Volbert R. & Fegert J. (2017). *Entwicklungsgerechte Befragung von Kindern in Strafverfahren.* Berlin: Springer.

Noack C. & Schmid H. (1994). *Sexuelle Gewalt gegen Menschen mit geistiger Behinderung. Eine verleugnete Realität. Ergebnisse und Fakten einer bundesweiten Befragung.* Stuttgart: Verband evangelischer Einrichtungen für Menschen mit geistiger und seelischer Behinderung e. V.

Orth U. (2002). Secondary victimization of crime victims by criminal proceedings. *Social Justice Research*, 15, 313–325.

Orth U. & Maercker A. (2004). Do trials of perpetrators retraumatize crime victims? *Journal of Interpersonal Violence*, 19, 212–227.

Renzikowski J. (2021). [Kommentierung der §§ 174 182] In: Erb V. & Schäfer J. (Hrsg.). *Münchener Kommentar zum Strafgesetzbuch (MüKo-StGB)*, Bd. 3 4. Aufl. München: C. H. Beck.

Resnick H. S., Kilpatrick D. G., Dansky B. S., Saunders B. E. & Best C. L. (1993). Prevalence of civilian trauma and posttraumatic stress disorder in a representative national sample of women. *Journal of Consulting and Clinical Psychology*, 61, 984–991.

Rückert S. (2012). Der Gerichtsreporter – Chronist oder Wächter? Wann ein Prozessbeobachter sich positionieren muss. *Strafverteidiger (StV)*, 6, 378–380.

Schröttle M., Glammeier S. & Sellach B. (2013). *Lebenssituation und Belastungen von Frauen mit Behinderungen und Beeinträchtigungen in Deutschland – Langfassung.* Im Internet: https://www.bmfsfj.de/bmfsfj/service/publikationen/lebenssituation-und-belastungen-von-frauen-mit-behinderungen-und-beeintraechtigungen-in-deutschland/80578?view=DEFAULT (Zugriff: 28. 05. 2023).

Schwind H.-D. (2021). *Kriminologie.* 24. Aufl. Heidelberg: Kriminalistik-Verlag.

Suhr R. (2017). Zur Bedeutung sexualisierter Gewalt in der Pflege. In: Zentrum für Qualität in der Pflege (ZQP) (Hrsg.). *ZQP Report. Gewaltprävention in der Pflege.* 2. Aufl. Berlin: ZQP, 35–38. Im Internet: https://www.zqp.de/wp-content/uploads/Report_Gewalt_Praevention_Pflege_Alte_Menschen.pdf (Zugriff: 28. 05. 2023).

Volbert R. (2008). Sekundäre Viktimisierung. In: Volbert R. & Steller M. (Hrsg.). *Handbuch der Rechtspsychologie.* Göttingen: Hogrefe, 198–208.

WHO (2011). *European report on preventing elder maltreatment.* Kopenhagen: WHO, Regional Office for Europe. Im Internet: https://apps.who.int/iris/handle/10665/107293 (Zugriff: 28. 05. 2023).

WHO (2022). Tackling abuse of older people. Five priorities for the United Nations Decade of healthy Ageing 2021–2030. Genf: WHO. Im Internet: https://www.who.int/publications/i/item/9789240052550 (Zugriff 28. 05. 2023).

7.7 Abkürzungen

Art.	Artikel
BeckRS	Beck-Rechtsprechung
BGH	Bundesgerichtshof
BT-Drs-	Bundestagsdrucksache
BVerfG	Bundesverfassungsgericht
JGG	Jugendgerichtsgesetz
KG	Kammergericht
KrimZ	Kriminologische Zentralstelle
LG	Landgericht
m. w. N.	mit weiteren Nachweisen
MüKo-StGB	Münchner Kommentar zum StGB
NJW	Neue Juristische Wochenschrift
NStZ	Neue Zeitschrift für Strafrecht
NStZ-RR	NStZ-Rechtsprechungs-Report Strafrecht
OLG	Oberlandesgericht
Rn	Randnummer
SGB	Sozialgesetzbuch
StGB	Strafgesetzbuch
StPO	Strafprozessordnung

Anhang

Register

Fett gedruckte Seitenzahlen kennzeichnen das Kapitel zum Stichwort.

E

U

V

W

Die Herausgeberinnen und Herausgeber

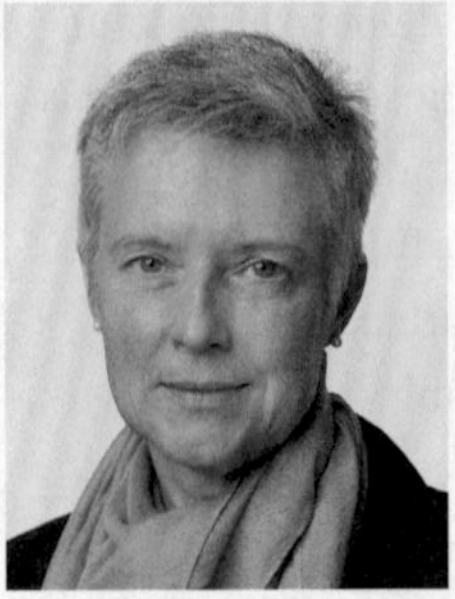

Silke Birgitta Gahleitner, Prof. Dr. phil. habil., seit 2005 Professorin für Klinische Psychologie und Sozialarbeit an der Alice Salomon Hochschule Berlin und seit 2022 Mitglied der Unabhängigen Kommission zur Aufarbeitung sexuellen Kindesmissbrauchs des Bundes. Alice Salomon Hochschule Berlin, Alice-Salomon-Platz 5, 12672 Berlin, E-Mail: sb@gahleitner.net

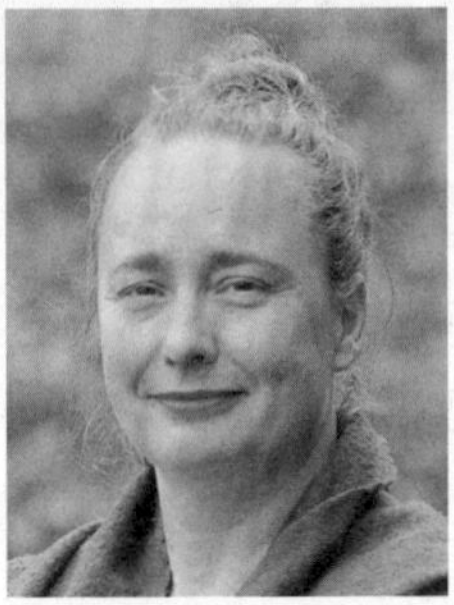

Heide Glaesmer, Prof. Dr. P. H., Psychologische Psychotherapeutin, Stellvertretende Abteilungsleiterin, Abteilung für Medizinische Psychologie und Medizinische Soziologie, Universitätsmedizin Leipzig, Philipp-Rosenthal-Str. 55, 04103 Leipzig, E-Mail: Heide.Glaesmer@medizin.uni-leipzig.de

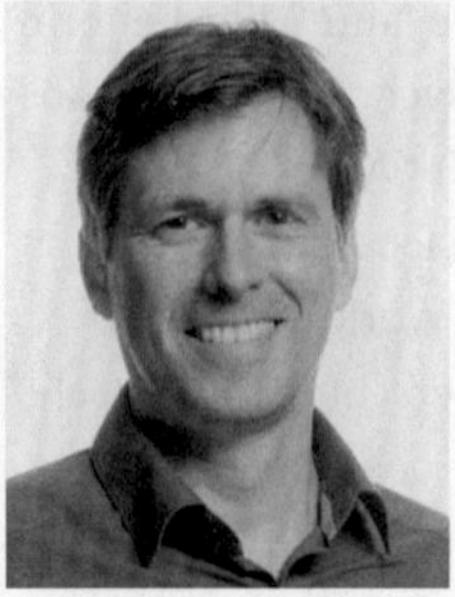

Ingo Schäfer, Prof. Dr. med., MPH, Klinik für Psychiatrie und Psychotherapie, Universitätsklinikum Hamburg-Eppendorf, Martinistr. 52, 20246 Hamburg, E-Mail: i.schaefer@uke.de

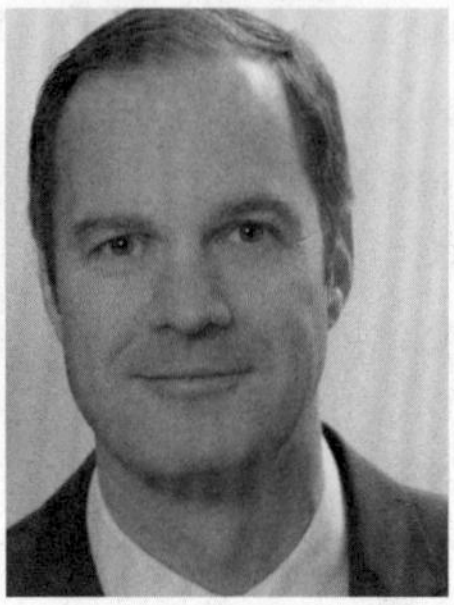

Carsten Spitzer, Prof. Dr. med., Facharzt für Psychiatrie und Psychotherapie, Facharzt für Psychosomatische Medizin und Psychotherapie. Ärztlicher Direktor, Klinik für Psychosomatische Medizin der Universitätsmedizin Rostock, Gehlsheimer Str. 20, 18147 Rostock, E-Mail: carsten.spitzer@med.uni-rostock.de

Die Autorinnen und Autoren

Marilena de Andrade, viele Jahre Mitarbeiterin für den Arbeitsbereich Psychosoziale Diagnostik und Intervention an der Alice Salomon Hochschule Berlin, setzt sich heute hauptsächlich mit der Stiftung World Childhood Foundation für den Kinderschutz in Deutschland ein. Alice Salomon Hochschule Berlin, Alice-Salomon-Platz 5, 12672 Berlin, E-Mail: marilena.deandrade@ash-berlin.eu

Jörg Angenendt, Dr. phil., Dipl.-Psych., Psychologischer Psychotherapeut; Psychologischer Leiter der Psychotraumatologischen Ambulanz der Klinik für Psychiatrie und Psychotherapie des Universitätsklinikums Freiburg, Hauptstr. 5, 79104 Freiburg, E-Mail: joerg.angenendt@uniklinik-freiburg.de

Hans-Jörg Assion, Prof. Dr., Ärztlicher Direktor, LWL-Klinik Dortmund, Marsbruchstr. 179, 44287 Dortmund-Aplerbeck, E-Mail: hans-joerg.assion@lwl.org

Ute Backmann, Master of Arts – Kultur- und Sozialwissenschaften, Dipl.-Sozialarbeiterin, Supervisorin & Coach DGSv, Heilpraktikerin für Psychotherapie HeilPrG, Therapeutin für Konzentrative Bewegungstherapie und Lehrbeauftragte im DAKBT. KBT-Therapeutin am Universitätsklinikum Heidelberg, Klinik für Innere Medizin und Psychosomatik. Tätig als KBT-(Lehr-)Therapeutin und Supervisorin in ambulanter Praxis. Praxis für Konzentrative Bewegungstherapie, Heinrichstr. 1, 64646 Heppenheim, E-Mail: backmann@kbt-heppenheim.de

Kai Baumann, Dr., Psychologischer Psychotherapeut, Praxis für Psychotherapie, Linienstr. 146, 10115 Berlin, E-Mail: mail@kai-baumann.de

Robert Bering, Prof. Dr. med., Facharzt für Psychiatrie und Psychotherapie sowie für Psychosomatische Medizin und Psychotherapie, Dipl.-Psych. Department für Heilpädagogik und Rehabilitation, Humanwissenschaftliche Fakultät der Universität zu Köln, Klosterstr. 79a, 50931 Köln, E-Mail: robert.bering@uni-koeln.de

Miriam Biermann, Dr. sc. hum., Psychologin, M. Sc., Psychologische Psychotherapeutin; Leitende Psychologin, Klinik für Psychosomatik und Psychotherapeutische Medizin, Zentralinstitut für Seelische Gesundheit, J5, 68159 Mannheim, E-Mail: miriam.biermann@zi-mannheim.de

Eva-Maria Biermann-Ratjen, Dipl.-Psych., Psychologische Psychotherapeutin, Loehrsweg 1, 20249 Hamburg, E-Mail: Biermann-Ratjen@web.de

Jochen Binder, Dr. med., Leitender Arzt, Integrierte Psychiatrie Winterthur – Zürcher Unterland, Spezial und Ambulant – Psychiatrie für Erwachsene SAE, TAS Tagesklinik + Ambulatorium – Spezialstation für Traumafolgestörungen, Technikumstr. 81, Postfach 144, CH-8408 Winterthur, E-Mail: Jochen.Binder@ipw.ch

Christian Bitzigeio, M.A. Erster Polizeihauptkommissar, Dipl.-Verwaltungswirt (FH), Absolvent des Masterstudiengangs Kriminologie & Polizeiwissenschaft an der Ruhr-Universität Bochum; seit 2013 im kriminalpolizeilichen Aufgabenbereich, aktuell als stellvertretender Leiter einer kriminalpolizeilichen Abteilung; aktuelle Schwerpunkte im Bereich der kriminalpolizeilichen Ermittlungen, des polizeilichen und strafprozessualen Eingriffsrechts sowie der Rechts- und Kriminalpsychologie, E-Mail: christian.bitzigeio@kriminalistik.info

Werner Bohleber, Dr. phil., Psychoanalytiker in eigener Praxis in Frankfurt am Main, Kettenhofweg 62, 60325 Frankfurt, E-Mail: WBohleber@gmx.de

Maria Böttche, Prof. Dr. phil., Dipl.-Psych., Psychologische Psychotherapeutin; Professur für E-Mental Health und Transkulturelle Psychologie; Arbeitsbereich Klinisch-Psychologische Intervention, Freie Universität Berlin, Schwendenerstr. 27, 14195 Berlin, E-Mail: maria.boettche@fu-berlin.de

Maximiliane Brandmaier, Dr. phil., Dipl.-Psych., promovierte Sozialpsychologin, in Ausbildung zur Psychologischen Psychotherapeutin (VT) und zur Systemischen Therapeutin, tätig im Behandlungszentrum für Folteropfer Ulm. Zuvor Lehre zu Gender Studies in der Psychologie, Sozial- und Entwicklungspsychologie, Qualitative Forschungsmethoden. Bisherige Forschung zu Folter, Trauma, kritischer Migrationsforschung. Kontakt: Wagnerstraße 65, 89077 Ulm, E-Mail: m.brandmaier@rehaverein.de

Rebecca Brönnimann, Dr. phil., Psychologisches Institut, Psychotherapeutisches Zentrum Universität Zürich, Attenhoferstr. 9, CH-8032 Zürich, E-Mail: r.broennimann@psychologie.uzh.ch

Cathrin Chevalier, Dr. rer. med., Dipl.-Psych., Hochschuldozentin für Psychologie bei den Kriminalwissenschaften am Fachbereich Polizei der Fachhochschule für öffentliche Verwaltung, Polizei und Rechtspflege Güstrow, Goldberger Str. 12–13, 18273 Güstrow, E-Mail: c.chevalier@fh-guestrow.de

Stephanie Cuff-Schöttle, Dipl.-Psych., Systemische Familien- und Paartherapeutin, in freier Praxis spezialisiert auf rassismuskritische und -sensible Beratung und Therapie, Supervision, Fortbildungen und Workshops zu den Themen »Rassismus« und »mentale Gesundheit«. 2018 Launch der Onlineplattform Myurbanology.de, die Schwarzes Leben und Ressourcen in Deutschland sichtbar macht. 2022 Mitgründerin von De_Construct, einer digitalen Weiterbildungsplattform zur Rassismussensibilisierung von Fachkräften. Praxis Monumentenbrücke, Monumentenstr. 31, 10829 Berlin, E-Mail: stephanieschoettle@gmx.de

Doris Denis, Dr. phil., Dipl-Psychologin, Psychologische Psychotherapeutin, Verhaltenstherapeutin in eigener Schwerpunktpraxis für posttraumatische Erkrankungen in Berlin. Gutachterliche Sachverständige für Verwaltungsbehörden und Sozialgerichte und Mitveranstalterin eines von der DeGPT zertifizierten Fortbildungscurriculums zu diesem Themenbereich (sozrechtgut.de). Praxis für Psychotherapie und Begutachtung, Bergmannstr. 5, 10961 Berlin, E-Mail: denis@snafu.de

Deike Dominok, Dr. med., Fachärztin für Psychiatrie und Psychotherapie mit verhaltenstherapeutischem Schwerpunkt, Zusatzweiterbildung Sozialmedizin; seit 2019 Referatsleiterin in den beiden ärztlichen Begutachtungsreferaten des Landesamts für Gesundheit und Soziales Berlin (LAGeSo), seit 2022 Abteilungsleiterin der Abteilung »Öffentlicher Gesundheitsdienst und Ärztliche Begutachtung« und leitende Versorgungsärztin von Berlin. Kontakt: Landesamt für Gesundheit und Soziales, I AbtL: Abteilung Öffentlicher Gesundheitsdienst und Ärztliche Begutachtungen, Turmstr. 21, 10559 Berlin, E-Mail: Deike.Dominok@lageso.berlin.de

Kirstin Drenkhahn, Prof. Dr., Juristin, Professorin für Strafrecht und Kriminologie an der Freien Universität Berlin, Fachbereich Rechtswissenschaft, Van't-Hoff-Str. 8, 14195 Berlin, E-Mail: kirstin.drenkhahn@fu-berlin.de

Martin Driessen, Univ.-Prof., Dr. med., Facharzt für Psychiatrie und Psychotherapie, Facharzt für Psychosomatische Medizin und Psychotherapie, Direktor der Universitätsklinik für Psychiatrie und Psychotherapie, Ev. Klinikum Bethel gGmbH, Remterweg 69–71, 33617 Bielefeld, E-Mail: martin.driessen@evkb.de

David Eberle, Dr., arbeitet als Postdoc und Dozent an der Universität Zürich und hat sich auf belastungsbezogene Störungen spezialisiert. Neben seiner wissenschaftlichen Arbeit ist er als Psychotherapeut am zur Universität Zürich gehörigen Ambulatorium tätig. Universität Zürich, Abteilung für Psychopathologie und Klinische Intervention, Binzmühlestr. 14/17, CH-8050 Zürich, E-Mail: d.eberle@psychologie.uzh.ch

Jochen Eckert, Prof. em., Dr., Psychologischer Psychotherapeut, Loehrsweg 1, 20249 Hamburg, E-Mail: eckert.biermann-ratjen@t-online.de

Ulrike Ehlert, Prof. Dr. rer. nat., Ordinaria für Klinische Psychologie und Psychotherapie, Universität Zürich, Psychologisches Institut, Binzmühlestr. 14/26, CH-8050 Zürich, E-Mail: u.ehlert@psychologie.uzh.ch

Rebekka Eilers, Psychologin, M. Sc., Forschungsthemen: Traumatherapie bei Kindern und Jugendlichen sowie komplexe Posttraumatische Belastungsstörung. Wiss. Mitarbeiterin am Lehrstuhl für klinische und biologische Psychologie an der KU Eichstätt-Ingolstadt, Ostenstr. 26, 85072 Eichstätt, E-Mail: Rebekka.Eilers@ku.de

Frank Enning, Dr. med., Facharzt für Psychiatrie und Psychotherapie, Facharzt für Psychosomatische Medizin und Psychotherapie, Supervisor VT, DBT; Leitender Oberarzt Klinik für Psychosomatik und Psychotherapeutische Medizin, Zentralinstitut für Seelische Gesundheit, J5, 68159 Mannheim, E-Mail: frank.enning@zi-mannheim.de

Doris Felbinger, Dr. rer. oec., Schwerpunkt NPO-Forschung, lange Zeit im Behandlungszentrum für Folteropfer Berlin e. V. (bzfo, heute »Zentrum Überleben«) in den Bereichen Qualitäts- und Projektmanagement, Öffentlichkeitsarbeit und Fundraising tätig, aktuell Geschäftsführerin der Berliner Initiative gegen Gewalt (BIG e. V.). BIG e. V. – Berliner Initiative gegen Gewalt an Frauen, Durlacher Str. 11a, 10715 Berlin, E-Mail: felbinger@big-berlin.info

Harald J. Freyberger, Prof. Dr. med. (1957–2018), war Universitätsprofessor für Psychiatrie, Psychotherapie und Psychosomatische Medizin sowie Direktor der Klinik und Poliklinik für Psychiatrie und Psychotherapie der Universitätsmedizin Greifswald am HELIOS Hanseklinikum Stralsund.

Hellmuth Freyberger, Prof. Dr. med. em. (1923–2012), ehemaliger Leiter der Abteilung für Psychosomatische Medizin und Psychotherapie an der Medizinischen Hochschule Hannover.

Ulrich Frommberger, PD, Dr. med., Dipl.-Biol., Facharzt für Psychiatrie und Psychotherapie, Facharzt für Psychosomatische Medizin und Psychotherapie. Private Praxis: Kapellenweg 6, 79294 Sölden, und Klinik für Psychiatrie und Psychotherapie, Universitätsklinikum Freiburg, Medizinische Fakultät, Albert-Ludwigs-Universität Freiburg, Hauptstr. 5, 79104 Freiburg, E-Mail: praxis.ulrich.frommberger@t-online.de

Ursula Gasch, Dr., Dipl.-Psych. und Kriminologin; Leitung des Instituts für Gerichts- und Kriminalpsychologie in Tübingen. Forensisch-Psychologische Sachverständige; Fachpsychologin für Klinische Psychologie und Psychotherapie BDP/DGPs; Notfallpsychologin BDP; fortgesetzte Lehr- und Referententätigkeit an Ausbildungseinrichtungen von Polizei, Justiz und Unternehmen in den Bereichen Forensische Psychologie, Notfallpsychologie sowie Bedrohungsmanagement. U. a. Vorstandsmitglied der Deutschen Gesellschaft für Kriminalistik e. V. DGfK sowie Mitglied im Fachbeirat Medizin/Psychologie des Weißen Rings; langjährige Tätigkeit als einsatzunterstützende Beraterin der Polizei in Fällen schwerster Gewaltkriminalität sowie Verhandlungsgruppenpsychologin. Kontakt: Institut für Gerichts- und Kriminalpsychologie, Am Markt 9, 72070 Tübingen, E-Mail: mail@dr-gasch.de

Julia Gebrande, Prof. Dr. phil., seit 2014 Professorin für Soziale Arbeit im Gesundheitswesen an der Hochschule Esslingen, seit 2022 Mitglied der Unabhängigen Kommission zur Aufarbeitung sexuellen Kindesmissbrauchs des Bundes, E-Mail: Julia.Gebrande@hs-esslingen.de

Hans Jörgen Grabe, Prof. Dr. med., Facharzt für Psychiatrie und Psychotherapie, Direktor der Klinik für Psychiatrie und Psychotherapie der Universität Greifswald, Ellernholzstr. 1–2, 17489 Greifswald, E-Mail: hans.grabe@med.uni-greifswald.de

Karin Griese, MA, Soziologin, qualifiziert u. a. in Traumafachberatung und Systemischer Therapie, Leiterin des Fachbereichs »Trauma-Arbeit« bei der international tätigen feministischen Frauenrechtsorganisation medica mondiale e. V. (www.medicamondiale.org); mit ihrem Team verantwortlich für die fachliche Begleitung und gemeinsame Weiterentwicklung der traumasensiblen multiprofessionellen Unterstützungsangebote von medica mondiale und ihren Partnerorganisationen für von Gewalt betroffene Frauen und ihr soziales Umfeld in Kriegs- und Konfliktregionen (wie u. a. in Westafrika, Große Seen Afrikas, Südosteuropa, Autonome Region Kurdistan-Irak, Afghanistan); darüber hinaus verantwortlich für die Konzeption und Durchführung von Fortbildungsprogrammen im In- und Ausland; medica mondiale e. V., Hülchrather Str. 4–6, 50670 Köln, E-Mail: kgriese@medicamondiale.org.

Lisa Große, M.A., zertifizierte Fachsozialarbeiterin für Klinische Sozialarbeit, Wiss. Mitarbeiterin an der Alice Salomon Hochschule (ASH) Berlin im Bereich psychosoziale Diagnostik, Lehraufträge an verschiedenen Hochschulen. Sie ist im Vorstand des ECCSW e. V. und Mitglied der DGSA-Fachgruppen Klinische Sozialarbeit und Case Management in der Sozialen Arbeit. Kontakt: Lisa Große, Alice Salomon Hochschule Berlin, Alice-Salomon-Platz 5, 12627 Berlin, E-Mail: grosse_lisa@gmx.net

Thomas Gruyters, Dr., Dipl.-Psych. und Psychologischer Psychotherapeut, Praxis für Psycho-Trauma-Therapie und Supervision, Jäckhstr. 3, 34121 Kassel, E-Mail: info@traumatherapie-kassel.de

Ferdinand Haenel, Dr. med., Facharzt für Psychiatrie und Psychotherapie, bis 2019 im Behandlungszentrum für Folteropfer, jetzt Zentrum Überleben, seither tätig in psychiatrisch-psychotherapeutischer Praxis, Gutachter für Sozialgerichte im Rahmen des sozialen Entschädigungsrechts und der gesetzlichen Unfallversicherung und Mitveranstalter eines von der DeGPT zertifizierten Fortbildungscurriculums zu diesem Themenbereich (sozrechtgut.de). Kontakt: Dr. med. Ferdinand Haenel, Praxis für Psychiatrie und Psychotherapie, Leonorenstr. 3, 12247 Berlin, E-Mail: ferdinand.haenel@icloud.com

Reinert Hanswille, Dipl.-Päd., KJPsychTh, Systemischer Therapeut, Supervisor (DGSF, DGSv, AGPT), Lehrtherapeut (DGSF, SG), Lehrsupervisor (DGSF, SG und DGSv). Spezielle Psychotraumatherapie mit Kindern und Jugendlichen (DeGPT), PITT, EMDR-Therapeut (EMDRIA). Gesellschafter des ifs (Institut für Systemische Familientherapie, Supervision und Organisationsentwicklung), Aus- und Weiterbildungsinstitut, Bochumer Str. 50, 45276 Essen; E-Mail: R.Hanswille@ifs-essen.de, www.ifs-essen.de

Lydia Hantke, Dipl.-Psych., Gründung und Leitung von institut berlin, Hertastr. 1, 12051 Berlin, E-Mail: info@institut-berlin.de, Homepage: www.institut-berlin.de

Monika Hauser, Dr., Gynäkologin, Gründerin und geschäftsführendes Vorstandsmitglied der international tätigen feministischen Organisation medica mondiale e. V. (www.medicamondiale.org), im Jahr 2008 ausgezeichnet mit dem Alternativen Nobelpreis/Right Livelihood Award; medica mondiale e. V., Hülchrather Str. 4–6, 50670 Köln, E-Mail: mhauser@medicamondiale.org

Christine Heim, Prof. Dr. rer. nat., Direktorin, Institut für Medizinische Psychologie, Wiss. Direktorin, Charité Centrum für Human- und Gesundheitswissenschaften, Charité Universitätsmedizin Berlin, Luisenstr. 57, 10117 Berlin (Korrespondenzadresse), E-Mail: christine.heim@charite.de

Andrea B. Horn, Dr. rer. nat., Dipl.-Psych., Psychologische Psychotherapeutin, FSP Fachpsychologin Gesundheitspsychologie; Leitung Forschungsgruppe »CoupleSense: Health and Interpersonal Emotion Regulation«, universitärer Forschungsschwerpunkt »Dynamik gesunden Alterns«, Healthy Longevity Center, Universität Zürich, Stampfenbachstr. 73, CH-8006 Zürich, E-Mail: andrea.horn@psychologie.uzh.ch

Marie Kaiser, Dr. rer. med., Dipl.-Psych., Wiss. Mitarbeiterin der Abteilung für Medizinische Psychologie und Medizinische Soziologie, Universitätsklinikum Leipzig AöR, Philipp-Rosenthal-Str. 55, 04103 Leipzig, E-Mail: marie.kaiser@medizin.uni-leipzig.de

Hans-Peter Kapfhammer, em. Univ.-Prof., Dr. med., Dr. phil., Dipl.-Psych., Facharzt für Psychiatrie und Neurologie, Facharzt für Psychotherapeutische Medizin, Waldhofweg 20e, A-8044 Graz, E-Mail: hanspeter.kapfhammer@gmail.com

Heiner Keupp, Prof. Dr., em. Professor an der Ludwig-Maximilians-Universität München. Korrespondenzadresse: Ringhofferstr. 34, D-85716 Unterschleißheim, E-Mail: heinerkeupp@psy.lmu.de

Peter Klaver, Prof. Dr. rer. nat., Psychologe und Neurowissenschaftler, Pivatdozent und Lehrbeauftragter am Psychologischen Institut, Universität Zürich. Leiter Zentrum Forschung und Wissenstransfer, Interkantonale Hochschule für Heilpädagogik (HfH), Schaffhauserstr. 239, PF 5850, CH-8050 Zürich, E-Mail: peter.klaver@hfh.ch

Birgit Kleim, Prof., PhD, Ordinaria für Experimentelle Psychopathologie und Psychotherapie, Psychologisches Institut und Psychiatrische Universitätsklinik, Universität Zürich, Lenggstr. 32, CH-8032 Zürich, E-Mail: b.kleim@psychologie.uzh.ch

Christine Knaevelsrud, Prof. Dr. phil., Dipl.-Psych., Psychologische Psychotherapeutin; Professorin für Klinisch-Psychologische Intervention, Freie Universität Berlin, Habelschwerdter Allee 45, 14195 Berlin, E-Mail: christine.knaevelsrud@fu-berlin.de

Andrea Johanna Julia Knop, M.Sc., Institut für Medizinische Psychologie, Charité Universitätsmedizin Berlin, Luisenstr. 57, 10117 Berlin, E-Mail: andrea.knop@charite.de

Martin Kühn, Dipl.-Beh.-Päd., Systemischer Familientherapeut, Fachautor, Gründer, Mitgesellschafter und Referent des Traumapädagogischen Instituts Norddeutschland (www.tra-i-n.de), Bauernreihe 6, 27726 Worpswede, E-Mail: martin.kuehn@tra-i-n.de

Astrid Lampe, Univ.-Prof., Prim., Dr., Fachärztin für Psychiatrie, Psychoanalyse und Psychotraumatologie, Leitung des Bereichs Psychische Gesundheit, Reha-Klinik Montafon, Wagenweg 4a, A-6780 Schruns, E-Mail: astrid.lampe@rehaklinik-montafon.at

Peter Liebermann, Facharzt für Psychiatrie und Psychotherapie, Spezielle Psychotraumatherapie (DeGPT), EMDR-Trainer (EMDREA), Doenhoffstr. 15, 51373 Leverkusen, E-Mail: p.liebermann@netcologne.de

Alexandra Liedl, Dr. phil., Dipl.-Psych., Psychologische Psychotherapeutin, REFUGIO München, Rosenheimer Str. 38, 81669 München; Wiss. Mitarbeiterin an der LMU München, Lehrstuhl Klinische Psychologie und Psychotherapie; E-Mail: alexandra.liedl@refugio-muenchen.de

Michael Linden, Prof. Dr. med., Dipl.-Psych., Arzt für Neurologie, Psychiatrie, Psychosomatische Medizin und Psychotherapie, Sozialmedizin und Rehabilitationswesen. Psychologischer Psychotherapeut. Leiter der Forschungsgruppe Psychosomatische Rehabilitation an der Charité Universitätsmedizin Berlin. Ärztlicher Leiter des Instituts für Verhaltenstherapie Berlin. Kontakt: Charité Universitätsmedizin Berlin, Medizinische Klinik m. S. Psychosomatik, Forschungsgruppe Psychosomatische Rehabilitation, CBF-Hs.II, Hindenburgdamm 30, 12200 Berlin, E-Mail: michael.linden@charite.de

Tobias Lohs, Sozialarbeiter B.A. und Systemischer Berater (SG/DGSF), tätig bei »berliner jungs – Hilfe für Jungen* bei sexualisierter Gewalt«. berliner jungs, Leinestr. 49, 12049 Berlin, E-Mail: t.lohs@jungs.berlin

Annett Lotzin, Prof. Dr. rer. nat., Dipl.-Psych., Wiss. Mitarbeitern am Universitätsklinikum Hamburg-Eppendorf, Zentrum für Interdisziplinäre Suchtforschung, Klinik und Poliklinik für Psychiatrie und Psychotherapie. Martinistr. 52, 20246 Hamburg, E-Mail: a.lotzin@uke.de

Andreas Maercker, Prof. Dr. phil., Dr. med., Lehrstuhl für Psychopathologie und Klinische Intervention, Psychologisches Institut der Universität Zürich, Binzmühlestr. 14/17, CH-8050 Zürich, E-Mail: maercker@psychologie.uzh.ch

Jessie Mahler, Dipl.-Psych., Psychologische Psychotherapeutin, Praxis für Psychotherapie, Demminer Str. 30, 17126 Jarmen, E-Mail: info@psychotherapie-mahler.de

Ute Martens, Dr., Fachärztin für Innere Medizin, Fachärztin für Psychosomatische Medizin und Psychotherapie, Therapeutin für Funktionelle Entspannung und Lehrbeauftragte der Arbeitsgemeinschaft Funktionelle Entspannung. Supervisorin am Heidelberger Institut für Psychotherapie. Oberärztin am Universitätsklinikum Heidelberg, Klinik für Allgemeine Innere Medizin und Psychosomatik, Thibautstr.4, 69115 Heidelberg, E-Mail: ute.martens@med.uni-heidelberg.de

Tanja Michael, Prof. Dr., Abteilung Klinische Psychologie und Psychotherapie & Psychotherapeutische Hochschulambulanz, WIPS – Institutsleitung, Universität des Saarlandes, Geb. A1.3, 66123 Saarbrücken, E-Mail: t.michael@mx.uni-saarland.de

Yuriy Nesterko, Dr., Co-Leiter der Arbeitsgruppe »Psychotraumatologie und Migrationsforschung« in der Abteilung für Medizinische Psychologie und Medizinische Soziologie der Uni Leipzig sowie Co-Leiter der wissenschaftlichen Abteilung am Zentrum ÜBERLEBEN in Berlin, forscht zu psychischer Gesundheit von Migrierten und Geflüchteten in Deutschland. Universitätsklinikum Leipzig – AöR, Department für Psychische Gesundheit, Abteilung für Medizinische Psychologie und Medizinische Soziologie, Philipp-Rosenthal-Str. 55, 04103 Leipzig, E-Mail: Yuriy.Nesterko@medizin.uni-leipzig.de

Frank Neuner, Prof. Dr., Psychologischer Psychotherapeut, Professor für Klinische Psychologie und Psychotherapie, Abteilung für Psychologie der Universität Bielefeld, Postfach 100131, 33501 Bielefeld, E-Mail: frank.neuner@uni-bielefeld.de

Inga Niedtfeld, Prof. (apl.) Dr. sc. hum., Dipl.-Psych., Psychologische Psychotherapeutin, Leiterin der Arbeitsgruppe Emotionsregulation und Soziale Kognition, Klinik für Psychosomatik und Psychotherapeutische Medizin, Zentralinstitut für Seelische Gesundheit, J5, 68159 Mannheim; E-Mail: inga.niedtfeld@zi-mannheim.de

Jochen Peichl, Dr. med., Facharzt für Psychiatrie und Neurologie, Facharzt für Psychotherapeutische Medizin, Leiter der Instituts für hypno-analytische Teilearbeit und Ego-State-Therapie (InHAT) und in eigener Praxis, E-Mail: Jochen.Peichl@t-online.de

Laura Pielmaier, Dr. phil., Dipl.-Psych. und eidgenössisch anerkannte Psychotherapeutin, Integrierte Psychiatrie Winterthur – Zürcher Unterland, Ambulatorium und Spezialstation für Traumafolgestörungen, Wieshofstr. 102, CH-8408 Winterthur, E-Mail: Laura.Pielmaier@ipw.ch

Katharina Purtscher-Penz, Dr. med., Fachärztin für Kinder- und Jugendpsychiatrie und Psychotherapeutische Medizin, Psychotherapeutin, Traumatherapeutin (DeGPT) für Kinder, Jugendliche und Erwachsene, E-Mail: katharina.purtscher@gmail.com

Juliane Rausch, Dr. med., Fachärztin für Kinder- und Jugendpsychiatrie und -psychotherapie; Tiefenpsychologisch fundierte Psychotherapeutin. Oberärztin. Klinik für Psychiatrie und Psychotherapie des Kindes- und Jugendalters/Klinik für Psychosomatik und Psychotherapeutische Medizin, Zentralinstitut für Seelische Gesundheit, J5, 68159 Mannheim, E-Mail: juliane.rausch@zi-mannheim.de

Luise Reddemann, Prof. Dr. med., Fachärztin für psychotherapeutische Medizin, Psychoanalytikerin (DGPT, DPG), Institut für Psychotraumatologie Kall, Holzgasse 4, 53925 Kall, E-Mail: L.Reddemann@t-online.de

Hannah Reinwarth, Klinische Sozialarbeiterin M.A., ehemals tätig bei Wildwasser e. V. in Berlin, E-Mail: hannahreinwarth@posteo.de

Christina Rinas, Klinische Sozialarbeiterin M.A., Familien für Kinder gGmbH, Pflegekinderhilfe Tempelhof-Schöneberg, Gutsmuthsstr. 24, 12163 Berlin, E-Mail: rinas@familien-fuer-kinder.de

Jenny Rosendahl, Apl. Prof., Dr. phil. med. habil., Dipl.-Psych., Wiss. Mitarbeiterin am Institut für Psychosoziale Medizin, Psychotherapie und Psychoonkologie, Universitätsklinikum Jena. Universitätsklinikum Jena, Institut für Psychosoziale Medizin, Psychotherapie und Psychoonkologie, Stoystr. 3, 07740 Jena, E-Mail: jenny.rosendahl@med.uni-jena.de

Rita Rosner, Prof. Dr. phil., Dipl.-Psych., approbierte Psychologische Psychotherapeutin und Supervisorin, Lehrstuhlinhaberin für Klinische und Biologische Psychologie, KU Eichstätt-Ingolstadt, Ostenstr. 26, 85071 Eichstätt, E-Mail: rita.rosner@ku-eichstaett.de

Christina Rothdeutsch-Granzer, Dr. phil., Erziehungs- und Bildungswissenschaftlerin, Sozialpädagogin, Traumapädagogin und traumazentrierte Fachberaterin (FV TP/DeGPT), Somatic Experiencing (SE)® – Traumaarbeit nach Peter A. Levine, Lebens- und Sozialberaterin, Systemische Supervisorin, Fachbuchautorin, Gründerin und Leiterin des Instituts wundeRkinder, Ungergasse 9a/4, A-8020 Graz, www.wunderkinder-graz.at, E-Mail: info@wunderkinder-graz.at

Claudia Schedlich, Dipl.-Psych., Psychologische Psychotherapeutin, ist Leiterin des Caritas Therapiezentrum für Menschen nach Folter und Flucht und ist als psychologische Psychotherapeutin in eigener Praxis tätig, E-Mail: cschedlich@aol.com

Christian Schmahl, Prof. Dr. med., Facharzt für Psychiatrie und Psychotherapie, Facharzt für Psychosomatische Medizin und Psychotherapie. Ärztlicher Direktor, Klinik für Psychosomatik und Psychotherapeutische Medizin, Zentralinstitut für Seelische Gesundheit, J5, 68159 Mannheim, E-Mail: christian.schmahl@zi-mannheim.de

Heinz-Peter Schmiedebach, Prof. Dr. med., von 1992 bis 2003 Direktor des Instituts für Geschichte der Medizin an der Universität Greifswald, von 2003 bis 2017 Direktor des Instituts für Geschichte und Ethik der Medizin am Universitätsklinikum Hamburg-Eppendorf; dort ab 2007 Gründungsdirektor des Medizinhistorischen Museums Hamburg; 2015/17 an der Charité Berlin als Stiftungsgastprofessor für Medical Humanities; Kontakt: Institut für Geschichte der Medizin und Ethik in der Medizin, Charité-Universitätsmedizin Berlin, Thielallee 71, 14195 Berlin, E-Mail: heinz-peter.schmiedebach@charite.de

Oliver Schubbe, Dipl.-Psych., Psychologischer Psychotherapeut, Carmerstr. 10, 10623 Berlin-Charlottenburg, E-Mail: schubbe@traumatherapie.de

Julia C. Seidler, Dr. med., Fachärztin für Psychosomatische Medizin, Psychotherapie und Psychoanalyse; Dipl.-Pychoanalytikerin für Kinder, Jugendliche und Erwachsene (C. G. Jung-Institut Zürich), Osdorfer Redder 2B, 22549 Hamburg, E-Mail: praxis.seidler@web.de

Susan Sierau, PD, Dr. rer. med., Psychologische Psychotherapeutin, Traumaambulanz am Universitätsklinikum Carl Gustav Carus, Haus 95, Lukasstr. 3, 01069 Dresden, E-Mail: susan.sierau@gmail.com

Marie Roxanne Sopp, Dr. (phil.), Dipl.-Psych., Wiss. Mitarbeiterin in der Abteilung für Klinische Psychologie und Psychotherapie, Universität des Saarlandes, Campus, Gebäude A 1.3, 66123 Saarbrücken, E-Mail: roxanne.sopp@uni-saarland.de

Regina Steil, Apl. Prof., Dr., Psychologische Psychotherapeutin, außerplanmäßige Professorin am Institut für Psychologie der Goethe-Universität Frankfurt, Wiss. Geschäftsführerin des Zentrums für Psychotherapie der Goethe-Universität Frankfurt, E-Mail: steil@psych.uni-frankfurt.de

Jonas Tesarz, Prof. (Univ.) Dr. med., Facharzt für Innere Medizin und für Psychosomatische Medizin und Psychotherapie, Direktor der Klinik für Psychosomatische Medizin und Psychotherapie, Universitätsklinikum Mainz, Untere Zahlbacher Str. 8, 55131 Mainz, E-Mail: jonas.tesarz@unimedizin-mainz.de

Werner Theobald, Prof. Dr. phil., Philosoph, bis Mitte 2024 Professor für Ethik in den Lebenswissenschaften an der Christian-Albrechts-Universität zu Kiel, jetzt Visiting Fellow am Ethikzentrum der Universität Jena. Kontakt: Friedrich-Schiller-Universität, Ethik in den Wissenschaften, Carl-Zeiss-Platz 16, 07743 Jena, E-Mail: werner.theobald@uni-jena.de

Myriam V. Thoma, PD, Dr., Psychotherapeutin FSP, Lehrstuhl für Psychopathologie und Klinische Intervention, Psychologisches Institut der Universität Zürich, Binzmühlestr. 14/17, CH-8050 Zürich, E-Mail: m.thoma@psychologie.uzh.ch

Sarah Trentzsch, M.A., Sozialpsychologin, Psychodynamische Beraterin, Koordinatorin bei der Berliner Initiative gegen Gewalt an Frauen (BIG e. V.), mit den Schwerpunkten »Mobile Beratung«, »Hochgefährdete Frauen« und »Mitbetroffene Kinder«; arbeitet zudem freiberuflich als Beziehungsberaterin und Mediatorin. Kontakt: BIG e. V. – Berliner Initiative gegen Gewalt an Frauen, Durlacher Str. 11a, 10715 Berlin, E-Mail: trentzsch@big-hotline.de

Birgit Wagner, Prof. Dr. phil., Professur für Klinische Psychologie und Psychotherapie – Verhaltenspsychologie, Psychologische Psychotherapeutin, MSB Medical School Berlin, Rüdesheimer Str. 50, 14197 Berlin, E-Mail: birgit.wagner@medicalschool-berlin.de

Frank Wagner, Dr., Dipl.-Psych., Psychologischer Psychotherapeut, von 2002 bis 2011 Wiss. und klinischer Mitarbeiter der Klinik für Allgemeine Innere Medizin und Psychosomatik am Universitätsklinikum Heidelberg, seit 2011 in eigener Praxis in Bensheim tätig. Praxisanschrift: Wormser Str. 5–7, 64625 Bensheim, E-Mail: praxis@psychotherapie-bensheim.de

Thomas Wahle, Dipl.-Heilpäd., Traumazentrierte Pädagogik ZLL, Natur- und Wildnispädagoge, Referent für tiergestützte Interventionen und Pädagogik im Institut AATLA, Mödsiek 40, 33790 Halle/Westf., E-Mail: vorstand@fachverband-traumapaedagogik.org

Nathalie Wahlsdorf (B.Sc.), tätig in der Abteilung für Klinische Psychologie und Psychotherapie, Universität des Saarlandes, Gebäude A1.3, 66123 Saarbrücken, E-Mail: nathalie.wahlsdorf@gmx.de

Wilma Weiß, Dipl.-Päd., Gründerin des Fachverbandes Traumapädagogik, Mitglied im Expert/innenrat des Fachverbandes Traumapädagogik, Referentin bei Wunderkinder Graz und Fachbuchautorin, E-Mail: wilmaweiss@gmx.de

Karin Wild, Kunsttherapeutin (ED), Fachrichtung Tanz- und Bewegungstherapie; MAS Systemische Beratung; Somatic Experiencing Practitioner; EMR- und ASCA-registriert (ZSR-Nr. Y965461); Praxis am Löwenplatz, Usteristr. 23, CH-8001 Zürich, Praxis am Stauffacher, Stauffacherstr. 16, CH-8004 Zürich, karin.wild@hin.ch, www.wild-weber.ch

Katja Wingenfeld, Prof. Dr. rer. nat., Dipl.-Psych., Leitende Psychologin, Charité Universitätsmedizin Berlin, Klinik für Psychiatrie und Psychotherapie, Campus Benjamin Franklin, Hindenburgdamm 30, 12203 Berlin, E-Mail: Katja.Wingenfeld@charite.de

Wolfgang Wöller, Priv.-Doz., Dr. med., Facharzt für Psychosomatische Medizin und Psychotherapie, Facharzt für Neurologie und Psychiatrie, Psychoanalytiker (DGPT, DPG). Lehranalytiker und EMDR-Supervisor. Bis Ende 2017 Dozent an der Heinrich-Heine-Universität Düsseldorf und Ärztlicher Direktor der Rhein-Klinik in Bad Honnef. Seitdem überwiegend im Bereich von Forschung und Weiterbildung tätig, E-Mail: wolfgang.woeller@gmx.de

Dorothea Zimmermann, Dipl.-Psych., Psychologische Kinder- und Jugendlichentherapeutin, Supervisorin und Traumatherapeutin, tätig bei Wildwasser e. V. in Berlin und in der Fort- und Weiterbildung. Wildwasser e. V., Wriezener Str. 10/11, 13359 Berlin, E-Mail: gf_zimmermann@wildwasser-berlin.de

Peter Zimmermann, Prof. Dr. med., Facharzt für Psychiatrie und Psychotherapie, Außerplanmäßiger Professor für Psychiatrie an der Charité Berlin, Campus Mitte, Chariteplatz 1, 10117 Berlin, E-Mail: plz_berlin@web.de

Gisela Zurek, Dipl.-Psych., tätig in der Ambulanz für Gewaltopfer am Gesundheitsamt der Landeshauptstadt Düsseldorf, freie Mitarbeit im Deutschen Institut für Psychotraumatologie e. V. Springen 26, 53804 Much, E-Mail: gisela.zurek@online.de